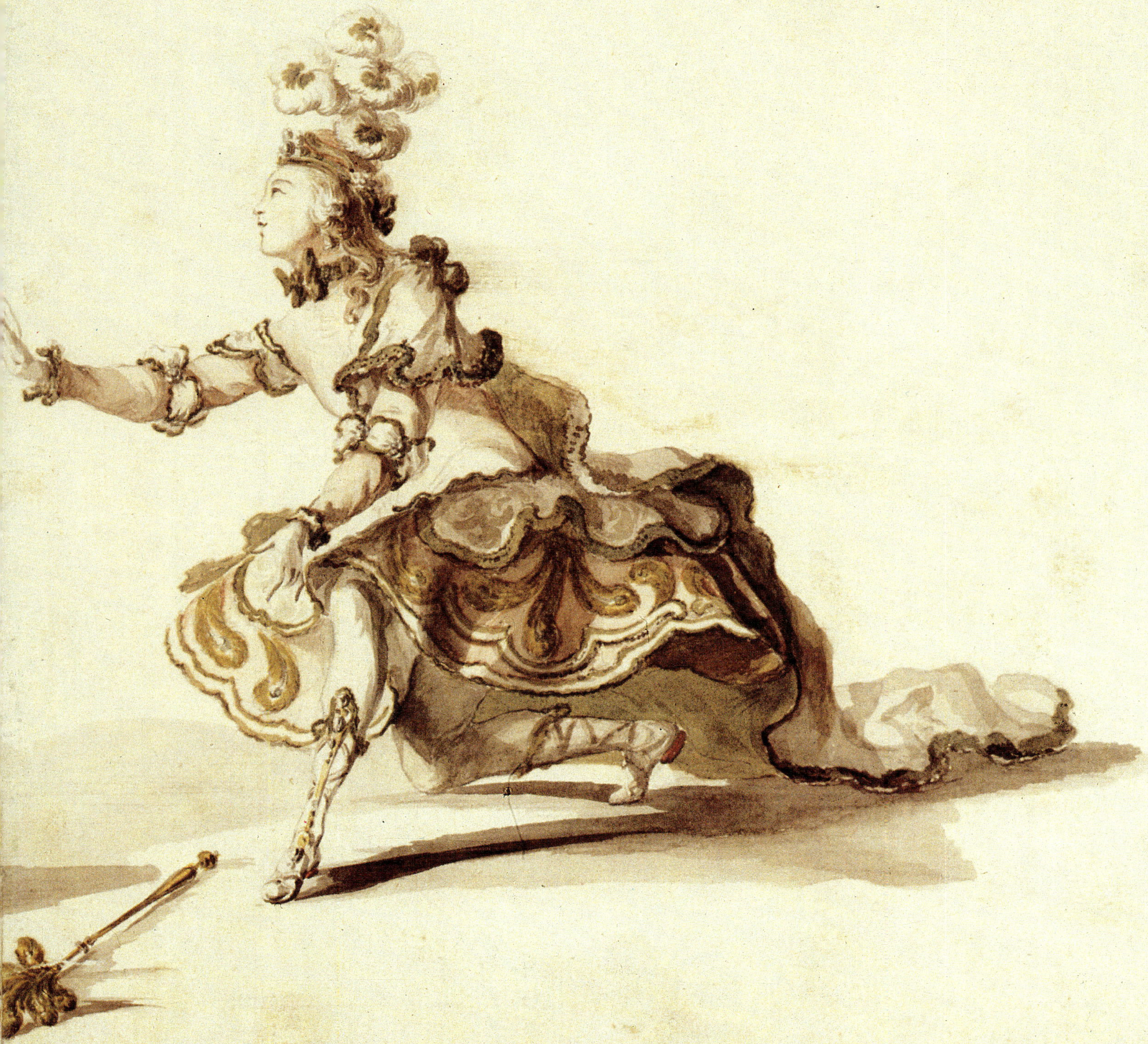

# Große Epochen der Weltkunst

# ARS ANTIQUA

YVES BOTTINEAU

# DES

HERDER
FREIBURG · BASEL · WIEN

# DIE KUNST
# BAROCK

MIT ÜBER 1000 ILLUSTRATIONEN
DARUNTER
178 VIERFARBIGE ABBILDUNGEN
AUF KUNSTDRUCKTAFELN

Die französische Originalausgabe erschien unter dem Titel
L'ART BAROQUE
in der Reihe: „L'art et les grandes civilisations" – Collection dirigée par
ANNE DE MARGERIE

Ins Deutsche übertragen von
SUSANNE SCHÜRMANN

Eigens für dieses Werk photographiert haben:
CUCHI WHITE die Farbbilder Nummer 3, 8, 22–26, 28, 29, 32, 36–40
DOMINIQUE GENET die Farbbilder Nummer 4, 12, 95, 97–106, 108, 112–114, 128, 167, 169, 177
FERRANTE FERRANTI die Farbbilder Nummer 5, 10, 56, 124, 127, 142–147, 150

Die übrigen Farbphotographien stammen von:
Bibliothèque Nationale, Paris 1, 14–21 – Scala 2, 33–35, 41–48, 62, 66, 85, 94, 109, 115, 162, 170 – Nationalmuseum, Stockholm 6, 116 – Museo del Prado, Madrid 7, 96 – D'Alain Mahuzier 9, 78, 80 – Kunsthistorisches Museum, Wien 11, 91 – Dagliorti 13, 141, 148, 156 – Niedersächsisches Landesmuseum, Landesgalerie, Hannover 27 – Gaetano Barone 30, 31, 50 – A. F. Kersting 49, 63, 69, 70 – Erich Lessing 51, 53, 55, 58, 61, 64, 65, 67, 72 – D'Otto 52 – D'Angelo Hornak 54, 71 – Marc Garanger 57, 76 – Marco Schneiders 59, 75 – Toni Schneiders 60, 68, 74 – Giegel/Schweizerisches Fremdenverkehrsbüro 73 – Silvio Fiore 77 – Scholz/Bavaria 79 – Sylvain Mahuzier 81 – Roger-Violet 82 – L. Rousseau/Top 83 – Bulloz 84, 134, 175, 176 – National Gallery, London 86, 88 – Tate Gallery, London 87 – Rijksmuseum, Amsterdam 89 – Frans Hals Museum, Haarlem 90 – Mauritshuis, Den Haag 92 – Jacques Lathion 93 – Detroit Institute of Arts, Detroit 107 – Giraudon 110, 111, 149 – Wallraf-Richartz-Museum, Köln 117 – Réunion des Musées Nationaux, Paris 118, 133, 172, 174, 178 – Wallace Collection, London 119 – MAS 120–123, 125, 126, 129, 130–132 – Institut Italo-Latino Americano, Rom 135, 137 – Caldarella und Branchero 136 – Vautier-Decool 138, 139 – Damian Bayon 140, 165, 166 – Phedon Salou/Artephot 151, 155 – Marmounier/Cedri 152, 154 – Dioscorn/Rapho 153 – Bottin 157 – Museu Nacional del Arte Antica, Lissabon 158, 171 – J. C. Pinheira/Top 159, 160, 163 – Samuel Costa/Explorer 161 – Vautier-Nanxe 164 – Santos d'Almeida 168 – Fondation Gulbenkian, Lissabon 173

EINBANDPRÄGUNG

SANTA MARIA DELLA SALUTE
*Von Baldassare Longhena, begonnen 1631. Venedig.*


Reproduktion der Farbtafeln: Nuances-Graphic, Paris, Photogravure Helio Corbeil, Paris, Prodima, Bilbao und Eurocrom 4, Treviso
Druck der Farbtafeln: Imprimerie Hérissey, Evreux, und Compo. Photo, Paris
Druck des Textteils, der schwarzweißen Textdokumentation und buchbinderische Verarbeitung:
Freiburger Graphische Betriebe 1986
ISBN 3-451-19405-8

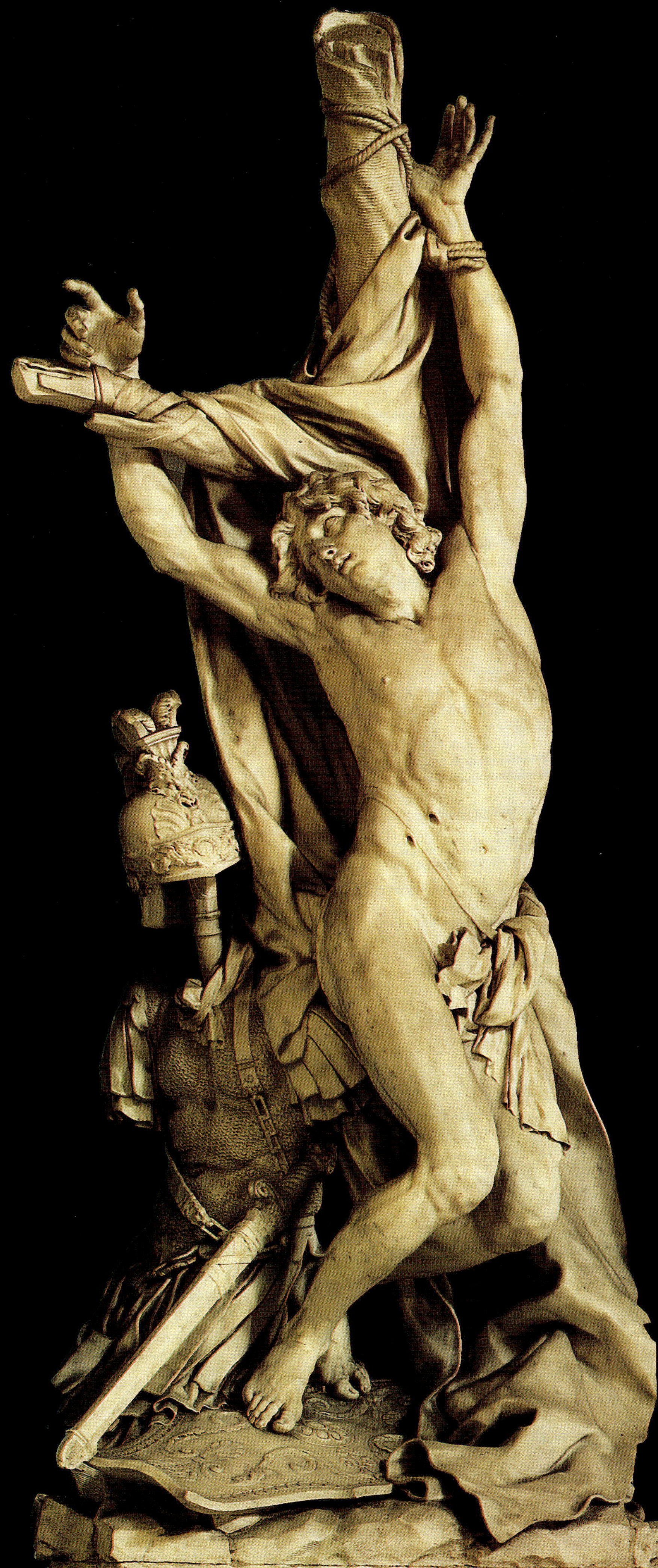

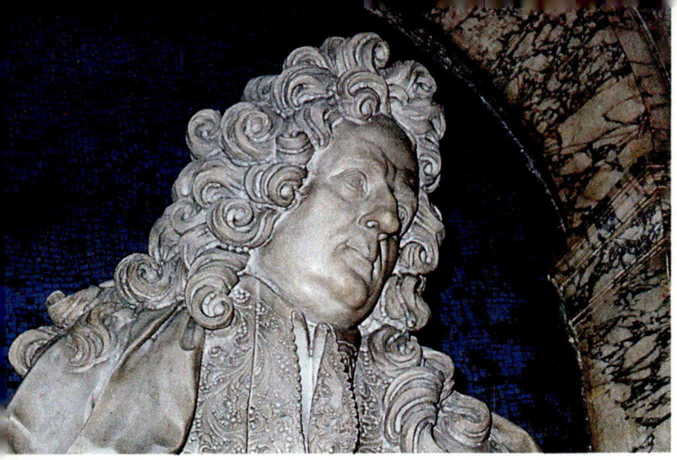
3

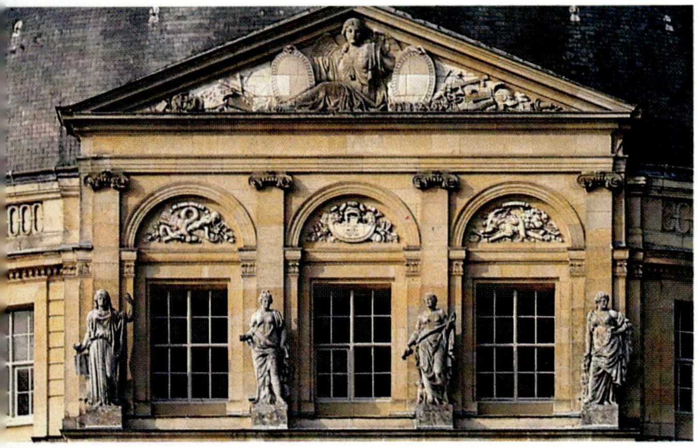
4

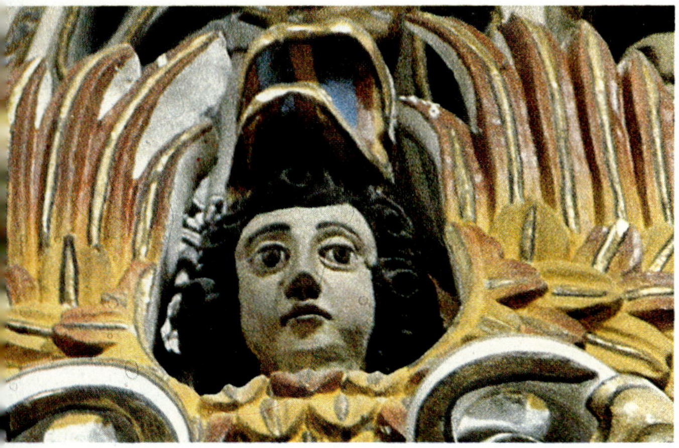
5

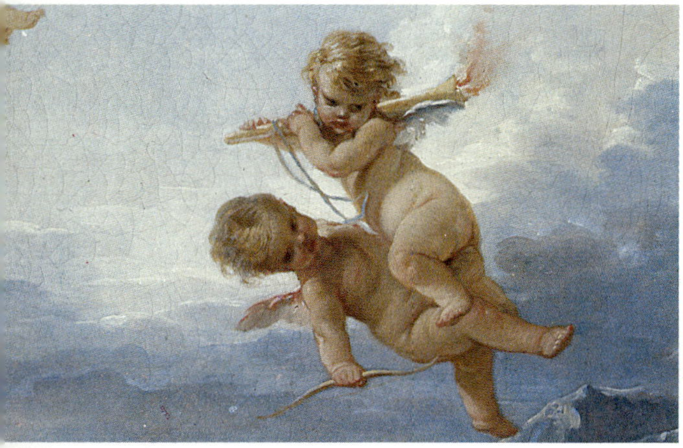
6

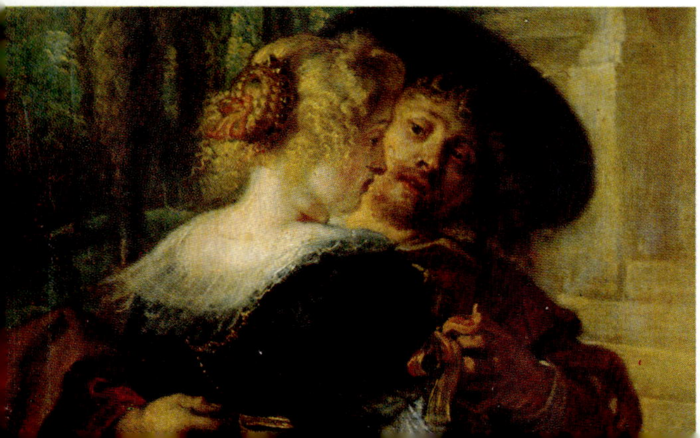
7

# INHALT

1 OPERNSZENE.
*Liebeserklärung eines Prinzen an seine junge Prinzessin.*
*Von Nicolas Boquet.*
*Aquarell. 27 × 44 cm.*
*Nach 1757.*
*Paris, Bibliothek der Oper.*

2 DER HL. SEBASTIAN.
*Von Pierre Puget.*
*Marmor. 1663.*
*Genua, S. Maria di Carignano.*

3 GRAB DER MUTTI.
*Von Bernardo Cametti.*
*Detail.*
*Marmor. 1725.*
*Rom, San Marcello.*

4 FASSADE DES SCHLOSSES VAUX.
*Gartenseite. Mittelrisalit.*
*1656–1661.*

5 YESERÍAS.
*Detail der plastischen Dekoration der Kirche S. Maria Tonantzintla bei Puebla.*
*Um 1700.*

6 ZWEI PUTTEN.
*Aus „Triumph der Venus" von François Boucher.*
*1740.*
*Stockholm, Nationalmuseum.*

7 DER LIEBESGARTEN.
*Von Peter Paul Rubens.*
*Detail.*
*Um 1638.*
*Madrid, Prado.*

8 DIE ENTTÄUSCHUNG.
*Von Francesco Queirolo.*
*Detail.*
*Marmor. 1757–1766.*
*Neapel, Cappella Sansevero.*

9 FASSADE DES ZARENSCHLOSSES IN ZARSKOJE SELO.
*Gartenseite. Detail.*
*1752–1756.*

10 ENGELKOPF.
*Detail der Dekoration des Sagrario von San Mateo in Lucena.*
*1740–1771.*

11 DER MALER IM ATELIER oder ALLEGORIE DER MALEREI.
*Von Jan Vermeer*
*Detail.*
*Um 1666.*
*Wien, Kunsthistorisches Museum.*

12 DER SPIEGELSAAL IM SCHLOSS VON VERSAILLES.
*Detail.*
*1678–1686.*

13 DIE WURZEL JESSE.
*Detail.*
*Vergoldeter Stuck.*
*Nach 1657.*
*Oaxaca, Santo Domingo.*

8

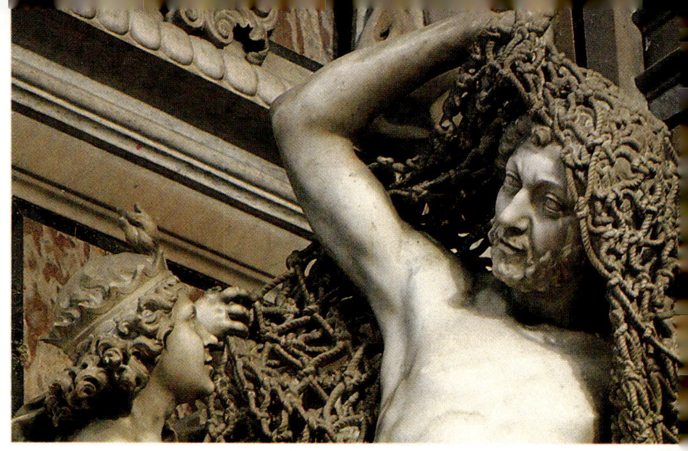

9

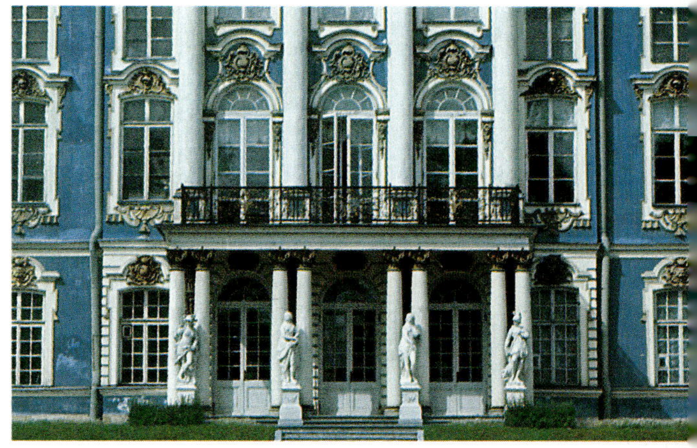

10

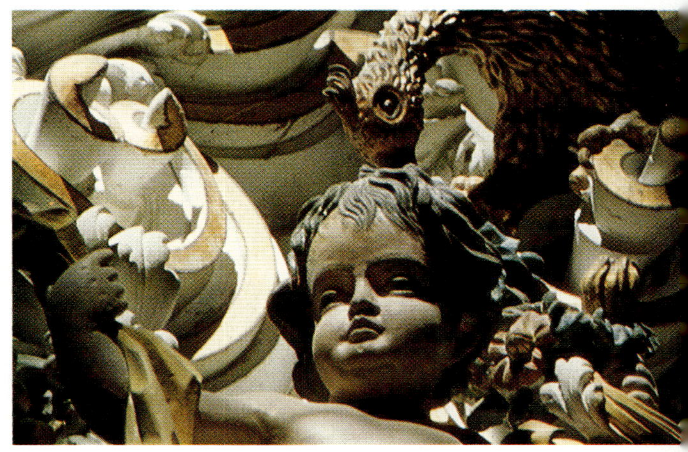

11

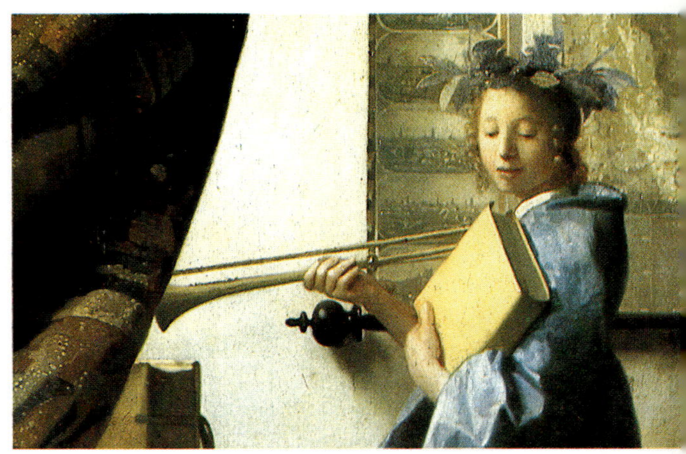

12

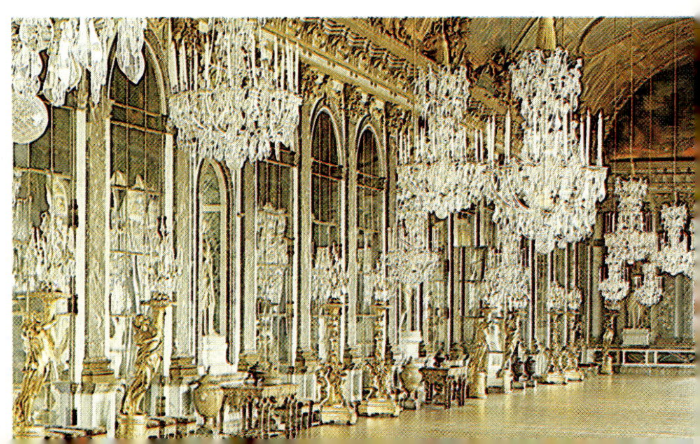

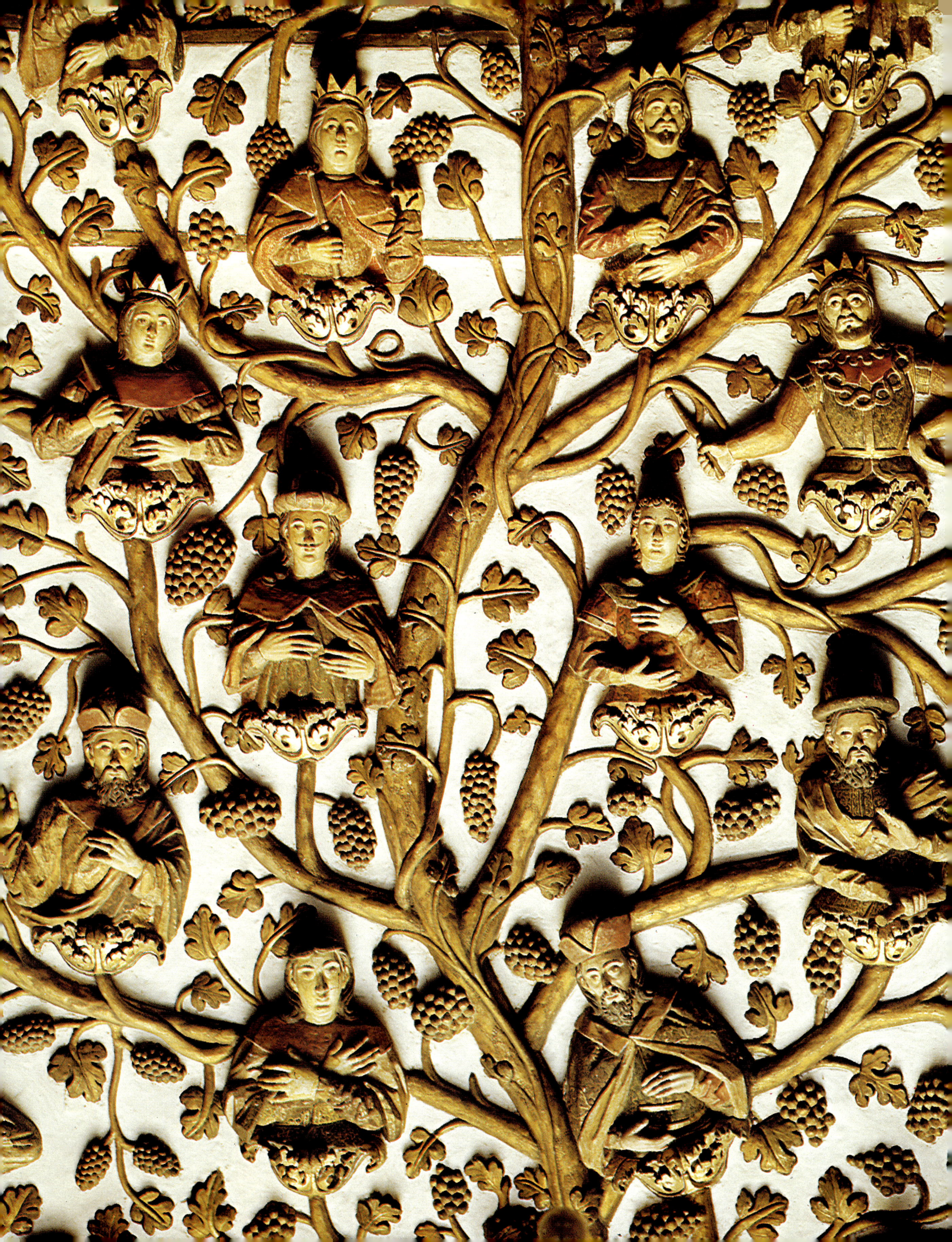

# VORWORT

Die Renaissance war die Zeit ausgewogener, vollendeter Formen gewesen. Im Verlauf des 17. und 18. Jahrhunderts wurde Europa durch die Auswirkungen von Reformation und Gegenreformation in einen Strudel ungeheuren Ausmaßes gezogen, der diese Ausgewogenheit zerstörte, aber reich und fruchtbar war! Es ist dies die Zeit des Barocks. Aber ehe wir zu der Reise aufbrechen, zu der Yves Bottineau uns einlädt und die uns durch jenes Europa führen wird und darüber hinaus nach Mexiko und Südamerika, wollen wir uns für einen Moment mit Worten beschäftigen. Die Zahl der Adjektive, Epitheta und Namen, deren sich die Kunsthistoriker lobend oder schmähend, emphatisch oder vorsichtig-ironisch bedient haben, um die Barockkunst einzuordnen, ist Legion. Wir wollen sie aufzählen, ganz ohne Ordnung, denn es lassen sich wesentliche Dinge aus ihnen ablesen. Da sind zunächst Dynamik, Emporschießen, Aufsteigen, Ungleichgewicht, Windungen, Arabesken, Instabilität, Verrenkungen, Tumult, Wogen, Unruhe, Überdehnung, Schwung und Gegenschwung, Taumel und Zuckungen. Bewegung somit. Ebenso präsent wie die Worte der Bewegung sind Worte wie Inszenierung, Illusion, Kulisse mit allem, was dazugehört an Anhäufung, Zurschaustellung, Ornamenten und Raffinessen, Prunk, Überladung, Übertreibung, Schwülstigkeit, Üppigkeit, Beredsamkeit oder verschwenderischer Fülle im Dekor. Und dies bezeichnet die Lust am Theater. Parallel dazu zeigen Spontaneität und Ungestüm die Lust am Leben an, an dem, was es zu einem guten Teil ausmacht: Verlangen und Liebe, Genußsucht und Empfindsamkeit, Überfluß und Verzückung, Freuden und Höhepunkte, Ekstasen und Ohnmachten. Übt das nackte, begehrenswerte, überquellende, üppige oder gedunsene Fleisch auch eine neue Anziehungskraft aus, so ist doch in ihm gleichzeitig sein Gegenteil enthalten: der Tod in seiner Bedrohlichkeit, begleitet von seinem Hofstaat: Krankheit, Armut, Einsamkeit, Leiden, Kraftlosigkeit und Agonie. Und schließlich wollen wir noch das Flüchtige erwähnen, den Augenblick, das Vorübergehen, die Erregung, Überraschung oder Entsetzen auslösen können. Die Metamorphose also.

Bewegung, Theater, das Spektakel vom Leben und vom Tod, die Welt der Metamorphose – dies ist die Ausbeute der Worte, während sie gleichzeitig die Ausdehnung, die Ausweitung, die Virtuosität, die Lust an Farbe und Ornament beschreiben. Als höbe ein Orkan oder eine Flutwelle an, Fassaden und Kuppeln auf- und Draperien und Skulpturen fortzureißen, und ließe die Malereien in ihren Farben aufleuchten und in ihren Formen aus dem Rahmen treten. Der Barock ist all dies.

Angesichts dieses Glanzes, dieses Strahlens, dieser Maßlosigkeit empfinden die einen Jubel und Frohlocken; andere sehen darin nur Überspanntheit und schlechten Geschmack. Einmütigkeit läßt sich jedoch über eine schlichte Feststellung erzielen: das Phänomen ist von ungeheurer Ausdehnung, fesselnd und ... zweiseitig betrachtbar. Und diese Zweiseitigkeit, diese traditionelle Feindschaft zwischen Klassik und Barock muß ohne Umschweife dargestellt werden. Tatsächlich wurden in Europa alle Stile gleichzeitig angewendet. Wir sollten Widersprüche nicht negativ bewerten, die de facto Reichtum bedeuteten. Das Frankreich jener Zeit wird als klassisch bezeichnet, wohingegen Italien zum Beispiel ausschließlich barock ist. Aber warum überhaupt etwas gegeneinanderstellen, das, einander begleitend, im Nebeneinander entstand? Folgen wir in diesem Punkt Germain Bazin mit seiner treffenden Formulierung: „Barock und Klassik sind keine Gegensätze. In die Zusammensetzung beider fließt nur jeweils mehr oder weniger ratio ein und mehr oder weniger Traum."

Lassen wir also die zu starren Unterteilungen beiseite, um uns statt dessen von der ratio tragen oder vom Traum forttragen zu lassen.

Wie im vorhergehenden Jahrhundert beginnt alles in Italien und genauer in Rom, wo die katholische Kirche mit der Unterstützung der Jesuiten nach den wiederholten Schlägen der Reformation ihre Stärke demonstriert. Rom, das ist natürlich die wahrhaft fürstliche Architektur und Plastik Berninis, die beherrschte und wie aus dem Dunkel auftauchende finstere Kraft eines Caravaggio, die Lust am Monumentalen, am Trompe-l'œil und an unendlich weiten Perspektiven eines Andrea del Pozzo, des Malers von Illusion, Raum und Raumausdehnung.

Aber Rom, diese Symbolstadt, ist nicht Italien allein. Von Turin bis Venedig, von Mailand bis Neapel trägt das gesamte Land zur Entwicklung des Barocks bei. Ein Buch kann leider nicht alles zeigen, nicht alles sagen. Wir haben daher versucht, eine Auswahl zu treffen, dasjenige mit Vorrang zu behandeln, das uns am signifikantesten erschien, selbst wenn manchmal die Wahl auf eine weniger erwartete, eine weniger „klassische" Illustration fiel. So erscheint die Ansicht der überfluteten Piazza Navona des Jahres 1756, ein wunderbares Ensemble in Ocker und Rosa mit all den Palazzi, Kirchen und Brunnen (von wo aus jedes Aufspüren Roms beginnen sollte), von Panini, einem präzisen, kenntnisreichen Künstler und Zeugen jener sinnenfrohen Zeit, und nicht eine photographierte Ansicht. Sehr wohl wird die Photographie hingegen in diesem Buch eingesetzt, um uns ein Detail des berühmten Vier-Ströme-Brunnens abzutrennen und herauszulösen. Eine Welt im kleinen. In der man reisen kann, in der es Raum, Zeit und Bewegung gibt. Dort sind vier Länder und gleichzeitig die vier Elemente dargestellt: das überall fließende Wasser, die Erde mit ihren Menschen und Tieren, die Luft, die die Gewänder ebenso anweht wie das Feuer, wobei die bewegte Palme ebensogut eine Flamme wie ein Baum sein kann. Kirchen (von der venezianischen S. Maria del Salute bis zur Turiner Superga), Brunnen (die so zahlreich sind, daß man ihnen ein eigenes Buch widmen könnte), Kuppeln, Paläste ... Wie Yves Bottineau uns zeigt, ist der italienische Barock ein „synthetisch-integraler, mit seltener Kraft und Verführungskraft Städtebau, Tagesarchitektur und bleibende Architektur sowie gemaltes und plastisches Monumentaldekor einend".

Die Rolle des plastischen Dekors läßt sich ohne die Ekstase der „Heiligen Therese", dieses so oft beschriebenen und so zu Recht berühmten Werkes, nicht illustrieren. Kein Photo wird uns jemals die gesamte Szene vorführen. Tatsächlich wohnen der Szene bequem zu beiden Seiten der Heiligen und des Engels postierte Zuschauer bei. Bernini, dieser „hitzige Künstler", den das Frankreich Ludwigs XIV. nicht haben wollte, hat Italien das vollständigste Bild des Barocks gegeben.

Ein anderes Beispiel, das ausgewählt wurde wegen der ihm innewohnenden Kraft und Symbolik, ist die Apoll-und-Daphne-Gruppe. Apoll verfolgt Daphne, die, um diesem hitzigen Ungestüm zu entgehen, ihren Vater anfleht, sie zu retten. Sie wird – und damit sind wir bei der Metamorphose – in einen Baum verwandelt. Präzise diesen Moment, die Umwandlung von Fleisch in Holz, hat Bernini gewählt. Der Schrei ist zugleich Angst und Erstarrung. Schon werden ihre Finger von Blättern verlängert, und Wurzeln entstehen an ihren Füßen, während eine rauhe Rinde ihrem Körper alle Haltung und Sinnlichkeit raubt. Hier spricht die Kraft eines Bildhauers, der den Marmor zu beseelen weiß, ihm Spannung, Schwung, Vitalität zu geben vermag, die Kraft eines Werkes, das Symbol ist für alle lebendige, belebte, warme Kunst.

Weniger bekannt ist heute vielleicht jene „Tromperie" in der Kapelle Sansevero de' Sangri in Neapel, in der in einem Netz aus Marmor von verblüffender Geschicklichkeit ein Mann sich abmüht, konfrontiert mit dem ganz ungehemmten Spott eines sehr jungen Engels, der ihn herausfordert und provoziert. Theater in seiner reinen Form ... die „Heilige Therese" von Bernini ist eine Opernheroine, die „Tromperie" die Konfrontation zweier Vollblutkomödianten.

Da wir nicht alles sagen können, haben wir uns entschieden, den entscheidenden Part Bernini zuzuweisen. Bleiben wir bei dem einmal eingeschlagenen Weg und stellen nur einen Maler vor, Caravaggio. Dieser Maler besaß die Fähigkeit, das Licht zum tragenden Element seiner Kompositionen zu machen. Durch das Licht nämlich taucht aus dem Dunkel eine Linie, eine Geste, ein Ausdruck, eine Farbe auf. Das Licht gibt den Kompositionen, in denen die Diagonale eine entscheidende Rolle spielt, Plastizität. Das Licht ist das Herzstück jenes theatralischen oder intimen „Clair-obscur", das das mächtige, einzigartige und kühne Talent dieses Meisters prägt.

Das barocke Italien gibt, ebenso wie das Italien der Renaissance, den Ton, die Richtung an, strahlt aus. Als reiches und großzügiges Zentrum ist es, zweifellos gemeinsam mit Deutschland, dasjenige Land, in dem die Koinzidenz zwischen barokker Ästhetik und Landesmentalität am stärksten war.

Deutschland, das Land des märchenhaften, irrealen, ornamentalen Barocks. Schlösser und Kirchen sind vom Licht überflutet, die Farben sind leicht und zart, die Skulptur schwebt, das Trompe-l'œil übt seine gebieterische Herrschaft aus. Aber nur von Deutschland zu sprechen, hieße die Dinge zu eng zu fassen, denn das ganze Kaiserreich hat seinen Anteil an jenem Phänomen, und unser Autor führt uns zugleich Österreich, die Schweiz, die Tschechoslowakei und Ungarn vor. Deutscher Barock also, im Süden der katholischen Gegenreformation verpflichtet, im Norden der Reformation. Schlösser, Kirchen und Klöster sagen Wesentliches aus. Vor allem die großen Klöster, die meistens Bibliotheken, Treppen, Prunksäle enthalten. In ihnen „vereinen sich Architektur, Skulptur, Stuck, Fresken und Gemälde zur denkbar lebendigsten und farbenprächtigsten Synthese". Der Kaisersaal des Würzburger Schlosses veanschaulicht diese Behauptung Yves Bottineaus besonders schön. In diesem Saal, in den das Licht hereinflutet, herrscht eine vollendete Harmonie zwischen Architektur, Stukkaturen, Säulen und Malerei. Eine Anordnung voller Pracht und Erhabenheit, mit der ihr Schöpfer, Balthasar Neumann, sich als einer der größten Architekten seiner Zeit ausweist. In der Kuppel meldet Italien sich mit dem wunderbaren Fresko Tiepolos machtvoll zu Wort. Die Geschicklichkeit des Malers ist verblüffend. Im Vordergrund stützt sich ein auf dem Boden kniender Mann auf seine Lanze; ihm gegenüber befindet sich ein so lebensechter Hund, daß man sich fragt, wie er es wohl geschafft haben mag, so hoch zu springen. Im Mittelgrund dann ein blauer Himmel, eine rosa Wolke, eine Pinie, der in Rom so zahlreich vertretene Baum, ein Triumphbogen. Die frischen und zarten Farben haben ihren Teil an dem schwebenden Charakter der gesamten Komposition, die sich hinter einem goldenen Vorhang verbirgt, dessen sich bauschender Fall von Engelchen zurückgehalten wird. Wieder von Balthasar Neumann die prunkvolle Treppe des Schlosses Augustusburg in Brühl, auf der das Licht auf in der Ordnung klassischen Formen spielt.

In Rohr wählten wir, um ihres theatralischen Charakters willen, die durchaus erstaunliche „Himmelfahrt Mariens" aus, um sie dem Bayreuther Theatersaal gegenüberzustellen. Ins Zentrum des Hochaltars der Kirche gesetzt, ist sie zugleich Emphase, Gestikulation und einendes Moment. Eine Einheit von Architektur, Skulptur, Stuck und Farben wie in Würzburg, aber auch Einheit im Stil, so, daß jedes einzelne Element zwingend notwendig für den Zusammenhalt des Ganzen ist. Deutscher Barock, das ist gleichzeitig Trugbild und Illusion (in den Spiegeln des Amalienburg kann man sich verirren), das verschwenderische Ornament des Rokokos und ein Gefühl für Tiefe und Inszenierung, vor allem aber die Unterwerfung der Materie unter den Geist. Die Skulptur hat hierbei eine außerordentlich bedeutende Rolle inne. Sie ist häufig häuslich-intim, wie jener kleine Engel, der Honigschlecker, von Feuchtmayr.

Ebenfalls häuslich-intim die Madonna von Polling aus vergoldetem Holz, jung, bunt, rundlich, bereit zu allen zu sprechen, die der Gottesmutter ihr Ohr leihen, und verwandt mit zahllosen anderen Skulpturen in deutschen Kirchen und Schlössern.

Erwähnen wir noch die unglaubliche Kirche der Brüder Asam: Sankt Johann Nepomuk in München:

„Neun Meter breit, achtundzwanzig Meter lang, eigentlich eher eine Kapelle, in der die beiden Brüder, frei von den Zwängen, die die Pilgerkirchen mit sich brachten, raffinierte Technik mit überbordender Imaginationskraft vereinten. Indirekte Lichtzufuhr à la Borromini, reiches, warmes Kolorit, wuchernde Ornamente. Man vermag nicht zu sagen, wo vorne ist und wo hinten, vermag nicht, Echtes von Falschem zu unterscheiden, kann weder erkennen, ob die goldenen Statuen aus Metall oder aus bemaltem Holz sind, noch, ob die Wandvorhänge aus Stoff oder aus Stuck sind. Und ist dieser Kaktus, der seine Stacheln über dem Orgelgehäuse erhebt, aus Gips oder aus Holz, aus Blech oder aus Pappe ...?" Wieder war es Dominique Fernandez, dieser wunderbare, liebende Flaneur, der uns hier sein Erstaunen und sein Entzücken kundtat.

Gemäßigter und mehr von Frankreich beeinflußt taucht um 1670 der Barock in den Ländern Osteuropas auf. Seine Schlösser und Kirchen, seine polychromen Fassaden sind uns geläufig. Man kann die Kraft und den Sinn für Inszenierung, die in der Arbeit der Architekten deutlich werden, nur bewundern. Peter der Große, der sein Land dem europäischen Einfluß öffnete, war es, der eine komplette oder doch fast komplette neue Stadt erbauen ließ, auf daß sie seinem Hof würdig sei, nämlich das wunderbare Sankt Petersburg und das Schloß Peterhof, ein echtes Versailles am Meer. Auch Zarskoje Selo oder der von Elisabeth, der Tochter Peters des Großen, erbaute Winterpalast gehören zu den schönsten Barockbauten ganz Europas. Vom Osten kehren wir zurück nach Flandern, diesem so günstig gelegenen Land, das alle Strömungen, die den Westen durchzogen, direkt aufnehmen konnte. Flandern, das ist vor allem Rubens, für mich der größte Barockmaler jener Zeit. Rubens, dessen unangekränkelte, sinnliche Malerei die Verkörperung von Dynamik und Vitalität schlechthin ist. Seine Frauengestalten mit blonden Haaren und rundlichen Formen wie süße Brötchen atmen üppiges Leben. Er selbst ist von geradezu unverschämter

Gesundheit. Sein Erfolg nicht minder. Er braucht Frauen, Geld, Ruhm, und er ist prunkvoll, reich, bewundert. Er errichtet um sich herum ein strahlendes Paradies, in dem die Pflanzen und Bäume in vollem Saft stehen – und die Frauen und Kinder auch.

Diese Lebendigkeit, diese Lust an Kraft, an erworbenem Reichtum finden wir wieder bei Frans Hals, ebenfalls einem sinnenfrohen Maler. Aber bei ihm steckt die Sinnenfreude in der Behandlung der Gesichter, der Fahnenträger und der Fahnen, die den Raum rhythmisch aufgliedern, in dem sich die Offiziere der Sankt-Georgs-Gilde zu ihrem Bankett zusammengefunden haben. Die Komplizenschaft alter Freunde spricht aus diesen glücklich lächelnden Gesichtern, sanguinisches Wohlbehagen und Alkoholausdünstungen wehen uns an. Wie deutlich wird die Freude spürbar, mit der der Künstler die Halskrausen, die Hüte und die großen Seidenschärpen, mit denen sie geschmückt sind, malte! Und der rasche, wie im Zeitraffer aufgetragene Pinselstrich trägt ein ganz unbefangenes Glück des Malens in sich.

All das, was bei Rubens oder Franz Hals Glanz, Vitalität, Feuer und Bewegung ist, wird Geheimnis, Dunkel und manchmal Schmerz bei Rembrandt. Wie bei Caravaggio ist es das Licht, die Beleuchtung, die nach Malraux „der Nacht schlichte Gestalten entreißt, um sie unsterblich zu machen“; nach diesem „Licht“ hat Rembrandt sein Leben lang gesucht. Der Bogen seiner Ausdruckskraft reicht von Zartheit bis zur Brutalität, von der Liebkosung bis zum Gewitter, aber ohne Licht fiele alles zurück in die Nacht und in die Angst. Die „Nachtwache“ ist zu berühmt, um ihr nicht den Platz einzuräumen, den sie verdient. Entstanden im Todesjahr Saskias, markiert dieses Bild einen Wendepunkt im Werk und im Leben des Malers. Von nun an wird das Publikum das Interesse an einer Arbeit verlieren, die es nicht versteht. Und wie sollen sie sie auch begreifen, diese wackeren Offiziere einer Gilde, die unsterblich werden wollte durch das Talent dieses Künstlers? Sie sind alle da, in zwangloser Unordnung, bereit, dem im Zentrum zu folgen, sobald er den Befehl zum Aufbruch gibt. Und in ihrer Mitte geht, alle Wärme des Lichtes und des Lebens auf sich konzentrierend, ein staunendes Kind. An seinem Gürtel hängt ein Hahn, das Emblem der Gilde. Dies ist alles andere als eines jener klassischen offiziellen Porträts. Und doch, welche Erfindungsgabe, welche Freiheit: kein Regisseur könnte die Mitglieder einer sich vorwärts bewegenden Gruppe besser postieren. Das Bild war ein offizieller Auftrag, aber die Auftraggeber waren mit dem Ergebnis nicht zufrieden.

Rubens starb reich und berühmt, Rembrandt vergessen und arm. Der eine hatte es verstanden, die Verherrlichung der Lust am Leben auf die Leinwand zu bannen, der andere die Suche nach einer absoluten Liebe, „in der“, so Malraux, „er die Antwort gibt auf das Rätsel der Welt, als einzige Stimme, die die Urangst zu bannen vermag“.

Bei Vermeer gibt es keine Angst, nur den Triumph des Gleichgewichts, der Ruhe eines friedlichen Lebens; Vermeer ist still, ist innig. Er zeigt sich uns von hinten, bequem mit gespreizten Beinen auf seinem Schemel sitzend, vor sich die Leinwand. Er hat das Porträt der strahlenden jungen Frau, die links von ihm posiert, schon begonnen. Das Zimmer ist in Licht gebadet, und man kann sich hier wohlfühlen. Kein Schatten beunruhigt, kein Gefühl des Eingeschlossenseins kommt auf. Die Außenwelt ist durchaus da, nämlich an der Wand, wo uns eine Karte daran erinnert, daß Holland einst ein koloniales Weltreich besaß. Es ist, als ob in diesem festgehaltenen Augenblick die ganze holländische Malerei sich sammelt.

An diesem Punkt des Buches, an dem der Barock noch nicht die ganze Fülle seiner überbordenden Schätze vorgeführt hat, wollen wir eine Pause machen – eine Pause, zu der uns die französische Kunst einlädt. Die französische Kunst ist in der Tat etwas sehr Eigenes. Sie wird „klassisch" genannt nach jenen Kriterien, die für uns Yves Bottineau definiert hat: „Die Tendenz zur Abstraktion und zu kartesianischer Klarheit; der Sinn für das Maß; die Mühe, die eine korrekte Ausführung mit sich bringt: somit der Respekt vor einem gebieterischen Kanon; die Suche nach dem Allgemeinen, dem Universellen; die Zurückhaltung, das heißt Ökonomie der Mittel, die gebietet, ein Minimum auszudrücken, um ein Maximum zu suggerieren; die Unterwerfung des Details unter das Ganze und der Rückgriff auf antike Details, die als überragende Vorbilder gelten." Was soll man aber dann von Pugets „Johannes der Täufer" denken, mit dem wir in voller Absicht dieses Buch eröffnen, wenn nicht, daß auch er – ebensogut wie die Pferde von Marly oder bestimmte Statuen aus dem Park von Versailles – ein Vertreter dessen ist, was Frankreich der barocken Strömung entgegenzusetzen hat. Dynamisch, lyrisch, pathetisch, all dies ist der Johannes, und das gleichzeitig. Mit zum Himmel erhobenen Augen und Händen ist er das Inbild barocken Schmerzes, der da besteht aus Leiden, Ekstase und Verzückung. Man neigt dazu, den Bildhauer eher als Genueser denn als Franzosen zu betrachten. Dennoch finden wir dieselbe Dynamik in der Tagesarchitektur, deren Aussehen uns in Stichen überliefert ist. Namenstage und Begräbnisse, diese ganz französischen Feierlichkeiten, versinken in dekorativer Üppigkeit. Sie verstärken die Gegensätze zwischen dem Licht und der Nacht, zwischen Wasser und Feuer, Leben und Tod. Aber vor allem sollen sie die vergängliche Intensität flüchtiger Momente unterstreichen.

Und doch, sobald es darangeht, zu bewahren, zu erhalten, in dauerhaftem Material zu bauen, setzt sich die Neigung zur Ausgewogenheit wieder durch, und der Entwurf Perraults, die faden Louvre-Kolonnaden, trägt den Sieg über den Entwurf Berninis davon; womit Frankreich die einzige Chance, einem der Riesen seiner Zeit Paroli zu bieten, vergibt. Die französische Antwort ist, natürlich, Versailles, wo drei Männer, Mansart, Le Brun und Le Nôtre die monarchische Neigung zu Ausgewogenheit und Harmonie in der Architektur ebenso wie in der Dekoration und in den Gartenanlagen zur Schau stellen.

Auch in der Malerei gibt es keinerlei Extravaganz. Keine „römische" Ekstase in der Sakralmalerei, statt dessen eine Reise ins Innenleben, eine Verhaltenheit, die nur die Seele ansprechen will. Das schönste Beispiel hierfür ist Georges de la Tour, den Malraux so treffend „den Interpreten des heiteren Teils der Finsternis" nennt. Er ist in der Stille dieser gedämpften, zugleich strahlenden und finsteren atmosphärischen Räume der Maler einer harmonischen Realität, konzentriert auf strenge, beherrschte und gesammelte Gesten. In der nicht-sakralen Malerei ist der Zug zum Barock zweifellos stärker, wie uns die Komposition Poussins, „Das Martyrium des heiligen Erasmus", zeigt. Hier breitet sich der Raum in die Tiefe aus, und die Gesten sind der Beginn einer Bewegung, die sie weiterleiten. Aktion ist nicht auf die Oberfläche begrenzt, und das Bild ist wie von einer ungeheuren Kraft mitgerissen.

Die gleiche Dynamik, nur knapper, femininer, Rokoko also, bei Boucher und Fragonard, beide vorzüglich angepaßt an eine Epoche, deren Neigungen sie befriedigen. Es sind die Maler einer Gesellschaft, die sich an sich selbst erfreut: elegant, vornehm und frivol. Ein Sonderplatz gebührt der poetischen Kunst Watteaus, bei dem die Anekdote stets einen Gehalt jenseits der reinen Abbildung trägt. In der „Einschiffung nach Kythera" wird eine nicht greifbare Dimension erreicht, die Zartheit des Ungesagten. Hier lädt jede Geste, jeder Blick zur Liebe ein ... oder zum Träumen.

Es müssen für Frankreich auch Chardin, der Maler des Realismus und des Genre, Largilière, Perroneau erwähnt werden, die die Wärme von Gesichtern, das Schillern von Seide oder die Weichheit von Pelzen in Pastell bannten, und auch Natier, und Le Lorrain ... aber was soll's, ansehen ist besser als anführen.

Frankreich war eine Pause im Parcours des Barocks. Gehen wir nun nach Spanien, wo Dekor und Ornament wahre Triumphe feiern. Besonders atemberaubend ist die barocke Sakralarchitektur. Große Kirchen finden wir, wie die von Santiago de Compostela, in denen imposante Altäre den Bau beherrschen. In Toledo macht die unüberschaubare Masse aus vergoldetem und polychromem Stuck und Holz des „trasparente" den Eindruck einer unkontrollierten und unkontrollierbaren vegetabilen Überwucherung. Gedrehte Säulen, wie die des Baldachins von Sankt Peter in Rom, Statuen, die sich erst nach und nach unserem Blick enthüllen, Pflanzen, Wolken, Kurven und Gegenkurven sind angehäuft und bedecken die ganze Wand, so daß das erstaunte Auge einen Ruhepunkt sucht – vergeblich; er existiert nicht. Charakteristisch für diese Architektur: die Oberflächen bleiben zweidimensional, allein ihr Schmuck in seiner Üppigkeit setzt die barocken Akzente.

Mehr noch als die Architektur verrät die Skulptur jene Neigung zum Pathetischen, den Sinn für das Dramatische und die Lust an Blut und Tränen, die so charakteristisch sind für die Iberische Halbinsel. Die Skulpturen sind durchdrungen von religiösem Gefühl und sakraler Inbrunst, alle Abstraktion ist verschwunden. Kraftvoll in den Formen, expressiv in den Haltungen, den Gesichtern und Gewandungen, sind die Skulpturen dennoch gebildet aus menschlichem Fleisch. Hier wie überall in jener Zeit Theater und auch Sinn für das Drama, aber ein Drama mit Helden, die bluten und leiden, die voller Zartheit und Schwermut lieben.

Es muß unterstrichen werden, daß diese Kunst weite Wurzeln schlug. Wir finden in Mexiko, in Neu-Spanien, barocke Schätze, die ebenso durchgebildet, ebenso neuartig sind wie die des Mutterlandes. Ja, Spanien könnte Mexiko sogar um die Kirche von Tlaxco, ihre Architektur und auch den Schmuck ihrer Altäre beneiden.

Und schließlich einer der größten Bildhauer des Barocks, Aleijadinho, der Brasilianer, der durchaus mit dem Deutschen Feuchtmayr und dem Italiener Bernini verglichen werden kann. Seine Skulpturen aus Stein oder polychromem Holz, große Akteure allesamt eines Theaters der Leidenschaft, lösen in uns Gefühl, Angst, Schmerz oder Freude aus. Eine naive Roheit geht von diesen großen Figuren aus. Gleichzeitig sind sie gezeichnet von ganz erstaunlicher Sensibilität.

Am Ende unserer Reise angekommen, werden wir gewahr, daß unser Text durchaus mit Passion geschrieben wurde. Mit seltener Parteilichkeit haben wir weder England mit seinem so ausgeprägten Sinn für die private Seite des Lebens erwähnt noch Portugal, das unter anderem so reich ist an wunderbaren Gärten, oder die Tschechoslowakei, die uns mit Matyas Braun so Überraschendes bereithält. Spanien haben wir nur überflogen, seine Schlösser, Klöster und Plätze nicht genannt ... Nichts wurde gesagt vom Porzellan und vom Raffinement seiner Polychromie, nichts von der Goldschmiedekunst oder der Kunsttischlerei. Weder von Velázquez sprachen wir, diesem Riesen der spanischen Malerei, noch von Murillo und von der Süßigkeit seiner Trauben und Melonen. Unser Autor hat derlei Unterlassungen natürlich nicht begangen. Aber dieses Vorwort will auch nichts anderes sein als die Einladung zu einer Reise. Also kommt es auf solche Auslassungen nicht an!

Lassen wir uns mitreißen vom erregten Atem des Barocks. Lassen wir uns führen ohne Vorbehalt, ohne vorgefaßte Meinung durch eine der üppigsten, der lebendigsten und der kontroversesten Epochen unserer Kunstgeschichte!

*Anne de Margerie*

# ABGRENZUNG DES BEGRIFFS „BAROCK“

*Für Marcel Durliat*

Ehe das Wort Barock eine Periode, also eine zeitlich begrenzte Strömung in der Kunstgeschichte, oder auch eine konstante Tendenz in der Kunst bezeichnete, hatte es sowohl als Adjektiv wie auch als Substantiv schon eine sehr lange Entwicklung durchlaufen.

Das Adjektiv erschien zuerst im Portugiesischen (barrocco) und im Spanischen (berrueco, barrueco, barroco), in den „Coloquios dos Simples e drogas da India" von Garcias de Orta (Goa, 1563) und im „Tesoro de la lengua castellana" von Covarrubias (1611), und bezeichnete – im Bereich der Juwelierkunst – eine unregelmäßige Perle. Es taucht in dieser Bedeutung 1690 in Frankreich bei Antoine Furetière auf, für den dieses Wort „nur für Perlen verwendet wird, die nicht vollkommen rund sind". Und doch ging man schließlich dazu über, mit ihm allgemein das Bizarre einer Sache, eines Gedankens oder eines Ausdruckes zu beschreiben. Louis de Rouvroy, Herzog von Saint-Simon, findet es in seinen „Mémoires" für das Jahr 1701 „sehr barock", daß der Abbé Bignon die Nachfolge des Fürstbischofs von Noyon, Monsieur de Tonnerre, als „Berater des Kirchenstaates" antritt. Der Dictionnaire de l'Académie française" übernimmt 1740 die neue Bedeutung, und 1776 schreibt Jean-Jacques Rousseau im Ergänzungsband der „Encyclopédie" unter der Signatur S.: „barocke Musik ist eine Musik, deren Harmonie konfus, voller Modulationen und Dissonanzen und die in der Intention kompliziert und in der Bewegung unnatürlich ist." Für Quatremère de Quincy bedeutet 1795 in der „Encyclopédie méthodique" „das Barocke in der Architektur eine Variante des Bizarren", und Francesco Milizia greift seine Definition auf und übersetzt sie 1804 für den „Dizionario delle Belle Arti del disegno...": „BAROCCO è il superlativo del bizarro, l'eccesso del ridicolo. Borromini diede in delirj, ma Guarino, Pozzi, Marchione nella Sagrestia di S. Pietro in barocco."

Die Hauptrolle innerhalb einer Entwicklung, die dazu führte, daß der Begriff sich in der Kulturgeschichte durchsetzte und seinen kritischen und zurückhaltenden Charakter zugunsten eines Ausdrucks von Wertschätzung und Lob verlor, spielten deutschsprachige Autoren. Jacob Burckhardt verstand in seinem „Cicerone" (1855) den Barock als Fortsetzung der Renaissance, zwar als abgeschmackte und minderwertige Fortsetzung, aber doch von einigem Reiz. Es blieb Heinrich Wölfflin vorbehalten, darzustellen, daß diese Fortsetzung, weit davon entfernt, die Auflösung der ihr vorangehenden Kunst zu sein, ein autonomes Universum ausgebildet hatte („Renaissance und Barock", 1888, und „Kunstgeschichtliche Grundbegriffe", 1915). Der Erfolg dieser Analysen erklärt die Weite, die einige Kenner nun dem Begriff Barock beimaßen. Für den Katalanen Eugenio d'Ors (Sein „Essay Du Baroque" erschien in französischer Übersetzung 1935, aber einige der hier aufgenommenen Texte datieren von 1908) erfaßt das Wort eine stets vorhandene Strömung innerhalb der Kunst, ein „Äon", das in den verschiedensten Epochen manifest wird. Werner Weisbach beschränkte sich auf eine einzige Epoche und setzte den Barock mit der Kunst der Gegenreformation und der der romanischen und germanischen Länder gleich („Der Barock als Kunst der Gegenreformation", 1921, und „Die Kunst des Barock in Italien, Frankreich, Deutschland und Spanien", 1924).

Das Thema der vorliegenden Darstellung ist nicht eine Aufzählung und Analyse der Wandlungen des immanenten Barock der Kunst. Es geht hier nicht um die Beschäftigung mit den zweiundzwanzig Arten von „Äonen", die Eugenio d'Ors aufgelistet hat, zum Teil vielleicht spielerisch und manchmal in einem Küchenlatein, das die Ärzte Molières, hätten sie es kennen können, nicht mißbilligt hätten.

Ebensowenig ist diese Arbeit ein Versuch, alle Aspekte der Kunst jener Periode, die traditionellerweise als die des Barock gilt, nämlich der Periode zwischen dem Ende des Manierismus im ausgehenden 16. Jahrhundert und dem Triumph des Neoklassizismus um 1760, oder sogar noch später, bis gegen 1820, in jedem Land zu erfassen. Innerhalb dieses Zeitraumes beschäftigt sich unsere Darstellung nur mit der barocken bildenden Kunst, aber sie behandelt sie in ganz Europa und darüber hinaus in jenen Kontinenten, in denen sie durch die Expansion bestimmter Staaten verbreitet wurde, vereinzelt in Asien (in Indien, China und auf den Philippinen), vor allem aber im spanischen und portugiesischen Amerika.

Somit ist die Barockkunst zeitlich und räumlich eingegrenzt, aber wie äußert sich nun ihre Einzigartigkeit? Weder genügt es, die Eugenio d'Ors so teuren „sich in die Lüfte schwingenden Formen" zu beschwören, noch zwischen dem Barock der Bewegung und dem der Überladung zu unterscheiden. Tatsächlich gibt es letztlich nur vier große Definitionen, und die stammen, chronologisch geordnet, von Heinrich Wölfflin, und, wesentlich jünger, von Jean Rousset, Victor-L. Tapié sowie Germain Bazin.

Heinrich Wölfflin nennt in seinem Werk „Kunstgeschichtliche Grundbegriffe" fünf Charakteristika, die Renaissance und Barock voneinander unterscheiden. Der linearen Tendenz der ersteren steht die Vorliebe für das Malerische des letzteren gegenüber. Erstere arbeitet mit Flächen, wohingegen letzterer für räumliche Tiefe entwirft. Die Renaissance bevorzugt die geschlossene, der Barock die offene Form. Während der Renaissance zeigt das Kunstwerk eine Tendenz zur Vielfalt, im Barock zur Einheitlichkeit. Die Renaissance strebt die absolute, der Barock relative Klarheit an. Diese Unterscheidungen sind auch heute noch bei der Analyse von Nutzen, jedoch nur in gewisser Hinsicht, denn sie beziehen sich vor allem auf Extremfälle, und Wölfflin hat sie an italienischen, deutschen, flämischen und niederländischen Beispielen erarbeitet, Frankreich, Spanien und Portugal dagegen nicht berücksichtigt, und die Zugehörigkeit dieser Länder sowie, durch deren Ausdehnung, der Länder Lateinamerikas zum Barock wirft schwierige Probleme auf.

Jean Rousset hat mit seinen Studien „La littérature de l'âge baroque en France" (1953; dt. Übersetzung: „Literatur des Barockzeitalters in Frankreich", 1954) die kulturelle Einheitlichkeit der Epoche dargestellt und die Tendenzen der italienischen Kunst des 17. Jahrhunderts analysiert, wobei er mit besonders glücklicher Hand Brunnen und Fassaden behandelt. Er kommt zu dem Schluß, daß die Architektur ganz konkreten Gesetzen gehorcht:

„Auflösung der Strukturen; Verschwimmen der Formen und Destabilisierung der Gleichgewichte; In-Bewegung-Setzen von Raum und Linien; anstelle der Struktur

Einsatz eines Geflechtes von bewegtem äußerem Erscheinungsbild, Dekor und Trompe-de-l'œil; allgemeine Bewegung als Gesamteindruck, wodurch der Betrachter seinerseits zur Bewegung angeregt wird." 1963 sollte Jean Rousset bei der „Internationalen Barocktagung von Montauban", deren Protokolle zwei Jahre später erschienen, diese Beobachtungen wieder aufgreifen.

Victor-L. Tapié, Historiker und Spezialist für Mitteleuropa, kam über Prag und Böhmen nach Rom und Italien und zur Erarbeitung seines „Baroque et classicisme" (1957). Im Verlaufe von sehr detaillierten Untersuchungen hat er die Zusammenhänge zwischen dem Barock und monarchischen, feudalen, auf Grundbesitz basierenden und katholischen Gesellschaftsformen aufgezeigt. Selbst wenn die Kunst urban war, erklärt er, so waren doch die Auftraggeber, Adel wie Geistlichkeit, oft noch Grundbesitzer. Als zutiefst offener und humanistischer Geist lehnt er starre Systematisierungen ab. Dennoch war nach der Lektüre seines Buches die Versuchung groß, den Adel mit dem Barock und das Bürgertum mit dem Klassizismus zu identifizieren. Diese Unterscheidung ist aber, gemessen an der Wirklichkeit, zumindest überspitzt, wenn nicht gar ungerechtfertigt. Schließlich konnte der Barock sich auch in protestantischen Ländern entfalten durch bestimmte Abstufungen im geistlichen Bereich oder den monarchischen Rahmen mit seiner Prachtentfaltung.

In „Destins du baroque" (1970) kommt Germain Bazin bei der Überprüfung der Interpretationen Tapiés zu dem Schluß, daß sie annehmen hieße, den Barock zu einer ländlichen Kunst zu erklären, und das, obwohl er vorwiegend höfisch und städtisch gewesen ist. Wäre der Klassizismus so zwingend mit dem Bürgertum verbunden gewesen, hätte er sich am schlagendsten bei dessen Aufstieg im 18. Jahrhundert manifestieren müssen, und doch war diese Epoche die eines noch ausgeprägteren Barock, nämlich des Rokoko. Ferner ist für Bazin „die Kunst des Barock das Produkt einer katholischen und monarchischen Gesellschaft, in der sich geistig alles um Gott und weltlich alles um den Fürsten dreht. In einigen deutschen Fürstentümern fehlt eine dieser Identifizierungen, aber sowohl das Luthertum als auch der Anglikanismus umfassen Möglichkeiten der Sinnlichkeit, die vom Calvinismus abgelehnt werden."

Kann man nun, ausgehend von den angeführten Definitionen, wenn auch nicht eine fünfte Definition, so doch Merkmale des barocken Kunstschaffens innerhalb jenes historischen Zeitraumes finden, den wir abgesteckt haben? Das Unterfangen ist einen Versuch wert, auf jeden Fall scheint es am Beginn unserer Darstellung unverzichtbar. Natürlich wird ein Werk, dem die Zugehörigkeit bescheinigt werden kann, nicht notwendig alle Merkmale aufweisen müssen. Dasjenige, was sich zweifellos dem Blick am leichtesten erschließt, ist die Dynamik der Struktur oder zumindest der formalen Erscheinung. Sie kann sich in einem schlichten Erzittern, einer unauffälligen Bewegung, einem Drang nach oben, einer offenen Bewegtheit äußern. Das zweite Merkmal ist wohl die Bedeutung des Ornamentes, das, eingewoben in die Struktur, ausgebreitet auf seiner Oberfläche oder auch ihre Stelle einnehmend, wenn sie undynamisch konzipiert wurde, vorkommt. Das dritte ist der Einsatz der Farbe, die durch ein Nebeneinander von Licht und Schatten oder durch konsequentere Polychromie entsteht. Dem Blick fällt oft der Reichtum der verwendeten Materialien und die meisterliche Beherrschung der verschiedensten Techniken auf. Aus dem oben Aufgezählten entsteht – und das ist das letzte Merkmal – in einem komplexen, aber geschlossenen Gebilde eine relative Unbestimmtheit der Grenzen und Einzelelemente, denen, mehr oder weniger stark ausgeprägt, ein Drang nach Ausdehnung und Erweiterung innewohnt.

Wird man nun über diese übergreifenden Merkmale hinaus für die einzelnen Bereiche des Kunstschaffens Charakteristika angeben können? Wir wollen es versuchen, aber behutsam, denn der Barock hüllt sie als Kunst der Synthese alle mit dem großen Atem einer nuancierten Vereinheitlichung ein, und er neigt in besonderem Maße dazu, scheinbar untrennbar mit einer Materie verbundene Erscheinungsformen auf andere Materien zu übertragen. Seine Meister schufen Fenster- und Bettvorhänge aus Holz und entwickelten dieselben Formen in der Goldschmiedekunst, für Fayencen, Porzellan und dekorative Bronzen. Mit diesem Vorbehalt kann man die Unterscheidung treffen, daß die Architektur besonders stark den Wellenrhythmus von Flächen und Räumen, die Unbestimmtheit der Konturen und die Überfülle des monumentalen Dekors betonte. Die Skulptur kultivierte aufsteigende und spiralige Rhythmen und kontrastreiche Grundmuster. Die Malerei liebte Szenen, die zugleich realitätsnah und getaucht in religiöses Gefühl waren, tanzende Wolken, fliegende Engel und Amoretten, geschmeidige und üppige Draperien, von kapriziösem, starkem Wind mitgerissene Kompositionen. In den dekorativen Künsten wurde der Formen- und Materialreichtum und die Zahl der farbenfrohen Quellen des Genusses gemehrt.

Dieser Barock kam in Italien am Ende des 16. und zu Beginn des 17. Jahrhunderts auf und hatte hier auch für mehr als anderthalb Jahrhunderte seine Hochburg. Die Qualität der Werke, die dort entstanden, die historischen und künstlerischen (die allgemeinen sowohl wie die lokalen) Bedingungen erklären seine Entwicklung in ganz Europa, Lateinamerika und sogar Asien, dort, wo die spanische und portugiesische Kultur Eingang fanden. Und doch haben einige Länder der Alten Welt den Barock nur bis zu einem gewissen Grade angenommen, besonders England und die Vereinigten Niederlande, und seine französische Ausformung als Variante des Klassizismus macht eine differenzierte Analyse notwendig.

Seit etwa 1720 erblühte das Rokoko. Bei seiner Verbreitung spielten die Stecher und Verleger Augsburgs eine wesentliche Rolle. Die Motive stammten z. B. von François de Cuvilliés, von Italienern wie dem Jesuiten-Laienbruder Andrea Pozzo oder Domenico de Rossi (1659–1703), dem Autor des „Studio d'architettura civile" von Franzosen wie Jean Lepautre und Jean Bérain und schließlich von François Boucher, Babel und Mondon ... Diese Motive wurden nachgemacht und in Richtung auf mehr Üppigkeit und Bewegung abgeändert. Eine Erwähnung verdienen hier wenigstens die Verleger Hans-Georg Merz, Hans-Georg Hertel und Martin Engelbrecht. Blieb in Frankreich das Rocaille eine ornamentale Kunst, so gelangte das Rokoko in den deutschen Ländern zu monumentaler Größe. Das Verbindungsglied zwischen Stechern und Kirchenausstattern war der Maler, Kupferstecher und Miniaturist Gottfried Bernhard Göz. Die Formen dieses Rokoko wurden von Augsburg aus auf die Iberische Halbinsel und nach Lateinamerika getragen. Ihre Verbreitung in den Klosterbibliotheken Nordportugals ist präzise ausfindig gemacht worden. Die „Allegorie der Hoffnung" von Göz scheint den Benediktiner-Bildhauer Frei José de Santo António Ferreira Vilaça bei seiner Arbeit am Hauptaltar von Tibães in der Nähe von Braga beeinflußt zu haben. Bei dieser Verbreitung spielte das streng religiöse Moment eine einflußreiche Rolle. Die Brüder Joseph-Sebastian und Johann-Baptist Klauber in Augsburg waren explizit katholische Stecher mit entsprechend ausgerichteter Tätigkeit. Aus ihrer Werkstatt stammende Illustrationen, die die Marienlitanei darstellten, wurden von dem Bildhauer Joseph Pujol in der Kapelle de la Madre de Déu dels Colls in Sant Llorenç de Morunys in der Nähe von Lérida verwendet (1784).

Es stellt sich die Frage, ob das Rokoko genügend Eigenständigkeit besitzt, um als autonome Kunst betrachtet zu werden, die eine Einzelanalyse verdient. Philippe Minguet hat in seiner „Esthétique du rococo" (1966) zu Recht auf spezifischen Charakteristika bestanden, die besonders deutlich in Süddeutschland sichtbar wurden: die Tendenz zum Kleinen, die Vorliebe für das Verschwommene und Verschlungene, die Vorliebe für liebliche und zarte Farben, der Drang zum Vertikalen, wobei all diese Eigenarten von heiterer, vielfarbiger Lebhaftigkeit umfangen sind. Diese farbenfrohe Fröhlichkeit spiegelt den allgemeinen Wohlstand des 18. Jahrhunderts wider, der die ökonomischen Schwierigkeiten, unter denen der Barock des 17. Jahrhunderts entstand, ablöste. Die Kontinuität des Kunstschaffens taucht am Ende des 17. Jahrhunderts auf und hält bis zum Triumph des Neoklassizismus an; eine Aufspaltung dieser Kontinuität durch die Trennung von Barock und Rokoko schien uns unmöglich. Ein gewisser Wechsel im Grundton läßt sich freilich nicht verkennen: im Barock ist er feierlicher, majestätischer und durchgestalteter, im Rokoko wird er lebhafter und dekorativer, aber grundsätzlich entspringt die monumentale Struktur dem gleichen Konzept, und vor allem gehen die Formen des Rokoko aus einer natürlichen Weiterentwicklung derjenigen, die der Barock verwendete, hervor. Ein echter Einschnitt entstand erst, als die neoklassizistischen Theoretiker und Künstler der künstlerischen Freiheit abschworen und im Sinne eines in der Kunst des Westens schon mehrfach neu gefaßten Planes zur Reinheit des antiken Geistes und der antiken Formensprache zurückkehren wollten. Was die Unterscheidung zwischen Rokoko und Rocaille betrifft, so wird auf sie in den gesonderten Ausführungen, die der französischen Kunst des 18. Jahrhunderts gewidmet sind, ausführlich eingegangen. Es läßt sich jedoch bereits hier andeuten, daß nach unserer Meinung das französische Rocaille aus denselben Grundprinzipien entwickelt worden ist wie das Rokoko.

Unser Versuch einer Analyse war bisher rein formal angelegt, und zwar eingedenk der Tatsache, daß, wie Henri Focillon in seinem Buch „Vie des formes" (1934) dargelegt hat, die Formen größtenteils ein Eigenleben führen und sich entsprechend autonom entwickeln. Dennoch muß kurz auf die ökonomischen, gesellschaftlichen und psychologischen Bedingungen eingegangen werden, denn der Barock, in den wir bis auf Widerruf das Rokoko einschließen, kann nicht ohne Kenntnis dieser Faktoren verstanden werden. Es gibt zwischen der Kunst und der Geschichte jener Zeit wechselseitige Abhängigkeiten, die allerdings verschieden stark ausgeprägt sind; und diese Unterschiede lassen sich nicht nur mit der relativen Autonomie formaler Wandlungen erklären, sondern auch mit den unterschiedlichen historischen Bedingungen.

Der Unterschied zwischen dem 17. Jahrhundert, einer Epoche der Depression, und dem reicheren 18. Jahrhundert ist unverkennbar und hat sich bekanntlich in der Verschiedenheit von Barock und Rokoko dargestellt. Und doch war während des 17. Jahrhunderts nicht nur diese wirtschaftliche Depression entscheidend, sondern vor allem die Konzentrierung der Mittel auf bestimmte gesellschaftliche Gruppen oder Einzelpersonen, die die Aufträge vergaben und Einfluß auf den Geschmack nehmen konnten. Das Schema Victor-L. Tapiés, das sehr aufschlußreich für Mitteleuropa ist, greift, mit einigen Anpassungen, auch bei der Iberischen Halbinsel und Lateinamerika, doch muß deutlich gemacht werden, daß in auf Grundbesitz basierenden Gesellschaften die oberen Klassen, nämlich Adel und Geistlichkeit, ihre vom Land stammenden Einkünfte nicht nur für Schlösser auf dem Land, Kirchen und Klöster ausgaben, sondern auch für kirchliche und profane Bauten in den Städten. Die Gelder stammten also aus Grundbesitz, aber die künstlerischen Aufträge, die mit ihnen finanziert wurden, waren zu gleichen Teilen an Land und Stadt gebunden. Vor allem muß man sich vor der vereinfachenden Gleichsetzung von Adel und Barock einerseits und Bürgertum und Klassizismus andererseits hüten. Victor-L. Tapié selbst hat sie in einem leider vergessenen Artikel („Connaissance des Art", Juli 1962) bekämpft, wenn er, im Zusammenhang mit dem Frankreich des 17. Jahrhunderts, und zwar besonders der Zeit Mazarins, schreibt: „... es wäre ein Irrtum, den gesellschaftlichen Gruppen, und Gruppen sind es eher als Klassen in dieser nuancenreichen Welt, Meinungen mit Ausschließlichkeitscharakter zuzuschreiben, zum Beispiel dem Adel, der disziplinlos und romantisch erscheint, ein Hingezogensein zum Barock zu unterstellen und aus dem Bürgertum Parteigänger des Klassizismus machen zu wollen." Der Barock hat, auch wenn er oft im Zusammenhang mit Vermögen aus Grundbesitz entstand, nicht weniger Werke in der Stadt als auf dem Land geschaffen; er war Ausdruck sowohl des Adels wie des Bürgertums. Man muß sich eindeutig mit Germain Bazin darauf beschränken, zu konstatieren, daß das für ihn günstigste Milieu das einer monarchischen und somit natürlicherweise zu einem gewissen Prunk neigenden Gesellschaft war.

Richtig ist, daß er sehr oft an die katholische Reform gebunden war: an die Erneuerung des Glaubens und der Disziplin in der römischen Kirche, die Auswirkungen des Konzils von Trient, die Bemühungen, Länder, gesellschaftliche Gruppen und auch den einzelnen, die sich dem Protestantismus zugewandt hatten, zurückzugewinnen, und an den zumindest partiellen Erfolg dieser Wiedergewinnung. Aber man darf Gegenreformation und Barock nicht völlig gleichsetzen. Ebensowenig kann letzterer, so bedeutsam auch die religiöse und kulturelle Rolle der Gesellschaft Jesu gewesen sein mag, „Jesuitenstil" genannt werden; Il Gesù in Rom, eine Kirche, die besonders auf die Bedürfnisse des Ordens einging, war ein hervorragender und vorbildlicher, vielfach imitierter Bau, aber sein Beispiel wurde den anderen Gotteshäusern nicht von oben aufgezwungen. Man vermerkt zu Recht, daß der Barock nicht von einer empfindsamen, ja schwärmerisch-überspannten Gefühlslage in seiner Frömmigkeit und seinem Gedenken an die Märtyrer zu trennen ist; doch seine grundlegenden Wertvorstellungen korrespondieren auch mit Kultformen, die nicht institutionell an Rom gebunden waren, so – wie bereits erwähnt – mit solchen der lutherischen und der anglikanischen Kirche und auch, was naheliegt, mit der orthodoxen Kirche.

*Abb. 522–526*

Die monarchischen, religiösen und psychologischen Bedingungen vereinten sich zur Hervorbringung bestimmter Manifestationen nach außen, oder eigentlich flossen die verschiedenen Elemente der Gesellschaft in ihnen zusammen. Zu den großen Zeremonien eines dynastischen Lebens – Proklamation, Krönung, feierlicher Einzug, Hochzeit, Beerdigung – kamen die Äußerungen des katholischen Lebens, die mit dem Dogma der leibhaftigen Gegenwart Christi im Sakrament (Corpus-Christi-Prozession) sowie dem Marien- und Heiligenkult zusammenhingen.

*Abb. 14–21*

Zur Verdeutlichung dieser Bedingungen seien zwei Texte zitiert, und zwar einer von Ludwig XIV. von Frankreich und einer von Jacques Bénigne Bossuet. In seinen Memoiren rechtfertigt der Sonnenkönig die öffentlichen Festlichkeiten der Monarchie: das Volk „vergnügt sich an solchen Schauspielen, deren eigentlicher Zweck auch sein Vergnügen ist; und für gewöhnlich sind alle unsere Untertanen entzückt, wenn sie sehen, daß wir das gleiche lieben wie sie, oder das, womit sie am meisten Erfolg haben. Dadurch finden wir zu ihrem Geist und ihrem Herzen, manchmal vielleicht besser als durch Belohnungen und Wohltaten." Der Grabkult war in ihren Vorstellungen keineswegs eitler Pomp. Der Abstand zu den Mächtigen dieser Welt, der zwangsläufig bestand, solange sie lebten, verschwand vor ihrer sterblichen Hülle: nun konnte man ihre vergangene Größe und die Nichtigkeit, der auch sie verfallen waren, gegeneinander abwägen, konnte ihre Qualitäten überhöhen. In seiner Predigt über den Tod, gehalten im Louvre am Mittwoch, dem 22. März 1662, begann Bossuet folgendermaßen: „Wird es mir gestattet sein, heute ein Grab zu öffnen in Anwesenheit des Hofes, werden so empfindliche Augen nicht beleidigt werden

14 DER STURZ DES PHAETON.
*Dekoration zur lyrischen Tragödie „Phaeton" von Quinault und Lully (1683).*
*Entwurf nach Berain.*
*Paris, Bibliothek der Oper.*

15 ARMIDA.
*Stich von Berain für eine Ankündigung der Tragédie Lyrique „Armida und Renaud" von J. B. Lully nach einem Stoff aus Tassos „Das befreite Jerusalem".*
*Paris, Nationalbibliothek.*

16 GROTESKENDEKORATION MIT MUSIZIERENDEN FAUNEN.
*Stich von Berain.*
*Paris, Nationalbibliothek.*

17 DER TEMPEL DER MUSEN.
*Dekoration des Triumphbogens des Carrefour de la Fontaine Saint Gervais zum Einzug der Königin Maria Theresia in Paris am 26. August 1660.*
*Stich.*
*Paris, Nationalbibliothek.*

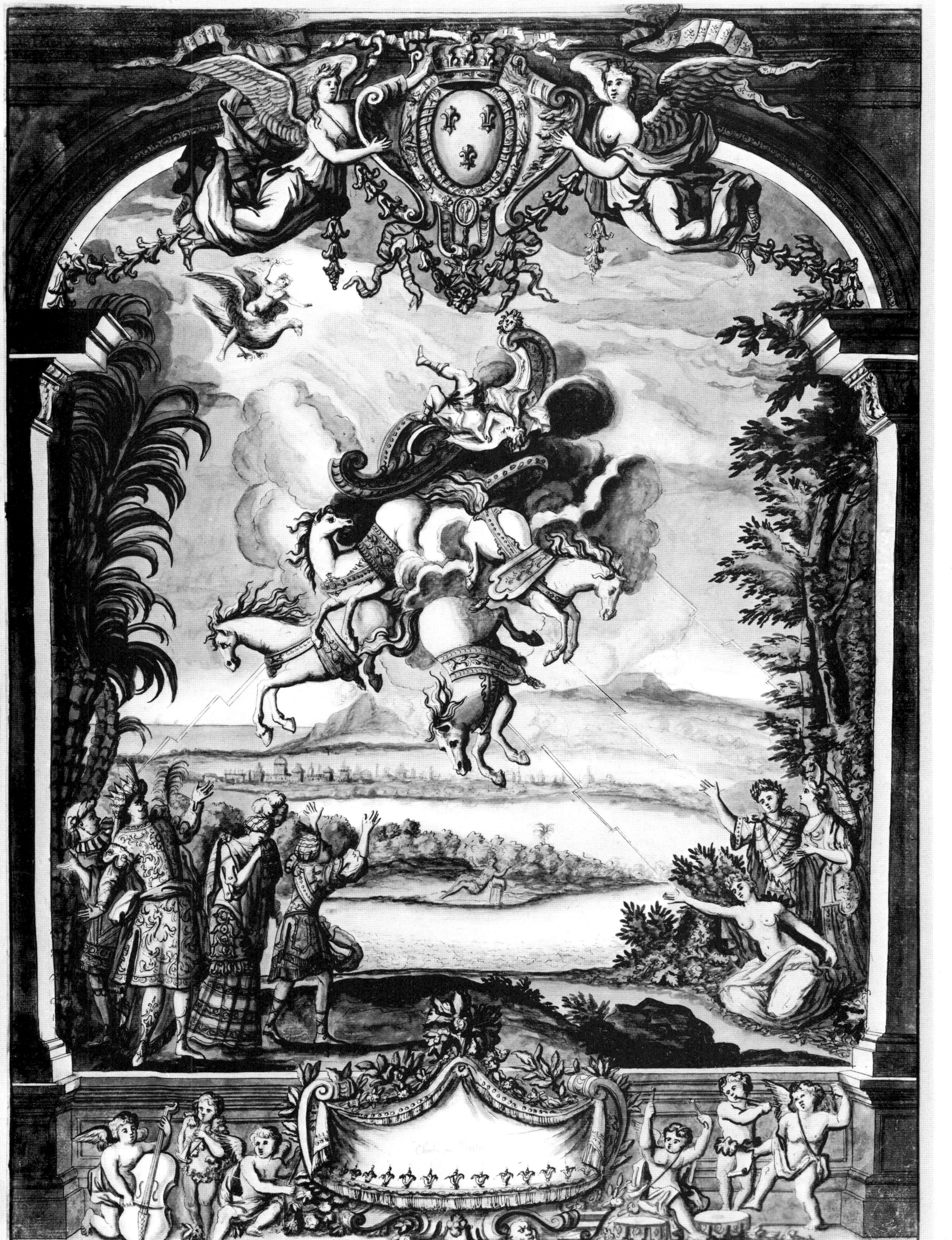

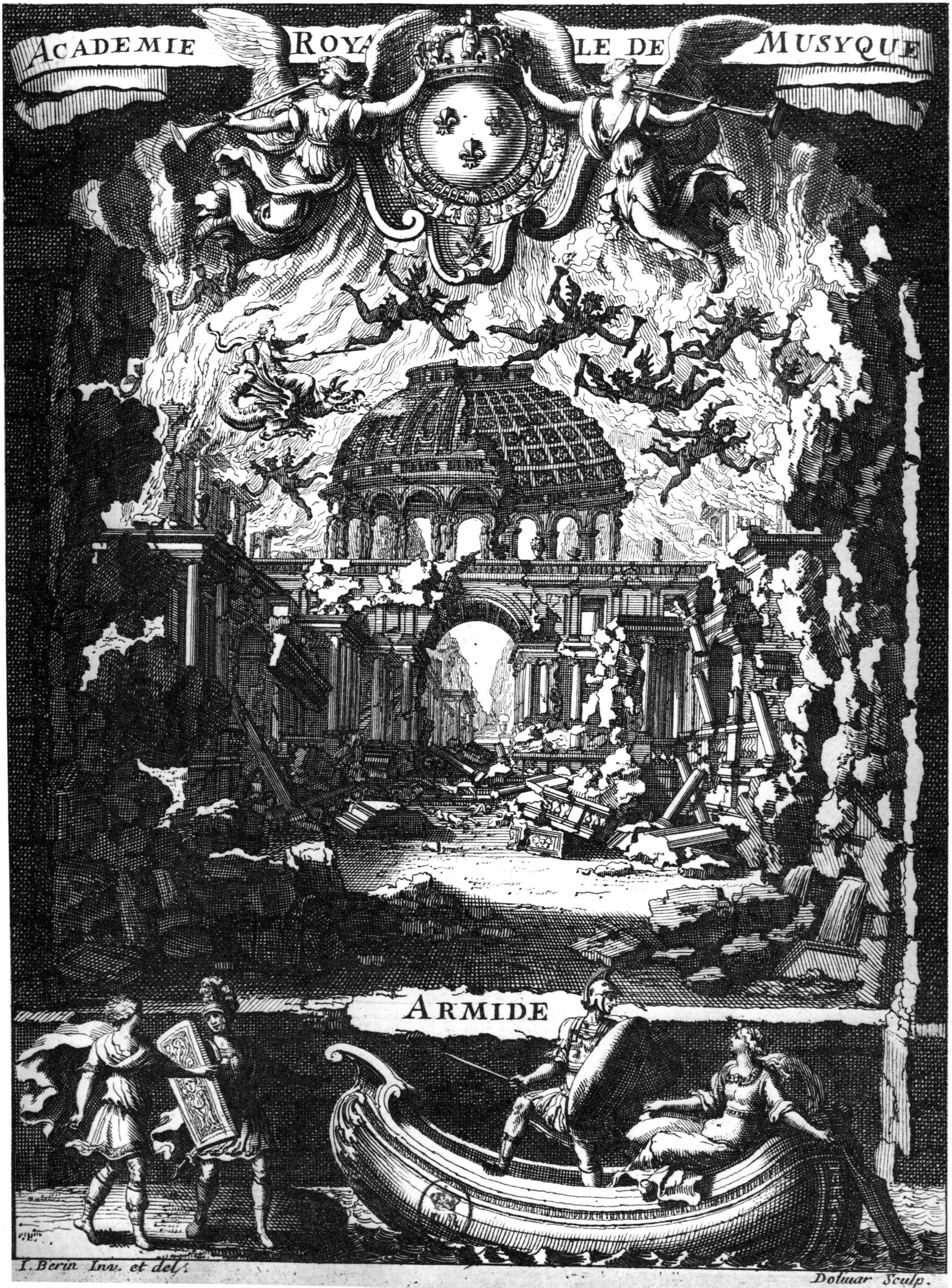
ACADEMIE ROYA LE DE MUSYQUE
ARMIDE
I. Berin Inv. et del.
Dolivar Sculp.

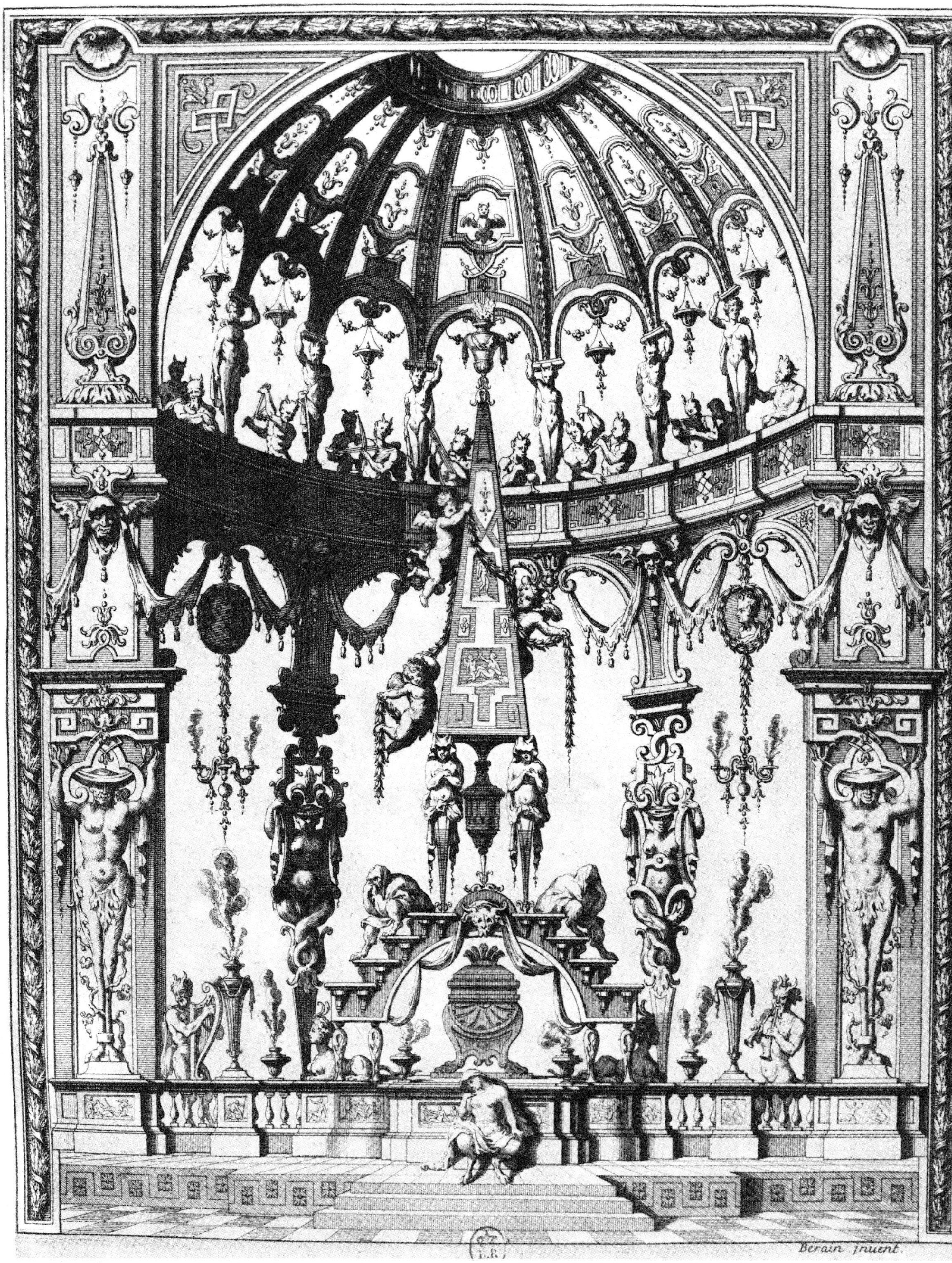
Berain inuent.

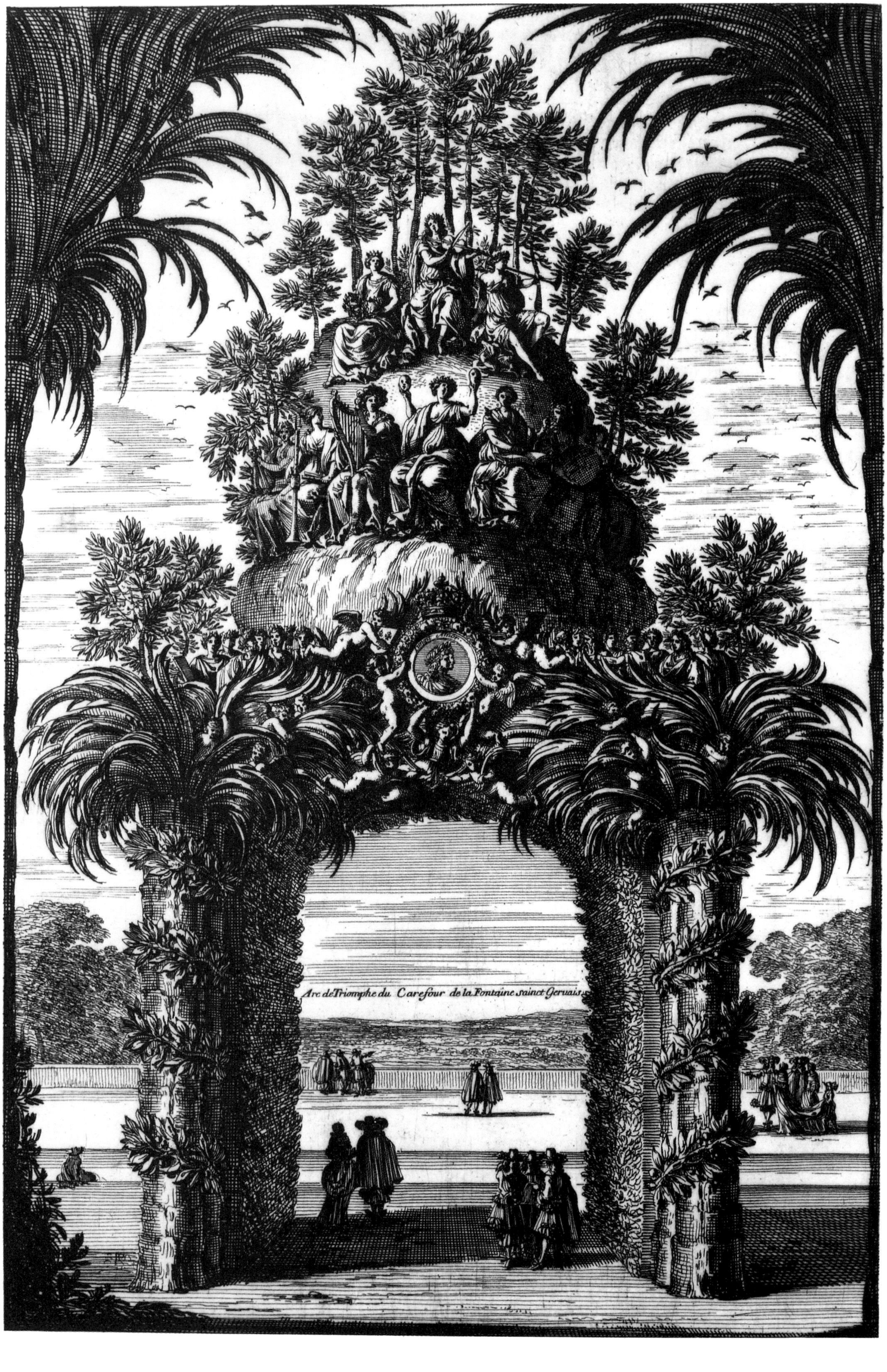
Arc de Triomphe du Carefour de la Fontaine sainct Geruais

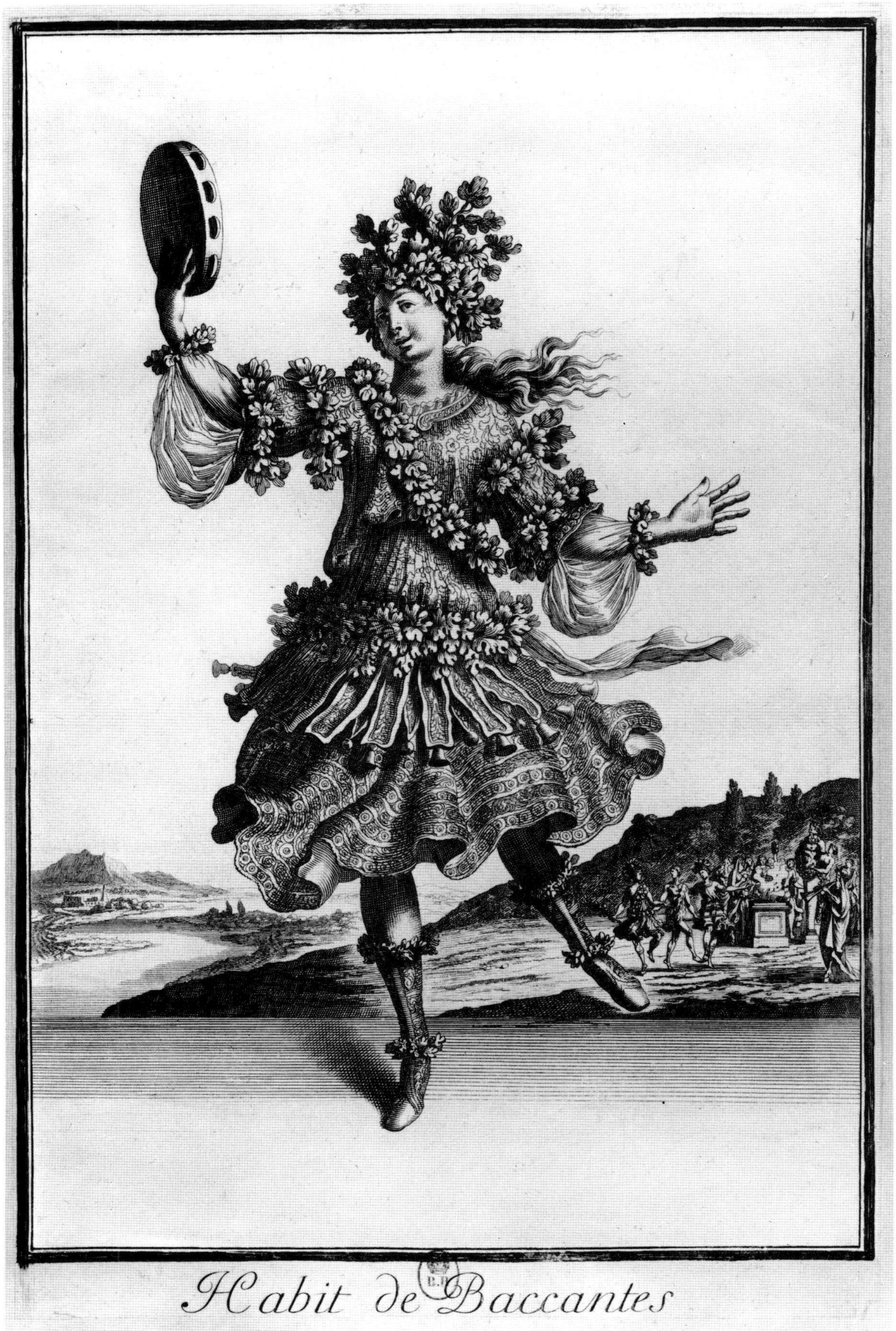
Habit de Baccantes

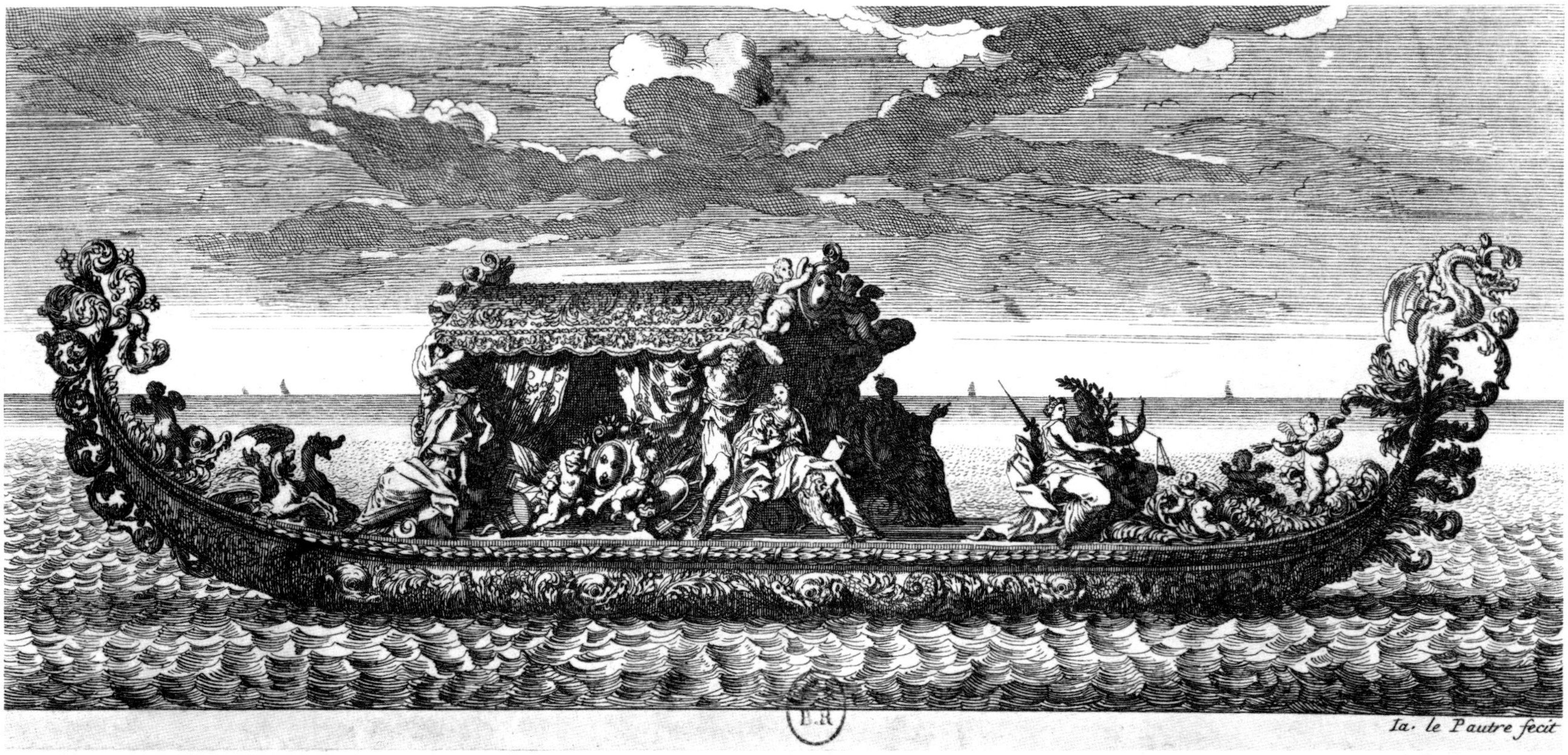
Ia. le Pautre fecit

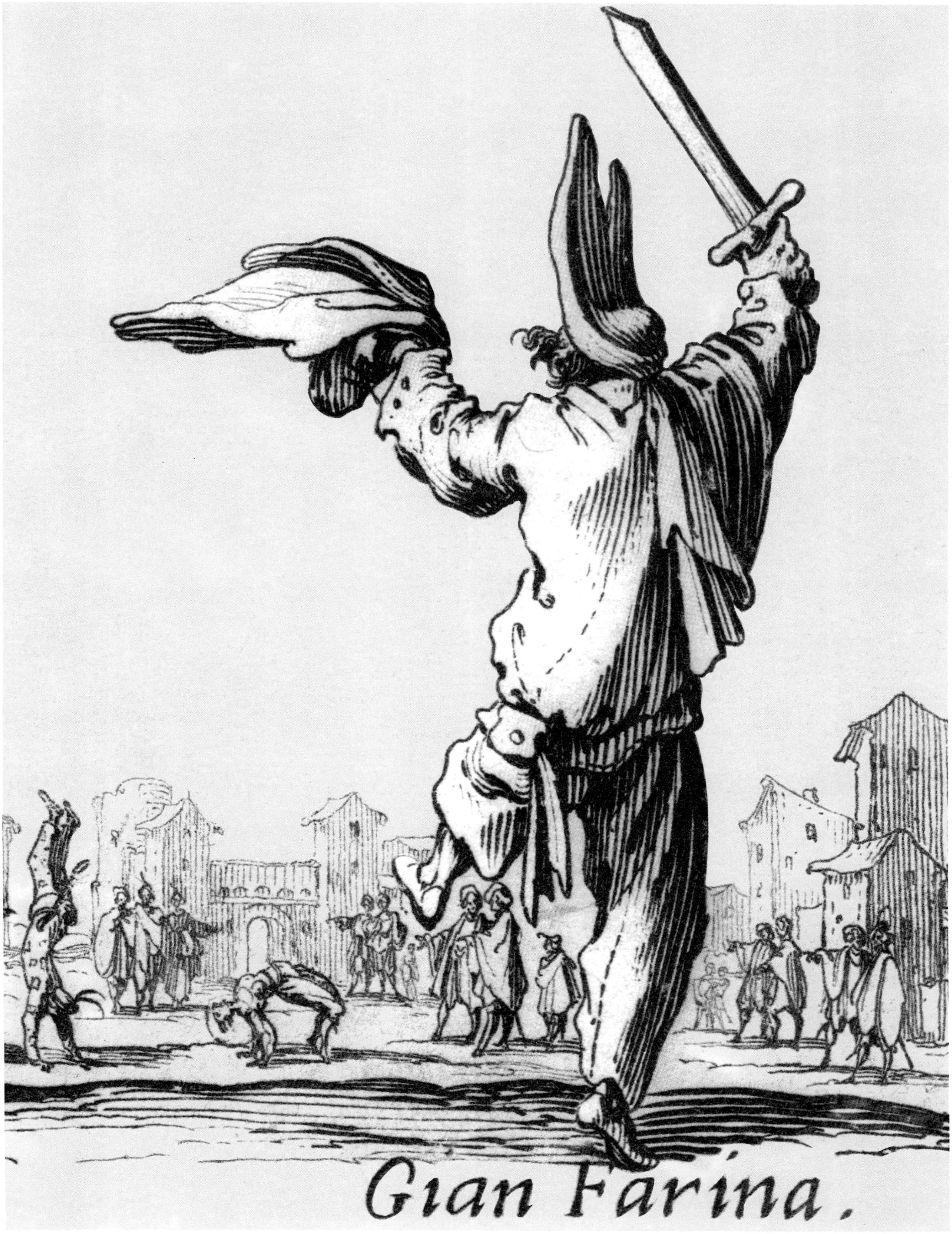
Gian Farina.

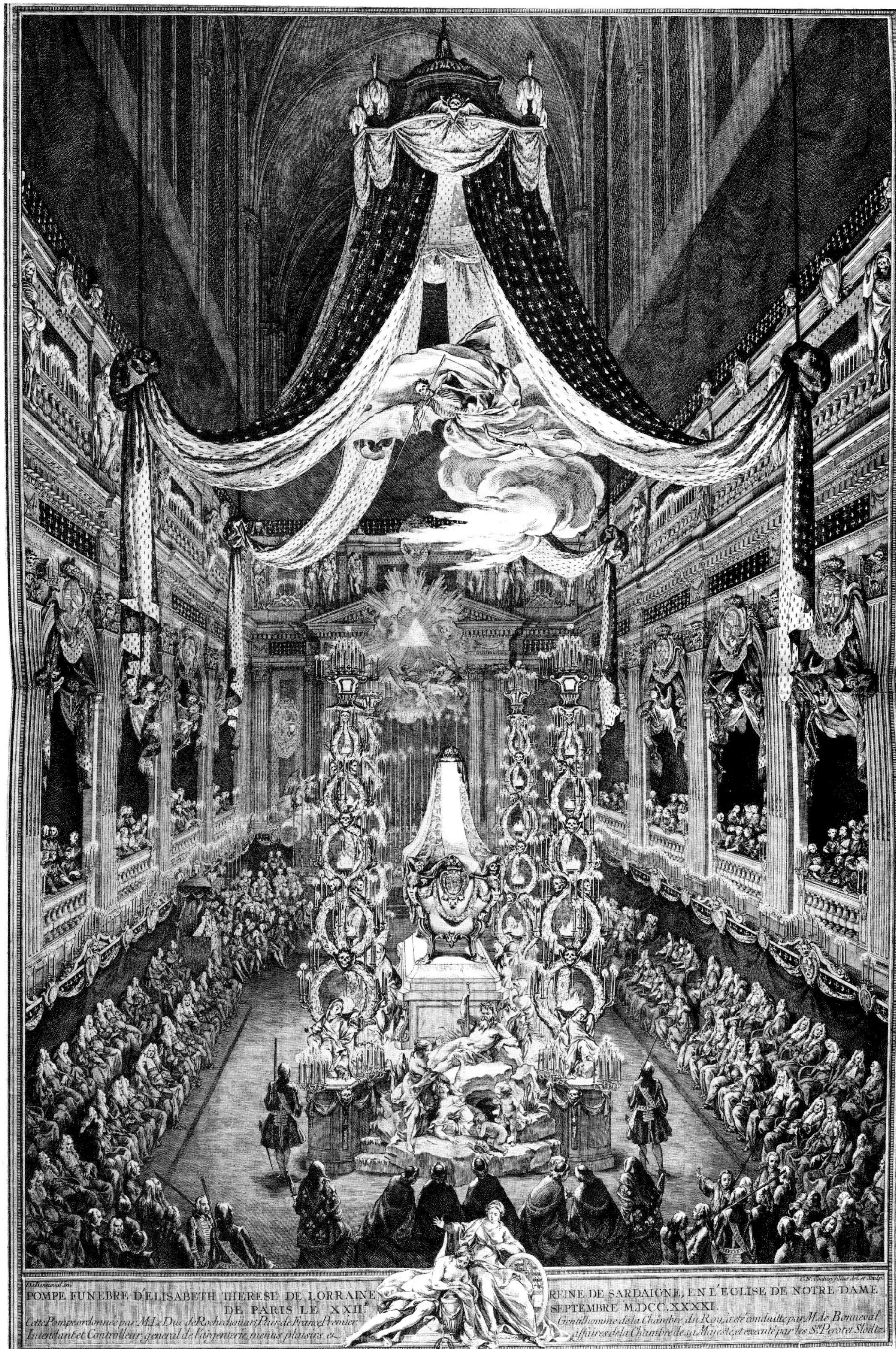
D. Bonneval in.
C.N. Cochin filius del. et Sculp.
POMPE FUNEBRE D'ELISABETH THERESE DE LORRAINE REINE DE SARDAIGNE, EN L'EGLISE DE NOTRE DAME
DE PARIS LE XXII.e SEPTEMBRE M.DCC.XXXXI.
Cette Pompe ordonnée par M. Le Duc de Rochechoüart, Pair de France, Premier Gentilhomme de la Chambre du Roy, a été conduitte par M. de Bonneval
Intendant et Controlleur general de l'argenterie, menus plaisirs et affaires de la Chambre de sa Majesté, et executé par les S.rs Perot et Slodtz.

*Für Marcel Durliat*

Ehe das Wort Barock eine Periode, also eine zeitlich begrenzte Strömung in der Kunstgeschichte, oder auch eine konstante Tendenz in der Kunst bezeichnete, hatte es sowohl als Adjektiv wie auch als Substantiv schon eine sehr lange Entwicklung durchlaufen.

Das Adjektiv erschien zuerst im Portugiesischen (barrocco) und im Spanischen (berrueco, barrueco, barroco), in den „Coloquios dos Simples e drogas da India" von Garcias de Orta (Goa, 1563) und im „Tesoro de la lengua castellana" von Covarrubias (1611), und bezeichnete – im Bereich der Juwelierkunst – eine unregelmäßige Perle. Es taucht in dieser Bedeutung 1690 in Frankreich bei Antoine Furetière auf, für den dieses Wort „nur für Perlen verwendet wird, die nicht vollkommen rund sind". Und doch ging man schließlich dazu über, mit ihm allgemein das Bizarre einer Sache, eines Gedankens oder eines Ausdruckes zu beschreiben. Louis de Rouvroy, Herzog von Saint-Simon, findet es in seinen „Mémoires" für das Jahr 1701 „sehr barock", daß der Abbé Bignon die Nachfolge des Fürstbischofs von Noyon, Monsieur de Tonnerre, als „Berater des Kirchenstaates" antritt. Der Dictionnaire de l'Académie française" übernimmt 1740 die neue Bedeutung, und 1776 schreibt Jean-Jacques Rousseau im Ergänzungsband der „Encyclopédie" unter der Signatur S.: „barocke Musik ist eine Musik, deren Harmonie konfus, voller Modulationen und Dissonanzen und die in der Intention kompliziert und in der Bewegung unnatürlich ist." Für Quatremère de Quincy bedeutet 1795 in der „Encyclopédie méthodique" „das Barocke in der Architektur eine Variante des Bizarren", und Francesco Milizia greift seine Definition auf und übersetzt sie 1804 für den „Dizionario delle Belle Arti del disegno...": „BAROCCO è il superlativo del bizarro, l'eccesso del ridicolo. Borromini diede in delirj, ma Guarino, Pozzi, Marchione nella Sagrestia di S. Pietro in barocco."

Die Hauptrolle innerhalb einer Entwicklung, die dazu führte, daß der Begriff sich in der Kulturgeschichte durchsetzte und seinen kritischen und zurückhaltenden Charakter zugunsten eines Ausdrucks von Wertschätzung und Lob verlor, spielten deutschsprachige Autoren. Jacob Burckhardt verstand in seinem „Cicerone" (1855) den Barock als Fortsetzung der Renaissance, zwar als abgeschmackte und minderwertige Fortsetzung, aber doch von einigem Reiz. Es blieb Heinrich Wölfflin vorbehalten, darzustellen, daß diese Fortsetzung, weit davon entfernt, die Auflösung der ihr vorangehenden Kunst zu sein, ein autonomes Universum ausgebildet hatte („Re-

# ABGRENZUNG DES BEGRIFFS „BAROCK“

18 TÄNZERIN
*im Kostüm einer Bacchantin.*
*Stich von Berain.*
*Paris, Nationalbibliothek.*

19 GONDEL.
*Von Jean le Pautre nach Bérain.*
*Stich.*
*Paris, Nationalbibliothek.*

20 GIAN FARINA.
*Stich von Jacques Callot.*
*Aus der Reihe „Tänze der Sfessania".*
*Paris, Nationalbibliothek.*

21 BEERDIGUNGSZEREMONIE DER KÖNIGIN VON SARDINIEN IN NOTRE-DAME IN PARIS AM 22. SEPTEMBER 1741.
*Ausgestaltet von Perrot und den Gebrüdern Slodtz.*
*Stich von Charles N. Cochin.*
*Paris, Nationalbibliothek.*

von solch düsterem Gegenstand? Messieurs, ich glaube nicht, daß Christen sich weigern dürfen, an diesem Schauspiel mit Jesus Christus teilzunehmen. Er ist es, zu dem in unserem Evangelium gesagt wird: Herr, kommt und seht, wo der Leichnam des Lazarus liegt; er ist es, der den Befehl gibt, den Stein zu heben, und der uns seinerseits zu sagen scheint: Kommt und seht selbst. Jesus weigert sich nicht, diesen toten Leib anzusehen als wert seines Mitleids und würdig eines Wunders; wir aber, wir unwürdigen Sterblichen, weigern uns, an diesem traurigen Schauspiel, dem Beweis unseres Irrens, teilzunehmen. Laßt uns mit Jesus Christus gehen und sehen, und laßt uns unsere Illusionen verlieren über das, was der Tod uns nimmt."

Die Klöster und Schlösser mit ihren Ländereien und ihren Gärten bildeten mitten auf dem Land kleine Ortschaften. In der Stadt war das eigentlich Urbane der Rahmen, in dem sich die Gesamtheit der anderen Künste entfaltete. Hier entstanden monumentale Tore, Straßen, Plätze und Treppen; Fassaden, Türme, darunter auch Glockentürme, und Kuppeln; Brunnen, Grünanlagen und Grotten. Der dreistrahlige Grundriß tauchte zunächst in Rom, auf der Piazza del Popolo, auf, er fand seinen Höhepunkt im Versailles Ludwigs XIV., in der Residenz des Herrschers; ebenso erschien er im St. Petersburg Peters des Großen. Es wurden auch Schachbrettmuster, orthogonale Schemata und konzentrische Straßenanlagen verwendet. Und doch sind Barockstädte nicht allein auf regelmäßige und neue Grundmuster zu reduzieren. Sie haben sich gleichermaßen der Geflechte unregelmäßiger und komplizierter Straßensysteme, die als Erbe vorangegangener Epochen bestanden, bedient. Der barocke Städtebau hat nicht ausschließlich mit den majestätischen Wirkungen gespielt, die erhabene Monumente am Ende ausgeklügelter Perspektiven erzielen. Mindestens im gleichen Maße liebte er die Überraschungseffekte kraftvoller Fassadenreliefs, die man – mangels Repoussoir – erst im letzten Moment von der Seite her entdeckt. Er schuf Möglichkeiten für den alltäglichen Verkehr, zum Lustwandeln und zum Genießen des Lebens im Freien. Er sicherte die Bedürfnisse des öffentlichen Lebens und die Darstellung religiöser und politischer Zeremonien, das heißt die großen Momente von Kirche, Staat und Gesellschaft. Alles in allem ließ der barocke Städtebau Theater unter freiem Himmel, eine Bühne, auf der sich die Macht darstellte, entstehen. Diese Macht manifestierte sich auch in den Werken der Tagesarchitektur für Feste und Begräbnisse. In dieser Art von Architektur ließ sich, bedingt durch die bessere Formbarkeit der Materialien und die geringeren Kosten, der schöpferische Impetus direkter übertragen, und so konnte sie stilistische Neuheiten vorstellen, noch ehe sie in dauerhafte Materialien umgesetzt wurden.

Am Beginn der Neuerrichtung oder des Umbaus von Kirchen, Klöstern und Kollegien stand die von der Säkular- und Ordensgeistlichkeit getragene katholische Reform, in der sich alte und neue Orden und neue Kongregationen gleichermaßen engagierten: Kapellen für die Bruderschaften, Pilgerandachtsstätten und „Heilige Berge" mit ihren Kalvarien und Kreuzwegstationen mußten errichtet werden. Ein großes Barockkloster bestand nicht nur aus der Kirche und dem Kreuzgang als wesentlichen Teilen, sondern auch aus der Bibliothek, der Treppe und, in Mitteleuropa und im deutschen Raum, aus dem Marmorsaal und dem Kaisersaal. Eine Stadt konnte mehrere Niederlassungen desselben Ordens beherbergen, wie für die Jesuiten das Noviziat, das Ordenshaus und das Kolleg. Allein die Kanzeln und Altäre bilden in ihrer Vielzahl und in ihren Ausmaßen ein reiches Kapitel der Sakralkunst. Wohlhabende und fromme Laien trugen mit ihren Stiftungen zum Aufschwung der Sakralarchitektur bei. Auch außerhalb der katholischen Kirche wurden barocke Kirchen gebaut, nämlich für den lutherischen, anglikanischen und orthodoxen Gottesdienst.

In der Profanarchitektur kam die größte Bedeutung dem fürstlichen Palast zu, der um Höfe herum errichtet wurde und eine Treppe, die Galerie, Prunkgemächer, intime Kabinette, eine Kapelle und ein Theater umfaßte. Ein solcher Palast war häufig von weiteren kleinen Bauten umgeben, vornehmlich von Pavillons, die als Stationen bei der Jagd dienten, als Ziel von Spaziergängen oder als verschwiegene Schlupfwinkel für das Privatleben. Zwischen ihnen und dem Palast lagen Gärten, Parks oder Wälder. Unter den Nebengebäuden einer königlichen oder fürstlichen Residenz erlangte der Marstall die Ausmaße und die Noblesse eines Palastes: Das Pferd diente nicht nur zum Jagen, es war ein unverzichtbares Kommunikationsmittel, und eine Vielzahl von Stallmeistern und Stallburschen widmete sich seiner Nutzung und seiner Versorgung. Die Profanarchitektur umfaßte das zwischen Hof und Garten angelegte Adelspalais und die öffentlichen Bauten: Rathäuser, Theater, Krankenhäuser, Zollstellen, Springbrunnen – wobei letztere ebenso notwendig für *Abb. 958–961* das tägliche Leben waren wie dienlich zur Zierde der Stadt. Das Schloß auf dem Land litt nicht unter Einschränkungen beengter und unregelmäßiger Grundstücke, die in der Stadt gegeben waren; es konnte seine Bauten und Gärten ungehindert ausbreiten und mußte sich im Prinzip nur nach den finanziellen Möglichkeiten richten. Die Architektur, ob sakral oder profan, ist untrennbar von ihrem bildhauerischen (Hochrelief, Basrelief, Ornament) oder gemalten (Bilder, vor allem Fresken) Dekor.

Hingegen nahmen Skulptur und Malerei eine autonome Entwicklung. In beiden blühte die Kunst des Porträts. In der Skulptur hatte das Grabmal oft den gleichen Stellenwert wie ein haltbar bis zur Auferstehung entworfener „Bühnenaufbau“; es kann genauso kritisiert und muß ebenso verteidigt werden wie das Trauergepränge der Tagesarchitektur. In der Malerei standen in der Hierarchie der Gattungen die historischen Themen religiöser, mythologischer oder profaner Herkunft an oberster Stelle, aber der Publikumsgeschmack hat im 18. Jahrhundert auch einen Aufschwung des ländlichen und galanten Genres bewirkt.

Die dekorativen Künste, eingebunden in den Rahmen des wirklichen Lebens und ihren eigenen Gesetzen gehorchend, erfuhren eine der sowohl quantitativ wie qualitativ beeindruckendsten Entwicklungen in ihrer langen Geschichte: ihre Vertreter schufen Mobiliar, Bronzen, Tapisserien, Werke der Goldschmiedekunst, Fayencen und Porzellan, letzteres sowohl als Hart- wie als Weichporzellan. Die in ganz Europa gegründeten königlichen oder fürstlichen Manufakturen verhinderten den kostspieligen Abfluß von Geldern ins Ausland. Sie sicherten das Prestige des jeweiligen Monarchen und den Schmuck seiner Residenz.

Die Formensprache des Barock bestand in der Umgestaltung derjenigen von Renaissance und Manierismus, die gelockert und bereichert wurde. Daher ist es naheliegend, daß die früher benutzten Abhandlungen von Sebastiano Serlio bis Giacomo da Vignola, von Andrea Palladio und Vincenzo Scamozzi, dessen „Idea dell'architettura universale“ erst 1615 in Venedig veröffentlicht wurde, weiterhin Verwendung fanden. Auch wenn das 17. und 18. Jahrhundert den Kirchengrundriß in Form des lateinischen Kreuzes, mit dem die unmittelbarste Verbindung zum Erlösungsgedanken hergestellt war, bevorzugten, so dienten doch das griechische Kreuz, der Kreis und das Oval, ja sogar antike Formen oft als Grundlage barocker Variationen. Zu den Abhandlungen, die jene letzteren am deutlichsten darstellen und die die weiteste Verbreitung fanden, gehören die des Jesuitenbruders Andrea Pozzo „Perspectiva pictorum et architectorum“(2 Bde., seit 1693, in Latein, Italienisch und Deutsch) und die des Theatinerpaters Guarino Guarini „Architettura civile“ (postum, Turin, 1737). Durch das zuerst genannte Lehrbuch, das natürlich weltweit im Besitz der Niederlassungen der Gesellschaft Jesu und auch außerhalb des Ordens weithin verbreitet war, sind die Altäre von Il Gesù in Rom, die perspektivischen Deckenmalereien und die Tagesarchitekturen bekannt. Die zweite Abhandlung enthält nicht nur ausgeführte Werke, sondern auch Entwürfe eines der im Italien des 17. Jahrhunderts gebildetsten und schöpferischsten Meister überhaupt. Andere Werke wurden wahrscheinlich vorwiegend im Verbreitungsgebiet der in ihnen verwendeten Sprache benutzt: das von Johann Bernhard Fischer von Erlach „Entwurf einer historischen Architektur" (1721) im deutschen Raum und das des Bruders Lorenzo de San Nicolás „Arte y uso de la arquitectura" (1. Band 1633; 2. Band 1664) in Spanien und Spanisch-Amerika. Im 18. Jahrhundert spielten die Stiche und Ornamentbücher von Jean-Antoine Watteau, François Boucher, Nicolas Pineau, Juste-Aurèle Meissonnier und Lajoue eine entscheidende Rolle bei der Verbreitung des Rocaille-Stils in Frankreich und, wie wir gesehen haben, seiner Umwandlung in das Rokoko im Ausland. In der Skulptur und in der Malerei wurden mit Vorliebe die zahlreichen Ausgaben oder Übersetzungen des italienischen Textes von Cesare Ripa, der berühmten „Iconologia", verwendet: ihre schlichten und manchmal faden Figuren erlaubten eine denkbar einfache stilistische Übernahme.

Im Repertoire des Barock nahmen bestimmte Motive einen bevorzugten Platz ein: der Turm mit seinem Glockenturm, die Kuppel, der Giebel mit umgekehrten Flügeln, die Konsole, die Muschel, die Wolken und die gedrehte Säule und der von der sakralen in die profane Kunst übernommene, zum Amor umgebildete Engel. Und diese profane Kunst hat im 18. Jahrhundert unermüdlich Jagd- und Fischereiszenen, das Meer mit seinen Bewohnern, galante und pastorale Sujets dargestellt. Mit Vorliebe wurden die Themen Ekstase, Spiegel und Wasser behandelt: die Ekstase schafft den Übergang zu einer anderen Welt, der Spiegel erlaubt die Illusion, und das Wasser führt uns in den Kreislauf der Schöpfungselemente ein.

Diese Auswahl innerhalb der sakralen und profanen Symbolik läßt ein gedankliches System erkennen, einen Hang zu Zwischentönen und die Zugehörigkeit zu einer bestimmten Kultur. Und damit gelangen wir zu einem wesentlichen Aspekt des Barock: Er ist eine gelehrte Kunst. Seine Architektur beeindruckt durch Dynamik, sein Dekor durch Überfluß und seine Malerei durch Verzückungs-, Martyriums- und Pastoralszenen. Er scheint die Freiheit und die Phantasie selbst zu sein. Dennoch setzt er viel Gelehrtheit nicht nur in der Technik und bei den Motiven voraus, sondern auch bei der Ikonographie und in der Symbolik. Und an diesem Punkt können möglicherweise Irrtümer entstehen: Die schöpferische Kraft ist so geartet, daß man versucht ist, Willkürlichkeit zu unterstellen, aber in Wirklichkeit überträgt sie getreulich katholische Tradition und katholisches Dogma oder hält sich an den allegorischen Kanon, den Ripa, verständlich für alle Künstler, aufgestellt hatte. Die Skizzenbücher von Festen und Beerdigungen beweisen, mit welcher Sorgfalt die Inschriften, Skulpturen und Gemälde nach ihrem Bezug auf ein bestimmtes Thema oder einen bestimmten illustren Verstorbenen ausgewählt wurden.

So stellen sich im wesentlichen im Rahmen einer allgemeinen Annäherung die historischen Bedingungen, der einzigartige Geist und die Wertkategorien des barokken Kunstschaffens dar. Es mag an dieser Stelle erlaubt sein, einen Gedanken offen zu äußern, der in den vorhergehenden Darlegungen verborgen bleiben mußte: Die Formen besitzen ein Eigenleben, wofür die Entwicklung offensichtliche Anzeichen lieferte. Es ist bedenklich und zweifellos ungenau, diese Entwicklung in Phasen aufzuteilen, die sich in einem unendlichen Zyklus wiederholen. Eher scheint es uns angemessen, sich auf eine bescheidenere Analyse zu beschränken: In jeder Epoche üben die banalsten Dinge einen Einfluß auf das Kunstschaffen aus und unterwerfen es dennoch nicht einem wie auch immer gearteten Determinismus. Zwischen beiden Bereichen besteht gleichzeitig eine Verbindung, eine Parallelität und eine Unabhängigkeit, und das Leben der Formen besitzt wie alles Leben ein letztes Geheimnis, das wir umreißen und kommentieren, aber nicht gänzlich enträtseln können.

# DIE GROSSE ITALIENISCHE BAROCKKUNST

Im Jahre 1520 verbrannte Luther in Wittenberg die päpstliche Bannandrohungsbulle, 1527 fielen die Truppen Kaiser Karls V. plündernd in Rom, der Heiligen Stadt und Hauptstadt des Papstes, der in die Engelsburg geflüchtet war, ein (Sacco di Roma). Der Katholizismus schien seinen materiellen und geistigen Tiefpunkt erreicht zu haben. Und doch sollte er noch die Hinwendung eines großen Teils von Europa, vor allem des Heiligen Römischen Reiches Deutscher Nation und Skandinaviens, zur Reformation, die Entstehung der anglikanischen Kirche und die Religionskriege in Frankreich erleben. Aber durch Beharrlichkeit, christliche Nächstenliebe und Glaube besserte sich die Situation allmählich, und schließlich fand sogar eine echte Rückeroberung des verlorenen Terrains statt. Der Jesuitenorden, 1540 von Ignatius von Loyola gegründet, stellte der Gegenreformation seine mächtigen Hilfstruppen zur Verfügung. Das Konzil von Trient wurde nach langen Jahren und vielen Unterbrechungen 1563 endlich zu einem Ende gebracht. Die Christenheit blieb, trotz ihrer inneren Zerrissenheit, mit Spanien und Venedig stark genug, um 1571 die Flotte der Türken bei Lepanto zu besiegen. Pius V. (1566–72) war nicht nur der Papst dieses Sieges, er war auch der Papst, der die Ausführung der tridentinischen Beschlüsse durchsetzte, eine Aufgabe, die Sixtus V. (1585–90) fortführte. Die katholische Wiedereroberung machte im Reich, besonders in Bayern, und Polen Fortschritte. Das Edikt von Nantes, das Heinrich IV. 1598 erließ, sicherte nicht nur den Reformierten eine begrenzte Religionsfreiheit, sondern bestätigte vor allem das katholische Bekenntnis als Staatsreligion Frankreichs. Das Jubiläumsjahr in Rom (1600) unter Clemens VIII. (1592–1605) stand im Zeichen eines vorsichtigen Triumphes, und für die Zukunft durfte auf weitere Erfolge der katholischen Reform und zunehmende Stärkung der Autorität und Sendung der römischen Kirche gehofft werden.

# DIE GEBURT DES BAROCK

Diese Atmosphäre der „Roma triumphans" zu Beginn des 17. Jahrhunderts ist von der Geburt des Barock unter Clemens VIII., einem Aldobrandini, und unter Paul V. (1605–21), einem Borghese, nicht zu trennen. Die Hoffnungen auf weitere Wiedereroberungen sollten schwinden, aber die Notwendigkeit, den Primat Roms zu behaupten, war nach wie vor gegeben, und drei Päpste, die sich langer Regierungszeiten erfreuten, setzten das Ansehen der Kunst zum Nutzen der Kirche ein: Urban VIII. (1623–44) aus dem Geschlecht der Barberini; Innozenz X. (1644–55), ein Pamphili, und Alexander VII. (1655–67), ein Chigi. So war bis zum Tod des Letztgenannten trotz der Feindschaft oder des Krieges zwischen Habsburgern und Bourbonen die Macht der Kirche in Italien beträchtlich. In Rom verband das Kunstschaffen dank des Papsttums und seines geistlichen Hofes, dank der Kardinäle und der kirchlichen Orden, unter denen die Jesuiten den ersten Platz einnahmen, und dank der Aristokratie Quantität mit Qualität.

Der Prestigewille der Päpste wurde, besonders am Petersdom des Vatikan, in eine monumentale Politik umgesetzt, eine Politik, die sehr kostspielig war. Sicher ist, daß die finanzielle Belastung, zumindest am Ende des 16. und zu Beginn des 17. Jahrhunderts, für die Staaten des Heiligen Stuhles entschieden zu groß war, so daß sie verarmten. Unter Paul V. mußte auf geliehenes Geld zurückgegriffen werden, das von italienischen Bankiers, besonders den genuesischen, auch umgehend bewilligt wurde und das gedeckt war durch die Steuereinkünfte. Der prunkvollen Kunst stand die bittere Armut eines Teils der römischen Bevölkerung und der päpstlichen Staaten gegenüber. Sieht man von diesem wirtschaftlichen und finanziellen Problem ab, so bestand die römische Vorherrschaft im 17. Jahrhundert nicht allein in der Unangefochtenheit des Nachfolgers Petri für die Katholiken, sondern sie galt auch in der Kunst. Die Hauptstadt des Papstes war unter diesem Aspekt das Zentrum Europas; sie zog neben den Italienern ganze Kolonien junger Ausländer an, die kamen, um von den Monumenten der Antike und der Renaissance zu lernen oder am Kunstschaffen ihrer eigenen Zeit teilzunehmen.

In den anderen Staaten Italiens war das künstlerische Leben zum Teil durchaus bemerkenswert, aber es erreichte nicht die Intensität wie in Rom. Mailand, Neapel und Sizilien gehörten dem König von Spanien, Parma und Piacenza den Farnese und Florenz und die Toskana den Medici. Der Herzog von Savoyen herrschte nicht nur über sein angestammtes Herzogtum, sondern ebenso über Piemont und Nizza. Dazu existierten zwei Handelsrepubliken: Genua, an der ligurischen Küste, und Venedig, die Hauptstadt eines bedeutenden Territoriums im Nordosten der Halbinsel. Wenn große Künstler und aufgeklärte Auftraggeber zusammentrafen, entstanden Werke ersten Ranges; dies war besonders in Turin und in Venedig der Fall.

Da sich die geistigen, religiösen und politischen Bedingungen im 18. Jahrhundert änderten, präsentierte sich der Barock, der sich dennoch bruchlos weiterentwickelte, in den folgenden Generationen in einem entscheidend veränderten historischen Rahmen. Zu Anfang hatte die Kirche ihre Vorherrschaft behauptet, nun wurde sie von den Vertretern der Aufklärung im Namen der kritischen Vernunft, später in dem der Rousseauschen Empfindsamkeit angezweifelt und verlor viel von ihrer geistigen Autorität. Die härtesten Schläge gegen sie führten oft genug die katholischen Staaten in dem Willen, ihre Vorrechte voll auszunutzen. Es war der Druck der Herrscher von Portugal, Spanien und Frankreich, der Clemens XIV. dazu zwang, den Jesuitenorden, der bereits aus diesen drei Königreichen ausgewiesen worden war, 1773 aufzuheben.

War der Heilige Stuhl in seinem Prestige und in seiner geistig-moralischen Macht geschmälert worden, so wurde fast die gesamte Halbinsel in ihrer Würde beeinträchtigt, als die europäischen Diplomaten als Entschädigung mehr oder weniger fremden Fürsten ganze Territorien des Landes zusprachen. Nach dem Ende des Spanischen Erbfolgekrieges hatte Philipp V. auf Mailand und Neapel zugunsten des Kaisers verzichten müssen und auf Sizilien zugunsten des Herzogs von Savoyen, der so seinen vielleicht heftigsten Wunsch, nämlich den Königstitel zu tragen, verwirklichen konnte. Dieser Titel sollte im übrigen – wieder für den Herzog von Savoyen – auf Sardinien, das näher an Turin und Nizza war, übertragen werden. Die Farnese und die Medici, deren Geschlecht erlosch, die ersteren in Parma, die letzteren in Florenz, wurden nach mancherlei kriegerischem, diplomatischem und dynastischem Hin und Her durch neue Herrscher ersetzt. Franz von Lothringen, der Gemahl Maria Theresias, Königin von Ungarn und Böhmen, Erzherzogin von Österreich, erhielt durch den Verzicht auf sein Herzogtum, in dem nominell Stanislaw Leszczyński die Regierung antrat, die Toskana (1737); sein Sohn Leopold wurde nach dessen Tode sein Nachfolger (1765–90). Don Carlos, der älteste Sohn von Philipp V. und Elisabeth Farnese, war fünfundzwanzig Jahre lang König von Neapel und Sizilien (Karl IV., 1734–59), ehe er in Madrid zu Karl III. gekrönt wurde; er ist der Begründer des sizilischen Bourbonen-Zweigs. Sein Bruder, Don Philipp, Herzog von Parma (1748–65), war dort der Stammvater einer weiteren Bourbonen-Dynastie. Die Regierung dieser drei Staaten, die, zumindest in ihrer Blütezeit, der Aufklärung anhing, bildete einen starken Kontrast zu den archaischen Strukturen der päpstlichen Macht. In ihnen entwickelte sich, ebenso wie in Turin, eine monarchische Kunst, die mit der Roms rivalisierte. Und diese sah sich gleichzeitig häufig einer Konkurrenz aus Paris ausgesetzt. Dennoch blieb Rom der Hort einer ruhmvollen Vergangenheit, eine Stadt, in der das Leben malerisch und angenehm war, ein schöpferisches Zentrum ersten Ranges, eine obligatorische Etappe in der „grand tour" der reichen Briten, der Sitz der Akademie von San Luca und schließlich auch der Sitz der Académie de France, an der der Aufenthalt französischer Künstler seit jener Zeit nach einem gut funktionierenden Mechanismus verlief.

Religiöse Zeremonien, öffentliche Festlichkeiten und das Leben im Freien nahmen in Italien mehr und mehr einen beachtlichen Stellenwert ein. So erklärt sich der synthetische – man ist versucht, ‚allumfassend' zu sagen – Charakter des dortigen Barock, der mit einzigartiger Stärke und Anziehungskraft Stadtplanung, Tagesarchitektur und die für die Dauer errichtete Architektur sowie den gemalten und plastischen Monumentaldekor auf sich vereinte. Es genügt nicht, daran zu erinnern, daß die künstlerische Ausdrucksweise des Barock aus der der Renaissance entwikkelt wurde, wobei sie sich einer autonomen, bis zu einem Endpunkt weitergedachten Formensprache, und zwar in einem neuen Geist, bediente. Es gibt vielmehr noch andere Wurzeln von entscheidender Bedeutung. In Rom ist stets die Antike präsent, durch ausgegrabene Kunstwerke und durch die Ruinen, die sich allerorten erheben. Deren Erhabenheit nahmen sich die päpstlichen Architekten zum Vorbild, denn diese beabsichtigten keineswegs, den Barock zu schaffen, sondern sie wollten die an den Thermen, Tempeln und am Kolosseum ablesbare Majestät des Reiches der Cäsaren wiederaufleben lassen. Die stadtplanerischen Projekte, die im 16. Jahrhundert in Rom durchgeführt worden waren, gaben oft den Rahmen für die Bauwerke des 17. und 18. Jahrhunderts ab. Dies galt besonders für die Straßen, die Sixtus V. und Domenico Fontana von Santa Maria Maggiore ausstrahlen ließen. Bestimmte Künstler und Bauten vom Ende des 16. und Anfang des 17. Jahrhunderts sind zwar im eigentlichen Sinne nicht barock zu nennen, trugen aber so viel zur Geburt und Entwicklung dieses Stiles bei, daß sie zu Beginn angeführt werden müssen. Die Kirche der Jesuiten in Rom, Il Gesù, von Giacomo da Vignola (1568–75), entsprach der kultischen Orientierung der Gegenreformation und den Bedürfnissen des Ordens: ein tonnengewölbtes Schiff, Seitenkapellen, die sich auf dieses Schiff hin öffneten, ein nahe an der Kuppel des Querschiffes befindlicher Hauptaltar und Emporen. Die Fassade Giacomo della Portas ist mit ihrer Zweigeschossigkeit und den seitlichen Konsolen am oberen Geschoß von ausgeglichener und zurückhaltender Eleganz.

In das üppig wuchernde manieristische Formen- und Ideengut brachte Ordnung, Klarheit, monumentale Kraft und schließlich Erhabenheit eine Malerfamilie aus Bologna, nämlich die Carracci, ein: Agostino (1557–1602) und sein jüngerer Bruder Annibale (1560–1609) sowie deren Vetter Lodovico (1555–1619). Ohne die Herkules-Galerie Annibales im Palazzo Farnese in Rom (1597– etwa 1603) kann weder die Entwicklung dieser malerischen Gattung noch die höfische Dekoration des 17. und 18. Jahrhunderts verstanden werden. Caravaggio (1573–1610) ist in der Hauptstadt *Abb. 41, 221* des Papstes besonders als Schöpfer der „Berufung des hl. Matthäus", des „Martyrium des hl. Matthäus" und des „Hl. Matthäus mit dem Engel" in S. Luigi dei Francesi (1596–1602) zu erwähnen sowie als Maler der „Kreuzigung Petri" und der „Bekehrung des Saulus" in S. Maria del Popolo (1600–1610). Im bedeutendsten Kunstzentrum Italiens führte er so vor, wie die raffinierte Verfeinerung des Manierismus durch plastische Formung und volksnahen Ausdruck mit dem gezielten Einsatz von Licht- und Schattenkontrasten ersetzt werden konnte. Er war der bemerkenswerteste Vertreter einer internationalen Bewegung, des Luminismus, und in dieser Funktion unterstützte er die Geburt des Barock in der Malerei mit seiner Behandlung des Clairobscur und seinem ausgeprägten Sinn für die Realität.

## DIE FÜHRENDE STELLUNG ROMS

Im Jahr seines Todes schrieb Sixtus V.: „Als durch nichts zu erschütternder Sitz und ehrwürdiger Thron des allerseligsten Petrus, des Apostelfürsten, als Heimat der christlichen Religion, als Mutter und gemeinsames Vaterland aller Gläubigen, als sicherer Hafen für alle Nationen, die aus der ganzen Welt zu ihr hinströmen, tut Rom nicht nur göttlicher Schutz und heilige und geistliche Kraft not, sondern auch die Schönheit der Behaglichkeit und des irdischen Schmuckes. Darum haben Wir vom Beginn unseres Pontifikats an nicht aufgehört, Uns um die öffentlichen und privaten Bedürfnisse der Bürger und Bewohner dieser Stadt zu kümmern, und in ihren Vierteln die Zahl der Kirchen und Privathäuser vergrößert; Altes erneuernd und Neues schaffend – stets mit dem Willen, zum Ruhme des allmächtigen Gottes und zur Ehre des Heiligen Stuhles beizutragen –, wollten Wir mit allen Kräften der gesamten Stadt ihre Größe und Schönheit erhalten." Die Päpste des 17. und 18. Jahrhunderts setzten aus freien Stücken diese Politik Sixtus' V. fort. In aufeinanderfolgenden Etappen verschönerten mehrere Generationen von Architekten (unter denen sich auch einige als Bildhauer oder Maler hervortaten) die Stadt: Carlo Maderna; Giovanni Lorenzo Bernini, Francesco Borromini und Pietro da Cortona, das Dreigestirn am Olymp des römischen und italienischen Barock; Carlo Fontana im ausgehenden 17. Jahrhundert; Filippo Raguzzini, Alessandro Specchi, Francesco de Sanctis, Nicola Salvi, Ferdinando Fuga, Alessandro Galilei und Luigi Vanvitelli.

San Giovanni in Laterano ist die Bischofskirche des Papstes in Rom, aber Sankt Peter am Vatikan, das über dem Grab des ersten Papstes errichtet war, zog, mehr als jedes andere Heiligtum, die Verehrung der Pilger auf sich. Julius II. hatte 1509 den Neubau der Basilika gerechtfertigt: „Es ist die Aufgabe des Papstes, darüber zu wachen, daß die Kirchen der ganzen Welt (die alle Wohnungen Gottes sind) nicht nur erhalten, sondern auch, wenn sich dies als notwendig erweist, wiederhergestellt werden. Dies trifft nur um so mehr auf die Basilika von Sankt Peter zu. So wie der allerseligste Petrus über die anderen Apostel erhoben worden ist, so muß auch seine Kirche alle anderen in der Stadt und in der Welt übertreffen. Da sie zu verfallen droht, muß sie neugebaut und der Nachwelt so wiedererrichtet und vergrößert hinterlassen werden.“ Bramante hatte den Entwurf für eine Kirche über einem griechischen Kreuz vorgelegt, deren Grundstein am 18. April 1506 gelegt wurde, aber er errichtete bis zu seinem Tode 1514 nur die Pfeiler der Kuppel mit ihren Bögen. Seine Nachfolger, darunter Raffael, erwogen mehrere Möglichkeiten, besonders die Anwendung eines Grundrisses in Form des lateinischen Kreuzes. Michelangelo, der 1547 zum Architekten der Basilika ernannt wurde und diese Stellung bis zu seinem Tode im Jahre 1564 beibehielt, kam auf das griechische Kreuz zurück und setzte den Bau der Kirche fort; er entwarf die Kuppel, die Giacomo della Porta errichtete, wobei er dessen Entwurf geringfügig abänderte, namentlich vergrößerte er die Höhe (1586–90). Die architektonische Vollendung St. Peters nach Osten zu fand in den Anfängen des Barock, die noch von einer gewissen Strenge gekennzeichnet waren, statt. Der typischste Meister dieses Barock war ein Neffe Domenico Fontanas, Carlo Maderna (1556–1629), der aus Capolago im Tessin, am Ufer des Luganer Sees, stammte. Als Sieger des offenen Wettbewerbes, der für diese Vollendung ausgeschrieben worden war (1607), wandte er sich wieder dem basilikalen Grundriß zu. Die Rückkehr zum Grundriß über lateinischem Kreuz war während der Gegenreformation üblich, weil er am deutlichsten die Passion beschwor, einer alten christlichen Tradition folgte und auch gestattete, eine größere Anzahl von Gläubigen unterzubringen. Der Architekt verlängerte das Schiff um zwei Travéen und errichtete davor eine majestätische Fassade, die mit Monumentalsäulen rhythmisch gegliedert ist und im Obergeschoß die Segensloggia enthielt. 1612 ließ der Papst zwei Campanile an den Seiten einplanen, von denen jedoch nur die Sockel gebaut wurden, die die Fassade verlängern und die Proportionen strecken. Außerhalb des Vatikans schuf Maderna die Fassade von Santa Susanna (1603), die sorgfältig auf ihre Mitte hin gegliedert ist; im Auftrag von Urban VIII. begann er mit dem Umbau des Palazzo Sforza zum Palazzo Barberini.

*Abb. 182*

In der Skulptur schuf ein anderer Tessiner aus Bissone, Stefano Maderno (1576–1636), der anscheinend nicht mit Maderna verwandt war, mit vierundzwanzig Jahren die „Hl. Cäcilia“ in Santa Cecilia in Trastevere; diese Liegefigur gehört durch den Reichtum an kontrastierenden Betrachtungsmöglichkeiten dem beginnenden Barock an.

*Abb. 194*

# DIE ARCHITEKTUR UND IHRE MEISTER: BERNINI, BORROMINI, PIETRO DA CORTONA

Durch dynamische Majestät ist der Höhepunkt des römischen und italienischen Barock (um 1620–80) zur Zeit Giovanni Lorenzo Berninis, Francesco Borrominis und Pietro da Cortonas charakterisiert.

Pietro Bernini (1562–1629), ein begabter, mit einer Neapolitanerin verheirateter Florentiner Bildhauer, zog mit seiner Familie um 1605 nach Rom. Dort schuf er den Baraccia-Brunnen auf der Piazza di Spagna, und er war einer der Meister der von Paul V. Borghese in Auftrag gegebenen Cappella Paolina in S. Maria Maggiore. Sein Sohn Giovanni Lorenzo, am 7. Dezember 1598 in Neapel geboren, arbeitete mit ihm zusammen und gewann durch seine frühreife Begabung die Gunst des Kardinals Borghese; er schuf mehrere Gruppen für ihn, die sich heute noch in der römischen Villa Borghese befinden. Giovanni Lorenzo bewies sehr früh, daß er nicht nur Bildhauer war, sondern ein nahezu universeller Künstler, vergleichbar mit Michelangelo. Die Thronbesteigung Urbans VIII. bedeutete für ihn noch stärkere Förderung. 1629, nach dem Tode Carlo Madernas, wurde er Architekt von St. Peter. Bis zum Beginn der Regierungszeit von Innozenz X. blieb er in seiner entscheidenden Position an der Spitze der päpstlichen Bauunternehmungen und der römischen Kunst unangefochten. Abgesehen von seinem Aufenthalt in Paris im Jahre 1665 wegen seines Louvreentwurfs sollte er die Ewige Stadt bis zu seinem Tode (1680) nicht mehr verlassen. Dieser Sohn eines Florentiners und einer Neapolitanerin gab dem römischen und italienischen Barock seine majestätischste und vollkommenste Form. Sein Werk ist allgemein durch schöpferischen Impetus gekennzeichnet und konkreter durch die Beherrschung unterschiedlichster Techniken und Materialien, durch Lebendigkeit, nie erlahmenden Erfindungsgeist, Beherrschung der Vergangenheit, Geometrie und Perspektive und durch die Großartigkeit, die der der Renaissance oder Antike gleicht und die manchmal zu souveräner Einfachheit wird.

Bernini war es, der in mehreren Etappen aus der Basilica di S. Pietro den Tempel des barocken Katholizismus machte, denn er einte in ihm künstlerische Vollendung und religiöse Symbolkraft. Bereits 1624, noch ehe er zum Architekten von St. Peter ernannt worden war, erhielt er von Urban VIII. den Auftrag, den Baldachin über dem Hochaltar und dem vermeintlichen Grab des hl. Petrus (Confessio) zu errichten. Mit einer Übernahme der Säulenformen Bramantes und Raffaels wäre schließlich eine rivalisierende Struktur entstanden. Bernini setzte die Form der provisorischen Baldachine um, die das Allerheiligste überdachten, und errichtete gedrehte Bronzesäulen, die denen der Konstantins-Basilika nachempfunden waren. Gedrehte Säulen setzte er auch bei der Umgestaltung der Vierung ein (1627–41), die er in den in jedem Pfeiler über den Nischen angebrachten Reliquien-Loggien aufstellte. Die Nischen beherbergten monumentale Statuen: den hl. Longinus von Bernini selbst, die hl. Helena, ein Werk Bolgis, die hl. Veronika von Francesco Mochi und den hl. Andreas von François Duquesnoy. Der Tabernakel und die Vierung gehören somit zusammen und gemahnen an die Passion Christi, das Martyrium des Petrus und an seine Vorrangstellung, die auf den Papst übergegangen war. Hinter der Confessio steht auf der Empore der Apsis (1657) der „Stuhl Petri" (Cathedra Petri), in Wirklichkeit ein karolingischer Thron aus dem 9. Jahrhundert, der mit Elfenbein inkrustiert ist. Dieser Thron wird symbolisch von vier Kirchenvätern getragen: den Heiligen Augustinus, Ambrosius, Athanasius und Johannes Chrysostomus. Ein geistiges wie formales Stürmen scheint ihn emporzuheben. So findet der Gläubige an diesem Ort die Bestätigung des römischen Primats.

*Abb. 29*
*Abb. 216*
*Abb. 202*

22 SANTA MARIA DELLA SALUTE.
*Von Baldassare Longhena,*
*begonnen 1631.*
*Venedig.*

23 FASSADE DES KÖNIGLICHEN SCHLOSSES.
*Von Luigi Vanvitelli.*
*Nach 1752.*
*Caserta.*

24 DIE FASSADE VON SAN DOMENICO.
*Von Rosario Gagliardi.*
*1727.*
*Noto.*

25 LA SUPERGA.
*Von Filippo Juvara.*
*1717–1731.*
*Turin.*

26 DER GROSSE SALON DES SCHLOSSES STUPINIGI.
*Von Filippo Juvara.*
*1729–1733.*
*Turin.*

27 DIE ÜBERSCHWEMMUNG DER PIAZZA NAVONA IN ROM.
*Von Giovanni Paolo Pannini.*
*Öl auf Leinwand.*
*Größe 95,5 × 136 cm.*
*1756.*
*Hannover, Niedersächsische Landesgalerie.*

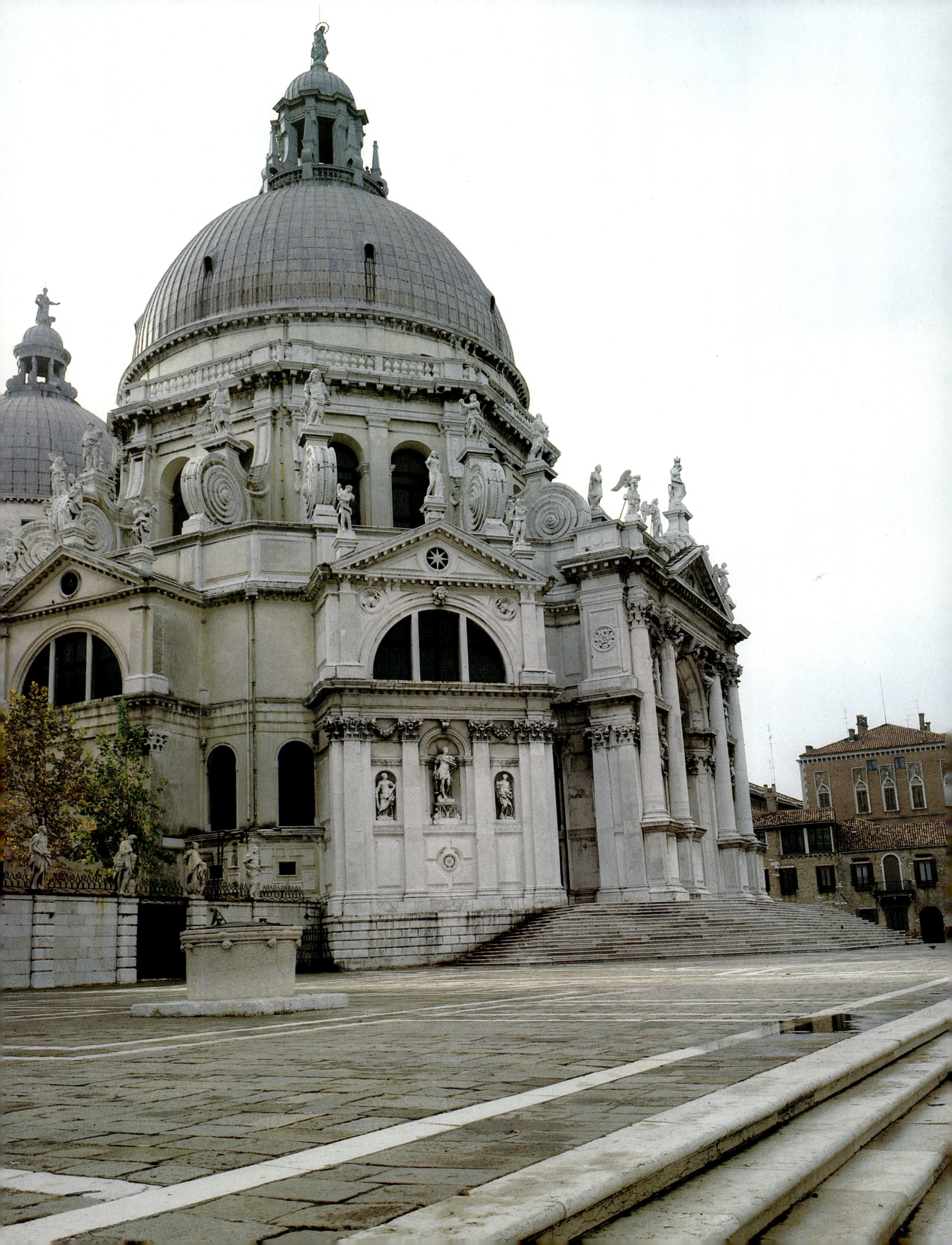

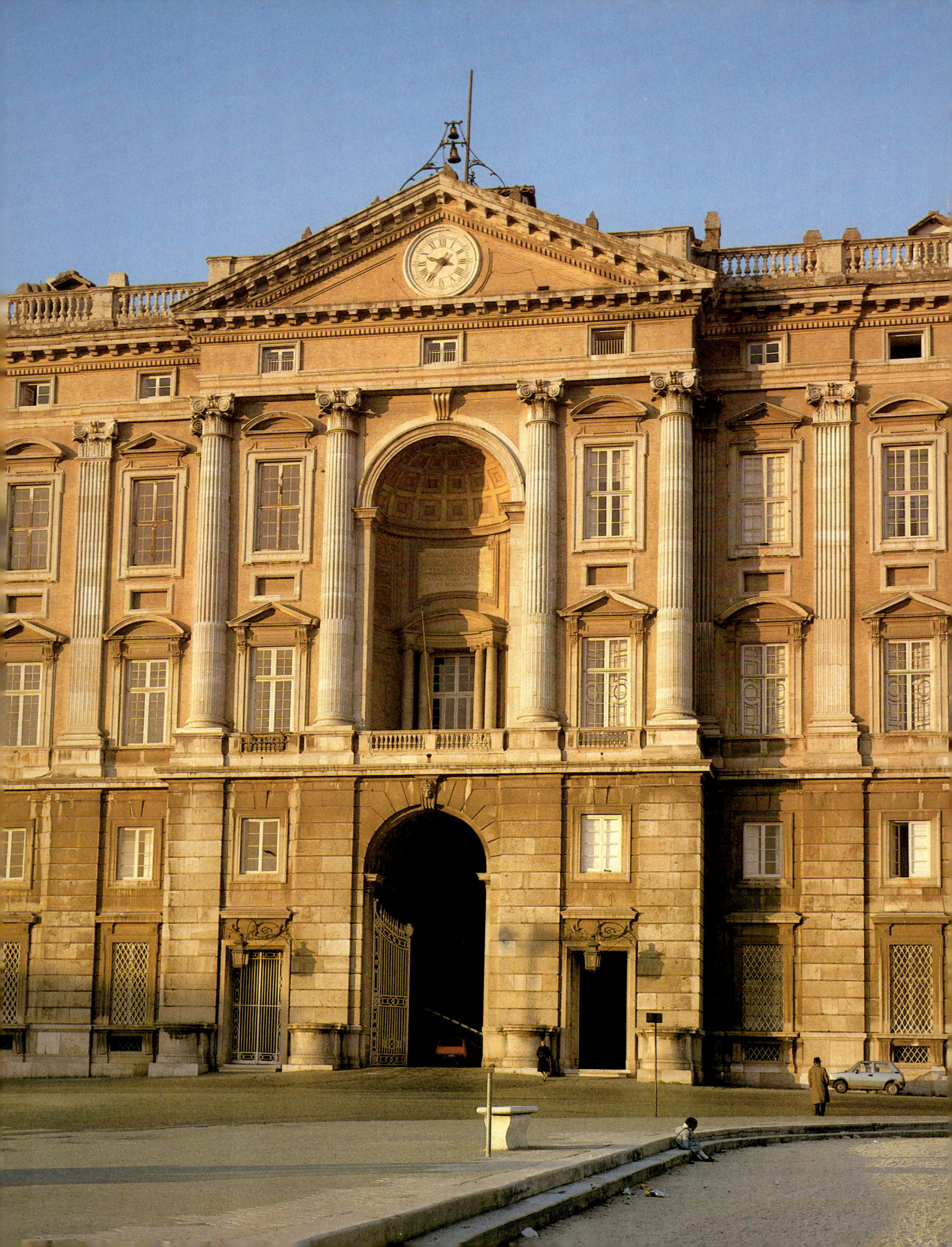

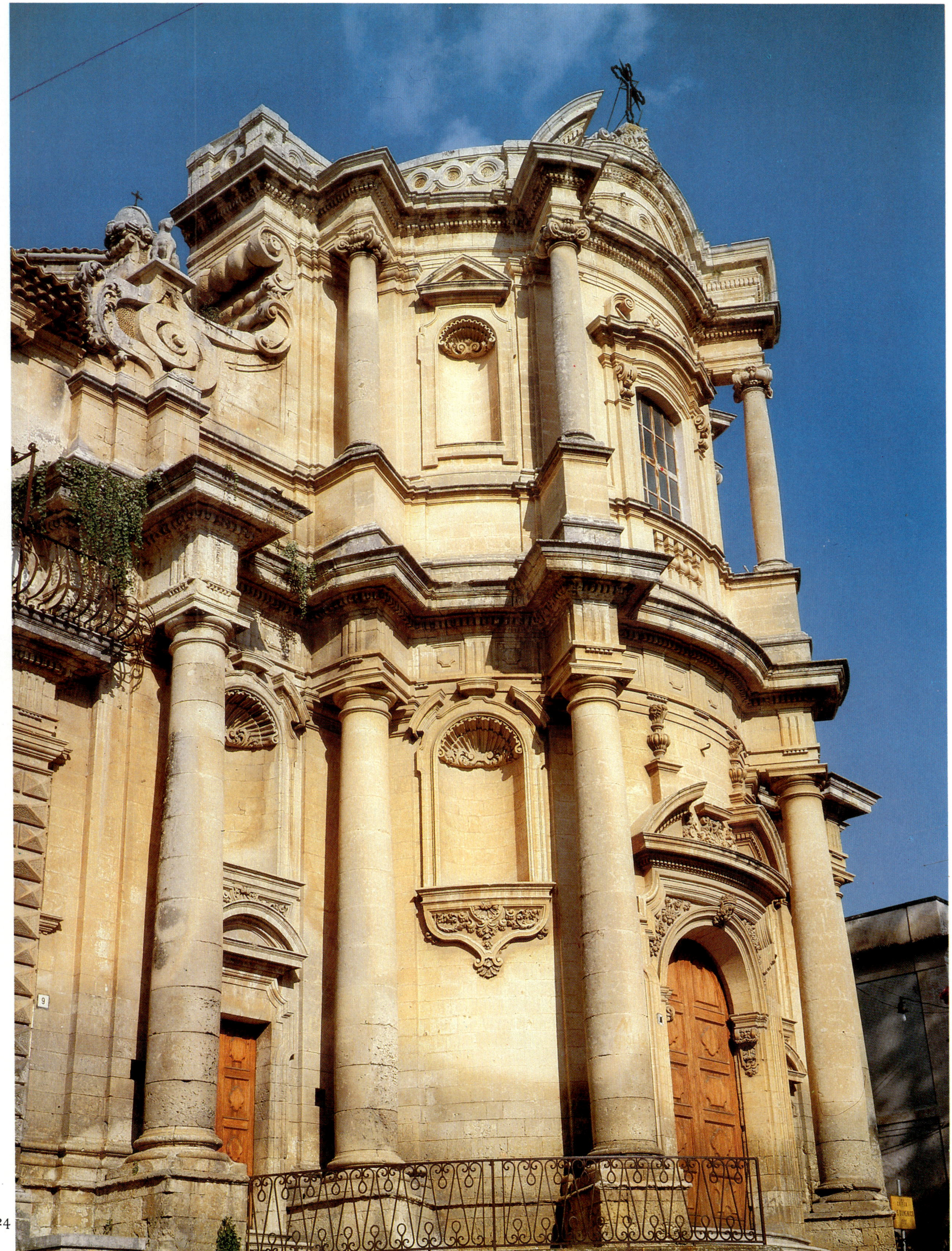

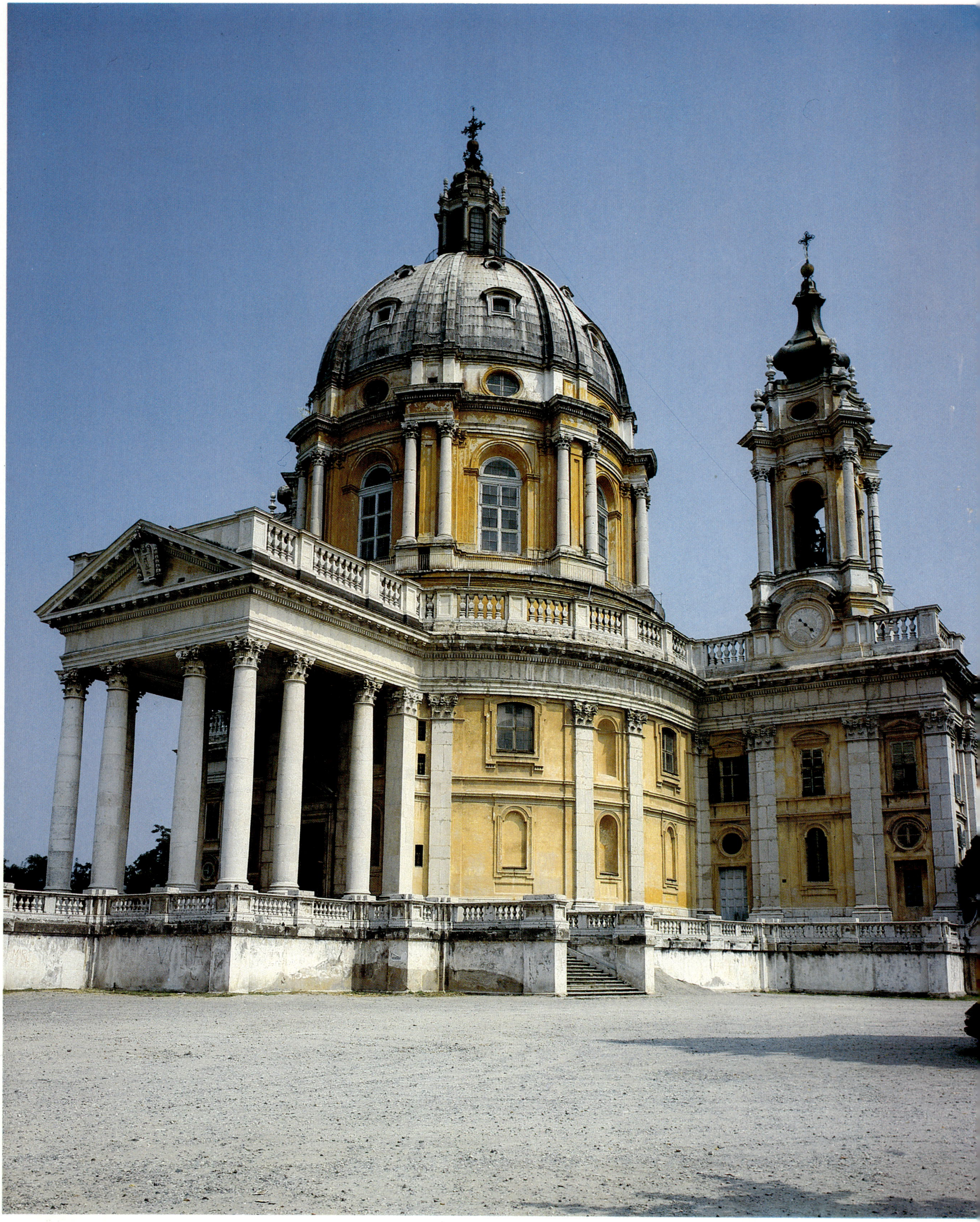

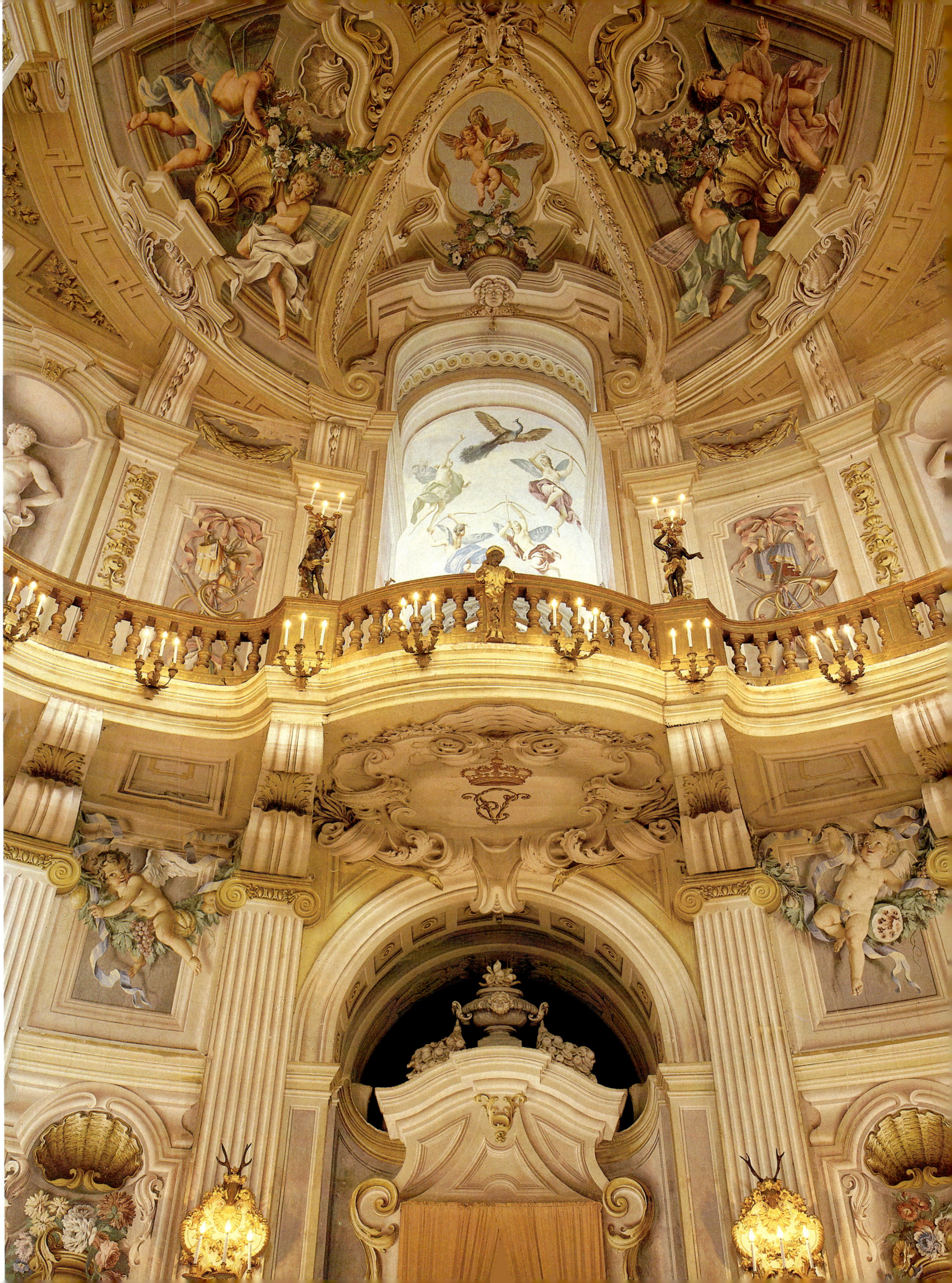

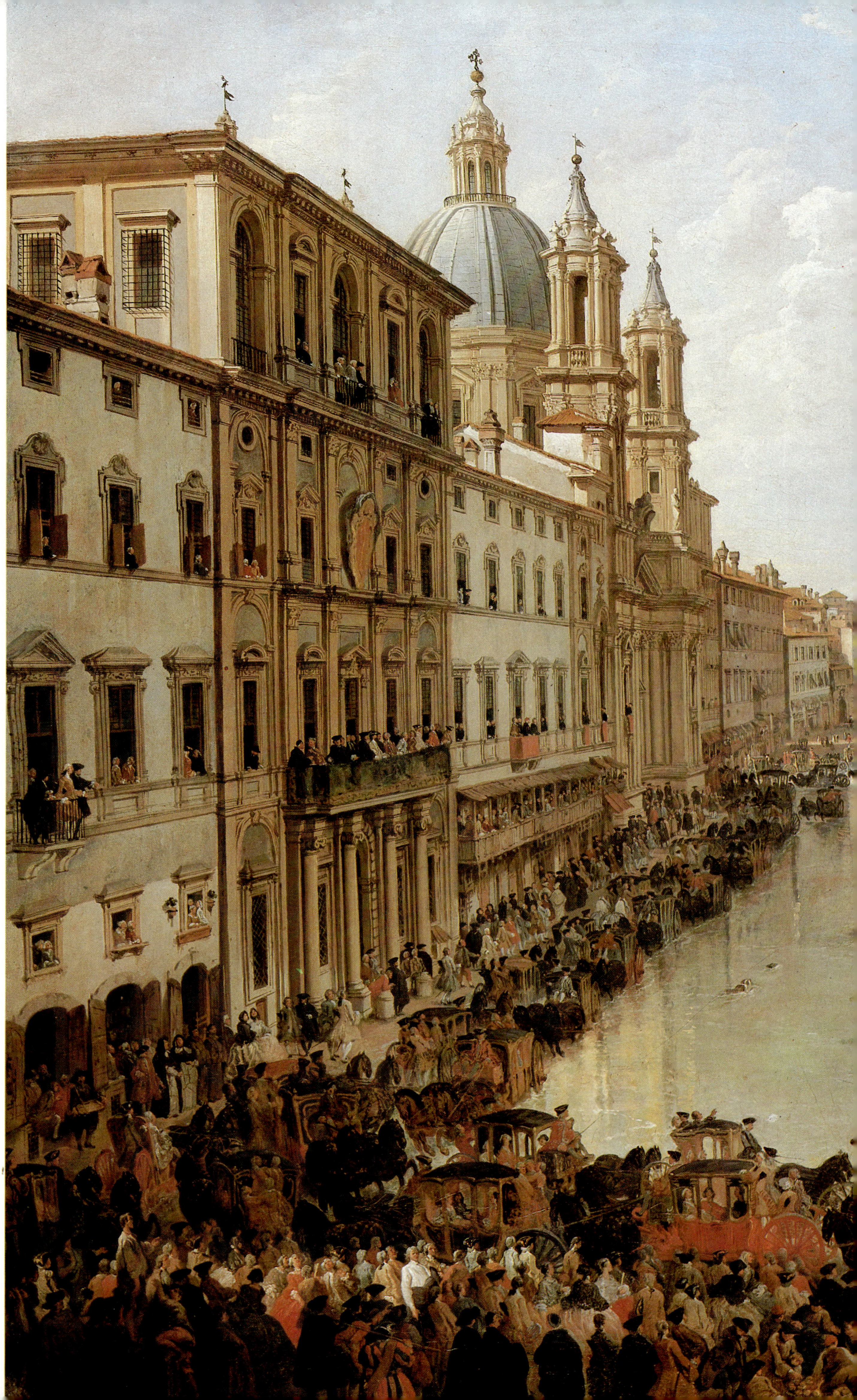

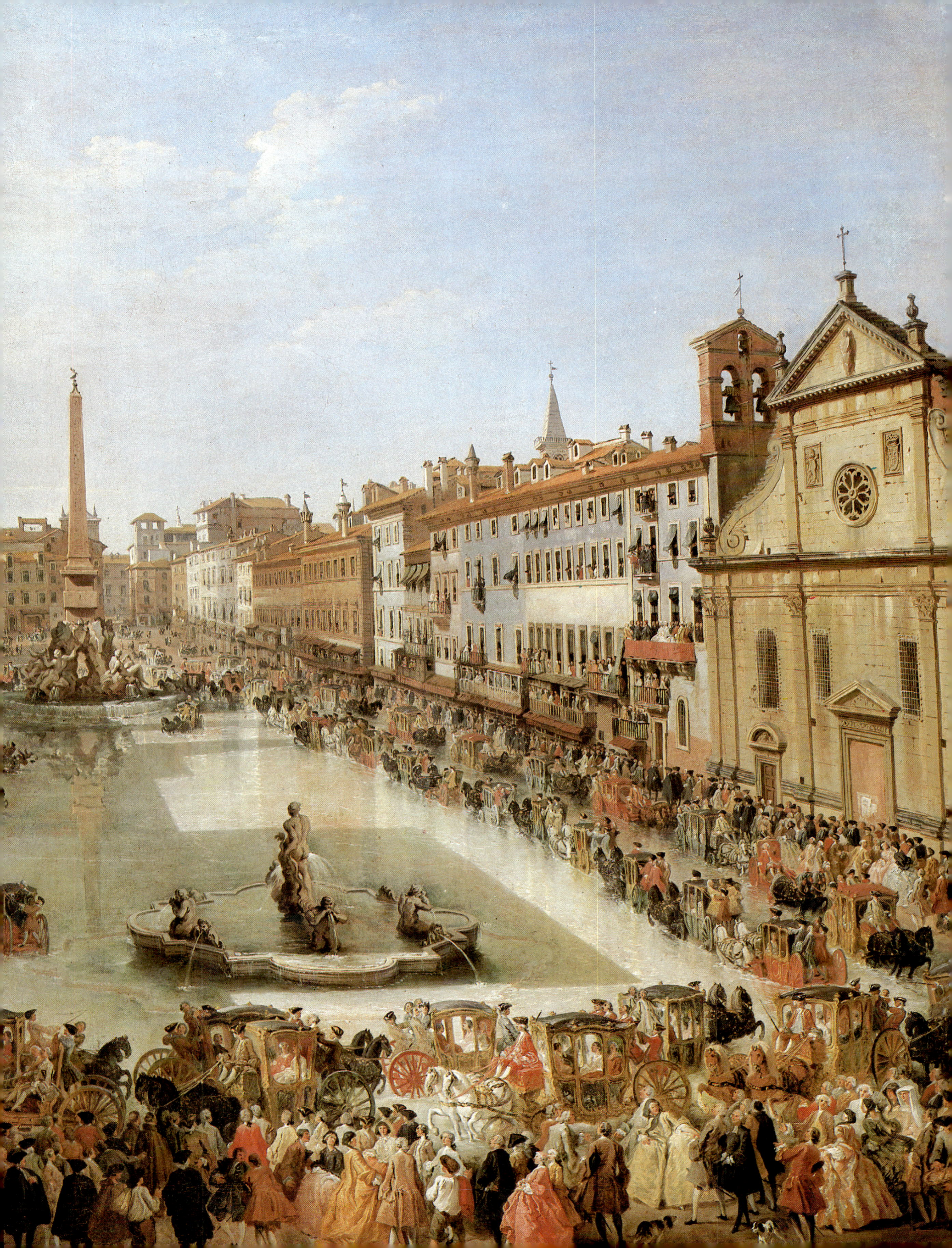

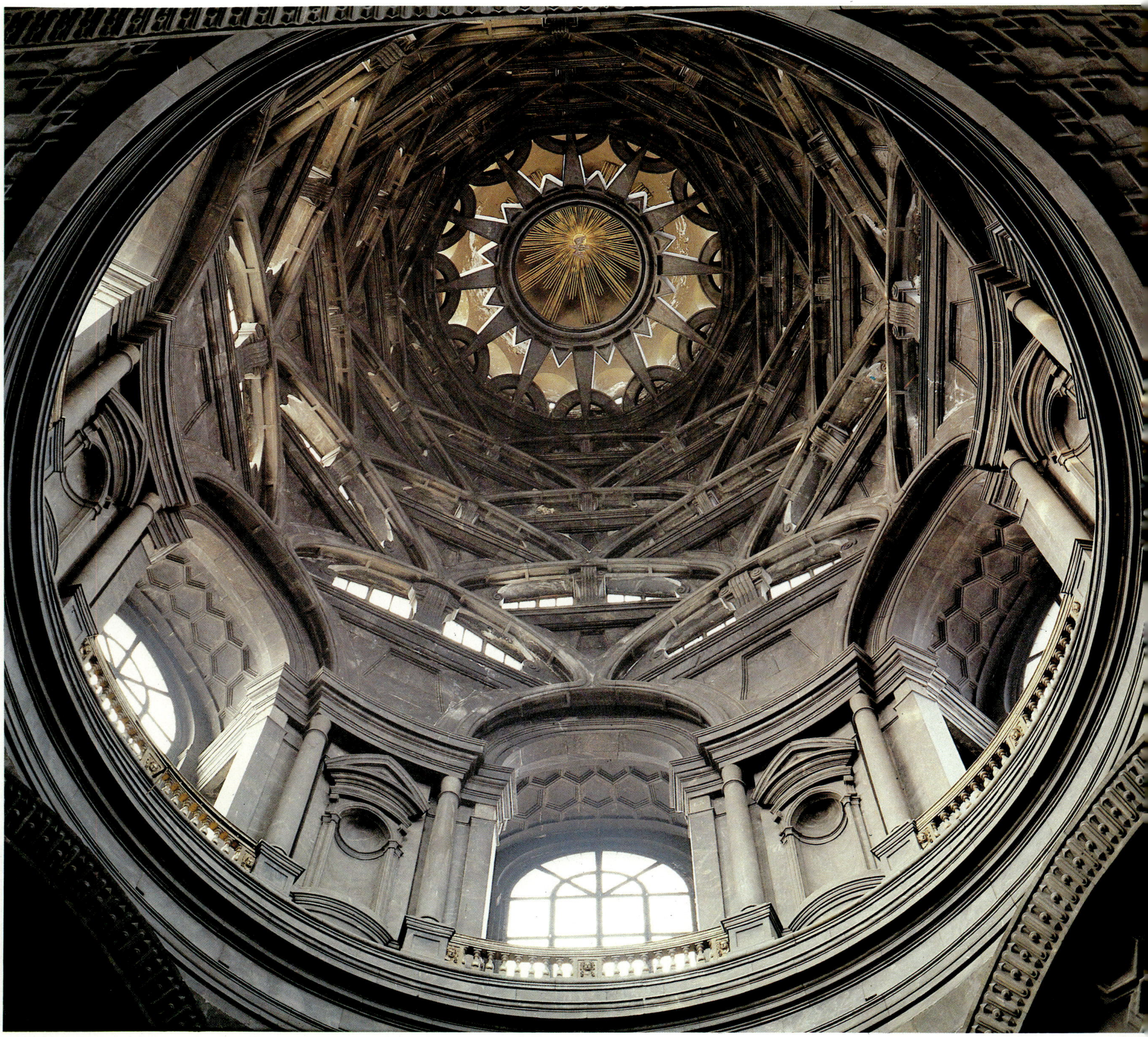

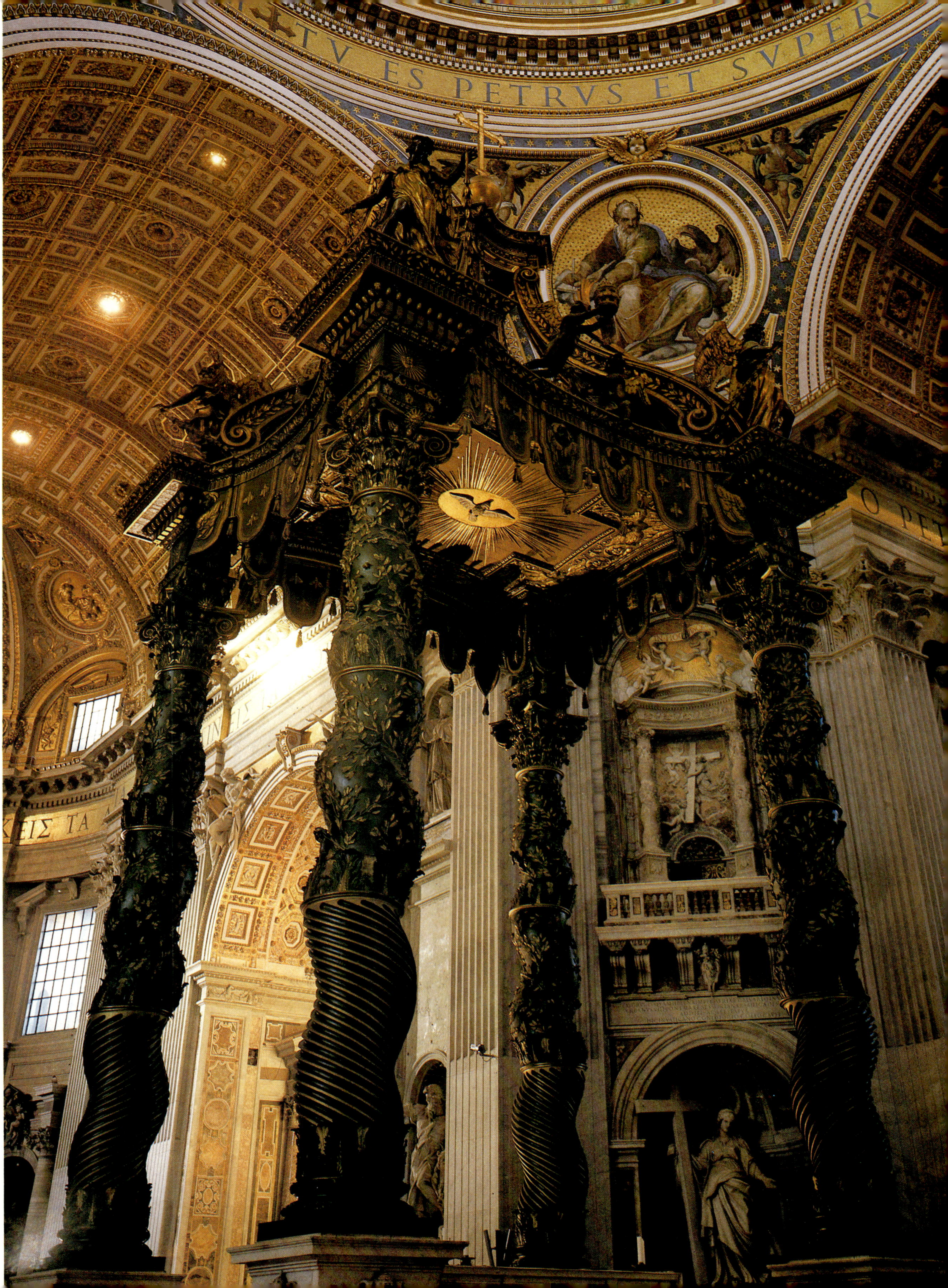
TV ES PETRVS ET SVPER

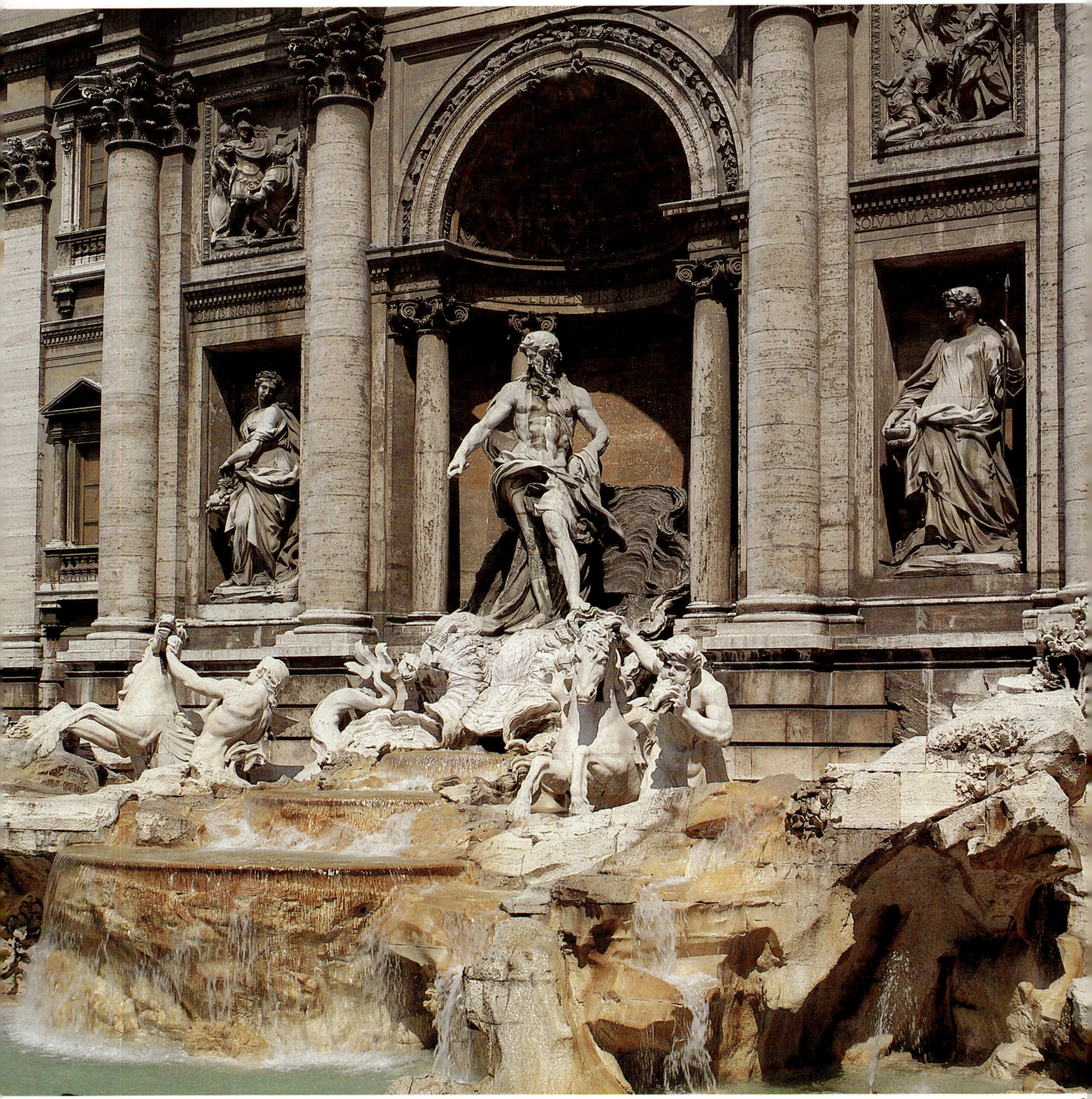
SOLVTVM A·DOM·MDCCLX

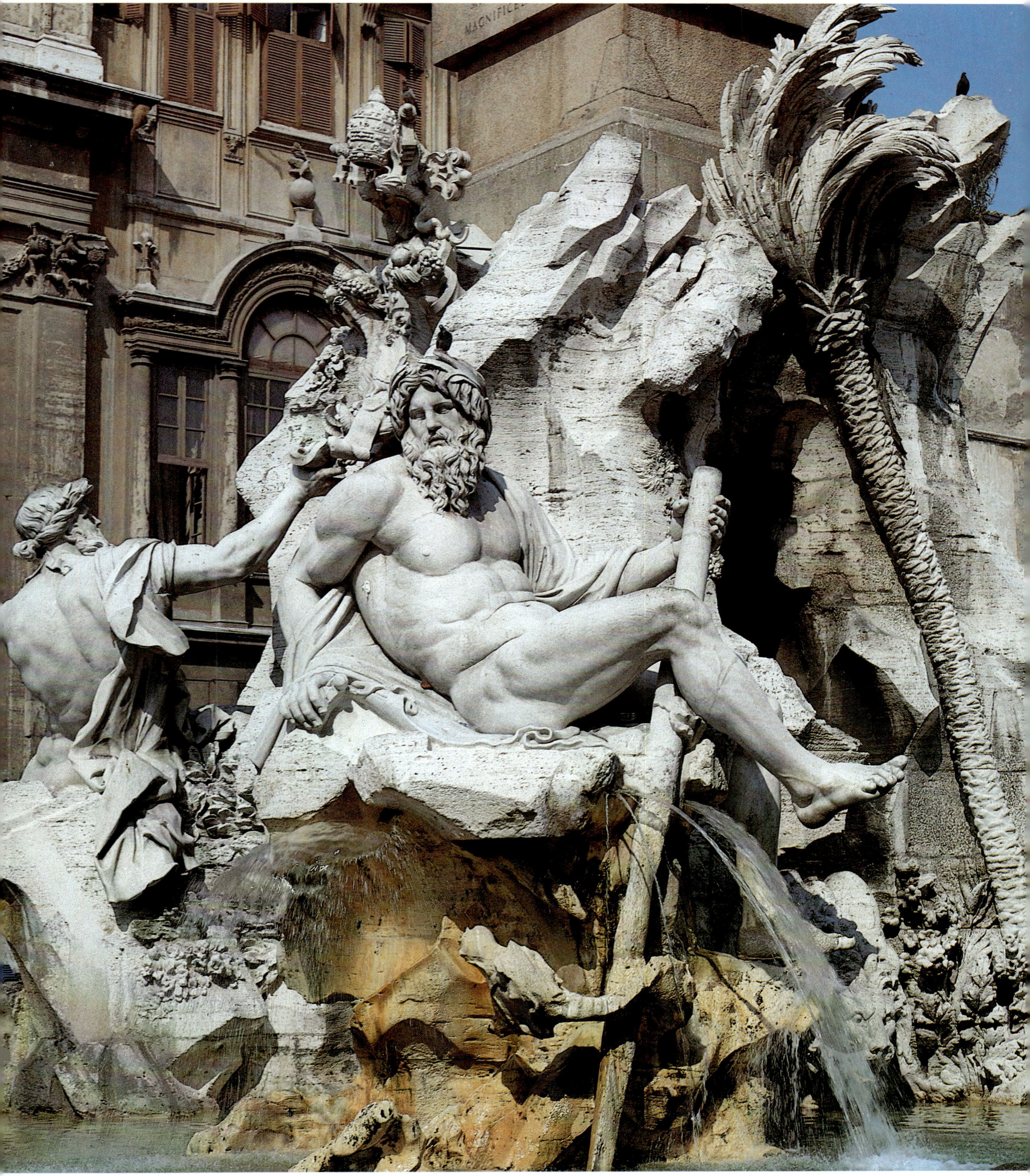

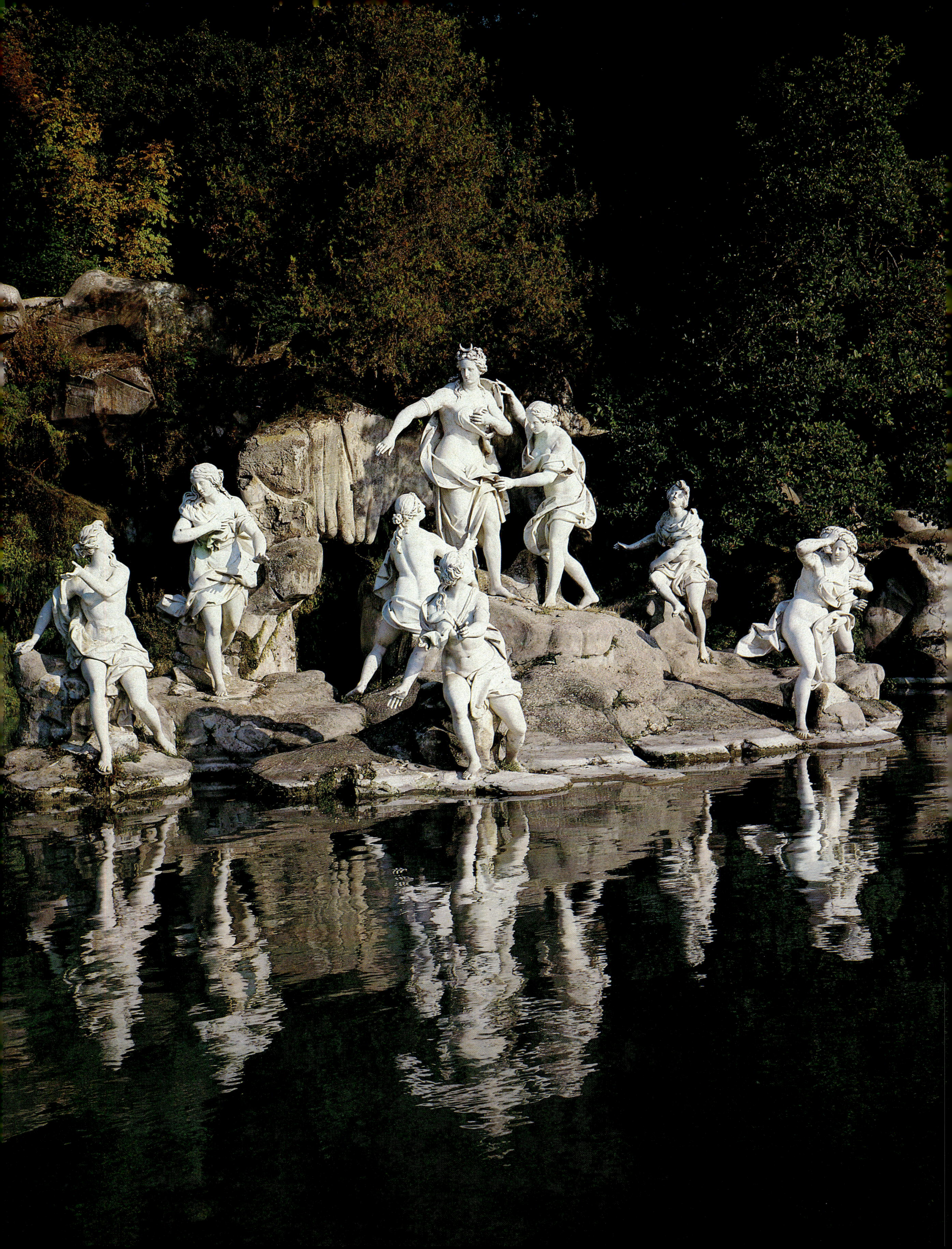

28 KUPPEL DER KAPELLE SS. SINDONE.
*1657 begonnen von Amadeo de Castellomonte, um 1690 abgeschlossen von Guarino Guarini. Turin.*

29 BALDACHIN ÜBER DER CONFESSIO.
*Von Bernini.*
*Bronze. 1624–1633.*
*Geschaffen im Auftrag Urbans VIII.*
*Rom, Petersdom.*

30 FONTANA DI TREVI.
*Von Nicola Salvi.*
*1745–1762.*
*Rom.*

31 DER VIER-STRÖME-BRUNNEN.
*Von Bernini.*
*Detail: Der Ganges von Claude Poussin, einem Schüler Berninis.*
*Marmor und Stein. 1647–1651.*
*Rom, Piazza Navona.*

32 DIANA UND AKTÄON.
*Von Luigi Vanvitelli.*
*1785–1789.*
*Caserta, Gärten der königlichen Residenz.*

Die Fassade Madernas schwächte den Schwung der Kuppel ab. Bernini schlug die Errichtung eines Glockenturmes an jeder Seite vor. Er errichtete den auf der linken Seite, der aber, kaum vollendet, Zeichen der Schwäche aufwies und niedergerisssen werden mußte. Das Projekt wurde aufgegeben. Die Kolonnade vor der Basilika enthält zwei langgestreckte Arme, die einen trapezförmigen Vorplatz, dann (1656–65) eine weite Ellipse begrenzen. Der Boden des Vorplatzes steigt leicht zur Kirche hin an; damit suggeriert er räumliche Tiefe und Entfernung: die mangelnde Übereinstimmung zwischen Fassade und Kuppel wird gemildert. Die Ellipse ist um den Obelisken aus Heliopolis, der auf der Achse des Neronischen Circus aufgestellt gewesen war und den Domenico Fontana 1586 an den jetzigen Standort versetzt hatte, angelegt. Die Kolonnade selbst wird von vier Säulenreihen gebildet, mit denen ständige Licht- und Schatten- sowie Überraschungseffekte erzielt werden und die die Massen aufnehmen und sie gleichzeitig dirigieren. Dieser Komplex ist architektonisch und städtebaulich so gelungen, daß er an die Majestät der großartigsten antiken Monumente heranreicht; er ist eine würdige Vollendung, wenn auch in einem anderen Stil, des Petersdomes der Renaissance. Dennoch dient er an erster Stelle den an Petrus und das Papsttum gebundenen religiösen Empfindungen. Er symbolisiert Überzeugung, Aufnahmebereitschaft und Universalität.

In der Verlängerung des rechten Armes der Kolonnade öffnet sich im Inneren des Vatikanpalastes die Scala Regia, die ebenfalls von Bernini stammt (1663–66). Die Ehrentreppe zu den päpstlichen Gemächern verengt sich nach oben, so daß sie tiefer wirkt. Diese Treppe zeugt von den Talenten Berninis als fürstlicher Architekt. 1629 wurde er von Urban VIII. mit dem Umbau des Palazzo Barberini beauftragt, und er gilt als Schöpfer des zentralen Baukörpers, dessen Ähnlichkeit mit dem Palazzo Farnese auffällt. 1650 schuf Bernini den Entwurf für den Palazzo Niccolò Ludovisis (heute Palazzo Montecitorio), eines angeheirateten Neffen von Innozenz X.; Carlo Fontana, der 1694 die Bauarbeiten wieder aufnahm, hielt sich an den ursprünglichen Plan. Seine Idee für den Palazzo des Kardinals Flavio Chigi hingegen (1664) wurde von Nicola Salvi und Luigi Vanvitelli abgeändert (1745). Die Entwürfe für den Louvre, deren Verwirklichung nach dem Pariser Aufenthalt von 1665 rasch aufgegeben wurde, sind zugleich als Schöpfungen der italienischen Kunst, der internationalen Palastbaukunst und für die Geschichte des Barock in Frankreich interessant. Am naheliegendsten ist der zuletztgenannte Aspekt, unter dem sie auch behandelt werden sollen.

Keine andere Kirche bot Bernini eine solche Gelegenheit zu brillieren wie die Basilika des Vatikan. Dennoch entwarf er für die vier weiteren Kirchen, deren Gestaltung seiner Leitung anvertraut worden war, wirklich anziehende Werke. 1624, in dem Jahr, in dem er mit der Schaffung des Baldachins von St. Peter betraut wurde, erhielt er auch den Auftrag für die Restaurierung des Innenraumes und der Fassade von Santa Bibiana. 1626 hatte er die Arbeiten vollendet. An der Fassade betont er den Reliefcharakter so stark, daß ein plastischer Eindruck entsteht. Erst sehr viel später, als er die Sechzig erreicht hatte, beschäftigte er sich mit anderen Kirchen. San Tommaso da Villanova in Castel Gandolfo (1658–61) gleicht sich der Schlichtheit der päpstlichen Sommerresidenz an. Die Kuppel erinnert unter Wahrung der Proportionen, an die von St. Peter. Santa Maria dell'Assunta in Ariccia (1662–64) ruft mit ihren kreisförmigen Räumen und Linienführungen den Einfluß des Pantheon auf Bernini ins Gedächtnis. Sein Meisterwerk außerhalb des Vatikans ist Sant'Andrea al Quirinale, ein Auftrag von Kardinal Camillo Pamphili für das Noviziat der Jesuiten; der Grundstein wurde am 3. November 1658 gelegt. Das Innere dieser Kirche über ovalem Grundriß lädt den Gläubigen zwischen Hauptraum und zugeordneten Räumen zur Meditation ein.

Francesco Castello, 1599 wie Stefano Maderno in Bissone am Luganer See geboren, und zwar als Sproß einer mit Domenico Fontana und Carlo Maderna verbundenen Maurerfamilie, gehörte ebenfalls zu jener Gruppe von Tessinern, denen die Entwicklung des römischen Barock so viel zu verdanken hat. Er nannte sich Borromini, ein in der Familie seiner Mutter auftauchender Name, möglicherweise wegen der Ähnlichkeit mit dem berühmten Namen Borromeo. Borromini ging zunächst nach Mailand, dann nach Rom, wo er dank der Protektion eines Verwandten, des Leone Carrovo, der am Portikus von St. Peter beschäftigt war, an dem Bau, den zu jener Zeit Carlo Maderna leitete, engagiert wurde. Er wurde Mitarbeiter Madernas und blieb es bis zu seinem Tode. Der Künstler tat sich als Dekorateur und Architekt hervor. Bis auf die kurze Zeit des Regierungsantritts von Innozenz X. erfuhr er nie solch hohe Förderung wie Bernini, und sein Leben war streckenweise von Schwierigkeiten begleitet. 1667 verletzte er sich bei einem Selbstmordversuch schwer, hatte aber noch Zeit, zu beichten, ehe er starb. Er neigte stark zum Symbolismus, war ein Kenner der Antike und überzeugt von der Existenz einer der Natur innewohnenden Harmonie, die er auch in der Architektur finden zu können hoffte. Durch seine Vorliebe für sich verengende und wieder erweiternde und sich gegenseitig überschneidende Räume ähnelt er Guarino Guarini, aber im Gegensatz zu diesem beraubte er die Strukturelemente niemals ihrer Funktionalität. In San Carlo alle Quattro Fontane, der Kirche der unbeschuhten Trinitarier, kombinierte er seit 1634 in einem kurvig begrenzten, schwellenden Grundriß Rechteck, Rhombus und Polygon. Von der gleichen Meisterschaft zeugt das Oratorium des hl. Philipp Neri, Baubeginn 1637. Der Grundriß von Sant'Ivo della Sapienza, der an die Biene im Wappen der Barberini erinnert, bildet ein Skelett, um das herum sich die Flächen und Räume entwickeln (1643–60). Für die Kirche San Giovanni in Laterano, mit deren Erneuerung er, als einzige, große Aufgabe, die der Heilige Stuhl ihm, zu Beginn der Regierung Innozenz' X. (1646–49) anvertraute, befaßt war, entwarf er einen Schmuck aus Pilastern und Aediculae. An Sant'Agnese in Piazza Navona schuf er als Nachfolger Girolamo Rainaldis und seines Sohnes Carlo die kunstvoll in der Mitte einschwingende Fassade. Seit 1646 war er der Architekt der Bauten des Collegio di Propaganda Fide und ersetzte die Kapelle Berninis durch eine neue. Ganz in der Nähe errichtete er den Campanile von San'Andrea delle Fratte. Weniger kraftvoll als Bernini und weniger Technik einsetzend, war Borromini nicht wie dieser ein Inszenator des Grandiosen, sondern sicherlich eher ein reiner Architekt.

Pietro da Cortona empfing zunächst eine florentinische Prägung. Er wurde am 1. November 1596 als Sohn eines Maurers in der kleinen Stadt in der Toskana geboren, deren Namen er trägt. Nachdem er mit einem Maler aus der Stadt der roten Lilie 1612/13 nach Rom gekommen war, blieb er schließlich dort, studierte sorgfältig Raffael und die Antike, errang mit einer Kopie der „Galatea" aus der Farnesina die Achtung von Marcello Sacchetti, der ihn 1623 in seine Dienste nahm und ihm den Bau der Villa Pigneto, nahe bei der päpstlichen Hauptstadt, anvertraute. Im Palazzo Sacchetti traf er den Dichter Giambattista Marino und den Kardinal Francesco Barberini, der sein Förderer wurde. Von ihm erhielt er seinen ersten großen Malerei-Auftrag, die Freskierung von Santa Bibiana. Er arbeitete als Architekt, Dekorateur und Maler in Rom und Florenz. In Florenz hielt er sich von 1640 bis 1647 auf, als er das Innere des Palazzo Pitti ausschmückte. In Rom selbst war er vier Jahre lang Präsident der Accademia di San Luca, und dort starb er auch 1669. Für uns ist er an dieser Stelle nur als Architekt interessant; er liebte es, in die Architektur malerische Qualitäten einzubringen, und als Toskaner hatte er den Manierismus seiner Heimat nicht vergessen und ihn mit der römischen Würde vereint. Die Villa Pigneto vom Ende der zwanziger Jahre, die heute zerstört ist, enthielt im Untergeschoß symmetrische Säle in der Art Palladios, die Nische an der Fassade erinnert an die des Belvedere am Vatikan und die Treppen an den Stil Buontalentis. Am Palazzo Barberini wurde der Entwurf Pietro da Cortonas bis auf das Theater nicht ausgeführt. An der *Abb. 183* Kirche SS. Martina e Luca verwandte er einen Grundriß in Form des griechischen Kreuzes, und den Kurvenformen der Fassade kommt eine eher dekorative als strukturierende Rolle zu (1634–50). Die Fassade von Santa Maria della Pace entwarf er in der Art eines Theaters (1656–57). An der Fassade von Santa Maria in Via Lata verlegte er die Rhythmisierung auf die Seiten (1658–62). An der 1668 begonnenen Kuppel von San Carlo al Corso alternieren Fenster und Säulen, wodurch eine Art Gitterstruktur entsteht. Im ganzen entwickelte sich Cortona nicht allein vom florentinischen Manierismus zum Barock, sondern er verband auch florentinische Subtilität mit römischer Größe; er war der Meister der plastischen Erhabenheit.

Ohne die machtvolle Eigenständigkeit der drei Großen zu erreichen, haben doch im 17. Jahrhundert zahlreiche andere Künstler das vielgestaltige Gesicht des barokken Rom mitgeprägt. Die Fassade der Kirche SS. Vincenzo ed Anastasio von Martino Longhi d.J. (1646–50) weist auf beiden Geschossen eine Konzentrierung der Säulen auf. Das Schaffen der Rainaldi verdient mehr Aufmerksamkeit. Girolamo, der Vater (1570–1655), der päpstlicher Architekt war, baute auf der Piazza Navona, in der Nähe von Sant'Agnese, den Palazzo Pamphili. Carlo, der Sohn (1611–91), war wie sein Vater am Bau der Kirche Sant'Agnese in Piazza Navona beteiligt, aber die eigentlich neuartigen Elemente stammen von Borromini. Carlo Rainaldi baute die Apsis von Santa Maria Maggiore, die konvex und eine echte Fassade ist (um *Abb. 184* 1660). Er war der Hauptarchitekt von Sant'Andrea della Valle (1661–65), deren Fassade von Maderna stammt. Er schuf den Neubau von Santa Maria in Campitelli (1663–67). Für die Piazza del Popolo, über die man, von Norden kommend, nach Rom einfährt, entwarf er seit 1662 zwei Kirchen, die der Auftakt der dreistrahligen Anlage sind, welche von den drei Verkehrsadern, die in die Stadt führen, gebildet wird: Santa Maria di Montesanto zwischen der Via del Babuino und dem Corso und Santa Maria dei Miracoli zwischen dem Corso und der Via di Ripetta. An der Ausführung waren Bernini und Carlo Fontana beteiligt. Einer Wiederholung in Form von zwei streng symmetrischen Bauten wurde eine subtilere Gestaltung unter Berücksichtigung der Perspektive vorgezogen: ein elliptischer Grundriß für Santa Maria di Montesanto und ein kreisförmiger Grundriß für Santa Maria dei Miracoli.

## DIE ARCHITEKTUR AUSSERHALB ROMS

Im Schatten der römischen Vorherrschaft trug die gesamte italienische Halbinsel mit regionalen Unterschieden zur Entwicklung der Barockarchitektur des 17. Jahrhunderts bei.

Lecce in Apulien ist durch die Anzahl und Qualität der Bauten, die in dieser kleinen Stadt versammelt sind, eine Ausnahme. Der Dekor, dem üblichen Kanon entnommen, aber in einer besonders reinen Form, ist in verschwenderischer Fülle auf alle Flächen verteilt, in einer Art, die an Spanien, das lange Zeit über Süditalien herrschte, erinnert. Die Schöpfer dieser Architektur, dieser ornamentalen Üppigkeit sind Künstler aus der Umgebung, bei denen sich, wie häufig in einer ausgeprägten Regionalkultur, Können, eine gewisse Verzögerung in der Übernahme der Stile und eine tiefverwurzelte Unverfälschtheit miteinander verbanden. In Lecce gab es keinerlei Bruch zwischen Renaissance und Barock, beide Formensprachen wurden harmonisch miteinander verschmolzen. Der größte Gebäudekomplex findet sich um die Piazza del Duomo: der Dom (1656–70), das bischöfliche Palais von Giuseppe Zimbalo und das Seminar (1694–1709), ein Werk des Giuseppe Cino.

In Neapel nimmt der Dekor einen so bedeutenden Raum ein, daß man von einem echten Schwerpunkt sprechen kann; hier im Süden Italiens ist dies kein singuläres Merkmal. So hat Francesco Grimaldi (1543–1630), aus der Landschaft Lucania (heute Basilicata) stammend, im Inneren der Kirche SS. Apostoli eine Renaissancestruktur mit Ornamenten überzogen. Der typischste Vertreter dieses Regionalgeschmacks ist zweifellos Cosimo Fanzago (1593–1678), in Bergamo geboren, aber ein machtvoller Interpret neapolitanischen Geistes in den verschiedenen Bereichen der Kunst, in denen er tätig war (Architektur, Skulptur und Malerei), sowie in der geschickten Verbindung unterschiedlicher Materialien (Stuck und Marmor). Er prägte besonders die Kirche und den großen Kreuzgang der Kartause von San Martino.

Auf Sizilien war die Architektur im 17. Jahrhundert zunächst Sache der Italiener vom Festland; ihr Stil war konservativ und streng. Nach und nach meldeten sich Architekten zu Wort, die auf der Insel geboren waren und die häufig dem Klerus entstammten. Es gab Ausnahmen von der Strenge, wie die reiche Fassade der Jesuitenkirche von Trapani von Natale Masuccio zeigt (um 1606). Um die Mitte des Jahrhunderts belebten sich Grundriß und Dekor. Die erste Kirche mit geschwungenem Grundriß, San Salvatore von Paolo Amato (1634–1714), wurde 1682 in Palermo begonnen. Ebenfalls in dieser Stadt baute Giacomo Amato (1643–1732), der von mehr als zehn Jahren Romaufenthalt geprägt war, die Fassaden der Pietà (1689) und von Santa Teresa della Falsa (1686–1706). Angelo Italia (1628–1700) ist der Schöpfer der Kruzifix-Kapelle mit reichen Stuckornamenten am Dom von Monreale (1688–92).

Florenz war vielleicht trotz des Prunks am Hofe der Großherzöge im Grunde mehr für die Renaissance und den Manierismus geeignet als für den Barock. Das einzige architektonische Barockwerk von Rang entstand in jener Zeit mit der Fürstenkapelle. Bereits 1561 hatte Cosimo I. de' Medici ein Pantheon für die Mitglieder seiner Familie errichten wollen; aber erst unter Ferdinand I. (1587–1609) wurde nach einem Wettbewerb das Modell von Giovanni de' Medici, einem natürlichen Sohn von Cosimo I., Alessandro Pieroni und Matteo Nigetti angenommen. Buontalenti überarbeitete es und befaßte sich mit dem Bau bis zu seinem Tode 1608. Für die nächsten vierzig Jahre leitete Nigetti das Werk. Die oktogonale Kapelle, die sich in der Hauptachse von San Lorenzo, jenseits der Apsis, erhebt, bietet nach außen einen mehr imposanten als belebten Baukörper, der eine direkte Weiterentwicklung manieristischer Effekte ist. Im Inneren sollte eigentlich die Wand hinter dem Hauptaltar zerstört werden, um eine malerische und verlängerte Perspektive entstehen zu lassen; die Wand blieb aber erhalten. So geht die barocke Wirkung vor allem von den Materialien aus und nicht von den Reliefs, da diese eben sind, sondern von ihrer Pracht. Römische Dynamik wird nicht im entferntesten erreicht.

In Genua war die manieristische Ära von der architektonischen Aktivität Galeazzo Alessis geprägt worden. Dann vollzog in den achtziger Jahren des 16. Jahrhunderts Rocco Lurago mit dem Palazzo Doria-Tursi die Wende zum Barock. Der größte Architekt des 17. Jahrhunderts war Bartolomeo Bianco (vor 1590–1657). Sein Meisterwerk ist das alte Jesuitenkolleg (Universität). Im Gegensatz zur verhältnismäßigen Schlichtheit des Außenbaues entstand das Innere nach einem zugleich majestätischen, harmonischen und geistreichen Entwurf. Vestibül und Hof, obwohl auf verschiedenen Niveaus liegend, bilden einen innerlich zusammenhängenden Komplex; die Treppe, die sich zweiteilt, verläuft über die gesamte rückwärtige Höhe des Baus.

Da sie Hauptstadt der Herzöge von Savoyen war und da nach alter Tradition sich in ihr die Architekten einer beträchtlichen schöpferischen Freiheit erfreuten, vollzog sich in Turin der Aufstieg eines nicht von dort stammenden, aber hier lebenden Künstlers, des Mönchs Guarino Guarini. 1624 in Modena geboren und 1639 in den Theatinerorden eingetreten, verbrachte er sein Leben zwischen seiner Geburtsstadt, Rom, Messina, Paris, vielleicht Lissabon und vor allem Turin. In der Hauptstadt der Päpste, in der er 1639 eintraf, konnte er den Bau von San Carlo alle Quattro Fontane erleben. In der französischen Hauptstadt erhielt er den Auftrag für den Bau der Kirche seines Ordens Sainte Anne la Royale, von der im Zusammenhang mit dem Pariser Barock die Rede sein wird; ebenfalls mit dem Bau der Kirche seines Ordens wurde er in Lissabon betraut: Santa Maria della Divina Provvidenza. Aber seine Reise auf die Iberische Halbinsel ist nicht mit Sicherheit belegt, und die geplante Kirche wurde so nicht errichtet. Seine Arbeiten für Messina kamen entweder nicht zustande oder sind zerstört. Somit ist Turin die Stadt, mit der sein Name vor allem verbunden ist. Gerufen wurde er von Karl-Emanuel II., und er blieb von 1666 bis zu seinem Tode 1683; hier hinterließ er den Hauptteil seines verwirklichten Œuvre: den Palazzo Carignano (1679–84), die Cappella del Santissimo Sudario (1667–94) und die Kirche San Lorenzo (1668–87); die piemontesische Hauptstadt war es auch, in der sein entworfenes und ausgeführtes Werk 1737 von Bernardo Vittone unter dem Titel „Architettura civile" veröffentlicht wurde. Guarini war ein gebildeter Architekt: er hatte Theologie, Philosophie und Mathematik studiert und gelehrt. Für Profanbauten bevorzugte er Backstein, für Kirchen kostbares Material und prunkvolle Verkleidungen. Seine Vorliebe für kurvige Linien und Räume, seine Neigung zur reinen Architektur und seine mathematische Beschlagenheit verbinden ihn mit Borromini. Seine Unverwechselbarkeit rührt von seiner strukturellen Konzeption her, die besonders in den Kuppeln deutlich wird. Die Hervorhebung der Rippen beeindruckt unmittelbar und regt zu einem Vergleich mit der islamischen Kunst an. Besonders deswegen ist es bedauerlich, daß seine Reise auf die Iberische Halbinsel nicht beweisbar ist. Aber in maurischen Bauwerken tragen diese Rippen massives Mauerwerk; bei Borromini spielen sie eine strukturelle Rolle; bei Guarini erlauben sie eher die Einfügung von Zwischenräumen, die den Blick nach Jenseits, in die Unendlichkeit lenken und verdeutlichen, daß seine eigentliche geistige Verwandtschaft die zur Gotik war.

Venedig stellt sich als ganz besonderer Fall dar. Zwischen Gebäuden, die auf einem nur schwer zu gewinnenden und tragfähig zu machenden Boden errichtet sind, den bald majestätischen, bald überraschenden Ausblicken, dem veränderlichen Wasser, dem bewegten Himmel und dem spiegelnden, ebenfalls sich unablässig wandelnden Licht bilden die bunten Reflexe von Natur und Bauwerk vielfältige Formenmetamorphosen, die, so möchte man glauben, per se Verwandte des Barock sind. Andererseits ist das architektonische Vermächtnis Palladios in San Giorgio Maggiore und Il Redentore stets präsent; es ließ den Manierismus hinter sich, und seine Schöpfungen waren eine stete Mahnung zur Harmonie. Auch plastische Übertreibung, wie die Fassade von San Moisè von A. Trémingnon (1668) trifft man nur in wenigen Fällen. *Abb. 185* Die Architektur des 17. Jahrhunderts ist im allgemeinen eher zu umschreiben als Verbindung von Pomp, Größe und Subtilität. Ihre beherrschende Figur, Baldassare Longhena (1598–1682), erhielt zunächst eine Ausbildung als Bildhauer; er entwarf das Grabmal des Dogen Giovanni Pesaro, das 1669 in der Frari-Kirche geweiht wurde. *Abb. 210, 211* Als Architekt wandte er sich gegen die Tendenz zur Trockenheit, die sich bei Scamozzi, dem Nachfolger Palladios, gezeigt hatte. Aber seine Vorliebe für formalen Reichtum fügt sich in eine umfassende Baukonzeption ein, in der der Geist von Grundriß und Volumen dem Erbe des 16. Jahrhunderts verbunden bleibt und dennoch alle Wirkungsmöglichkeiten ausschöpft und plastische Effekte durchsetzt. Die byzantinische Kunst Ravennas, besonders San Vitales, ist in seinem Werk ebenfalls präsent. Er war einer der Architekten, die die großen venezianischen Stadtpaläste bauten: den Palazzo Rezzonico, der 1667 bereits begonnen war, dessen oberes Geschoß aber von Giorgio Massari stammt (1752–56), und den Palazzo Pesaro, dessen Anfänge auf die Zeit vor 1663 zurückgehen und der 1710 von Antonio Gaspari vollendet wurde. Longhena war auch ein bemerkenswerter Sakralarchitekt, wie sich im Inneren der Kirche der Scalzi (1680–84) und an der Fassade von Santa Maria dei Derelitti, deren Üppigkeit an Ungeordnetheit grenzt, zeigt. Mit der Treppe von San Giorgio Maggiore gestaltete er eine auf Schauwirkung konzipierte Anlage (1643–45). All seine Qualitäten wirken zusammen in seinem Meisterwerk, Santa Maria della Salute, die als Votivkirche nach der Pest von 1630 errichtet wurde (1631–87). Hinter dem Portikus, der ein palladianischer Triumphbogen ist, eine Art „frons scenae", verbindet der Grundriß als zentralisiertes Ganzes das Oktogon der Kirche selbst, den elliptischen Altarraum und einen rechteckigen Chor miteinander; außen vervielfacht sich um den Tambour herum der Rhythmus der großen Voluten, aus denen Heiligenstatuen aufsteigen.

*Abb. 181*
*Abb. 22*

## SKULPTUR: RUHE UND DYNAMIK

Bei der Analyse der Skulptur ist wie in der Architektur innerhalb der allgemein vorherrschenden Dynamik bei bestimmten Künstlern eine Tendenz zum Ruhigen auszumachen. Der Toskaner Francesco Mocchi (1580–1654) hatte vor seiner „Hl. Veronika" aus dem Querschiff von St. Peter (1629–40) die beiden Reiterstandbilder in Piacenza geschaffen, die stilistisch zwischen denen Giovanni da Bolognas und dem Hochbarock stehen: „Ranuccio" (1612–20) und „Alessandro Farnese" (1620–25). François Duquesnoy (1594–1643), der romanisierte Brüsseler und Freund Poussins, Schöpfer des „Hl. Andreas" in der Vierung der Peterskirche, neigt unverkennbar zur Klassik. Alessandro Algardi (1595–1654), der einzige Bildhauer des italienischen 17. Jahrhunderts, der an Bernini heranreicht, war hin und her gerissen zwischen der Belebung, die der Wettstreit mit Bernini ihm aufzwang, und seiner Neigung zum Realismus. Schon das Porträt Francesco Bracciolinis (um 1630; London, Victoria and Albert Museum) beweist, daß er die psychologische Meditation dem Schwung der Aktion vorzieht. Das Grabmal Leos XI. (1634–52; St. Peter) schlägt, trotz der zwangsläufigen Reminiszenz an das Urbans VIII. von Bernini, einen ruhigeren Ton als jenes an. In dem großen Basrelief „Attilas Vertreibung durch Papst Leo I." (1646–53; St. Peter) versucht er eher räumliche Tiefe als malerischen Charakter zu suggerieren. Die Gruppe „Enthauptung des hl. Paulus" (1641–47; Bologna, San Paolo) vereint souverän Gefühl, Gelassenheit und den Willen zur Klarheit. Auf Pierre Puget muß, trotz seines Genueser Aufenthaltes, bei der französischen Kunst eingegangen werden.

*Abb. 216*
*Abb. 209*

Im Italien des 17. Jahrhunderts beherrschte Bernini neben der Architektur auch die Skulptur. Dieser andere Teil seines Werkes weist einige konstante Merkmale auf. Die allumfassende Dynamik äußert sich nicht nur in der Bewegtheit jeglichen

Lebewesens, sondern auch allen Zubehörs. Die Porträts überraschen die Gestalten im Moment dramatischster Aktion oder tiefster Meditation und halten sie in ihrer Pose für alle Ewigkeit fest. In den sakralen Werken verbindet sich Feuer mit innerer Beseelung; die päpstlichen Gräber, gleichsam dogmatische Lehrbeispiele, vereinen Porträtcharakter mit großartiger und bewegter In-Szene-Setzung. Die Brunnen auf den Plätzen sind eine Zusammenfassung des bis dahin Entstandenen, das bei ihm in den städtischen Rahmen eingebunden wird und die darüber hinaus allegorischen und auf Erhabenheit zielenden Wert besitzen.

Diese Charakteristika äußern sich in den einzelnen Lebensabschnitten des Künstlers recht unterschiedlich. In seinen Anfangsjahren, von 1615–17, begann er, obwohl vom Manierismus geprägt, sich von ihm mit einer freien Oberflächenbehandlung zu lösen („Jupiter und die Ziege Amalthea", Rom, Galleria Borghese; „Der hl. Sebastian", Lugano, Sammlung Thyssen). Dann versuchte er die Echtheit des Augenblicks zu erfassen, indem er die Gestalten aus ihren Rahmen heraustreten läßt. Dies war der Fall bei den Skulpturen, die er zwischen 1618 und 1625 für die Borghese schuf (in der Galleria Borghese: Büste von Paul V; „Aeneas und Anchises"; „Raub
*Abb. 33, 200, 201* der Proserpina"; „David" „und Apoll und Daphne"). Barocker Stil beginnt sich bei ihm zwischen 1624 und 1640 deutlich zu zeigen („Der hl. Longinus", 1634–38, Vierung von St. Peter; die Büsten des „Kardinal Borghese", 1632, in der Galleria Bor-
*Abb. 198, 960* ghese, und der „Costanza Buonarelli", um 1635, im Bargello in Florenz; Triton-Brunnen, 1630–37, Piazza Barberini). Zwischen 1640 und 1650 entstanden Werke, die, majestätisch und abwechslungsreich, zu den bekanntesten Arbeiten des Künst-
*Abb. 205* lers zählen. Das Grabmal für Urban VIII. wurde in dieser Zeit vollendet (1628–47;
*Abb. 35* St. Peter). Die „Verzückung der hl. Teresa" (1644–52; Santa Maria della Vittoria, Cappella Cornaro) ist oft mißdeutet worden, nämlich in absichtlicher Verwechslung von körperlicher und göttlicher Liebe. Tatsächlich bezog sich die Kanonisationsbulle eben auf diese Vision, die der Heiligen zuteil wurde, und Bernini stützte sich, indem er sie aufgriff, auf die denkbar besten Quellen. Die gelängten Proportionen der „Wahrheit" (um 1646; Louvre) geben das persönliche Schönheitsideal des
*Abb. 31* Künstlers wieder. Der Vierströmebrunnen auf der Piazza Navona war ein Auftrag von Innozenz X. und wurde um den geborstenen Obelisken herum gestaltet, der sich bei dem Grab der Caecilia Metella befand. Der Künstler leitete die Arbeit seiner Schüler und Gehilfen, die dieses wahrhaft epische Werk schufen (1647–51). In der Folgezeit (1650–70) streckten sich seine Proportionen, die Glieder wurden schlanker, und die Gewänder fielen in herrscherlicher und abstrakter Kompliziertheit. Aus dieser Zeit stammen die „Madonna mit dem Kind" aus der Église des Carmes in Paris (um 1652), der Maure des großen Brunnens auf der Piazza Navona (1665), der „Daniel" und „Habakuk und der Engel" aus Santa Maria del Popolo (1655–61) so-
*Abb. 199* wie die Büste Ludwigs XIV. im Schloß von Versailles (1665). Dieser Periode gehören auch der „Elefant, einen Obelisken tragend" an, der, ein Symbol der Weisheit, vor Santa Maria sopra Minerva steht (1667), und der Auftrag über die Ausschmükkung der Engelsbrücke, der eine komplizierte Geschichte hat. Er war 1667 von Clemens IX. vergeben worden und beinhaltete, verbunden mit einer Instandsetzung, die Darstellung von zehn Engeln mit Passionswerkzeugen. Bernini war Leiter der Ausführung und schuf eigenhändig nur den Träger der Dornenkrone und den Träger der INRI-Inschrift; dieses Paar schien dem päpstlichen Herrscher zu schön, um den Unbilden der Witterung ausgesetzt zu werden, und kam nach San Andrea delle Fratte. Für die Brücke wurde als Ersatz für den Träger der Dornenkrone eine 1669 bezahlte Kopie von Paolo Naldini geschaffen, und der Träger der Inschrift entstand in einer anderen Version von Bernini selbst. In seinen letzten Lebensjahren (um 1670 bis 1680) war der Bildhauer um theatralisch-dramatischen Dekor bemüht. Beispiele dafür sind der reitende „Konstantin" der Scala Regia des Vatikans (1654–68), die

Büste des „Gabriel Fonseca“ (um 1668, San Lorenzo in Lucina), die Statue der Seligen „Ludovica degli Albertoni“ (1671–74, San Francesco a Ripa) und das „Grabmal Alexanders VII. (1671–78, St. Peter). Das Reiterstandbild Ludwigs XIV., das 1677 vollendet war und 1684/85 nach Paris gebracht wurde, entsprach nicht mehr dem Geschmack des Königs; es konnte nur um den Preis einer Umgestaltung Girardons, nämlich als Marcus Curtius, überhaupt gerettet werden und wurde an das hintere Ende des Étang des Suisses in Versailles verbannt; die Vorstellung des Künstlers für dieses Werk kann deshalb besser nach dem Bozzetto der Galleria Borghese erschlossen werden (1670). *Abb. 196* *Abb. 195* *Abb. 208* *Abb. 956*

Die Nachfolger Berninis in der Ewigen Stadt am Ende des 17. Jahrhunderts blieben dem stürmischen Barock treu; indes versahen sie ihn, durchaus vielschichtig, mit klassischen Zügen und auch mit einem Willen zum Pittoresken und Sentimentalen, der das Rokoko ankündigt. Künstler französischer Herkunft spielten eine große Rolle. Jean-Baptiste Théodon (1646–1713) lebte dreißig Jahre lang in Rom (1676–1705). Pierre Legros d.J. (1666–1719), der Sohn Pierre d.Ä., des Bildhauers von Versailles, blieb nach seinem Aufenthalt an der französischen Akademie, den er durch seinen Preis von 1686 errungen hatte, weiterhin in Rom. Pierre-Étienne Monnot (1657–1733) war von 1687 bis 1712 an den Ufern des Tiber tätig. In Il Gesù befindet sich, am Ignatiusaltar, die Kopie der Statue des Ordensgründers von Legros; an den Seiten stehen auch heute noch die Originale der Gruppen „Der Glaube, die Häresie niederzwingend“ von Legros und „Der Glaube, die Barbaren unterwerfend“ von Théodon. Diese Meister schufen noch andere Arbeiten von Gewicht, Legros in Sant'Ignazio (Das Grabmal Gregors XV. und „Die Verherrlichung des hl. Luigi [Aloysius] von Gonzaga“, 1698/99) und Monnot in St. Peter (Grabmal von Innozenz X., 1697–1704). *Abb. 203* *Abb. 206*

## STAFFELEI- UND DEKORATIONSMALEREI

Es wäre gekünstelt, wollte man Staffeleimalerei, Wandmalerei in Kirchen und Palästen und die illusionistische Malerei (Trompe-l'œil, Scheinperspektiven, Scheinarchitekturen) voneinander trennen, strebt doch der Barock von Grund auf zur Synthese der Wirkungsmöglichkeiten. Zu einem als Gesamtkunstwerk verstandenen Monument gehören, von der Idee her und in der Wirklichkeit, Architektur und Skulptur, aber ebenso die große Dekorationsmalerei, die Mauern, Pendentifs und Kuppeln überzieht oder deren Vorhandensein glauben macht und die die Wolken und den Himmel in den Innenraum eindringen läßt.

Von den Erben der Carracci zeichnen sich einige durch Talent und Persönlichkeit aus. Giovanni Lanfranco (1582–1647) war durch die Sorgfalt, die er dem Aufbau seiner Werke widmete, durch die Geschicklichkeit in der Schaffung von Perspektiven und durch die Kühnheit der Verkürzungen ein ausgezeichneter Dekorationsmaler des Barock. Er setzte die Arbeit Domenichinos an der „Glorie des Paradieses“ in der Kuppel von Sant'Andrea della Valle fort (1625–27); im Dom von Neapel vollendete er das „Paradies“ in der Kuppel der Kapelle des hl. Januarius (1643). Domenichino *Abb. 227*

(1581–1641) entwickelte einen ganz anderen Charakter, der meditativ und streng in Konstruktion und Ausdruck, aber dennoch tiefster Emotion fähig war, wie die
*Abb. 222* „Kommunion des hl. Hieronymus“ (1614, Vatikan) zeigt, die eine der erhabensten Darstellungen des Alters und des Themas der Eucharistie ist. Guido Reni (1575–1642), der seit 1614 in Bologna lebte, wurde dort der Meister einer klaren Malerei mit klassizistischen und dramatischen Tendenzen. Seine Darstellungswei-
*Abb. 46* sen waren außerordentlich groß, sie reichten von der vollendet harmonischen „Aurora“, einem Fresko aus dem Casino Rospigliosi (1613, Rom) bis zum durch inneren
*Abb. 999* Ausdruck und schlichte Würde bemerkenswerten „Bildnis der Mutter“ (Bologna, Pinacoteca Nazionale); zwischen diesen Möglichkeiten steht „Der Bethlehemitische Kindermord“, der von eindringlicher Pathetik ist (1611; Bologna, Pinacoteca Nazionale). Francesco Albani (1578–1660) war geistreich und anmutig. Als stärkere Persönlichkeit erwies sich Giovanni Guercino (1591–1666), der ebenso im religiösen Bereich („Die Einkleidung des hl. Wilhelm von Aquitanien“, 1620; Bologna,
*Abb. 47* Pinacoteca Nazionale) wie auf dem Feld der Erotik („Aurora“, 1621; Rom, Casino Ludovisi) überzeugte. Pietro da Cortona erwies sich als fähig, antike Anregungen, kompositorische Sicherheit und Klarheit sowie dramatisches Gefühl miteinander zu verbinden. In Rom war er an der Freskierung von Santa Bibiana beteiligt, namentlich stellte er die Weigerung der Heiligen, den Götzen zu opfern, dar (1624–26), und
*Abb. 43* er malte die Verherrlichung Urbans VIII. an die Decke des großen Saales im Palazzo Barberini (1633–39). Weiterhin malte er mehrere der Planetensäle im Palazzo Pitti in Florenz aus (1640–47), eine Aufgabe, die von Ciro Ferri vollendet wurde und die einen bedeutenden Beitrag zur Ausschmückung der fürstlichen Residenz darstellte. Der Barock indessen übte keine absolute Herrschaft aus; in Rom selbst vertrat Andrea Sacchi (1599–1661), ein Schüler von Albani, eine Richtung der Schlichtheit, und bei Carlo Maratta (1625–1713) verstärkte sich diese Reaktion noch.

Unterdessen bildete der Genueser Alessandro Magnasco (1667–1749) eine ganz eigenständige, brillante, feurige, phantastische und oft auch karikaturistische Kunst aus, und vor allem die Neapolitaner verbanden Barock mit dekorativem Schwung in den See- und Schlachtengemälden Salvator Rosas (1615–73) und in den großen
*Abb. 42, 223, 224* Kompositionen Luca Giordanos (1632–1705) und Francesco Solimenas (1657–1747). Giordano erfreute sich eines solchen Ansehens, daß er zehn Jahre lang am Hof von Madrid lebte (1692–1702). Dennoch blieb die Illusionsarchitektur und -dekoration eine entscheidende Tendenz. Baciccia (eigentl. Giovanni Battista
*Abb. 44* Gaulli, 1639–1709) malte in Il Gesù den „Triumph des Namens Jesu“ in das Schiff und die „Anbetung des Lammes“ in die Apsis (1672–83); er war im 17. Jahrhundert ein Meister des Trompe-l'œil und ein Vorläufer der Anmut und Farbigkeit des
*Abb. 45* 18. Jahrhunderts. Der Jesuiten-Laienbruder Andrea Pozzo (1642–1709) beweist, wie sehr Scheinperspektiven, und zwar für Dauer gemalte, und Tagesarchitektur zusammengehören. Er stellte im Langhaus von Sant'Ignazio in Rom die Glorifizierung des Gründers der Gesellschaft Jesu dar (1685); sein Traktat „Perspectiva Pictorum et Architectorum“ (Rom, 1693) verbreitete Modelle von Tempeln und Altären für die verschiedenen Feiern des kirchlichen Lebens und auch Kompositionsschemata für Trompe-l'œil-Architektur nicht nur in den Niederlassungen seines Ordens, sondern über die ganze christliche Welt.

Die Tagesarchitektur ist ein Kapitel – und ein bedeutendes – für sich. Sie bildete den Rahmen für die ständigen kirchlichen oder profanen, öffentlichen oder privaten, fröhlichen oder traurigen Zeremonien. Sie hat Aussagekraft für Struktur und Ornamentik der Kunst und für die Bedeutung der Symbole, Allegorien, Devisen und

Embleme. Sie nimmt den herrschenden Stil vorweg oder gibt ihn wieder. Sie bleibt nur selten hinter dem aktuellen Geschmack zurück. Ein besonders bezeichnendes Beispiel, aber keineswegs ein außergewöhnliches, ist die Beerdigung, die Carlo Fontana zu Ehren von Pedro II. von Portugal in Sant'Antonio dei Portoghesi in Rom gestaltete (1707).

In diesem Bereich der Kunst vollzieht sich der Übergang von einer natürlichen stilistischen Bewegung zu künstlicher Inszenierung. Das ausgehende 16. Jahrhundert hatte ein Meisterwerk stationärer Dekoration hinterlassen: die Bühne des Teatro Olimpico von Vicenza, die von Palladio stammte und die Scamozzi vollendet hatte (1583). Sie schuf eine Tradition, die in Parma für die Farnese mit dem Theater (1619) von Giovanni Battista Aleotti (gen. Argenta, 1546–1636) im Palazzo della Pilotta aufgegriffen wurde. Dieses Zentrum für Theateraufführungen sollte schon bald zu einer der charakteristischsten Gattungen der Barockkunst aufsteigen: das Theater besteht aus einer architektonischen Hülle, einem Saal und einer Bühne. Die Hülle und der Saal sind stationäre Architektur, aber die Bühne, veränderlich, wie sie ist, zieht die Zuschauer in ein strahlendes Schauspiel hinein. Die Bühne bildet den Rahmen für die mit viel Bühnenmaschinerie aufgeführten Stücke. In einer Epoche, in der der Städtebau, die Treppe oder der Saal vom Historiker gern szenographisch genannt werden, verdient die Bühne dieses Adjektiv wirklich mit vollem Recht. Die Bühnendekorationen sind ein provisorischer Rahmen, der aber doch mehrmals verwendet wurde: sie sind gelehrte und poetische Elemente einer Szenographie, deren bildliche Überlieferungen und Texte ihren Zauber nicht verloren haben und die es uns erlauben, den Ablauf von Opern und Balletten zu rekonstruieren. Giulio Parigi (um 1580–1635) schuf für den Hof der Medici in Florenz die Dekorationen für Komödien, Tragödien und die ersten Opern. Von ihm führt der Weg zum Meister der Bühnenausstattung: Giacomo Torelli (1608–78). Italien war auf diesem Gebiet so konkurrenzlos, daß Cosme Lotti unter Philipp IV. nach Madrid gerufen wurde, um die Theateraufführungen in Buen Retiro auszustatten, und die Vigarani zu Zeiten Mazarins nach Paris: Gaspare, der Vater, und seine Söhne Carlo und Lodovico. Theater und Bühnenausstattung in Italien erreichten ihren größten Glanz in Bologna, mit der Familie der Bibiena, und zwar in einer Entwicklung, die zwischen dem 17. und dem 18. Jahrhundert keinerlei Bruch erkennen läßt. Giovanni Maria Galli (1625–65), nach seinem Geburtsort Bibiena „Galli da Bibiena" genannt, hatte zwei Söhne, Ferdinando (1657–1743), der Autor des Traktates „Architettura civile" (1711) war, und Francesco (1659–1739). Letzterer war an der Dekoration für den Einzug Philipps V. in Neapel im Jahre 1702 beteiligt, er baute 1704 das Opernhaus des Wiener Hofes und 1708 das von Nancy; in Verona schuf er 1720 den Neubau des philharmonischen Theaters. In Bologna baute sein Sohn Antonio (1700–1774) das städtische Theater. Alessandro (1687–1769) und Giuseppe (1696–1756), die Brüder Antonios, waren ebenfalls an den Theatern und bei den Festen des Hofes tätig.

Die manieristische Konzeption der Gartenkunst wurde durch den Geist des Barock umgewandelt. Die Tendenz zu Zersplitterung und Willkür machte der Neigung zu Erhabenheit und Ordnung Platz; aber diese Charakteristika verbanden sich mit dem Pittoresken: mit dem Laub der Bäume, den Felsen der Grotten, dem in außerordentlicher Vielfalt in den Bassins zur Geltung gebrachten Wasser, den Kaskaden und Kanälen. In diesem Stil entwarf Pietro da Cortona um 1630 die Gärten der Villa Pigneto, die nicht erhalten sind. Die Gartenanlagen der Grafen Borromeo auf der Isola Bella im Lago Maggiore aus der Mitte des 17. Jahrhunderts existieren hingegen heute noch. In der Form an ein kompliziertes, prunkvolles Schiff gemahnend, sind in ihnen Pflanzen, Wasser, Felsen und Statuen in einer herrlichen Landschaft an der Grenze zwischen Italien und dem Tessin verteilt.

# DAS 18. JAHRHUNDERT: DAS ROKOKO UND DER ÜBERGANG ZUM NEOKLASSIZISMUS

Der Barock des 17. Jahrhunderts entwickelte sich im folgenden Jahrhundert bruchlos weiter. Dennoch tauchten neue Tendenzen auf. Die Neigung zur Subtilität und zum Pittoresken mündete im Rokoko. Und eine gegensätzliche Tendenz zur Beruhigung bereitete dem Klassizismus den Weg.

Carlo Fontana (1634–1714), dessen Leben vorwiegend die zweite Hälfte des 17. Jahrhunderts umfaßte, ist trotzdem der Wegbereiter einer neuen Epoche. In Bruciate (Tessin) geboren, kam er gegen 1650 nach Rom, lernte dort bei Pietro da Cortona und Carlo Rainaldi und arbeitete zehn Jahre lang an der Seite Berninis. Von jenem übernahm er den Sinn für Großartigkeit, wie noch 1694 sein Entwurf für die Erweiterung des Petersplatzes beweist. Mit ihm griff er die Idee seines Meisters auf, einen Bau mit Turm und Uhrturm zu errichten, aber statt ihn zwischen den Armen der Ellipse einzuplanen, verlegte er ihn nach jenseits der Kolonnaden, ins Zentrum der Ostseite eines neuen, trapezförmigen Raumes; dieser Raum ähnelte dem Vorplatz, vergrößerte aber vielleicht übermäßig die Perspektive. Fontana war weniger dynamisch als Bernini, seine Kunst tendierte zur Entspannung, zu feiner Linienführung und ornamentaler Delikatesse, Charakteristika, die dem 18. Jahrhundert teuer waren. Dieser andere Aspekt seines Talentes kommt in der Innenausstattung von Santa Maria dei Miracoli zum Ausdruck (1675–81), die eine freie Bearbeitung eines Entwurfes von Carlo Rainaldi war, und in der Fassade von San Marcello al Corso (1682/83).

In diesem geschmeidigeren Stil verdienen drei Meister wegen ihrer beachtenswerten Leistungen erwähnt zu werden: Giuseppe Sardi (um 1680–1753), der beträchtlich jünger ist als sein venezianischer Namensvetter, erhielt sich, in einer Umgebung gelehrter Architekten, fast handwerkliche Unbefangenheit, und die Anmut seines Werkes erreicht Rokokocharakter. Während der Arbeiten an La Maddalena, deren Fassade von 1734/35 stammt, stand er möglicherweise mit dem Orgelbauer Johannes Conradus Werle in Kontakt. Das Meisterwerk Gabriele Valvassoris (1680–1761) ist die Fassade des Palazzo Doria-Pamphili auf dem Corso (1731–34). Domenico Gregorini (1700–1777) ist, in Zusammenarbeit mit Pietro Passalacqua, der Schöpfer der Fassade und des Umbaus im Inneren von Santa Croce in Gerusalemme (1743).

Im 18. Jahrhundert wurde Rom mit drei großen städtebaulichen Projekten verschönert: der Piazza Sant'Ignazio, der Treppe von S. Trinità dei Monti und der Fontana di Trevi. Zwar erreichen sie nicht die kolossale Raumwirkung der Kolonnaden Berninis, aber sie verbinden Erhabenheit mit einer Anmut, die in allen drei Fällen durch ganz eigene Elemente zustande kommt. Filippo Raguzzini (1680–1771), der neapolitanischer Herkunft war, gelang es, provinzielle, dekorative Unbefangenheit, Merkmale seiner Jugend, mit römischer Erfindungskraft und Größe zu vereinen, wie der Grundriß und die Bauten des Platzes zeigen, der die dem Gründer des Jesuitenordens geweihte Kirche umfängt. Es sollten hier – ein außergewöhnlicher Fall – nicht nur Sakralbauten entstehen, sondern auch Wohnhäuser. Im Zusammenklang von Struktur und gliedernden Hauswänden und in der Mannigfaltigkeit der Sehachsen bewies er viel Talent (1727/28). Seit dem 17. Jahrhundert war das Projekt einer monumentalen Treppe auf dem Gefälle, das die Kirche Santa Trinità dei Monti oben
*Abb. 328* von der Piazza di Spagna unten trennte, erwogen worden. Im 18. Jahrhundert

wurde die Idee wieder aufgegriffen und der Bau von 1717–20 von Alessandro Specchi, Francesco de Sanctis, Alessandro Gaulli (einem Neffen Baciccias), Francesco Cipriani und möglicherweise auch Filippo Juvara vorbereitet. Das endgültige Werk ist in den großen Linien bereits im Entwurf Specchis erkennbar, aber Innozenz XIII. zog auf Drängen der Minimen denjenigen von Francesco de Sanctis (1693–1740), der der Architekt ihrer Kirche S. Trinità war, vor. Der Bau dauerte von 1723–26 und zeitigte als Ergebnis das Meisterwerk, das die heutige Treppe darstellt. Ein anmutiger Rhythmus gliedert sie in der Horizontalen (um dem Anblick mehr Gefälligkeit zu verleihen) ebenso wie im Lauf, im Absatz und im Geländer (um die Bequemlichkeit für die Benutzer zu steigern). Die Fontana di Trevi ist ebenfalls ein gelungenes Endprodukt mehrerer Ansätze. Bereits im 17. Jahrhundert waren Bernini und Carlo Fontana mit dem Projekt dieses Brunnens befaßt. Die Pläne wurden 1728 und 1730 ausgearbeitet. 1732 fand ein inoffizieller Wettbewerb zwischen Alessandro Galilei, Luigi Vanvitelli sowie Nicola Salvi (1697–1751) statt, der ihn schließlich gewann. Der Bau zog sich hin (1745–62). Das Werk verdankt seine Einzigartigkeit seinen Vorlagen (den römischen Triumphbögen und der Kunst Palladios), seiner lebendigen Majestät und seinen Skulpturen, denen eine kosmische Ikonographie zugrunde liegt: der Zyklus des Wassers durch Meer, Ströme und Flüsse und die Fruchtbarkeit, die es bewirkt. *Abb. 30*

Noch vor der Mitte des 18. Jahrhunderts begann, dank der Tätigkeit zweier Florentiner Architekten, ein gemäßigter Barock das monumentale Antlitz Roms zu prägen. Alessandro Galilei (1691–1736) ist der Schöpfer der Fassade von San Giovanni dei Fiorentini (1733–34) und vor allem derjenigen von San Giovanni in Laterano (1732–35); Ferdinando Fuga (1699–1781) baute den Palazzo della Consulta (1732–34), Santa Maria dell'Orazione e della Morte (1732) und die Fassade von Santa Maria Maggiore (1741–43). Dieser gemäßigte Barock wurde auch von dem Sohn des italianisierten niederländischen Malers Gaspar van Wittel, Luigi Vanvitelli (1700–73), vertreten. Sein Entwurf für die Fassade von San Giovanni in Laterano wurde nicht angenommen, aber er überarbeitete die Komposition des großen Michelangelo in Santa Maria degli Angeli (1749). *Abb. 189*

Dieselben Gründe, die die Niederlassung und den Erfolg Guarinis in Turin erklären – die Bedeutung des piemontesischen Staates und seiner Dynastie, die traditionelle Freiheit der Architektur –, zogen Filippo Juvara an und bewirkten dessen Erfolg in der Hauptstadt des Hauses Savoyen, so unterschiedlich die beiden Künstler im Temperament auch waren. 1678 in Messina geboren, schlug er mit dreizehn Jahren die kirchliche Laufbahn ein, sollte aber vor allem ein bedeutender Architekt werden. Als Sohn eines Goldschmiedes lernte er das väterliche Handwerk und die Stecherkunst. Er eignete sich Geschmeidigkeit in der Zeichnung und Reichtum im Ornament an. In Messina selbst gab es bemerkenswerte Beispiele an städtischen Bauten, und es ist zu vermuten, daß er die Kirche und das Kloster von SS. Annunziata Guarinis kannte, denn beide wurden erst bei dem Erdbeben von 1908 zerstört. In Rom studierte er von 1703/1704 bis 1714 die Antike, mäßigte auf den Rat Carlo Fontanas hin seinen üppigen Stil und entwarf Operndekorationen für den Kardinal Ottoboni. Viktor Amadeus II. von Savoyen, König von Juvaras Geburtsland Sizilien, dann von Sardinien, rief ihn 1714 als Ersten Architekten nach Turin. Auch noch unter der Regierung seines Sohnes Karl Emanuel III. hatte Juvara diese Position inne. Dennoch begab er sich 1719, auf Wunsch Johanns V., nach Lissabon, wo er für diesen einen Alterssitz bauen sollte. Das Projekt zerschlug sich, aber der Architekt kam bei seiner Rückkehr über London und Paris, und der Hof von Madrid war von seinem Aufenthalt in Lusitanien unterrichtet worden. Als Weihnachten 1734 der Alcázar in Madrid vom Feuer zerstört wurde, baten Philipp V. von Spanien und Elisabeth Farnese Karl Emanuel III., Juvara an ihren Hof kommen und einen neuen Palast bauen zu lassen. Und dort, in der spanischen Hauptstadt, starb er dann am 31. Januar 1736.

Juvara war in ganz Italien und weiten Teilen Europas bekannt, aber der entscheidende Teil seines Werkes entstand in Turin und Umgebung. Für den Herzog von Savoyen war er am häufigsten tätig. Im Sakralbereich baute er die Fassaden von Santa Cristina (1715–28), von San Filippo (ab 1715) und die Chiesa del Carmine (1732–35). Er arbeitete sehr oft an den Palästen der Familie von Savoyen. In der
*Abb. 179* Stadt selbst schuf er die Fassade des Palazzo Madama, der Residenz der alten Her-
*Abb. 180* zoginnen, und dessen Treppe (1718–21) sowie die „Treppe der Scheren" (forbici) am königlichen Palast (1720). In der Umgebung war er in Venaria Reale (1714–26) und in Rivoli tätig, und vor allem entstand nach seinen Plänen das Jagdschloß Stupi-
*Abb. 26* nigi (1729–31) mit seiner großzügigen Variante des X-förmigen Grundrisses. Ober-
*Abb. 25* halb von Turin steht ein weiteres Meisterwerk, die Basilika Superga (1717–31), mit einem sehr reinen Portikus und kreisförmigen Raumkonzeptionen, die Viktor Amadeus als Dank errichten ließ, nachdem die Franzosen im Spanischen Erbfolgekrieg Turin verloren hatten. Juvara führte nicht nur den italienischen Barock des 18. Jahrhunderts auf einen Höhepunkt, sondern die Entwicklung der gesamten italienischen Architektur seit der Renaissance. In der Beherrschung der verschiedensten Techniken und in seiner Eigenschaft als Seele des höfischen Kunstschaffens erinnert er an Pietro da Cortona. Er besaß nicht das Kraftvolle Berninis, aber er bewies nie erlahmende Leichtigkeit, Kultur und Feingeistigkeit.

Benedetto Alfieri (1700–1767), einer der Nachfolger Juvaras, schuf das Theater von Turin (1740). Bernardo Antonio Vittone (1702–70), gebürtiger Piemontese, entwickelte einen Stil, der sehr viel mehr in seiner Heimatregion verwurzelt war als der Juvaras, und der Künstler wurde prägend beeinflußt von Guarini, dessen „Architettura civile" (1737) er veröffentlichte und dessen gestaffelte Kuppeln er übernahm. Von Juvara lernte er das Maßhalten in der Ornamentierung. Er war der Architekt
*Abb. 190* des Santuario del Vallinotto bei Turin (1738–39), von Santa Chiara in Brà (1742), Santa Maria di Piazza in Turin (1751–54) und Santa Croce in Villanova di Mondovì (1755).

Im Barock des 18. Jahrhunderts lassen sich in Süditalien generell zwei Tendenzen unterscheiden. Das Erbe der vorangegangenen Epoche äußerte sich in der Neigung zu einer auf perspektivische Wirkung berechneten Gestaltung von Städten und Innenräumen, in der Geschmeidigkeit und Durchdachtheit von Raum und Grundriß und natürlich im dekorativen Reichtum. Ferdinando Fuga und Luigi Vanvitelli, die von König Karl nach Neapel gerufen worden waren, führten jedoch einen sehr viel gemäßigteren Barock ein, den sie bereits in Rom vertreten hatten; er wurde als Vorbereitung des Klassizismus durch die Ausgrabungen von Herculaneum und Pompeji gestärkt.

In Westsizilien, in Palermo und Trapani und deren Umgebung, entfaltet sich auf Kirchen und Palästen der Dekor in seiner ganzen Pracht. Die Grundrisse und Fassaden geben die Bemühung um Geschmeidigkeit und Bewegung wieder. Einer der ersten Architekten, der diese Tendenz vertrat, war Giovanni Biagio Amico (1684–1754). In Palermo, der Hauptstadt Siziliens, ist von allen perspektivisch konzipierten Treppen zweifellos die des Palazzo Bonagia von Andrea Giganti (1731–87) die berühmteste. Die Villen in der Umgebung der Stadt bilden eine besonders reizvolle Kategorie des palermitanischen Barock, besonders die Tommaso Maria Napolis: die Villa Valguarnera (1714) und auch die Villa Palagonia (1715), deren Dekoration mit Monstren dreißig Jahre später als der Bau selbst entstand. Fuga erneuerte 1761 das Innere des Domes von Palermo. Damit bietet sich im Westteil der Insel das Bild einer kontinuierlichen Stilentwicklung.

Die Situation in den Städten der Ostküste stellt sich anders dar. Der allgemeine Wiederaufbau nach dem Erdbeben von 1693 verhalf einem bewegten und kraftvollen Barock zur Entfaltung. Messina sollte abermals, 1908, zerstört werden. Aber es gibt andere, große und kleine Zentren, die heute noch die Großzügigkeit und Gelungenheit dieser Rekonstruktionen bezeugen. Die Stadt Syrakus war das Tätigkeitsfeld Pompeo Picheralis (1668–1746); die Fassade des Domes jedoch, die sich an Santa Maria in Campitelli in Rom orientiert, ist zweifellos nach dem von 1728 stammenden Entwurf des Palermitaners Andrea Palma entstanden. Noto wurde in einiger Entfernung vom alten Standort nach dem Plan Giambattista Landolinos wiederaufgebaut und von seinen Nachfolgern vervollständigt. In Catania beschloß der Vizekönig, der Herzog von Camastra, den Wiederaufbau an Ort und Stelle. Die so entstandene regelmäßige Stadt ist untrennbar mit der Kunst Giovanni Battista Vaccarinis (1702–68) verbunden.

*Abb. 24, 188*

In der ersten Hälfte des 18. Jahrhunderts machte eine Gruppe neapolitanischer Architekten und Dekorateure sich in der Hauptstadt Kampaniens einen Namen. Ihre Hauptfigur war der Maler Francesco Solimena, der gelegentlich auch als Architekt arbeitete und dank seines außergewöhnlich langen Lebens (er wurde 1657 geboren und starb erst 1747) bis weit in die Zeit der Aufklärung hinein wirkte. Zu dieser Gruppe gehörten ferner Giambattista Nauclerio (tätig von 1705–31), der eigenständigere Domenico Antonio Vaccaro (1678–1745) und Ferdinando Sanfelice (1675–1748), ein meisterlicher Palast- und Treppenbauer.

König Karl (Karl IV., 1734–59; in Spanien Don Carlos) schätzte den Rokoko-Stil im Innenraum, zog aber am Außenbau offenbar einen majestätischen, schmucklosen und funktionellen Charakter vor. 1751 ließ er Ferdinando Fuga kommen, der in Neapel die „Albergo dei poveri" baute. Aber vor allem betraute er Luigi Vanvitelli mit der bedeutenden Aufgabe, das Schloß Caserta im Norden seiner Hauptstadt zu entwerfen und zu bauen, ein gewaltiges Projekt, das dieser 1752 in Angriff nahm. In gewisser Hinsicht stellen der Palast, die Nebengebäude und der Park eine königliche Stadt in der Tradition Versailles' dar, aber sie sind auch, innerhalb der Entwicklung der italienischen Kunst, zum Kolossalen tendierende Beispiele des beruhigten Barock. In Neapel selbst schuf Vanvitelli den „Foro carolino" (heute Piazza Dante) zu Ehren Karls IV. Dieses Halbrund mit seinen harmonischen Bögen gehört ebenfalls dem beruhigten Barock an (1756–65).

*Abb. 23*

Einer der französischen Bildhauer, die auf der Höhe des 18. Jahrhunderts lange in Rom lebten, Michel-Ange Slodtz, der sich dort von 1728–47 aufhielt, schuf den „hl. Bruno", der, als gleichzeitig monumentale und delikate Figur, seine Ablehnung der Mitra mit einem weich schwingenden Zurücknehmen des ganzen Körpers ausdrückt (1740–44; St. Peter).

Bei den Italienern stößt man erwartungsgemäß auf eine Spaltung der Lager in Anhänger der dem Barock und dem Erbe Berninis eigenen Dynamik, Vertreter einer klassischeren Richtung und Verfechter von Rokoko-Tendenzen. An dem großen Auftrag über zwölf Apostelstatuen in Marmor für San Giovanni in Laterano vom beginnenden 18. Jahrhundert war auch Camillo Rusconi (1658–1728), die damals stärkste Künstlerpersönlichkeit, beteiligt. Er schuf vier Statuen, darunter den

*Abb. 215* „hl. Matthäus“ (1713–15); außerdem ist er der Schöpfer des Grabmonuments Gregors XIII. (1719–25; Rom, St. Peter). Pietro Bracci (1700–1773) gehört mit seinem Schaffen in die Mitte des 18. Jahrhunderts. Seine Formen gehen noch auf die Berninis zurück, sind aber durchzogen von lyrischen und sentimentalen Nuancen. Er schuf die Grabmäler von Benedikt XIII. (1734; Rom, Santa Maria sopra Minerva) und Kardinal Carlo Leopoldo Calcagnini (1746, Sant'Andrea delle Fratte) und ge-
*Abb. 30* hörte zu den Bildhauern der Fontana di Trevi. An dieser hatte auch Filippo della Valle (1697–1768) gearbeitet; er war an dem Unternehmen der Cappella Corsini in San Giovanni in Laterano beteiligt, ein Projekt, das, in den dreißiger Jahren, dieselbe Bedeutung hatte wie die Apostel am Beginn des Jahrhunderts. In der „Tempe-
*Abb. 207, 212* rantia“ aus jener Kapelle (um 1735) und im Grabmal von Innozenz XII. (1746, St. Peter) mischte er Reminiszenzen an Bernini und graziöse Anmut. In Neapel vereinigt die Cappella Sansevero de' Sangri (gen. La Pietella, 1749–66) in Santa Maria della Misericordia typische Werke des Rokoko: „Der verhüllte Leichnam Christi“
*Abb. 39* von Giuseppe Sanmartino, die „Desillusion“, von der ein Engel den sie bedeckenden Schleier wegzieht, von Francesco Queirolo (1704–62) und die „Keuschheit“ in rosenbekränzter und unter den Schleiern wirkungsvoller Nacktheit von Antonio Corradini (1668–1752). In Palermo war Giacomo Serpotta (1656–1732), ein Bildhauer und Stukkateur, an der Dekoration des Rosenkranz-Oratoriums von San Domenico beteiligt; seine Statue „Der Mut“ ist von elegantem und maßvoll theatralischem Rokoko (1714–17).

## KÜNSTLERPERSÖNLICHKEITEN

Regionale Wurzeln und entsprechende Unterschiede bringen eine gewisse Übersichtlichkeit in die überreiche malerische Kunstproduktion. Eine solche Übersichtlichkeit ist nicht illusorisch, greift aber nur in Teilabschnitten, je nach der einzelnen Künstlerpersönlichkeit und den verschiedenen Gattungen, in denen die Maler tätig waren. In vielen Fällen hatten sie mehrere Ausbildungen genossen, und ihre Laufbahn führte sie oft genug quer durch Italien und das Ausland. Von den einzelnen Gattungen waren das Porträt und die Genreszene sehr beliebt. Die „Veduten“, die Landschafts- und Architekturausschnitte vereinten, nahmen in der zweiten Hälfte des 17. Jahrhunderts an Bedeutung zu und erfreuten sich im folgenden Jahrhundert ungeheurer Beliebtheit. Sie traten in mehreren Varianten auf. Geben sie naturgetreu eine konkrete topographische Situation wieder, heißen sie „Vedute esatte“ und fungieren als wichtige Erinnerungshilfen für Reisende und all jene, die ihre „grand tour“ genossen hatten. Stellen sie Phantasieansichten dar mit Zügen einer vorromantischen Empfindsamkeit, heißen sie „Vedute ideale“ oder „di fantasia“.

In Bologna war Donato Creti (1671–1749) halb dem Rokoko und halb einer komplexen Archaik verhaftet und Giuseppe Maria Crespi (1665–1747) der Treue dem 17. Jahrhundert gegenüber und dem populären und pittoresken Zeitgeschmack.

In den Regionen von Neapel und Rom wirkten mehrere Künstlerpersönlichkeiten, die unbestreitbares, wenn auch unterschiedliches Interesse verdienen. Francesco De Mura (1669–1752), ein von Solimena beeinflußter Dekorationsmaler, war einer der Maler des Turiner Hofes gewesen. Sebastiano Conca (1680–1764) setzte in Rom
*Abb. 230* die Tradition Marettas in dem bemerkenswert ausgewogenen Fresko der „Krönung

der hl. Cäcilia“ (1725; Rom, Santa Cecilia) fort. Ebenfalls in der päpstlichen Hauptstadt war Francesco Trevisani (1656–1746) ein meisterlicher Maler lieblicher Madonnen. Einer seiner Schüler, Claudio Francesco Beaumont (1694–1766), der französischer Herkunft war, arbeitete zwischen 1737 und 1753 als Rokokomaler am königlichen Palast in Turin („Die Apotheose des Herkules“). Pierre Subleyras (1699–1749), ein an den Ufern des Tiber lebender Franzose, malte in einem sicheren Stil, in dem sich Adel mit Schlichtheit vereinte. Von den großen Dekorationsmalern war das interessanteste Talent sicherlich Corrado Giaquinto (1703–65), der in mehreren italienischen Städten und im Ausland tätig war. *Abb. 126, 233* Geboren in Molfetta in Apulien, ging er 1719 nach Neapel und wurde Schüler von Solimena. In die Zeit zwischen 1723 und 1753 fielen mehrere Aufenthalte in Rom oder Reisen nach dort. In Rom arbeitete er mit Sebastiano Conca an dem Freskenzyklus von San Nicola di Lorena (1731–33). Er war auch für den Hof von Turin (1733 und 1740) tätig. Danach scheint er nach Molfetta und in die Marken zurückgekehrt zu sein. 1751–52 malte er die Kuppel der Kapelle der Madonna del Popolo im Dom von Cesena (Emilia) aus. Nachdem König Ferdinand ihn 1753 nach Madrid gerufen hatte, lebte er dort bis zum Tode des Königs (1759) als der angesehenste Maler des Hofes. In dem Gefühl, unter Karl III. weniger geschätzt zu sein, ging er 1762 wieder nach Italien zurück, wo er 1765 starb. Ihm war es gelungen, das hehre Feuer Solimenas, römische Gravität und Vornehmheit und die Rokokogestimmtheit des Turiner Hofes miteinander zu verbinden; in dieses Rokoko legte er eine Leichtigkeit, Gewandtheit und Fruchtbarkeit an den Tag, die ihn mit einem François Boucher auf eine Stufe stellen.

Einer der Vedutenmaler war der Niederländer Gaspar Adriaensz van Wittel, 1653 in Amersfoort geboren, der sich 1672 in Italien niederließ, dort Vanvitelli genannt wurde und vor allem in Neapel und Rom, wo er 1736 starb, tätig war. Sein Erfolg kündigte die wachsende Bedeutung der Vedute als Bildgattung in der Mitte des 18. Jahrhunderts an. Auf ihren Gipfel führte sie in Rom Giovanni Paolo Pannini (1691–1765). In Piacenza geboren, hatte er zunächst bei den Bibiena und den Perspektivmalern gelernt. In der Hauptstadt des Papstes widmete er sich vordringlich dem Malen von imaginären und authentischen Ansichten der Stadt. Er erfreute sich internationalen Ansehens und unterhielt enge Beziehungen zur Pariser Kunst. Pannini hatte eine Französin geheiratet und stand in ständigem Kontakt mit der französischen Gesandtschaft und Akademie in Rom. In dem „Hochzeitsfest des Dauphin am 15. Juli 1747“ (Louvre) taucht die Welt des Theaters auf. *Abb. 27, 236* In „Wasserspiel auf der Piazza Navona in Rom“ werden der architektonische Rahmen, der Vierströmebrunnen und das Wasserschauspiel rekonstruiert (Hannover, Landesgalerie); der Künstler gibt minuziös und voller Poesie den unvergänglichen und den vergänglichen Barock, die normalen Wasserspiele des Brunnens und die ungewöhnlichen Wasserspiele in dem zum Bassin gewordenen Platz wieder. Dieses Bild ist sicherlich eine der vollkommensten Beschwörungen des römischen Barock.

Man kann nicht von den Veduten und ihren Malern in der Ewigen Stadt sprechen, ohne die Persönlichkeit und das Werk eines Stechers darzustellen, der diesen Malern nahestand: Giambattista Piranesi (1720–78). Aus dem Veneto stammend, wo er in Mogliano bei Venedig als Sohn eines Maurers geboren wurde, kam er durch seinen Onkel Lucchesi zur Architektur. 1740 begab er sich, mit zwanzig Jahren, in die Hauptstadt des Papstes, wurde Römer und blieb es bis zu seinem Tode. Er entdeckte die antiken Monumente und lernte bei Giuseppe Vasi die Stecherkunst. In seinen verschiedenen Sammelwerken verbindet er sorgfältiges Studium der Ruinen, visionäre Schöpfungen (in denen Gefängnisse vorherrschen), barocke perspektivische Effekte und Eindrücke von Gewalt und Leidenschaft, die an Goya denken lassen. Die erste dieser Sammlungen (1743–45) enthält bereits den beeindruckenden Stich

Abb. 239 „Carcera oscura". In der Folgezeit veröffentlichte er „Le Vedute di Roma", „Le Antichità Romane" (1756) und die „Ansichten von Paestum" (1777–78). Die „Carceri d'Invenzione" stammen von 1750.

Im 18. Jahrhundert hatte Venedig schon längst seine politische und wirtschaftliche Macht verloren, aber die Anziehungskraft seiner Feste und Alltagsvergnügungen war so groß, daß nur die Verführungskraft Roms, die im übrigen von gänzlich anderem Charakter war, mit den seinen konkurrieren konnte. Seine Maler waren im Ausland geschätzt, und in der Stadt erlebten alle malerischen Gattungen eine Blüte.

Unter den Porträtisten zog Rosalba Carriera (1675–1757), eine Virtuosin des eleganten Pastells, die aristokratische Klientel an und löste regelrechte Schwärmerei bei ihren Aufenthalten in Paris (1720) und Wien (1730) aus. Vor allem hat sie ein
Abb. 965 Watteau-Bildnis gemalt (Treviso, Museo Civico). Denselben Stellenwert, den Carlo Goldoni (1707–93) im Bereich der Komödie und Sittenkomödie hatte, besaß Pietro Longhi (1702–85), wenn auch in einem engeren venezianischen Rahmen, in der Genremalerei. Er war Schüler von Antonio Balestra, dann, in Bologna, von Giuseppe Maria Crespi und kehrte um 1730 nach Venedig, wo er geboren war, zurück und verließ die Stadt nie wieder. In seiner Wiedergabe der anekdotischen Aspekte im Leben der Aristokratie, des Klerus und des Volkes wirkt er manchmal vom Stil her etwas linkisch und im Repertoire beschränkt. Dennoch, die Episoden, die er zeigt, sind von ganz unterschiedlicher Art, und die Atmosphäre ist immer in einem persönlichen Ton vorgetragen.

Abb. 234 Die Vedutenmalerei in Venedig wird von drei Künstlern beherrscht: von Canaletto (1697–1768), seinem Neffen Bernardo Bellotto (1720–80) und Francesco
Abb. 235, 237 Guardi (1712–93).

Antonio Canal, gen. Canaletto, entstammte einer alten venezianischen Familie und arbeitete zunächst mit seinem Vater Bernardo und seinem Onkel Cristoforo, beides Theaterdekorateure, zusammen und hielt sich um 1719, wahrscheinlich für zwei Jahre, in Rom auf. Seit 1725 hatte er als „Vedutista" einen guten Ruf in internationalen Gesellschaftskreisen, in denen die Engländer einen bedeutenden Platz einnahmen. John Smith, Kaufmann und britischer Konsul in Venedig, wurde sein Mäzen und Agent. Zwischen 1746 und 1756 hielt sich Canaletto verschiedentlich für längere Zeit in England, vor allem in London, auf. Sein Streben nach systematischer Reproduktion ließ gelegentlich Ausnahmen zu. Die Verwendung einer „camera ottica" (Camera obscura) führte gleichzeitig zur Vereinfachung und einer gewissen Verzerrung. Sein Hauptverdienst liegt vor allem in seiner plastischen und farbenfrohen Poesie, die sich mit den Jahren auf Zurückhaltung und Gemessenheit hin entwickelte. Bernardo Bellotto, manchmal auch Canaletto d.J. genannt, malte einen ganz anderen Stil: düster, realistisch und architektonisch. Er reiste viel und ließ sich schließlich bei August III., dem Kurfürsten von Sachsen und König von Polen, nieder. Seinen Ansichten von Dresden und Warschau kommt nach den Zerstörungen des Zweiten Weltkrieges neben ihrem malerischen Wert auch eine dokumentarische Bedeutung allerersten Ranges zu.

Francesco Guardi war der brillanteste Sproß einer aus dem Trentino stammenden Künstlerfamilie und einer venezianischen „Bottega". Seine Schwester Cecilia heiratete den großen Tiepolo. Er arbeitete ganz anders als Antonio Canaletto. Neben Architekturdarstellungen und Perspektiven sind seine Ansichten durch eine diffuse Atmosphäre gekennzeichnet, die den Impressionismus ankündigt. Guardi malte Gestalten in Miniaturformat, die durch ihre geistreiche Silhouette seinen Stil charakterisieren.

In der Dekorationsmalerei stehen sich im ersten Drittel des 18. Jahrhunderts die Stile von Sebastiano Ricci (1659–1734) und Giovanni Battista Piazzetta (1683–1754) gegenüber. Ricci, ein vorwiegend auf Reisen befindlicher Künstler, verbindet Erinnerungen an Paolo Veronese und Luca Giordano mit Geschwindigkeit und Robustheit in der Pinselführung („Thronende Madonna mit Kind und neun Heiligen", 1708; San Giorgio Maggiore). Piazzetta, der fest in Venedig verankert war und ständig dort lebte, der erste Direktor der neugegründeten Akademie (1750), strebte – mit Variationen, die sich natürlich in den einzelnen Lebensabschnitten ergaben – die dramatische, plastische und mit Licht- und Schatteneffekten arbeitende Komposition an. („Die Verklärung des hl. Dominikus", SS. Giovanni e Paolo). *Abb. 228*

Die besondere Gabe Giovanni Battista Tiepolos (1696–1770) ist es, mit all seinen Werken und in jedem Genre stets aufs neue höchste Bewunderung zu erregen. Er wurde in Venedig geboren, zwei seiner Söhne, die aus seiner Ehe mit Cecilia Guardi stammten, wurden ebenfalls Maler und arbeiteten mit ihrem Vater zusammen: Giovanni Domenico (1727–1804) und Giovanni Lorenzo (1736–76). Giovanni Battista war ein exzellenter Zeichner, ein markanter und suggestiver Stecher („I Capricci", 1749) und vor allem ein außergewöhnlicher Maler. Seine Fresken sind den meisterlichen und einzigartigen Werken der großen Dekorateure Venedigs im 16. Jahrhundert ebenbürtig. Die Aufzählung nur einiger seiner bedeutenden malerischen Ensembles ergibt bereits ein stattliches Verzeichnis. In Udine malte er 1726 die Fresken in der Sakramentskapelle im Dom und 1726–28 die im erzbischöflichen Palais. Von den Fresken des Palazzo Archinto in Mailand (1731) ist nach der Zerstörung von 1943 nur noch ein Fragment erhalten. Die Fresken der Colleoni-Kapelle in Bergamo stammen von 1732–33, die der Gesuati-Kapelle in Venedig von 1737–39 und die der Scuola dei Carmini, ebenfalls in Venedig, von 1740–44. Danach schuf Tiepolo in seiner Heimatstadt Dekorationsfresken für Adelspaläste: im Palazzo Labia schildert er die Geschichte von „Antonius und Kleopatra" (u. a. „Das Gastmahl der Kleopatra" und „Die Einschiffung der Kleopatra", 1747–50) und in der Villa Contarini den „Empfang Heinrichs III. durch Federigo Contarini" (um 1750; Paris, Musée Jacquemart-André). In Würzburg malte er für den Fürstbischof die Fresken des Treppenhauses und des Kaisersaals der Residenz (1751–53). Nach seiner Rückkehr nach Venedig dekorierte er die Villa Valmarana, während Giovanni Domenico in der benachbarten „Foresteria" tätig war. Von 1761 datiert „Die Apotheose der Familie Pisani" in der Villa Pisani in Stra. Nachdem Karl III. von Spanien ihn eingeladen hatte, traf er, von seinen Söhnen begleitet, 1762 in Madrid ein. Dort schmückte er mehrere Säle des königlichen Palastes, besonders den Thronsaal, aus und schuf, ehe er in der spanischen Hauptstadt starb, den Zyklus für die Kirche San Pasqual d'Aranjuez. Waren seine Werke zunächst vom Clairobscur geprägt, so übernahm er dann doch bald einen lichteren Stil. Als Meister der Darstellung von Scheinarchitektur und sich in der Unendlichkeit verlierenden Himmeln und Landschaften schuf er eine leichte, ja durchscheinende Welt und einen rundlichen, unschuldigen Frauentypus, die beide unberührt vom Sündenfall zu sein scheinen. Der letzte der großen Barockkünstler Italiens schließt eine Entwicklung von beinahe zwei Jahrhunderten im Ton jauchzender Freude ab.

*Abb. 48* *Abb. 55* *Abb. 226*

33 APOLLO UND DAPHNE.
*Von Bernini.*
*Marmor. Höhe 2,43 m.*
*1622–1625.*
*Rom, Galerie Borghese.*

34 DER ENGEL MIT DER INSCHRIFT INRI.
*Von Bernini.*
*Marmor. 1667–1671.*
*Rom, Sant'Andrea delle Fratte.*

35 DIE VERZÜCKUNG DER HEILIGEN TERESA VON AVILA.
*Von Bernini.*
*Marmor. 1644–1652.*
*Rom, Santa Maria della Vittoria, Cappella Cornaro.*

36–37 GRABMAL DES GIOVANNI ANDREA MUTTI UND SEINER FRAU.
*Von Bernardo Cametti.*
*Detail.*
*Marmor. 1725.*
*Rom, San Marcello.*

38 DIE VERHERRLICHUNG DES HEILIGEN ALOISIUS VON GONZAGA.
*Von Pierre II Legros.*
*Marmorrelief. 1698–1699.*
*Rom, Sant'Ignazio.*

39 DIE ENTTÄUSCHUNG.
*Von Francesco Queirolo.*
*Marmor. 1757–1766.*
*Neapel, Cappella Sansevero.*

40 NEAPEL: DAS PORZELLANKABINETT IM KÖNIGSSCHLOSS CAPODIMONTE.
*1757–1759.*

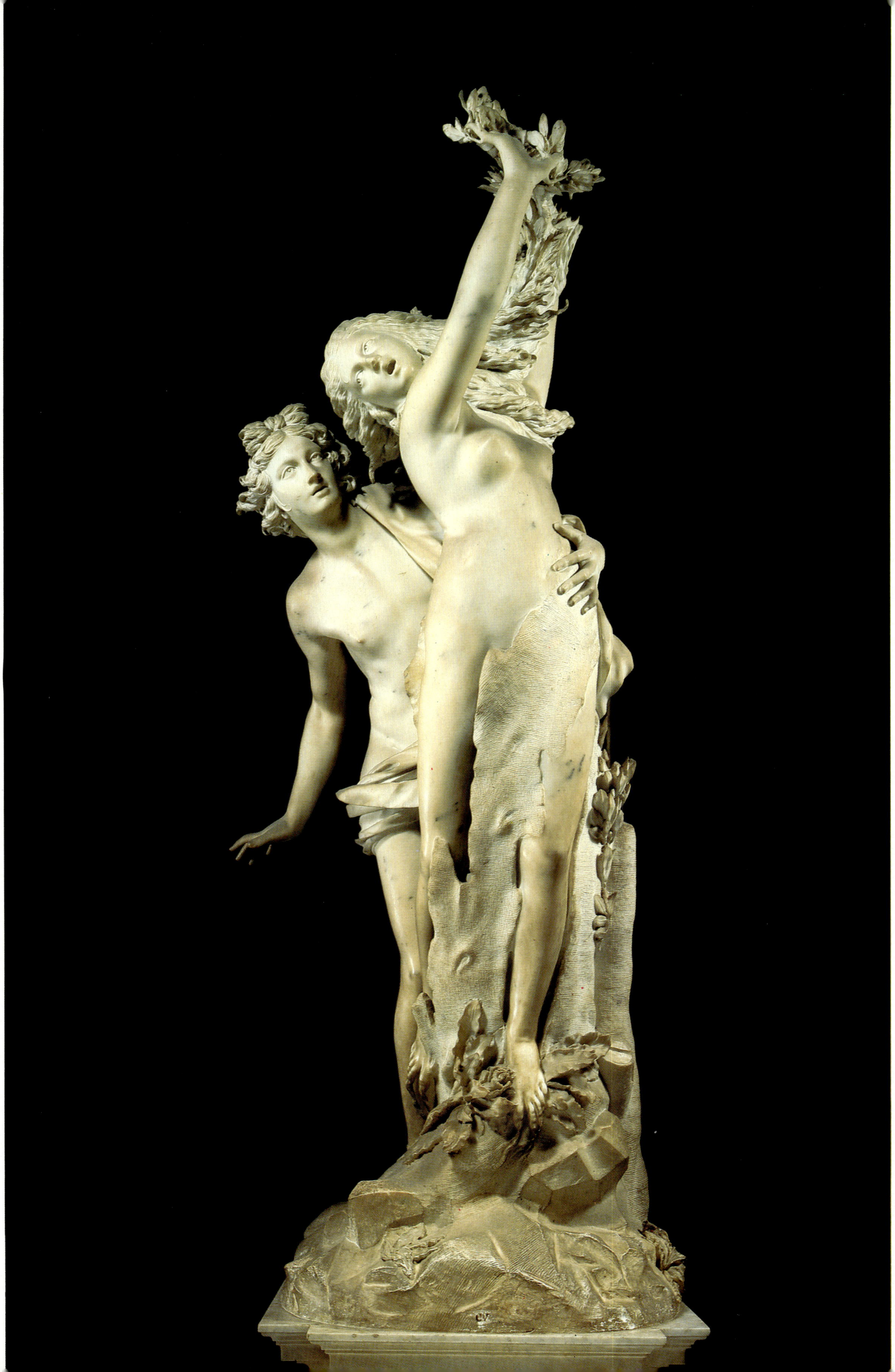

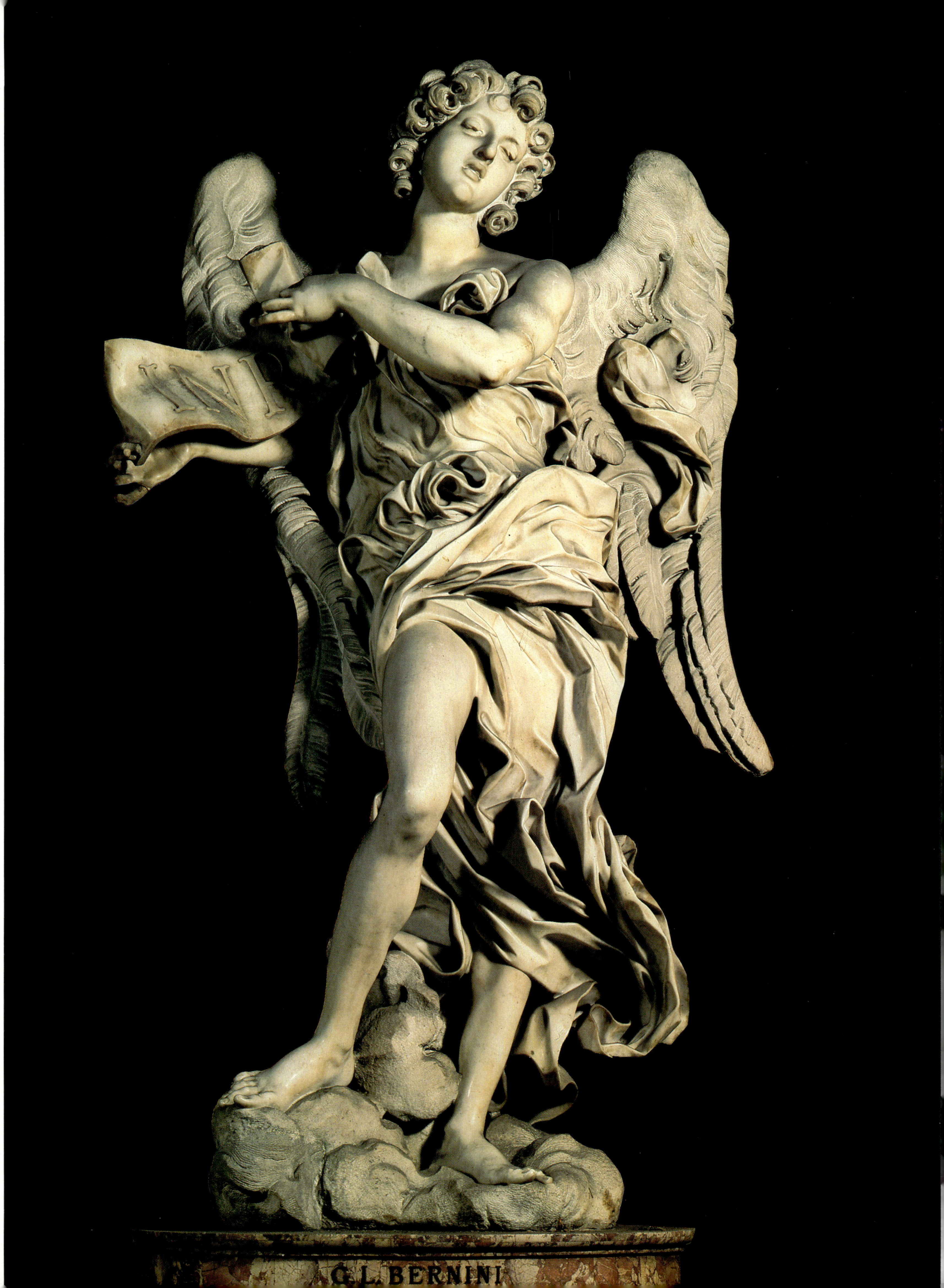
G.L. BERNINI

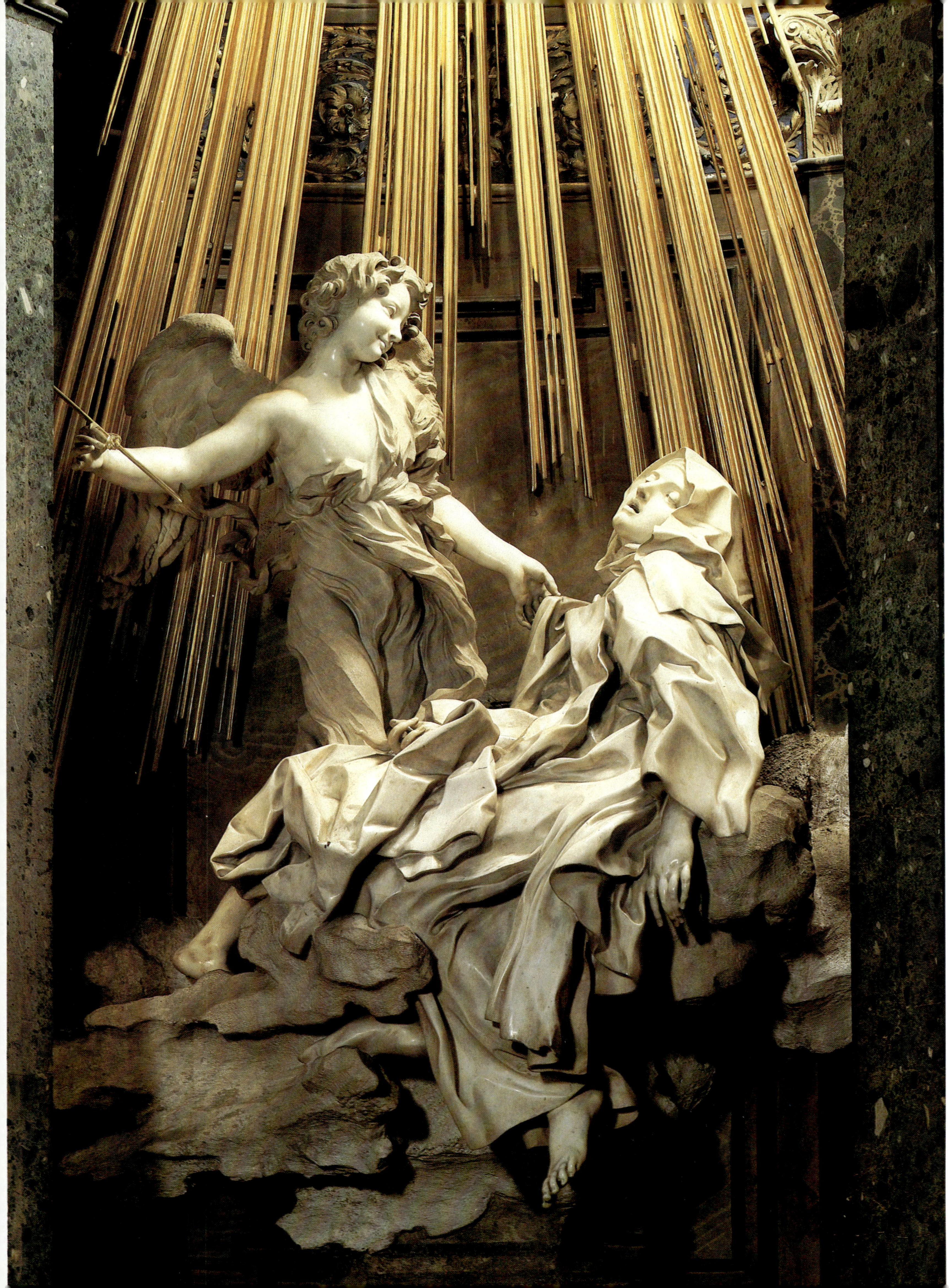

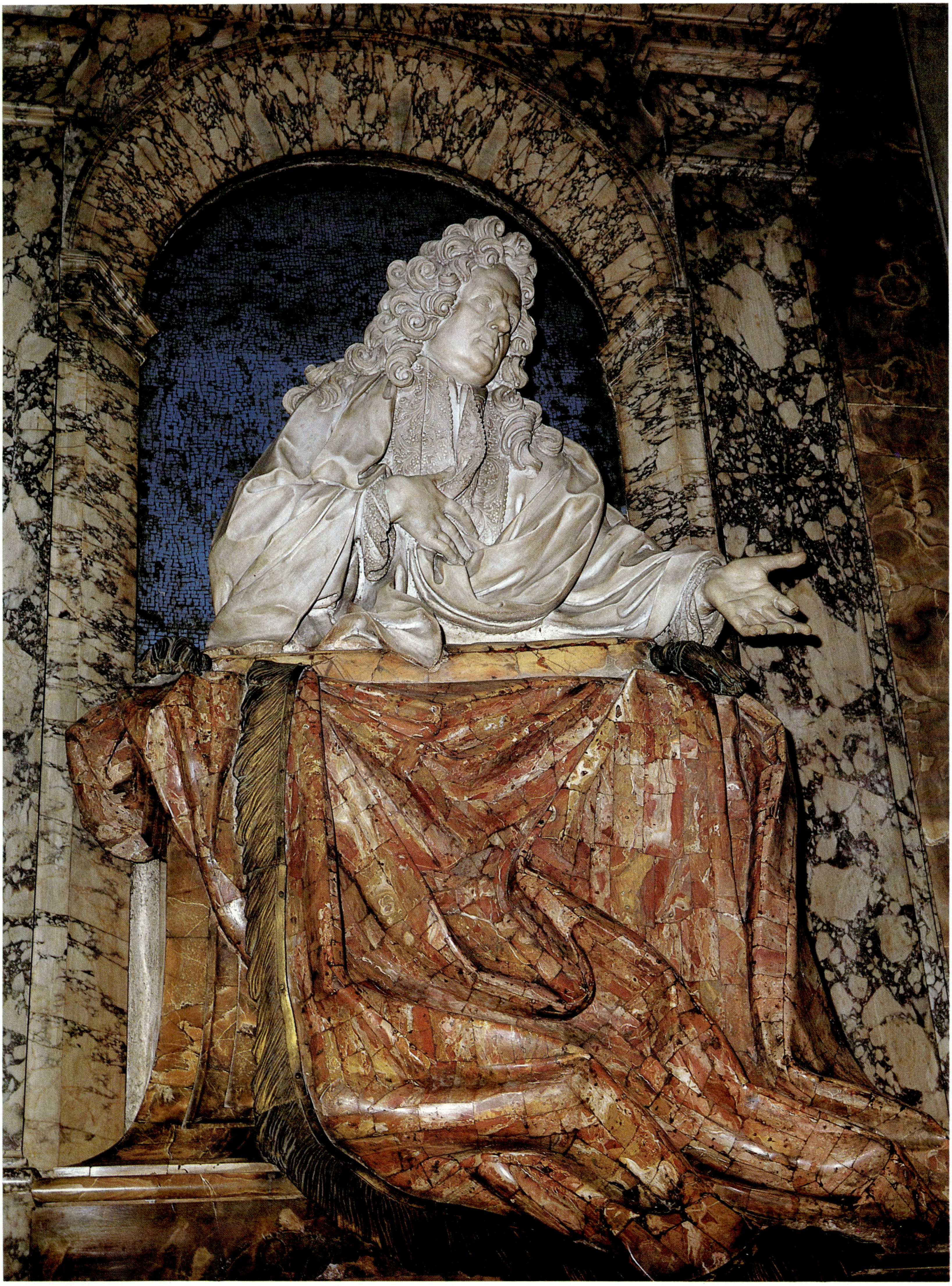

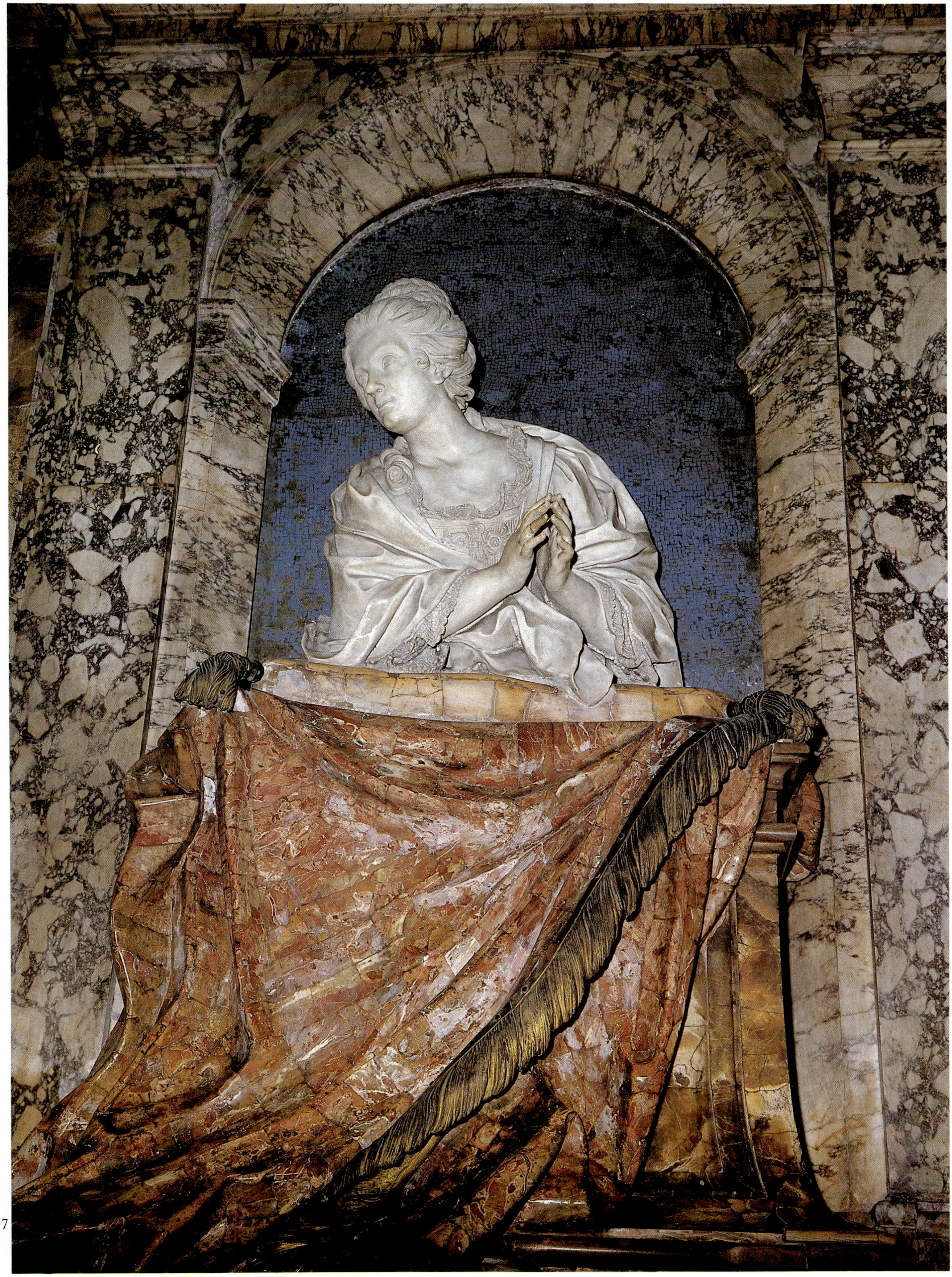
37

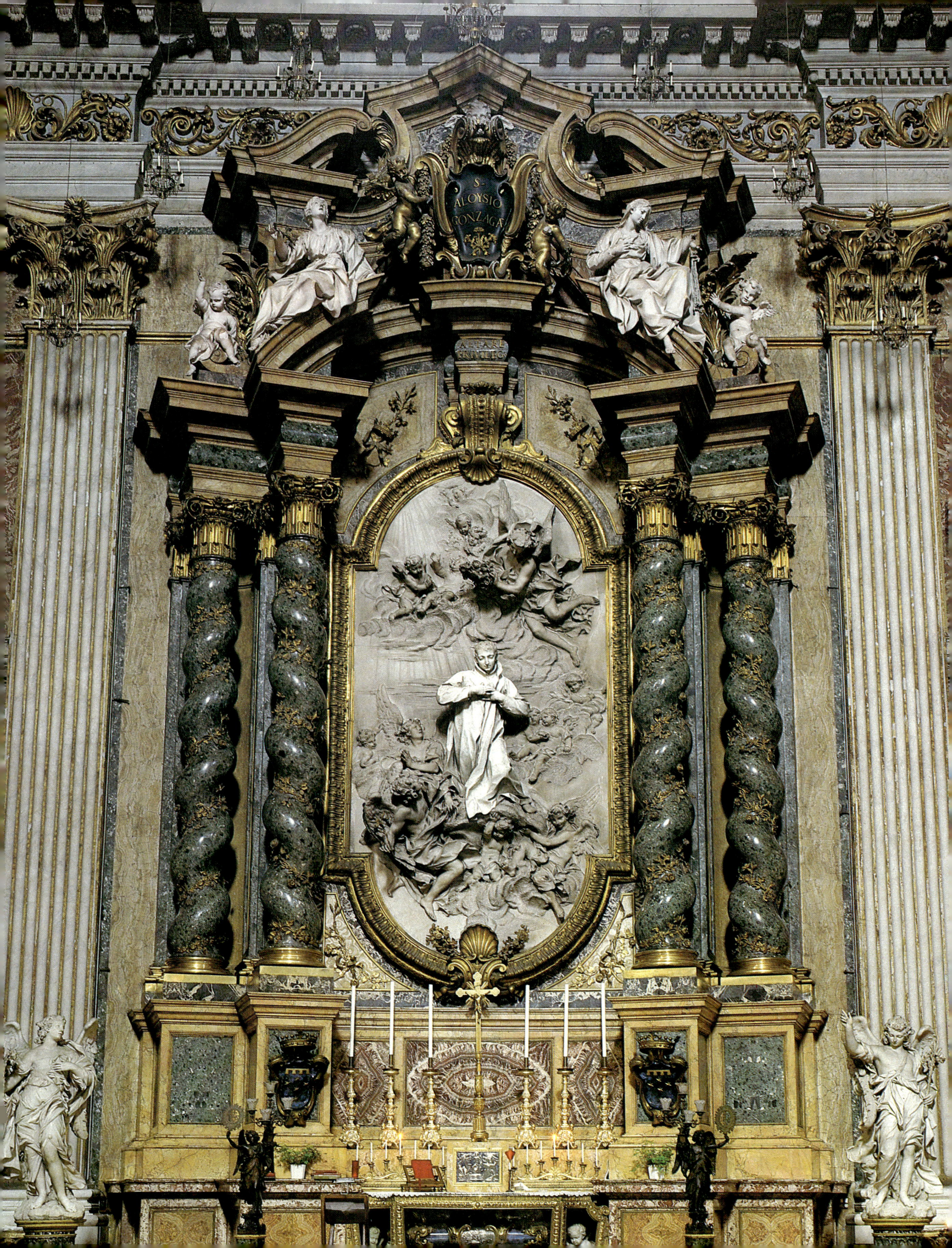
S.
ALOYSIO
GONZAGÆ

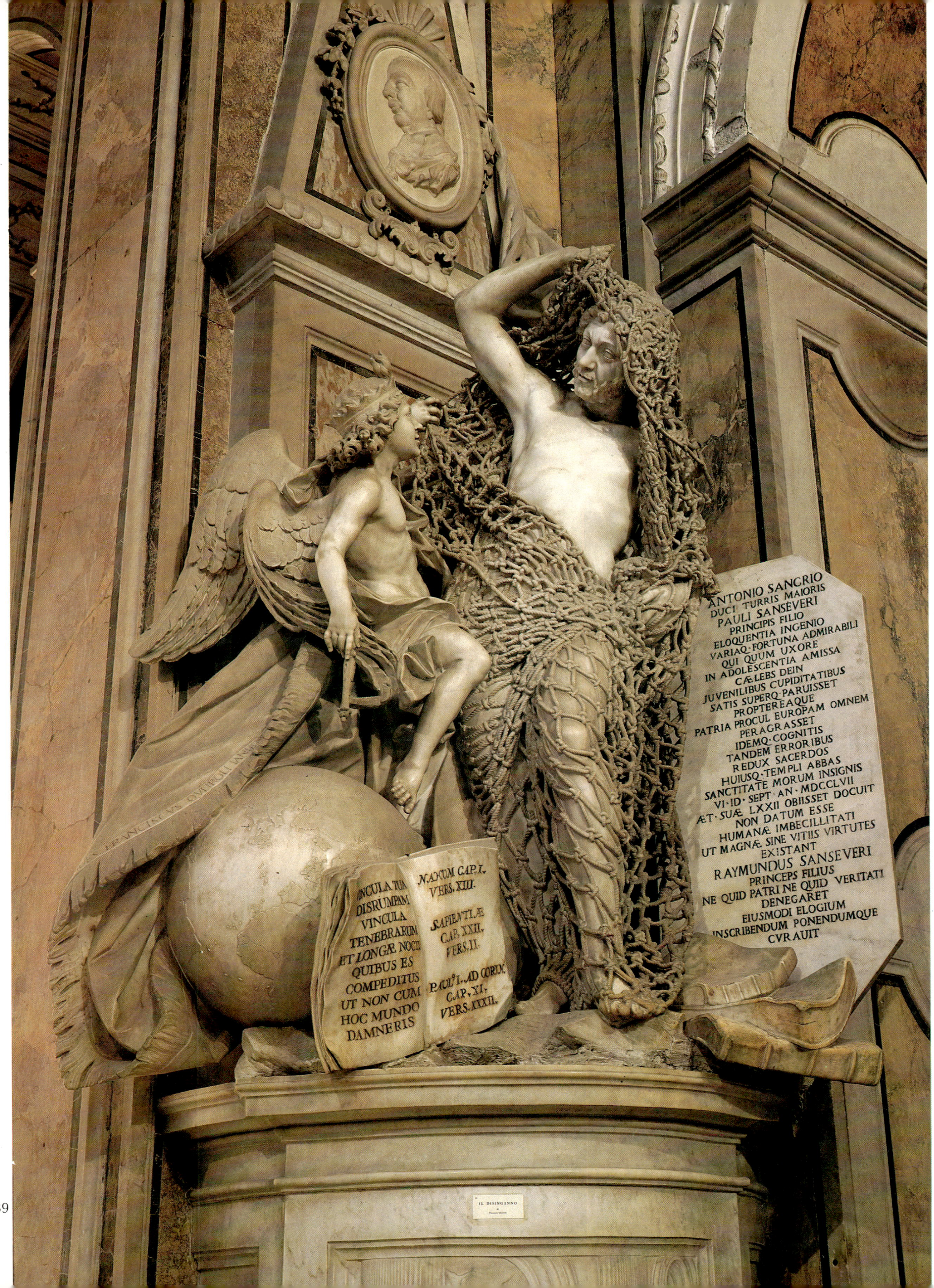
ANTONIO SANGRIO
DUCI TURRIS MAIORIS
PAULI SANSEVERI
PRINCIPIS FILIO
ELOQUENTIA INGENIO
VARIAQ· FORTUNA ADMIRABILI
QUI QUUM UXORE
IN ADOLESCENTIA AMISSA
CÆLEBS DEIN
JUVENILIBUS CUPIDITATIBUS
SATIS SUPERQ· PARUISSET
PROPTEREAQUE
PATRIA PROCUL EUROPAM OMNEM
PERAGRASSET
IDEMQ· COGNITIS
TANDEM ERRORIBUS
REDUX SACERDOS
HUIUSQ· TEMPLI ABBAS
SANCTITATE MORUM INSIGNIS
VI· ID· SEPT· AN· MDCCLVII
ÆT· SUÆ LXXII OBIISSET DOCUIT
NON DATUM ESSE
HUMANÆ IMBECILLITATI
UT MAGNÆ SINE VITIIS VIRTUTES
EXISTANT
RAYMUNDUS SANSEVERI
PRINCEPS FILIUS
NE QUID PATRI NE QUID VERITATI
DENEGARET
EIUSMODI ELOGIUM
INSCRIBENDUM PONENDUMQUE
CVRAUIT
INCULA TUA
DISRUMPAM
VINCULA
TENEBRARUM
ET LONGÆ NOCTI
QUIBUS ES
COMPEDITUS
UT NON CUM
HOC MUNDO
DAMNERIS
NAHUM CAP. I.
VERS. XIII.
SAPIENTIÆ
CAP. XVII.
VERS. II.
PAUL° I. AD CORIN.
CAP. XI.
VERS. XXXII.
IL DISINGANNO

39

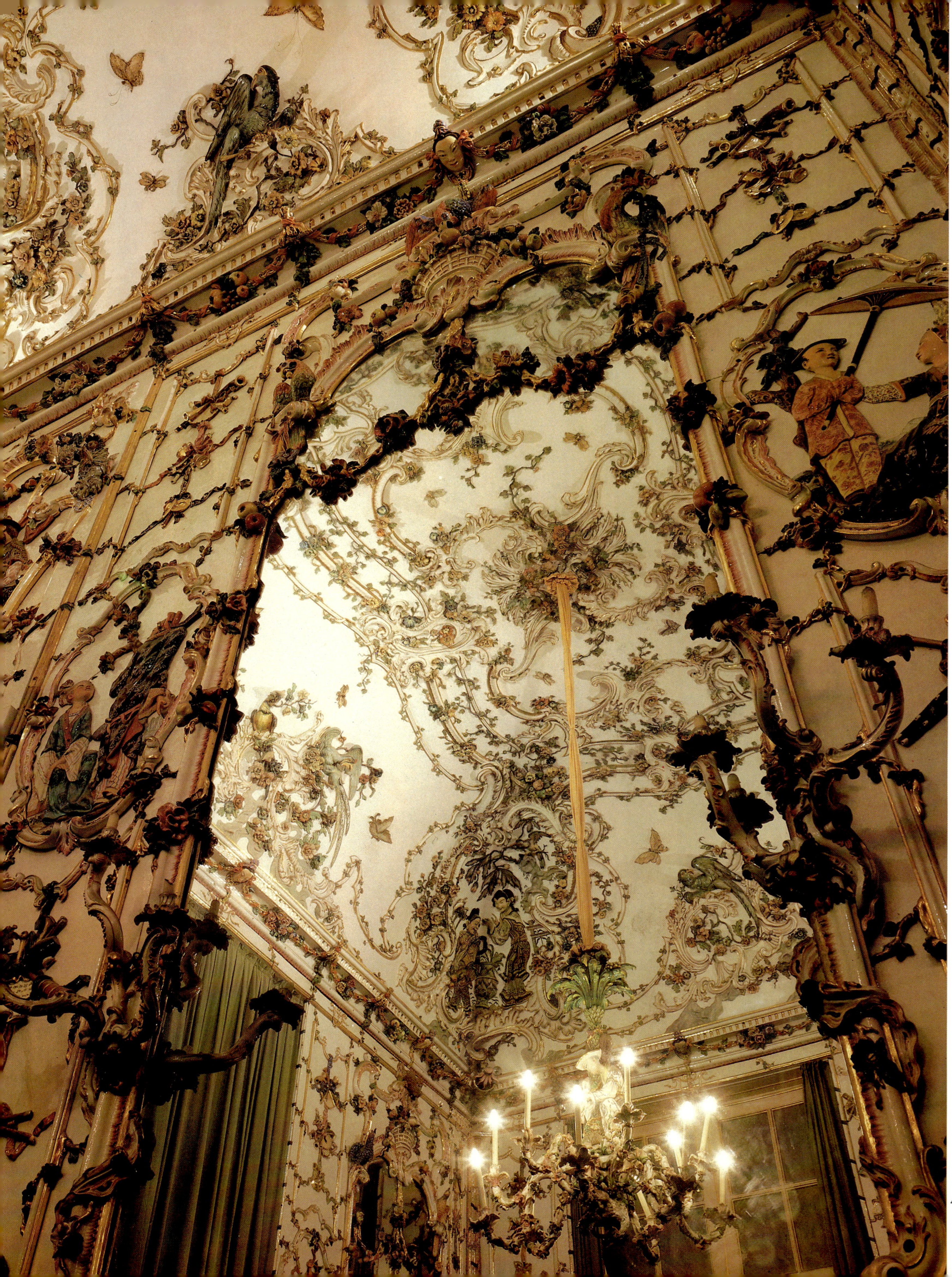

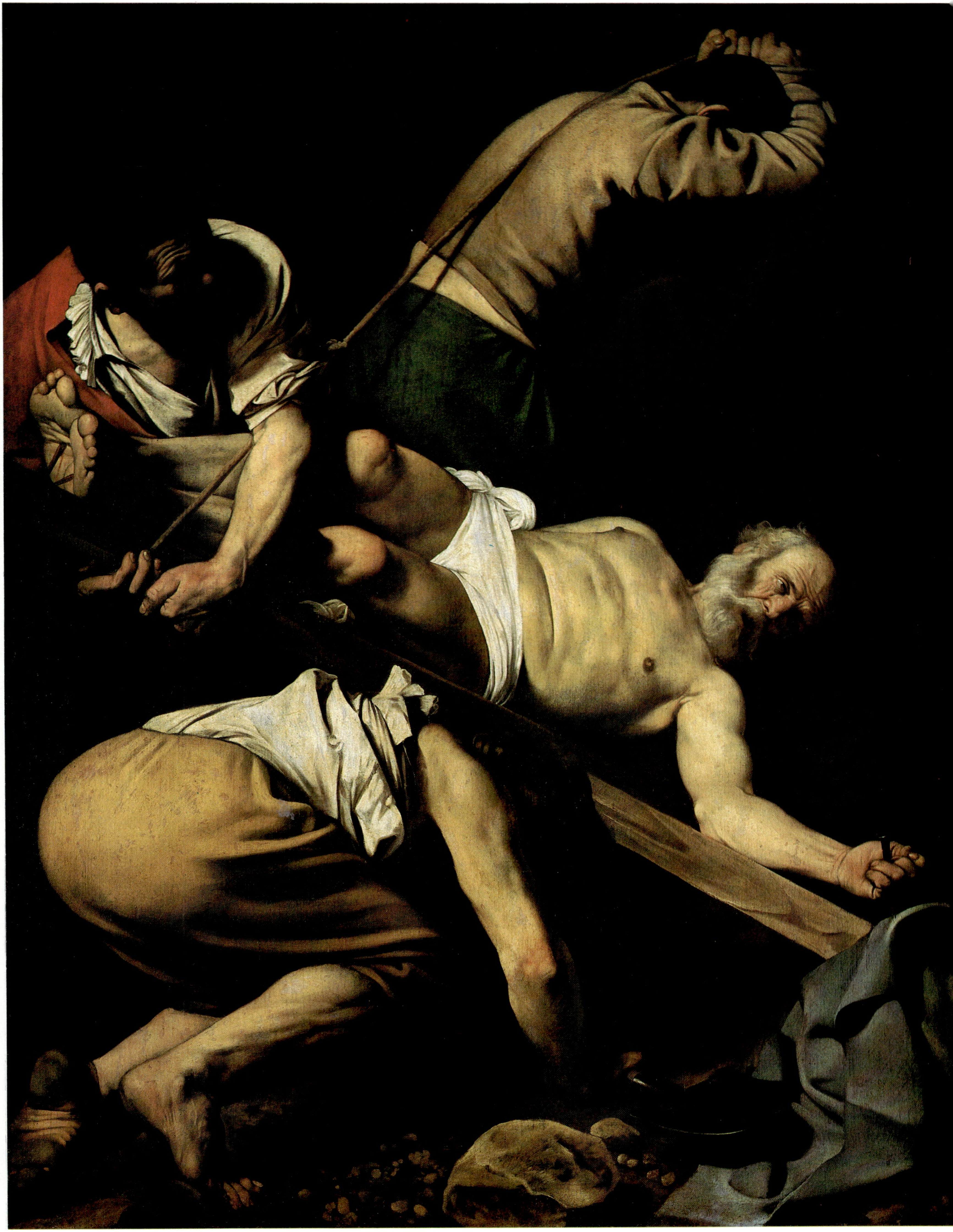

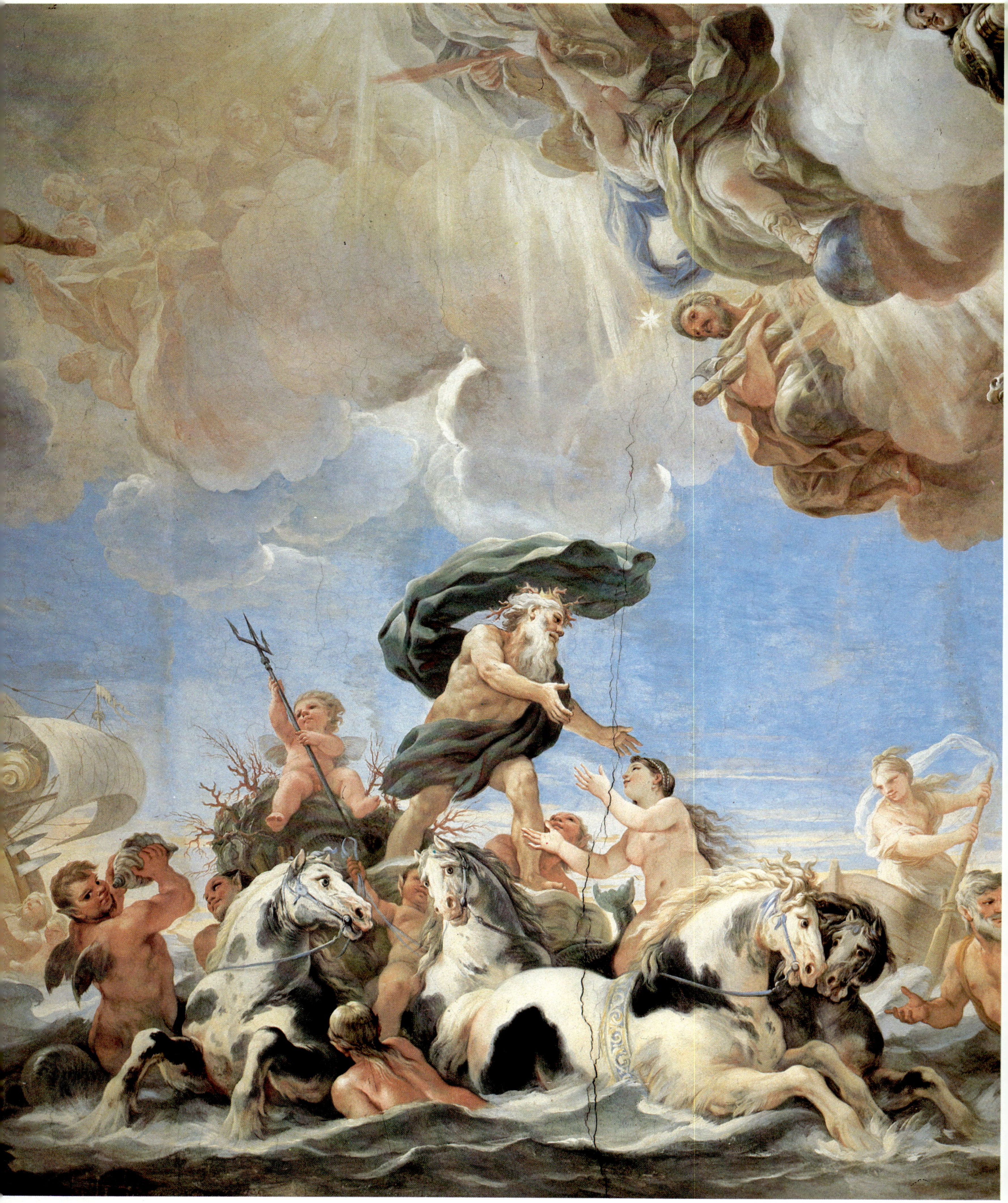

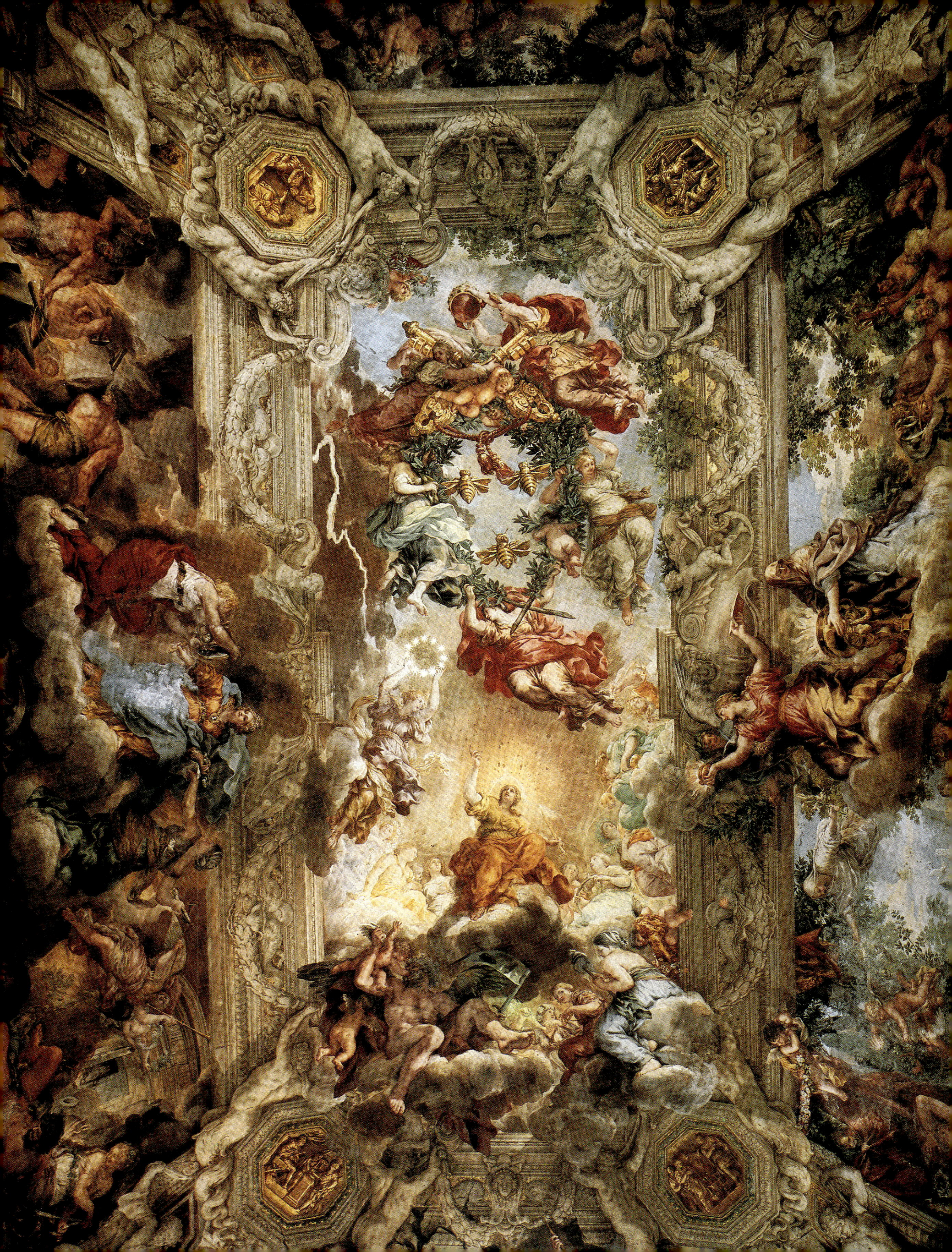

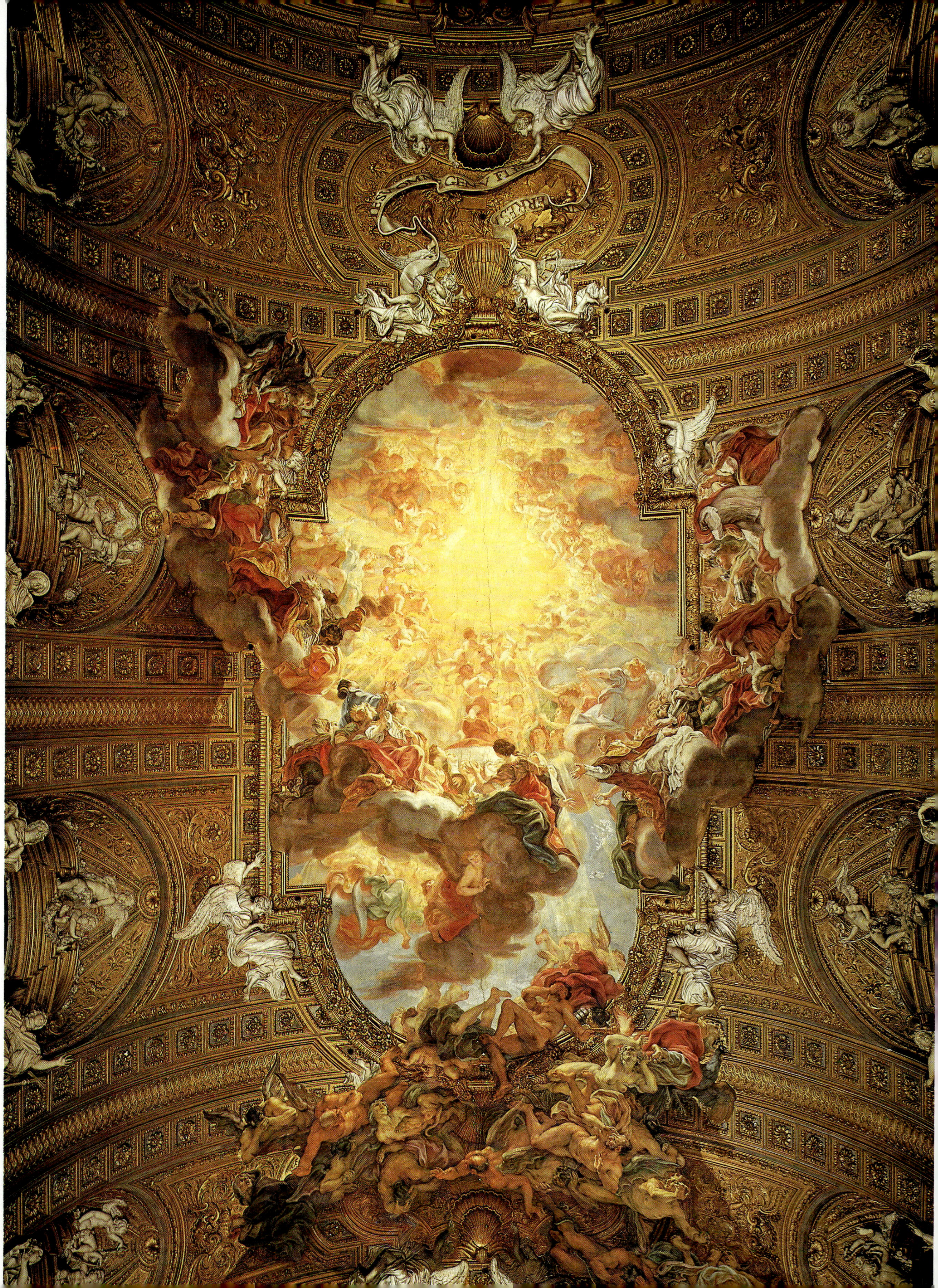

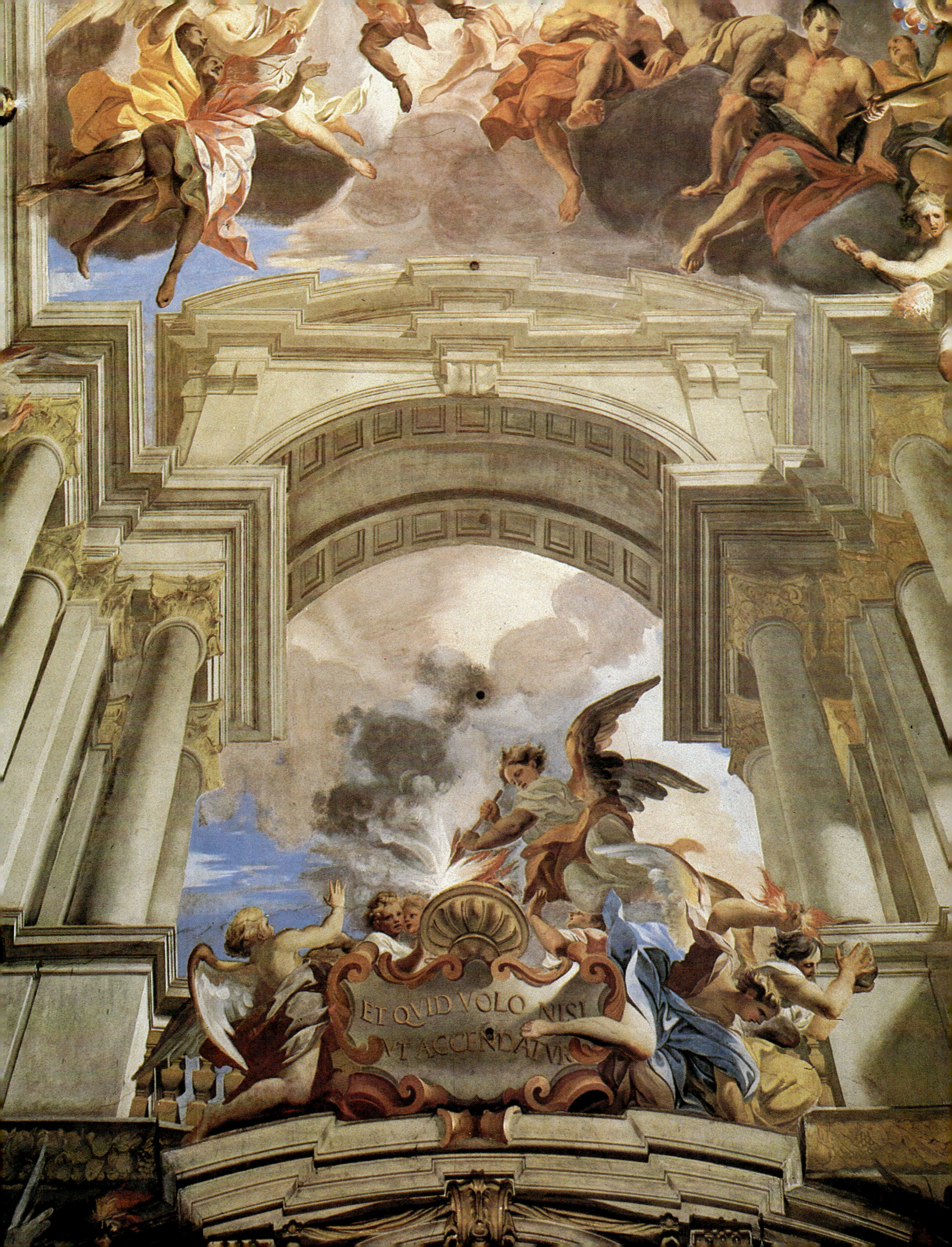
ET QVID VOLO NISI
VT ACCENDATVR

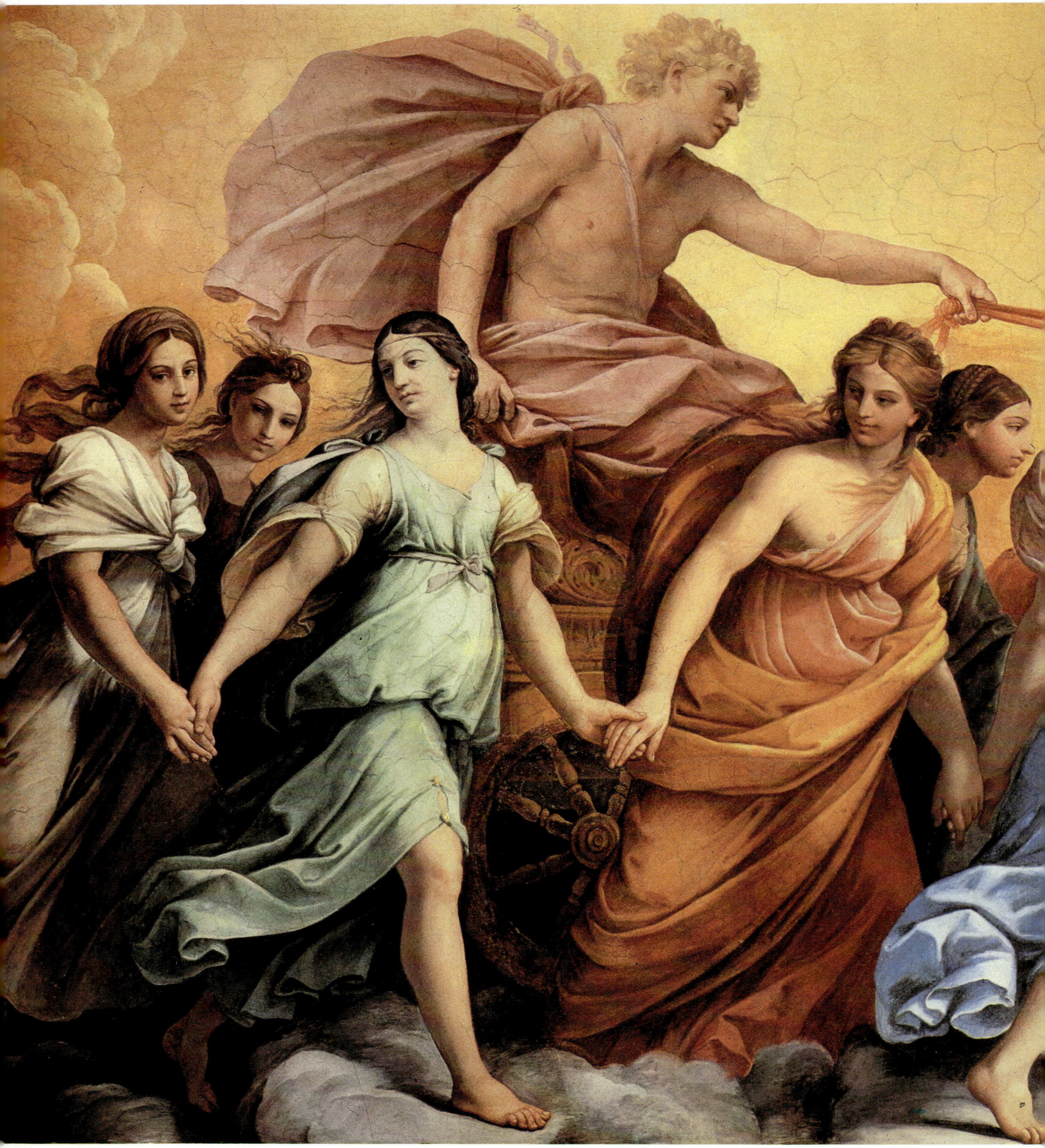

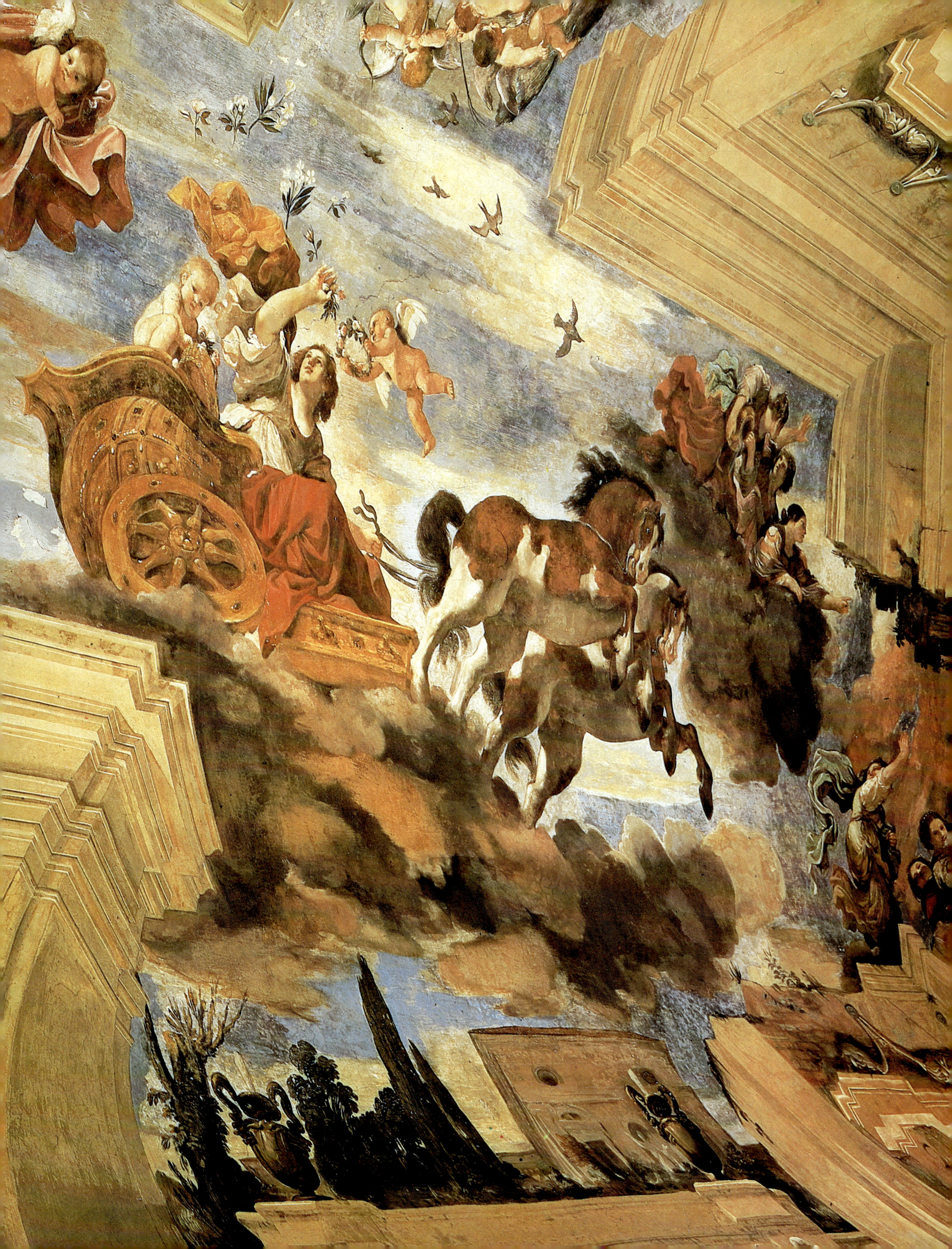

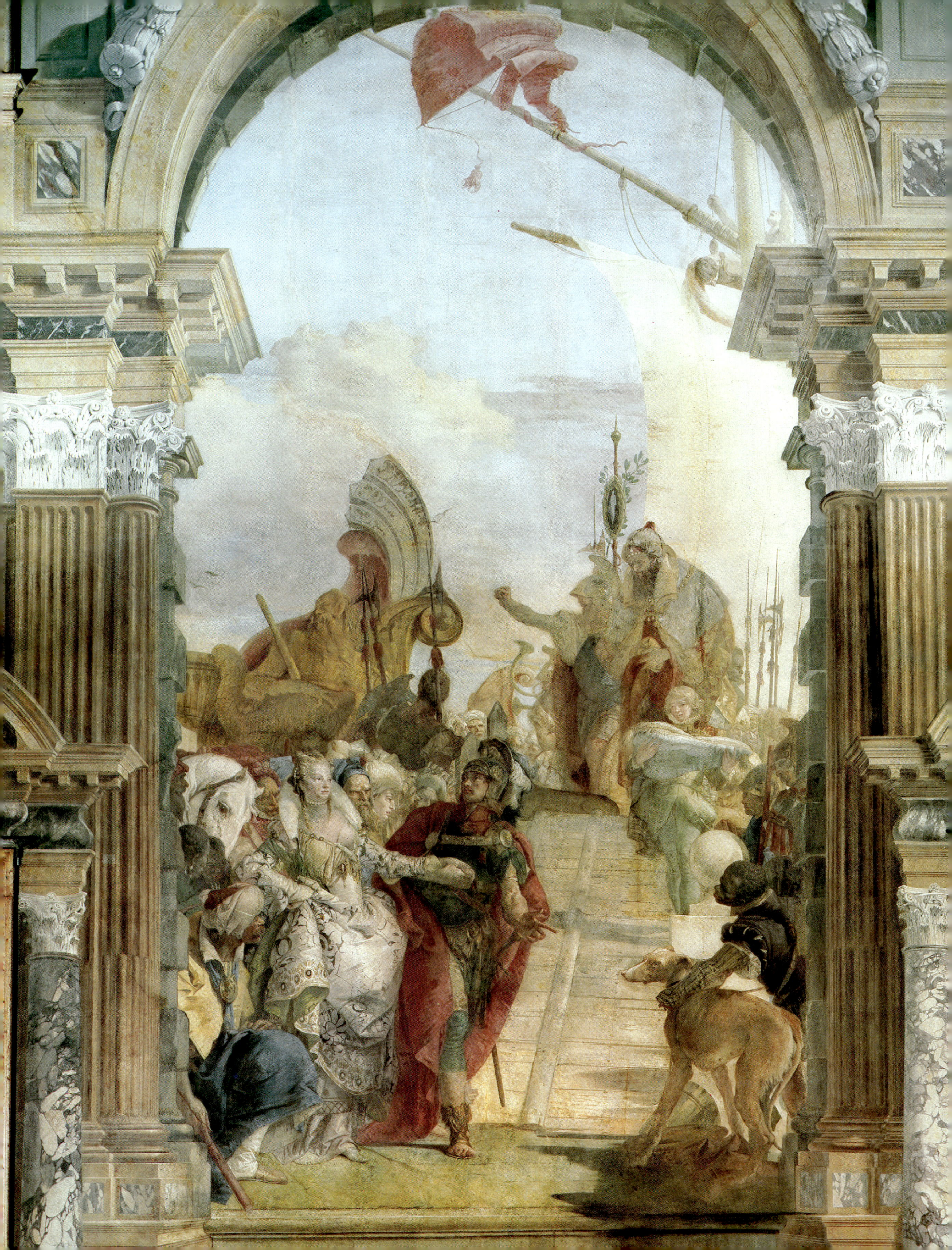

41 DIE KREUZIGUNG PETRI.
*Von Caravaggio.*
*Öl auf Leinwand.*
*Größe 290 × 175 cm.*
*1600–1610.*
*Rom, Santa Maria del Popolo.*

42 NEPTUN.
*Von Luca Giordano.*
*Ausschnitt des Freskos „Die Apotheose der Medici". 1682–1683.*
*Florenz, Galerie des Palazzo Medici-Riccardi.*

43 PREISUNG URBANS VIII. UND DES HAUSES BARBERINI.
*Von Pietro da Cortona.*
*Deckenfresko des Salone im Palazzo Barberini.*
*1633–1639.*
*Rom.*

44 TRIUMPH DES NAMENS JESU.
*Von Giovanni Battista Gaulli, genannt Baciccio.*
*1669–1683.*
*Fresko im Langhausgewölbe der Kirche Il Gesù in Rom.*

45 DIE GLORIE DES HEILIGEN IGNATIUS VON LOYOLA.
*Von Andrea Pozzo.*
*1685.*
*Ausschnitt aus dem Langhausgewölbe von Sant'Ignazio in Rom.*

46 AURORA.
*Von Guido Reni.*
*Detail des Freskos.*
*1613.*
*Rom, Casino Rospigliosi.*

47 AURORA.
*Von Guercino.*
*Detail des Freskos.*
*1621.*
*Rom, Casino Ludovisi.*

48 BEGEGNUNG VON ANTONIUS UND KLEOPATRA.
*Von Giovanni Battista Tiepolo.*
*Wandfresko.*
*1747–1750.*
*Venedig, Palazzo Labia.*

# DIE DEUTSCHEN GEBIETE UND MITTELEUROPA

Die Zuordnung der französischen Kunst zu Barock und Rokoko ist wegen der in der Nationalmentalität verankerten Neigung zur Klassik problematisch. Das gleiche gilt für die spanische Kunst, hier wegen der Vorliebe für das Ornament, die sich auf Kosten der Komplexität des Grundrisses durchsetzte und die eine Erweiterung des Barockbegriffs erzwingt. Das Land, in dem sich dieser Barockbegriff – Auflösung der Grenzen, Dynamik der Formen und dekorativer Reichtum – am leichtesten entwickeln oder am leichtesten verifizieren läßt, ist Italien. Aber es gibt noch einen zweiten geographischen Bereich, in dem er ebenso klar erfaßbar wird: die deutschen Gebiete und einzelne ihrer Nachbarstaaten. Es ist durchaus legitim, diejenigen Regionen gemeinsam darzustellen, die zumindest eines der folgenden Merkmale aufweisen: Deutschstämmigkeit und die historische Zugehörigkeit zum Reich der Habsburger – wenn dabei im Verlauf der Darstellungen die notwendigen Differenzierungen erfolgen. So können ohne allzuviel Künstlichkeit diejenigen Gebiete, die das Heilige Römische Reich Deutscher Nation bildeten oder ihm doch sehr nahestanden (heute Deutschland und die alemannische Schweiz), die Erblande der Habsburger (heute Österreich) und auch die Länder, über die diese Dynastie geherrscht hat, Böhmen, die Slowakei und Ungarn (heute Tschechoslowakei und Ungarn), in einem einzigen Kapitel zusammengefaßt werden.

Der deutsche Barock hängt eng mit dem Erfolg der Gegenreformation zusammen. Die Bemühungen des Klerus, speziell die der Jesuiten, die energische Offensive der Habsburger, namentlich die Ferdinands (1578–1637; Herzog von Steiermark, seit 1619 als Ferdinand II. deutscher Kaiser), und die Tatkraft des Herzogs von Bayern, Maximilians I. (1573–1651), der 1623 die pfälzische Kurwürde erhielt, sicherten eine weiträumige Rückeroberung ehemals katholischer Gebiete. Österreich und Bayern wurden zu dauerhaften Bastionen des Katholizismus, der sich in Süddeutschland eine starke Position schaffen konnte, während die Kirchen der Reformation in Norddeutschland allgemein beherrschend blieben. Die Unnachgiebigkeit Ferdinands in seinem Königreich Böhmen war der Auslöser für den Prager Fenstersturz (23. Mai 1618), den Beginn des Böhmischen Aufstandes und des Dreißigjährigen Krieges sowie für die kurze Regierung des Kurfürsten Friedrich V. von der Pfalz als König von Böhmen (Winterkönig), der die Schlacht am Weißen Berg (8. November 1620) ein Ende setzte. Das Deutsche Reich, verwüstet von kaiserlichen, dänischen und schwedischen Truppen, im Krieg mit dem Frankreich Richelieus und Mazarins, kam erst mit dem Westfälischen Frieden (1648) unter Ferdinand III. (1608–57; Kaiser seit 1637) wieder zur Ruhe.

Die Kämpfe, die sich danach noch in Deutschland abspielten, waren kürzer und weniger verheerend. Dem Protestantismus mochte seinem Wesen nach der Barockstil weniger entsprechen als dem Katholizismus; dennoch darf nicht übersehen werden, daß auch für seine Anhänger durchaus interessante architektonische Lösungen im Geiste des Barock gefunden wurden. Die Gegenreformation konnte ihre Rückeroberungserfolge konsolidieren, bei diesem Prozeß muß die Rolle der Wallfahrtsorte und Klöster betont werden, die über bedeutenden Grundbesitz verfügten. Vor allem wurde mit dem Westfälischen Frieden die territoriale Vielfalt des Reiches festgeschrieben, und damit existierte eine Fülle von potentiellen Kulturzentren. Jeder Landesherr, ob katholisch oder evangelisch, strebte nach repräsentativen Palästen und nach eigenen Künstlern, die geistlichen Fürsten standen dem nicht nach, und die Städte, besonders die freien Reichsstädte, bemühten sich ebenfalls, durch die Förderung der Kunst, namentlich der Baukunst, ihre Bedeutung zu dokumentieren.

Unter den hohen kirchlichen Würdenträgern waren zwei Wittelsbacher Kurfürsten und Erzbischöfe von Köln, deren Machtzentrum freilich wegen der weitgehenden Unabhängigkeit der Stadt Köln in Bonn lag: Joseph Klemens (1688–1723) und Klemens August (1723–61). Die Schönborns hatten einige der wichtigsten Bischofssitze inne. Johann Philipp Franz (1605–73) wurde 1642 Bischof von Würzburg, 1647 Erzbischof und Kurfürst von Mainz und damit Reichserzkanzler und 1663 Bischof von Worms; sein Neffe Lothar Franz (1655–1729) war seit 1693 Bischof von Bamberg, seit 1695 Erzbischof und Kurfürst von Mainz. Die Neffen von Lothar Franz gelangten ebenfalls in hohe kirchliche Ämter: Johann Philipp Franz (1673–1724) bekleidete das Amt eines Fürstbischofs von Würzburg; Friedrich Karl (1674–1746) war Bischof von Würzburg und Bamberg; Damian Hugo, Deutschordensritter und seit 1715 Kardinal, wurde 1719 Bischof von Speyer und 1740 von Konstanz, und schließlich war Franz Georg Schönborn (1682–1756) Erzbischof und Kurfürst von Trier (seit 1729) und Bischof von Worms (1732).

In Bayern gehörte Max Emanuel (1662–1726; seit 1679 Kurfürst unter dem Namen Maximilian II. Emanuel) zu den im Europa jener Zeit der Kunst gegenüber aufgeschlossensten Fürsten. Sein Sohn Karl Albrecht (1697–1745; 1726 Kurfürst) wurde 1742 zum Kaiser gewählt (als Karl VII.) und erlangte damit im Kampf gegen Maria Theresia für einige Jahre die seit langem den Habsburgern vorbehaltene höchste Würde im Reich. Karl Albrechts Sohn Max Joseph (1727–77; Maximilian III. Joseph) entsagte allen Ansprüchen auf österreichisches Gebiet, erhielt die unter seinem Vater verlorengegangenen bayerischen Erblande zurück und begnügte sich im übrigen mit der Kurwürde. Zwischen Rhein und Donau waren, bei der extremen Zergliederung der Hoheitsgebiete, die drei größten Territorien das Herzogtum Württemberg und die Markgrafschaften Baden-Durlach und Baden-Baden. Zwei Kurfürsten von Sachsen, Katholiken, herrschten zugleich als Könige über Polen: August II. oder August der Starke (1670–1733) seit 1697, allerdings mit einer durch die Feindschaft Karls XII. von Schweden (1706–10) verursachten Unterbrechung, und August III. (1696–1763), sein Sohn, der sich im Polnischen Erbfolgekrieg (1733–35) gegen Stanisław Leszczyński behaupten konnte, seit 1733. Die Markgrafen und Kurfürsten von Brandenburg, Protestanten, gehörten dem Hause Hohenzollern an und sollten eine bedeutende politische Rolle spielen. Friedrich Wilhelm, der Große Kurfürst, wurde 1660 Herzog des souveränen Preußen; sein Sohn Friedrich I. (1657–1713; seit 1688 als Friedrich III. Kurfürst von Brandenburg) erlangte 1701 die erbliche Königswürde in Preußen (1701–13). Dessen Sohn, Friedrich Wilhelm I. (1688–1740), der Soldatenkönig, war der Vater Friedrichs II. des Großen (1712–86), durch den Preußen zur europäischen Großmacht aufstieg.

Der Neuaufbau Deutschlands nach den Verheerungen des Dreißigjährigen Krieges konnte erst nach dem Westfälischen Frieden in Angriff genommen werden. Die Festigung der habsburgischen Kronländer trat noch später in eine entscheidende Phase, nämlich 1683, nachdem die Türkengefahr endgültig gebannt war, als Johann Sobieski, König von Polen, die Osmanen dazu zwang, die Belagerung Wiens aufzuheben. Leopold I. (1640–1705; 1658 Kaiser) hatte nicht nur viel Kraft im Abwehrkampf gegen Ludwig XIV. verbraucht, sondern auch gegen den Islam. Unter seiner Regierung wurde Buda übergeben (1686), Transsilvanien zurückerobert und die Krone von Ungarn seinem Haus als erblich zugestanden (1687). Nach dem Tode Karls II. von Spanien (1700) gelang es ihm nicht, seinen zweiten Sohn, Karl, als Allerkatholischste Majestät anstelle des Bourbonen Philipp V. einzusetzen, aber er stärkte seine Macht in den Erblanden, band Ungarn durch den Frieden von Karlowitz (1699) an Österreich und profitierte vom Talent des Prinzen Eugen von Savoyen, des großen Feldherrn im Krieg gegen Frankreich und die Türken. Die beiden Söhne Leopolds I. hatten ebenfalls den kaiserlichen Thron inne: Joseph I. (1678–1711; Kaiser 1705) und Karl VI. (1685–1740; Kaiser 1711). Letzterer suchte durch die Pragmatische Sanktion (1713) seiner Tochter Maria Theresia (1717–80) die Erbfolge zu sichern. Der Kurfürst Karl Albrecht von Bayern entriß indessen, wie bereits erwähnt, den Habsburgern für einige Jahre (1742–45) die Kaiserkrone. Franz von Lothringen (1708–65), der Maria Theresia heiratete (1736) und Lothringen, das an Stanisław Leszczyński fiel, gegen die Toskana eintauschte (1637), sollte ihnen diese zurückerobern und einen neuen Zweig der Dynastie gründen, das Haus Habsburg-Lothringen. Er wurde Kaiser Franz I. (1745–65).

Bei ihren Kriegen gegen West und Ost waren die Herrscher in Wien von zwei den Barock begünstigenden Faktoren geleitet: dem Katholizismus und dem kaiserlichen Prestige. Die sie umgebende Aristokratie besaß riesigen Grundbesitz, der es erlaubte, nicht nur in Wien, sondern auch in Prag, nicht allein in Österreich, sondern auch in Böhmen und Ungarn prunkvolle Residenzen zu erbauen. Die Klöster, die ebenfalls beträchtlichen Grundbesitz ihr eigen nannten, sollten, ähnlich wie in Deutschland, zu Hochburgen der barocken Kunst werden.

Untersuchen wir zunächst die Entfaltung dieser Kunst in Österreich.

## ÖSTERREICH. DIE FESTE UND DER EINFLUSS DES ITALIANISMUS

In Wien skandierten die Feste mit ihren wesentlichen Bestandteilen, Tagesarchitektur, Musik, Oper und gelehrte Symbolik, den Rhythmus des offiziellen Lebens der Habsburger. Beherrschend in ihnen war der Italianismus. Antonio Bertali (1605–69), Opernkomponist in venezianischer Tradition, kam 1623 nach Wien, ist 1637 als Hofmusikus nachweisbar und wurde der renommierteste Musiker des 17. Jahrhunderts. Marc'Antonio Cesti (1623–69), ebenfalls Opernkomponist, wurde 1652 als Kapellmeister von Erzherzog Ferdinand Karl nach Innsbruck gerufen und blieb dort bis 1663; von 1666 bis 1669 war er zweiter Kapellmeister in Wien. Leopold I. heiratete per procurationem am 25. April 1666 seine spanische Nichte, die in dem Gemälde von Velázquez „Las Meninas" dargestellte Infantin Margarita-Teresa, die erst Anfang Dezember bei ihrem Gatten eintraf. Im Januar 1667 wurden aus Anlaß dieser Verbindung glanzvolle Feste in der Wiener Hofburg gefeiert. Generell scheinen sie italienisch geprägter, aber weniger intellektuell inspiriert gewesen zu sein als die des französischen Hofes in der gleichen Epoche, wie z. B. die „Vergnügungen auf der Zauberinsel". Am 24. Januar fand eine Art Reigen statt über das Thema des Kampfes zwischen Luft und Wasser, an dem der Kaiser persönlich teilnahm. Die Dekoration und die Maschinerie waren das Werk der italienischen Ingenieure Carlo Pasetti und Alessandro Carducci. Der Hofdichter Francesco Sbarra hatte, auf italienisch, die Spieleinlagen gedichtet; die Musik war von Bertali. Bei diesen Festen wurde auch die Oper „Das goldene Vlies" aufgeführt, deren Libretto von Sbarra und deren Musik von Cesti stammte. Die Vorführung vermengte Politisches mit Philosophischem; in einer Szene tauchte der Kaiser zu Pferde auf, zwischen Gestalten seiner Staaten und seiner Vorgänger, die ebenfalls zu Pferde waren.

Das italienische Gepräge im Bereich von Festen und Opern blieb auch im 18. Jahrhundert sehr stark. Francesco Galli da Bibiena baute in Wien für Leopold I. ein Theater, das bereits 1704 vollendet war; Ferdinando, der sich in Barcelona, bei Erzherzog Karl, damals „König der Katalanen", im Spanischen Erbfolgekrieg aufgehalten hatte, arbeitete ebenfalls am Hof in Wien, und das gleiche galt für seinen Sohn Giuseppe. Dieser widmete sein Sammelwerk „Architetture e prospettive" (1740) Karl VI. Pietro Antonio Metastasio (1698–1782), ein berühmter Opernlibrettist, hielt sich am kaiserlichen Hof von 1730 bis zu seinem Tode auf.

Der Italianismus stellte auch ein entscheidendes Merkmal der Architektur des 17. Jahrhunderts dar; der Rückgriff auf Künstler und Formen Italiens war ein konstanter Faktor. Dennoch lassen sich gelegentlich andere Quellen ausmachen, und Österreichisches kommt in den hohen Fassaden der Kirchen mit zwei oft zwiebelgekrönten Türmen, in der ein wenig schwerfälligen Üppigkeit des Stuckdekors und in der plastischen Majestät der Palastfassaden zum Tragen. In Salzburg beschloß Erzbischof Wolfdietrich von Raitenau (1587–1612), ein Großneffe des Medici-Papstes Pius IV., der in Pavia und Rom studiert hatte, den totalen Neubau des romanischen Doms, dessen Dach 1602 durch Feuer zerstört worden war, und beauftragte Scamozzi mit dem Entwurf. Aber unter seinen Nachfolgern Marcus Sitticus Graf von Hohenems (1612–19) und Paris Graf von Lodron (1619–53) führte Santino Solari (1576–1646) einen abgewandelten Plan aus. Der in der Fassade ebenso wie im Inneren imposante Bau wurde 1614 begonnen und 1628 geweiht. Chor und Querschiffarme münden in halbkreisförmigen Apsiden: der italienische Stil, der vorherrscht, läßt Züge deutscher Romanik anklingen. In der Steiermark errichtete Pietro de Pomis (1569–1633), der aus Lodi stammte und in der Werkstatt Veroneses gearbeitet hatte, in Graz das Mausoleum Ferdinands II. (1614–32) in einem nachempfundenen italienischen Barock und fügte ihm eine ovale Kapelle an. Er erbaute auch vor der Stadt das Schloß Eggenberg für Hans Ulrich von Eggenberg, und zwar ab 1623. Das nach außen hin strenge Gebäude mit vier Ecktürmen und einem großen Innenhof verarbeitete möglicherweise Reminiszenzen an den Escorial, denn Hans Ulrich von Eggenberg war im Gefolge der Margarete von Österreich zu deren Hochzeit mit Philipp III. nach Spanien gereist, und Pomis hatte diese Reise mitgemacht. Der Prunksaal im zweiten Geschoß wurde mit Planetenallegorien und Tierkreiszeichen von Hans Adam Weißenkirchner ausgeschmückt, der aus Bayern stammte, aber vom italienischen Barock und Poussin beeinflußt war (1684–85). Ebenfalls im zweiten Geschoß sind die Decken von zehn Sälen von den „Empresas políticas" des spanischen Diplomaten Diego Saavedra Fajardo inspiriert; dieser war 1633 in diplomatischer Mission nach Bayern und anderen Gebieten Deutschlands gesandt worden und veröffentlichte die erste Ausgabe seines Buches 1640 in München.

In der Sakralarchitektur waren bemerkenswerte Künstler tätig, namentlich die

Carlone, deren Familie aus dem mailändischen Raum kam. Von den Jesuitenkirchen baute Pietro Francesco Carlone diejenigen von Leoben (heute Stadtpfarrkirche, Fassade 1660–65) und Linz (1669–78). Die Wiener Kirche „Zu den Neun Engelschören", Kirche am Hof (1662), von Carlo Antonio Carlone ist von elegantem und komplexem Entwurf mit einer eingezogenen Mittelpartie. Von den großen Abteien baute Domenico Sciassia die von Sankt Lambrecht und Pietro Francesco Carlone und sein Sohn Carlo Antonio die von Garsten und Schlierbach. In der Hauptstadt ließ Leopold I. an der Hofburg von Filiberto Lucchese den Leopoldinischen Trakt errichten, eine Fassade von etwas monotoner Majestät (1661–68); die des Starhemberg-Palais, 1661 begonnen, hat in den Giebeln der Hauptgeschosse ihren plastischsten Akzent, in dem sich die gelungenen Werke der nachfolgenden Generationen ankündigen.

## ÖSTERREICHISCHER UND KAISERLICHER BAROCK

Nachdem die Türken die Belagerung Wiens aufgehoben hatten und Österreich nach außen sicher und nach innen gefestigt war, erreichte der Barock seinen Höhepunkt, und zwar ebenso in den kaiserlichen und aristokratischen Bauten wie in den Kirchen und Klöstern. Weiterhin waren es die Italiener, nach denen man sich richtete, ein Faktum, das nachdrücklich durch den Aufenthalt des Bruders Pozzo demonstriert wird, der von Leopold I. eingeladen wurde, nach Wien zu kommen, und dort seine letzten Jahre verbrachte (1702–1709). Er malte die Scheinkuppel der Jesuitenkirche (1703) und die „Apotheose des Herkules" im Marmorsaal des Palais Liechtenstein. In Wahrheit war es nicht nur seine Kunst, sondern die Berninis und Borrominis und, weiter zurück, Michelangelos und der Antike, auf die man sich bezog; die österreichischen Künstler lernten von ihren Vorbildern auch das dynamische Verschmelzen von Quellen und Techniken, nämlich Architektur, Skulptur und Fresko.

Am Hof und in seinem Strahlungsbereich wird der Höhepunkt des kaiserlichen Barock vom Werk des Johann Bernhard Fischer von Erlach (1656–1723) repräsentiert: Nach einem vierjährigen Italienaufenthalt war er in Wien an den Skulptur- und
*Abb. 261–265* Dekorationsarbeiten der Pestsäule beteiligt und des Mausoleums von Ferdinand II.
*Abb. 253* in Graz (1687). In Salzburg verarbeitete er an der Fassade der Dreifaltigkeitskirche (1694–1702) Erinnerungen an Sant'Agnese in Piazza Navona in Rom; an der Kollegienkirche (1696–1707), ebenfalls in Salzburg, verwendete er das typisch barocke Schema der konvexen Mittelpartie zwischen zwei Türmen. An der dem hl. Karl Borromäus geweihten Karlskirche in Wien, mit der er 1716 begann, gestaltete er einen klug durchdachten Grundriß um das Langhaus herum und kombinierte in einer gelehrten Ikonographie historische und zeitgenössische Bezüge. Als Architekt des ersten Schlosses Schönbrunn, das später für Maria Theresia von Nicolaus Pacassi umgebaut wurde, entwarf er auch den Neubau der Hofburg, der von seinem Sohn Joseph Emanuel (1693–1742) weitergeführt wurde. Ihr imposantester Teil ist die kaiserliche Bibliothek von Fischer von Erlach dem Vater, 1722 begonnen. In ihrem Inneren vereinigen sich ein beeindruckend großes Raumgewoge mit den Überraschungseffekten einer Gliederung in Tiefe und Höhe und der Pracht der Kuppel.
*Abb. 54* Diese wurde von Daniel Gran (1694–1757) ausgemalt, der hier mit der „Apotheose

Kaiser Karls VI.“ (1726–1730) sein Meisterwerk schuf. Fischer von Erlach der Sohn vollendete die Bibliothek (1735) und errichtete seit 1729 die Staatskanzlei und die Hofreitschule.

Verglichen mit der Architektur Bernhard Fischer von Erlachs ist die von Johann Lukas von Hildebrandt (1668–1745) zumindest scheinbar und in Teilen mehr auf eine skulpturale Akzentuierung der Formen hin orientiert. Die Peterskirche in Wien wurde im Jahre 1720 von Gabriele Montani begonnen, aber in den Türmen der Fassade und dem konvexen Schwung ihrer Mittelpartie wird die Hand Hildebrandts erkennbar. Er unternahm den Neubau der Abtei von Göttweig in eindrucksvoller Lage über der Donau (1719). In der Hauptstadt errichtete er das Palais Daun-Kinsky (1713–16) und, für den Prinzen Eugen, das Untere (1714–16) und das Obere Belvedere (1721–22). Es trug zur endgültigen Gestaltgebung der Wiener Aristokratenresidenz bei. Die hohen Fassaden mit ihren kraftvollen Reliefs, die von Atlanten unterteilten monumentalen Portalvorbauten bringen die starken Licht- und Schattenkontraste zur Geltung und vereinen Pracht mit Pathetik. Im Inneren fungieren die Treppen als dynamische In-Szene- Setzungen komplexer Volumen und bewegter Skulpturen, zusammen mit der Vorhalle, der „sala terrena“, und den Gemächern.

*Abb. 50*

*Abb. 56*

*Abb. 241*

Die Blütezeit des österreichischen Barock ist gleichzeitig die der großen Klöster. Sie legen Zeugnis ab vom Reichtum dieser Institutionen, von der Macht der Äbte und von der eminenten Bedeutung der Ordensgeistlichkeit innerhalb des Staates. In den Baukomplexen sind, in einem präzisen Ordnungssystem, die Kirche, die Bibliothek sowie die monastischen Einrichtungen und auch die, die profaneren Zwecken dienten, der Prunksaal (Kaisersaal, Marmorsaal), der oft dem Lobe der Dynastie gewidmet war, und die kaiserlichen Gemächer vereinigt. Architektur, Skulptur, Stukkaturen, Fresko und Tafelgemälde bilden die innigste und farbenprächtigste Synthese in Kirche, Bibliothek, Prunksaal und der Treppe. Die Einfügung kaiserlicher Gemächer in ein Kloster zeigt eine gewisse Verwandtschaft zu einigen spanischen Residenzen, insbesondere dem Escorial – in der Funktion, im Stil selbstverständlich nicht. Besonders deutlich wird diese Verwandtschaft im Plan von Klosterneuburg, den Donato Felice d’Allio (1677–1761) für die dort ansässigen Augustiner-Chorherren entwarf. Der 1730 begonnene Bau wurde indessen nicht vollendet. In den beiden zweifellos bedeutendsten und bemerkenswertesten Abteien Österreichs, St. Florian und Melk, ist das Vorhandensein kaiserlicher Gemächer nur eine Eigenheit unter anderen. Sankt Florian (1686–1751) wurde von Carlo Antonio Carlone und in seiner Nachfolge von Jakob Prandtauer (1660–1726) erbaut. Letzterer schuf auch, seit 1702, Melk, dieses klösterliche Schiff, das auf einen Vorsprung über der Donau gesetzt ist, als wollte es von dort aus jeden Augenblick zu seiner Reise in die Ewigkeit aufbrechen.

*Abb. 49*

Palast, Kirche und Kloster sind also die Bereiche, in denen sich in der Architektur der österreichische Barock entfaltete. Aber es gilt auch in diesem Barock Abstufungen aufzuzeigen. Drei in Komposition und Zeit typische Beispiele seien angeführt: In Graz baute Joseph Hueber (1716–87), Sohn eines Wiener Maurers, der von seinen Reisen die deutsche Architektur kannte, die reich dekorierten Zwillingstürme der Mariahilfkirche (1742–44). Mitten in Wien errichtete einer der Lothringer, deren Präsenz sich durch die Heirat Maria Theresias erklärte, Jean-Nicolas Jadot aus Ville-Issey, nach französischem Kanon die Alte Universität (1753). In Innsbruck erhielt das Helbling-Haus an der Fassade einen Rokoko-Dekor, der außerordentlich reizvoll, aber für seine Zeit (um 1775), denkt man an die Ausbreitung des Klassizismus in dieser Epoche, schon etwas rückständig ist.

*Abb. 245*

Die Malerei, die kontinuierlich von Italien geprägt wurde, trug nachdrücklich zur inneren Prachtentfaltung von Kirchen und Palästen bei. Vom Aufenthalt des Italieners Andrea Pozzo in Österreich war schon die Rede. Ein Neapolitaner, Martino Altomonte (1657–1745), der von 1703 bis zu seinem Tode in Wien lebte, stellte im Unteren Belvedere in einem Fresko „Die Apotheose des Prinzen Eugen" dar (1716). Johann Michael Rottmayr (1654–1730), in der Umgebung von Salzburg geboren, hielt sich dreizehn Jahre lang in Venedig auf, ließ sich dann 1696 in Wien nieder und konnte sich dort eine herausragende Position sichern mit der Ausschmückung der Peterskirche (1715), der Karlskirche (1725–30) und der Deckenausmalung des Klosters Melk („Die Ankunft des hl. Benedikt im Himmel", 1719). So groß das Verdienst des Daniel Gran auch war, die österreichische Malerei strebte ihrem barocken Höhepunkt doch eher dank Paul Troger (1698–1762) zu. Er hatte seit seinem 16. Lebensjahr in Italien, in Venedig, Rom, Neapel und Bologna, gelebt. Nach seiner Rückkehr nach Wien wurde er vom Grafen Gundaker von Althan, dem Inspektor der kaiserlichen Bauten, gefördert. Troger entwickelte einen dramatischen und
*Abb. 294* brillanten Stil („Der hl. Sebastian wird von heiligen Frauen gepflegt"; Österreichisches Barockmuseum, Wien). An der Akademie indessen dominierte der Einfluß von Jakob van Schuppen (1670–1751). Sohn eines Antwerpener Stechers, hatte er sich in Paris niedergelassen, war mit Largillière verbunden und wurde 1704 in die Pariser Akademie aufgenommen. Er strebte jedoch nach einer bedeutenderen Rolle und ging deshalb nach Wien. In der zweiten Hälfte des 18. Jahrhunderts wurde die barocke Malerei noch von zwei großen Künstlern repräsentiert: Maulbertsch und Kremser-Schmidt. Franz Anton Maulbertsch (1724–96), in Langenargen am Bodensee geboren, aber Wahlwiener und Schüler J. van Schuppens, war ein Meister der Bewegung, der Verkürzung und der fließenden Farben, sowohl im Fresko („Die Kreuzauffindung", 1757; Pfarrkirche von Heiligenkreuz-Guttenbrunn) als auch in
*Abb. 52* der Ölmalerei („Die Heilige Sippe", um 1755; Österreichisches Barockmuseum, Wien). Martin Johann Schmidt (gen. Kremser-Schmidt, 1718–1801) malte schlichter und populärer (Fresko „Der Triumph des Kreuzes", 1745, Pfarrkirche Krems; „Ma-
*Abb. 292* riä Himmelfahrt", 1772; Österreichisches Barockmuseum, Wien).

Martin van Meytens (1695–1770), in Stockholm geboren, war ein internationaler Künstler, der in Holland, England, in Paris und in Italien arbeitete. In Wien war er
*Abb. 289* der kaiserliche Hofmaler und stellte Maria Theresia dar.

In der Skulptur tendierte der Barock stark zum Üppigen, wie seit 1613 am Lebens-
*Abb. 254* baum am Hochaltar der Abtei von Stams (Tirol), von Bartholomäus Steinle, festzustellen ist. In Wien wurde von 1682 bis 1694, in Einlösung eines Gelöbnisses
*Abb. 261–265* Leopolds I. während der Pest von 1679, am Graben die Pest- oder Dreifaltigkeitssäule errichtet. Den Auftrag hatte Matthias Rauchmiller erhalten, fortgesetzt wurde sein Werk von J. B. Fischer von Erlach und Lodovico Burnacini und, als Bildhauer, Johann Ignaz Bendl und Paul Strudel. Die Dynamik ihrer Formen ist vegetabil, dennoch ist die Ikonographie, die die Dreifaltigkeit, den Kaiser und die vom Glauben gebändigte Pest verknüpft, äußerst subtil. Matthias Steinle schuf in Elfenbein vir-
*Abb. 266* tuos und pointiert den „Triumph Josephs I." (um 1710, Kunsthistorisches Museum). Andere charakteristische Skulpturen werden im Österreichischen Barockmuseum in Wien aufbewahrt, so Arbeiten von Georg Raphael Donner (1693–1741), einem har-
*Abb. 267, 285–288* monischen und kraftvollen Talent: „Die Apotheose Karls VI." (1734) und die allegorischen Figuren der Flüsse vom Brunnen am Mehlmarkt.

# UNGARN, BÖHMEN UND DIE TSCHECHOSLOWAKEI

Wegen der türkischen Besetzung konnte der Barock in Ungarn zunächst nur in den frei gebliebenen Gebieten Eingang finden. So wurde er von 1635–41 in Györ (Raab) an der Kirche St. Ignatius verwendet, die an St. Michael, die Jesuitenkirche in München, erinnert. Nach der Befreiung des Landes war der Barock ganz natürlich der Stil, in dem man die Städte wiederaufbaute, besonders Eger, Pécs (Fünfkirchen), Vác (Waitzen), Székesfehérvar (Stuhlweißenburg), Sopron (Ödenburg) und Szombathely (Steinamanger). Aber er erreicht nicht die Üppigkeit des italienischen Barock; er ist dem österreichischen verbunden, und sei es nur durch die Wiener Künstlern übertragenen Aufträge oder deren Aufenthalte im Land. Dennoch unterscheidet er sich von diesem. Verglichen mit den in der österreichischen Hauptstadt errichteten Palais zeigen die ungarischen eine Neigung zur eingeschossigen Bauweise, ja zu einer Art zurückhaltender Intimität. Als Hildebrandt vom Prinzen Eugen den Auftrag erhielt, auf der Insel Csepel (Donauinsel südlich von Budapest) das Schloß Ráckeve zu erbauen, entwarf er eine weitläufige Anlage, die aber nur über ein Geschoß verfügte (1701–02). Die alte königliche Residenz von Gödöllö von András Mayerhoffer (1744–50; im 19. Jahrhundert umgebaut) zeugt ebenfalls von dieser Tendenz zur Zurückhaltung. Dennoch entstand in Fertöd bei Sopron eine der berühmtesten Adelsresidenzen im Europa des 18. Jahrhunderts, deren Leben und deren Feste sogar mit denen Versailles' verglichen wurden: Esterháza, die Residenz *Abb. 51* der Fürsten Esterházy, deren Hauptbauten heute noch erhalten sind. Den zentralen Baukörper errichtete 1720 Erhard Martinelli; die benachbarten Teile mit den geschwungenen Flügeln stammen von Miklos Jacoby (1733–84), den bei der Fassadenordnung Melchior Hefele unterstützte; die Vollendung des Hofes mit den eingeschossigen Flügeln, 1763 begonnen, ist Johann Ferdinand Möldhammer zu verdanken. Joseph Haydn, der im Dienste der Esterházy stand, hat lange dort gelebt und gewirkt.

Bei den Kirchen wurde häufiger der ovale Grundriß mit Kuppel und Zwillingstürmen übernommen, so bei Sankta Anna in Buda Viziváros (1740–72), die von Christoph Hamon begonnen und von Martin Nepauer weitergebaut wurde. In Eger bietet die Kirche der Minoriten (1758–63) von Matthias Gerl an der Fassade ein anderes typisch barockes Schema: zwei Zwillingstürme, die eine konvexe Mittelpartie einrahmen. In der gleichen Stadt ist das Gymnasium in einem ruhigen Stil mit sparsam geschmückter Fassade gehalten (1765–83). Obwohl sie älter ist, gehört die Außenarchitektur der Abtei von Tihany (1740–54) am Plattensee einem gemäßigten Barock an, wohingegen die Innenausstattung üppig ist. Anton Pilgram (1699–1761) aus Wien schuf die Abtei der Prämonstratenser in Jászo (1745–63) und die Zisterzienser-Abtei von Szentgotthárd im Barock der habsburgischen Hauptstadt. Auch große österreichische Maler waren in Ungarn tätig, besonders in Györ, wo Fresken von Maulbertsch im Dom und solche von Troger in Sankt Ignatius zu finden sind.

Das Kunstschaffen in Böhmen stieß nach der Schlacht am Weißen Berg auf viele Hindernisse. Und auch während des gesamten Dreißigjährigen Krieges wurde nur ein einziger bedeutender Bau in Prag errichtet, nämlich das Palais Wallenstein, mit dem sein rätselhafter Besitzer zumindest deutlich seine Macht gezeigt hat. 1623 in der Altstadt (Malá Strana) von Andrea Spezza begonnen, weist es noch Renaissance-Charakter in der sich zum Garten öffnenden Arkadengalerie auf; aber mit

49 KUPPEL DER KLOSTERKIRCHE MELK.
*Von Jakob Prandtauer.*
*Nach 1702.*
*Kuppelfresko von J. M. Rottmayr, 1719.*

50 FASSADE DES OBEREN BELVEDERE.
*Von Lukas v. Hildebrandt.*
*1721–1722.*
*Wien.*

51 DER HOF VON SCHLOSS ESTERHÁZA.
*Residenz der Fürsten Esterházy in Fertod.*
*1720–1784.*

52 DIE HEILIGE SIPPE.
*Von Franz Anton Maulpertsch.*
*Öl auf Leinwand.*
*Größe 127 × 90 cm.*
*Um 1752/53.*
*Wien, Österreichische Galerie.*

53 SELBSTPORTRÄT.
*Von Franz Anton Maulpertsch.*
*Öl auf Leinwand.*
*Größe 119 × 93 cm.*
*1790.*
*Wien, Österreichisches Barockmuseum.*

54 APOTHEOSE KAISER KARLS VI.
*Von Daniel Gran.*
*Fresko in der Kuppel der Hofbibliothek.*
*1726–1730.*
*Wien.*

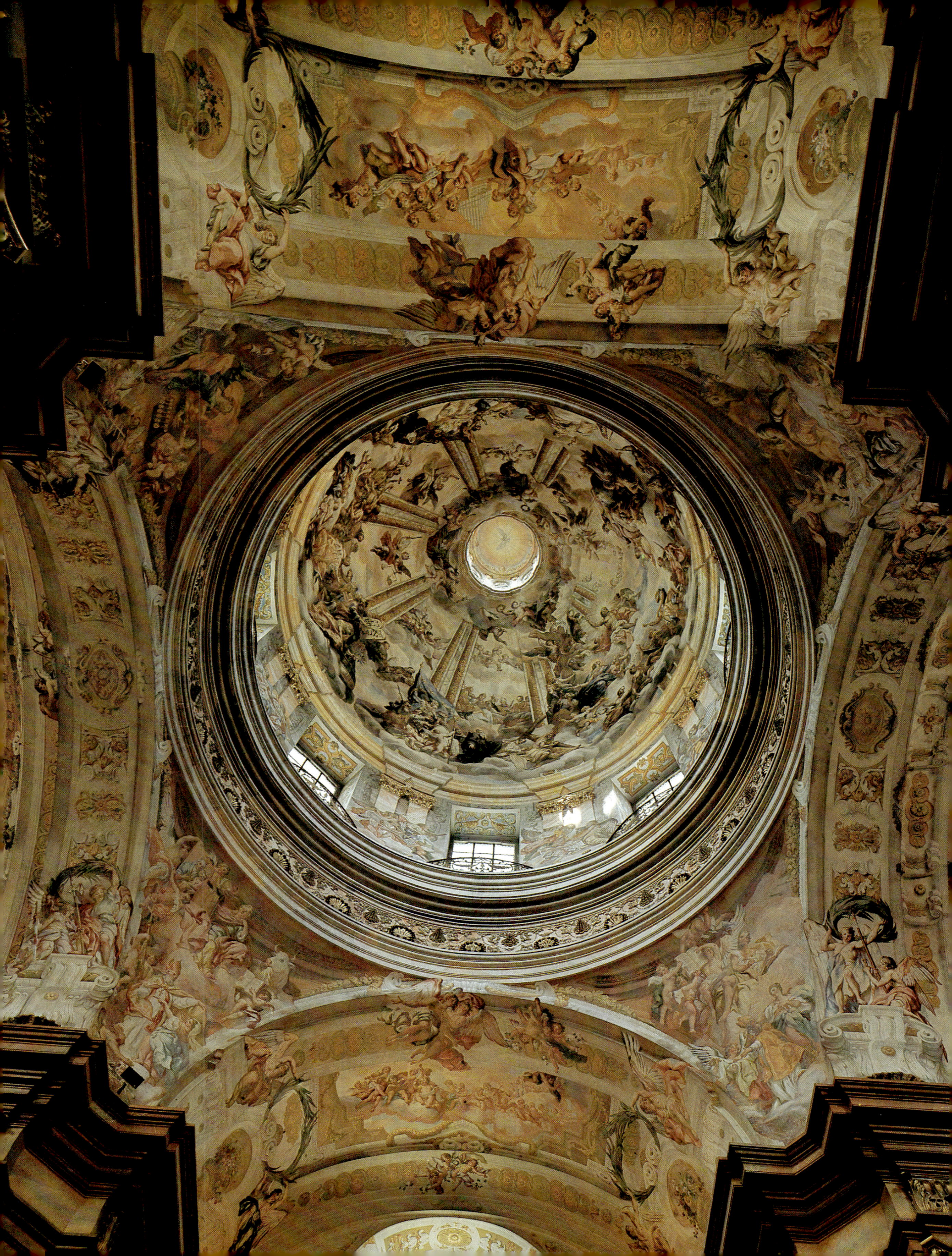

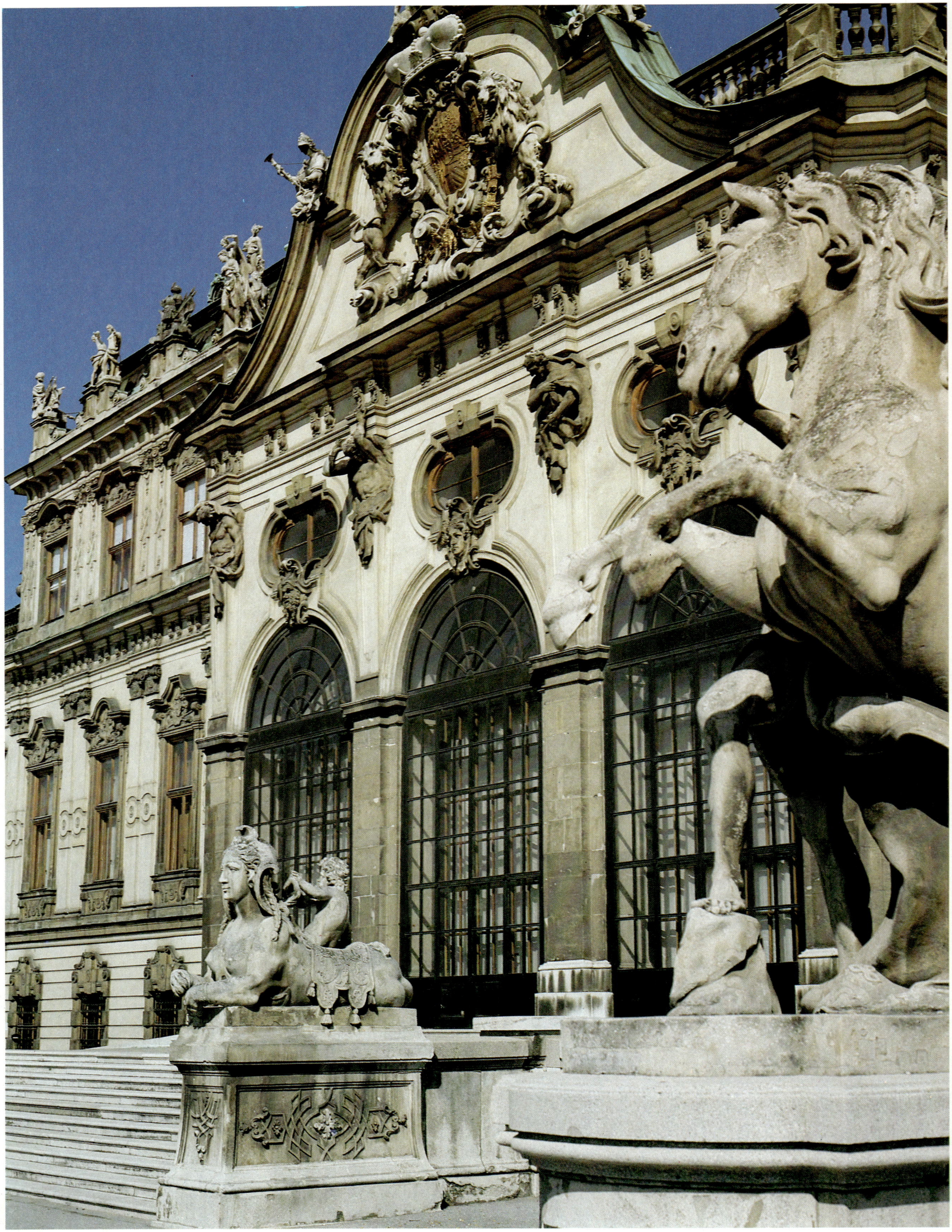

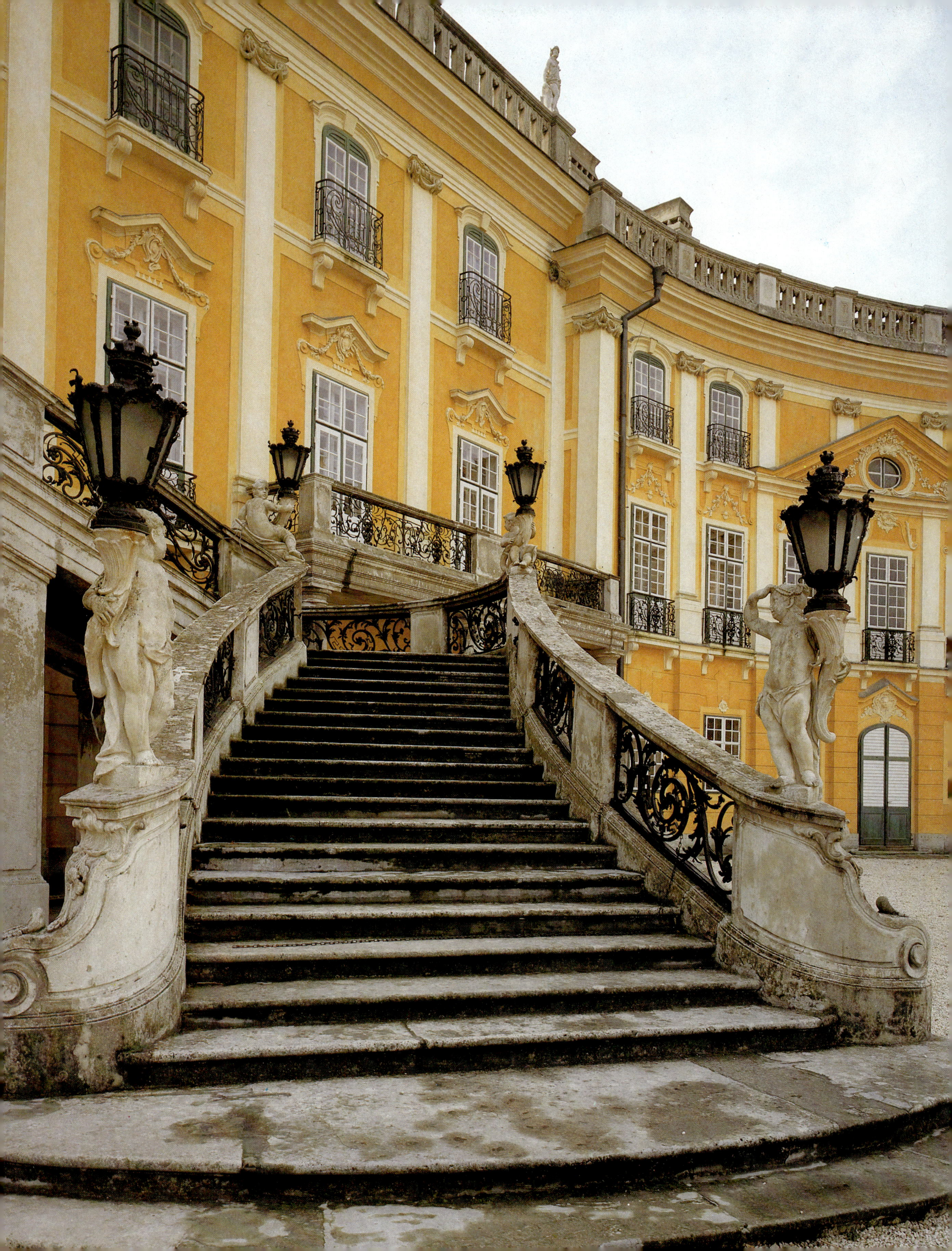

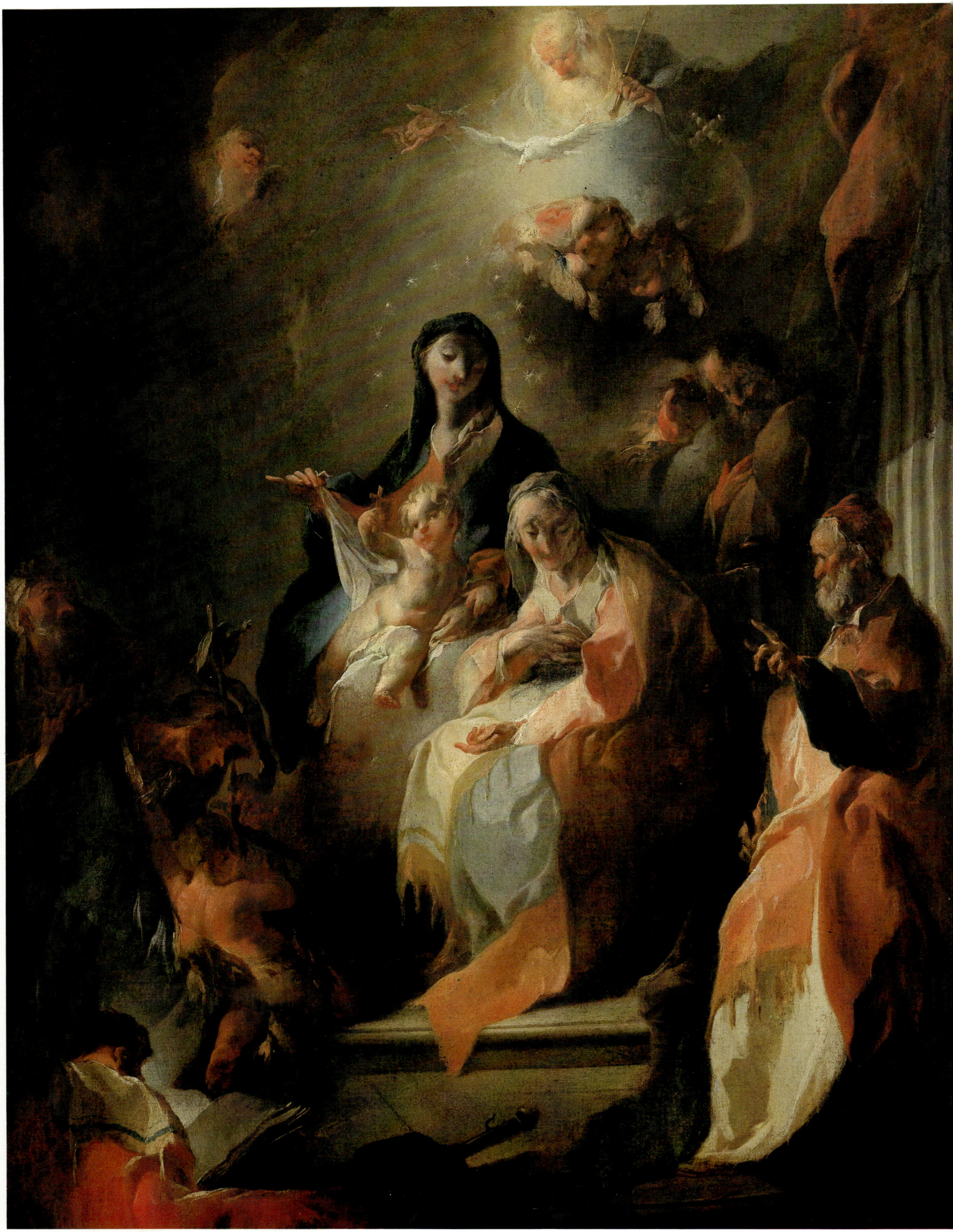

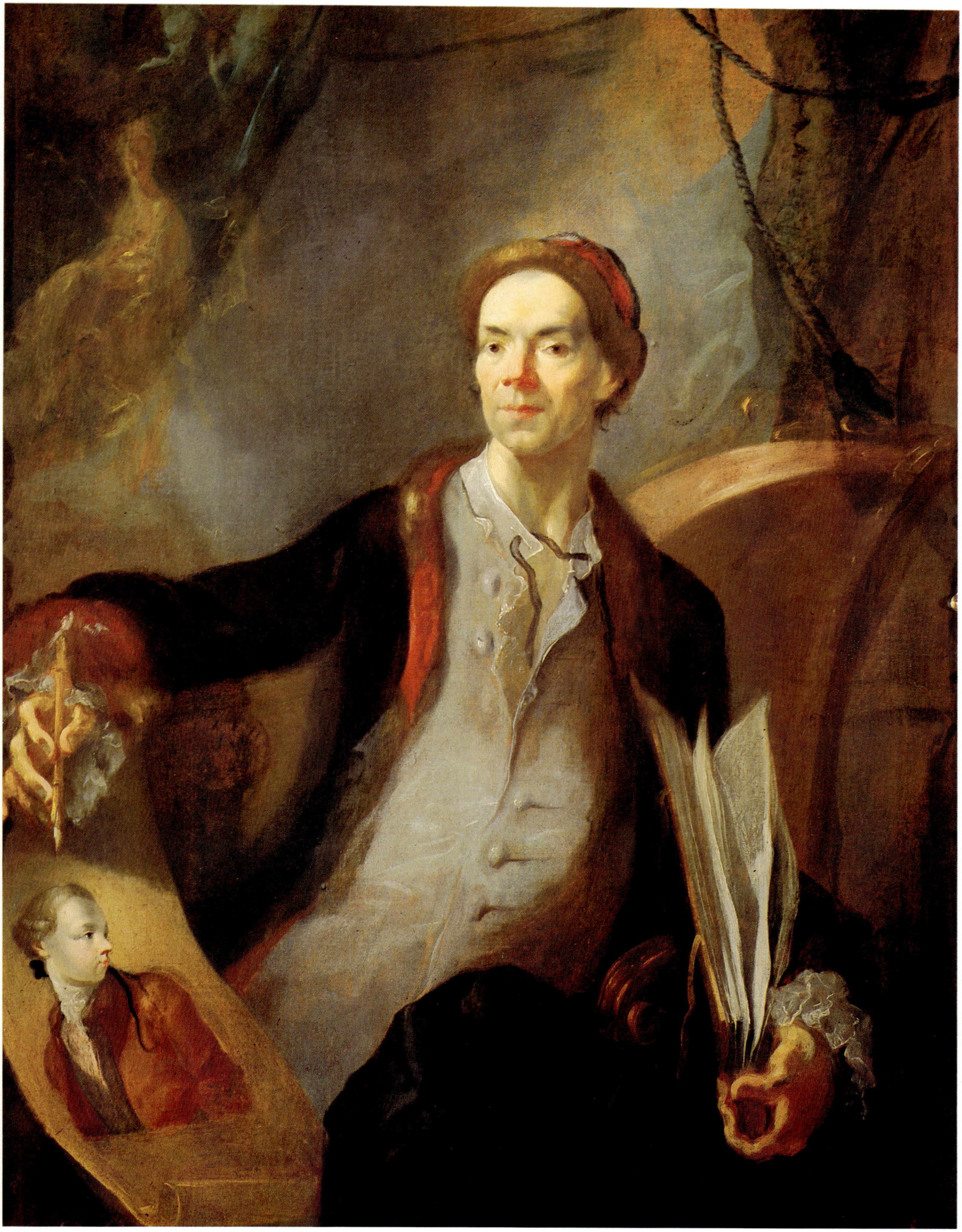

53

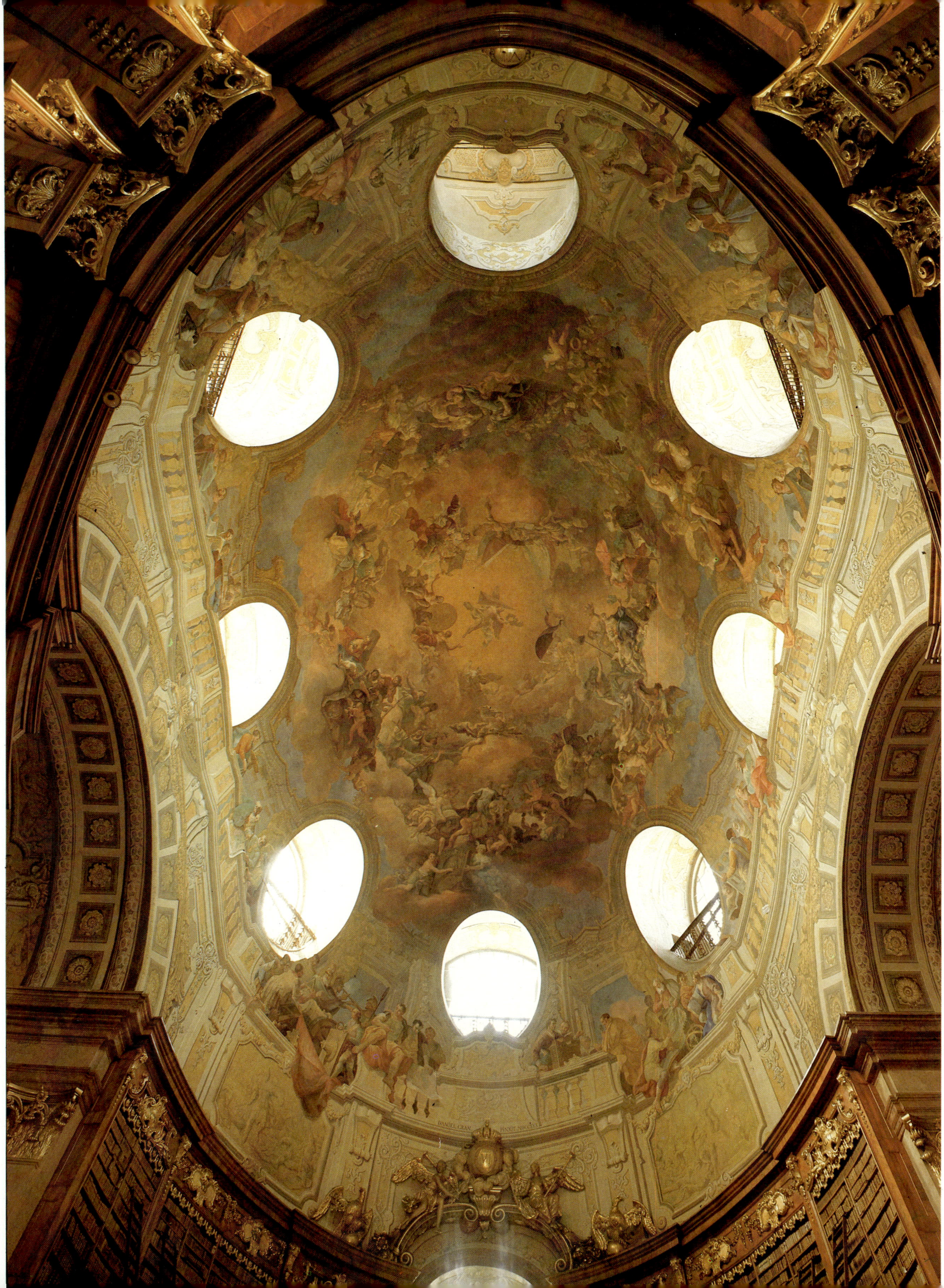

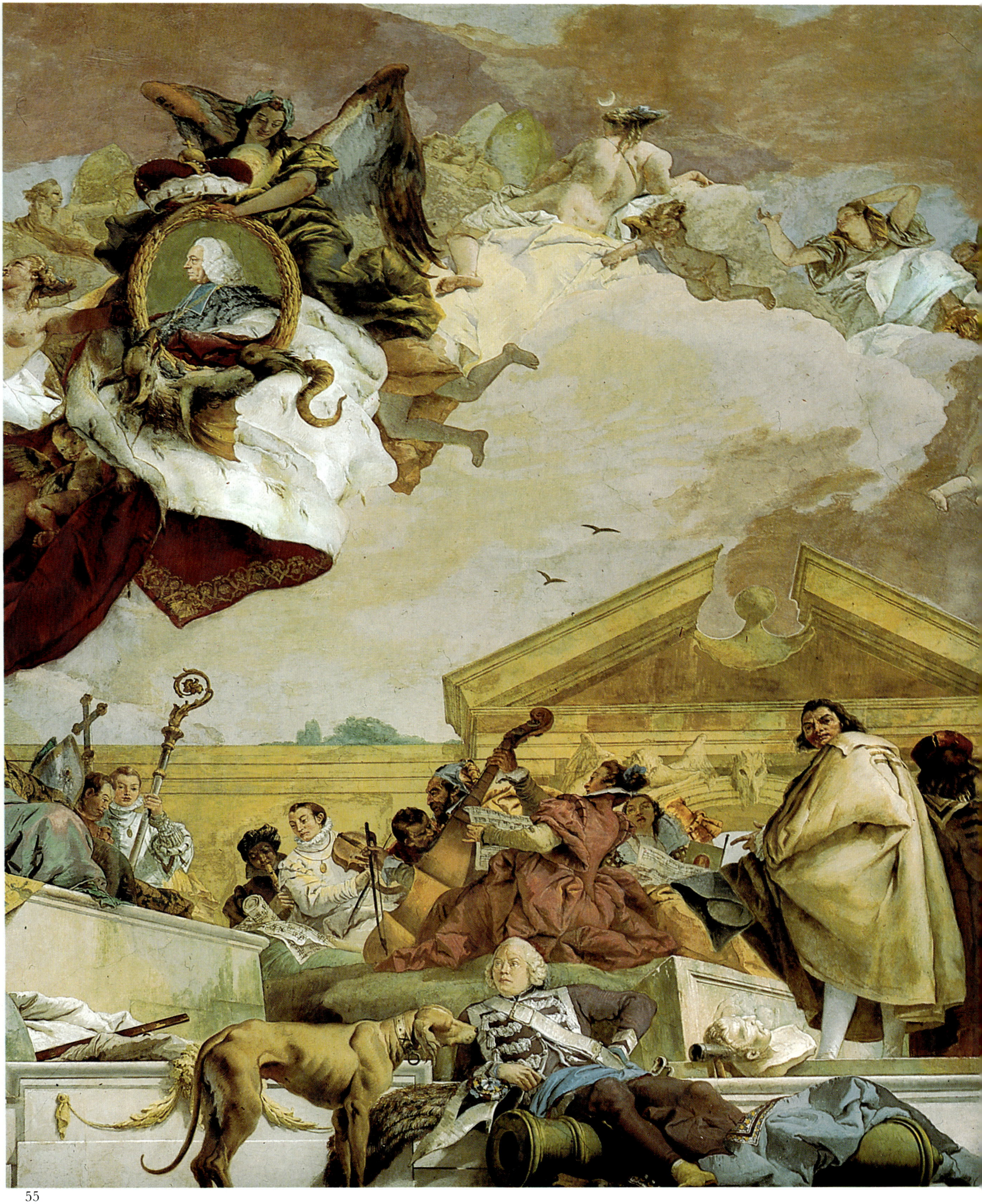

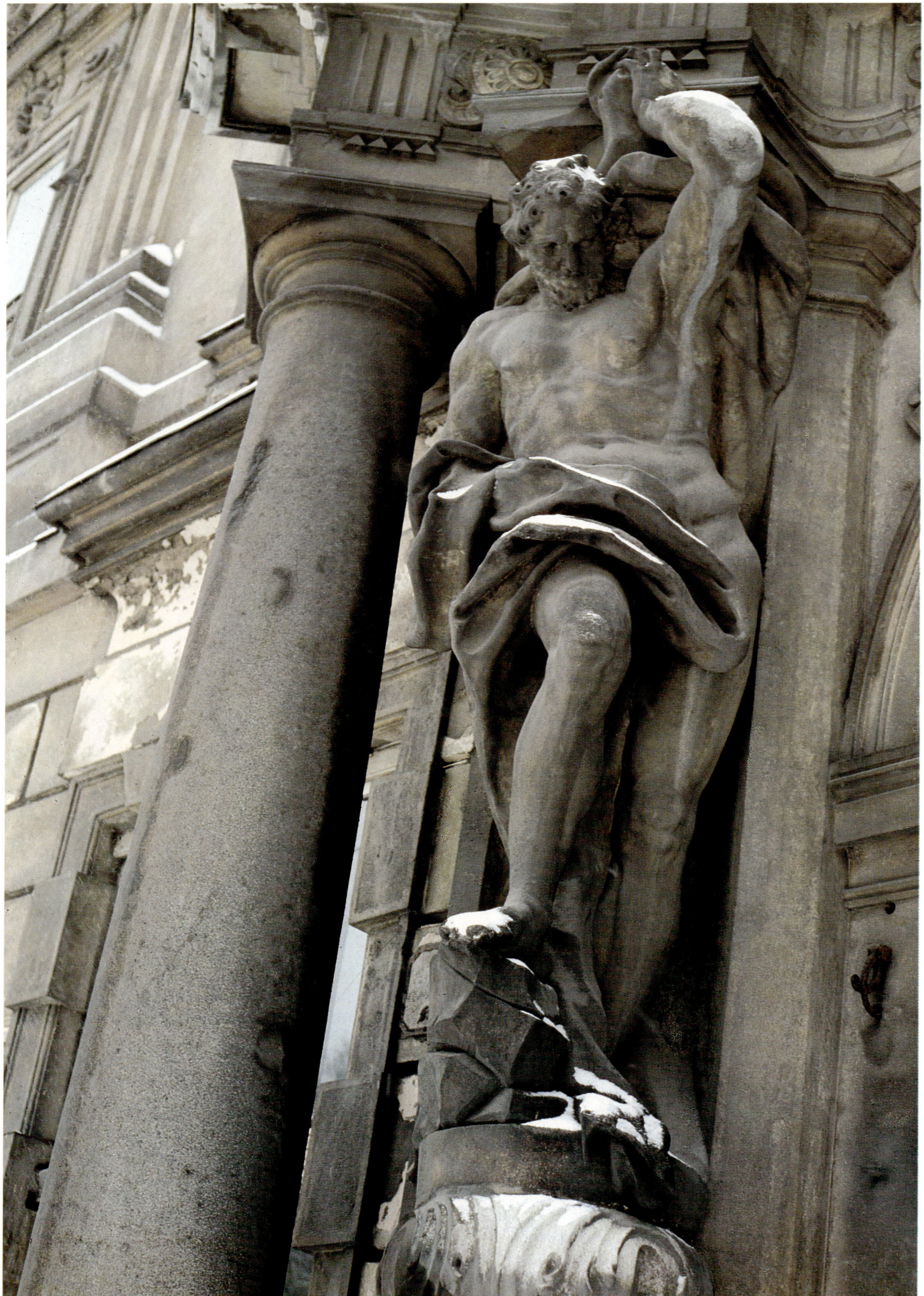

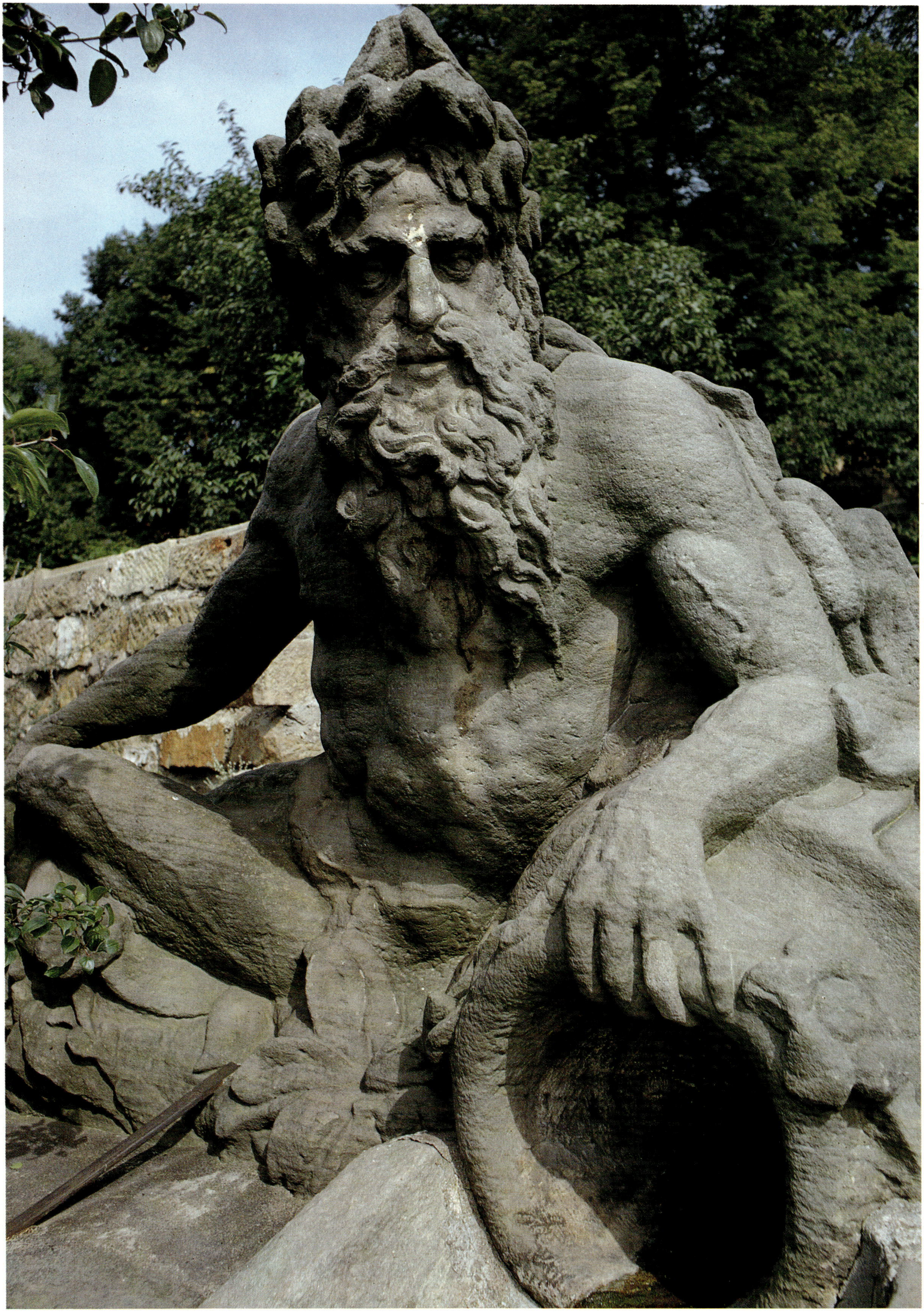

57

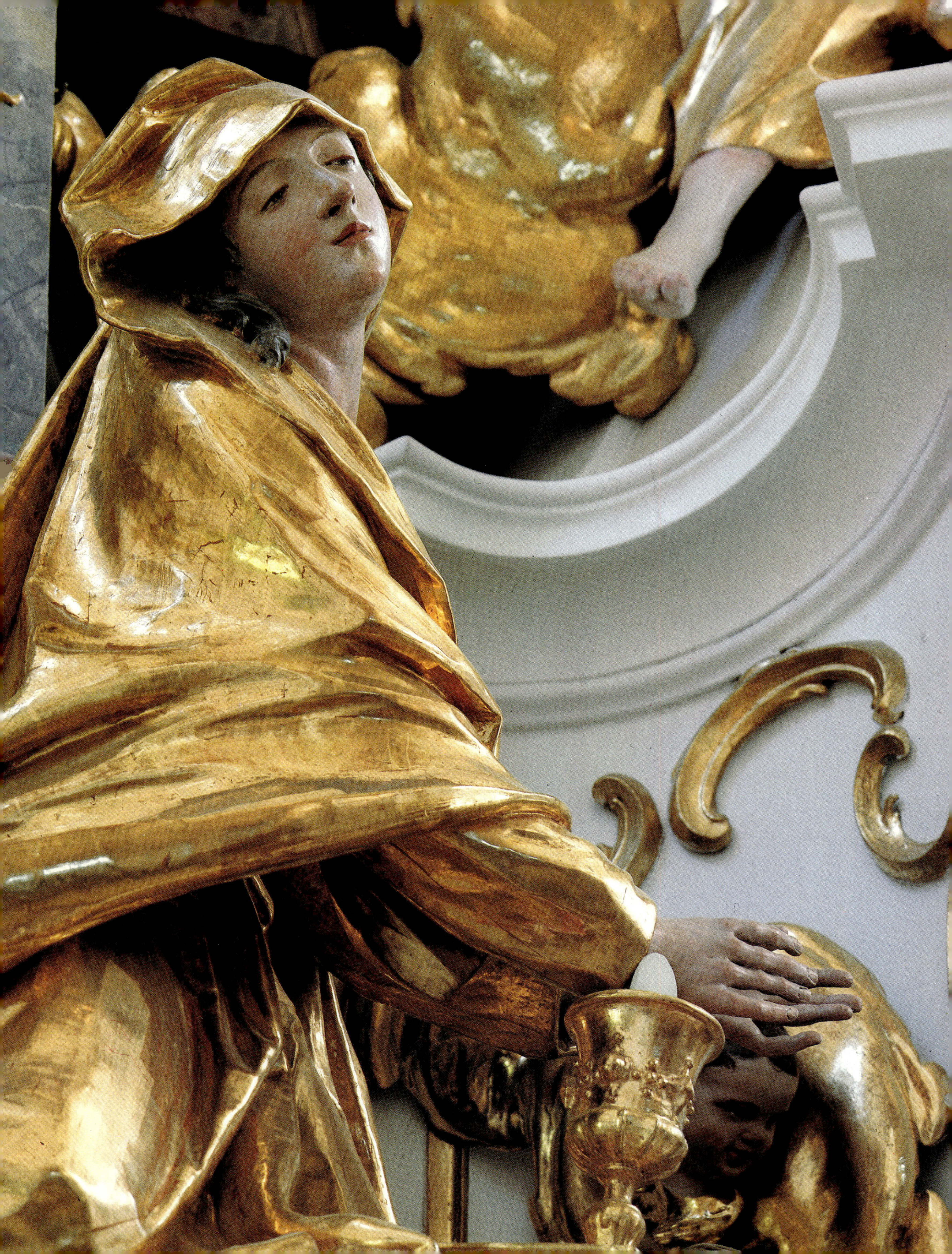

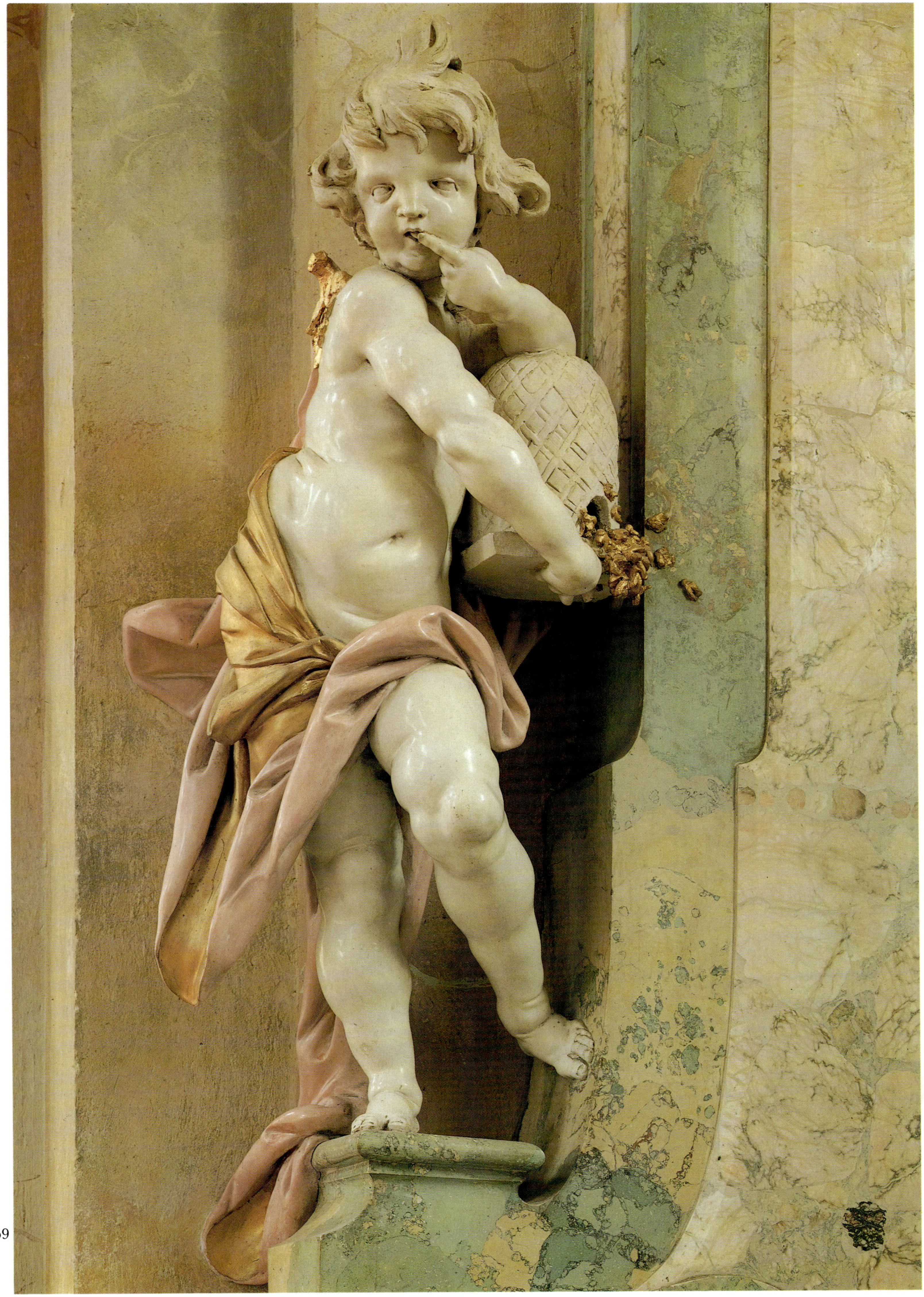

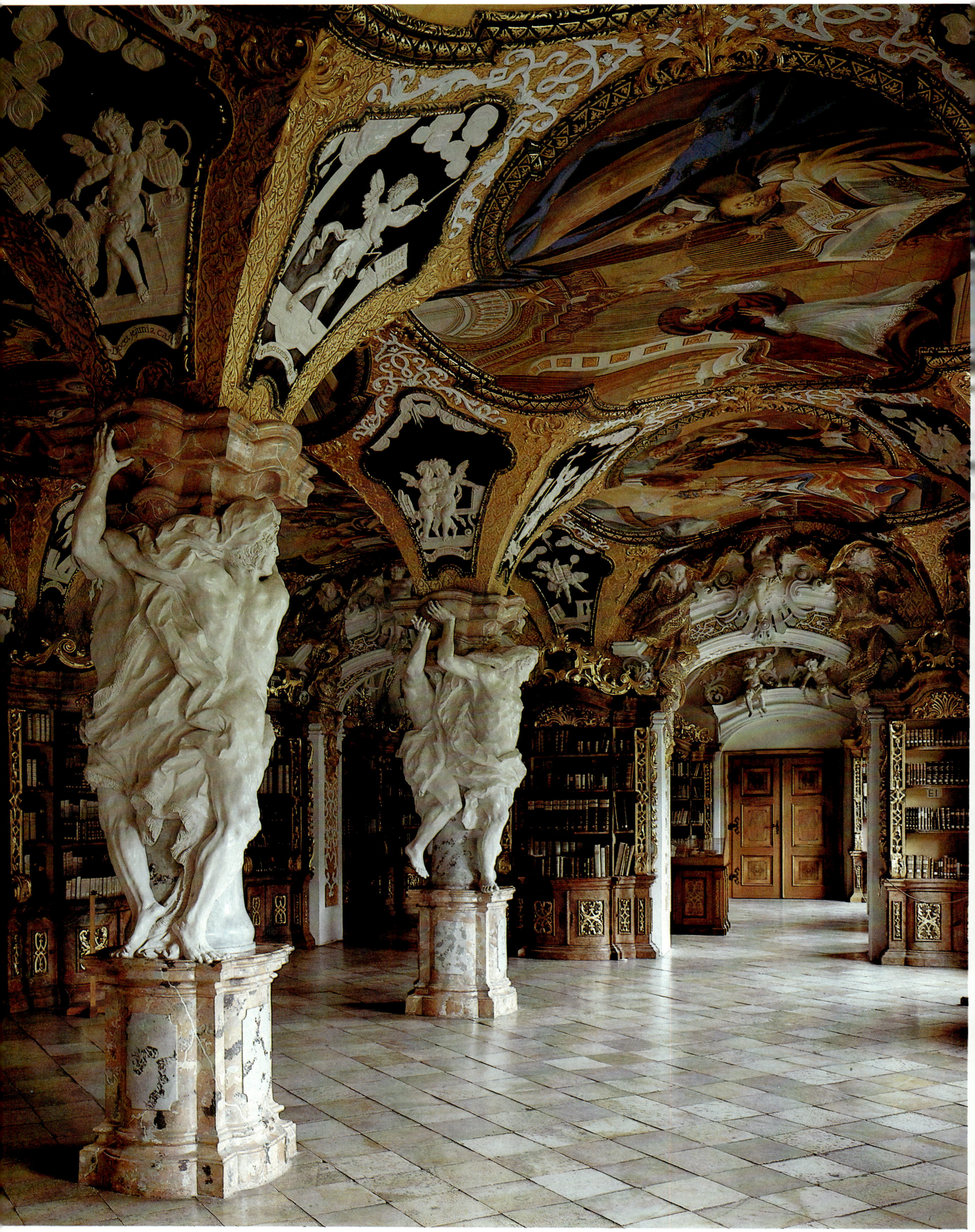
E1

55 HULDIGUNG DES FÜRSTBISCHOFS CARL PHILIPP V. GREIFFENCLAU.

*Fresko von Giovanni Battista Tiepolo im Treppenhaus der Würzburger Residenz.*
*Im Vordergrund liegend der Architekt Balthasar Neumann.*
*1751–1753.*

56 ATLANT.

*Von Johann Lukas von Hildebrandt.*
*1713–1716.*
*Fassade des Palais Daun-Kinski.*
*Wien.*

57 ALLEGORISCHE FIGUR.

*Von Matthias Braun.*
*Um 1720.*
*Kuks, Tschechoslowakei.*

58 DIE RELIGION.

*Detail des Hochaltars der Kirche des ehemaligen Benediktinerklosters in Polling (Weilheim).*
*Von Johann Baptist Straub.*
*1763–1764.*

59 DER HONIGSCHLECKER.

*Von Joseph Anton Feuchtmayr.*
*Stuckmarmor. Figur an einem Seitenaltar.*
*1746–1758.*
*Birnau, Klosterkirche.*

60 DIE BIBLIOTHEK DES BENEDIKTINERKLOSTERS VON METTEN.

*Säulenfiguren.*
*Von Franz Josef Holzinger.*
*1722–1724.*

61 DER SPIEGELSAAL IM LUSTSCHLOSS AMALIENBURG.
*Von François Cuvilliés d. Ä.*
*1734–1739.*
*München, Nymphenburger Park.*

62 WALLFAHRTSKIRCHE VIERZEHNHEILIGEN.
*Von Balthasar Neumann.*
*1743–1771.*
*Im Zentrum der Altar des Jesuskindes und der vierzehn heiligen Nothelfer.*

63 DIE KIRCHENGEWÖLBE DER BENEDIKTINERABTEI BANZ.
*Von J. Dientzenhofer.*
*1710–1718.*

64 DIE GROSSE TREPPE DES SCHLOSSES AUGUSTUSBURG IN BRÜHL.
*Von Balthasar Neumann.*
*1740.*

65 TREPPENHAUS DES SCHLOSSES POMMERSFELDEN.
*Von Lukas von Hildebrandt.*
*1711–1718.*

66 DER KAISERSAAL DER WÜRZBURGER RESIDENZ.
*Von Balthasar Neumann.*
*1742–1752.*
*Die Stukkaturen und die Statuen sind von Bossi, die Fresken von Tiepolo.*

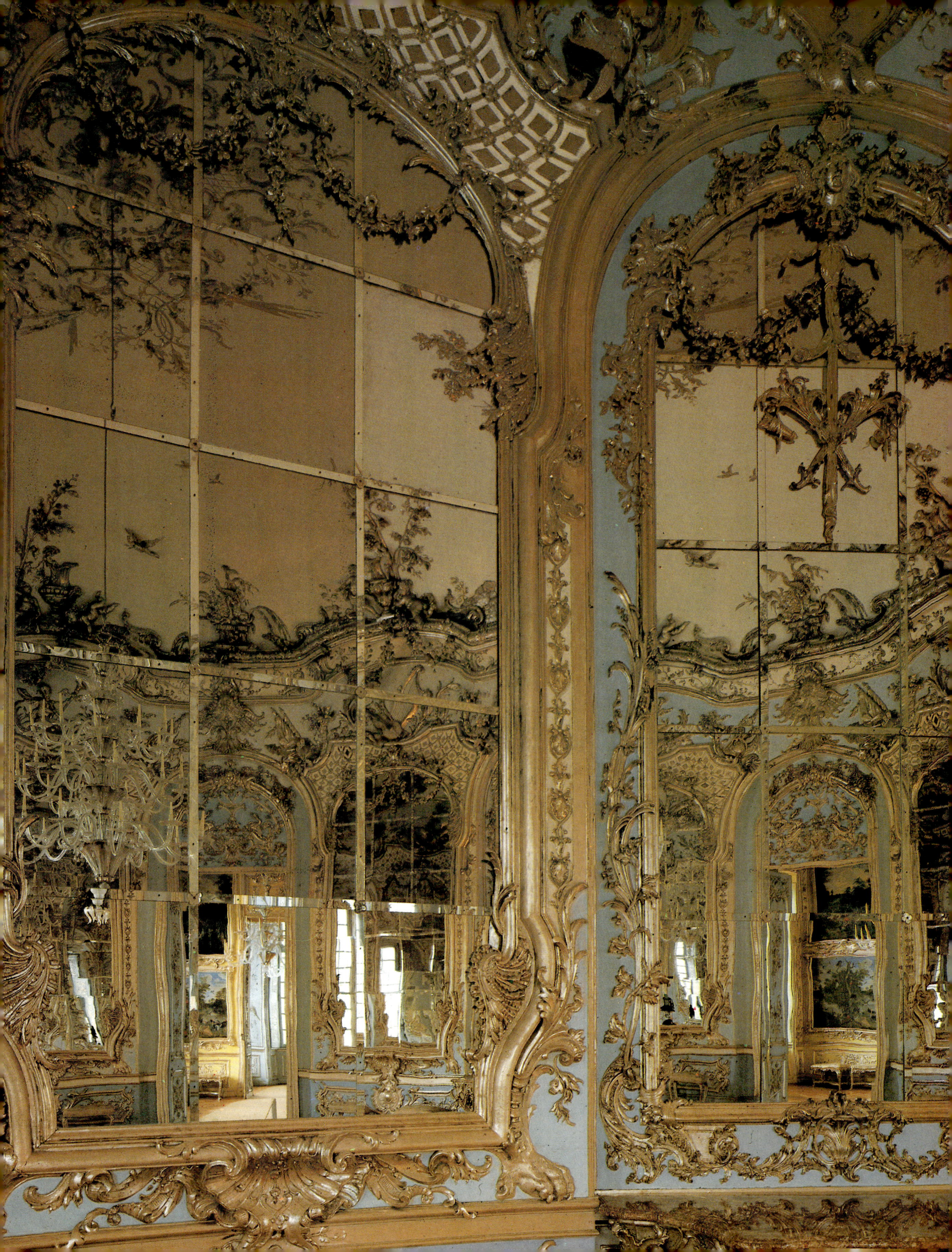

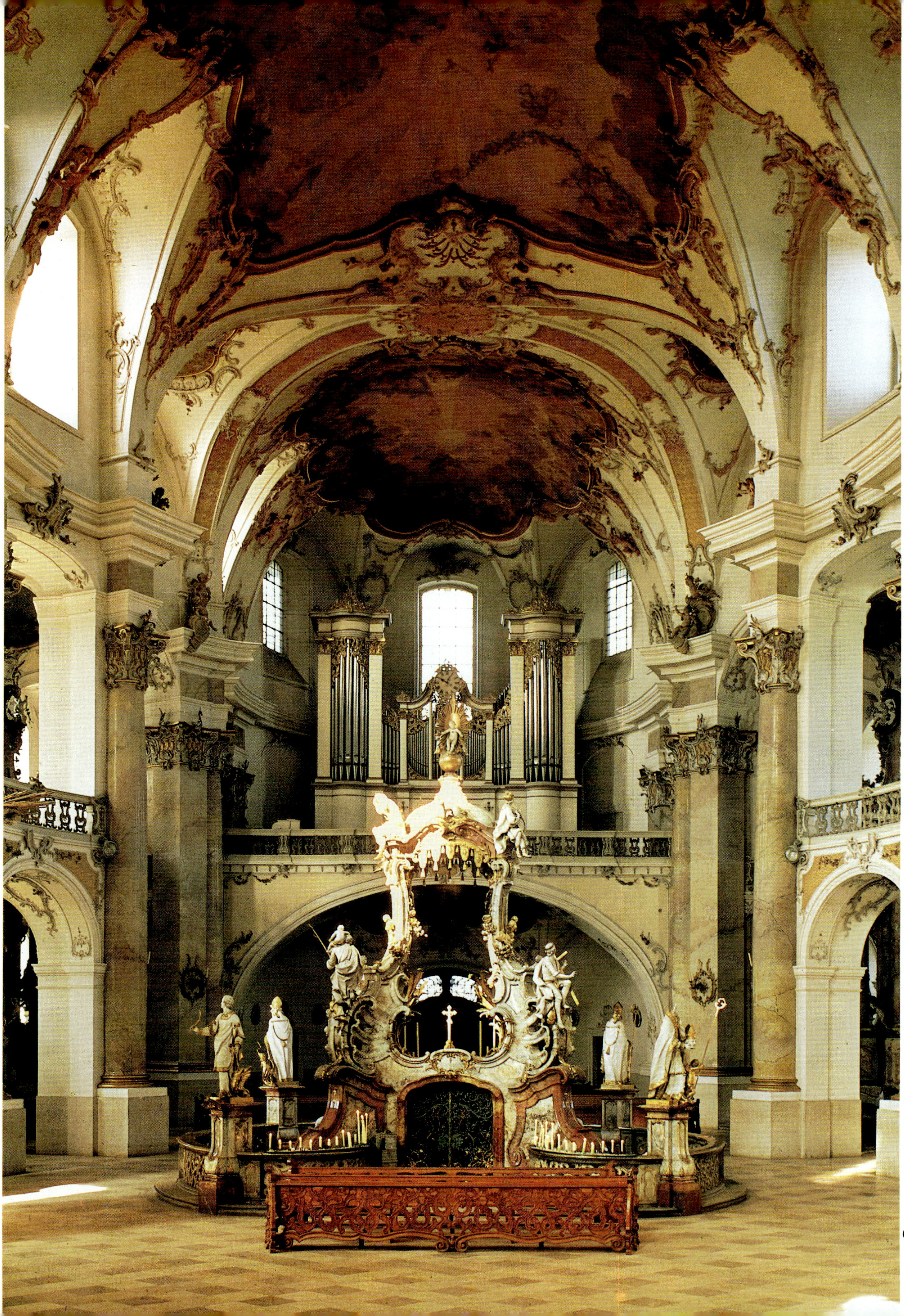

62

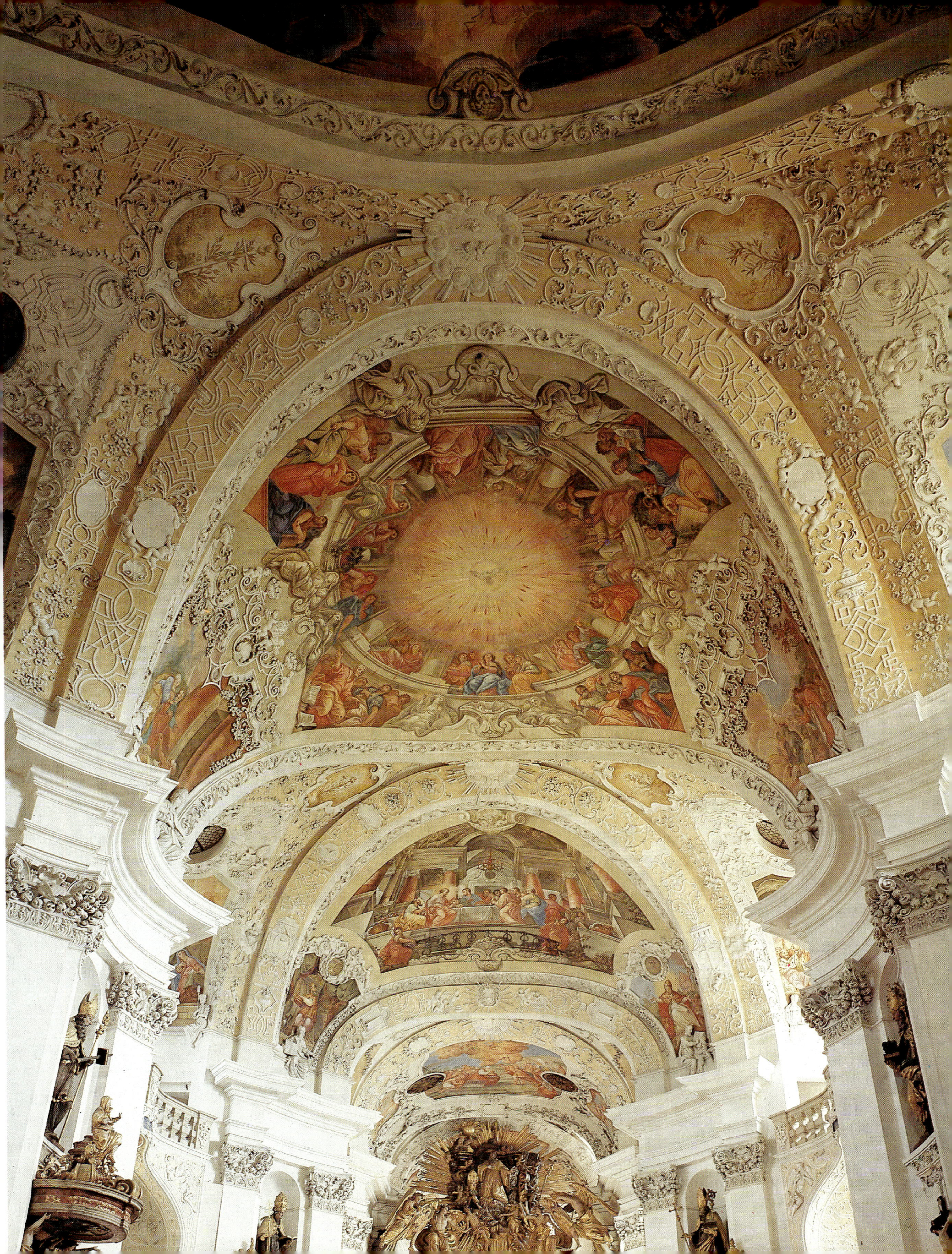

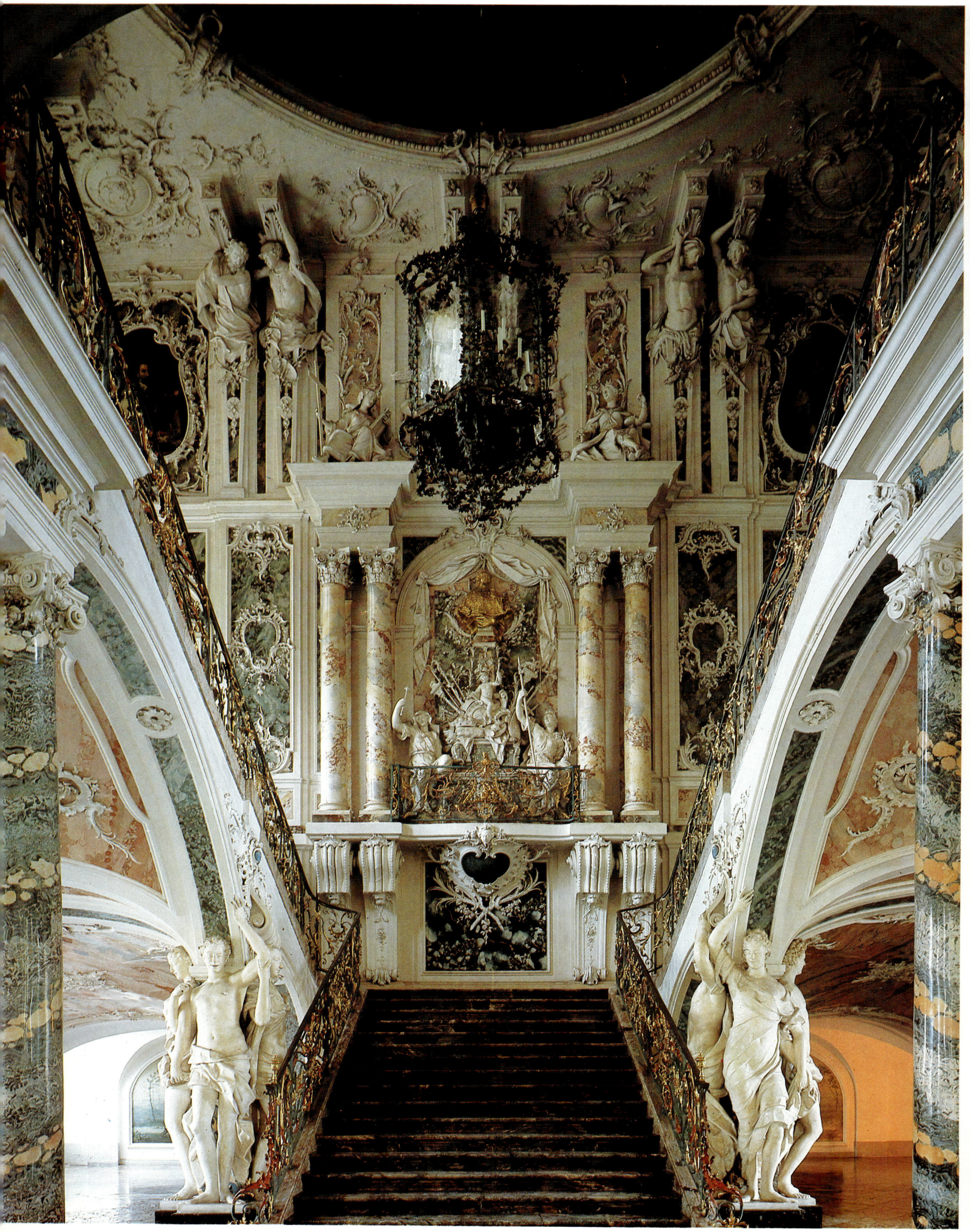

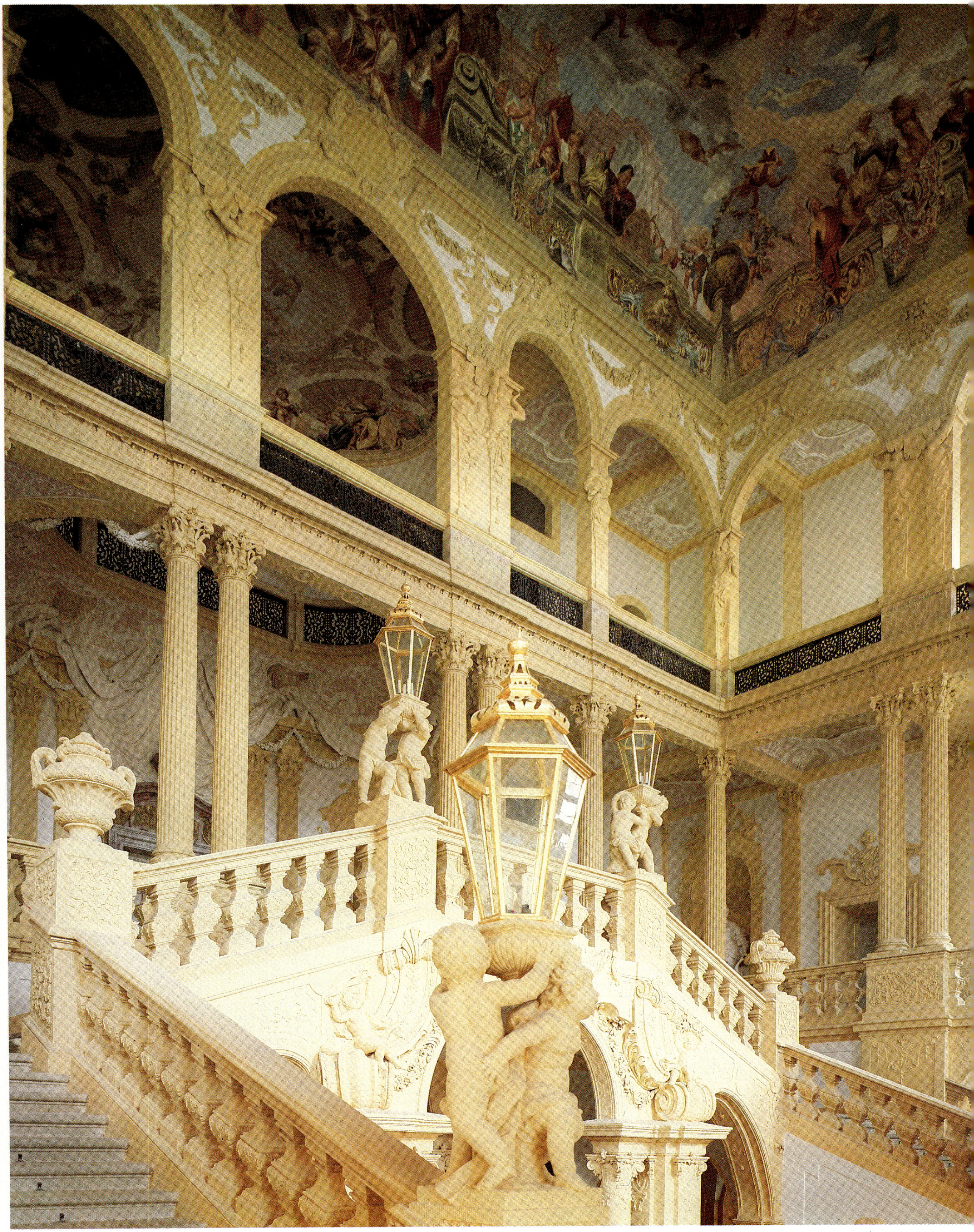

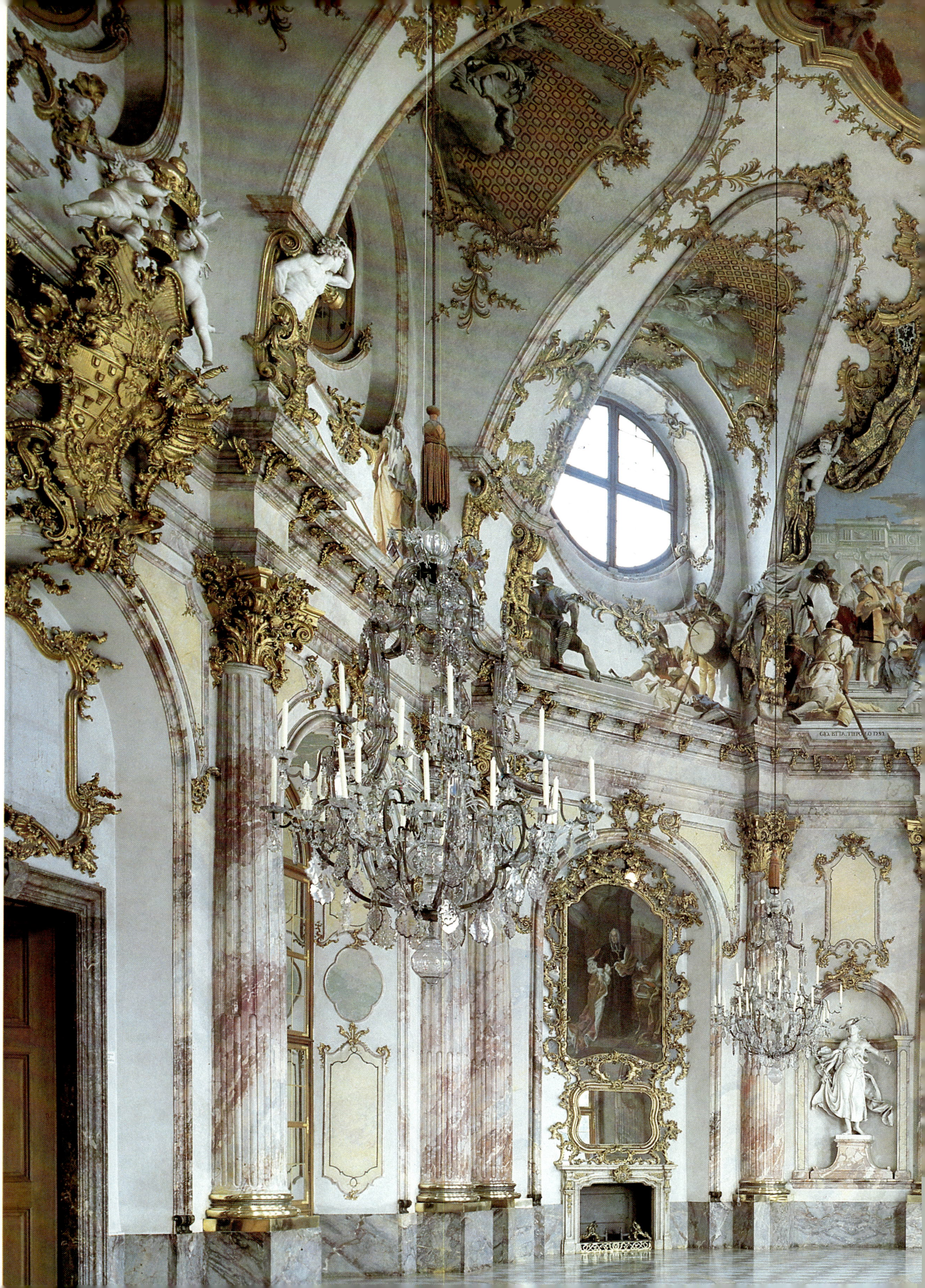
GIO. BTTA. TIEPOLO 1752

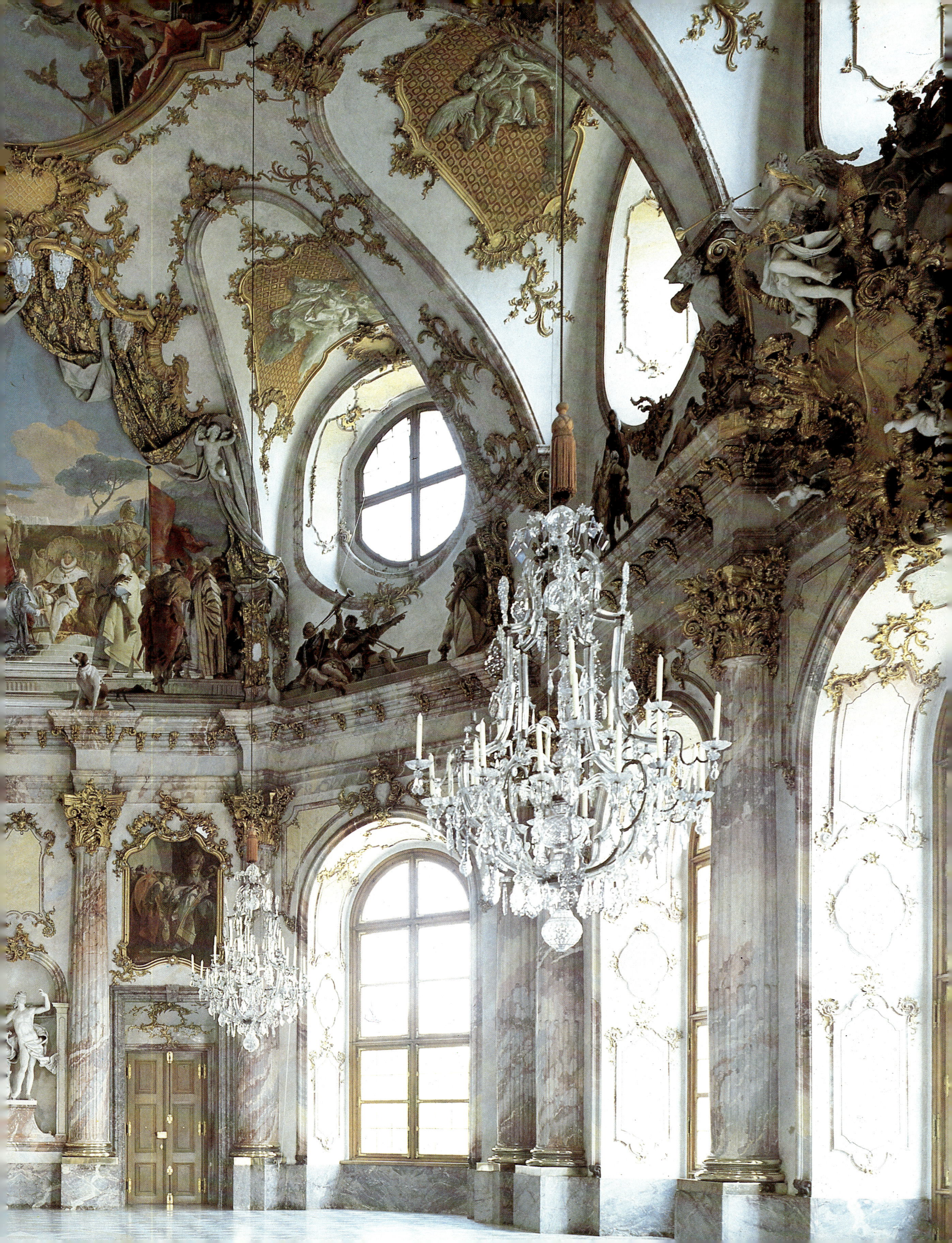

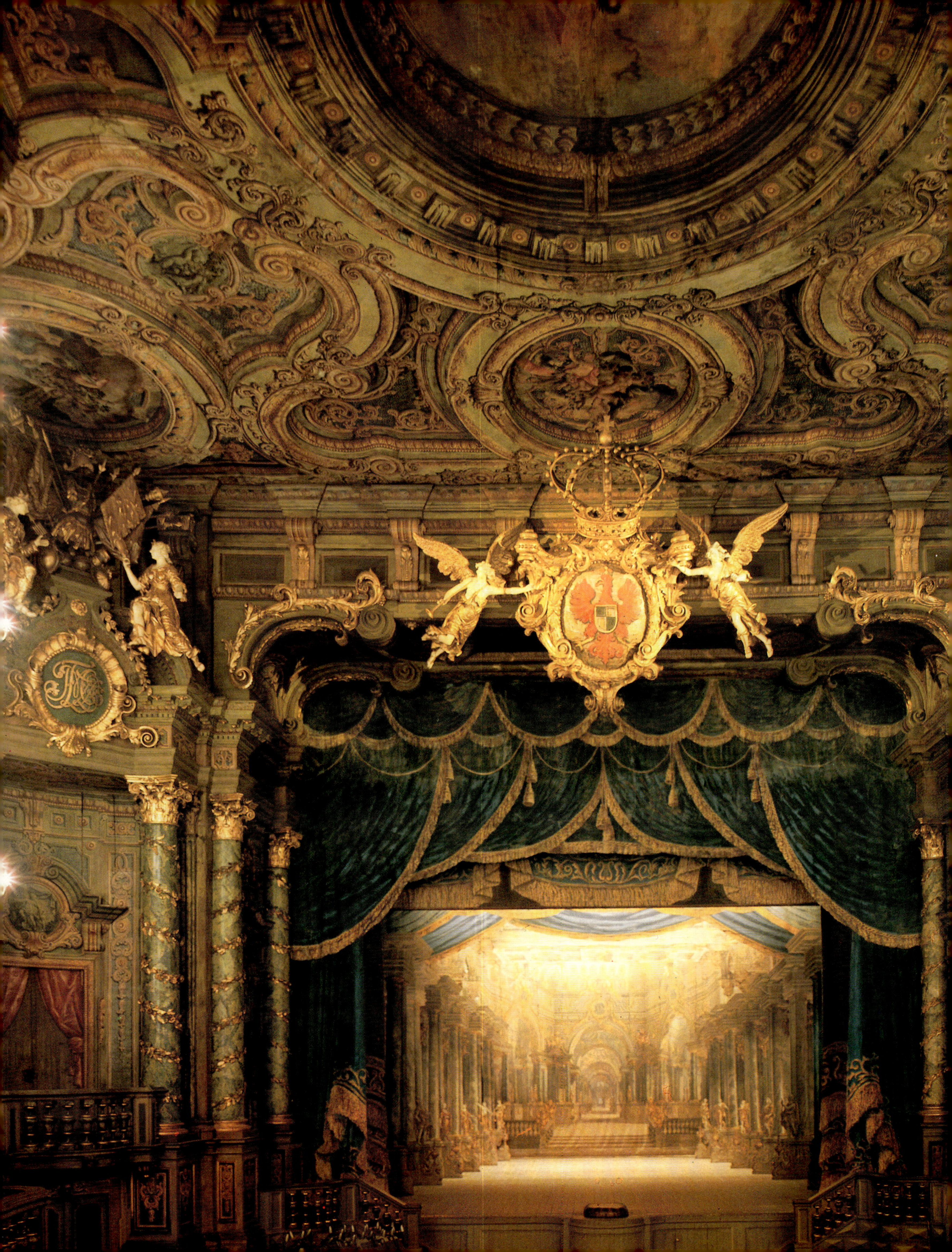

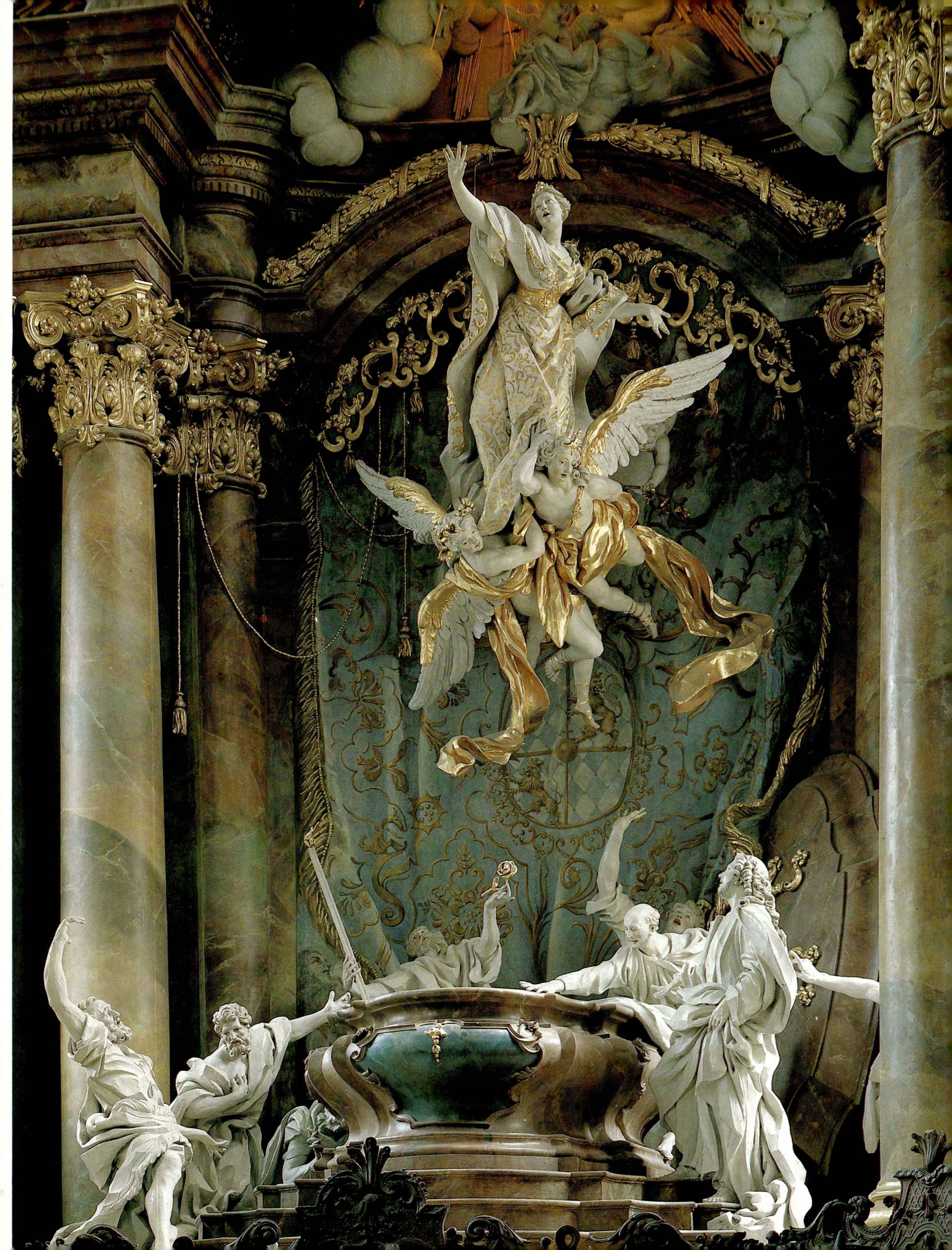

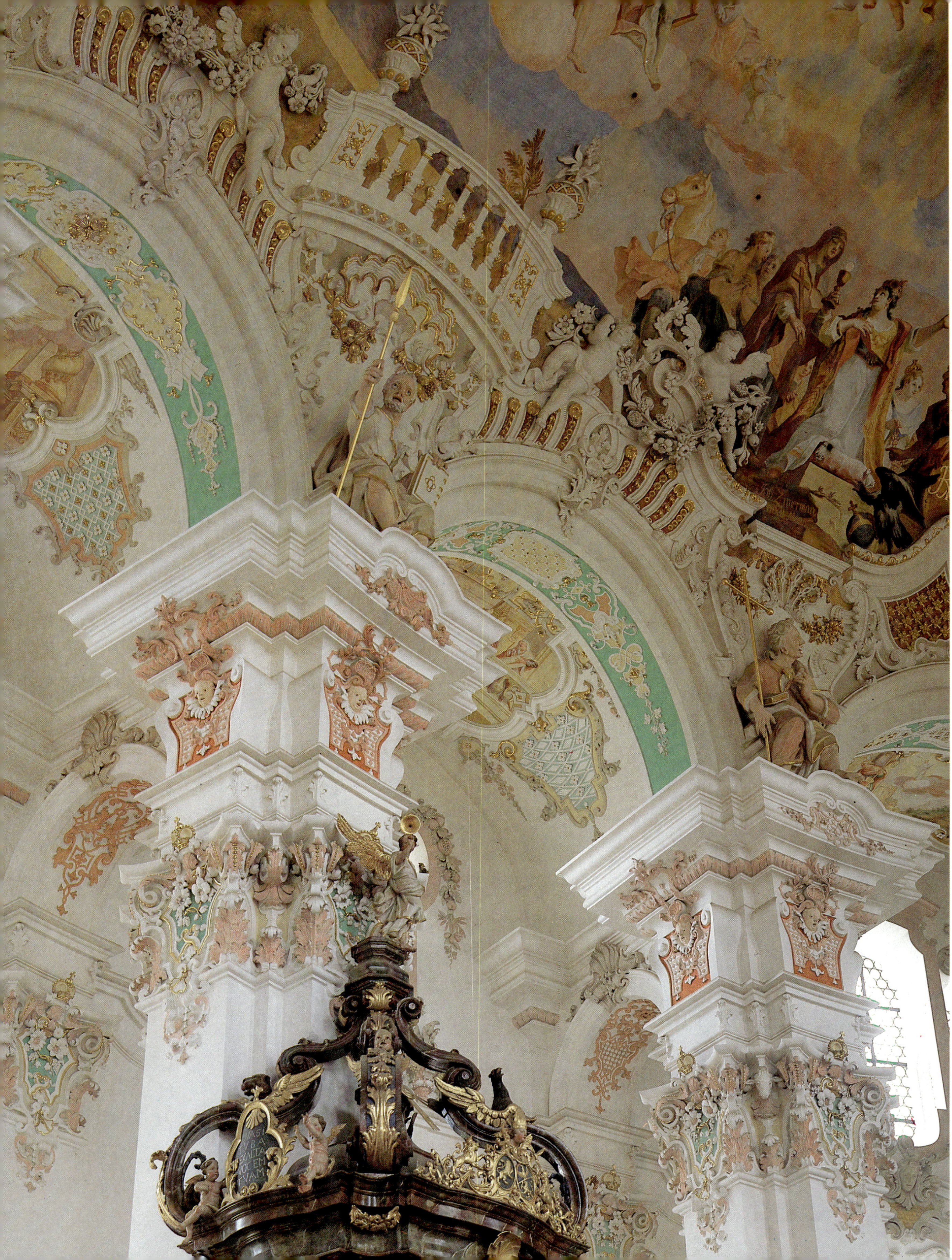

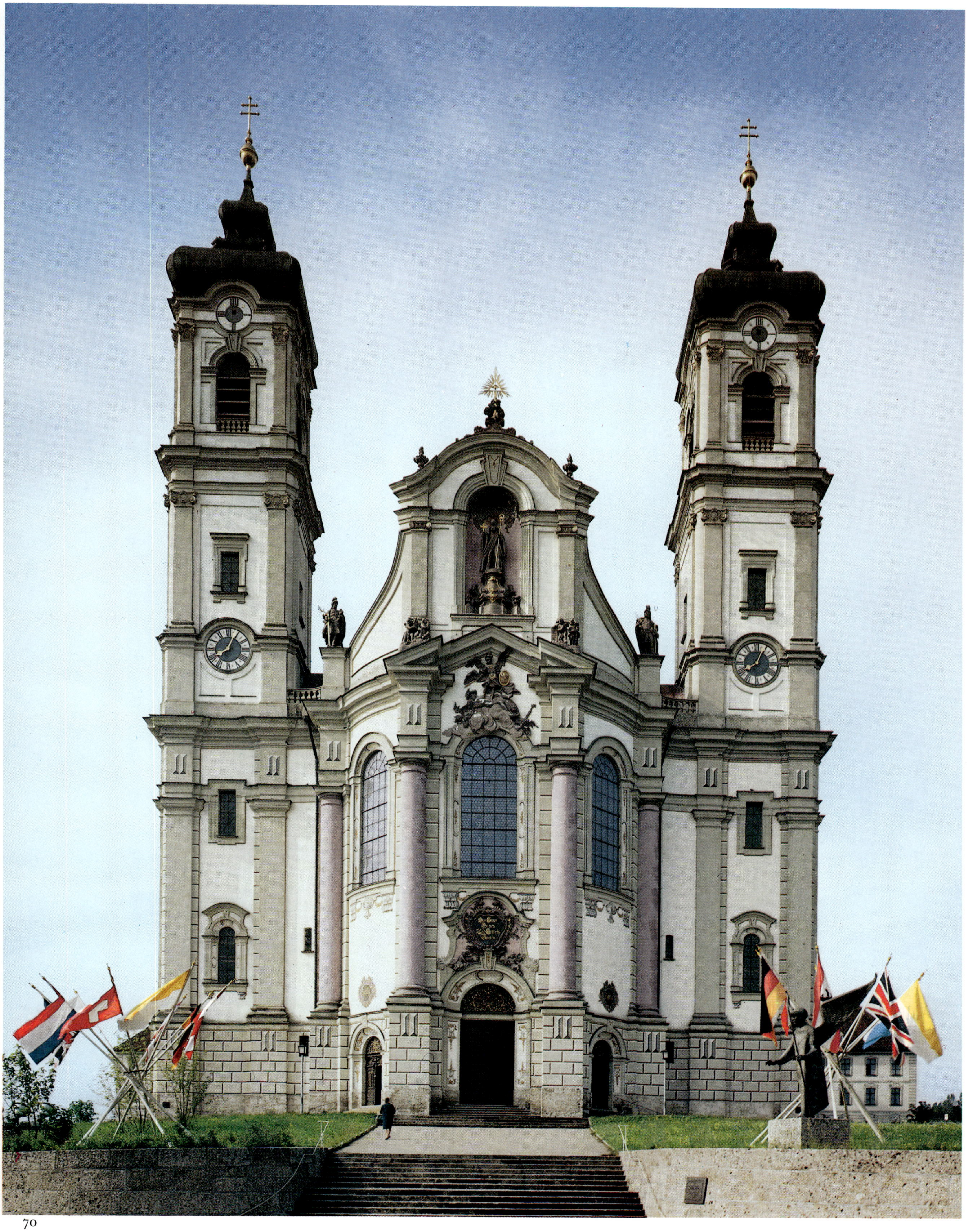

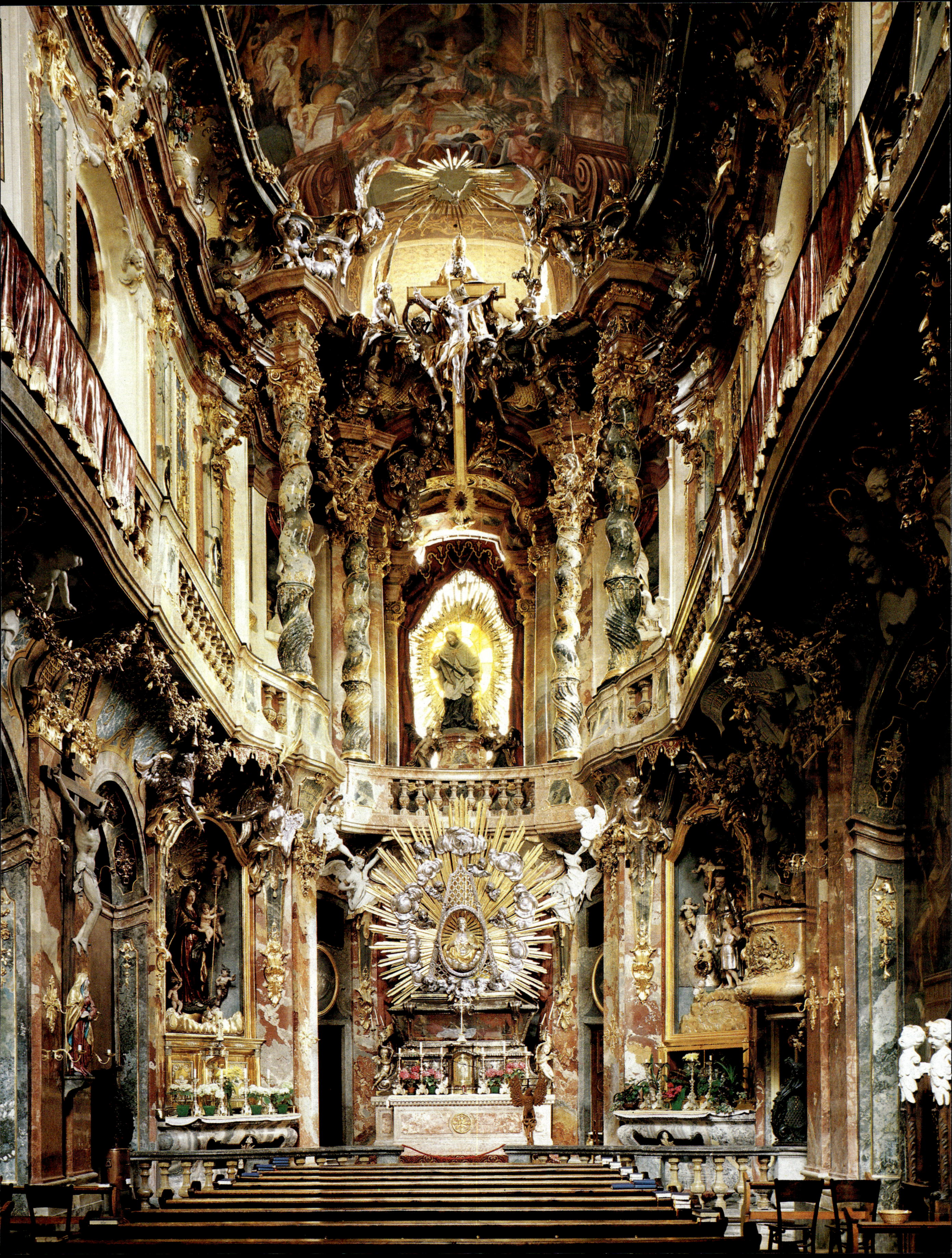

67 OPERNHAUS DER MARKGRAFEN.
*Von Giuseppe und Carlo Galli da Bibiena.*
*1746–1748.*
*Bayreuth.*

68 MARIÄ HIMMELFAHRT.
*Von Egid Quirin Asam.*
*Marmor. 1718–1722.*
*Hochaltar in der Klosterkirche Rohr.*

69 DIE GEWÖLBE DER WALLFAHRTSKIRCHE IN STEINHAUSEN.
*Von Dominikus Zimmermann.*
*1727–1733.*

70 BENEDIKTINERABTEI OTTOBEUREN.
*Fassade.*
*Von Johann Michael Fischer.*
*Um 1750.*

71 BLICK ZUM ALTAR DER KIRCHE DES HL. JOHANNES NEPOMUK.
*Asamkirche.*
*Von Egid Quirin Asam und Cosmas Damian Asam (Fresken).*
*1733–1746.*
*München.*

eben jenem Garten, der der älteste und einer der schönsten des Barock in der tschechischen Hauptstadt ist, und mit dem Kern des Baus zeigt sich dieses Palais dem neuen Stil in seiner Frühform verpflichtet. Nach dem Friedensschluß entstanden sakrale Bauten, und die großen katholischen Familien, die vom Sieg des Kaisers profitiert hatten, entfalteten, offenbar nicht zuletzt, um ihre Bedeutung zu demonstrieren, eine rege Bautätigkeit. Man kann den Katholizismus jener Zeit in Böhmen nicht darstellen, ohne auf zwei Kulte einzugehen, denen Paul Claudel 1910/11 zwei Gedichte gewidmet hat: den des Prager Jesuskindes in der Wallfahrtskirche Maria vom Sieg in Malá Strana – diese Statuette ist eine Stiftung der Prinzen von Lobkowitz aus dem Jahre 1628 – und den des hl. Johannes von Nepomuk (1340–93). Dieser Generalvikar des Erzbischofs von Prag wurde auf Befehl von König Wenzel IV. in die Moldau geworfen; nach einer späteren Überlieferung, die aber bei seiner Seligsprechung (1721) offiziell anerkannt wurde, soll er sich geweigert haben, das Beichtgeheimnis der Königin Johanna zu verraten. Die Seligsprechung und dann die Kanonisierung (1729) waren lediglich die offizielle Anerkennung eines bereits seit dem Ende des 14. Jahrhunderts bezeugten Kultes; die Jesuiten präsentierten Johann Nepomuk als Märtyrer des Beichtgeheimnisses und konnten ihn so dem Nationalhelden Jan Hus, einem Opfer von Kaiser und Papsttum, entgegenhalten.

Über einen Zeitraum von annähernd vierzig Jahren, bis um 1680, hatten Künstler aus Italien (und aus dem Tessin) eine Vorrangstellung inne. Sieben Kilometer von Olomouc, in Kopeček, wurde von Baldassare Fontana die Wallfahrtskirche (1669–79) entworfen; das gelängte und von drei Kuppeln überragte Langhaus gibt ein neues, zugleich hierarchisch gliederndes und vereinheitlichendes Raumgefühl wieder. In Roudnice an der Elbe ließ 1665 Fürst Wenzel Eusebius Lobkowitz den Tessiner Francesco Caratti aus Bissone am Luganer See mit dem Bau eines Palastes
*Abb. 247* beginnen. Demselben Architekten vertraute Graf Humprecht Hermann Černin die Errichtung seines berühmten, gleichnamigen Palastes in Prag an (1668–77; heute Außenministerium). Er wünschte ihn sich ebenso imposant wie die Paläste in Rom, die er während seiner Aufenthalte in der Tiberstadt kennengelernt hatte. Das Ersetzen der Pilaster durch Halbsäulen zeitigte tatsächlich eine monumentale Wirkung, vergleichbar der des Leopoldinischen Trakts an der Hofburg. Anselmo Lurago schwächte die Monotonie der Fassade ab, indem er von Balkons überragte Portale in die Gestaltung einfügte (1747–50). Die italienische Vormachtstellung wurde erstmals angetastet, als Johann Friedrich Graf von Waldstein (Wallenstein), Erzbischof von Prag, dem architektonischen Leben der Stadt die Gestalt des Jean-Baptiste Mathey aufzwang, eines Burgunders, der in Rom den Stil Berninis aufgenommen hatte. Seiner Tätigkeit in Böhmen (1678–94) entstammen namentlich die Kreuzherrenkirche (1679–88) und das Toskanische Palais (1689–90) in der Hauptstadt sowie, am Stadtrand, die Vorstadtvilla Troja (1679). Die Prager Architekten hatten einen so guten Ruf erworben, daß der Neubau des Langhauses vom Dom zu Passau in Süddeutschland Carlo Lurago anvertraut wurde (nach 1668).

Gegen Ende des 17. Jahrhunderts hatten sich die materiellen und psychologischen Gegebenheiten geändert. Bei den großen Familien folgte dem Bedürfnis nach Prunk und Repräsentation eine weniger an Kunst interessierte Phase. Die Italiener wichen tschechischen oder deutschen Künstlern. Und bei letzteren handelte es sich, da sie aus seit mehreren Generationen im Lande ansässigen Familien stammten, faktisch auch um Tschechen. Die Tendenz zum Geschmeidigen wird bereits erkennbar in der Rolle, die Johann Bernhard Fischer von Erlach dem Oval im Schloß von Vranov, (Frain) in Mähren zugewiesen hatte, oder im Grundriß von Sankt Lorenz aus Jablonné v Podještědi (Deutsch-Gabel) in Nordböhmen von Hildebrandt (1699). Die Architektur Guarinis, wie sie in seinem nicht verwirklichten Entwurf für Santa Maria Oettingen in Prag (1679) erschien, war beeindruckend und harmonisierte deutlich mit gewissen Zügen des tschechischen Schönheitsempfindens. So begann seit 1680 eine neue Entwicklungsstufe des Barock, die charakterisiert war durch zugleich freie und subtile Formen, das ungewöhnlich Fließende des Turm- und Fassadenschemas, das sich als Kombination konkaver und konvexer Bögen darstellte, und durch ebenfalls von kurviger Schwingung beherrschten Innenausstattungen.

Der einer oberbayerischen Familie aus Aibling entstammende Christoph Dientzenhofer (1655–1722) schuf in Prag das Langhaus (1703–11) und die Fassade (1709–11) von St. Nikolaus, Malá Strana; in den virtuosen Wellenlinien reicht der Künstler an seine italienischen Vorbilder heran. Er war auch der Architekt von St. Margarete in Břevnov bei Prag (1708–15). Santini, eig. Johann Santin-Aichel (1677–1723), Sohn eines Steinmetzen, gehörte einer Maurerfamilie aus Norditalien an, die seit drei Generationen in Böhmen lebte. Er wurde in Italien von einem sehr entfernten Verwandten in Architektur und Malerei ausgebildet, und es ist eine Tendenz zum Malerischen, die in dem Werk, das er in seinem Land nach ergänzenden Aufenthalten in England und Holland hinterließ, am meisten auffällt. Zu dieser Tendenz gesellte sich eine formale, nicht aber eine strukturelle Verwandtschaft mit der Gotik und der Kunst Guarinis. Santin-Aichel ist der Schöpfer von St. Johannes Nepomuk auf dem Grünen Berg (1719–21), mit sternenförmigem Grundriß und ebensolcher Silhouette, in der Nähe von Žd'ár nad Sázavou (Saar) in Mähren. Kilian Ignaz Dientzenhofer (1689–1750), der Sohn Christophs, veränderte und ergänzte seit 1739 die Arbeit seines Vaters an St. Nikolaus, Malá Strana. In den Fassaden der sog. Villa Amerika für den Grafen Johann Wenzel Michna (1720) und von St. Johannes Nepomuk auf dem Felsen (1720–28), beide in Prag, zeigte er eine Neigung zum Rokoko. Er verstand es geschickt, Grundrisse zu variieren, wie die Unterschiedlichkeit der Ovale in St. Aldebert in Počaply (1724–25), in St. Margereta in Šonov (1727–30) und in St. Magdalena in Karlovy Vary (1732–36) beweist. Bei St. Nikolaus in der Altstadt in Prag ließ er sich von der Fassade von Sant'Agnese in Piazza Navona inspirieren, intensivierte aber den Rhythmus.

Die Malerei bietet nicht dasselbe brillante Panorama wie die Architektur. Ihr bemerkenswertester Vertreter war Karel Šotnovoský Škréta (um 1610–74), der sich mehrere Jahre in Italien aufgehalten hatte. Er vereinte in seinem Oeuvre Reminiszenzen an Caravaggio, Feuer und religiöse Inbrunst („Die Heilige Familie", 1664, Prag, Teyn-Kirche), und er war ein klarsichtiger Porträtist („Der Edelsteinschneider Dionys Miseroni und seine Familie", um 1653; Prag, Nationalgalerie). Die Werke *Abb. 291* des Johannes Peter Brandl (1668–1735) zeichnen sich durch stürmische Expressivität aus („Simeon mit dem Jesuskind"; Prag, Nationalgalerie). Das tschechische Tempe- *Abb. 293* rament kam in der Skulptur nicht nur kraftvoll, sondern auch voller Pathetik zum Ausdruck. Die Ausschmückung der Karlsbrücke in Prag fordert den Vergleich mit der Engelsbrücke in Rom heraus; die meisten ihrer Skulpturen entstammen dem endenden 17. und beginnenden 18. Jahrhundert. In zweien von ihnen offenbart sich insbesondere eine einprägsame dramatische Kraft: in der Gruppe „Die hl. Luitgard und der gekreuzigte Christus" (1710) von Matthias Bernhard Braun von Braun *Abb. 275* (1684–1738) und in der Gruppe „Der hl. Johannes von Matha, der hl. Felix und der hl. Iwan mit dem Türken" (1714), die zu Ehren der Trinitarier von der Befreiung der Gefangenen von Ferdinand Maximilian Brokoff geschaffen wurde.

# DIE VITALITÄT DES DEUTSCHEN BAROCK

In Deutschland sind bis zum Westfälischen Frieden durch die ungünstigen Verhältnisse erwähnenswerte Monumente selten. Wo gebaut und dekoriert wurde, spielte der Italianismus eine tragende Rolle. Heinrich Schickhardt (1558–1634) lieferte den Plan von Freudenstadt, einer um einen zentralen Platz mit Arkaden angelegten Stadt. Von einem strengen Stil ist das Rathaus in Augsburg (1615–20), ein Werk des Protestanten Elias Holl (1573–1646), der Italien und die Kunst Palladios kannte, geprägt. In München zeugt die Jesuitenkirche St. Michael (1583–97) zugleich von der Stärke der Gegenreformation und der Gesellschaft Jesu und vom Einfluß von Il Gesù; das Langschiff, ohne Seitenschiffe, ist eine Tonne, seine Ausschmückung ausgesprochen schwerfällig. Die Architekten des Baus waren Wolfgang Miller und Friedrich Sustris. Am Heidelberger Schloß baute Johannes Schoch den Flügel des Kurfürsten Friedrich IV. (Friedrichsbau) mit kraftvoll gezeichneten Maueröffnungen (1601–07). In Straßburg, wo die Architektur üppig blühte, veröffentlichte Wendel Dietterlin (1550/51–1599) seinen Traktat „Architectura von Austeilung, Symmetria und Proportion der fünf Säulen" (1593, 1594 und 1595), der eine oft verwendete Inspirationsquelle werden sollte. Seit 1620 wurden als Ornament zunehmend die Muschel und die Ohrmuschel eingesetzt. In der zweiten Hälfte des 17. Jahrhunderts wird mit Henriette Adelheid von Savoyen, Gemahlin von Ferdinand Maria, Kurfürst von Bayern, in ihrer neuen Heimat die italienische Kunst tonangebend. Agostino Barelli begann für sie in der Nähe von München das Schloß Nymphenburg zu bauen, und er schuf auch die Theatinerkirche in der bayerischen Hauptstadt (1663–75) in Anlehnung an S. Andrea della Valle in Rom und den Dom von Salzburg; die Innenausstattung stammt von einem Künstler aus Graubünden, Enrico Zuccalli (1642–1724), der 1672 Hofbaumeister des Kurfürsten wurde.

Unterdessen hatten Meister aus Vorarlberg, die noch zu langer, weitgestreuter und fruchtbarer Tätigkeit berufen sein sollten, einen eigenständigen Baustil entwikkelt. Den Anfang dazu markiert die Abtei von Kempten (1652–66). Diese Meister waren zunächst Schüler von Italienern oder Tessinern gewesen; dann, um 1660, gingen sie in Schwaben und der Schweiz dazu über, selbst die Bauarbeiten zu leiten. Ihr Kirchenschema ist charakterisiert von Wandpfeilern, die bei der Anfügung von Seitenkapellen zu beiden Seiten des Langhauses außerordentliche Elastizität erlauben; der Bau hat keine Kuppel, und das Querschiff ist nur eben markiert. Dieser Typus stellt eine Vereinfachung von Il Gesù dar und eignet sich für die verschiedensten Adaptionen. Ihm untrennbar verbunden ist die Arbeit der Stukkateure, wie die Schmuzer, die aus Wessobrunn in Oberbayern kamen. Michael Thumb und sein Sohn Peter errichteten die Wallfahrtskirche auf dem Schönenberg bei Ellwangen, deren Baubeginn in das Jahr 1682 fällt. Michael Thumb ist vor allem der Meister der Prämonstratenserabtei Obermarchtal; ihr Gewölbe wurde von Johann Schmuzer dekoriert (1686–92).

Im Gegensatz zum 17. Jahrhundert zeichnete sich das 18. Jahrhundert durch üppige und eigenständige Vitalität in Barock und Rokoko aus. Man könnte meinen, Deutschland habe, politisch geteilt und geschwächt, die außerordentlichen Möglichkeiten seines Nationaltemperaments auf die Kunst, aber auch auf die Musik (wir befinden uns in der Zeit Johann Sebastian Bachs, 1685–1750) verlagert. Weniger in der Malerei, aber in Architektur, Skulptur und Dekoration wurde Außerordentliches erreicht. Fürsten und hoher Klerus ließen Schlösser in großer Zahl errichten, mit monumentalen Treppen, Kabinetten, Gemächern, Theatern (von denen einige zu den schönsten des europäischen 18. Jahrhunderts zählen), Gärten, Wasserbecken und mehreren Pavillons. Und doch war die künstlerische Tätigkeit auf profanem Gebiet weniger reich als auf sakralem. Wir müssen eine allzu kategorische Trennung dieser beiden Betätigungsfelder vermeiden. Die Paläste und Schlösser besaßen Kapellen; die Fürsten (vor allem wenn sie Kleriker waren) ließen sakrale Bauten errichten, und ihre Architekten waren in beiden Bereichen tätig. Unter sakraler Kunst ist vor allem, aber nicht ausschließlich, die katholische zu verstehen: die Kirchen, die Klöster mit ihren Bibliotheken, die Wallfahrtskirchen in den Gegenden, in denen der Katholizismus vorherrschte oder seine Stärke gegenüber dem Protestantismus behauptete, also in Bayern, in Schwaben, in Franken und den Rhein entlang.

Die fürstliche Kunst war von Natur aus internationalen Strömungen geöffnet, die sakrale häufig lokal und regional gebundener. Wie lassen sich nun aber diese Beiträge von außen und ihre Assimilierung zu einer dynamischen und reizvollen Eigenständigkeit analysieren? Im Norden des Landes konnte die niederländische Kunst einige Strahlkraft ausüben, aber vor allem muß auf die Kontakte mit Italien und Frankreich eingegangen werden.

Italien empfing nach wie vor deutsche Künstler, die nach dem Süden kamen, sich einige Zeit dort aufhielten oder sich in den Städten niederließen. Umgekehrt zogen auch weiterhin Italiener nach Deutschland, sei es vorübergehend oder für immer. Der Einfluß des italienischen Barocks war beträchtlich. Insbesondere sind italienische Quellen beim Theater, beim Fresko und beim Treppenbau auszumachen. Die große Malerei spielt, wie in Italien und im Gegensatz zu Frankreich, in der Innenausstattung eine tragende Rolle. Die Architekten in Rom, Turin, Venedig und Neapel hatten die Treppe zum repräsentativen Element der Residenzen gemacht; die Deutschen führten diese Tendenz zu ihrer höchsten Entfaltung; die Treppe kündet nicht allein von dem fürstlichen Besitzer, sondern auch von ihrer Funktion; sie befindet sich zugleich am Eingang des Besitzes, nahe bei der Eingangshalle, und in seinem Herzstück, an dem Punkt, in dem alle Wege zusammenlaufen. Im Louis-quatorze-Palast liegen die Gemächer des Königs im Zentrum der Anlage; im deutschen Palast befindet sich dort die Treppe; sie ist über eine Kombination mehrerer Läufe szenographisch konzipiert.

Der Einfluß Versailles', des französischen monarchischen Rahmens, und der Pariser Kunst war beträchtlich. Die Architekten von den Ufern der Seine wurden konsultiert, Kunstwerke wurden gekauft; französische Künstler hielten sich kürzer oder länger in Deutschland auf; deutsche gingen nach Frankreich, vornehmlich nach Paris. Das Rocaille-Ornament Bouchers, Lajoues, Mondons und Babels wurde besonders geschätzt. Durch Stiche übermittelt, hypertrophierte es bei den Augsburger Stechern und wurde zu einem Kernelement des deutschen Rokoko. Während aber das französische Motiv in seinem Herkunftsland in kleinem Maßstab zur Verzierung von Holztäfelungen diente, wurde es in Deutschland auf die Dimensionen eines Monumentaldekors vergrößert und in Stuck übertragen. Die Verbindung zwischen den Stechern, den Malern und Stukkateuren hielt namentlich Gottfried Bernhard Göz (1708–74), ein in Augsburg ansässiger Maler, Miniaturist und Stecher. Die Umwandlung des französischen Rocaille in ein deutsches monumentales und üppiges Rokoko galt lange Zeit als Dogma. Aufgrund der Chronologie der Stiche neigt man heute dazu, ihren Beginn und ihre Tragweite einzuschränken. Es scheint indessen unmöglich, die Bedeutung dieser Strömung allzusehr zu verringern.

Max Emanuel von Bayern (1662–1726), Sohn von Ferdinand Maria von Bayern und der Henriette Adelheid von Savoyen, wurde 1679, mit siebzehn Jahren, Kurfürst (Maximilian II. Emanuel). Er liebte die italienische Kunst und war vor allem ein Anhänger der französischen. Die praktische Umsetzung dieser Neigung war jedoch lange Zeit durch Abwesenheiten und Kriege erschwert. Er kämpfte 1685–91 mit Prinz Eugen gegen die Türken. 1691 wurde er von König Karl II. von Spanien zum Statthalter der Spanischen Niederlande ernannt. Während des Spanischen Erbfolgekrieges stand er auf Seiten Ludwigs XIV. und Philipps V. Vom Kaiserreich verbannt, flüchtete er sich in die Nähe von Paris und erwarb in dieser Zeit eine intime Kenntnis der neuesten französischen Kunst; doch erst nach seiner endgültigen Rückkehr nach München im Jahre 1715 konnte er sich wirklich wirkungsvoll für sie einsetzen. Bis dahin hatten seine Abwesenheit und die Rivalität der beiden führenden Architekten des Hofes der bayerischen Hofkunst nur geschadet. Die Lage war dergestalt, daß Zuccalli die Gegenwart eines anderen Meisters, der wie er aus Graubünden stammte, nämlich Giovanni Antonio Viscardis (1645–1713), nicht ertragen konnte. Zuccalli war an der Innenausstattung der Münchner Residenz beteiligt gewesen. In Hinblick auf den Bau von Schleißheim wurde er von Max Emanuel nach Paris geschickt. Nach seiner Rückkehr errichtete er den Pavillon Lustheim im Park von Schleißheim, aber beim Palast selbst erinnerte er sich weniger an die französische Kunst, die er doch eigens in Paris studiert hatte, sondern mehr an die Entwürfe Berninis für den Louvre, und er gestaltete ein Schloß mit vier Flügeln, von denen er nur den östlichen baute (1701–04). Nachdem er während der österreichischen Besetzung (1704–14) seines Postens bei Hofe enthoben worden war, lieferte er die Pläne für das Kloster Ettal (1709) mit der Kirche mit konvexer Fassade und zurückgesetzten Türmen. Zuccalli hatte die Pläne für die Erweiterung von Nymphenburg erstellt; seit 1702 wurde der zentrale Baukörper mit niedrigen Flügeln und Seitenpavillons eingefaßt. Auf Befehl des Grafen Franz Xaver Tilly schuf Viscardi die Wallfahrtskirche Maria Hilf in Freystadt (1700–1708), deren zentrierter Grundriß und deren Kuppel Vorboten der Frauenkirche in Dresden sind.

Von 1715 bis zu seinem Tode 1726 verhalf Max Emanuel nicht allein der Hofkunst zu einer Blüte, die im französischen Régence wurzelte und auf das Rokoko wies, sondern er schuf auch die Voraussetzungen für ihr Fortschreiten auf diesem Wege. Seine Aktivitäten waren entschieden von größerer Tragweite als die eines üblichen fürstlichen Kunstliebhabers. Er handelte auch als Souverain, der seinem Fürstentum für lange Zeit die Mittel und die Qualität einer monarchischen Kunst sichern wollte. Er befaßte sich mit technischer Ausbildung. Er kaufte in Paris Kunstwerke, besonders Goldschmiedearbeiten und Möbel, die seinem Geschmack entsprachen und die dazu an Ort und Stelle imitiert werden konnten. Er engagierte sich für die Werkstätten, in denen Stickereien, Goldschmiedearbeiten und Tapisserien hergestellt wurden. Er ließ Franzosen nach München kommen, die in ihnen arbeiteten. Er schickte Künstler an die Seine, damit sie sich an der dortigen Kunst schulten, so den Holzschneider Adam Pichler, der, zweifellos Tiroler Herkunft, dort von 1709–15 studierte. Dann kam Pichler nach München zurück und wurde Direktor der Kunsttischler-Werkstätten. Ebenso schickte der Kurfürst 1706 Joseph Effner (1687–1745), Sohn des Obergärtners von Dachau, nach Paris, um den dortigen Gartenbau zu studieren und danach Architektur bei Boffrand. Er entdeckte in den Spanischen Niederlanden François de Cuvilliés (1695–1768), einen in Soignies im Hennegau geborenen Zwerg, und förderte dessen erstaunliche künstlerische Gaben; auch ihm verhalf er, von 1720–24, zu einem Pariser Aufenthalt. Die aktive Einflußnahme Max Emanuels war so bedeutend, daß die Qualität der bayerischen Hofkunst auch unter der Regierung seines Sohnes Karl Albrecht (1726–45) und seines Enkels Max Joseph (1745–77) ihren hohen Stand behielt und seine Künstler an andere deutsche Höfe gerufen wurden. Zusätzlich erblickten bezüglich der sakralen Kunst, die nach Italien ausgerichtet und populärer, dabei aber subtil gefaßt war, um 1680–90 Künstlerpersönlichkeiten ersten Ranges das Licht der Welt: Dominikus Zimmermann (1685–1766) und sein Bruder Johann Baptist (1680–1758), der auch für den Hof arbeitete; Cosmas Damian Asam (1686–1739) und sein Bruder Egid Quirin (1692–1750) sowie Johann Michael Fischer (1691–1766). Die von ihnen vertretenen Barock- und Rokokoausprägungen erreichten ebenfalls außerordentlich hohe Qualität und konnten sich auch außerhalb Bayerns, in das benachbarte Schwaben und darüber hinaus, ausbreiten.

Nach seiner Rückkehr nach München im Jahre 1715 setzte Max Emanuel Joseph Effner als Hofbaumeister an die Spitze seiner Palastbauten. Dieser Architekt schuf Dachau (1715–17). In Nymphenburg führte er die Arbeiten am Großen Saal des Hauptpavillons fort, gestaltete die Gartenfassade und errichtete in den Gärten die kleinen Bauten der Pagodenburg (1716–19) und der Badenburg (1718–21). 1718 unternahm er eine kurze Italienreise. Danach übernahm er den Bau von Schleißheim, ging von dem vierflügeligen Grundriß ab, verlängerte die Westfassade und stockte sie auf. Bei seinem Regierungsantritt ersetzte Karl Albrecht Joseph Effner durch François de Cuvilliés. Dieser ist der Erfinder all des Laubwerks, der Amoretten und der raffinierten Ornamente, die zu den reizvollsten Wesensmerkmalen des Rokoko gehören. In München schmückte er die sogenannten Reichen Zimmer der Residenz aus (1730–37). In Nymphenburg baute er für die Kurfürstin Maria Amalie den Pavillon Amalienburg, der vollendet ist sowohl in der geschmeidigen Schlichtheit seiner Fassaden wie im poetischen Reichtum seiner Interieurs (1734–39). Auch im Theatersaal der Münchner Residenz (1751–53) entfaltete er seine ganze Verführungskraft und sein großes Können. Und schließlich hinterließ er eine Sammlung von Ornamentformen, deren Veröffentlichung sein Sohn besorgte.

Cosmas Damian Asam war vor allem Maler und zeigte sich als Meister illusionistischer Perspektiven, die den Himmel in die Kuppeln einließen; Egid Quirin arbeitete überwiegend als Bildhauer und Stukkateur, aber beide waren auch als Architekten tätig, und ihr italienischer Aufenthalt von 1712–14 war ihnen sehr förderlich. Egid Quirin führte den Neubau der Klosterkirche Rohr durch (1717–25) und schuf für den Chor die große Himmelfahrt Mariae (1718–22). Die beiden Brüder schlossen *Abb. 68*
ihre Talente zu einer vollkommenen Synthese zusammen in der kleinen Kirche St. Johann Nepomuk in München, die auf ihre Kosten gebaut und ausgestattet *Abb. 71*
wurde und die ein Ensemble bildet mit ihren Nachbarfassaden, der des Pfarrhauses und der des Hauses von Egid Quirin (1733–46). Der in Wessobrunn geborene Maurermeister und Stukkateur, dann Architekt Dominikus Zimmermann schuf mit Hilfe seines Bruders Johann Baptist, dem Dekorateur, die Wallfahrtskirche von Steinhau- *Abb. 69*
sen bei Schussenried in Schwaben über ovalem Grundriß (1727–33). Diesen griff er auf und vervollkommnete ihn in Bayern, ebenfalls in einer Wallfahrtskirche, der Wieskirche (1746- um 1756), die in ihrer inneren und äußeren Raumauffassung, im *Abb. 75*
malerischen und skulpturalen Dekor und in der Ikonographie eines der Meisterwerke des europäischen Barock ist. Johann Michael Fischer vertrat eine reine und ruhige Architektur. Er liebte es, Grundrisse zu kombinieren, Räume klar zu akzentuieren, sie zu durchlichten und so die Farbsymphonie von Malerei und Stuck zur Geltung zu bringen. Er baute in Schwaben die beiden Benediktinerabteien Zwiefalten (1741–65) und, vor allem, Ottobeuren. Fischer war es, der jener Abtei die end- *Abb. 70*
gültige Gestalt gab. Sie besitzt eine konvexe Fassade zwischen zwei Türmen, Pendentifkuppeln und ein großes Querschiff in der Mitte des Baus, dessen Arme in halbrunden Abschlüssen münden (um 1750).

Beim Bau und in den angestrebten Wirkungen waren Architektur, Fresko, Skulptur und Stuck so eng miteinander verflochten, daß sie in der Darstellung kaum voneinander gelöst werden können. Dennoch muß an dieser Stelle der Bildhauer Ignaz Günther (1725–75) besonders erwähnt werden, in dem sich die bayerischen Eigenschaften Wärme, Phantasie und Vitalität harmonisch vereinten und der den „Schutzengel" des Bürgersaals in München schuf (1763). George Desmarées (1697–1766), ein gebürtiger Schwede, der viel in Deutschland, den Niederlanden und Italien gereist war, ließ sich 1731 in München nieder und wurde dort Hofmaler; das Porträt
*Abb. 290* „Kurfürst Max III. Joseph und sein Intendant Graf Seeau" (um 1755, München, Residenzmuseum) ist eines seiner persönlichsten Werke.

Der Einfluß bayerischer Künstler in Schwaben wurde bereits angesprochen. Hier muß nun auf dieses Fürstentum näher eingegangen werden, desgleichen ist die alemannische Schweiz zu erwähnen, denn die Meister aus Vorarlberg wirkten sehr erfolgreich auch in den ländlichen Gebieten und Städten um den Bodensee. Drei von ihnen sind einer besonderen Erwähnung wert: Franz Beer (1660–1726), Kaspar Moosbrugger (1656–1723), ein Laienbruder aus Einsiedeln, und Peter Thumb (1681–1766). Eng mit ihnen zusammen arbeiteten andere Künstler, die nicht notwendig aus Vorarlberg stammten. Die mönchischen Bauprojekte waren häufig Prä-
*Abb. 251* monstratenser- und Benediktinerklöster. In Weingarten, wo St. Martin und das unter dem Lanzenstich des Longinus fließende Blut aus der Seite Jesu verehrt wird, stellt sich das schwierige Problem der Identifikation des Architekten der Benediktinerabtei. Hat Kaspar Moosbrugger 1684 Pläne nicht nur für das Kloster, sondern auch für die Kirche geliefert? Sebastian Hyller war es, der, 1697 nach zehn Jahren in Salzburg zum Abt ernannt, diese bauen ließ, und begonnen wurde sie 1715; Franz Beer hat den Bau im Jahr darauf verlassen. Muß Christian Thumb in Betracht gezogen werden? Ist vielleicht ein aus Vorarlberg stammender Mönch des Klosters, Andreas Schreck, mehr als nur von verwaltender Funktion gewesen? Johann Jakob Herkomer, der zweimal in Italien gewesen war, wies 1712 Pläne vor. Der Eingriff des Architekten des Herzogs von Württemberg, Donato Giuseppe Frisoni, im Jahre 1717 traf auf bereits sehr weit fortgeschrittene Arbeiten, da der Rohbau gegen 1718–20 fertiggestellt war. Die Kirche wurde am 10. September 1724 geweiht. Cosmas Damian Asam malte die Fresken: die „Ecclesia triumphans" in der Kuppel, die „Ekstase des hl. Benedikt" im Langhaus und die „Ausgießung des Heiligen Geistes" im Chor. Die Abtei Weingarten beeindruckt durch ihre außergewöhnliche Majestät. Sie kann in ihren beträchtlichen Dimensionen (101,74 m lang, an die 30 m breit im Langhaus), mit ihrer mächtigen konvexen Fassade zwischen den Türmen und den Apsiden der Querschiffarme und des Chores durchaus mit dem Dom von Salzburg und den römischen Sanktuarien verglichen werden. Die Wallfahrtskirche von Birnau am Bodensee verdankt vielleicht ihrer relativ späten Entstehung (1746–58) die Bedeutung, die dem Licht in ihrer Konzeption zugewiesen wurde; zusammen mit
*Abb. 59* dem Architekten Peter Thumb arbeiteten an ihr der Bildhauer Joseph Anton Feuchtmayr und der Maler Gottfried Bernhard Göz. Die Bibliothek der Abtei Schussenried, die wohl nach einem Entwurf von Dominikus Zimmermann entstand, war gegen 1757 vollendet; sie ist von zugleich anmutiger und verhaltener Delikatesse.

Die alemannische Schweiz trug zum sakralen Barock in den Jesuitenkirchen bei, mit einer Verbesserung des Vorarlberger Schemas und mit der Errichtung zweier be-
*Abb. 72–74* deutender Bauten in St. Gallen und in Einsiedeln. In Luzern wurde seit 1766 die Jesuitenkirche St. Franziskus Xaver gebaut, wahrscheinlich nach den Plänen eines Vorarlberger Meisters, Michael Beer oder Michael Thumb, und zwar unter Pater

Christoph Vogler, der an dem Entwurf beteiligt gewesen sein muß. Sie hat kein Querschiff und einen halbrunden Chorabschluß. Das Langhaus, auf das sich zwischen mächtigen Pfeilern Seitenkapellen öffnen, wurde 1749–50 von Jakob Heillratt und Joseph Rauch mit Rokoko-Stukkaturen geschmückt. Die Jesuitenkirche von Solothurn, 1680–89 wohl nach Plänen des Jesuitenbruders Heinrich Mayer errichtet, stellt eine geschmeidigere Handhabung des Vorarlberger Schemas dar, durch das Querschiff und die über den Kapellen und dem Eingang liegenden Emporen; die so entstandenen komplexeren Volumen sind zusätzlich, vielleicht von Michael Schmuzer, reich mit Stuck verziert. In der Benediktinerabtei Rheinau, im Kanton Zürich, wurde ebenfalls, von 1704–11 von Franz Beer, der Vorarlberger Typus weiter verfeinert, nämlich durch Einziehung der Balustraden der Emporen über den Kapellen; durch betontere Vertikalität der Pfeiler und ein klarer hervortretendes, somit leichter wirkendes Gewölbe, das mit Stuckarbeiten von Franz Schmuzer (1707–10) geschmückt ist. Leider verunklären die Seitenaltäre an den Ecken von Pfeilern und Kapellen die klare Struktur. Wir finden Franz Beer und wohl auch Franz Schmuzer an der Zisterzienserabtei St. Urban im Kanton Luzern wieder (1711–15); die Pfeiler mit auf der Langhausseite aufgesetzten Pilastern sind hier stark akzentuiert. Bei St. Gallen war der Hauptarchitekt der Abtei (1748–70) Peter Thumb; die zweitürmige Fassade entspricht der Chorapsis. Die Bibliothek (1758–67) präsentiert ihre Bücher vor der kostbaren Folie ihres Rokoko-Dekors. In Einsiedeln bildet die Kirche dieser Benediktinerabtei die Mittelachse des barocken Neubaus und weist das übliche, aber hier besonders imposant gestaltete Schema von zwei Türmen und einer vorgewölbten Mittelpartie auf. Der Benediktiner-Laienbruder Kaspar Moosbrugger begann den Bau des Langhauses 1719; ein Oktogon bezeichnet den Standort der Zelle des Eremiten Meinrad. Die Brüder Asam waren an der malerischen und plastischen Ausschmückung beteiligt. Der Dom von Solothurn hat als Schutzpatron den hl. Ursus, der, nachdem er dem Massaker der Thebaischen Legion entkommen war, in der Stadt zusammen mit seinem Genossen, dem hl. Viktor, der Legende nach den Märtyrertod erlitten haben soll. Der Bau (1763–73), ein Werk von zwei Mitgliedern der Familie Pisoni aus Ascona, Gaetano und Paolo Antonio, Onkel und Neffe, hat in der Großzügigkeit von Fassade und weitläufiger Treppe noch viel von der Erhabenheit und dem Inszenierungswillen des Barock; dennoch gehört er an den Beginn der sich wieder auf den Klassizismus besinnenden Ära.

*Abb. 252*

*Abb. 73, 74*

*Abb. 72*

In Baden und in Württemberg wurden mehr Paläste als Kirchen und Klöster gebaut, vor allem weil die Bevölkerung nicht vollzählig katholisch war. Als Vorbilder fungierten Italien, Österreich und Frankreich.

Seit 1698 ließ Markgraf Ludwig Wilhelm I. von Baden-Durlach, der Türkenlouis, in Rastatt von Domenico Egidio Rossi ein Jagdschloß errichten. Dieses Schloß wurde später abgerissen und durch ein anderes ersetzt, das nun innerhalb einer neuen Stadt und Befestigungsanlagen, die gegen die Franzosen errichtet worden waren, lag. 1705 bezog der Markgraf den Bau.

Michael Ludwig Rohrer fügte dem Palast im Süden die Hofkirche an (1720–25) und Franz Ignaz Krohmer im Norden das Theater. Karlsruhe spiegelt mit seiner unter dem Markgrafen Karl Wilhelm von Baden-Durlach entstandenen radialkonzentrischen Stadtanlage deutlich die absolute Monarchie wieder (1715–19). Der Architekt des Markgrafen war der Militäringenieur Jakob Friedrich von Betzendorf. Die schräg zur Achse liegenden Palastflügel fügen sich in die Gesamtkonzeption ein. Das Schloß Ludwigsburg des Herzogs Eberhard Ludwig von Württemberg wurde 1704 begonnen. Die aufeinanderfolgenden Erweiterungen des 18. Jahrhunderts führten im Ergebnis zu einem weitläufigen rechteckigen Palast. Für diesen Bau sind zwei Architekten von besonderem Gewicht: Johann Friedrich Nette und mehr noch Donato Giuseppe Frisoni (1685–1735), von dem auch der Plan der vorgesehenen

Stadt stammt. Die Schöpfer des neuen Schlosses von Stuttgart, mit dem 1744 begonnen wurde, waren Leopoldo Retti, der 1751 starb, und auf ihn folgend (bis 1768) der Franzose Pierre Louis Philippe de La Guépière (1715–73). Beide hatten sich auf horizontale Harmonien verlegt. La Guépière, der ehemalige Schüler Jacques-François Blondels, baute auch, in der Nähe von Ludwigsburg, das Schlößchen Monrepos (1760–65) sowie, in der Nähe von Stuttgart, La Solitude (1763–67).

Franken war, trotz der Bedeutung, die italienischen Vorbildern zukam, das Land, in dem besonders stark Deutsches, zusammen mit Österreichischem und Böhmischem, zutage trat, und dies dank der Aktivität einer Dynastie von Fürsten und hohen geistlichen Würdenträgern, den Schönborn, und einer Architektenfamilie, den Dientzenhofern. Antonio Petrini aus Trient arbeitete häufig in Würzburg. Er baute dort das große Stift Haug (1670–91), er vollendete die Fassade und den Turm der Kirche der Universität (1690-1703) und den Hofflügel des Juliusspitals (1699). Georg Dientzenhofer (1643–89), der ältere Bruder von Christoph, der sich in Prag hervortat, schuf die triumphbogenartige Kombination von Nischen und Gebälk an der Fassade der Martinskirche in Bamberg (1681–91). Für Kappel bei Waldsassen gestaltete er (1685–89) die Wallfahrtskirche zur Heiligen Dreifaltigkeit aus drei Waben um ein Dreieck, umgeben von einer gewellten Rotunde, die auf St. Johannes Nepomuk in Saar (Zdâr nad Sázavou) von Santin-Aichel vorausweist. Johann Leonhard Dientzenhofer (1660–1707) baute die Neue Residenz in Bamberg für den Bischof der Stadt, Lothar Franz von Schönborn (1655–1729); die Malereien des Kaisersaals in der Residenz wurden von einem Künstler aus Tirol, Melchior Michael Steidl (1707–09), ausgeführt. Der jüngste der vier Brüder Dientzenhofer, Johann Dientzenhofer (1663–1726), der mit der Architektur von Prag vertraut war und sich in Italien aufgehalten hatte (1699–1700), bewies seine Kenntnis der Kunst Borrominis im Neubau des Domes von Fulda (1704–12). Er kombinierte im Grundriß der Kirche
*Abb. 63* der Benediktinerabtei Banz (1710–18), am Nordufer des Mains, sich überschneidende Ellipsen miteinander. Trotz des Eingriffs von Hildebrandt am großen, von Galerien eingefaßten Treppenhaus ist er der eigentliche Schöpfer des Schlosses
*Abb. 65* Pommersfelden (1711–18) für Lothar Franz von Schönborn, eines Baus mit besonders ausgeprägter Plastizität in der Wirkung. Diese beiden letzten Schöpfungen Johann Dientzenhofers müssen als seine Meisterwerke angesehen werden. Und doch war es Johann Balthasar Neumann (1687–1753), der den fränkischen Barock zu seiner höchsten Vollendung führte und ihm Einfluß auf ganz Deutschland sicherte. Geboren in Eger (tschechisch Cheb), war er Gießer, Mathematiker, Oberst, Stadtplaner und Architekt – im sakralen wie profanen Bereich. Er hatte Deutschland bereist und außerhalb Deutschlands Mailand, Wien, Brüssel, Straßburg, Nancy und Paris kennengelernt. Er war den Bischöfen des Hauses Schönborn verbunden, nicht nur in Würzburg, sondern auch in Bamberg, Trier und Speyer und erlangte unter ihrem Schutz beträchtliche Autorität. Die riesige rechteckige Residenz des Fürst-
*Abb. 55, 66* bischofs von Würzburg, die 1719 begonnen wurde, ist nicht allein sein Werk; Hildebrandt arbeitete ebenfalls mehrfach an ihr, aber Neumann, fürstbischöflicher Baudirektor, war der Hauptarchitekt und setzte sich seit 1737 gegen den Österreicher durch. Die Treppe mit den geraden Rampen ist eine der vornehmsten und majestätischsten der Barockzeit; Giovanni Battista Tiepolo schmückte das Gewölbe des Treppenhauses mit dem Fresko „Der Olymp und die vier Kontinente" (1753). Das Talent des Hofarchitekten Neumann erscheint auch an dem Schloß Werneck (1733–37), dessen ebenfalls bemerkenswertes Treppenhaus wie in Pommersfelden mit Balkons geschmückt ist, und an Schloß Bruchsal für Damian Hugo von Schön-

born, Fürstbischof von Speyer; hier kombinierte er eine Wendeltreppe mit aufsteigenden Läufen (1731–32); Treppe und Schloß sind nach den Zerstörungen des Zweiten Weltkriegs restauriert worden. Unweit von Banz, am Südufer des Mains, konnte die Wallfahrtskirche Vierzehnheiligen erst nach Disputen zwischen den kirchlichen Auftraggebern und nach langwierigen Arbeiten vollendet werden (1743–72). Neumann war es gelungen, trotz der Entwürfe anderer Künstler seine Vorstellungen durchzusetzen. Der Grundriß in Form des lateinischen Kreuzes ist nur der Anhaltspunkt für durchgängige Wellenbewegungen; in ihrem Zentrum befindet sich in einer Ellipse der Altar des Jesuskindes und der Vierzehn Nothelfer. In der Abtei Neresheim auf der Schwäbischen Alb (1747–92) verband Neumann ein Langhaus mit einer zentralen Rotunde. *Abb. 62*

Adam Friedrich von Seinsheim, Fürstbischof von Würzburg, beauftragte mit den Skulpturen für die Gärten von Veitshöchheim, dem bischöflichen Landsitz, den aus Böhmen stammenden Ferdinand Tietz, der einen hochgradig expressiven Barock vertrat (1765–68). Die Gruppe „Pegasus" ist bemerkenswert durch ihre Dynamik.

In Bayreuth förderten Markgraf Friedrich und seine Gemahlin Wilhelmine, eine Schwester Friedrichs des Großen, die Kunst. Für Theateraufführungen an ihrem Hof wurde die heute noch existierende Rokoko-Oper erbaut, deren Innenraum von Giuseppe und Carlo Galli da Bibiena (1748) gestaltet wurde. *Abb. 67*

In der Pfalz verlegte Kurfürst Karl III. Philipp (1716–42) 1720 seine Residenz von Heidelberg nach Mannheim. Der Plan für diese Stadt, der von strenger Regelmäßigkeit ist, entstand nach der Zerstörung von 1689. Das Schloß ist stark deutsch geprägt; an der Innenausstattung arbeitete namentlich der Bildhauer Paul Egell (1691–1752). Alessandro Galli da Bibiena schuf die Pläne für das 1795 abgebrannte Theater und begann mit der Jesuitenkirche (1738–56), und zwar nach dem Vorbild von Il Gesù. Kurfürst Karl Theodor rief den französischen Architekten Nicolas de Pigage (1723–96), der Pariser Formengut weitergab; er ist der Schöpfer des Theaters des Schlosses von Schwetzingen (1752) und kleinerer Bauten in den Gärten, von denen einige bereits klassizistisch sind; er schuf ferner Benrath, ein kleines Schloß mit raffinierter Aufteilung. Karl Theodor beschäftigte auch Pierre Antoine Verschaffelt (1710–93), der in Gent geboren, aber durch seine Reisen nach Brüssel, Paris, Rom und London ein internationaler Architekt und Bildhauer geworden war. *Abb. 284*

Es lag auf der Hand, daß die Rheingegend durch ihre Nähe zu Frankreich stark von der Pariser und Versailler Kunst beeinflußt wurde, aber auch dynastische Beziehungen und der Ruf der einzelnen Künstler waren gewichtige Faktoren.

Robert de Cotte lieferte 1715–16 die Pläne für das Lustschlößchen Poppelsdorf bei Bonn mit einem runden Hof für Joseph Klemens von Bayern, Erzbischof und Kurfürst von Köln und Bruder Max Emanuels. Dieser Fall ist ein Beispiel für das Ansehen, dessen sich in Deutschland der Erste Architekt der Allerchristlichsten Majestät erfreute, und für die Aufträge, die er dort erhielt. In Brühl, in Schloß Augustusburg, indessen schuf Johann Conrad Schlaun (1695–1773) zunächst für Klemens August von Bayern, Erzbischof und Kurfürst von Köln (1723–61) und Sohn Max Emanuels, eine Erweiterung des Baus, doch wurde er 1728 durch François de Cuvilliés ersetzt, der die Residenz im Tagesgeschmack gestaltete. Johann Balthasar Neumann entwarf die große Treppe als eine seiner prächtigsten Schöpfungen (1740). Cuvilliés baute auch Falkenlust (1729–40), ein Jagdschlößchen in der Nähe des Hauptschlosses, und Schlaun errichtete, immer noch für Klemens August, ein anderes Jagdschlößchen, Clemenswerth bei Sögel (1736–50). *Abb. 64*

In Kassel wurde die Oberneustadt von Paul du Ry (1640–1714), einem Hugenotten, für seine exilierten Glaubensbrüder gebaut. In den Gärten der Wilhelmshöhe war Giovanni Francesco Guerniero nach seiner Ernennung von 1701 im Geschmack des italienischen Barock tätig. Die oktogonale Krönung der Ausschmückung mit einer Pyramide und einem „Herkules Farnese" wurde 1718 hinzugefügt.

August II. der Starke und sein Sohn August III., Kurfürsten von Sachsen und Könige von Polen, machten Dresden, ihre deutsche Hauptstadt, zu einem der bedeutendsten Zentren des Barock, eines Barock, der unter ihrer Autorität ein eigenes Gesicht annahm, denn er quillt über von majestätischen, pittoresken und bewegten Zügen. Die Künstler waren von außerordentlich verschiedener Herkunft. Es gab z. B. einen französischen Maler, Louis de Silvestre (1675–1760), der sich von 1716–48 am Hofe aufhielt und sich dort als durchaus talentiert, wenn auch recht konventionell erwies. Marcus Conrad Dietze, Bildhauer und Architekt, bereitete die Pläne für ein neues Schloß in Dresden vor. Er war ein vielversprechender Künstler, als er 1704 bei einem Scheunenbrand in Polen ums Leben kam. Zwei andere Künstler führten den sächsischen Barock zu seiner brillantesten Ausprägung: Matthäus Daniel Pöppelmann (1662–1736) als Architekt und Balthasar Permoser (1651–1732) als Bildhauer. Ersterer stand bereits im Dienste des Hofes, als er 1710 nach Wien, Rom und Neapel und 1715 nach Frankreich reiste, das ihn im übrigen in keiner Weise beeinflußt zu haben scheint. Permoser kam zu August II., nachdem er in Salzburg und Wien ausgebildet worden war und vierzehn Jahre in Italien gelebt hatte. Sie beide schufen den Zwinger in Dresden (1711–22), eine oben offene, ringförmige Bauanlage (eben ein Zwinger), deren rechteckiger Grundriß sich auflöst in Galerien und Pavillons und sich öffnet, um zwei Halbellipsen und daneben einem Jahreszeitenbrunnen Platz zu machen.

Diese Anlage (bei den Bombardierungen vom 13./14. Februar 1945 zerstört, inzwischen wieder aufgebaut) ist einmalig in ihrer Art, und die Atlanten und Jahreszeitenallegorien Permosers verleihen ihr eindringliche plastische Kraft. Der Wallpavillon ist vielleicht der kostbarste Teil der Gesamtanlage. Permoser schuf auch die
*Abb. 269* „Apotheose des Prinzen Eugen" (1718–21), die er zweifellos nach einem aus Österreich geschickten Porträt anfertigte; diese symbolbeladene Gruppe ist voll erstaunlicher Bewegung und Bewegtheit und voll Lebendigkeit (Wien, Österreichisches Barockmuseum). Pöppelmann baute die beiden Schlösser von Pillnitz an der Elbe (1720–23; Wasserpalais und Bergpalais), und bei dem japanischen Palais arbeitete er mit dem Franzosen Zacharie Longuelune (1669–1748) zusammen. Georg Bähr (1666–1738) gelang mit der Frauenkirche in Dresden (1726–43) – mit Kuppel und zentriertem Grundriß – ein Meisterwerk des protestantischen Kirchenbaus. Bei der Hofkirche handelt es sich um eine Schöpfung des Italieners Gaetano Chiaveri (1689–1770), der vorher in St. Petersburg und Warschau tätig gewesen war. Dieser für den katholischen Gottesdienst bestimmte Bau, der nach einem Entwurf von 1737 entstand, ist ein harmonisches Monument mit einem Turm und mehreren Galeriegeschossen. – Die Entdeckung von Kaolinlagern in Sachsen machte die Herstellung
*Abb. 1001* von Hartporzellan in der Manufaktur von Meißen möglich, die 1710 gegründet wurde und unter der Leitung Johann Friedrich Böttgers stand. Davon wird bei der Darstellung der dekorativen Künste die Rede sein.

Der Hof von Preußen war dank Friedrich II. ein bedeutendes Kunstzentrum. Das darf indessen nicht vergessen lassen, daß hier bereits unter Kurfürst Friedrich III. von Brandenburg, seit 1701 König Friedrich I. in Preußen, Andreas Schlüter tätig war. Er wurde 1664 geboren, traf 1694 in Berlin ein, machte sich auf einer Studienreise nach Italien 1695/96 mit der italienischen Kunst vertraut und unternahm dann noch eine Reise in das Frankreich Ludwigs XIV., wo er die Werke François Girardons, Martin Desjardins' und Antoine Coysevox' kennenlernte. Er war ein ausgezeichneter Bildhauer und schuf das bronzene „Reiterdenkmal des Großen Kurfürsten" (1696–1700; die vier Sklaven am Sockel wurden erst 1708/09 aufgestellt. Schloß Charlottenburg), das an den antiken Marc-Aurel erinnert, und, nur bewegter, an das Reiterdenkmal Ludwigs XIV. von Girardon für die Place Vendôme in Paris. Er bildete die erstaunlich lebendigen Köpfe der Schlußsteine des Zeughauses (1696, Masken sterbender Krieger) und die dynamischen Skulpturen des neuen Berliner Schlosses (1945 abgebrannt, 1950 gesprengt). Aber als Architekt machte er an jenen beiden Gebäuden sowie am Münzturm der preußischen Hauptstadt eine unglückliche, vielleicht auch technisch überforderte Figur. Er starb 1714 in St. Petersburg, bald nachdem er dort eingetroffen war. Unterdessen hatte Johann Arnold Nering kurz vor seinem Tode 1695 mit dem Bau von Schloß Charlottenburg begonnen, und der französische Maler Antoine Pesne (1683–1757), ein Neffe von Charles de La Fosse, wurde nach einem langen Italienaufenthalt (1703–10) von Friedrich I. nach Berlin gerufen und blieb dort bis zu seinem Tod; er arbeitete als Dekorateur, aber er erwies sich vor allem als begabter Porträtist, besonders bei jungen Modellen („Der spätere Friedrich II. und seine Schwester Wilhelmine", 1714; Charlottenburg).

*Abb. 279–283*

*Abb. 992*

In dem Kreis, mit dem Friedrich II. sich vor seiner Thronbesteigung umgab, reiften die Ideen und die Neigungen bezüglich Literatur und Kunst heran, die er, einmal König geworden, voll ausleben sollte. Er hatte eine starke Vorliebe für Rocaille und Rokoko, die sich in seinen Sammlungen niederschlug – er kaufte die zweite Fassung der „Einschiffung nach Kythera" und „Das Ladenschild des Kunsthändlers Gersaint" von Watteau – und auch in seinen persönlichen Eingriffen in seinen Residenzen. Sein Freund Georg Wenzeslaus von Knobelsdorff (1699–1753), der aus gesundheitlichen Gründen aus der Armee hatte ausscheiden müssen und sich zunächst der Malerei und dann der Architektur zugewandt hatte, war klassischer in seinen Neigungen. Es ist oft schwer, die Hand des einen oder des anderen sicher auszumachen, auch wenn man die Unterschiede ihres Kunsttemperaments kennt. Von den begabten Dekorateuren, mit denen sie zusammenarbeiteten, muß natürlich Pesne erwähnt werden, aber auch Johann August Nahl d. Ä., der vor der übermäßigen Arbeit, die der König ihm abverlangte, aus Preußen floh. Knobelsdorff vergrößerte Schloß Charlottenburg. In Potsdam schuf er den Neubau des Stadtschlosses (1744), und er arbeitete eng mit Friedrich II. am Bau von Sanssouci zusammen (1745–47). Knobelsdorff wollte dieses kleine Schloß, das vom Hôtel Bourbon in Paris und vom Marmortrianon inspiriert war und nur ein Geschoß mit einer vorgezogenen Partie sowie eine Kuppel in der Mitte besaß, auf einen Sockel setzen, konnte den König aber nicht für diese Lösung gewinnen; wenigstens zeigt das Kolonnadenhalbrund auf der Seite des neuen Schlosses die Reinheit seines Geschmacks. Im Inneren ist die Bibliothek ein vollendetes Beispiel des fürstlichen Rokoko in Deutschland. Die Atlanten der Fassade erinnern an die des Zwingers, den Friedrich II. bei einer Reise nach Dresden in seiner Jugend bewundert hatte. Der Entwurf des neuen Schlosses von Potsdam von Johann Gottfried Büring und Heinrich Ludwig Manger stammt von 1755, aber der Bau entstand erst zwischen 1763 und 1766. Sein barocker Stil wirkte veraltet und schwer neben dem Zauber von Sanssouci. Mit diesem kleinen Schloß lieferte Preußen seinen verführerischsten Beitrag zur monarchischen deutschen Kunst des 18. Jahrhunderts.

*Abb. 250*

72 GEMALTER UND SKULPTIERTER DEKOR DER KLOSTERKIRCHE EINSIEDELN.
*Von den Gebrüdern Asam. Nach 1729.*

73 FASSADE DER STIFTSKIRCHE VON ST. GALLEN.
*1748–1770.*

74 ST. GALLEN: BLICK IN DAS INNERE DER STIFTSKIRCHE
*der ehemaligen Benediktinerabtei St. Gallen, heute Kathedrale. 1748–1770. Die Ausstattung der von Peter Thumb und J. M. Beer gebauten Kirche ist von den Malern Josef Wannenmacher und Christian Wenzinger, den Bildhauern Feuchtmayr und J. S. Moosbrugger sowie J. Mayer, der das großartige Chorgitter schuf.*

75 DIE WALLFAHRTSKIRCHE IN DER WIES.
*Von Dominikus Zimmermann. 1746–1756.*

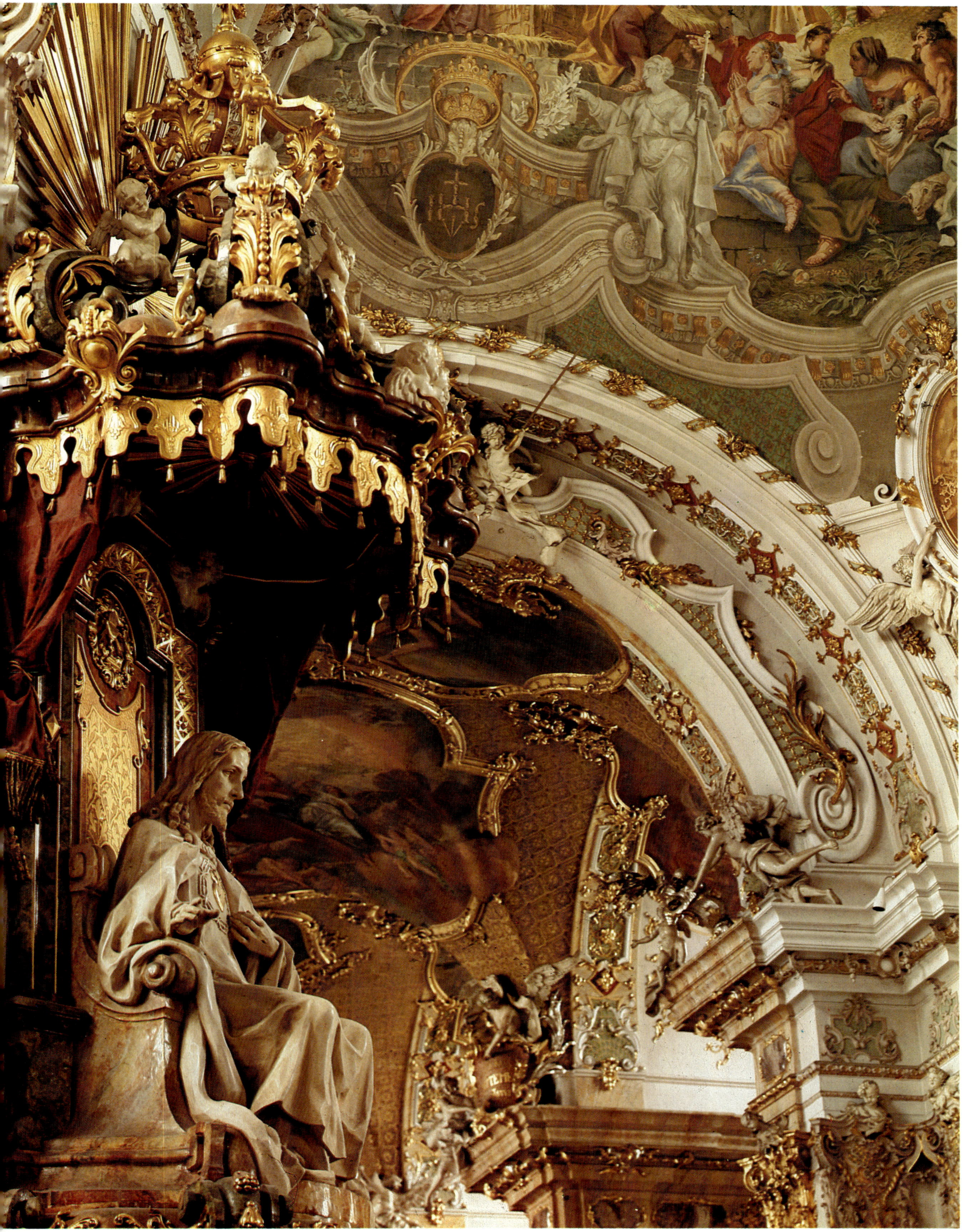

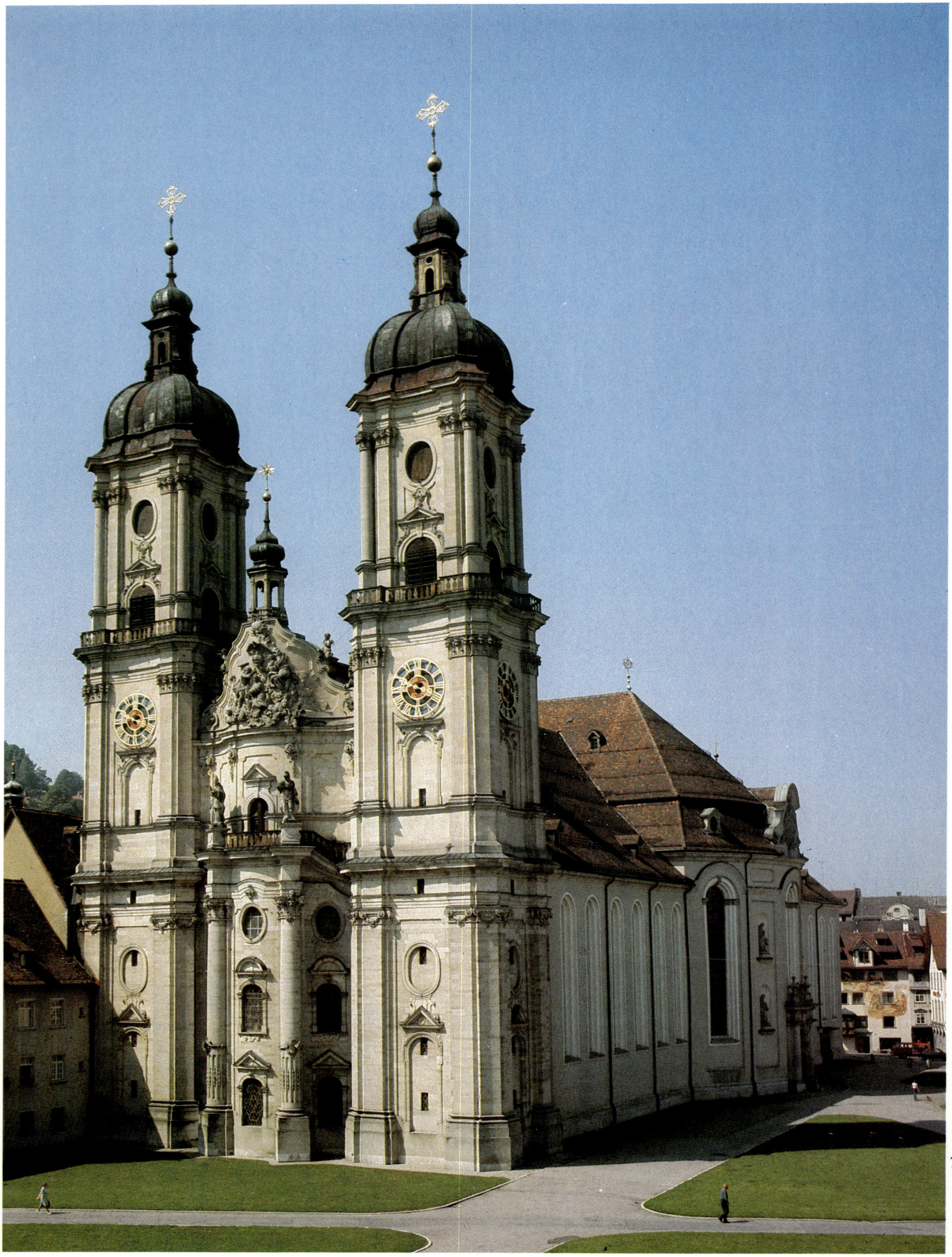

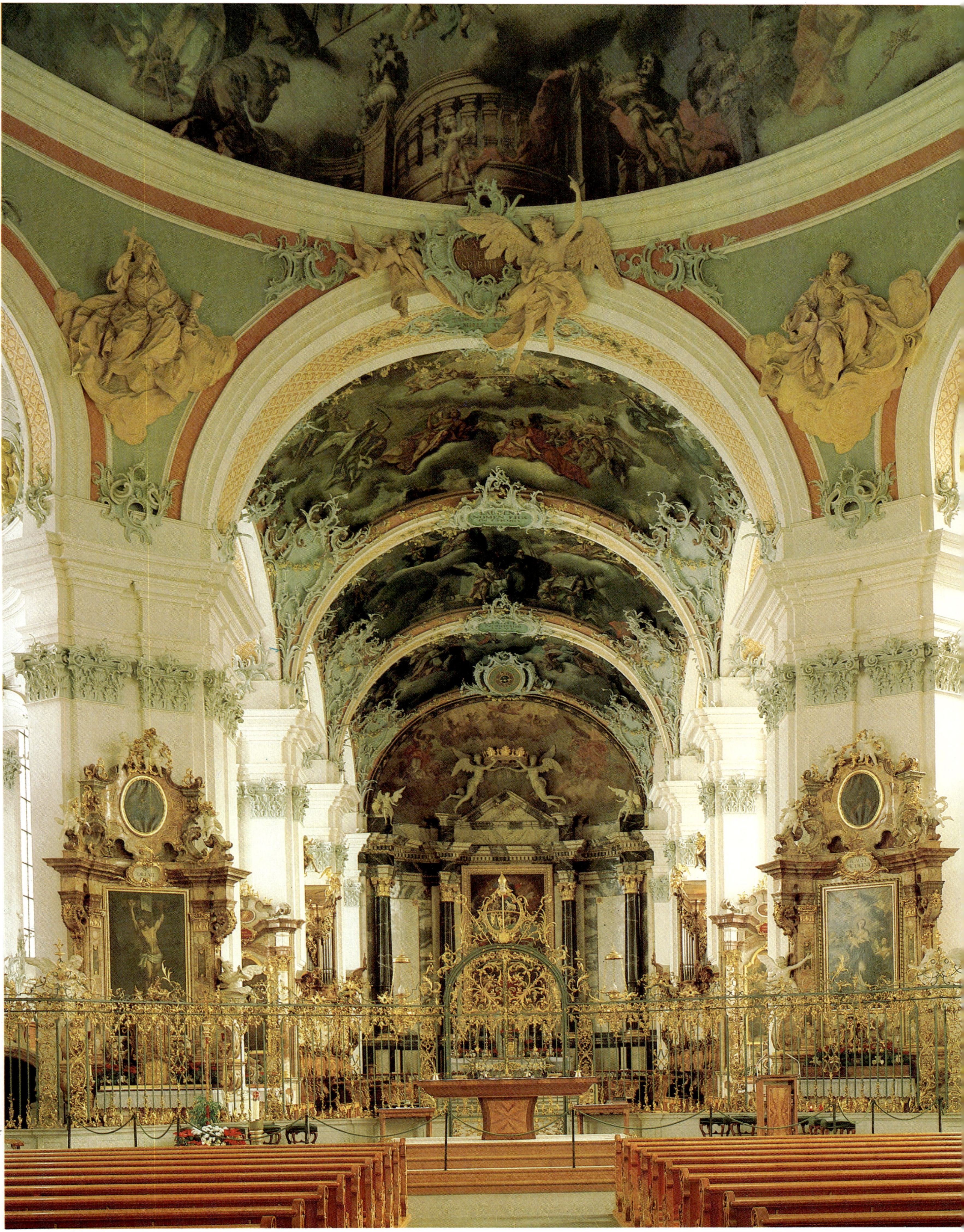

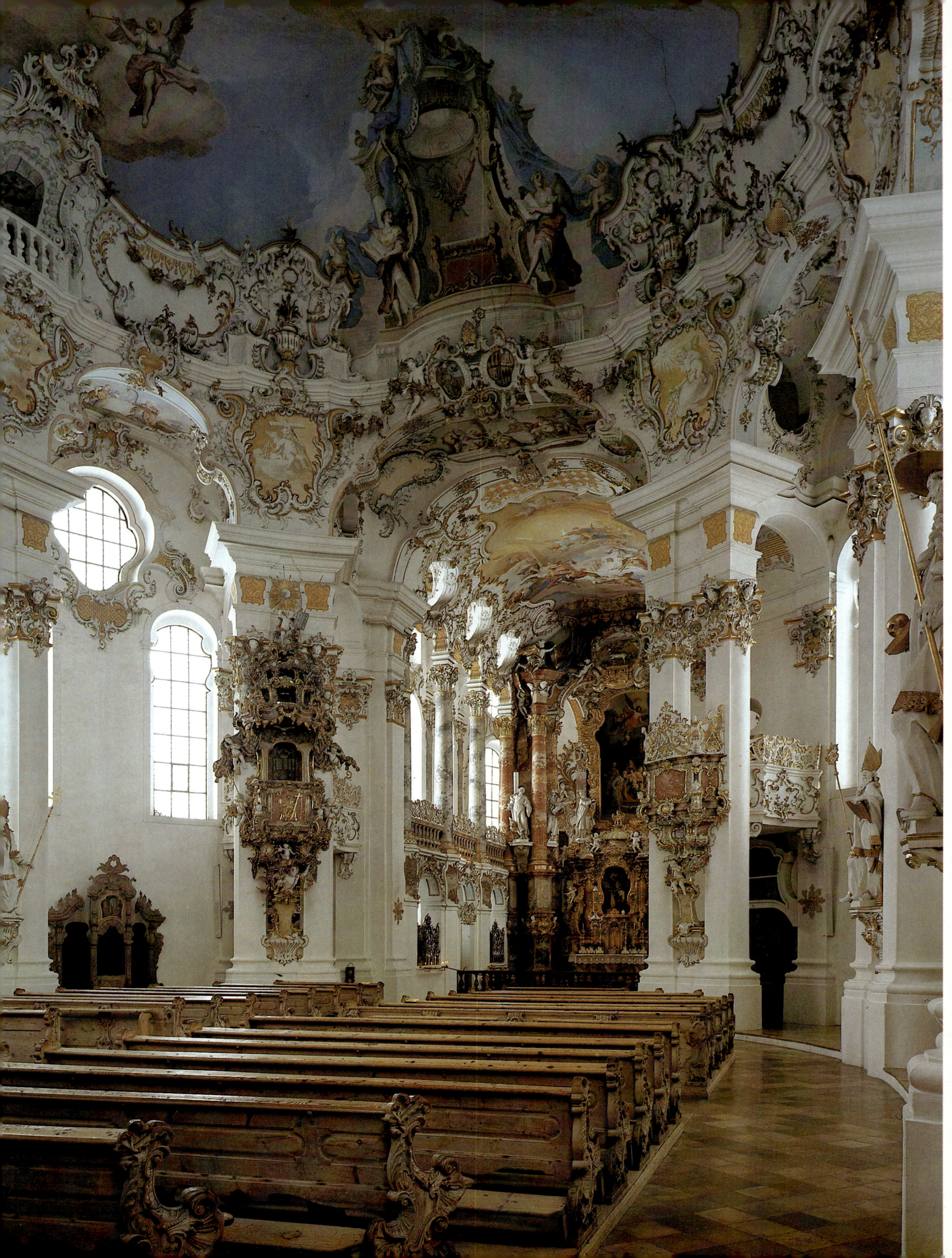

# OST-, NORD- UND NORDWESTEUROPA

# POLEN

Mit dem beginnenden 17. Jahrhundert setzte sich in Polen die Gegenreformation, an der die Jesuiten führend beteiligt waren, durch; dennoch herrschte Toleranz. Im Gegensatz zu dem durch den Dreißigjährigen Krieg in weiten Teilen verwüsteten Deutschland befand sich das Königreich Polen in der ersten Hälfte des Jahrhunderts, unter Sigismund III. Wasa (1587–1632) und seinem Sohn Wladislaw IV. (1632–48), in einem stabilen Zustand. Seine Könige konnten Erfolge gegen die Russen verbuchen; schwieriger gestaltete sich der Kampf gegen die Türken und vor allem gegen Schweden, dessen König Gustav II. Adolf das Küstengebiet Livland an sich brachte. Es war, als wäre Polen und seinem Schicksal noch ein Aufschub gewährt, ehe dann dreißig Jahre lang ein Unglück dem anderen folgte. Unter einem weiteren Sohn Sigismunds III., Johann Kasimir (oder Johann II. Kasimir, 1648–68), der mit der Französin Luise Maria Gonzaga, der Witwe seines Bruders Wladislaw IV., verheiratet war, erhoben sich die ukrainischen Kosaken mit Unterstützung der Russen, die Smolensk und Wilna einnahmen (1654), und die Schweden bemächtigten sich Warschaus (1656). Der König trat Schweden das innere Livland ab (1660) und Rußland die Gebiete östlich des Dnjepr. Er mußte abdanken und floh nach Frankreich. Sein Nachfolger Michael Korybut Wiśniowiecki (1669–73) überließ mit dem Vertrag von Buczacz (1672) Podolien den Türken und die Ukraine den Kosaken. Die Niederlage und die Demütigung bewirkten ein Auflodern des Nationalgefühls.

Sigismund III. war ein Freund und Förderer der Künste. Unter seiner Herrschaft nahm die Bautätigkeit zu, wobei Warschau als Modell diente. Giovanni Trevano schuf den Neubau seines Palastes in der Hauptstadt, und zwar unter Einbeziehung des mittelalterlichen Baukörpers, und errichtete den „Kasimir-Palast“. Die Sigismund-Säule, die an die Mariensäule vor Santa Maria Maggiore erinnert, ist das Werk des Architekten Constante Tencalla und des Bildhauers Clemente Molli; sie wurde 1644 vor dem königlichen Schloß aufgestellt. In Zamość entstand der Ringplatz mit seinen Arkaden. Das bischöfliche Palais in Kielce geht in seinem zentralen Baukörper auf die zweite Hälfte des 16. Jahrhunderts zurück; es wurde im wesentlichen 1638 von Thomas Poncini für den Bischof Johannes Zadzik erweitert. Im Profanbau sind die Giebel in Brüstungsform typisch für Polen. Sie verbergen die Dächer und sind reich mit plastischem Schmuck versehen, wie z. B. die Häuser von Pryzbyta vom Beginn des 17. Jahrhunderts in Kazimierz. Dichten Skulpturenschmuck weist auch die Fassade des Boimów-Mausoleums in Lwów (Lemberg; heute in der Ukraine, UdSSR; 1609–17) auf. *Abb. 83*

Obwohl er der Enkel von Gustav I. Wasa, König von Schweden, der das Luthertum in seinem Lande eingeführt hatte, war, unterstützte Sigismund III. die Gegenreformation. Deren Erfolg und die Aktivität der Jesuiten verstärkten in der Sakralarchitektur den italienischen Einfluß, der, wie die oben zitierten Namen schon vermuten lassen, bereits vorher groß war. In Krakau stammt die Kirche der Jesuiten, deren Patrone Sankt Peter und Sankt Paul sind, von Giovanni Trevano (1605–1609). In Wilna waren es zwei Mailänder, Giovanni Galli und Pietro Peretti, die die Ausführung der Stuckarbeiten an einer anderen Sankt-Peter-und-Sankt-Pauls-Kirche, die im Vorort Antokol von Jan Zaor aus Krakau (1668–84) errichtet worden war, leiteten. Aber es fehlen auch nicht Anklänge an Mitteleuropa, und die Sakralbauten insgesamt, speziell die Kirchenschiffe, tendieren zu größerer Höhe als die Italiens. Ferner lassen sich Elemente unterschiedlicher Herkunft, vereint in einem entsprechend uneinheitlichen Bauwerk, wie es u. a. die Bernhardinerkirche in Lwów von Paolo Romano ist (1600–1630), finden.

Der Reichstag lehnte es ab, den Vertrag von Buczacz zu ratifizieren. Jan Sobieski (Johann III.), der bereits erfolgreich gegen die Schweden, die Kosaken und die Türken gekämpft hatte, trug über jene letzteren den glänzenden Sieg von Chocim (1673) davon. Er wurde nach dem Tod König Michaels dessen Nachfolger und unter dem Namen Jan (1674–96) der Held nicht nur der polnischen Nation, sondern der gesamten Christenheit, als er das von den Türken belagerte Wien befreite (1683). Mit dem frischen Wind, den dieser Fürst, der eine starke Persönlichkeit und mit einer Französin verheiratet war, nämlich mit Marie-Casimire de La Grange d'Arquien, in das Land brachte, erfuhr auch der Barock in Polen eine neue Blütezeit, in der sich nationales Kulturgut mit fremden Anregungen mischte. Die „Apotheose des Jan Sobieski" (Warschau, Nationalmuseum) wurde zweifellos in Rom und von Ciro Ferri (1634–89), einem ehemaligen Schüler Pietro da Cortonas, geschaffen; dieses Gemälde, das die Rolle Jans bei der Befreiung Wiens preist, gehört in den Kontext der Beziehungen mit Italien. 1695–96 hielt sich der Franzose François Desportes in Warschau als königlicher Porträtmaler auf. Ein Hofmaler stellte den Herrscher und seine Gemahlin Marie-Casimire zu Pferde dar (Warschau, Nationalmuseum); diese Bilder zeigen, daß die Mode der Reiterbildnisse auch die führenden Kreise Polens erreicht hatte. Tylman van Gameren (vor 1630–1706), Niederländer von Geburt und Akademielehrer, kam 1665 nach Polen, wurde dort 1672 Militäringenieur der königlichen Armee und war häufig für die Königin tätig. Von ihm stammt der Plan von Sankt Anna in Krakau (1689–1705), aber der barocke Charakter des Bauwerks kann auch auf den Eingriff Baldassare Fontanas zurückgehen. In Warschau vollendete van Gameren das von Giuseppe Bellotti 1682–94 begonnene Palais Krasiński. Andreas Schlüter, der sich in Polen aufgehalten hatte, ehe er nach Preußen ging, hat am plastischen Dekor der Fassade mitgearbeitet, der Florentiner Michele Angelo Palloni am gemalten Schmuck im Inneren. Nur wenig außerhalb der Hauptstadt liegt Schloß Wilanów, die Lieblingsresidenz Jan Sobieskis. Sie wurde zwischen 1677 und 1696 von Agostino Locci entscheidend umgestaltet. Er erweiterte sie um Galerien und Türme auf jeder Seite, und 1692 stockte er den zentralen Baukörper um ein Geschoß auf. Bei der Arbeit am plastischen Dekor waren maßgeblich Schlüter und Szwaner beteiligt. *Abb. 324* *Abb. 84, 978* *Abb. 82*

Unter den beiden Herrschern, die zugleich Kurfürsten von Sachsen und Könige

von Polen waren, nämlich August II. dem Starken (1697–1733) und seinem Sohn August III. (1733–63), wurden die traditionellen Beziehungen zu Frankreich und Italien weiter gepflegt, aber die Kunst profitierte auch von der sehr offenen Kunstpolitik dieser Fürsten in ihrem deutschen Territorium und von den Aktivitäten derjenigen Meister, die sie von Dresden nach Warschau beriefen. August II., der in der polnischen Hauptstadt Bauwerke von Rang errichtet sehen wollte, befahl seine Architekten aus dem Kurfürstentum dorthin. Ein neues Stadtzentrum entstand mit dem Sächsischen Garten, der heute noch im Herzen der Hauptstadt liegt, und dem Sächsischen Palast, der kurz vor 1730 errichtet wurde und fast völlig zerstört ist. Dieser Palast erinnerte in seinen Ausmaßen an Versailles und war in einem gemäßigten Barock gehalten. Sein Plan wird Matthäus Daniel Pöppelmann in Zusammenarbeit mit seinem Sohn Karl Friedrich zugeschrieben. Letzterer muß auch am Blauen Palais, das für die Gräfin Anna Orszelska, eine natürliche Tochter des Herrschers, errichtet worden war (1717–26), gearbeitet haben. Unter August III. und seinem Minister Graf Brühl wurde die Prestigepolitik in der Architektur fortgesetzt, nun mit dem Gepräge des Rokoko-Stils von Zacharie Longuelune und Johann Christoph Knöffel, den Dresdner Architekten. Gaetano Chiaveri schuf 1740 die Pläne für die Erweiterung des königlichen Palastes, aber bei der Ausführung wurde der Bau unter dem Einfluß der sächsischen Kunst verändert. Graf Brühl ließ von Johann Friedrich Knöbel das Palais des Grafen Sanguzko unter Erhaltung des Kerns von T. van Gameren in vergrößerter Form neu erbauen. Giacomo Fontana schuf um 1755 die Umgestaltung des Palais Radzyn-Podlasky im Rokoko-Geschmack nach einem Entwurf von Knöbel für den Grafen Eustachius Potocki. Französischer Einfluß indessen kam in den Interieurs zum Tragen. Juste-Aurèle Meissonier entwarf für den Großmarschall Franz Biclenski, der zunächst Anhänger Stanisław Leszczyńskis war, sich dann aber August III. anschloß, die Gesamtdekoration eines Zimmers (1734).
*Abb. 390* Ein „Modello" der Decke, in poetischem und subtilem Trompe-l'œil gestaltet, ist erhalten (New York, Cooper Hewitt Museum). Die Sakralarchitektur wurde weiterhin von den Italienern geprägt. In Krakau wird die Kirche der Trinitarier Francesco Placidi zugeschrieben (1752–58); mit Sicherheit baute er die Piaristenkirche, deren Fassade 1759 vollendet war. In Warschau stammt die Fassade der Kirche der Salesianerinnen (1754–63) möglicherweise von Ephraim Schröger, der restliche Bau ist ein Werk von Giacomo Fontana; Fontanas Vater Giuseppe und er selbst waren angesehene Sakralarchitekten in der polnischen Hauptstadt. In Lwów wurde die unierte St.-Georgs-Kathedrale mit ihrer bewegten und pittoresken Silhouette 1738 von Bernard Merderer, gen. Meretyn, begonnen; nach seinem Tod (1759) führte S. Fessinger die Arbeit an der Skulptur bis 1766 fort.

Die Thronbesteigung Stanisław Poniatowskis im Jahre 1764 ging dem Stilumschwung zum Klassizismus zeitlich nur wenig voraus. Dieser Herrscher, der der letzte König Polens sein sollte, berief den französischen Architekten Victor Louis – ein klares Zeichen für den Wandel des offiziellen Stils.

# RUSSLAND (UdSSR)

In Rußland begann 1613 die Herrschaft der Romanows, die bis 1917 dauern sollte. Bevor Peters des Großen Selbstregierung begann, lösten sich mehrere Zaren auf dem Thron ab, und die Geschichte der Dynastie trug zuweilen tragische Züge. Michail Fjodorowitsch (1613–45), Alexei Michailowitsch (1645–76) und Fjodor III. Alexejewitsch (1676–82) hatten in direkter Nachfolge vom Vater auf den Sohn den Thron inne. Beim Tode von Fjodor III. wurde Iwan, sein kranker und debiler Bruder, übergangen und Peter I. Alexejewitsch (der spätere Peter der Große), der aus einer zweiten Ehe des Alexei mit Nathalie Naryschkine stammte, zum Zaren ausgerufen. Aber nach einem blutigen Aufstand der Strelitzen, einem von Iwan IV. Wassiljewitsch, gen. der Schreckliche, eigentlich der Dräuende (1533–84), ins Leben gerufenen, mit der Zeit aber heruntergekommenen Elitekorps, das in Moskau wütete, wurde ein zweiter Zar ausgerufen, nämlich jener Iwan, der zuvor als unfähig angesehen worden war. Er nahm den Namen Iwan V. Alexejewitsch an. Damit gab es zwei Herrscher, die gemeinsam regierten, aber die eigentliche Macht übte Sophia, Alexeis Tochter aus erster Ehe, aus. Jener Zar, den die Geschichte unter dem ruhmreichen Namen Peter der Große kennt, verjagte sie 1689 und herrschte dann selbst bis 1725. Dieses unruhige dynastische Bild ist zum Teil der Ausfluß einer Erschütterung der inneren Kräfte des Landes. Auf der Seite der Religion kämpfte Nikon (1605–81), seit 1652 Patriarch von Moskau, für die Rückkehr zur reinen Religion. In der Architektur sollte wieder auf die Kirche mit fünf Kuppeln zurückgegriffen und auf plastischen Schmuck verzichtet werden. Dennoch fanden, über Polen und Kleinrußland, Formen aus dem romanischen Kulturkreis, aus dem Westen und aus dem barocken Vokabular ihren Weg in das Land. Dem Zentralgrundriß über griechischem Kreuz wuchs die Konkurrenz der dreischiffigen Basilika mit Querschiff zu, und es tauchte auch die Fassadengestaltung mit Türmen auf. Westliche Schmuckelemente wie Giebel, Säule und Skulptur waren bekannt. In Moskau und in zwei Städten am Oberlauf der Wolga, Jaroslaw und Rostow, kann im 17. Jahrhundert von einer Barockarchitektur gesprochen werden, die sich von der, die später dank Peter dem Großen und seiner Tochter Elisabeth in St. Petersburg entwickelt wurde, unterschied. Insbesondere drei Kirchen illustrieren diesen Stil. Die Marienkirche in Dubrowitsa stellt sich als von Waben (Kokoschniks) umgebener polygonaler Turm dar; sie ist reich dekoriert (1690–1704). Die Kirche der Fürsprache Mariens in Fili bei Moskau (heute innerhalb der Stadt) erhebt sich über quadratischem Grundriß und ist umgeben von Apsiden und Treppen. Sie wurde auf Befehl des Fürsten Lew Kirillowitsch Naryschkin, dem Onkel des Zaren Peter, erbaut, woher sich der Name „Naryschkin-Barock“, mit dem manchmal jener Barock, dem sie angehört, als Ganzes bezeichnet wird, ableitet. Der Fürst Alexander Menschikow, ein Freund des Zaren, ließ die Erzengel-Gabriel-Kirche (1704–1707) von einem Ukrainer, Iwan Petrowitsch Zarudny, errichten. Als überreich geschmückter, 1773 umgebauter Turm erhebt sich heute noch in Moskau ihre stolze, ornamentbeladene Silhouette (Menschikow-Turm).

In der Entwicklung des „Naryschkin-Barock“ in der Kunst wird die Bedeutung jener wie immer gearteten Strömungen erkennbar, die vom Westen aus und unabhängig vom Wirken Peters des Großen in Rußland ihren Einzug hielten. In diesem Zusammenhang ist seine erneuernde und revolutionäre Aktivität zu sehen. In einer

Hinsicht handelte Peter in Übereinstimmung mit bereits bestehenden Tendenzen; aber durch seine Persönlichkeit erhielt dieses Verwestlichungsunternehmen das Gepräge seines Temperaments: Autoritarismus, Brutalität (der der Zarewitsch Alexei, gestorben 1718, zum Opfer fiel), Gründlichkeit und Größe in enger Verquickung. Der Zar wollte seinem Land Zugänge über das Asowsche Meer im Süden und über die Ostsee im Westen öffnen. Er geriet mit den Türken und den Schweden in Krieg. Von den Schweden wurde er im Jahre 1700 bei Narwa geschlagen, dagegen errang er 1709 einen entscheidenden Sieg über Karl XII. bei Poltawa. Um Rußland modernisieren zu können, mußte er den Westen kennenlernen. Er bereiste ihn zweimal, wobei er besonders die Vereinigten Niederlande und Frankreich besichtigte (1697–98, 1717). Er bezog aus Europa die Techniken, das Material und die Menschen für die Umgestaltung seines Reiches. In diesen weitgespannten Rahmen fällt die Gründung von St. Petersburg (heute Leningrad) im Jahre 1703 an der Newa-Mündung am Finnischen Meerbusen. Es genügt nicht, einer gängigen Formel gemäß, von dieser Stadt zu sagen, sie sollte ein Fenster Rußlands zum Meer und zu Europa sein. Sie war vielmehr die Anlaufstelle für alles Neue und die Stadt, von der aus der Zar sein Reich aufbaute. Nachdem er sie zur Hauptstadt gemacht hatte, wurde sie das Zentrum der offiziellen Kunst, des Barock Peters des Großen und dann seiner Tochter, der Zarin Elisabeth Petrowna.

Die Bebauung der Stadt erfolgte, bevor der Zar zu einer endgültigen Lösung gelangte, in Topographie, Grundriß und Stil in komplexem Nacheinander. Als Lage wählte man zunächst das rechte Nordufer der Newa, zu deren Verteidigung die Festung St. Peter und Paul entstand. Dann wurde mit der Bebauung der Basilius-Insel (Wassiljewski Ostrow) zwischen zwei Armen der Newa begonnen, aber von dort wäre bei Hochwasser die Verbindung zum Reich zu schwierig geworden. Endlich entschied sich der Zar für das linke Südufer, der Festung gegenüber. Er hatte, unter dem Einfluß Hollands, daran gedacht, eine Stadt mit Kanälen, eine Art russisches Amsterdam, zu schaffen. Doch dann erschien ihm dieses Konzept zu wenig großartig. 1716 wurde in Paris der Franzose Jean-Baptiste-Alexandre Le Blond (1679–1719) engagiert, ein Architekt und früherer Schüler Le Nôtres. Er starb bereits zwei Jahre nach seiner Ankunft an den Pocken. Von Le Blond stammt der endgültige Plan der Stadt, über deren Kanälen er ein Straßensystem anlegte, dessen Kernstück drei strahlenförmig geführte Hauptachsen bilden. Die bedeutendste ist der Newski-Prospekt, der zu dem Alexander Newski (1220–63), einem russischen Nationalhelden, der der Orthodoxen Kirche als Heiliger galt, geweihten Kloster führte. Der dreistrahlige Grundriß erinnert an den Ausgangspunkt der römischen Straßen an der Piazza del Popolo und, mehr noch, an die Einmündung der Avenuen Versailles' in die Place d'armes und den Palast Ludwigs XIV. Aber in St. Petersburg liegt am Ausgangspunkt des Dreistrahls, an der Newa, nicht die Residenz des Herrschers, sondern die Admiralität, und die Bedeutung, die damit dem Meer zugestanden wird, suggeriert auch die Gestalt Neptuns und die Vorherrschaft des nassen Elementes. Schließlich muß man verstehen, daß die Macht des Zaren in die Ferne, bis in die hintersten Winkel des Reiches, ausstrahlte.

Die Architektur der Stadt und ihrer Umgebung unter Peter dem Großen präsentiert von einem recht schlichten Stil bis zu einer schon reicheren Ausprägung mehrere Varianten des Barock. Vom Charakter der ersten Wohnsitze der Wohlhabenden gibt Kirina Palata, die aus Stein errichtete Residenz von A. V. Kikin, dessen Rolle beim Zarewitsch schließlich zu seinem Tode führte, eine erlesene Vorstellung. Domenico Trezzini (um 1670–1734) war von Geburt Tessiner, hatte aber in Kopenhagen gelebt. Er entwickelte eine überwiegend strenge Architektur. Trezzini erbaute die St.-Peter-und-Paul-Festung (seit 1706), die Kathedrale, die Petrus und Paulus geweiht war, im Festungshof (1712–33), das Gebäude der Zwölf Kollegien

(1722–33) für den Senat, die Synode und die Minister und den Sommerpalast Peters des Großen (1710–14), dessen schlichter Bau von Andreas Schlüter, der 1714 aus Berlin gekommen war und im gleichen Jahr in St. Petersburg starb, mit Terrakotta-Basreliefs geschmückt wurde. Ein anderer Deutscher, Gottfried Schädel, baute für Menschikow, den Günstling des Zaren, ein Palais in Wassiljewski Ostrow. Der Hauptstadtcharakter von St. Petersburg kam auch in den Residenzen, die in seiner Umgebung entstanden, zum Ausdruck. Le Blond lieferte die Entwürfe für den Park und den Palast Peters des Großen in Peterhof, heute Petrodworets, im Westen der Stadt am Südufer des Finnischen Meerbusens. Mit seinem Stab war auch der französische Dekorateur Nicolas Pineau, der in Paris noch eine große Zukunft vor sich haben sollte, nach St. Petersburg gekommen, um an Schloß Peterhof mitzuarbeiten; 1727 war er immer noch in Rußland. Auf dem gleichen Ufer, etwas weiter westlich, schuf Schädel für Menschikow das Schloß Oranienbaum, heute Lomonossow. *Abb. 80*

Nach dem Tode Peters I. waren Thron und Macht für lange Zeit ein Spielball von Sippenwirtschaft und Intrigen. Katharina I. Alexejewna, die Witwe und erste Nachfolgerin des verstorbenen Zaren, führte seine Politik weiter (1725–27). Peter II. Alexejewitsch (1727–30), Sohn des Zarewitsch Alexei und Enkel Peters des Großen, verlagerte den Hof nach Moskau zurück und schloß sich der Reaktion gegen das Werk seines Großvaters an. Danach ging die Krone auf die Nachkommenschaft Iwans V. Alexejewitsch, des Halbbruders Peters I., in Gestalt einer seiner nachgeborenen Töchter, Anna Iwanowna, Herzoginwitwe von Kurland, über. Sie machte St. Petersburg wieder zur Hauptstadt des russischen Reiches. Bei ihrem Tode (1740) wurde ihr Nachfolger ein Enkel ihrer älteren Schwester, Iwan VI. Antonowitsch, damals noch ein Kind, unter der Regentschaft seiner Mutter Anna Leopoldowna, die mit einem Fürsten von Braunschweig verheiratet war. Iwan VI. sollte ein tragisches Schicksal beschert sein: er starb 1764 unter Katharina II. Alexejewna (Katharina die Große) in Schlüsselburg nach langer Gefangenschaft. 1741 wurde er zugunsten einer Tochter Peters des Großen, Elisabeth Petrowna, entthront, die gegenüber westlicher Kunst und Mode offen, aber auch der Architektur der alten russischen Kirchen verbunden war. Unter ihrer Herrschaft (1741–62) erlebte der Barock von St. Petersburg dank Bartolomeo Francesco Rastrelli (1700–71) seine fruchtbarste und eigenständigste Periode.

Rastrellis Vater, Bartolomeo Carlo (um 1675–1744), ein italienischer, aber französierter Bildhauer, war im künstlerischen Stab Alexandre Le Blonds aus Paris nach St. Petersburg gekommen, wo er bis zu seinem Tod blieb. Leningrad beherbergt heute noch das von ihm geschaffene Reiterstandbild Peters des Großen und seine Statue der Zarin Anna Iwanowna. Sein Sohn trug also mit dem väterlichen Wirken ein doppeltes künstlerisches Erbe. Er hatte in Paris mit Robert de Cotte zusammengearbeitet und Sachsen, Böhmen, Österreich und Italien besucht. Aber er orientierte sich ebenso an den Kirchen und befestigten Klöstern Moskaus. Seine Begabung war außerordentlich: Gefühl für Bewegung und plastische Kraft der Fassaden war ihm ebenso eigen wie Sinn für architektonische Inszenierung und, in der Polychromie der außen bemalten Bauwerke – eine für St. Petersburg typische Vielfarbigkeit –, Farbsinn. Bartolomeo Francesco Rastrelli erwies sich als einem Bernhard Fischer von Erlach, einem Balthasar Neumann oder Matthäus Daniel Pöppelmann ebenbürtig. In der Hauptstadt baute er das Palais Woronzow (1749–57) und das Palais Stroganow (1750–54) und vor allem an der Newa den majestätischen Winterpalast (1754–62). Von ihm stammen auch die Pläne für das Smolny-Kloster (1748–64), von dem aber nur die Kathedrale nach seinen Entwürfen gebaut wurde. Man bezeichnete sie zu Recht als mit Zwiebeltürmen versehene Umsetzung der Königlichen Invaliden-Kirche in Paris. In der Umgebung von St. Petersburg erweiterte er Schloß Peterhof (1747–52) und den Palast Zarskoje Selo (heute Puschkin; 1752–56). In *Abb. 76–78*

*Abb. 81* Kiew baute er die Kirche Sankt Andreas (1749–56). Sein Schüler Saww Iwanowitsch Tschewakinski (1713 – um 1780) war einer der Baumeister der Sankt-Nikolaus-der-Seefahrer-Kathedrale in St. Petersburg.

Nach dem Tode Elisabeths bestieg der Sohn ihrer Schwester Anna als Zar Peter III. Fjodorowitsch den Thron. Unfähig und brutal, wie er war, wurde er verjagt und dann von den Anhängern seiner Frau, die bei ihrer Geburt nur eine unbedeutende Prinzessin von Anhalt-Zerbst gewesen war, aber in die Geschichte eingegangen ist als Katharina II. die Große (1762–96), ermordet. Die neue Zarin schätzte den Klassizismus und dirigierte auch die offizielle Kunst in diese Richtung. Und doch ist das Reiterstandbild Peters des Großen, mit dem sie Étienne-Maurice Falconet beauftragte, der eigens für dessen Ausführung nach St. Petersburg kam, ein komplexes Werk (1766–78): der als Gesetzgeber dargestellte Zar gehört dem Geist der Aufklärung an, aber sein in Galopp gesetztes Pferd bäumt sich am Rande eines großen, auf das Newa-Ufer gestellten Felsblocks auf – und dieser Bewegungsschwung ist barock. Der bronzene Peter der Große von Falconet kann damit mehreren Stilen zugeordnet werden, aber letztlich reicht er über jede Kategorie hinaus in seiner des Zaren, seines Werkes, seiner Hauptstadt – und auch derjenigen, die ihn in Auftrag gab – würdigen epischen Kraft.

## DIE SKANDINAVISCHEN LÄNDER: DÄNEMARK UND SCHWEDEN

In Dänemark und Schweden ordnet sich das Kunstschaffen im großen und ganzen in den Rahmen der europäischen Kunst ein, unterhält aber besonders enge Beziehungen zu den Niederlanden, Frankreich und Deutschland.

In Kopenhagen entstand am Ende des 17. Jahrhunderts das Reiterstandbild Christians V. auf dem Kongens Nytorv genannten Platz als Werk des Franzosen Abraham César Lamoureux. Es steht in der Nähe des Barockschlosses Charlottenburg (1672). Der Amalienplatz (Amalienborg, um 1750) aus dem 18. Jahrhundert ist einer der harmonischsten Plätze der Epoche der Aufklärung und stammt von dem Dänen Nils Eigtved (1701–54). Oktogonal im Grundriß und von vier gleichartigen Palais gesäumt, bildet er den Rahmen für das Reiterstandbild Friedrichs V. (1753–68) von dem Franzosen Jacques-François-Joseph Saly, einem ehemaligen Schüler Edme Bouchardons. Über seiner Verwandtschaft mit den Places Royales für Ludwig XIV. und Ludwig XV. darf nicht diejenige vergessen werden, die Eigtved, nachdem er in Dresden gearbeitet hatte, ganz natürlich mit dem sächsischen Barock verband.

Schweden spielte in bestimmten Phasen des 17. und 18. Jahrhunderts in Europa eine diplomatische und militärische Rolle ersten Ranges dank solcher Eroberer-Könige wie Gustav II. Adolf (1611–32) oder Karl XII. (1697–1718). Königin Christine, die Tochter Gustav Adolfs, zog, ehe sie 1654 auf den Thron verzichtete, den französischen
*Abb. 977* sischen Maler Sébastien Bourdon an ihren Hof, der von ihr ein Reiterbildnis voll psychologischem Scharfblick und dramatischer Bewegung schuf (1653–54; Madrid, Museo del Prado). Der Franzose Simon de la Vallée, der 1639 zum Königlichen Architekten ernannt wurde, war der Lehrer jener beiden Meister, die in der Architektur den Übergang vom Manierismus zum Barock vollzogen, nämlich seines Sohnes Jean und Nikodemus Tessins d. Ä. (1615–81), des Schöpfers des königlichen Schlosses in

Drottningholm (1662), westlich von Stockholm. Der Garten im französischen Stil ist das Werk seines Sohnes, Nikodemus Tessins d.J. (1654–1728), der sich in Rom und Paris aufgehalten hatte. Somit war es nur natürlich, daß er sich, als er den massiven Block des königlichen Palastes in Stockholm entwarf (wenig nach 1697), von den Entwürfen Berninis für den Louvre inspirieren ließ. Alexander Roslin (1718–93), ein in Paris niedergelassener Maler, hat von seiner Frau ein reizvolles Porträt geschaffen („Die Dame mit dem Fächer", 1768; Stockholm, Nationalmuseum). *Abb. 996*

## DIE INSELLAGE ENGLANDS

Die Bezeichnung „Barock" für die Kunst Italiens, Deutschlands und Böhmens im 17. und im größten Teil des 18. Jahrhunderts wirft weder grundsätzliche noch analytische Probleme auf; in den genannten Ländern finden sich im allgemeinen die charakteristischen Zeugnisse dieses Stils. Hingegen fand seine Ausformung in England im gleichen Zeitraum nur begrenzt statt, denn hier gab es mehrere Faktoren, die ihm ungünstig waren. Die Abneigung gegenüber dem Katholizismus und dem Papsttum hatte sich tief in die Nationalmentalität verankert, und zwar sowohl im Volksempfinden als auch in der grundsätzlichen Ausrichtung der Politik. Die Abkehr vom fürstlichen Absolutismus, ein nuancierterer und vor allem länger bestehender Faktor, bildete ein weiteres Hindernis; er stand in deutlichem Widerspruch zu den im größten Teil Kontinentaleuropas vorherrschenden Tendenzen. Die Stuarts, die versuchten, eines dieser beiden Prinzipien, oder auch beide, zu unterlaufen, verloren den Thron und das Leben (Karl I.), den Thron allein (Jakob II.) oder scheiterten bei dem Versuch, die Krone zurückzugewinnen (Jakob II. und die Prätendenten, sein Sohn Jakob Eduard, 1688–1766, und sein Enkel Karl Eduard, 1720–88). Die englische Mentalität neigte für gewöhnlich mehr dem tätigen und praktischen Leben zu als der Verzauberung durch Bilder und Schauspiele und der Welt der Phantasie. Die nationale, insulare Tradition lehnte jede allzu einschneidende Neuerung ab und pflegte den Fortbestand mittelalterlichen Formenguts. Dennoch wurden in bestimmten Epochen, zumindest in einem begrenzten Milieu, höfische Majestät und Prachtentfaltung als notwendig empfunden. Die Könige und einige Adelskreise öffneten sich ausländischen, italienischen oder französischen Einflüssen; die anglikanische Kirche war weniger puristisch, als man glauben möchte, und es kam sogar vor, daß es, in einigen konkreten Fällen, barocke Monumente waren, in denen die Mentalität und die geschichtliche Situation der Nation ihren Ausdruck fanden. So existiert also doch – in Grenzen – ein englischer Barock, aber desungeachtet blieb der Klassizismus die vorherrschende Strömung der insularen Kunst.

1603 bestieg Jakob I. Stuart, der, 1566 geboren, im darauffolgenden Jahr (1567) König von Schottland geworden war, als Nachfolger Elisabeths I., die seine Mutter Maria Stuart in Fotheringhay hatte hinrichten lassen, den Thron von England. Als König von Großbritannien vereinigte er England und Schottland in Personalunion. Er leitete in London eine neue dynastische Ära ein, die der Stuarts, eines aus Schottland stammenden Geschlechts, das in dem nun folgenden Abschnitt seiner Geschichte bewegten Zeiten entgegenging. Bei seinem Tode im Jahre 1625 begann für seinen Sohn Karl I. eine der prunkvollsten, schwierigsten und tragischsten Regierungen des Landes; er mußte sich mit Oliver Cromwell und seinen Roundheads auseinandersetzen und beendete trotz der Bemühungen der ihn verteidigenden Cavaliers sein Leben auf dem Schafott von Whitehall (1649).

In der Kunst war die bemerkenswerteste Persönlichkeit dieser ersten Hälfte des 17. Jahrhunderts Inigo Jones (1573–1652), der gleichermaßen als einer der Begründer des Klassizismus gelten muß, und zwar als Architekt, und als Anhänger barocker Tendenzen, nämlich als Theaterdekorateur. Er zwar zweimal in Italien. Beim zweiten Mal reiste er im Gefolge seines Gönners, Thomas Howard, des Zweiten Earl of Arundel (1585–1646), der zunächst die Prinzessin Elisabeth, Tochter Jakobs I., nach ihrer Heirat mit dem Kurfürsten von der Pfalz nach Heidelberg begleitete. Arundel, ein katholischer Grandseigneur, Kunstliebhaber und berühmter Sammler, und Jones begaben sich über Straßburg und Basel nach Italien. Sie besuchten Parma, Padua, Venedig, Florenz und Siena; den Winter 1613–14 verbrachten sie in Rom; sie besuchten auch Neapel und blieben während des Sommers 1614 in Genua. In der päpstlichen Hauptstadt erhielt Arundel die Erlaubnis, Ausgrabungen zu tätigen und Antiken nach England auszuführen. Jones studierte gründlich die Architektur, indem er an Ort und Stelle die römischen Bauwerke mit den Stichen in seiner Ausgabe der „Quattro libri dell'architettura" von Palladio verglich. Das mit Anmerkungen versehene Buch ist erhalten (Oxford, Worcester College). Der Künstler besaß damit nach seiner Rückkehr nach England den Vorzug einer unmittelbaren und reflektierten Kenntnis der Antike und Palladios. In seinem architektonischen Werk ließ er jeden Manierismus hinter sich; er erreichte eine klassische Interpretation Palladios und der Antike, indem er beide miteinander verband, wie seine Hauptwerke als Oberbauaufseher am Hof in London, zu dem er 1615 ernannt wurde (Surveyor of the King's works), zeigen. Für die Banketthalle von Whitehall (Banqueting House) in London hatte er zunächst einen basilikalen Grundriß geplant, schuf dann jedoch den heutigen rechteckigen Saal, der gleichermaßen monumental und raffiniert an der Fassade wie im Inneren ist (1619–22). Er baute den Arkadenplatz von Covent Garden (seit 1631; zerstört) sowie die St. Paulskirche (1630–31; restauriert). Für den Palast von Whitehall erarbeitete er einen weitläufigen Entwurf mit mehreren Höfen (darunter einem runden), der seinen Reiz vor allem aus den Details seiner Fassade bezieht, aber doch nicht als ein wirklich harmonisches Ganzes bezeichnet werden kann.

Dieser Entwurf setzte ein fürstliches und aristokratisches Milieu voraus, das offen gegenüber Konzepten französischer und italienischer Provenienz war. Zu diesem Umfeld gehörten nicht nur Arundel und Karl I. vor und während seiner Regierungszeit, sondern ebenso Prinz Heinrich, sein ältester Sohn, der vor der Zeit, 1612, starb, und George Villiers, Herzog von Buckingham, Staatsmann und Günstling Jakobs I. und seines Sohnes. Der zukünftige Karl I. hatte sich in der Hoffnung, die Infantin Maria, Schwester Philipps IV. von Spanien, zu heiraten, inkognito nach Madrid begeben, doch schlug sein Vorhaben fehl. Dennoch wurde er vom spanischen Hof prunkvoll gefeiert. Als er dann König geworden war, heiratete er eine andere Katholikin, Henriette von Frankreich, die Tochter von Heinrich IV. und Maria von Medici. Damit sind einige Faktoren angegeben, die zum besseren Verständnis der barocken Strömungen am englischen Hof beitragen.

Das Maskenspiel (masque), vom italienischen „intermezzo" abgeleitet und der monarchischen Ideologie verpflichtet, erfreute sich von 1605 („The masque of Blacknesse") bis 1640 („Salmacida Spolia") am Londoner Hof großer Beliebtheit; es bedurfte des Zusammenwirkens von Komponist, Kostümbildner, Dekorationstechniker und Choreograph. Inigo Jones und Ben Jonson arbeiteten hier bis zu ihrem Streit von 1631 zusammen. In der Innendekoration nähern sich der „Cube Room" und der „Double Cube Room" (um 1649) von Wilton House (Wiltshire) durch ihren Reichtum der französischen Kunst an. Ihr Schöpfer (Inigo Jones oder sein Schüler John Webb?) muß sich vom „Livre d'architecture" von Jean Barbet (Paris, 1633 und 1641) inspiriert haben lassen. In London wurde das „York Water-Gate", das sich in den Embankment Gardens befindet, aber aus dem Palast des Herzogs von Buckingham stammt, von dem holländischen Hugenotten Balthazar Gerbier entworfen und von Nicholas Stone erbaut (1626–27). Es erinnert an den Medici-Brunnen des Palais du Luxembourg. Karl I. selbst war einer der hervorragendsten Kunstliebhaber und Mäzene seiner Zeit. Seine Kunstkäufe und seine Förderung ausländischer Künstler beweisen seine Kenntnis der Kunstströmungen auf dem Kontinent. Seine Sammlungen, in ihrer Gesamtheit von hervorragender Qualität, wurden nach seiner Hinrichtung aufgelöst. Wenigstens „Der Triumphzug Caesars" von Andrea Mantegna, den er 1629 vom Herzog von Mantua gekauft hatte, befindet sich heute noch in Hampton Court; durch persönliches Eingreifen Cromwells bei den Veräußerungen im Jahre 1649 zurückgehalten, gehört das Werk seit dem 17. Jahrhundert zur Ausstattung dieses Palastes. Der italienische Maler Orazio Gentileschi arbeitete seit 1629 am Hofe Karls I. und blieb dort bis zu seinem Tode (1639); seine Tochter Artemisia, die ebenfalls malte, hielt sich von 1638 bis 1639 bei ihm auf. Der Florentiner Bildhauer Francesco Fanelli (1593–1665), der nach London berufen worden war, schuf die Büste des späteren Königs Karl II. Rubens, in diplomatischer Mission nach England gekommen, führte für die Decke des „Banqueting House" „Die Apotheose Jakobs I." aus (1629). *Abb. 296* Von 1632 bis zu seinem Tode 1641 war Anthonis van Dyck der offizielle Hofmaler des Königs und der Lieblingsmaler der Aristokratie, der fast ausschließlich Porträts schuf. Er hat ebenso elegante wie sensible Bildnisse hinterlassen von Karl I. zu Pferde (London, National Gallery) und bei der Jagd (1635, Louvre) sowie „Die Kinder Karls I." (Turin, Galleria Sabauda). *Abb. 995* Sein Tripel-Porträt des Königs, ein Brustbild in dreifacher Ansicht, ermöglichte später Bernini die Ausführung seiner Büste. Van Dyck heiratete 1640 die Engländerin Mary Ruthven. Er hinterließ in der Porträtmalerei dieses Landes, das ihn als Engländer adoptiert hatte, einen tiefgreifenden und dauerhaften Einfluß.

Nach dem Tode Oliver Cromwells (1658) und dem Rücktritt seines Sohnes Richard als Lordprotektor führte General Monk die Restauration der Stuarts durch, indem er den Sohn Karls I., Karl II. (1630–85), 1660 auf den Thron erhob. Wie sehr es diesen auch zur persönlichen Macht, zum Katholizismus und zu einer französischen Allianz hingezogen haben mag, der neue König hatte zu sehr unter dem Exil auf dem Festland und unter mangelnder Fortune gelitten, um sich nicht um jeden Preis an der Macht halten zu wollen; so starb er denn auch tatsächlich auf dem Thron. Zum Teil als Reaktion gegen die Kargheit der Cromwellschen Regierungszeit, zum Teil unter der Einwirkung des Königs und seiner Umgebung gestaltete sich das höfische Leben während seiner Herrschaft glanzvoll und korrupt. Sein Bruder und Nachfolger Jakob II. besaß weder Karls Geschick noch dessen Toleranz. Katholisch und absolutistisch wie er war, wurde er 1688 in der sog. Glorreichen Revolution, die ohne Blutvergießen verlief, gestürzt und durch seine älteste Tochter Maria und seinen Schwiegersohn Wilhelm von Oranien, der auch König von England wurde (Wilhelm III., 1689–1702), ersetzt. Diese Revolution bedeutete nach einem langen Kampf den Triumph der parlamentarischen und protestantischen Monarchie. Ihr Sieg wurde mit den Verträgen von Rijswijk (1697) auch gegenüber Ludwig XIV. von Frankreich abgesichert, der Jakob II. aufgenommen hatte und Wilhelm III. anerkennen mußte. Anna, eine andere Tochter des des Landes verwiesenen Königs, mit Prinz Georg von Dänemark verheiratet, sollte die letzte Königin

76 TREPPENHAUS IM WINTERPALAST VON ST. PETERSBURG.
*(heute Leningrad).*
*Von Bartolomeo Francesco Rastrelli (1754–1762), Brand im Dezember 1837, restauriert von Stassov.*

77 DIE ATLANTEN AN DER FASSADE DES SCHLOSSES ZARSKOJE SELO (PUSCHKIN).
*Von B. Rastrelli.*
*1752–1756.*

78 FASSADE DER GARTENSEITE DES SCHLOSSES ZARSKOJE SELO (PUSCHKIN).
*Von B. Rastrelli.*
*1752–1756.*

79 DIE AUFERSTEHUNGSKIRCHE IM SMOLNY-KLOSTER.
*Von B. Rastrelli.*
*1748–1755.*
*Leningrad.*

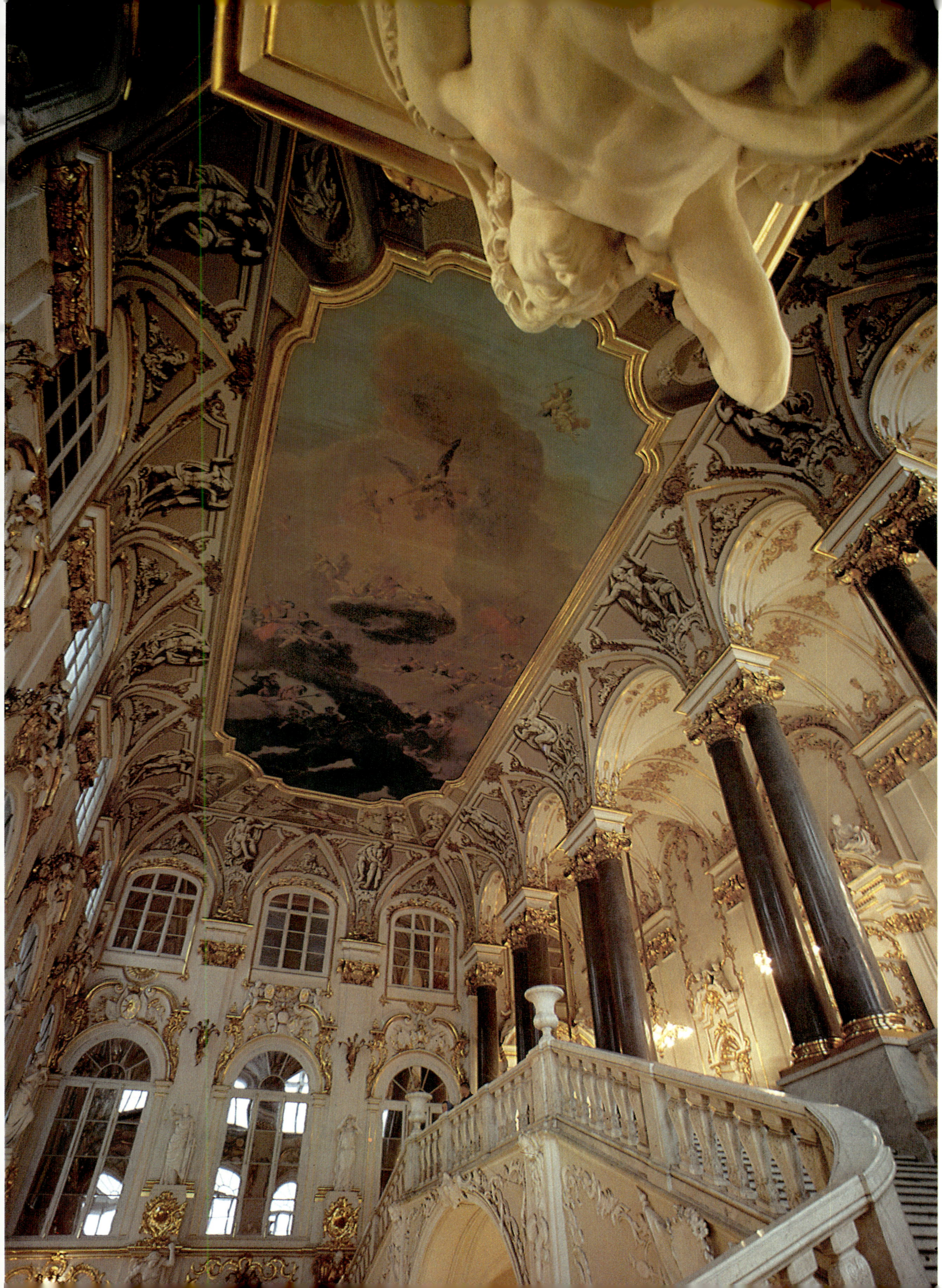

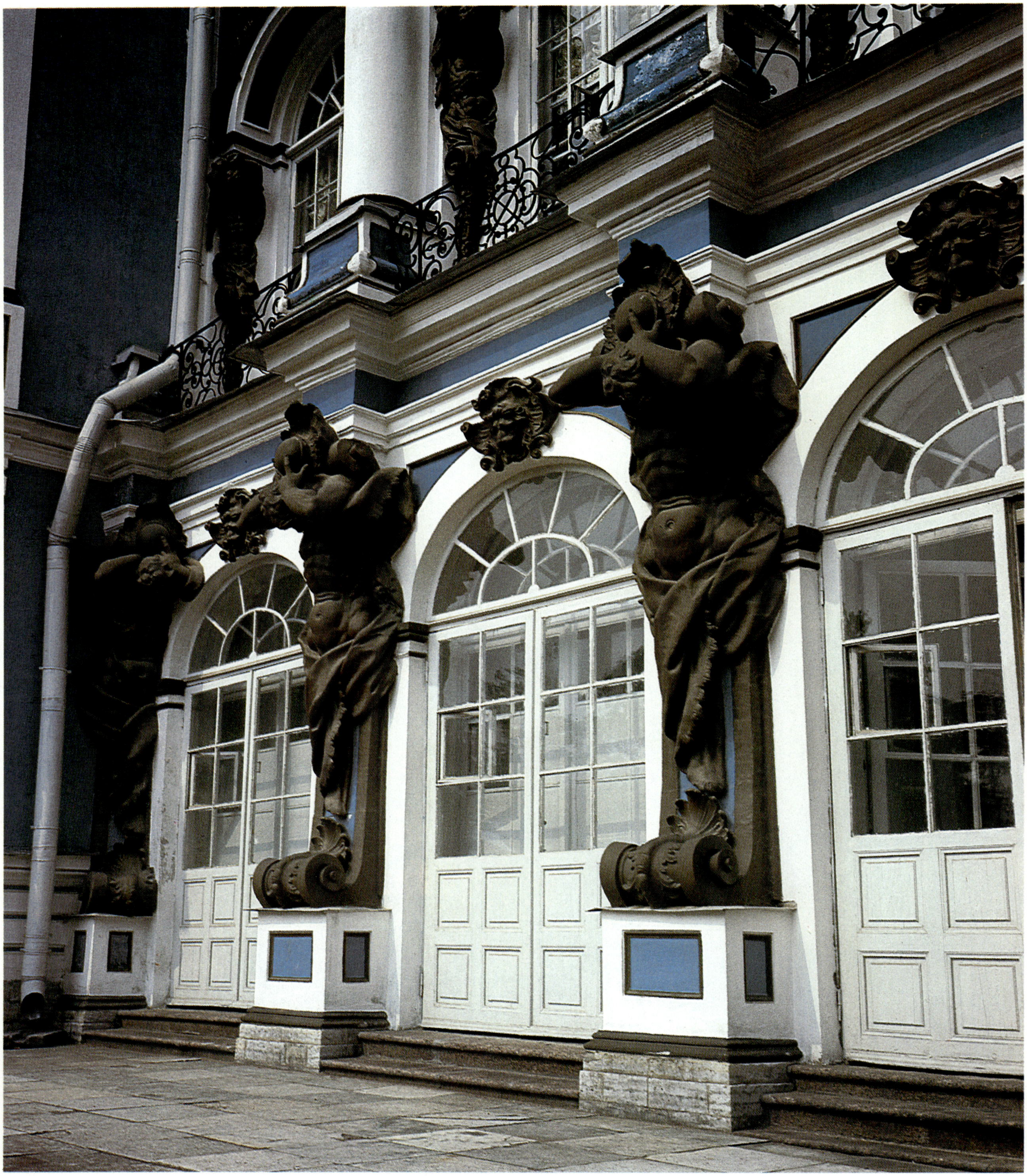

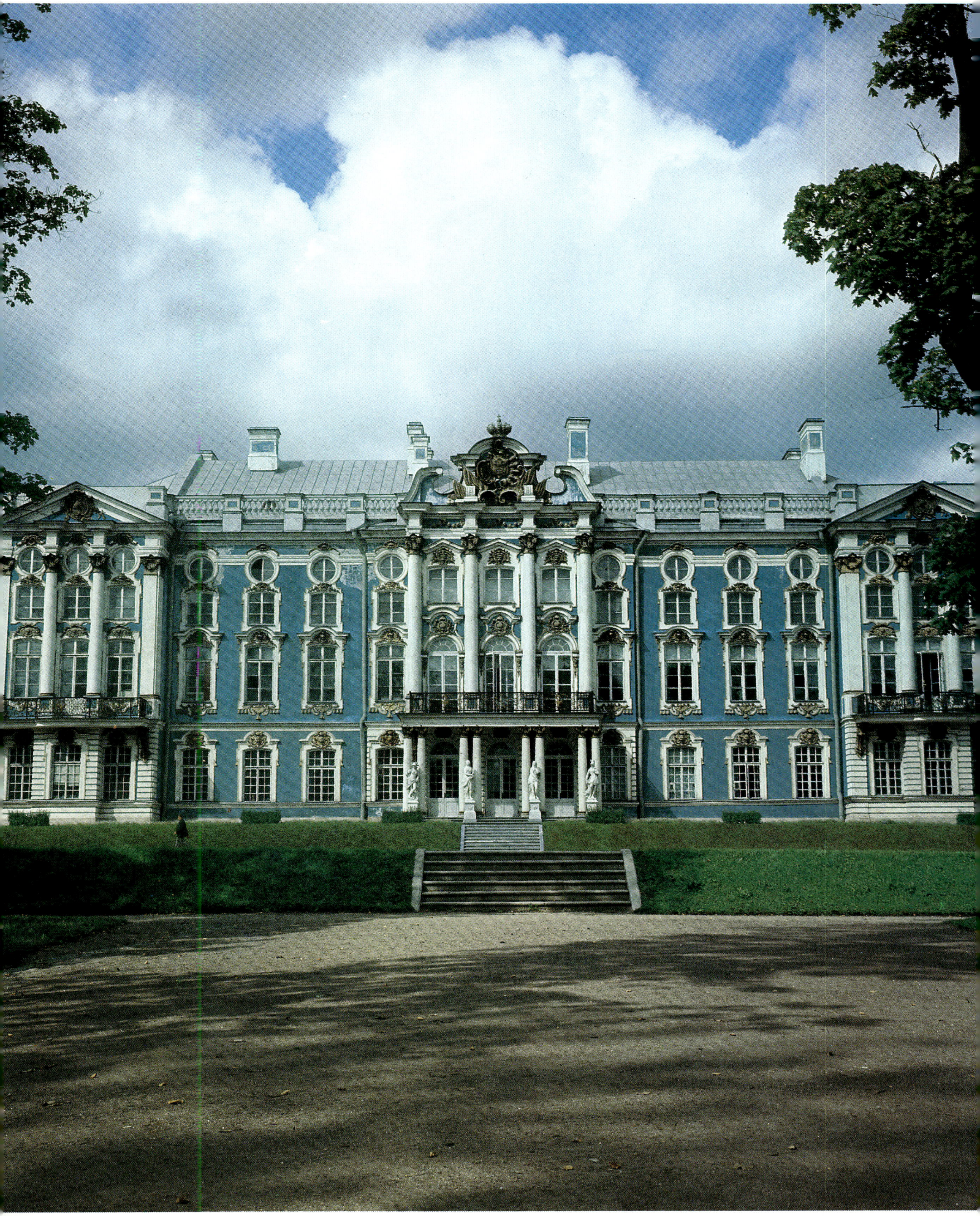

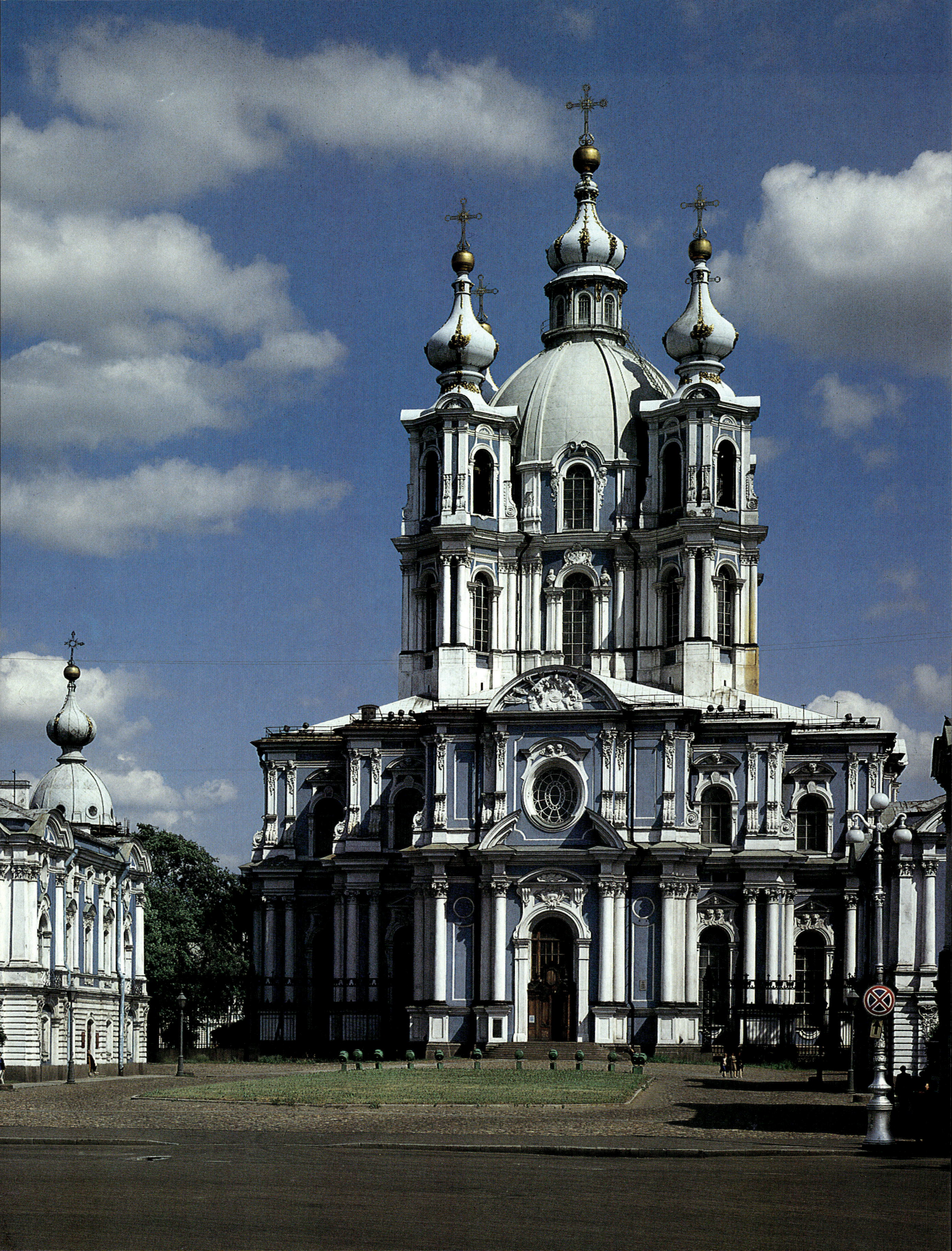

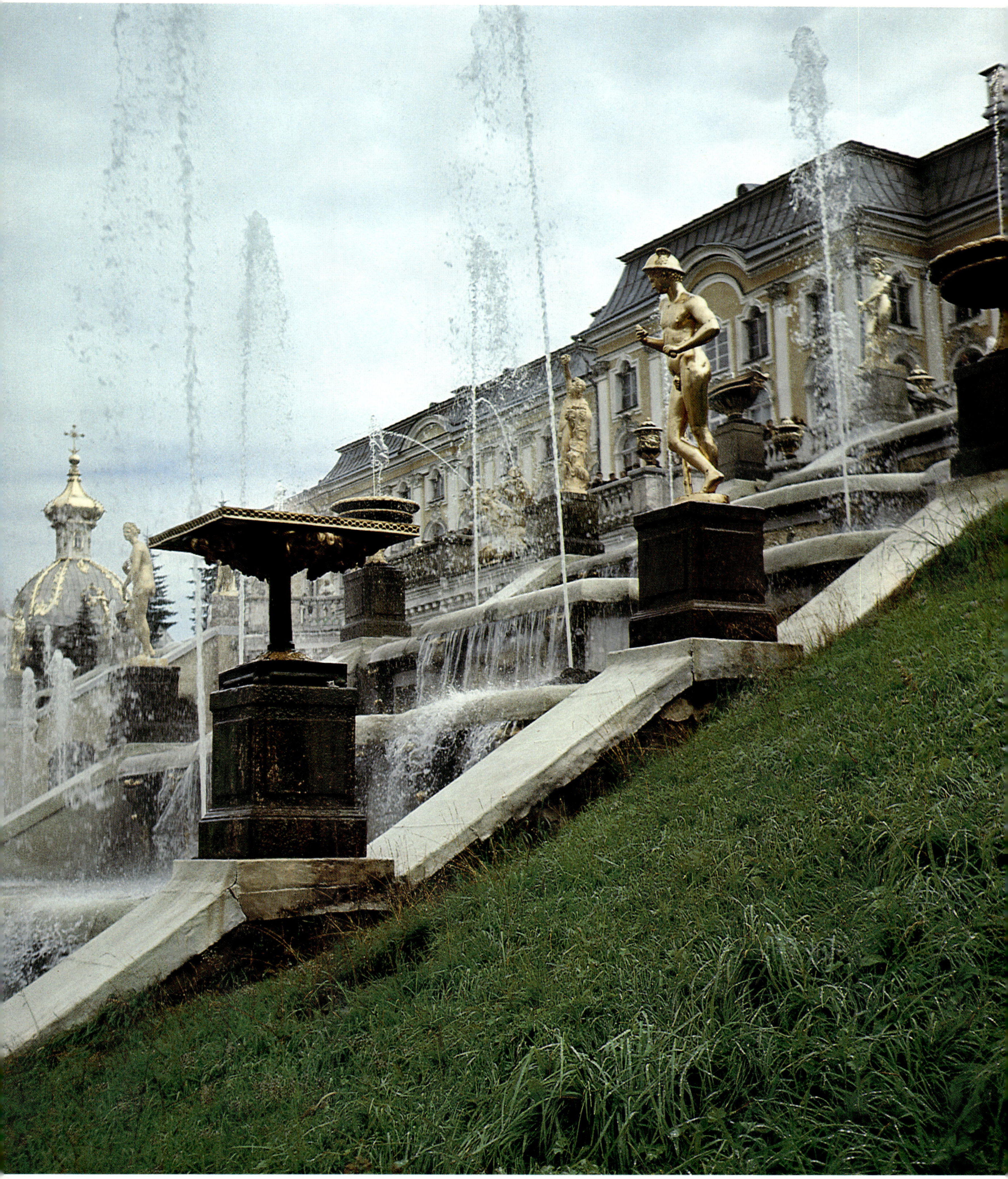

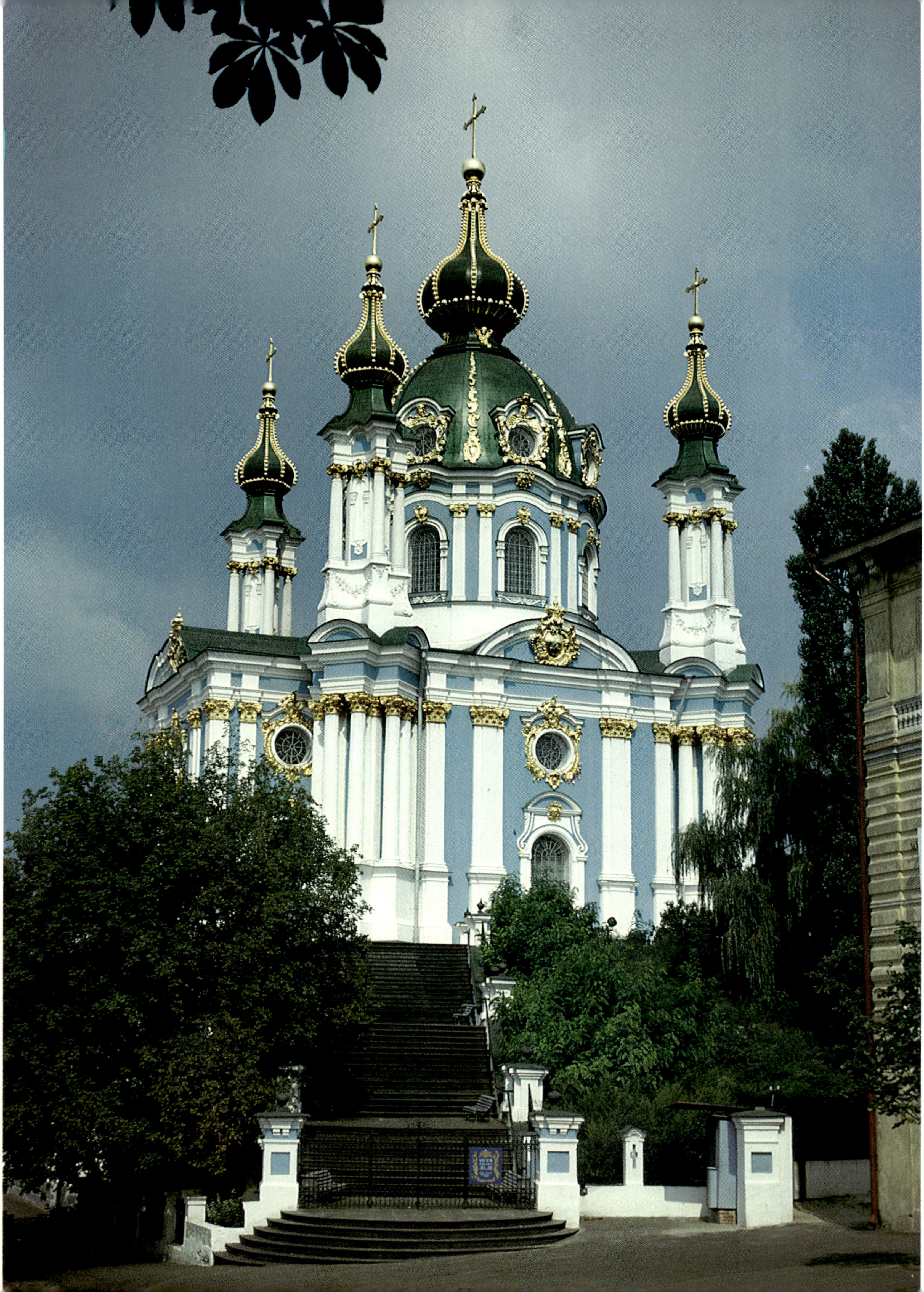

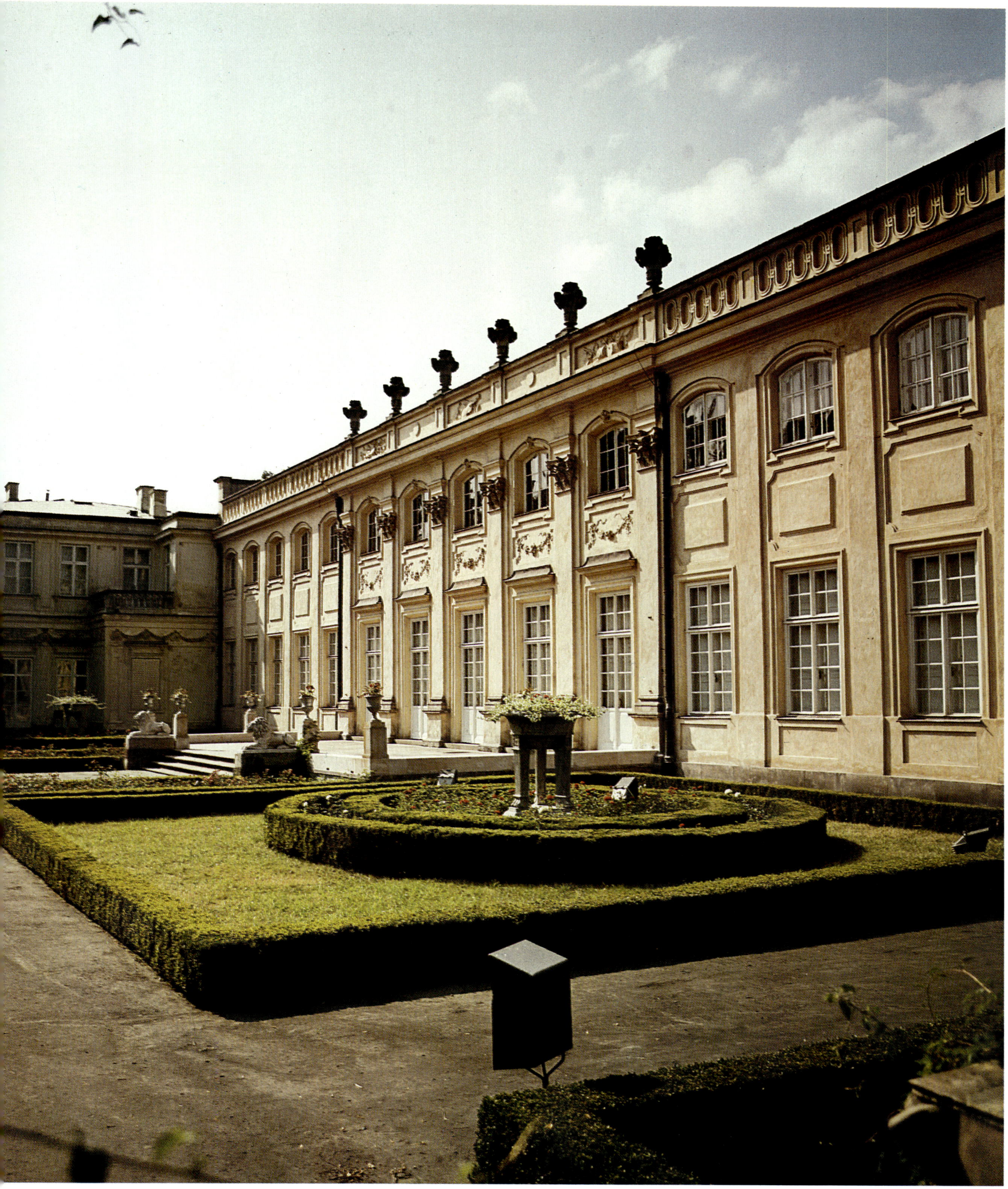

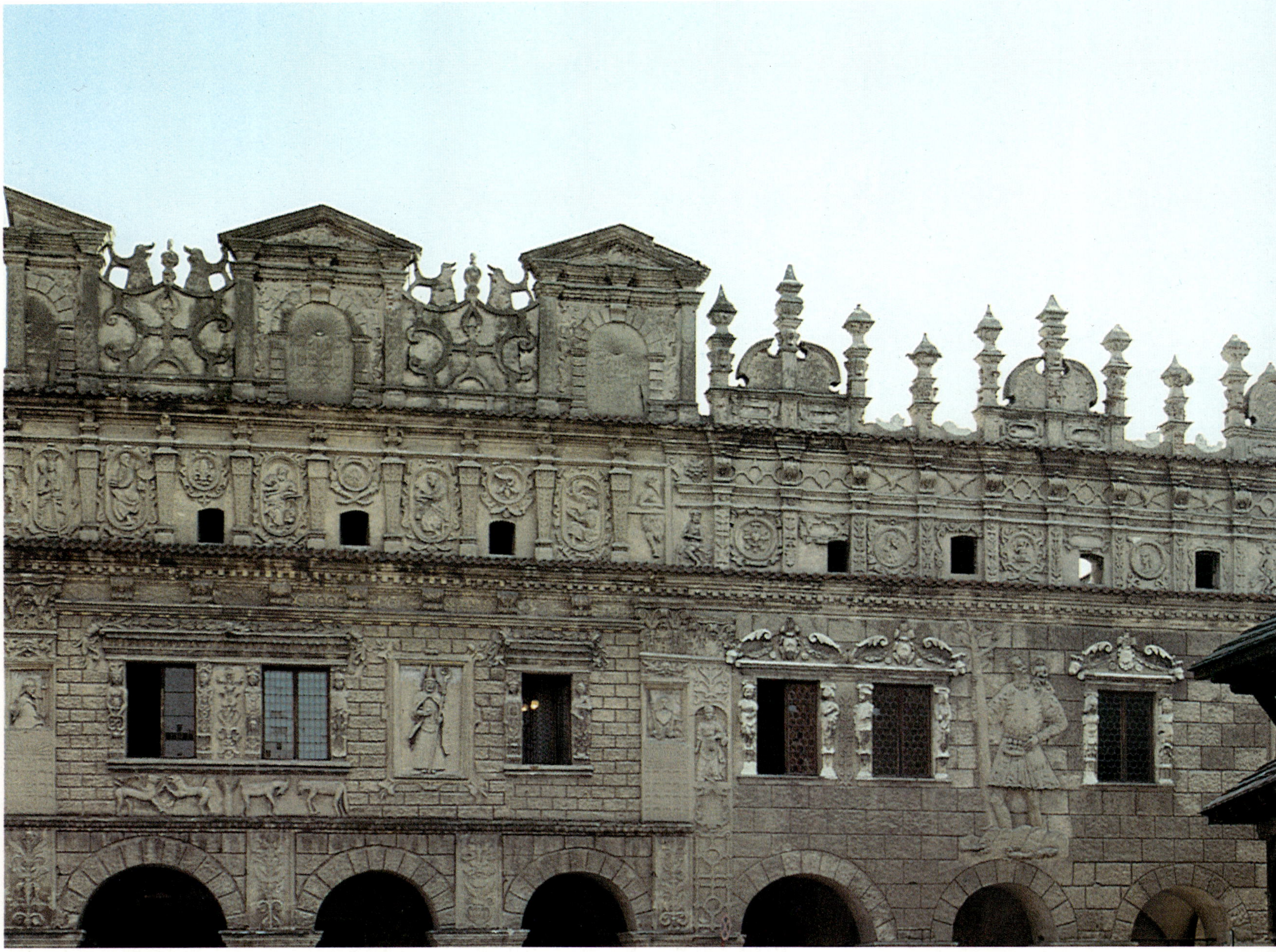

80 DIE GROSSE KASKADE
*vor dem Schloß Peters des Großen in Peterhof (Petrodvorets).*

81 FASSADE DER KIRCHE SANKT ANDREAS.
*1749–1756.*
*Kiew.*

82 SCHLOSS WILANOW.
*Fassade der Gartenseite.*
*1677–1696 (?).*
*Warschau.*

83 FASSADE DER HÄUSER PRZYBYTA.
*Anfang 17. Jahrhundert.*
*Kaziemierz.*

84 KÖNIGIN MARIA KASIMIR ZU PFERD.
*Von einem Hofmaler Johanns III. Sobieski.*
*Öl auf Leinwand.*
*Größe 51 × 40 cm.*
*Warschau, Nationalmuseum.*

85 KARL I. VON ENGLAND AUF DER JAGD.
*Von Anthonis van Dyck.*
*Öl auf Leinwand.*
*Größe 272 × 212 cm.*
*1635.*
*Paris, Louvre.*

86 DIE TÖCHTER DES MALERS AUF SCHMETTERLINGSFANG.
*Von Thomas Gainsborough.*
*Öl auf Leinwand.*
*Größe 114 × 104 cm.*
*Um 1757–1758.*
*London, National Gallery.*

87 ZWEI DAMEN DER FAMILIE LAKE.
*Von Sir Peter Lely.*
*Detail.*
*Öl auf Leinwand.*
*Größe 127 × 181 cm.*
*Um 1660.*
*London, Tate Gallery.*

88 DIE KRABBENVERKÄUFERIN.
*Von William Hogarth.*
*Öl auf Leinwand.*
*Größe 63 × 50 cm.*
*Um 1757.*
*London, National Gallery.*

89 DIE NACHTWACHE.
*(Die Kompanie des Hauptmanns Frans Banning Cocq und des Leutnants Willem van Ruytenburch).*
*Von Rembrandt.*
*Öl auf Leinwand.*
*Größe 359 × 438 cm.*
*1642.*
*Amsterdam, Rijksmuseum.*

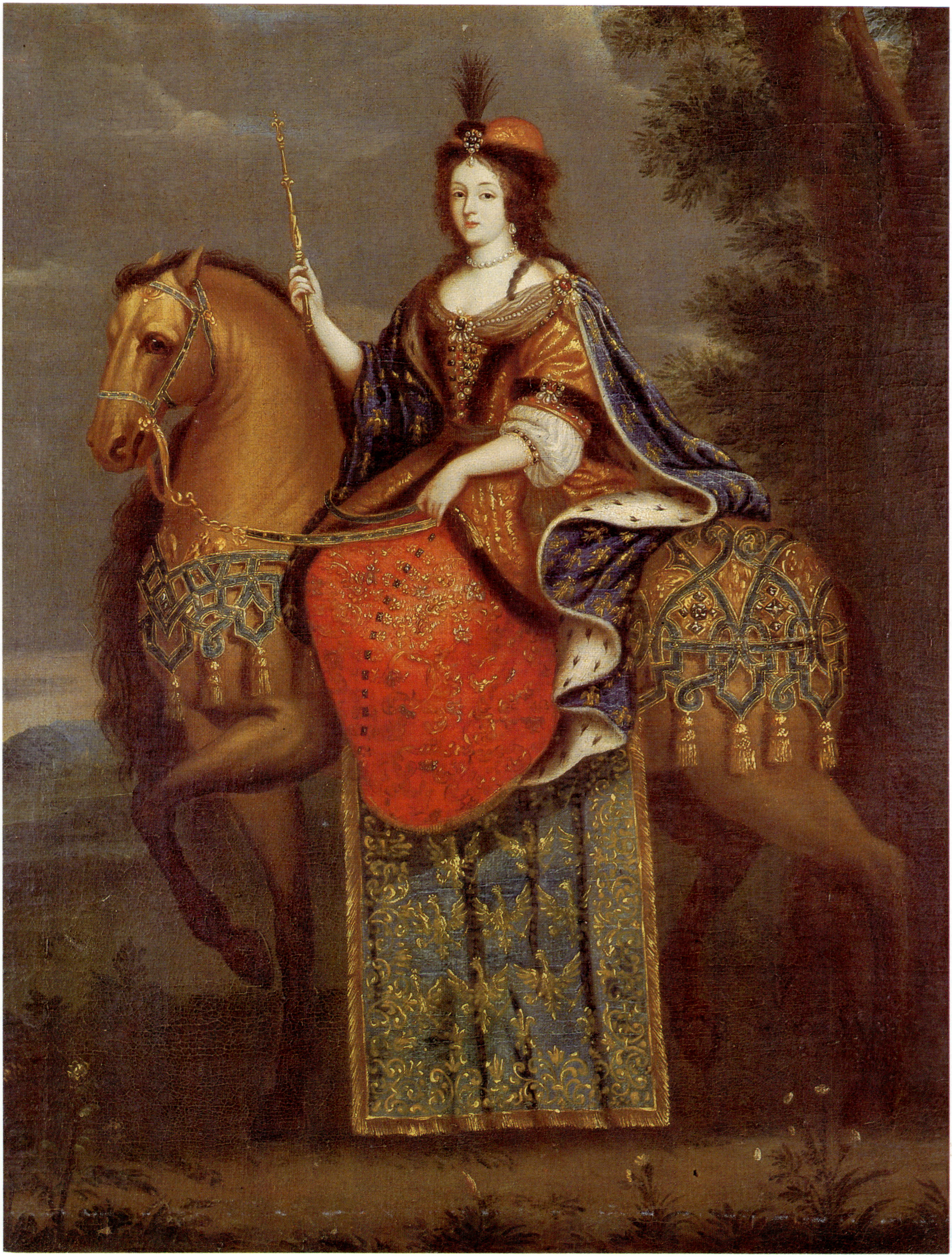

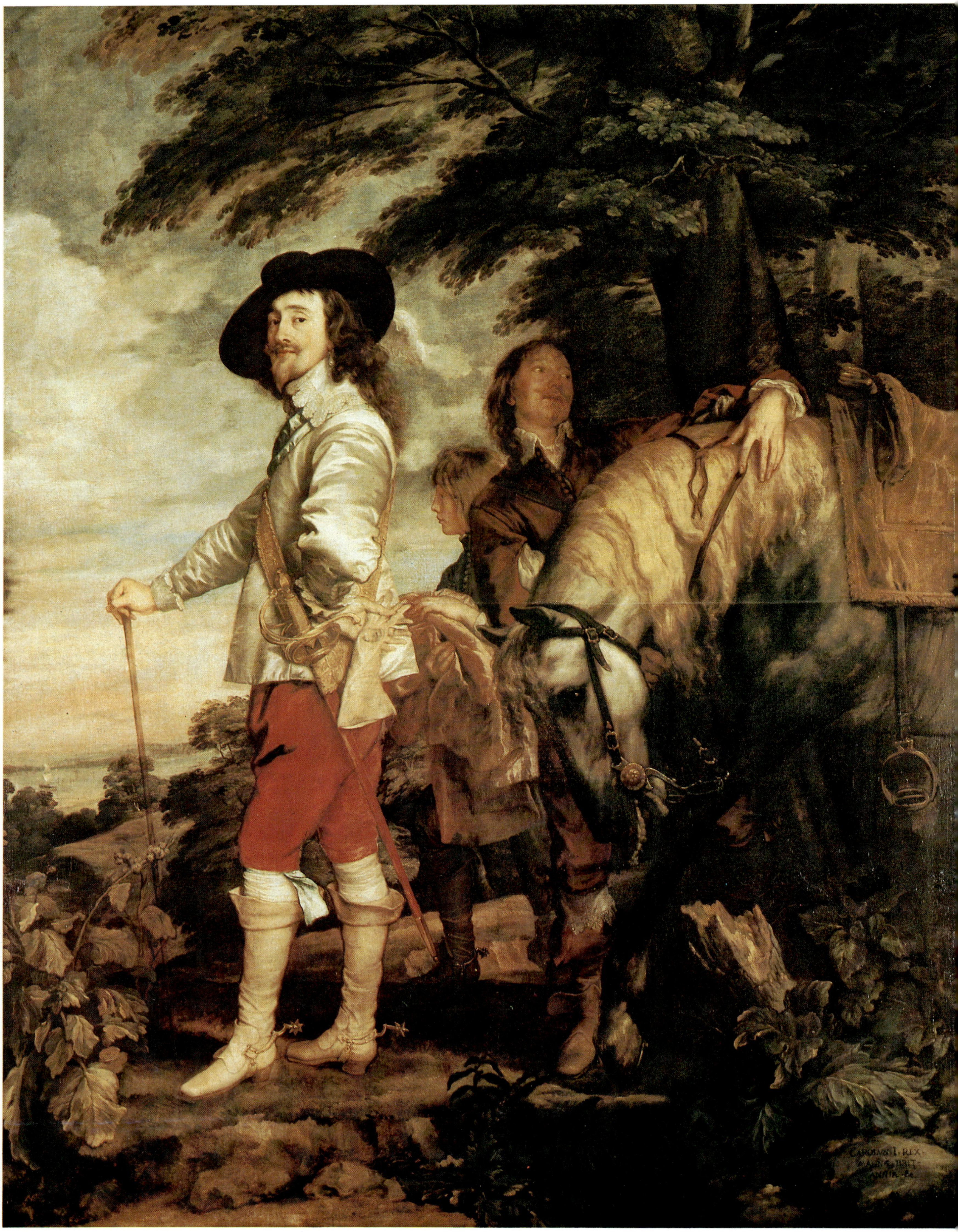

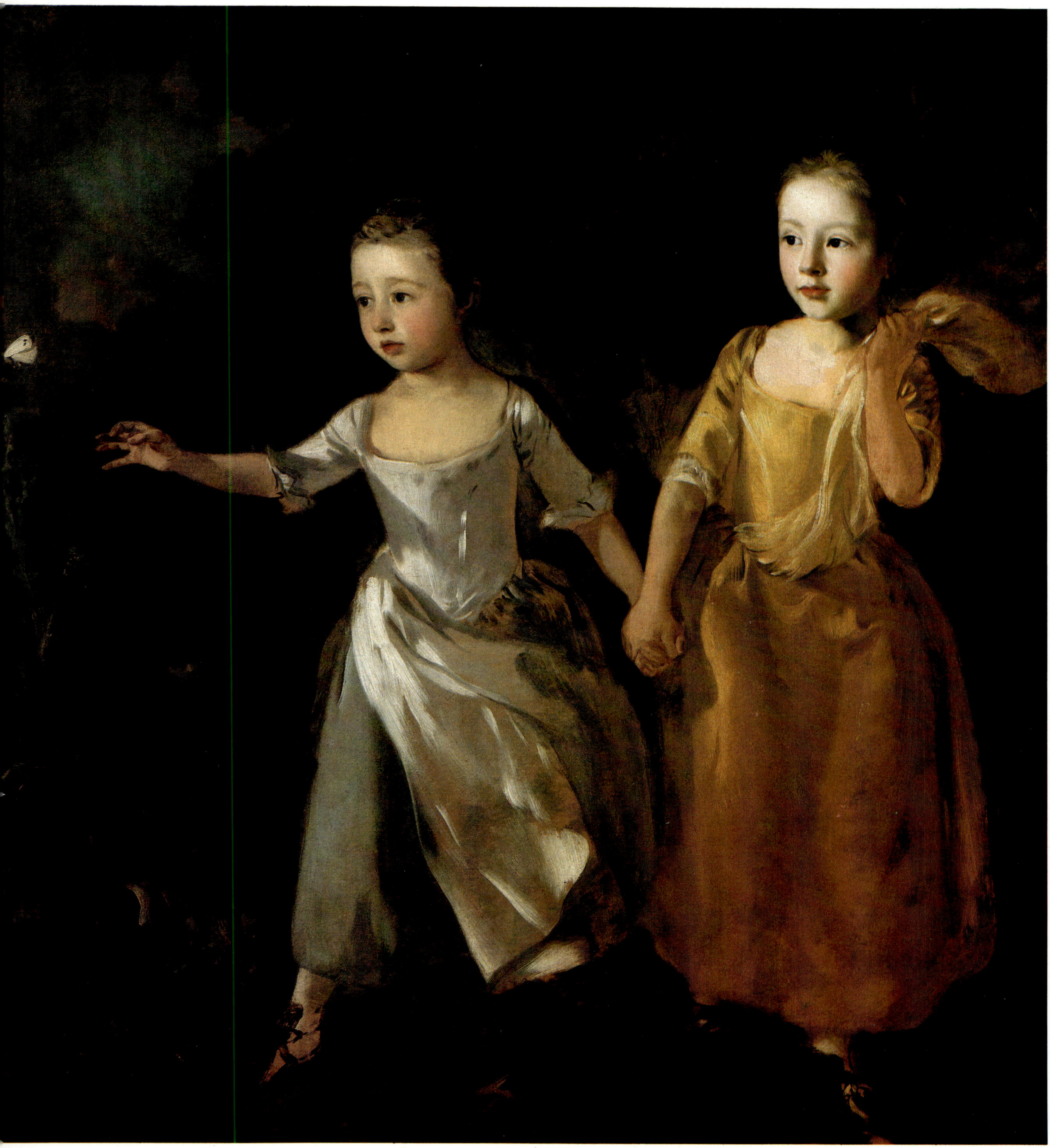

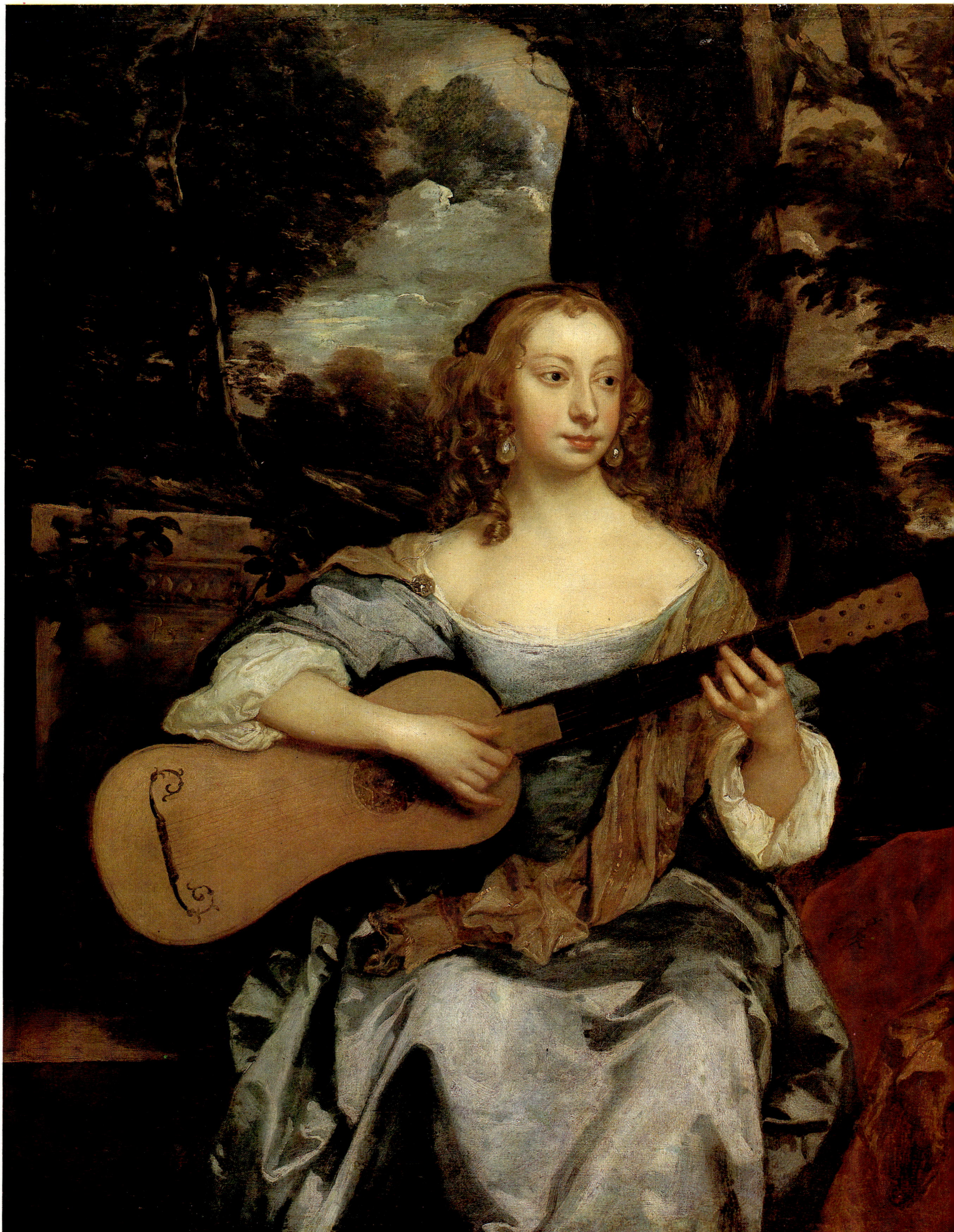

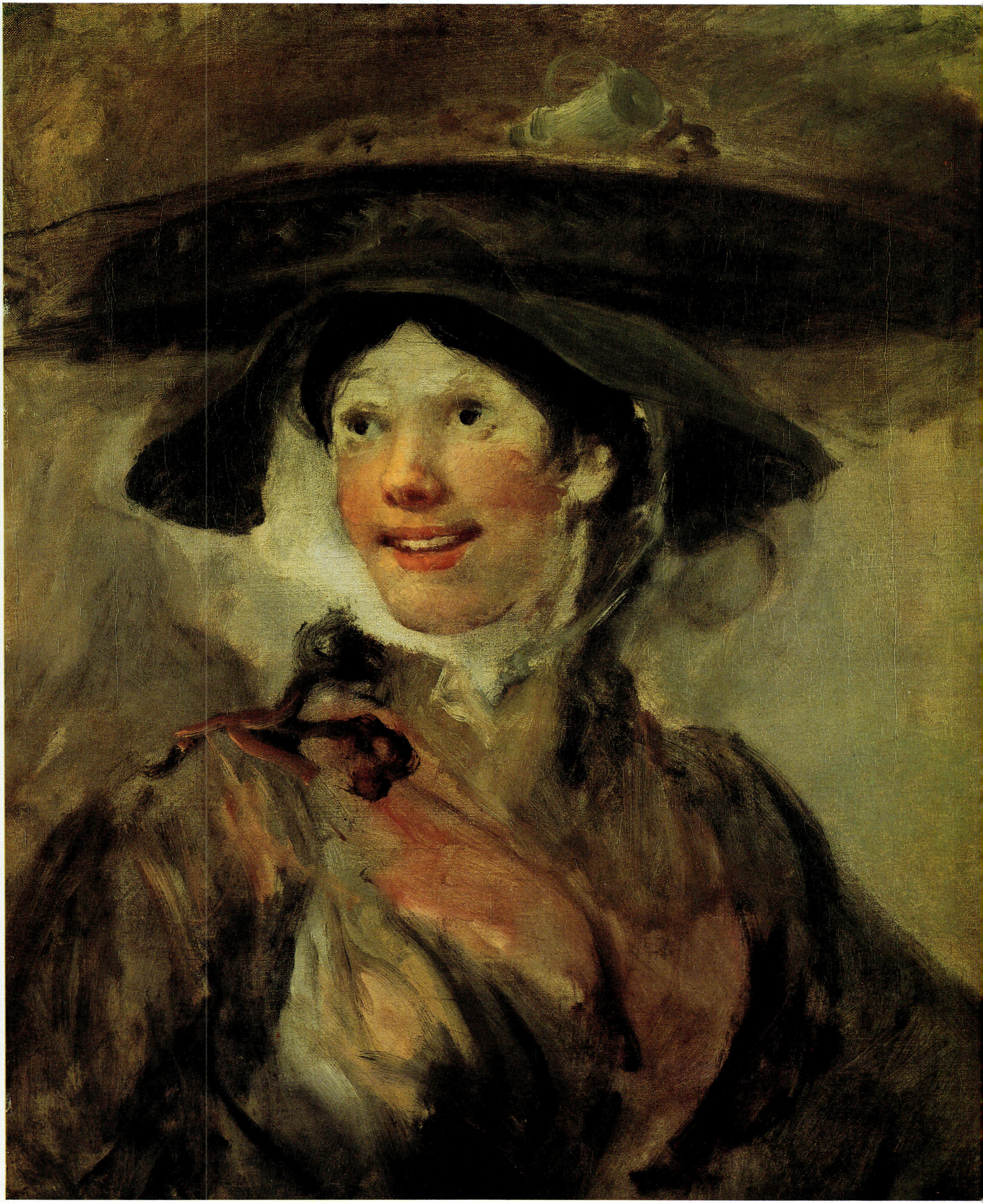

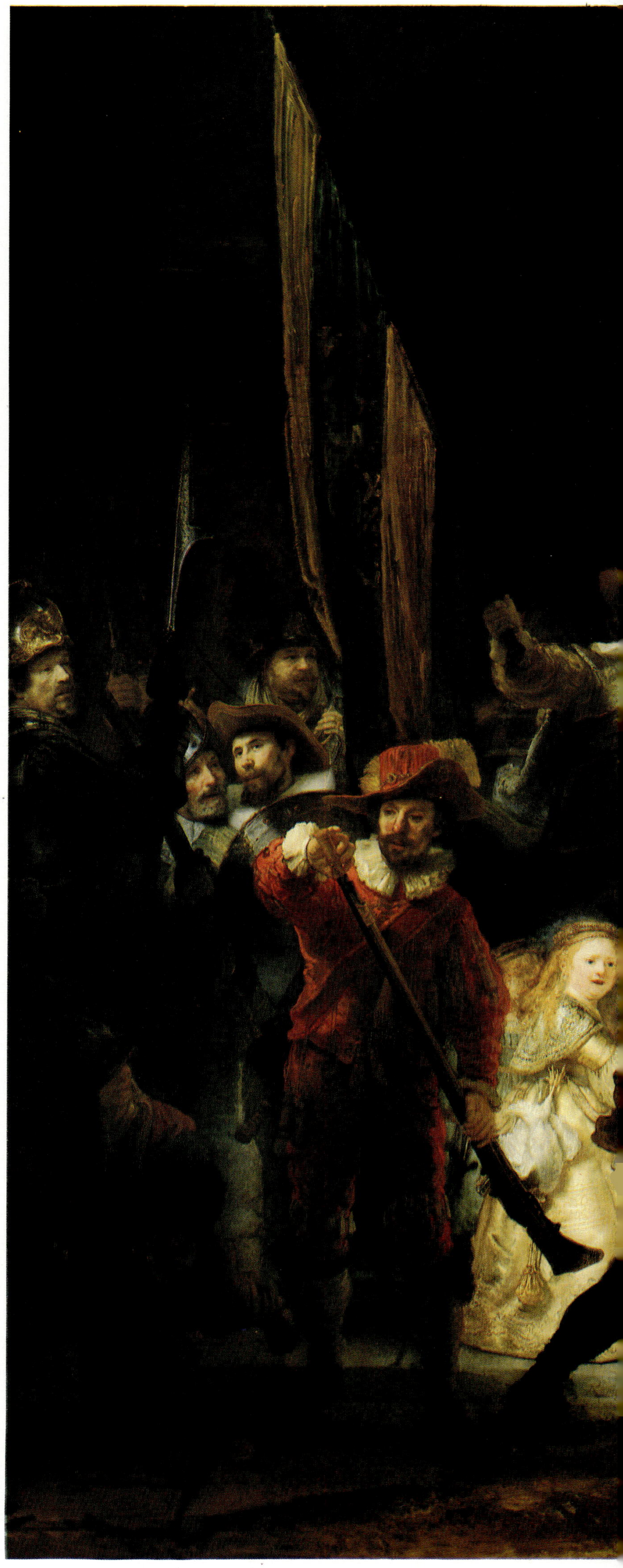

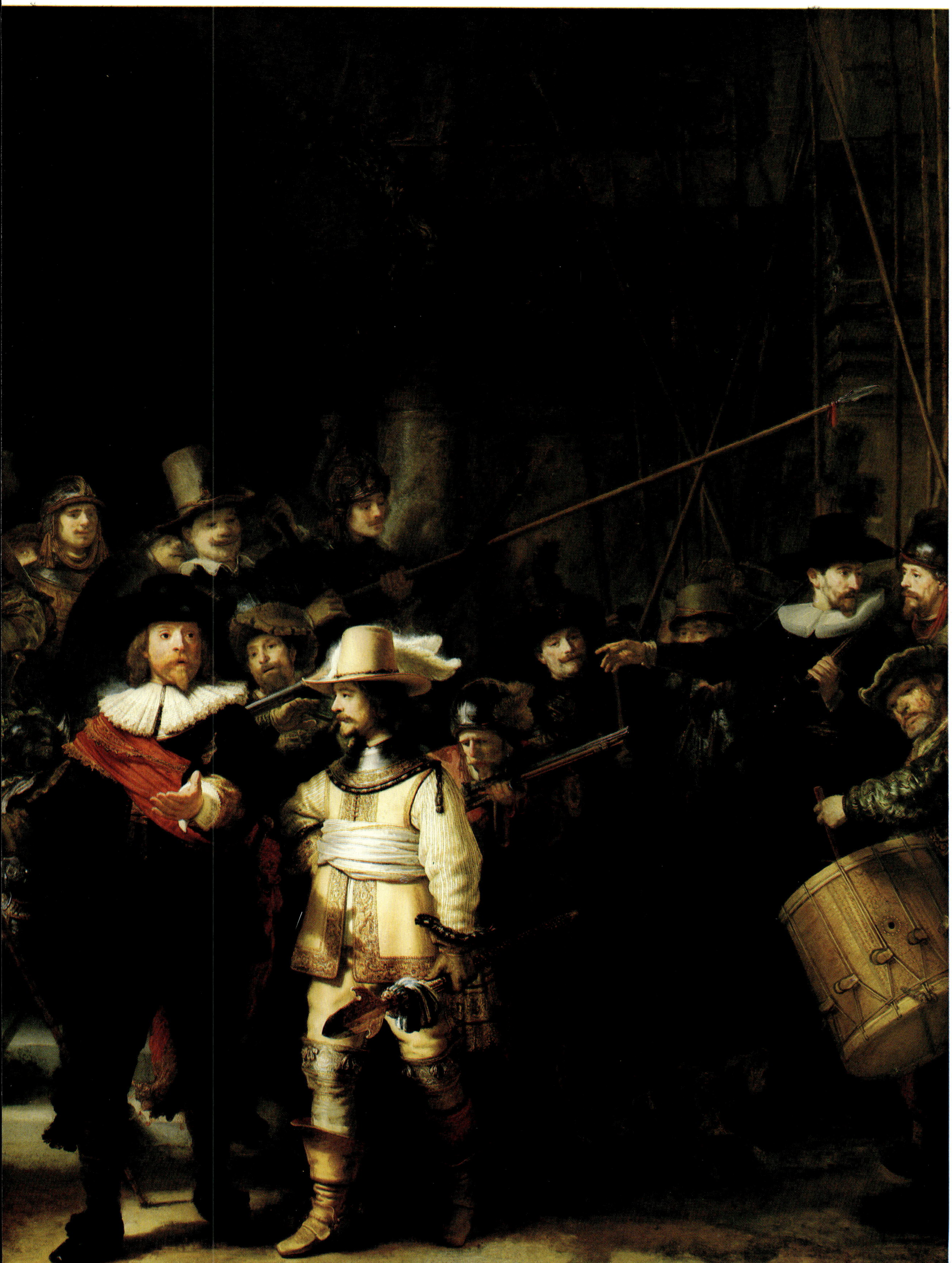

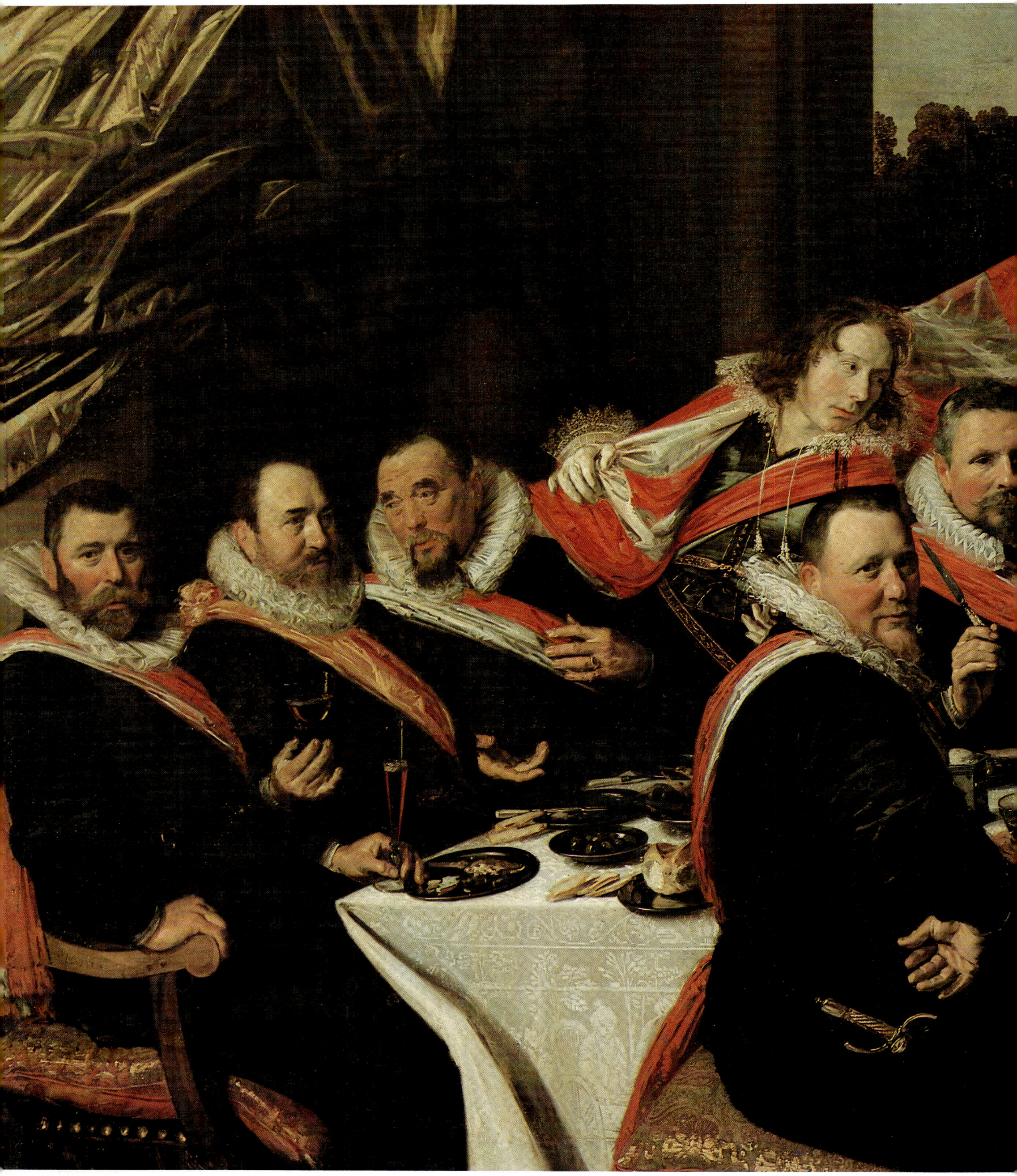

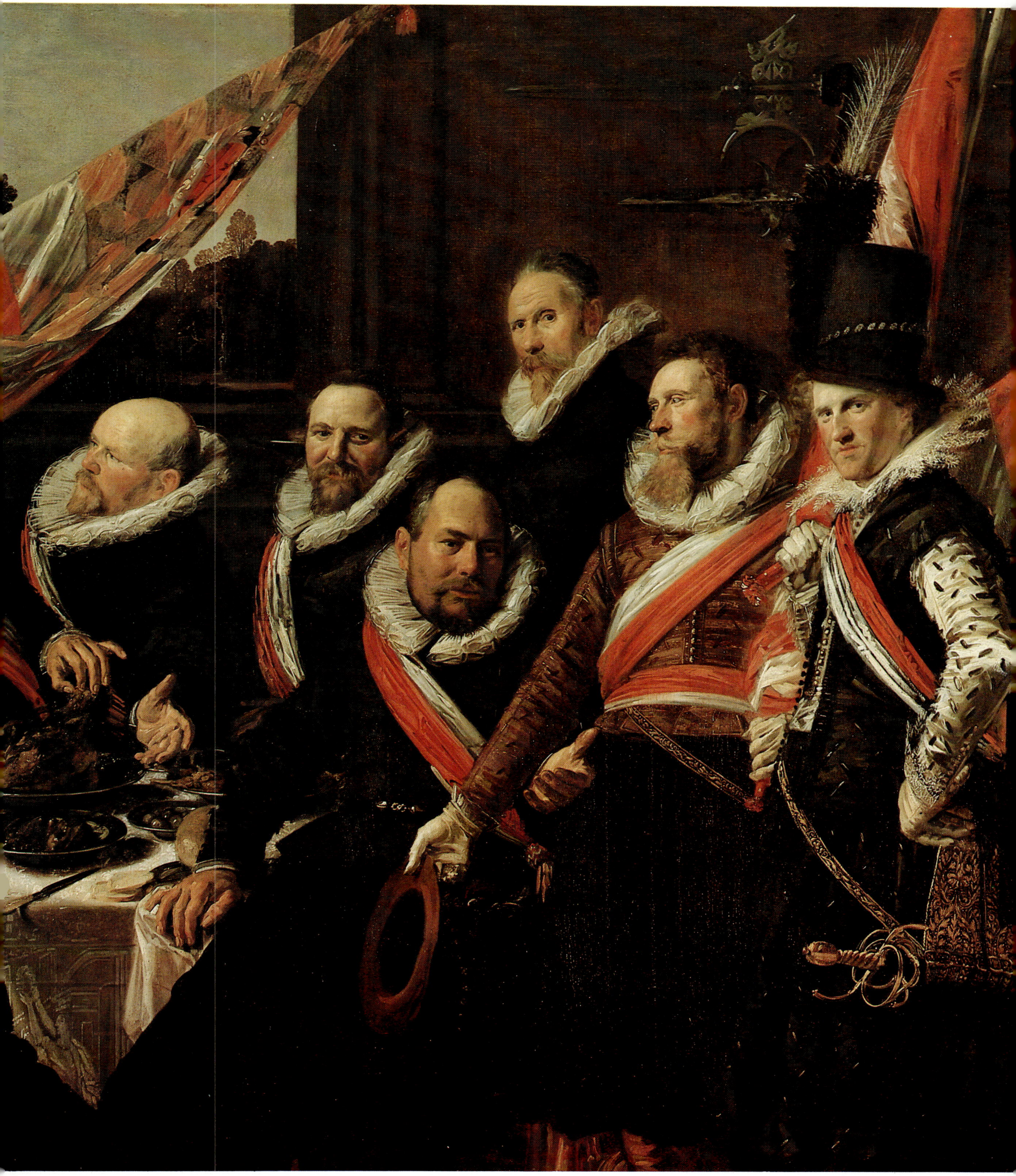

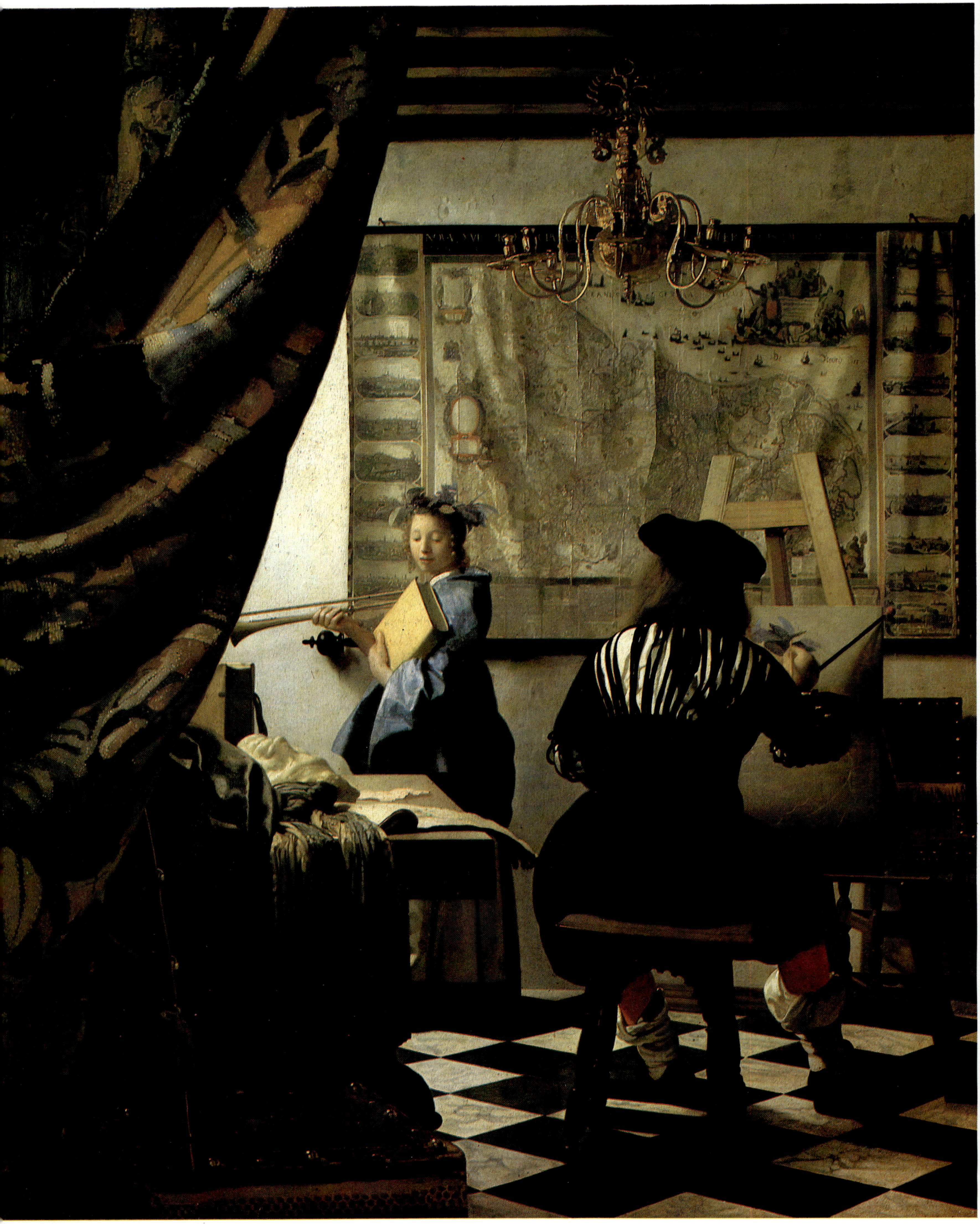

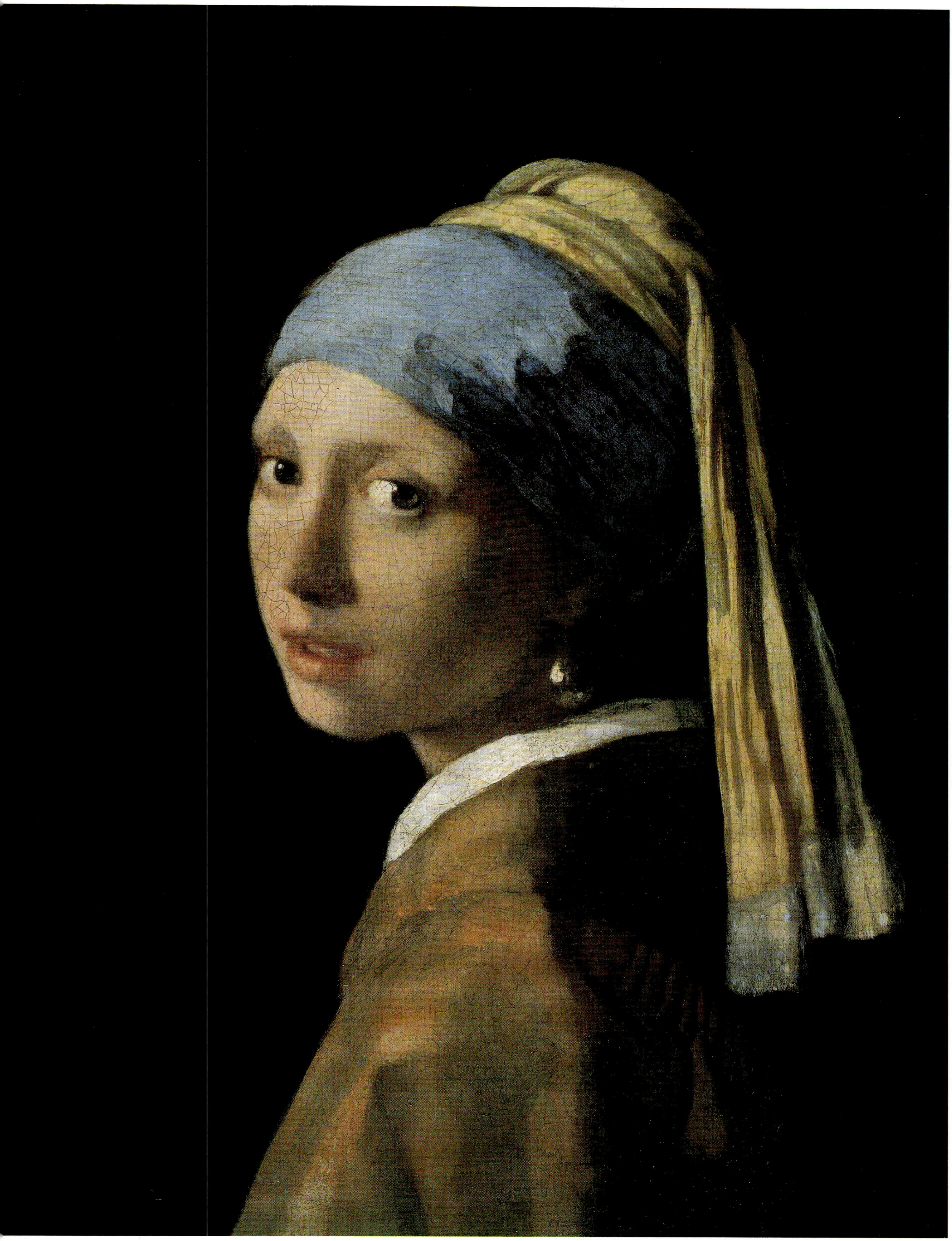

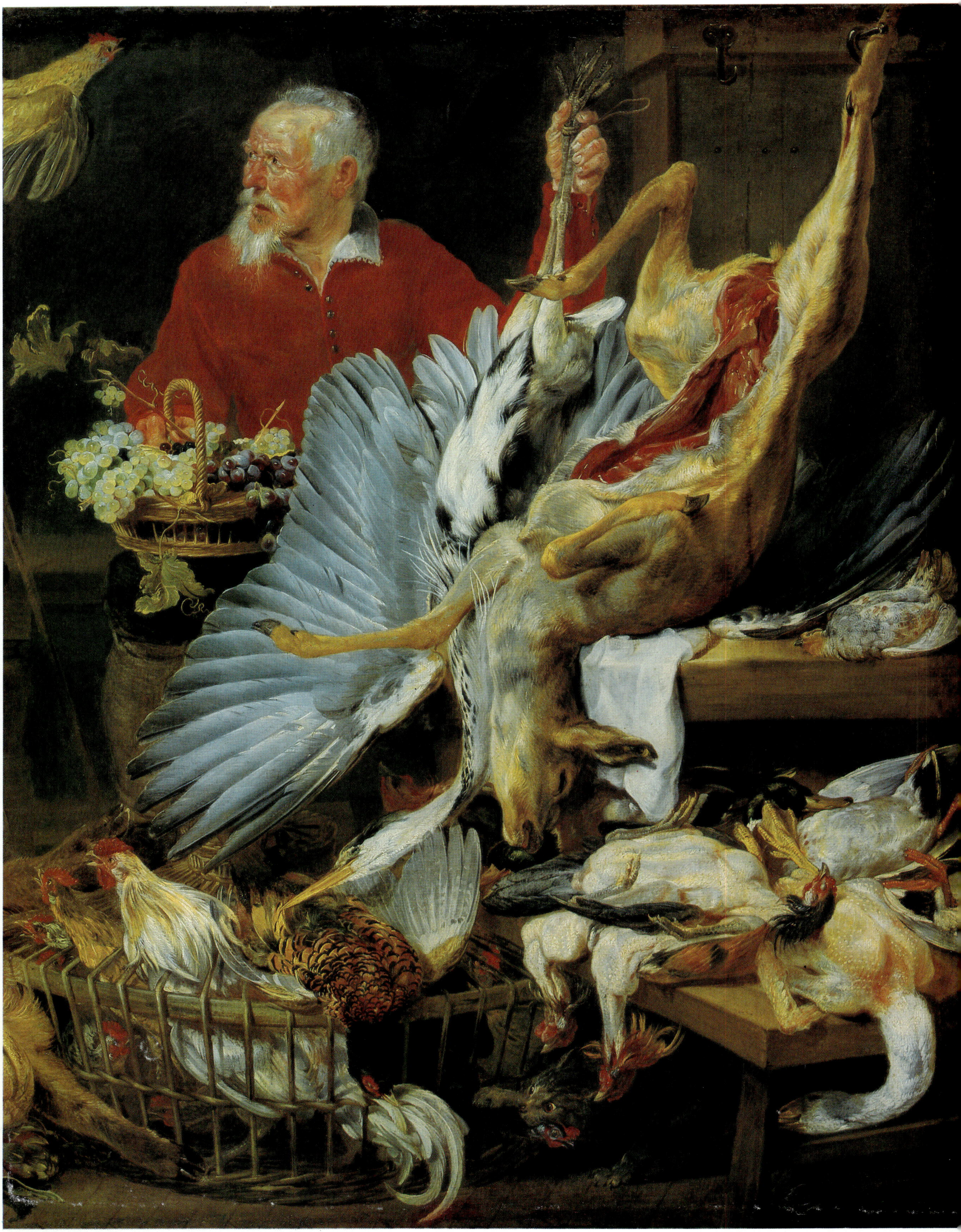

90 FESTMAHL DER OFFIZIERE DER ST. GEORGS SCHÜTZENGILDE.

*Von Frans Hals.*
*Öl auf Leinwand.*
*Größe 175 × 324 cm.*
*1616.*
*Haarlem, Frans-Hals-Museum.*

91 DER MALER IM ATELIER oder ALLEGORIE DER MALEREI.

*Von Jan Vermeer.*
*Öl auf Leinwand.*
*Größe 120 × 100 cm.*
*Um 1666.*
*Wien, Kunsthistorisches Museum.*

92 DAS MÄDCHEN MIT DER PERLE.

*Von Jan Vermeer.*
*Öl auf Leinwand.*
*Größe 46,5 × 40 cm.*
*Um 1665.*
*Den Haag, Mauritshuis.*

93 DER WILDVERKÄUFER.

*Von Frans Snyders.*
*Detail.*
*Öl auf Leinwand.*
*Größe 177 × 274 cm.*
*Oslo, Nationalmuseum.*

aus dem Hause Stuart werden (1702–14). Persönlich hätte sie zweifellos gern ihren Halbbruder, den aus der zweiten Ehe Jakobs II. stammenden Prätendenten Jakob III., als ihren Nachfolger gesehen, aber dessen Katholizismus und später der seines Sohnes Karl Eduard bildeten für die Rückkehr der Stuarts ein unüberwindliches Hindernis. Der Thron fiel an die Kurfürsten von Hannover, die protestantischen Nachkommen Jakobs I. Die Mittelmäßigkeit Georgs I. (1714–27) und seines Sohnes Georg II. (1727–60) und beider Interesse an ihren deutschen Territorien, führten dazu, daß sie sich in ihrem neuen Königreich entsprechend unauffällig verhielten, und stärkte paradoxerweise ihre Stellung.

Von der Restauration Karls II. bis verhältnismäßig weit in das 18. Jahrhundert hinein (1720–30) erstreckte sich eine Periode, in der einige Kunsthistoriker konkrete, wenn auch nicht ausschließliche Verbindungen zum Barock erkennen. Die Bezeichnung ist vertretbar, wenn sie nicht absolut verstanden wird. Ein Porträtist niederländischer Herkunft, Pieter van der Faes (1618–80), der sich in England niedergelassen hatte, machte als Peter Lely Karriere. Er diente Karl I., Oliver Cromwell und Karl II. Lely setzte mit einer gewissen Monotonie, aber durchaus elegant, die *Abb. 87* Tradition Van Dycks fort („Zwei Damen der Familie Lake", um 1660; London Tate Gallery).

Vor allem Architektur und Innenausstattung gilt es nun zu analysieren, denn diese verbinden sich in jener Zeit mit der Persönlichkeit des Christopher Wren und jenen drei Künstlern, die jeder in seinem Metier die englische Ausformung des Barock repräsentieren: Nicholas Hawskmoor, John Vanbrugh und Thomas Archer.

Christopher Wren (1632–1723) war einer der größten, wenn nicht sogar der größte englische Architekt überhaupt; er zeichnete sich durch den Reichtum und die Vortrefflichkeit seiner Person und seines Werkes aus und verfügte über eine außergewöhnliche Begabung, aber auch über Bedächtigkeit und Geduld bei der Ausführung seiner Schöpfungen; er besaß Wißbegierde und Weitblick; er war Gelehrter und Praktiker zugleich, und er profitierte von der allgemeinen Bautätigkeit, die unmittelbar nach dem großen Brand von London (1. bis 5. September 1666) einsetzte, sowie von seinem ungewöhnlich langen Leben. Wren entstammte einer Pastoren- und Prälatenfamilie und war so von vornherein mit der anglikanischen Kirche verbunden. Nach Ansicht Newtons und Pascals gehörte er zu den bedeutendsten Köpfen seiner Zeit; als Professor für Astronomie strebte er die Verbindung von Wissenschaft und Architektur an. Seinem ästhetischen Konzept lag anfangs die Forderung nach absoluter, der Geometrie entnommener Schönheit zugrunde, doch nahm dieses Konzept mit den Jahren eklektische Züge an und wurde toleranter. Bei seinen Kompositionen war er vielleicht mehr an den Motiven als an Grundriß und Volumen interessiert. Er arbeitete mit Vorliebe mit den landesüblichen Baumaterialien, so mit rotem Backstein und grauem Naturstein. Wren unternahm eine Reise nach Paris, die von Juli 1665 bis März 1666 oder länger dauerte. Er besichtigte die Bauprojekte und die königlichen und anderen großen Residenzen in Paris und Umgebung, namentlich den Louvre und Versailles. Sein Aufenthalt fiel mit dem Berninis zusammen, der sich von Juni bis Anfang Oktober in der französischen Hauptstadt aufhielt, und er wurde ihm auch vorgestellt. Für den Wiederaufbau der Londoner City hatte er einen kreisförmig um einen Mittelpunkt angeordneten Plan ausgearbeitet, der auffallend demjenigen ähnelt, der unter Heinrich IV. in Paris für die Place de France und ihr Umfeld geschaffen wurde. Das Projekt erforderte zuviele Besitztumsänderungen, um realisierbar zu sein. Aber Wren baute die neuen Pfarrkirchen (87 verbrannt, 51 neu erbaut) und die heutige St. Paul's-Cathedral. Für diese Pfarrkirchen wählte er gelegentlich den Zentralgrundriß, meistens aber einen gerichteten oder eine Kombination aus beiden, so z. B. bei St. Stephen's (Walbrook, 1672–87), einem oktogonalen Bau. Die Glockentürme zeugen mit ihrer Geschoßanordnung und mit ihren spitzen Turmaufsätzen, die machtvoll in den Himmel ragen, von seinem Sinn für Abwechslungsreichtum und malerische Wirkung. Von den Entwürfen für St. Paul's muß zunächst, in chronologischer Reihenfolge, jener erwähnt werden, der als Holzmodell (the Great Model) bekannt und vom strahligen Zentralgrundriß der italienischen Renaissance inspiriert ist (1673). Der endgültige, 1675 genehmigte Entwurf (the Warrant Design) führte nach einigen Änderungen und Verbesserungen zu dem heutigen Bauwerk, einem der größten und edelsten der Christenheit: es hat einen Grundriß in Form des lateinischen Kreuzes, eine Fassade mit Portiken und zwei Türmen, eine Kuppel (1705–1708) und ein großes Querschiff mit apsidialen Abschlüssen. Wren erbaute auch die Bibliothek vom Trinity College in Cambridge (1676–84), die nördliche und die östliche Gartenfassade von Schloß Hampton Court (1690–96), das Hospital von Chelsea (1682–89) und die kuppelüberwölbten Bauten von König Wilhelm und Königin Maria im Hospital von Greenwich (seit 1694). Das prägnanteste Merkmal im Werk des Sir Christopher (er wurde 1675 geadelt) ist zweifellos ein monumentaler Klassizismus; im übrigen lassen bestimmte Motive in seinen Bauten erkennen, daß ihm die holländische, französische und italienische Architektur wohl vertraut war.

Der Vergleich als Modus operandi ist nicht nur für das Werk Wrens angebracht, sondern für die gesamte Architektur und Dekoration seiner Zeit; Beziehungen zum Barock sind immer möglich. Daniel Marot (1663–1752), ein nach Holland geflohener Hugenotte, der für Wilhelm von Oranien in den Niederlanden gearbeitet hatte, folgte diesem nach England. William Talman schuf die Südfassade des Schlosses von Chatsworth für den ersten Herzog von Devonshire, und zwar seit 1687; diese Fassade kann ebenso mit den Louvreentwürfen Berninis wie mit Vaux-le-Vicomte von Louis Le Vau verglichen werden. Innen wurden die Decken der „state rooms" von Antonio Verrio, einem Italiener, der auch einer der Dekorateure von Hampton *Abb. 297* Court ist, ausgemalt. Ralph Montaigu, erster Herzog von Montaigu, war Botschafter in Frankreich gewesen. Er ließ sein Londoner Stadthaus von Verrio und Charles de La Fosse ausschmücken; letzterer hatte in Versailles und Paris die Kunst vom Stile Charles Le Bruns in den des 18. Jahrhunderts übergeleitet. In die englische Hauptstadt begab er sich zweimal, 1689 und 1690, und zu seiner Unterstützung begleiteten ihn Jean-Baptiste Monnoyer und Jacques Rousseau, der eine Spezialist für Blumen, der andere für Landschaften und Architekturen. Ebenfalls in London gearbeitet hat der venezianische Maler Giovanni Antonio Pellegrini (1675–1741; 1708–13 und 1719–20); mit ihm kam Marco Ricci (1676–1730), der sich mehrere Jahre an der Themse aufhielt (1708–10 und 1712–16). Der großen Dekorationsmalerei in der Tradition des Jesuitenbruders Pozzo widmete sich der Engländer James Thornhill (1675–1734), namentlich an der Decke der „Painted Hall" des Hospitals zu Greenwich (1707–27) und in der Kuppel von St. Paul's Cathedral in London (1716–19).

Barocke englische Architektur hat es über einen Zeitraum von dreißig Jahren gegeben, nämlich vom endenden 17. Jahrhundert bis um 1728–30. Ihr eigenständiger Charakter wird in den beiden Entwürfen für einen Neubau des Palastes von Whitehall, der bei einem Brand im Januar 1698 fast völlig zerstört worden war (der Festsaal überstand das Feuer unbeschadet), erkennbar. Diese Entwürfe (um 1699), in deren Zusammenhang die Namen Wren, Talman, Hawksmoor und Vanbrugh ins

Spiel kommen, sind bis auf einige Feinheiten nicht von der zeitgenössischen römischen Kunst abgeleitet. Sie zeichnen sich durch Sinn für Einheitlichkeit bei gleichzeitiger Herausstellung einander entgegengesetzter Volumen aus. In eben dieser Stilrichtung bewegten sich Hawksmoor und Vanbrugh; sie waren beeinflußt vom „Vitruve“ Claude Perraults in der Ausgabe von 1684; im Gegensatz zu Wren lag ihr Hauptinteresse weniger in den Motiven als vielmehr in den Baukörpern und deren Kombination. Nicholas Hawksmoor (1661–1736) hat sechs Kirchen in London erbaut, in denen sich Reminiszenzen an Wren, die klassische Archäologie und die Gotik verbanden (St. George in the East, 1714–29). Er assistierte Wren beim Bau der Hospitäler von Chelsea und Greenwich; im letzteren spielte er eine führende Rolle. Von bedeutendem Talent, aber unauffälliger Persönlichkeit, gelang es ihm nie, herausragende Stellungen zu bekleiden, und er „scheint bei dem alternden Wren und dem mondänen Vanbrugh eine vergleichbare Rolle derjenigen gespielt zu haben, wie sie François d'Orbay, der geniale Mitarbeiter, der aber von Le Vau und Jules Hardouin-Mansart in den Schatten gestellt wurde, innehatte“ (Michael Gallet).

John Vanbrugh (1664–1726), der Enkel eines flämischen Réfugiés und Sohn eines reichen Kaufmanns, genoß den Vorteil, einer höheren gesellschaftlichen Schicht zu entstammen als Hawksmoor, schrieb Theaterstücke und kam erst mit fünfunddreißig Jahren zur Architektur. Von ihm stammen die Pläne von zwei Meisterwerken des englischen barocken Schloßbaus: Castle Howard (1699–1712, Yorkshire) für den Grafen Carlisle, und Blenheim Palace, das Schloß, das die englische Nation dem Herzog von Marlborough als Dank für seinen Sieg über die Armeen Ludwigs XIV. an jenem Ort, dessen Namen in dem Bauwerk aufgegriffen wird (Blindheim; Schlacht bei Höchstädt und Blindheim), schenkte (1705–24, Oxfordshire). Verglichen mit den vorgenannten Meistern stellt Thomas Archer (1668–1743) einen Sonderfall dar; tatsächlich ist er eine Ausnahmeerscheinung in der englischen Architektur seiner Zeit. Er kannte die Kunst Berninis und Borrominis sehr gut und schätzte sie hoch. In London (Deptford) ist seine Kirche St. Paul (1712–30) vom Grundriß her mit S. Agnese in Piazza Navona verwandt.

Die Barock-, Rokoko- und Rocaillerströmungen, die während der mittleren Periode des 18. Jahrhunderts den größten Teil Europas beherrschten, berührten auch England, allerdings nur in bestimmten Bereichen und in besonderen Ausformungen. Dynamische und graziöse, manchmal bizarre Formen tauchen, wie noch darzulegen sein wird, in den dekorativen Künsten auf, besonders bei Möbeln, Goldschmiedearbeiten und Porzellan. In der Skulptur schuf Louis-François Roubillac (um 1702–62), der aus Lyon stammte, dramatische Grabmäler: das für John, Duke of Argyll, mit
*Abb. 298* einer Allegorie der Eloquenz (1745–49), und das der Lady Elizabeth Nightingale,
*Abb. 300* auf dem ihr Mann bei dem Versuch, sie vor dem Tode zu bewahren, dargestellt ist (1761; beide in London, Westminster Abbey). Die Malerei war vor allem Porträtmalerei in den verschiedensten Abstufungen: realistisch, bürgerlich, aristokratisch, nachdenklich-verträumt; nach wie vor prägend erwies sich der Einfluß Van Dycks. William Hogarth (1697–1764), der Schwiegersohn von James Thornhill, war Stecher und Maler. In „Die Graham-Kinder“ (1742; London, Tate Gallery) zeigt er sein Ta-
*Abb. 88* lent als Porträtist, mit dem „Krabbenmädchen“ (London, National Gallery) seine Freiheit im Aufbau, seinen Schwung und seinen Sinn für Lebendigkeit. Er komponierte romanhafte Serien, die zeitgenössische Themen verarbeiteten: „Die Karriere einer Prostituierten“ (Harlot's Progress, 1731; Originalgemälde 1755 verbrannt), „Die Lebensgeschichte eines Wüstlings“ (Rake's Progress, 1735; London, National Gallery) sind unter ihnen zweifellos die berühmtesten. Stilistisch gehört Hogarth

dem Rokoko an, seine Vorbilder könnten holländische oder französische Arbeiten sein; Eigenständigkeit aber gewinnen seine Bilder für gewöhnlich aus der satirischen, didaktischen oder moralisierenden Absicht, die in ihnen erkennbar ist. Thomas Gainsborough (1727–88) schuf lyrische Landschaften und hervorragende Porträts. Seine Freiheit in Technik und Stil rückt seine Bilder in die Nähe des kontinentalen Rokoko. Joshua Reynolds (1723–92), der mit der italienischen und flämischen Kunst vertraut war, führte einen würdigen und erhabenen Ton in das Porträt ein; er hielt sich an klassische Vorbilder, seine Malerei steht durchaus in der großen Tradition des Barock. Die beiden letztgenannten, in Vorstellung und Temperament so unterschiedlichen Meister fallen im übrigen beide mit einem großen Teil ihres Schaffens aus dem zeitlichen Rahmen des Barock heraus.

*Abb. 349, 997*

Parallel zu den eben beschriebenen Strömungen beherrschte der Palladianismus, dessen erster Vertreter Inigo Jones gewesen war, die Architektur. Er wurde in der Stadt, in den monumentalen Architekturkomplexen der „circuses“ und „crescents“ sowie in den städtischen Bauwerken, auf dem Lande in den Villen und in den großen aristokratischen Domizilen, die von ihren Besitzern richtiggehend bewohnt wurden, ein regelrechter Nationalstil und ein klassischer dazu. Der Wegbereiter der Palladio-Renaissance war ein Amateur gewesen, Lord Burlington, der 1725 mit dem Bau von Chiswick House (Middlesex) nach eigenen Entwürfen begann, die von der Villa Rotonda in Vicenza inspiriert, aber kleiner in den Dimensionen waren. Der Schotte Colen Campbell (um 1675–1729), Autor des „Vitruvius Britannicus“ (veröffentlicht seit 1715), schuf mit Mereworth Castle (1723, Kent) ebenfalls eine, allerdings vergrößerte Version dieser Villa. William Kent (1685–1748) verteilte im Grundriß und am Äußeren von Holkham Hall (seit 1734, Norfolk) in kunstvoller Reinheit alle Pavillons, Baukörper und Flächen um den Portikus und das zentrale Gebäude herum. James Gibbs (1682–1754), ein anderer Schotte, war Schüler Carlo Fontanas in Rom. In London erbaute er St. Martin's in the Fields (1721–26) und St. Mary-le-Strand (1714–17), und es ist bezeichnend, daß jener letzgenannten Kirche eine Verwandtschaft nicht mit dem römischen Barock, sondern mit dem Manierismus bescheinigt worden ist. In Bath begann John Wood d. Ä. (1704–54) nur wenig vor seinem Tode mit dem Bau des Circus; sein Sohn John Wood d. J. sollte ihn vollenden und auch den Royal Crescent schaffen (1767–75). Die Kraft und die Qualität dieses Palladianismus mitten im 18. Jahrhundert trug zu der frühzeitigen Ausformung des Klassizismus in England und auch zu dessen großem Erfolg in diesem Land bei.

## DIE NIEDERLANDE – GLANZ DER MALEREI

Die Gebiete, die im 16. Jahrhundert unter dem Namen Niederlande zusammengefaßt waren, bilden heute die Niederlande, Belgien und einen Zipfel des nördlichen Frankreich. Die Kunst in diesen geographischen Bereichen trifft auf einen historischen Zusammenhang, der auf den ersten Blick deren Analyse erleichtert. Die nördlichen, protestantischen Regionen hatten einen langen Kampf gegen die spanischen Könige geführt, um ihnen schließlich religiöse Freiheit und politische Unabhängigkeit abzuringen und die Vereinigten Niederlande zu bilden, nach der bedeutendsten Provinz auch Holland genannt. Im Verlauf dieses Kampfes wurde Wilhelm I. von Oranien, gen. der Schweiger, im Jahre 1584 das Opfer eines Mordes. Aber sein Sohn und Nachfolger Moritz (1567–1625) erreichte 1609 einen zwölfjährigen Waffenstillstand. Moritz' Bruder Friedrich Heinrich (1584–1647) setzte zu Zeiten seines Sohnes Wilhelms II. (1626–50) die Anerkennung der Souveränität der Vereinigten Niederlande durch (Westfälischer Friede, Münster 1648). Wilhelm III. (1650–1702), der Sohn Wilhelms II., wurde sogar König von England, nachdem er im Jahre 1688 seinen Schwiegervater, den katholischen Jakob II. Stuart, entthront hatte.

Die protestantischen, bürgerlichen und vom Handel lebenden Vereinigten Niederlande ließen eine realistische, maßvolle und vernünftige Kunst entstehen, die, weit entfernt von allem Barock, sich bis in die katholisch gebliebenen Südprovinzen, die nach ihren Beherrschern die Spanischen, später die Österreichischen Niederlande hießen (annähernd das heutige Belgien), ausbreitete.

Dieses Schema befriedigt nicht völlig. Nach Ansicht einiger Historiker vollzog sich die Trennung zwischen den nördlichen, protestantischen und zur Unabhängigkeit strebenden Provinzen und denen im Süden, die katholisch und spanisch geblieben waren, größten Teils als Folge militärischer und geographischer Gegebenheiten; der religiöse Gegensatz zwischen dem Norden und dem Süden erscheint diesen Interpreten eher die Konsequenz jener Trennung zu sein als ihre Ursache. Der Katholizismus wurde, mochte er auch offiziell verboten sein, toleriert. Einige Künstler, darunter die bedeutendsten (Jan Vermeer van Delft z. B.), waren katholisch. Die Republik der Vereinigten Niederlande tolerierte in ihren Mauern eine Dynastie, die einmal die Krone tragen sollte: das Haus Nassau-Oranien. Dieses Haus stellte mehrere „stathouders" und spielte, trotz seiner zeitweilig unterbrochenen und geteilten Macht, häufig die Rolle eines höfischen Zentrums mit einem Hang zu Prachtentfaltung und Internationalität. Und schließlich führten die nach der Aufhebung des Edikts von Nantes (1685) ins Land gekommenen französischen Hugenotten ganz neue und häufig barocke Töne ein. Hier war die Tätigkeit des berühmtesten von ihnen, Daniel Marot (1663–1752), entscheidend. So weist die niederländische Kunst, auch wenn sie überwiegend realistisch und gemäßigt blieb, Nuancen auf, von denen einige dem Barock angehören.

Der Klassizismus in der Architektur ist in Bauwerken von bedeutender Qualität vertreten, wie dem Mauritshuis in Den Haag (um 1633), dem Rathaus (heute Königliches Schloß) von Amsterdam (Baubeginn 1648) und der Nieuwe Kerk von Haarlem (1645), drei Gebäuden, deren Entwürfe von Jacob van Campen (1595–1657) stammen. Aber der Barock fehlt in dieser Gattung nicht völlig, vor allem wenn man sich von der eigentlichen Architektur der Dekoration zuwendet. Hier müssen als typische Beispiele der „Oranjezaal" in Huis ten Bosch bei Den Haag und, ein Werk Daniel Marots, der „Treveszaal" im Binnenhof in Den Haag (1696–98) erwähnt werden. Die Skulptur blieb während der ersten Hälfte des 17. Jahrhunderts manieristisch und wurde in dieser Zeit von Hendrick de Keyser (1565–1621) beherrscht, der auch Architekt war. Entscheidende Wirkung hatten dann Künstler aus den Spanischen Niederlanden, die mit der Dekoration des Rathauses in Amsterdam beauftragt
*Abb. 307, 308* worden waren. Der bemerkenswerteste von ihnen war Artus Quellinus d. Ä. aus Antwerpen (1609–68), der 1647 am Bau eintraf. Im 18. Jahrhundert schuf der ebenfalls aus Antwerpen gekommene und mit der Kunst Italiens durch Aufenthalte im Lande vertraute Jean-Baptiste Xavery ein reizvolles Beispiel für eine Rokoko-Arbeit in dem Marmor-Basrelief einer „Allegorie des Glaubens" an der Groote Kerk in Haarlem (1735). An erster Stelle war es freilich die Malerei, in der die Niederlande Hervorragendes leisteten und in der möglichen Beziehungen zum Barock nachgegangen werden muß.

Das beginnende 17. Jahrhundert stand im Zeichen eines verspäteten Manierismus und unter dem Einfluß der Helldunkel-Malerei. Der deutsche Maler Adam Elsheimer (1578–1610), der jung in Rom, wo er sich seit 1600 aufhielt, starb, übte auf die Niederländer in der päpstlichen Hauptstadt mit seiner Beherrschung von Licht- und Schatteneffekten einen prägenden Einfluß aus; sein Beispiel kam zu dem bereits starken Luminismus hinzu. Zu den Holländern, die in Italien gewesen waren, gehörten Hendrik Terbrugghen (1588–1629) und Gerrit von Honthorst (1590–1656). Ersterer, der sich seit 1604 in Italien aufgehalten hatte, kehrte 1614 zurück und ging nach Utrecht; dort pflegte er einen Stil voller Kraft im Ausdruck, machtvoller Plastizität und kontrastreichem Licht, aber auch die poetische Anmut subtilerer Töne. Van Honthorst muß seit 1610/12 in Rom gewesen sein; er studierte den Stil Caravaggios, bevorzugte aber künstliche Lichteffekte. Nach seiner Heimkehr in die Niederlande half er, eine überlegene Begabung heranzubilden – die des Frans Hals.

Hals, einer der größten Maler der niederländischen Kunst, wurde zwischen 1581 und 1585 in Antwerpen geboren, das seine Eltern nach der Eroberung durch die Spanier im August 1585 verlassen mußten. Seine Familie ließ sich 1591 in Haarlem nieder, wo Frans selbst dann Karriere machte. In Haarlem befindet sich auch heute das Museum, das seinen Namen trägt und seine großen Gruppenporträts besitzt. Er war durch alle Lebensphasen hindurch ein beständig und außerordentlich expressiver Maler von Einzel- und Gruppenbildnissen. In den Arbeiten aus den Jahren von 1620 bis 1640 tauchen barocke Züge auf: die Lust an Emotion und Vitalität, die Kunst, das Modell in der Spontaneität des Augenblicks zu erfassen, die Wahl kraftvoller Diagonalachsen sowie das kaschierte Ordnungssystem und Gleichgewicht. Typisch sind hier „Der lächelnde Reiter“ (1624; London, Wallace Collection), „Der fröhliche Trinker“ (um 1628–30; Amsterdam, Rijksmuseum) und „Willem van Heythuysen“ (um 1625–30; Brüssel, Königliches Museum für Kunst und Geschichte) und auch die Gruppenporträts, hinter deren offenbarer Ungeordnetheit sich ein durchdachtes Ordnungssystem verbirgt: „Das Festmahl der Offiziere der Sankt-Georgs-Schützengilde“ (1616) sowie „Das Festmahl der Offiziere der Sankt-Adrians-Schützengilde“ (um 1627). Die beiden Gesamtporträts von Unteroffizieren und Offizieren der gleichen Gilden hingegen (die Sankt-Adrians-Gilde 1633; die Sankt-Georgs-Gilde 1639) sind nicht ohne eine gewisse Monotonie. Der Wille zu Strenge und Nüchternheit wird dann offensichtlich in „Die Vorsteher des St. Elisabeth-Hospitals in Haarlem“ (um 1641) und steigert sich zu eindringlicher Pathetik in den beiden Werken „Die Vorsteher des Altmännerhauses in Haarlem“ und „Die Vorsteherinnen des Altmännerhauses in Haarlem“ (beide um 1664).

*Abb. 90*

Der Maler und Stecher Rembrandt Harmensz van Rijn konnte nicht in einer Epoche leben, deren große Hauptströmung der Barock war, ohne in seiner Kunst wenigstens ansatzweise diesen Stil zu reflektieren. Tatsächlich sind solche Übereinstimmungen nur in einer bestimmten Periode oder vereinzelt in Temperament und Technik vorhanden, und es handelt sich auch dann nur um Ausdrucksmittel einer Persönlichkeit, die über den Stilen steht und deren Themen vor allem die Innenwelt und die geistige Welt sind. Rembrandt wurde 1606 in Leiden geboren und dort und in Amsterdam ausgebildet. 1625 kehrte er in seine Geburtsstadt zurück und blieb dort bis 1631. Bereits in dieser frühen Phase zeigte er seine technische Virtuosität; er setzte das Clairobscur anders als die Caravaggisten ein, und seine Kunst war von einer Art expressionistischem Realismus geprägt, der sich mit Phantasie verband und im Dienste der Psychologie stand („Der Offizier mit der Goldkette“; Chicago, Art Institute). Nachdem er Erfolg hatte, zog er nach Amsterdam, und dort malte er, zwischen 1632 und 1639, die Bilder mit der größten Nähe zum Barock, besonders in der bewegten Auffassung und der Beleuchtung, über biblische und mythologische Themen. Erwähnenswert aus dieser Phase sind „Die Kreuzabnahme“, die von Rubens

inspiriert ist (um 1633; München, Alte Pinakothek) und „Die Blendung Samsons"
*Abb. 89* (1636; Frankfurt am Main, Städelsches Kunstinstitut). „Die Nachtwache" (Amsterdam, Rijksmuseum) ist zu Recht berühmt, kann aber den unkundigen Betrachter täuschen durch den irreführenden traditionellen Titel und ihren Charakter. Es handelt sich in Wirklichkeit um eine Tagesszene, deren exakter Titel „Die Kompanie des Hauptmanns Frans Banning Cocq und des Leutnants Willem van Ruytenburch" lautet. Vom Malerischen her ist die Szene durch ihre imposante Inszenierung, die Lichtkontraste, den Bewegungsreichtum und die großen Kompositionsachsen barock. Aber zur Zeit ihrer Entstehung (1642) hatte Rembrandt bereits begonnen, sich der Klassik zuzuwenden. Damals stand er unter der Einwirkung des Todes seiner Frau Saskia, die im gleichen Jahr starb; später war sein Leben von der Allgegenwart der ihm ergebenen Magd und Geliebten Hendrickje Stoffels, vom Erfolg und zuletzt vom Ruin geprägt. Sein Werk wuchs aus der herrlichen Reife der fünfziger Jahre zu einer Apotheose in lyrischer Freiheit, bis ihn 1669 in Amsterdam der Tod ereilte. Am ehesten eignet sich wohl zur Bezeichnung dieser um 1640 begonnenen Entwicklung der Begriff Klassik, aber verstanden als persönliche Klassik, wobei die weitgespannte Aussagekraft dieser Benennung ihre Verwendung ermöglicht. Rembrandts Umgang mit dem Clairobscur und der Farbe entspricht keineswegs der Vorstellung, die man sich von dieser Kunstauffassung macht, aber seine Kunst ist in dieser Schaffensperiode vom Wesen her eine nach innen gerichtete und spirituelle.
*Abb. 333* Als Beispiele seien „Der Mann mit dem Goldhelm" (um 1650, Berlin-Dahlem, Stiftung Staatliche Museen/West, Gemäldegalerie. Inzwischen wurde erkannt, daß es sich nicht um eine Arbeit Rembrandts handelt), „Emmausmahl" (1648; Paris, Louvre) oder auch die Radierungen „Juden in einer Synagoge" und die „Drei Kreuze", (1653) genannt. Und es ist bezeichnend, daß die „Verschwörung des Claudius Civilis" (1661–62; Stockholm, Nationalmuseum), die als große Barockdekoration für das Rathaus von Amsterdam konzipiert ist, ihren Wert vor allem aus der dramatischen Atmosphäre und der psychologischen Ausrichtung bezieht.

Schulbildend für eine bestimmte Form der Genremalerei war Pieter van Laer (um 1599–1642), der zwischen 1625 und 1638 in Rom lebte. Nach Haarlem zurückgekehrt, malte er Genre- oder ländliche Szenen, wobei er den bescheidenen Sujets echte Würde verlieh. Wegen seiner körperlichen Mißbildung wurde er „il Bamboccio" genannt, und seine Anhänger hießen „Bamboccianti".

Bei den Genremalern, die gelegentlich auch Landschaftsmaler waren, tauchen die Diagonalen in der Komposition in den ersten Arbeiten von Pieter de Hooch (1629–um 1684) auf, und auch die dynamische Figurenzusammenstellung kommt vor, so in
*Abb. 340* dem Bild „Lustige Gesellschaft" (um 1662; Den Haag, Mauritshuis) des Jan Steen (1623/26–1679). Aber diese Charakteristika sind in dieser Kunstkategorie keineswegs von tragender Funktion. Die Genremaler haben, voller Eleganz und Poesie,
*Abb. 343* das häusliche Leben ihrer Zeit beschrieben. Als typisch sei hier die „Interieur-Szene" von Pieter de Hooch in der National Gallery in London erwähnt (1658): Zwei Männer und eine Frau in Anwesenheit einer Magd beim Trinken. Diese Maler sind auch die Meister der durch Türen, Fenster, Wege und Straßen hindurch sorgfältig angelegten Perspektiven. Hinter dem Zauber der Darstellung des täglichen Lebens kann mehr oder weniger ausgeprägt eine moralisierende oder allegorische Intention verborgen sein. In Delft arbeiteten die Maler Carel Fabritius (1622–54), von dem „Der
*Abb. 345* Distelfink" (1654; Den Haag, Mauritshuis) stammt, und Jan Vermeer (1632–75), ein Künstler von einzigartigem Rang. Das Überragende seiner Bilder liegt im Licht und in der Farbe und in dem friedvollen, geheimnisvollen und zeitlosen Gleichgewicht, Qualitäten, die er in allen von ihm behandelten Gattungen erreicht: im Porträt („Das
*Abb. 92* Mädchen mit dem Turban", um 1660; Den Haag, Mauritshuis), im Interieur („Das
*Abb. 91* Atelier des Malers" oder „Allegorie der Malerei", um 1666; Wien, Kunsthistorisches

Museum) oder in der Landschaft („Das Sträßchen" um 1658; Amsterdam, Rijksmuseum). *Abb. 344* Diese einzigartige Qualität bedarf zu ihrer sprachlichen Beschwörung des Vokabulars der Klassik, aber sie ist auch eine künstlerische Vollkommenheit jenseits aller Definition und Klassifizierung.

Die Landschaft Hollands stellt sich – den Einwohnern ebenso wie dem Reisenden – als ganz eigene Komposition aus Licht, Erde und Wasser dar. Sie war den Malern Ausgangspunkt für einen Läuterungs- und Veredelungsprozeß, bei dem die Atmosphäre und die Raumvaleurs hervorgehoben wurden. Jacob Isaacksz van Ruisdael (um 1628–82) beherrschte diese künstlerische Neuschöpfung besonders meisterhaft und verlieh ihr eine persönliche Note, deren untergründige Pathetik einen seelischen Zustand suggeriert und so als präromantisch eingestuft werden konnte („Das Gewitter"; Paris, Louvre). Seiner synthetischen Sicht stellt sich die Meindert Hobbemas (1638–1709) entgegen, die detailfreudig und minuziös, aber in tiefster Übereinstimmung mit der Natur ist („Die Allee von Middelharnis", 1689; London, National *Abb. 336* Gallery). Zur Landschaft gehört in Holland auch das Seestück, in dem sich besonders Willem van de Velde d. Ä. (1611–93) und sein Sohn Willem van de Velde d. J. (1633–1707) hervortaten. Als Architekturmaler war Emanuel de Witte (1615/17 bis 1691/92) ein Meister, der es verstand, die Architektur um besserer Raumwirkungen willen neu zu organisieren.

Das Stilleben gehört in den Zusammenhang der holländischen Neigung zur Intimität. Dabei gibt es prägnante Variationen. Das „Vanitas"-Stilleben ist eine davon. Der Meister der Blumenbilder war Ambrosius Bosschaert d. Ä. (1573–1621). Zu den Malern von Frühstücksstilleben, d. h. von Mahlzeiten oder Bestandteilen von Mahlzeiten, gehörten u. a. Pieter Claesz (1597/98–1661), Willem Claesz Heda (um 1593–um 1680) und Jan Davidsz de Heem (1606–1683/84); letzterer nähert sich stilistisch *Abb. 346* durch seine Üppigkeit und Farbenpracht dem flämischen Barock.

Diese Verwandtschaft fügt sich den verschiedenen barocken Tönen an, die die Analyse der holländischen Kunst an den Tag brachte. Ihre essentiellen Werte liegen dennoch woanders: in der realistischen, oft intimen und bürgerlichen, poetisch verklärten Studie, die trotz der Abgeschiedenheit des eigentlichen Sujets universelle Tragweite erreicht. Gern wird man zugestehen, daß die holländische Sonderstellung in der Regel sich als eine Form der Klassik äußert.

## BELGIEN

Im Jahre 1598 wurden die Niederlande von Philipp II., der noch im gleichen Jahr starb, vorübergehend an ein junges Fürstenpaar aus dem Hause Habsburg abgetreten, an die Infantin Isabella, die älteste Tochter des spanischen Königs, und Erzherzog Albrecht (auch Albert), den Sohn Kaiser Maximilians II. Sie wurden in den Städten jener Provinzen, in denen sich der Aufstand nicht lange gehalten hatte, mit „festlichen Einzügen" empfangen, deren berühmtester in Antwerpen stattfand. Diese Einzüge entsprangen einer alten Lokaltradition, und sie gehören auch noch in die Reihe jener Festlichkeiten, die das Europa der Renaissance in so großer Zahl hervorgebracht hat. Isabella und Albrecht herrschten, unter der oft drückenden Kontrolle der Regierung in Madrid, über die katholischen Provinzen, die sich und ihr Schicksal von den nördlichen, protestantischen getrennt hatten. Diese Hoheitsabtretung dauerte bis zum Tode des Erzherzogs im Jahre 1621. Da er keinen Erben hinterlassen hatte, nahm die spanische Krone wieder ihre Anrechte wahr, doch fungierte Isabella bis zu ihrem Tode 1633 als Statthalterin. Der Katholische König sollte Herr über die Südlichen Niederlande, genannt die Spanischen Niederlande, abgesehen von den französischen Annexionen, bis zu jenen Verträgen bleiben, die dem Spanischen Erbfolgekrieg ein Ende setzten. Mit diesen kamen sie in den Besitz der Habsburger in Wien und bildeten fortan die Österreichischen Niederlande.

Die südlichen Provinzen waren im 17. Jahrhundert schweren militärischen und politischen Prüfungen ausgesetzt. Der 1609 geschlossene Zwölfjährige Waffenstillstand wurde nicht verlängert. Lange und wiederholte Kämpfe der Spanier gegen die niederländischen Protestanten und die Franzosen waren die Folge. Und doch stellte die Regierung der Erzherzöge im ersten Drittel des Jahrhunderts eine Vorwegnahme des Schicksals des unabhängigen Belgien dar. Sie förderten eine monarchische und katholische Kunst und trugen viel zu einer eigenen Profilierung des Kunstschaffens gegenüber den nördlichen, bürgerlichen und protestantischen Niederlanden bei, besonders in Antwerpen.

Antwerpen war dank Christophe Plantin (um 1520–89), seines Schwiegersohnes Johann Moretus und seiner Nachkommen ein Zentrum der Buchdruckerkunst. Illustrierte Werke von besonderer Kostbarkeit haben die Erinnerung an die verschiedenen Festlichkeiten bewahrt und erlaubten darüber hinaus die Weiterverbreitung ihrer für den Tag geschaffenen Kunstwerke. Die Gegenreformation äußerte sich nachdrücklich und unüberhörbar. Das Wiedererstarken des Katholizismus wurde von der engen Bindung an Rom und von intensiver Aktivität der Orden, besonders der Jesuiten, geprägt. Das 17. Jahrhundert war vom künstlerischen Standpunkt aus eines der fruchtbarsten in der Geschichte der Südlichen Niederlande und fügte dem flämischen Erbe ein neues Kapitel hinzu. Der Barock entwickelte sich mit einer Kraft und Eigenständigkeit, die ihn dem Italiens und Deutschlands gleichen ließ, wenn nicht in der architektonischen Struktur, so doch zumindest im Dekor und vor allem in der Malerei – der Malerei, die beherrscht wird von der Persönlichkeit des Peter Paul Rubens, die aber durchaus noch andere Künstler ersten Ranges hervorbrachte, wie Jacob Jordaens und Anthonis van Dyck.

In Antwerpen ist das Rubens-Haus, das er selbst bauen ließ, in das er 1615 einzog und das er oft in seinen Werken dargestellt hat, ein besonders gutes Beispiel für den Typ des Patrizierhauses, in dem sich antiker Geist mit zeitgenössischem Dekor, besonders im Portikus, verbindet. Die barocken Stadthäuser auf der Grand' Place in Brüssel, vorwiegend Gildehäuser, wurden nach der Beschießung vom 13. und 14. August 1695 auf Befehl des Herzogs von Villeroi, Marschalls von Frankreich, zum größten Teil wiederaufgebaut. Dieser Wiederaufbau stand unter der Leitung des Guillaume de Bruyn. Die Fassaden weisen von Italien entlehnte Elemente auf, aber sie fügen sich in ihrer Dichtgedrängtheit und in der heiter-phantasievollen Fülle ihrer Dekorationsmotive ebenso in die Lokaltradition ein. G. de Bruyn zeigte in dem imposanten Haus der Herzöge von Brabant, das die Ostseite des Platzes einnimmt, zugleich Kraft und Freude am Dekor. In der Sakralarchitektur ist in der Struktur noch der Geist der Gotik spürbar, der Barock entfaltet sich frei im Schmuck der Fassaden und im Inneren. Der Jesuitenorden war für seine Schüler und Mitglieder architektonisch äußerst aktiv. Eine der ersten, für den neuen Stil typischen Kirchen in den südlichen Provinzen entstand in Maastricht (heute Niederlande), nämlich die von Bruder Peter Huyssens (1577–1637) erbaute, 1614 vollendete Kirche des dortigen Jesuitenkollegs. Huyssens war noch an zwei weiteren Jesuitenkirchen tätig: an Saint-Loup in Namur, die 1621 begonnen wurde und durch ihre Gewölbe bemerkenswert ist, und an der Carolus-Borromäus-Kirche in Antwerpen (1613–25). Sie wurde begonnen von Pater François Aguilon; die Decken malten

Rubens und seine Werkstatt aus, aber 1718 wurden sie durch einen Brand zerstört. Huyssens baute den Turm und die Fassade, an der ein überreicher Dekor von einem an Il Gesù orientierten Schema gebändigt wird. Und schließlich ist Huyssens der Baumeister der Liebfrauenkirche der Abtei St. Peter in Gent, deren Bau sich bis ins 18. Jahrhundert hinzog. Jacob Francart, der Architekt des Erzherzogs Albrecht, schuf die Kirche des Großen Beginenhofs in Mecheln (1627–47) und die Jesuitenkirche in Brüssel, die 1812 zerstört wurde, sowie die Fassade der Augustinerkirche (die vor der Dreifaltigkeitskirche wiederaufgebaut wurde). Wenzel Cobergher (1561–1634), als Baumeister, Ingenieur, Maler, Stecher und auch als Kritiker ein vielseitiges Talent, kombinierte zu Beginn des Jahrhunderts an der Kirche von Montaigu Kuppel und Rotunde. Luc Faid'herbe (1617–97), der Erbauer von Notre-Dame d'Hanswyck in Mecheln (Baubeginn 1663), krönte dieses Bauwerk mit einer verhältnismäßig schwer lastenden Kuppel. Eines der gelungensten Werke des Sakralbaus ist die ehemalige Jesuitenkirche Sankt Michael in Löwen, deren Entwurf von 1650 stammt und deren erster Baumeister Pater Hesius (1601–90) war. An der Fassade sind Vertikalität, kraftvolle Struktur und plastische Üppigkeit im Ornament mit glücklicher Hand verbunden.

Die Skulptur gehört vor allem in den sakralen Bereich: sie steht der Kunst Rubens' und Roms nahe; sie ist dynamisch und mit leichter Hand dekorativ. Paradoxerweise ist der größte Künstler in dieser Gattung in den südlichen Provinzen, François Duquesnoy, ein Sonderfall. Geboren wurde er 1597 in Brüssel als Sohn des Bildhauers Jérôme Duquesnoy, dessen Schüler er auch war; 1618 ließ er sich in Rom nieder, 1643 starb er in Livorno, als er im Begriff stand, einer Einladung des französischen Hofes zu folgen. Zwar entstammte er einer Gegend, die besonders nachdrücklich vom Barock geprägt war, lebte in der päpstlichen Hauptstadt und arbeitete mit Bernini zusammen am Tabernakel von St. Peter (1627–28) und an der Dekoration der Vierung der Basilika (die große Marmorstatue des hl. Andreas ist sein Werk, *Abb. 216* 1628–40), aber dennoch war er ein Künstler mit klassischen Neigungen. Er hat sich intensiv mit der Antike beschäftigt, ist von der Malerei Domenichinos beeinflußt worden und war mit Poussin befreundet. Die Würde und Zurückhaltung seines Stiles lassen seine Statue „Die hl. Susanna" (1629–33; Rom, S. Maria di Loreto) und sein Relief mit musizierenden Putti für einen Altar Borrominis (1642; Neapel, Filomarino-Kapelle der Kirche SS. Apostoli) erkennen. Die Italiener nannten ihn „il Fiammingo", die Franzosen François Flamand. Sein Bruder, der wie der Vater Jérôme hieß (1602–54), war ebenfalls dessen Schüler gewesen. Er ging nach Spanien, dann nach Florenz, zu seinem Bruder François nach Rom, und schließlich, nach dessen Tod, zurück nach Brüssel. Er kultivierte einen recht ruhigen, aber kraftvollen Barock (Grabmal des Bischofs Trieste; Gent, Kathedrale St. Bavo). Der Stil der Plastik ist im allgemeinen von prachtvoller Bewegtheit und ornamentaler Üppigkeit. Besonders deutlich kommen diese Qualitäten im Kirchenmobiliar zum Tragen, speziell in den Kanzeln, den Beichtstühlen und den Kommunionbänken. Die Kanzel von *Abb. 305* SS. Michel et Gudule in Brüssel (1699) stammt von Hendrik Frans Verbruggen (1654–1724); die der Kathedrale in Mecheln (1721), die ursprünglich für die Norbertiner von Leliendael bestimmt war, ist das Werk des Michel van der Voort *Abb. 301* (1667–1737) und die aus Notre-Dame-au-delà-de-la-Dyle (Onze Lieve Vrouw van Hanswyck, 1743) von Théodore Verhaegen. An den Grabmälern wird besonders das *Abb. 306* Porträt gepflegt, so am Grabmal des Bischofs Andreas Cruesen (um 1660) in der Kathedrale von Mecheln von Luc Fayd'herbe, der nicht nur Architekt, sondern auch Bildhauer war, oder auch an dem des Bischofs Capello (1676) in der Kathedrale von

Antwerpen von Artus Quellinus d. J. (1626–1700), einem Vetter und Schüler von Ar-
tus Quellinus d. Ä. Die Bildhauer der Südprovinzen arbeiteten oft und gern im Aus-
land. Als Beispiel einer internationalen Karriere sei Gabriel Grupello (1644–1730)
erwähnt, der der Sohn einer flämischen Mutter und eines italienischen Offiziers
war. Nachdem er an der Ausschmückung des Rathauses von Amsterdam mitgearbei-
tet hatte, lernte er in Paris die Bildhauer von Versailles kennen; in Düsseldorf schuf
er (1703–11) das Reiterstandbild des Kurfürsten Johann Wilhelm von der Pfalz
(1690–1716), genannt „Jan Wellem", dann ging er zurück nach Brüssel, wo Kaiser
Karl VI. ihn zum Hofbildhauer machte. Sein anmutiger und relativ ruhiger Barock-
*Abb. 309* stil zeigt sich am Brunnen der Brüsseler Fischhändlerzunft, ein Brunnen, der sich in
der Form einer Muschel annähert und auf dem zwei sitzende Meeresgötter darge-
stellt sind (1675; Brüssel, Königliche Museen der schönen Künste).

Der Naturalismus ist ein weitverbreitetes und deutlich hervortretendes Charakteri-
stikum der Malerei der Südlichen Niederlande, doch müssen seine Erscheinungsfor-
men je nach Persönlichkeit und Bildgattung differenziert und präzisiert werden. Jan
Bruegel d. Ä., gen. der Samt- oder Blumen-Bruegel (1568–1625), war der zweite
Sohn von Pieter Bruegel d. Ä. (1525/30–1569). Als Maler am Hof des Erzherzogs
Albrecht und seiner Gemahlin Isabella in Antwerpen und Schöpfer der „Schlacht
von Arbela" („Schlacht von Issos"; 1602; Paris, Louvre) malte er in verschiedenen
*Abb. 315* Bildgattungen, trat aber vor allem als Blumenmaler hervor. Sein Schüler, der Jesuit
Daniel Seghers (1590–1661), führte dieses Spezialistentum zur Perfektion und um-
*Abb. 314* gab Christus-, Marien- und Heiligendarstellungen mit ornamentalen Blumengirlan-
den. Das Originäre des Jan Fyt (1611–61) besteht in der Beherrschung des
Clairobscur und in einer Tendenz zum Lyrismus. Er war nicht nur Blumen-, sondern
*Abb. 317* auch Tier- und Stillebenmaler. In jenen beiden Spezialgattungen zeigte Frans Sny-
ders (1579–1657) ein ganz außergewöhnliches Talent. Er hatte Reisen nach Rom
und Mailand unternommen, in welcher letzteren Stadt er sich der Protektion des
Kardinals Borromeo erfreute. Snyders arbeitete mit Rubens zusammen, und er war
Sammler. So erklärt sich, zumindest zum Teil, daß er sich nicht mit der traditionel-
len Anhäufung der Objekte zufriedengab. Er verlieh seinen Sujets Vornehmheit,
Bewegung und Rhythmus, indem er den Abstand zwischen den Gegenständen ver-
größerte und die einzelnen Motive (Menschen, Tiere, Dinge), die Farben und Bild-
abschnitte in sorgfältig kalkulierte Diagonalen und Horizontalen gruppierte. „Die
*Abb. 93* Wildprethändler" (Leningrad, Eremitage) gibt eine gute Zusammenfassung seines
Stiles. Von den Genremalern, deren Themenkatalog Raucher- und Tavernenszenen,
*Abb. 338* Szenen aus Stadt- und Landleben umfaßte, sei zunächst Adriaen Brouwer
(1605/06–1638) genannt, der Schüler von Frans Hals war und sich dann in Antwer-
pen niederließ. Seiner holländischen Zeit verdankte er die Beherrschung des Clair-
obscur. Er nahm in seine Bilder übrigens auch Landschafts- und Naturdarstellun-
*Abb. 342* gen auf. David Teniers d. J. (1610–90), Sohn von David Teniers d. Ä. und
Schwiegersohn vom Samt-Bruegel, war zugleich als Landschafts-, Historien- und
Porträtmaler tätig. Er war Konservator der Sammlungen des Erzherzogs Leopold
Wilhelm (1614–62), Sohn von Kaiser Ferdinand II. und Statthalter der Spanischen
Niederlande (1646–56), den er inmitten seiner Kunstwerke dargestellt hat (Wien,
Kunsthistorisches Museum). Seine Genrebilder aus der Zeit von 1640–50 sind durch
die silbrige Helligkeit, in die er die pastoralen Szenen taucht, besonders reizvoll. Da-
vid Teniers d. J. hatte an den europäischen Höfen großen Erfolg; dennoch bezeich-
nete Ludwig XIV. seine Figurenszenen als „Grotesken".

Sechzehn Jahre jünger als Rubens und sechs Jahre älter als van Dyck war Jacob

Jordaens, der beide überlebte. Auch galt er in Antwerpen, wo er 1593 geboren worden war und wo sich seine ganze Karriere abspielte, nach dem Tode van Dycks und Rubens' zu Recht als der führende Maler der Stadt, in der er 1678 starb. Bei seinem künstlerischen Werdegang fehlt offenbar die Italienreise, an ihre Stelle traten die Beeinflussung durch Adam Elsheimer und Caravaggio und der Kontakt mit Rubens, dem die Kunst Italiens bestens vertraut war. Jordaens wirkte zwanzig Jahre lang (1620–40) als sein Mitarbeiter. Er war aller Wahrscheinlichkeit nach an der Ausführung der Bildfolge „Szenen aus dem Leben der Maria de'Medici" beteiligt; er gehörte zu der Künstlergruppe, die die Dekoration für den Einzug des Kardinal-Infanten Don Fernando in Antwerpen schuf und die Malereien des Torre de la Parada bei Madrid für Philipp IV. In seinem persönlichen Werk hat er mythologische und sakrale Themen aufgegriffen, und er war auch Porträtist. Zweifellos ist das Dezennium zwischen 1620 und 1630 dasjenige, in dem ihm die Verbindung von schwungvoller Komposition, geschmeidigen Formen und reinen Farben am meisterlichsten gelang. Die „Allegorie der Fruchtbarkeit" entstammt dieser Epoche (um 1622; Brüssel, Königliche Museen der Schönen Künste). *Abb. 327* Zwar blieb er auch weiterhin ein Meister der Perspektive, aber sein Realismus nahm in der Folgezeit gelegentlich rohere Züge an („Der Satyr und der Bauer"; München, Alte Pinakothek) und geriet ins Pathetische. *Abb. 339*

Peter Paul Rubens wurde 1577 in Siegen in Westfalen geboren, wo sich sein Vater, ein Jurist aus Antwerpen, als Calvinist im Exil aufhielt. Nachdem seine Familie wieder in ihre Heimatstadt zurückgekehrt war, wurden Adam van Noort und Otto van Veen Peter Pauls Lehrmeister; 1598 erhielt er seinen Meisterbrief. Seine italienischen Jahre (1600–1608), die er im Dienste des Herzogs von Mantua verbrachte, waren für seinen Werdegang entscheidend, nicht allein, weil er damals die Kunst Italiens, besonders die Bolognas und Venedigs, direkt kennenlernte, sondern weil sein Förderer ihn auf Reisen nach Genua, Rom und 1603 sogar an den Hof von Madrid schickte. Das Jahr 1609 bedeutete für den nach Antwerpen zurückgekehrten Künstler einen entscheidenden Wendepunkt: er wurde zum Hofmaler der erzherzoglichen Regenten Albrecht und Isabella ernannt und heiratete Isabella Brant. Sein bedeutendes Talent bewies er der Stadt mit der Ausführung zweier großer Gemälde für die Antwerpener Kathedrale, die „Kreuzaufrichtung" (1610) und die „Kreuzabnahme" (1612–1614). *Abb. 322* *Abb. 323* „Das Große Jüngste Gericht" (1616; München, Alte Pinakothek) ist von Michelangelo inspiriert, aber mehr auf Erhabenheit hin angelegt als dessen Version. Sein Glück als Jungverheirateter hat Rubens in dem Bild „Der Künstler mit seiner Frau Isabella Brant in der Geißblattlaube" (1609; München, Alte Pinakothek) festgehalten.

Von nun an konnte sich die Einzigartigkeit Rubens' frei entfalten. Der traditionellen Gewissenhaftigkeit und Detailliertheit der flämischen Kunst zog er den Schwung der großen Diagonal- und Spiralachsen vor. Das caravaggeske Clairobscur ersetzte er durch die Farbsymphonie. „Der Raub der Töchter des Leukippos" (um 1618; München, Alte Pinakothek) weist in seiner Dynamik gar ein überlegenes Gleichgewicht auf. Seine sakralen Sujets („Die Anbetung der Könige", um 1625; *Abb. 94* Antwerpen, Kunstmuseum) zeigen seine mit den Mitteln des künstlerischen Ausdrucks unbefangene Unterstützung der Gegenreformation. In der Hauptsache jedoch ist er der Meister der großen Dekoration, Unternehmungen, bei denen er zwar Gehilfen einsetzte, denen er jedoch Einheitlichkeit im Ton zu bewahren wußte. Die „Szenen aus dem Leben der Maria de'Medici" für das Palais du Luxembourg, den *Abb. 321* Besitz der Witwe Heinrichs IV. in Paris (1621–25; Paris, Louvre), sind in mehr als zwanzig Gemälden ein Meisterwerk der Beredsamkeit, Mythologie und Geschichte in gleichbleibendem Bewegungsreichtum von Farbe und Form. 1635 erhielt Rubens den Auftrag für die Ausschmückung der Stadt Antwerpen beim Einzug des Kardinal-Infanten Don Fernando (1609–41), des Bruders Philipps IV., der im Vorjahr zum Statthalter der Spanischen Niederlande ernannt worden war. 1637–38 leitete er für Philipp IV. selbst die Realisierung der Gemälde nach den Metamorphosen Ovids, die für das Jagdschloß Torre de la Parada bestimmt waren (Prado, Museen von Bayonne, der Schönen Künste in Brüssel und Boymans van Beuningen in Rotterdam). Diesen Zyklen gesellen sich die Tapisserie-Entwürfe zu, die zwar der dekorativen Kunst angehören, die aber ebenso von der Fruchtbarkeit und der barocken Kraft des Malers zeugen.

Das Glück des Künstlers und Weltmanns Rubens erfuhr mit dem Tode Isabella Brants im Jahre 1626 eine schwere Beeinträchtigung. In die folgenden Jahre der erzwungenen Einsamkeit fallen einige Reisen in diplomatischer Mission (1627–30): nach England, in die Niederlande und nach Spanien; in Madrid lernte er Velázquez kennen und unterstützte ihn mit seinem Rat.

1630, mit dreiundfünfzig Jahren, heiratete Rubens die sechzehnjährige Helene Fourment. Seine immer freiere und offenere Kunst war von nun an vor allem eine Huldigung an die weibliche Schönheit in der Gestalt seiner jungen Frau. Er zeigt uns einen fülligen Frauentypus in verführerischer Nacktheit oder nicht minder verführerisch bekleidet. Die sinnliche und warme Heiterkeit der Malerei Rubens' gerät nun zu einer machtvollen Hymne an die Lebensfreude. Helene Fourment ist in den Ge-
*Abb. 320, 96* mälden „Urteil des Paris", „Die drei Grazien" und „Der Liebesgarten" im Prado dar-
*Abb. 95* gestellt. Die „Kirmes" (Paris, Louvre) wirkt mit ihren entfesselten Figuren geradezu wie ein kosmischer Wirbel. Von dieser Heiterkeit ist das Werk des Künstlers bis zu seinem Tode 1640 geprägt.

Rubens überragt alle anderen Künstler des Barock in den Südlichen Niederlanden. In seiner Zeit kommt ihm an Stärke des Genies nur Bernini gleich. Und die „Fêtes galantes" der französischen Malerei stammen, von Watteau bis Fragonard, zu einem großen Teil von ihm ab.

Auch wenn er Mitarbeiter von Rubens war und im Schatten von dessen uneingeschränkt anerkanntem Ruhm stand, verfügte Anthonis van Dyck (1599–1641) über genügend Talent und Intelligenz, um sich einen Ruf zu erarbeiten, den die Nachwelt nur bestätigen konnte. Dieser Antwerpener Künstler machte eine internationale Karriere: in Italien, besonders in Genua (1623–27), erneut in Antwerpen und schließlich in England (1632–40), wo er im Dienste Karls I. stand. Er bewältigte
*Abb. 330* ohne weiteres die große Komposition („Die eherne Schlange"; Prado), war aber vor allem Porträtist. Er beherrschte mit souveräner Leichtigkeit die Darstellung seiner Modelle in zugleich lebhafter und nachdenklicher, aristokratischer und träumerischer Ausstrahlung in Bildern mit verschwimmenden Achsen und Farben. Sein Barock ist von poetischer und versonnener Vornehmheit.

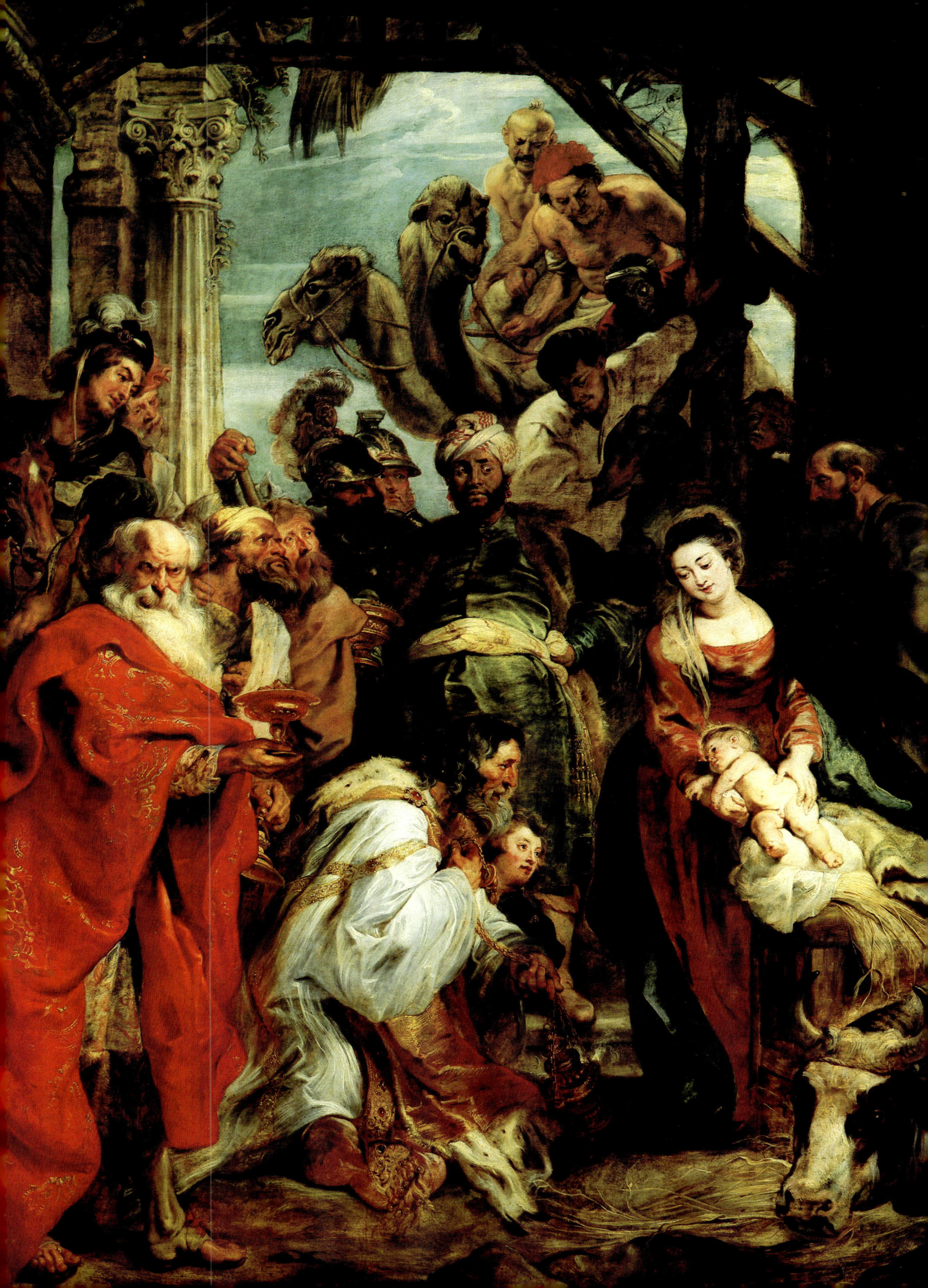

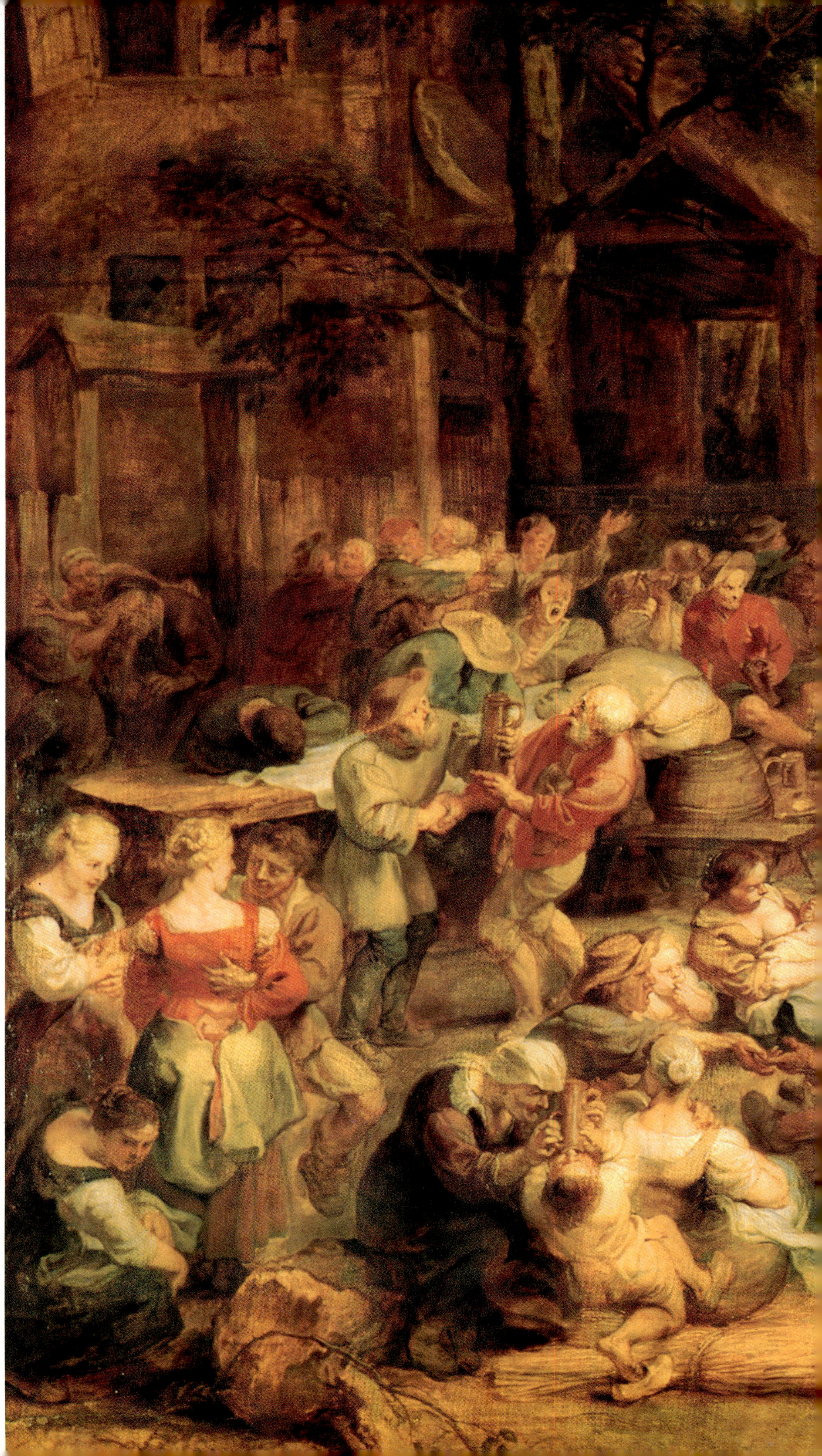

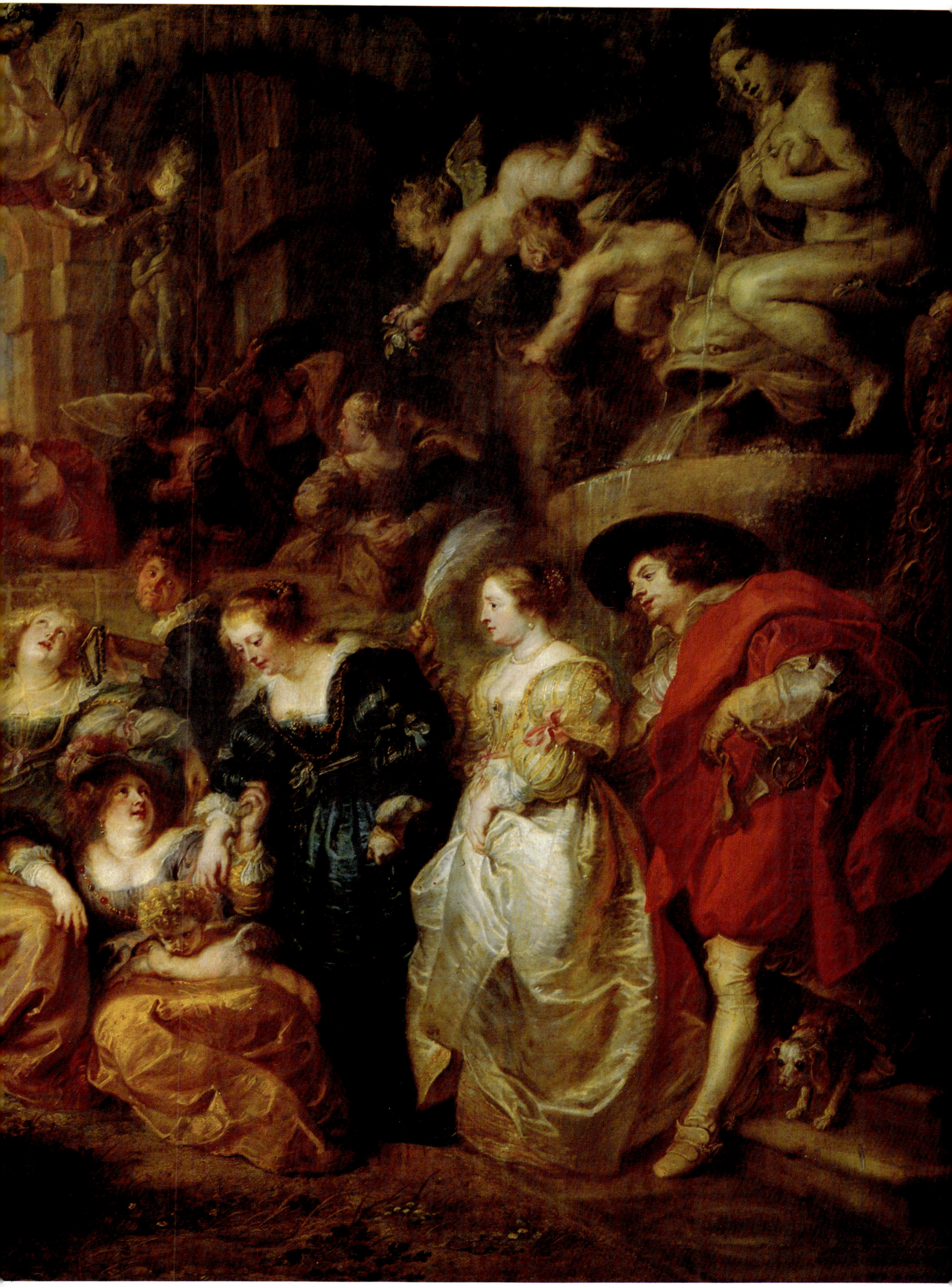

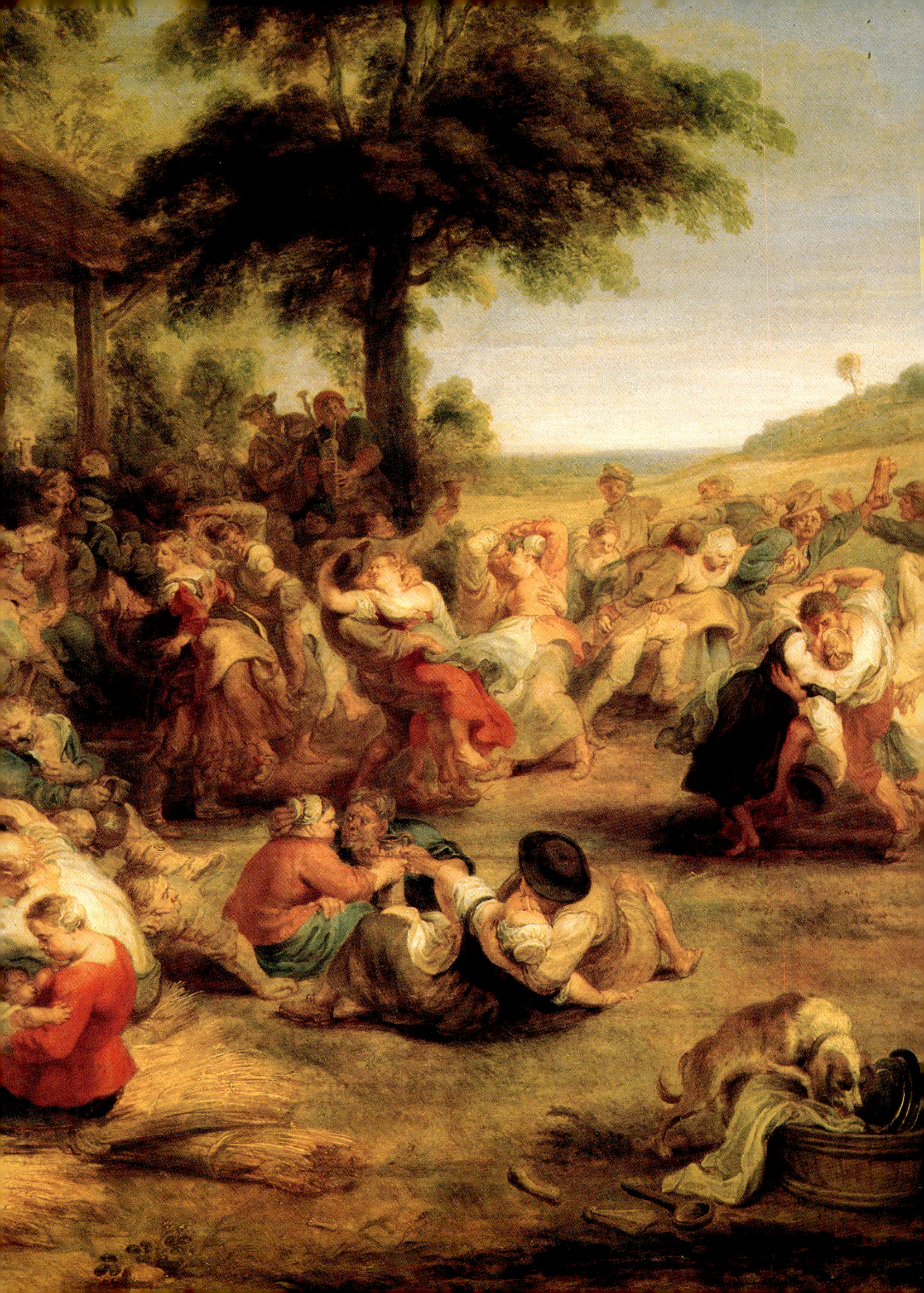

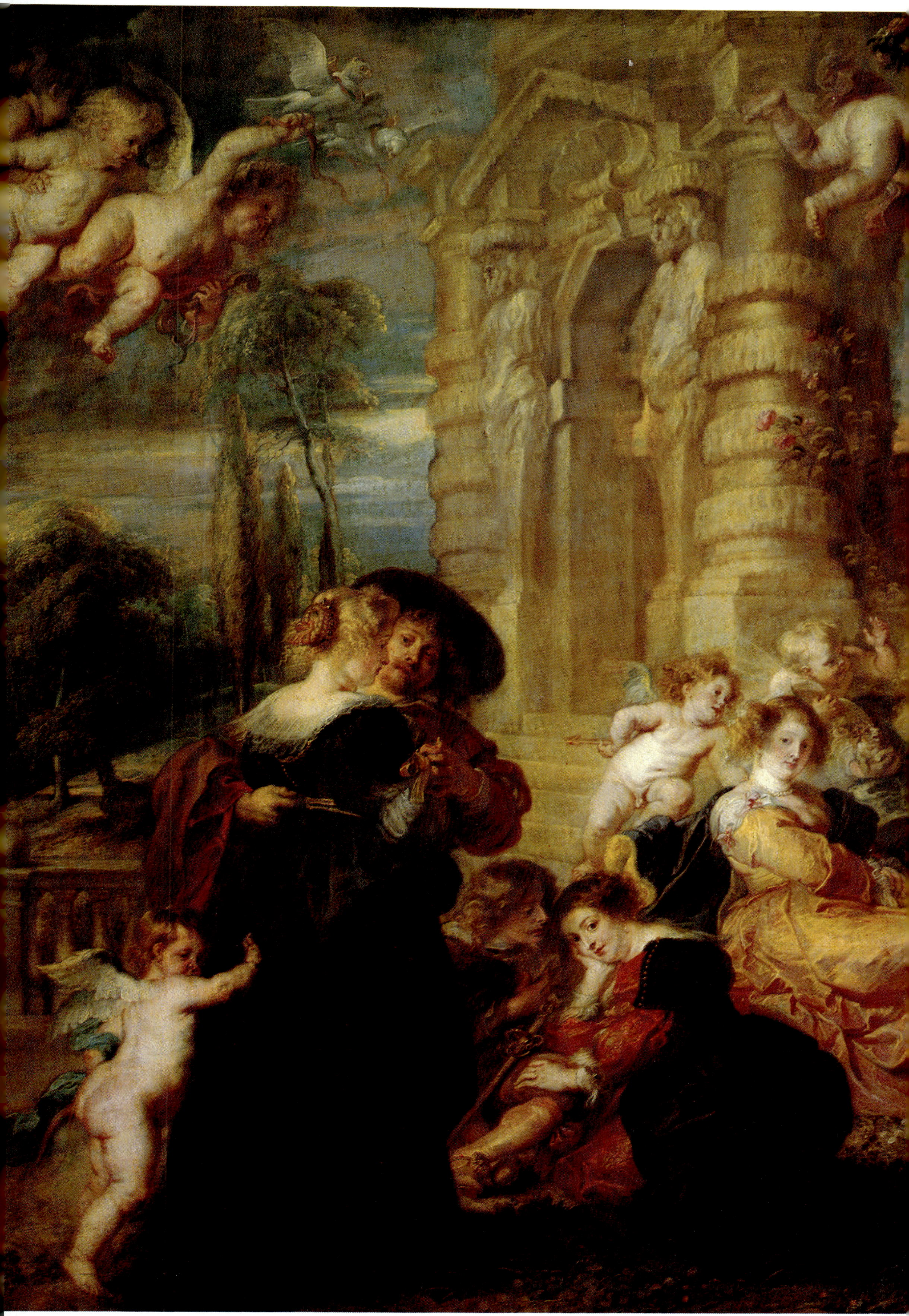

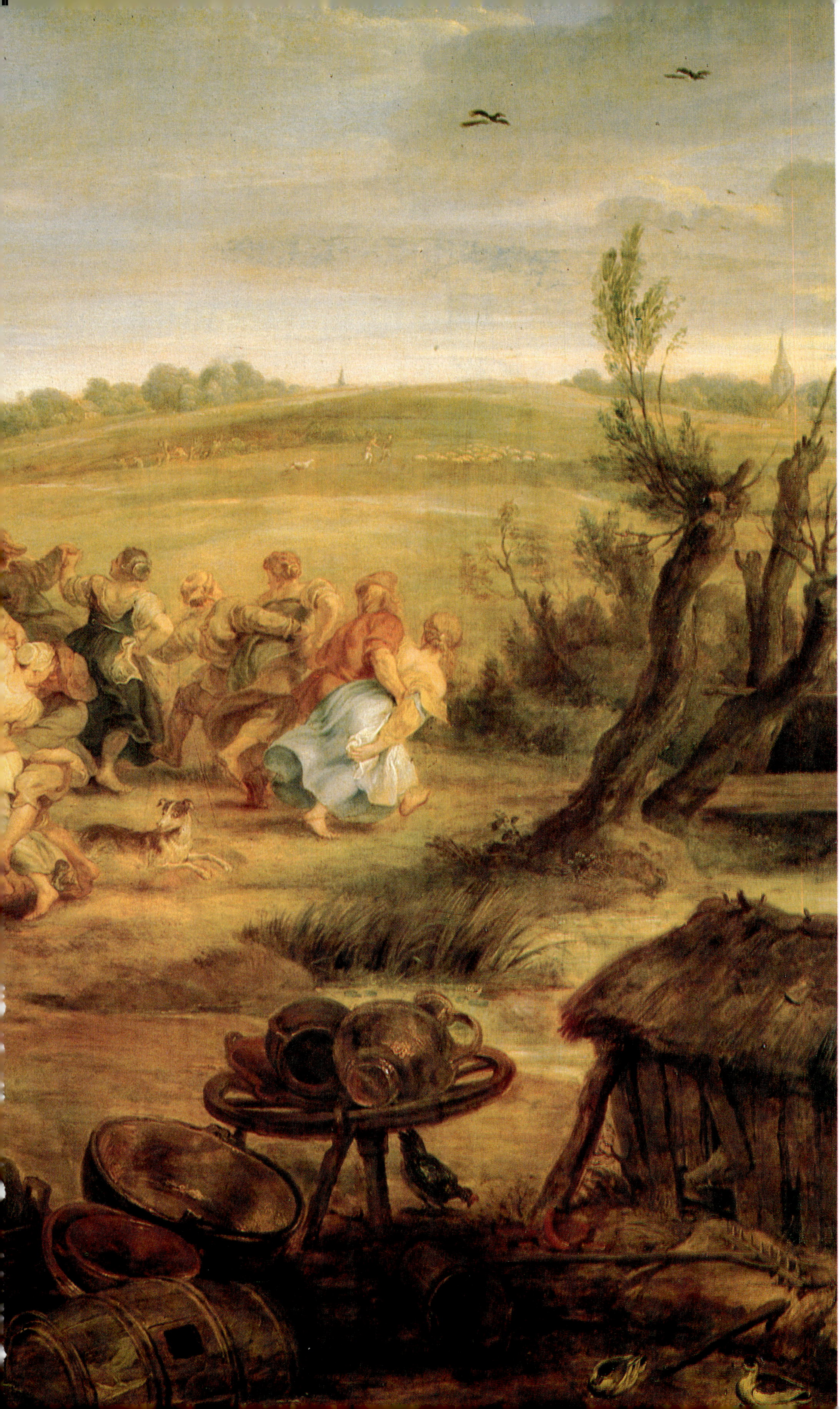

94 DIE ANBETUNG DER KÖNIGE.
*Von Peter Paul Rubens.*
*Öl auf Leinwand.*
*Um 1625.*
*Antwerpen, Königliches Museum der Künste.*

95 DIE KIRMES oder DÖRFLICHE KIRCHWEIH.
*Von Peter Paul Rubens.*
*Öl auf Holz.*
*Größe 149 x 261 cm.*
*Um 1635–1636.*
*Paris, Louvre.*

96 DER LIEBESGARTEN.
*Von Peter Paul Rubens.*
*Öl auf Leinwand.*
*Größe 198 x 283 cm.*
*Um 1638.*
*Madrid, Prado.*

# FRANKREICH UND SEINE SONDERSTELLUNG

In seinem erstmals 1691 veröffentlichten „Cours d'architecture" schrieb Augustin-Charles d'Aviler: „An den meisten Gebäuden, die in Rom seit fast einem Jahrhundert errichtet werden, sieht man nichts als Kartuschen, gesprengte Giebel, Wandsäulen und andere extravagante Neuheiten, die der Kavalier und seine Anhänger in Mode gebracht haben, den so ausgewogenen und großartigen Monumenten der Antike zum Hohn ... Die Malerei und die Skulptur, wie sie die Italiener mit wenigen Ausnahmen heute praktizieren, sind nicht weniger als ihre Architektur von den so klaren Regeln der schönen Schlichtheit entfernt." Dieser deutliche, ungeschminkte Text ist zeitgenössisch mit dem Beginn der stilistischen Wende, die sich zwischen dem 17. und 18. Jahrhundert vollzog. Da er von einem Kenner der Architektur stammte, stellte er eine besonders starke Unterstützung der Franzosen dar, die bis heute der Ansicht sind, ihr Land sei eigentlich das Gelobte Land von Maß und Geschmack, also des Klassizismus, und letzterer sei in ihm erblüht, während das übrige Europa dem abartigen Reiz von Barock und Rokoko erlag. 1943 begann Louis Hautecœur mit der Veröffentlichung seiner „Histoire de l'architecture classique en France" (Geschichte der klassischen Architektur in Frankreich); der Titel, einschließlich des Adjektives, sollte auch in der seit 1963 beginnenden Neuauflage, für die die ersten Bände umgearbeitet worden waren, erhalten bleiben. Pierre Chaunu nannte 1966 eine synthetische Darstellung, in der Frankreich und die Kunst nur als Bestandteile eines größeren Ganzen erschienen, „La civilisation de l'Europe classique" (Die Kultur des klassischen Europa). Im Einklang mit diesen beiden Beispielen sind viele Franzosen vor allem vom Klassizismus des 17. und 18. Jahrhunderts in ihrem Land beeindruckt – es ist, so betonen sie, die Zeit La Fontaines, Molières, Bossuets, Racines, Boileaus und schließlich Montesquieus und Voltaires. Andere Länder hingegen bezeichnen diese Epoche gewöhnlich als die des Barock und vielleicht des Rokoko – wobei die Franzosen für ihr Land häufig dem Terminus „Rokoko" den Begriff Rocaille vorziehen.

Man sollte glauben, dieser Standpunkt sei noch vertieft worden, nachdem Victor-L. Tapié 1957 in seiner Darstellung „Baroque et classicisme" seine reiche Bildung und Geistesschärfe eingesetzt hatte, um die Unterschiede in der Nuancierung zwischen Barock und Klassiszismus zu analysieren. Statt dessen hat sich die Dokumentationssituation hinsichtlich der vorhandenen oder verschollenen Werke verbessert und der Blickwinkel verändert. Die Werke werden inzwischen von den

Fachleuten, Schriftstellern und Kunstliebhabern wohlwollender beurteilt. Man geht sogar soweit, die unterschiedlichsten Richtungen und künstlerischen Schöpfungen einem verschwommenen und oberflächlichen Barockbegriff zuzuordnen. Dennoch kann man nicht mit Bestimmtheit behaupten, daß generell die innerste Überzeugung ins Wanken geraten sei; sie ist nach wie vor derjenigen Louis Hautecœurs verwandt. Und dieser hält für klassische Kunst jene, die sich vom 16. bis zum 19. Jahrhundert an der Antike orientiert und die unbestreitbar „ein nach Logik, Klarheit und Feinheit strebendes Ideal" in Werke umsetzt, denn Frankreich hat tatsächlich die Übertreibungen von Barock und Rokoko abgelehnt. Diese Beurteilung richtet sich somit nicht nur auf eine konkrete Tatsache, nämlich den Rückgriff auf die Antike, sondern ist Ausdruck einer Wertschätzung, die unvermeidlich Züge von Subjektivität trägt und die den Grundzügen des französischen Klassizismus, der Formwerdung eines Nationalgeistes, gilt.

Das Problem liegt darin, daß diese Zugehörigkeit sehr wohl mit Charakteristika koexistieren kann, die unbefangene Geister barock nennen würden: nämlich einer gemäßigten Dosis an Pittoreskem, dekorativer Fülle und Dynamik. So kommt es vor, daß die beiden Begriffe „klassisch" und „barock", die doch offensichtlich Gegensätze bezeichnen, von verschiedenen Autoren für dieselben Werke verwendet worden sind. Augustin-Charles d'Aviler läßt 1691 eine klassische Periode der Kunst erwarten, aber heute versichert einer der besten Kenner der französischen Kunst, Anthony Blunt, daß „die Invalidenkapelle (die königliche Kapelle oder Invalidendom, um 1679–91) völlig der barocken Tendenz entspricht, die in der Sakralarchitektur am Ende des Jahrhunderts weit verbreitet war." Und der Ausdruck „barock" taucht bei ihm noch mehrfach im Zusammenhang mit dieser Kapelle auf, während die Franzosen in ihr für gewöhnlich ein exemplarisch gelungenes Werk ihres Klassizismus sehen. Man wird selbst unsicher. Der „Raub der Proserpina" von François *Abb. 379*
Girardon ist vom Thema und der inneren Kraft her antik, in diesem Sinne also klassisch; und doch ist die Dynamik unbestreitbar. Muß man nun diese Gruppe als barock bezeichnen? Dieselbe Analyse und derselbe Zweifel sind bei den „Pferden von *Abb. 957*
Marly" von Guillaume Coustou d. Ä. angebracht.

Zwischen diesen beiden sich widersprechenden Wertungstendenzen stehend, scheint die französische Kunst vom Beginn des 17. Jahrhunderts bis gegen 1760–70 eine bemerkenswerte Sonderstellung einzunehmen. In der folgenden Untersuchung wird vor allem von einem Künstler – Puget – und den Schaffensbereichen, die unbestreitbar zum Barock gehören, die Rede sein.

Pierre Puget besaß eine enge Bindung an die Provence und kehrte ihr doch für lange Lebens- und Schaffensperioden den Rücken, und die Provence ihrerseits beschränkt sich nicht auf seine Kunst. Er hat sein Leben zwischen seinem Geburtsland und Italien geteilt. Inspiriert wurde er nicht nur vom Barock dieses Landes, sondern auch von der Antike und der Mythologie. In ihm verkörperten sich zu einer Zeit, in der die Epoche Ludwigs XIV. sich zum Klassizismus neigte, dynamische, lyrische und pathetische Tendenzen. Aber wie stark sein provenzalisches Ungestüm auch gewesen sein mag, er wußte es in bestimmten Grenzen zu halten und schuf so einen französischen Barockstil. Puget wurde 1620 in der Nähe von Marseille geboren, und seine Vorliebe für die Architektur stammte vielleicht von seinem Vater, der Maurermeister war. Als Lehrling bei einem Galeerenbauer mag er an der Holzskulptur die Finesse erworben haben, die er später in Stein und Marmor erzwang. Mit achtzehn Jahren ging er nach Italien, wo er bis Anfang der vierziger Jahre blieb. Er hielt sich in Florenz und Rom auf und arbeitete bei Pietro da Cortona. Nach seiner Rückkehr nach Marseille schuf er 1656/57 die dramatischen Atlanten für das Portal des Rathauses von Toulon (heute im Städtischen Museum). 1660 schickte Nicolas Fouquet, der damalige Superintendant für Finanzen, ihn nach Italien, um Marmor für die Ausstattung von Schloß Vaux-le-Vicomte zu kaufen, wo er in Anlehnung an den „Ludovisi-Mars" und den „Belvedere-Torso" den „Gallischen Herkules", einen ruhenden Athleten, ausführte; da die Arbeit jedoch beim Finanzminister keine Gnade fand, gelangte sie als Schmuck in den Park des Staatsmanns Jean Baptiste Colbert in Sceaux. Heute befindet sie sich in Paris im Louvre. Während eines Aufenthaltes in Genua (1661–67) näherte sich der Stil Pugets stark dem des italienischen Barock an. Für die im Besitz der Familie Sauli befindliche Kirche S. Maria di Carignano schuf er *Abb. 2* die Statuen des „hl. Sebastian", mit für die Folter gehängtem Körper, und des „hl. Ambrosius", die in Wirklichkeit Alessandro Sauli darstellte, dessen Kanonisation auf sich warten ließ. Sie wurden 1663 an Ort und Stelle aufgestellt. Ebenfalls von diesem Aufenthalt stammt der Hochaltar von San Siro, den Puget später vollendete, sowie die „Unbefleckte Empfängnis" aus dem Oratorio di San Filippo Neri. Nach seiner Rückkehr in die Provence wurde er Bildhauer am Zeughaus von Toulon. 1677 ließ er sich in Marseille nieder, wo er bis zu seinem Tod 1694 arbeitete. Als Architekt, der er ebenso wie Bildhauer war, erbaute er in der großen phokäischen Stadt die Kapelle der Vieille Charité (1679), die er mit einer ovoiden Kuppel versah und in der er den Raum souverain beherrschte. Er fertigte ferner einen Entwurf für eine Place Royale an (1686), der nicht realisiert wurde, aber in seiner Weite und Majestät beeindruckt und mit der aufsteigenden Kraft seines Rundbogens überrascht. Zwei seiner Meisterwerke in Marmor entstammen seinen Marseiller Jahren: der großar- *Abb. 352, 351* tige und schmerzerfüllte „Milon von Kroton" (1672–82) und „Perseus befreit Andromeda", 1684 vollendet; man stellte sie in den Gärten von Versailles auf, und zwar 1682 und 1685; heute sind sie im Besitz des Louvre. 1688 wurde Puget wohlwollend von Ludwig XIV. empfangen; der Künstler wünschte sich sehnlichst einen Erfolg bei Hofe, aber er war ein zu eigenwilliger Geist, um sich dem Programm einer königlichen Residenz zu unterwerfen, und die Ehre, die seinen beiden Gruppen bereits widerfahren war, war zweifellos das Höchste, was er erhoffen konnte. Das Relief „Alexander und Diogenes" (1692, Paris, Louvre) war für die Ausstattung von Versailles entstanden, blieb aber im Magazin liegen. Dieses Werk wirkt wie ein Gemälde in Marmor, und denselben Charakter trägt ein anderes Relief dieser Periode, nämlich „Der hl. Carlo Borromeo, für das Ende der Pest in Mailand betend" (Museum von Marseille). Puget ist François Girardon in der Beherrschung der Harmonien unterlegen, übertrifft ihn aber an Kraft, und es gibt unter den französischen Bildhauern des 17. Jahrhunderts nur in Antoine Coysevox einen ihm ebenbürtigen Künstler.

Geht man zu einer Betrachtung der einzelnen Kunstkategorien über, so fällt auf, daß manche besonders vom Barock berührt scheinen. So haben Grotten und Brunnen, nach italienischen Vorbildern kopiert, nicht nur dazu beigetragen, Renaissance und Manierismus in Frankreich heimisch zu machen, sondern auch die Hinwendung zum Barock bewirkt. Thomas Francine (Francini im Italienischen; 1571–1651), den König Heinrich IV. vom Großherzog von Toscana erbat, wurde Generalintendant für Wasserspiele und Brunnen, eine Stellung, die später auf seinen Sohn François überging (1617–88). Thomas war an der Einrichtung der Grotten des neuen Schlosses in Saint-Germain-en-Laye unter Heinrich IV. beteiligt. Gute Gründe sprechen dafür, eher ihm als Jacques Le Mercier die Fontaine du Luxembourg (1622–30) zuzuschreiben; leider wurde sie 1802 überarbeitet und 1862 vom Originalstandplatz entfernt. Er ist der Schöpfer des Nymphäums von Wideville (1630–36). Thomas

Francine war zweifellos mehr als nur ein Meister der Wasserspiele, er war offenbar ein Künstler, der seinen Beitrag zur Weiterentwicklung der Formen leistete. Nur wenig Zeit lag zwischen der Vollendung der Grotte der Thetis in Versailles und ihrer Zerstörung: 1676 war sie fertiggestellt, und 1684 wurde sie vernichtet. Sie diente als Hintergrund für ein Meisterwerk der klassischen Skulptur, die Gruppe „Bad des Apoll" von Girardon und Regnaudin. Dennoch war sie im Inneren durch die Effekte von Wasser, Licht, Spiegeln und Dekor eine eminent barocke Schöpfung, die den Höhepunkt dieser Gattung in Frankreich darstellte. Die Grotten verbanden das Pittoreske des äußeren Anblicks, optische Effekte und Überraschungseffekte (das Wasser sprang manchmal zwischen den Beinen der Besucher hervor) und Motive des späteren Rocaille-Stiles miteinander.

Weil sie zutiefst Reichtum, Illusion und Vergänglichkeit ist, macht die Tagesarchitektur für gewöhnlich Barockes sichtbar, so auch in Frankreich. Theater und Oper fallen nicht in den Bereich unserer Betrachtungen, aber dennoch muß an ihre Bedeutung im Kulturleben des 17. und 18. Jahrhunderts erinnert werden und an die Perfektion, die die Bühnenmaschinerie und Kulissen am Hof und in Paris, besonders mit den Vigarani zu Zeiten Mazarins und Ludwigs XIV. im Tuileriensaal erreichten. Die Zeremonien, die die regelmäßigen Höhepunkte im offiziellen Leben der Dynastie bildeten, stellten den Barock zur Freude der Bevölkerung in den Dienst der Monarchie und hatten eine vereinigende Funktion: Hochzeiten, Taufen, feierliche Einzüge, Beerdigungen, selbst die Feste, die privilegierten Gästen vorbehalten waren. Der Einzug Maria Theresias, Tochter Philipps IV. von Spanien und Gemahlin Ludwigs XIV., am 26. August 1660 in Paris demonstrierte mit den auf ihrem Weg verteilten Triumphbögen (ihr Aussehen ist durch sehr genaue Stiche überliefert) den Stand der künstlerischen Kräfte in der Hauptstadt. Der Triumphbogen vom Faubourg Saint-Antoine, ein Entwurf von Melin und laut Vertrag von Fleurant Le Noir ausgeführt, war den Bauten des antiken Rom nachempfunden. Vielfältiger war der Triumphbogen an der Fontaine Saint-Gervais; er hatte den Musentempel zum Thema. *Abb. 17* Sein Vorbild, der Parnaß Raffaels im Vatikan, wurde eingebettet in überquellende, üppige Vegetation. Charles le Brun hatte den Bogen an der Place Dauphine entworfen, der sich wie ein Tor auf das Reiterstandbild Heinrichs IV. von Giovanni da Bologna und Pietro Tacca, mit dem Sockel und den Sklaven von Pierre Franqueville, die Seine und einen Teil des Louvre öffnete.

Die Feste in Versailles gaben den übersprudelnden Elan des jungen Hofes wieder, und auch sie sind durch Stiche festgehalten worden: „Die Freuden der Zauberinsel" im Mai 1664; das „Divertissement" vom Juli 1668 und, 1674, die Festlichkeiten anläßlich der Wiedereroberung der Franche-Comté. *Abb. 21* Die Beerdigungsfeierlichkeiten waren echte Inszenierungen, die durch Symbole einen bestimmten Grundgedanken entwickelten. Von denen in Paris verdienen die für den Kanzler Pierre Séguier im Oratorium im Jahre 1672 erwähnt zu werden, die Le Brun ausstattete; ferner die für Marschall Turenne in Notre-Dame 1675 von Jean Bérain und Paul Menestrier sowie für Louis II. Condé, die ebenfalls Bérain ausrichtete, und zwar einmal in Notre-Dame, wo Bossuet (1687) die Grabpredigt hielt, und einmal in Saint-Louis (Saint-Paul-Saint-Louis), wo die Bestattung des Herzens stattfand. Das 18. Jahrhundert übernahm diese Tradition und bildete sie mit Hilfe von zwei aus Italien stammenden und in Frankreich lebenden Künstlern, Juste-Aurèle Meissonnier (* 1693(95?) in Turin, † 1750 in Paris) und Jean-Nicolas (Giovanni Niccolò) Servandoni (* 1693(95?) in Florenz, † 1766 in Paris), sowie den drei Brüdern Slodtz stilistisch vom Barock zum Rocaille um. Die Brüder Slodtz, Söhne des aus Flandern stammenden Bildhauers Sébastien (um 1655–1726), waren ebenfalls Bildhauer und Gestalter der Lustbarkeiten bei Hofe: Sébastien-Antoine (1695–1754), Paul-Ambroise (1702–58) und, der begabteste der ganzen Familie, Michel-Ange (1705–64).

Das Mobiliar und die Innenausstattung der kirchlichen Bauten, mit dem sowohl die mittelalterlichen Kirchen als auch die des 17. und 18. Jahrhunderts versehen wurden, bilden ein wesentliches Kapitel des Barock in Frankreich. Die Bandbreite der Möglichkeiten war sowohl in den Materialien – Marmor, Stuck, Holz, Bronze und Schmiedeeisen – als auch in der Bestimmung und Form der Werke – Baldachine, Strahlenkränze, Retabel, Holztäfelungen, Chorschranken, Gitter, Chorgestühl, Stühle unterschiedlichster Funktion, Kirchenbänke und Beichtstühle, manchmal verbunden mit Gemälden – außerordentlich groß. Den Hauptaltar der Kathedrale von Amiens und seinen Strahlenkranz schufen der Architekt Christophle und der Bildhauer Dupuis zwischen 1766 und 1768; der Baldachin des Hochaltars der Kathedrale von Angers stammt von 1755, der von Saint-Sernin in Toulouse von 1718–59 – um nur drei von vielen Beispielen zu nennen. Eine wahre Begeisterung entwickelte das 17. Jahrhundert für Bildaltäre, die sowohl belehrend wie durch ihre Schönheit auch ergreifend wirkten. In den Formen gerieten die in der Provinz entstandenen gegenüber denen aus Paris häufig etwas altertümlich. Trotz einer deutlich artikulierten Struktur sind sie gleichzeitig von Ornamenten überwuchert und mit Symbolen überfrachtet. Seit etwa 1690 beginnt das Architektonische in der Komposition zu dominieren. Das Altarretabel der Isle-sur-la-Sorgue (Vaucluse) ist mit seinen Torsosäulen und der zentralen Himmelfahrtsdarstellung typisch für das 17. Jahrhundert. Das Retabel aus Saint-Jean-de-Béré in Châteaubriant (Loire-Atlantique), aus Stein und recht schwer in der Wirkung, gehört zu den Werken des aus Angers stammenden G. Roblot (1660–65). Die Werkstätten der Steinmetzen aus Laval hatten Niederlassungen in den Diözesen des Westens, von der Maine bis zur Bretagne, gegründet, wo sie ihre qualitativ hochwertige Produktion fortsetzten. Eine
*Abb. 953* ihrer bemerkenswertesten Schöpfungen ist die Innenausstattung der Kirche des ehemaligen Jesuitenkollegs in La Flèche (Sarthe), in dem heute eine Kadettenanstalt untergebracht ist. Die von 1606 stammenden Entwürfe für die Kirche sind wohl Louis Metezeau zuzuschreiben, der Ordensbruder Étienne Martellange beaufsichtigte lediglich den Bau. Diese Ausschmückung, die Frucht von langen Arbeitsjahren (1621–83), ordnet die Altäre und Gitter der Seitenkapellen um den großen Hauptaltar von Pierre Corbineau (1633–37) an, dessen „Verkündigung“ Jean Restout malte. Deutlich anders ist der Dekor aus Holzverkleidungen im Chor der alten, der Himmelfahrt geweihten Abteikirche von Moutier-d'Ahun (Creuse): reich, aber doch eher bäuerlich einfach. Der Altar ist das Werk des in Menat (Puy-de-Dôme) geborenen Bildhauers Simon Bauer. Die Chorschranken tragen die Daten 1679 und 1680.

Nachdem ein Künstler vorgestellt wurde und die Bereiche, die der Barock besonders stark geprägt hat, aufgezeigt sind, muß nun das Kunstschaffen in Paris, am Hof und in der Provinz in dem Umfeld geprüft werden, durch das die Entwicklung der Kunst bestimmt wurde, und zwar dort, wo die Verbindung von Barock, Rocaille und Klassizismus eine Situation von komplexer Einzigartigkeit schuf.

Als Heinrich IV. (1589–1610) nach dem Edikt von Nantes (1598) zum wirklichen Herrscher seines endlich befriedeten Königreiches wurde, war der Manierismus der beherrschende Stil, und er blieb es auch, zumindest scheinbar, während eines großen Teils der Regierung Ludwigs XIII. (1610–43), etwa bis 1630. Und dennoch herrschte in dieser Epoche eher ein Nebeneinander der Kräfte und Formen, und es begann sich eine Entscheidung abzuzeichnen. Der Realismus blieb im Einklang mit der französischen Tradition als Element der Kunst stets präsent, barocke und klassische Züge kündigten die spätere Entwicklung des Jahrhunderts an.

In der Architektur spielte der Schmuck bei den Fassaden eine entscheidende Rolle. Seine Art und Aufwendigkeit schwankte, so daß Pierre du Colombier die prägnanten Bezeichnungen „strenger Stil", „freier Stil" und „Stil mit antiken Ordnungen" verwenden konnte. Tatsächlich spielte sich hier ein Konflikt ab, zumindest aber fand eine Konkurrenz zwischen dem Ornament, das dem Manierismus des 16. Jahrhunderts entstammte und das stärker und üppiger durch fremde, insbesondere flämische Einflüsse geworden war, und der strengeren, geschlosseneren Kunst im königlichen Geist statt. Der Unterschied erwuchs also weniger der Persönlichkeit der Künstler als vielmehr der Identität der Auftraggeber und ihrer Verschiedenheit, was Geist und Ziel betrifft. So war sowohl dem alten als auch dem neureichen Adel, der in Paris, im neuen Marais-Viertel, baute, vorwiegend an Prestige gelegen, und er bevorzugte konservative, aber üppige und schwere Ornamente, die seine Macht und seinen Reichtum unterstrichen. Der König, dem am Wiederaufbau gelegen war, zog weniger kostspielige städtische Bauensembles vor, die ein Programm erfüllten und aus schlichtem Material waren (besonders Backstein und Haustein), aber doch die Weite und Wirksamkeit seiner Politik verdeutlichten. Typisch für den aristokratischen Dekor in seiner verschwenderischen und ein wenig schwerfälligen Periode ist im Marais der Hof des Palais, das Jean Ducerceau d. Ä. zwischen 1625 und 1629 für den Bankier Mesme Gallet baute und das 1634 von Maximilien de Béthune, Herzog von Sully, erworben wurde und seitdem nach ihm Hôtel Sully heißt. Wenn Heinrich IV. sich als königlicher Bauherr gab, so nicht nur aus Pflichtgefühl oder Notwendigkeit, sondern auch aus Neigung. Bei seinem Tode konnte der Mercure français schreiben: „Was die Pracht seiner Bauten betrifft, so tat es ihm keiner seiner Vorgänger gleich. Sie waren es, zu denen er sich am meisten hingezogen fühlte. Und er war kaum Herr über Paris geworden, als man auch schon überall Maurer sah, die ihrer Arbeit nachgingen ... Soviel Neigung ihm die Bauwerke einflößten, soviel Liebe brachte er auch denen entgegen, die bauen ließen, und also folgte jedermann seinem Beispiel." In seinen Residenzen machte der König sich maßvolle Großartigkeit zur Regel: so in der Kleinen Galerie des Louvre; in der Großen Galerie am Ufer der Seine, die die Verbindung zu den Tuilerien herstellte; bei den Erweiterungen des neuen Schlosses von Saint-Germain-en-Laye und in Fontainebleau. Hier ließ er die Stallungen (Cour des Offices) bauen, eine weiträumige, regelmäßige Anlage mit einem majestätischen Tor zur im Osten errichteten Cour Ovale. Vor allem veranlaßte der König in seinen städtebaulichen Maßnahmen in Paris Schöpfungen, die wesentlich die Entwicklung der französischen Place Royale vorzeichneten. 1603 wurde die Place Royale (heute Place des Vosges) entworfen und ab 1605 verwirklicht, zweifellos eine Arbeit Louis Metezeaus, nobel und regelmäßig, und 1639 stellte man auf ihr ein Reiterstandbild Ludwigs XIII. auf. Im Osten der Pont-Neuf entstand seit 1607 die Place Dauphine. Der Tod Heinrichs IV. verhinderte die Entstehung einer Place de France. Dieses städtebauliche Konzept wurde imitiert, so in Charleville in der Place Ducale von Clément Metezeau, dem Bruder Louis', für Charles de Gonzague, den Herzog von Nevers, geschaffen (1608); in Henrichemont von Sully (1608) und in Montauban in der nach dem Brand von 1614 entstandenen Place Royale. Dieses Streben nach Regelmäßigkeit, Schlichtheit und ökonomischem Einsatz der Mittel bereitete den Klassizismus vor. Salomon de Brosse (1571–1626) war es, der ihn zuerst verwirklichte, indem er auf überflüssige Ornamente verzichtete und Abwechslung und Belebung allein durch das Spiel der Konturen und Volumen erzielte. Die Neuartigkeit seines Schaffens zeigt sich bereits vor 1612 am Schloß von Blérancourt, von 1611 bis 1624 am Palais du Luxembourg für Maria von Medici (in dem eine Reminiszenz an den Palazzo Pitti praktisch nur in seinem Bossenwerk zu erkennen ist) und im Parlamentsgebäude von Rennes (einem Entwurf von 1618).

Dennoch tauchen hier und da barocke Merkmale auf, so an den pariserischen

Portalen wie dem am Hôtel Chalon-Luxembourg, dessen Tympanonmotive große plastische Kraft entfalten (1612–15), oder in Toulouse an der Kapelle der Blauen Büßer (heute Saint-Jérôme; 1622–25); der Schöpfer ihres Grundrisses, der Kreise und Ovale miteinander kombiniert, ist Pierre Levesville, der in Rom gewesen war. Überhaupt würde man in der Sakralarchitektur einen beträchtlichen Einfluß des römischen Barock, besonders von Il Gesù, vermuten, aber die Wirklichkeit ist differenzierter. Die Fassade von Saint-Étienne-du-Mont in Paris bezieht ihren Reichtum aus einer Anhäufung von Motiven; die von Saint-Gervais (1616–21), die Salomon de Brosse zugeschrieben wird, ist wegen der Flamboyant-Architektur des hinter ihr liegenden Bauwerkes außerordentlich in die Höhe gezogen und lehnt sich an den Eingang zum Schloß Anet von Philibert Delorme an; sie kann als frühes Beispiel des Klassizismus gewertet werden. Was die Kirchen der Jesuiten betrifft, so wurden sie in relativer Freiheit gebaut, da die Politik der Gesellschaft Jesu, was die Kunst betraf, nicht autoritär war. Der Jesuit Étienne Martellange, der beste französische Architekt des Ordens, war auf Ausgeglichenheit bedacht und bezog sich nicht nur auf Il Gesù, sondern ebenso auf S. Maria dei Monti und auf nationale Traditionen. Eine der am stärksten vom Barock geprägten Kirchen der Gesellschaft Jesu war die des *Abb. 106* Ordenshauses in Paris, heute Saint-Paul-Saint-Louis; bei ihrem Bau traten Meinungsverschiedenheiten zwischen Bruder Martellange und Pater Derand auf, der Anhänger einer bewegteren Bauweise war, wie die von ihm stammende dynamische und verzierte Fassade beweist.

Für die Skulptur war es dem Hof gelungen, einen der bekanntesten Schüler Giovanni da Bolognas zu gewinnen. Pierre de Franqueville wurde 1548 in Cambrai geboren, das damals noch keine fanzösische Stadt war; als er sich 1572 in Florenz niederließ, wo er die nächsten dreißig Jahre lebte, nannte er sich Francavilla. Von Heinrich IV. gerufen, ging er 1604 nach Paris und starb dort 1615. Er war es, der 1614 auf dem Pont-Neuf die Reiterstatue des verstorbenen Königs von Giovanni da Bologna und Pietro Tacca aufstellte und mit der Arbeit an den Sklaven und den Basreliefs aus Bronze am Sockel begann, die sein Schwiegersohn Bordoni vollendete. Auch ein gebürtiger Franzose, Mathieu Jacquet (um 1545–1611), der Schöpfer der Belle Cheminée Heinrichs IV. in Schloß Fontainebleau (1597–1601), wurde vom Manierismus Giovanni da Bolognas beeinflußt; gleichzeitig war er jedoch durch sein solides, redliches Talent der nationalen Tradition der Naturbeobachtung verpflichtet. Deutlicher noch kommt diese Tradition zum Ausdruck im Werk von Thomas Boudin († 1637), seinem Sohn Barthélemy und Michel Bourdin I, der sehr wirklichkeitsgetreu die Grabmäler von Jean Bardeau († 1632; Kirche in Nogent-les-Vierges, Oise) und Amador de La Porte († 1640; Louvre) schuf.

Der Manierismus wurde auch noch nach 1630 von oft durchaus bemerkenswerten Künstlern vertreten, und nicht nur in Paris und am Hof von Frankreich, sondern auch an dem von Lothringen. Toussaint Dubreuil, der für die Schlösser Heinrichs IV. gemalt hatte, starb 1602, und sein Werk wurde zerstreut. Erhalten ist jedoch die Ausschmückung des Theagenes-Kabinetts von Ambroise Dubois sowie die Ausmalung der Gewölbe der Dreifaltigkeitskapelle von Martin Fréminet, beide in Fontainebleau. Von den Lothringern hatte sich George Lallemant in Paris niedergelassen, und Claude Deruet (1588–1660) machte in Nancy und in der französischen Hauptstadt Karriere; Jacques de Bellange (um 1575–1616/17), der vor allem als Zeichner und Stecher bekannt ist, trieb den Manierismus mit spitzen, verschnörkel- *Abb. 20* ten, ja gehetzten Strichen bis ins Morbide. Jacques Callot, ebenfalls Lothringer (1592–1635), lebte eine Zeitlang in Rom (1608–11) und Florenz (1611–21) und kehrte dann in seine Heimat zurück. Als Schöpfer von berühmten Stichen, „Capricci di varie figure" (1617), „Jahrmarkt der Madonna dell'Impruneta" (1620), „Schrekken des Krieges" (1633), „Die Folter" (1634), hat dieser eigentlich manieristische

Künstler doch auf seine Art den Klassizismus vorbereitet, denn seine Technik zwang ihn zu langsamer Ausführung und unnachsichtiger Analyse. „Das Leben der Maria de' Medici" von Peter Paul Rubens (1622–25), das die Witwe Heinrichs IV. für die Westgalerie des Palais du Luxembourg in Auftrag gab, scheint auf kurze Sicht keine dem Barock günstige Strömung nach sich gezogen zu haben. Diese entstand eher, wenigstens zum Teil, aus dem, was die französischen Künstler, die während ihrer Italien- und besonders Romaufenthalte Kontakte nicht nur zum Barock selbst, sondern auch zur Caravaggio-Schule hatten, mitbrachten. Valentin de Boulogne (1591–1632), der nie in die Heimat zurückkehrte, führte in diese die Bemühung um Hervorhebung der menschlichen Würde ein („Das Urteil Salomons", Louvre). Nicolas Tournier (1590–1657), trotz seines ursprünglichen Manierismus Claude Vignon (1593–1670) und Simon Vouet (1590–1649) vergaßen auch nach ihrer Rückkehr in die Heimat die römische Lektion nicht. Anders stellt sich der Fall Monsù Desiderio in Neapel dar. Mit diesem Namen sind zwei verschiedene, aus Metz stammende Maler benannt worden, nämlich Didier Barra, ein stilistisch ruhiger Künstler, und François Didier de Nomé, ein Meister fremdartiger Farben und visionärer Architekturen, wie seine beiden Gemälde im Musée des Arts Décoratifs in Paris und das im Museum von Göteborg bezeugen.

*Abb. 321* *Abb. 400* *Abb. 406* *Abb. 398*

Die Analyse der Formen und Ideen des ersten Drittels des 17. Jahrhunderts hat die Notwendigkeit einer Auswahl und Systematisierung deutlich gemacht. Diese Systematisierung vollzieht sich im zweiten Drittel des Jahrhunderts. Mit ihm deckt sich der letzte Lebensabschnitt Ludwigs XIII. (Richelieu starb am 4. Dezember 1642, der König am 14. Mai 1643), und es umfaßt auch diejenige Periode, während der Ludwig XIV. (geboren am 5. September 1638) nur nominell regierte: die Regentschaft der Königinmutter Anna von Österreich und die Amtszeit Mazarins. Dieser starb am 9. März 1661, der König übernahm nun selbst die Regierung, und damit begann die Kunst, in der Hauptsache unter seiner Führung, eine neue Richtung einzuschlagen. Es ging dabei nicht nur um ein Sammeln des Erbes der Vergangenheit, sondern die Wende vollzog sich auch in Abhängigkeit von neu aufgetauchten Faktoren, nämlich dem Wirken der Anhänger des Klassizismus und dem der Bewunderer des italienischen Barock.

Einige entscheidende Fakten machen die Kraft deutlich, mit der letzterer, im wesentlichen in seiner römischen Ausprägung, in Frankreich Fuß faßte. Bekannt ist, daß Simon Vouet und Jacques Sarrazin nach ihrem Aufenthalt in Italien – ersterer von 1613 bis 1627, letzterer von 1610 bis 1628 – den Barock dem Geschmack ihres Heimatlandes und speziell dem Pariser Geschmack anpaßten, der eine in der Malerei, der andere in der Plastik. Diese Adaptation wäre nicht von Erfolg gekrönt gewesen ohne die Aufnahmebereitschaft geneigter Auftraggeber, und zu dieser Aufnahmebereitschaft hatte Mazarin vor und nach dem Tode Richelieus und Ludwigs XIII. seinen Teil beigetragen, aber am deutlichsten und aktivsten war sein Einfluß offensichtlich während seiner Amtszeit. Zu den Italienern seines Gefolges gehörten Prälaten wie der Kardinal Bonzi, Bischof von Béziers, und Ondedei, Bischof von Fréjus, und seine Verwandtschaft, besonders seine Neffen und Nichten, Manzini und Martinozzi. Und diese liebten, wie Mazarin selbst, nicht nur die bildende Kunst, sondern auch die Musik, die Oper und die gesamte Kultur Italiens. Für die Bühnenbildner und Theaterarchitekten Vigarani, die der Kardinal hatte kommen lassen, wurde der Maschinensaal („salle des machines") in den Tuilerien errichtet. Mazarin erachtete das Mäzenatentum als unverzichtbar für monarchische Politik; im Einklang mit Ludwig XIII. und Richelieu wollte er erreichen, daß die ita-

*Abb. 406, 371*

lienische Kunst in seiner neuen Heimat bekannt und imitiert wurde. Er war der Ansicht, die römische Architektur könne die Frankreichs aus dem Schlaf, in den sie, wie er meinte, gefallen war, erwecken. Der Kardinal ließ den Ingenieur Antonio Maurizio Valperga kommen, der die Entwürfe für die Theatinerkirche Sainte-Anne-la-Royale auf dem linken Seine-Ufer gegenüber dem Louvre lieferte. Er stand auch in Kontakt mit Giovanni Lorenzo Bernini und glaubte 1644, ihn für immer für das Königreich gewonnen zu haben; nach dem Mißlingen dieses Vorhabens versuchte er es dennoch 1645, 1647, 1655, 1657 und 1660 erneut. 1657 beauftragte er ihn mit einem Entwurf für das Collège des Quatre Nations. Er war die treibende Kraft bei der Ausführung der Büste Richelieus, die der Louvre aufbewahrt und die man heute als Werk des Meisters ansieht (1640–41). Genauer betrachtet, waren die Aktivitäten Mazarins zur Förderung des Barock (und besonders des römischen Barock) nahezu unablässig; sie wurden nur durch außerordentlich ungünstige politische Bedingungen unterbrochen. 1639–41, noch ehe er nach Paris übergesiedelt war, ließ er dort Kunstgegenstände und Modeartikel verteilen. Ihm war es zu verdanken, daß 1640 die Maler Gian Maria Mariani und Manchole, der Stukkateur Pietro Sassi und zwei Tischler, Tiberio und Francesco, in die Hauptstadt kamen; letztere, aus der Werkstatt Berninis stammend, arbeiteten am Palast Richelieus. Er versuchte vergeblich, Pietro da Cortona und Alessandro Algardi zum Kommen zu bewegen; mehr Glück hatte er bei Giovanni Francesco Romanelli. Dieser malte bei einem ersten Aufenthalt Sujets aus den „Metamorphosen" Ovids an die Decke der hohen Galerie seines Palais (Juni 1646 – September 1647; heute Galerie Mazarine, Bibliothèque Nationale); da er einen Dekor ausführte, von dem gewiß war, daß die Franzosen ihn einer genauen Prüfung unterziehen würden, bemühte er sich um Anpassung: der Pariser „Romulus und Remus" ist konzentrierter als die weniger dichte Darstellung desselben Themas, die der Künstler in Rom für den Palazzo Lante malte. Zur selben Zeit schuf Romanelli auch den „Verwundeten Aeneas" im Cabinet de l'Amour des Hôtel Lambert, der auf eine gewisse Verbreitung des italienischen Barock hinweist. Bei seinem zweiten Aufenthalt malte er die Decke der Sommergemächer der Anna von
*Abb. 389* Österreich im Louvre aus (1655–57; heute in der Abteilung für griechische und römische Antiken). Mazarin war zwar von glühendem Sendungsbewußtsein als offizieller Sammler, aber wenn es galt, aus eigener Tasche zu bezahlen, gelegentlich geizig: so besaß er selbst nur wenige Werke des italienischen Barock, „Die Zeit, die Wahrheit an den Tag bringend" von Bernini, die der Herzog von Bracciano ihm anbot, kaufte er nicht (Rom, Galleria Borghese).

Angesichts dieser Offensive bemühten sich die Anhänger des Klassizismus – ob man diesen Begriff akzeptiert oder nicht, ist unerheblich, allein die Tendenz, die mit ihm erfaßt wird, zählt – um eine Definierung ihres Ideals. Ein 1636 in Paris veröffentlichter, vom 27. Dezember 1634 stammender Text von Théophraste Renaudot bezieht sich auf die Malerei; er preist einen strengen Stil, der sich auf die Quellen der Antike besinnt, sich dem Intellekt unterwirft und Regeln akzeptiert. Andere Schriften sollten folgen ... Zur Zeit des ersten römischen Aufenthaltes von Romanelli waren die Lager der Anhänger des italienischen Stils, allen voran Vouet, und des attischen Stils regelrecht zerstritten. 1640 sandte François Sublet de Noyers, der oberste Verwalter der Königlichen Bauten, seinen Vetter Paul Fréart de Chantelou mit dem Auftrag nach Rom, Nicolas Poussin und François Duquesnoy zur Rückkehr nach Paris zu bewegen. Chantelou und sein Bruder Roland Fréart de Chambray nutzten die Gelegenheit, auf Kosten des Barock ihr Interesse für die Antike zu demonstrieren. Die Rückkehr Poussins nach Paris (1640–42) ließ hoffen, daß auf einem Feld die barocke Tendenz Vouets erfolgreich geschlagen würde. Um 1630/40 strebte eine Gruppe, die sich um Sublet de Noyers gebildet hatte, die Neuorientierung der Architektur auf antike Quellen an, die streng nach ihrer Reinheit ausgesucht wurden, wie z. B. das Marcellus-Theater. Und die französische Tradition bot mit der Kunst Philibert Delormes und Pierre Lescots selbst bewunderte Rückgriffmöglichkeiten. Die wesentlichen Qualitäten des Klassizismus lassen sich im ganzen für uns leicht definieren: Hinwendung zu Abstraktion und cartesianischer Klarheit; Sinn für das Maß; Strebsamkeit, die eine konsequente Ausarbeitung voraussetzt; respektvolles Einhalten eines strengen Kanons; Streben nach dem Allgemeinen, Universellen; Zurückhaltung, das heißt Sparsamkeit in den Mitteln, was dazu zwingt, mit möglichst wenig Ausdrucksmitteln möglichst viel zu bewirken; Unterordnung des einzelnen unter das Ganze und der Rückgriff auf antike Beispiele, die als überlegene Vorbilder angesehen wurden.

Zwischen diesen großen Strömungen, die oben umrissen wurden, gab es Auseinandersetzungen. Und doch darf man nicht in den Fehler verfallen, sich aus dem Abstand von Jahrhunderten heraus vom zweiten Drittel des 17. Jahrhunderts ein zu gespaltenes Bild als einer Zeit voll unvereinbarer Positionen zu machen. In der Realität scheinen die Strömungen häufig voneinander überlagert und miteinander verbunden gewesen zu sein, sie waren nicht notwendig einander entgegengesetzt; diese Wirklichkeit läßt sich am Geschmack der Auftraggeber, an der Persönlichkeit der Künstler und der Verschiedenartigkeit der Kunstwerke ablesen. Auch jene Künstler, die in den Augen der Nachwelt als Vertreter dieser oder jener Richtung gelten, haben Entwicklungen durchgemacht.

Es ist bekannt, daß Jacques Le Mercier (1585–1654) 1607 nach Rom aufbrach; über die Länge seines Aufenthaltes weiß man dagegen nichts. Diese Reise war für die Architekten seiner Generation etwas Besonderes. Er hatte die päpstliche Hauptstadt mit eigenen Augen gesehen, und doch verwendete er ihre Formen keineswegs mit leichter Hand. Seine durch die ihr eigene Kargheit ein wenig schwere Kunst zeigt Züge des Klassizismus. Für Richelieu hatte er in Paris den Kardinalspalast sowie die 1635 begonnene Kirche der Sorbonne erbaut, in der Umgebung das Schloß und die Kirche von Rueil und vor allem im Poitou seit 1631 die Stadt Richelieu, die Kirche und das Schloß des Kardinals, das mit seiner Abfolge von Höfen das Versailles Ludwigs XIV. vor Paris ankündigte. 1646 wurde Le Mercier der Nachfolger François Mansarts in Val-de-Grâce, wo er die Kuppel der Kirche errichtete, deren Außenelemente er verstärkte und sie so ausdrucksvoller gestaltete. Er war Erster Architekt des Königs und schuf als solcher am Louvre mit dem Pavillon d'Horloge ein Meisterwerk, das sich am benachbarten Lescot-Flügel orientiert und gleichzeitig einen monumentalen Angelpunkt für den quadratischen Hof bildet (begonnen um 1639); dieser Pavillon diente den Pavillons, die zu Zeiten Napoleons III., bei der Fertigstellung des Palastes, gebaut wurden, als Vorbild.

Die Leichtigkeit, die Le Mercier gelegentlich fehlte, besaß François Mansart (1598–1666) von Natur aus, und es gelang ihm, sie zu kultivieren dank seines niemals ermüdenden Temperamentes; aber dieses sich auf den Instinkt verlassende Temperament, das zu Änderungen der Entwürfe und unvorhergesehenen Geldausgaben führte, machte ihn zuweilen bei seinen Auftraggebern unbeliebt. Ohne je in Rom gewesen zu sein, begriff er doch die dortige Architektur – die aus der Antike, der Renaissance und der ersten Hälfte des 17. Jahrhunderts. In seiner Eleganz und Klarheit ist er ein Klassiker, und gleichzeitig zeigt er in seiner Suche nach neuen, subtilen Rhythmen einen Sinn für Harmonie, den man musikalisch nennen könnte. Für die Salesianerinnen-Kirche in der Rue Saint-Antoine in Paris (1632–34) wendete er den kreisförmigen Grundriß in der Tradition von Michelangelos Entwurf für S. Giovanni dei Fiorentini in Rom und von Philibert Delormes Kapelle von Schloß

Anet an. Von ihm stammt der Entwurf von Val-de-Grâce für Anna von Österreich (1645). Vom Stil einmal abgesehen, wirft der Grundriß Fragen auf: Ist die Kombination von Kirche, Kloster und königlichen Gemächern in Anlehnung an den Escorial, den spanischen Palast mit Klostercharakter, entstanden, oder ähnelt sie ihm nur durch die Notwendigkeit, die verschiedenen Funktionen unterzubringen? Das Kirchenprojekt erwies sich als zu teuer, und Mansart, den 1646 Le Mercier ablöste, zog den Bau nur bis zum Dachgesims hoch. Der Entwurf für die Grabkapelle der Bourbonen in Saint-Denis (vor 1664) war eine Variation über das Thema Rotunde mit Kuppel. Für das Hôtel Tubeuf (Palais Mazarin) entwarf er zwei gestaffelte Galerien, unten die Galerie Mansart und im Obergeschoß die Galerie Mazarine (1644; Bibliothèque Nationale). 1660(?)–61 erneuerte er stilistisch höchst zurückhaltend die Fassade des Hôtel Carnavalet an der Rue de Sévigné. Die Gattung des Stadtpalais hatte er bereits 1635 zu höchster Vollendung geführt mit dem Entwurf für das Hôtel de la Vrillière (Hôtel de Toulouse, dann Banque de France). Er zeigte sich als großartiger Schloßbaumeister in Berny (1623), Balleroy (1626), Blois (Gaston d'Orléans-Flügel, 1635), Fresnes, Limours und vor allem in Maisons-Laffitte (1642–1646).

Louis Le Vau (1612–70), der Nachfolger Le Merciers als Erster Architekt des Königs, hatte, noch ehe er unter der Selbstherrschaft Ludwigs XIV. berühmt wurde, den Grundzug seines künstlerischen Charakters offenbart: nämlich den des Regisseurs, der Architektur inszenierte und sich somit stark an den römischen Barock annäherte. Von ihm stammen das Hôtel Lauzun, das um 1656 für Gruyn des Bordes, den Heereslieferanten, erbaut wurde, und das Hôtel Lambert, das als Markstein seiner Laufbahn denselben Stellenwert hat wie das Hôtel de la Vrillière für Mansart (seit 1641). Im Hôtel Lambert hatte er in der Gestaltung des Hofes, der Wohnräume und der Herkules-Galerie, in der Anordnung der Aussichten auf die Stadt und die Seine und im Schema der Treppe, welches teilweise das der Treppe der Gesandten in Versailles vorwegnimmt, höchste Geschicklichkeit bewiesen. Für Mazarin hatte er die Kolonnaden des Schlosses in Vincennes und seine Pavillons erbaut (1654–60) und für Fouquet das Schloß Vaux-le-Vicomte (1656–61), dessen Ausschmückung fast vollendet war, als der Finanzminister in Ungnade fiel. Diese Residenz, an der dieselben Künstler tätig waren, die sich schon bald in Versailles hervortun sollten und zu denen – selbstverständlich – Le Vau, aber auch Charles Le Brun, François Girardon und André Le Nôtre, der Gartenarchitekt, gehörten, ist trotz einzelner ein wenig schwerfälliger Fassadenelemente (z. B. der Kuppel) einer der Grundpfeiler des vom Barock berührten französischen Klassizismus.

*Abb. 100, 103*

Antoine Le Pautre (1621–81) hat in seinem Stichwerk „Les œuvres d'architecture d'A. L." (1652) den Palazzo und das französische Hôtel gleichgestellt. Ungeachtet des Unterschiedes zwischen den Entwürfen dieses Werkes und der Wirklichkeit der von ihm geschaffenen Bauten, hat er das Hôtel de Beauvais im Faubourg Saint-Antoine (1655–60) als relativ geschlossenen aristokratischen Wohnsitz errichtet, der sich um einen Hof herum ausbreitet und dort für sich selbst das Schauspiel einer Harmonie von schmiegsamen Linien und Räumen entfaltet. Unter diesem Gesichtspunkt analysiert, repräsentiert das Gebäude eine Modalität des französischen Barock.

In der Skulptur zeichnete sich Simon Guillain mit dem Denkmal auf dem Pont-au-Change in Paris, das 1647 eingeweiht wurde, aus. Von diesem Werk befinden sich bedeutende Fragmente im Louvre: die Bronzestatuen von Ludwig XIII., Anna von Österreich und dem jungen Ludwig XIV., die mit der Vereinigung von königlicher

*Abb. 357–359*

Prachtentfaltung und physischer und psychologischer Wirklichkeitsnähe über das Kunsthandwerkliche hinaus zur hohen Kunst wachsen. Und solche hohe Kunst schufen mindestens zwei Bildhauer dieses zweiten Drittels des Jahrhunderts, die gleichzeitig der Tradition des stilisierten Realismus treu blieben und empfänglich für die französische Lehre und die Lehren Italiens waren, wohin sie sich öfter als die Architekten zu begeben pflegten. Bei dem einen handelt es sich um François Anguier (1604–69). Er hatte sich zwei Jahre lang in Rom aufgehalten und verband in dem Grabmal für den Herzog und die Herzogin von Montmorency (1649–52; Moulins, Lyzeumskapelle) die Zurückhaltung und die psychologische Sorgfalt seiner Heimat mit der Fülle und thematischen Gelehrtheit der italienischen Grabmäler.

François wurde von seinem Bruder Michel, der zehn Jahre südlich der Alpen gelebt hatte, und von Thibaut Poissant unterstützt; Michel schuf später „Die Geburt Christi" in Val-de-Grâce (1664; Saint-Roch) und das Modell für die „Amphitrite", *Abb. 367* das erst 1680 für die Gärten von Versailles in Marmor ausgeführt wurde (Louvre). Jacques Sarrazin (1592–1660) war es nach seiner Rückkehr aus Rom 1628 nicht nur gelungen, den Barock Italiens zu adaptieren, wie die Stuckengel vom Hauptaltar in *Abb. 369, 370* Saint-Nicolas-des-Champs in Paris zeigen (1629), sondern er war auch der in seiner zurückhaltenden, feinen Sensibilität klassische Meister der Werkstatt, die die Karyatiden des Pavillons de l'Horloge im Louvre (1636) und die Kinderfiguren vom *Abb. 373, 374* Kranzgesims der Treppe des Schlosses von Maisons-Laffitte (1645–1650) schuf. Zeigte er sich als bewegter und bewegender Bildhauer bei den beiden Grabmälern des Kardinals de Bérulle (1656, Louvre, und 1657 Kapelle des Collège de Juilly), so schuf er in Saint-Paul-Saint-Louis mit dem Monument für das Herz des Prinzen von Condé eine leidenschaftslose Welt der Gelehrtheit (1648–63; Chantilly, Musée Condé). Gelegentlich erreichte er ein solches Maß an zeitloser Eleganz, daß nach den Modellen seiner beiden Kinder Bronzen in Sphinx-Gestalt gegossen und 1666 in den Gärten von Versailles aufgestellt wurden. Beliebt und bewundert von den jüngeren Künstlern, bildete er den größten Teil derjenigen aus, die unter Ludwig XIV. Karriere machen sollten, und war Mitbegründer der Königlichen Akademie für Malerei und Skulptur (1647–48).

Simon Vouet (1590–1649) hingegen wurde aus der Akademie ausgeschlossen trotz seiner Position als Erster Maler, trotz seiner zahlreichen Schüler und trotz seines überlegenen Talentes, mit dem es ihm gelungen war, den italienischen Barock in Frankreich in der Malerei heimisch zu machen. Seine „Darbringung im Tempel" *Abb. 406* (1641, Louvre) ist für dieses Talent ein bezeichnendes Beispiel mit seiner prunkvollen Architektur, dem aufsteigenden Rhythmus der Komposition und der verhaltenen Begeisterung, von der die Figuren beseelt sind. Die Vertreter der barocken Bewegung in Paris um Simon Vouet waren – mit den ihrem jeweiligen Temperament zuzuschreibenden Eigenheiten: Michel Corneille d. Ä. (1602–1664), Jacques de Lestin (1597–1661), Jacques Blanchard (1600–38), Nicolas Chaperon, der, geboren *Abb. 392* 1612, 1640/42 nach Rom aufbrach und dort 1656 starb, und François Perrier (1590–1650). Die Adaptation des italienischen Barock sollte noch glänzender und reicher von Charles Le Brun (1619–90) für Ludwig XIV. fortgesetzt werden. Vom Kanzler Séguier nach Rom geschickt (1642–45), machte er sich nach seiner Rückkehr einen Namen durch seine Beteiligung an der Gründung der Akademie und ganz besonders durch die Ausschmückung von Schloß Vaux-le-Vicomte. Das Porträt seines Gönners, des Kanzlers, zu Pferde mit seinem Gefolge zu Fuß ist zu glei- *Abb. 113* chen Teilen eine Synthese aus psychologischen Beobachtungen, eine zeitgenössische Szene und ein Schulbeispiel der Majestätsdarstellung (Louvre). In Lyon zeigte Thomas Blanchet (1614?–89), der auch von dort stammte, nach einem Romaufenthalt sein Talent nicht nur als Maler, sondern auch als Architekt und Bildhauer im großen Saal des Rathauses, dessen Programm von dem Jesuitenpater Menestrier (1655–70)

97 DER SONNENWAGEN.
*Von Jean-Baptiste Tuby nach Charles Le Brun.*
*Vergoldetes Blei. 1668–1670.*
*Gärten von Versailles, Apollo-Bassin.*

98 DIE HERZOGIN VON BURGUND ALS DIANA.
*Von Antoine Coysevox.*
*Marmor. Höhe: 1,75 m.*
*1710.*
*Paris, Louvre.*

99 DER WINTER.
*Von François Girardon.*
*Marmor. Höhe 2,30 m.*
*1686.*
*Versailles, Schloßgarten.*

100 SCHLOSS VAUX-LE-VICOMTE.
*Fassade der Gartenseite.*
*Von Louis Le Vau und Charles Le Brun.*
*1656–1661.*

101 MITTELTRAKT DES SCHLOSSES VON VERSAILLES.
*Gartenseite.*
*Von Louis Le Vau und J. H. Mansart.*
*1669–1678.*

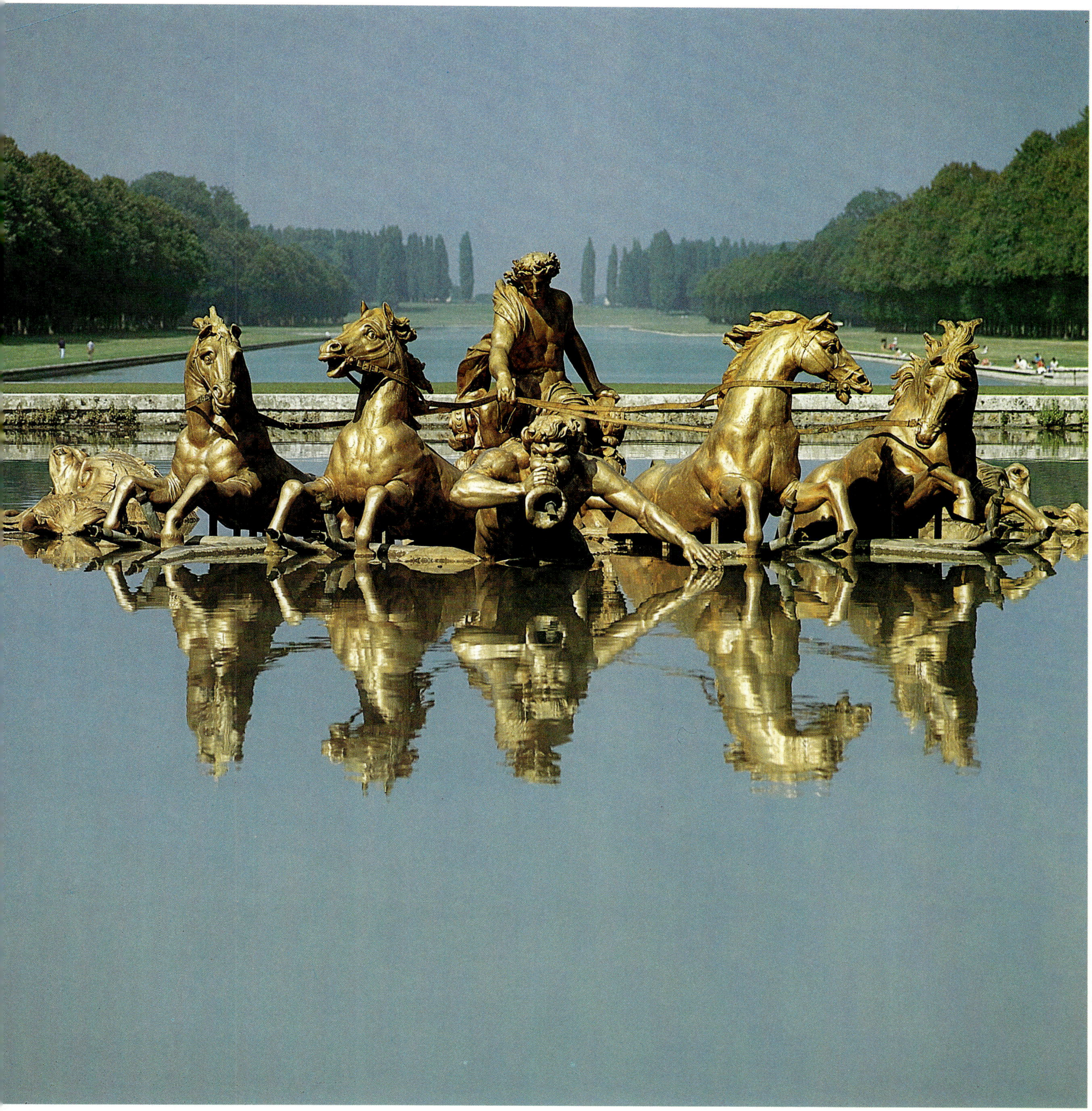

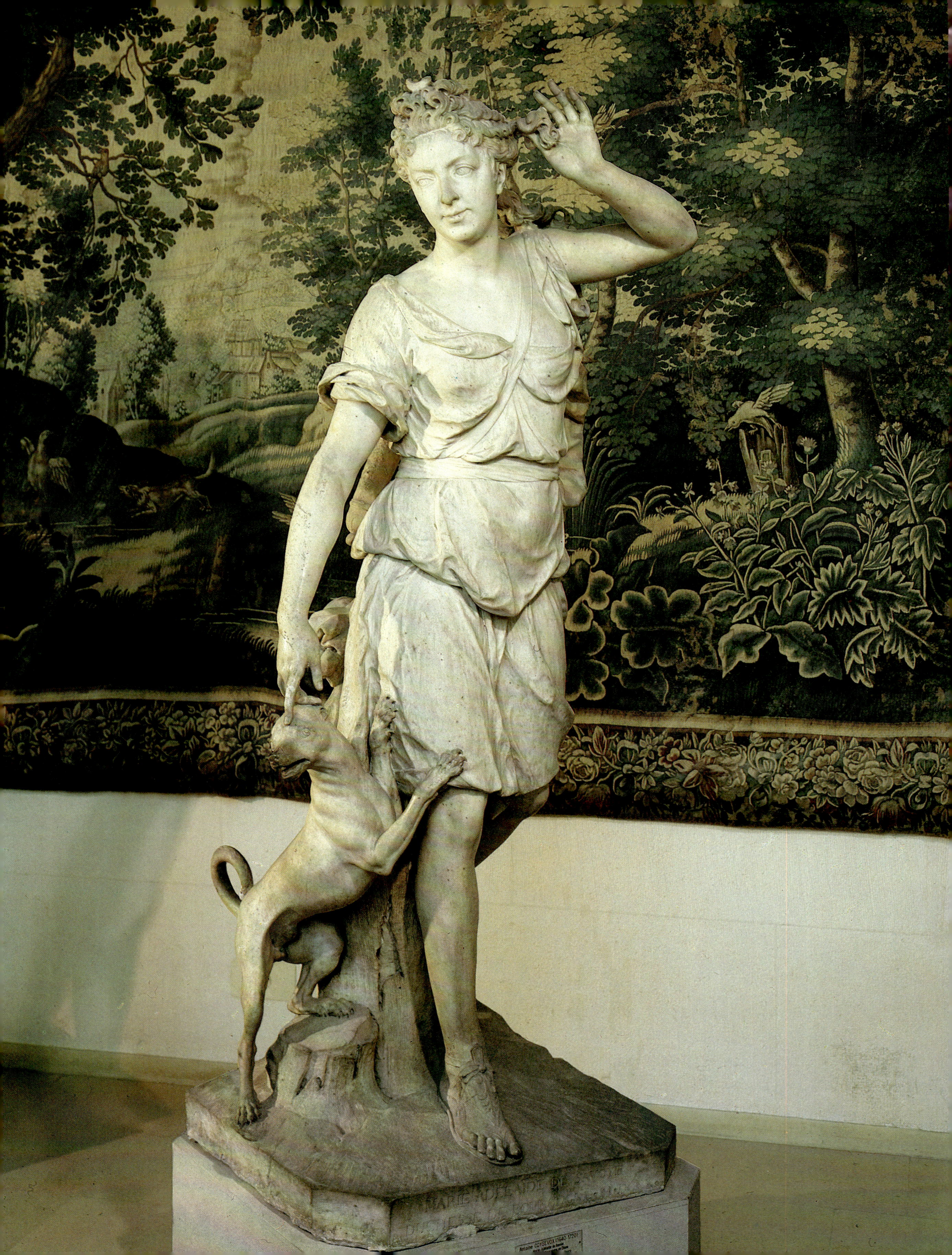
MARIE ADELAIDE DE
Antoine COYSEVOX (1640-1720)

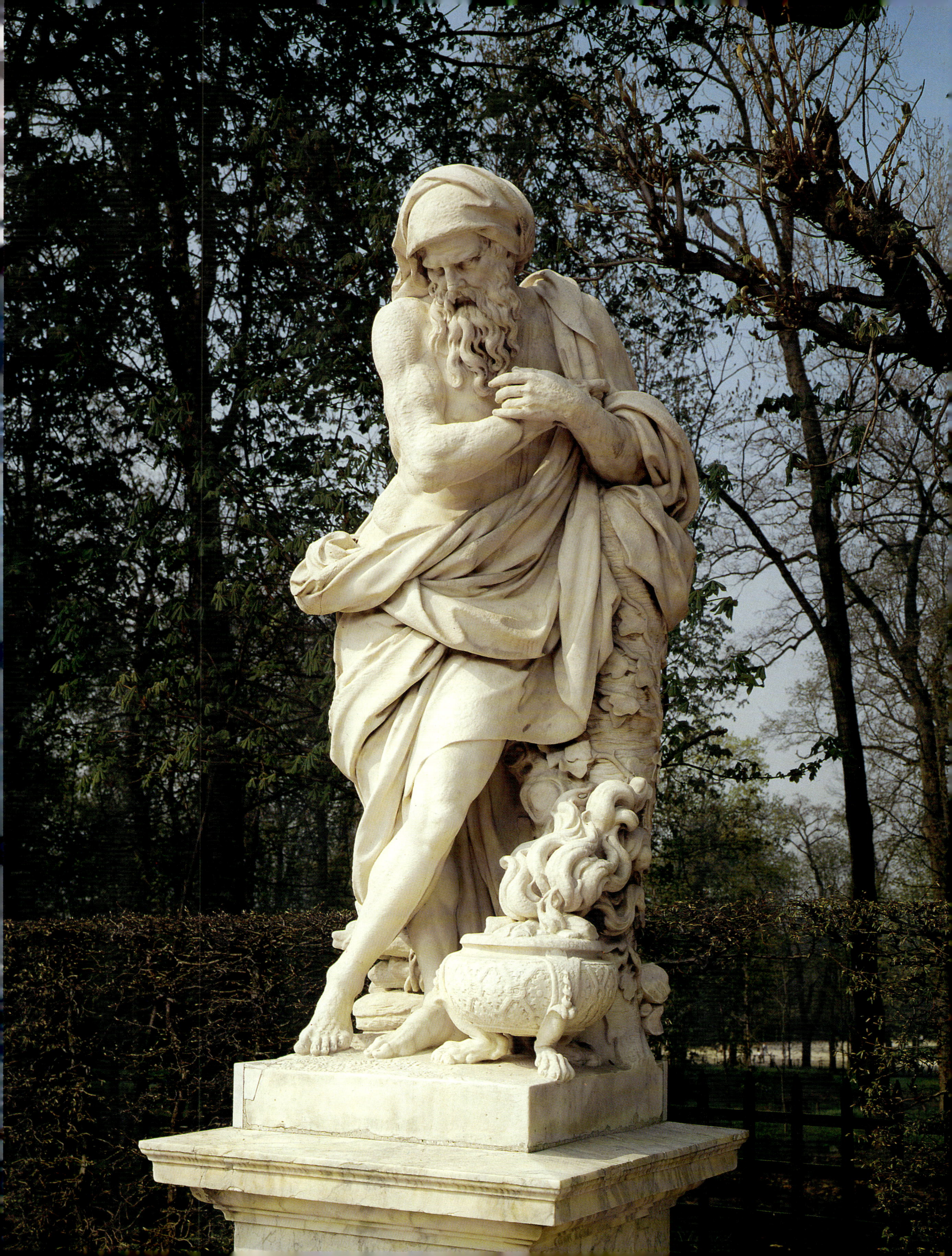

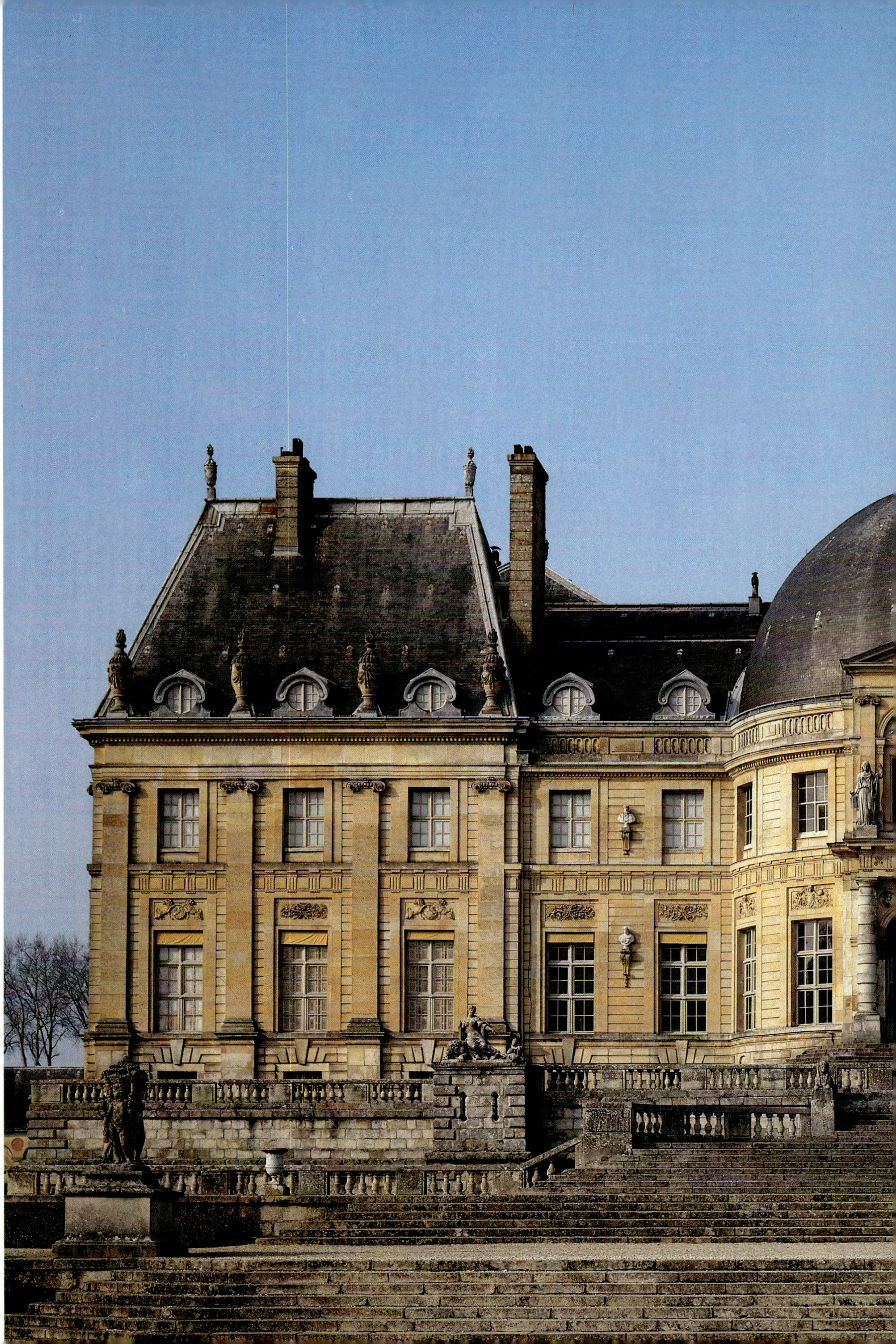

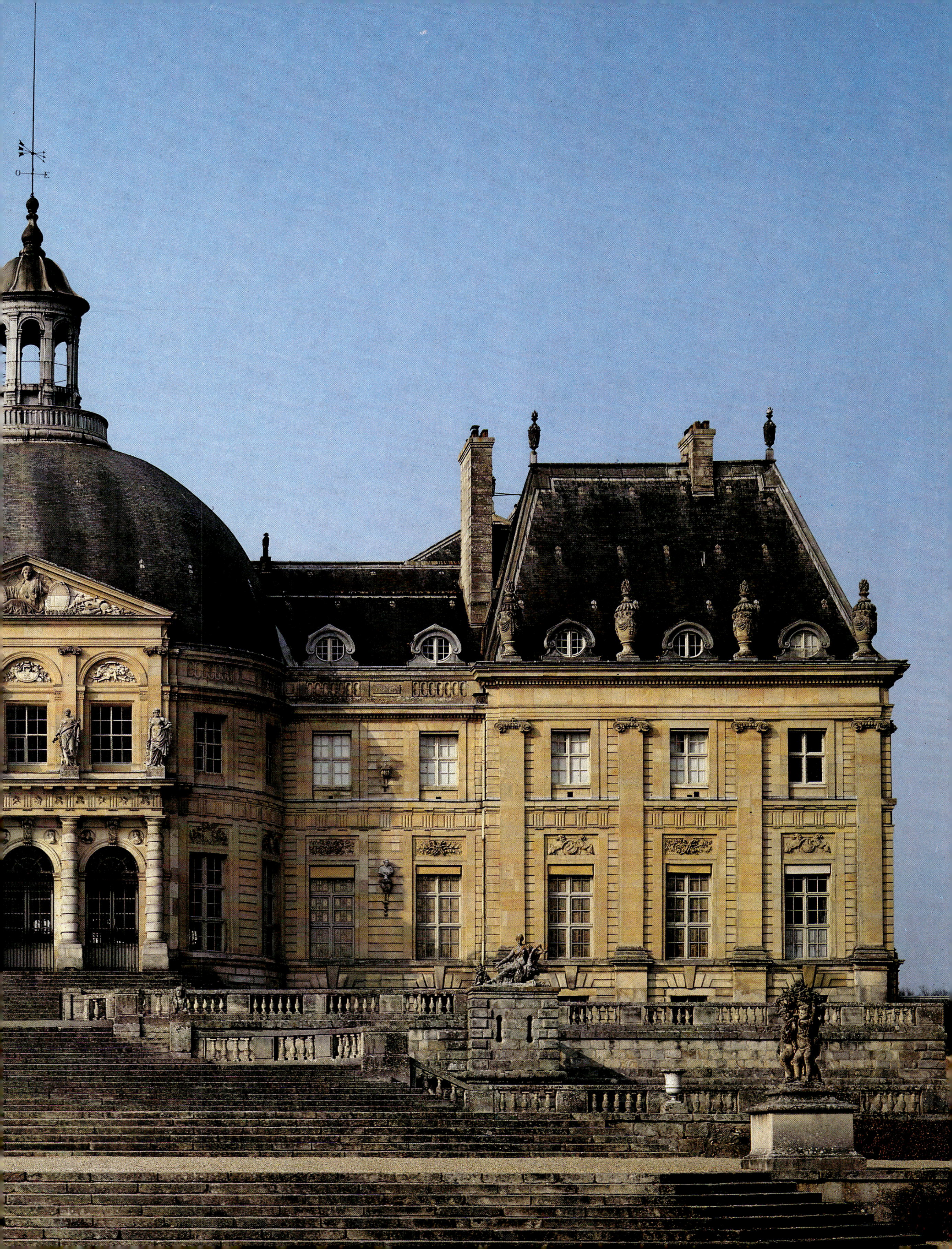

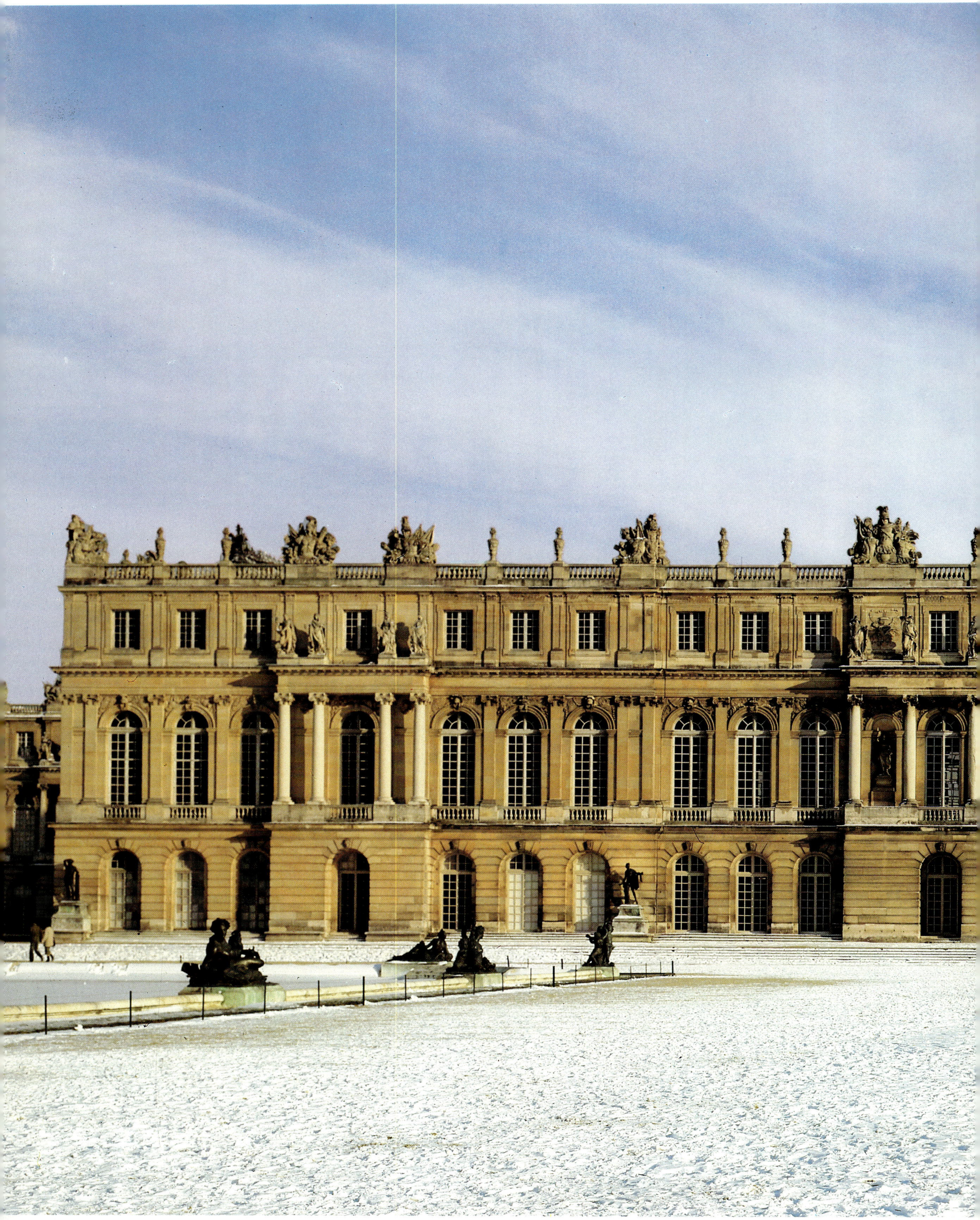

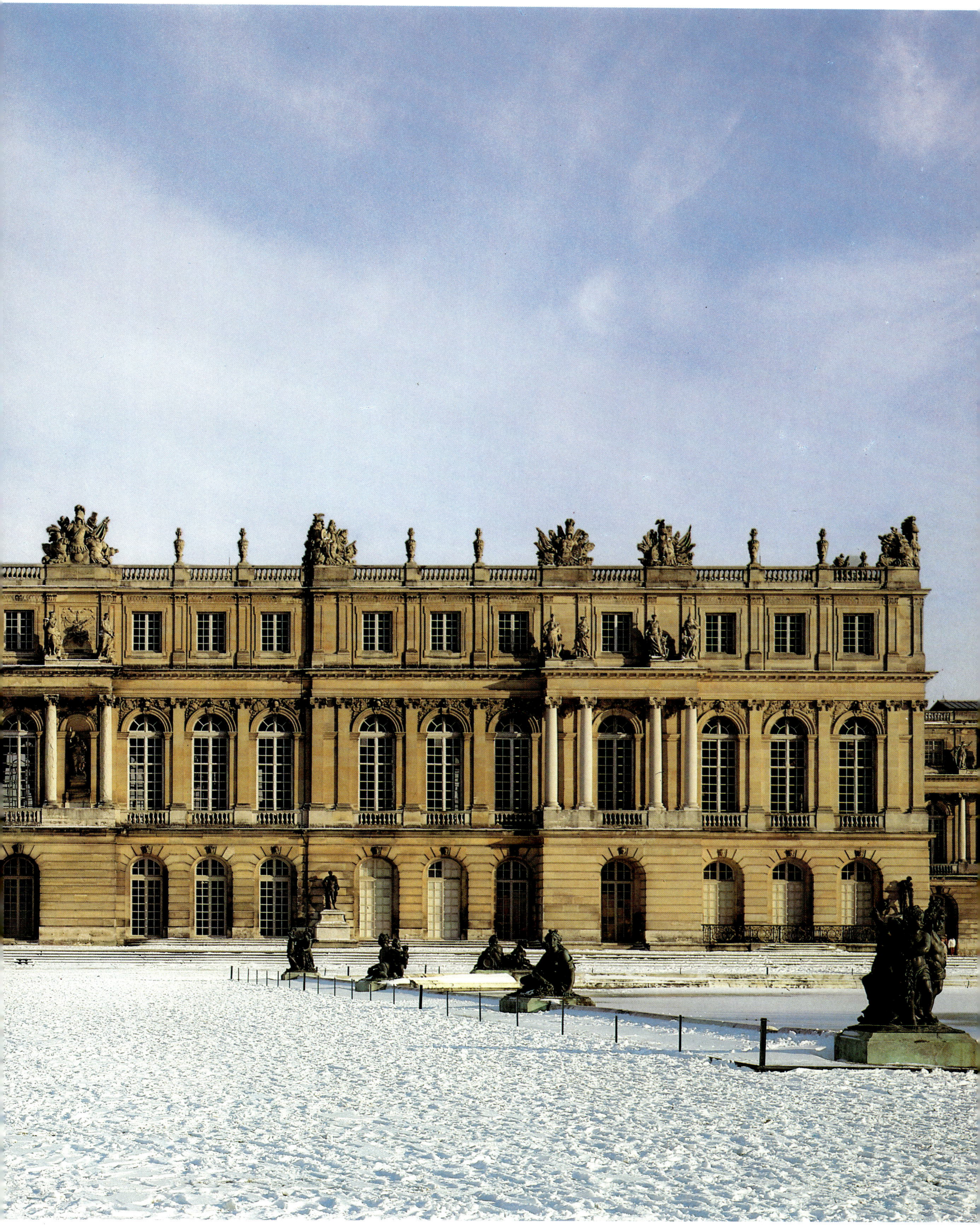

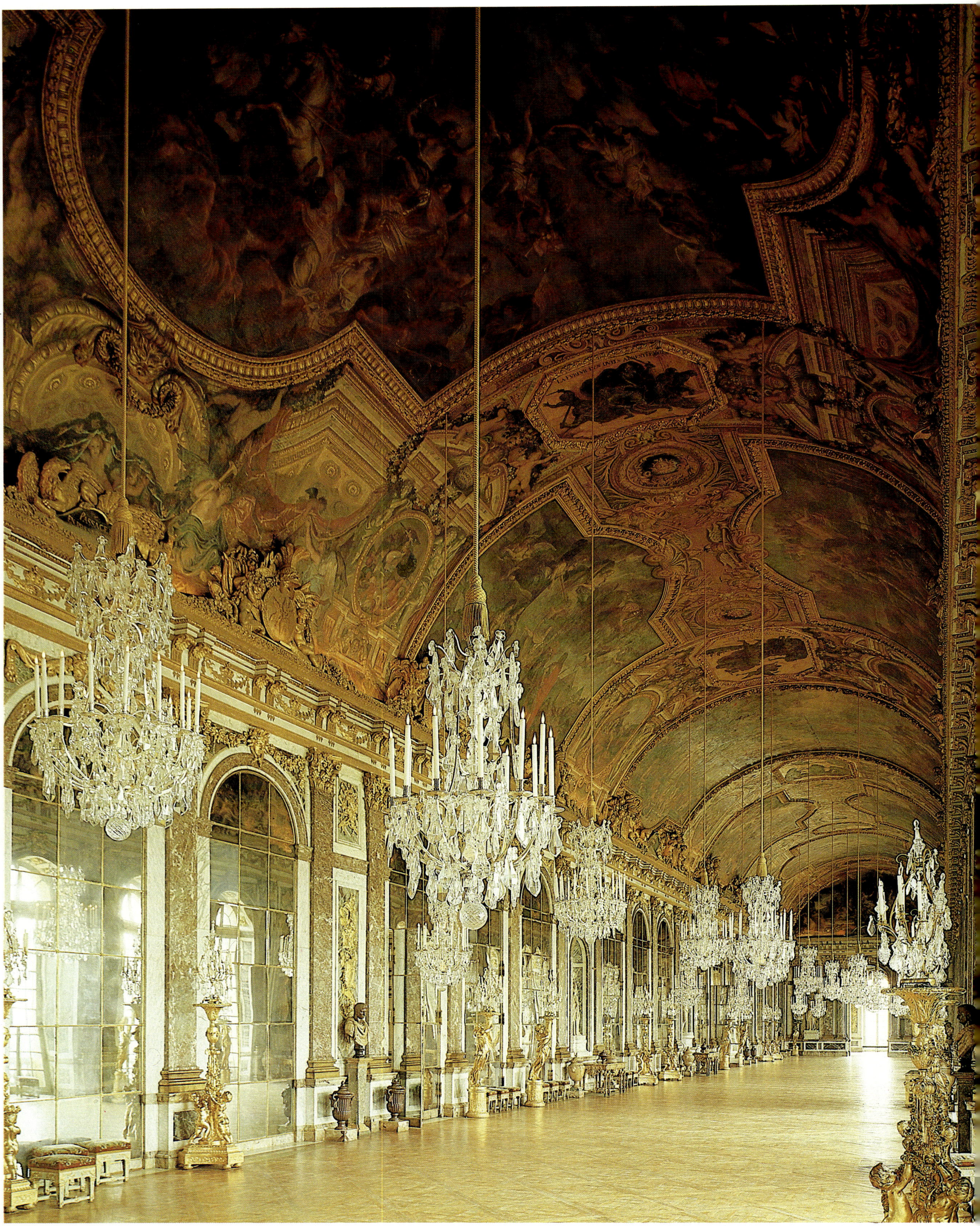

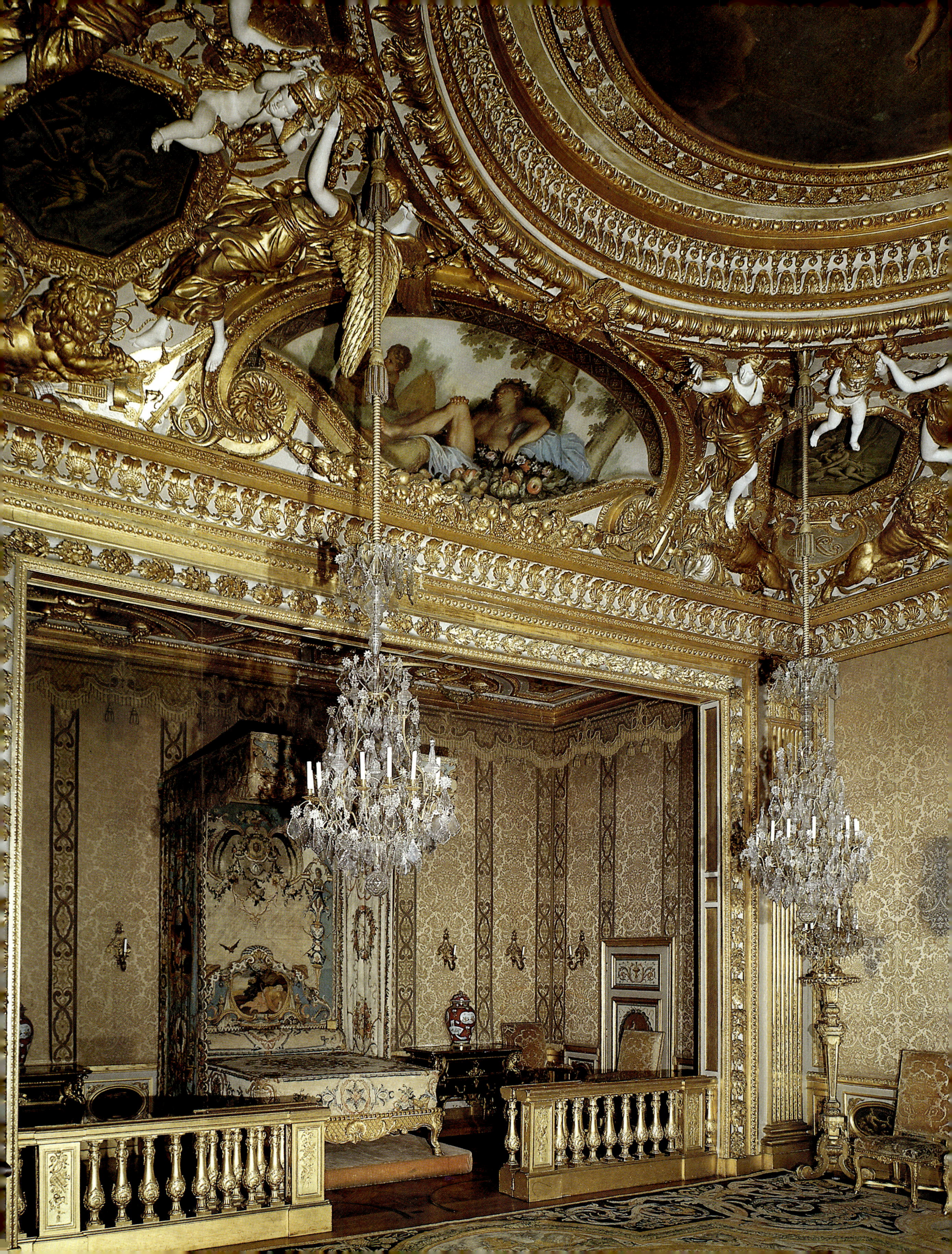

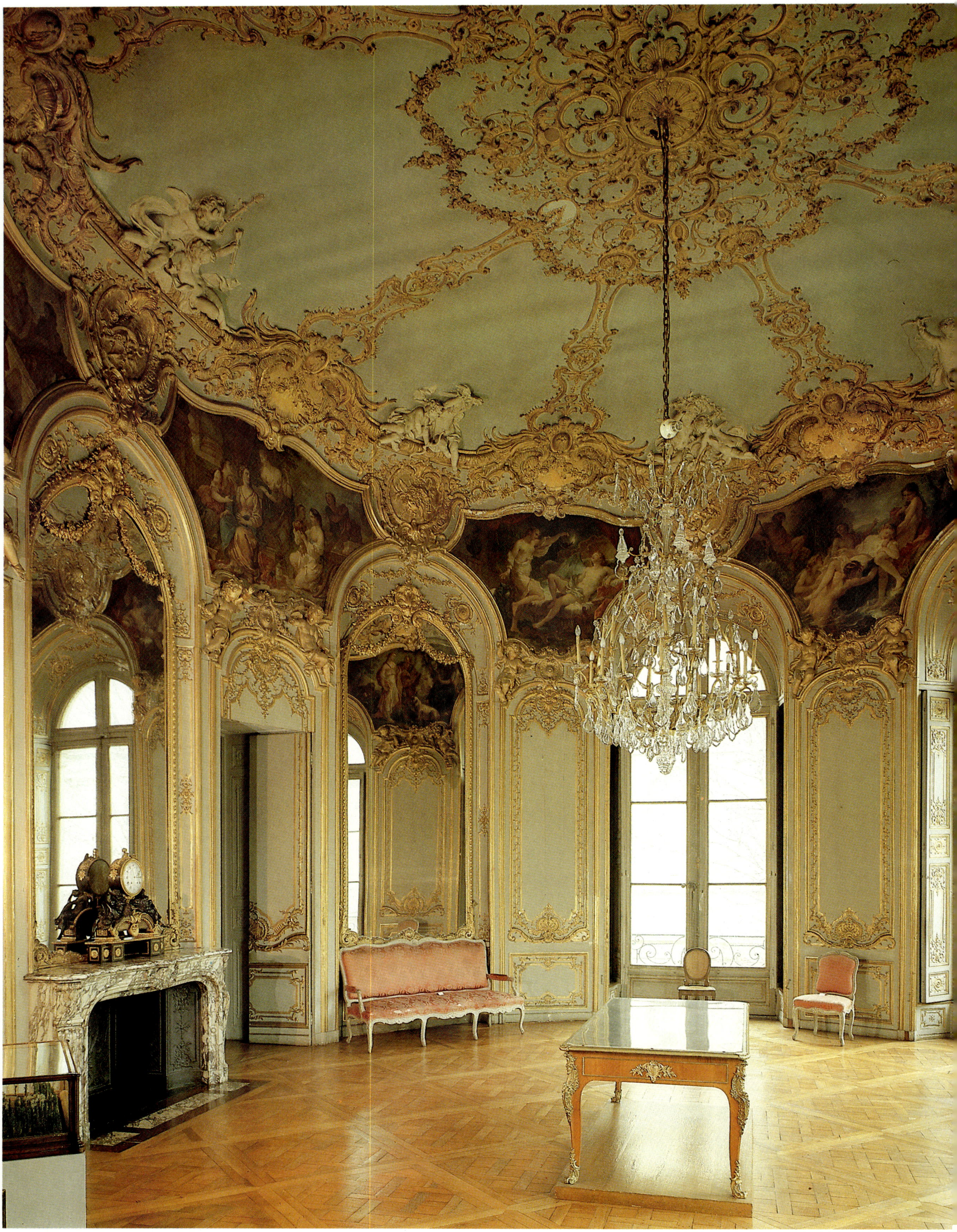

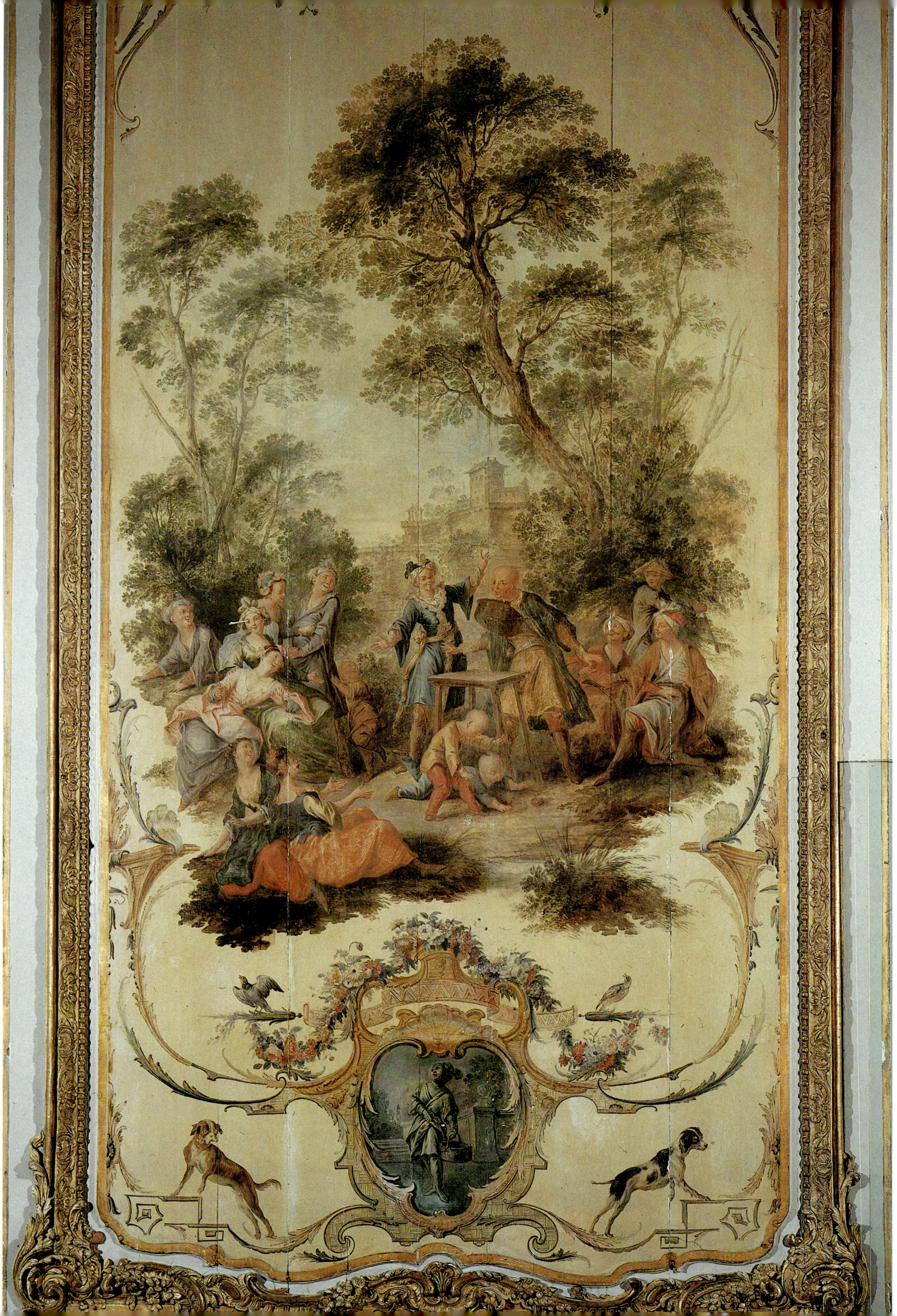

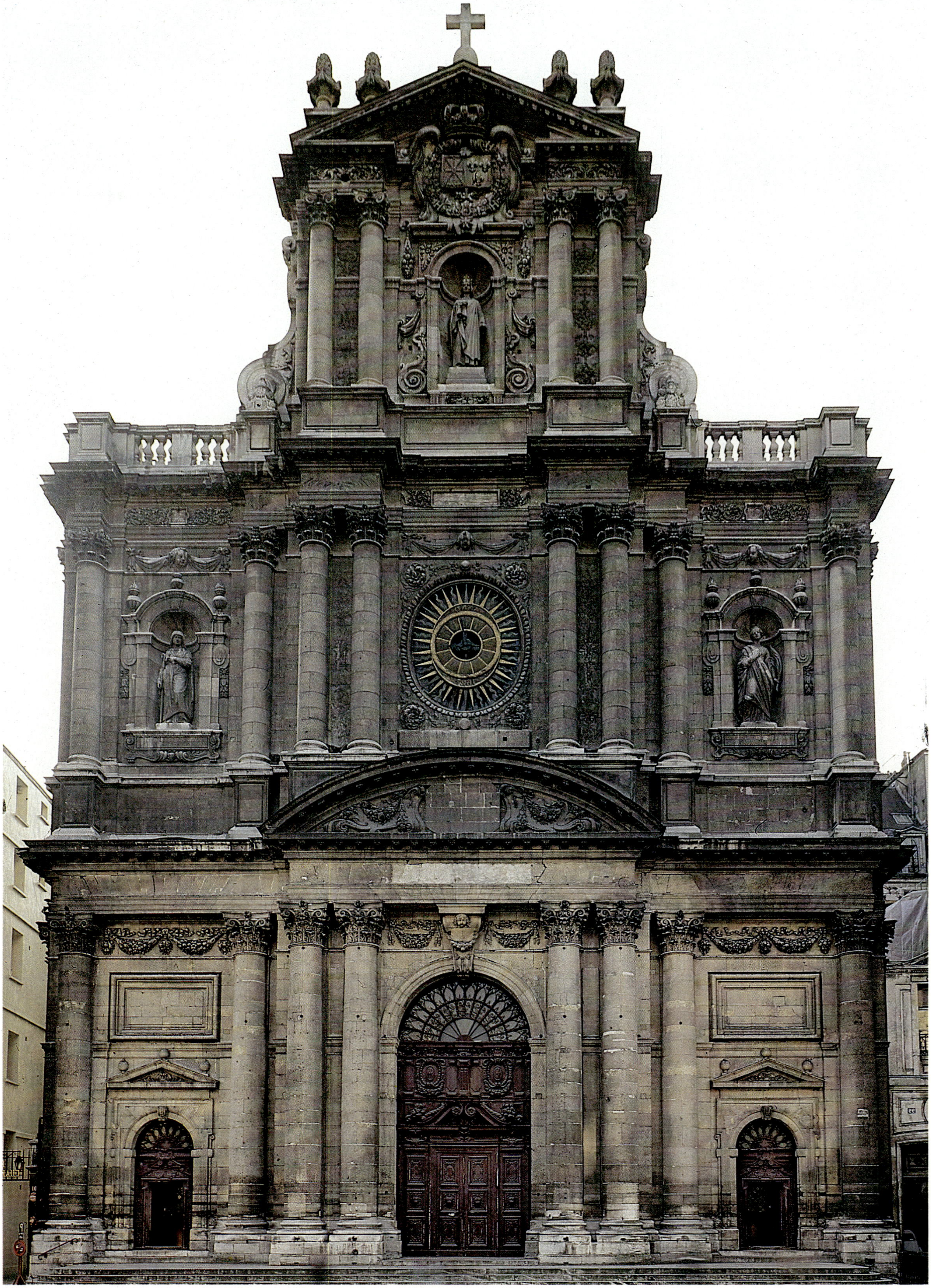

102 SPIEGELSAAL IM SCHLOSS VON VERSAILLES.
*Von C. Le Brun und J. H. Mansart.*
*1678–1686.*

103 SCHLAFZIMMER DES KÖNIGS.
*Schloß Vaux-le-Vicomte.*
*Von Louis Le Vau und Charles Le Brun.*
*1656–1661.*

104 DER SALON DER PRINZESSIN.
*Von G. Boffrand.*
*1735–1739.*
*Paris, Hôtel de Soubise.*

105 TÄFELUNG MIT GENRESZENE.
*Von Christophe Huet.*
*Hôtel de Rohan, Cabinet des Singes.*
*Öl auf Holz.*
*1749–1750.*
*Paris.*

106 SAINT-PAUL-SAINT-LOUIS.
*Fassade.*
*Von François Derrand.*
*1627–1641.*

stammte. Die Ausschmückung, die besonders die Geschichte von Lyon zum Thema hatte, war einer Stadt würdig, in der sehr viele Künstler auf ihrem Weg nach oder von Italien ihre Reise unterbrachen. Sie wurde bei dem Brand von 1674 zerstört, ist aber durch das „modello" der Decke und durch Zeichnungen bekannt; sie erinnert an die oberen Teile der Galleria Farnese und zeichnet sich vor allem durch ihre plastische Kraft aus.

Was in der Malerei im zweiten Drittel des Jahrhunderts vielleicht am meisten erstaunt, ist der offensichtliche oder latente Klassizismus. Im Werk des Lubin Baugin ist das Stilleben („Dessert mit Waffeln", um 1630; Louvre) von großer Klarheit und Ruhe; dasselbe gilt aber auch für die Stillebenmaler Jacques Linard (um 1600–45) und Louise Moillon (1610–96), die Baugin freilich unterlegen sind. Georges de La Tour, aus dem Herzogtum Lothringen stammend, aber aus eigenem Antrieb dem Hof von Frankreich und den Franzosen verbunden, verstand es bereits, seinen Episoden des zeitgenössischen Lebens, die er in hellen Tönen behandelt, eine monu-
*Abb. 402* mentale und verallgemeinernde Bedeutung zu geben („Die Wahrsagerin", 1636–39; New York, Metropolitan Museum). Im Einsatz des Clairobscur, z. B. bei seinen „Geburt-Christi"- oder Magdalena-Darstellungen, erreicht er eine geistige und plastische Kraft, die nicht ihresgleichen hat („Die hl. Irene, den hl. Sebastian pflegend", Louvre). Der in Carcassonne und nach seiner Rückkehr aus Italien in Toulouse lebende Nicolas Tournier malte ausladende und würdevolle religiöse Sujets („Grablegung Christi", um 1656–57?; Toulouse, Musée des Augustins). Ohne näher auf die komplizierte Biographie der Brüder Le Nain (Antoine und Louis, beide 1648 gestorben, und Mathieu, † 1677) einzugehen, kann man, über ihren Realismus hinaus, die universelle Gültigkeit und die ruhige Kraft einiger ihrer Genrebilder festhalten („Bauernfamilie", um 1642; Louvre). Der aus Brüssel stammende Philippe de Champaigne (1602–74) verbindet im Porträt sorgfältige Darstellung der äußeren Erscheinung mit Charakterstudien („Richelieu als Kardinal", um 1635; Louvre), und in seinen religiösen Bildern gibt er mit viel Zurückhaltung echte religi-
*Abb. 407* öse Empfindungen wieder („Ex Voto", 1662; Louvre). Sébastien Bourdon (1616–71), der sich in Rom (1634–37) und in Stockholm bei Königin Christine von
*Abb. 977* Schweden aufhielt, deren Reiterporträt („Reiterbild der Königin Christine von Schweden") er malte (1653–54, Prado), ein Virtuose voller Sensibilität, der Kompositionen von ruhiger Geometrie liebte, entwickelte sich schließlich zum Klassizismus
*Abb. 401* („Die eherne Schlange", 1657–1658?; Prado). Der Stil Simon Vouets trieb Laurent de La Hyre (1606–56) und Eustache Le Sueur (1616–55), die diesen Stil zunächst übernommen hatten, in die Opposition, ebenso wie Jacques Stella (1596–1657), einen Freund Poussins, der aber als Maler unabhängig war. In seiner Eleganz, Har-
*Abb. 393* monie, Abgeklärtheit und Zurückhaltung ist Le Sueur sicherlich einer der reizvollsten Interpreten des Klassizismus, sei es als profaner Dekorationsmaler des Hôtel Lambert im Cabinet de l'Amour und im Chambre des Muses (die Malereien befinden sich im Louvre, besonders erwähnenswert „Klio, Euterpe und Thalia"), sei es als Schöpfer sakraler Zyklen wie dem „Leben des hl. Bruno" für das Kartäuserkloster von Paris (1645–48, Louvre) und dem des hl. Martin für die Abtei von Marmoutier (1654, Louvre und Museum von Tours). Claude Gellée, gen. Lorrain (1600–82), hatte in Nancy, dann in Italien bei Agostino Tassi gelernt und lebte von 1627 bis zu seinem Tode in Rom. Trotz seiner künstlerischen Herkunft und der Tatsache, daß er in Italien blieb, ist es nicht unangebracht, ihn als französischen Künstler einzuordnen, denn er greift auf die besten Eigenschaften des französischen Klassizismus zurück. Der kontemplative Charakter der Ruinen und der römischen Landschaft

regte ihn zur Meditation an, zu Landschaftsdarstellungen, die gleichzeitig genau beobachtet und verschleiert sind, zu ausgewogenen Kompositionen, in denen das Sujet, das er sorgfältig ausgewählt und vor allem in kleinem Maßstab wiedergibt,
zurückzutreten scheint („Der Hafen“, 1639; London, National Gallery; „Seestück *Abb. 117, 445*
mit den Heliaden“, um 1639; Köln, Wallraf-Richartz Museum).

Nicolas Poussin (1594–1665) ist durch seine Persönlichkeit und sein Werk eine der herausragendsten Figuren des französischen Klassizismus über die Grenzen des Jahrhunderts, dem er angehört, hinaus. Geboren in Villers-en-Vexin bei Les Andelys in einem einfachen, fast bäuerlichen Haushalt, der aber Verbindungen zum Bürgertum hatte, war er 1611/12 Schüler des durch sein Heimatland reisenden Manieristen Quentin Varin. Da er seiner Familie seine Berufung nicht klarmachen konnte, ging er mit achtzehn Jahren nach Paris und hatte dort auch einigen Erfolg. Nach fruchtlosen Bemühungen begab er sich 1623 nach Rom und blieb dort bis zu seinem Tode. Er verließ die Ewige Stadt nur noch einmal, und zwar für einen unglücklichen Parisaufenthalt (1640–42): Unter dem Vorwand, ihn für die Ausmalung der Großen Galerie des Louvre zu brauchen, überhäufte man diesen Grübler mit Aufträgen, Aufregung und Intrigen. Mut und Eigensinn, Eigenschaften, durch die er sich schon in seiner Kindheit und Jugend auszeichnete, prägten auch seine Kunst. Klassizismus war für ihn der schmerzhaft und geduldig erworbene Sieg über das eigene Ich mit Hilfe von Reflexion, Ordnungssinn, pathetischem Impetus und Antikenstudium aus Mythologie, Geschichte, Stoizismus und den Basreliefs. Die Gemälde seiner jüngeren Jahre sind von einem poetischen Hauch und Lyrismus getragen, die ihn in die
Nähe des Barock rücken, gelegentlich auch eines blutrünstigen Barock („Martyrium *Abb. 115*
des hl. Erasmus“, 1629–30; Vatikan). „Die Inspiration des Dichters“ (um 1630, *Abb. 395*
Hannover, Niedersächsische Landesgalerie) hingegen enthüllt geschmeidige und harmonische Grundtöne. Im „Reich der Flora“ (1631, Dresden, Gemäldegalerie) setzt er Betrachtungen über ein Thema der Metamorphosen Ovids in eine symmetrische Komposition, Figuren in kontrastierenden Rhythmus und raffinierte Nuancen um. Diese Betrachtungen werden in „Et in Arcadia Ego“ (um 1650?, Louvre) zu einer melancholischen Meditation über das menschliche Glück. Archäologische Studien und christliches Denken verbinden sich überzeugend in seinem zweiten Sakrament-Zyklus („Die Eucharistie“, 1647; Sammlung des Herzogs von Sutherland). *Abb. 404*
Der Abwechslungsreichtum der Landschaft in „Apoll und Daphne“, dem letzten, unvollendet gebliebenen Gemälde des Künstlers (1664, Louvre), schwingt sich, über die Mythologie hinaus, zu einer Naturphilosophie auf. Bei dieser Summe wird verständlich, daß für Anthony Blunt die Qualitäten Poussins „höchstens übertroffen werden von den Fresken Raffaels und der griechischen Skulptur des 5. Jahrhunderts“.

In den Jahren von 1630 bis etwa 1660, genauer bis zum Tode Mazarins (9. März 1661), hatten sich die verschiedensten Einflüsse herausgebildet, Einflüsse, die aus der Kunst selbst kamen oder die das Kunstschaffen berührten. Ihr Gesamtbild nahm unter der persönlichen Regierung Ludwigs XIV. (1661–1715) systematischere Formen an, die durch den Willen des Königs, den Eingriff Colberts und ganz allgemein durch den Geist und den Rahmen der absoluten Monarchie zustande kamen. Das letzte Hindernis, das sich dieser absoluten Monarchie von der Regierungsseite her in den Weg stellte, war Fouquet. Am 12. Juli 1661 empfing er mit großem Gepränge auf Schloß Vaux-le-Vicomte Monsieur, den Bruder des Königs, Madame und die Königin von England, Henriette de France, und am 17. August, mit noch größerem Pomp, den König, die Königin und die Königinmutter. Er war sich nicht darüber im klaren, daß diese Prachtentfaltung die Eitelkeit Ludwigs XIV. verletzte, der in allem der Erste sein wollte, und die Herkunft seiner finanziellen Mittel verdächtig machte; er begriff nicht, daß der König tatsächlich selbst zu regieren wünschte und daß sein – Fouquets – eigener Ehrgeiz ihn unerwünscht machte. Einige Tage später, am 5. September, wurde er in Nantes verhaftet.

Mazarin hatte eine gängige Idee aufgegriffen, nämlich die Bedeutung der Kunst im Dienste der Macht, und den Reiz der barocken Kunst seines Heimatlandes bekannt gemacht. Ludwig XIV. ließ, aus Neigung und aus politischen Gründen, die gesamte Kunst und nicht allein die Italiens zum Ruhm der Krone beitragen. Am Hof nahm der domestizierte Adel am Schauspiel des königlichen Lebens teil. Die Funktionstüchtigkeit dieses Schauspiels erreichte den Stand der Perfektion mit Colbert, der eine bereits vorhandene Organisation einsetzte, die er aber verbesserte und zu einem System vervollständigte, das bis zur Revolution Bestand haben sollte. Als Bauminister unterstützte er den König direkt. Ihm assistierten ein Erster Maler, Charles Le Brun, wohl seit 1658, und ein Erster Architekt, ein Amt, das weiterhin Louis Le Vau innehatte, und zwar bis zu seinem Tode 1670. Er wurde nicht ersetzt; seine Funktion übernahm einer seiner Mitarbeiter, der Chef der Agence royale, des königlichen Architektenbüros, François d'Orbay (1634–97), ein bescheidener, aber sehr talentierter Künstler, wie seine Arbeiten für den König und auch die Kathedrale von Montauban (vollendet von Robert de Cotte; 1692–1739) beweisen. 1681 wurde Jules Hardouin-Mansart (1646–1708), der jünger und sehr begabt war und es verstand, sich zur Geltung zu bringen, Erster Architekt, und François d'Orbay arbeitete mit ihm zusammen, wie er es schon mit Le Vau getan hatte. Die Ausbildung der Künstler sicherte die Königliche Akademie für Malerei und Skulptur sowie die jüngere (1670 gegründete) Akademie für Architektur. Die Gründung der Académie de France in Rom (1666) sollte trotz bescheidener Anfänge später den Besten die Möglichkeit geben, in der Ewigen Stadt zu lernen und die Antike zu kopieren, damit sie als Meister in ihrer Kunst zurückkehrten; waren sie dann wieder in Paris, erhielten sie Aufträge von der königlichen Baubehörde und bildeten die nachwachsende Generation in den
*Abb. 511–516* Akademien aus. Die Gobelins-Manufaktur, die von Le Brun geleitet wurde, hatte zunächst verstreute Teppichwebereien vereinigt (1662); dann wurde sie, 1667, zur „Manufacture Royale des meubles de la Couronne". Auch die Teppichmanufaktur in Beauvais war seit 1664 eine königliche Einrichtung.

Diese Organisation sicherte als solche das Funktionieren des Kunstschaffens im Dienste des Königs, legte aber keineswegs die Dominanz eines bestimmten Stiles fest. Die Richtung wurde woanders angegeben. Die fürstliche Kunst, die den Prunk voraussetzt, wandte sich beinahe naturgegebenermaßen dem Barock zu. Im Jahre 1661 waren Ludwig XIV. und sein Hof jung, begierig nach Vergnügungen, Festen und Ruhm – und damit ist ein weiteres, den Barock begünstigendes Element angesprochen. Mazarin hatte sich bemüht, den Reiz der barocken Kunst seines Heimatlandes zu zeigen. Der französische Klassizismus indessen hatte sich in Ideen und Werken definiert. Somit wird die komplexe Unterscheidung zwischen italienischem Barock, französischem Barock und französischer Klassik in den ersten Jahren der Selbstherrschaft Ludwigs XIV. deutlich.

Mehrere Baustellen unterhalb des Pont Neuf belebten nach dem Tode Mazarins die beiden Ufer der Seine; sie verkörpern für den Historiker die verschiedenen Grade des Italianismus. Eine von ihnen hätte ein Import reinsten Wassers werden sollen:

Sainte-Anne-La-Royale, die Stiftung der Theatiner; der von 1662–66 in Paris weilende Ordensangehörige Guarino Guarini ersetzte den Entwurf Valpergas durch seinen eigenen, der aber nur teilweise verwirklicht wurde. Die beiden anderen Unternehmungen waren von Franzosen geleitete Adaptationen. Louis Le Vau baute seit

1662 nach dem Willen Mazarins das Collège des Quatre Nations, das heutige Institut de France. Er verwendete für die Fassade eine konkave Linienführung mit zwei Bögen und Eckpavillons zu beiden Seiten der Kapelle in der Mitte; diese Silhouette erinnert an die von S. Agnese an der Piazza Navona. Nach dem Brand am 6. Februar 1661, der die Kleine Galerie des Louvre zerstörte, erneuerte Louis Le Vau den Bau mit einer Veränderung der oberen Teile, und vor allem entwarf Charles Le Brun 1663 die neue Galerie im Obergeschoß. Er widmete sie Apoll, dem Sonnengott, dem Sinnbild des Königs, und setzte in ihr die Adaptation des großen Barockdekors Italiens fort, mit der er am Hôtel Lambert und in Vaux-le Vicomte begonnen hatte. Dieses prunkvolle Gesamtkunstwerk, an dem gemeinsam mit ihm der Maler Gervaise und Bildhauer wie die Brüder Marsy, François Girardon und Regnaudin tätig waren, wurde erst unter Napoleon III. vollendet.

Bei den königlichen Residenzen war die Hauptaufgabe die Fertigstellung des Louvre, und zwar im Osten mit einer Fassade und einem monumentalen Eingangstor auf der Seite von Saint-Germain-l'Auxerrois. Louis Le Vau hatte einen Entwurf erarbeitet, mit dessen Realisierung begonnen wurde. Aber Colbert, seit Januar 1664 Oberintendant der königlichen Bauwerke, war dem Architekten aus nicht genau bekannten Gründen feindlich gesinnt, ließ die Arbeiten abbrechen und bestellte Pläne bei François Mansart, François Le Vau, dem Bruder von Louis, Jean Marot und Pierre Cottard. Da diese ihn nicht überzeugten, wandte er sich an die Italiener: Pietro da Cortona, Carlo Rainaldi, Candiani und Bernini. Letzterer schickte aus Rom einen Grundriß, dessen Ostfassade besonders beeindruckend, mit einem ovalen und konvexen Pavillon im Zentrum, war. Von kritischen Äußerungen Colberts getroffen, bereitete er einen zweiten Entwurf vor und machte den unerfüllten Traum Mazarins wahr: Er kam nach Paris. Bernini wurde mit den allergrößten Ehren empfangen und blieb vom 2. Juni bis zum 20. Oktober 1665. Chantelou, der beauftragt war, ihn in der Hauptstadt zu eskortieren, hat diesen Aufenthalt in wertvollen Aufzeichnungen festgehalten (dt: Tagebuch des Herrn von Chantelou über die Reise des Cavaliere Bernini nach Frankreich, 1919). Der italienische Architekt arbeitete einen dritten Entwurf aus, der anders als die vorangegangenen und ebenfalls bemerkenswert durch die Kolossalordnung und den stolzen Charakter der Ostfassade war. Drei Tage vor der Abreise Berninis, am 17. Oktober, fand die feierliche Grundsteinlegung statt. Sein Assistent Mathias de Rossi begann mit der Ausführung des Baus, der dann aber abgebrochen wurde. An dieser Stelle müssen Legenden oder Interpretationen richtiggestellt werden, die auch heute noch allzu oft im Umlauf sind. Bernini war weder das Opfer einer Kabale noch das eines Mangels an künstlerischem Verständnis; die Grundsteinlegung war keine Komödie des Hofes, der bereits entschlossen gewesen wäre, den Entwurf nicht auszuführen. Seine Verwirklichung hätte sicherlich die Interessen vieler ortsansässiger Franzosen verletzt; auch geriet sie in Konflikt mit der Mentalität Berninis, der in seiner Neigung zum Großartigen sich (trotz aller Bemühungen) nicht über die Zwänge des königlichen Lebens, der Sicherheit des Herrschers und über die Umständlichkeit und die Kosten der notwendigen Enteignungen im klaren war; vor allem aber scheiterte das Projekt wahrscheinlich auf Grund der persönlichen Entwicklung Ludwigs XIV. Er hatte wenig für das eben noch aufständische Paris übrig, er brauchte Raum zum Atmen für sich selbst und Platz für den weitläufigen Palast, den neu zu errichten er vorhatte, und er fand weder das eine noch das andere in dem so engen städtischen Gefüge des Louvre-Viertels. Auch der Entwurf für den Baldachin des Altars von Val-de-Grâce, den Bernini auf Wunsch angefertigt hatte, wurde nicht ausgeführt; der, den man verwirklichte, war das Werk von Pierre Le Muet und Gabriel Le Duc. Die Büste *Abb. 197* Ludwigs XIV. hingegen, die Bernini in Paris schuf, sollte in Versailles aufgestellt werden. Die durch ihre Regelmäßigkeit und Majestät zum Symbol des französischen Klassizismus gewordenen Kolonnaden des Louvre wurden gegenüber von Saint-Germain-l'Auxerrois zwischen 1667 und 1670 errichtet. Der Überlieferung zufolge sind sie das Werk eines Triumvirats: Charles Le Brun, Claude Perrault und Louis Le Vau, unterstützt von François d'Orbay, wobei vieles dafür spricht, daß das Verdienst der Grundidee jenem letzteren gebührt.

Das Versailles Ludwigs XIV., so wie es in seinen Hauptlinien heute noch erscheint, entwickelte sich zwangsläufig aus einer, was die Größe und Ordnung des Projekts anbelangte, bereits sehr früh festgelegten Idee. Dennoch ist es das Ergebnis *Abb. 101* von mehreren Bau- und Umbauphasen und von gelungenen Berichtigungen erster, versuchsweiser Aufteilungen. Das bescheidene Schloß aus Back- und Naturstein Ludwigs XIII. hatte seinem Sohn zunächst nur als Rahmen für seine Gartenfeste gedient; Ludwig XIV. hatte sich damit begnügt, diese Gärten zu verschönern und im Osten zwei separate kleine Nutzflügel zu errichten. Dann, als der König Geschmack an dieser Besitzung zu finden begann, versah Le Vau das alte Schloß auf der Gartenseite an drei Fronten mit einer Verkleidung (1669). Desgleichen erfolgte die Erweiterung der Gärten von André Le Nôtre und der Bau der Stadt. Da beschlossen wurde, Versailles – am 6. Mai 1682 – zum Sitz des Hofes und der Regierung zu machen, legte Jules Hardouin-Mansart 1678 den riesigen Erweiterungsplan für die Gartenseite mit den beiden Flügeln im Norden und Süden vor. Im Inneren gaben die *Abb. 102* Treppe der Gesandten, die offiziellen Gemächer des Königs und die Spiegelgalerie Charles Le Brun und seinem Stab Gelegenheit, ihr Talent als Dekorationsmaler zu zeigen. 1701 wurden die königlichen Gemächer im ersten Stock ins Zentrum der Westfassade des Marmorhofes verlegt; 1710 fand die feierliche Einweihung der Kapelle statt. Damit hatte Versailles ein Höchstmaß an Regelmäßigkeit und Symbolkraft erreicht. Die Längsachse begann im Osten des mittleren Armes (Avenue de Paris) jenes Dreistrahls, der den Grundriß der Stadt bildete; sie setzte sich durch die Mitte der Place d'armes, der Cour des ministres, der Cour royale und der Cour de marbre fort; und sie verlief noch weiter in Richtung Westen durch die Spiegelgalerie, *Abb. 97* das Parterre d'eau, das Latona-Becken, den „Tapis vert" und das Apollon-Bekken, um sich schließlich in der Unendlichkeit, im Spiegeln des Grand Canal zu verlieren. Die Gemächer Ludwigs XIV. stellten sich offensichtlich als Zentrum und Herz des Königreiches dar.

In diesem Ensemble lassen sich leicht stilistische Unterschiede ausmachen, die jedoch der Gesamtqualität keinen Abbruch tun. Le Vau war, seinem Temperament gemäß, ein Regisseur, und dieses Konzept entsprach dem Versailles der Feste vom Beginn der Selbstherrschaft Ludwigs. Die Terrasse der Westfassade der Verkleidung (wo später die Spiegelgalerie entstand), die Innenausstattung von Le Brun, die Statuen, die dieser, als er 1674 den großen Auftrag bekam, für die Gärten entwarf, *Abb. 514* das silberne Mobiliar, das in dem Wandteppich vom „Besuch Ludwigs XIV. in der Gobelins-Manufaktur" und in der Wandbespannung „Königliche Residenzen" zu sehen ist, all das weist eine Verwandtschaft mit dem Barock auf. Jules Hardouin-Mansart hingegen setzte gemessene Majestät und erhabene Harmonie, eine erlesene Motivreihung und eine Ausarbeitung durch, die den Charakter des Klassizismus besitzen; er war es, der die Terrasse verhinderte, den Fassadenrhythmus der Gartenseite fand, die Kolonnaden, die großzügige und zurückhaltende Orangerie sowie die großen und die kleinen Stallungen erbaute. Es ist bezeichnend, daß die Grotte der Thetis, die vom Innendekor her barock war, obwohl sie klassischen Gruppen von Girardon und Regnaudin („Apoll und die Nymphen") als Hintergrund dienen sollte, entfernt wurde, um Platz für die Vergrößerung des Schlosses zu schaffen. Le

Nôtre meisterte die Natur und bediente sich ihrer in seinen weitläufigen Perspektiven, und Girardon bewies in seinen Gartenskulpturen („Das Bad der Nymphen" oder „Der Winter") einen Sinn für Harmonie, der den Klassizismus als unvergängliche Qualität erkennen läßt. Abb. 99

So bitter auch die Erinnerungen an die Fronde für Ludwig XIV. gewesen sein mögen, er vernachlässigte dennoch nicht die Verschönerung seiner Hauptstadt. Der Bau der Porte Saint-Denis und der Porte Saint-Martin wurde 1671 beschlossen; die erstere stammt von François Blondel, die zweite von Pierre Bullet. Die Gattung der Place Royale wurde mit zwei bemerkenswerten Beispielen aufgegriffen: das erste, die Place des Victoires, verdankt seine Entstehung nicht dem Willen des Königs, sondern der Absicht des Herzogs de La Feuillade, sich beliebt zu machen. Selbst in seiner in bezug auf den ursprünglichen Entwurf Hardouin-Mansarts abgeänderten Form ist dieser Platz noch sehr reizvoll. Annähernd rund im Grundriß, trug er, zwischen Laternen, das Reiterstandbild Ludwigs XIV. von Martin Desjardins: die Häuser, die ihn säumen, entstanden im Jahr der Einweihung, 1686. Die Place Vendôme hingegen, auch Place Louis-le-Grand genannt, von rechteckigem Grundriß mit abgestumpften Ecken ist königlicher Provenienz, und Hardouin-Mansart hat in ihr sein ganzes Talent und seinen Sinn für Harmonie demonstriert; das 1699 errichtete Reiterstandbild des Königs von François Girardon stand in ihrem Zentrum. Das Hôtel des Invalides, das für alte oder versehrte Soldaten bestimmt war, wurde 1670 von Libéral Bruant entworfen. Der Grundriß der ganzen Anlage erinnert an den des Escorial, aber es gibt keine Quelle, die beweist, daß der Architekt tatsächlich den Kloster-Palast Philipps II. zum Vorbild genommen hätte. Die Kirche für die Soldaten erinnert im Inneren an Saint-Paul-Saint-Louis und wurde von Hardouin-Mansart 1679 vollendet. Hardouin-Mansart ist auch der Schöpfer der anderen, königlichen Kirche, des Dôme des Invalides, der später entstand und 1706 geweiht wurde; mit ihm bewies er in der Verbindung von gewölbten Raumkörpern und mit dem schwungvollen Verlauf von Fassade und Kuppel sein überlegenes Talent; er hatte sich an den Entwurf François Mansarts für die Rotunde der Bourbonen in Saint-Denis erinnert und ihn mit glücklicher Hand umgesetzt.

In der Skulptur war das Grabmal für die französischen Künstler eine Gelegenheit zu zeigen, mit welcher Geschicklichkeit sie sich der religiösen Aufgabe, die ein solches Monument stellte, zu entledigen und dabei die französische Tradition des psychologischen und realistischen Porträts weiterzuführen imstande waren. Unter diesem doppelten Aspekt müssen das Grabmal Mazarins von Coysevox (1685–93; Paris, In- Abb. 364
stitut de France) und das Richelieus von Girardon (1675–94; Paris, Kapelle der Sorbonne) betrachtet werden. Diese beiden typischen Fälle bieten eine Kombination von barocker Inszenierung und französischem Realismus. Das Porträt in seiner reinen Form wurde bei Büsten ausgeführt, so in der Büste „Le Grand Condé" von Coy- Abb. 384
sevox, die durch ungestüme Naturgetreuheit und psychologische Einfühlsamkeit beeindruckt (Louvre).

Die Selbstherrschaft Ludwigs XIV. dauerte länger als ein halbes Jahrhundert. Es ist also natürlich, daß sich unter ihr eine stilistische Weiterentwicklung vollzog. Auf die Erregung, dann die Erhabenheit, die die Jahre von 1661 bis 1690 charakterisierten, folgte ein anderer Stil, der in seiner Vielschichtigkeit die Leichtigkeit und Ausgelassenheit des eigentlichen 18. Jahrhunderts vorbereitete. Seine Grundzüge sollen im folgenden aufgezeigt werden.

Lange vor der Erweiterung des Schlosses von Versailles waren andere königliche Residenzen entstanden, in denen sich ein neuer Geist zeigte. In Marly, Baubeginn

1679, verteilte Hardouin-Mansart den Pavillon des Königs, dessen Grundriß den der Villa Rotonda von Palladio aufgriff, und die des Adels einzeln in einer Anlage von Bosketten, Wasserbecken und Kaskaden; der malerische Dekor an den Fronten, den Charles Le Brun geschaffen hatte, trägt barocke Züge. Mit dem Marmor-Trianon, das das Porzellan-Trianon Le Vaus ersetzte, entwarf Hardouin-Mansart in Zusammenarbeit mit Robert de Cotte eine Residenz, bestehend aus einem Erdgeschoß mit Marmorsäulenhalle zwischen dem Hof und blühenden Rabatten (1687–88). Für seine geliebte Enkelin, die Herzogin von Bourgogne, veranlaßte Ludwig XIV. den Umbau der Menagerie von Versailles, die von Le Vau stammte. Da der Entwurf Hardouin-Mansarts mit seinen auf die antiken Götter bezogenen Themen zu ernst erschien, befahl der König eine Änderung und konkretisierte sie: „Es müssen überall Kinder sein.“ (1699) Und auch im Salon de l'Oeil-de-boeuf, der 1701 im Süden seiner neuen Gemächer in Versailles entstand, sowie in seiner unmittelbaren Nachbarschaft tanzen spielende Kinder auf dem Fries. Übrigens war dies die Zeit, in der man das Gesims absenkte, die Fensterpfosten mit Spiegeln verkleidete und das Motiv der Arabeske bevorzugte. Dieser Wandel der Innendekoration wurde von den großen Meistern, Hardouin-Mansart und seinem Schwager Robert de Cotte, vollzogen, aber dank der schöpferischen Phantasie derer, die in ihrem Schatten arbeiteten, nämlich Lassurance und Pierre Lepautre, und auch dank des Kunsttischlers André-Charles Boulle und des Musterzeichners vom Cabinet du Roi, Jean Bérain d. Ä., verwirklicht.

In der Skulptur könnten die majestätischen letzten Partien der Dekoration des *Abb. 360* „Gelübdes Ludwigs XIII.“, die nachträglich für den Chor von Notre-Dame in Paris ausgeführt wurden, glauben machen, es wären vorwiegend Pracht, Erhabenheit und Wirklichkeitstreue kultiviert worden, wie in der Pietà von Nicolas Coustou (1712–28), dem Ludwig XIII. von Guillaume Coustou d. Ä. (1715) und dem Ludwig XIV. von Coysevox (1715). Aber Coysevox schuf auch die poetischen, vibrierenden Gruppen „Merkur“ und „Das Ansehen“ für die Tränke von Marly (1702; lange am Eingang der Tuilerien auf der Seite der Place de la Concorde, 1985 durch *Abb. 98* Kopien ersetzt und in den Louvre verbracht) und die „Duchesse de Bourgogne als Diana“, die eine Erinnerung an die Diana von Versailles (antike Skulptur, Louvre), das Fürstenporträt und die das Rocaille ankündigende Bewegung in sich vereint (1710; Louvre).

Charles Le Brun war nicht nur der Meister einer offiziellen und dekorativen Malerei, er schuf auch religiöse Gemälde voller Intimität und zarter Regungen, wie die *Abb. 405* „Anbetung der Hirten“, die er für seine Frau gemalt hatte, die aber der Kriegsminister Marquis de Louvois sich weigerte zurückzugeben (Louvre). Nach dem Tode Colberts konnte er durch die Protektion Ludwigs XIV. seine Ämter behalten, die nun jedoch keinerlei Macht mehr beinhalteten, denn Louvois verfolgte ihn durch eine persönliche Abneigung gegen den Protegé seines Vorgängers mit seiner Antipathie. Sogleich nach seinem Tode (1690) ernannte der Minister Pierre Mignard, gen. Mignard le Romain (1612–95), der die Kuppel von Val-de-Grâce (Vertrag 1663) und die Kleine Galerie in Versailles (1684) dekoriert hatte, zum Ersten Maler. Dieser Wechsel in der Person zeitigte keinerlei stilistische Veränderung. 1701 malte *Abb. 974* Hyacinthe Rigaud „Ludwig XIV.“ im lilienverzierten Prunkornat, ein Bild, das den ganzen Pomp der bourbonischen Monarchie ausdrückt (Louvre), und 1709 den „Kardinal von Bouillon, die Heilige Tür in Rom öffnend“, eine Darstellung anläßlich des Heiligen Jahres von 1700, von der Komposition her nicht nur prunkvoll, sondern auch bewegt (1709; Perpignan, Musée Rigaud). Diesen Porträts kann man den gleichzeitig anmutigen und würdigen Stil der „Schönen Straßburgerin“ von Nicolas de Largillière (1703; Straßburger Museum) gegenüberstellen. In der Tat häuften sich bereits seit Jahren Anzeichen dafür, daß eine neue Malerei entstand, die die häufig ein wenig schwerfällige und manchmal düstere Gelehrtheit Charles Le Bruns durch einen leichteren und helleren Stil ersetzte. Für die Dekoration des Marmor-Trianons war ein umfangreicher Auftrag vergeben worden, der diesem neuen Konzept die Priorität zuwies (1688–1714). Der lange Streit, in dem sich André Félibien und die Anhänger des Supremats von Linie und Zeichnung (nach Nicolas Poussin „Poussinisten“ genannt) und Roger de Piles und die Anhänger der Vorherrschaft der Farbe („Rubenisten“) gegenüberstanden, endete mit dem Sieg der letzteren. In der königlichen Invaliden-Kirche, dem Invalidendom, malte Charles de la Fosse (1636–1716) in die Pendentifs die Evangelisten und in die Kuppel „Der hl. Ludwig weiht Christus seine Waffen und Wappen“ (1705); in der Kapelle von Versailles stellte er über dem Altar die „Auferstehung Christi“ dar. In der gleichen Kapelle breitete Antoine Coypel (1661–1722) in den Wölbungen des Schiffes die Pracht des „Ewigen Vaters in seiner Herrlichkeit“ aus; im Palais royal in Paris malte er für den Herzog von Orléans das Gewölbe (1702–1705) und die Seitenwände (1714–18) der Aeneas-Galerie aus. Und schließlich darf man nicht vergessen, daß der größte Teil des Lebens von Antoine Watteau in die Zeit der Herrschaft Ludwigs XIV. fiel. *Abb. 110*

Der französische Hof verließ Versailles nach dem Tode Ludwigs XIV., der am 1. September 1715 überraschend eintrat, und ging nach Vincennes, schließlich zog er in die Tuilerien ein; 1722 kehrte er in die Stadt des Sonnenkönigs zurück. Die Hauptstadt hatte bei seinem Tode die führende Rolle in der Entwicklung des Stils zurückerobert und sollte sie auch nicht mehr verlieren. Seither begnügten sich die Künstler der königlichen Residenzen damit, die Pariser Neuheiten mit souveräner Eleganz zu übernehmen. Das „Régence“, wie diese kurze Stilepoche genannt wird, dauerte, gebunden an ein historisches Zwischenspiel, nur von 1715 bis 1723, während der Regentschaft Herzog Philipps von Orléans, der anstelle Ludwigs XV. (1710–74) in Frankreich herrschte. In Wirklichkeit setzte sich die künstlerische Revolution, die bekanntlich vor dem Tode Ludwigs XIV. begonnen hatte, auch nach 1723 fort und ging unmittelbar in das Rocaille über. Im Régence verbanden sich Größe und Anmut an den Fassaden mit Eleganz und Bequemlichkeit im Inneren der Gebäude. Muschel und Arabeske, Kartusche und Trophäe traten ihren Siegeszug an. Robert de Cotte (1656–1735) begann 1727 mit der Arbeit an den Plänen für das Château de Rohan in Straßburg. Mit seinem Bronzeplastiker François-Antoine Vassé (1681–1736) dekorierte er die goldene Galerie des Hôtel de Toulouse in Paris unweit des Palais royal, in dem Oppenord (1672–1742), der Architekt des Regenten, arbeitete. Germain Boffrand (1667–1754), einer der dem Barock und sogar dem deutschen Rokoko am nächsten stehenden Franzosen, war für den Herzog von Lothringen tätig. Im zweiten Entwurf für das Schloß Malgrange bei Nancy verwendete er den X-förmigen Grundriß. Er arbeitete auch am Schloß von Lunéville, besonders an der Kapelle (1720–23). Jean Aubert schmückte im Schloß von Chantilly die Gemächer von Monsieur, dem Prinzen von Condé, aus und errichtete die monumentalen und zugleich an feinen Nuancierungen reichen Großen Stallungen. Robert Le Lorrain (1666–1743) bildete in seinen letzten Lebensjahren (1736–37) für die Stallungen des Hôtel de Rohan in Paris die Basreliefs der „Sonnenpferde“, die in ihrer Virtuosität, Poesie und sprühenden Kraft hinreißend sind. Antoine Watteau (1684–1721) scheint, obgleich er vorwiegend zur Zeit Ludwigs XIV. lebte, vollkommen aus sich heraus Leben und Kunst des Régence zu beschwören. Die Wirklichkeit ist nicht ganz so einfach. Als Meister der Arabeske, der er wie sein Lehrer Claude Audran war, gelang ihm deren Transformation vom expliziten Ornament zum immanenten rhythmischen Kompositionsbestandteil nur um den Preis einer langsamen

Ausarbeitung. Unter einer Oberfläche des amourösen Genres und der reinen Landschaften vollzog sich bei ihm eine Entwicklung vom flämischen Realismus zu französischer Eleganz, Emotionalität und Stilisierung. Sich in der Sprache von Musik und Tanz auskennend und weniger konkrete Situationen als eine Summe von Andeutungen darstellend, durch Hinweise alles andere als vergeistigte Liebe suggerierend, fand er auch zum Traum und gelangte zu einer vollendeten Vereinigung von
*Abb. 118, 412* Poesie und Liebe („Einschiffung nach Kythera", 1. Fassung 1717; Paris, Louvre; und 2. Fassung 1718; Berlin, Schloß Charlottenburg) und Poesie und Alltag („Das
*Abb. 415* Ladenschild des Kunsthändlers Gersaint", 1720; Berlin, Schloß Charlottenburg).

Reagieren die Franzosen, bis auf einen kleinen Kreis von Historikern und Kennern, schon auf das Wort „Barock" im Zusammenhang mit ihrem Land mit gemischten Gefühlen, so sind sie gegenüber dem Wort „Rokoko" und der Kunst, die damit bezeichnet wird, noch erheblich ablehnender eingestellt. Man mag diese Reaktion als die eines gesunden und ausgeglichenen Geistes interpretieren, der sich beim Rokoko über die (angenommenen) formalen Exzesse und den (unterstellten) Angriff auf den gesunden Menschenverstand und das Maß empört. Dennoch tragen Rokoko und Rocaille (die Verwendung dieses zweiten Begriffes, der in Frankreich als Bezeichnung für die mittlere Periode des 18. Jahrhunderts üblich ist, ruft keinen Protest hervor) dieselben Grundzüge. Sie bezeichnen einen für das Frankreich des 18. Jahrhunderts „pittoresk" genannten Stil, der sich mehr im Dekor als in der Architektur ausprägte und der nicht nur dynamisch, sondern auch heiter und farbenfroh war, der mit Vorliebe die Kurve, die Asymmetrie, gezackte Linien und das Ornament in verschwenderischer Fülle einsetzte. Seine dekorative Sprache, die weitgehend von den Grotten des 16. und 17. Jahrhunderts abgeleitet ist (daher der Name Rocaille, d.h. Grottenwerk), umfaßt auch Themen wie Jagd, Fischfang, Garten, Liebe und Exotik. Sie gruppiert sie in Trophäen, Kartuschen u. ä. und mischt unter sie Arabesken und Muschelwerk. Fiske Kimball nahm an, daß diese Motive französischer Herkunft seien, weil sie bereits am Hofe Ludwigs XIV. verarbeitet worden waren. Zweifellos hat er die Autonomie dieser Herkunft übertrieben; heute neigt man dazu, besonders den ständigen Austausch zwischen Frankreich und Italien hervorzuheben. Was die Unterscheidung zwischen Rokoko und Rocaille angeht, so muß man einräumen, daß sie nicht die Sache selbst, sondern nur die Modalitäten betrifft. Verglichen mit dem deutschen Rokoko erreicht zwar der französische Rocaille-Stil manchmal den gleichen Reichtum an Phantasie, und die Verwendung des Begriffes Rokoko ist, selbst in Frankreich, legitim; aber generell ist er weniger stark ausgeprägt, das Maß wird, zweifellos infolge der grundsätzlich zum Klassizismus neigenden Mentalität der Franzosen, selten verloren. Und darum zieht man in Frankreich den Begriff „Rocaille" vor.

Die Betrachtung der verschiedenen Kunstgattungen zeigt, wie auch schon beim Barock, die Komplexität von Künstlern und Kunstwerken, die teils dem Klassizismus, teils dem Rocaille zuzuordnen sind.

In der Plastik treibt eine reich vertretene Richtung die Dynamik, ja ein kompliziertes Hin und Her der Komposition und die Neigung zum Dekorativen und zur Inszenierung, auf die Spitze; die erreichte technische Virtuosität erlaubt einen maximalen Einsatz von fließenden oder bewegten Formen. Unter den Arbeiten für die Aufnahme in die Akademie, die im Louvre aufbewahrt sind, finden sich viele typische Beispiele, wie „Der zerschmetterte Titan" (1712) von François Dumont
*Abb. 353* (1688–1726), der „Tod des Hippolyt" (1715) von Jean-Baptiste Lemoyne d.Ä. (1679–1731), den man betrachten muß, während man in Gedanken den Théramène-

Monolog aus Racines „Phädra“ rezitiert, sowie „Neptun, das Meer glättend“ (1737) von Lambert-Sigisbert Adam (1700–1759) und der „Sturz des Ikarus“ (1743) von Paul-Ambroise Slodtz (1702–58). Das extreme Rocaille hielt sich sehr lange, wenn man nach anderen Arbeiten für die Aufnahme in die Akademie urteilt, die ebenfalls dem Louvre gehören: „Milon von Kroton wird von einem Löwen gefressen“ (1754) *Abb. 356* von Étienne-Maurice Falconet (1716–91) und „Prometheus“ (1762) von Nicolas-Sébastien Adam (1705–78), dem Bruder von Lambert-Sigisbert. Eines der beeindrukkendsten Skulpturen-Ensembles dieses Rocaille-Stils, das 1741 enthüllt wurde, sind die Figuren des Neptunsbrunnens in Versailles: „Neptun und Amphitrite“, die mittlere Gruppe, von Lambert-Sigisbert Adam; der „Okeanos“ von Jean-Baptiste Lemoyne d. J. (1704–78), dem Sohn von Jean-Louis (1665–1755) und Neffen von Jean-Baptiste d. Ä., und „Proteus“ von Edme Bouchardon (1698–1762), die beiden Seitengruppen. Dieselbe Tendenz findet sich auch in der Skulptur der Kirchen, natürlich im Dekor. Als Beispiele seien die beiden ein Weihwasserbecken formenden *Abb. 386* Muschelschalen in Saint-Sulpice von Jean-Baptiste Pigalle (1714–85) genannt und als vollplastische Gruppe „Die Taufe Christi“ (Paris, Saint-Roch), die von Jean-Baptiste Lemoyne d. Ä. begonnen wurde, aber vor allem das Werk Jean-Baptiste d. J. ist. In den Porträts erreicht der Rocaille-Stil ganz außerordentlichen Reiz, besonders dann, wenn er sich der Erscheinungsformen der Mythologie bedient: dies ist der Fall bei zwei Skulpturen aus dem Louvre: „Ludwig XV. als Jupiter“ von Nicolas Coustou *Abb. 365* (1726–33) und „Maria Leszczyńska als Juno“ von seinem Bruder Guillaume (1726–31). Bei den großen Grabmälern gleitet der Stil, ein moralisches Thema behandelnd, ins Majestätische. In Saint-Thomas in Straßburg zeigt Jean-Baptiste Pigalle den Marschall Moritz von Sachsen, wie er zwischen den Fahnen in das Grab *Abb. 361* und die Unsterblichkeit hinabsteigt (1753–70). In der Kathedrale von Vienne stellt Michel-Ange Slodtz den Erzbischof Armand de Montmorin an der Schwelle zur Ewigkeit und seinen zweiten Nachfolger, den Kardinal de la Tour d'Auvergne empfangend, dar (1740–47). In Saint-Sulpice in Paris ist die Komposition komplizierter: sie vereinigt den knienden Curé Languet de Gergy, den Grundriß der Kirche, deren *Abb. 363* Bau er vorantrieb, den Tod, den Engel der Unsterblichkeit und die Draperien (1750–57). Sie verkündet den Sieg des Glaubens über den Tod. Dieses Grabmal zog den Spott Bouchardons auf sich, der seine Schüler aufforderte: „Gehen Sie hin, Sie werden etwas zu lachen haben!“ Dennoch bleiben die überzeugenden Gesichter hier und in vielen anderen Grabmälern der psychologischen und realistischen Tradition der französischen Kunst treu, und diese Tradition wird, mitten im Rocaille, um wunderbare Büsten bereichert: vom König, dem Hochadel, Philosophen, Staatsmännern, Künstlern... Von denen, die Jean-Jacques Caffiéri (1725–92) schuf, ist die des Kanonikers und Astronomen Pingré zu Recht berühmt; trotz der späten Entstehungszeit am Ende des Jahrhunderts und am Vorabend der Revolution scheint sie noch von einem Hauch „Louis XV.“ durchweht zu sein.

Oft äußert sich das Rocaille sehr gemäßigt. Diesen Charakter zeigt es in den Herrscherdarstellungen auf den Plätzen des Königreiches: im Reiterstandbild Ludwigs XV. in Bordeaux von Jean-Baptiste Lemoyne d. J. (1731–43) und in der Gruppe, die in der Nische des Rathauses von Rennes aufgestellt wurde („Der König, die Bretagne und Hygieia, die Göttin der Gesundheit“; 1749–59), vom gleichen Künstler. Diese Werke wurden während der Revolution zerstört, sind aber dennoch bekannt, das erstgenannte durch die Verkleinerung, die sich im Musée des Arts Decoratifs in Bordeaux befindet, das andere durch die Statuetten von „Ludwig XV.“ und „Hygieia“ im Louvre.

Manchmal äußert sich das Rocaille mit raffinierter Zurückhaltung in der Verbindung von Eleganz mit geschmeidigen Linienführungen, wie sie am „hl. Bruno, die Mitra ablehnend“ von Michel-Ange Slodtz (1744; Rom, Sankt Peter) zu sehen ist

*Abb. 378* oder auch am „Merkur schnallt sich die Flügelschuhe an“ von Pigalle (die Marmorausführung, die er für die Aufnahme in die Akademie anfertigte, stammt von 1744;
*Abb. 368* Louvre) und am „Amor bildet sich einen Bogen aus der Keule des Herkules“ von Bouchardon (1747–50; Louvre). Jener letztere ist im übrigen, mitten im Rocaille, ein Vertreter der klassischen Tendenz. Zwar vermochte er den „Proteus“ vom Neptunsbrunnen in Versailles zu schaffen, aber er war doch zweifellos mehr er selbst in der
*Abb. 385* „Fontaine des Saisons“, Rue de Grenelle (1739–45), deren Basreliefs in ihrer Poesie an die gelungene „Fontaine des Innocents“ von Jean Goujon anschließen, oder in dem Reiterstandbild Ludwigs XV. (1748–62) für die Place Louis XV. in Paris, das Pigalle vollendete (zerstört; Verkleinerung von Louis-Claude Vassé im Louvre).

In einigen herausragenden Fällen läßt die barocke Dynamik das Spezifische eines Stiles hinter sich, erreicht epische Dimensionen und schwingt sich zu universaler Bedeutung auf. Dies ist der Fall in den beiden Gruppen von Guillaume Coustou, den
*Abb. 957* „Pferden von Marly“ (1739–45), die sich aufbäumen wie Naturkräfte und doch von ihren in ihrer heroischen Nacktheit prachtvollen Reitknechten gebändigt werden. Ursprünglich an der Tränke des gleichnamigen Schlosses aufgestellt (1745–94), wurden sie später nach Paris an den Eingang der Champs-Elysées gebracht, wo sie gegenüber vom „Merkur“ und von „La Renommé“ Coysevox’ standen; da sie durch die Luftverschmutzung zerstört zu werden drohten, wurden sie in den Louvre verlagert; durch Kopien sind sie weiterhin auf ihren Sockeln präsent. Gleichermaßen episch ist, in Leningrad, ein Werk Falconets: das Reiterstandbild „Peter der Große“ auf einem sich am Rande eines riesigen Felsens bäumenden Pferd (1766–88), mit dem Katharina die Große den Gründer Sankt Petersburgs und des modernen Rußlands ehrte.

Wie in der Plastik, so gab es auch in der Malerei verschiedene Strömungen, und die gleichen Meister konnten mehreren davon angehören. Die galanten Sujets dürfen nicht vergessen lassen, daß auch weiterhin ein zutiefst ernstes Kunstschaffen existierte, dem der Boden durch die Hierarchie der Gattungen, Familienbildungen und die Langlebigkeit bestimmter Künstler bereitet war. Jean Jouvenet (1644–1717), der aus Rouen stammte, nach Paris ging und auch am königlichen Hof zu Ansehen gelangte, hatte die „Grande manière“ bis zum Beginn des Régence in sakralen Themen weitergeführt; seine „Mariae Heimsuchung“, gewöhnlich „Das Magnifikat“ genannt, orchestriert das Frohlocken Mariens mit der Pracht eines malerischen Oratoriums (1716; Paris, Notre-Dame). Sein Neffe und Schüler Jean Restout (1692–1768), seit etwa 1707 in der Hauptstadt, Lehrer und Rektor der Akademie, setzte die „Grande manière“ auch auf dem Höhepunkt des Rocaille-Stiles fort, wobei er Feuer der Inspiration mit Redlichkeit der Ausführung verband („Das Martyrium des hl. Andreas“, 1749; Museum von Grenoble). Zwei Meister waren es, die in die Malerei Tier- und Naturdarstellungen einführten, und zwar nicht nur als Objekte minuziöser Beobachtung, sondern mit echter Sensibilität. François Desportes (1661–1743) hat während zweier Jahrhunderte und zweier Regierungen die Hunde und die Schmuckschränke des Hofes dargestellt; von seiner Begabung als Landschaftsmaler legt sein „Atelier“ Zeugnis ab, das in der Manufaktur von Sèvres erhalten ist. Jean-Baptiste Oudry (1686–1755) zeigt sein „Tabouret de Laque“ (Paris, Privatbesitz) als ein zugleich kostbares und geheimnisvolles Objekt; in „Die weiße Ente“ (1753; London, Privatbesitz) machte er das Leben, das das arme Tier verlassen hat, und das Mysterium des Todes, dem es anheimgefallen ist, sichtbar. Eine Zusammenfassung all seiner Talente gibt er in den Kartons für die Gobelins zu den „Jagden Ludwigs XV.“, deren Kompositionen den König, die Kurtisanen, die Die-

ner seines Gefolges, die Hunde, die Hirsche und die Landschaft mit einer Echtheit versammeln, die wie die Abbildung reiner Natur wirkt. Diese ausgeprägte Authentizität ist auch die Qualität, die das Verdienst Jean Siméon Chardins (1699–1779) ausmacht. Zweifellos offenbart sich in „Der Rochen“ (1727–28, Louvre) eine versteckte *Abb. 419*
Gewalttätigkeit, die an den „Enthäuteten Ochsen“ Rembrandts (Louvre) erinnert. Aber für gewöhnlich läßt die geduldige Kleinarbeit des Künstlers eine Welt entstehen, die mit ihrer Galerie familiärer und stiller Szenen, mit ihren Serien sorgfältig durchgearbeiteter und dargestellter Gegenstände in stiller Heiterkeit in sich zu ruhen scheint („Tischgebet“, 1740; Louvre). Diese Welt ist weit von allem Heiteren *Abb. 112*
und aller Sprunghaftigkeit des Rokoko entfernt.

Hingegen herrschte im Porträt, das er mythologisch oder pastoral inszenierte, der Rocaille-Stil vor. Bedeutende Bildnismaler dieser Richtung waren Nicolas de Largillière und Hyacinthe Rigaud, der erste mit seinem Porträt von „Mme de Gueidan als Flora“ (1730) und der zweite mit dem Porträt ihres Gatten „Der Präsident de Gueidan als Hirte, auf der Flöte spielend“ (1735; beide Bilder im Musée Granet, Aix-en-Provence). In dieser Gattung voller Poesie und Eleganz, die jedoch vom psychologischen Standpunkt aus betrachtet eher enttäuschend ist, schuf Jean-Marc Nattier d.J. (1685–1766) Meisterwerke mit den Porträts von Mesdames, den Töchtern Ludwigs XV.; das Bildnis von „Madame Henriette als Vestalin“ (Detroit, Insti- *Abb. 107*
tute of Arts) ist eine überraschend harmonische Komposition von Grau- und Violettönen. Unter den Pastellmalern erreichte Maurice-Quentin de La Tour (1704–88) Eleganz und menschliche Eindringlichkeit („Maria Leszczyńska“, *Abb. 111*
Louvre), und Jean-Baptiste Perronneau (1715–82 oder 1783) zeigt sich als Meister der Farbe (Mme de Sorquainville, 1749; Louvre).

Es waren die Dekorationsmaler, die jene Art von Malerei schufen, welche der Vorstellung, die man sich traditionell vom Stil Louis XV. macht, am meisten entspricht: eine leichte, dynamische, heitere und farbenfrohe Kunst, in der das galante Fest und die pikante Anekdote einen wesentlichen Platz einnehmen. Jean-Baptiste Pater (1695–1736) schien zwar den Stil Watteaus, zu dessen wichtigsten Nachfolgern er gehört, fortzuführen, unterschied sich aber in Wirklichkeit doch von ihm, denn er besaß, geprägt vom flämischen Erbe, weder die Poesie noch die Leichtigkeit seines Vorgängers. Nicolas Lancret (1690–1743) hingegen führte einen feinen, nervösen Pinsel; seine Kompositionen sind gekonnt und mit leichter Hand gestaltet. Einige Mitglieder der großen Dekorationsmalerfamilien verdienen eine besondere Erwähnung. Charles-Antoine Coypel (1694–1752), der Sohn Antoines, betonte in seinen dem Theater entlehnten Szenen gern den psychologischen Ausdruck („Kleopatra, das Gift schluckend“, 1749; Louvre). Jean-François de Troy (1679–1752). Sohn des Porträtisten François (1645–1730), war Direktor der Académie de France in Rom gewesen und Maler der aristokratischen und galanten Gesellschaft; er belieferte die Gobelinmanufaktur mit Kartons („Geschichte der Esther“, 1738–42). Die Van Loo (Vanloo) machten sich nicht nur in Frankreich, sondern international einen Namen. Jean-Baptiste (1684–1745) reiste zwischen Italien, England, Paris und der Provence hin und her. Sein Bruder Carle (1705–65) wurde 1762 Erster Maler Lud- *Abb. 416*
wigs XV. Von den Söhnen Jean-Baptistes machte Louis-Michel (1707–71) in Madrid und Paris Karriere und erlangte das Wohlwollen Denise Diderots, und Charles-Amédée (1719–95) stand im Dienste des Königs von Preußen.

Der betörendste unter den Dekorationsmalern ist zweifellos François Boucher (1703–70). Erst 1765 wurde er zum Ersten Maler des Königs ernannt, dennoch beherrschte er die französische Malerei der Jahrhundertmitte. Sein Talent war außerordentlich groß und seine Aktivitäten zahlreich: er war Buchillustrator, Zeichner, Porträtmaler, belieferte die Gobelinmanufakturen, auch die in Beauvais, und schuf sakrale und profane Gemälde. Bei einer solchen Vielseitigkeit war natürlich eine ge-

107 MADAME HENRIETTE ALS VESTALIN.
*Von Jean-Marc Nattier.*
*Öl auf Leinwand.*
*Größe 183 × 133 cm.*
*1749.*
*Detroit, Kunstinstitut.*

108 DER GESANG.
*Von Jean-Honoré Fragonard.*
*Öl auf Leinwand.*
*Größe 81 × 65 cm.*
*1769.*
*Paris, Louvre.*

109 MADAME DE SORQUAINVILLE.
*Von Jean-Baptiste Perronneau.*
*Öl auf Leinwand.*
*Größe 101 × 81 cm.*
*1749.*
*Paris, Louvre.*

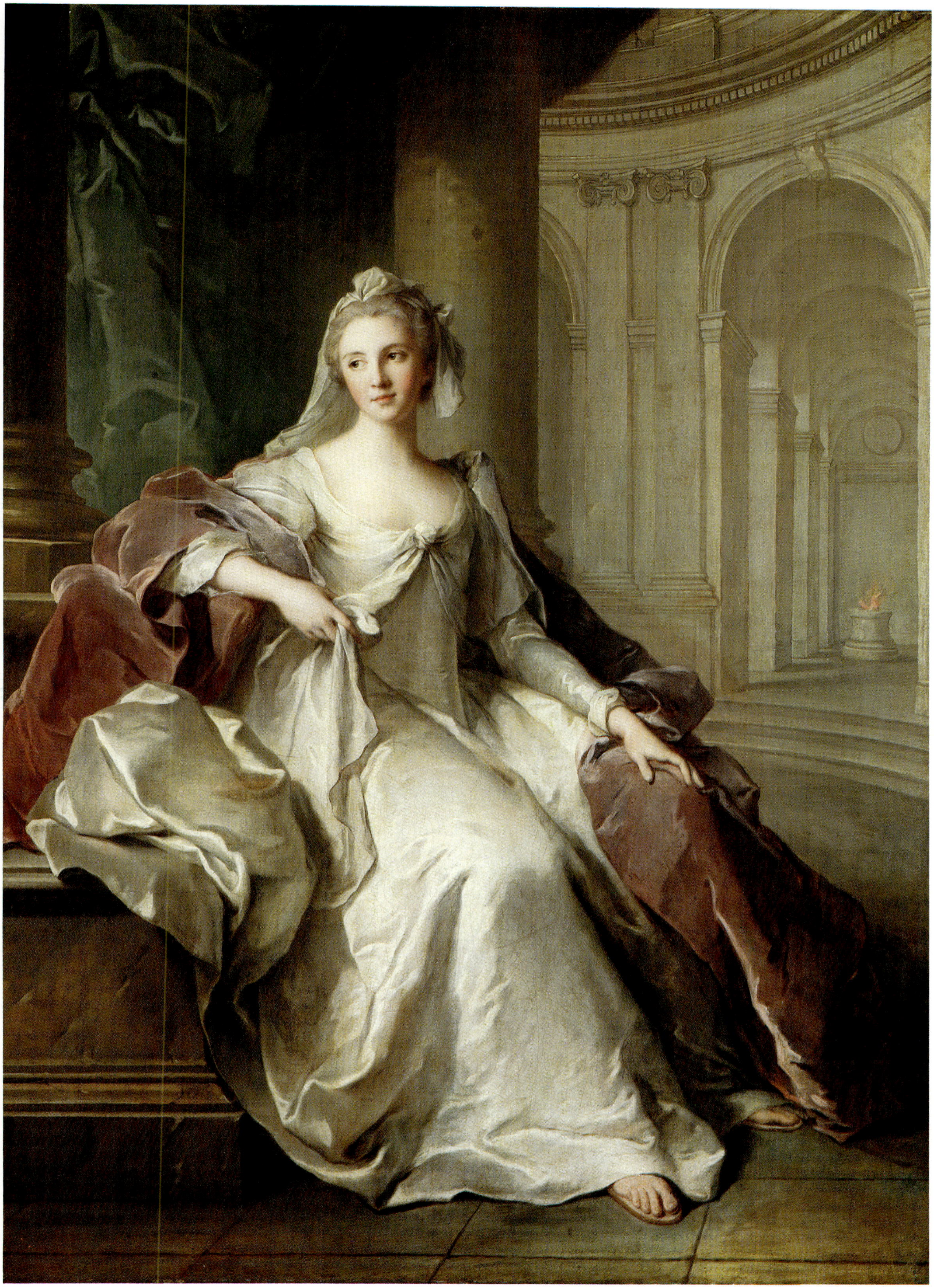

107

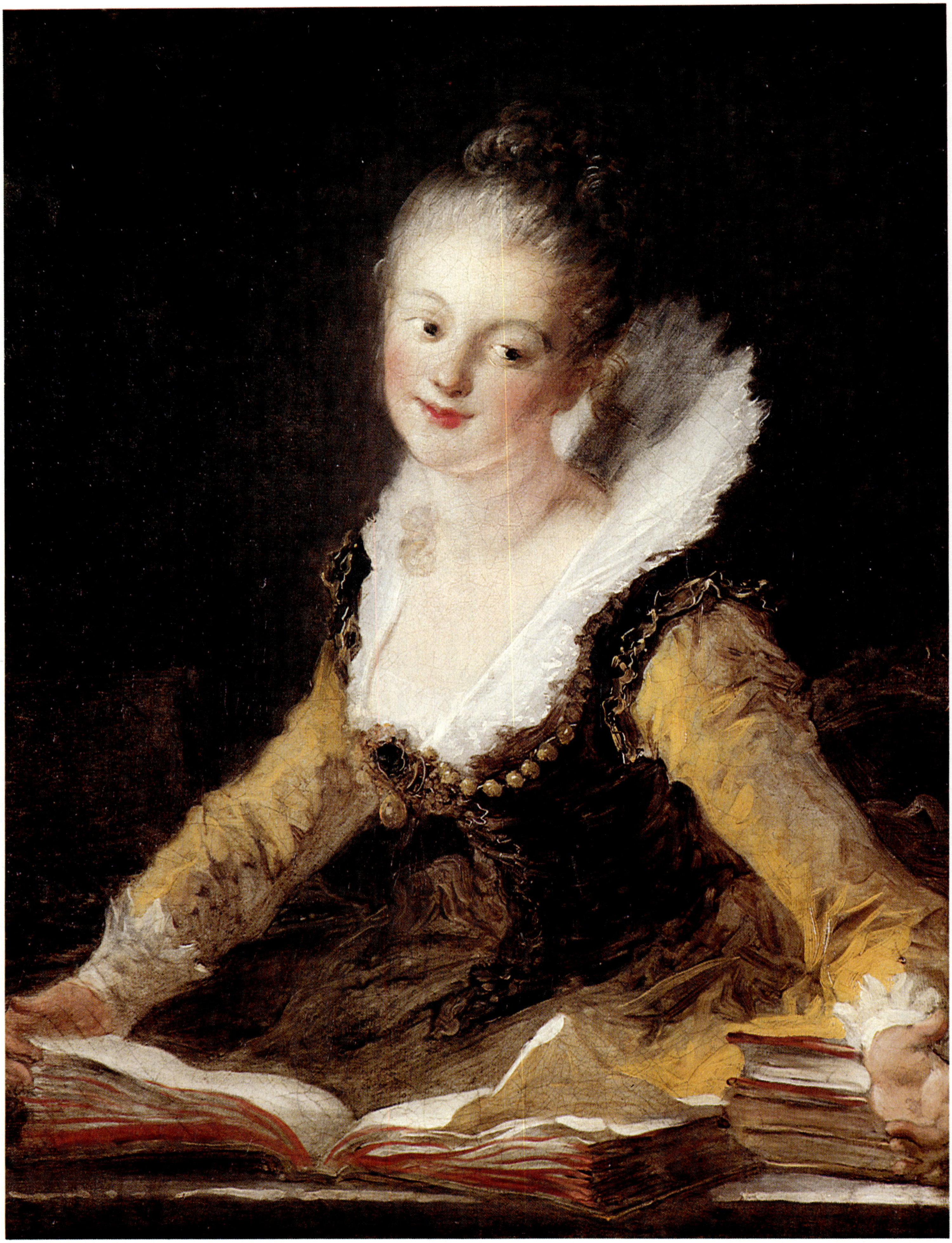

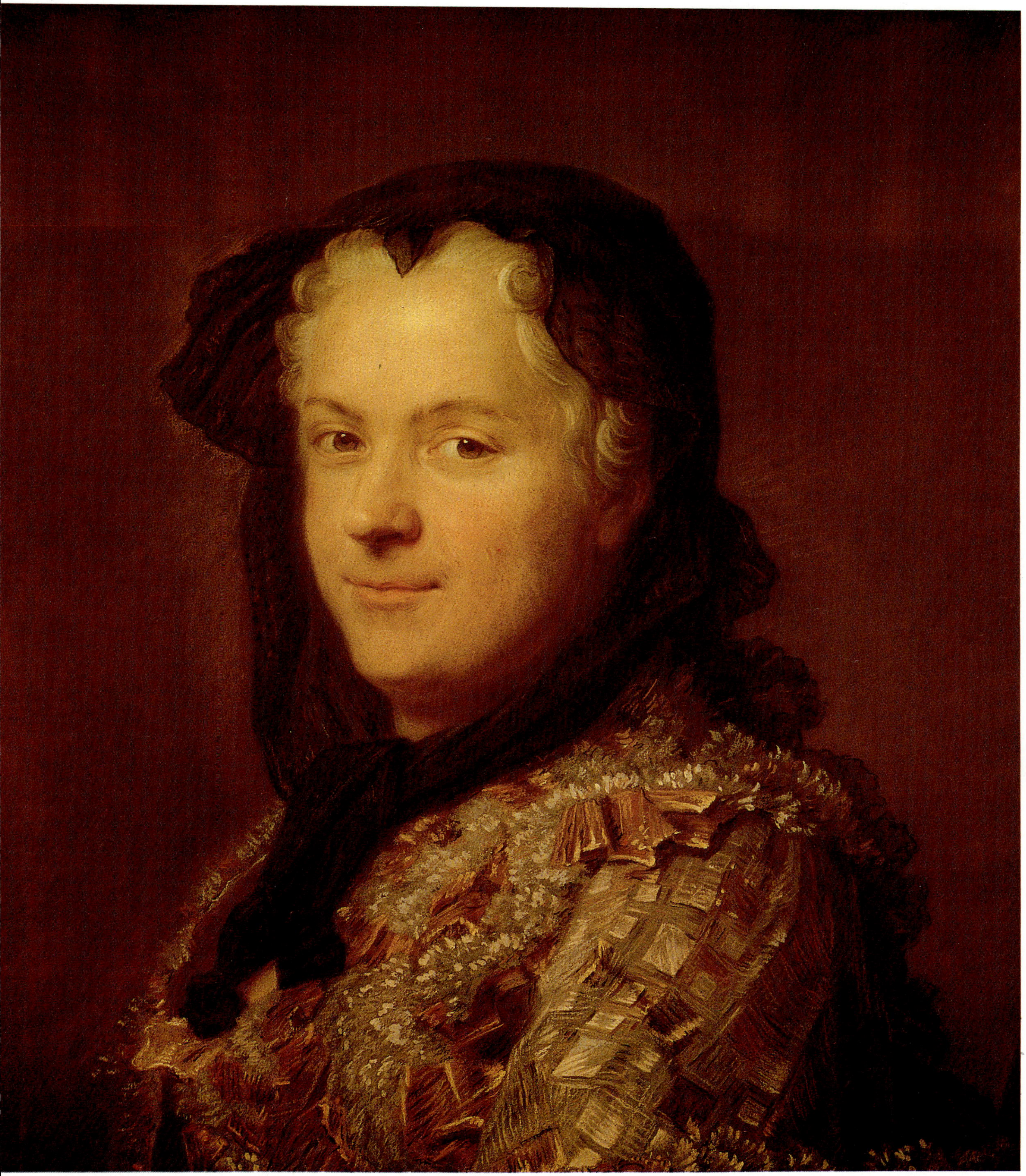

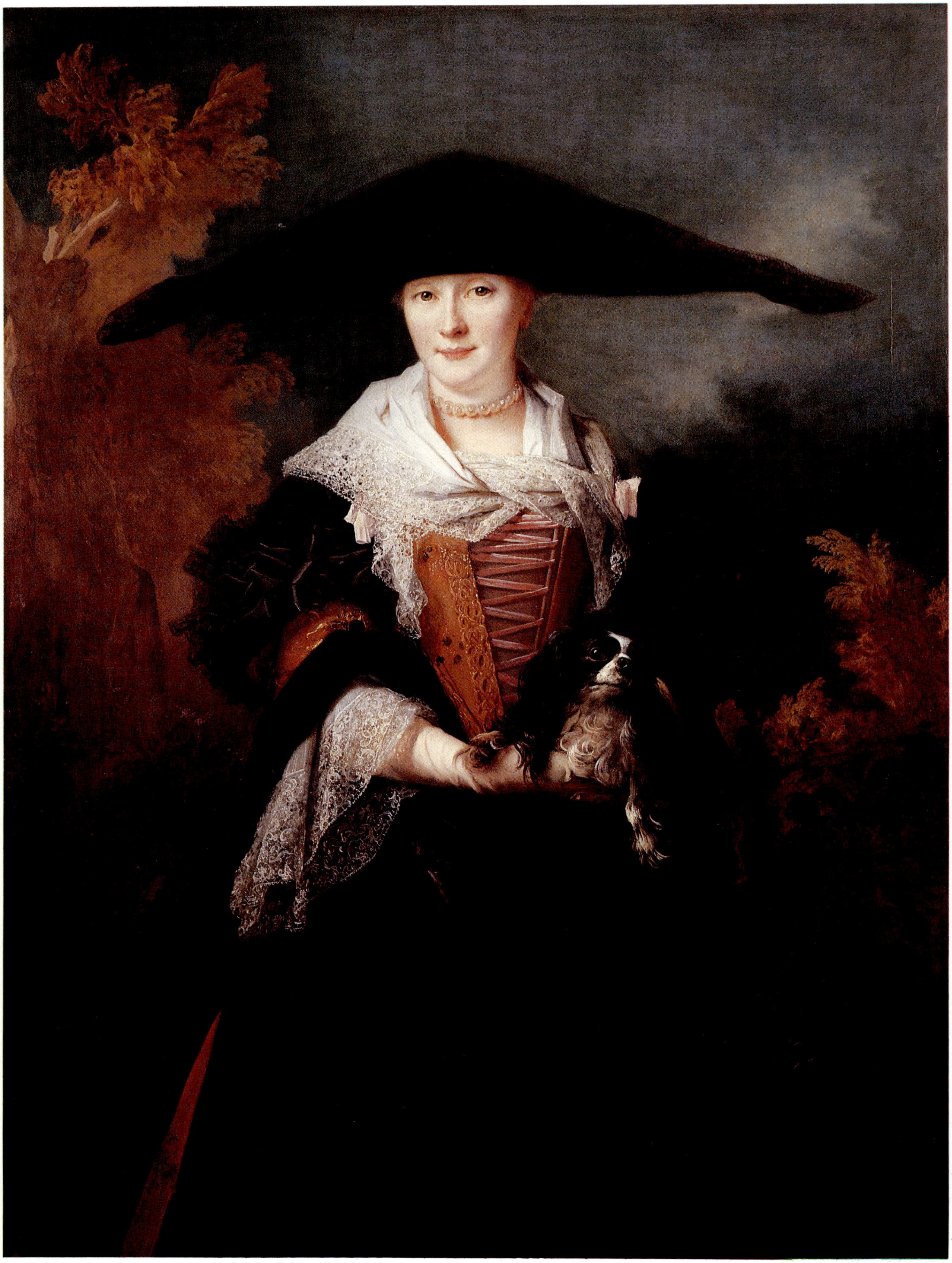

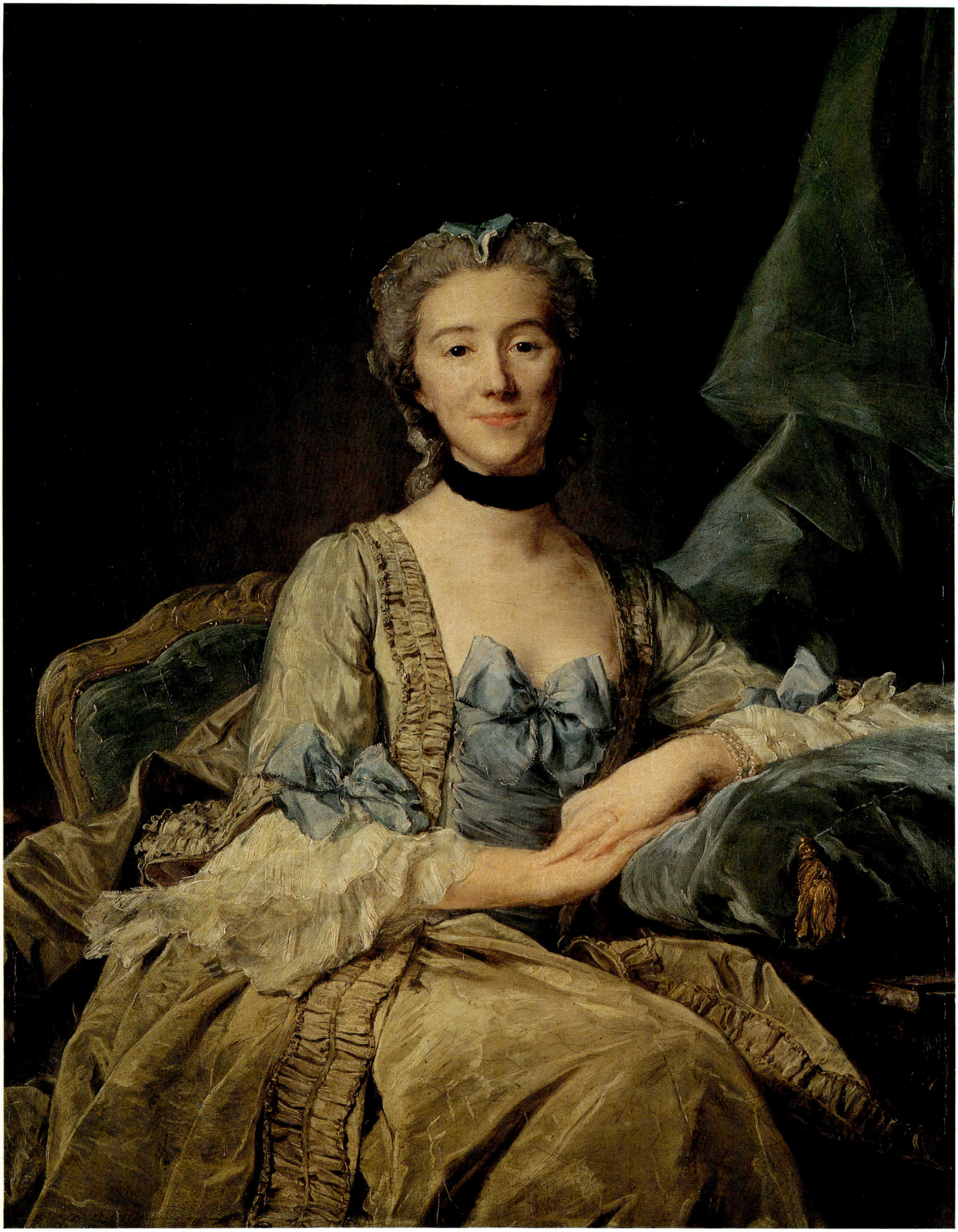

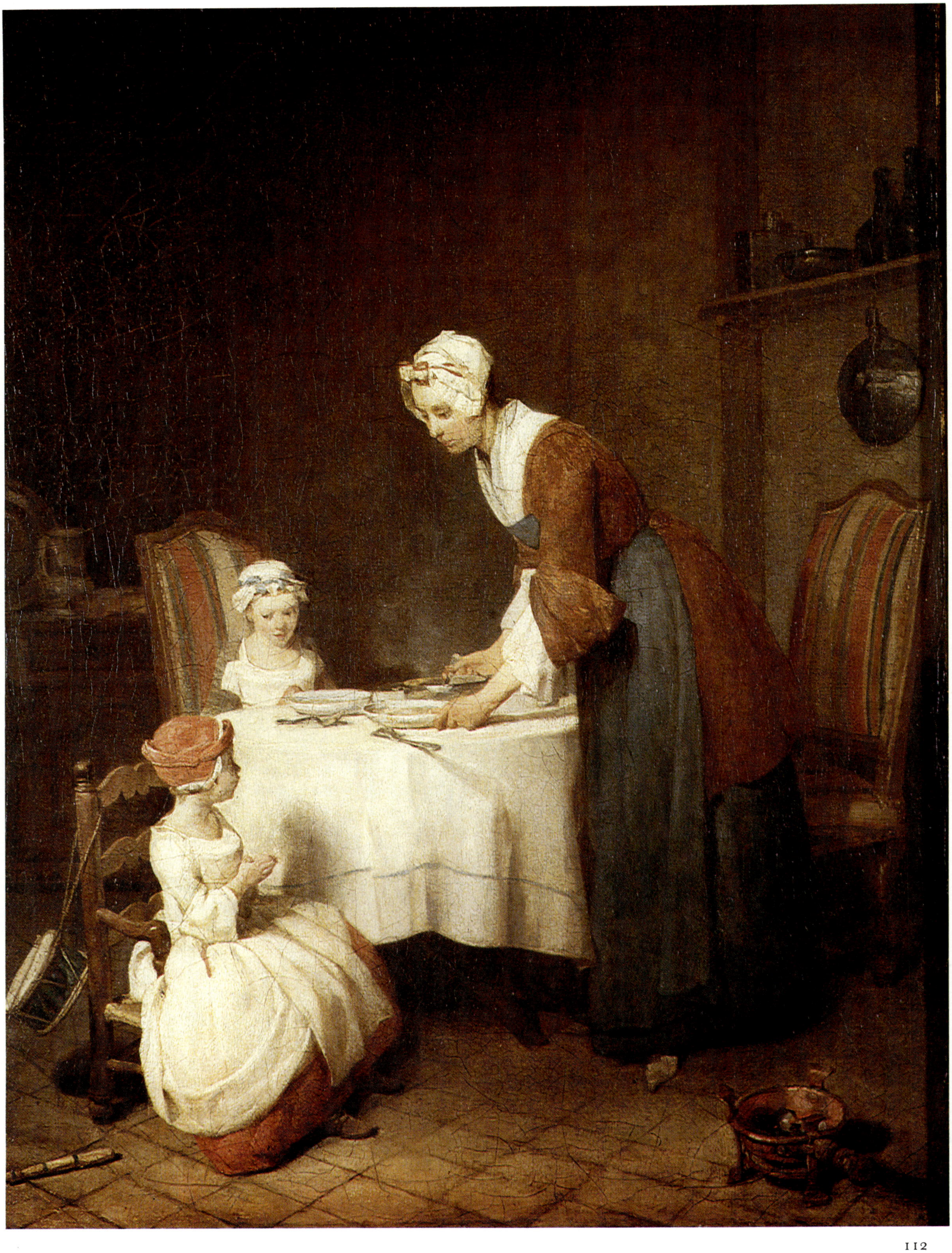

110 DIE SCHÖNE STRASSBURGERIN.
*Von Nicolas de Largillière.*
*Öl auf Leinwand.*
*Größe 138 × 106 cm.*
*1703.*
*Straßburg, Museum der schönen Künste.*

111 MARIA LECZINSKA.
*Von Maurice Quentin de La Tour.*
*Pastell.*
*Größe 73 × 86 cm.*
*1758.*
*Paris, Louvre.*

112 DAS TISCHGEBET.
*Von Jean-Siméon Chardin.*
*Öl auf Leinwand.*
*Größe 49,50 × 38,50 cm.*
*1740.*
*Paris, Louvre.*

113 DER KANZLER SÉGUIER UND SEIN GEFOLGE.
*Von Charles Le Brun.*
*Öl auf Leinwand.*
*Größe 295 × 359 cm.*
*Um 1660.*
*Paris, Louvre.*

114 DER HL. SEBASTIAN WIRD VON DER HL. IRENE GEPFLEGT.
*Von Georges de La Tour.*
*Öl auf Leinwand.*
*Größe 167 × 130 cm.*
*1649.*
*Paris, Louvre.*

115 DAS MARTYRIUM DES HL. ERASMUS.
*Von Nicolas Poussin.*
*Öl auf Leinwand.*
*Größe 320 × 186 cm.*
*1628–1629.*
*Rom, Pinakothek des Vatikan.*

116 DER TRIUMPH DER VENUS.
*Von François Boucher.*
*Öl auf Leinwand.*
*Größe 130 × 162 cm.*
*1740.*
*Stockholm, Nationalmuseum.*

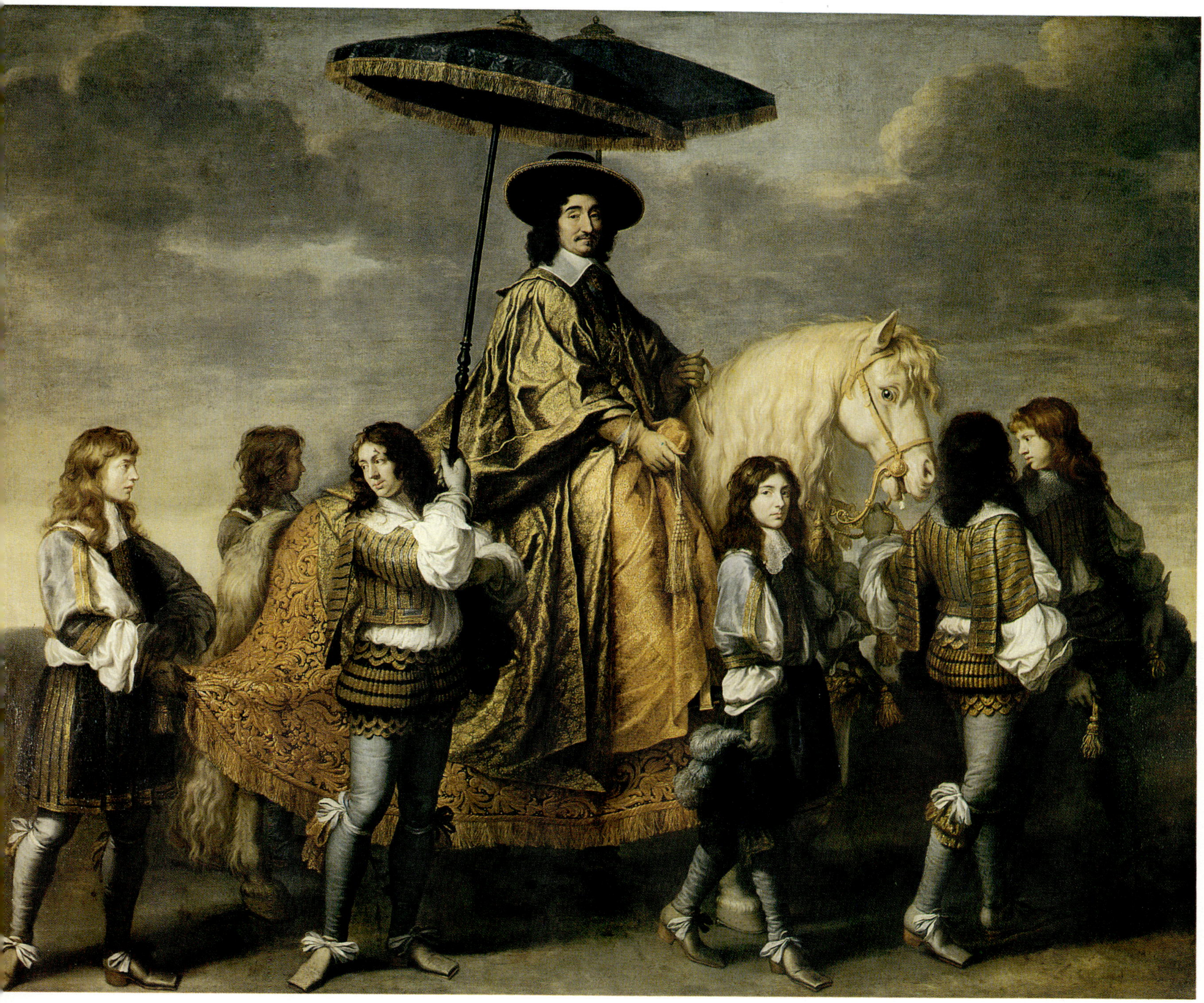

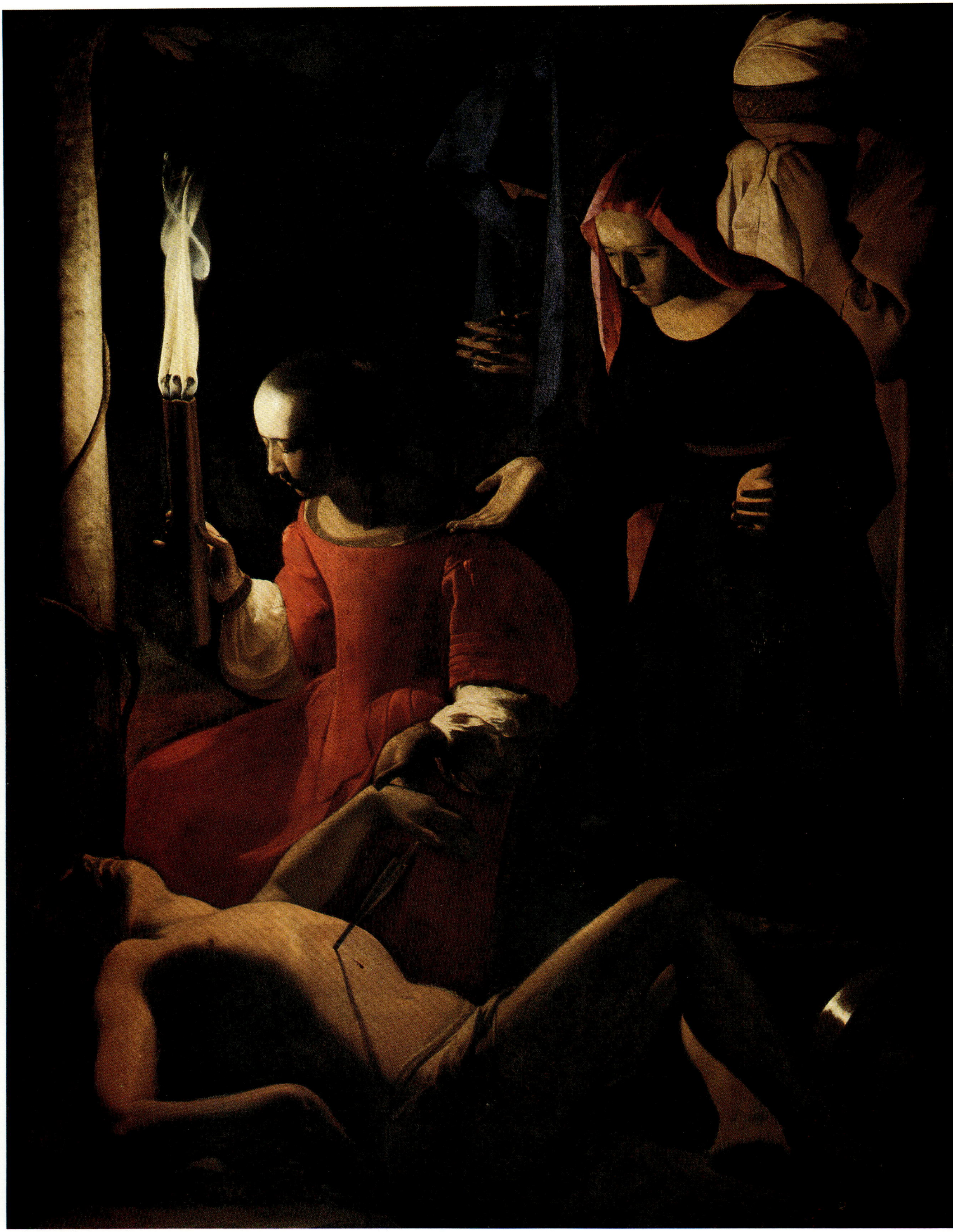

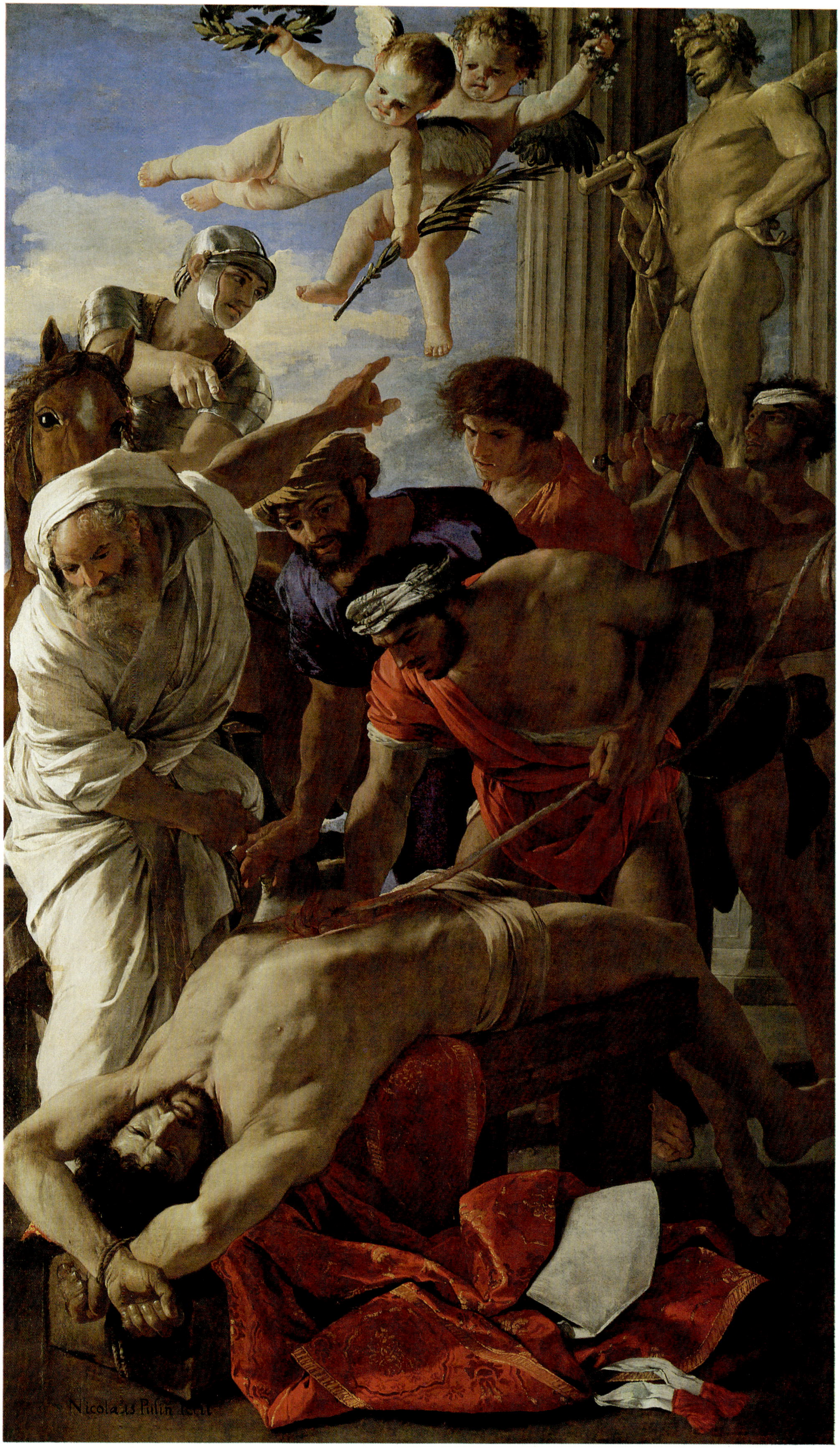

115

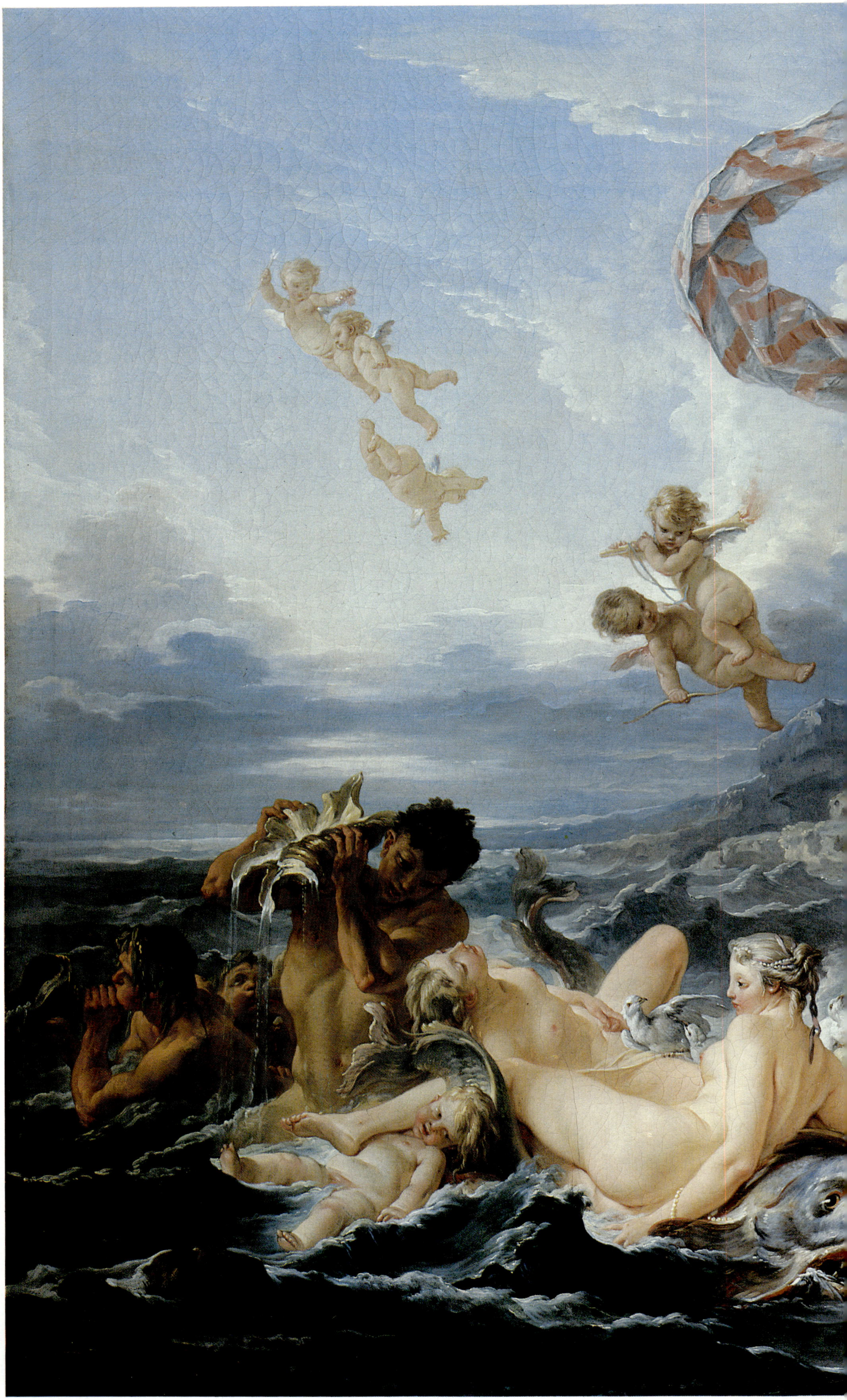

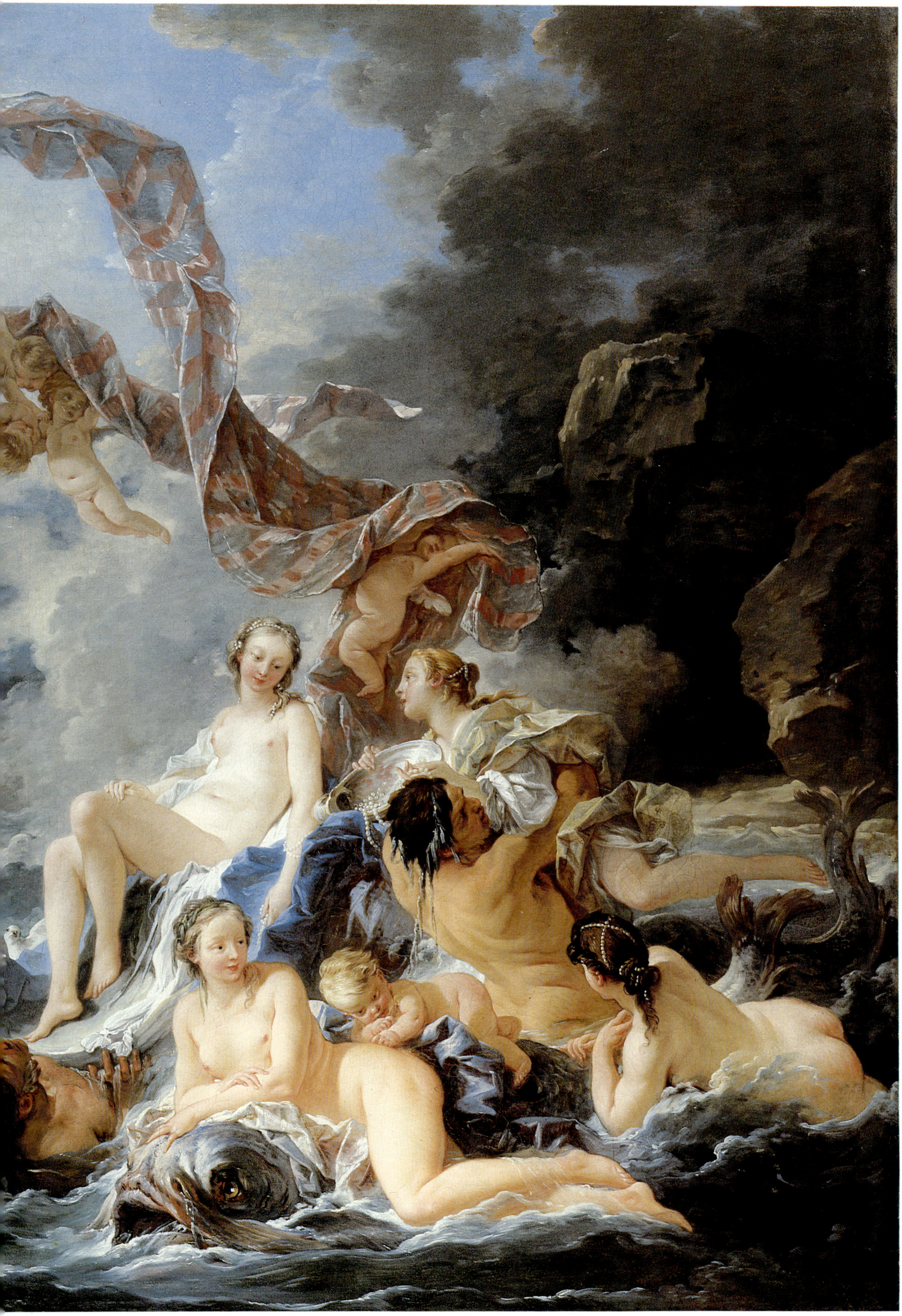

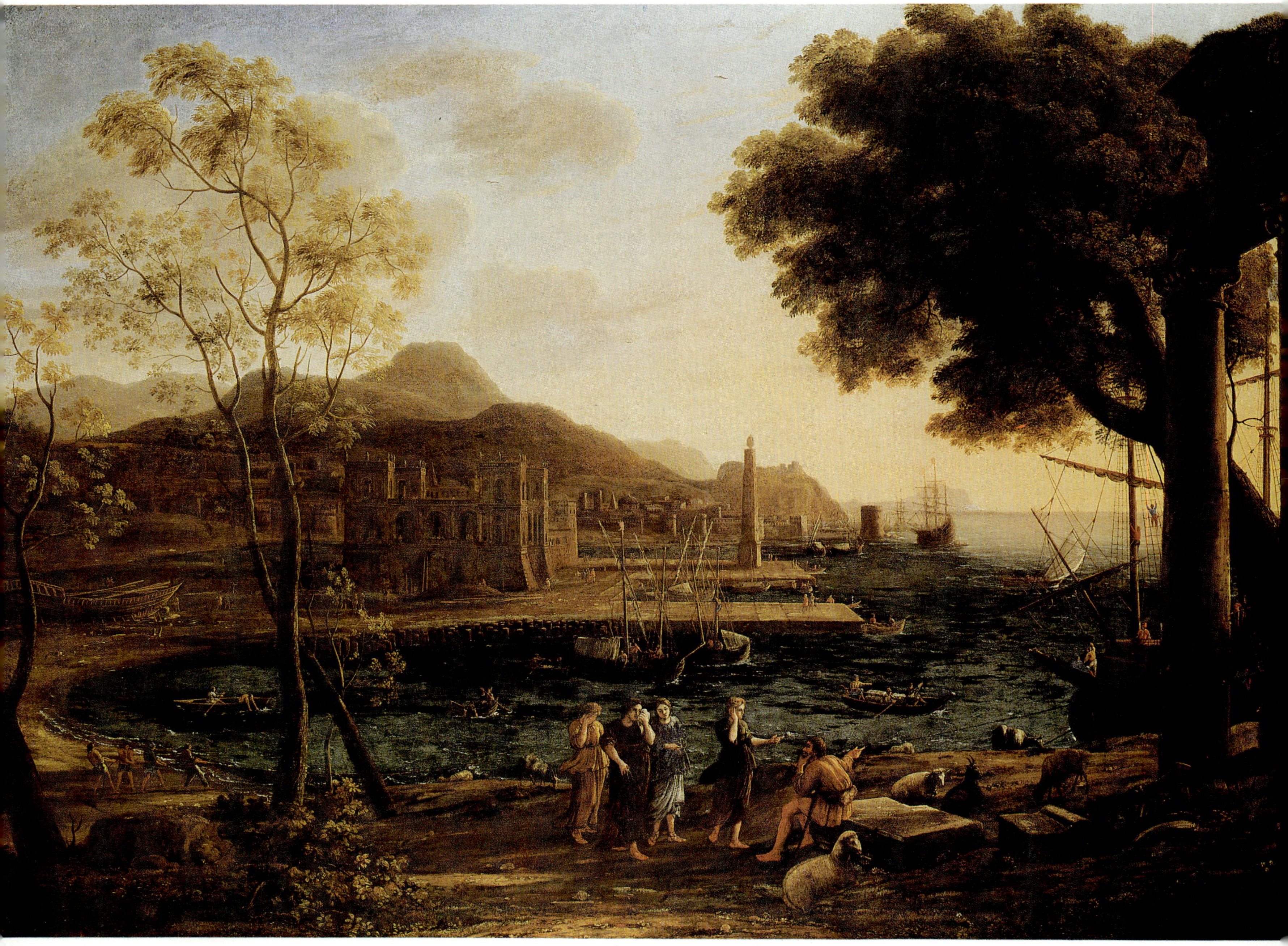

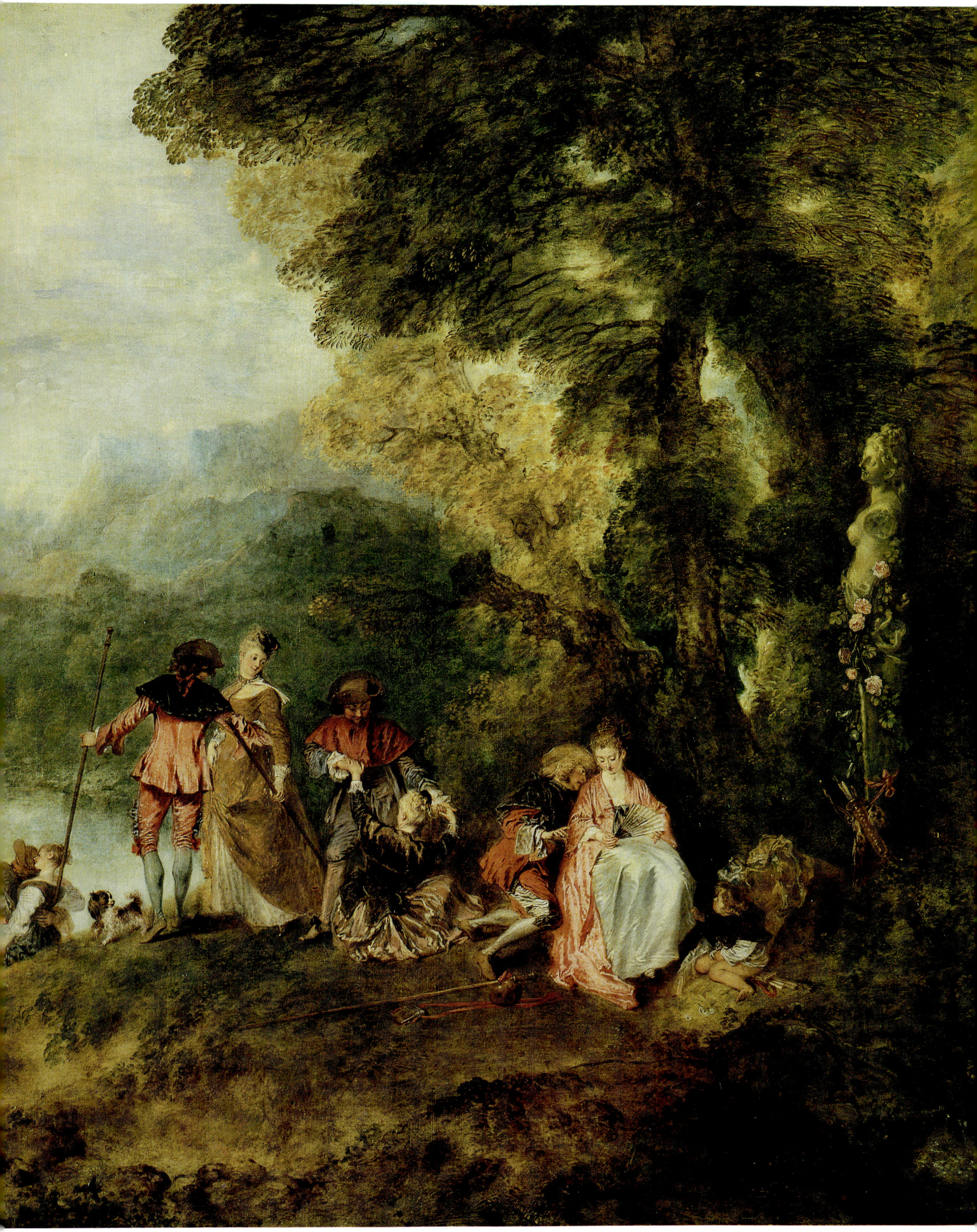

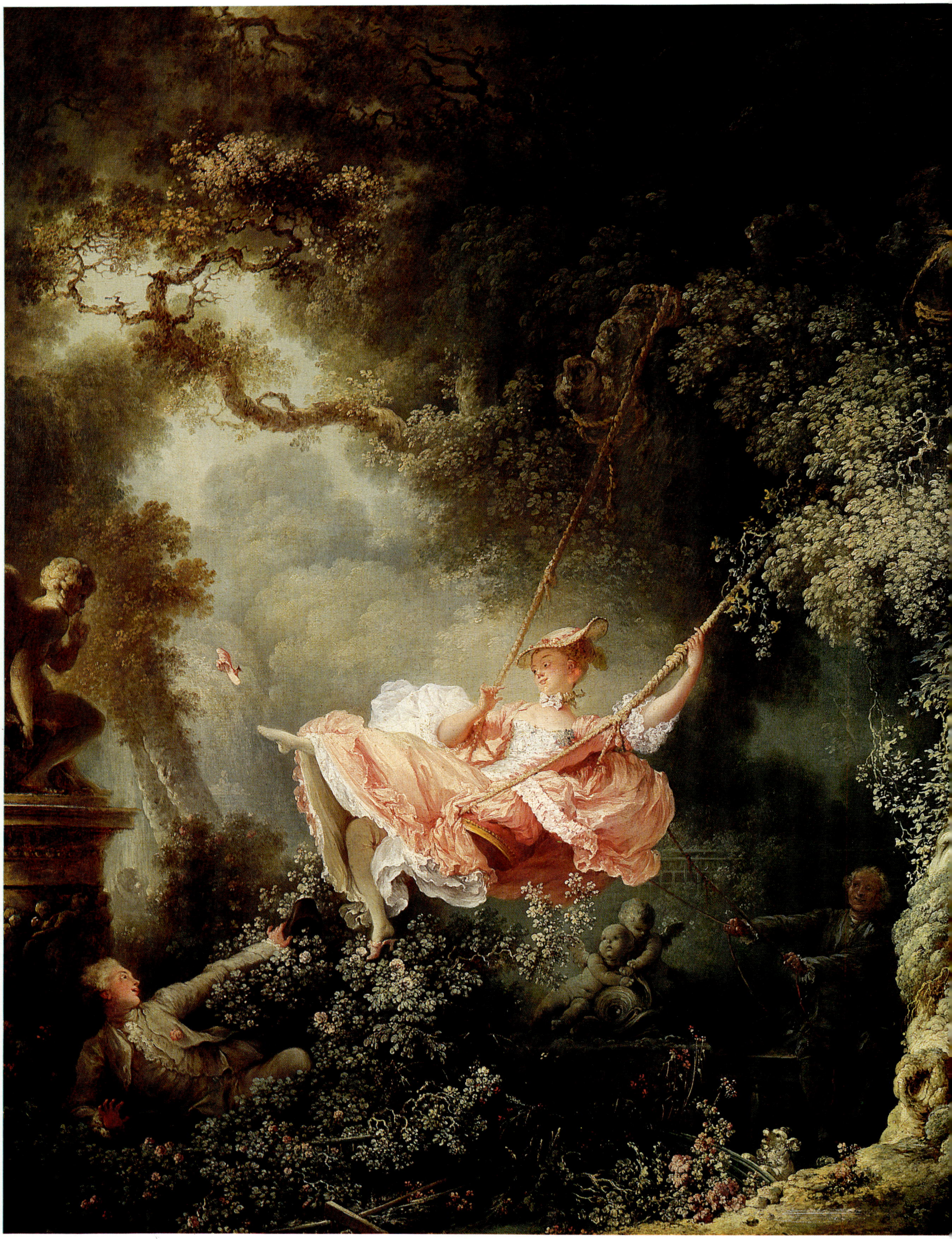

117 HAFEN MIT DEN HELIADEN.
*Von Claude Gellée, genannt Le Lorrain.*
*Öl auf Leinwand.*
*Größe 125,5 × 175,5 cm.*
*Um 1635.*
*Köln, Wallraf-Richartz-Museum.*

118 DIE EINSCHIFFUNG NACH KYTHERA.
*Von Antoine Watteau.*
*Öl auf Leinwand.*
*Größe 128 × 193 cm.*
*Ausschnitt.*
*Paris, Louvre.*

119 DIE SCHAUKEL.
*Von Jean-Honoré Fragonard.*
*Öl auf Leinwand.*
*Größe 81 × 65 cm.*
*Um 1766.*
*London, Wallace Collection.*

wisse Leichtfertigkeit nicht immer zu vermeiden. Und man muß versuchen, die Kunst Bouchers da anzugehen, wo sie einzigartig ist: Er war, und das ganz entscheidend, der Schöpfer eines Frauentyps. Man erahnt diesen wesentlichen Teil seiner Persönlichkeit, wenn man die Eleganz und den psychologischen Scharfblick zur
*Abb. 411* Kenntnis nimmt, mit denen er Madame de Pompadour gemalt hat (u. a. 1759; London, Wallace Collection), und den minuziösen Charme, den er in den Interieurs, die Schauplatz der weiblichen Aktivität sind, sichtbar macht („Das Frühstück", 1739;
*Abb. 413, 414* Louvre; „Die Modehändlerin", 1746; Stockholm, Nationalmuseum).Die höchste Poesie erreicht er in Themen aus Sage oder Mythologie, in denen er einen Frauentyp schafft, der zugleich unschuldig und provozierend ist, sinnlich und schalkhaft, verträumt und sehr pariserisch und der umgeben ist von einem duftigen und lauteren
*Abb. 116* Universum. In seiner Vollendung findet sich dieser Typus im „Triumph der Venus" (1740; Stockholm, Nationalmuseum). Zwischen diesem Hauptmerkmal Bouchers und der natürlichen Neigung seines Schülers Jean-Honoré Fragonard (1732–1806) gibt es keinerlei Bruch. Über weite Strecken seines Lebens Zeitgenosse des Klassizismus, malte er doch immer weiter – und oft in größter Unbefangenheit und mit
*Abb. 119* glücklicher Hand – die galanten Feste („Die Schaukel", 1766; London, Wallace Collection).

Da das Rocaille per definitionem eine Kunst des Ornaments war, ist es nur natürlich, daß in der Architektur generell die Struktur des 17. Jahrhunderts beibehalten wurde. Wie schon unter Ludwig XIV. galt die Barockfeindlichkeit den „Bizarrerien" Borrominis, nicht der Kunst Berninis, die wegen ihrer Durchdachtheit und ihres Sinnes für Größe bewundert wurde. Zwei seiner Werke im Petersdom machte man sich zum Vorbild: den Baldachin für denjenigen an Saint-Bruno-des-Chartreux in Lyon von Jacques-Germain Soufflot (1713–80), der damals noch nicht der klassizistische Architekt des Pantheon war, und die Kanzel für die von Saint-Sulpice in Paris, die Charles de Wailly (1730–98) entwarf. Am Portalvorbau von S. Andrea al Quirinale scheint sich Pierre Boscry bei der Fassade der Kapelle am Collège des Irlandais in Paris mit seinem konvexen Portikus über einem Monumentalbogen (1738) orientiert zu haben. Die genannten Beispiele sind Ausnahmen. Sonst gingen die stärksten Barockakzente kaum je über eine Belebung oder Zwiebelformen hinaus, so in Saint-Jacques in Lunéville, Germain Boffrand zugeschrieben, oder in Saint-Louis in Versailles (die spätere Kathedrale), deren Grundstein 1743 von Ludwig XV. gelegt wurde und deren Architekt Jacques Hardouin-Mansart de Sagonne (1709–76), ein Enkel Hardouin-Mansarts, war. Generell kann man an den Fassaden eine elegante Zurückhaltung und eine dezente Belebung in der Zeichnung bewundern. Sie finden sich gleichermaßen an Stadtpalais, Schlössern, Klosteranlagen (z. B. Clairvaux und Prémontré) und in Kirchen. Es ist bezeichnend, daß für Saint-Sulpice in Paris dem lebhaften, komplizierten Entwurf Juste-Aurèle Meissoniers derjenige von Jean-Nicolas Servandoni vorgezogen wurde; dieser hatte, obwohl er ein Rocaille-Dekorateur der galanten Feste war, eine strenge, majestätische Ordnung entworfen. Eine solche ausgefeilte, gemessene Ordnung charakterisiert auch in Paris die Fassaden von Saint-Roch von Robert de Cotte und Saint-Eustache von Jean Hardouin-Mansart de Jouy (1706–54), dem Bruder von Mansart de Sagonne, sowie in La Rochelle die Kathedrale von Jacques V Gabriel (1667–1742). Dieser bewies seinen Sinn für stadtplanerische Architektur beim Wiederaufbau von Rennes, wo er nach dem Brand von 1720 die Place du Parlement und den Rathausplatz entwarf; er war auch der Architekt der Place de la Bourse in Bordeaux. Die Place Stanislas in Nancy von Emmanuel Héré (1752–55) zeigt Rokoko-Akzente, die zum Teil mit der Person des

Königs Stanisław, des entthronten Herrschers von Polen, aber auch mit der räumlichen Nähe zu den deutschen Gebieten zusammenhängen. Jacques-Ange Gabriel (1698–1782), Sohn von Jacques V, besaß eine ausgeprägte Begabung für die Verschmelzung von Formen und einen starken Sinn für Harmonie. Er ist der Architekt der École militaire in Paris, deren Gründung auf die Initiative von Joseph Pâris-Duverney und Madame de Pompadour zurückgeht (1750). Der erste, grandiose Entwurf mit der Kapelle in der Mitte wurde reduziert auf den Bau, so wie er sich heute darstellt, bei dem die Kapelle hinter einer Seitenfassade verborgen ist; der Rhythmus der Pavillons und der verbindenden Gebäude auf dem Marsfeld ist sowohl elegant wie männlich-markant. Von gleicher Klassik zeigte sich J.-A. Gabriel in der Place Louis XV., deren endgültiger Entwurf am 9. Dezember 1755 vom König gebilligt wurde; in ihm wies er der Natur eine tragende Rolle zu, entwarf die beiden Palais im Norden in einer an die Kolonnaden des Louvre gemahnenden Form, schuf den Rahmen für das „Reiterdenkmal Ludwigs XV." von Bouchardon und bereitete die Ausdehnung der Stadt nach Westen, zur heutigen Place de la Concorde, vor.

Aber im Inneren herrscht der Rocaille-Stil. Mit großem Erfolg wurde die Kunst des illusionistischen Dekors kultiviert. François Lemoyne (1688–1737), ein Meister der lichten Malerei, setzte bis zu seinem Selbstmord die Tradition der großen illusionistischen Deckenmalerei mit zwischen den Wolken auftauchenden Gestalten fort. Um sein Talent zwei Venezianern zu demonstrieren, die sich vorübergehend in Paris aufhielten, nämlich Sebastiano Ricci und Giovanni Antonio Pellegrini, der den Auftrag für die Deckenausmalung der Galerie der Banque Royale erhalten hatte, fertigte er ein Modell für eben diese Decke an (1722; Paris, Musée des Arts Décoratifs; Entwurf im Louvre). Er malte auch die „Verklärung Christi" über dem Mönchschor der Noviziatskirche der Jakobiner (Paris, Saint-Thomas-d'Aquin), die „Himmelfahrt" in der Kuppel der Marienkapelle in Saint-Sulpice (1731–32) und – zweifellos sein Meisterwerk – die „Apotheose des Herkules" im Salon d'Hercule in Versailles (1733–36). Meissonier entwarf die Gestaltung des Salons des Großmarschalls von Polen, Bielenski (1734); das Modell der Decke, das, dynamisch und farbenfroh, himmlische Unendlichkeit suggeriert, ist noch erhalten (New York, Cooper Hewitt Museum). In der Pariser Bibliothek der Genovefaner, die in Form eines Kreuzes vergrößert worden war, war ein Arm kürzer; Jacques de Lajoue (1687–1761) kaschierte diesen Proportionsfehler mit einer illusionistischen Perspektive (1732). Er malte, ebenfalls in Scheinperspektiven, die Sopraporten der wissenschaftlichen Kabinette Bonnier de La Mossons in seinem Haus in der Rue Saint-Dominique aus (1734; Fondation Alfred Beit, Russborough, Irland) und die des Schwagers von Bonnier, des Herzogs von Picquigny, in dessen Haus in der Rue l'Enfer (um 1735–37). Die Brunetti, Vater und Sohn, waren Spezialisten für große Trompe-l'œil-Dekorationen; die Überreste ihrer Arbeit an der Treppe des Hôtel de Luynes, mit Darstellungen von Mitgliedern jener Familie, gehören dem Musée Carnavalet (1748). Das Innere der Chapelle des Enfants trouvés am hinteren Teil des Paradieses von Notre-Dame wurde unter der Leitung Boffrands ausgeführt (1750); an der Arbeit beteiligt waren die Brunetti und Charles-Joseph Natoire, der in den Gemälden „Die Engel, Hirten und Könige feiern die Geburt des Erlösers" darstellte; der Altar befand sich neben der Krippe. Der Stecher Étienne Fessard hat das Aussehen dieses Dekors nach einer Zeichnung von Augustin de Saint-Aubin festgehalten. In der Kapelle der Seelen im Fegfeuer in Sainte-Marguerite, die später (1764) von Victor Louis gebaut wurde, sind die Trompe-l'œil-Gemälde von Brunetti Sohn heute noch zu sehen.

*Abb. 388*

*Abb. 410*

Bei den Wandverkleidungen und Gesimsen war die üppige schöpferische Phantasie von Nicolas Pineau (1684–1754), Bildhauer und Stukkateur, Jacques de Lajoue, Maler und Stukkateur, und Juste-Aurèle Meissonier, Architekt, Bildhauer, Stukkateur und Goldschmied, prägend. Ihrem persönlichen Œuvre gesellte sich – durch weithin bekannte Musterbücher – die Verbreitung von Motiven, die sie geschaffen hatten, hinzu. In den Reichtum der Innenausstattungen paßten das geschnitzte und vergoldete Holz und die gemalten und lackierten Paneele der vier Brüder Martin, die in ihrer Manufaktur im Faubourg Saint-Martin arbeiteten. Die Phantasie jedoch lebte sich, selten bestimmte Grenzen überschreitend, in ausdrücklichen oder immanenten Bögen von Einzelfeldern aus. Pineau freilich setzte sich über diese Grenzen im Roten Salon des Hôtel de Roquelaure am Fries und in der Decke hinweg (1733; *Abb. 104* Ministerium für Bauten der Öffentlichen Hand). Die beiden ovalen Salons im Hôtel de Soubise (Nationalarchiv), der des Prinzen im Erdgeschoß und der der Prinzessin im Obergeschoß, zeigen in Vollendung, wie weit Wellenbewegung, Farbe und Phantasie unter der Leitung Boffrands getrieben wurden konnten (1732–39). Lambert-Sigisbert Adam und Jean-Baptiste Lemoyne d. J. schufen die plastischen Allegorien im Salon des Prinzen, Natoire malte die „Geschichte der Psyche“ im Salon der Prinzessin. Dennoch wahren diese beiden Säle Klarheit in der Aufteilung und plastische *Abb. 61* Kraft in der Konzeption. Der Spiegelsaal der Amalienburg in Nymphenburg von François de Cuvilliés wirkt vergleichsweise malerischer. Sucht man auf dem Hintergrund der drei eben genannten Raumgestaltungen nach der Originalität in der Ausstattung der Gemächer Ludwigs XV., so fällt der Unterschied schlagartig ins Auge: der Ton ist reservierter, und diese Zurückhaltung entsteht durch die Eingrenzung der Ornamente mit festen Rahmen und die Respektierung der Symmetrie. Jacques V. und Jacques-Ange Gabriel sowie der Holzschnitzer Jacques Verbeeckt hiel- *Abb. 167* ten in den Gemächern Ludwigs XV. in Versailles (Zimmer, Pendelkabinett und Eckkabinett) diese goldenen Regeln ein. Die gleiche Zurückhaltung erzielt die Wirkung raffiniertester farbenfroher Poesie im Cabinet du Conseil in Fontainebleau: Boucher stellte dort, in den Deckenabschnitten, „Die aufgehende Sonne, die Nacht vertreibend“ dar und „Die Jahreszeiten, von Kindern dargestellt“ (1753). Jean-Baptiste Pierre und Carle Van Loo malten an den Türen und Wänden in Blau und Rot Ton in Ton die „Jahreszeiten“, die „Elemente“ und die „Tugenden“. Dieses Kabinett ist sicherlich ein Meisterwerk nicht nur des königlichen, sondern des gesamten französischen Rocaille-Stils. Es kann nur verglichen werden mit den von Christophe Huet ausgemalten Salons: dem Salon des Singes in Chantilly, dem Cabinet des Sin- *Abb. 105* ges im Hôtel de Rohan in Paris und dem großen Versammlungssaal im Schloß von Champs.

Zwischen einem übermächtigen Klassizismus und barocken Tendenzen hat das Frankreich des 17. Jahrhunderts je nach Zeit, Region, Persönlichkeiten, Aufträgen und Techniken eine variable Synthese gebildet. Im 18. Jahrhundert hat es den Klassizismus auch mit anderen Strömungen vereinigt; ohne das Rokoko ganz zu ignorieren, zog es doch gewöhnlich eine ebenso heitere, aber dezentere Version, den Rocaille-Stil, vor. So sieht eine angemessene Zusammenfassung der Sonderstellung Frankreichs aus, wenn man denn um jeden Preis Kategorien bilden will aus einer ständig sich bewegenden Wirklichkeit, die diesen Versuchen spottet und oft Barock, Rokoko, Rocaille und Klassizismus miteinander vereinigt, anstatt sie gegeneinander zu stellen. Solche Analysen und Definitionen sind manchmal nahezu akrobatische Übungen, und der Historiker und Kunstliebhaber, der sich genötigt glaubt, sie durchzuführen, sollte gleichzeitig intellektuelle Bescheidenheit bewahren und sich die Freude erhalten, die aus der Schönheit erwächst.

# SPANIEN UND SPANISCH-AMERIKA

Eugenio d'Ors hat die „Altäre" des José Benito Churriguera als „Tragischen Gesang von Tiefe und ozeanischer Unendlichkeit" beschworen. Er hat, zum Lobe des Barock, eine Serie eindringlicher Texte verfaßt, die, voll essayistischer und magischer Sensibilität, von jeder Wissenschaftlichkeit weit entfernt sind, aber Zeugnis ablegen von der Harmonie zwischen dem Äon, das er pries, und dem Geiste Spaniens. Und doch ist manchmal gerade die Zugehörigkeit der Architektur dieses Landes während des 17. und 18. Jahrhunderts zum Barock geleugnet worden. Ihre Bauten sind von einer Eigentümlichkeit, die eine solche Ansicht, die von einigen Kunsthistorikern vertreten wird, gerechtfertigt erscheinen läßt; bis auf einzelne konkrete Fälle, in denen die Kunst des bourbonischen Hofes durchscheint, so erklären sie, zeigen die Bauwerke weder im Grundriß noch in der Struktur die notwendige Bewegung und Elastizität; ja im Gegenteil, in ihrer Starrheit sind sie Produkte der Vorliebe für den rechten Winkel und klare, statische Raumvolumen; der Dekor hingegen überrascht durch seine Überfülle. Aber – so jene Kunsthistoriker – es ist die Struktur und nicht das Ornament, wodurch ein Bauwerk und seine stilistische Zugehörigkeit bestimmt wird.

Diese Analyse läßt andere Merkmale, mit denen die spanische Architektur nachdrücklich in die Ära des Barock eintritt, außer acht. Besonders manifestiert sich die Barockzugehörigkeit, und zwar ganz deutlich, in jenem weiten Bereich, in dem nicht die Materialien eines für Dauer errichteten Baus ihre einengende Rolle spielten, das heißt in den „Kulissen" der Zeremonien und öffentlichen Feste und in dem Trauergepränge bei Beerdigungsfeierlichkeiten; hier stehen Pfeiler und Säulen schräg, die Formen und Grundrisse stammen häufig aus Traktaten wie dem des Jesuiten-Laienbruders Andrea Pozzo, und die Perspektiven versuchen Illusionen zu schaffen. Und schließlich kann man zwar einen Bau von seinem akzidentellen Dekor trennen, aber man kann bei seiner Analyse nicht den malerischen oder plastischen Monumentaldekor unberücksichtigt lassen, der in jedem Fall einen Bestandteil des Bauwerkes bildet. Dieser Dekor ist in Spanien dicht und zweidimensional in der Tradition des maurischen Stiles und des Mudejarstiles und im Einklang auch mit einem flämischen Einschlag, der nicht überrascht in einem Staat, dessen König zugleich Herrscher der katholischen Niederlande war. Ein aus einer Anhäufung von Ornamenten bestehender Barock mag für ein subtileres Empfinden eine allzu schlichte Schöpfung sein; dennoch gibt es sie. Vor allem dient dieser Dekor an den spanischen Bauten nicht allein zur Kaschierung der Geradheit und Bewegungslosigkeit der eigentlichen Struktur, sondern er schafft eigene Räume mit dynamischem Volumen und unbestimmten Konturen, durch die die entscheidenden Forderungen, die an ein barockes Bauwerk gestellt werden, erfüllt sind. Im Inneren von solchermaßen erweiterten Kirchen tragen zwei Kultstätten mit besonderer Funktion zur Unverwechselbarkeit der spanischen Sakralarchitektur bei: der „Sagrario" und der „Camarín". Der erstere dient der Aufbewahrung und Anbetung des Allerheiligsten, das sich häufig unter einem großen Tabernakel, dem „Transparente" , das bis zum Gewölbe reichen kann, befindet. Der letztere ist zur Verehrung einer besonderen Reliquie oder eines besonderen Bildes bestimmt. Der eine wie der andere steht in binärem Verhältnis zu dem Bau, der sie umgibt, und beide erreichen manchmal bedeutendere Ausmaße als jener. Und endlich, als letzter Beweis für die Zugehörigkeit der spanischen Architektur zum Barock und als höchst einprägsames Signal, taucht die gedrehte Säule sehr früh auf, wie die Geschichte zweier berühmter Kathedralen beweist: 1595 erschien sie in Sevilla, am Tabernakel des Hochaltars; 1625 wurde sie in Santiago de Compostela am heute nicht mehr vorhandenen Altar der Reliquienkapelle verwendet.

Aus all dem folgt zwangsläufig, daß die spanische Architektur von um 1600 bis um 1770 sehr wohl barock genannt werden kann.

## DAS 17. JAHRHUNDERT UND DIE HABSBURGER

Das 17. Jahrhundert war die Zeit der Könige aus dem Hause Habsburg, die ihre Würde vom Vater auf den Sohn weitergaben; nach Philipp II. regierten Philipp III. (1598–1621), Philipp IV. (1621–65) und Karl II. (1665–1700). Dieses Jahrhundert war wie für ganz Europa so auch für Spanien eine Periode großer ökonomischer Schwierigkeiten, und zwar für das Land generell und für die Krone im besonderen. Der Handel mit Indien, der von Sevilla aus betrieben wurde, erlebte unter Philipp IV. einen dramatischen Niedergang. Die Bautätigkeit der Könige war geringer als die der Kirche, die ihre Einkünfte in Form von Naturalien bezog und deshalb weniger unter der Krise litt. In dieser Epoche wurde also mehr dekoriert als gebaut, und die Aktivitäten waren im Profanbereich geringer als im Sakralbau. Eine solche Verteilung spiegelt im übrigen die Bedürfnisse der Gegenreformation wieder, die sich, in diesem Zeitalter und im Land der hl. Theresia, rasch und machtvoll ausgebreitet hatte und auch noch lange im folgenden Jahrhundert fortbestehen sollte. Im 18. Jahrhundert sicherten eine im ganzen günstigere wirtschaftliche Situation, die Wiederaufnahme eines blühenden Handels mit Indien (nun nicht mehr von Sevilla aus, sondern von Cádiz) und die effektive Administration der Bourbonen den neuen Aufschwung der Städte und der Architektur. Nicht nur von der Kirche, sondern auch vom Hof wurde nun viel gebaut. An den regelmäßigen Plätzen und an den öffentlichen Gebäuden läßt sich die Sorge der Regierung um das Allgemeinwohl ablesen. Die Privatbauten, die im gesamten Königreich entstanden, machten den Wohlstand bestimmter gesellschaftlicher Schichten deutlich.

Von Beginn des 17. Jahrhunderts bis ungefähr 1640 herrschte in Kastilien und in Nordspanien immer noch die Kunst Juan de Herreras vom Escorial und von der unvollendeten Kathedrale von Valladolid vor; aber wenn auch weiterhin die gleichen

Formen verwendet wurden, der Geist, in dem man sie benutzte, begann sich zu ändern. Von nun an konnten sie auch das Wesen des Pittoresken vermitteln, und sie wurden geschmeidiger; es wird, wie Georg Kubler treffend formuliert, „eine erste Dynamik der Oberflächen" erkennbar. Die architektonischen Elemente stellen sich nun nicht mehr als für die Struktur unentbehrliche Bauglieder dar, wodurch deren Textur weniger ins Auge fällt; sie präsentieren sich im Gegenteil als Bestandteile eines Dekors, einer Art Flechtwerk, auf dem das Licht, je nach Tageszeit, die unterschiedlichsten Akkorde von Dunkel und Helligkeit entstehen läßt, ohne daß die Würde und die Majestät verlorengingen. Dieser Tendenz ist in Madrid als typisches Beispiel einer reich vertretenen Kategorie die Kirche des königlichen Convento de la Encarnación (1611–15) von Bruder Alberto de la Madre de Dios zuzuordnen. Dieser Mönch und Francisco de Mora, der vom Escorial kam, haben die Stadt und den Palast für den Herzog von Lerma, den Favoriten Philipps III., gebaut und es dabei verstanden, das Pittoreske mit Großzügigkeit zu verbinden. Am Pantheon des Escorial (1617–30 und 1645–54), der Grabstätte der Könige, entfalten die Oberflächen dank der kostbaren Materialien und der Bronzen größte Pracht; die Bronzen, italienischer Kunst nachempfunden, entstanden auf die Initiative eines Adligen jenes Landes, der am spanischen Hof lebte, Crescenzi. An einem anderen königlichen Bauprojekt, dem Palast Buen Retiro, den Olivares am Ostrand von Madrid zur Zerstreuung Philipps IV. (1631–33) bauen ließ, schuf Alonso Carbonell, einer der Meister des Pantheon am Escorial, eine Belebung der Fassaden. Parallel zu diesen Bemühungen gestalteten die Jesuitenmönche Pedro Sánchez (1569–1633) und Francisco Bautista (1594–1679) die Grundrisse, Raumkörper und Silhouetten, besonders bei den vorderen Türmen und der Kuppel, um. Ihr repräsentativstes Werk ist die Kirche des kaiserlichen Kollegs, die heutige Kathedrale San Isidro in Madrid. Sie wurde 1620 von Sánchez entworfen, der auch die Arbeiten bis zu seinem Tode leitete; Bautista war sein Nachfolger. Sie fügten spanischen Zügen römische Reminiszenzen an Vignola, Il Gesù und Giacoma della Porta hinzu.

Die Synthese aus den vorangegangenen Strömungen schuf der Neffe von Francisco de Mora, Juan Gómez de Mora (1586–1648), Architekt des Königs und sicherlich der beste Architekt seiner Zeit in Spanien. Er hat in allen Bereichen seiner Kunst Ausgezeichnetes geleistet; er errichtete eine Kirche mit ovalem Grundriß in Bernardas de Alcalá; einen großen Ordensbau für die Jesuiten, die Clerecía in Salamanca; ein öffentliches Gebäude mit dem Madrider Adelsgefängnis (Cárcel de Corte); fürstliche Architektur mit der Südfassade des Alcázar in der Hauptstadt und mit dem Entwurf des Pantheon vom Escorial; Stadtarchitektur mit der „Plaza Mayor" in Madrid – und er war einer der Baumeister von Lerma.

Juan de Herrera ist in Andalusien nur mit der Lonja (Börse) von Sevilla vertreten, deren Entwurf er 1572 schuf, deren Bau er aber nicht selbst leitete. Somit bildet nicht seine Formensprache die Basis der Architekturentwicklung dieser Region in den ersten vierzig Jahren des 17. Jahrhunderts, sondern die des Sangre-Hospitals, ebenfalls in Sevilla, von Hernán Ruiz d.J. (1560–67). Zu dieser Quelle kamen zahlreiche italienische Beiträge manieristischen Ursprungs, die dekorative Neigung der südlichsten Territorien Spaniens und die feinen psychologischen Unterschiede im Naturell der einzelnen Städte: die Neigung zum Raffinierten in Sevilla, zum Beschwingten in Granada und zum Gravitätischen und Schweren in Córdoba. Generell wuchert das Ornament stärker als im Norden; es beginnt mehrere Gebäudeteile zum selben Zeitpunkt zu überziehen, zu dem die architektonische Organisation an Spannung und Dynamik gewinnt. Die Kirchen nehmen vermehrt eine Kastenform an, wie der Sagrario der Kathedrale von Sevilla von Miguel de Zumárraga, Alonso de Vandelvira und Cristóbal de Rojas (1615–56). Vom Traktat Serlios sind die Fassaden der Häuser entlang des Río Darro in Granada inspiriert; diejenige der Kapelle des Hospitals zur Barmherzigkeit (Caridad) in Sevilla von Bernardo Simón de Pineda weist Spannung und Gleichgewicht zugleich auf (1647). Der Stuckdekor, der manieristischer Herkunft ist, erreicht in den Sakralbauten, wie in Santa María la Blanca, ebenfalls in Sevilla (von den Brüdern Pedro und Miguel de Borja, 1659), barocke Üppigkeit. Altäre und Kirchen- und Palasttüren sind nach dem gleichen Prinzip gestaltet; ein prächtiges Beispiel für diese Gattung ist der Hochaltar der Kathedrale von Córdoba, der von Alonso Matías stammt (1618).

In die Jahre von 1640 bis 1680 fällt eine Anzahl Erfahrungen, dank deren die spanische Architektur endgültig den Barockstil annehmen konnte. Dieser Schritt vollzog sich weniger durch die Imitation der zeitgenössischen italienischen Kunst als vielmehr im Zuge einer autonomen Entwicklung, die nicht so sehr die Strukturen selbst betraf, sondern die den Dekor im Innenraum dynamisierte. Dieser Dekor bildet für gewöhnlich einen Kontrast zu der relativen Kargheit der Außenflächen und der Kirchensilhouetten mit ihrem scharfen Grat. Von den Werken, die einen direkten Bezug zu Italien aufweisen, muß im Alcázar in Madrid die unter der Leitung von Diego Velázquez nacheinander erfolgte Ausstattung des oktogonalen Salons (1647) und vor allem die des Spiegelsalons (1659) erwähnt werden; für die Ausmalung der Decke des letzteren wählte er Agostino Mitelli und Michele Colonna, die auch außerhalb der königlichen Residenzen als Dekorationsmaler tätig waren. Zwei andere, spätere Fälle hingegen scheinen Einzelfälle geblieben zu sein: der Entwurf von Loyola, den Carlo Fontana schickte (1681), und der Turm der alten Kathedrale (Seo) von Zaragoza, dessentwegen, so wird vermutet, Gian-Battista Contini sich nach Spanien begab (1683). Die Reise des Theatiners Guarino Guarini nach Spanien und nach Lissabon, die er unternahm, um die dortige Kirche seines Ordens von 1666–68 zu bauen, ist so ungeklärt, daß man nicht mehr wagen kann, sich darüber zu äußern. Die Fassaden werden zu imposanten Retabeln vor der Kirche, so bei der Kartause von Jerez, und die Altäre selbst gleichen manchmal Bühnen, wie in der Kapelle der Caridad in Sevilla, in der das Werk Pinedas „Die Grablegung“ von Pedro *Abb. 432* Roldán (1670) zur Geltung bringt. Der Camarín ist nun voll ausgebildet. Der von San Isidro (Isidor der Bauer, der Schutzheilige von Madrid) bestand vor seiner Zerstörung im Bürgerkrieg aus mehreren reichgeschmückten Teilen in der Tradition des Pantheon vom Escorial (Pedro de la Torre, seit 1642). Der Camarín von Nuestra Señora de los Desamparados in Valencia dominiert ein weiträumiges ovales Kirchenschiff (Diego Martínez Ponce de Urrana, 1647–67). Die Fassade der Kathedrale von Granada, die nach einem Entwurf von Alonso Cano, aber erst nach dessen Tod (1667) errichtet wurde, bezieht die alten Grundmauern mit ein und strahlt eine Wirkung von beinahe muskelartiger Vertikaldynamik aus. In Compostela entstand *Abb. 120* seit 1649 auf Betreiben des humanistischen Kanonikers José de Vega y Verdugo die barocke Ummantelung der Kathedrale; José Peña de Toro vollendete 1665 die Kuppel und Domingo de Andrade 1680 den Uhrturm. In der Tagesarchitektur zeigt sich eine vielversprechende Befreiung der Formen, z. B. am Katafalk Philipps IV. in Madrid von Sebastián de Herrera Barnuevo (1665) oder im „Triunfo“ der Kanonisierung des hl. Ferdinand in Sevilla, von Pineda (1671).

# DIE BLÜTEZEIT DES BAROCK

Seit den achtziger Jahren entwickelte sich ein ausgereifter Barock, dessen erste Stilwelle bis gegen 1720 dauerte. Reichtum, Bewegung, Bühnenillusion, ausladende und zerklüftete Ornamentik setzten sich durch. Diese erste Welle unterscheidet sich indes von der zweiten durch einige auffallende Merkmale: die Formensprache wird von der gedrehten Säule beherrscht, und zwischen dem üppigen Dekor und der Struktur, die erkennbar bleibt, herrscht ein subtiles Gleichgewicht. In Nordspanien, also im wesentlichen in Kastilien und in León, bleibt der Ton ernster und manchmal sogar ein wenig schwerfällig. Von den Brüdern Churriguera, aus einer Familie katalanischer Herkunft, die jedoch in Madrid ansässig geworden war, hatte Joaquín (1674–1724) in Salamanca gearbeitet, an den Kollegien von Anaya und Calatrava und an der Kuppel der neuen Kathedrale, die nach dem Erdbeben von 1755 wieder aufgebaut wurde. Von dem Werk des älteren und berühmteren Bruders José Benito (1665–1725) ist fälschlich die Bezeichnung für die exaltierteste Form des Barock, Churriguerismus, abgeleitet worden; tatsächlich ist sein Stil im Vergleich mit dem anderer Meister relativ ruhig. Seine Aktivität teilte er, und zwar gleichermaßen mit glücklicher Hand, zwischen Madrid und Salamanca. In Salamanca schuf er den Hochaltar von San Esteban (1693), das vielleicht monumentalste Werk dieser Gattung in Spanien. In der Nähe der Hauptstadt baute er für seinen Gönner Juan de Goyeneche, einen aufgeschlossenen, schon aufgeklärten Grandseigneur, die kleine Stadt Nuevo Baztán und ihre Glasmanufaktur, wobei er sich zugleich als geschickter Stadtplaner, maßvoller Architekt am Außenbau und dynamischer Dekorateur am Altar der Kirche erwies. In Andalusien ist das Erscheinungsbild im allgemeinen freundlicher als in Kastilien, vielleicht durch den Backstein der Fassaden und vor allem durch die Üppigkeit, die die vergoldeten Holzschnitzereien, der Stuckdekor, die Malereien und die Stuckmotive (Yeserías) in den Innenräumen ausstrahlen. Leonardo de Figueroa (um 1650–1730) hat mit seinem Talent das Hospital der alten Priester und das Kloster San Pablo geprägt; vor allem im Kolleg San Telmo erreicht er in der großen „Portada" epische Majestät (1722–35). Francisco Hurtado (1669–1725)
*Abb. 125* schuf für die Kartause von Granada den Sagrario und sein Transparente und leistete die Vorarbeiten zu denen einer anderen Kartause in der Nähe von Segovia, der Kartause del Paular; sein Werk wurde nach seinem Tode vollendet. Seine Fähigkeit als Ingenieur verbirgt sich unter dem bunten Gewoge von Raum und Dekor; sein Stil kündigt die nachfolgende Generation an.

Ungefähr in den Jahren von 1720 bis 1760 trieb diese zweite Generation die Entwicklung des Barock an die äußersten Grenzen ihrer Möglichkeiten. Nicht nur, daß das Ornament jetzt oft völlig die Struktur überlagerte, es selbst tendierte zur Auflösung; anstelle der gedrehten Säule trat der „Estípite" (eine schmale, umgekehrte Pyramide). In Madrid zeichnete sich Pedro de Ribera (1681–1742) durch ein elegante, straffe Kunst aus, die untrennbar zum Gesicht der Hauptstadt gehört; gefördert vom „Corregidor", dem Marqués de Vadillo, leistete er seinen Beitrag zu dessen Stadtplanung. Er vollendete die Brücke von Toledo und versah sie mit zwei Nischen in Oratorienform zu Ehren des hl. Isidor und der hl. Maria de la Cabeza. Er schuf die ursprüngliche Form der Eremitage der Hafenmadonna. Er diente der Schönheit
*Abb. 958* und der Nützlichkeit, indem er Brunnen errichtete, wie den des „Renommée". Er setzte
*Abb. 122* in die Mitte von Gebäuden und Palästen monumentale Tore, so im Hospicio

de San Fernando und in der Kaserne der Leibgarde. Der jüngste der Brüder Churriguera, Alberto, entwarf in Salamanca die monumentalste und harmonischste Plaza Mayor der gesamten spanischen Welt; gebaut hat er von ihr nur die Nord- und die Ostseite (1728–38); er wurde nach Valladolid gerufen und schuf dort eine Zone der Fassade an der Kathedrale. Andrés García de Quiñones vollendete 1755 die Plaza Mayor in Salamanca mit Ausnahme des Rathauses, unter Einhaltung des Entwurfes seines Vorgängers; er schuf die Abschlüsse der Türme an der Clerecía-Kirche und errichtete den benachbarten großen Patio. Narciso Tomé, dessen Vater Antonio der Hauptbildhauer an der Fassade der Universität von Valladolid gewesen war, ersann und verwirklichte in Toledo im gotischen Deambulatorium der Kathedrale das Transparente, dessen formale Dynamik und dessen Reichtum in den Materialien es *Abb. 121* zu einem in seiner Gattung einzigartigen Monument werden lassen (1721–32). An der Kathedrale von Compostela setzte Fernando de Casas y Novoa den Bau der barocken Ummantelung fort, entwarf und vollendete, ehe er starb (1749), den mächtigen „Obradoiro" der Westfassade; den Südturm hatten vorher Peña de Toro und Andrade errichtet. Auch schuf er, in San Martín Pinario, in der Nähe der Kathedrale, den großen Altar, dessen vielfältige Ornamentik die Struktur zu verschlingen scheint.

In Barcelona wurde noch spät der Palast der Virreina mit seiner reichen Fassade gebaut. Weiter im Süden, an der Mittelmeerküste, gibt es mehrere Beispiele einer Öffnung für internationale Strömungen. In Valencia hinterließ Conrad Rudolph, der deutscher Abstammung war, aber in Paris und Rom gelernt hatte, einen Entwurf für die Fassade der Kathedrale (1703–07); die Ausführung, die sich bis zur Jahrhundertmitte hinzog, versah die Kirche mit einer Art Blendwand, deren konkaves und konvexes Formenspiel an die italienische Architektur erinnert; das Basrelief von Ignacio Vergara „Die Engel verehren den Namen der Jungfrau Maria" gemahnt eher an den französischen Rocaille-Stil. Von diesem sind möglicherweise auch die Erbauer des Palastes des Marqués de Dos Aguas inspiriert worden, namentlich Hipólito Rovira Brocandel, der 1740–44 die Türzonen ausmalte (Die Malereien wurden 1867 von Jaime Ferrer in Stuck übertragen). In Murcia fand Jaime Bort bei seinem Aufenthalt von 1735–48 die Zeit, die Fassade der Kathedrale entscheidend zu prägen – der Turm allerdings wurde später nach Entwürfen von Ventura Rodríguez errichtet; durch die Majestät der großen Arkade und die Vielzahl und Eleganz der Skulpturen hält das Werk Borts dem Vergleich mit zeitgenössischen italienischen Kirchen stand.

In Andalusien, in Cádiz, war die riesige Kathedrale, für die Vicente Acero y Arebo 1725 den Entwurf lieferte und mit deren Bau er sogleich begann, dazu gedacht, den Beweis für den Wohlstand der Stadt und das Talent des Künstlers zu erbringen. Aber dieser verließ bald den Bau, und die heutige Kirche ist weit entfernt von der lebendigen Majestät, von der sie geprägt sein sollte. In Granada bietet zumindest die Kirche San Juan de Dios, die von José de Bada erbaut und von Guerrero ausgeschmückt wurde, eines der seltenen Beispiele für homogene Barockbauten (1737–50). Im gleichen Zeitraum wurde in dieser Region weiterhin ganz besonders die verschwenderische und beziehungsreiche Dekoration gepflegt. In Lucena entstand seit 1740 der Sagrario von San Mateo nach Entwürfen von Leonardo Antonio *Abb. 124*
de Castro. Die Sakristei der Kartause von Granada ist möglicherweise nach einem *Abb. 125*
Entwurf entstanden, den Hurtado noch vor seinem Tode anfertigte. Die Tradition, die dieser schuf – er lebte in seinen letzten Lebensjahren in Priego de Córdoba –, hielt sich hier lange Zeit und brachte in dem Sagrario der Pfarrkirche der Himmelfahrt von Francisco Javier Pedraxas (1771–86) ein Meisterwerk hervor. Diego Antonio Díaz hingegen (um 1680–1768), der in Sevilla und Umgebung tätig war, bevorzugte anstelle des ornamentalen Barock einen linearen Dekor, für den die Fas-

sade von San Miguel in Morón de la Frontera (1717–26) und die Pfarrkirche von Umbrete (1725–33) typische Beispiele sind. Mit dieser Art des schematischen Vorgehens schloß er an die Anfänge der Barockentwicklung, die Zeit der Belebung der Flächen am Beginn des 17. Jahrhunderts, an.

Architektur und Skulptur haben teilweise praktisch dieselbe Geschichte, z. B. was die Altäre betrifft, oder doch eine sehr verwandte, wie im Chorgestühl („Sillerías"); manche Künstler waren in beiden Techniken bewandert, namentlich die Brüder Churriguera, Francisco Hurtado und Narciso Tomé. Dennoch ist die Skulptur natürlich autonom, und vielleicht erscheint sie, eher noch als die Architektur, deren partikularistische Tendenzen gelegentlich Verwirrung stiften, dem Fremden als wahrhaft barock. In der Tat entsteht mit den Wagen für die Karwoche („pasos"), die einem Abschnitt aus der Passion oder der Schmerzensmadonna gewidmet sind, den Figuren des dornengekrönten Christus, den pathetischen und üppig gekleideten Darstellungen der Erlösermutter, den Märtyrern, deren Folter minuziös dargestellt ist, mit der Pracht, die durch die Verwendung vergoldeter und polychromer Hölzer für die Schnitzarbeiten zustande kommt, eine ausdrucksstarke Kunst, durch deren körperliche und moralische Intensität der Wille zum Ausdruck kommt, die Betrachter und Teilnehmer der Prozession aufzuwühlen und zu erschüttern. Diese generelle Beschreibung, die auf viele Fälle zutrifft, darf dennoch nur mit deutlichen Abstufungen verwendet werden. Selbst im abgeschlagenen Kopf Johannes des Täufers im Museum von Valladolid, der José de Mora zugeschrieben wird, ist der Ausdruck des Schmerzes gemildert durch eine subtile und harmonische Ordnung, die an Koketterie grenzt. Eine genaue Analyse der großen Gattung der polychromen Skulptur macht deutlich, daß man bestimmte Merkmale nicht unterschätzen darf. Eine beachtliche anatomische Kenntnis wird aufs sorgfältigste eingesetzt. Zahlreich sind die Beispiele, in denen Schmerz maßvoll, ja sparsam ausgedrückt ist, um desto besser inneres Leben hervortreten zu lassen – eine Auffassung, die als Frühform des Klassizismus gewertet werden kann. In der Hauptsache sind es zwei große Strömungen, denen sich die Künstler für gewöhnlich zuordnen lassen. Im Norden, das heißt im wesentlichen in Kastilien, besteht ein Hang zum Realismus, und im Süden, das heißt in Andalusien, eine Neigung zu Ruhe und innerer Heiterkeit. Natürlich treten eigene Prägungen in den einzelnen Gegenden, besonders in Navarra und in den Mittelmeer-Städten, auf.

Gregorio Fernández, 1576 in Sarria in der Diözese Lugo geboren, erhielt seine erste Ausbildung im heimatlichen Galicien, doch atmet sein Stil den Geist Kastiliens, Karriere machte er in Valladolid, und dort starb er auch 1636. Hier muß er durch Pompeo Leonis Statuen des Herzogs und der Herzogin von Lerma als Betende gelernt haben, zu welcher Eleganz sich die Skulptur des Hofes aufschwingen konnte. Das Studium der Stecherkunst trug ebenfalls zur Erweiterung seines stilistischen Horizontes bei. Der Manierismus seiner Anfänge machte in seiner Reifezeit einer natürlichen Auffassung der Haltungen Platz, fließender Weite der Gewänder mit Knickfalten und der Bemühung um Naturgetreuheit, die sich besonders in der minuziösen Behandlung der Haare manifestiert. Er war ausschließlich Bildhauer, aber dies mit ganzer Seele, und er überwachte sorgfältig die Bemalung seiner Arbeiten. Fernández erreichte so, im pathetischen Realismus sakraler Sujets, eine außergewöhnliche Qualität, die ihm das persönliche Lob Philipps IV. einbrachte und die die Verbreitung seines Œuvres über Kastilien, Madrid, Navarra, das Baskenland und bis nach Portugal erklärt; so stammt der Altar der Kathedrale von Miranda do Douro, in der portugiesischen Landschaft Trás-os-montes, von seiner Hand. Sein Meisterwerk in dieser Gattung ist der Hochaltar aus der Kathedrale von Plasencia in Estremadura, der architektonisch und plastisch 1632 vollendet war. Die berühmte Darstellung „Toter Christus“ aus dem Kapuzinerkloster von Pardo entstand als königlicher Auftrag 1614; daraus erklärt sich, zumindest zum Teil, die Sorgfalt, mit der das Werk ausgeführt wurde, und seine emotionale Kraft. Unter den „Pasos“ ist die charakteristischste die „Piedad“ (die monumentale Muttergottes, die den Leichnam ihres Sohnes hält) für eine Bruderschaft in Valladolid; der Auftrag für diese Arbeit datiert von 1616. *Abb. 431*

Ebenfalls ausschließlich Bildhauer und ein Meister des Hochreliefs war Manuel Pereira, der 1588, zur Zeit der dynastischen Vereinigung von Portugal und Spanien durch Philipp II., in Porto geboren wurde. 1624 wird seine Anwesenheit in Alcalá de Henares bezeugt, berühmt wurde er in Madrid; er starb hochbetagt 1683. Von seinem eleganten und relativ zurückhaltenden Stil zeugt seine talentvolle Darstellung des hl. Bruno (Burgos, Kartause de Miraflores; Madrid, Akademie San Fernando). *Abb. 426*

Wie Gregorio Fernández in Nordspanien beherrschte Juan Martínez Montañes den Bereich der Skulptur in Südspanien. Er wurde 1568 in Alcalá la Real in der Provinz Jaén geboren; seine Ausbildung erhielt er in Granada und Sevilla, und in Sevilla, dieser an kultivierten Geistern und Kunstwerken reichen Stadt, ließ er sich dann auch nieder, heiratete zweimal, durchlebte eine lange, fruchtbare Karriere und starb 1649. Sein hohes Ansehen erklärt, daß er 1635 nach Madrid gerufen wurde, um die Büste Philipps IV. anzufertigen, die zu Pietro Tacca nach Florenz für die Herstellung des Reiterstandbilds des Königs gesandt wurde; diese Statue schmückt heute die Plaza de Oriente in der spanischen Hauptstadt; die Büste des Königs ist auf dem Porträt des Martínez Montañes von Velázquez (Prado) zu erkennen. Ein besonders beeindruckendes Beispiel für die Meisterschaft des Bildhauers ist der sog. „Cristo de la Clemencia“, ein Kruzifix in der Kathedrale von Sevilla. Gemäß dem 1603 von Mateo Vásquez de Leca, Archidiakon von Carmona, vergebenen Auftrag ist der Gekreuzigte wie im Zwiegespräch dargestellt; der Körper zeigt überraschende anatomische Schönheit; es geht eine besondere Zartheit von diesem dennoch pathetischen Werk aus. Einen Beweis für die Kraft des Künstlers gibt, diesmal in der Gattung der Altäre, der des Klosters San Isidro del Campo in Santiponce mit der Figur des büßenden hl. Hieronymus (1609–13). *Abb. 433* *Abb. 427*

Andalusien war nicht nur reich an Bildhauern, sondern an ganzen Bildhauerfamilien, deren Aktivität sich über das 17. und 18. Jahrhundert erstreckte. Alonso Cano, von dem schon als Architekt die Rede war und von dem noch als Maler zu sprechen sein wird (1601–67), führte ein unruhiges, ja dramatisches Leben, ehe er in das Kapitel der Kathedrale von Granada, seiner Geburtsstadt, eintrat. In seinen Skulpturen, z. B. in der „Madonna de Facistol“, aus jener Kathedrale finden barocke Formen, inneres Feuer und seelische Ausgeglichenheit zu einer ganz persönlichen Einheit. Juan de Mesa (1583–1627), Schüler von Martínez Montañes, starb relativ jung. Pedro de Mena (1628–88), Sohn des Bildhauers Alonso (1587–1646), ist der Schöpfer der Statuette „Der hl. Franziskus von Assisi“ aus dem Schatz der Kathedrale von Toledo, einer durch die religiöse Inbrunst herrlichen Figur. Von der Familie Mora waren der Vater Bernardo (1614–84) und seine beiden Söhne José (1642–1724) und Diego (1658–1729) Bildhauer. Pedro Roldán (1624–97) wurde bereits als Schöpfer der „Grablegung“ in der Caridad in Sevilla genannt. Seine Tochter Luisa, genannt La Roldana (1654–1704), führte in ihren Werken einen femininen und pittoresken Charme ein, durch den sie sich von den Arbeiten ihres Vaters unterscheidet. Eine andere Tochter Pedros, Francisca, heiratete den Bildhauer José Duque Cornejo. Ihr Sohn Pedro Duque Cornejo (1678–1757) behielt mitten im 18. Jahrhundert die plastische Kraft des Barock bei, wie das Chorgestühl der Kathedrale von Córdoba (1748–57) beweist. *Abb. 421* *Abb. 432*

Dennoch war es in diesem Jahrhundert wohl die Levante, in der die eigenständigsten Werke in der nationalen polychromen Tradition entstanden. So führte in Murcia Francisco Salzillo (1707–83), Sohn Vincente Nicolás', ein aus der neapolitanischen Gegend stammender Bildhauer, der sich in der Stadt niedergelassen hatte, eine Familienwerkstatt, deren Produktion anatomische Kenntnis, Eleganz und religiöse Wahrhaftigkeit miteinander verband; sein sehr lieblicher Barock drückt privates Gefühl aus. Eines der Meisterwerke des Künstlers ist der „Paso", „Christus auf dem Ölberg" (Murcia, Museum Salzillo).

## RELIGIÖSE UND WELTLICHE MALEREI

Auch wenn bei der einen oder anderen Künstlerpersönlichkeit Vorbehalte angebracht erscheinen, steht doch die Zugehörigkeit der Malerei zum Barock, wie die der Skulptur auch, außer Zweifel. Für diese Zugehörigkeit finden sich bei einer Analyse zumindest zwei Gründe: der religiöse Charakter und die unmittelbare Übereinstimmung mit der unverwechselbaren nationalen Eigenart – dem Miguel de Unamuno so teuren „casticismo".

Profane oder zeitgenössische Themen sind in der Minderheit; sie tauchen als mythologische Sujets oder königliche und aristokratische Porträts auf, besonders bei Jesupe de Ribera und Diego Velázquez, oder auch in dem Zyklus der Darstellungen der jüngsten Siege der Monarchie unter Philipp IV. für den Saal der Königreiche in Buen Retiro. Daß im 17. Jahrhundert auch einige weibliche Akte gemalt wurden, beweist eine Materialdurchsicht, dennoch bleibt die „Venus mit dem Spiegel" von Velázquez eine Ausnahme (London, National Gallery). Sieht man von den Kreuzigungen oder dem „Christus in der Vorhölle" (von Alonso Cano, Museum von Los Angeles) ab, ist der menschliche Körper, wenn der Maler ihn überhaupt mehr oder weniger von seinen Kleiderhüllen befreit zeigt, eher der des Märtyrers, des hl. Sebastian zum Beispiel, oder des ausgezehrten Greises, wie des hl. Hieronymus in der Wüste oder „Hiob" von Francisco de Herrera d. Ä. (1636, Museum von Rouen), oder der von Monstren, beispielsweise Eugenia Martínez Vallejo; dieses Monstrum wurde zweimal von Juan Carreño de Miranda gemalt, das eine Mal prunkvoll in Rot gekleidet, das andere Mal als Akt, mit Weinlaub bekränzt („La Monstrua vestida", „La Monstrua desnuda", Prado).

*Abb. 131*

Es genügt nicht, festzustellen, daß das malerische Kunstschaffen religiöser Natur ist, die Malerei drückt vielmehr die Doktrin, die Ideen und die Empfindungen der Kirche der Gegenreformation aus; sie wurde von ihr oder für sie in Auftrag gegeben. Sie behandelt ihre bevorzugten Themen in einzelnen Gemälden, in Altären, Fresken, Zyklen über das Leben Jesu oder der Jungfrau Maria und der Heiligen oder in Apostelbildnissen („Apostolados"). Sie hält sich an eine gelehrte Ikonographie, wie z. B. die Beschreibung, die Antonio Palomino, der auch Kunstschriftsteller war, von seinem eigenen Werk in der Kuppel des Sagrario der Kartause von Granada liefert, belegt. Sie ergeht sich in Wunderdarstellungen, Ekstasen, Martyrien und fliegenden Engeln. Kompositorisch vereint sie häufig mehr oder weniger gelungen eine himmlische und irdische Szene miteinander. Naivität wird ohne erkennbaren Konflikt mit Ernsthaftigkeit verbunden, so in der „Vision des hl. Alonso Rodríguez" von Francisco de Zurbarán (1630; Madrid, Akademie von San Fernando). Die Zyklen über

*Abb. 445*

das Leben der Kartäuser stellen deren Martern mit minuziöser Gelassenheit in allen Einzelheiten dar; der des Fray Juan Sánchez Cotán (1560–1627) wurde für die Kartause von Granada gemalt und setzt im übrigen den Manierismus der Dekorateure des Escorial fort (1615–17, an Ort und Stelle); der des Vicente Carducho (1578–1638) kam in die Kartause von Paular (1632–33; zerstreut; Teile im Prado).

Zwei Themen verdienen zweifellos eine besondere Erwähnung wegen ihrer religiösen Bedeutung und der Qualität ihrer malerischen Umsetzung: die „Purísima" und die Eucharistie. Die Purísima ist eine Mariendarstellung, die an eine Kombination der Unbefleckten Empfängnis und Mariä Himmelfahrt erinnert, aber da die Engel hier Maria eher zum Himmel begleiten, als daß sie sie dorthin bringen, gerät die Komposition schließlich zu einem echten Auffahren, gleich dem Jesu. Zwei von diesen Darstellungen der Purísima gehören zu den poetischsten und erhabensten Leistungen der spanischen Malerei: die der Augustiner von Salamanca von Ribera (1635), die noch an Ort und Stelle ist, und die im Asilo de Venerables Sacerdotes in Sevilla von Bartolomé Esteban Murillo (1678), die der französische Marschall Soult *Abb. 130* 1813 mitnahm und die 1940/41 aus dem Besitz des Louvre in den des Prado überging. Die Messe und die Eucharistie – das zweite Thema – werden mit einer künstlerischen Meisterschaft und einem Sinn für das Mysterium beschworen, die das Unmalbare sichtbar werden lassen, sei es bei einer Konsekration, sei es bei der Kommunion. Ein junger Mönch, der hl. Bonaventura, wagte aus Gewissenszweifeln nicht, den Leib Christi zu empfangen; da nahm ein Engel ein Stück der Hostie aus den Händen des Zelebranten und legte es zwischen seine Lippen; dies ist die Geschichte des Wunders, das von Francisco de Herrera d. Ä. gemalt wurde („Die Kommunion des hl. Bonaventura" , 1628; Louvre). Jerónimo Jacinto Espinosa hat, mit nahezu dramatischer Intensität, „Die letzte Kommunion der hl. Maria Magdalena" gemalt (1665; Valencia, Museum), die der analogen Komposition gleicht, die Domenichino dem hl. Hieronymus widmete (1614; Vatikanische Museen). In der „Wunderbaren Messe des hl. Donatus von Arezzo" (1652; Museum von Amiens) setzten sich die Teile des Kelches, der bei einem Heideneinfall zerbrochen war, durch ein Wunder von selbst wieder zusammen. Der Schöpfer dieser Komposition, Ribera, hat auch, vor einem hohen Himmelsausschnitt, die Apostel dargestellt, die die Kommunion von Christus empfangen (1651; Neapel, Museum der Kartause von San Martino). Der Bruder Cabañuelas zweifelte an der Transsubstantiation; Zurbarán hat das Wunder, das sich an ihm ereignete, in einem der Gemälde des Zyklus von Guadalupe dargestellt; die Hostie erhebt sich, und das Blut beginnt zu fließen (1638). Während seiner ersten Messe, bei der Elevation, sah Johannes von Matha, ein provençalischer Mönch des ausgehenden 12. Jahrhunderts, wie ein Engel die Arme um zwei Gefangene legte, einen Christen und einen Mauren; dieses Ereignis ging der Gründung des Ordens der Trinitarier durch eben jenen Mönch im Jahre 1198 voraus; Juan Carreño de Miranda benutzte 1666 diese Erscheinung als Thema eines prunkvollen und inbrünstigen Gemäldes (Louvre). Und Claudio Coello stellte in der „Sagrada Forma" im Escorial (1685–90) die Überführung der Heiligen Hostie *Abb. 443* von Gorkum am 19. Oktober 1680 auf den Altar der Sakristei in diesem Kloster vor Karl II. und seinem Hof dar. Diese Hostie hatte während der Religionskriege 1572 bei der Plünderung von Gorkum (heute Gorinchen in Südholland) geblutet. Rudolph II. schickte sie an Philipp II., und 1597 wurde sie in den Escorial gebracht. 1677, unter Karl II., raubten spanische Adelige das Kloster aus, um das von der Königinmutter, Maria Anna von Österreich, bevorzugte Valenzuela in ihre Gewalt zu bekommen. Als Wiedergutmachung verlangte der Papst die Schaffung eines neuen

120 WESTFASSADE DER KATHEDRALE.
*Von Fernando de Casas y Nova.*
*1738–1749.*
*Santiago de Compostela.*

121 ALTAR IM „TRANSPARENTE“.
*Chorumgang der Kathedrale.*
*Von Narciso Tomé.*
*1721–1732.*
*Toledo.*

122 PORTAL DES KRANKENHAUSES VON SAN FERNANDO
*(heute Museum und Stadtbibliothek).*
*Um 1726.*
*Madrid.*

123 DER KOPF DES HL. JOHANNES DES TÄUFERS.
*Von Juan de Mesa.*
*Polychromiertes Holz. Um 1625.*
*Sevilla, Kathedrale.*

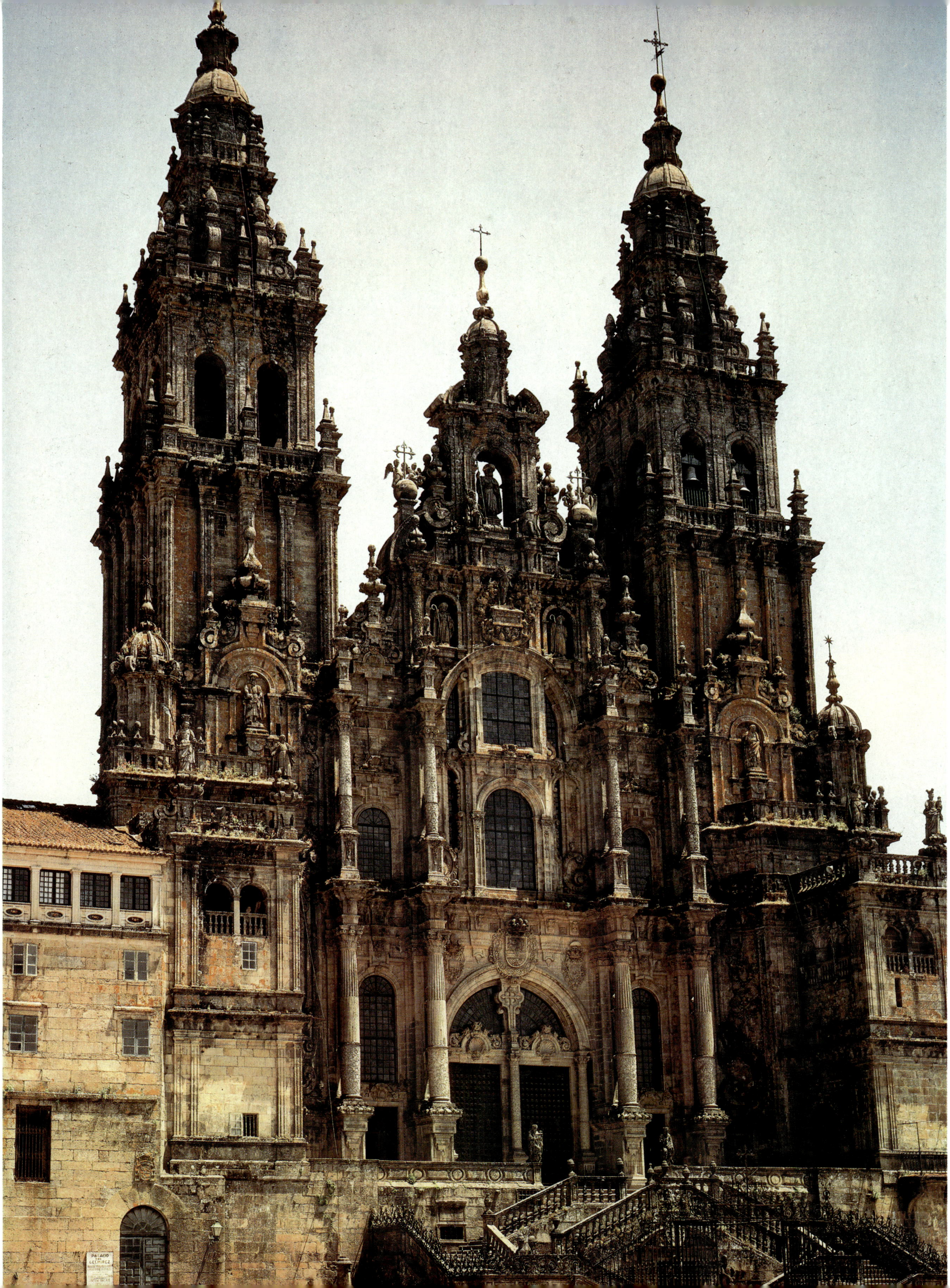
PALACIO
DE
GELMIREZ

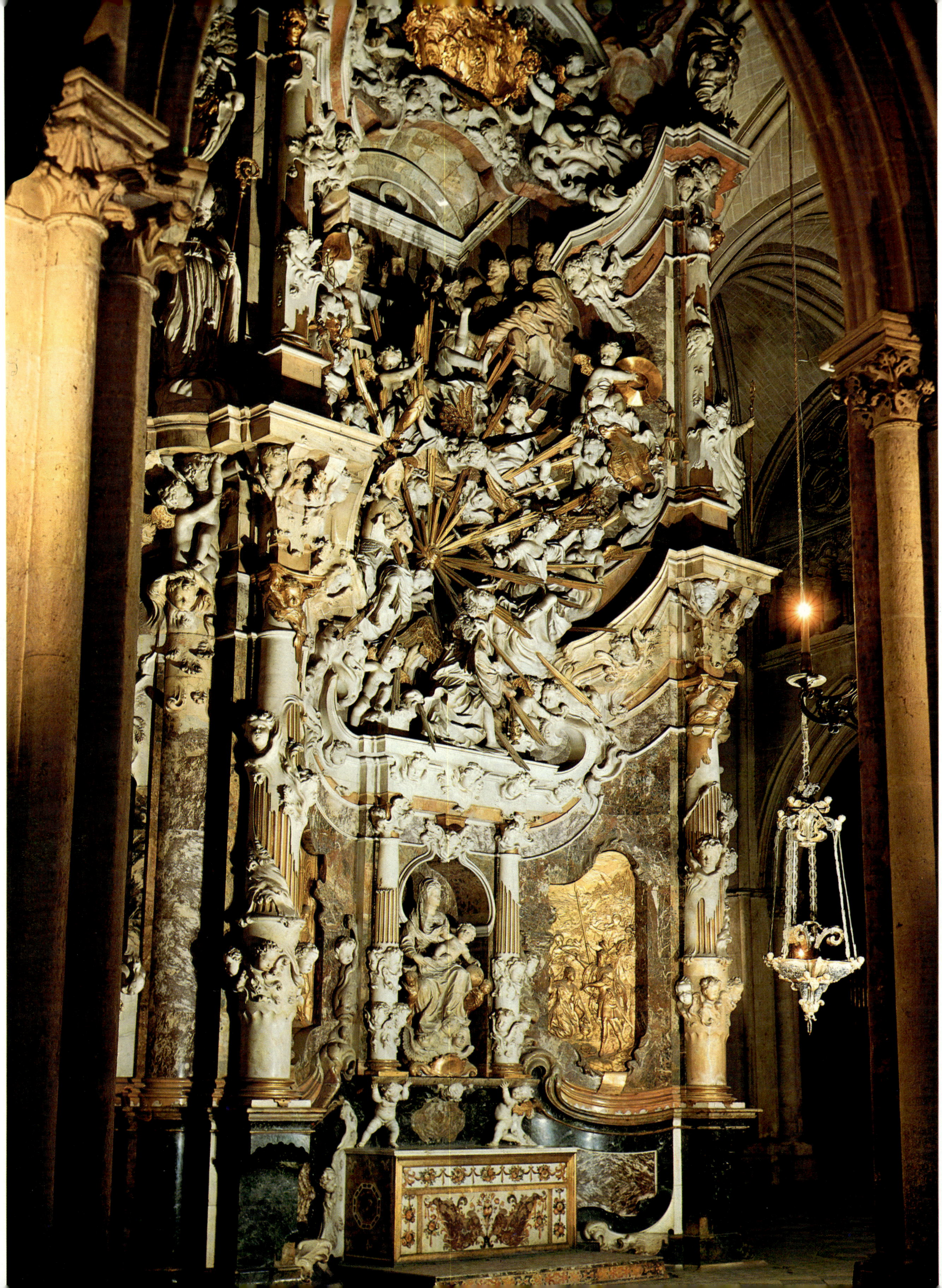

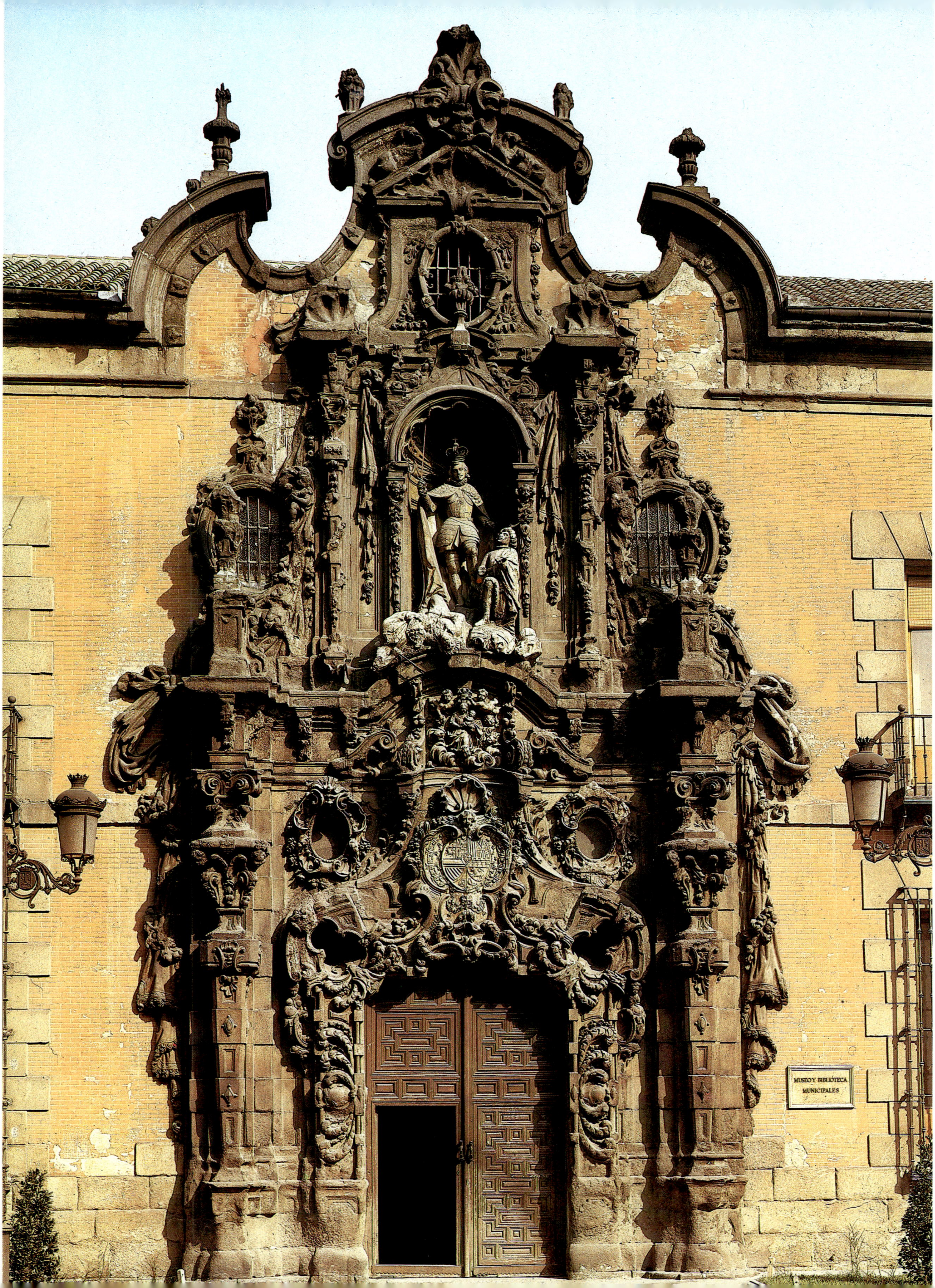
MUSEO Y BIBLIOTECA
MUNICIPALES

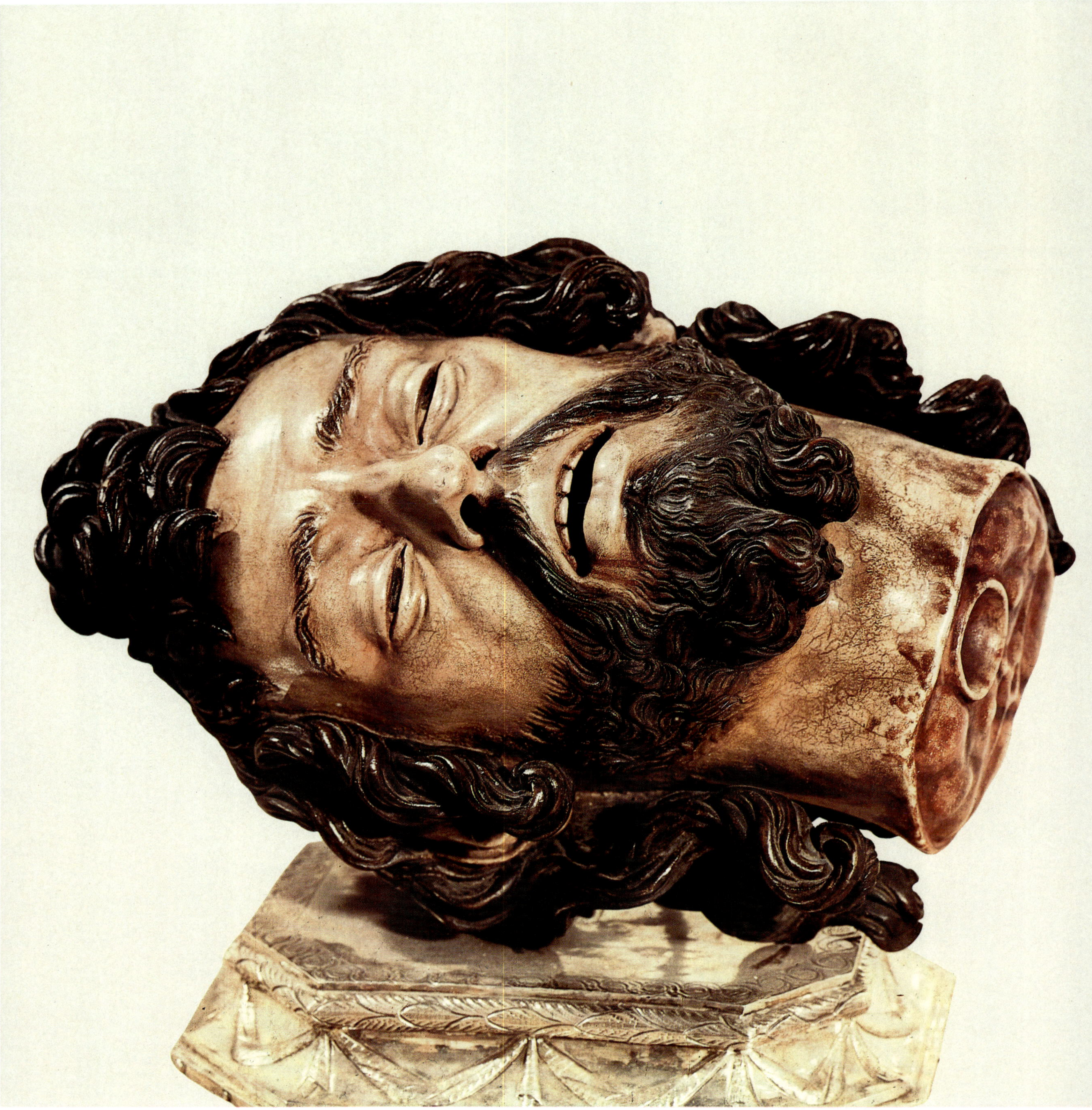

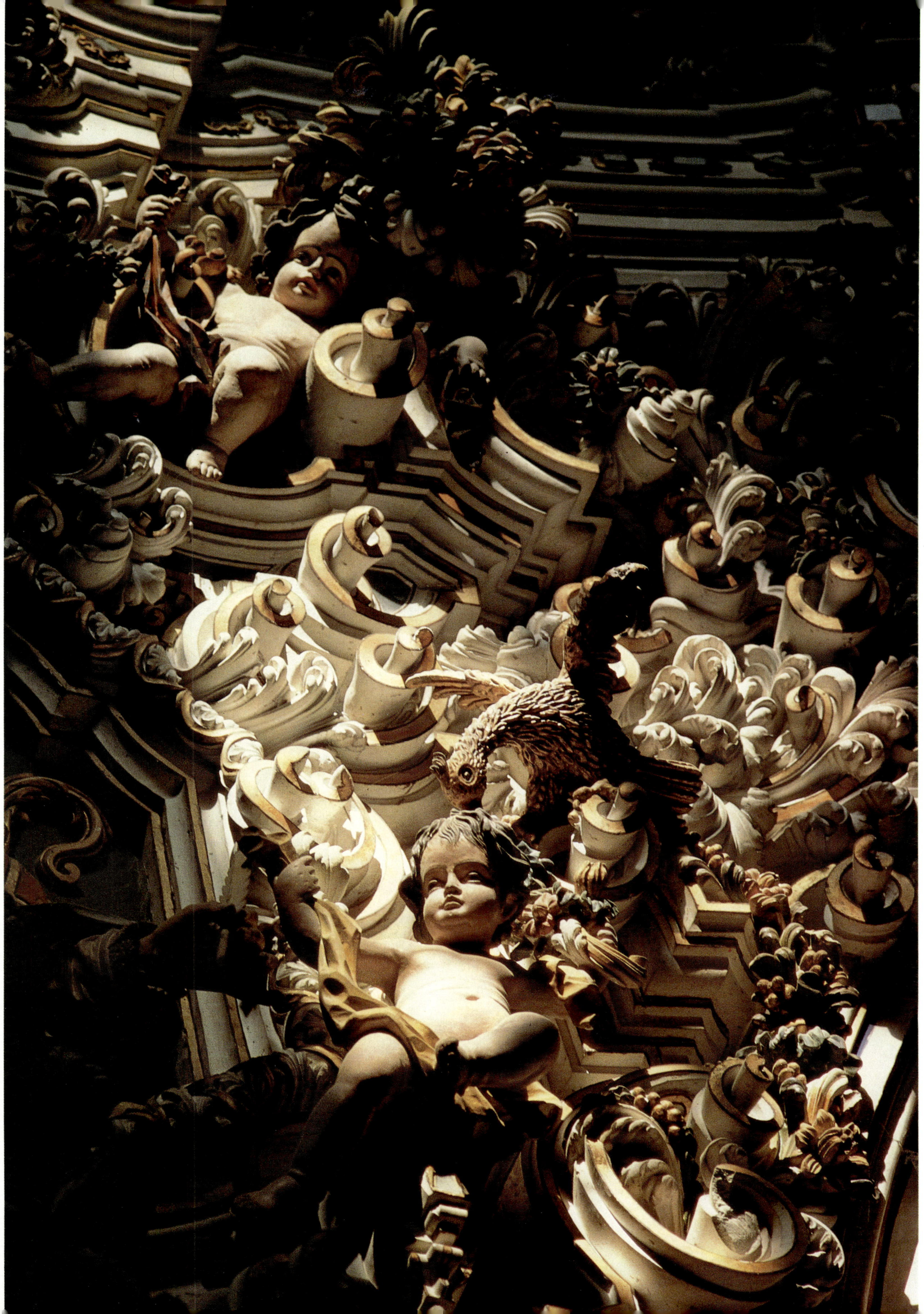

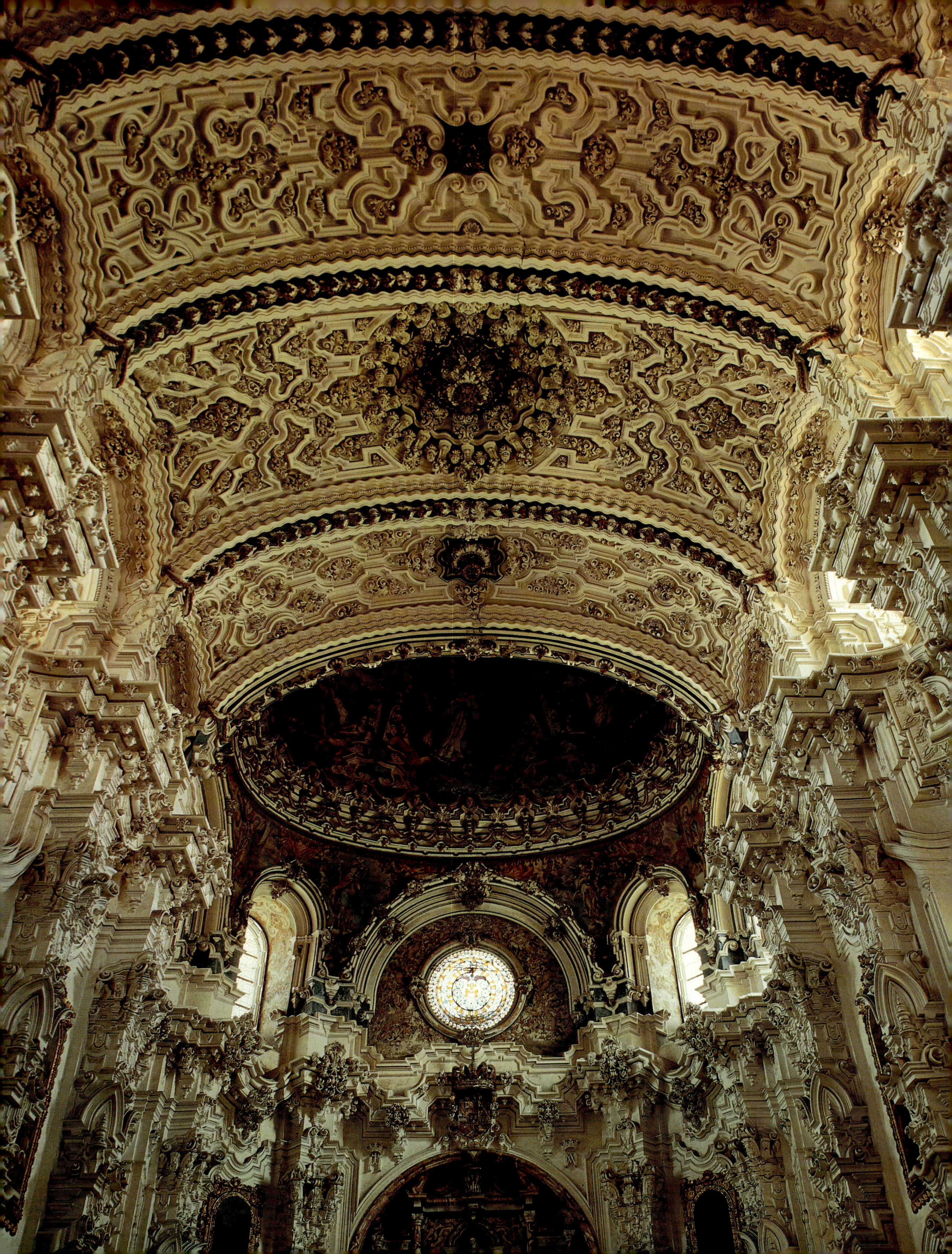

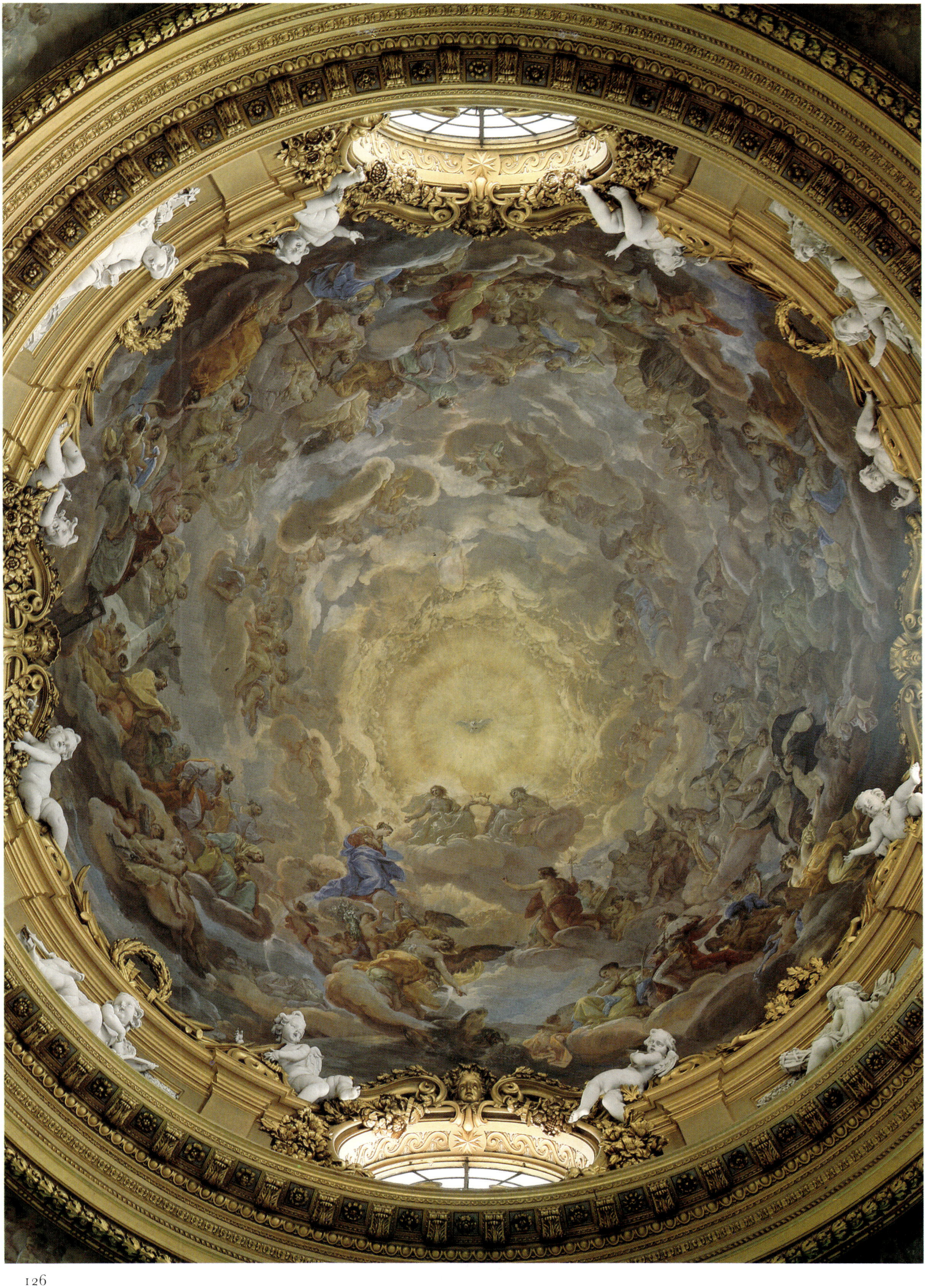

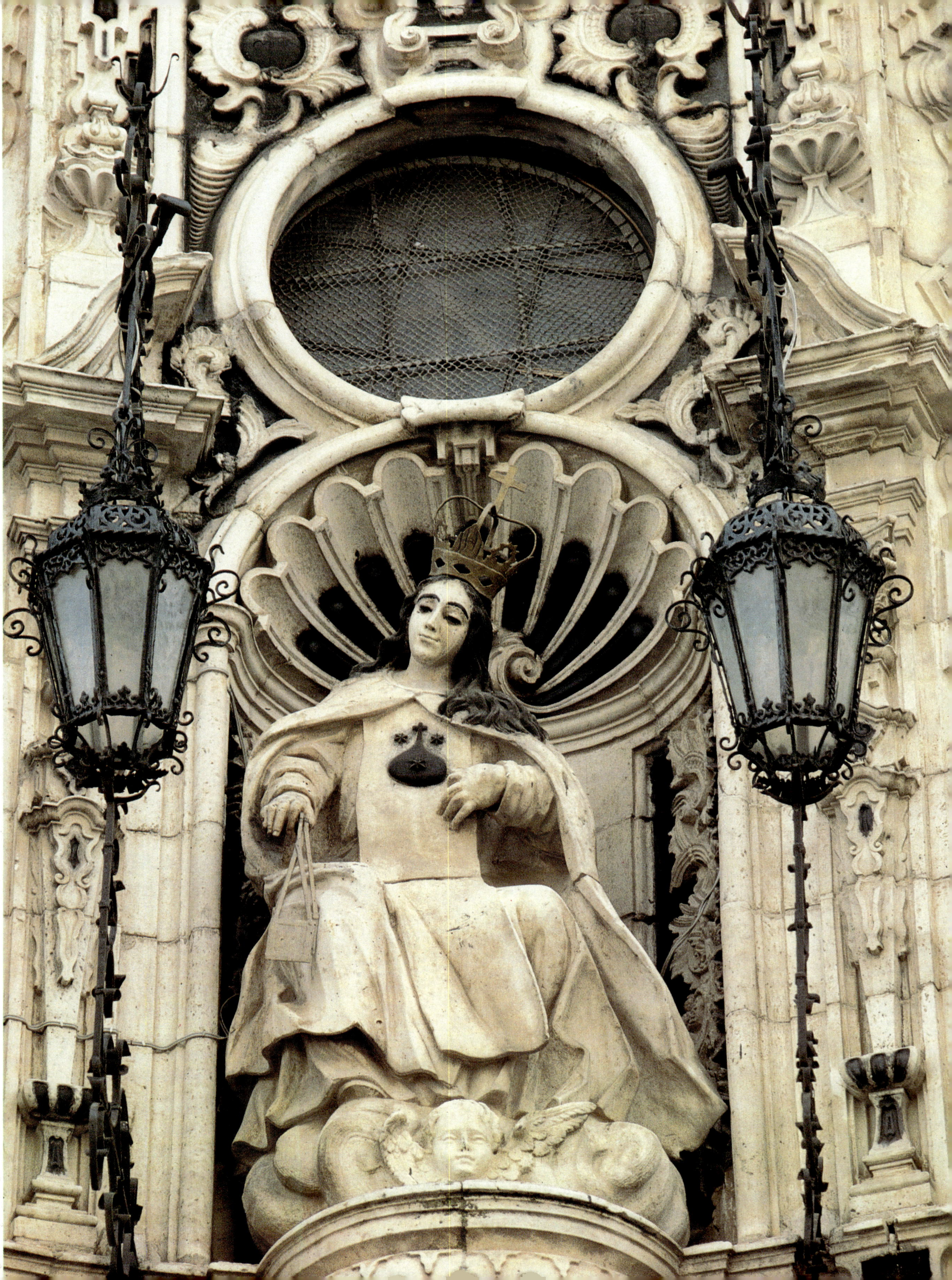

124 PUTTEN UND ORNAMENTWERK.
*Detail aus dem Sagrario von San Mateo.*
*1740–1771.*
*Lucena.*

125 DIE GEWÖLBE DER SAKRISTEI.
*Kartäuserkloster (Cartuja).*
*1732–1745.*
*Granada.*

126 MARIENKRÖNUNG.
*Von Corrado Giaquinto.*
*1755.*
*Kuppelfresko der Kapelle des Königspalastes in Madrid.*

127 PORTAL DER CARMENKIRCHE.
*Von Francisco Pedraxas.*
*Detail.*
*1768.*
*Estepa (Spanien).*

128 DER EVANGELIST JOHANNES MIT DEM VERGIFTETEN KELCH.

*Von Alonso Cano.*
*Öl auf Leinwand.*
*Größe 53 × 35,8 cm.*
*1635–1639.*
*Paris, Louvre.*

129 DAS JESUSKIND VERLETZT SICH AN DER DORNENKRONE.

*Von Francisco de Zurbarán.*
*Öl auf Leinwand.*
*Größe 128 × 85 cm.*
*Um 1630.*
*Sevilla, Privatsammlung.*

130 DIE UNBEFLECKTE EMPFÄNGNIS.

*Von Bartolomé Esteban Murillo.*
*Öl auf Leinwand.*
*Größe 274 × 130 cm.*
*1678.*
*Madrid, Prado.*

131 DIE VENUS MIT DEM SPIEGEL.

*Von Diego Velázquez.*
*Öl auf Leinwand.*
*Größe 122 × 177 cm.*
*Um 1650.*
*London, National Gallery.*

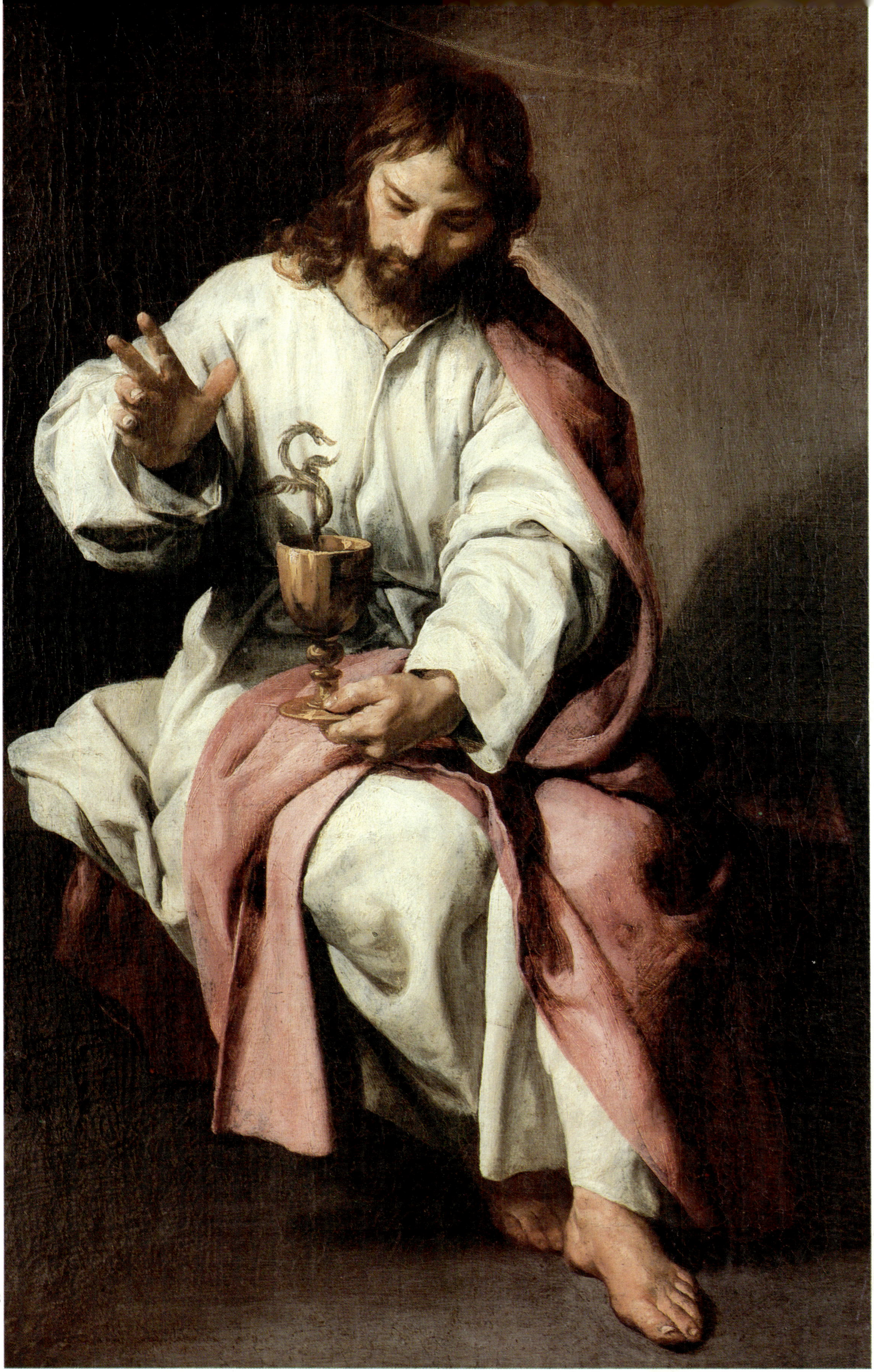

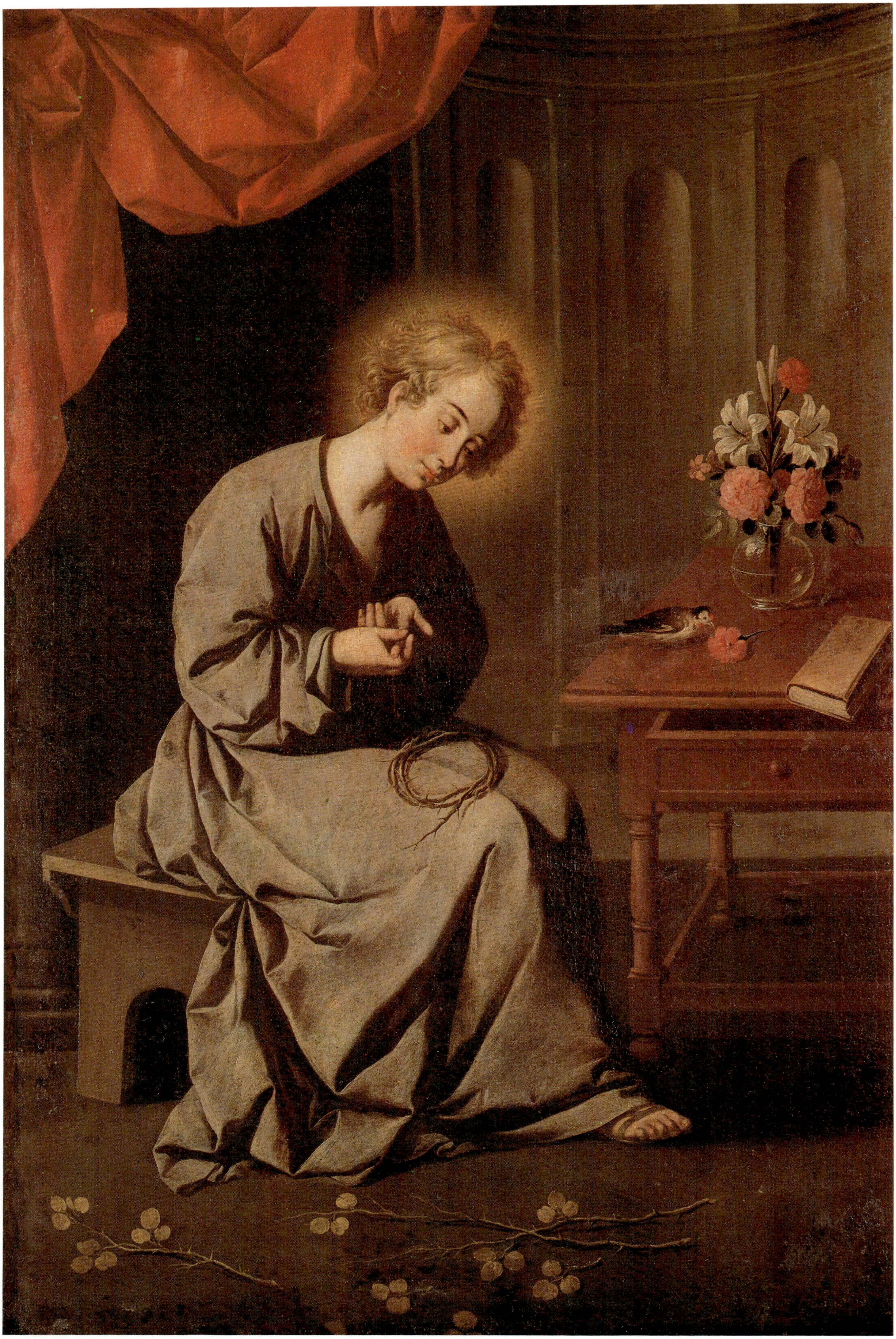

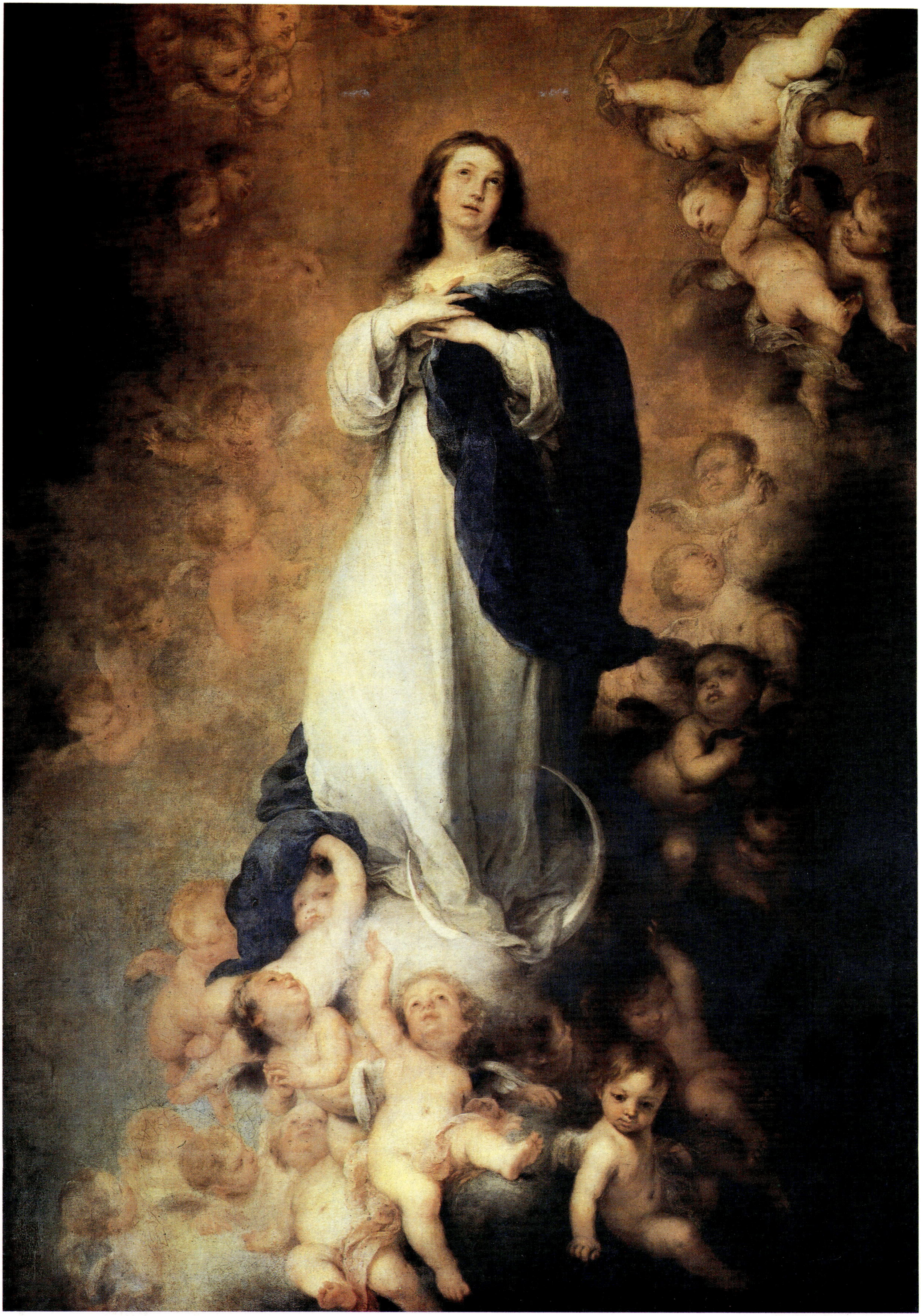

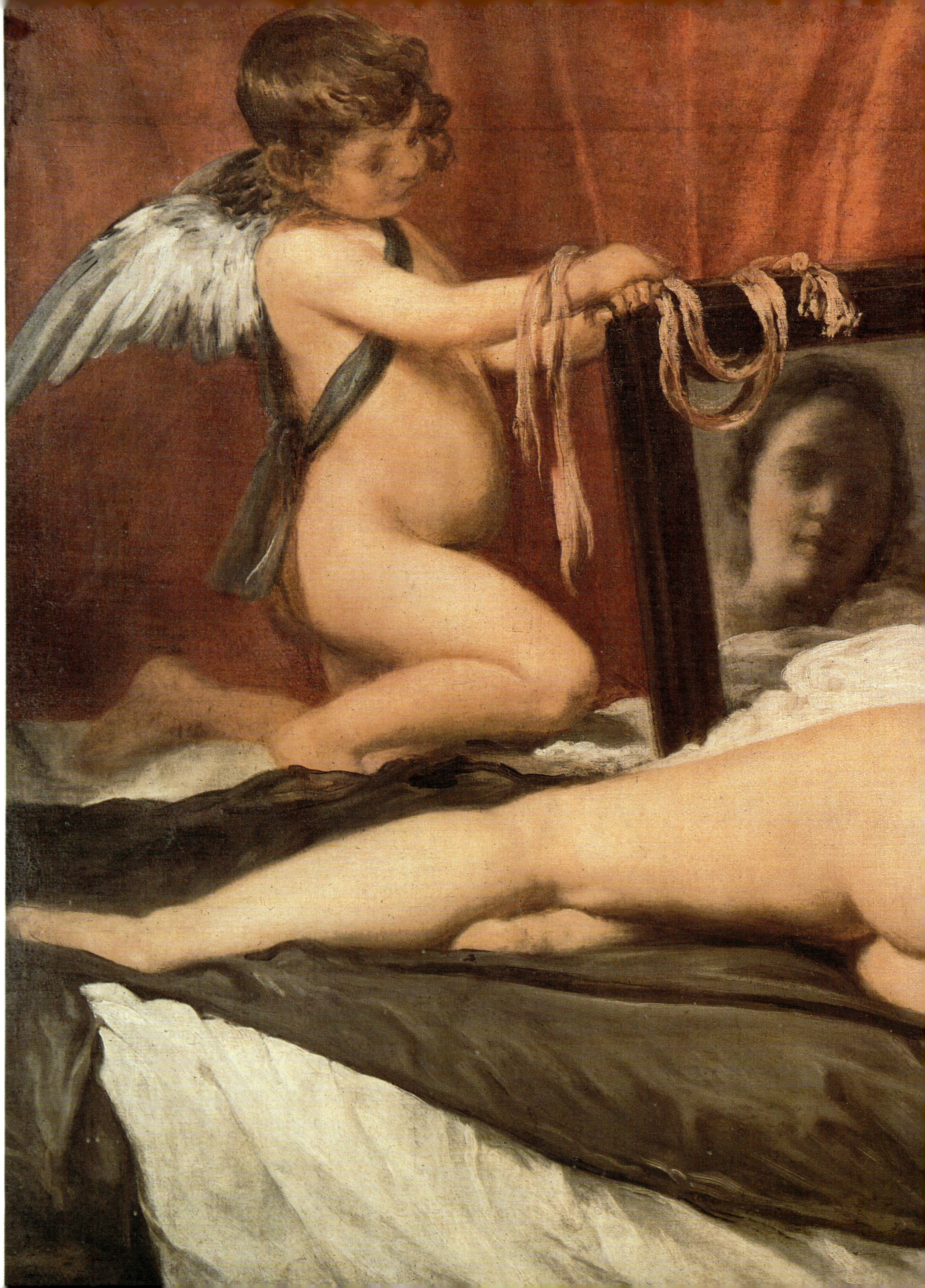

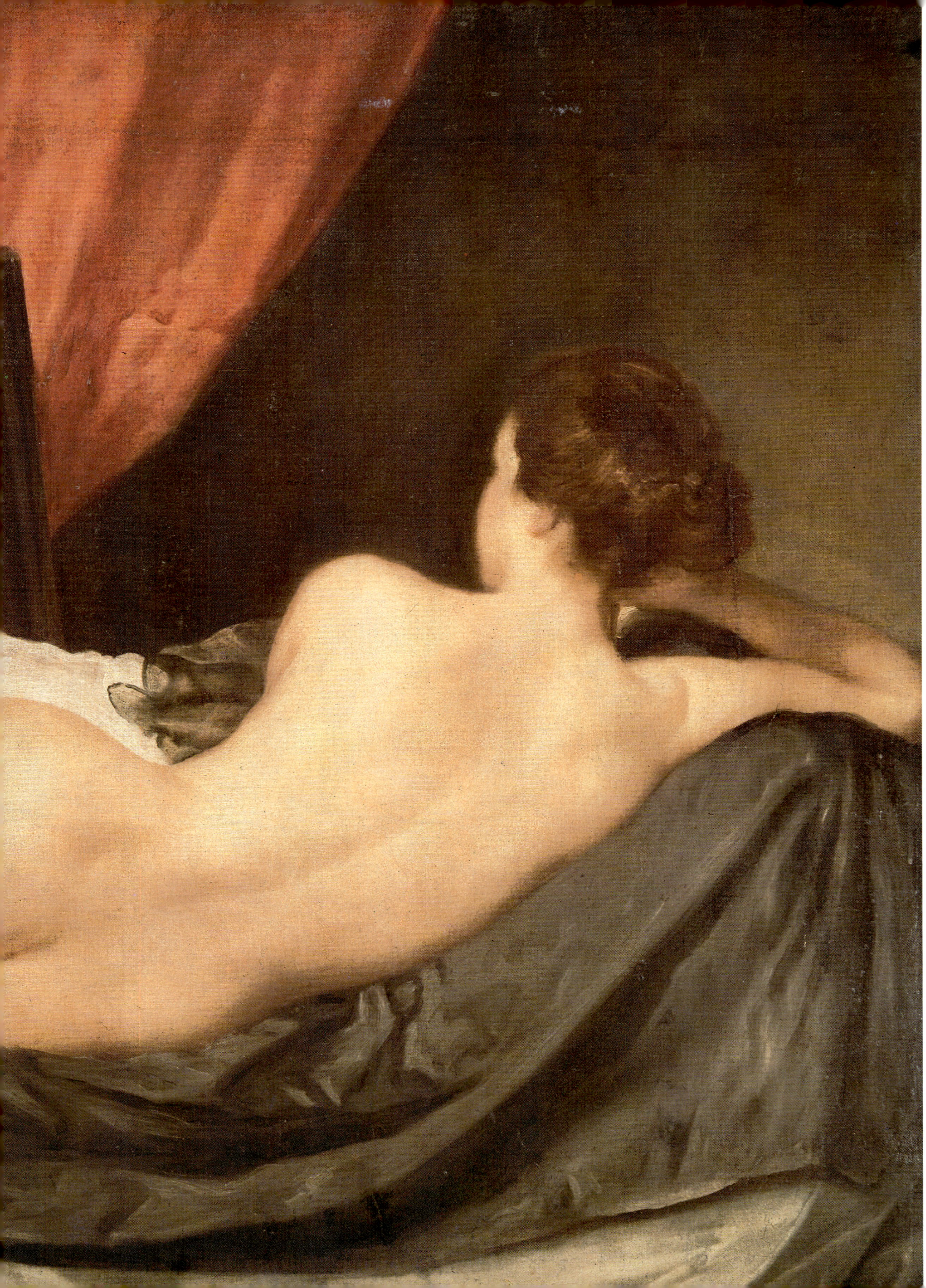

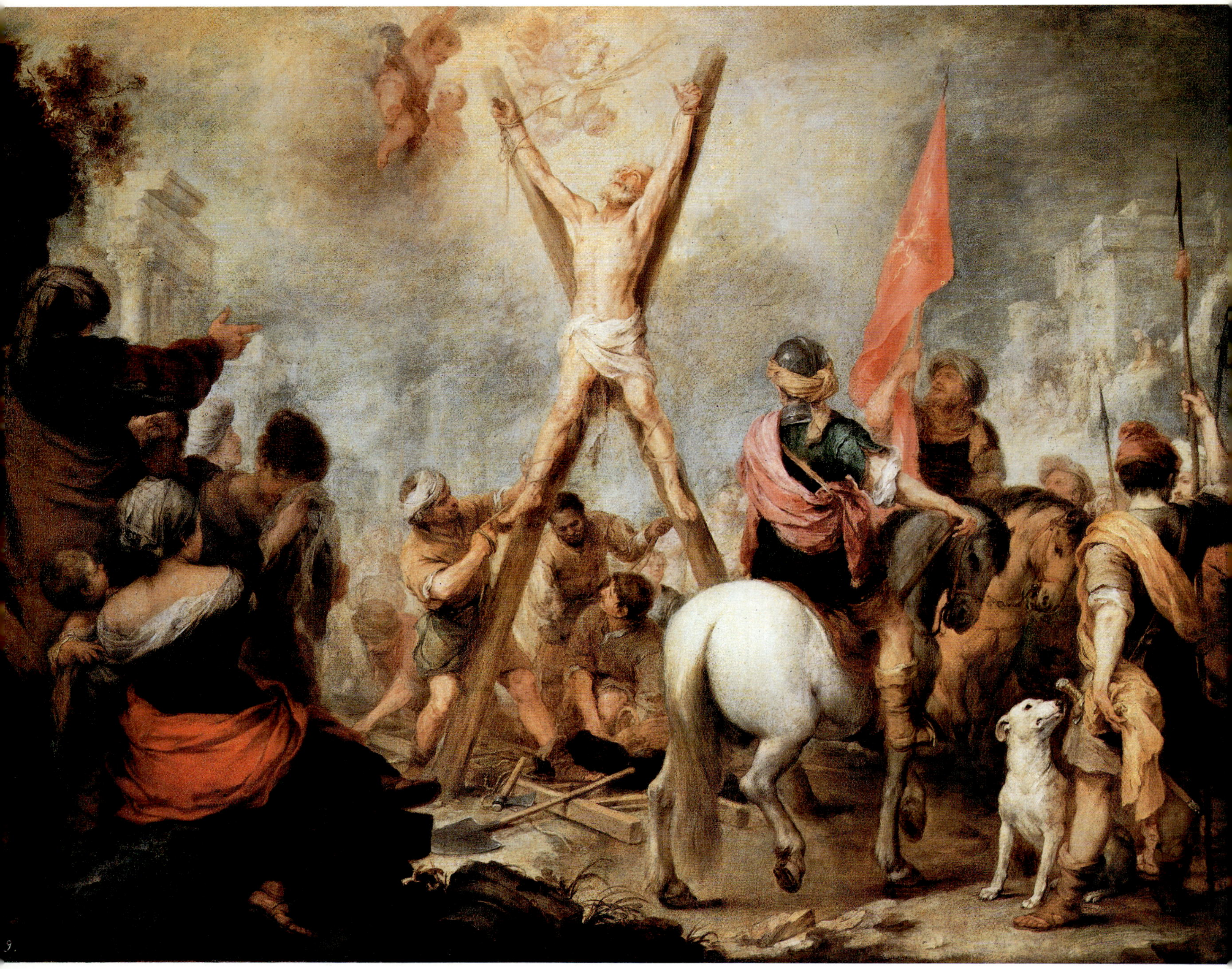

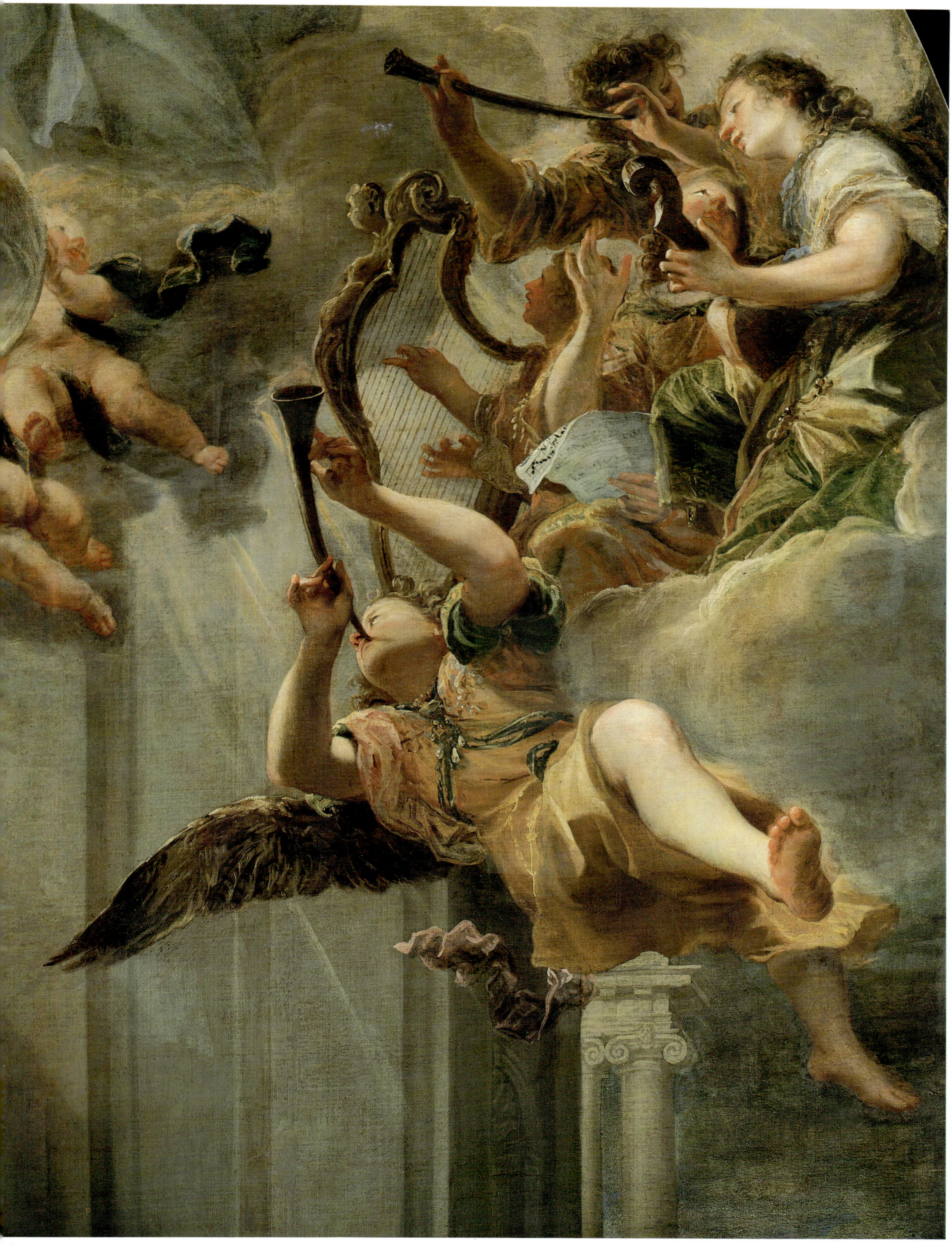

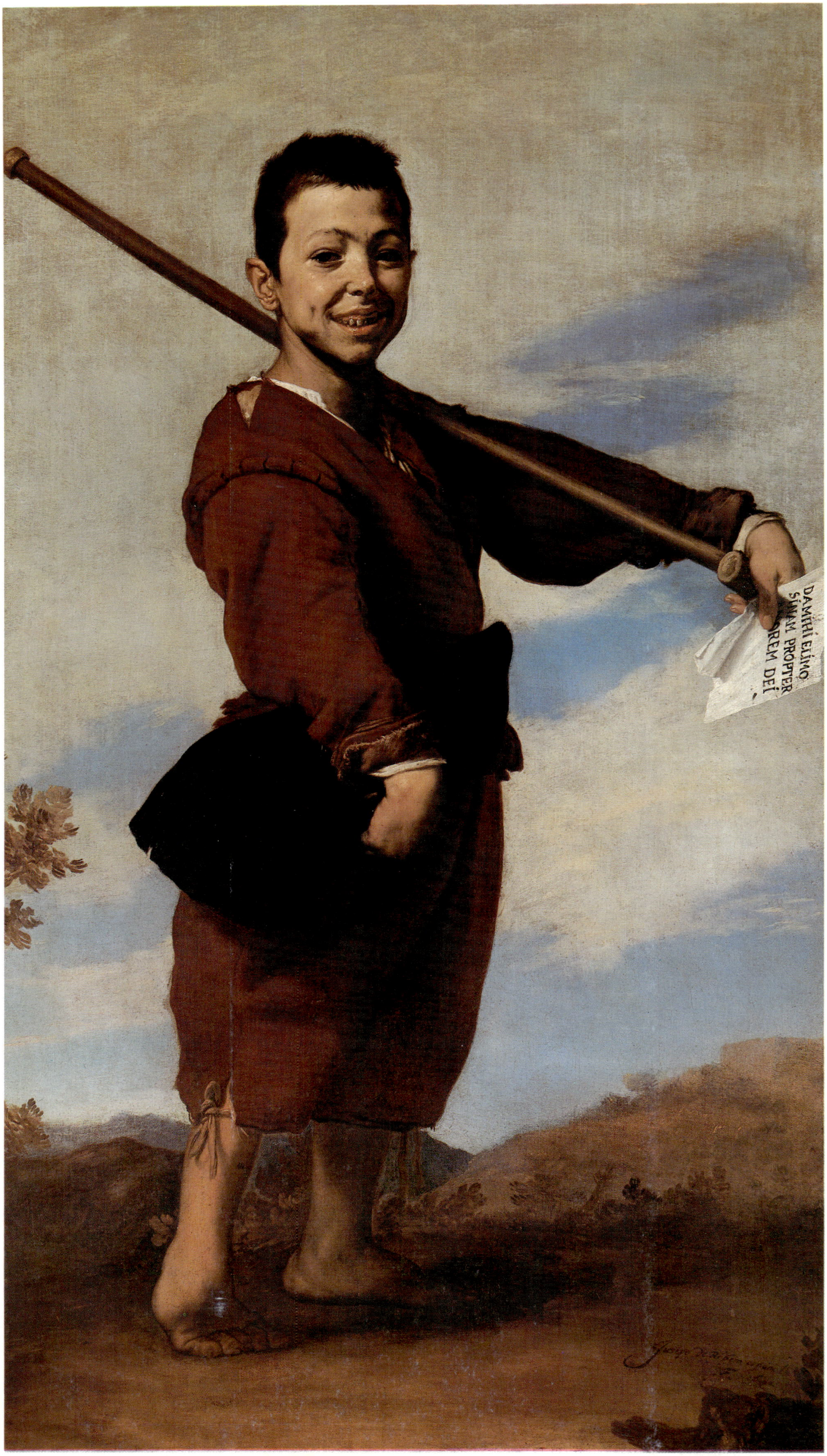


134

132 DAS MARTYRIUM DES HL. ANDREAS.
*Von Bartolomé Esteban Murillo.*
*Öl auf Leinwand.*
*Größe 123 × 162 cm.*
*1675–1680.*
*Madrid, Prado.*

133 GRÜNDUNGSMESSE DES ORDENS DER TRINITARIER.
*Von Juan Carreño de Miranda.*
*Detail.*
*Öl auf Leinwand.*
*Größe 500 × 315 cm.*
*1666.*
*Paris, Louvre.*

134 DER KLUMPFUSS.
*Von Jusepe de Ribera.*
*Öl auf Leinwand.*
*Größe 161 × 92 cm.*
*1652.*
*Paris, Louvre.*

Altaraufsatzes für die Hostie. Deren Überführung dorthin (in die Sakristei) stellte Coello in dem Gemälde dar, das den Altaraufsatz ziert.

Die tiefe Übereinstimmung mit dem Nationalcharakter wird nur verständlich, wenn man den Realismus in der spanischen Malerei eingehend analysiert. Dieser schlägt oft einen ganz spezifischen Ton von Herbheit, Wahrheit und verborgener oder offener Leidenschaft an, der a priori mit dem Barock harmoniert. Die Szenen, auch die religiösen, sind wie dem Alltag entlehnt; es herrscht der volkstümliche Typus vor, von der Sonne gegerbte Bauern und Darstellungen im Freien mit zarten jungen Mädchen und Menschen mit Gebrechen („Der Klumpfuß" von Ribera, 1652; Louvre) und mit „Trauben- und Melonenessern" von Murillo (München, Alte Pinakothek). Hierbei handelt es sich mit Sicherheit um eine dem 17. Jahrhundert eigene Komponente der Nationalmentalität. Sie wurde verstärkt durch den Luminismus, sowohl in seiner Ausprägung als direkte Imitation Caravaggios als auch in der von Spanien entwickelten analogen und parallelen Form. Das Ergebnis war eine oft rauhe, vibrierende Malerei in düsteren Farben und mit klarer und plastischer Konstruktion. Aber der Realismus muß nicht notwendig ikonographische und symbolische Gelehrtheit ausschließen. So ist z. B. das Stilleben („Bodegón") bei Juan Sánchez Cotán oder Juan van der Hamen y León (1596–1631) keineswegs ein simples Spielen mit festgelegten Formen. Man wußte sehr wohl, daß sie als Teile der Schöpfung über unendlich viele mögliche Nuancen verfügten. Hinzuzufügen ist, daß sie sich wie eine Sprache artikulieren, und die muß gelesen werden, will man das Bild vollständig verstehen. Das vielleicht bemerkenswerteste Werk dieser Gattung der Malerei, das Bodegón von Zurbarán in der Norton Simon Foundation (Los Angeles), ist zweifellos eine Huldigung der Jungfräulichkeit Mariens. Es ist also angemessen, über den Realismus hinaus von einer reflektierten Annäherung an die Natur zu sprechen. Häufig tragen die Komposition, die Bewegung der Figuren, Gewänder, der Landschaft und der Wolken barocke Züge; aber selbst wenn diese offensichtliche Dynamik fehlt, existiert ein verborgenes Leben in allen Teilen des Kunstwerkes.

*Abb. 134*
*Abb. 451*

## DIE VERSCHIEDENEN ZENTREN DER MALEREI

Wie auch bei den anderen Künsten waren die schöpferischen Zentren in der Malerei auf die verschiedenen Regionen des Königreiches verteilt; innerhalb der allgemeinen Ausprägungen, die wir analysiert haben, unterscheiden sie sich jeweils durch besondere Merkmale; aber viele Künstler, und manchmal die bedeutendsten, wechselten von einer Stadt in die andere.

Francisco Ribalta (um 1565–1628) stammte aus der Provinz Lérida und war vom kastilischen Manierismus geprägt; nachdem er sich in Valencia niedergelassen hatte, schwang er sich zu seinen höchsten Leistungen auf. Zwei seiner Gemälde im Prado machen, unter vielen anderen, deutlich, wie glücklich er mit einem Sinn für Intimität und Würde den Luminismus hinter sich ließ: „Der stigmatisierte hl. Franziskus wird von einem Engel getröstet" und „Christus erscheint dem hl. Bernhard". Jusepe de Ribera (1591––1652) hätte, will man dem Maler und Kunstschriftsteller Antonio Acisclo Palomino de Castro y Velasco glauben, der größte Maler der Levante sein können, wenn er, da er in Játiva, südlich von Valencia, geboren wurde, in Valencia Schüler von Ribalta geworden wäre und wenn ihn das Schicksal mit einer starken

*Abb. 441*

Persönlichkeit begabt hätte. Doch im April 1615 wird seine Anwesenheit im Rom registriert, und nachdem er sich in Neapel niedergelassen hatte, wurde er dort ein Künstler von internationalem Ruf, einer der wenigen Spanier seiner Zeit, die sich außerhalb ihres Königreiches einen Namen machten. Der „Kleine Spanier" (lo Spagnoletto), wie man ihn nannte, wurde als Wahl-Neapolitaner angesehen. Von den Vizekönigen und dem spanischen Hof geschätzt, blieb er dennoch seinem Geburtsland und dessen Herbheit treu. Er vereinigte in einer selbständigen dynamischen Synthese die spanische Liebe zum Realismus, die Lehren Caravaggios und des Luminismus, strahlende Farben und barockes Ungestüm miteinander. Ribera gilt als derjenige, der mit Vorliebe die blutigsten Martern dargestellt hat; in Wirklichkeit nimmt diese Thematik nur einen Teil seines Werkes ein, und „Das Martyrium des hl. Philippus", das lange Zeit fälschlich als das des hl. Bartholomäus galt (1630 oder 1639; Prado), zeigt nur die Foltergeräte vor einem Bootsmast und einem strahlenden Himmel.

In Sevilla ist Francisco Pacheco (1564–1654) den Historikern als Zensor für Kunstwerke der Inquisition, Humanist und Theoretiker der „Arte de la Pintura" und als Lehrer und Schwiegervater von Velázques bekannt. Seine Tätigkeit als Maler verdient genauer betrachtet zu werden, denn sie trug zur Entwicklung des Manierismus bei. An dieser Entwicklung hatte auch Juan de las Roelas (gestorben in Olivares 1625) mit wohlgeordneten Kompositionen auf großflächigen Bildern teil. Das Talent des Francisco de Herrera d. Ä. (1589(?)–1654(?), dessen Gemälde „Der hl. Basilius diktiert seine Lehre" (1638/39; Louvre) seine wilde und farbenreiche Kraft zeigt, ist deutlich von barockem Ungestüm geprägt. Francisco de Zurbarán (1598–1664) hielt sich 1634 in Madrid auf, um an der Ausschmückung des Saales der Königreiche in Buen Retiro mitzuwirken; er malte „Die Verteidigung von Cádiz" (Prado) und ein anderes, verschollenes Schlachtengemälde sowie den Zyklus der „Arbeiten des Herakles" (Prado); diese offiziellen Werke sind nicht ohne Qualität, besitzen aber nicht die suggestive Kraft der Bilder, die er in seinem heimischen Estremadura und in Sevilla schuf. Seinen Kompositionen fehlt der Schwung, und er erreichte auf diesem Feld keine souveräne Leichtigkeit. Das Unverwechselbare seiner Persönlichkeit zeigt sich anderswo. Er benutzte eine kräftige und manchmal sehr kühle Palette. Er verlieh der Mysterienmalerei monumentale und plastische Kraft dank der Statur der Figuren und der Strenge der Gewandfaltenbehandlung. Er hat vollendet in sich versunkene und verklärte Wesen dargestellt: „Die Heilige Familie" in ihrer zugleich zärtlichen und schmerzlichen Intimität (um 1630; Cleveland, Museum), traumverlorene Heilige und im Glauben versunkene Mönche. Von seinen großen monastischen Zyklen befindet sich der von Guadalupe (1638–39) noch an Ort und Stelle; der aus der Kartause von Jerez, der zur gleichen Zeit entstand, wurde zerstreut; im Museum von Grenoble sind die „Verkündigung", die „Anbetung der Hirten" sowie die „Anbetung der Heiligen Drei Könige" und die „Beschneidung" aufbewahrt. *Abb. 446* *Abb. 444*

Alonso Cano (1601–67), als Architekt, Bildhauer und Maler gleichermaßen begabt und in Sevilla, Madrid und Granada tätig, milderte den Realismus mit viel Lieblichkeit, wie besonders sein „Evangelist Johannes" (Louvre) deutlich macht. *Abb. 128* Eine Würdigung des Diego Velázquez (1599–1660) muß in Sevilla beginnen. Dort wurde er nämlich geboren, und dort blieb er bis 1623, nachdem er bei Pacheco gelernt, dessen Tochter geheiratet und Bilder gemalt hatte, die mit volkstümlichen oder sakralen Themen, durch ihre plastische Kraft und ihre Qualität beeindrucken; als Beispiele seien „Die Wanderer von Emmaus" (New York, Metropolitan Museum), „Der Wasserträger von Sevilla" (London, Apsley House) und „Eine alte Frau brät Eier" (1618; Edinburgh, National Gallery of Scotland) erwähnt. In der Folgezeit ging er an den Hof in Madrid und blieb dort bis zu seinem Tode 1660; der Aufent-

halt in der spanischen Hauptstadt wurde nur durch zwei lange Italienreisen, 1629–31 und 1649–51, unterbrochen, wobei ihm der Dienst für Philipp IV. und die Bereicherung der königlichen Sammlungen Zeit genug ließen, die antike und die italienische Kunst direkt kennenzulernen und das Porträt von „Papst Innozenz X." (1650; Rom, Palazzo Doria-Pamphili) zu malen. Bei Hofe hatte er nicht nur eine herausragende Position inne, sondern er erlebte auch dank der Protektion des Königs einen sozialen Aufstieg, an dessen Ende er ein hoher Würdenträger („aposentador de palacio", Großmarschall des Palastes, 1652) und Ritter von Santiago wurde (1659). Er war Porträtist des Königs, der Königinnen, der Infanten und Infantinnen, der mächtigen Persönlichkeiten des Königreiches, der Hofnarren und Zwerge; er malte sowohl religiöse Sujets, wie den „Christus von San Plácido" (um 1630), als auch zeitgenössische, wie „Die Übergabe von Breda" (1634–35), beide im Prado. Kann nun Velázquez zu den barocken Malern gerechnet werden? In einzelnen Bildern und in einzelnen Zügen ist er es sicherlich. In den Reiterporträts Philipps IV., des Prinzen Baltasar Carlos und des Herzogs von Olivares ist ein gezügeltes Feuer spürbar. Die Zwerge und Hofnarren gehören zu den typischsten Figuren des barokken Spanien, und ein Gleiches gilt für die trotz ihrer mythologischen Titel volkstümlichen Darstellungen „Triumph des Bacchus" (auch „Los Borrachos", also
*Abb. 434* „Die Trinker", 1628), „Apollo in der Schmiede Vulkans" (1630; beide im Prado). In „Las Meninas (1656) oder „Las Hilanderas" („Die Spinnerinnen, um 1657), beide im Prado, könnte die Subtilität von Aufbau und Haltungen als in ihrer Durchdachtheit barocke Komposition gewertet werden. Dennoch stellen diese Gemälde vor allem intime Szenen dar, die eine im Alcázar von Madrid um die Infantin Margarita, die andere, auf Arachne bezogen, in einer Teppichwirkerei. Velázquez wahrt gegenüber seinen Modellen und Sujets stets eine gewisse Distanz. Aber vor allem ist sein Talent so groß, daß er seiner Zeit vorauseilt: Künden nicht die beiden Darstellungen „Gärten der Villa Medici" (um 1650; Prado) Corot oder Pissaro an?

Nach dem Tode Velázquez' schuf Juan Carreño de Miranda (1614–85) nicht allein
*Abb. 133* „Die Gründungsmesse des Ordens der Trinitarier", sondern auch die prunkvollen Porträts des „Herzogs von Pastrana" und des Gesandten „Peter Iwanowitsch Potemkin" (beide im Prado). Claudio Coello (1642–93) setzte bis fast ans Ende des 17. Jahrhunderts die qualitativ hochstehende Produktion des kastilischen Barock fort.

In Sevilla gab es im 17. Jahrhundert zwei weitere bedeutende Künstler. Bartolomé Esteban Murillo (1618–82), dem man noch bis vor kurzem seine allzugroße Lieblichkeit vorwarf, wird mehr und mehr als wirklich eigenständiger Künstler entdeckt. Er war nicht nur der Maler religiöser oder familiärer Szenen, so wie sie sich seiner Stadt und ihm selbst vorführten, sondern er stellte seine außerordentliche Technik, seine Kenntnis von weichen Farben und von Bewegung in den Dienst unterschiedlichster Themen, die auch das Porträt und die berühmten Knabendarstellungen umfaßten. Eines jener Bilder, die zweifellos die treffendste Vorstellung von seinem
*Abb. 132* Talent geben, ist „Das Martyrium des hl. Andreas", dessen Kreuz in Form eines X sich vor einem weiten grauen und blauen Himmel erhebt (1675–80; Prado). Juan de Valdés Leal (1622–90) entwickelte eine bis zur Gewalttätigkeit bewegte und leidenschaftliche Malerei. Dennoch konnte er in diesem Rahmen ein höheres Gleichgewicht erreichen, wie „Christus wird von den Engeln bedient" (Castres, Goya-Museum) bezeugt. Seine beiden Bilder für das Hospital de la Caridad von Sevilla, die „Postrimerías" („In ictu oculi" und „Finis gloriae mundí", 1672) stellen die Letzten Dinge dar; sie gelten als Höhepunkt des Barock in der andalusischen Malerei wegen ihrer offenbaren Ungeordnetheit, der immanenten didaktischen Absicht und der Inbrunst der finsteren Meditation, die aus ihnen spricht.

Und doch kündigten sich andere Zeiten an. Francisco de Herrera d.J. (1622–85), Maler und Architekt, Sohn von Herrera d.Ä., führte mit dem „Martyrium des hl. Hermenegild“ (Prado) eine Belebung und Rosatöne ein, die das Rokoko vorwegnehmen. 1692 wurde Luca Giordano nach Madrid berufen; er sollte die Treppe des Escorial ausschmücken und den „Casón“ von Buen Retiro. Es ist nicht gesichert, daß Karl II. mit dieser Einladung zum Ausdruck brachte, daß es seiner Ansicht nach keinen bedeutenden spanischen Maler mehr in seinem Königreich gab; immerhin lebte Coello noch. Möglicherweise griff der König auf eine Tradition zurück, nach der seit Philipp II. Freskenmalerei stets Italienern anvertraut wurde; Velázquez selbst hatte diese Tradition respektiert, indem er Agostino Mitelli und Michele Angelo Colonna für die Ausschmückung des Spiegelsaals im Alcázar in Madrid kommen ließ. Selbst wenn man diese Sitte berücksichtigt, bleibt dennoch Tatsache, daß im 17. Jahrhundert – und zwar seit Philipp II. – von Spanien eine ununterbrochene Folge von großen Malern hervorgebracht und daß seit etwa 1690 eine gewisse Ermüdung spürbar wurde. Nach dem Tode Coellos blieb als Künstler von einigem Format nur noch Antonio Palomino übrig, der zugleich Maler, Theoretiker und Autor von Lebensbeschreibungen spanischer Maler war.

Somit standen, als das 18. Jahrhundert anbrach, die spanische Architektur und die spanische Skulptur in voller Blüte, wobei beide partikularistische Tendenzen zeigten, während es der Malerei, über dieses Charakteristikum hinaus, an großen Meistern fehlte. Alle drei Kunstgattungen spanischer Provenienz waren außerhalb des Königreiches wenig bekannt, wenn nicht sogar völlig unbekannt. Es wird verständlich, daß der Herzog von Anjou, ein Enkel Ludwigs XIV., nachdem er durch das Testament des letzten Habsburgers auf den Thron berufen und im Jahr 1700 als Philipp V. König von Spanien geworden war, zusammen mit seiner franco-italienischen Gefolgschaft bei seiner Neuordnung des Staates nach dem bourbonischen Modell die Restauration der Kunst nach dem Vorbild der anderen großen Nationen Westeuropas miteinbezog. Die neue Dynastie lehnte am spanischen Barock nicht das Barocke, sondern das Provinzielle ab; sie sah auch, daß in der Malerei eine Lücke klaffte. Sie wollte die große monarchische Kunst, die der Majestät des Königtums gerecht wurde und die bereits in Frankreich und Italien praktiziert wurde, einführen.

Bis ins Jahr 1714, solange die erste Frau Philipps V., Marie Luise von Savoyen, lebte und Madame des Ursins, eine Französin, die lange in Rom gelebt hatte und ihre „camarera mayor“ war, bei Hofe blieb, herrschte der Einfluß von Versailles und Paris vor. Robert de Cotte entwarf Holztäfelungen für die Verkleidung mehrerer Räume der königlichen Gemächer im Alcázar in Madrid und Pläne für den Bau eines neuen Palastes und die Umgestaltung der Gärten von Buen Retiro; diese Projekte wurden alle nicht verwirklicht. Die zweite Heirat des Königs im Jahre 1714 mit der aus Parma stammenden Elisabeth Farnese, die sogleich Madame des Ursins vom Hof entfernte, verstärkte den Italianismus. Das Französische herrschte weiterhin bei den Gärten, im höfischen Porträt, bei Kunstgegenständen und in der Mode vor; die Italiener hatten ihre Domäne in der Architektur; diese unterschiedlichen Einflüsse führten in die dynastische Kunst Barock, Rokoko und Rocaille in der Ausprägung des jeweiligen Herkunftslandes ein. 1721 hatte Philipp V. mit dem Bau von La Granja, in der Nähe von Segovia, begonnen, wo er nach seiner Abdankung (1724) zugunsten seines Sohnes Ludwig I. zu residieren beabsichtigte; aber da der junge König noch im gleichen Jahr (1724) starb, übernahm sein Vater erneut die Krone, und zwar bis zu seinem eigenen Tod 1746. Das Schloß von La Granja wurde anfangs von dem Spanier Teodoro Ardemans wie ein kleiner Alcázar mit einer im Einklang mit der Landestradition auf der Hauptachse postierten Stiftskirche gestaltet, dann von dem Italiener Andrea Procaccini im Stile des Barock seines Heimatlandes vergrößert. Die Gärten hingegen, denen von Versailles und Marly nachempfunden, waren das Werk von Franzosen. Sie können identifiziert werden als der Ingenieur Marchand; der Architekt René Carlier, der 1712 von Robert de Cotte nach Madrid geschickt wurde, um sich mit den Plänen für Buen Retiro zu befassen, und der für kurze Zeit – er starb 1722 – an den Anfängen des Baus von La Granja teilhatte; als Wasserspielarchitekten, die aus Paris kamen, und vor allem als drei Bildhauer und Meister des Rocaille, nämlich René Frémin, der begabteste, Jean Thierry und Jacques Bousseau. Das Gleichgewicht, das so zwischen der spanischen Tradition und italienischen und französischen Beiträgen hergestellt war, wurde auf unerwartete Weise zerstört. Weihnachten 1734 vernichtete ein Brand den Alcázar von Madrid . Sofort nach der Katastrophe ließen Philipp V. und Elisabeth Farnese vom Turiner Hof den größten lebenden italienischen Architekten, Filippo Juvara, kommen. Dieser hatte noch Zeit, einen gestreckten Entwurf für die Gelände von Leganitos auszuarbeiten, bevor er am 31. Januar 1736, wenige Monate nach seiner Ankunft, starb. Es war sein Schüler, Juan Bautista Saqueti, der, den Entwurf des Verstorbenen in der Höhe abändernd, auf dem Standort des Alcázar den heutigen königlichen Palast erbaute; seine Architektur und im wesentlichen auch sein Grundriß bilden, in der spanischen Hauptstadt, eine Adaptation des italienischen und piemontesischen Barock. In der Malerei und im Porträt blieb die Vorherrschaft von Paris und Versailles unangefochten. 1715 war Michel-Ange Houasse eingetroffen, und zwar auf Veranlassung eines französischen Ministers des Königs, Jean Orry. Weiter kamen, auf den Rat von Hyacinthe Rigaud hin, der Philipp V. vor seiner Abreise nach Madrid in einem berühmten Bild dargestellt hatte (Louvre): ein angeheirateter Neffe des Meisters, Jean Ranc, und, nach dessen Tod, Louis-Michel van Loo. Aber die Baustelle des Palastes der Hauptstadt festigte durch ihre Bedeutung, ihre Ausstrahlung und den Zustrom von Italienern, den sie herbeiführte, deren Dominanz in der Architektur und in der Innenausstattung. Seit 1741 wurde die Ausbildung der jungen Künstler mit einer ersten Organisation, dem Keim einer Akademie, nach den Vorbildern derer in Paris und San Luca in Rom gesichert.

Unter dem Nachfolger Philipps V., Ferdinand VI. (1746–59), der der ersten Ehe des verstorbenen Königs entstammte, machte sich eine nationale Reaktion bemerkbar, die aber die Innenpolitik und die Diplomatie betraf, nicht jedoch den Bereich der Kunst. Ohne Zweifel ging der französische Einfluß zurück oder wurde eher unbestimmter, so daß er nicht mehr ohne weiteres zu analysieren ist. Nach der Rückkehr von Louis-Michel van Loo nach Paris im Jahre 1753 traf kein großer Künstler mehr im benachbarten Königreich ein; der Architekt Jaime Marquet, der das Postgebäude errichten sollte, war nur ein biederer Künstler. Die italienische Kultur hingegen verstärkte ihren Einfluß. Der König, ein Neurastheniker, und die Königin, Barbara von Bragança, Tochter Johanns V. von Portugal, waren begeisterte Anhänger der italienischen Musik, besonders der Oper; sie vertrauten die Leitung des Hoftheaters dem Kastraten Farinelli an. Auch in der bildenden Kunst setzte sich der Italianismus durch. Saqueti führte den Bau des Palastes von Madrid fort; statt die Treppe, deren Entwürfe er ausgearbeitet hatte, zu vollenden, errichtete er die Kapelle über einem barocken, elliptischen Grundriß. In Aranjuez arbeitete ein anderer Italiener, Santiago Bonavía, an dem Neubau des unter Philipp V. begonnenen Schlosses weiter und gab der Stadt ihre endgültige urbane Gestalt. Er lieferte zudem die Pläne für die Kirche Santos Justo y Pastor in Madrid für den Infanten Don Luis, den letzten Sohn der Elisabeth Farnese, und diese Kirche ist mit ihren geschwungenen Raumvolumen und ihrer konvexen Fassade ein rein italienischer Bau. Italiener waren auch die beiden bedeutenden Maler, die Ferdinand VI. und Barbara Bragança nacheinander nach Madrid beriefen, Jacopo Amigoni und Corrado Giaquinto. Die nach La Granja verbannte Elisabeth Farnese ließ in einigen Kilometern Entfernung den kleinen Palast von Riofrío bauen; mit den Entwürfen hatte sie den Tessiner Vigilio Rabaglio beauftragt, einen Protegé ihres Parmesaner Vertrauten, des Marquis Scotti; von der Silhouette, dem Grundriß, der Treppe und der Kapelle her erinnert dieser Bau an Italien und, unter Wahrung der Proportionen, an den königlichen Palast in Madrid. Als Ablösung des provisorischen Zusammenschlusses wurde 1751 die Real Academia de Bellas Artes de S. Fernando gegründet. Durch die Anstrengungen, die vor dieser Gründung und dann in der Institution selbst unternommen worden waren, gelang es schon vor dem Tode Ferdinands VI., dem Hof und dem Königreich spanische Künstler zu stellen, die die fremden Lehren und den spanischen Geist miteinander verbanden. Der Sohn René Carliers, François, ist noch kein spanischer Architekt, aber er gehört sicherlich zu jenen, die eng mit der Dynastie verbunden waren. Er wuchs in den südlichen Pyrenäen auf, wurde dann nach Paris geschickt, dort und in Rom ausgebildet und kam nach seiner Rückkehr an den Hof, der ihn förderte und ihm das Projekt Las Salesas Reales, eine persönliche Klosterstiftung der Königin Barbara in Madrid, übergab. Der Spanier Ventura Rodríguez ist ein Beispiel von vollkommener Verschmelzung ausländischer Vorbilder und Landesmentalität. Nach einer Ausbildung bei Juvara und Saqueti am Bau des königlichen Palastes entwarf er in der Hauptstadt die kleine Kirche San Marcos, die einem Vergleich mit dem italienischen Barock standhält. Die bedeutenden Bildhauer waren nicht nur Robert Michel, ein Franzose, und Juan Domingo Olivieri, ein Italiener, sondern auch Felipe de Castro, der aus Galicien stammte und vom König und seinem Minister Carvajal sehr geschätzt wurde, und Luis Salvador Carmona, der Schöpfer der „Piedad" der Kathedrale von Salamanca, einer Schmerzensmadonna, *Abb. 430* die Erinnerungen an Michelangelo mit nationalem Ideengut verbindet. Und 1746 wurden Francisco de Goya y Lucientes und Luis Paret y Alcázar geboren, letzterer, Sohn einer Kastilierin und eines in Madrid niedergelassenen Franzosen aus der Dauphine, sollte mit seinem Pinsel etwas von der Verführungskraft Watteaus und viel vom Charme Gabriel de Saint-Aubins miteinander verbinden.

Ferdinand VI. starb, ohne je Kinder gehabt zu haben, und der älteste Sohn von Elisabeth Farnese verließ den Thron von Neapel und übernahm die Regierung in Spanien unter dem Namen Karl III. (1759–88). Er war ein kompetenter, aber auch ein komplizierter Kunstfreund. Da er in Parma und Florenz gelebt hatte und fünfundzwanzig Jahre lang die Beiden Sizilien regiert hatte, war ihm die Entwicklung der zeitgenössischen italienischen Architektur vollkommen geläufig. In seinem Königreich Neapel hatte er die Erbauung von Caserta Luigi Vanvitelli anvertraut. Der noch unvollendete Palast von Madrid war ihm , der an einen gemäßigten Barock, so wie er von den fortschrittlichsten Kreisen Italiens gepflegt wurde, gewöhnt war, außen zu stark verziert; auch schien er ihm, im Vergleich mit seinem Projekt von Caserta, reichlich klein. Der König entfernte Saqueti und V. Rodríguez vom Bau und engagierte als Architekten einen Sizilianer, Francisco Sabatini, einen Schüler und bald darauf auch Schwiegersohn Vanvitellis. Dieser Italiener vollendete den königlichen Palast, errichtete an ihm eine Treppe, die von der von Caserta inspiriert, wenn auch kleiner war und versah die Hauptstadt mit Bauten in einem zurückhaltenden Barock, wie z. B. der Puerta de Alcalá. Im Inneren hingegen liebte Karl III. das Rokoko. Er verlagerte seine Porzellanmanufaktur von Capodimonte nach Buen Retiro, und diese gestaltete, mit chinesischen Sujets, das Kabinett des Schlosses von Aranjuez und dann das im Palast von Madrid, dessen Stil sich bereits zum Klassizismus neigt. Im Madrider Palast dekorierte Matteo Gasparini den Salon, der nach ihm benannt wurde, mit Stukkaturen, ebenfalls in chinesischen Motiven, und Giovanni Battista Tiepolo, den der König eingeladen hatte, malte an die Decke des Thronsaales das monumentale Fresko „Apotheose Spaniens". Aber Karl III. war noch immer jener Prinz, der Herculaneum und Pompeji hatte ausgraben lassen; er ließ den neoklassizistischen Maler Anton Raphael Mengs kommen. Dieser und Tiepolo arbeiteten parallel an den Fresken des Palastes von Madrid. Die Regierung von Don Carlos verzögerte zugunsten der Ausländer den Eintritt der jungen Spanier in entscheidende Positionen um eine Generation. Die Verschmelzung des internationalen Barock mit dem spanischen Temperament, die bereits unter Ferdinand VI. spürbar war, wurde unter seinem Halbbruder noch deutlicher. Ganz offensichtlich ist sie bei Malern wie Antonio Gonzáles Velázquez, einem Schüler von Corrado Giaquinto und seinerseits Lehrer von Francisco Bayeu, der oft zwischen dem Barock und der klassischen Lehre von Mengs schwankte. Selbst bei Goya tragen 1780–81 Komposition und Wolkendarstellung an den Fresken der Pilar in Zaragoza barocke Züge; darüber hinaus vermitteln seine Teppichkartons, Bilder aus dem Madrider Leben, sehr wohl den Charme des ausgehenden Rokoko. Die endgültige Synthese von ausländischen Vorbildern und nationalem Temperament sollte lange vor dem Tod Karls III. bei der Rückbesinnung auf den Klassizismus stattfinden. Die erste von den „Casitas", die Juan de Villanueva für den Prinzen von Asturien, den zukünftigen Karl IV., baute, ist die des Escorial im Jahre 1773. Und 1777 unterstellte der König die Ausschmückung der Kirchen der Kontrolle der Akademie von San Fernando, die bereits dem Neoklassizismus anhing.

## DAS SPANISCHE WELTREICH

Von dem riesigen Reich, das Spanien in Übersee besaß, kann den Philippinen, den entferntesten Besitzungen, leider nur wenig Aufmerksamkeit geschenkt werden. Auf ihnen nahm die Militärarchitektur breiten Raum ein. Die in großer Zahl errichteten Sakralbauten haben stark unter dem Zweiten Weltkrieg gelitten. Man sollte annehmen, der interessanteste Bau wäre die Kathedrale von Manila, aber diese wurde mehrfach gebaut und umgebaut; die barocke Kirche von 1751 ersetzte man im 19. Jahrhundert durch einen Neubau, der seinerseits 1945 der Zerstörung anheimfiel.

Eine genauere Untersuchung verdient die Kunst Spanisch-Amerikas, denn hier entstand eine beeindruckende Anzahl eigenständiger Werke, von denen viele Meisterwerke sind. Ein Teil der Kunst waren Exporte aus der Hauptstadt: Skulpturen, Gemälde, Mobiliar und Goldschmiedewerke. Der „Apostolado" aus San Francisco in Lima, von Zurbarán und seiner Werkstatt zur Zeit des Guadalupe-Zyklus oder ein wenig früher geschaffen, scheint bereits im 17. Jahrhundert exportiert worden zu sein. Darüber hinaus spielte in der Malerei die flämische Graphik als Quelle eine beträchtliche Rolle, zumindest in der manieristischen Epoche. Aber es wurde natürlich auch ein großer Teil der Kunstproduktion an Ort und Stelle von Künstlern, die aus Spanien kamen oder in Übersee ausgebildet worden waren, geschaffen; sie war, wie in der Hauptstadt auch, für den profanen und vor allem den sakralen Bereich bestimmt. Die Edelmetalle aus den reichen Vorkommen in diesem Teil Amerikas wurden nicht ausschließlich für Europa und vor allem für die spanische Hauptstadt gefördert, ein bestimmter Teil blieb vielmehr der lokalen Verwendung vorbehalten. Die Goldschmiedekunst erreichte ein hohes Niveau, wie z. B. der silberummantelte und mit einer Verkündigung geschmückte Tabernakel beweist, der im 18. Jahrhundert in Nordperu entstand und in einem Kloster von La Paz aufgestellt wurde (Buenos Aires, Museum Isaac Fernández Blanco).Gelegentlich verdanken die Skulpturen und Gemälde ihren Wert weniger der Fähigkeit und der technischen Sicherheit der Künstler als der Echtheit des Gefühls; aber ein erheblicher Anteil der Objekte vereint Frische der Inspiration mit viel Talent und Können. Dies ist der Fall bei Arbeiten, die dem Kunstschaffen Quitos im 18. Jahrhundert entstammen und die das Museum San Francisco jener Stadt aufbewahrt, wie z. B. bei dem „Erzengel Michael", den Manuel de Samaniego gemalt haben könnte, und bei der „Unbefleckten Empfängnis" aus polychromem Holz, die Bernardo Legarda zugeschrieben wird. Das Neue Spanien, so scheint es, zeichnet sich besonders durch die Qualität seiner Maler aus; die Werke einzelner von ihnen sind von gleichem Wert wie die durchschnittliche Malerei in der Hauptstadt. In der ersten Hälfte des 17. Jahrhunderts trat Juan Juárez als Schöpfer einer harmonischen Komposition des „Martyrium der hll. Justo und Pastor" (Mexiko, Pinacoteca virreinal) hervor. Ebenfalls erwähnt werden muß Baltasar de Echave y Rioja (1632–82), der aus einer Malerfamilie stammte, die im 16. Jahrhundert von Guipúzcoa nach Mexiko kam.

*Abb. 136*
*Abb. 135*
*Abb. 137*

Und doch ist es der Bereich der Architektur und der Monumentaldekoration, der in Spanisch-Amerika die qualitativ hochwertigsten Werke hervorbrachte und der gewöhnlich den gleichen Standard wie Madrid und das übrige Europa erreichte.

Der gesellschaftliche und psychologische Umraum, in dem diese Werke geschaffen wurden, ähnelt dem der Hauptstadt Madrid. Die Macht konzentrierte sich auf die Vertreter der Krone (Vizekönige in Mexiko und Lima, Generalkapitäne in Guatemala), die Großgrundbesitzer, die Minenbesitzer („Mineros") und den Säkular- und Ordensklerus; die Orden hatten in den verschiedenen Regionen Mexikos vom Beginn der Eroberung an eine herausragende Rolle bei der Bekehrung und Verteidigung der Indianer gespielt. Diese bildeten nicht nur in Mexiko, sondern in allen Kolonien eine Bevölkerungsgruppe, die durch die Übernahme der fremden Kultur ihrer Götter beraubt worden war, zum Katholizismus übertrat und oft zu einer Art Synkretismus zwischen dem alten und dem neuen Glauben gelangte; die Übertragung ihrer Sensibilität auf den künstlerischen Bereich scheint nur natürlich. Die Indianer hatten selten leitende Funktionen; sie drückten sich über die Strukturen der kolonialen Gesellschaft aus. Die liturgischen Feiern waren auch in Amerika von großer Bedeutung, und der Prunk am Hofe der Vizekönige erinnerte an den, mit dem sich der König in Madrid selbst umgab.

Dennoch herrschten in Amerika besondere Bedingungen, die eine Eigenständigkeit des Kunstschaffens zur Folge hatten. Selbst bei der in Kolonien üblichen Ausbeutungsform, von der naturgegebenermaßen vorwiegend die Hauptstadt profitierte, machten die Minen die ansässige Aristokratie reich. Erwähnenswert sind, zumindest an dieser Stelle, die Vorkommen von Taxco und Guanajuato in Mexiko und Potosí in Bolivien. Der Wille, die Überlegenheit des Bezwingers und des Katholizismus darzustellen, drückte sich in der Errichtung von besonders majestätischen Gebäuden aus. Zu dieser Majestät trugen auch die Standorte bei, die manchmal direkt auf den Grundmauern von präkolumbianischen Bauten gewählt wurden oder am Rande von Plätzen in neuen, in Schachbrettmuster errichteten Städten, wo in Spanien das Alter der Städte vielfach unüberwindliche Beschränkungen auferlegte. Da sie in kürzerer Zeit entstanden als in der Hauptstadt, hielten die Bauten auch mehr die Einheit des Stiles ein. Die von Europa verpflanzten architektonischen Formen und die Ornamente machten gelegentlich, unter dem Himmel der neuen Welt, überraschende Entwicklungen durch.

Diese Entwicklungen werfen als erstes die Frage nach den künstlerischen Wurzeln auf. Die eigentlich spanischen Architekturmodelle wurden von den Repräsentanten von Monarchie und Kirche, von den in Übersee niedergelassenen Künstlern und durch Stiche und Traktate weitergegeben. Von diesen Werken muß die Schrift „Arte y uso de la Arquitectura" von Fray Lorenzo de San Nicolás erwähnt werden ; es ist bezeichnend, daß von ihr heute ein Exemplar in der Bibliothek des Seminars von Bogotá zu finden ist, und zwar bei den alten Büchern, die noch aus den Klöstern und Kollegien der Stadt, als sie die Hauptstadt von Neugranada war, stammen. Die Verbindung Spanisch-Amerikas mit Europa lief in der Hauptsache über Sevilla und Cádiz. Damit werden die außerordentlich starken Bindungen, die zwischen Andalusien und der Neuen Welt, besonders Mexiko, bestanden, ohne weiteres verständlich. Jerónimo Balbás hatte bereits den Altar im Sagrario der Kathedrale von Sevilla geschaffen, als er für die Kathedrale von Mexiko den „Altar der Könige", bei dem er Estípites verwendete, gestaltete (1717–37). Diesem zugleich architektonischen und dekorativen Element hatte Lorenzo Rodríguez in Neu-Spanien einen außerordentlichen Erfolg gesichert. Auch er kam aus Andalusien, wo er in Guadix geboren wurde. Seine Anwesenheit in Mexiko ist seit 1731 belegt. Vor seiner Abreise hatte er in Granada die Estípites der Fassade der Casa del Cabildo Antiguo (1722-29) kennenlernen können und, ein paar Meter weiter, zwei von Hurtado entworfene Werke: den Sagrario der Kathedrale (1704), am Beginn seines Baues über einem griechischen Kreuz, und, in der Kathedrale selbst, den Altar des hl. Jakobus, dessen Entwurf von 1707 stammt und der wegen seiner Estípites bemerkenswert ist. In Mexiko übernahm er am Sagrario der Kathedrale eben diesen Grundriß in Form eines griechischen Kreuzes und akzentuierte die Fassade mit hohen Estípites.

Die Wurzeln des Barock in Spanisch-Amerika können jedoch nicht allein auf die hauptstädtischen Quellen zurückgeführt werden; im Gegenteil, es handelt sich bei diesem Barock um eine Verschmelzung der verschiedensten Elemente. Im übrigen wurden aus Sevilla Traktate geschickt, die nicht alle spanischer Herkunft waren, so 1586 die Übersetzung der zehn Architektur-Bücher Albertis (Madrid, 1582), die fünf Bücher von Girolamo Cataneo „Dell'Arte militare" (Brescia, 1584), drei Serlio-Exemplare und zwei Vitruv-Ausgaben (Venedig, 1667, und Alcalá de Henares, 1582). Die Jesuiten, die bauen ließen und auch selber bauten, kamen nicht nur aus Spanien, sondern aus den verschiedensten Gegenden Europas. In Buenos Aires und am Río de la Plata beherrschte die Gesellschaft Jesu im 18. Jahrhundert die Bautätigkeit und ließ für diese Arbeiten auch lombardische, Tiroler und bayerische Ordensbrüder kommen. Der ruhige Barock des argentinischen Córdoba ist den Jesuiten zu verdanken; hier vollendete Andrés Blanqui das Gewölbe der Kathedrale und errichtete deren Portikus; er war auch der Architekt des Cabildo von Buenos Aires (1725–65). Für diese Jesuiten blieb indessen Il Gesù eines der Hauptvorbilder. Die Kirche „La Compañía" von Quito zeigt sehr deutlich, wie dieser Bezug in ein weitreichenderes Bezugssystem eingegliedert wurde. Der Schöpfer der Fassade ist unbekannt, aber seine Vorbilder sind leicht erkennbar: Er kombiniert das Schema der berühmten römischen Kirche, die Formensprache Pozzos und gedrehte Säulen. Die Skulpturen wurden in zwei Schüben von Pater Deubler (1722–25) und Bruder Gandolfi geschaffen. Der Grundriß erinnert an Il Gesù, aber der Aufriß kommt ohne Emporen aus. Die Retabel des Hochaltars und des Querschiffes ähneln ebenfalls denen der römischen Jesuitenkirche; Pozzo hatte sie veröffentlicht. Dennoch ist ihr Schöpfer ein Tiroler, der Bruder Vinterer . Der Dekor im Innenraum darf mit seinem gedrängten und zweidimensionalen Charakter als typisch für eine Tendenz der kolonialen Kunst gelten.

Im Einflußbereich spanischer und italienischer Quellen sind die französischer Provenienz begrenzt. Die Ornamente der Sakristeitüren und des Baptisteriums an der Kathedrale von Potosí, die Bruder Manuel de Sanahuja zu Beginn des 19. Jahrhunderts schuf, leiten sich vom Pariser Rocaille her. Das Quartier der Novizen mit kreisförmigem Grundriß im Kloster der Capuchinas (um 1731) ist zweifellos eher von Serlio als von Philibert Delorme entlehnt. Im ganzen wurden mehr nordische als französische Quellen verwendet, insbesondere die Formen von W. Dietterlin.

Was die Präsenz präkolumbianischer Motive in der barocken Architektur von Spanisch-Amerika betrifft, so läßt sich ihre Darstellung nicht von der der Bauwerke in den Andengebieten trennen, die weiter unten folgt.

Der Widerstand der spanischen Hauptstadt gegen komplexe und dynamische Grundrisse und Räume findet sich auch, und zwar verstärkt, in den überseeischen Gebieten. Bauwerke mit geschwungenen Linien oder Raumvolumen gibt oder gab es (etliche sind zerstört) vielleicht ein Dutzend. Unter den bedeutendsten müssen Santa María la Rotonda (1735) und die Kirche La Enseñanza in Mexiko-Stadt angeführt werden, die Kapelle des „Pocito" in Guadalupe (1731–91), das bereits erwähnte Novizenhaus im Kloster der Capuchinas von Antigua Guatemala; die kleine Kirche über ovalem Grundriß und mit ovaler Kuppel von „los Huérfanos" oder „Corazón de Jesús", die Manuel de Torquemada oder Cristóbal de Vargas zugeschrieben wird (1759–66), und der kreisförmige Kreuzgang des Santo Tomás-Kollegs (1783), beide in Lima. In Bolivien, in Cochabamba, ist die ursprüngliche Kirche des Klosters Santa Teresa zu erwähnen (um 1753), die neben einem rechteckigen Hauptschiff ein „crucero" und einen dreikonchigen „presbiterio" besaß; als das Dach des Kirchenschiffes jedoch einstürzte, bevor der „crucero" gewölbt war, wurde er über einem rechteckigen Grundriß wiederaufgebaut. Und schließlich nehmen die Seitenwände des „crucero" der Jesuitenkirche in Alta Gracia in Córdoba eine Bogenform an. Diese Fälle betreffen nur einen Gebäudeteil und sind im allgemeinen lediglich ein schüchterner Vorstoß in Richtung auf den Barock. Dennoch ist er bereits existent, nämlich im Dekor, dem, wie schon Spanien gezeigt hat, eine weit höhere Bedeutung zukommt als nur die eines schlichten Ornamentes. Nach außen belebt er die Fassaden; im Inneren schafft er komplexe und dynamische Räume, deren Grenzen die starren Linien und rechten Winkel der Struktur überlagern.

Wie in der Hauptstadt Madrid steht der Sakralbau im Vordergrund. Die Kategorien von Bauten sind die gleichen; die Entwicklung des Stils verlief übereinstimmend, nämlich von der gedrehten Säule zum Estípite; das Rokoko ist noch seltener als in Spanien. Aber es existiert, und sei es nur aufgrund der Entfernung, eine zeitliche Verschiebung gegenüber der Alten Welt, und die europäischen Stilbegriffe können nicht identisch für Amerika verwendet werden. Technisch gesehen sind bestimmte Besonderheiten auffallend, wie die verspätete Verwendung gotischer Wölbungen in Peru oder die dicken Mauern und niedrigen Türme in Guatemala, die den Erdbeben in diesen beiden Ländern Rechnung tragen. Bei den Materialien ist – in Mexiko – der Tezontle vulkanischen Ursprungs; der Stein von Oaxaca spielt ins Grüne, und durch Regen wird er transparent; der von Zacatecas färbt sich leuchtend rot. Zu diesen natürlichen Materialien gesellen sich, je nach Ort, Backstein, Stuck, Gips, Keramik, glasierter Ziegel, Historiengemälde und die Altäre aus geschnitztem und vergoldetem Holz. Die Vielfalt von Raum und Farbe schafft in den Städten eine Harmonie voller Dynamik, mit lebhaften Farben und reich an Bewegungen; am Außenbau werden Türme, Kuppeln und Portale kompositorisch durch die reiche Ornamentierung miteinander verbunden; im Inneren kann die Anordnung der Altäre in ununterbrochener Folge manchmal die Flucht der Mauern verdecken. Die technische Qualität von Bau und Schmuck ist häufig weniger fein als in Spanien, aber die ornamentale Üppigkeit und die Polychromie des Materials erzielen mit Leichtigkeit kraftvollere Wirkungen als in Madrid. Was manchmal an Qualität verlorengeht, wird mit vitaler Kraft und mit volkstümlichem Reiz kompensiert.

# EINE VIELFÄLTIGE ARCHITEKTUR

Die mehr oder weniger einfachen Verbindungen mit Europa, die unterschiedlichen physikalischen Gegebenheiten, das große Angebot an natürlichen Materialien, die Stärke und Häufigkeit der Erdbeben und auch die psychologischen Bedingungen mit ihren örtlichen Nuancen, all diese Faktoren zusammen führten zu den regionalen Unterschieden der Architektur. Die interessantesten finden sich in den Territorien, die heute zu den Staaten Mexiko, Guatemala, Ecuador, Peru und Bolivien gehören.

Ihre bedeutendste Entwicklung nahm die Barockarchitektur Mexikos zwischen Zacatecas im Norden und Oaxaca im Süden sowie vor allem in der Stadt Mexiko und der umliegenden Region selbst. Chiapas unterstand zur Kolonialzeit dem Generalkapitän von Guatemala. Die hervorspringendsten Charakteristika sind hier zweifellos das ungestüme, fast brutale Hervorbrechen der Formen, in denen Dekor und Struktur innig miteinander verschmelzen. Die Paläste sind, jene Andalusiens nachahmend, häufig mit Keramik verkleidet und um die Türen und Fenster herum verschwenderisch geschmückt. Für gewöhnlich besteht die Kirchenfassade aus einem oder zwei Türmen und einem Mittelteil. Die Basis der Türme ist im allgemeinen wenig dekoriert. Einem V-förmigen Schema folgend, das, wenn nur ein Turm vorhanden ist, nur angedeutet, bei zweien aber klar erkennbar wird, konzentriert sich der Dekor auf die Glockentürme und die Mittelpartie. Letztere, „Imafronte" genannt, bietet sich wie ein Retabel dar. In ihrer Mitte, und auch annähernd auf halber Höhe, ist oft eine polygonale Rose eingesetzt. Die Imafronte dient als Unterlage für eine exakt festgelegte und zusammenhängende Ikonographie, die für die Belehrung der Gläubigen, besonders der Indianer, bestimmt ist.

Bau und Ausschmückung der großen Kathedralen (so in Mexiko-Stadt oder Puebla) zogen sich über mehrere Generationen hin. Sieht man von diesen Bauten ersten Ranges wegen ihrer Komplexität ab, so verlief die stilistische Entwicklung in zwei aufeinanderfolgenden Perioden. Die erste, die von der Mitte des 17. Jahrhunderts bis ungefähr 1730 reichte, ist durch einen gemäßigten Barock charakterisiert, dessen herausragendes Stilmerkmal die gedrehte Säule bildet. Aus dieser Zeit stammen der Kreuzgang von La Merced in Mexiko, die Basilika von Guadalupe, die Fassade von Nuestra Señora de la Soledad in Oaxaca und auch die ausladenden Gipsmotive („Yeserías") an der Kirche Santo Domingo von Puebla. *Abb. 144* Die zweite Periode, die sich bis etwa 1780 hinzog, wird von einem dynamischeren, schmuckreicheren Stil bestimmt, dessen Erkennungsmerkmal die Estípite ist. In dieser Epoche entstanden die lyrischsten Werke des mexikanischen Barock; die Fassade der Kathedrale von Zacatecas, der Patio von San Augustin in Querétaro, *Abb. 461–464* der Altarraum der Kirche La Valenciana bei Guanajuato, der Sagrario der Kathedrale von Mexiko, die Pocito-Kapelle in Guadalupe, Santa Prisca in Taxco, *Abb. 142, 150* die interessantesten Partien der Kirche des Jesuitenkollegs in Tepotzotlán und in der Umgebung von Puebla, die Kirchen von San Francisco Acatepec und Santa María Tonantzintla *Abb. 143, 145, 147* sowie das Sanktuarium von Ocotlán in Tlaxcala.

Das Generalkapitanat von Guatemala erstreckte sich von Chiapas bis Panama. Seine Hauptstadt war seit 1543 für mehr als zwei Jahrhunderte die Stadt, die heute Antigua heißt. Infolge des Erdbebens von Sankt Martha (29. Juli) 1773 wurde sie wenige Jahre später zugunsten des heutigen Guatemala Ciudad aufgegeben. Damals über einem Schachbrettplan errichtet und heute zum Teil restauriert und zum Teil als Ruine belassen, stellt sie eines der bedeutendsten und interessantesten Architektur-Ensembles Lateinamerikas dar. In diesem Kapitanat, das vergleichsweise arm, ziemlich isoliert und heftigen und häufigen Erdbeben ausgesetzt war, konnte die Baukunst nicht den gleichen Glanz wie in Mexiko entfalten. Dennoch gelang es den „Pardos" (Mischlinge), die importierte Architektur in eine spanisch-guatemalische Architektur umzuwandeln. Es waren durchaus bedeutende Meister in der Stadt tätig, darunter Landeskinder, wie Diego de Porres (1677–1741), aber auch aus Madrid stammende, so der Festungsbauingenieur Luis Díez de Navarro, der 1741 aus Mexiko eintraf. Der Kampf gegen die Erdbeben zwang zu schweren Bauten mit horizontalen, gedrückt wirkenden Linienführungen. Die Grundmauern erreichen bis zu drei Meter Dicke. Die Fassadentürme wirken wie Pfosten, die die zentrale „Portada" stützend umklammern. Der Dekor, europäischen Ursprungs und manieristischen Charakters, ist üppig, dicht verteilt und flach, beinah wurmförmig; er erstreckt sich bis auf die Säulen. Die Estípite konnte in Antigua nicht Fuß fassen; sie wurde durch Kandelaber oder Pilaster besonderer Zeichnung, mit aus dem Serlio-Traktat stammenden umgekehrten Doppel-S-Verzierungen, ersetzt. Die Säulen haben eine eigentümliche Schaftform, die durch ungleiche, übereinandergestellte Wülste entsteht. Die Außenfassaden sind vielfach bemalt oder doch wenigstens geweißt; das verleiht ihnen die Wirkung einer diskreten, heiteren Polychromie. Die Erdbeben waren so häufig, daß die zerstörten Gebäude, weil sie oft mehrmals hintereinander wieder aufgebaut wurden, verschiedenen Stilepochen angehören. Die wichtigsten Bauten sind, auf der „Plaza real", die Kathedrale, deren majestätische Fassade auch heute noch beeindruckt, die „Casas consistoriales" und der Palast der Generalkapitäne mit imposanten Arkadengalerien. Die Fassade der Kirche des Carmel-Klosters (1728) ist mit dem gedrängten Rhythmus ihrer Säulen typisch für den Barock; die Fassade der Kirche des Klosters La Merced ist wuchtig und mit Wurmornamentik bedeckt und die des Santa-Clara-Klosters mit umgekehrten SS geschmückt – alle drei sind charakteristisch für Antigua. Der Patio der Universität San Carlos besitzt Arkaden mit gelungenen Vielpaßbogen (um 1763). *Abb. 141*

Im heutigen Ecuador, in Quito, wurden die europäischen Vorbilder bereits im 16. Jahrhundert an San Francisco mit glücklicher Hand und in reiner Form verwendet. Die Treppe, die dem Bau vorgelagert ist, leitet sich von Bramante und vom Belvedere des Vatikans in der Vermittlung Serlios her. Serlios Traktat wurden auch, an der Fassade, die halb in die Wand eingelassenen, von Bändern aus Bossenwerk gehaltenen Säulen entnommen. Diese strenge Eleganz setzte sich in der Barockepoche an La Compañía, der Kirche der Jesuiten, fort.

Peru bediente sich der europäischen Modelle mit ähnlicher Eleganz, wobei es generell mehr Zurückhaltung in der aufsteigenden Energie zeigte als die mexikanischen Architekten. Die gedrehte Säule, die an den Altären bereits üblich war, wurde später, im 18. Jahrhundert, auch an den Fassaden verwendet. Die Türme haben manchmal mächtige Fundamente, die mit Rustikabossierungen bedeckt sind. Eine der beeindruckendsten Besonderheiten an den „Portadas" ist der Unterschied der Voll- oder Giebelbögen des Mittelteils zu denen der Seitenzonen; sie steigen höher als diese und bewirken den Eindruck des Aufsteigens. Für diesen Eindruck sind die Fassaden der Kathedrale (1651–1654) und der Compañía (um 1664) in Cuzco bemerkenswerte Beispiele. An der Kathedrale von Cajamarca ist die Fassadenplastik (um 1686–99) tief gearbeitet, während sie im Gegensatz dazu an der Fassade der Compañía von Arequipa (1698) auf der Oberfläche bleibt. Die Fassade von San Augustin in Lima (1720) ist durch die Vereinigung von Vertikalität, dekorativer Üppigkeit und plastischer Kraft ein Meisterwerk. Ebenfalls in der Hauptstadt erinnert der Palast Torre Tagle (1735) an andalusische Paläste und zeigt einen der peruanischen Gesellschaft zu Zeiten des Vizekönigtums würdigen Prunk. *Abb. 138*

Eines der schwierigsten Probleme, das die koloniale Architektur Spanisch-Amerikas in der Barockzeit aufwirft, ist das indianische Element. Im Gebiet des heutigen Bolivien, 14 km von Potosí entfernt, kann das Sanktuarium von Manquiri aus dem 18. Jahrhundert nach der Analyse einiger Spezialisten als Beispiel für das Fortbestehen präkolumbianischer Züge gelten, besonders in der Ausnutzung von Bodenerhebungen. Aber im allgemeinen stellt sich dieses Problem selten bei den Grundrissen, an denen kaum die Raumnutzung abgelesen werden kann. Ausgeprägt hingegen ist es beim Dekor, und zwar in mehreren Regionen Mexikos, Perus und Boliviens. Dieser dichte, sehr flächige Dekor von köstlicher Originalität scheint indianisches Gefühl, indianische Themen und Motive zu übertragen. Sicher ist, daß die Ureinwohner für gewöhnlich als Arbeiter eingesetzt wurden und manchmal auch als Baustellenleiter. Die Grundlagen des Problems müssen indessen näher betrachtet werden.

In Mexiko ist die Verwendung präkolumbianischer Motive für das 16. Jahrhundert belegt. Danach wird die Identifizierung fraglich. Muß der vegetabile, flächige Charakter des Dekors, z. B. an der Fassade der Kathedrale von Zacatecas (1752), zwingend auf indianische Einflüsse zurückgeführt werden? Als Möglichkeit ist diese Hypothese nicht von der Hand zu weisen, aber es darf nicht vergessen werden, daß diese Art von Dekor auch in Spanien üblich war. Möglicherweise ist eine Annäherung spanischer und indianischer Auffassungen entstanden. Besonders deutlich wird das Problem in den weiten Andenregionen: von der Compañía in Arequipa bis San Francisco in La Paz und sogar San Lorenzo in Potosí, und vor allem am Titicacasee, an der Kathedrale von Puno, in San Juan und Santa Cruz in Juli, in Santiago in Pomata, in Santiago in Pupuja und in San Pedro in Zepita, alles Bauten, die zwischen 1680 und 1780 entstanden. Die Verschmelzung europäischer und indianischer Elemente schien hier so eindeutig, daß für diese Kunst die Bezeichnung „arte mestizo" verwendet worden ist – eine fragwürdige Benennung, denn dieser Begriff wird gewöhnlich auf ethnische und nicht auf künstlerische Produkte angewendet. Die Tatsache dieser Verschmelzung wurde von den einen Spezialisten mit Nachdruck verteidigt, von den anderen energisch abgelehnt. Die Tätigkeit bestimmter Künstler an den Bauten konnte nachgewiesen werden. Nach einer Inschrift an der Hauptportada der Kathedrale von Puno wurde der Bau von Simón de Asto geleitet und 1757 vollendet; aber über den Künstler wissen wir nichts, und bezahlt wurde das Projekt zunächst von einem „Minero", Don Miguel Jacinto de San Román. Wie kennen die Namen mehrerer indianischer Baumeister, Dekorateure und Bildhauer: Sebastián de la Cruz, der der Architekt des Glockenturms der Compañía von Potosí war und auf den Joseph Agustín und Felipe Chavarría folgten; Diego Choque und Marco Maita, deren Namen zusammen mit dem Datum 1725 auf den beiden Portadas der Kirche von Sicasica am Rande von Collao vermerkt sind ... Die Liste solcher Erwähnungen könnte fortgesetzt werden. Aber eine nähere Beschäftigung mit ihr wäre mit Sicherheit enttäuschend, denn die indianischen Künstler trugen häufig spanische Namen, und schriftliche Unterlagen sind rar, da während der Unabhängigkeitskriege viel zerstört wurde. Und dann stellt sich auch die Frage, ob die Tatsache, daß an diesem oder jenem dichten und flachen Plastikensemble Indianer beschäftigt waren, notwendig die Weitergabe vorspanischer Auffassungen und das Überleben ebensolcher Themen und Formen bedeuten muß. Die Weitergabe ist wahrscheinlich, aber ein solches Überleben bis auf wenige außergewöhnliche Fälle nur eine Illusion.

Den indianischen Völkern wurde mit Nachdruck eine fremde Kultur aufgezwungen, sie wurden ihrer Götter und ihrer Religionen beraubt. Sie arbeiteten nach präzisen Anweisungen, die von den Autoritäten der religiösen oder bürgerlichen Gesellschaft erarbeitet wurden. Die Bauten der alten Kulturen sind nur in wenigen Fällen erhalten. Sieht man von einzelnen Merkmalen ab, gelangten die präkolumbianischen Motive erst spät und im Zuge der Entdeckung des „Edlen Wilden" zu neuen Ehren.

Es ist keineswegs sicher, daß die raumfüllende und flache Skulptur notwendigerweise als Äußerung indianischen Temperamentes angesehen werden muß. In Nord-Peru ist die vorspanische Architektur durch Strenge und das Fehlen von aufgesetzten Ornamenten charakterisiert; im Gegenteil, es ist der spanische Mudéjarstil, der dem üppigen Oberflächendekor einen großen Platz einräumt. Vor allem ist die dichte, flache Skulptur nicht ausschließlich für die Andenarchitektur zwischen 1680 und 1780 typisch, denn in ihr kommt ein Moment der Provinzialisierung zum Ausdruck, die durch Imitation ausschließlich durch Stiche bekannter Vorbilder – die ihrerseits wiederum häufig genug nach früheren Stichen angefertigt und nicht immer richtig verstanden wurden – zustande kommt. Das gleiche Phänomen kann in der römischen Provinzialkunst beobachtet werden.

Innerhalb des Formenkataloges sind die vorspanischen Motive nicht nur außerordentlich selten, sondern auch in ihrer ursprünglichen Bedeutung nicht mehr bekannt. Die Fauna stammt offensichtlich nicht aus den Regionen, in denen sich die Bauten erheben, sondern aus weit entfernten Jesuitenmissionen. Einzelne Tiere (der Löwe, der Delphin, die Sirene) sowie die Grotesken und Maskarone sind europäischer Herkunft. Die Sonne mit dem menschlichen Antlitz entstammt nicht dem vorspanischen Altertum; sie ist vielmehr ein christliches Symbol und das Attribut des Theologen Thomas von Aquin. Im Inneren einiger Kuppeln tauchen Tanz- und Strahlenmotive auf, die vermeintlich typisch sind für die präkolumbianische Vergangenheit, in Wirklichkeit aber andalusischer Tradition entstammen.

Im ganzen konnte sich die indianische Auffassung in den ihr zur Verfügung stehenden Ausdrucksmitteln niederschlagen, die Formen und die Motive jedoch blieben fast immer europäischer Herkunft.

135 DER ERZENGEL MICHAEL.
*Von Manuel de Samaniego.*
*Öl auf Leinwand. Höhe 83 cm.*
*18. Jahrhundert (Schule von Quito).*
*Quito, Museum San Francisco.*

136 VERKÜNDIGUNG.
*Holztabernakel, versilbert.*
*Aus La Paz.*
*Höhe 85 cm, Breite 79 cm.*
*18. Jahrhundert.*
*Buenos Aires,*
*Spanisch-amerikanisches*
*Kunstmuseum Isaac Fernandez*
*Blanco.*

137 DIE UNBEFLECKTE EMPFÄNGNIS.
*Von Bernardo Legarda.*
*Holz, farbig gefaßt.*
*Höhe 118 cm.*
*18. Jahrhundert (Schule von Quito).*
*Quito, Museum San Francisco.*

138 FASSADE DES PALASTES TORRE TAGLE.
*1735.*
*Lima (Peru).*

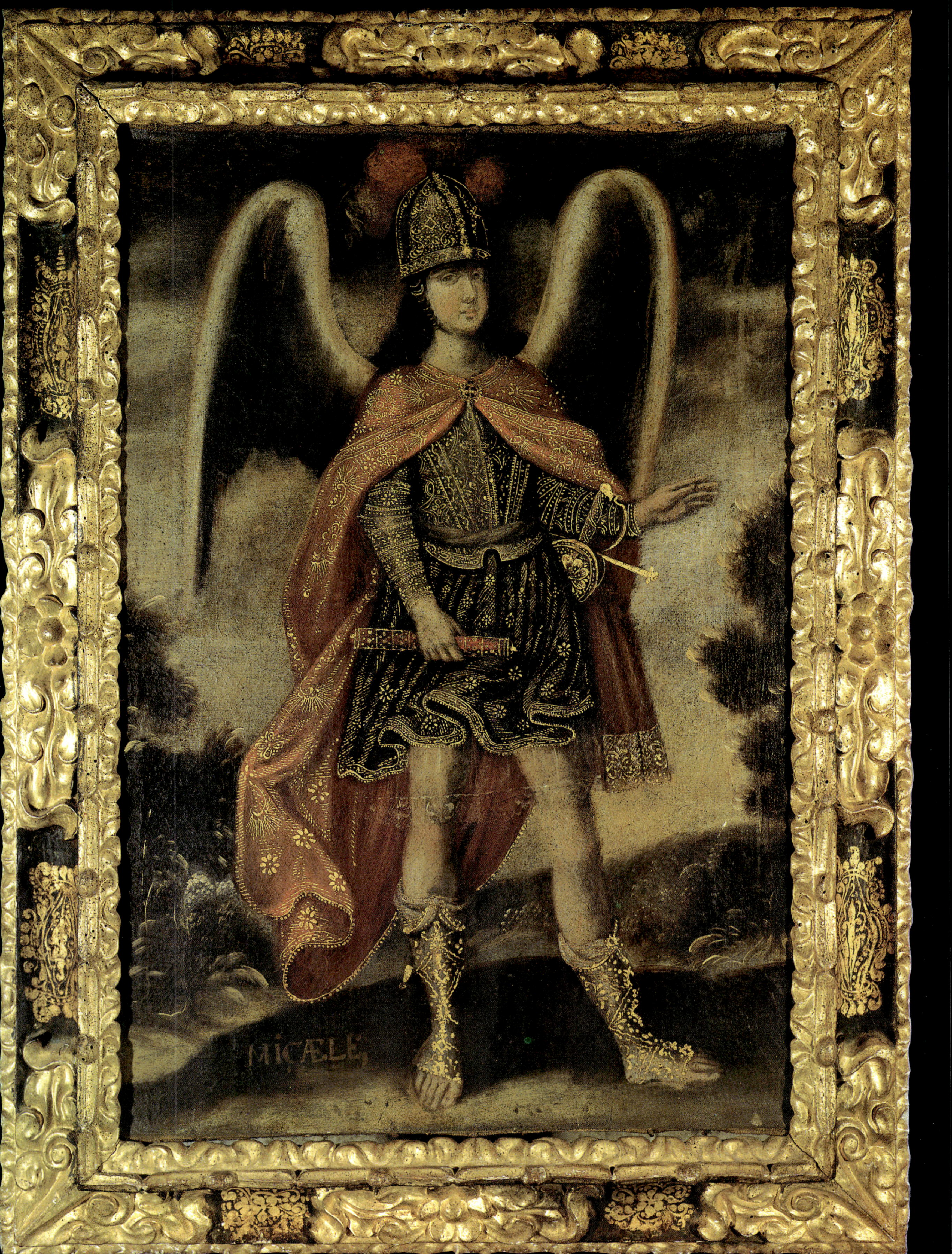
MIÇAELE

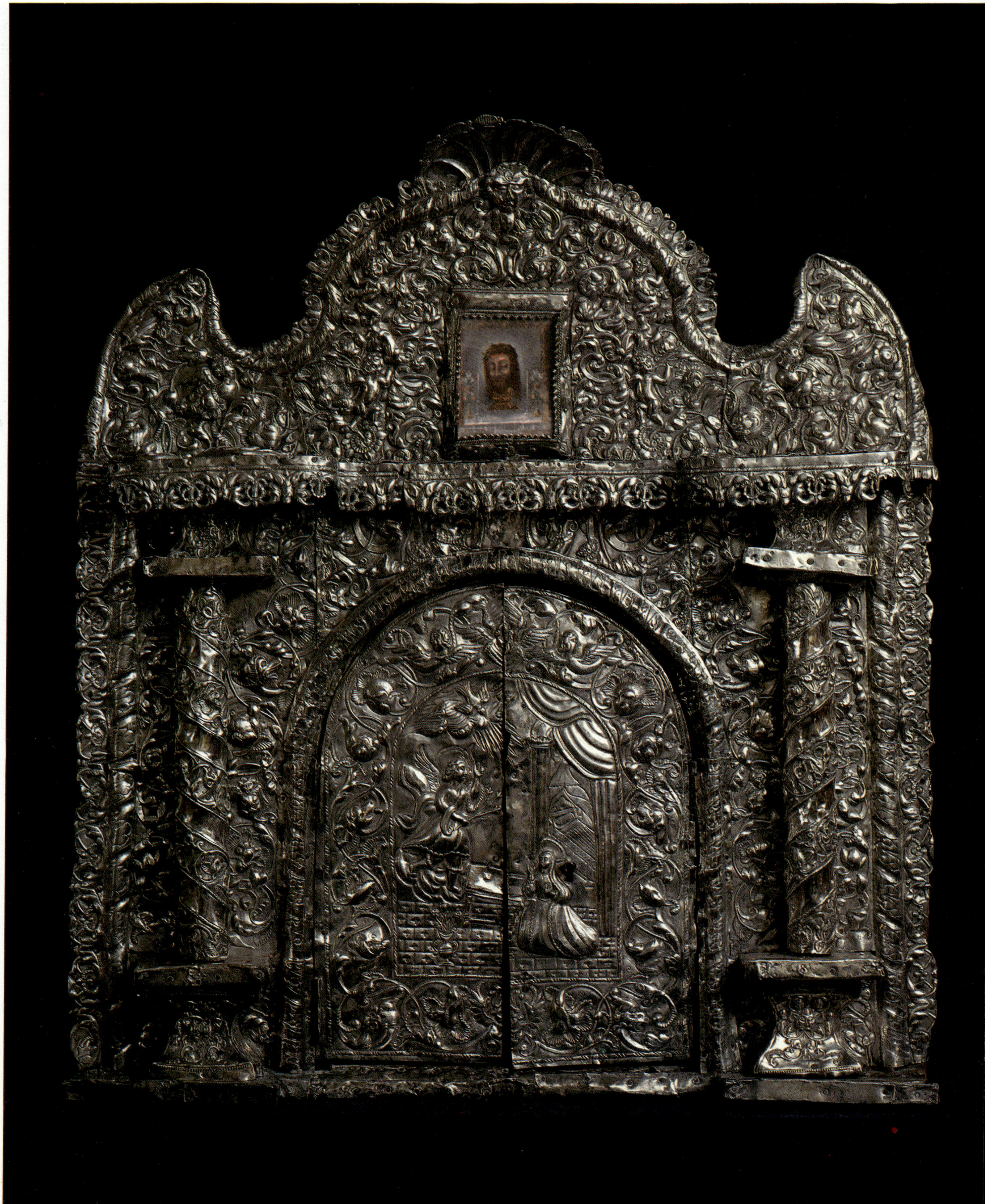

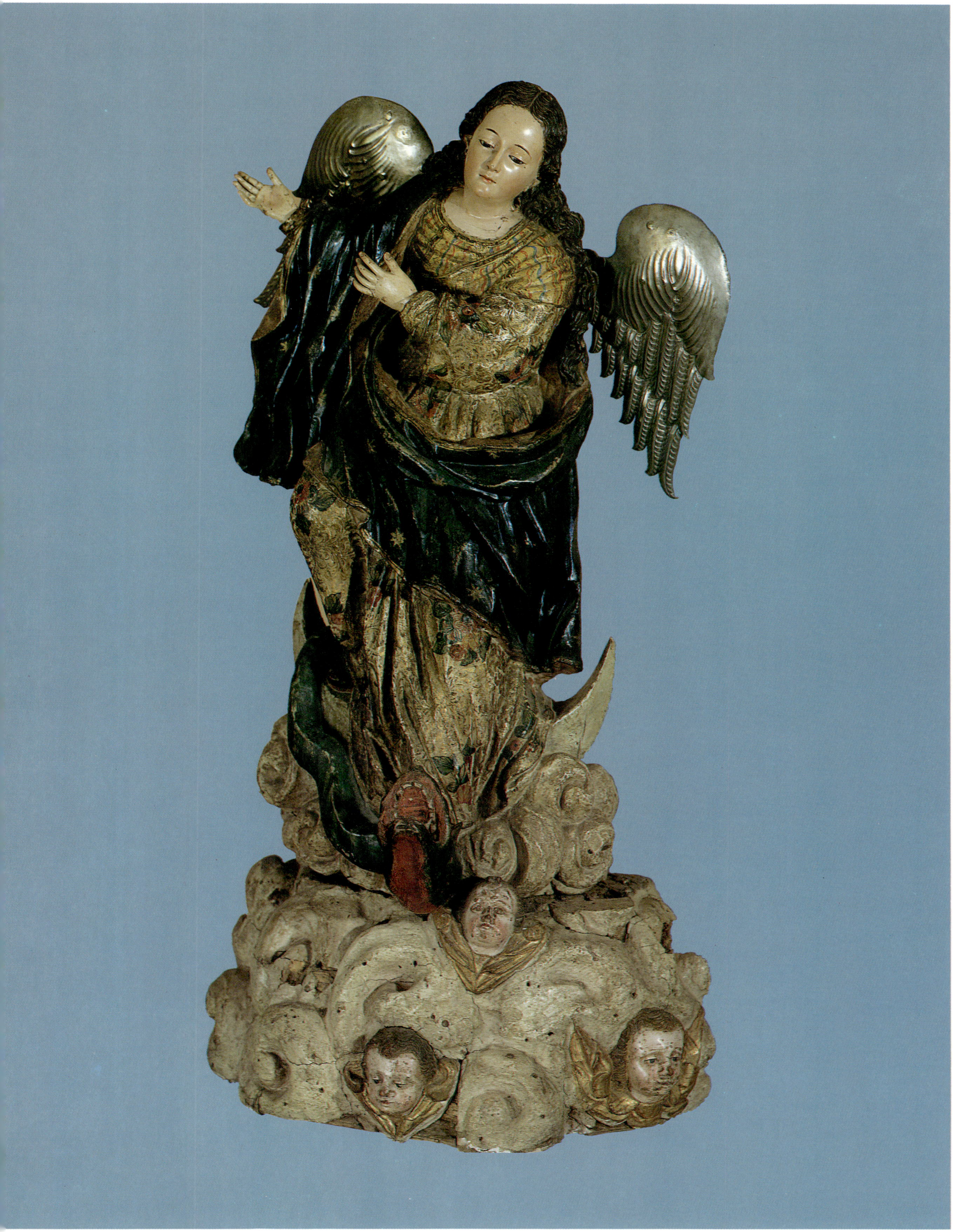

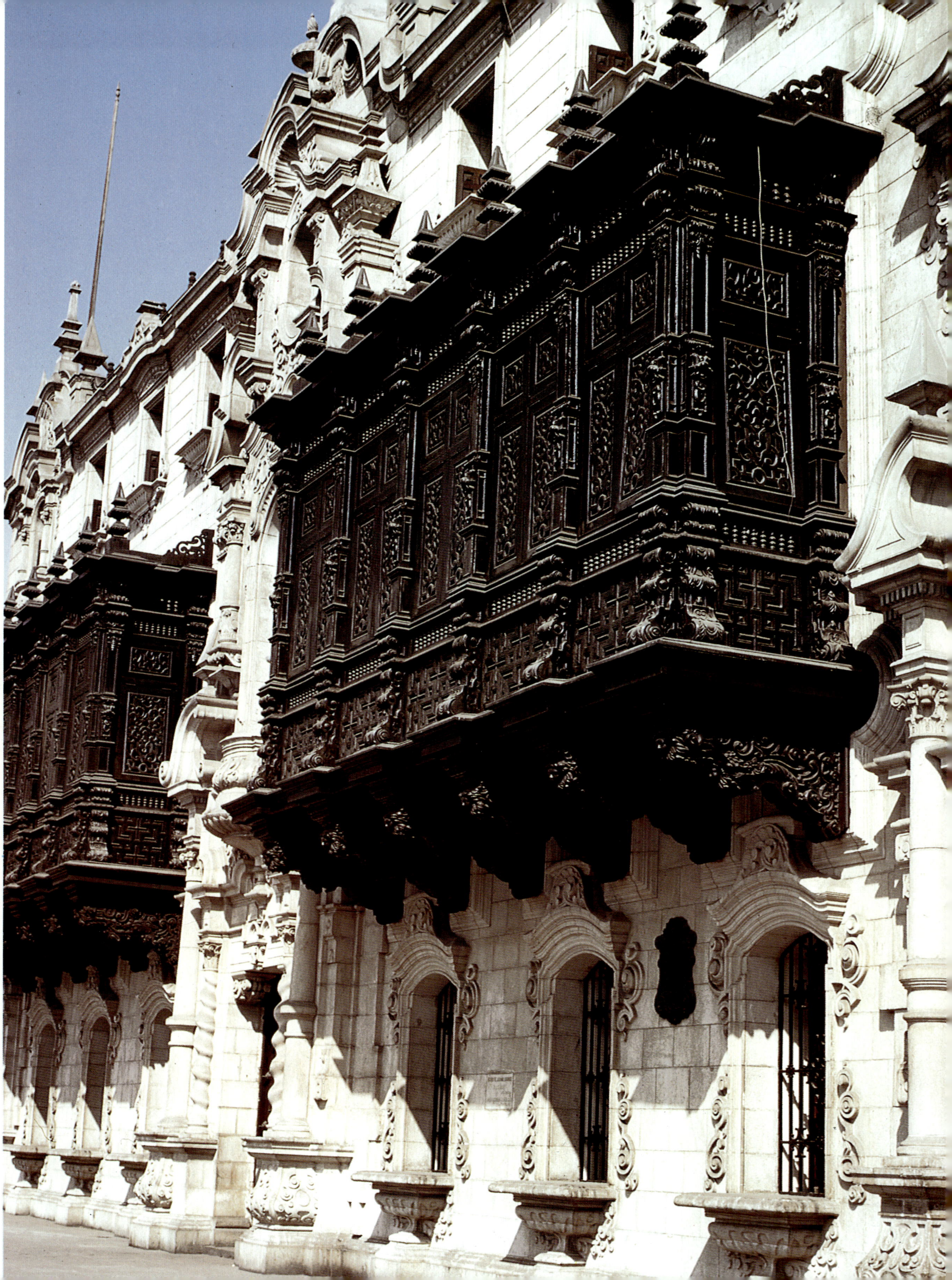

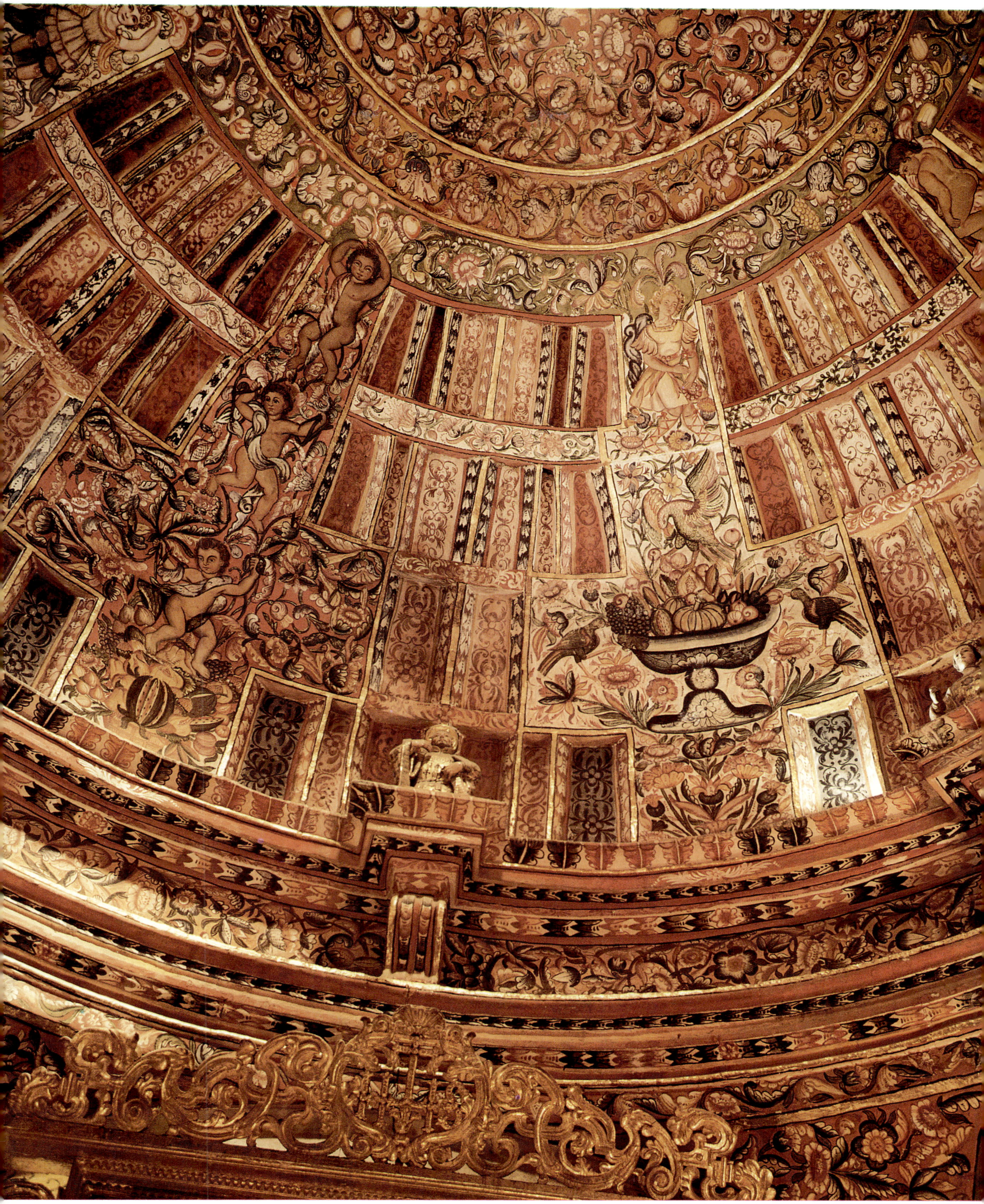

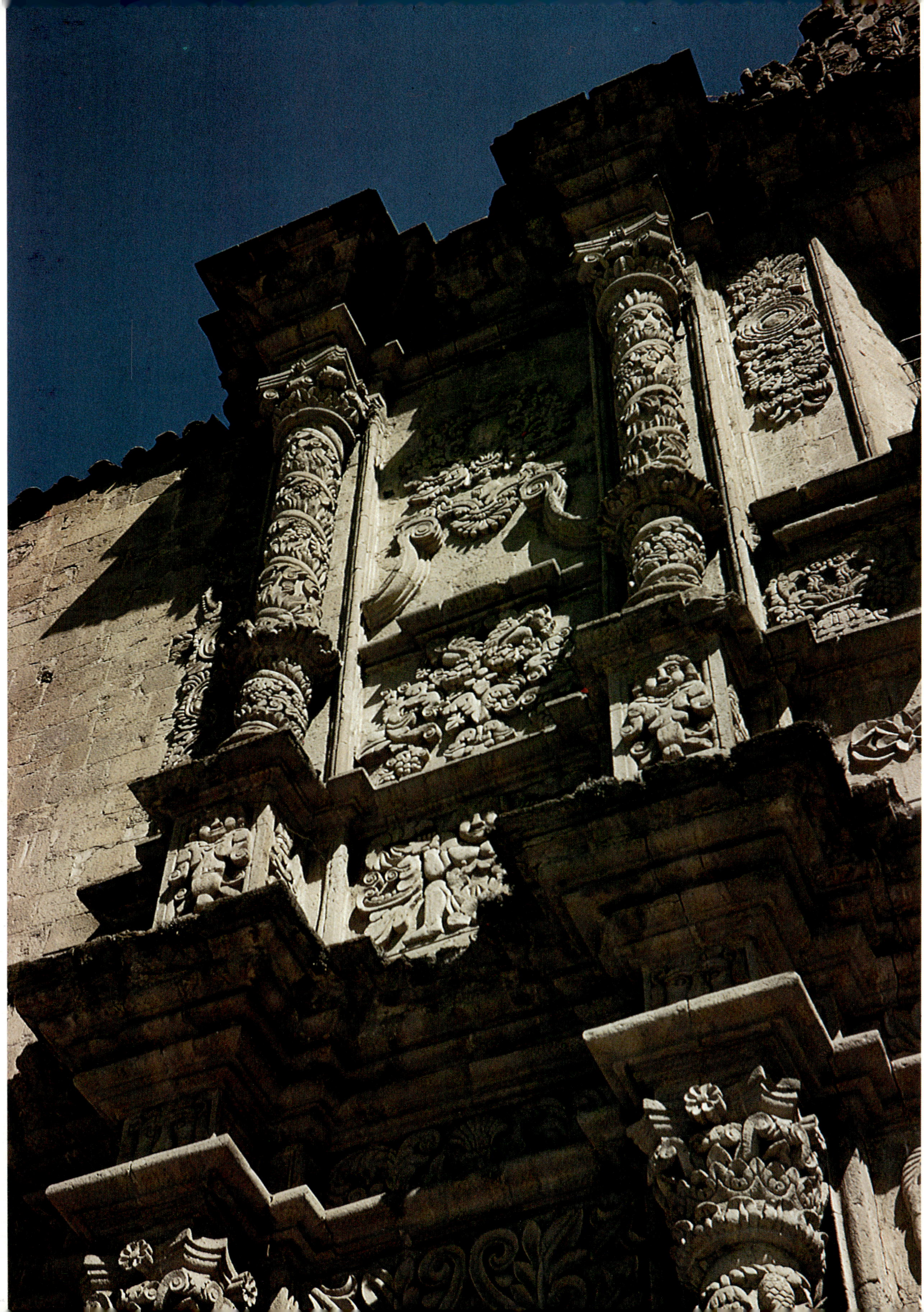

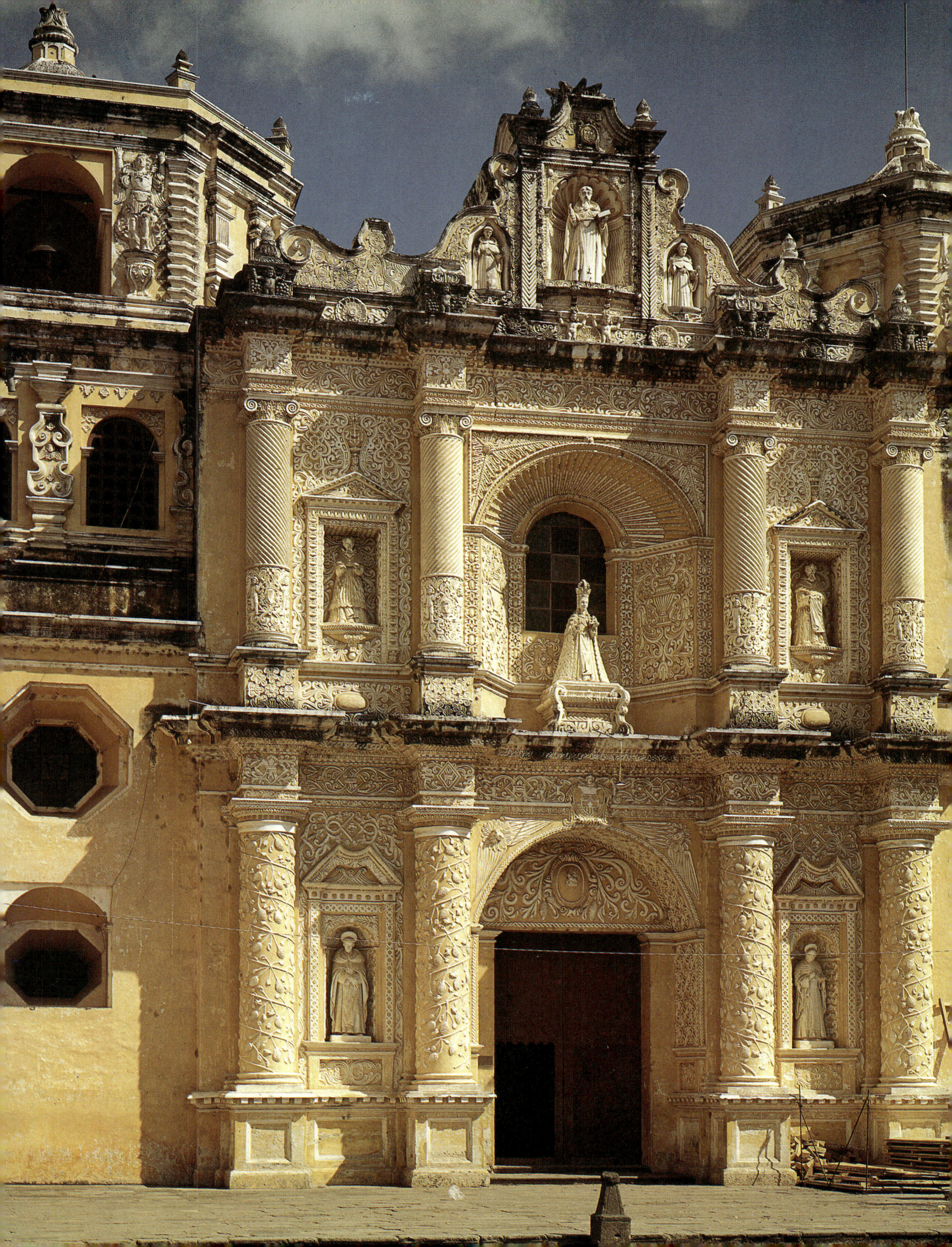

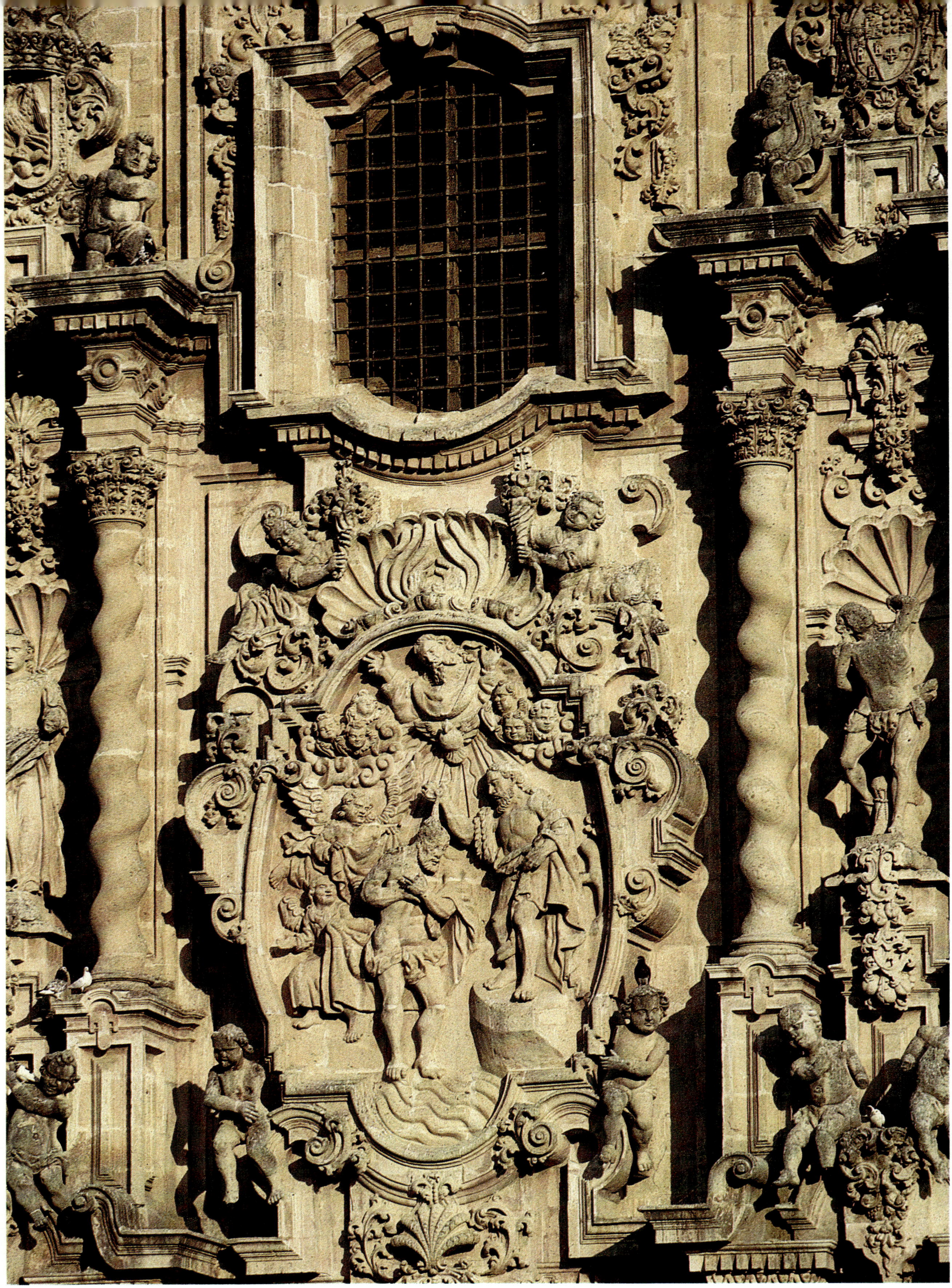

139 DIE KUPPEL DER JESUITENKIRCHE.
*1698.*
*Arequipa (Peru).*

140 FASSADE DER KIRCHE SAN FRANCISCO.
*Ausschnitt.*
*1772–1783.*
*La Paz.*

141 DIE FASSADE DER KLOSTERKIRCHE LA MERCED.
*Um 1650–1690/1767.*
*Antigua (Guatemala).*

142 DIE TAUFE CHRISTI.
*Detail der Fassade der Kirche San Sebastián y Santa Prisca.*
*Von Cayetano de Sigüenza.*
*1751–1759.*
*Taxco (Mexiko).*

143 ESTIPITES AN DER FASSADE VON SAN FRANCISCO.
*18. Jahrhundert.*
*Catepec bei Puebla.*

144 KUPPEL DER ROSENKRANZKAPELLE
*in der Kirche Santo Domingo in Puebla (Mexiko).*
*1650–1690.*

145 AUSSCHNITT AUS DEN „YESERÍAS"
*der Kirche Santa María Tonantzintla bei Puebla (Mexiko).*
*Um 1700.*

146 PIETÀ.
*Holzplastik in der Wallfahrtskirche von Ocotlán.*
*Zweite Hälfte 18. Jahrhundert.*

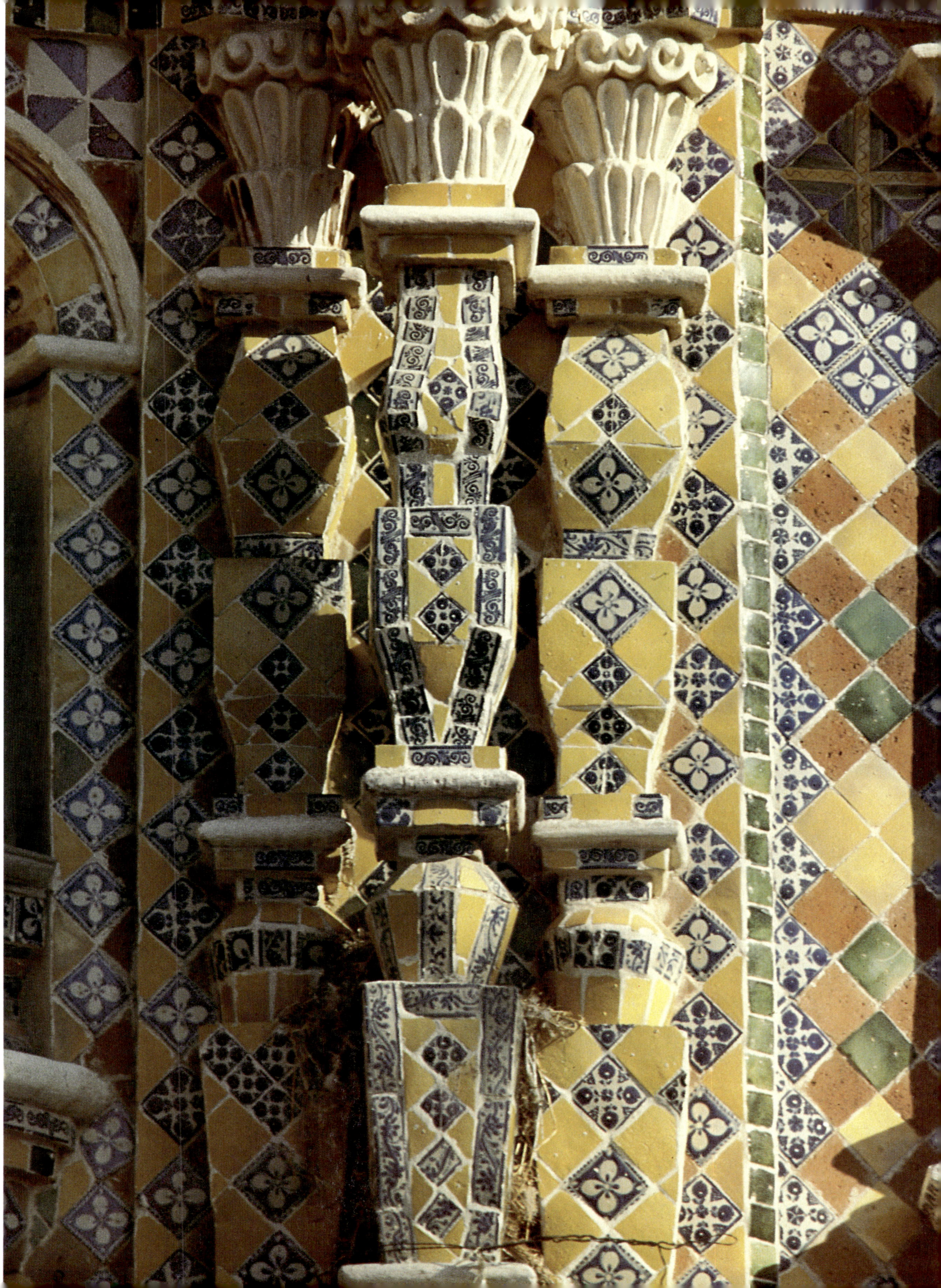

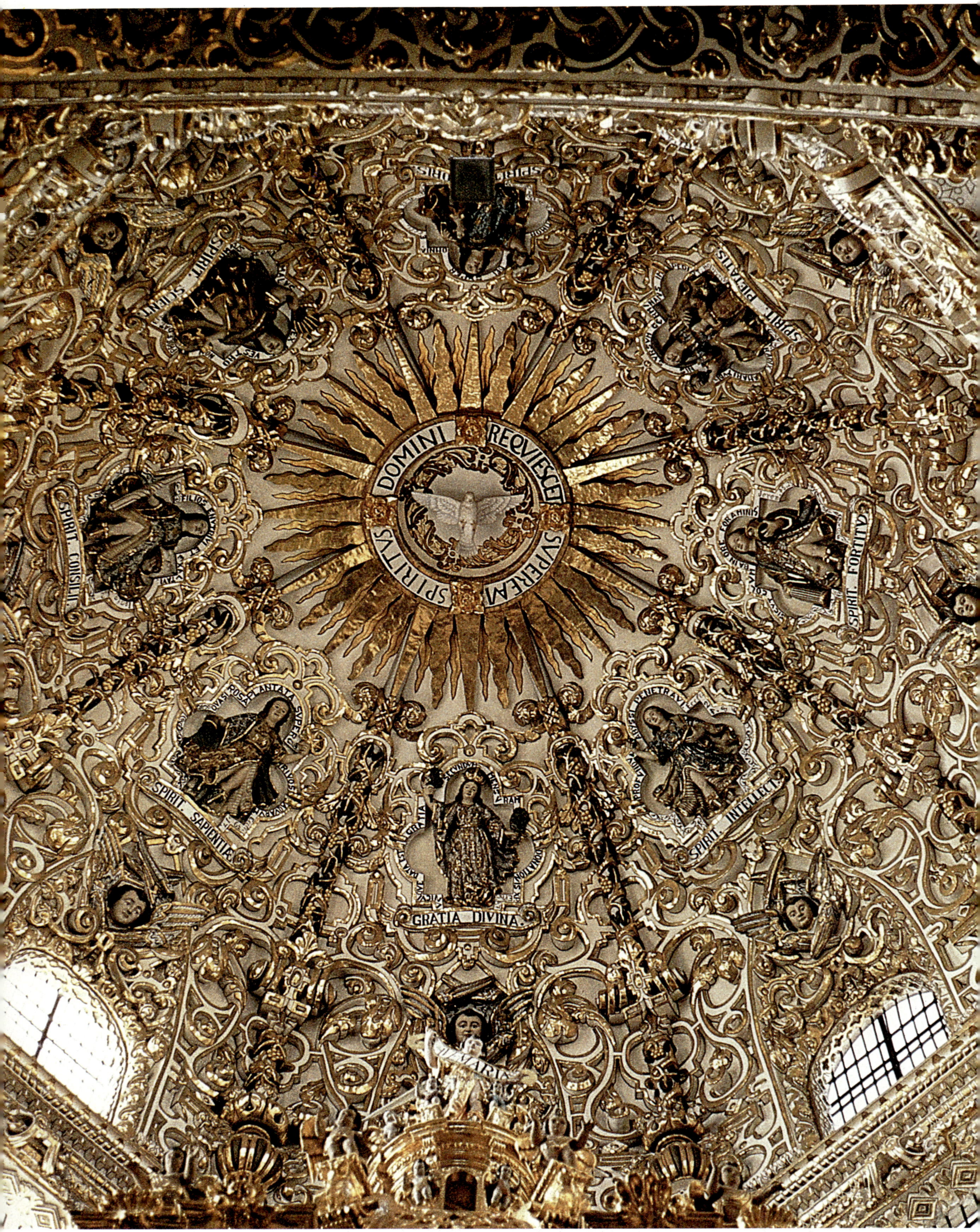
DOMINI
REQUIESCET
SUPER EAM
SPIRITVS
GRATIA DIVINA
SPIRIT. SAPIENTIAE
SPIRIT. INTELLECT
SPIRIT. FORTITVD
SPIRIT. CONSILII

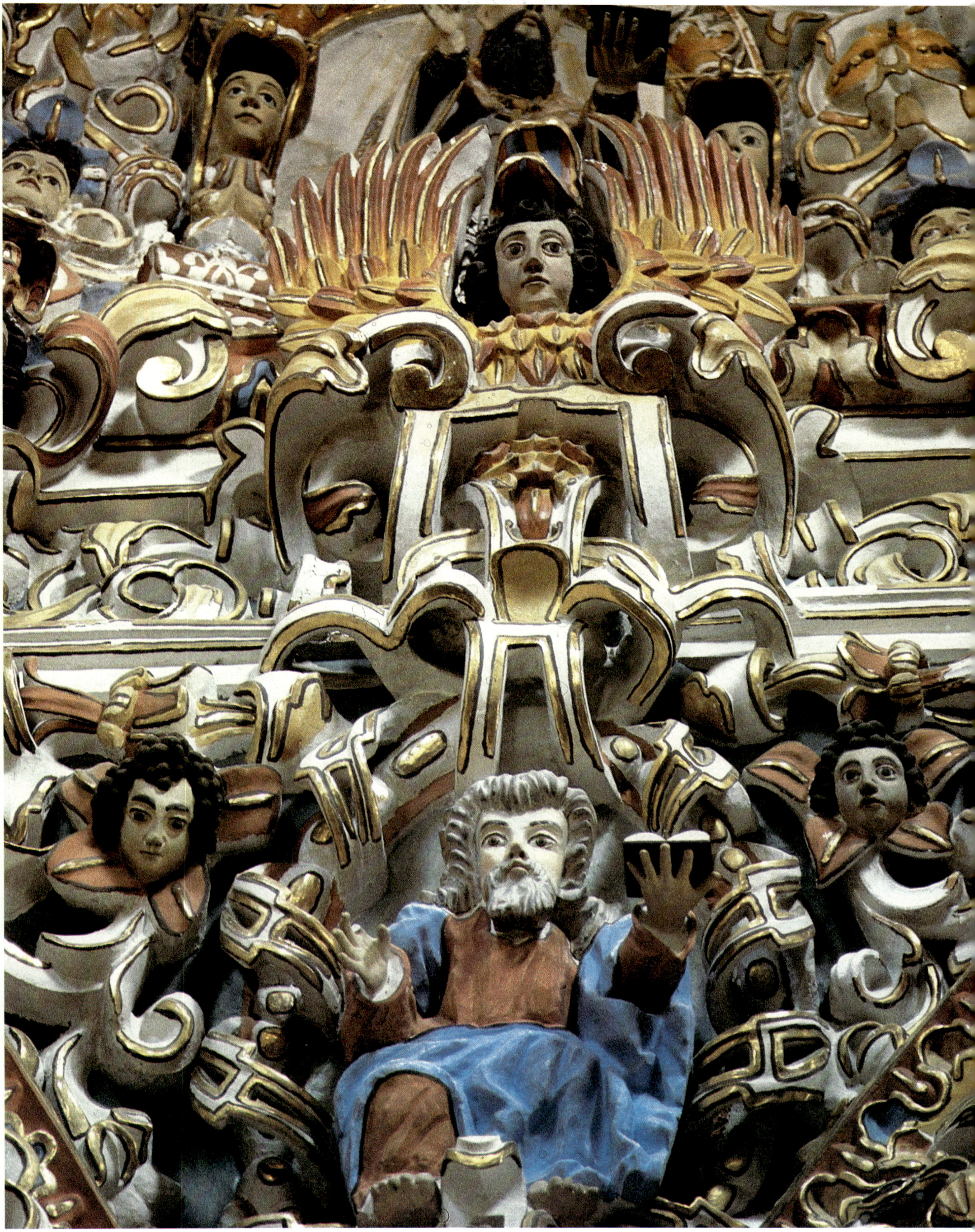

5

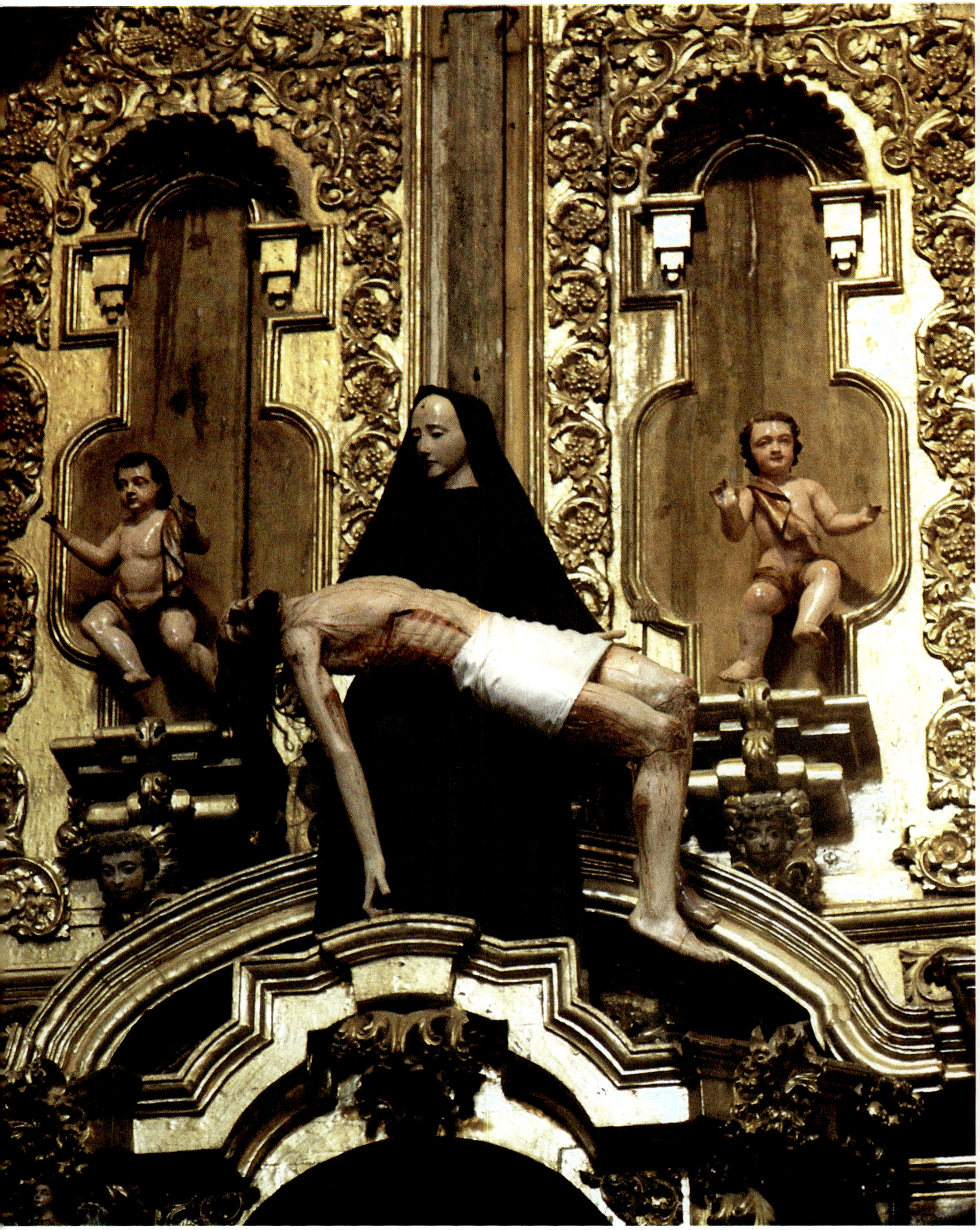

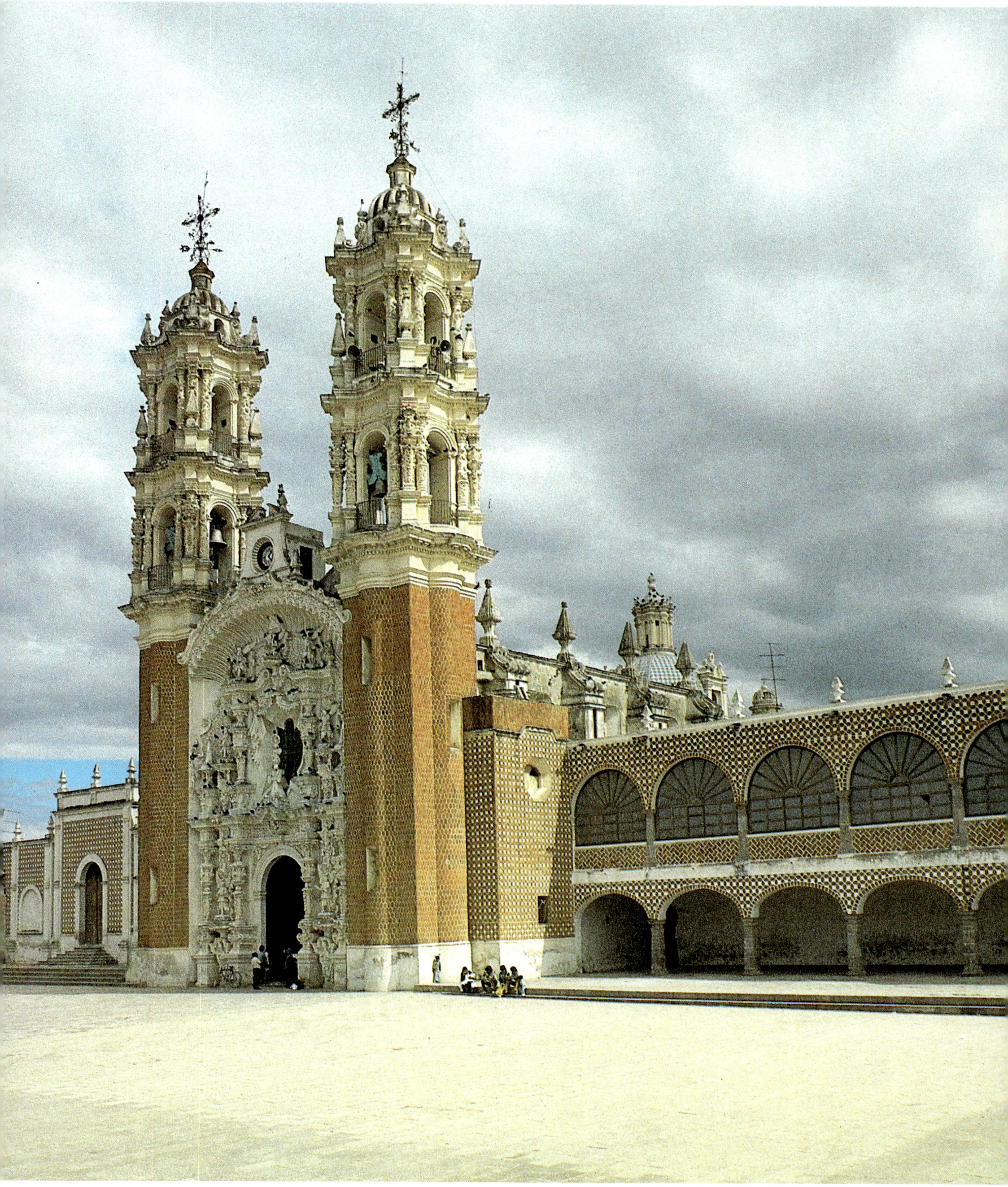

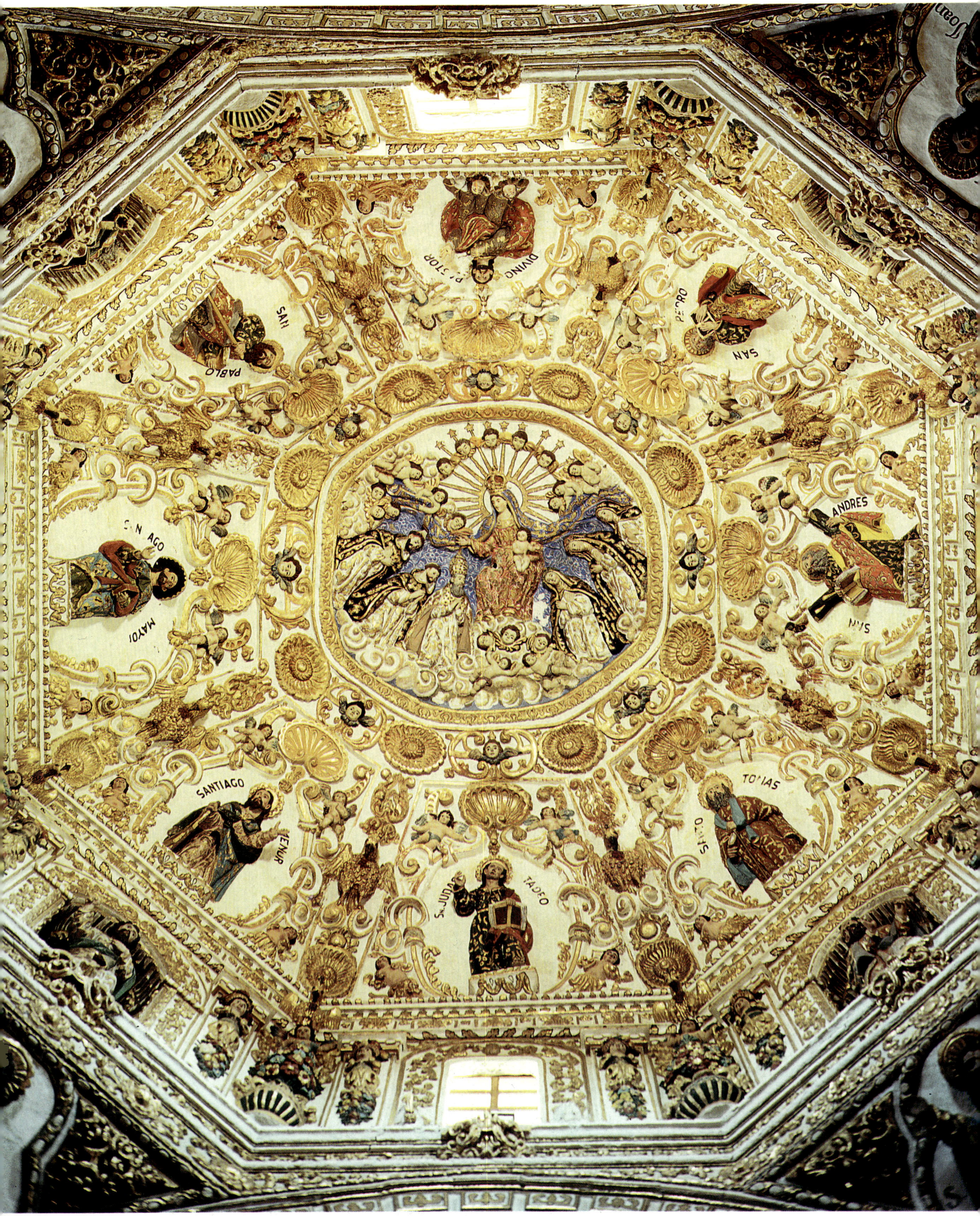
DIVINO PASTOR
SAN PEDRO
SAN PABLO
ANDRES
SANTIAGO
TADEO

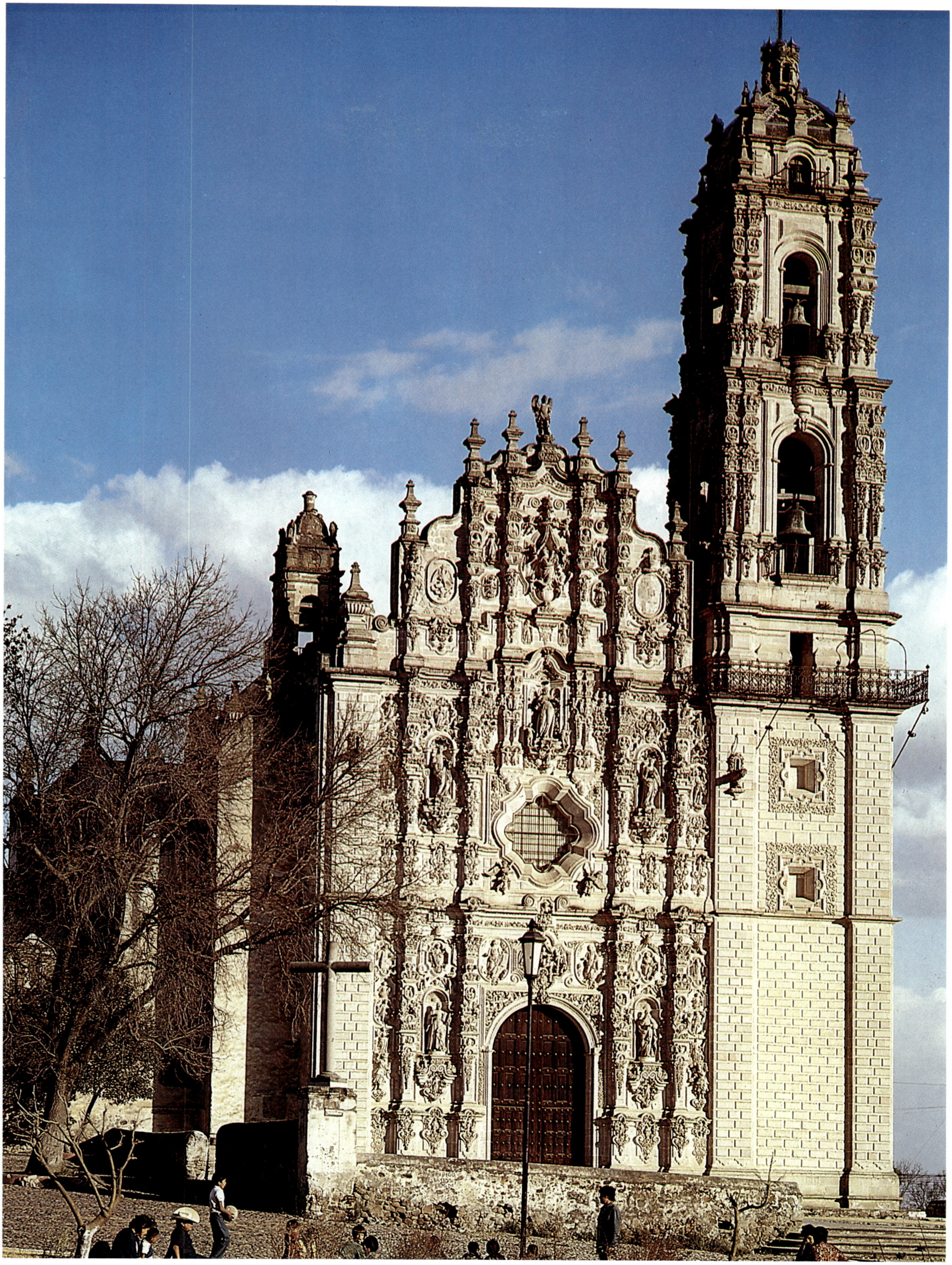

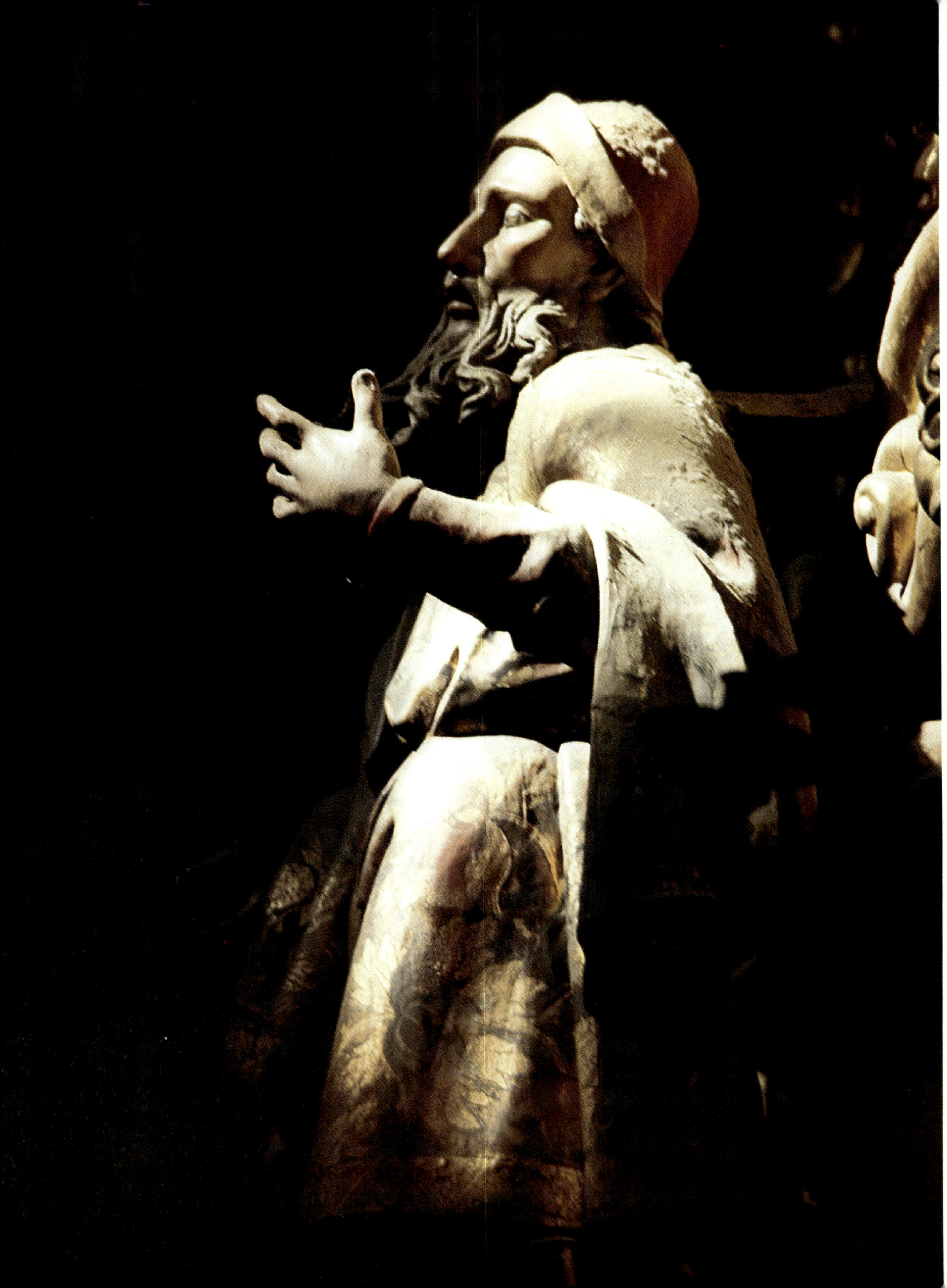

147 FASSADE DER KIRCHE VON OCOTLÁN (Mexiko).
*Ende 18. Jahrhundert.*

148 DIE KUPPEL DER ROSENKRANZKAPELLE IN DER KIRCHE SANTO DOMINGO.
*1729–1731.*
*Oaxaca.*

149 FASSADE DER JESUITENKIRCHE.
*1760–1762.*
*Tepotzotlán.*

150 EVANGELIST.
*Detail aus einer Altarwand der Kirche San Sebastián y Santa Prisca.*
*1751–1759.*
*Taxco.*

# PORTUGAL UND BRASILIEN

Die geographische Situation Portugals am Westrand der Iberischen Halbinsel ließ dem Land nur die Wahl zwischen der Anpassung an den Weg Spaniens und damit dem Verlust der Identität oder der Unabhängigkeit mit Hilfe der maritimen Lage, also der Erforschung unbekannter Welten, ihrer wirtschaftlichen Eroberung, der kolonialen Expansion. Und jene zweite Möglichkeit war es, die Portugal, durch seine Regenten, aber in tiefem Einverständnis mit dem Volksempfinden, fast ununterbrochen wählte. Die Expansion richtete sich zunächst auf den Orient, die Küsten Indiens, Chinas und Japans, dann auf die Brasiliens und schließlich auf große Gebiete im Inneren dieses Landes. So gelangte der Stil Lissabons, der portugiesischen Hauptstadt, nach Goa, Macao, auf die Azoren und nach Brasilien; er bildete in diesen abgelegenen Gebieten, ohne dabei seine Herkunft zu verleugnen, eigenständige Züge aus und wurde in Brasilien sogar zu einer autonomen Kunst von beeindruckender Kraft.

## ORIGINALITÄT DER KUNSTENTWICKLUNG IN PORTUGAL

Als im übrigen Europa die Barockepoche anbrach, am Ende des 16. und Beginn des 17. Jahrhunderts, waren in Portugal diesem Stil die historischen Bedingungen nur begrenzt günstig. Zweifellos war die Gesellschaft zutiefst katholisch; sie wurde beherrscht von der Aristokratie der Geburt, des Grundbesitzes und des Handels oder von der Geistlichkeit; die kirchlichen Orden, wie die Benediktiner und die Jesuiten, besaßen hier beträchtliche Güter und bedeutende Macht. Aber infolge der dynastischen Vereinigung mit Spanien – 1581 erkannten die Cortes nach dem Aussterben ihres angestammten Herrscherhauses Philipp II. als König an – wurde Portugal in die politischen, ökonomischen und imperialen Schwierigkeiten des benachbarten Reiches hineingezogen. In Lissabon existierte kein echter Hof mehr;

der Souverän in Madrid wurde von einem Vizekönig vertreten. Es gibt bezeichnende Fälle von Emigration unter den Künstlern. Der Bildhauer Manuel Pereira (1588–1683), aus Porto gebürtig, machte in Spanien Karriere. Als Sohn einer adeligen portugiesischen, ebenfalls aus Porto stammenden Familie wurde Velázquez 1599 in Sevilla geboren. 1640, nach der Wiederherstellung der Unabhängigkeit, bestieg der Herzog von Bragança, ein Abkömmling des Hauses d'Avis, als Johann IV. den Thron 1640–56); aber seine Macht blieb begrenzt, und erst nach endlosen Kämpfen erkannte Spanien 1668 die Unabhängigkeit Portugals an. Kurz vor dieser Anerkennung wurde Alphons VI., der unfähige Sohn Johanns IV., vom Thron verjagt und durch seinen Bruder Pedro ersetzt, der Regent blieb, solange der entmachtete und internierte Herrscher lebte (1668–83); erst nach dessen Tod führte er als Pedro II. den Titel eines Königs (1683–1706). Mit seiner Autorität gewann die Monarchie an Prestige, und sein Hof gehörte der Welt des Barock an. Das sehr allgemein gezeichnete Bild erhält spezifische Züge durch die Landesmentalität und die künstlerische Selbständigkeit im 17. Jahrhundert.

Hat die Neigung zum dichtgedrängten Oberflächendekor ihre Wurzeln in der islamischen Besetzung? Diese hatte Portugal freilich weder der Ausdehnung noch der Dauer nach so betroffen wie Spanien. Doch wie dem auch sei – diese Neigung zeigte sich jedenfalls nachdrücklich und in all ihrer Pracht, als die maritime Ausrichtung unter der Herrschaft Emanuels des Glücklichen (1495–1521) zur Zeit des Emanuelstils einen ihrer Höhepunkte erreicht hatte. Der Dekor des berühmten Fensters im Convento do Cristo in Tomar von Diego de Arruda (1510–14) ist von solchem Reichtum, daß der Kunstkritiker Eugenio d'Ors es als Beispiel einer seiner Theorie nach stilistischen Konstante des barocken „Äons" aufführen konnte. Im Gegensatz zu den spanischen Baumeistern, die – wie das Innere der Kathedralen von Toledo oder Burgos beweist – den Raum nachträglich aufteilten, sind bei den portugiesischen die Teilungen bereits in der Konzeption enthalten; jedoch setzten sie dabei kompakte Grundrisse ein, besonders bei der rechteckigen, durch Wände unterteilten Kirche mit Giebeldach. Auch zeichnen sich die portugiesischen Architekten durch eine Neigung zur Reinheit, die mit Subtilität im Fassadenentwurf und in der Verbindung der Raumkörper gepaart sein kann, aus. In Nordportugal herrscht das Ornament vor, im Süden des Landes und in Lissabon die Neigung zur Fläche. Und schließlich liegt als Grundton über der lusitanischen Kunst der Reiz einer diskreten und leicht melancholischen Anmut. Die im Vergleich zur Baukunst Spaniens pathetischere Architektur beeindruckt unmittelbar durch die großen gemalten Flächen zwischen den steingerahmten Wandöffnungen; diese Lieblichkeit wird auch in der Skulptur vollendet eingesetzt, wie z. B. die Gruppe „Die Heilige Familie auf der Flucht nach Ägypten" aus polychromem Ton, die Machado de Castro zugeschrieben wird (2. Hälfte 18. Jahrhundert; Aveiro, Museum), oder die Krippenfiguren, ebenfalls aus Ton, von Antonio Ferreira (Ende 18. Jahrhundert; Lissabon, Museum für alte Kunst) beweisen. *Abb. 158, 171*

Aus den aufgeführten Tendenzen ergibt sich das Bild einer unbestreitbaren Originalität. Es wird verständlich, daß ein bestimmter Typus der Jesuitenkirche, auch er dem kompakten Grundriß treubleibend, schon vor Il Gesù auf portugiesischem Boden entwickelt wurde; dabei handelte es sich um ein rechteckiges Bauwerk ohne Kuppel, das nur ein einziges Schiff (manchmal durch Seitenkapellen erweitert) enthielt, welches mit einem nach außen nicht sichtbaren Querschiff und mit einer „capela-mor", ebenfalls fast gänzlich in den Baukörper eingeschrieben, versehen war; charakteristische Beispiele für diesen Typus sind die Jesuitenkirchen des hl. Rochus in Lissabon, 1565–73, und des Heiligen Geistes in Evora, 1567–74.

Es ist also eine Vielzahl von Faktoren nationaler, historischer und künstlerischer Natur, die in Portugal, diesem zwar nicht isolierten, doch am äußersten Südwestrand Europas sehr abgelegenen Land, die Verarbeitung des Barock im 17. Jahrhundert beeinflussen.

Die Skulptur, von den Themen und Künstlern her kirchlich gebunden, atmet tiefes, oft grandioses Gefühl. Der Mönch Cipriano da Cruz Sousa aus Braga, der 1676 in den Benediktinerorden eintrat und 1716 starb, arbeitete für die Klöster seines Ordens in Tibães und Coimbra; ihm wird die „Gnadenmadonna" im Museum Machado de Castro jener Stadt zugeschrieben. Eine Gruppe von Zisterziensern aus Alcobaça erneuerte unter Verwendung von Terrakotta die Dekoration eben dieser Abtei (um 1670–90), und dieser Gruppe ist der Schmuck der Reliquienkapelle zu verdanken. Bruder Pedro, ebenfalls aus diesem Kreis, schuf zweifellos das große Basrelief „Der Tod des hl. Bernhard" (1687–90; Abtei von Alcobaça). Dieser gewichtige mönchische Barock setzte sich im 18. Jahrhundert in den Statuen von Benediktinern und Zisterziensern fort, die Jacinto Vieira aus Braga um 1723–25 für das Innere der Kapelle im königlichen Kloster von Arouca schuf und die noch heute dort stehen.

*Abb. 477*

In der Malerei zeigte Domingos Vieira d. J. (um 1600–1678) große Kraft und Sinn für die Realität in seinen Porträts, wie dem der Isabel de Moura (Lissabon, Museum für alte Kunst); wegen seiner Vorliebe für dunkle Hintergründe wurde er „O Escuro" (Der Dunkle) genannt. Josefa de Ayala (um 1630–84) heißt auch Josefa de Obidos, weil sie, in Sevilla als Tochter eines portugiesischen Malers geboren, als Kind in diese Stadt kam, hier ihr Leben verbrachte und mit einer Art sittsamer Naturgetreuheit Stilleben und religiöse Szenen malte („Die mystische Vermählung der hl. Katharina", Lissabon, Museum für alte Kunst). Der Sinn für das Malerische, den die Portugiesen besaßen, trat besonders großartig in den Wandverkleidungen aus Keramikkacheln (Azulejos) zutage, die von den Delfter Fayencen und vom chinesischen Porzellan beeinflußt waren und zu einem der bedeutendsten Kapitel der Nationalkunst wurden. Ungefähr von 1670 stammen die „Azulejos-Gemälde", in denen, am Palast des Ersten Marquis da Fronteira in Benfica, in der Nähe von Lissabon, die Siege seines Besitzers in dem damals soeben beendeten Kampf gegen Spanien abgebildet sind sowie Helden zu Pferde und weibliche Allegorien. Die „talha", geschnitztes und vergoldetes Holz, ist ein anderer, zutiefst eigenständiger Bereich der lusitanischen Kultur; sie wurde bei der Herstellung von liturgischem Mobiliar, Kanzeln, Wand-, Decken- und Gewölbeverkleidungen, bei Altären und Tafelaltären verwendet. Die Struktur der letzteren, die über die gesamte Höhe des Baus reichen, erinnert oft an romanische Portale; aber in der zweiten Hälfte des 17. Jahrhunderts tauchen barocke Elemente, wie gedrehte Säulen, auf. Eines der prachtvollsten Ensembles ist die Kapelle des Museums von Aveiro, dem ehemaligen Jesuitenkloster, das im übrigen im ersten Viertel des 18. Jahrhunderts vollendet wurde. In Lagos stellte der anonyme Bildhauer der Santo-António-Kapelle Gruppen von Menschen, Kindern und kämpfenden Tieren zusammen 1715).

In der Architektur überlebte lange der Manierismus durch die Verbindungen mit Italien und Frankreich; der „estilo chão" (der flache Stil) manifestierte sich im einheitlichen und dichten Dekor manieristischer Herkunft; aber es sind andere Aspekte, durch die die Baukunst vor allem die Aufmerksamkeit auf sich zieht. Der immer noch häufig verwendete kompakte und rechteckige Grundriß eignet sich hervorragend zur Aufnahme der prunkvollen barocken Ausstattungen, wie z. B. in der Kapelle des Klosters Santa Clara a nova in Coimbra. In Vila Viçosa spiegelt die Fassade des Palastes der Herzöge von Bragança, die auf Betreiben des Dom Teodósio II. entstand und sehr wahrscheinlich von Nicolas de Frias erbaut wurde, den Einfluß der großen Architektur Italiens vom Ende des 16. und Beginn des 17. Jahrhunderts wider. In ihr könnte sich der mögliche Übergang des Manierismus zum monumentalen Barock darstellen. Die Jesuitenkirchen kombinierten das früher im

Lande geschaffene Modell mit dem von Il Gesù. Dieselbe Kombination zeigt sich auch in zwei Werken von Baltasar Álvares, in São Antão in Lissabon 1613–53) und in der Kirche des Kollegs in Coimbra (1598–1640; sie wurde verlängert und nach der Ausweisung des Ordens die neue Kathedrale). Ebenfalls feststellbar ist sie in der Kirche des Jesuitenseminars in Santarém von João Nuñes Tinoco; die prächtige Fassade trägt das Datum 1676. 1619 fand in Lissabon der feierliche Einzug Philipps III. nach dem Vorbild derer, die in den Niederlanden schon lange in Brauch waren, statt; der offizielle Chronist J. B. Lavanha bereitete ihn vor, und der Maler Domingos Vieira Serrão hatte die künstlerische Überwachung inne. Dennoch war es der Norden des Landes, in dem sich der dichte Oberflächendekor, der häufig Motive von Wendel Dietterlin oder Hans Vredeman de Vries aufgriff, stärker entwickelte. Die Fassaden zweier Kirchen sind besonders charakteristisch: Santa Cruz in Braga (um 1625) und São Lourenço in Porto („Os Grilos", 1614–22 von Baltasar Álvares). In Lissabon wurde nach einer gemeinhin von Kunsthistorikern bestätigten Tendenz stärker die Fläche betont. Mit dem Entwurf für die Theatinerkirche S. Maria della Divina Provvidenza beauftragte man Guarini, und er ist auch in der „Architettura civile" aufgeführt; dieses Beispiel einer dynamischen und komplexen Kunst wurde jedoch nicht verwirklicht, und die Ankunft seines Schöpfers in Portugal ist ungewiß. Dafür entstand gerade in der Hauptstadt die Kirche Santa Engrácia, deren Entwurf eine barocke und lusitanische Version des Petersdoms von Bramante darstellt und deren Hauptarchitekt João Antunes (um 1645–1712) war. Dieser ist durch den Umfang seines Œuvres, seine Gelehrtheit und seine schöpferische Kraft der bedeutendste Architekt seiner Zeit im Königreich. Ihm sind insbesondere die Sakristei von S. Antão in Lissabon (1697), die oktogonale Kirche Bom Jesus da Cruz in Barcelos (1705) und das Grab der Infantin Juana im Museum von Aveiro (1699–1710) zu verdanken.

*Abb. 468*

*Abb. 476*

## BLÜTEZEIT UND AUSBREITUNG

Unter der Regierung des Sohnes von Pedro II., Johann V. (1706–50), gelangte der Barock in der portugiesischen Kunst zu strahlender, alles beherrschender Bedeutung. Die Entdeckung und nachfolgende Ausbeutung der Diamant- und Goldfunde in Brasilien, in den Minas Gerais (Generalminen), bewirkte in der Hauptstadt eine lang andauernde Wirtschaftsblüte. Der Souverän, nun über bedeutendes Vermögen verfügend, benutzte seinen Reichtum nicht, wie oft geglaubt wird, um sich mit kapriziösem und unnützem Pomp zu umgeben, sondern um durch die Kunst seine Autorität als absoluter Monarch gegenüber dem Adel zu festigen und sein Prestige bei den anderen gekrönten Häuptern Europas zu stärken. Als der Heilige Stuhl ihm gegen Ende seines Lebens den Titel „Rei Fidelissimo" verlieh, sah er endlich seine Gleichwertigkeit mit dem Katholischen König Spaniens und dem Allerchristlichsten König Frankreichs anerkannt. Durch seine Mutter Maria Sophia von Neuburg und seine Gemahlin Maria Anna von Österreich verband ihn im übrigen eine enge Verwandtschaft mit den Habsburgern, auf die er sehr stolz war. Er befahl Projekte von öffentlichem Interesse, wie den Aquädukt der „Aguas livres" (Freie Wasser), der von 1729 bis 1748 von dem Architekten Custódio Vieira und dem Ingenieur Manuel da Maia im Westen von Lissabon für die Versorgung der Hauptstadt gebaut wurde und der noch heute dort steht. Unter dem Blickwinkel des Barock war Johann V. ein aufgeklärter Mäzen und ein kultivierter Kunstliebhaber, der Werke der Goldschmiedekunst in Paris bei Thomas Germain kaufte und der vor allem begeistert war von der Kunst aus Italien und Rom, deren Entwicklung er, zwar aus der Ferne, aber dank seiner Gesandtschaft beim Papst ohne zeitliche Verzögerung verfolgte. Sein dortiger Gesandter, der Marquis da Fontes, ließ sich von einem jungen Maler, dem eine reiche Zukunft in Portugal beschieden war, Francisco Vieira de Matos (1699–1783, Vieira lusitano) begleiten; er legte sich für seinen Einzug in die Ewige Stadt 1716 prunkvolle Karossen aus geschnitztem und vergoldetem Holz zu, die am Ort entstanden waren und heute in Portugal aufbewahrt werden (Lissabon, Museu dos coches); unter den künstlerischen Informanten und Beratern Johanns V. war er einer der meistgehörten, und diese Rolle behielt er auch bei, als er, Marquis von Abrantes geworden, wieder in die Heimat zurückkehrte.

*Abb. 506*

*Abb. 218–220*

Von da an läßt sich beobachten, daß die Aktivität von Ausländern zunehmend an Bedeutung gewann und daß unter diesen die Italiener oder die italianisierten Künstler eine Hauptrolle spielten. In der Malerei schuf der Florentiner Vincenzo Bacherelli (1682–1745), ehe er um 1720 das Land wieder verließ, Werke in Trompe-l'œil-Technik; Giorgio Duprà (1689–1770), in Rom vom Marquis da Fontes engagiert, hielt sich von 1719 bis 1730 in Portugal auf und malte dort Porträts; ebenfalls Bildnisse schuf hier für kurze Zeit der Franzose Jean Ranc, der 1729 von seinem Herrn, Philipp V., nach Lissabon geschickt wurde anläßlich der dynastischen Verbindungen zwischen dem zukünftigen Ferdinand VI. von Spanien und Barbara von Bragança sowie dem zukünftigen Joseph I. von Portugal und Maria Anna Victoria von Spanien. Claude de Laprade (1682–1738) aus der Grafschaft Venaissin (heute Département Vaucluse) vereinigte in seiner Kunst die Formensprache des Louis-quatorze und des italienischen Barock; er war der Bildhauer des theatralischen Grabmals von Dom Manuel de Moura Samuel, dem Bischof von Miranda de Douro, in der Kapelle von Vista Alegre bei Aveiro. Er scheint auch der Architekt der Universitätsbibliothek von Coimbra (1716–28), eines der Meisterwerke des europäischen Barock, in dem sich in Sälen von schlichtem Grundriß, aber in visionärer Pracht Marmor, Vergoldungen, kostbare Hölzer und Gemälde vereinen, gewesen zu sein; Gaspar Ferreira ist der Schöpfer der Regale, Antonio Simões Ribeiro und Vicente Nuñes gestalteten die Decken (1723–24). Pierre-Antoine Quillard (1701–33), ein junger französischer Maler, der 1726 mit dem aus Neufchâtel stammenden Naturforscher Charles-Frédéric de Merveilleux eintraf und sehr früh verstarb, arbeitete für das Palais Cadaval und hatte noch Zeit, den Rocaille-Stil und poetische Akzente in der Manier Watteaus einzuführen. Der berühmteste italienische Künstler, der für Johann V. arbeitete, war Filippo Juvara, den man nach Lissabon gerufen hatte, um die Patriarchalbasilika des Palastes zu bauen (1719); das Projekt wurde nicht verwirklicht. Ein anderer italienischer Architekt, Antonio Canevari, der sich mehrere Jahre (1727–32) in Portugal aufhielt, hatte nicht Juvaras Format; er baute in S. Antão do Tojal den Aquädukt und schuf den Palast des ersten Patriarchen von Lissabon, Dom Tomás de Almeida. Der Kloster-Palast von Mafra, dessen Grundstein 1717 gelegt wurde, ist allzuoft als ein zweiter Escorial bezeichnet worden, den Johann V. sich in der Nähe seiner Hauptstadt gebaut hätte, um mit Philipp II. von Spanien zu konkurrieren. In Wirklichkeit ist der Bezug nur oberflächlicher Natur. Der Architekt, Johann Friedrich Ludwig (1670–1752), in Portugal unter dem Namen Ludovice bekannt, bewies mit diesem Bau sein komplexes, manchmal schwerfälliges Talent, das durch seine Laufbahn erklärlich wird. Er war gebürtiger Deutscher und wurde als Goldschmied ausgebildet. Dann führte sein Weg ihn nach Rom, an den Bau von Il Gesù. In Lissabon, wo er sich schließlich niederließ, wurde er von den Jesuiten von São Antão gefördert und arbeitete nun als Architekt. In Mafra siegen

*Abb. 156*

*Abb. 151*

die Erinnerungen an den deutschen und vor allem italienischen Barock über die Erinnerungen an den Escorial. Von Rom wurde, über das Meer, die Kapelle Sankt-Johannes-des-Täufers von Luigi Vanvitelli und Niccolò Salvi (1742) geschickt; sie bestand aus kostbaren Materialien, und man baute sie in São Roque in Lissabon aus den Einzelteilen wieder auf (1747). Der Bildhauer Alessandro Giusti (1715–99), der nur gekommen war, um diese Arbeit auszuführen, blieb in Portugal; er schuf u. a. die Büste von Johann V. (um 1745; Lissabon, Belém-Palast) und wurde zum Haupt der Bildhauerschule von Mafra.

Unter der Herrschaft Josephs I. (1750–77), des Sohnes von Johann V., änderten sich die historischen Bedingungen und ein Teil des Kunstschaffens. Bar jeder Charakterstärke, ließ er Sebastião José de Carvalho e Melo regieren, den die Geschichte als „Marquis von Pombal" kennt, wobei ihm der Titel „Marquis" erst 1770 verliehen wurde. Der aufgeklärte Despot Portugals war nicht etwa der schwache König, sondern sein unerbittlicher Minister. Es trifft zu, daß er mit der Opposition der Geistlichkeit, besonders der Jesuiten, und eines Teils des Adels fertig werden mußte, mit dem Sinken der Gold- und Diamantenförderung in Brasilien etwa seit 1760 und dem Erdbeben, das Lissabon am 1. November 1755 zerstörte oder besser verwüstete. Beim Wiederaufbau der Stadt zeigte sich sein Format. Von den Plänen, die ihm der oberste Baumeister Manuel da Maia vorlegte, wählte er den radikalsten, der die Unterstadt (a baixa) völlig neu gestaltete, mit einer geometrischen Gliederung, die bis zum Handelsplatz am Ufer vom Strohmeer (Mar da Palha) reicht. Die urbane Strenge wird durch einige barocke Züge gedämpft; aber im ganzen entstand mit dem Umfang des Unternehmens, der Ökonomie der Mittel und dem Willen zur Regelmäßigkeit ein vorzeitiger Neoklassizismus. Der Handelsplatz drückt trotz der Reiterstatue Josephs I. von Machado de Castro die Macht des kaufmännischen Bür- *Abb. 954* gertums, das den Minister unterstützte, aus. Unbeschadet des Wiederaufbaus von Lissabon blieb der Hof dem Rokoko verhaftet. Giancarlo Bibiena lieferte, in einem sehr ruhigen Barock, die Pläne für die Memória-Kirche, die in Belém zum Gedächtnis an das fehlgeschlagene Attentat des Herzogs von Aveiro auf Joseph I. 1758 errichtet wurde. Vor allem sind das Schloß von Queluz und seine Gärten, die Residenz von Dom Pedro, dem Bruder des Königs, vom internationalen Rokoko geprägt, sowohl im Werk des Mateus Vicente de Oliveira, dem Schüler von Ludovice *Abb. 155* (1747–52), als auch, seit 1758, in dem des Franzosen Jean-Baptiste Robillon, der, ehe er sich in Portugal niederließ, in Paris mit Thomas Germain, Goldschmied und Architekt, zusammen gearbeitet hatte. Noch am Ende des Jahrhunderts erinnert die Fassade der Basilika von Estréla von Mateus Vicente de Oliveira und Reinaldo Manuel dos Santos, besonders in den Glockentürmen, an die Kirche von Mafra (1779–90).

Der Norden des Königreiches, um Braga und vor allem um Porto, kultivierte, gemäß seiner Tradition der Selbständigkeit, einen sich deutlich von dem Lissabons unterscheidenden Barockstil, und sei es nur durch die Persönlichkeit seiner Künstler. Die portugiesischen Herrscher hatten, begünstigt durch den Erbfolgekrieg in Spanien, davon geträumt, ihren Machtbereich auf Kosten des Nachbarlandes zu vergrößern; dann hätte Porto von der Lage her weite Gebiete beeinflußt. Möglicherweise aufgrund dieser Pläne befürwortete der Bischof Dom Tomás de Almeida, der später der erste Patriarch der Hauptstadt werden sollte, 1710 ein bereits früher erwogenes Projekt für einen großartigen Platz, der von der Madrider „Plaza Mayor" und der Pariser „Place Royale" inspiriert war; dieses Vorhaben wurde nur teilweise zwischen 1718 und 1740 verwirklicht. („praça nova das hortas", später Dom-Pedro-Platz). Zu

151 FASSADE DER KIRCHE DES KLOSTER-SCHLOSSES.
*Von Friedrich Ludovice.*
*Begonnen 1717.*
*Mafra.*

152 ALLEGORISCHER BRUNNEN, TREPPENAUFSTIEG UND FASSADE DER WALLFAHRTSKIRCHE NOSSA SENHORA DOS REMÉDIOS.
*Zwischen 1750 und 1760.*
*Lamego.*

153 DIE TREPPE DER KREUZWEGSTATIONEN VOR DER KIRCHE BOM JESUS.
*Im Vordergrund: der Brunnen der fünf Wunden.*
*Nach 1727.*
*Braga.*

154 FASSADE DER SANTA CASA DA MISERICÓRDIA.
*Begonnen 1775.*
*Viseu.*

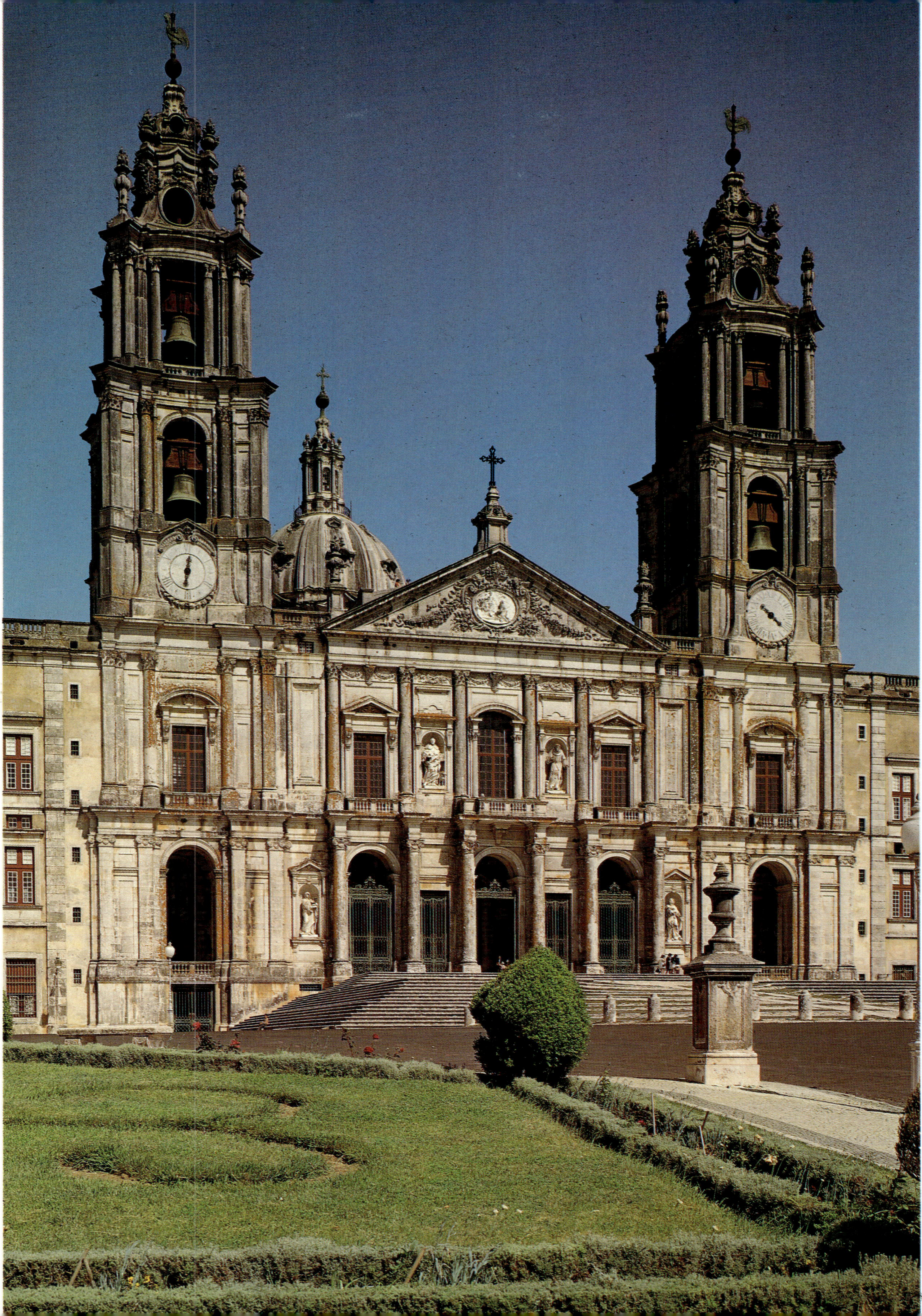

51

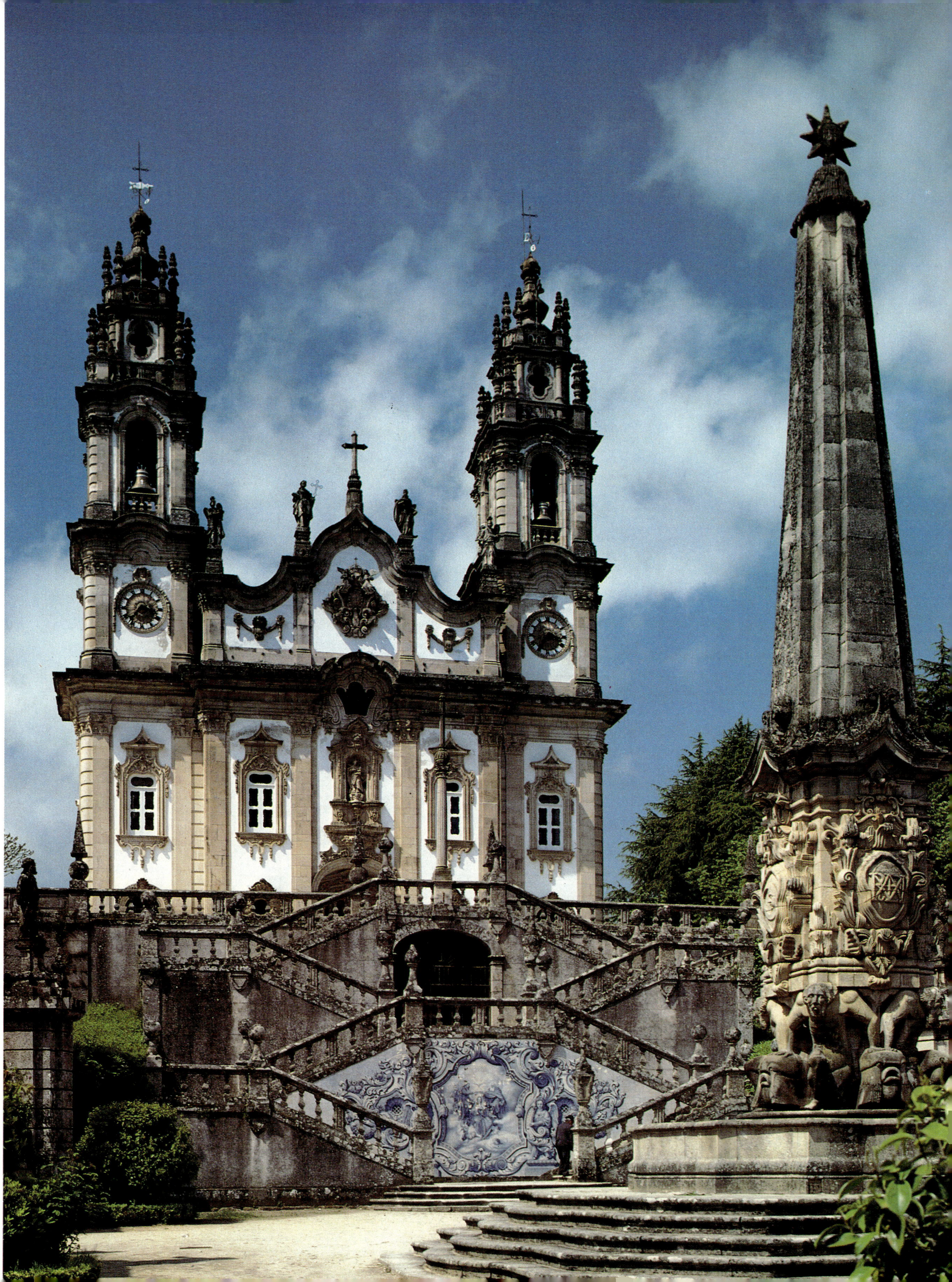

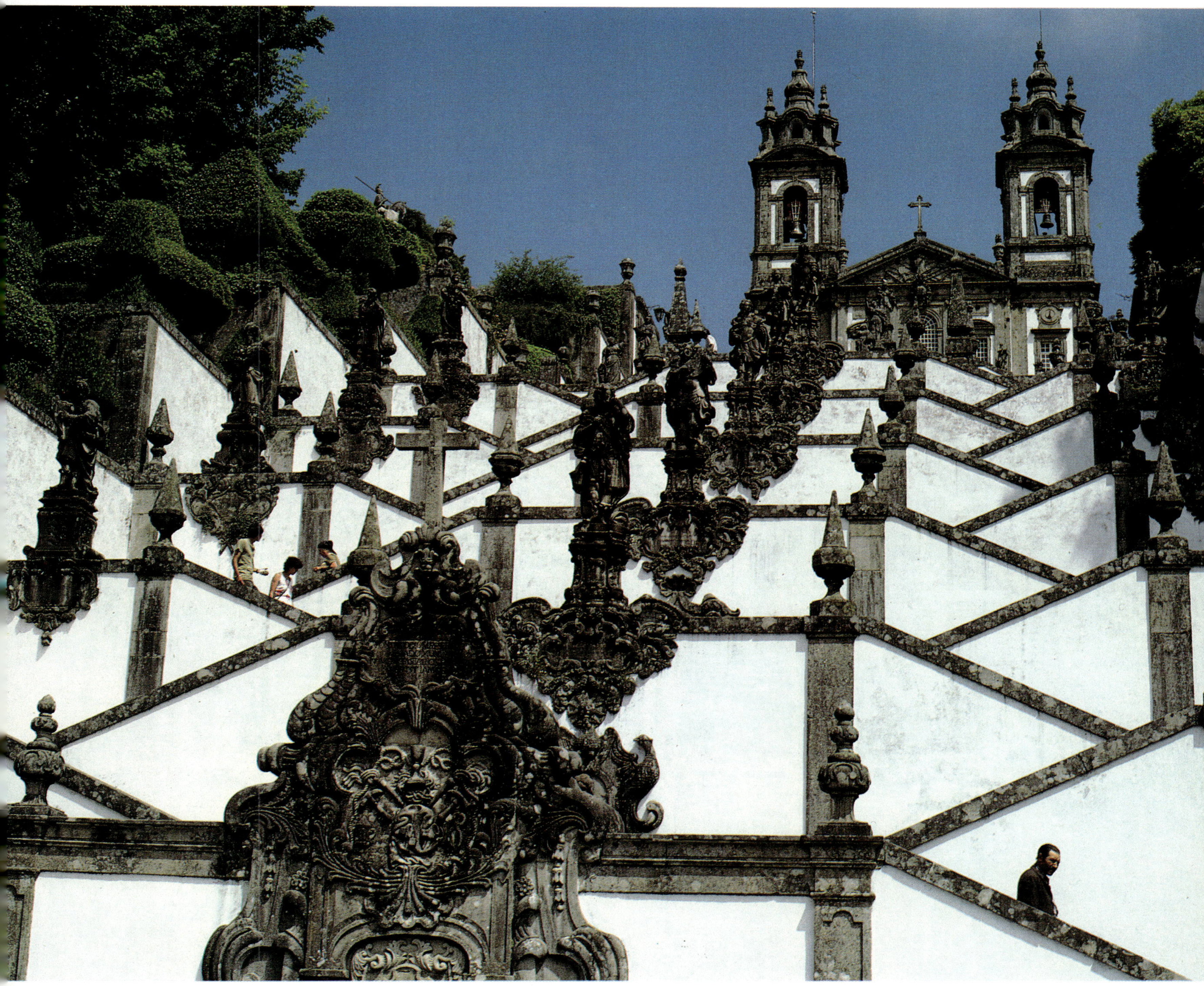

153

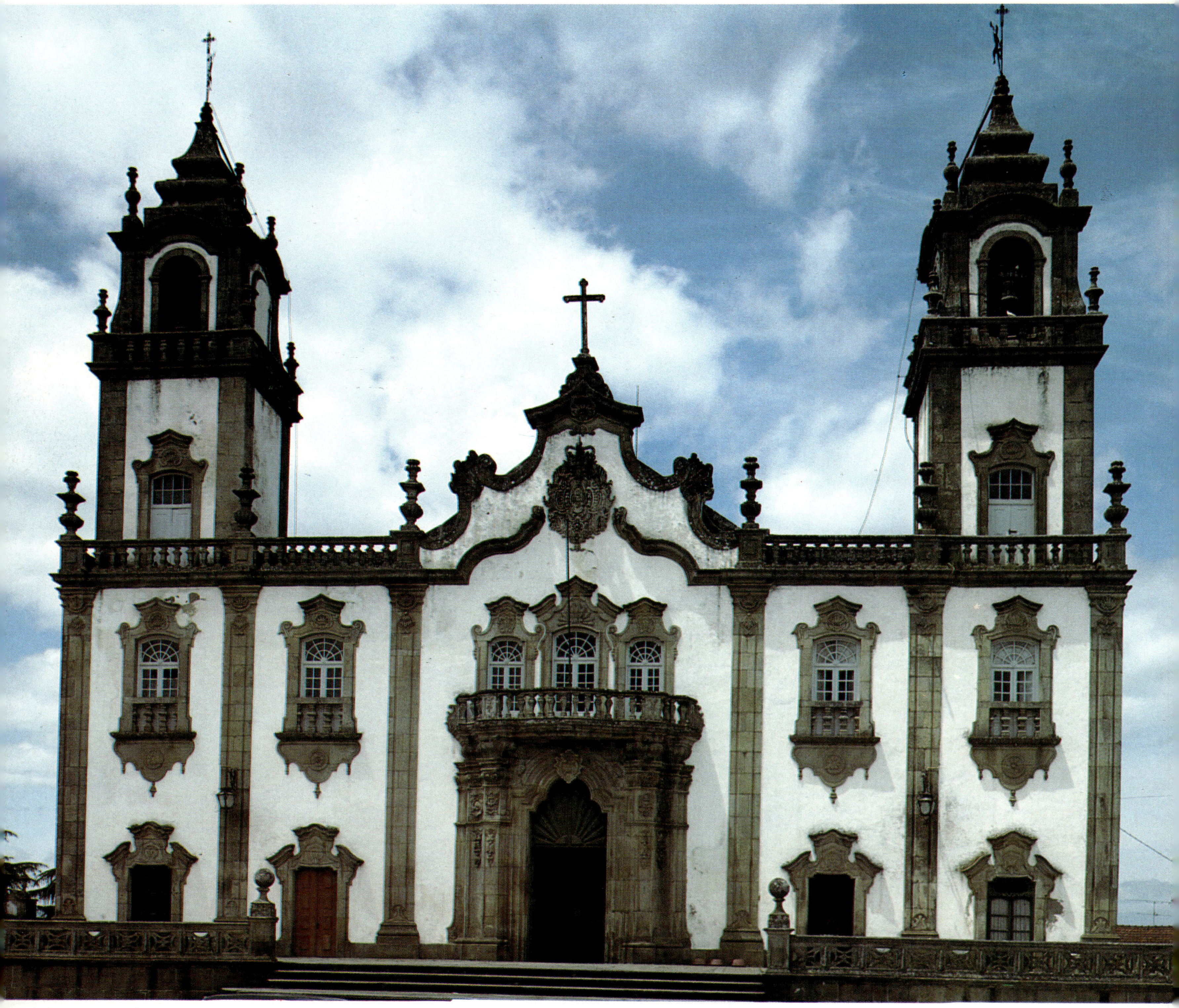

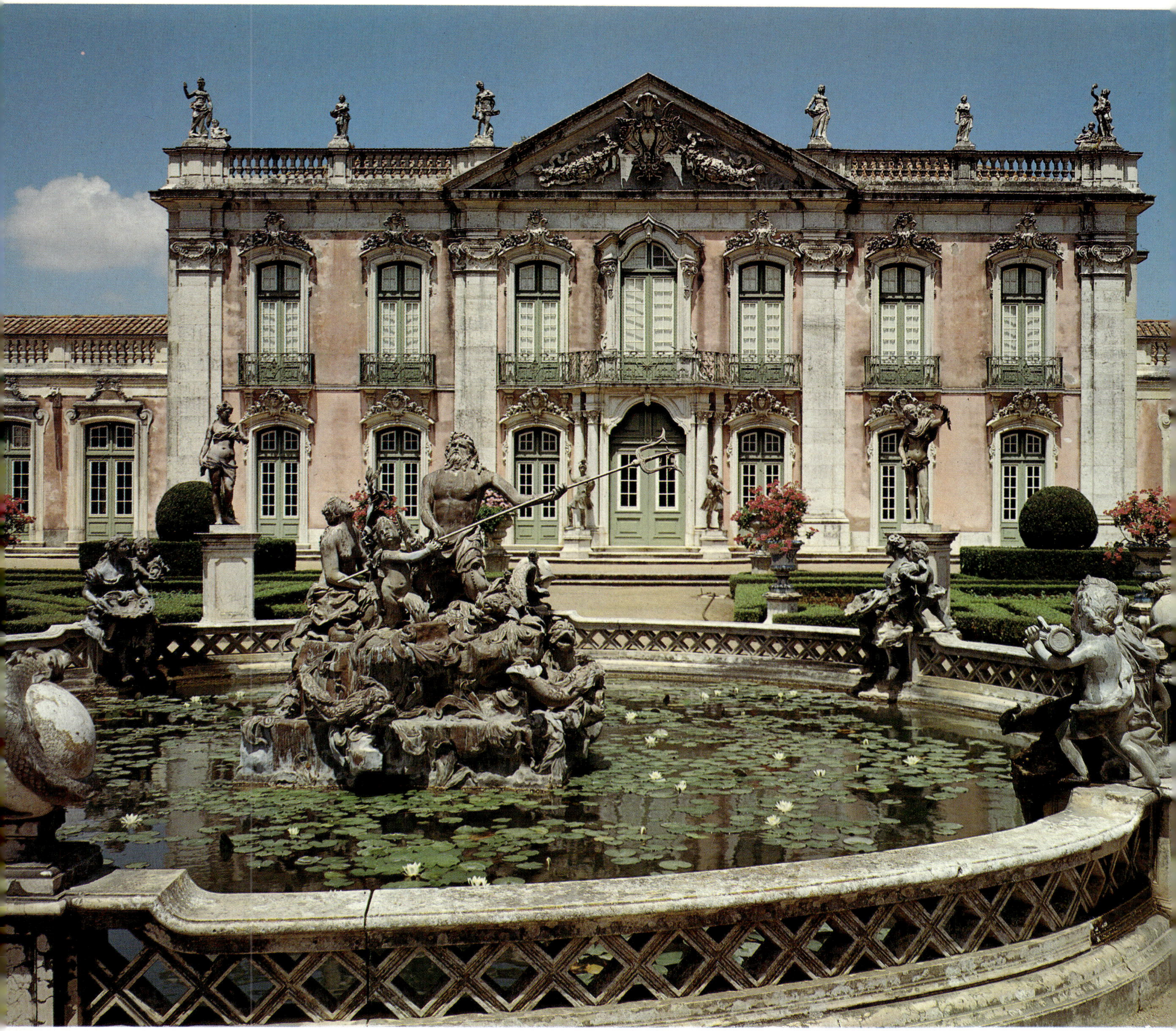

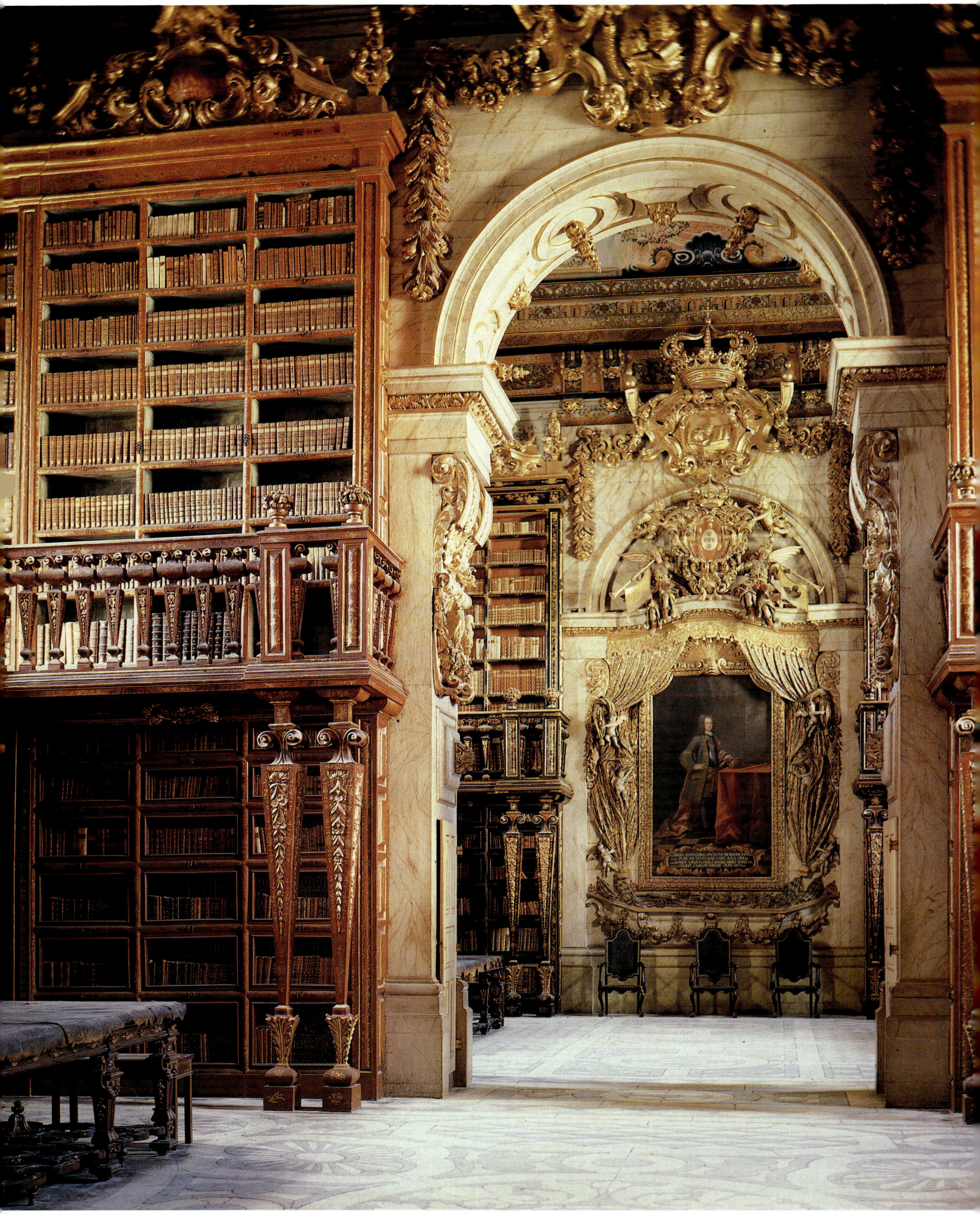

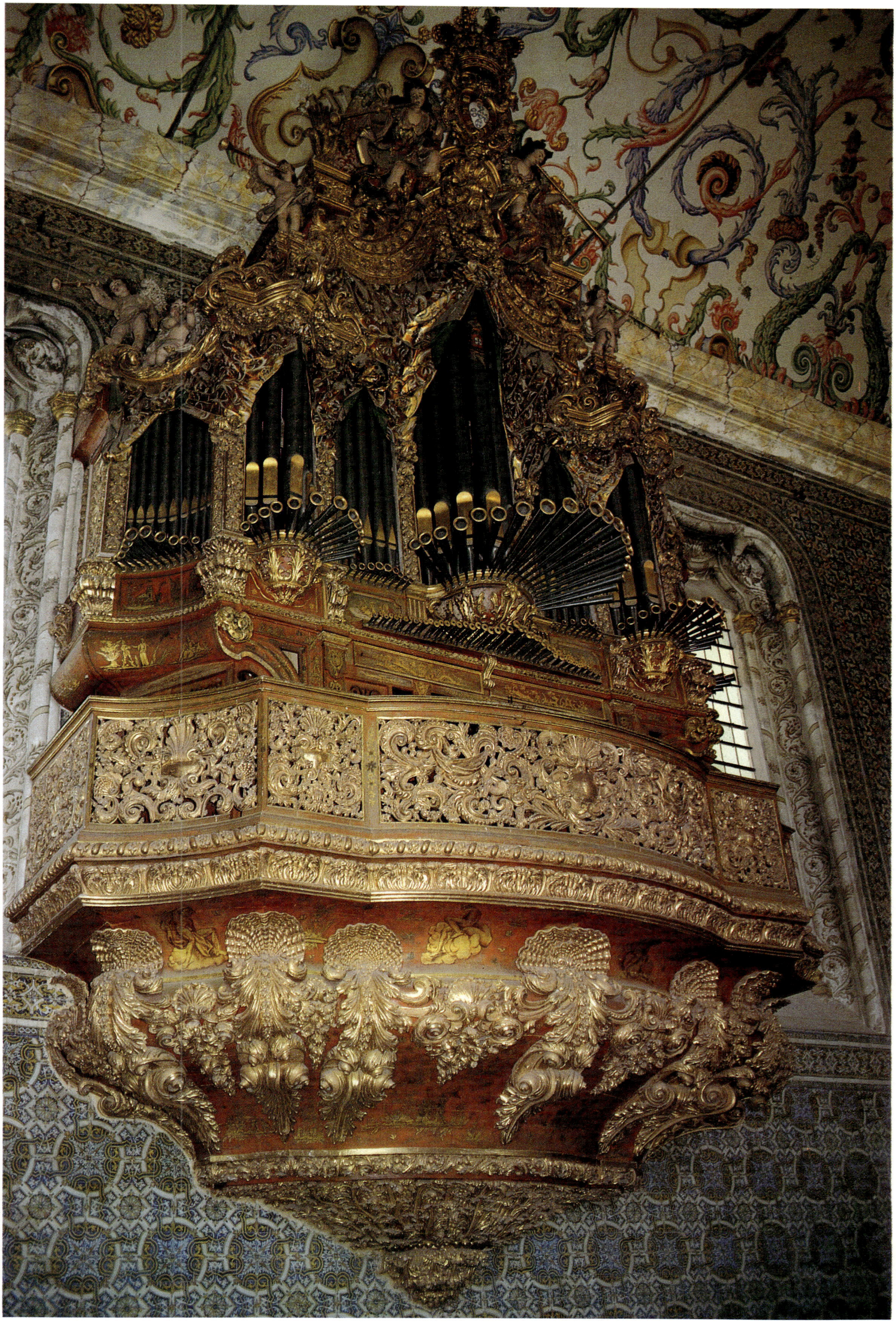

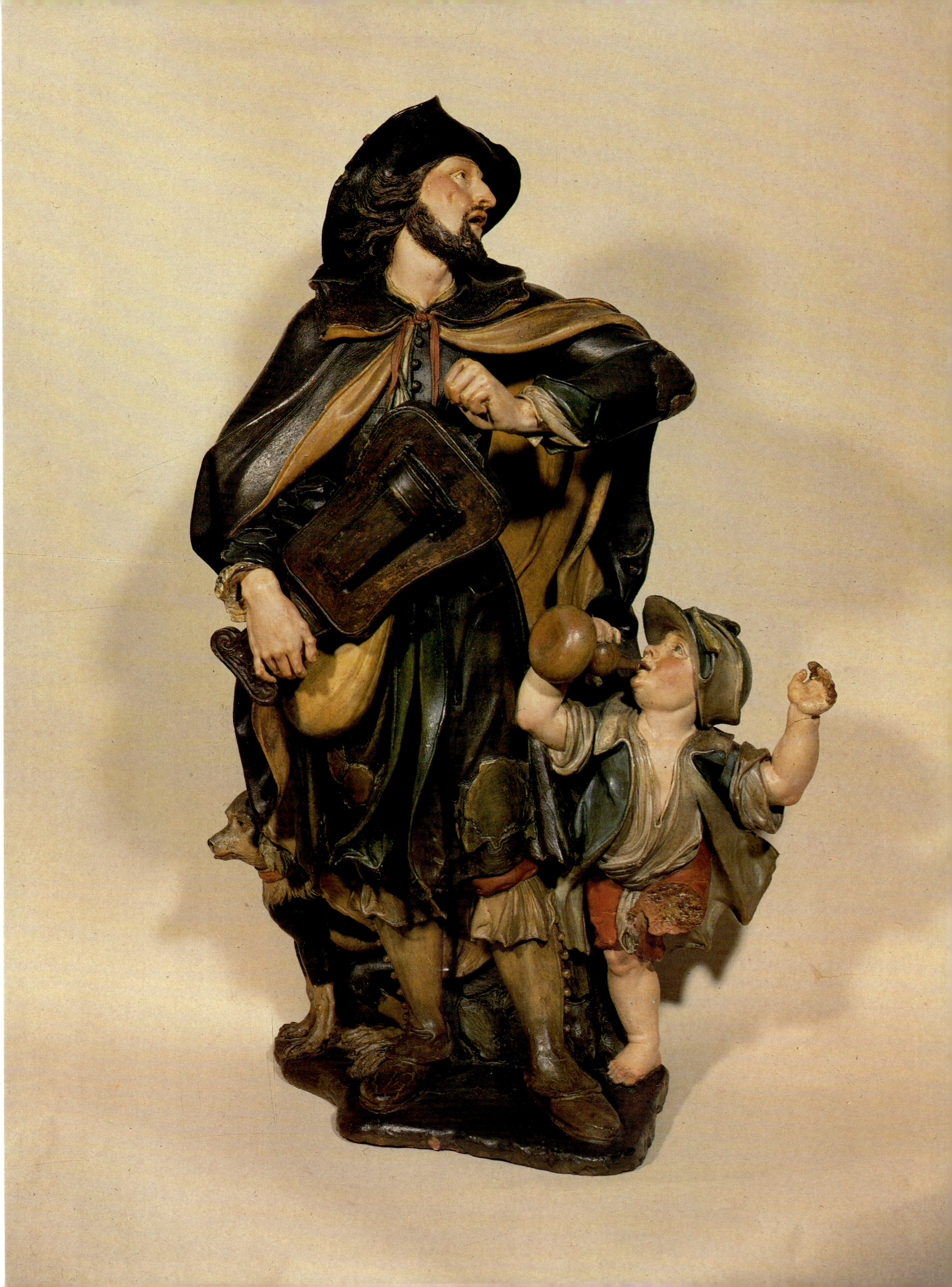

155 NEPTUNBRUNNEN UND GARTENFASSADE DES SCHLOSSES VON QUELUZ.
*Von Mateus Vicente de Oliveira und Jean-Baptiste Robillon.*
*1747–1752.*

156 DIE BIBLIOTHEK DER UNIVERSITÄT.
*Dekoration von Claudio de Laprada.*
*1716–1728.*
*Coimbra.*

157 ORGELPROSPEKT.
*Universitätskapelle.*
*18. Jahrhundert.*
*Coimbra.*

158 KRIPPENFIGUR.
*Von Antonio Ferreira.*
*Bemalter Ton. Ende 18. Jahrhundert.*
*Aus dem Kloster Madre de Deus.*
*Lissabon, Museu Nacional de Arte Antiga.*

159 KOPF DES JESAJA.
*Von O Aleijadinho.*
*Detail einer der Prophetenstatuen der Terrasse von Bom Jesus de Matozinhos.*
*1801–1805.*
*Congonhas do Campo.*

160 DAS ABENDMAHL.
*Von O Aleijadinho.*
*Holz, farbig gefaßt.*
*1796–1799.*
*Bom Jesus de Matozinhos, Congonhas do Campo.*

161 MADONNA MIT KIND.
*Deckengemälde der Capela-mor in Nossa Senhora do Rosário.*
*19. Jahrhundert.*
*Pirrenópolis-Goias.*

162 KOPF EINES SCHÄCHERS.
*Von O Aleijadinho.*
*Ausschnitt.*
*Holz, farbig gefaßt.*
*1796–1799.*
*Bom Jesus de Matozinhos, Congonhas do Campo.*

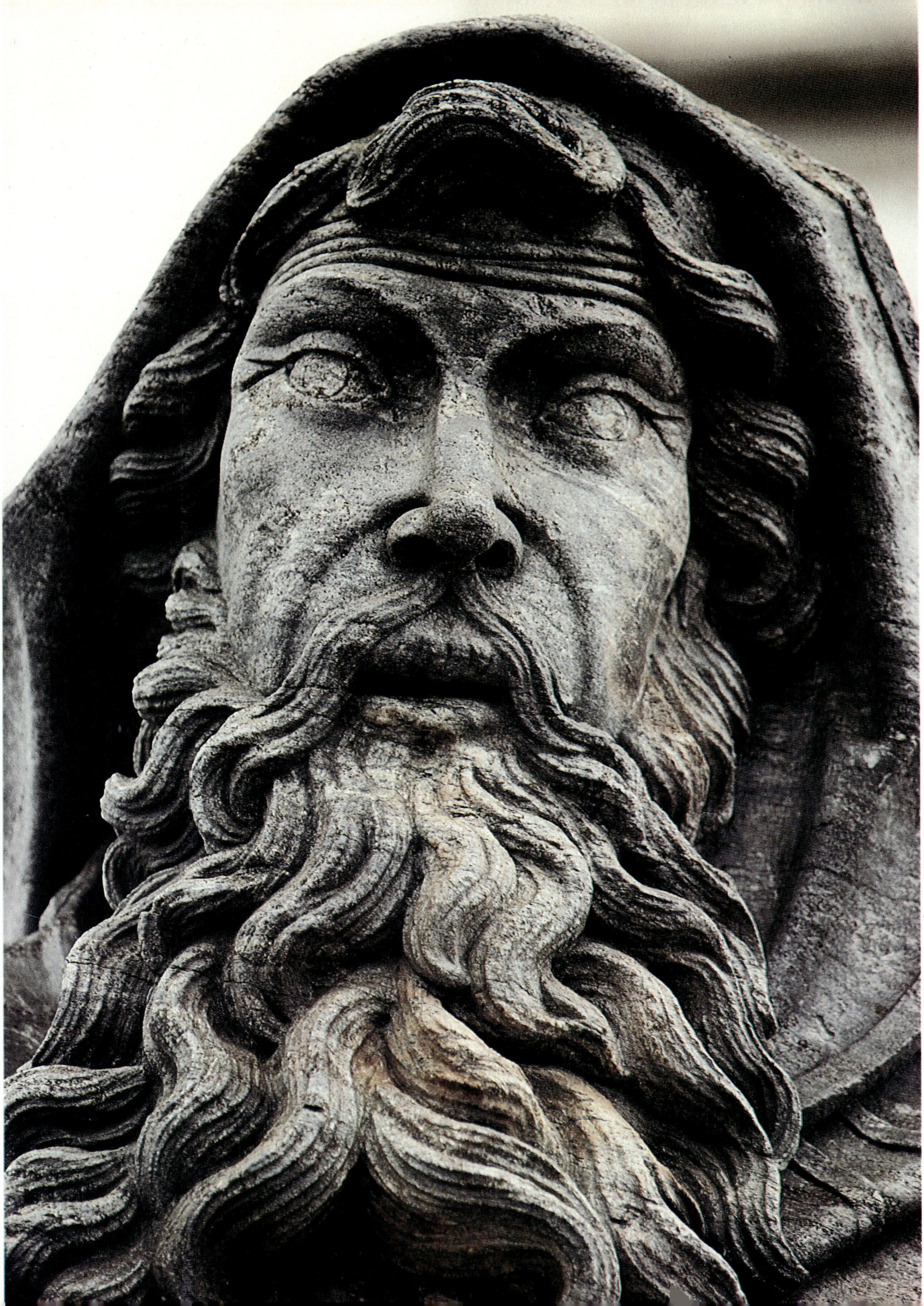

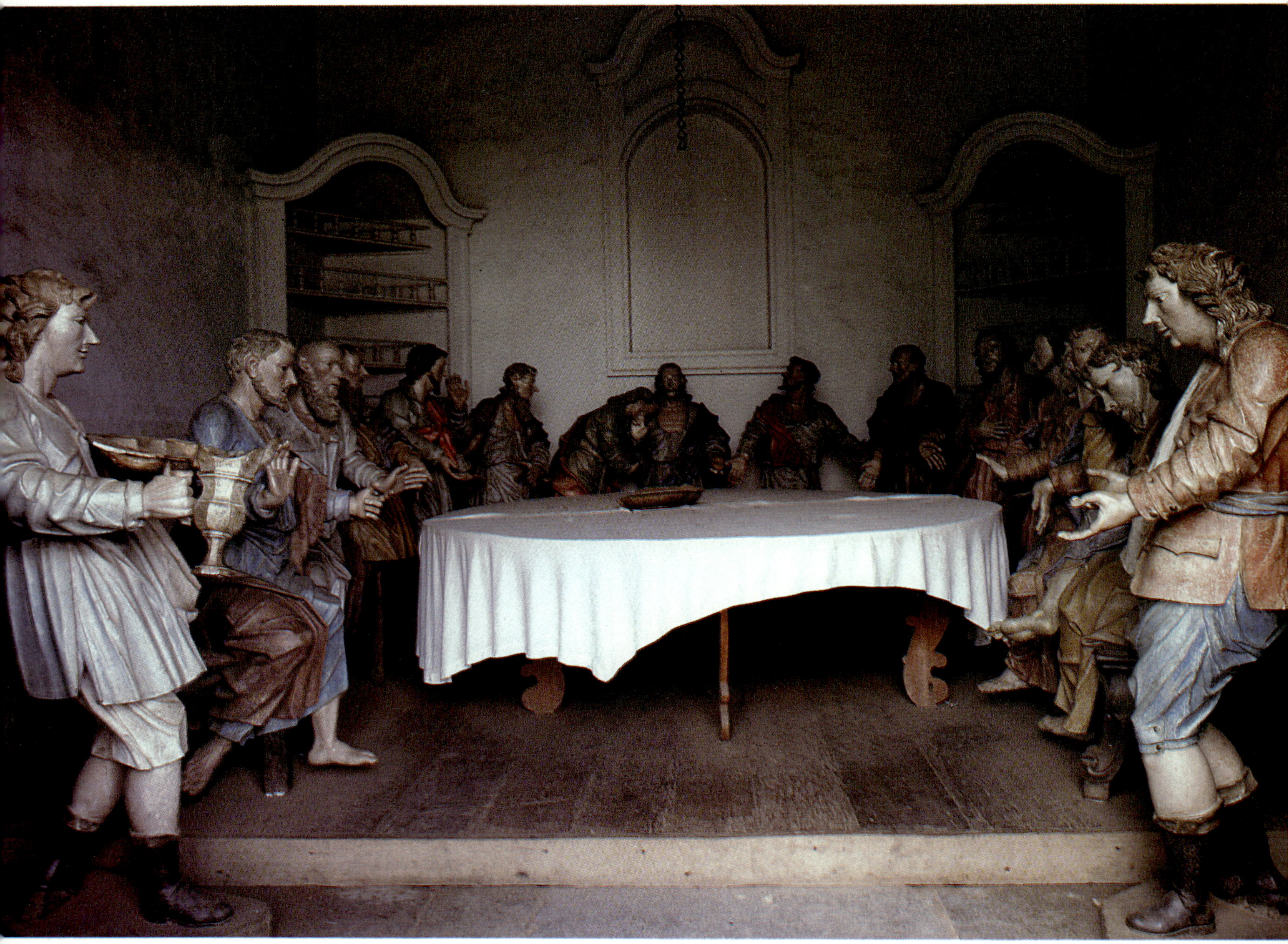

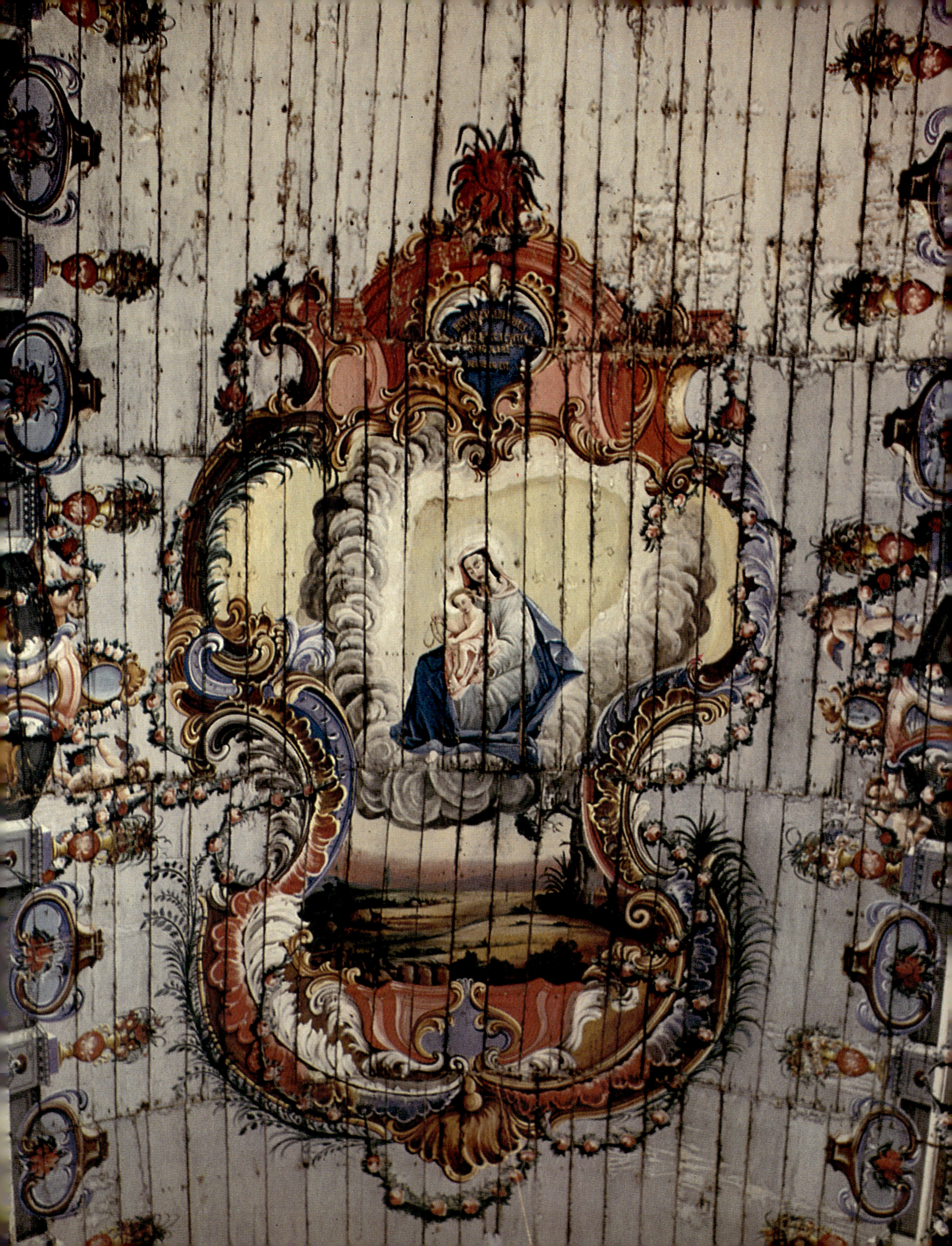

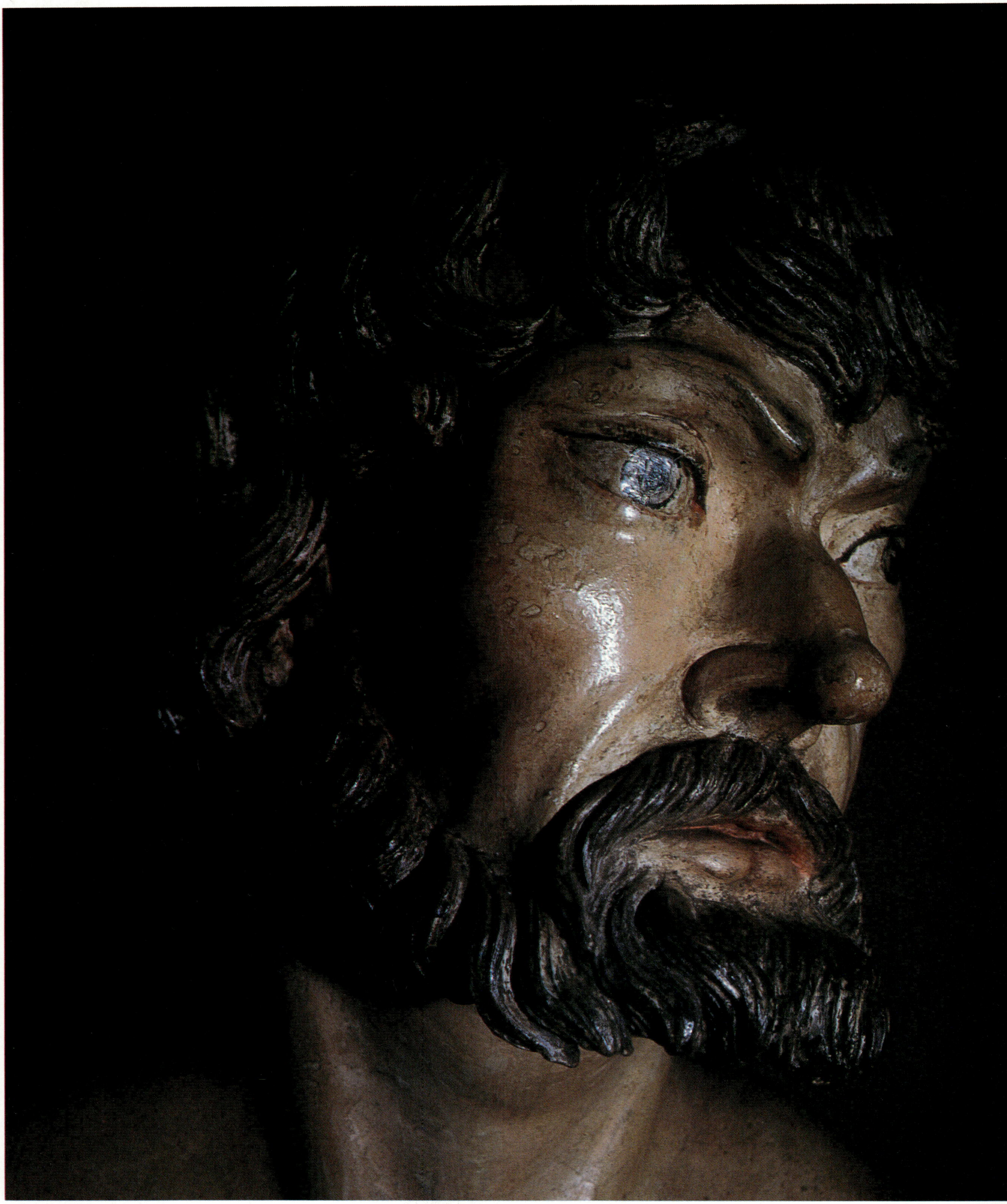

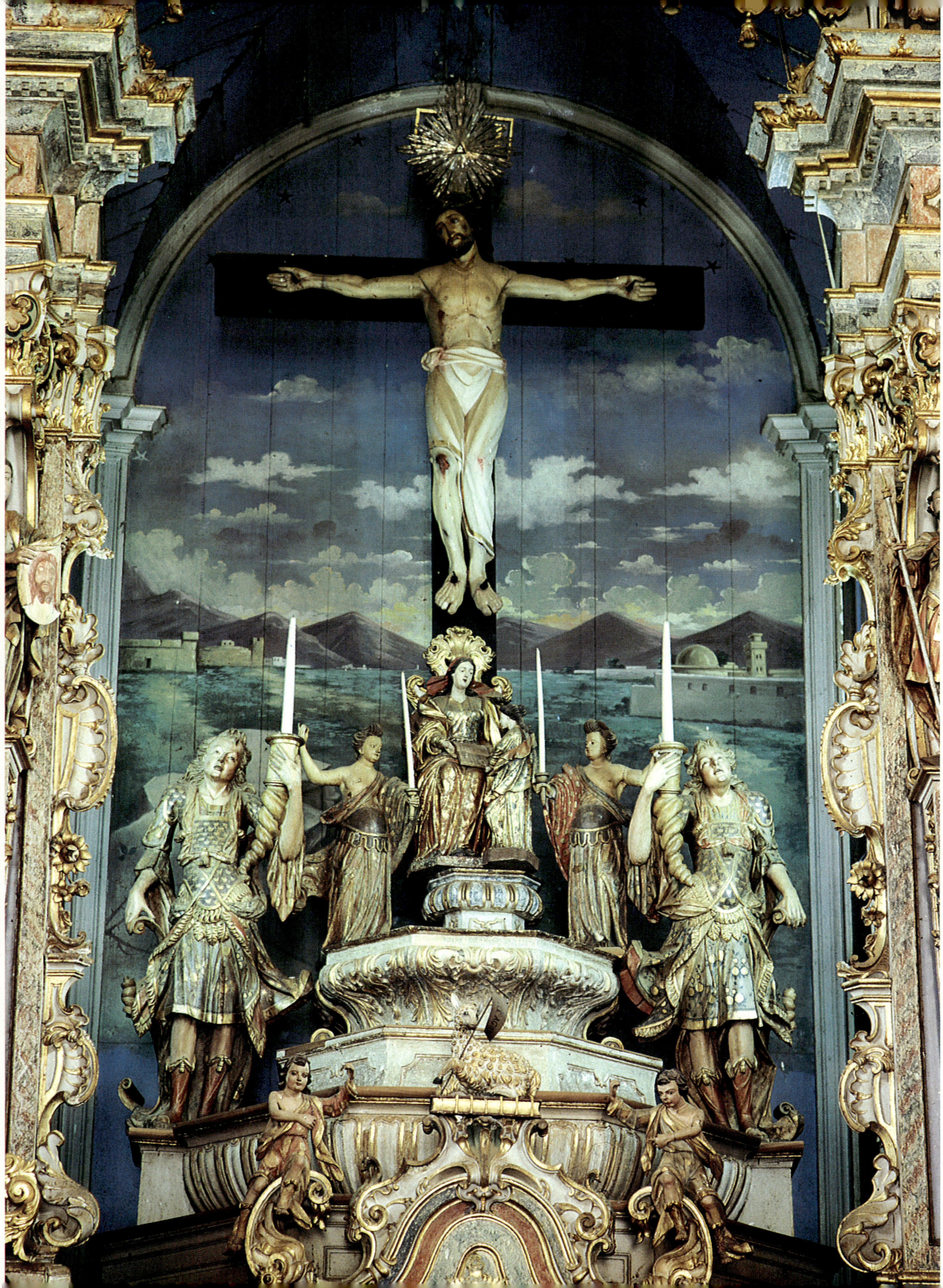

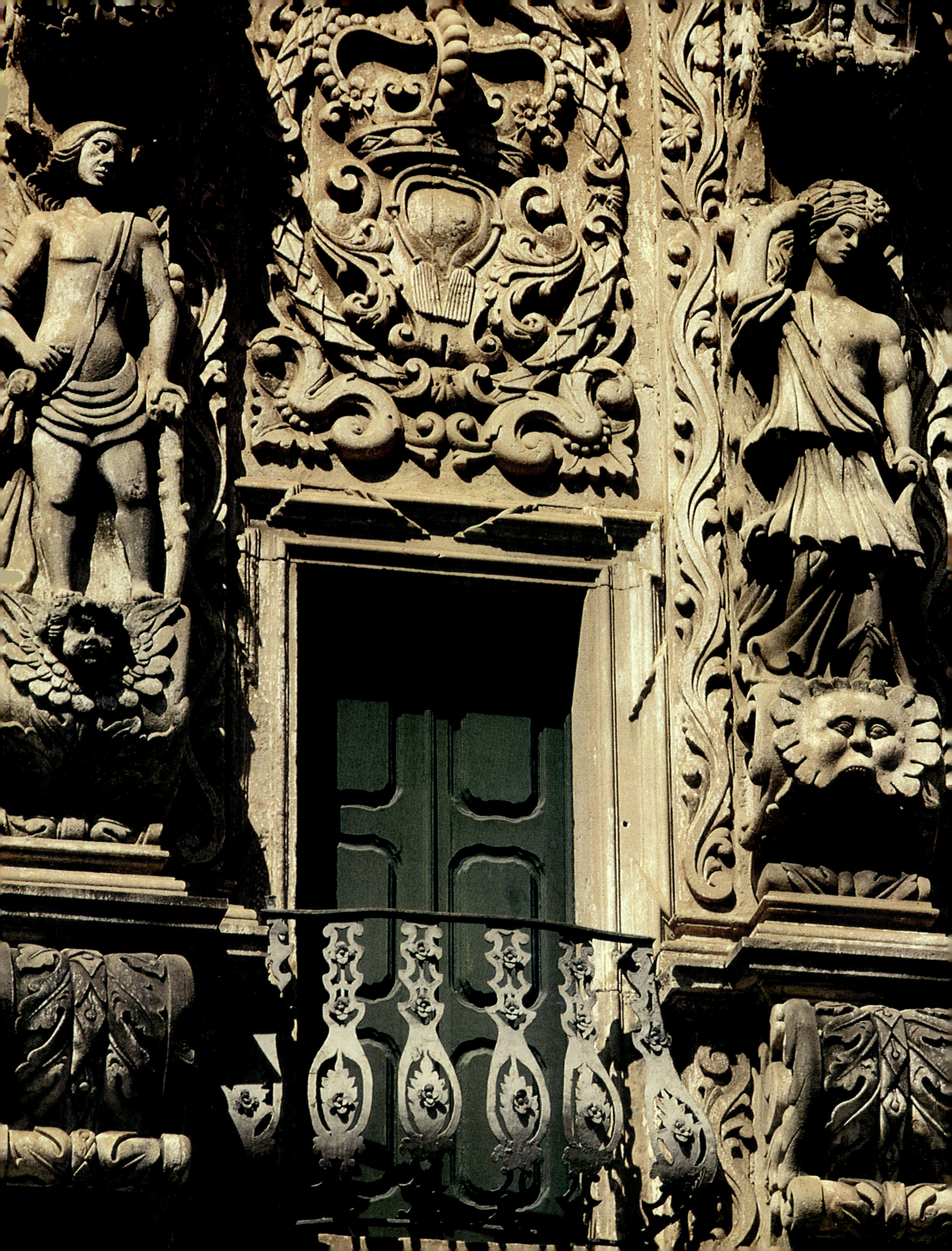

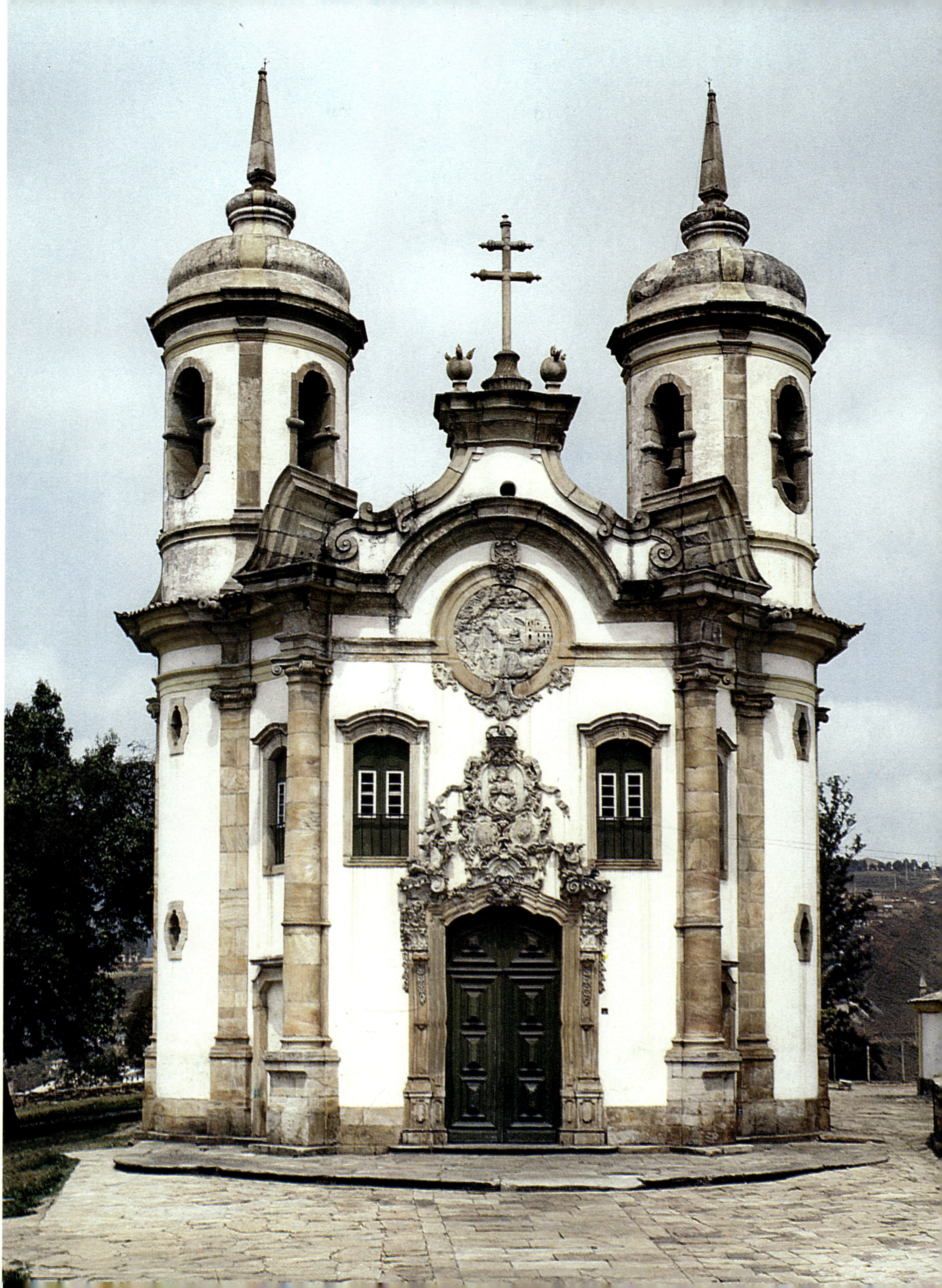

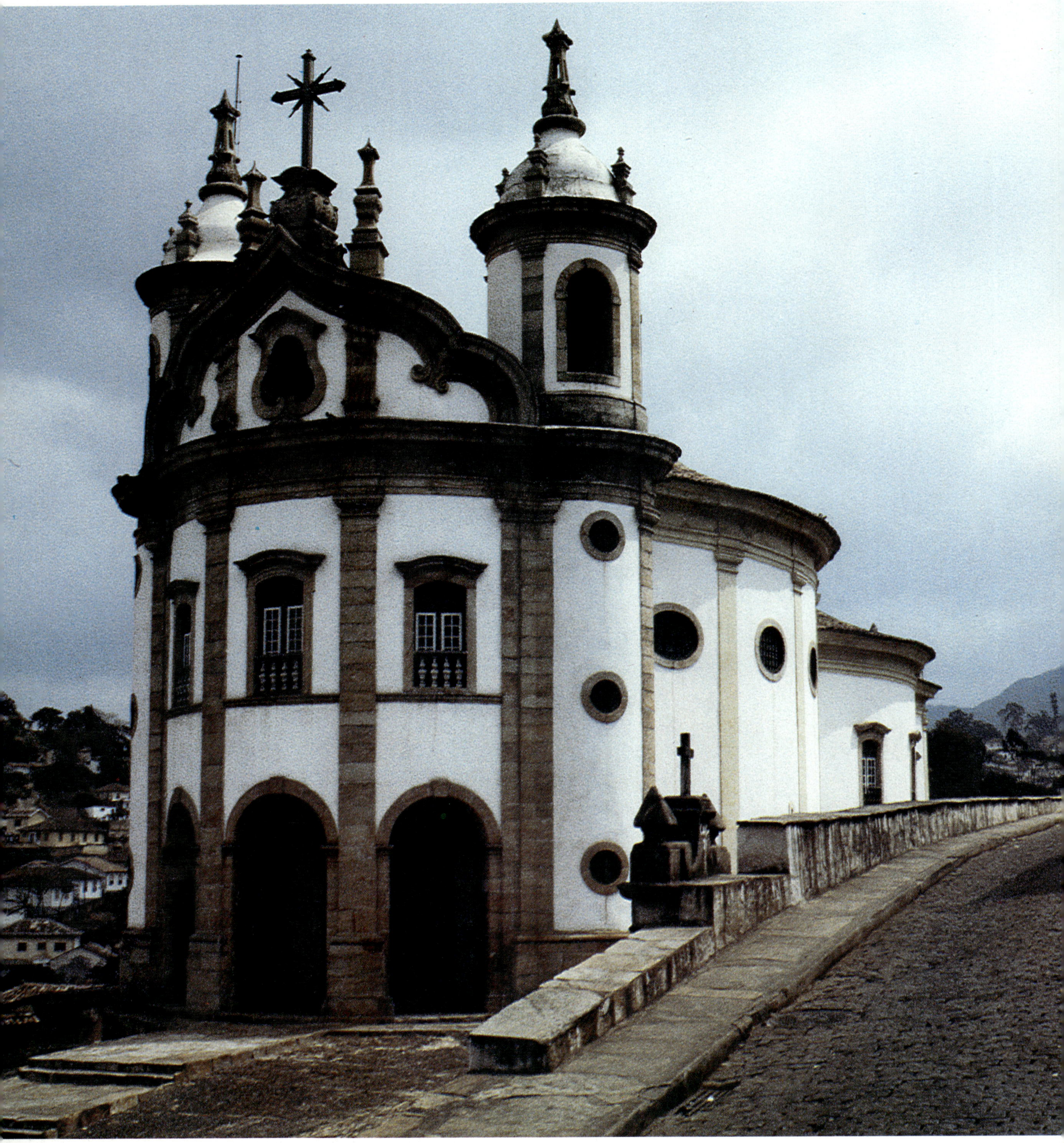

163 HOCHALTAR
DER KIRCHE BOM JESUS DE MATOZINHOS.
*1765–1773.*
*Congonhas do Campo.*

164 MITTELTEIL DER FASSADE DER KIRCHE TERCEIRA DE SÃO FRANCISCO.
*Anfang 18. Jahrhundert.*
*Salvador (Bahia, Brasilien).*

165 FASSADE DER KIRCHE SÃO FRANCISCO DE ASSIS.
*1766 begonnen.*
*Ouro Preto.*

166 GESAMTANSICHT DER KIRCHE NOSSA SENHORA DO ROSÁRIO DOS HOMENS PRETOS.
*Mitte 18. Jahrhundert.*
*Ouro Preto.*

dem den Schätzen Brasiliens zu verdankenden Reichtum kamen in Porto noch die Gewinne aus dem Weinhandel mit England hinzu. Ein solcher Reichtum zog die Künstler an. 1719–20 schmückte der Italiener Giambattista Pacchini die Deckenfelder im großen Kapitelsaal des Kapitelhauses mit allegorischen Gemälden in einem verspäteten Manierismus. Nach diesem Unternehmen empfing die Stadt einen Toskaner, dessen Architektur und dekorative Malerei das Gesicht von Porto über fast ein halbes Jahrhundert prägen sollten: Nicolau Nasoni (1691–1779). Er traf 1725 auf den Ruf des Kapitelältesten, Dom Jerónimo de Távora e Noronha Leme Cernache, hin ein, der einer Familie angehörte, die dem Orden der Malteser, auf deren Insel der Künstler gearbeitet hatte, verbunden war. Seine Formensprache, die von den Florentinern des ausgehenden 17. Jahrhunderts abstammt, überzeugt durch das große dramatische Gefühl. Seine Aktivität war vielfältig. Von ihm stammen der Seitenportikus an der Außenseite der Kathedrale („galilé", 1736–37) und die Zeichnung der Pilaster an den Seiten des silbernen Altars. Als Architekt baute er Paläste (der von S. João Novo stammt von 1727–33), von Italien inspirierte Villen (die Casa do Freixo, um 1750–54) und Schlösser (Mateus, um 1739–43). Sein Meisterwerk ist die Kirche São Pedro dos Clérigos in Porto (1731–63), die bemerkenswert ist durch die Reinheit des Grundrisses des elliptischen Kirchenschiffes, die Anordnung unsichtbarer Gänge und den Schwung des Turmes, der zum Wahrzeichen der Stadt Porto wurde. In Braga verbreiteten zwei Erzbischöfe, illegitime Mitglieder des Hauses von Bragança, Dom José (1741–56) und Dom Gaspar (1758–89), der erste ein Bruder, der zweite ein Sohn von Johann V., das Flair und den Geschmack des Hofes. Dieser Atmosphäre paßte sich perfekt André Soares (1720–69) an, der das Raffinement des bewanderten Kunstliebhabers und die Kompetenz des Architekten besaß. Sein dekorativer Lyrismus schließt an den des emanuelischen an in Sankta-Maria-Magdalena
*Abb. 153, 472, 473* in Falperra (1753–55), in seinen Kapellen in Bom Jesus, in der Casa do Raio (1753–56) mit den kraftvoll gerahmten Fenstern und Türen sowie im Rathaus (Casa da Câmara, 1756). Er konzipierte für Nossa Senhora da Consolação in Guimarães eine Fassade für den Originalgrundriß (1769). Für das Benediktinerkloster in Tibães in der Nähe von Braga entwarf er die „talha" für die Kapelle, die José de Alvares de Araújo ausführte (1757–60); der Tafelaltar steht der „Allegorie der Hoffnung", einem Stich von Gottfried Bernhard Göz (New York, Public Library), nahe. Einer der Mönche dieses Klosters, Schüler von Araújo, der Bruder José de Santo António Ferreira Vilaça (1731–1809), der in der Gegend als „talha"-Schnitzer tätig war, ließ sich oft vom internationalen Rokoko, so wie es die Stiche von Augsburg vermittelten, inspirieren; aber in Teilen seines Werkes gehört er ebenso, wenn auch mit weniger glücklicher Hand, dem Neoklassizismus an.

## DER KOLONIALSTIL IN BRASILIEN

Die Kolonialgeschichte Brasiliens hat zwei Eckdaten: 1500 und 1822. Im Jahre 1500 wurde das Land, zumindest offiziell, durch die Flotte von Pedro Alvares Cabral, der auf dem Weg von Portugal nach Ostindien war, entdeckt. Am 7. September 1822 weigerte sich Prinz Pedro, Regent für seinen Vater König Johann VI., dem von den portugiesischen Cortes übersandten Befehl, wieder in die Hauptstadt zurückzukehren, zu gehorchen; er rief laut, er wolle bleiben. Dieser sogenannte „Ruf von Ipiranga" (das ist der Ort, wo sich die Szene abspielte), wurde zum Signal der brasilianischen Unabhängigkeit. Der Barock entspricht zwar in großen Zügen dem Zeitraum zwischen den beiden Daten 1500 und 1822, geht aber nicht in ihm auf. Gemauerte Architektur („pedra e cal", Stein und Kalkmörtel) war nicht vom Beginn der Kolonialzeit an üblich, und auch als diese Technik dann Anwendung fand, etwa zwischen 1580 und 1625, war der Stil nicht notwendig fortschrittlich und ausgefeilt genug, um mit der Kunst, um die es hier geht, in Verbindung gebracht werden zu können. Andererseits trat zum Teil eine deutliche zeitliche Verschiebung in der Formensprache gegenüber Europa auf, die sich auch nach 1822 noch als Barock äußert.

Die koloniale Kunst weist in ihren Anfängen kaum Unterschiede zu der Hauptstadt Lissabon auf; der Mangel an Materialien, besonders das Fehlen von Stein, zwang oft zum Import aus Portugal. Aber schon im 17. Jahrhundert war der Reichtum der „talha" bemerkenswert. Das Zusammenwirken von indianischer, portugiesischer und schwarzer Bevölkerung ließ im 18. Jahrhundert eine außerordentlich eigenständige Kunst entstehen. Die lusitanische Anmut wurde umgebildet zu einer Art kreolischen Weichheit, die in den Biegungen der Kirchengrundrisse und Fassaden spürbar wird. Die Kunst ist nun ganz brasilianisch; ihr Reiz liegt in ihrer machtvollen Authentizität, in der sich lyrische Überfülle, Sinn für das Plastische und ein zugleich primitiver und raffinierter Impetus vereinen. Wie in Portugal bieten sich die steinernen Einfassungen und die gemalten Oberflächen der Sonne dar, aber das Licht und die Farben sind anders als in der Hauptstadt.

Die Jesuitenkirchen zeigen die gleiche Dualität wie im Mutterland; sie greifen auf das vor der berühmten Kirche Il Gesù entstandene lusitanische Modell zurück, verwenden aber auch Il Gesù als Vorbild. Drei Kollegienkirchen verdienen Erwähnung. In Olinda wurde Nossa Senhora da Graça am Ende des 17. Jahrhunderts nach dem Feuer, das die Holländer 1631 legten, wiederaufgebaut – jene besetzten in den dreißiger Jahren des 17. Jahrhunderts das Gebiet von Pernambuco. In Salvador entstand die Kollegienkapelle, die nach der Vertreibung des Ordens Kathedrale wurde, in der zweiten Hälfte des 17. Jahrhunderts. Sankt-Franziskus-Xaver im Sankt-Alexander-Kolleg in Belém wurde 1718/1719 geweiht.

In der Architektur der großen alten Mönchsorden – Benediktiner und Franziskaner – blieben die wesentlichen Gliederungscharakteristika während des 17. und 18. Jahrhunderts unverändert; aber diese Kontinuität ließ seit 1670–80 das Eindringen barocker Züge zu, die sich besonders in der Verwendung von Voluten äußerten.

In Olinda wurde das Kloster São Bento 1599 vollendet; nach der Zerstörung durch die Holländer 1631 kam es in der zweiten Jahrhunderthälfte zum Wiederaufbau, und die Arbeiten waren noch im 18. und 19. Jahrhundert entscheidend im Gange. Ein Laien-Architekt, Francisco Nuñes Soares, entwarf das Frontispiz, das 1761 datiert ist. Der Hauptaltar, aus „talha", von 1783–86, läßt an den in Tibães in Portugal denken, dessen Schema der Abt von Olinda, Frei Miguel da Anunciação, hätte mitbringen können. São Bento in Rio de Janeiro, so wie es uns überliefert ist in der Rekonstruktion in lokalem Sandstein („arenita") und mit seiner „talha", stellt zweifellos das am besten erhaltene und bemerkenswerteste brasilianische Benediktinerkloster des 17. und 18. Jahrhunders dar. Die Arbeiten an ihm begannen 1620 nach den Plänen von Francisco Frias da Mesquita; das Fundament für die Kirche wurde 1633 gelegt. Der Bau des Klosters unterstand von 1668 bis 1693 der Leitung eines in Vila Real im Erzbistum von Braga in Portugal geborenen Architekten, der Militärbaumeister gewesen war und nach dem Tode seiner Frau Benediktiner wurde: Frei Bernardo de São Bento Correa de Sousa. Er vollendete die Kirchenfassade, die in der Struktur durch ihre Schlichtheit an die romanische Kunst erinnert, und er vergrößerte den Innenraum nach den Seiten hin, indem er in die Mauern des Schiffes Arkaden brach.

Im Nordosten Brasiliens, von Salvador bis Paraíba, heute João Pessoa, besonders

um Olinda, entwarfen und errichteten die Franziskaner eine Gruppe von Klöstern, die nicht nur vollständig homogen, sondern auch eigenwilliger als die Einrichtungen der Jesuiten sind. Die ältesten, durch illustrierte Dokumente bekannt, bildeten um den Kreuzgang herum regelmäßige Vierecke. Die Fassaden mit niedrigen Giebeln besaßen einen Portikus, der entweder in den Baukörper mit einbezogen war und dann „galilé" hieß, oder der vorsprang und „alpendre" genannt wurde. Nach dem Rückzug der Holländer lebte der religiöse Elan wieder auf, und viele Klöster wurden neu errichtet. Germain Bazin hat sorgfältig ihre allgemeinen Merkmale und die Geschichte jedes einzelnen studiert. Die Gebäudegruppierung um den Kreuzgang herum blieb erhalten; die Galerie der Untergeschosse hatte eine toskanische Ordnung, die des Obergeschosses trug unmittelbar das Dach; vom Gesamtbild her suggerieren sie das Fortbestehen des klassischen Geistes der Renaissance. Die Kapelle der Tertiarier, die über mehr oder weniger bedeutende Räumlichkeiten verfügen konnten, war unabhängig von der Kirche und hatte gewöhnlich nur ein Schiff. Die Fassade besaß einen Portalvorbau, der aus dem „alpendre" entwickelt war, einen zurückgesetzten Glockenturm und ein entweder schlicht dreieckiges oder gezacktes und geschmücktes Frontispiz; der Fronton dieses letzteren Typs sowie der Schmuck im Inneren von Kirche und Tertiarierkapelle sind wesentliche Barockelemente der Franziskanerklöster. In João Pessoa fand der Neubau des Klosters von Santo Antonio um 1718 statt; die Kirche wurde 1734 geweiht; die oberen Teile der Fassade entstanden im späteren 18. Jahrhundert; das Zwiebeldach des Glockenturmes ist mit 1783 datiert. Der Kreuzgang des demselben Schutzpatron geweihten Klosters in Recife wurde im 18. Jahrhundert, möglicherweise in den fünfziger Jahren, errichtet.
*Abb. 164* Die Bauarbeiten am Kloster São Francisco in Salvador dauerten von 1686 bis zum Ende des 18. Jahrhunderts. Die Kirche ist mit ihren drei Schiffen von außergewöhnlicher Größe für einen franziskanischen Kirchenbau; ihre Decke wurde von 1733–37 von dem Bruder Jerónimo da Graça bemalt und vergoldet; sie steht ganz im Einklang mit dem Glanz der „talha". Die Themen der Azulejos in der unteren Galerie des Kreuzganges sind Stichen des flämischen Malers Otto van Veen, des Illustrators des „Teatro moral della Vida humana", entnommen. Die Fassade der Kapelle der Tertiarier erinnert in ihrem verschwenderischen Figuren und Ornamentreichtum an den Barock Mexikos und Perus; ihr Architekt war Gabriel Ribeiro, der sie 1701–1703 erbaute; es darf bezweifelt werden, daß er auch, in so kurzer Frist, der Schöpfer ihrer Skulpturen war. In Rio de Janeiro bietet die Kirche der Tertiarier São Francisco da Penitência aus dem 18. Jahrhundert das Schauspiel einer jener goldenen Grotten, die so sehr zum Gebet einladen und die charakteristisch sind für die lusitanische und brasilianische Kunst; ihre „talha" stammt von Manuel de Brito und Francisco Xavier de Brito, die Malereien mit Scheinarchitekturen schuf Caetano de Costa Coelho.

Die Homogenität der Franziskanerarchitektur machte eine Trennung zwischen dem 17. und 18. Jahrhundert unmöglich. Auch erlebte erst in letzterem die Kunst des Barock und Rokoko ihre Blütezeit in Brasilien. In ihrer Glanzzeit, die vielleicht später lag als in Europa, glich sie derjenigen in Portugal, Italien und im Deutschen Reich; formal und gefühlsmäßig verbindet sie mit ihnen allen, besonders mit Nordportugal, eine enge Verwandtschaft. Schon vor der Jahrhundertmitte macht sie sich in den elliptischen Grundrissen, den Fassaden mit konvexem oder flachem Mittelrisalit und den zuweilen zurückgesetzten Glockentürmen bemerkbar. So wie sich die politische und ökonomische Macht vom Norden nach dem Süden verlagert hatte, nämlich im Zuge der Ausbeutung der Gold- und Diamantminen und der Ernennung von Rio de Janeiro, anstelle von Salvador, zur Hauptstadt, so ist es auch der Süden, wo man Zeugnisse von denkbar großer Originalität finden wird, genauer gesagt in Rio und in den Minas Gerais. Die kirchlichen Orden hatten zu dieser Provinz keinen Zutritt, aber die Bruderschaften der Weißen und Schwarzen, die Tertiarier von Sankt Franziskus und vom Berge Karmel spielten bei der künstlerischen Entwicklung eine große Rolle.

Antonio Giuseppe Landi (1708–89), Italiener von Geburt, verpflanzte nach Belém den gemäßigten Barock seiner Heimat. Nossa Senhora da Praia, eine Kirche, die seit 1739 in Salvador im Bau war, ist architektonisch ein Import der Kunst aus Lissabon zur Zeit Johanns V. In Recife beeindruckt São Pedro dos Clérigos (1728–59) von Manuel Ferreira Jacome durch die Tendenz zum ovalen Grundriß des Langschiffes. Nossa Senhora da Glória do Outeiro (1714 oder 1739) und São Pedro dos Clérigos (1733–38) in Rio de Janeiro werden dem Militäringenieur José Cardoso Remalho zugeschrieben; ihre geschwungenen Grundrisse sind bereits bemerkenswert; die letztgenannte Kirche ist leider zerstört; hingegen kann man heute noch die beiden miteinander verbundenen Ellipsen bewundern, die die Grundstruktur der erstgenannten bilden. Der Künstler Valentin da Fonseca e Silva, Sohn einer Mulattin und eines Adeligen, wurde von seinem Vater zur Vervollständigung seiner Erziehung nach Lissabon geschickt; künstlerisch entwickelte er sich vom Rokoko zum Neoklassizismus und schuf in Rio de Janeiro den Brunnen („chafariz") auf dem Platz des Fünfzehnten November.

So interessant die genannten Bauwerke auch sind, sie bereiten den Brasilienreisenden und den Barockforscher nur auf den Anblick voller Entfaltung und verschwenderischer Fülle vor, den die Minas Gerais bieten.

Dabei nimmt die Stadtarchitektur einen respektablen Platz ein. In Diamantina bezaubert der überdachte Markt, trotz der Schlichtheit der Materialien, durch die Harmonie seiner Arkaden und das Farbenspiel. Die Brunnen der Provinz – die von Ouro Preto gehören zu den schönsten – sind mit mehr oder weniger feinen Ornamenten geschmückt und zeigen die Sorgfalt, die dieser zweckbetonten, aber innerhalb der öffentlichen Architektur unverzichtbaren Kategorie gewidmet wurde. Der Reiz der Bauten liegt generell in der Bonhomie und Freimütigkeit, die aus ihren regelmäßigen Baukörpern spricht, aus ihrer Struktur und ihren steinernen Einfassungen und aus ihren großflächig bemalten Mauern. Ouro Preto besitzt drei bedeutende Baudenkmäler. Der Gouverneurspalast wurde zwischen 1740 und 1750 nach den Plänen des Militäringenieurs José Fernandes Pinto Alpoim gebaut; die Casa da Câmara seit 1784 nach Entwürfen im Stile eines gemäßigten, dem Neoklassizismus nahestehenden Barock von Luis da Cunha Menezes; sie dient heute als „Museu da Inconfidência", so hieß die Verschwörung, die, gegen Portugal gerichtet, die Unabhängigkeit vorbereitete, aber den Hauptverschwörer, Leutnant Joaquim José da Silva Xavier, genannt Tiradentes, das Leben kostete: er wurde 1792 hingerichtet. Die Casa dos Contos, 1782–87 auf Befehl von João Rodrigues de Macedo errichtet, ist das bedeutendste Werk der Profanarchitektur von Minas Gerais. In Mariana schuf der aus Grijó, in der Diözese von Porto, in Portugal beheimatete José Pereira dos Santos die Casa da Câmara; die Casa capitular (Casa do Cabido, heute Museum der Erzdiözese von Mariana), die um die Mitte des 18. Jahrhunderts von José Pereira Arouca gebaut wurde, führt uns durch die frühere und heutige Bestimmung und den Reichtum und die geschmeidige Anmut der Einfassungen ihrer Fassade zur sakralen Kunst.

*Abb. 487*

Die Kirchen von Minas Gerais verdanken ihre Qualität, die manchmal außergewöhnliche poetische Kraft erreicht, ihrer „talha", den Gewölbe- und Deckenmalereien, den aus lokalem Stein, der „pedrasabao", gearbeiteten Skulpturen im Innen- und Außenbau, der Originalität der Fassaden und Grundrisse. Die vergoldeten oder bemalten Holzschnitzereien gibt es als Barock- und als Rokokovarianten. Die großflächigen Kompositionen, die die oberen Teile der Bauwerke schmücken, zeigen, daß die Maler die Beherrschung der Perspektive mit ungebrochener Frische zu verbinden imstande waren. An der Decke des Kirchenschiffes von Nossa Senhora do Carmo in Sabará hat Joaquim Gonçalves „Elias im Feuerwagen“ dargestellt. Im Kirchenschiff von São Francisco de Assis in Ouro Preto schuf Manuel da Costa Athaide (1762–1830) die „Unbefleckte Empfängnis“.

Die Originalität der Kirchen äußerte sich mit nie erlahmender Kraft im Entwurf *Abb. 166* der Grundrisse und Fassaden. Das Frontispiz von Nossa Senhora do Pilar in Ouro Preto wurde von 1847–48 im Stil des Rokoko gestaltet; aber im Inneren kündigt die dekagonale Holzstruktur, mit deren Schaffung 1736 António Francisco Pombal betraut wurde, die Verwendung der Ellipse an. Deren geometrische und poetische Vollkommenheit setzte sich, nicht nur im Inneren, sondern auch in der Außenwölbung der Mauern schon vor der Jahrhundertmitte in Kirchen, die aus zwei miteinander verbundenen Ellipsen bestanden, durch: Nossa Senhora do Rosário dos Homens Pretos in Ouro Preto und São Pedro dos Clérigos in Mariana; ihr Entwurf wird José Pereira dos Santos zugeschrieben; die Fassade der letztgenannten stammt allerdings von 1920–22. Üppiger wirken die Kirchen, an deren Fassade mit flacher oder konvexer Mittelpartie die beiden Seitentürme zurückgesetzt sind. In diesen Kirchen ist die Verbindung von Schiff, „capela-mor“, Verbindungsgängen und Seitentrakten über einem Bodenrechteck und unter einem Giebeldach gestaltet; sie erreicht eine Perfektion, die selbst Portugal, mit seiner Vorliebe für den kompakten Grundriß, nicht immer erlangt hat. Im übrigen sind es Italien und vielleicht noch mehr Deutschland und Mitteleuropa, wo die Fassaden mit konvexem Mittelteil und zurückgesetzten Türmen vorkommen. Innerhalb der Kunst von Minas Gerais stellen *Abb. 159, 160, 162 480–483* die Werke von António Francisco Lisboa, gen. O Aleijadinho (der Krüppel), dessen Talent sich zu universeller Gültigkeit aufschwang, den absoluten Höhepunkt dar. Er wurde 1738 als Sohn des Manuel Francisco Lisboa, eines Architekten portugiesischer Herkunft, und einer Mulattin geboren und von seinem Vater ausgebildet. Seine Tätigkeit als Architekt haben die Kunsthistoriker lange Zeit in Zweifel gezogen, denn in Anbetracht seiner Herkunft mußte er als einfacher Befehlsempfänger des Meisters arbeiten, für den er seine Entwürfe („riscos“) anfertigte; dennoch können heute sein Talent und seine Tätigkeit als Baumeister und Bildhauer nicht mehr angezweifelt werden. Er war in der „talha“ und in Stein, im Basrelief, in der Vollplastik und im Ornament ein Bildhauer von hohen Graden, gleichgültig, ob er selbst schuf oder seine Gehilfen anleitete. Von einer nicht genauer bekannten Krankheit befallen, die seine Gliedmaßen zerstörte und ihm die Bezeichnung Aleijadinho eintrug, arbeitete er dennoch heroisch bis zu seinem Tode 1814 weiter. In seiner Kunst verbinden sich, von der Kraft, aber auch von der Komplexität her, die Intensität des Primitiven und eine subtile Ausarbeitung. Als Dekorateur betonte er den Rokoko-Charakter der Interieurs; da er zeitlich später als José Pereira dos Santos wirkte, hat er möglicherweise von diesem die geschmeidige Anmut der geschwungenen Mauern übernommen. In den Fassaden verband er Dynamik und Sinn für das Plastische in der Komposition mit feinster Ziselierung bei der ornamentalen Arbeit. Als Bildhauer erreicht er in Bom Jesus epischen Charakter.

1763, bei der Erneuerung des Frontispizes der Pfarrkirche von Morro Grande (seit 1944 Barão de Cocais), erprobte er einen neuen Fassadentyp, als er dem Uhrturm einen Platz zuwies, den später eine Skulptur einnahm. 1766 begann er mit der Arbeit an São Francisco de Assis in Ouro Preto, die sich bis 1792 hinzog und an deren Ende die Kirche als sein alleiniges Werk (bis auf die Malerei von Costa Athaide) dastehen sollte: die Fassade mit zwei zurückgesetzten Türmen und das zentrale Medaillon, das den hl. Franziskus in den Alverner Bergen zeigt, die Kanzeln und der

„arco cruzeiro“ aus Stein, der große „talha“-Altar und das Lavabo in der Sakristei – alles war sein Werk. An der Fassade der Carmo-Kirche von Sabará, mit der er 1769 begann, bewies er Leichtigkeit und Persönlichkeit. Die Arbeit seines Vaters an der Carmo-Kirche in Ouro Preto übernehmend, veränderte er 1770–71 die Fassade und den Innenraum. Er war auch der Schöpfer der bei der Ausführung abgeänderten Entwürfe von São Francisco de Assis (1774) und Carmo in São João del Rei und der Türme und der oberen Teile der Fassade der Pfarrkirche von Tiradentes (1780). In Congonhas do Campo begann um 1757 Feliciano Mendes mit der Arbeit an Bom Jesus de Matozinhos nach dem Modell von Bom Jesus in Braga. Die Kirche entstand vor dem dortigen Wirken des Aleijadinho. Aber dieser schuf, mit seiner Werkstatt für die Kapellen des Kreuzweges, von denen einige lange nach seinem Tod entstanden, die Skulpturen der „passos“ (1796–1799) und für die Treppe der Terrasse („adro“), die um 1780 vor der Kirche errichtet wurde, die zwölf zu einem heiligen Ballett arrangierten Prophetenfiguren (1801–1805). Mit diesen Statuen entlädt sich biblisches Feuer in den Himmel Südamerikas.

# DIE DEKORATIVE KUNST

Für die Bedeutung und die Qualität der Dekorativen Künste in Barock, Rokoko und Rocaille gibt es eine Vielzahl von Gründen, deren wichtigste Sinn für Prestige und Wohlstand, ökonomische Notwendigkeiten, naturwissenschaftlicher und technischer Fortschritt, die Vereinigung aller Künste und der Illusionskult sind. Die Reputation eines Fürsten, welchen Titel und Rang er auch besitzen mochte, förderte in jener Epoche eine würdige, möglichst prächtige Ausstattung seiner Residenz, und die vermögendsten gesellschaftlichen Schichten strebten im Rahmen ihrer Verhältnisse – und häufig auch darüber hinaus – nach Selbstdarstellung. Hinzu gesellte sich seit dem Ende des 17. Jahrhunderts das Bedürfnis nach Komfort und der Wunsch nach einem farbenfrohen und heiteren Rahmen für das Leben, das zu führen man gewohnt war. Auch die Staatsraison, nämlich in der Finanzpolitik, erwies sich als eine treibende Kraft; die Produkte der Dekorativen Kunst waren außerordentlich teuer, wenn man sie importieren mußte, und der Import hatte eine kostspielige Geldausfuhr zur Folge. Die Vorteile einer landeseigenen Herstellung führten zur Gründung von Manufakturen, deren Entstehung auch durch den technischen Fortschritt begünstigt wurde. Diese Manufakturen waren für den Fürsten eine Demonstration seiner Macht, ein Mittel, um seine Schlösser auszuschmücken, und eine Einnahmequelle. Seine Untertanen konnten nach ihm die Erzeugnisse käuflich erwerben. Da der Barock eine Kunst der Integration und Synthese war, mündeten alle Dekorationstechniken in dem Ziel, die Innenausstattung der Residenzen und Häuser zu vervollkommnen. Als Beweis für diese Perfektion dienen nicht allein die erhaltenen Bauensembles, sondern auch die zeitgenössischen Gemälde. Für Frankreich genügt
*Abb. 414* es, an einige Bilder von Francois Boucher zu erinnern: „Das Frühstück" (Louvre)
*Abb. 413* oder die „Modehändlerin" (Stockholm, Nationalmuseum), oder auch an Gemälde, die einzelne Dekorationselemente darstellen, wie „Das Lacktablett" von Jean-Baptiste Oudry, das vermutlich in Wirklichkeit ein Kaminschirm war (Paris, Privatbesitz). Die Glasherstellung, zunächst auf Venedig beschränkt, breitete sich auch in anderen Ländern aus, und es entstand eine Reihe von Manufakturen, u. a. Saint-Gobain. Die heitere Lebensform, der Reiz der Kunst und die dem barocken Geist innewohnende Freude an der Illusion fanden zusammen in den spiegelverzierten Sälen, von denen einige ganz besondere Erwähnung verdienen: der von Velázquez entwor-
*Abb. 102* fene Spiegelsaal im Alcázar von Madrid; die Thetisgrotte und der Spiegelsaal (Grande Galerie) in Versailles, das Spiegelkabinett in Pommersfelden und der Spie-

gelsalon der Amalienburg in Nymphenburg. Ein Sonett von Louis d'Espinay, Graf von Estelan, gestorben 1644, bringt die Faszination des Spiegels in der barocken Gesellschaft besonders deutlich zum Ausdruck: *Abb. 61*

„Miroir, peintre et portrait, qui donnes, qui reçois,
Et qui portes partout avec toi mon image,
Qui peux tout exprimer, excepté le langage,
et pour être animé n'as besoin que de voix.

Tu peux seul me montrer, quand chez toi, je me vois,
Toutes mes passions peintes sur mon visage;
Tu suis d'un pas égal mon humeur et mon âge,
Et dans leurs changements jamais ne te déçois:

Les mains d'un artisan, au labeur obstinées,
D'un pénible travail font, en plusieurs années,
Un portrait qui ne peut ressembler qu'un instant.

Mais toi, peintre brillant, d'un art inimitable
Tu fais sans nul effort un ouvrage inconstant
Qui ressemble toujours et n'est jamais semblable."

Im Verlaufe unserer Darstellung war bei den einzelnen, der Architektur, der Skulptur und der Malerei in Europa und Amerika gewidmeten Abschnitten manchmal eine Unterscheidung zwischen Barock und Klassizismus notwendig. Dagegen ist die Zugehörigkeit der Dekorativen Künste zum Barock, zum Rokoko und zum Rocaille ganz eindeutig; lediglich das Streben nach einer gewissen Zurückhaltung in Ländern wie Frankreich muß konstatiert werden. Die typischen Dekorationstechniken und auch die, die besonders prägnant zur Qualität der Innenausstattung und des Alltags beitrugen, sind die Tapisserie, die Kunsttischlerei, die Goldschmiedekunst und die Keramik, wobei letztere Fayence und Porzellan umfaßt.

Am Ende des 16. Jahrhunderts und noch weit in das 17. Jahrhundert hinein hatten die Brüssler Teppichwirker wegen der Qualität ihrer Produkte einen unerreichbar hohen Ruf. Es florierte ein regelmäßiger Export ihrer Erzeugnisse, und bedeutende Maler konnten für die Mitarbeit gewonnen werden, allen voran Peter Paul Rubens und seine Werkstatt. Rubens schuf 1617–18 für Genueser Edelleute die sieben Kompositionen der „Geschichte des Decius Mus" (Gemälde in Vaduz, Sammlung des Fürsten von Liechtenstein). 1621–22 lieferte er für den König von Frankreich, Ludwig XIII., die Malereien für zwölf Bildteppiche zur „Geschichte Konstantins" (Teppiche in Paris, Mobilier national), dann, 1625–28, die Entwürfe für den Zyklus des „Triumph der Eucharistie", den die Infantin Isabella dem berühmten Kloster Descalzas Reales in Madrid zum Geschenk machte, wo er sich heute noch befindet (Entwürfe zum Teil im Prado). Ebenfalls nach Entwürfen von Rubens (1630–32) wurde das „Leben des Achill" (Entwürfe im Museum von Pau und im Museum Boymans van Beuningen, Rotterdam) gewirkt. In der zweiten Hälfte des 17. Jahrhunderts setzte der Niedergang ein, der sich in der Folgezeit deutlich bemerkbar machte. Ihn aufzufangen war um so schwieriger, als er zahlreiche Gründe hatte. Die französisch-hugenottischen Teppichwirker begannen sich nach der Aufhebung des Edikts von Nantes über ganz Europa zu verbreiten, und die Teppichwirker aus den Spanischen Niederlanden wurden nur wenig gefördert und emigrierten häufig. Zwischen den Gobelins-Manufakturen von Beauvais und Aubusson herrschte ein lebhafter Konkurrenzkampf, obwohl beide unter dem Schutz der Regierungen standen.

1662 kaufte Colbert für den König in Paris das ehemalige Stadthaus der Färberfamilie Gobelin (daher der Name, der durch die Manufacture des Gobelins berühmt werden sollte) und dessen Nachbargrundstücke und verlagerte nach dort die Werkstätten von der Trinité, dem Faubourg Saint-Marcel und dem Louvre, die in Paris bereits bestanden, sowie die von Maincy, die Fouquet bei seinem Schloß Vaux-le-Vicomte hatte einrichten lassen und die unter der Leitung Charles Le Bruns gestanden hatte. Letzterer wurde Direktor der neuen Werkstätten, dann der etwas später gegründeten Manufacture Royale des Meubles de la Couronne. In dieser Manufaktur arbeiteten bis 1694 nicht nur die Teppichwirker, sondern auch andere Kunsthandwerker, besonders Möbeltischler, Bronzegießer und Goldschmiede. Unter den Teppichzyklen, für die Le Brun die Vorlagen lieferte, ragen drei durch Größe und Bewegtheit der Komposition, Reichtum an Motiven und epische Majestät im Ton *Abb. 514* besonders hervor: „Die Geschichte Alexanders" (1661–63), „Die Geschichte des Königs" (1665) und „Die königlichen Residenzen" (1668). „Der Besuch des Königs in der Gobelins-Manufaktur" gehört dem zweiten Zyklus an. Ein gewisser Prunk blieb auch im 18. Jahrhundert üblich. „Die Geschichte Esthers" (1737–42) von Jean-François de Troy ist mit solcher Pracht dargeboten, daß sie wie eine Aneinanderreihung von Theaterszenen wirkt. „Die Jagden Ludwigs XV." (1734–45), nach Skizzen von Oudry, bilden zugleich das königliche Leben ab, den Tod der Tiere und die Schönheit der Wälder. Die Imitation der Malerei wird in den Teppichen häufig spürbar in dem relativ kleinen Format des Hauptsujets im Mittelteil und dem weiten Raum, der *Abb. 174* der Umgebung eingeräumt wird, so in der „Geschichte Don Quijotes", für die Charles Coypel in seinen Kartonentwürfen die Szenen schuf, während die sie umgebenden Rahmenbordüren von Jean-Baptiste Belin de Fontenay, Pierre-Josse Perrot, Claude Audran und Tessier stammen (seit 1714). Boucher hat u. a. an der Teppich- *Abb. 175* serie „Götterliebschaften" (1757) mitgearbeitet.

Die Gobelins-Manufaktur arbeitete vor allem für den französischen Hof; die Manufaktur von Beauvais produzierte dagegen mehr für reiche Privatleute. Sie hatte hervorragende Leiter: Philippe Béhagle (1684–1704), unter dem „Grotesken" nach Bérain entstanden, die typisch sind für den Wandel des Geschmacks am Ende des 17. Jahrhunderts; dann Nicolas Besnier (1734–53), der Oudry und Boucher für die Mitarbeit gewann. Boucher schuf die Entwürfe für die „Geschichte der Psyche" (1741) und den „Chinesischen Teppich" (1742).

So ansehnlich die Produktion der Manufaktur von Aubusson auch war, sie erreichte doch nie die Qualität derjenigen von Beauvais.

Erwähnenswert ist auch die Savonnerie, eine 1604 gegründete, seit 1627 in einer ehemaligen, inzwischen als Waisenhaus (Hospice de la Savonnerie) eingerichteten Seifensiederei bei Paris bestehende Manufaktur, in der in orientalischer Knüpftechnik, aber mit Mustern im Zeitgeschmack, Teppiche, Bezüge u. ä. gefertigt wurden. Die Manufacture de la Savonnerie stand unter dem Patronat des Königs und arbeitete lange nur für den Hof. 1826 wurde sie mit der Gobelins-Manufaktur vereinigt.

Der Erfolg der Gobelins-Manufaktur führte zur Gründung ähnlicher Manufakturen im Ausland. Der Hof in Versailles stand diesen indessen äußerst feindselig gegenüber, da er die Absatzmärkte außerhalb der Grenzen für die französischen Manufakturen gefährdet sah. Es entspann sich zwischen den Regierungen ein geheimer und erbitterter Streit um die Anstellung nicht allein von Teppichwirkern, sondern auch von Meistern anderer Kunsthandwerksgattungen, besonders von Glas- und Porzellanherstellern. Das Beispiel, das im folgenden berichtet werden soll, ist wegen des Herrschers und des Landes, um die es geht, außerordentlich bezeichnend. Die spanischen Könige aus dem Hause Habsburg, zu deren Reich die Südlichen Niederlande gehörten, hatten es vermieden, ihren Teppichwirkern durch Gründung von Manufakturen auf der Iberischen Halbinsel Konkurrenz heranzuziehen. Der erste Bourbone, Philipp V., der Nachfolger Karls II., aber, jener Regionen beraubt, wollte seine eigene Manufaktur in Madrid besitzen. Angesichts des französischen Widerstandes mußte er sich Flamen heranholen, nämlich Jacob Vandergoten und seine Söhne, die 1720 in der spanischen Hauptstadt eintrafen und die Manufaktur von Santa Barbara gründeten. Seine künstlerische Blütezeit erlebte diese Weberei mit der Ausführung von Entwürfen Goyas, die 1775–92 entstanden. Die zum größten Teil im Prado aufbewahrten Kartons und die Teppiche erzählen vom fröhlichen Leben in Madrid vor dem Unabhängigkeitskrieg. Besonders reizvoll in ihrem wogenden Rhythmus vor dem Landschaftshintergrund der Sierra ist die Komposition „La Gallina ciega" (Colin-Maillard, 1787; Prado). *Abb. 517*

In den Prunksälen der Schlösser und Palais gab es nur eine spärliche Möblierung. Die Tische und Tischchen harmonierten mit der Wanddekoration, genauer, sie waren ein Teil von ihr; viele von ihnen wurden von den gleichen Künstlern hergestellt, die auch die Wandverkleidungen geschaffen hatten. Die Sitzmöbel in diesen Sälen – Bänke, Sessel und Stühle - standen in regelmäßigen Reihen entlang den Wänden ausgerichtet. Dafür mußte das Mobiliar der Privatgemächer um so mehr dem individuellen Geschmack, der Forderung nach Bequemlichkeit und stilistischer Ausgefeiltheit entsprechen: Kommoden, Sekretäre, Betten, Tische in allen Variationen, Uhren und anderes mehr.

In England gab Thomas Chippendale (1718–79) einem ganzen Einrichtungsstil seinen Namen, einem Stil, der hauptsächlich dem französischen Rocaille nahesteht oder sich an ihm inspiriert, in den aber auch die China-Mode, der gotische Stil und sogar reine Phantasieelemente Eingang fanden. In Italien waren die venezianischen Möbel durch Geschmeidigkeit in den Konturen und eine raffinierte Polychromie charakterisiert. In Spanien ist das Gefühl für Plastizität, in Deutschland die Farbenfreude bemerkenswert. Unter Berücksichtigung dieser nationalen Nuancen und Eigenheiten war die Rolle, die die Pariser Künstler in diesem Bereich – in Frankreich wie im Ausland – spielten, führend. Ihre Arbeiten wurden imitiert und exportiert. Diese Pariser waren keineswegs alle Franzosen von Geburt, sondern Italiener, Flamen oder Deutsche, die sich am Ufer der Seine niedergelassen hatten und dort ihre außerordentliche Meisterschaft bewiesen. *Abb. 491*

Bei den Möbelherstellern muß grundsätzlich unterschieden werden zwischen dem Tischler, der die einfach aus Holz gearbeiteten und geschnittenen Möbel herstellte (Menuisier), und dem Kunsttischler (Ebenist), von dem die Intarsien und Marketerien stammen. Der Hof Ludwigs XIV. zog die Ausländer an, die dann ihren Teil zur Pracht des Mobiliars des Sonnenkönigs beitrugen – so Domenico Cucci, Italiener von Geburt. Die bemerkenswertesten Vertreter des Régence waren die Kunsttischler Charles Cressent (1685–1768) und André-Charles Boulle (1642–1732); die Möbel des letzteren weisen besonders ausgefeilte Einlegearbeiten in Kupfer, Schildpatt und Ebenholz auf. Der Stil Louis' XV., auf dem Höhepunkt des Rocaille, bezieht seinen Reiz aus den Kurven auf den Kommodenfronten, den Rahmen, Füßen und Armen der Stühle und Sessel. Er verwendet Bronze, Lackschichten und sogar Elemente aus Porzellan. Einige Möbel Ludwigs XV. in Versailles vereinigen in sich die ganze Qualität der Pariser Kunst jener Epoche: die Kommode aus seinem Zimmer, die Antoine Gaudreaux nach den Brüdern Slodtz ausführte, mit Bronzen von Jacques Caffiéri (1739; London, Wallace Collection), und das Zylinderbureau aus seinem Eckkabinett (1760–1769; Museum des Schlosses Versailles). Dieses sogenannte „Bureau du Roi" ist das Werk zweier Kunsttischler deutscher Herkunft, die zu vorzüglichen Kulturbotschaftern ihrer Wahlheimat geworden waren. Das Zylinderbureau wurde von Jean-François Oeben begonnen und von Jean-Henri Riesener vollendet; letzterer zeigte später, im Stil Louis XVI. und für Königin Marie Antoinette, sein ganzes Können. *Abb. 499* *Abb. 488–490* *Abb. 167*

Im 17. Jahrhundert wurde – trotz der wirtschaftlichen Schwierigkeiten – die Goldschmiedekunst für die unterschiedlichsten Erzeugnisse eingesetzt, und Goldschmiedearbeiten galten als Beleg für die Bedeutung ihres Eigentümers. Der Wohlstand, der sich in der Folgezeit im Zusammenhang mit der wirtschaftlichen Verbesserung ausbreitete, wirkte sich auch auf diesen Zweig des Kunsthandwerks aus. Von nun an entstanden Gegenstände in großer Zahl und Vielfalt; die Begeisterung für sie blieb ebenso konstant wie ihre künstlerische Qualität. Dennoch wurden Goldschmiedearbeiten weiterhin als Edelmetallreserven betrachtet, die man bei staatlichen oder privaten Schwierigkeiten einschmelzen ließ, aber auch bei Stilwechseln, wenn man Objekte nach der neuesten Mode daraus arbeiten lassen wollte. Trotzdem ist die barocke und vor allem die Rokoko- und Rocaille-Goldschmiedekunst durch Entwurfszeichnungen, Stiche, einige Bilder und erhalten gebliebene Stücke sehr gut dokumentiert, und durch die Merk- und Beschauzeichen können gewöhnlich der Goldschmied, der Herkunftsort und die Entstehungszeit präzise bestimmt werden.

Der Gegenstandskatalog der sakralen Goldschmiedekunst umfaßte in der Hauptsache Kreuze, Leuchter, Kelche, Patenen, Meßkännchen, Sonnenmonstranzen und Reliquiare. Die profane Goldschmiedekunst fertigte Gegenstände für den Toilette-, den Eß- und den Schreibtisch an. Es gab, für Königinnen und Prinzessinnen, Toilettengarnituren von ganz unglaublicher Prachtentfaltung. Die für den Eßtisch gedachten Objekte umfaßten nicht nur die zum Speisen notwendigen Gerätschaften, wie Besteck, Teller, Suppenschalen, Platten, Saucièren, Flaschen- oder Glasbehälter, Schüsseln (rund) und Terrinen (oval), sondern auch den Tafelschmuck, das heißt vor allem die Tafelaufsätze. Diese der Jagd, dem Fischfang oder pastoralen Themen gewidmeten Schöpfungen waren Werke der Bildhauer- ebenso wie der Goldschmiedekunst. Leuchter und Kandelaber sorgten für die notwendige Beleuchtung. Schreibgarnituren enthielten die für die Korrespondenz notwendigen Utensilien. Zahlreich waren die Reiseservices, die es ermöglichten, unterwegs einen Imbiß oder regelrechte Mahlzeiten einzunehmen, und Necessaires mit Nähzeug, um die Garderobe auszubessern, oder mit Utensilien zur Körperpflege. Unter den Goldschmieden zeichneten sich die deutschen, besonders die Augsburger, durch das überladene Rokoko ihrer Arbeiten aus. Die englischen, speziell die Londoner, und die französischen, besonders die Pariser Goldschmiede nahmen eine Vorrangstellung ein. In der englischen Hauptstadt führte Paul de Lamerie (1668–1751) sein Handwerk bis zur höchsten Vollendung. Seine Eltern, französische Hugenotten, waren in die Niederlande und von dort nach England geflohen. In Frankreich brachten Provinzstädte Künstler hervor, die es mit denen aus Paris aufnehmen konnten: so Toulouse und Straßburg, wo die deutschen Höfe gern arbeiten ließen. Die Vorrangstellung von Paris liegt im Prestige der Versailler Monarchie, in der Qualität der nationalen Kunst und den hohen Fähigkeiten der dort ansässigen Goldschmiede begründet. Das silberne Mobiliar, Ludwigs XIV., das nicht nur durch den Teppich
*Abb. 514* „Der Besuch des Königs in der Gobelins-Manufaktur" bekannt ist, sondern auch durch „Die königlichen Residenzen", war nach Entwürfen von Le Brun, von Claude Ballin I, Du Tel, Loire und De Villiers sowie anderen, weniger bekannten Meistern gearbeitet worden. Diese 1686 fertiggestellten Möbel wurden im Dezember 1689, im Krieg gegen die Augsburger Allianz, die 1686 von Kaiser Leopold I. mit Spanien und einer Reihe von Reichsständen zur Abwehr französischer Ansprüche auf das Reichsgebiet gegründet worden war, eingeschmolzen. Am Ende der Regierung Ludwigs XIV. und bis weit ins 18. Jahrhundert hinein waren die bedeutendsten Goldschmiede Nicolas Besnier, Nicolas Delaunay und Claude Ballin II. Thomas
*Abb. 506* Germain (1673–1748) war der bedeutendste Pariser Meister im Rocaille, Lieferant des Hofes Ludwigs XV. in Versailles und Johanns V. in Lissabon. Nach dem Erdbeben von 1755, das große Teile der portugiesischen Hauptstadt zerstörte, erhielt sein

Sohn François-Thomas Germain seine Aufträge von Joseph I.; so erklärt sich die außerordentlich reiche Sammlung französischer Goldschmiedekunst im Museum für Alte Kunst (Museu de Arte Antiga) in Lissabon. Juste-Aurèle Meissonier schuf durch die Graphik überlieferte Entwürfe, scheint aber nur ganz wenige Stücke selbst ausgeführt zu haben. Nach einer seiner Vorlagen arbeitete Claude Duvivier 1734–35 den asymmetrischen Leuchter (heute im Musée des Arts décoratifs, in Paris), der außerordentlich typisch für den französischen Rocaille Stil ist.

Nach dem Einschmelzen des Silbermobiliars Ludwigs XIV. im Jahre 1689 fanden noch weitere große Einschmelzungen 1709, auf dem Tiefpunkt des Spanischen Erbfolgekrieges für Frankreich, statt. Saint-Simon berichtet von dem erzwungenen Wettstreit zwischen reichen Privatleuten, die ihr Geschirr zum Einschmelzen schickten, und seiner eigenen Zurückhaltung:

„La cour et Paris, encore les grosses têtes de la ville qui n'osèrent s'en dispenser, et quelque peu d'autres qui crurent se donner du relief, suivirent le torrent; nuls autres dans Paris, ni presque dans les provinces. Parmi ceux même qui cessèrent de se servir de leur vaisselle, qui ne furent pas en grand nombre, la plupart la mirent dans le coffre, pour en faire de l'argent selon leurs besoins, ou pour la faire reparaître dans un meilleur temps. J'avoue que je fis l'arrière-garde, et que, fort las des monopoles, je ne me soumis point à une volontaire. Quand je me vis presque le seul de ma sorte mangeant dans de l'argent, j'en envoyai pour un millier de pistoles à la Monnoie, et je fis serrer le reste."

Das Einschmelzen von Goldschmiedearbeiten war eine der Ursachen für die stärkere Hinwendung zur Fayence, wobei diese Tendenz dadurch unterstützt wurde, daß sich aus beiden Werkstoffen – ebenso wie aus Porzellan – vergleichbare Formen herstellen ließen. Im übrigen waren Keramik und Edelmetalle schon längst beim Tischschmuck und bei Garnituren nebeneinander verwendet worden. Bei der Fayence wird der Scherben mit einer opaken Glasur auf Zinnbasis (Zinnglasur) überzogen, die diesen Scherben verdeckt. Das Brennen geschah bei hohen Temperaturen (Scharffeuer), so daß die Metalloxide, die die Färbung verursachten, sich während des Brennvorgangs mit der Glasur verbanden. Ein solches Verfahren erlaubte keine Überarbeitung. Anders bei der Herstellung mit niedrigen Brenntemperaturen: hier wurde die Glasur vorgebrannt, und danach wurde der Dekor auf diese Glasur aufgemalt (Über- oder Aufglasurmalerei) und durch ein farbloses Schmelzmittel im Verlauf eines zweiten Brennvorganges bei niedrigen Temperaturen fixiert. Dabei waren nachträgliche Korrekturen möglich. Das Brennen bei hohen Temperaturen wurde in Nevers praktiziert, in Rouen, dessen Style rayonnant, bei dem der Dekor auf einen Mittelteil hin orientiert ist, in Blau und Ocker sehr geschätzt war, und in Moustiers, wo die Familien Clérissy und Olerys über mehrere Generationen tätig waren. Das Brennen bei niedrigen Temperaturen wurde von Paul Hannong in Straßburg um 1740 eingeführt und in Niederviller, Marseille (die Produktion der Witwe Perrin erreichte hohe technische und poetische Qualität) und in Sceaux übernommen. In Rouen und Moustiers praktizierte man neben dem Scharffeuerbrand ebenfalls das Brennen bei niedrigen Temperaturen.

Die Fayence konnte trotz ihres Erfolges nicht das Bedürfnis nach einer feineren Keramik befriedigen, wie sie das Porzellan bietet, das aus einem harten, durchscheinenden Scherben besteht, zu dessen Erzeugung Kaolin benötigt wird. China hatte es vor Europa entdeckt, und seine Porzellangegenstände hatten im Westen den Wunsch geweckt, die Technik der Porzellanherstellung ebenfalls zu beherrschen. Die Delfter Fayence, die ihre Blütezeit in der zweiten Hälfte des 17. und während des größten Teils des 18. Jahrhunderts erlebte, stellt in gewisser Hinsicht einen Versuch dar, mit ihrem blauweißen Dekor bestimmte chinesische Porzellane nachzuempfinden. Die große Menge der sogenannten Ostindienkompanie-Ware illustriert ebenfalls die Anziehungskraft des chinesischen Porzellans: diese in China hergestellten Porzellanerzeugnisse waren für den Westen bestimmt; sie konnten sogar nach vorher aus Europa entsandten Entwürfen gefertigt sein.

Es wurde in Europa beharrlich versucht, ohne oder mit geringen Mengen Kaolin Porzellan herzustellen. Die Versuche führten zu verschiedenen Ergebnissen, deren erstes das unter der Schirmherrschaft des Großherzogs Francesco Maria de'Medici in Florenz in der zweiten Hälfte des 16. Jahrhunderts produzierte Medici-Porzellan, eine Art Frittenporzellan, war. Danach tauchten die Weichporzellane der Barockzeit auf. In Frankreich hatte als erster Louis Poterat in Rouen, um 1670, Erfolg. Dann nahmen die Manufaktur von Saint-Cloud (seit 1678) unter der Protektion des Herzogs von Orléans und die von Chantilly (seit 1725) unter dem Patronat der Condé ihre Produktion auf. Die schließlich alle anderen an Qualität und Quantität, in der Haltbarkeit und im illustrativen Charakter des Dekors ihrer Erzeugnisse übertreffende Manufaktur war die von Sèvres. 1738 in Vincennes gegründet, erfreute sie sich des persönlichen Interesses der Madame de Pompadour und der Protektion König Ludwigs XV. 1753 wurde sie Königliche Manufaktur, und 1756 verlegte man sie nach Sèvres. Bei der Erarbeitung der Modelle waren Duplessis und Falconet besonders aktiv. Die Erzeugnisse aus Weichporzellan aus Vincennes-Sèvres verraten mit einem gelegentlichen Verzittern der Formen den Menschen als Hersteller, ein Charakteristikum, das dem Hartporzellan manchmal abgeht. Es gab noch zahlreiche andere Weichporzellanmanufakturen im Europa des 18. Jahrhunderts. In England sind seit 1745 die Manufakturen von Bow, Chelsea, Worcester und Derby zu erwähnen. In Neapel gründete König Karl IV. von Neapel und Sizilien die von Capodimonte, die das Kabinett der Königin Amalie im Schloß Portici ausführte (heute im Museum von Capodimonte). Als Karl IV. König von Spanien (Karl III.) geworden war und die Manufaktur in das Lustschloß Buen Retiro bei Madrid verlagert hatte,
*Abb. 177* schuf sie das Porzellanzimmer im Schloß von Aranjuez und später, in einem bereits klassizistischeren Stil, das des königlichen Schlosses in der Hauptstadt.

Unterdessen hatte Sachsen in den ersten Jahren des 18. Jahrhunderts damit begonnen, ein neues Kapitel in der Geschichte des Porzellans zu schreiben. Johann Friedrich Böttger fand im Jahre 1708 das Geheimnis des harten, weißen Scherbens, 1709 wurde das Problem der Glasur bewältigt. Nachdem 1710 in der Nähe von Schneeberg Kaolinlager entdeckt worden waren, gründete August der Starke im gleichen Jahr die Manufaktur von Meißen bei Dresden, für die er selbst, sein Sohn August III. und der kursächsische Minister Heinrich Graf von Brühl tatkräftiges Interesse zeigten. Der Porzellanmaler Johann Gregor Höroldt und der Modelleur Johann Joachim Kändler trugen jeder auf seinem Gebiet zur Qualität der Produktion bei. Da die französischen Kaolinlager in Saint-Yrieix erst 1768 von dem Chirurgen Darnet entdeckt wurden, als der Klassizismus bereits seine Triumphe feierte, läßt
*Abb. 169* sich die Zuordnung vornehmen, daß im Rokoko und im Rocaille die Meißner Manufaktur die höchste Qualität im Hartporzellan vertrat und die Manufaktur von Vincennes-Sèvres den entsprechenden Rang bei Weichporzellan einnahm. Darüber darf freilich die Bedeutung der anderen Erzeuger nicht vergessen werden, die Services, Statuetten, Gegenstände von unendlicher Vielfalt schufen. Als Beispiel seien die Manufaktur von Wien genannt, die 1717 von Claudius du Paquier gegründet wurde, und die nach Meißen bedeutendsten Unternehmungen in Deutschland: Höchst
*Abb. 507, 508* (1746); Nymphenburg, wo sich der Modelleur Franz Anton Bustelli von 1754–63 mit seinen Arbeiten hervortat; Ludwigsburg (1758); Frankenthal (1755) und die Königliche Porzellanmanufaktur in Berlin (1763).

# DAS ENDE DER BAROCKZEIT

Am Ende der Nachzeichnung des Weges, den die Barockkunst bei ihrer Verbreitung in fast zwei Jahrhunderten über Europa und Lateinamerika nahm, stellt sich uns diese Kunst in ihrem ganzen Reichtum, aber auch in ihren Grenzen dar. Sie ist sehr wohl die das künstlerische Schaffen und den Geschmack in der großen Mehrheit der Länder beherrschende Kunstrichtung. Von daher ist es legitim, die Bezeichnung „Barock“ zu verwenden, um mit einem Wort den Zeitraum zwischen dem Ende des Manierismus und dem Beginn des Klassizismus zu benennen. Dennoch zogen bestimmte Länder, obwohl der Barock auch dort durchaus geläufig war, als Hauptströmung Kunststile vor, die unter den Begriff Klassizismus fallen. Das trifft auf England und die Niederlande zu; Frankreich stellte zwischen diesen beiden großen Kunstauffassungen ein subtiles Gleichgewicht her. Wendet man sein Augenmerk von den Ländern auf die Techniken, so zeigt sich, daß die Tagesarchitektur und die Dekorative Kunst praktisch überall barocke, Rokoko- oder Rocaillezüge trägt. In der Analyse dieser Stilrichtungen und bei der Verwendung der Begriffe, die sie bezeichnen, ist nach wie vor Zurückhaltung geboten. Der Gegensatz zwischen ihnen ist zwar in der Tat in extremen Fällen nicht zu übersehen, aber es gibt genug andere, bei denen unsere Sucht nach Definitionen und Klassifizierungen am Geist des 17. und 18. Jahrhunderts, der in einer Unzahl von Abstufungen die verschiedenen Strömungen der Kunst vereinte, vorbeidenkt.

Der Barock ging in den einzelnen Ländern zu unterschiedlichen Zeiten zu Ende. In Europa wird dieses Ende im allgemeinen in den Jahren von 1750 bis 1760 spürbar. Aber es gab auch verspätete Blütezeiten, wie in Nordportugal durch die Verbreitung graphischer Vorlagen im Rokokostil in den Klosterbibliotheken oder in Brasilien, wo die europäischen Vorbilder nicht zeitgerecht eintreffen konnten.

Können nun für dieses Ende konkrete Ursachen ausgemacht werden? Es ist üblich, zumindest für die französische Kunst, der Italienreise, die der Bruder der Madame de Pompadour, Monsieur de Vandières, der spätere Marquis de Marigny, Charles-Nicolas Cochin d. J., der Architekt Germain Soufflot und Abbé Le Blanc 1749–51 unternahmen, große Bedeutung beizumessen. Vandières soll sich bei dieser Gelegenheit zur Antike bekehrt haben. In Wirklichkeit war seine Einstellung wesentlich differenzierter, und Cochin äußerte große Bewunderung für die Bologneser, für die Carracci und für Guido Reni. Ebenso wird gern die „Supplication aux Orfèvres, Ciseleurs, Sculpteurs en bois pour les appartements et autres...“ von Cochin zitiert, die im „Mercure de France" im Dezember 1754 erschien; der Autor predigt in ihr die Rückkehr zum gesunden Menschenverstand: „Ich bitte doch die Goldschmiede, wenn sie auf dem Deckel einer Schüssel oder auf einer beliebigen anderen Goldschmiedearbeit eine Artischocke oder eine Sellerieknolle in natürlicher Größe ausführen, nicht daneben einen Hasen, groß wie ein Finger, eine Lerche in natürlicher Größe und einen Fasan in einem Viertel oder einem Fünftel seiner natürlichen Größe zu setzen; desgleichen Kinder, groß wie ein Weinblatt, Figuren von mutmaßlich natürlicher Größe auf ein Ornamentblatt, das kaum, ohne zu brechen, ein kleines Vögelchen tragen könnte, Bäume, deren Stamm nicht so dick ist wie eines ihrer Blätter, und wie solcher wohlüberlegten Dinge noch etliche mehr sind." Hat dieser Text wirklich jenen großen Einfluß ausgeübt, den man ihm zuschreibt? Es darf bezweifelt werden. Vielleicht war er mehr ein Anzeichen der Geschmacksänderung als eine Ursache für sie.

Sucht man tiefer und über die nationalen Grenzen hinaus, stößt man auf mehrere Gründe. Der Barock war an konkrete historische Bedingungen geknüpft; das Verschwinden dieser Bedingungen konnte ihm nur abträglich sein, so in den Ländern Josephs II., der mit Macht den Einfluß von Kirche, Geistlichkeit und Klöstern zurückdrängte. Die Entdeckung von Herculaneum und Pompeji förderte eine ganze, brutal vom Tode überraschte Kultur zutage, und nicht mehr nur Fragmente. Diese Kultur konnte wohl gelegentlich kritisch untersucht werden, aber als Erscheinung bildete sie ein als solches neues Pänomen. Die Bedeutung der Palladio-Tradition in England spielte eine große Rolle und erklärt die Tatsache, daß man ohne weiteres zu der Kunst der Brüder Robert und James Adam überzuwechseln vermochte. In Rom zeigten die jungen Künstler der Akademie de France und der Architekt Jean-Laurent Legeay, der sich von 1738 bis 1742 dort aufhielt, bereits früh eine Neigung, zur Klassik zurückzukehren. In Paris selbst hob der Abbé Laugier die Bedeutung der Funktion hervor („Essai sur l'architecture", 1753); der antikisierende Dekor des Kabinetts von Lalive de Jully entstand um 1756, und die stets auf Maß bedachte Architektur von Jacques-Ange Gabriel gipfelte 1763 im Petit Trianon.

Nach dem endgültigen Sieg des Klassizismus und der Überwindung einer Zeit verständnisloser Ablehnung ist der Barock heute zu Recht das aufschlußreiche Zeugnis einer Epoche und bietet mannigfaltigen Genuß.

167 STUDIERZIMMER VON LOUIS XV. IM SCHLOSS VON VERSAILLES.
*Holzverkleidung von Jacques Verbeeckt nach Jacques-Ange Gabriel (1753–1754).*
*Der Schreibtisch: Verkleidung von Jean-François Oeben und Jean-Henri Riesener, Bronze von Duplessis (1760–1769).*

168 GALANTE SZENE.
*Bartolomeu Antunis zugeschrieben.*
*Ausschnitt einer Kachelwand (azulejo du 17 calçada do Combro).*

169 GROSSER SITZENDER HUND.
*Modelliert von Kirchner in Meißener Porzellan, naturalistischer Dekor.*
*Höhe: 43 cm.*
*Um 1733.*
*Paris, Louvre (Sammlung Camondo).*

170 DIE VIER JAHRESZEITEN.
*Holzmodelle zu Gartenfiguren in Seehof bei Bamberg.*
*Von Ferdinand Dietz.*
*Dargestellt sind von rechts nach links die Monate Januar (Höhe 27 cm), Juni (Höhe 26 cm), Juli (Höhe 27 cm), Dezember (Höhe 26 cm).*
*Entstehungszeit 1760–65.*
*Nürnberg, Germanisches Nationalmuseum.*

171 MUSIZIERENDE ENGEL.
*Von Antonio Ferreira.*
*Teil einer Krippenszene.*
*Bemalter Ton. Ende 18. Jahrhundert.*
*Lissabon, Museum der Alten Kunst.*

172 TAFELAUFSATZ DES HERZOGS VON BURGUND.
*Von Jacques Roettiers.*
*Silber. Größe 60 × 93 × 62 cm.*
*1736.*
*Paris, Louvre.*

173 AMOR MIT SCHUBKARREN.
*Von Antoine Sébastien Durand, 1750/51.*
*Senftopf aus der ehemaligen Sammlung der Madame de Pompadour, Teil eines Paares.*
*Silber, Höhe 18 cm, Länge 23 cm.*
*Lissabon, Stiftung Gulbenkian.*

174 GESCHICHTE DES DON QUICHOTE.
*Der Ball von Barcelona.*
*Gobelin mit dem Wappen der Familie Argenson nach einem Karton von Charles Coypel (Hauptmotiv).*
*Wolle und Seide.*
*Größe 360 × 505 cm.*
*Um 1732–1736.*
*Paris, Louvre.*

175 DIE LIEBE DER GÖTTER: NEPTUN UND AMYMONE.
*Wandteppich von Beauvais nach Boucher.*
*1757.*
*Paris, Petit Palais.*

176 TRIUMPH DES MEERES.
*Wandteppich von Beauvais nach Berain; für den Grafen von Toulouse.*
*1698.*
*Paris, Banque de France.*

177 DIE QUELLE.
*Von Charles Dodin.*
*Sèvresporzellan. Sockel, Ornamente und Palme aus vergoldeter Bronze.*
*Höhe 36 cm, Länge 52 cm.*
*1756.*
*Paris, Louvre.*

178 TERRINE MIT DECKEL UND TABLETT.
*Hergestellt von der Werkstatt der Witwe Perrin in Marseille.*
*Fayence, mit schwachem Feuer gebrannt, bemalter Dekor.*
*Höhe 30 cm, Tablett: 50 × 35 cm.*
*Um 1760.*
*Paris, Louvre.*

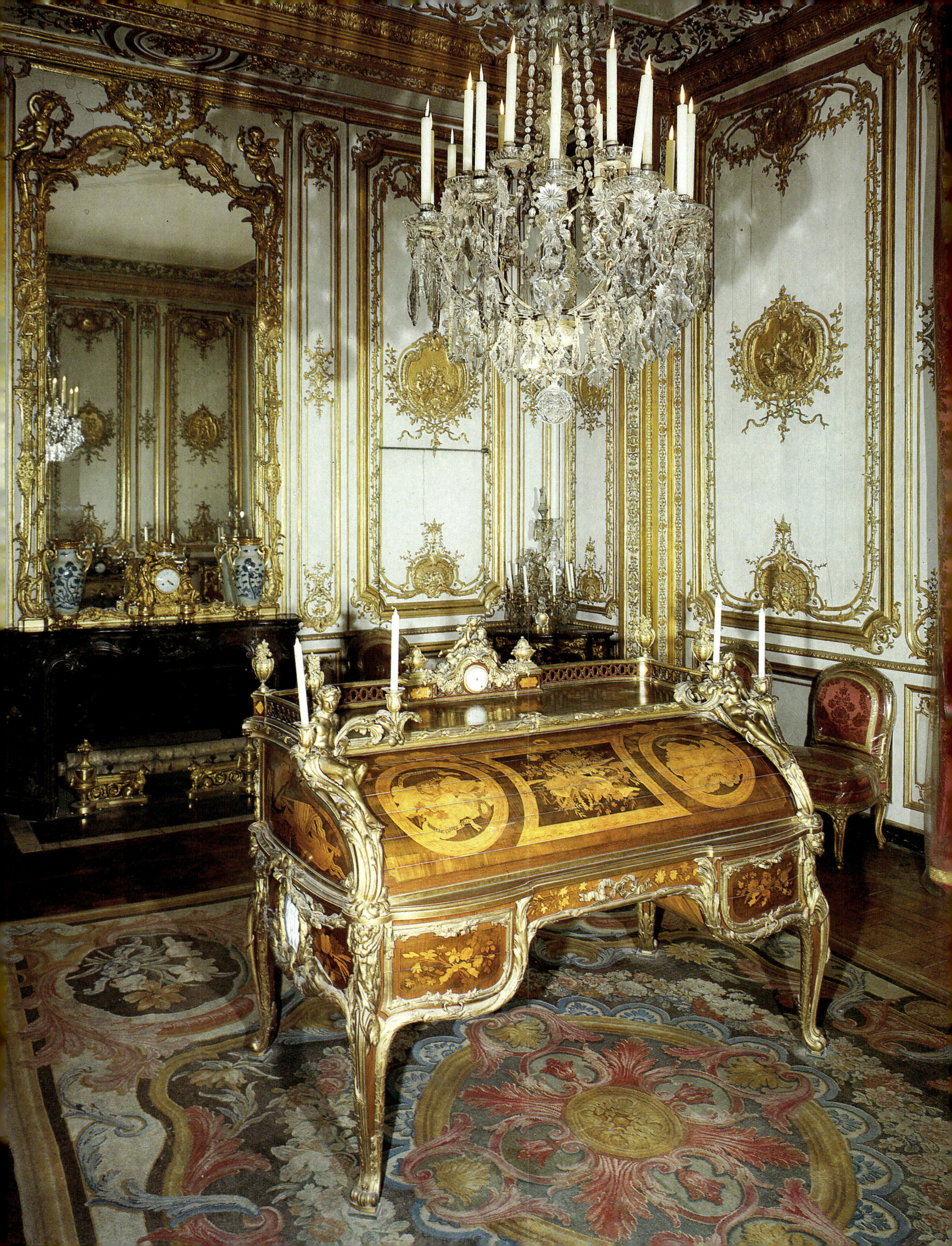

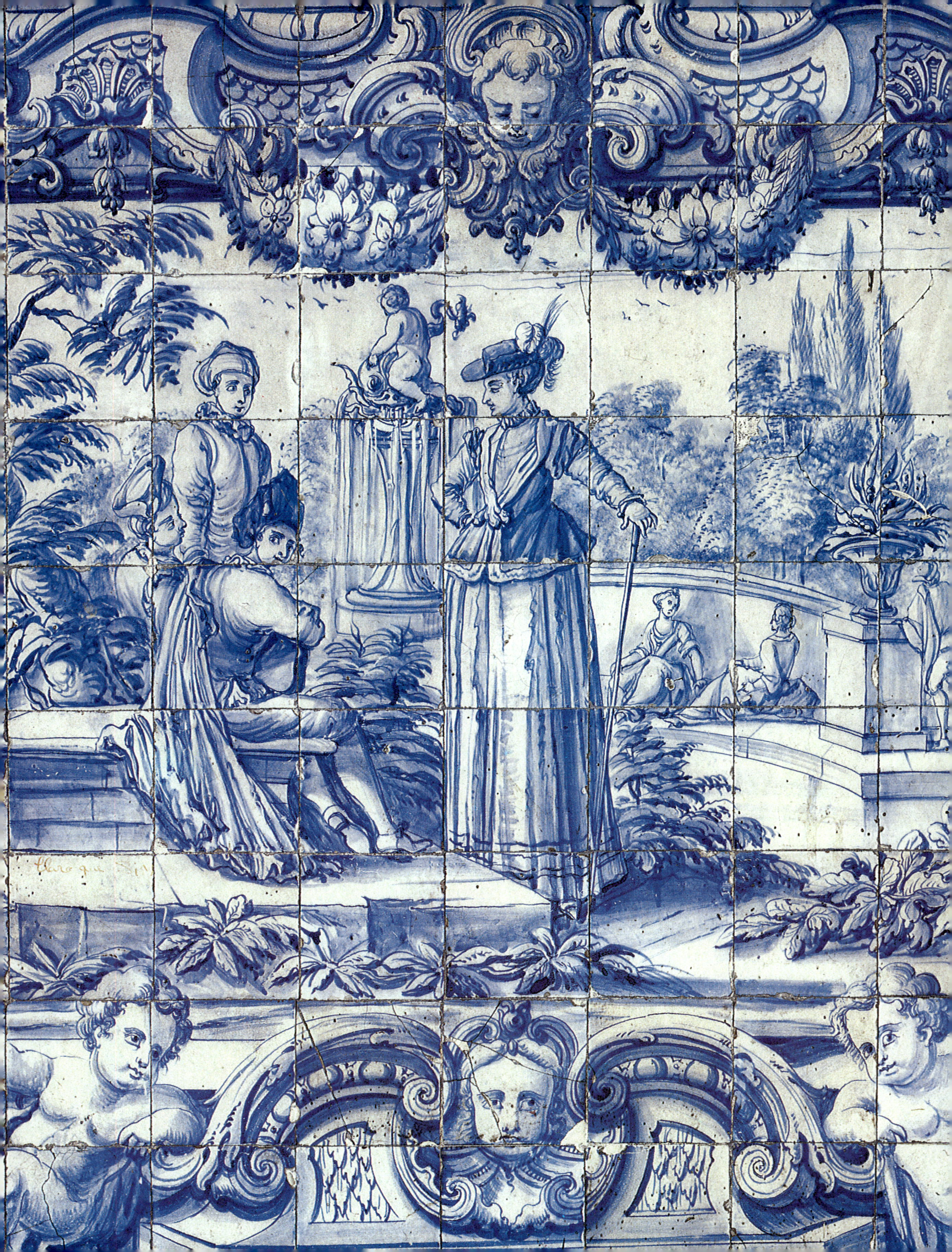
Claro que

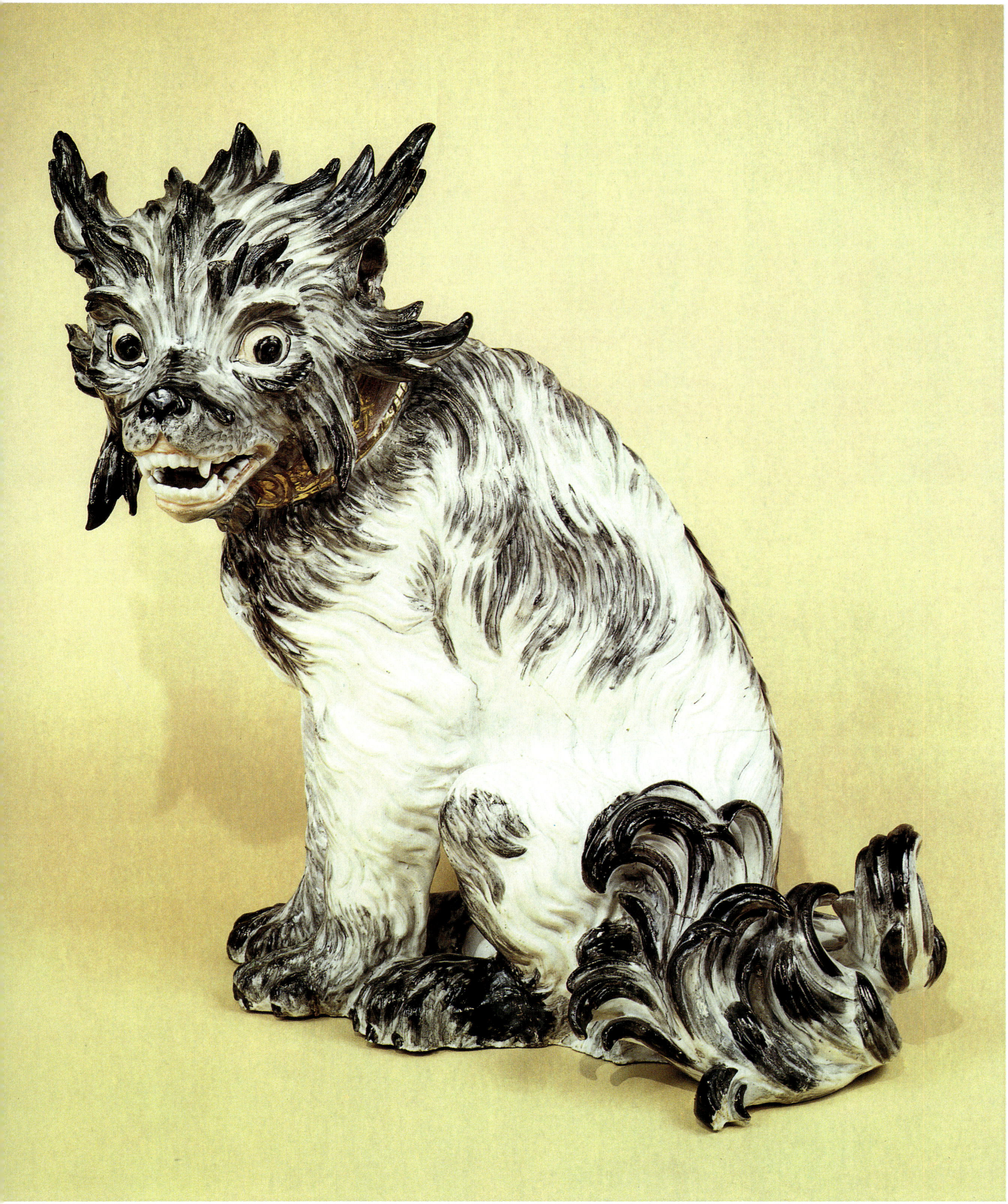

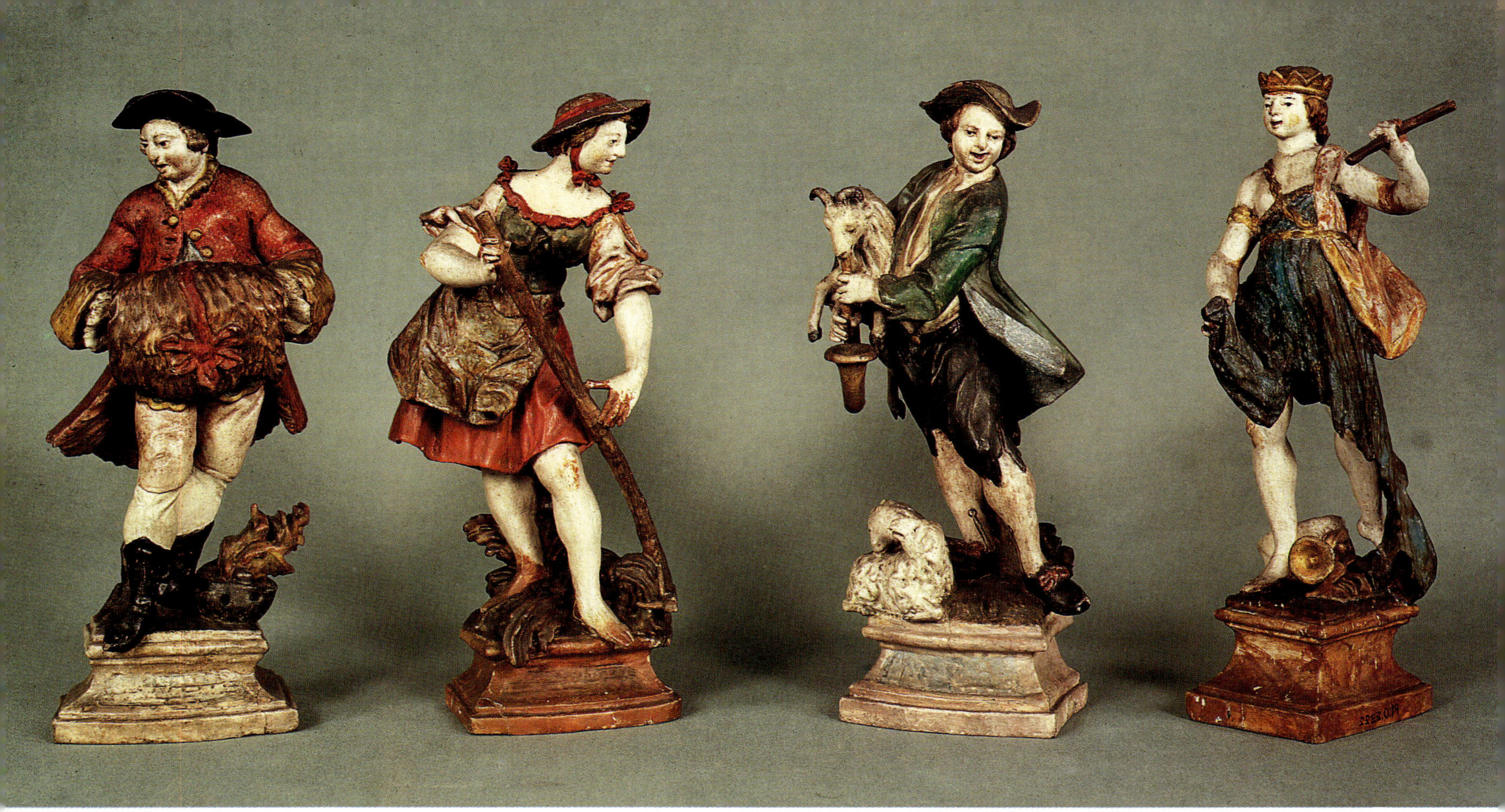

170

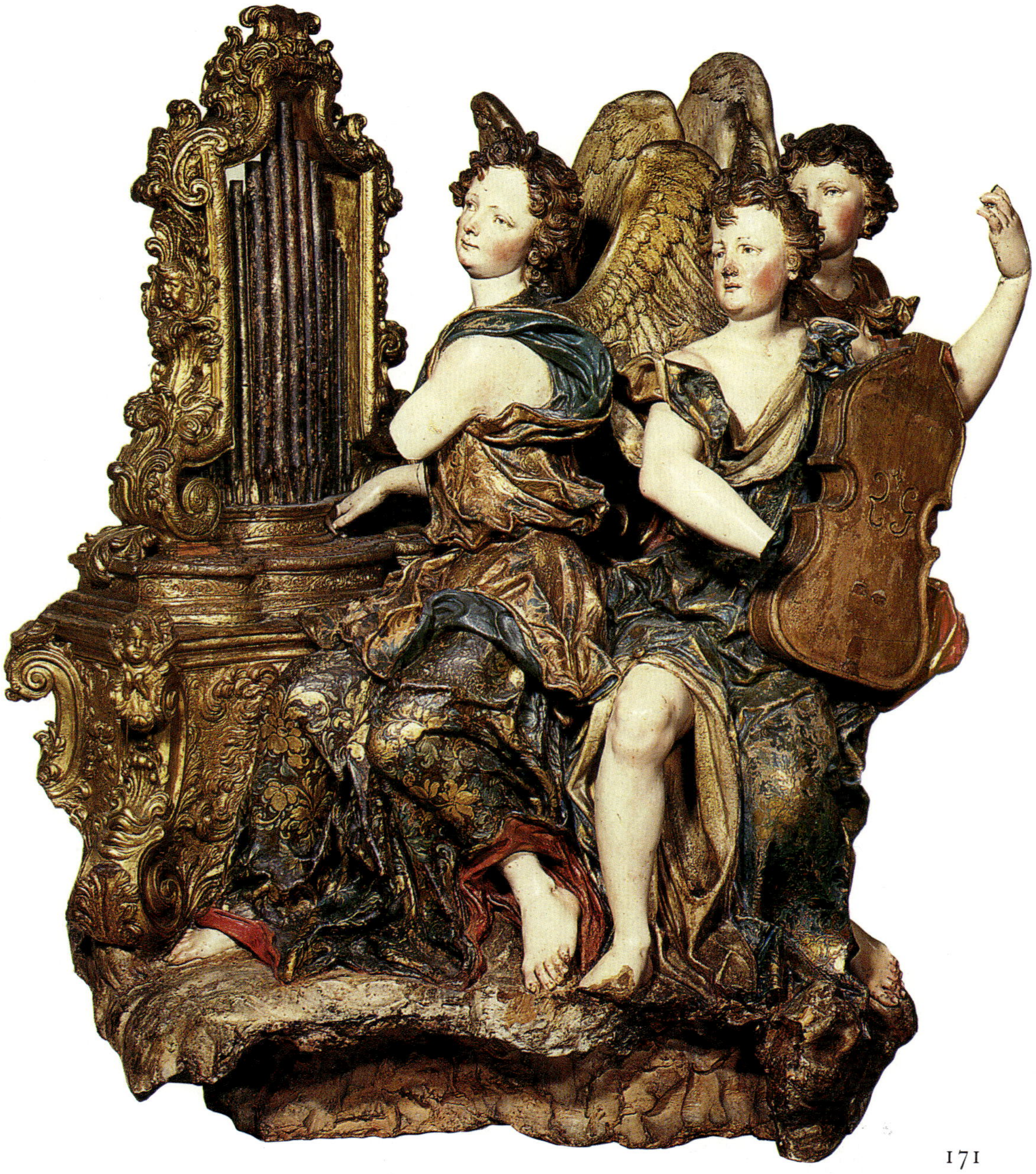

171

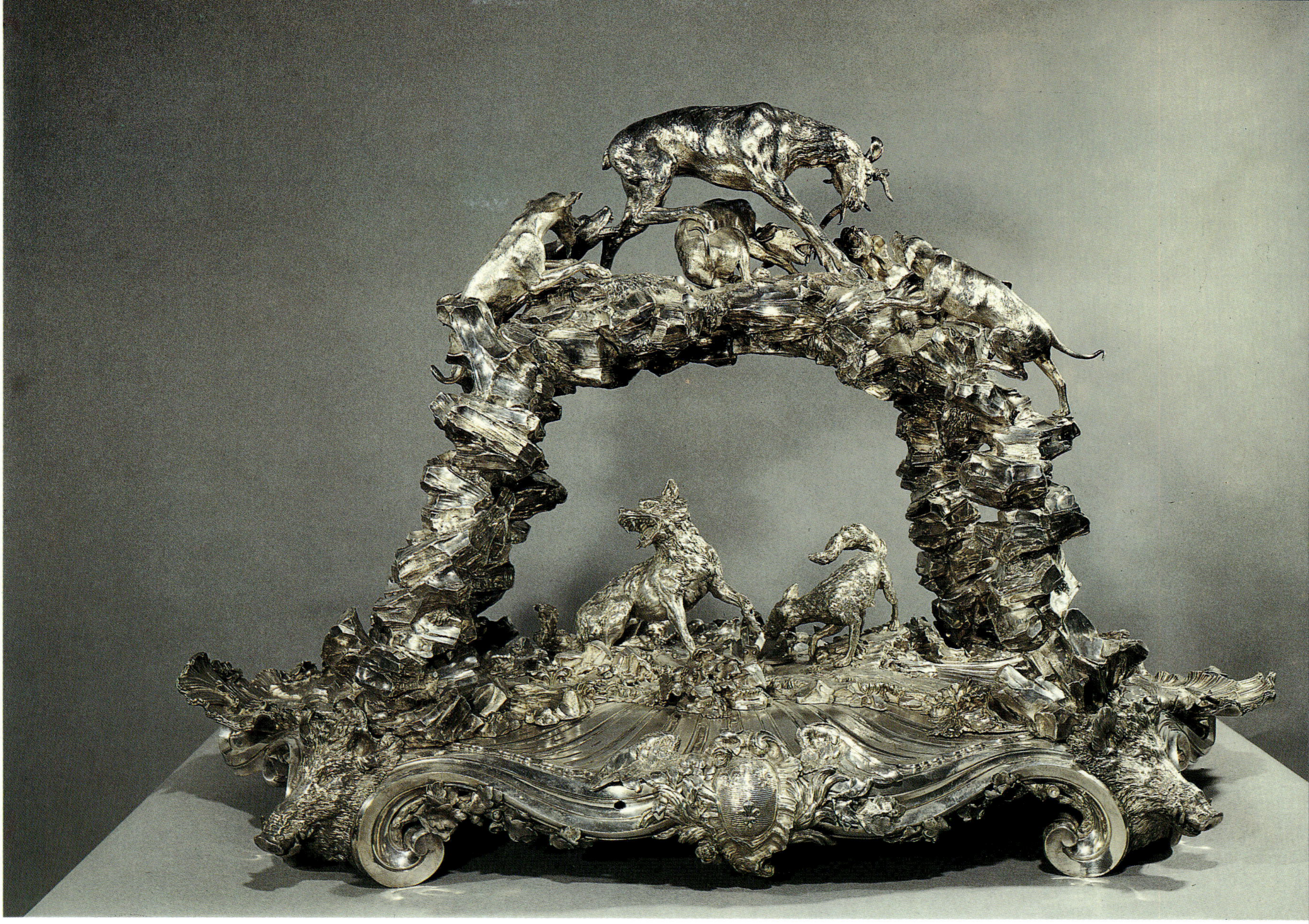

172

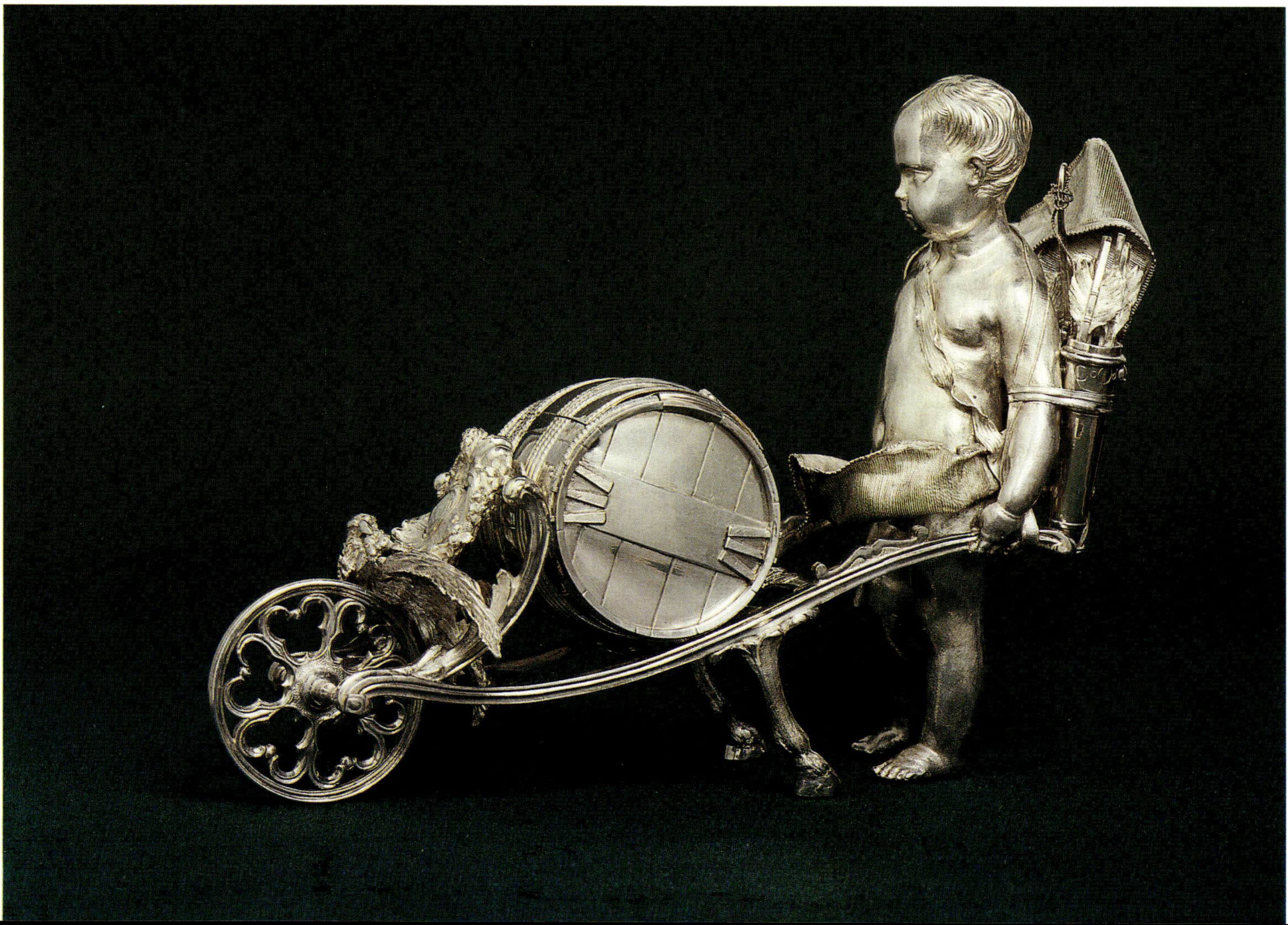

173

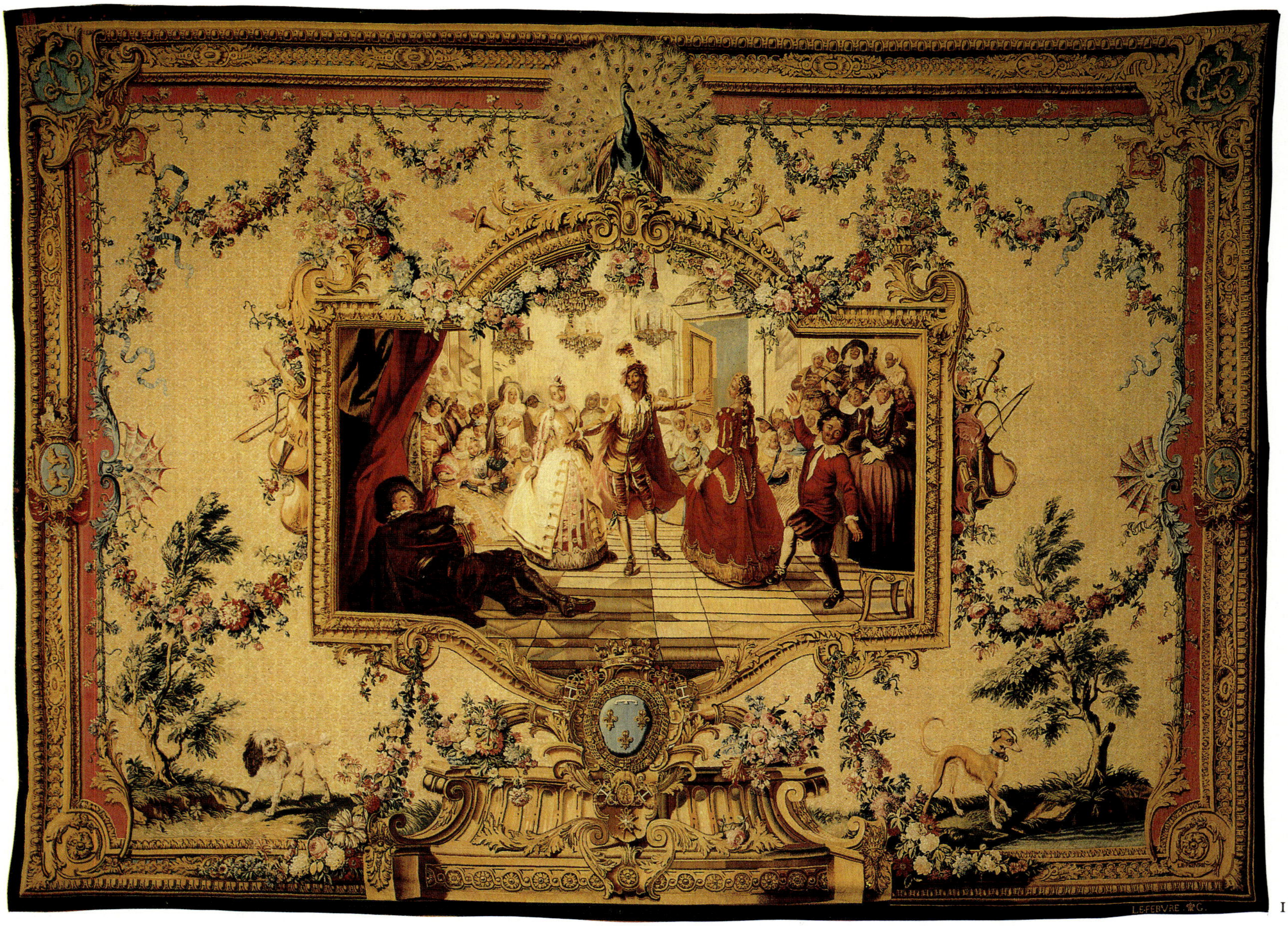
174

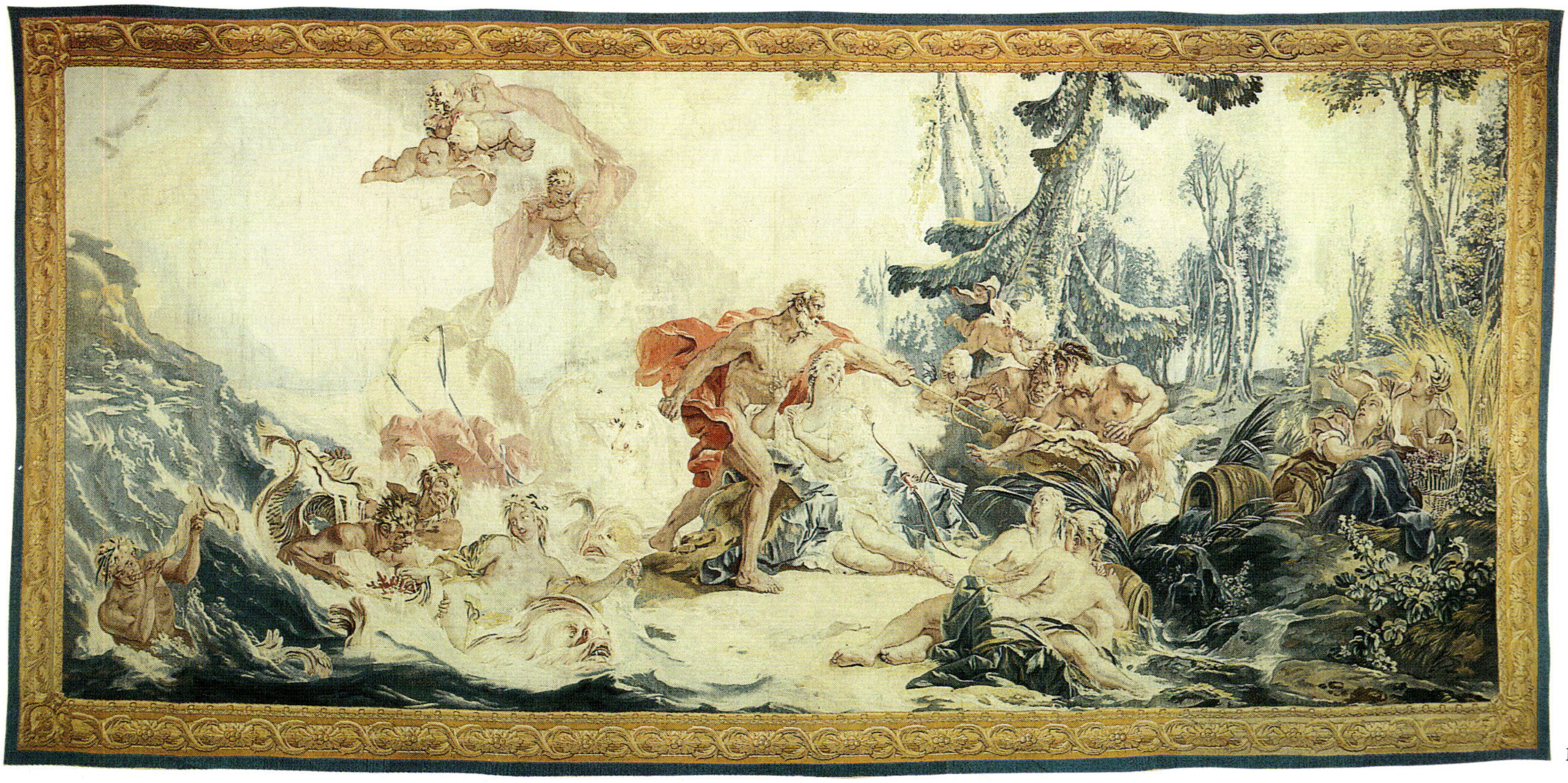
175

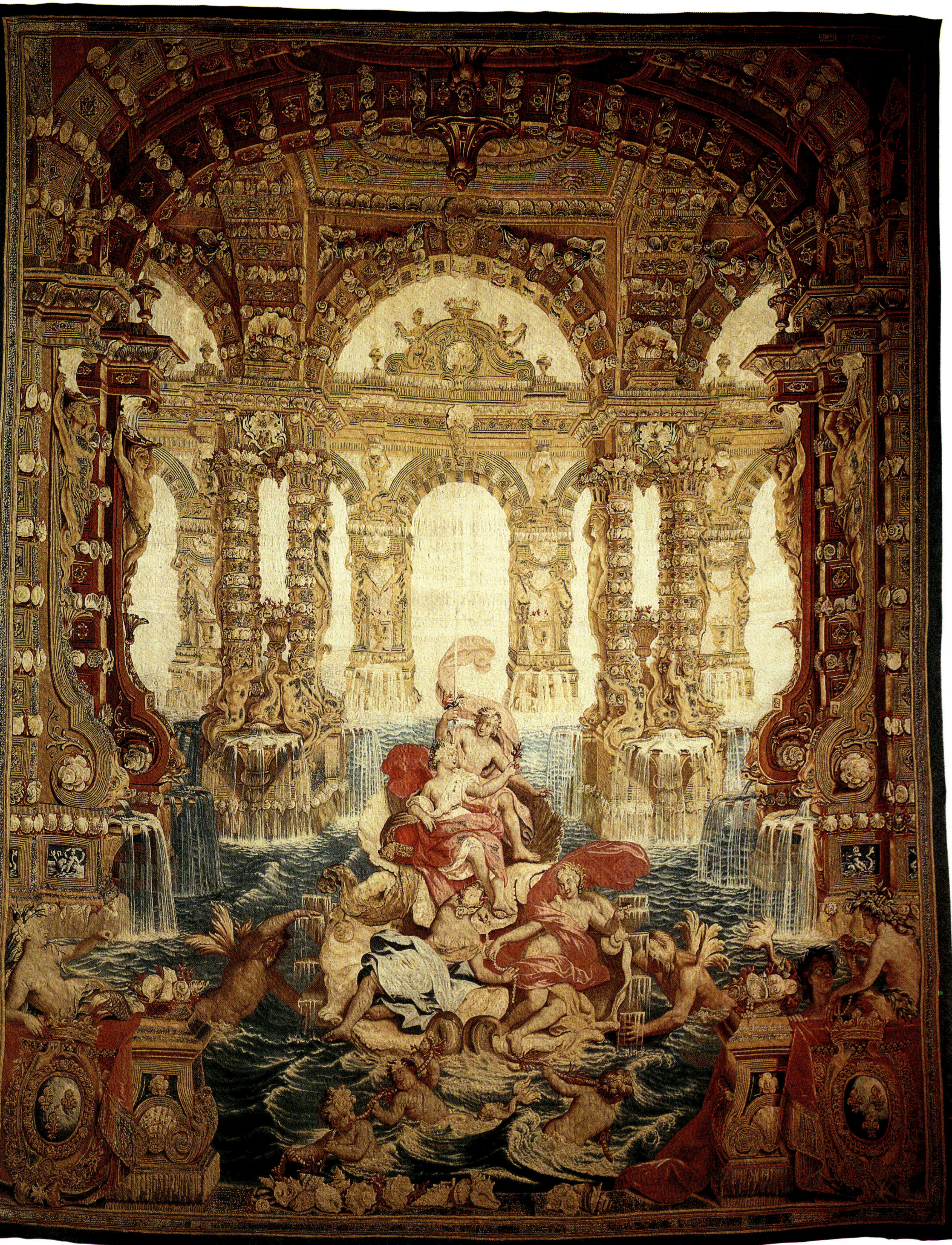

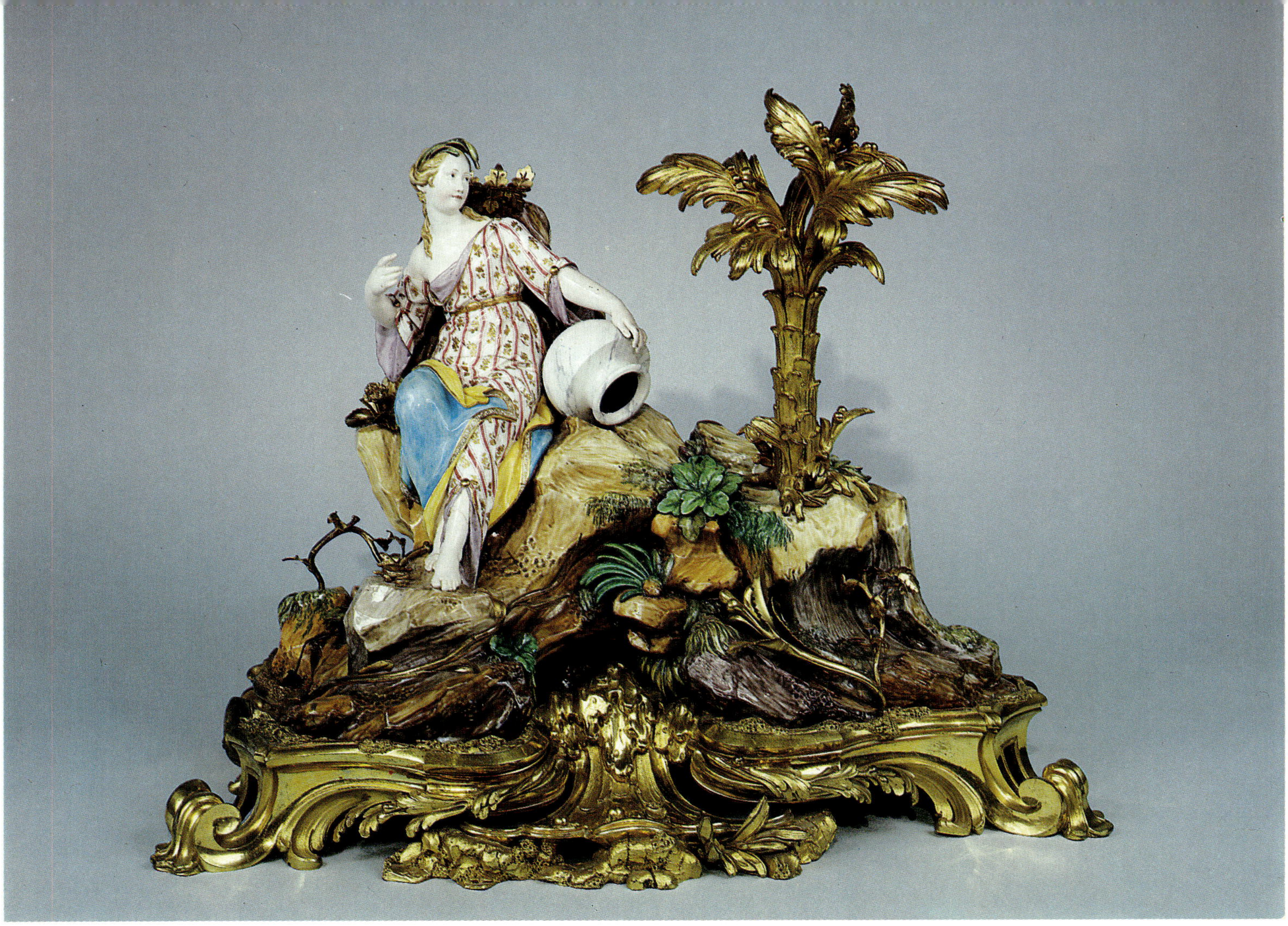

177

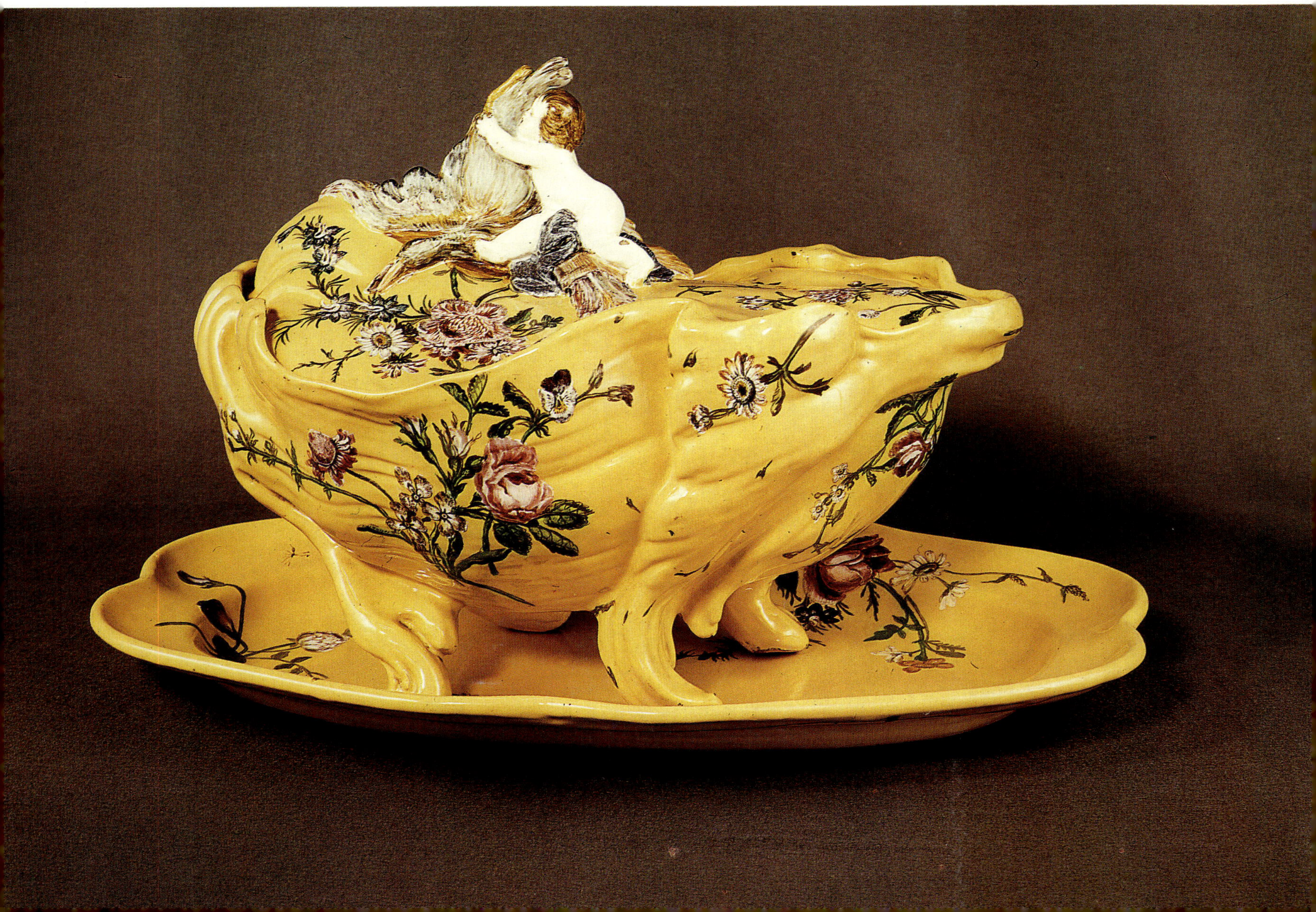

178

# DOKUMENTATION

# BILDDOKUMENTATION

# ITALIENISCHE BAROCKKUNST

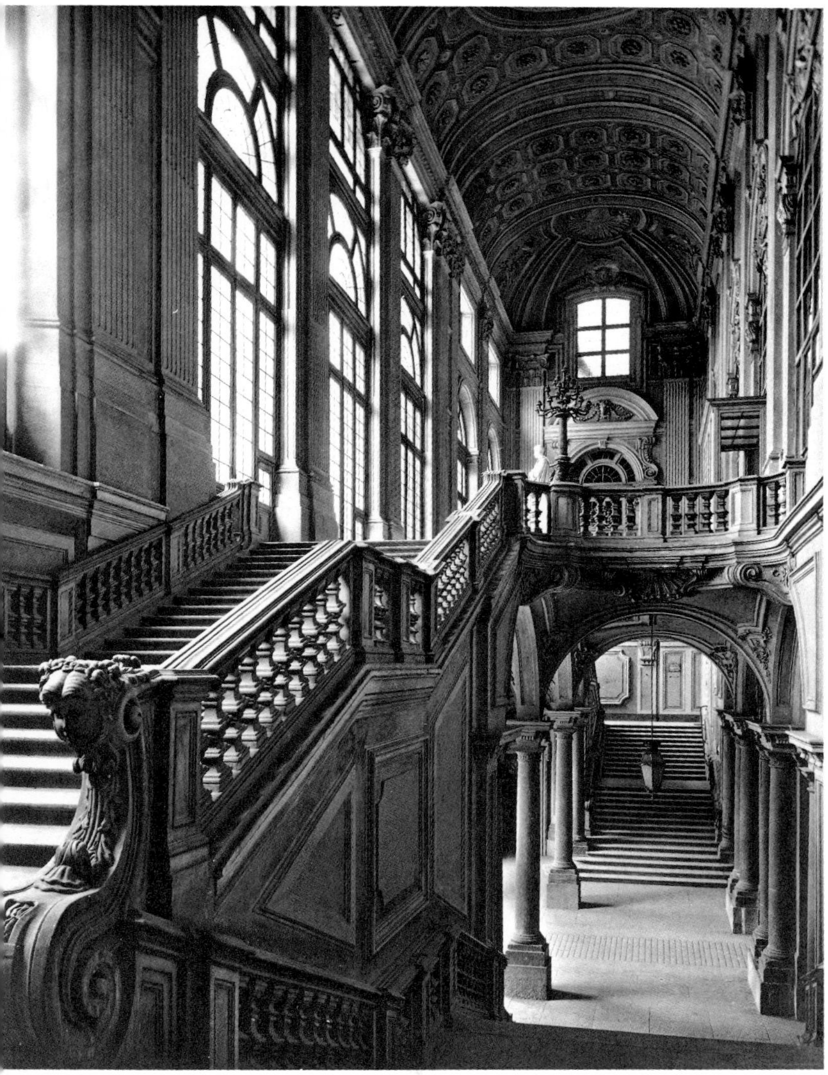

179 Turin: Treppenhaus des Palazzo Madama. 1718–1721.

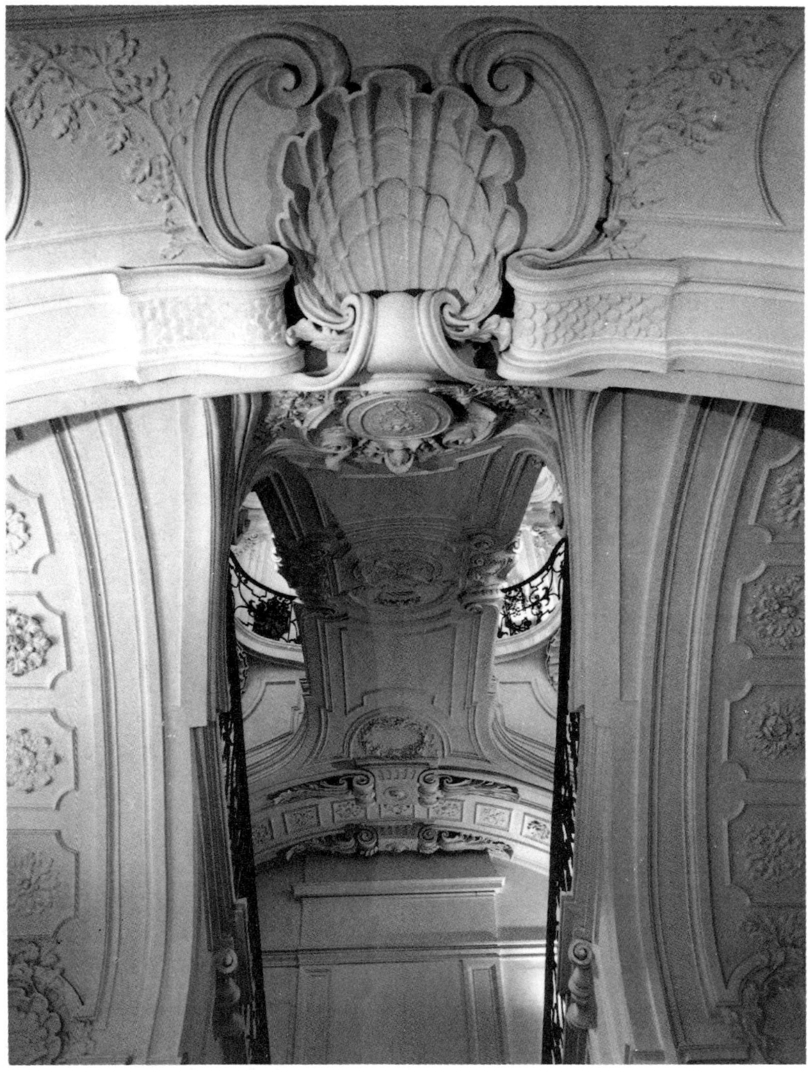

180 Turin: Scala delle Forbici. 1720. Palazzo Reale.

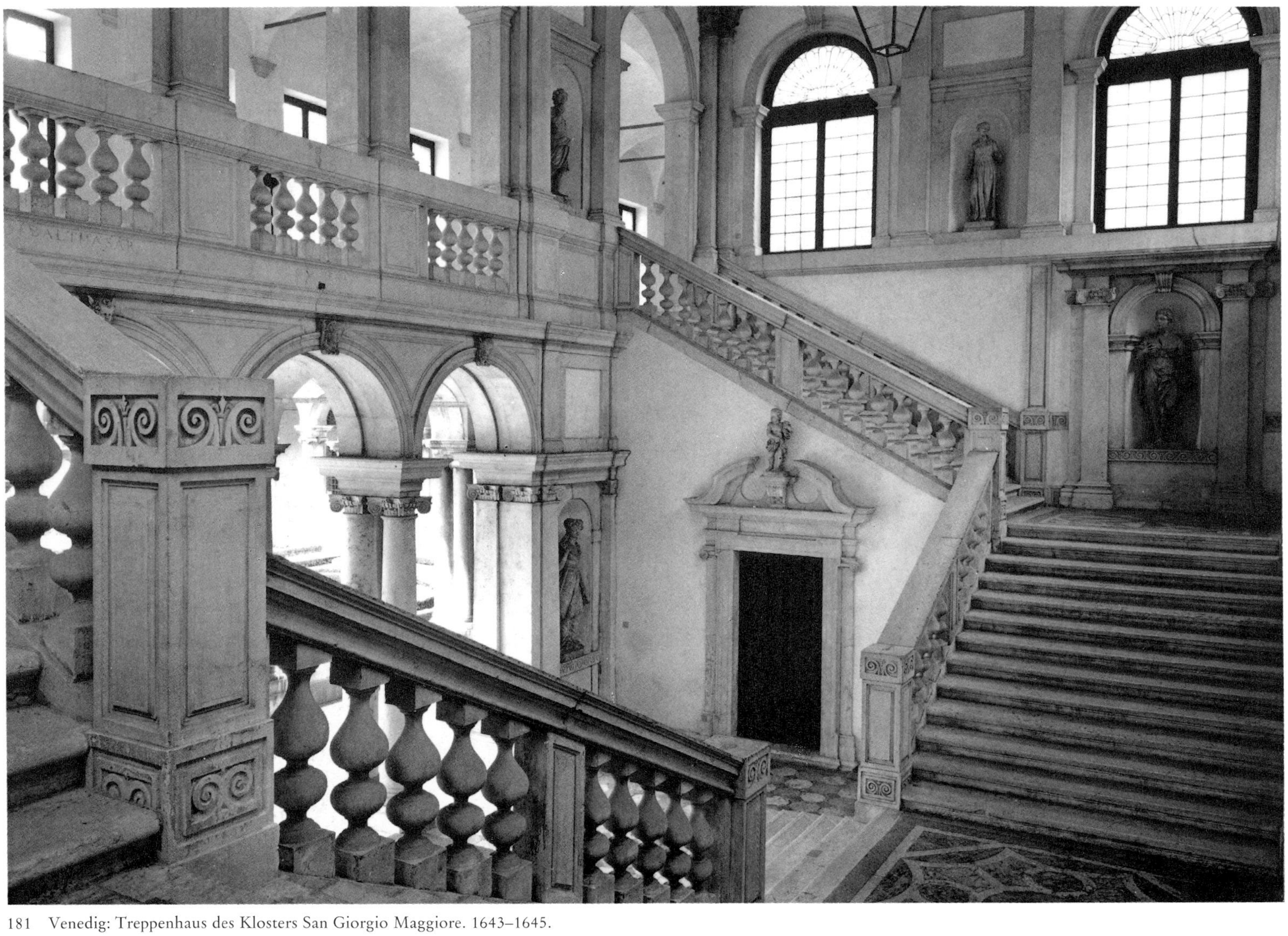

181 Venedig: Treppenhaus des Klosters San Giorgio Maggiore. 1643–1645.

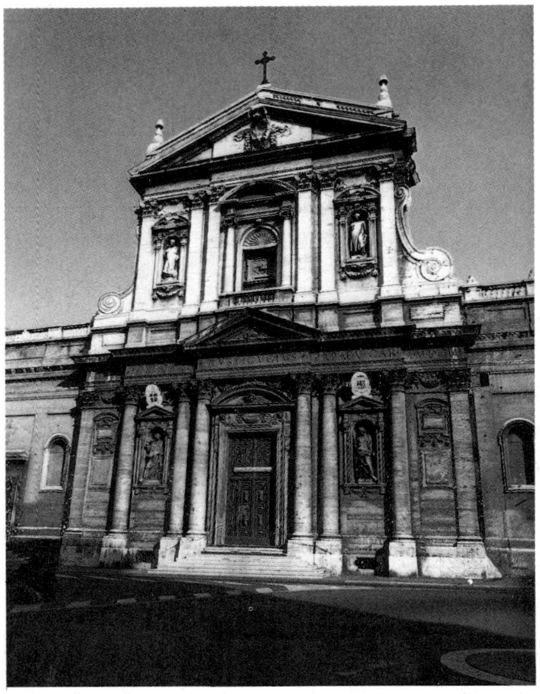

182 Rom: Fassade von Santa Susanna. 1603.

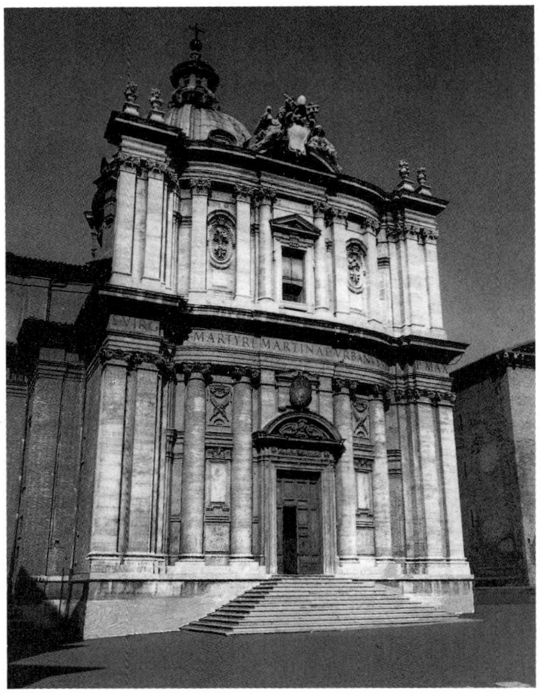

183 Rom: Fassade von SS. Luca e Martina. 1635–1650.

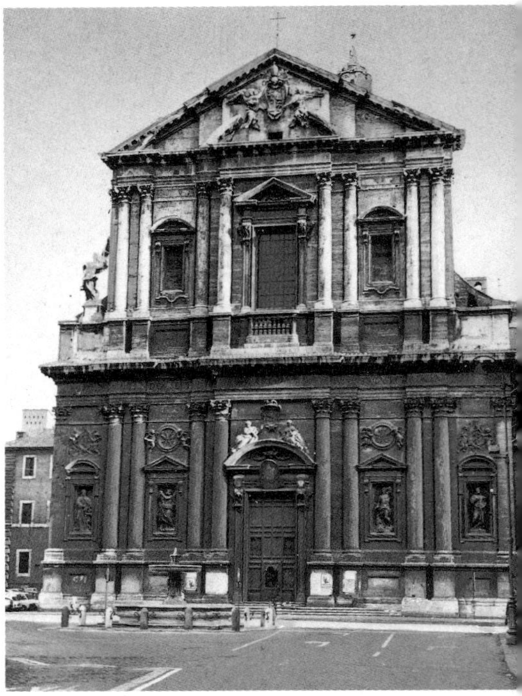

184 Rom: Fassade von Sant'Andrea della Valle. 1624–1665.

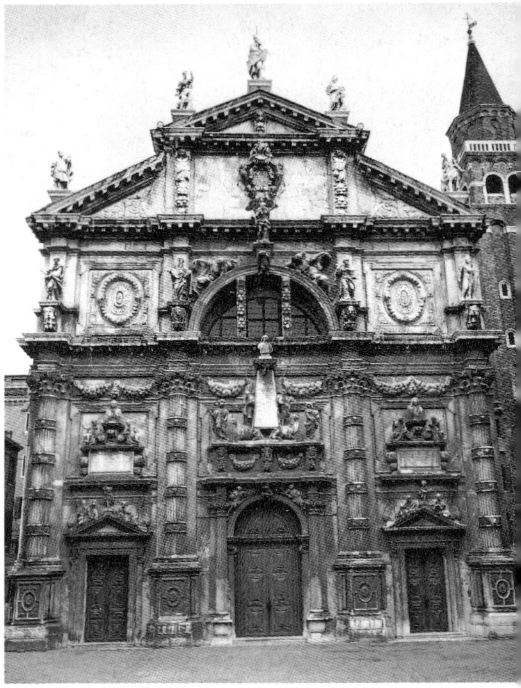

185 Venedig: Fassade von San Moïsè. 1668.

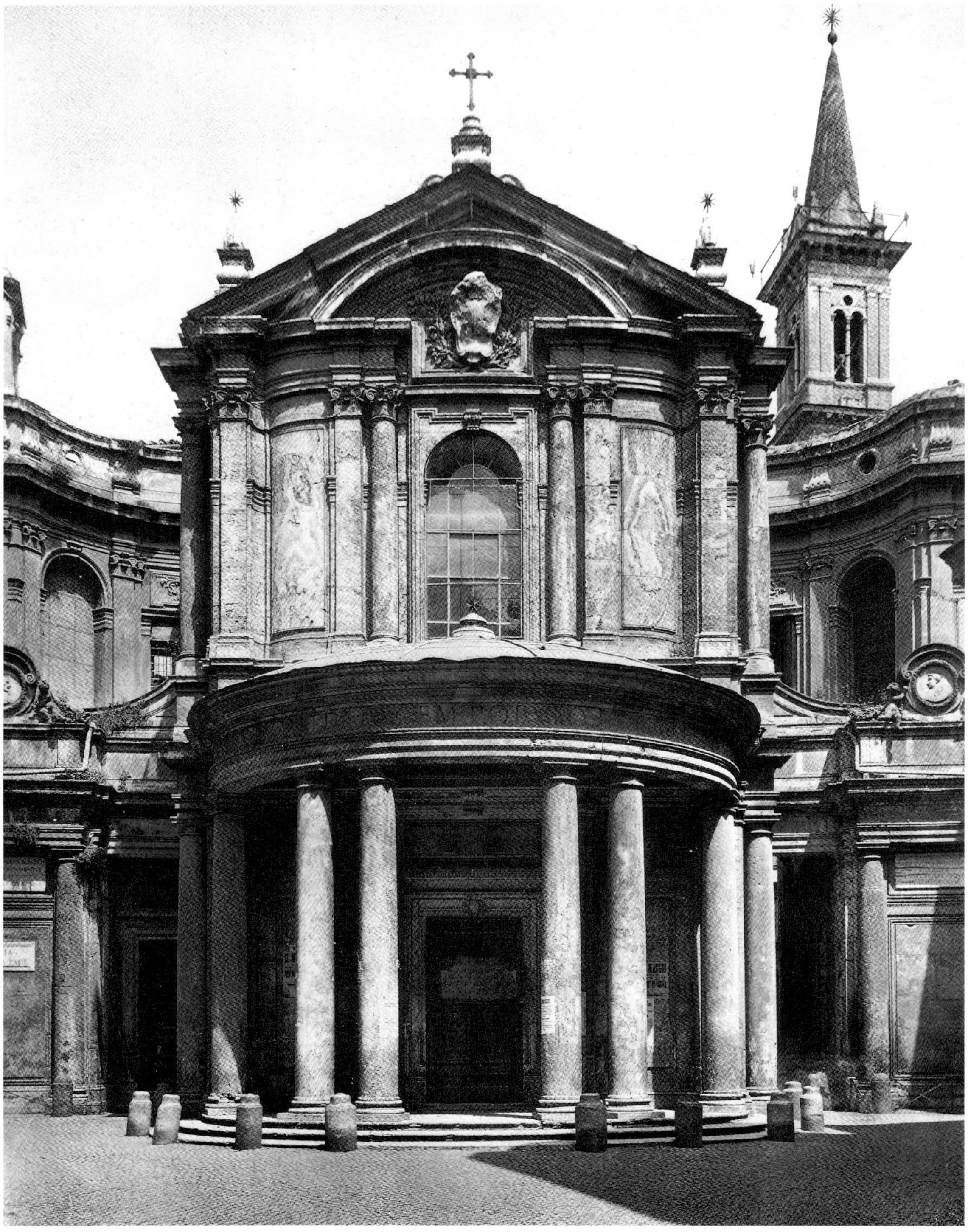

186 Rom: Fassade von Santa Maria della Pace. 1656–1657.

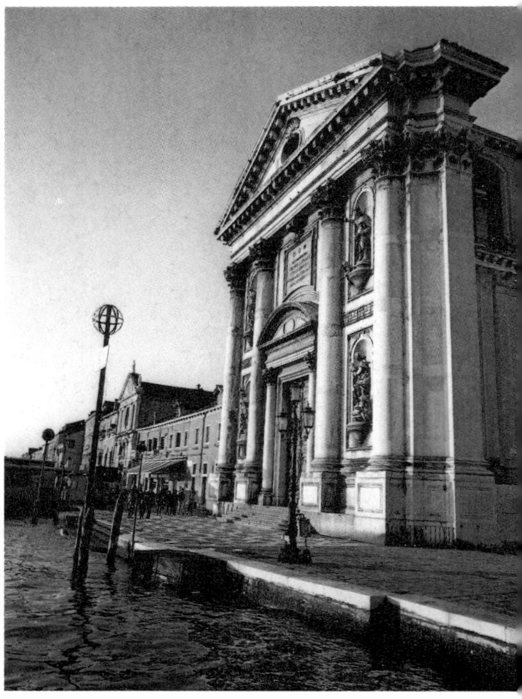

187 Venedig: Fassade der Gesuati-Kirche. 1725–1736.

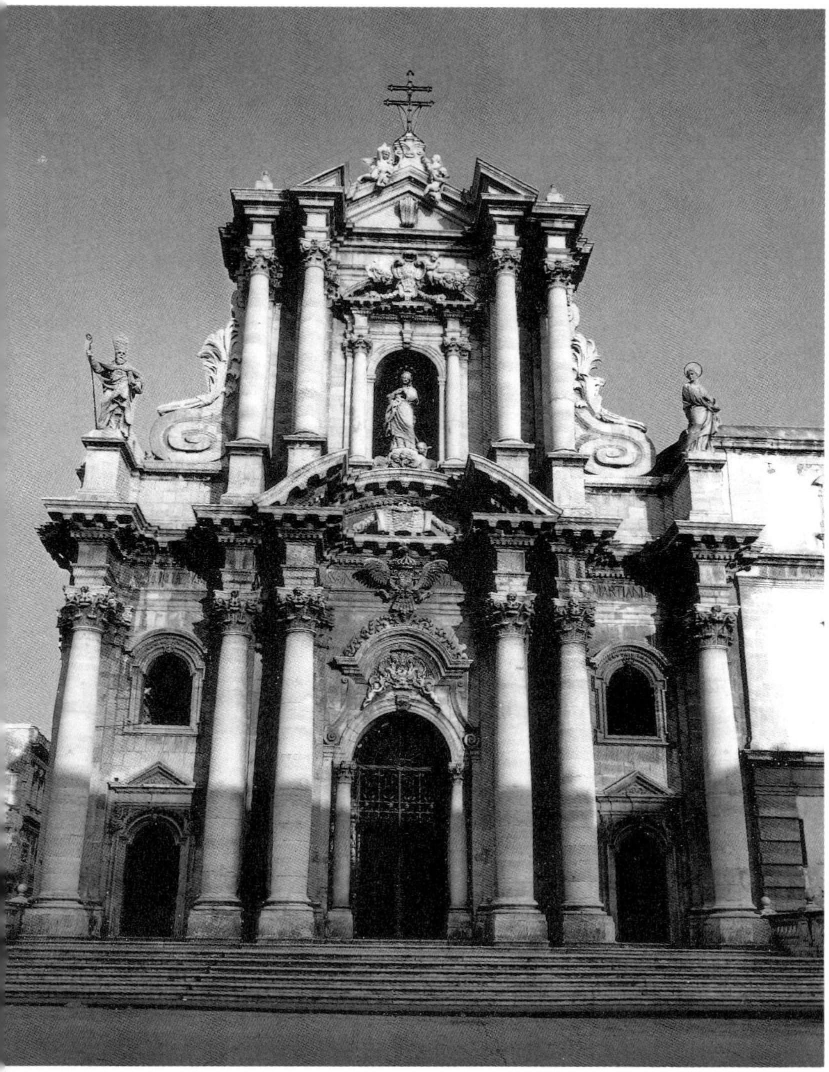

188 Syrakus: Fassade des Doms. 1728.

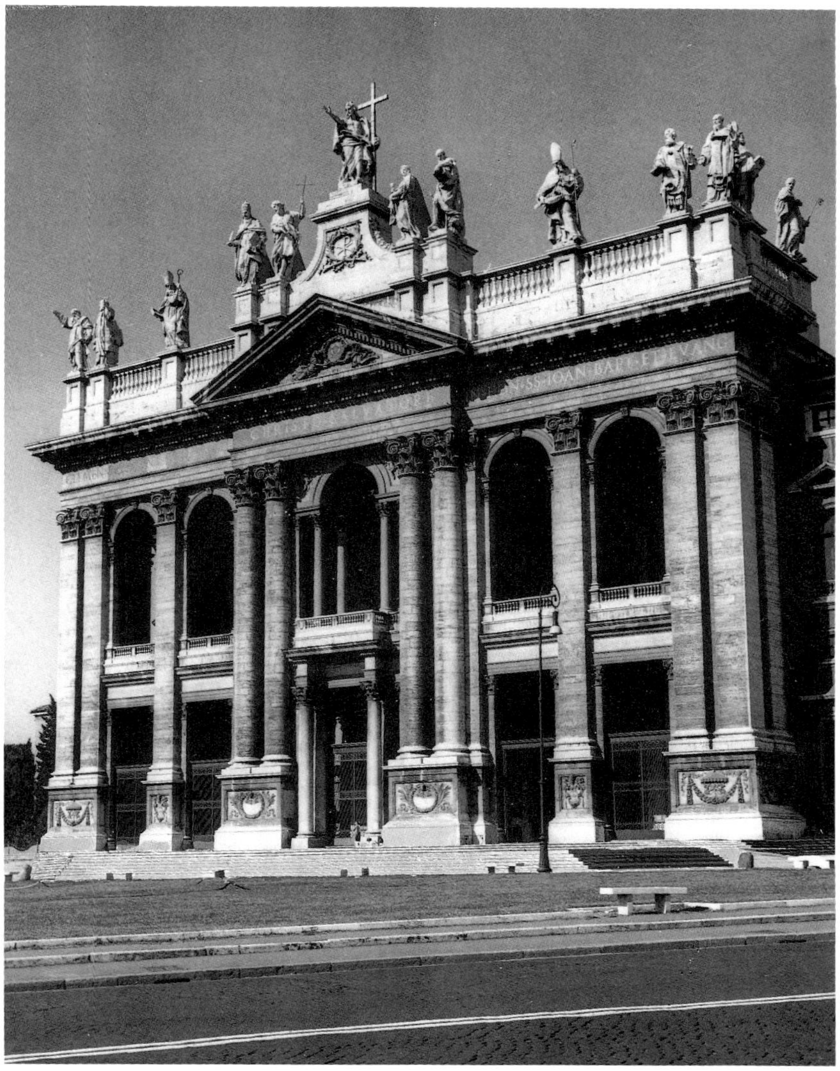

189 Rom: Fassade von San Giovanni in Laterano. 1732–1735.

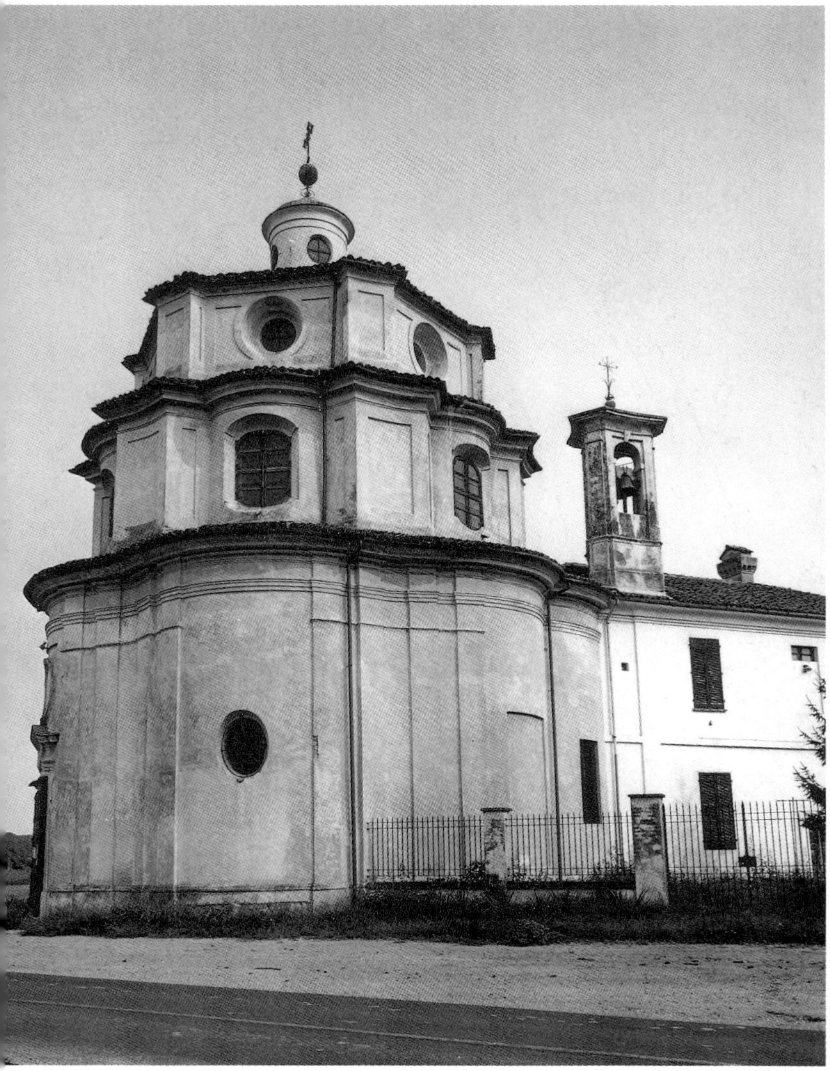

190 Turin: Chor des Sanktuariums von Vallinotto bei Turin. 1738–1739.

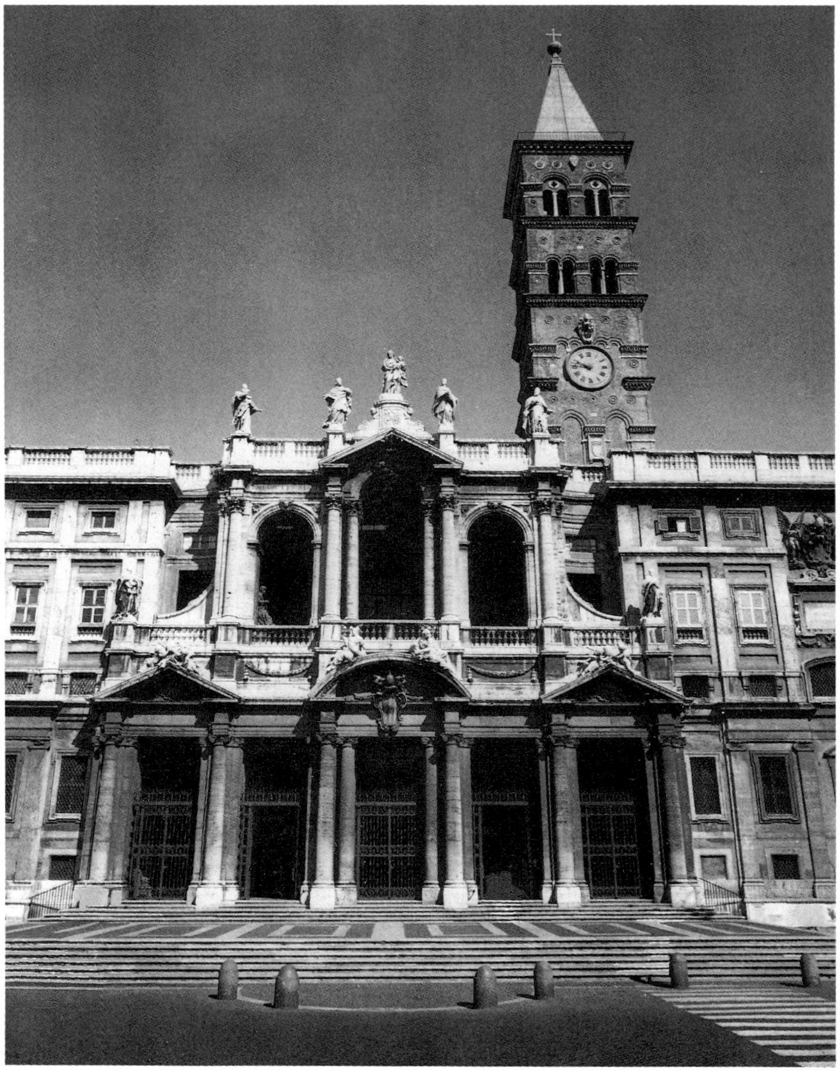

191 Rom: Fassade von Santa Maria Maggiore. 1741–1743.

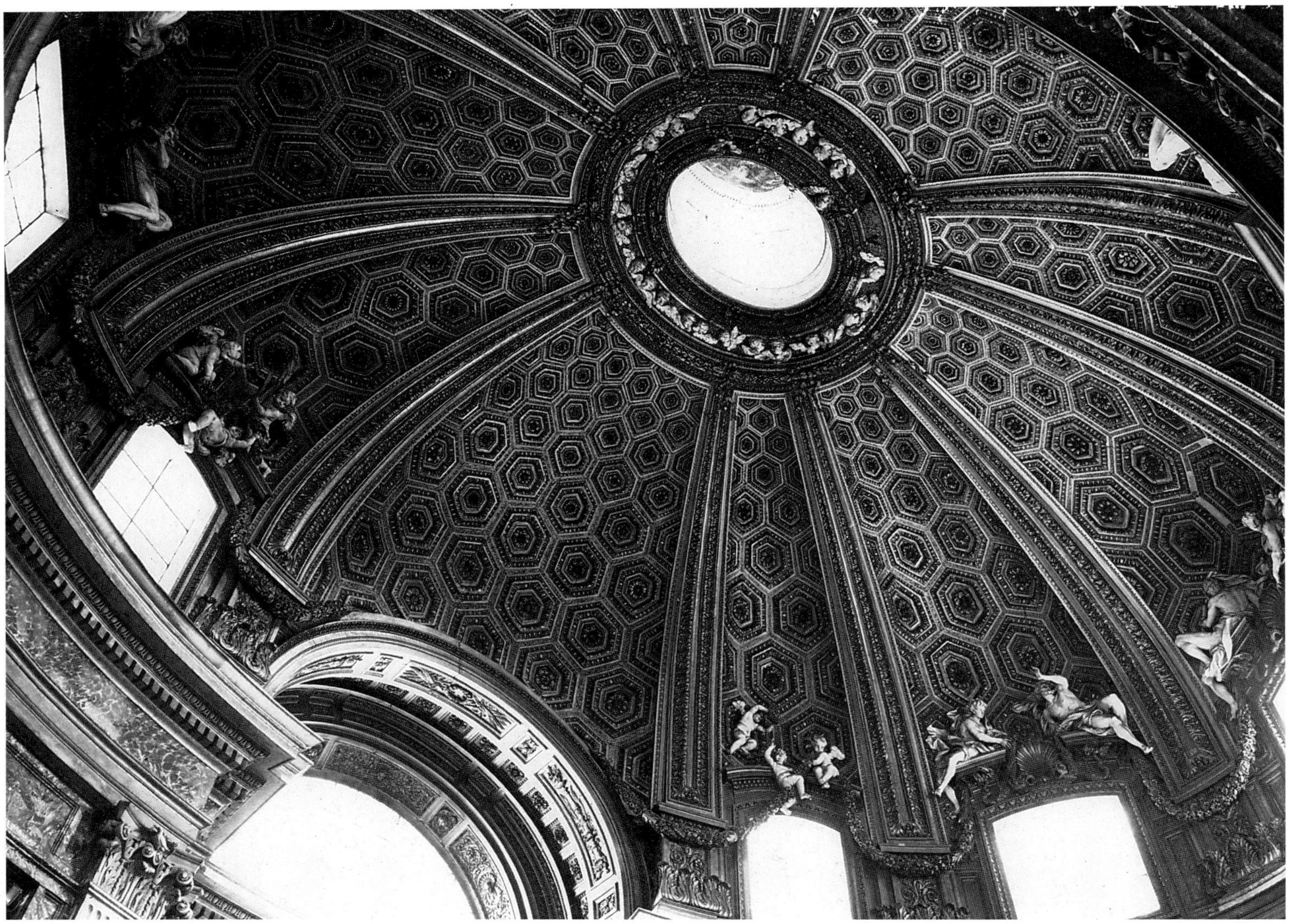

192 Rom: Kuppel von Sant'Andrea al Quirinale. 1658–1670.

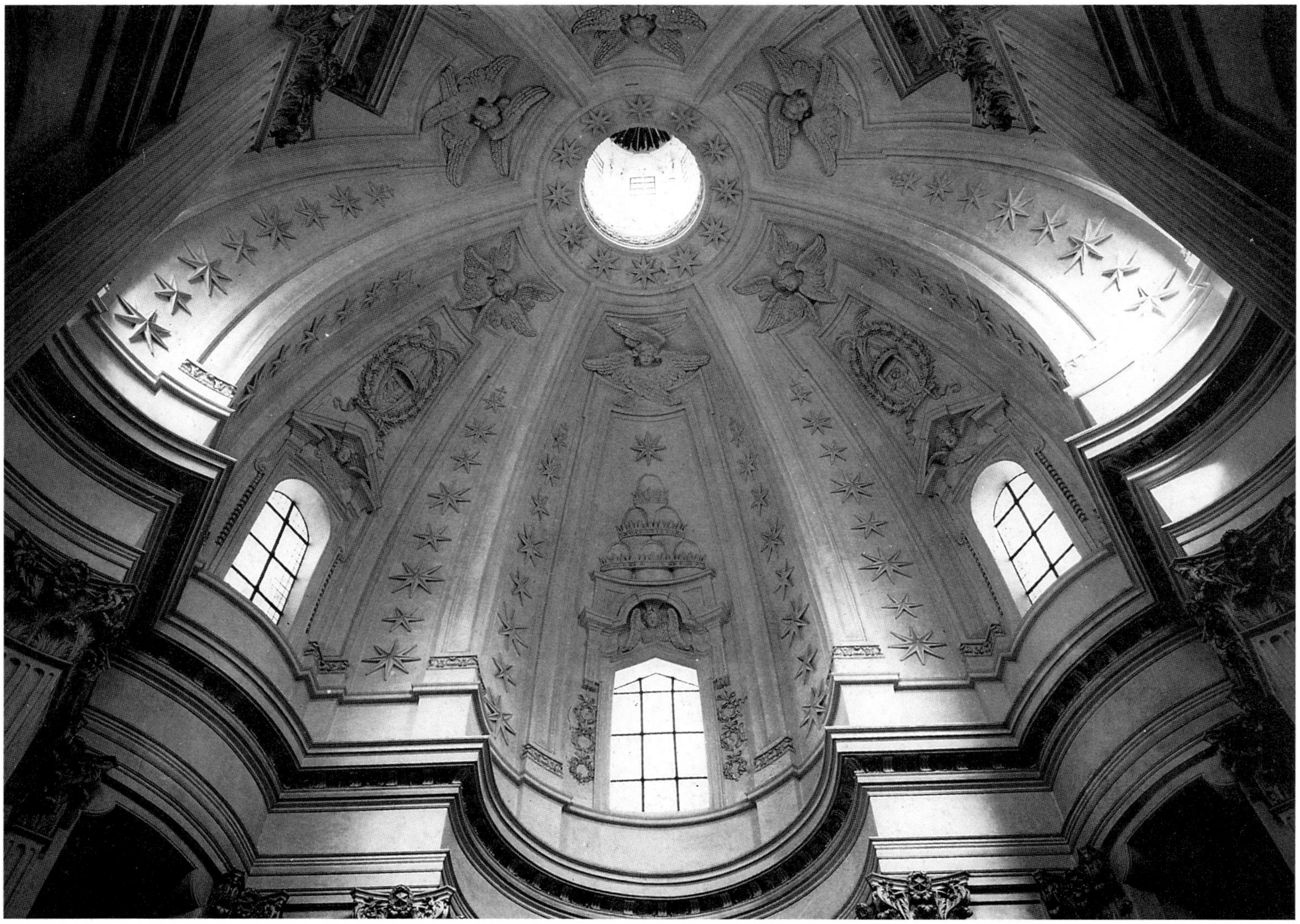

193 Rom: Kuppel von Sant'Ivo alla Sapienza. 1643–1660.

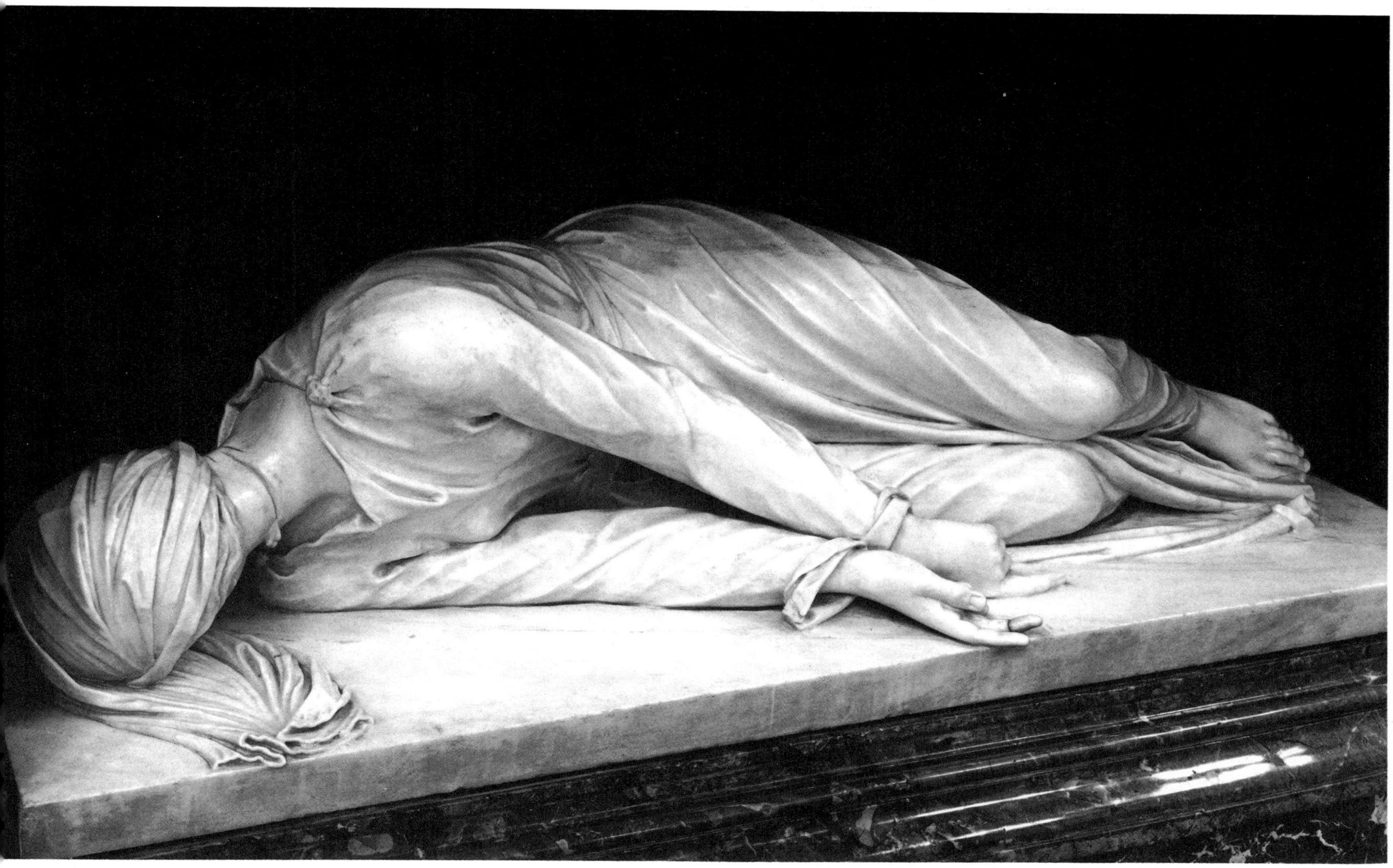

194 Stefano Maderno: Die heilige Cäcilia. Marmor. 1600.

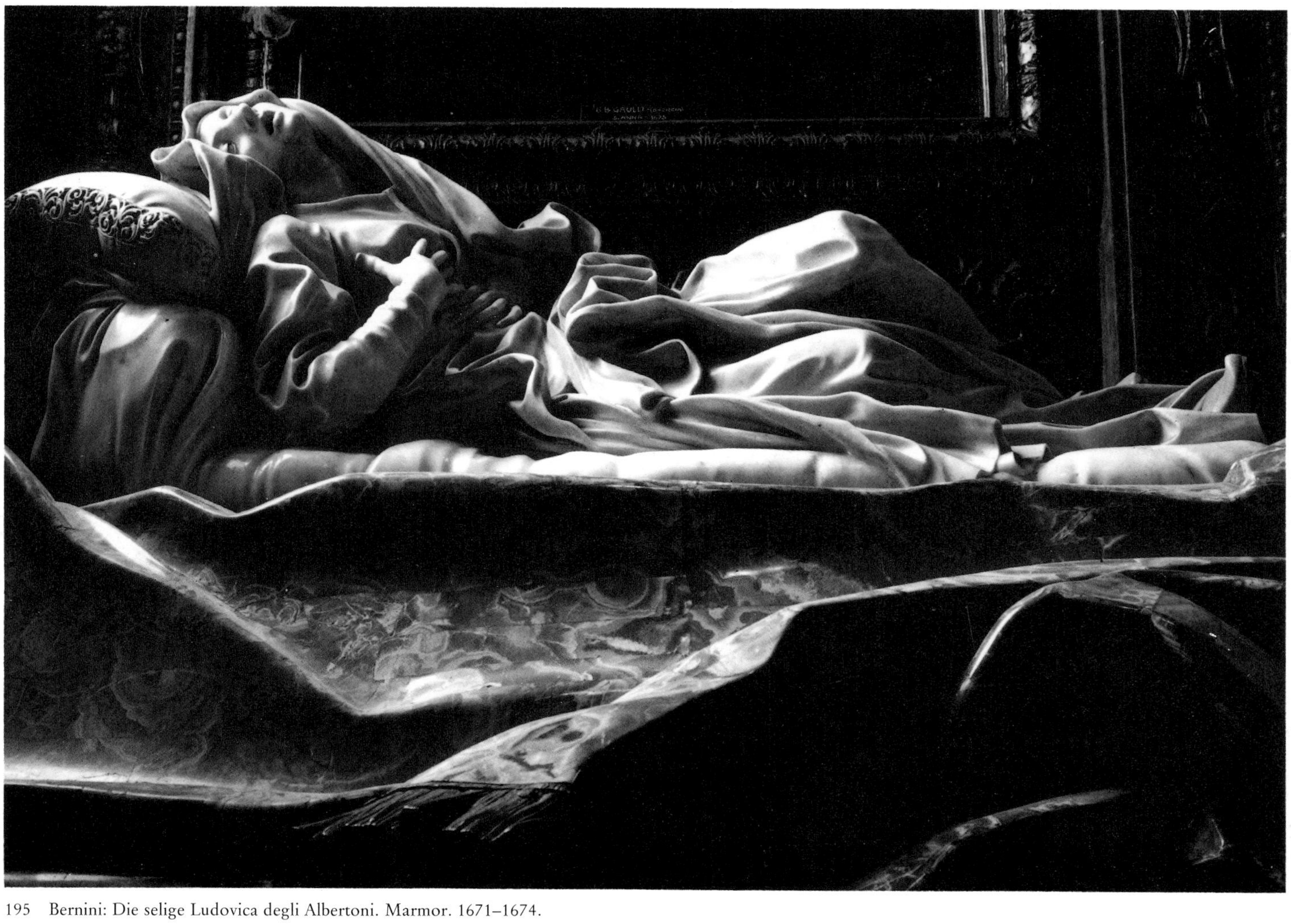

195 Bernini: Die selige Ludovica degli Albertoni. Marmor. 1671–1674.

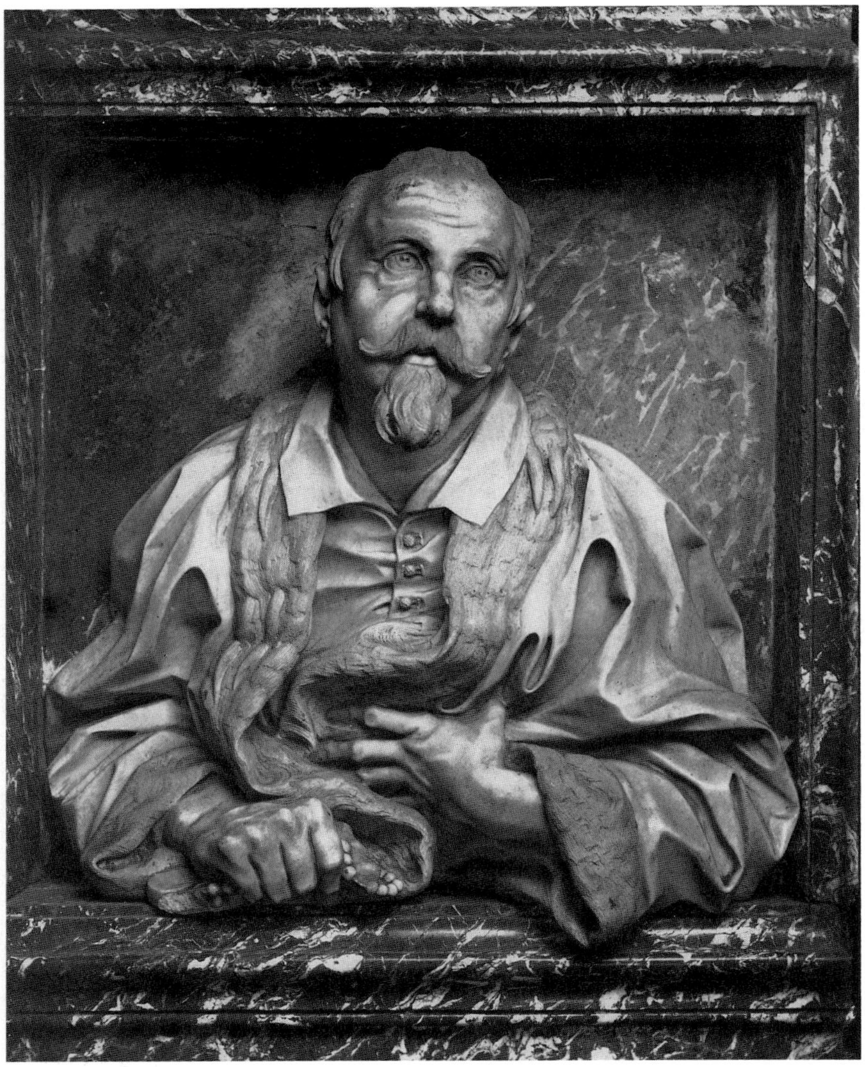

196 Bernini: Der päpstliche Leibarzt Gabriele Fonseca. Marmor. 1668–1675.

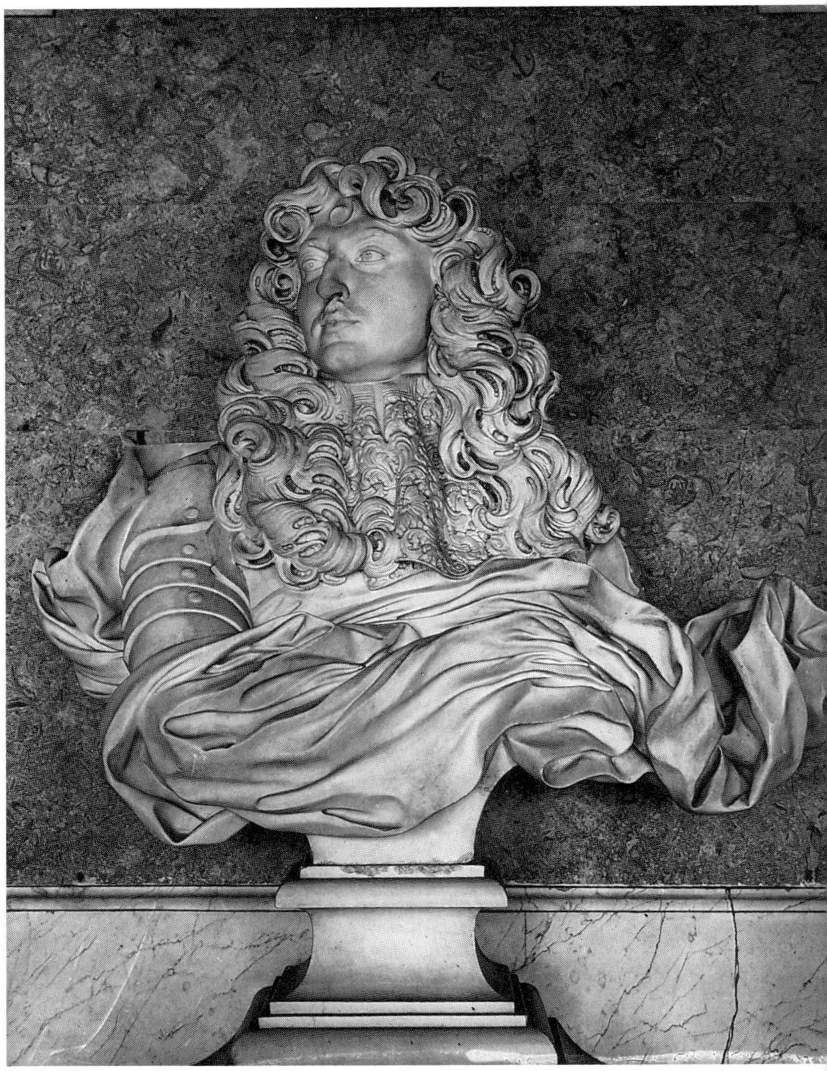

197 Bernini: Ludwig XIV. Marmor. Höhe 80 cm. 1665.

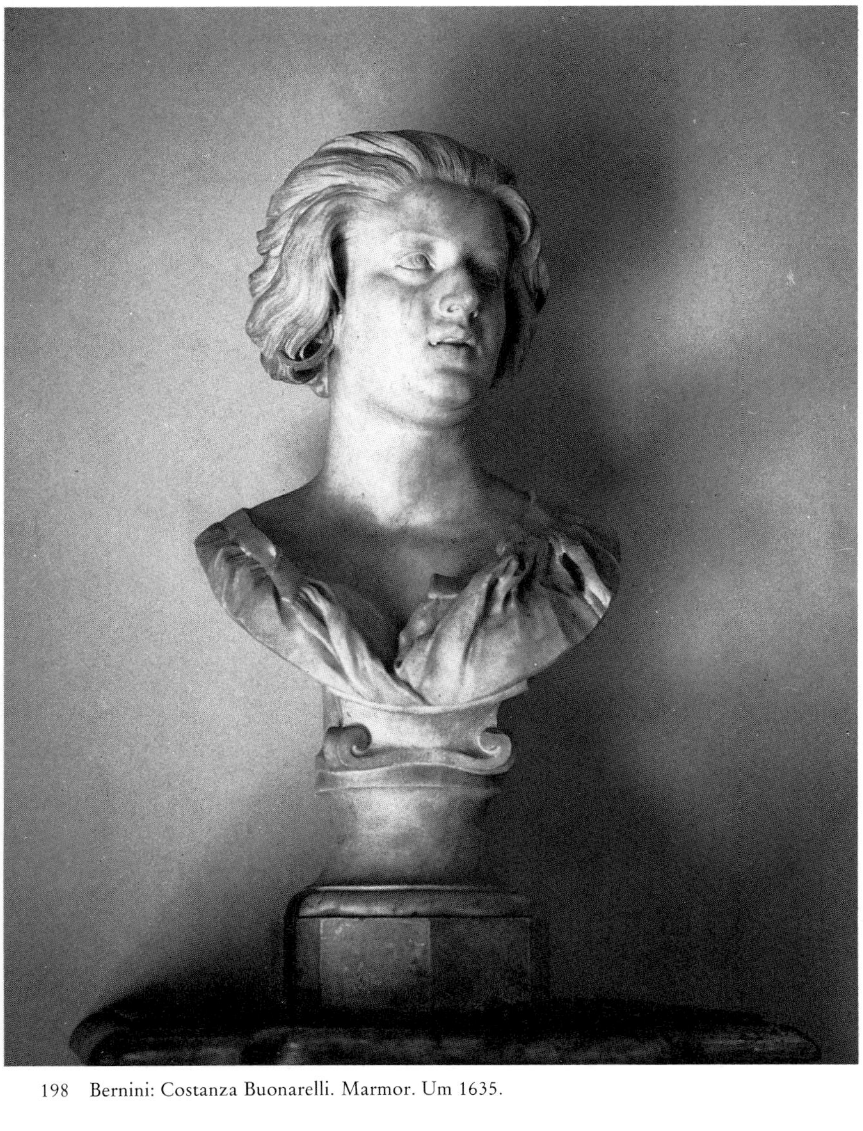

198 Bernini: Costanza Buonarelli. Marmor. Um 1635.

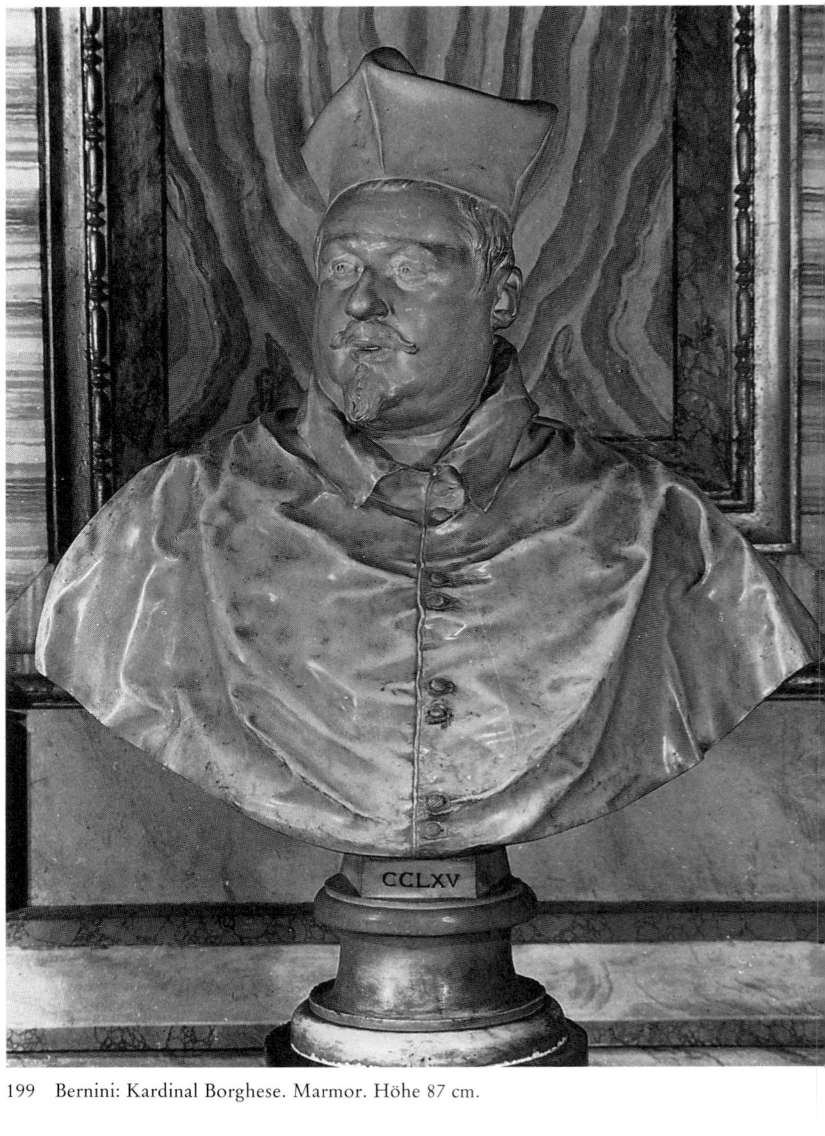


199 Bernini: Kardinal Borghese. Marmor. Höhe 87 cm.

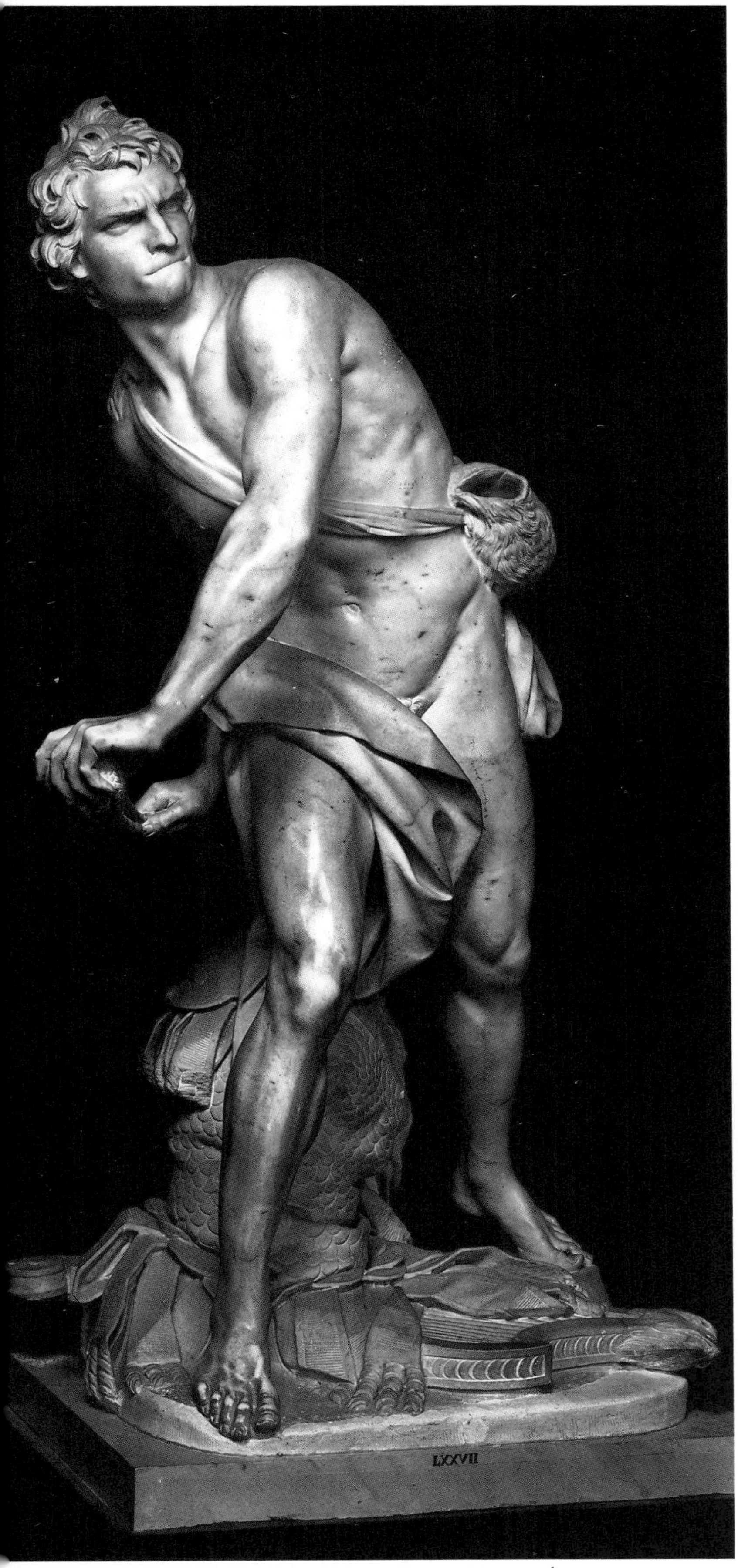


200 Bernini: David. Marmor. 1623.

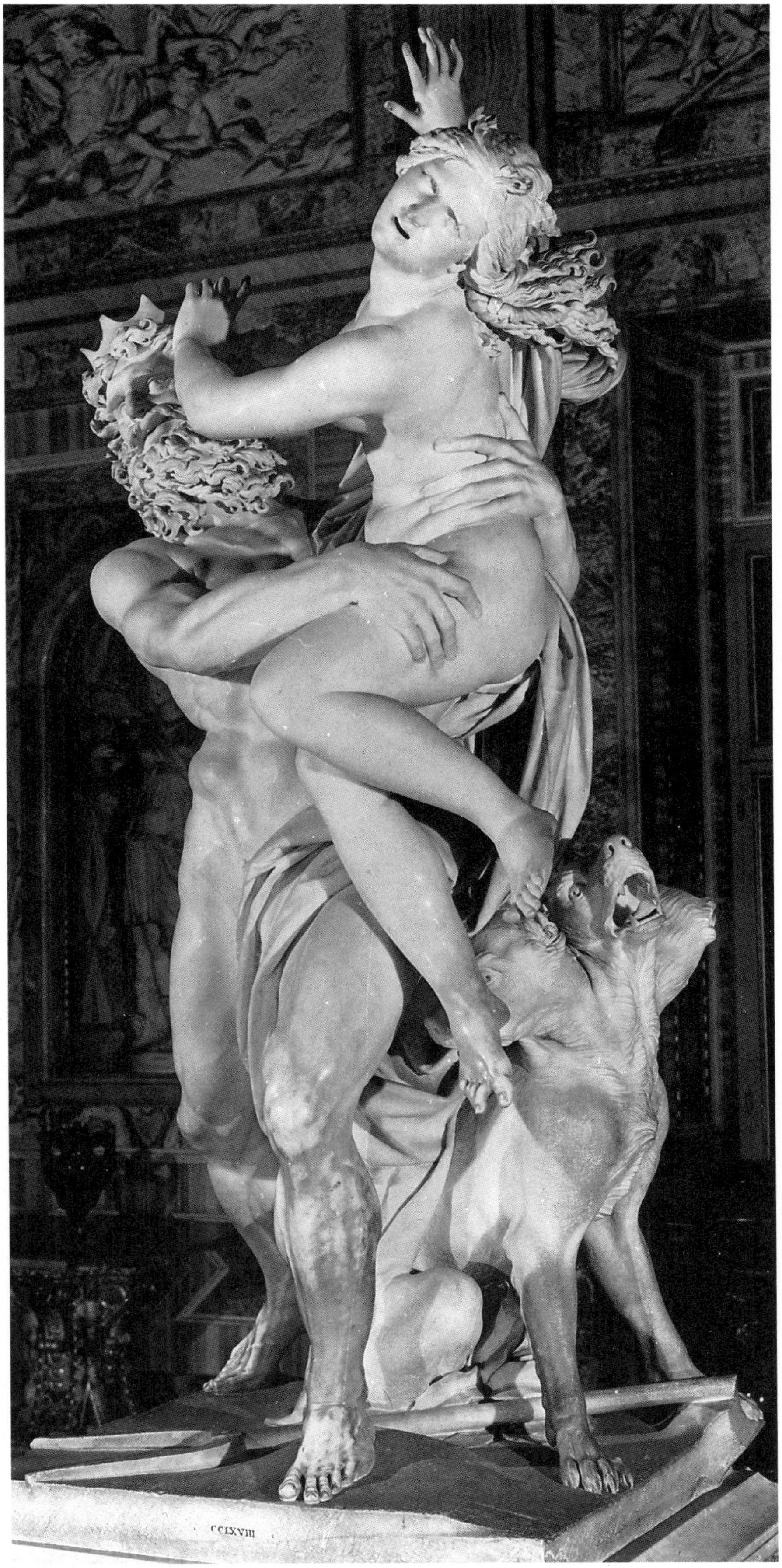

201 Bernini: Der Raub der Proserpina. Marmor. 1621–1622.

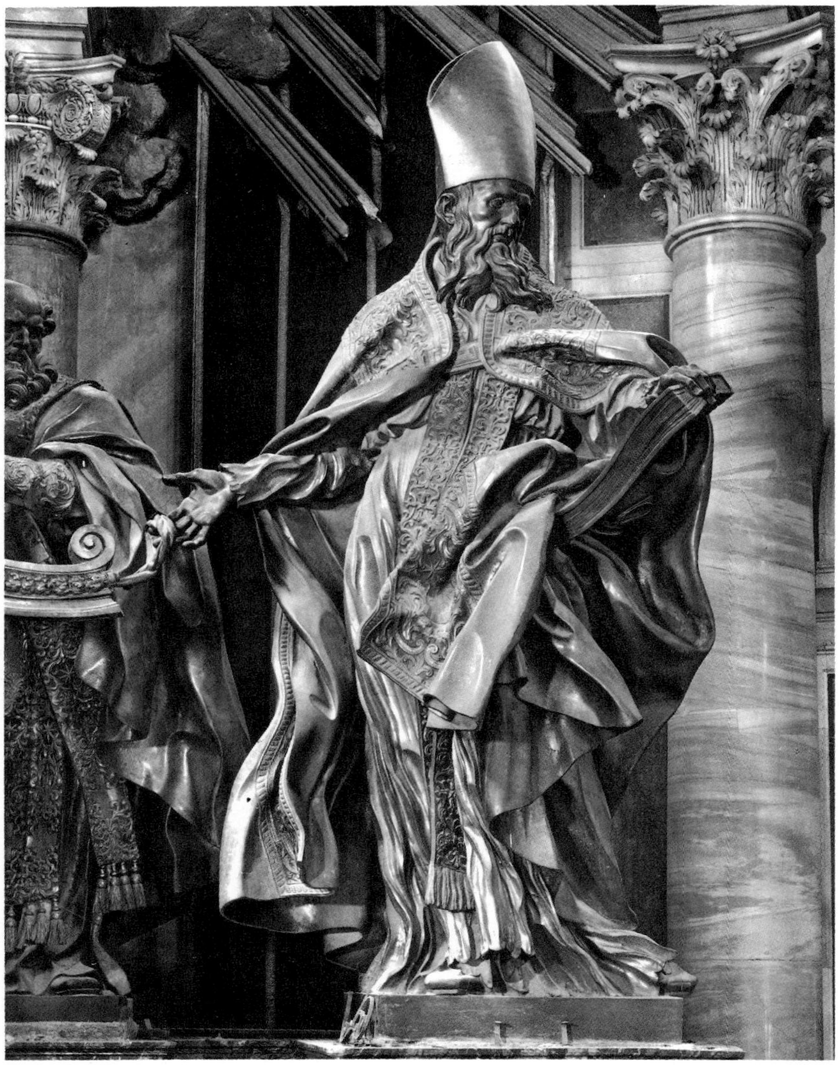

202 Bernini: Der hl. Augustinus. 1656–1665.

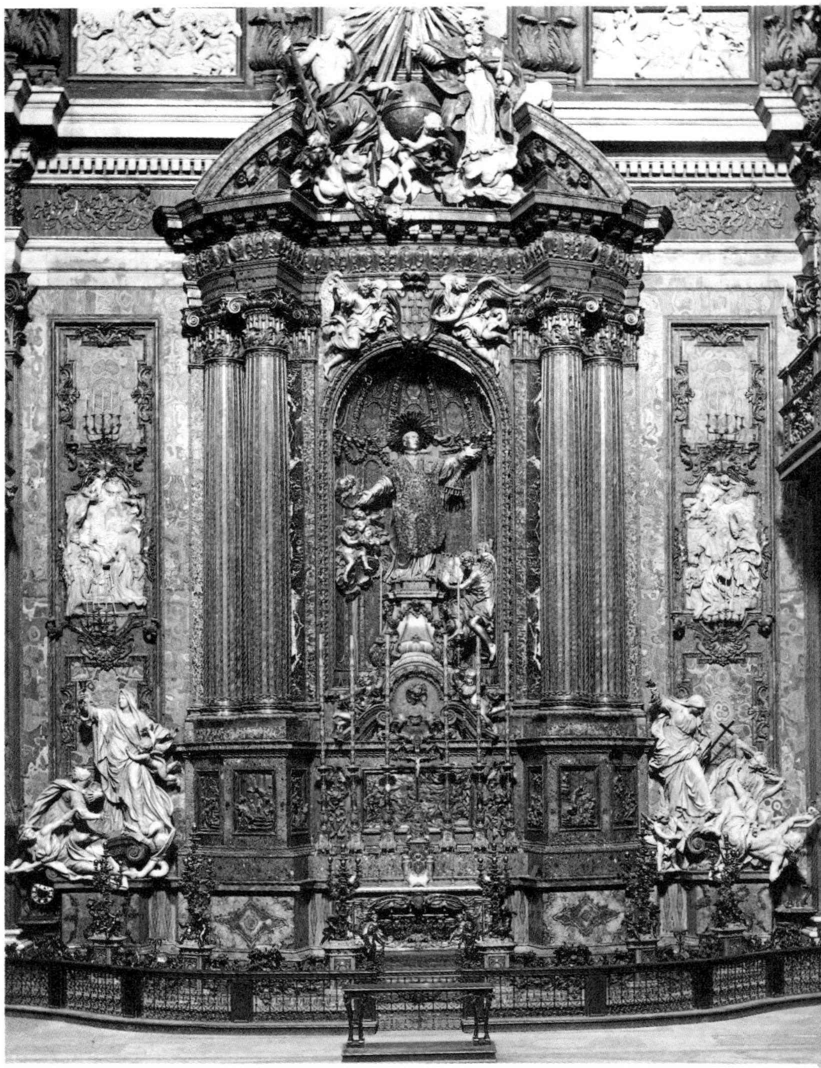

203 Andrea Pozzo: Altar des hl. Ignatius. 1695–1699.

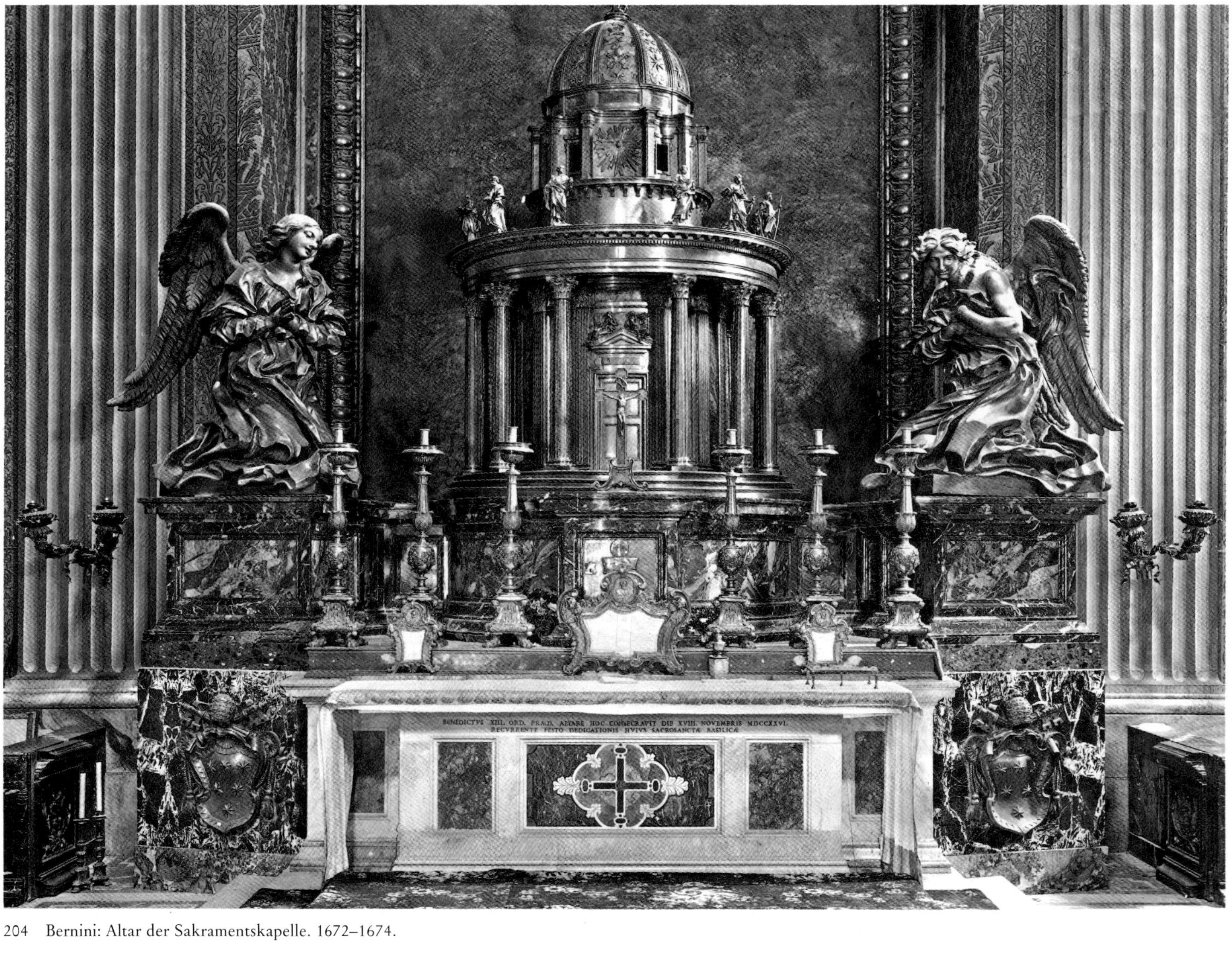

204 Bernini: Altar der Sakramentskapelle. 1672–1674.

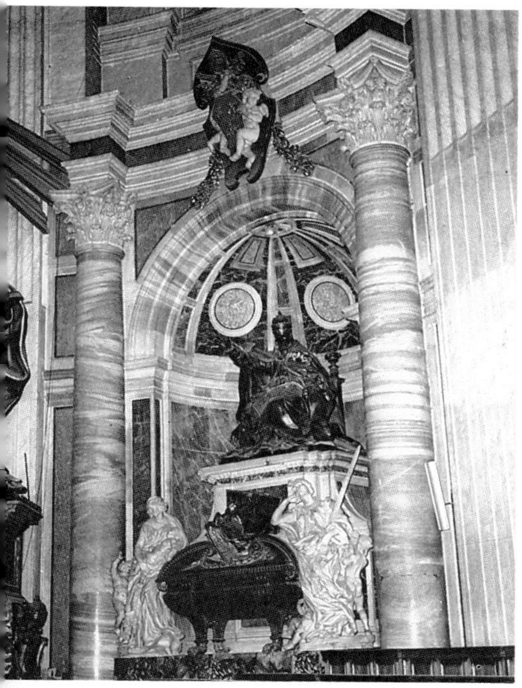

205 Bernini: Grabmal Urbans VIII. 1628–1647.

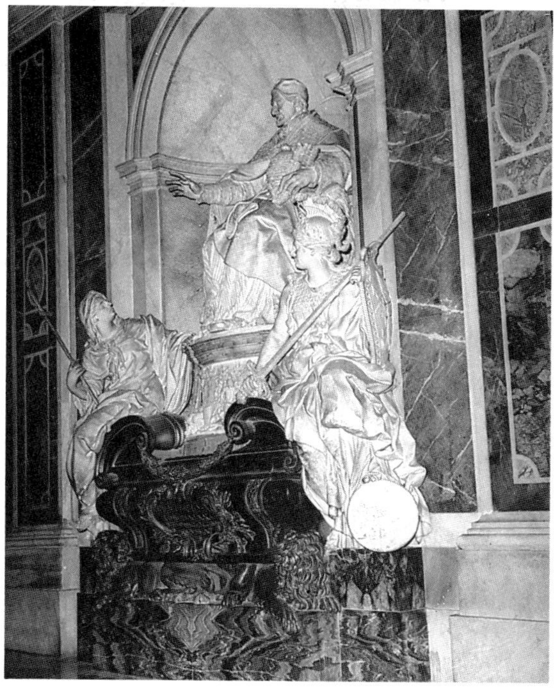

206 Pierre-Étienne Monnot: Grabmal Innozenz' X. 1697–1704.

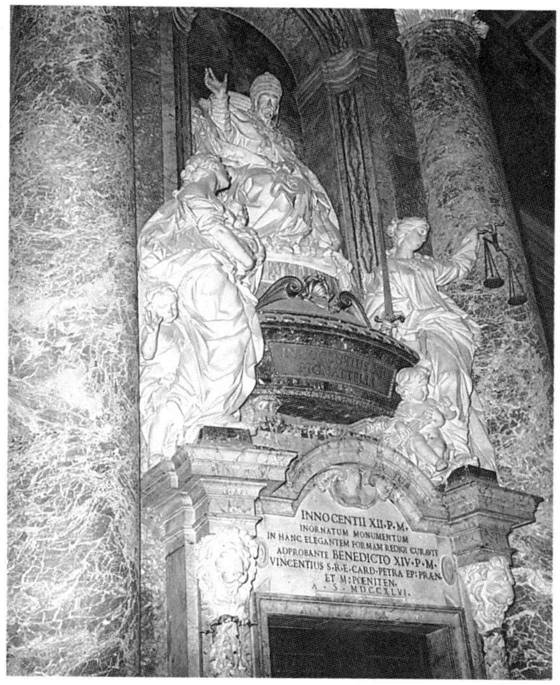
INNOCENTII XII·P·M·
INORNATUM MONUMENTUM
IN HANC ELEGANTEM FORMAM REDIGI CURAVIT
ADPROBANTE BENEDICTO XIV·P·M·
VINCENTIUS S·R·E·CARD·PETRA EP: PRÆN.
ET M: POENITEN.
A·S·MDCCXLVI.

207 Filippo della Valle: Grabmal Innozenz' XII. 1746.

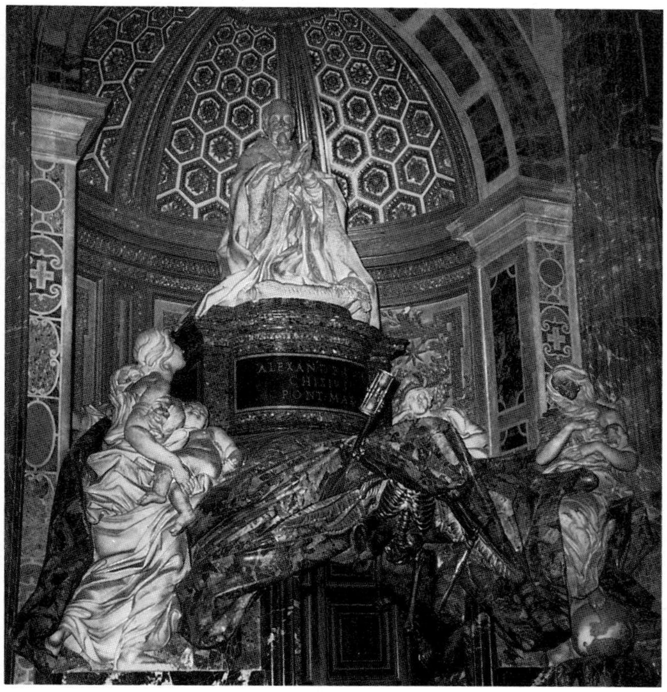

208 Bernini: Grabmal Alexanders VII. 1671–1678.

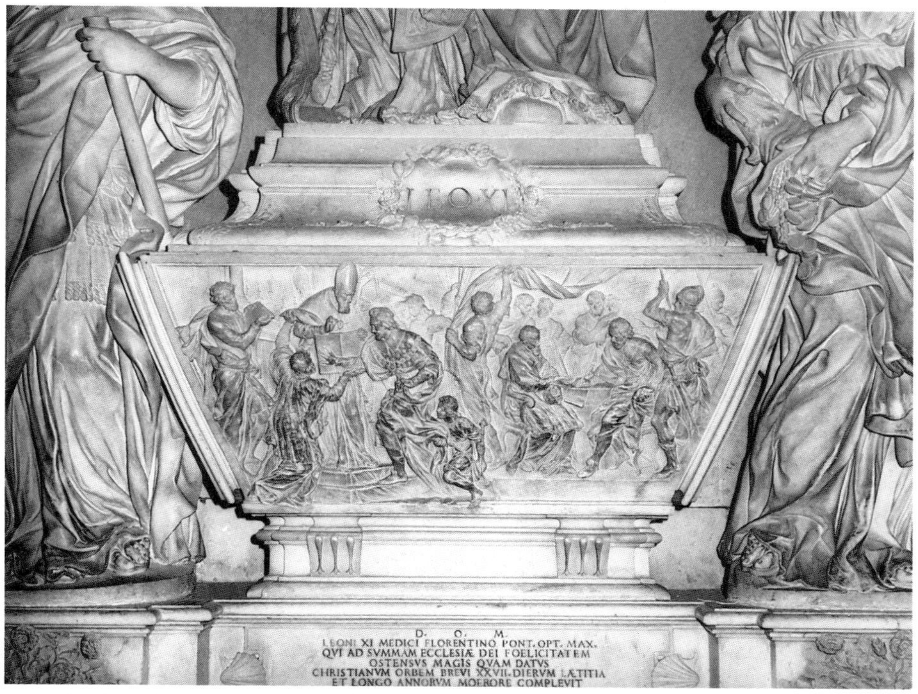
D. O. M.
LEONI XI MEDICI FLORENTINO PONT. OPT. MAX.
QVI AD SVMMAM ECCLESIÆ DEI FOELICITATEM
OSTENSVS MAGIS QVAM DATVS
CHRISTIANVM ORBEM BREVI XXVII. DIERVM LÆTITIA
ET LONGO ANNORVM MOERORE COMPLEVIT

209 Algardi: Grabmal Leos XI. 1634–1644.

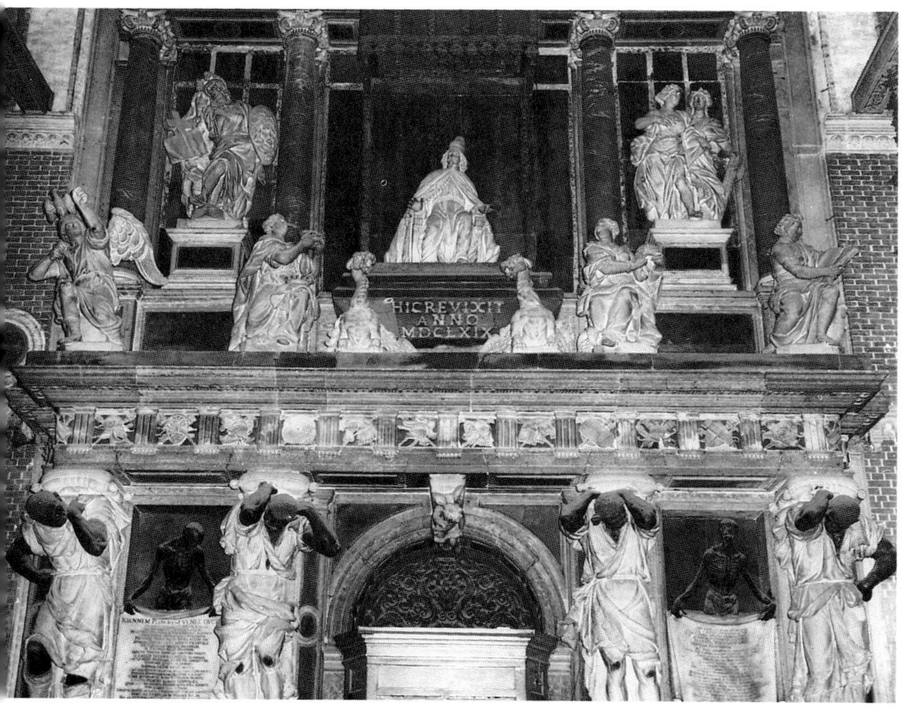
HIC REVIXIT
ANNO
MDCLXIX

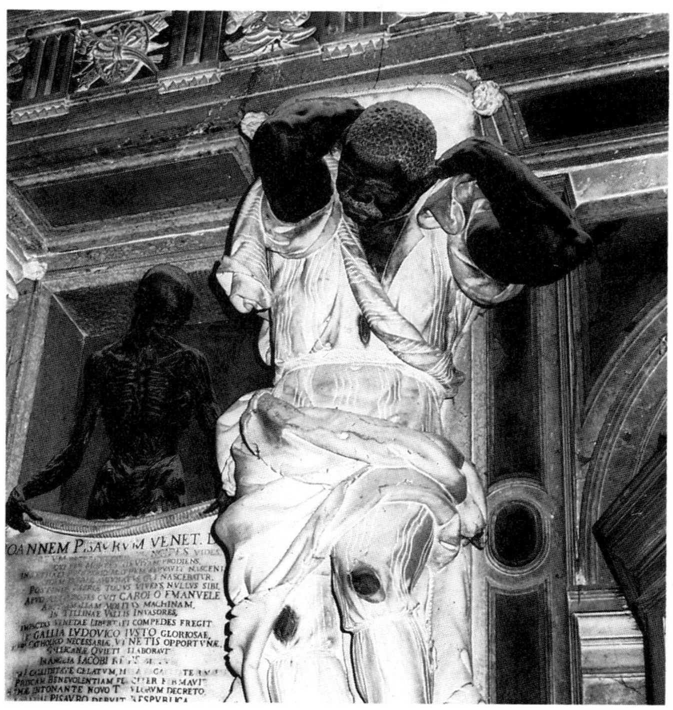

210–211 Melchior Barthel und Bernardo Falcone: Grabmal des Dogen Giovanni Pesaro. 1669.

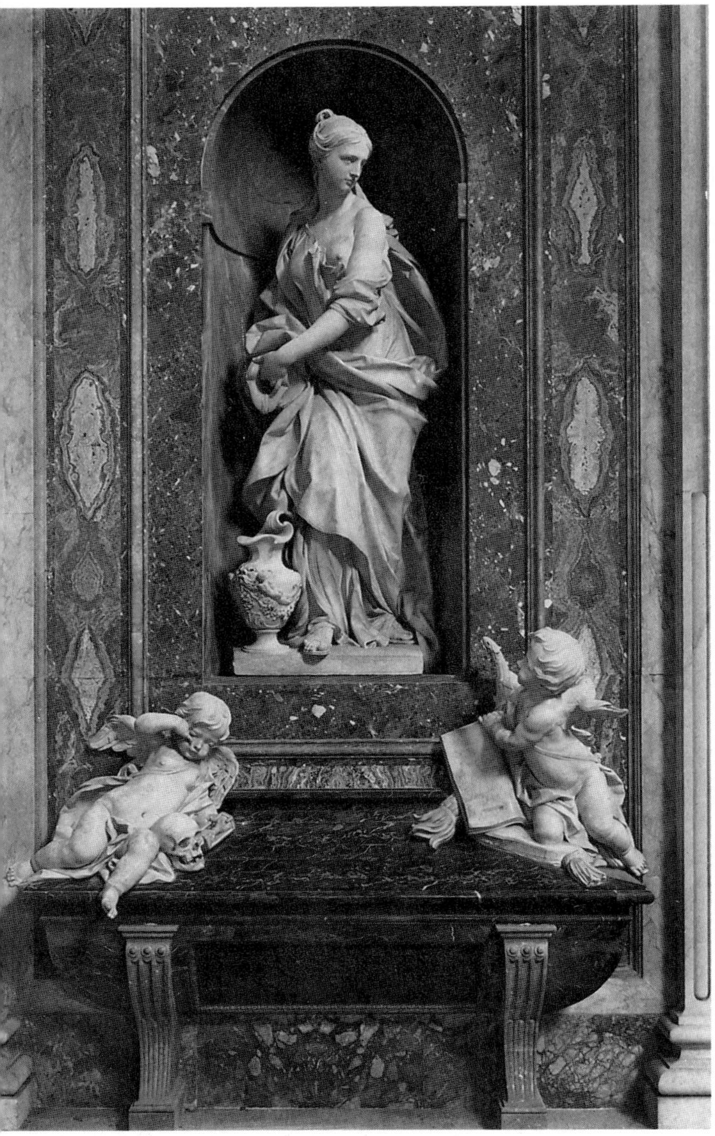

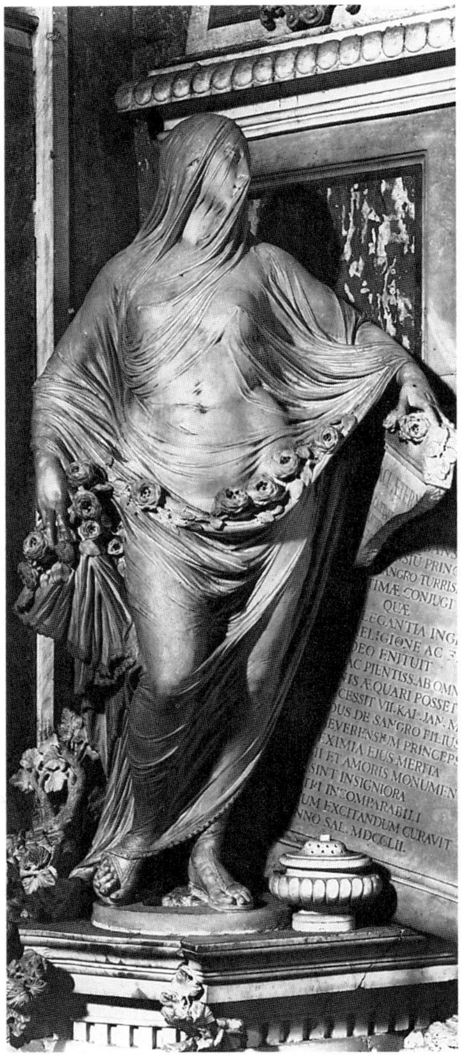

213 Antonio Corradini: Die Bescheidenheit. 1749–1766.

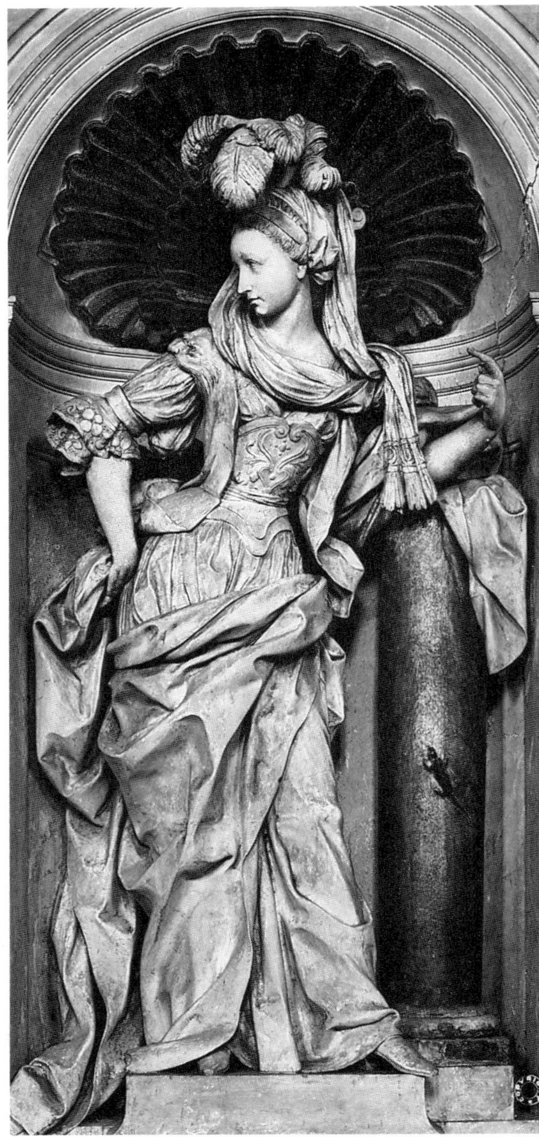

212 Filippo Della Valle: Die Mäßigkeit. Um 1735.

214 Giacomo Serpotta: Die Hochherzigkeit. 1714–1717.

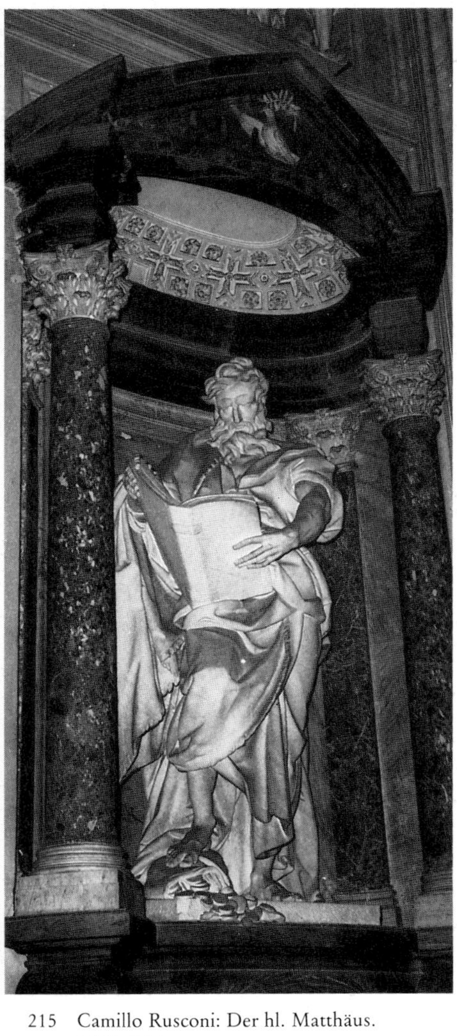

215 Camillo Rusconi: Der hl. Matthäus. 1713–1715.

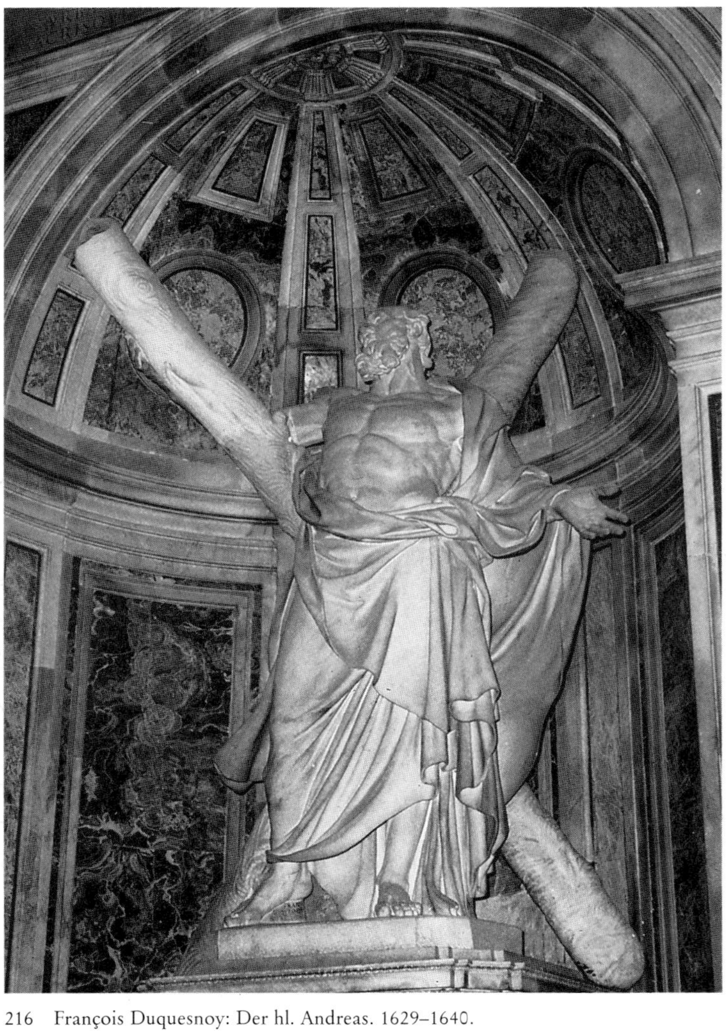

216 François Duquesnoy: Der hl. Andreas. 1629–1640.

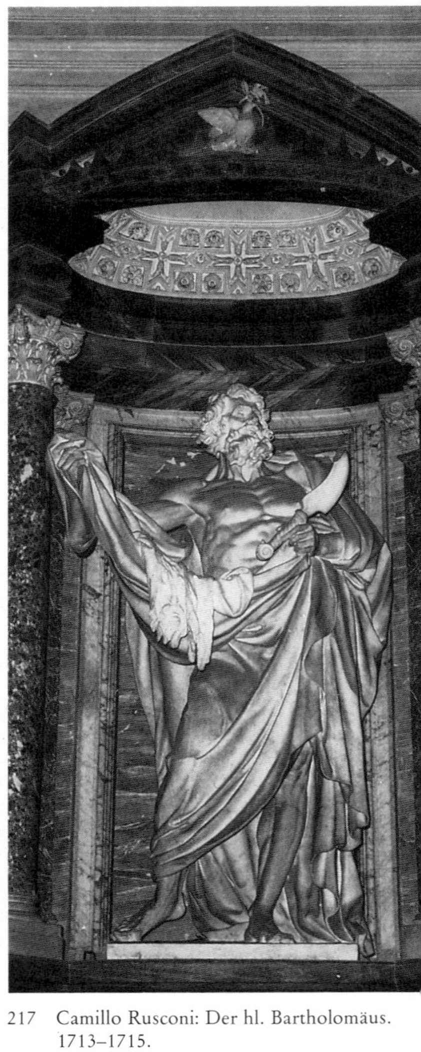

217 Camillo Rusconi: Der hl. Bartholomäus. 1713–1715.

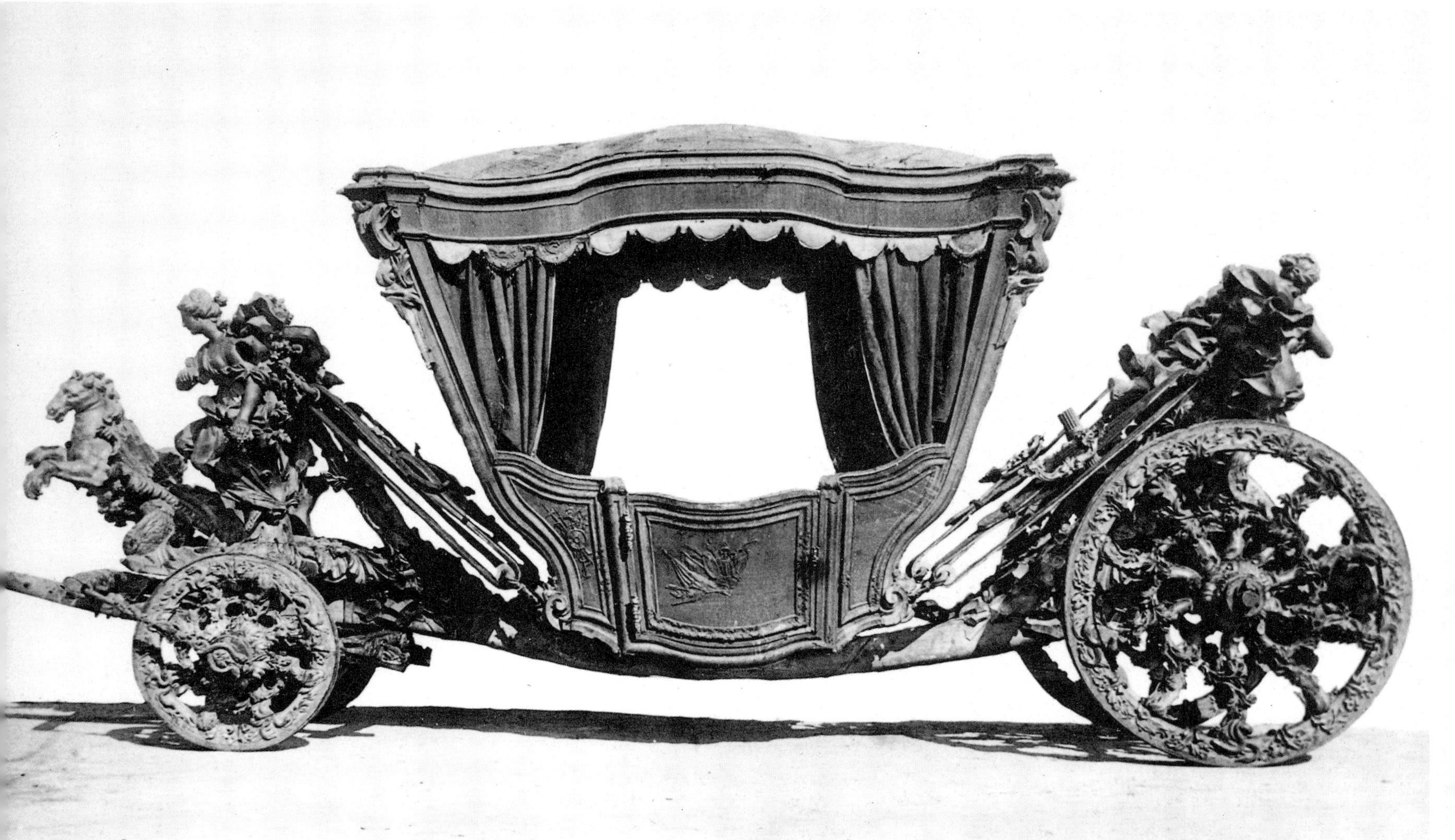

218–220 Ansichten einer Prunkkarosse des Marquis de Fontes. 1716.

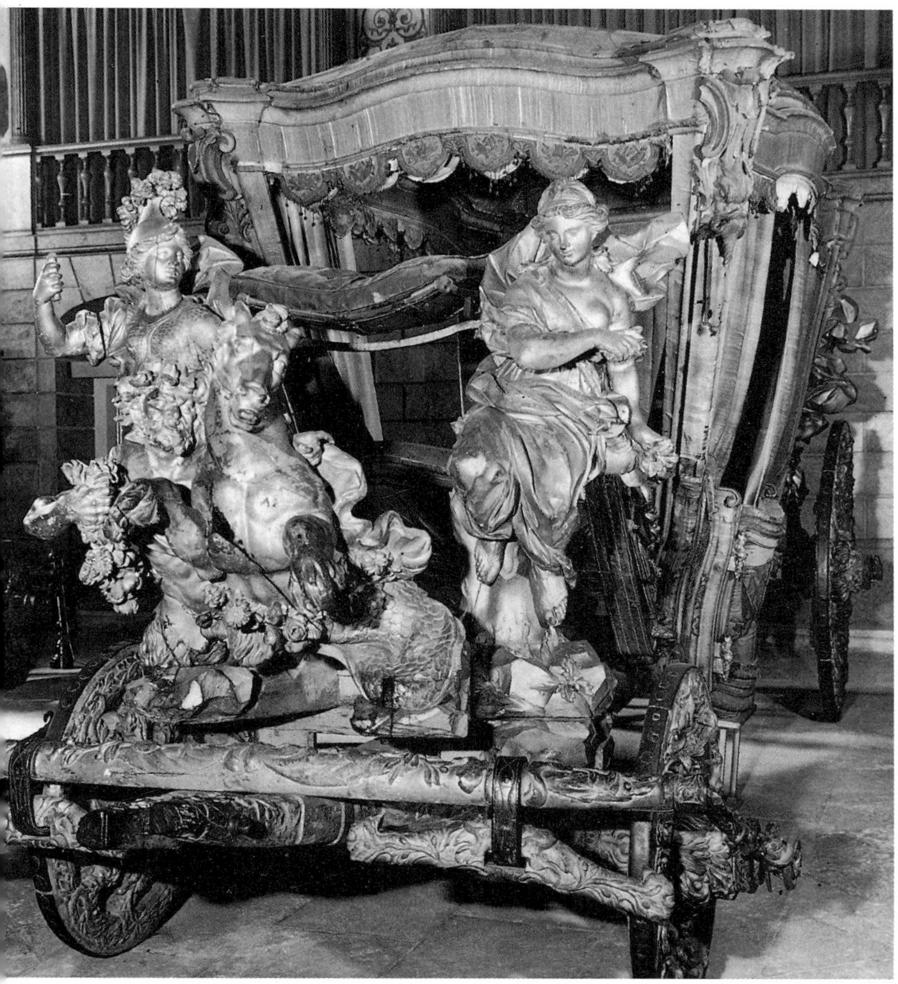

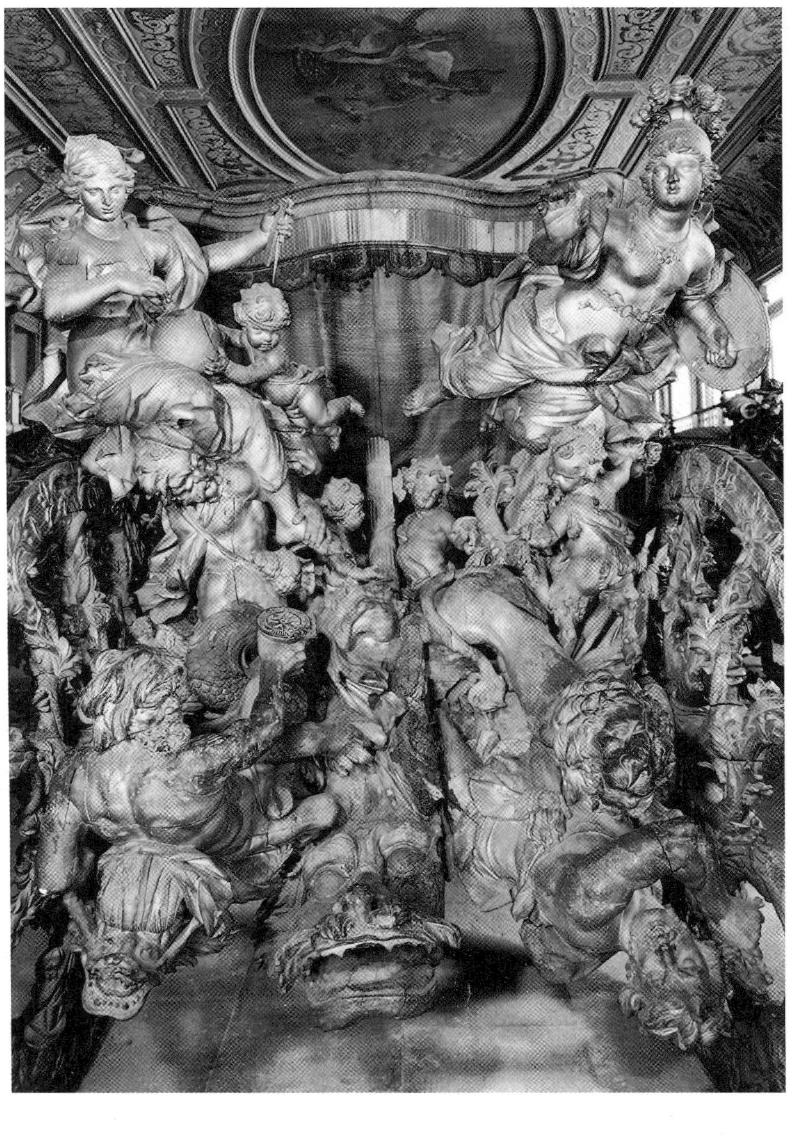

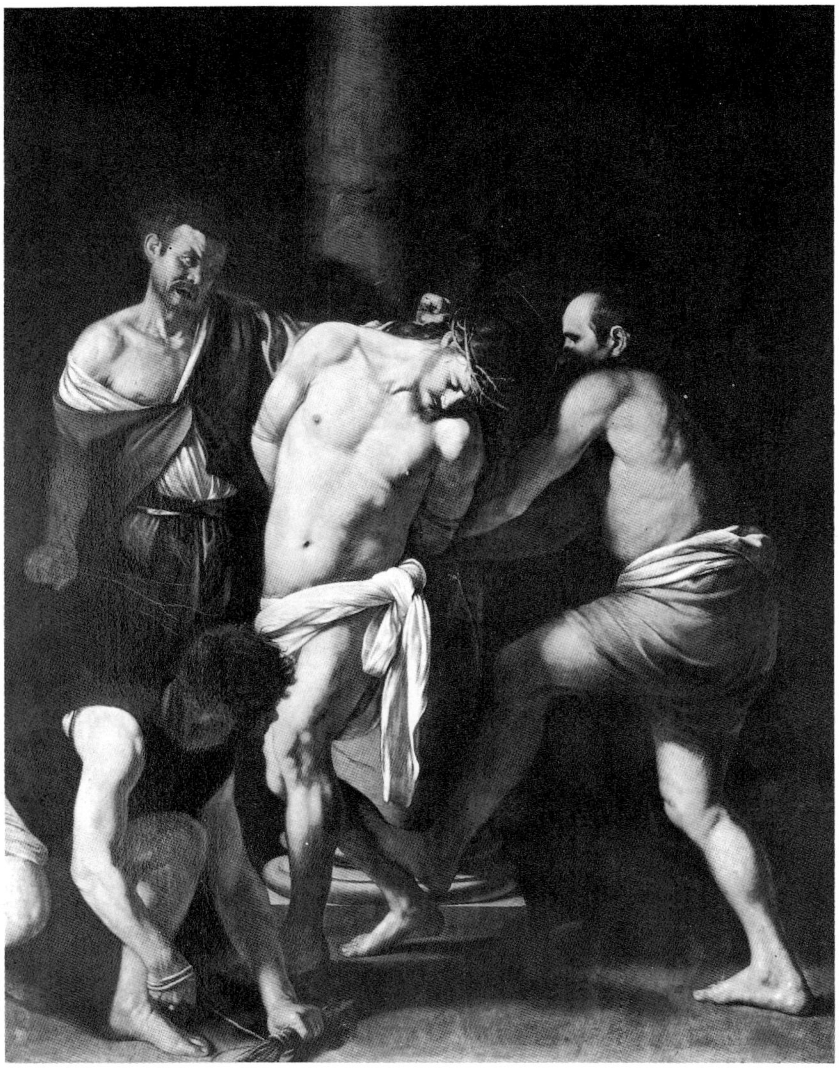

221 Caravaggio: Die Geißelung Christi. Um 1607.

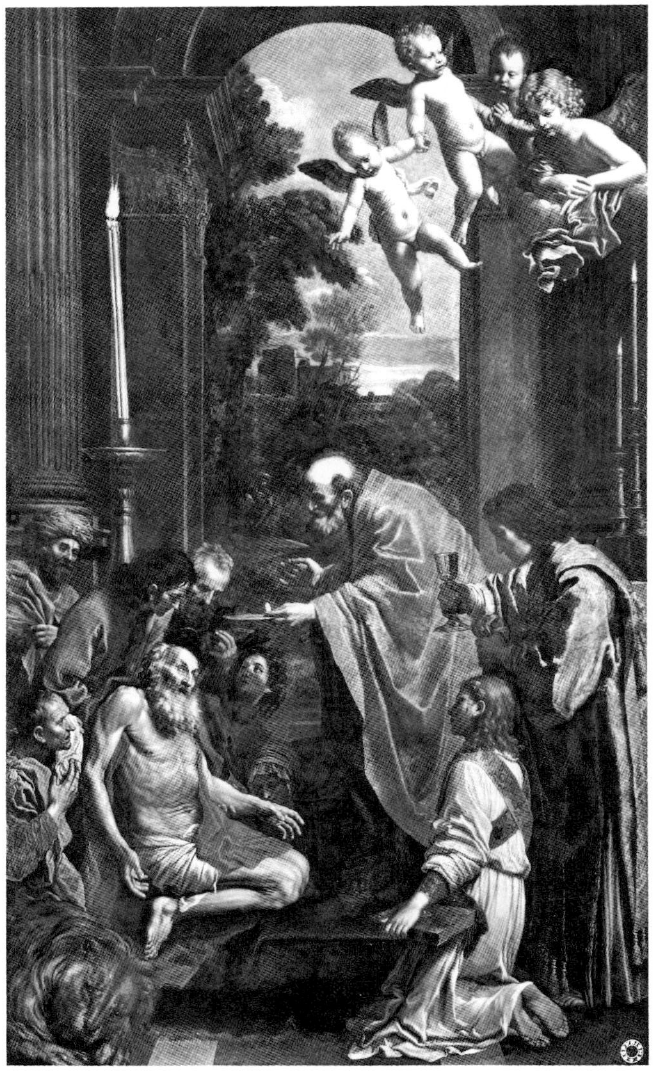

222 Domenichino: Die letzte Kommunion des hl. Hieronymus. 1614.

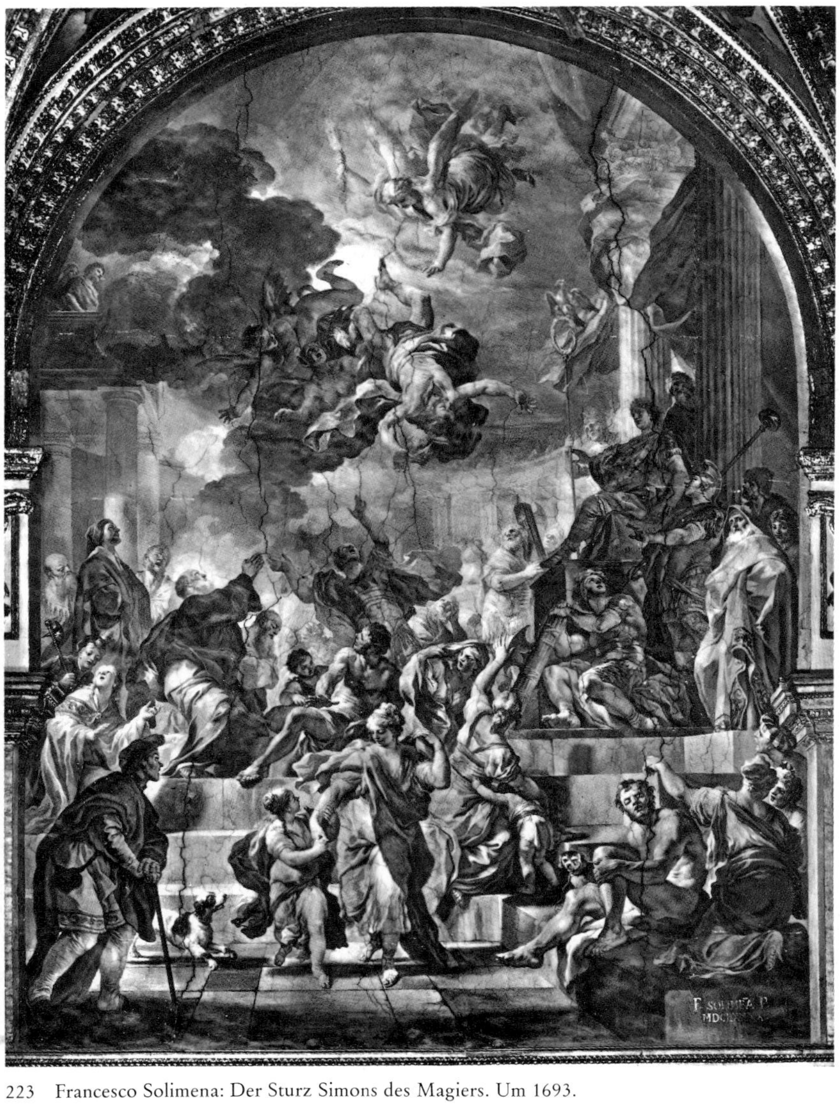

223 Francesco Solimena: Der Sturz Simons des Magiers. Um 1693.

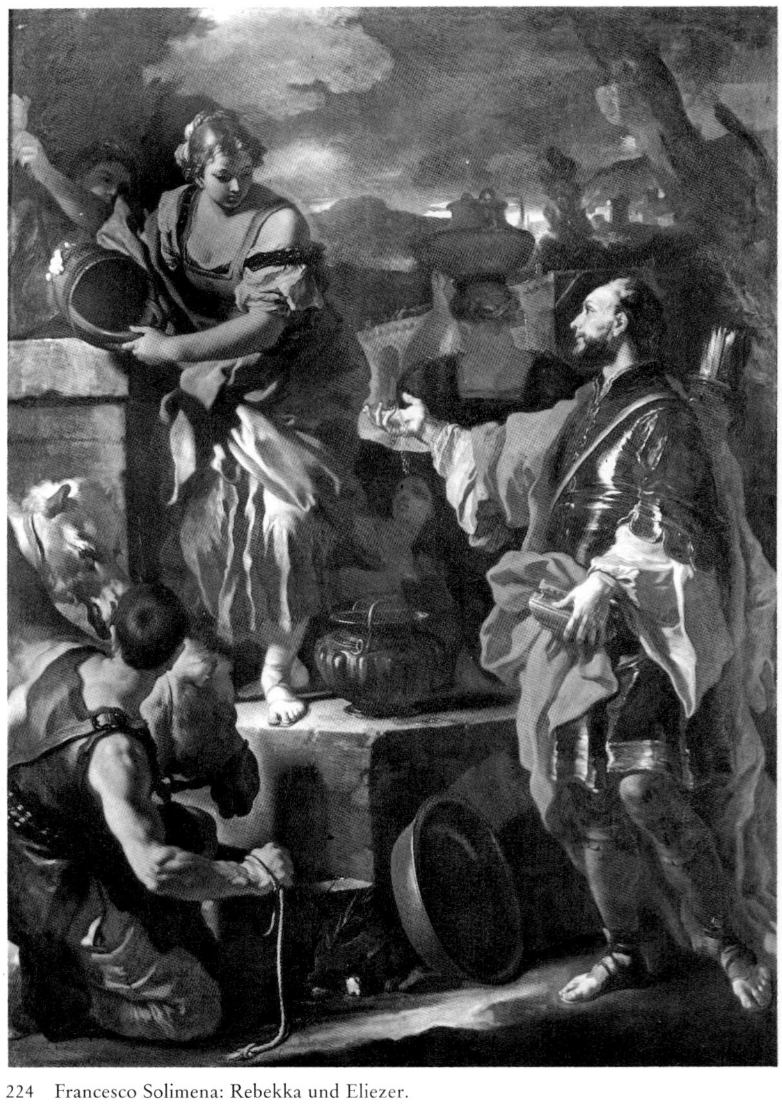

224 Francesco Solimena: Rebekka und Eliezer.

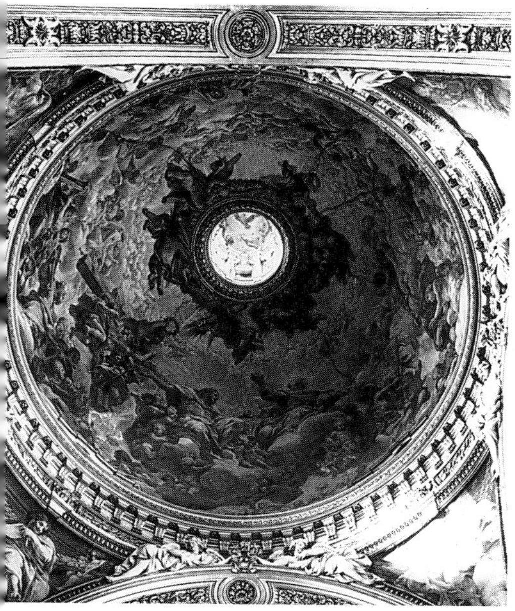

225 Pietro da Cortona: Glorie der Dreifaltigkeit. 1647–1651.

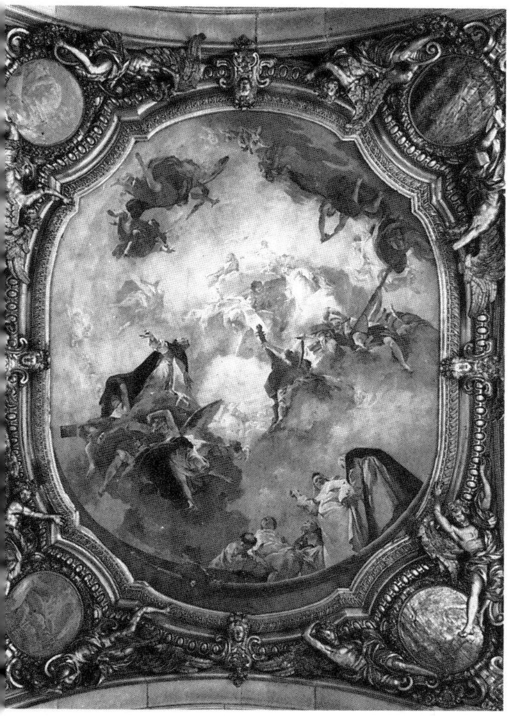

228 G. B. Piazzetta: Die Glorie des hl. Dominikus. 1727.

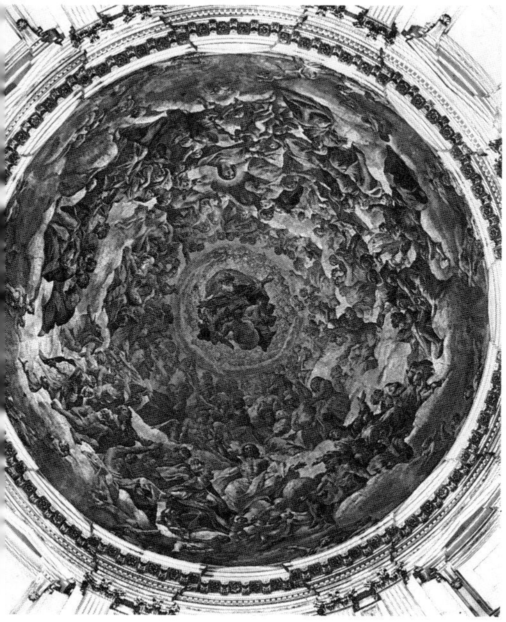

229 Giovanni Lanfranco: Das Paradies. 1643.

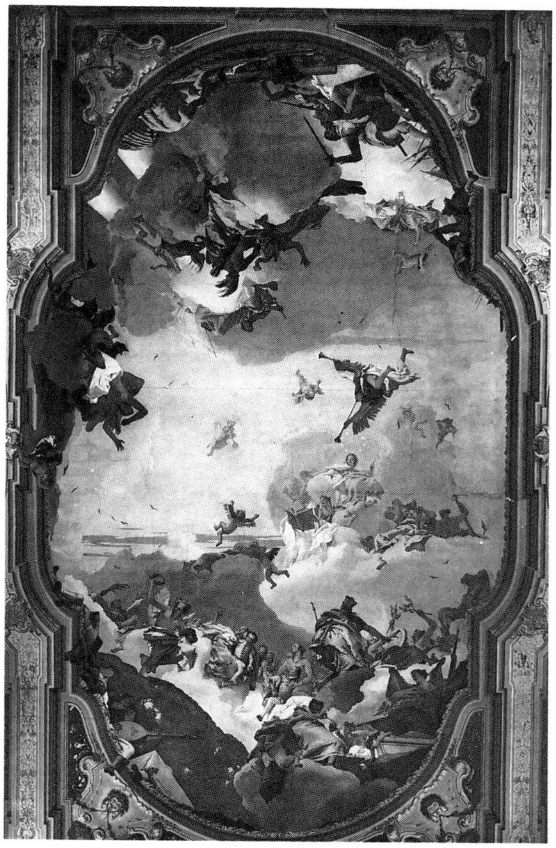

226 Tiepolo: Apotheose der Familie Pisani. 1761.

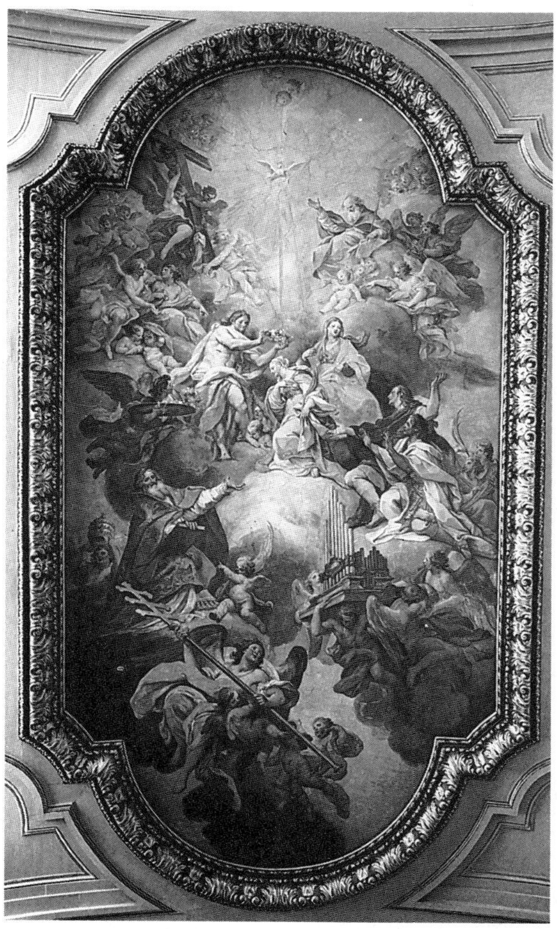

230 Sebastiano Conca: Die Krönung der hl. Caecilia. 1725.

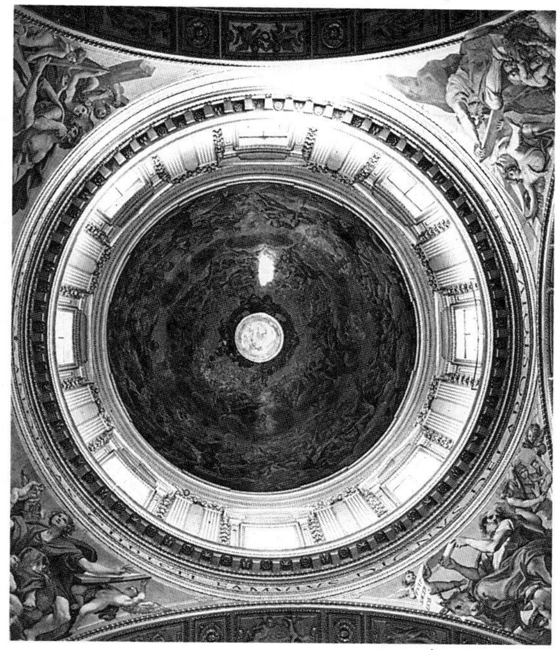

227 Giovanni Lanfranco: Die Herrlichkeit des Paradieses. 1625–1627.

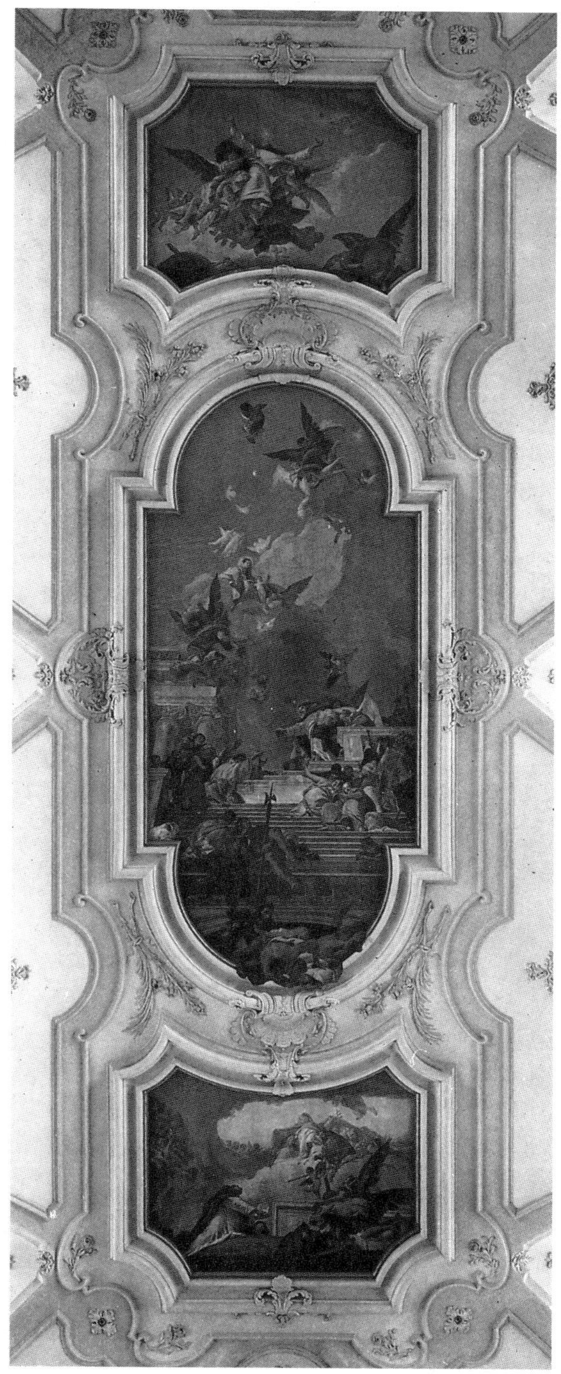

231 Tiepolo: Die Stiftung des Rosenkranzes, 1737–1739.

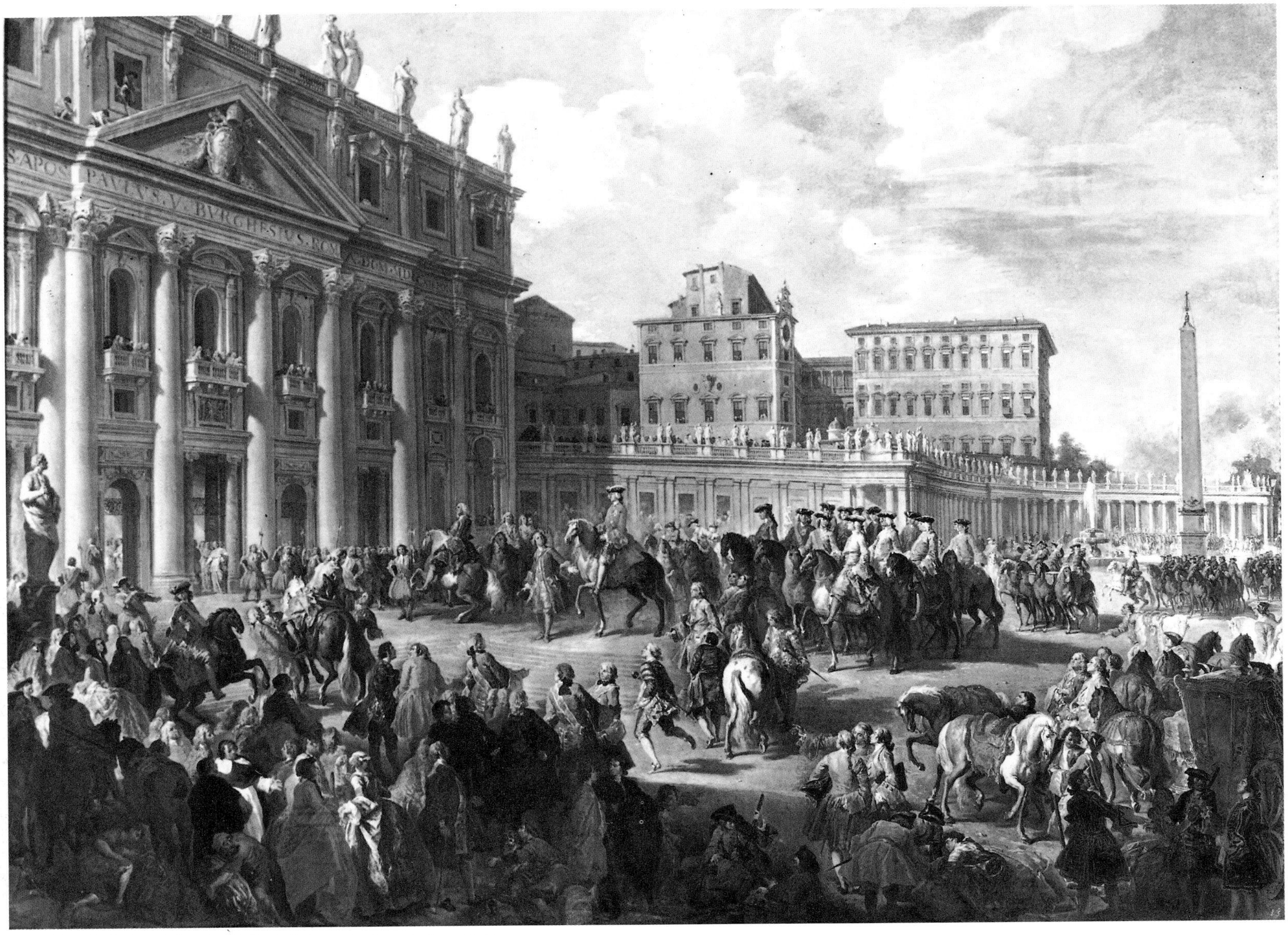

232 Gian Paolo Pannini: Ankunft Karls VII. vor St. Peter in Rom 1744.

233 Corrado Giaquinto: Geburt der Maria. Um 1755.

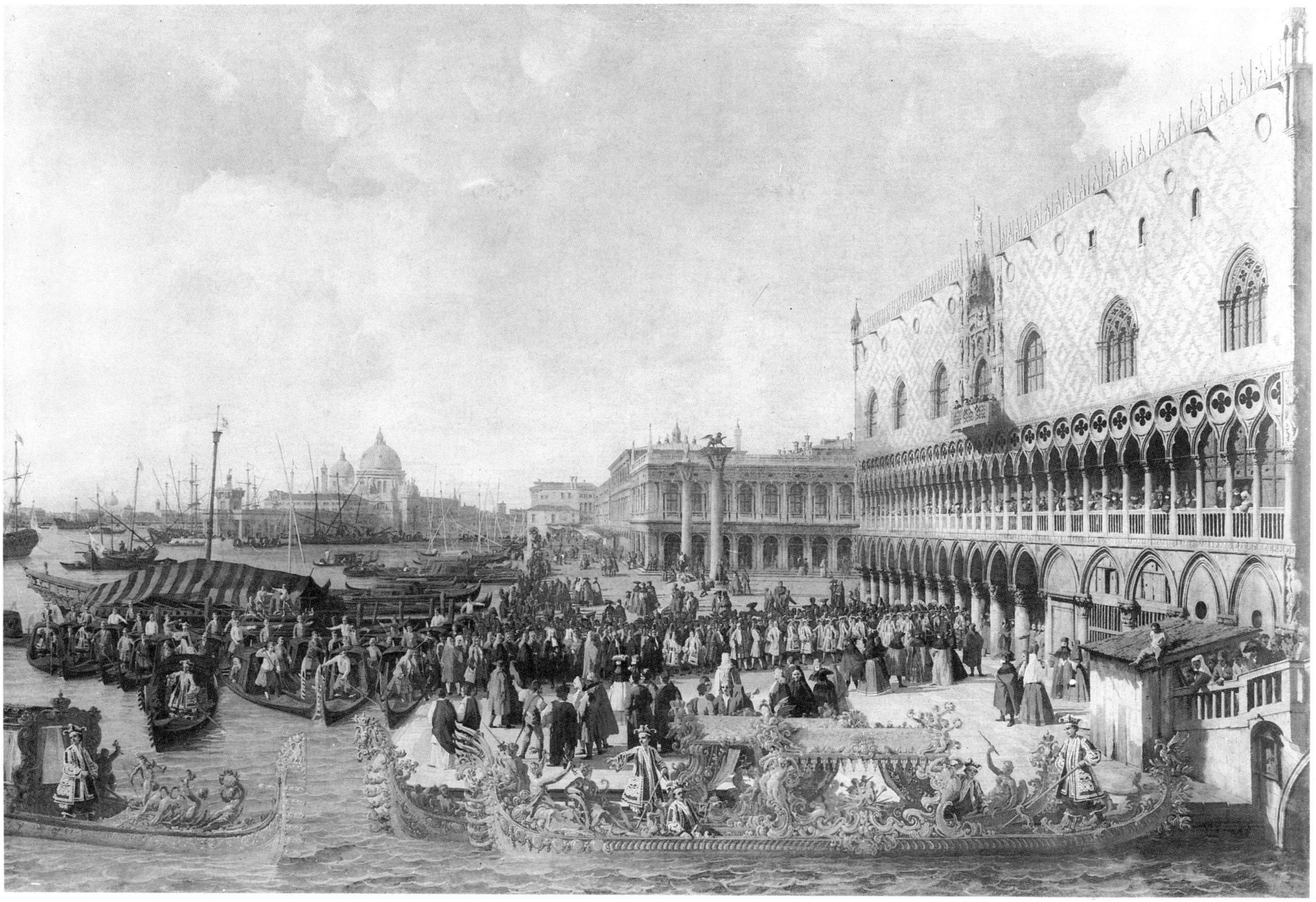

234 Canaletto: Empfang des kaiserlichen Gesandten im Dogenpalast im Jahre 1729.

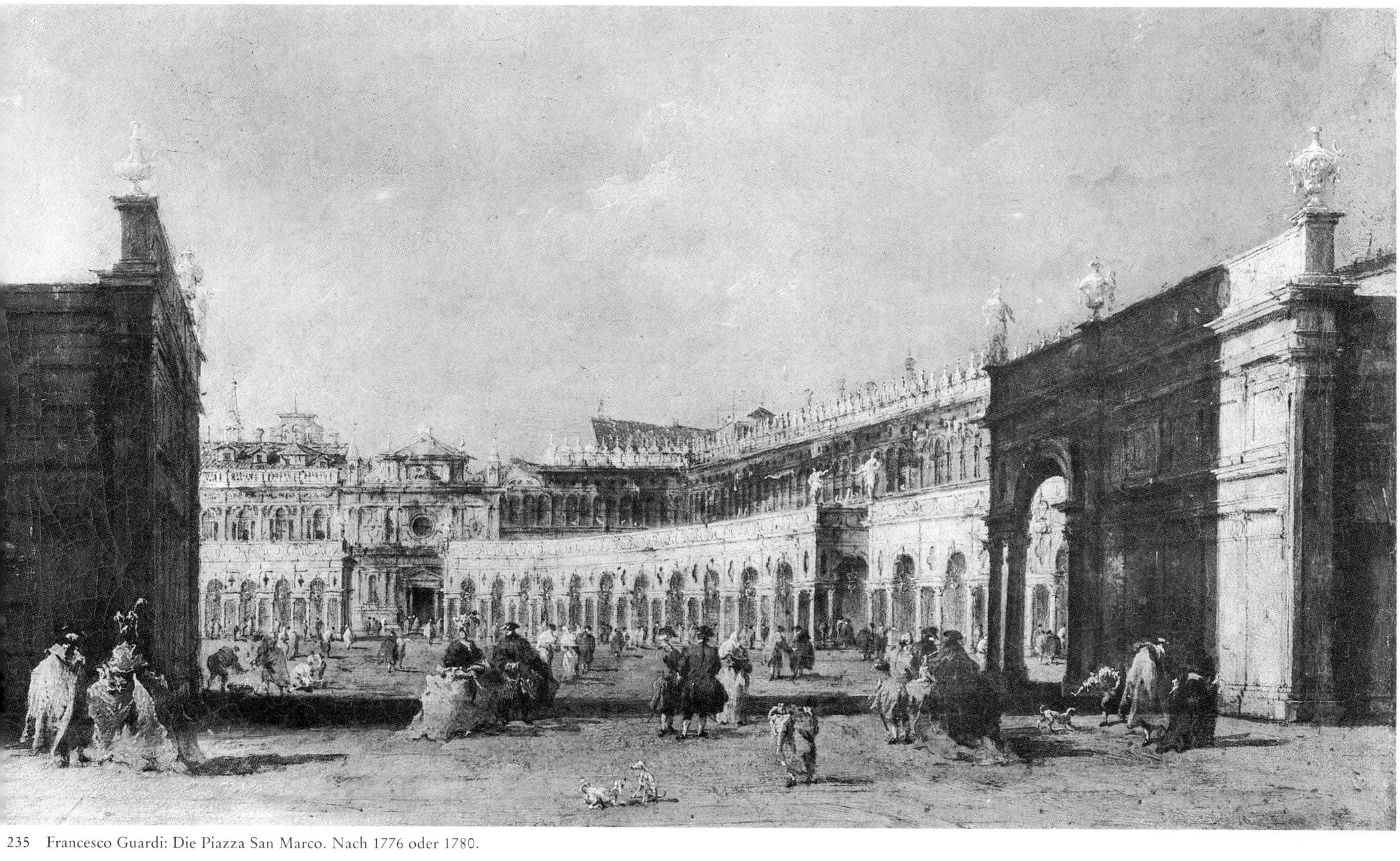

235 Francesco Guardi: Die Piazza San Marco. Nach 1776 oder 1780.

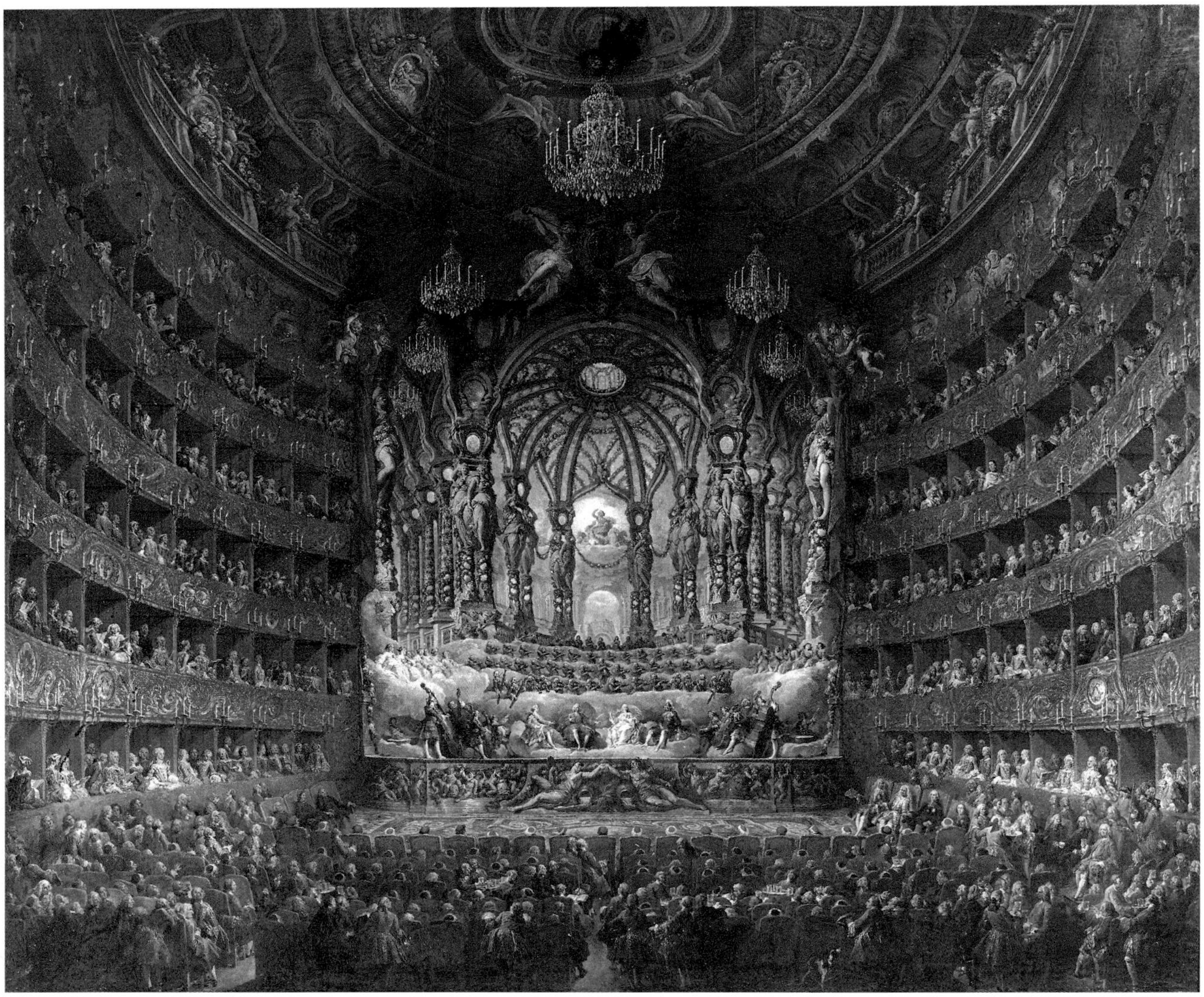

236 Giovanni Paolo Pannini: Festkonzert im Teatro Argentina in Rom 1747.

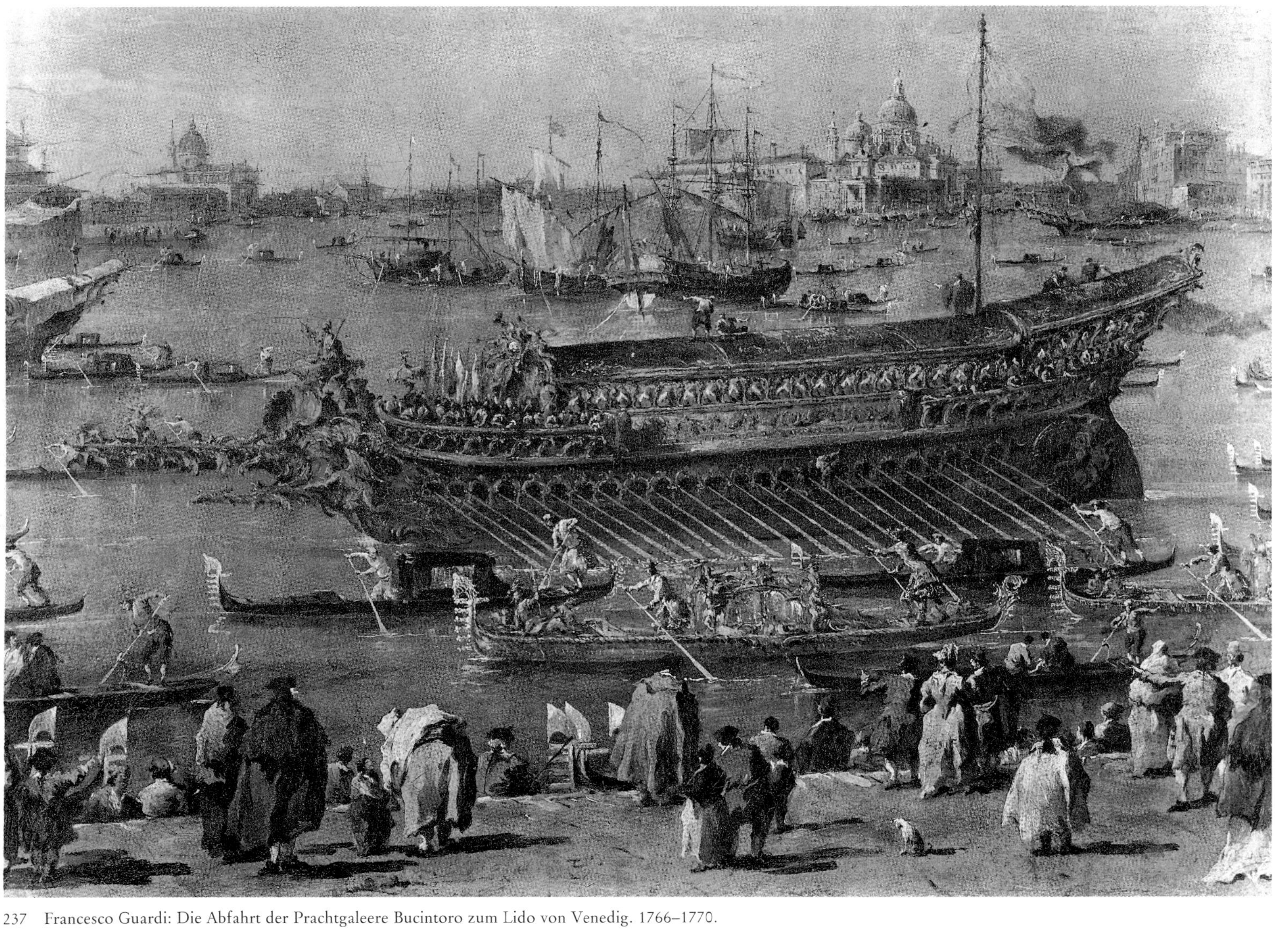

237 Francesco Guardi: Die Abfahrt der Prachtgaleere Bucintoro zum Lido von Venedig. 1766–1770.

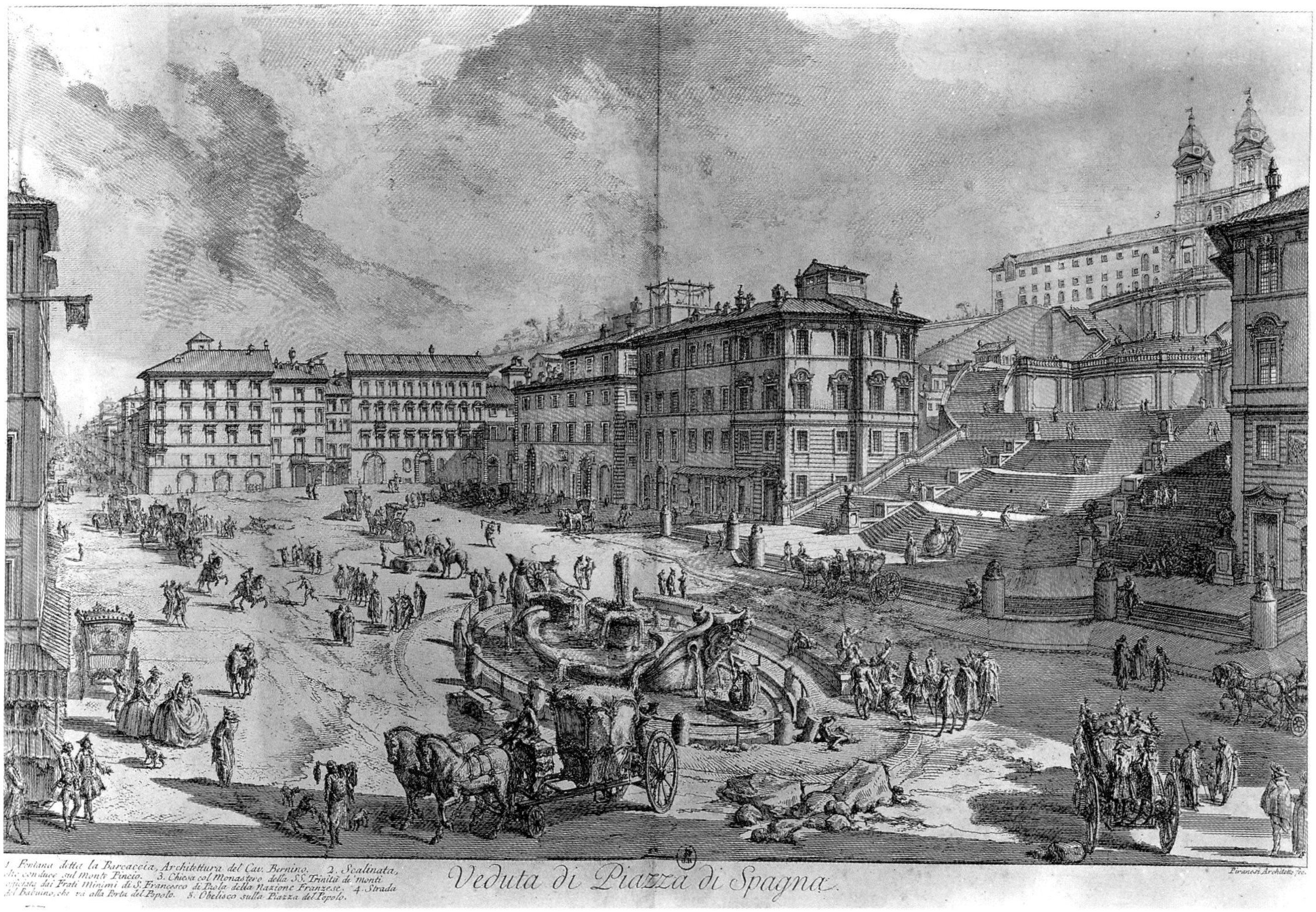
1. Fontana detta la Barcaccia, Architettura del Cav. Bernino. 2. Scalinata,
conduce sul Monte Pincio. 3. Chiesa col Monastero della SS. Trinità de' monti
dai Frati Minimi di S. Francesco di Paola della Nazione Franzese. 4. Strada
del Babuino, che va alla Porta del Popolo. 5. Obelisco sulla Piazza del Popolo.
Veduta di Piazza di Spagna
Piranesi Architetto fec.

238 Giovanni Battista Piranesi: Die Piazza di Spagna in Rom. Kupferstich.

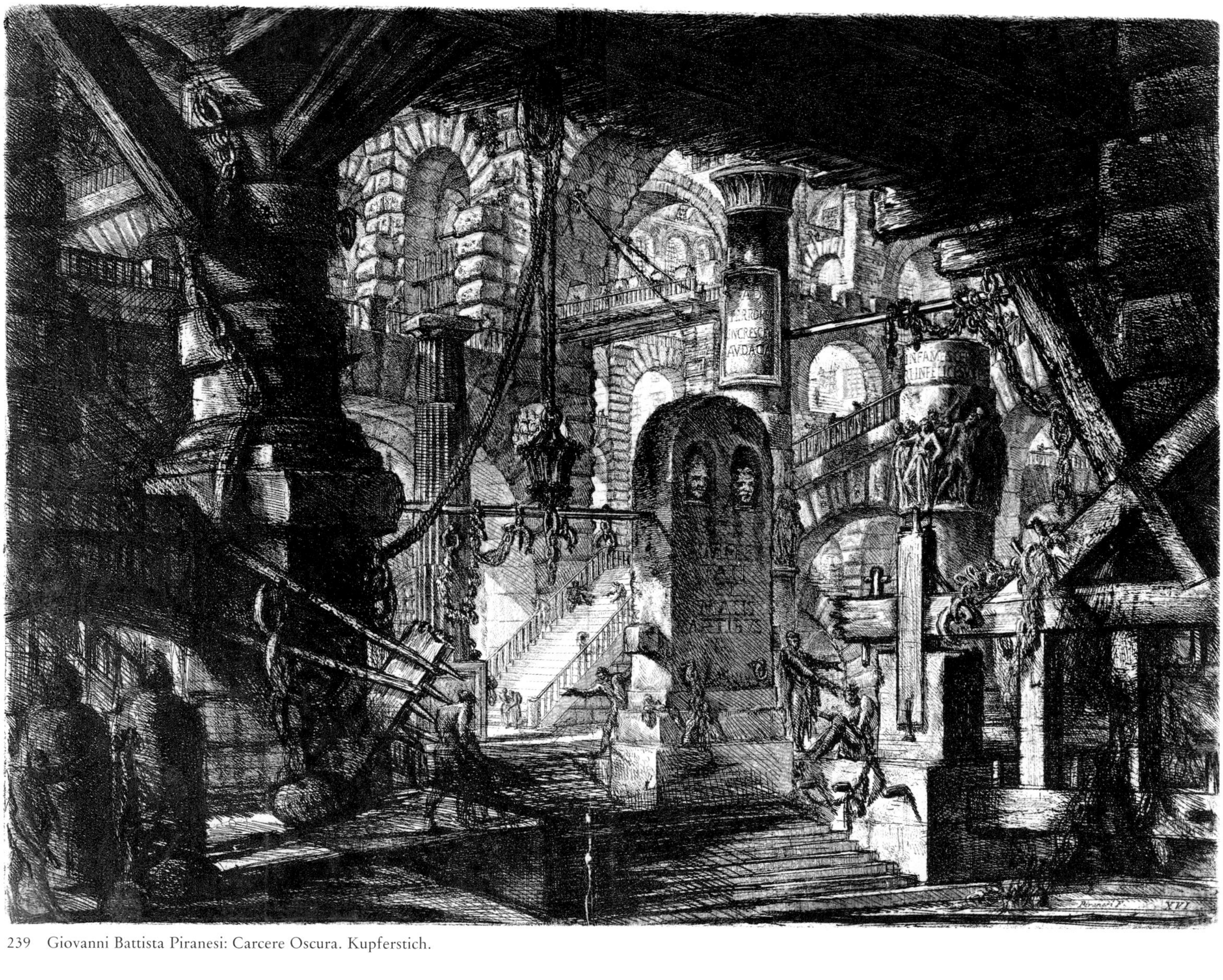

239 Giovanni Battista Piranesi: Carcere Oscura. Kupferstich.

# DEUTSCHE GEBIETE
# MITTELEUROPA

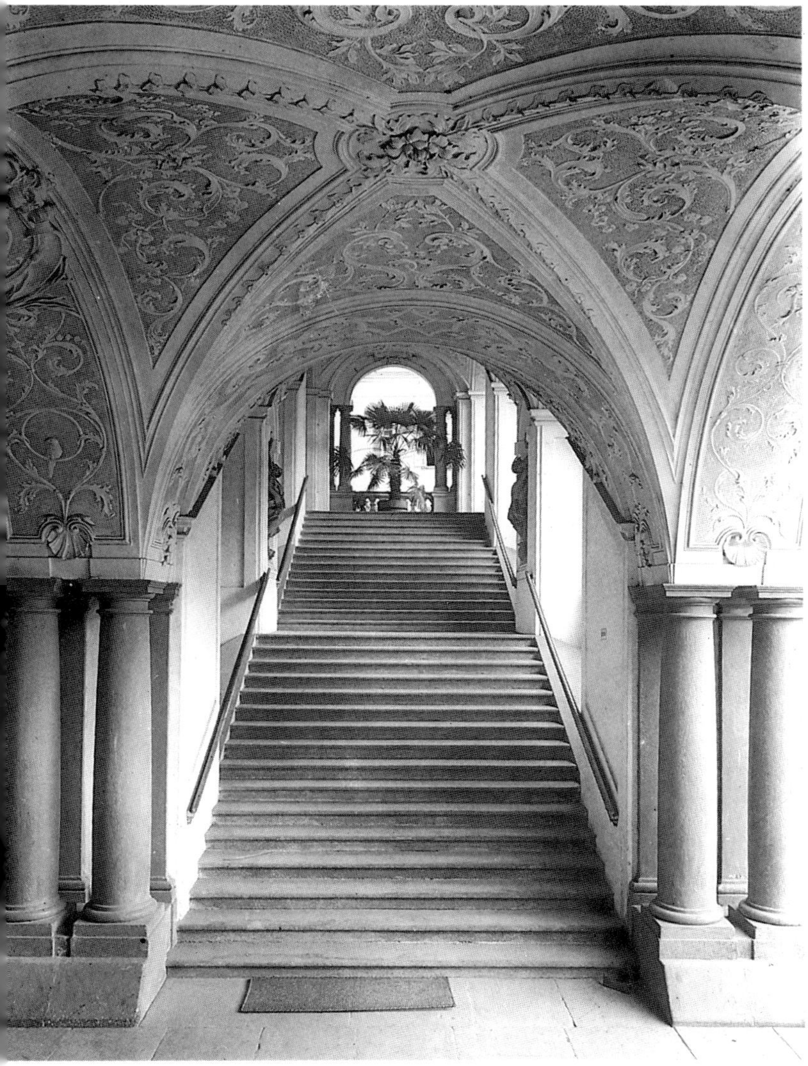

240 Die Große Treppe des Stifts St. Florian. 1708–1714.

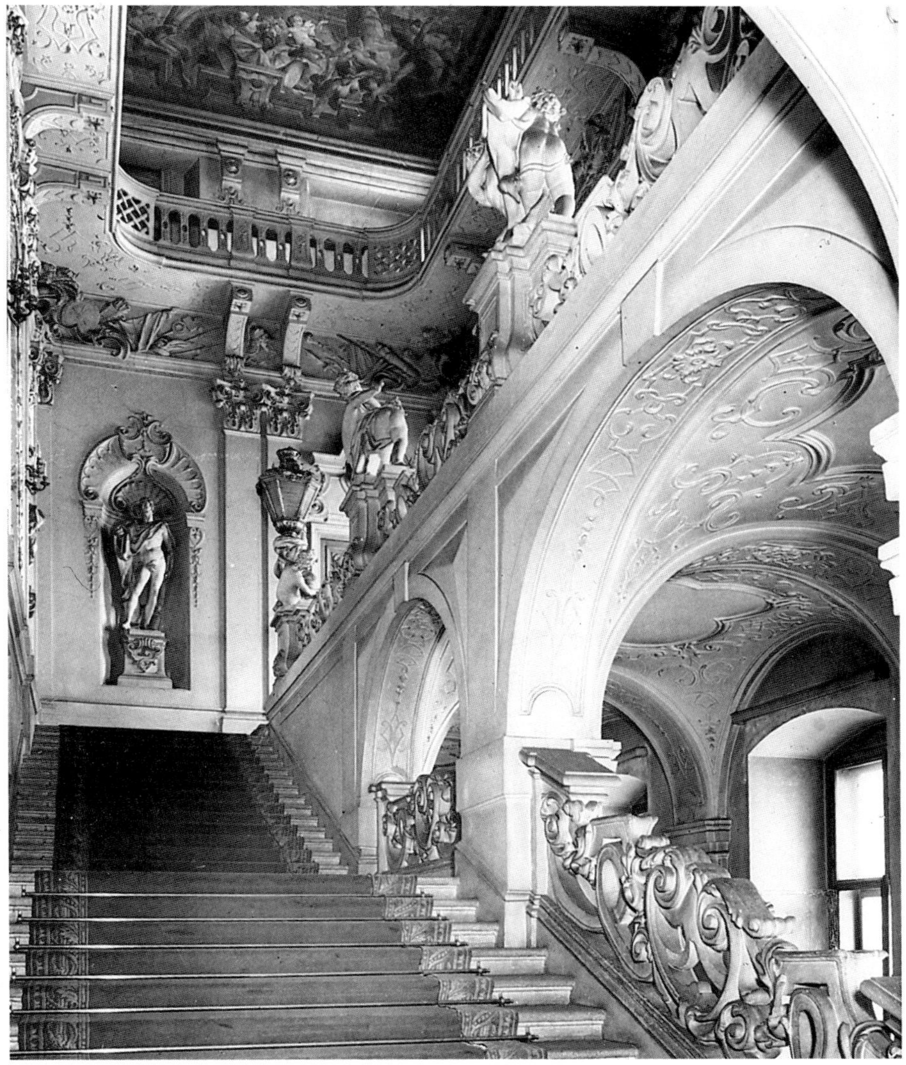

241 Treppe des Palais Daun-Kinsky in Wien. 1713–1716.

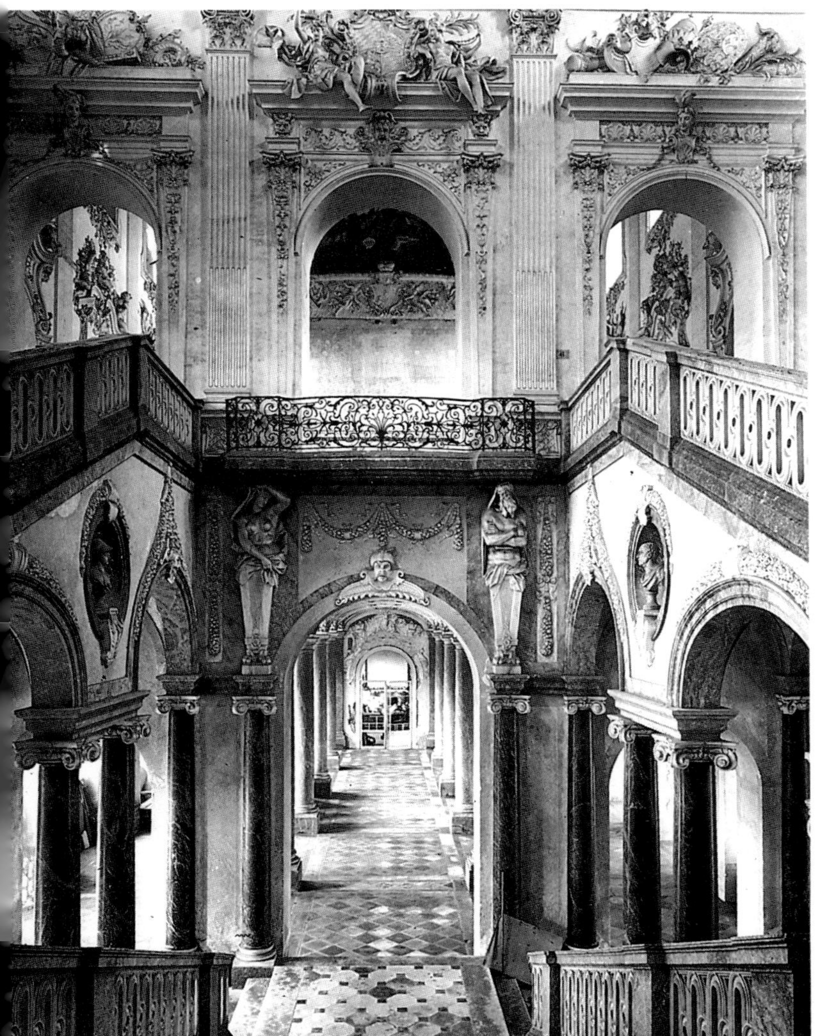

242 Treppe des Neuen Schlosses von Schleißheim. 18. Jh.

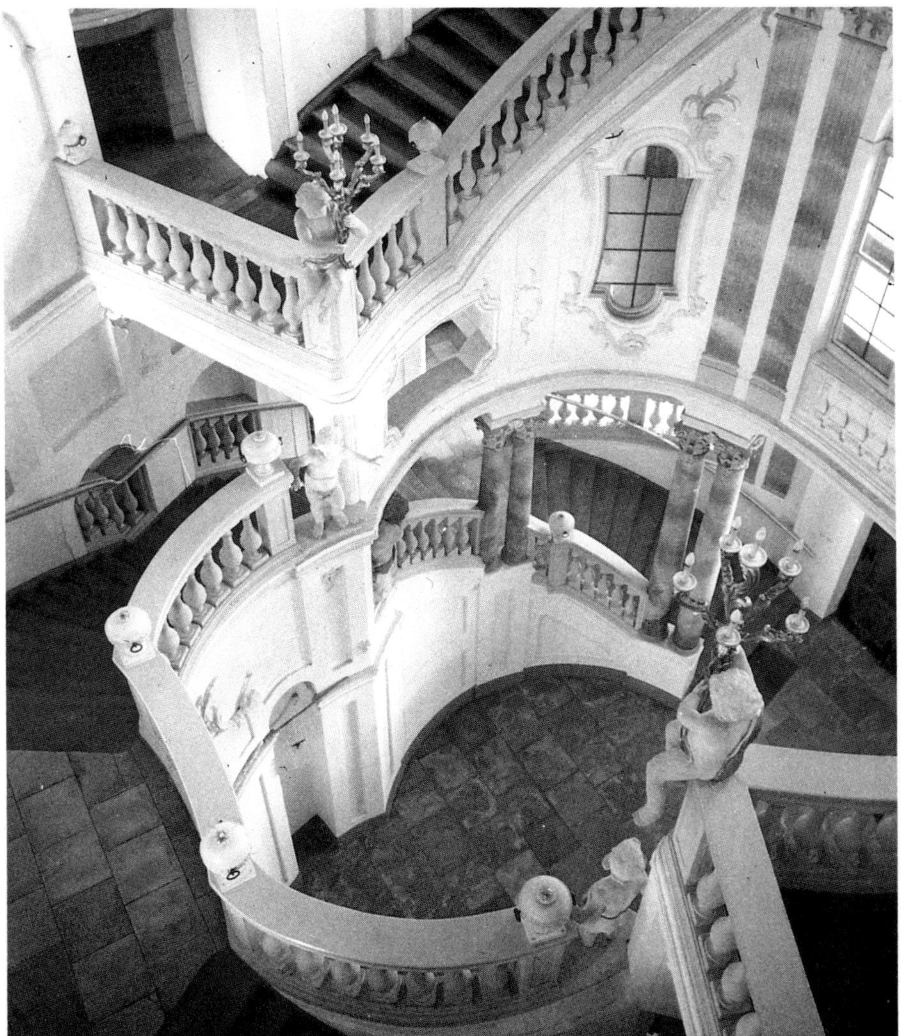

243 Treppe des Schlosses von Bad Wurzach. 18. Jh.

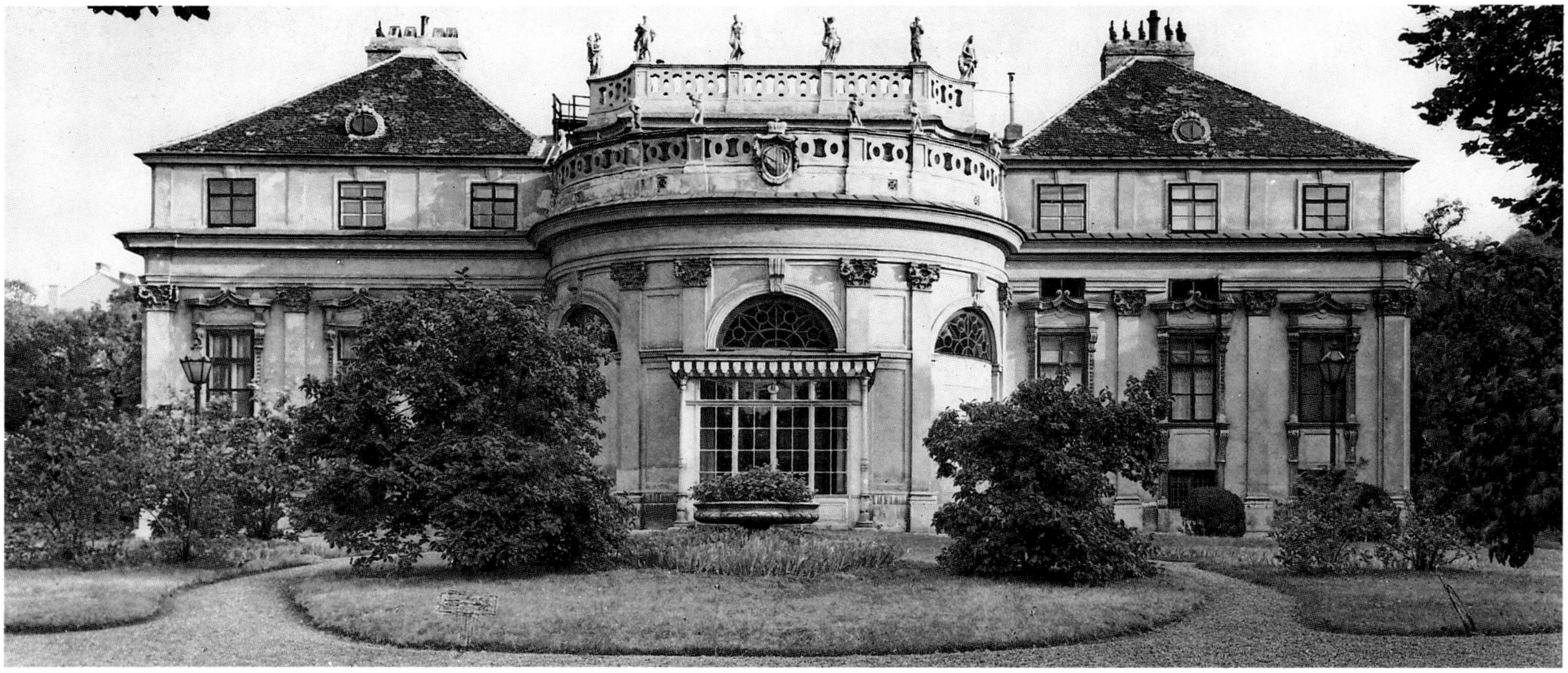

244 Gartenfront des Sommerpalais Starhemberg in Wien. 1706.

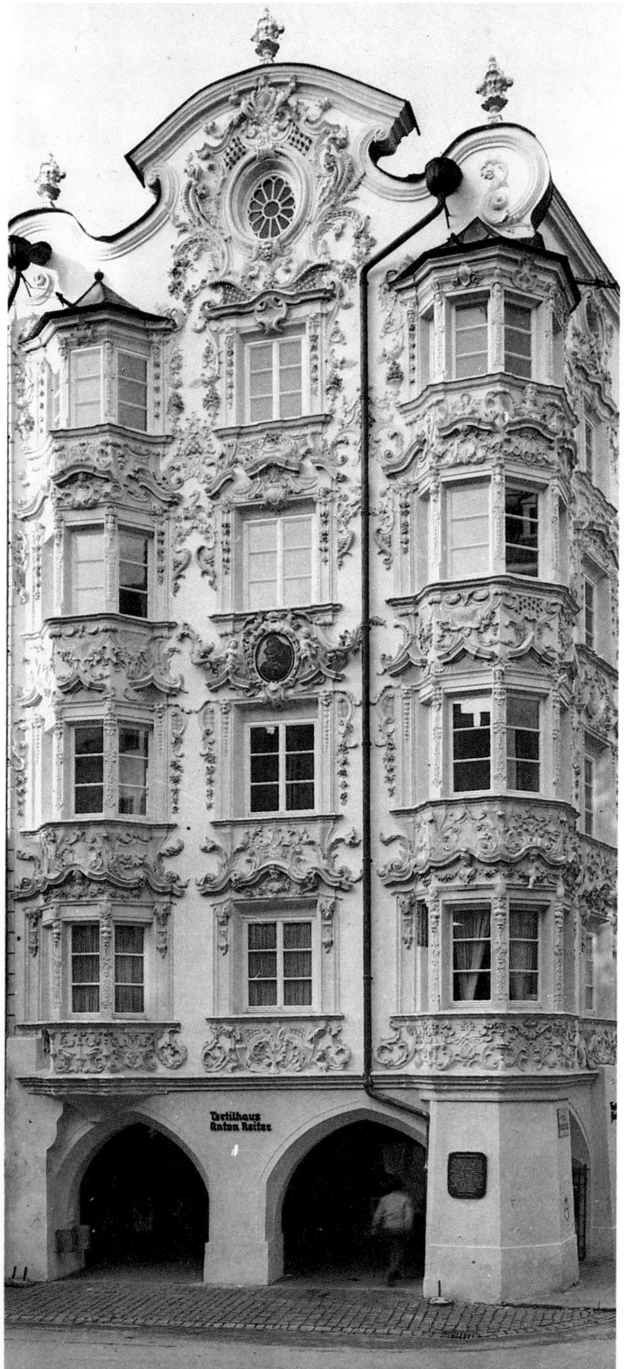

245 Fassade des Helblinghauses in Innsbruck. Um 1775.

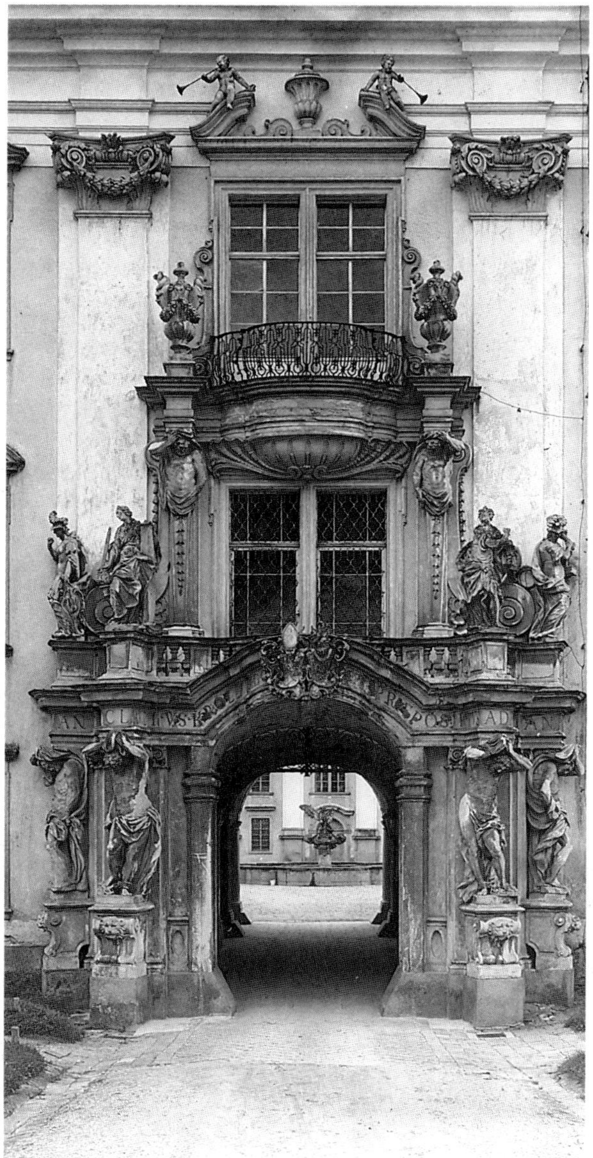

246 Portal des Stifts St. Florian. Vollendet 1713.

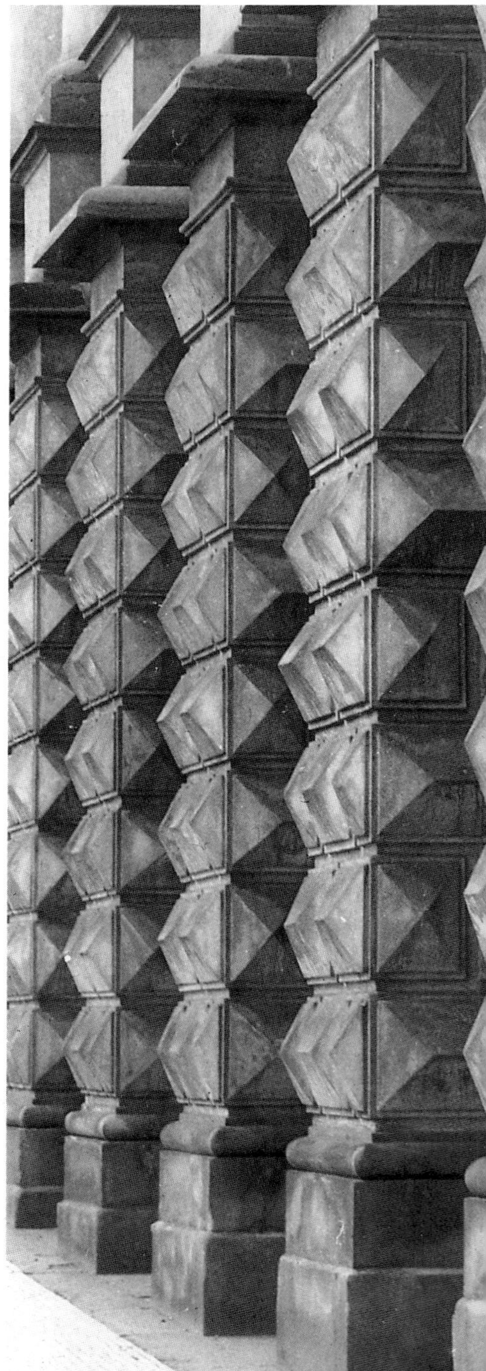

247 Detail der Fassade des Czerninpalais in Prag. 1668–1677.

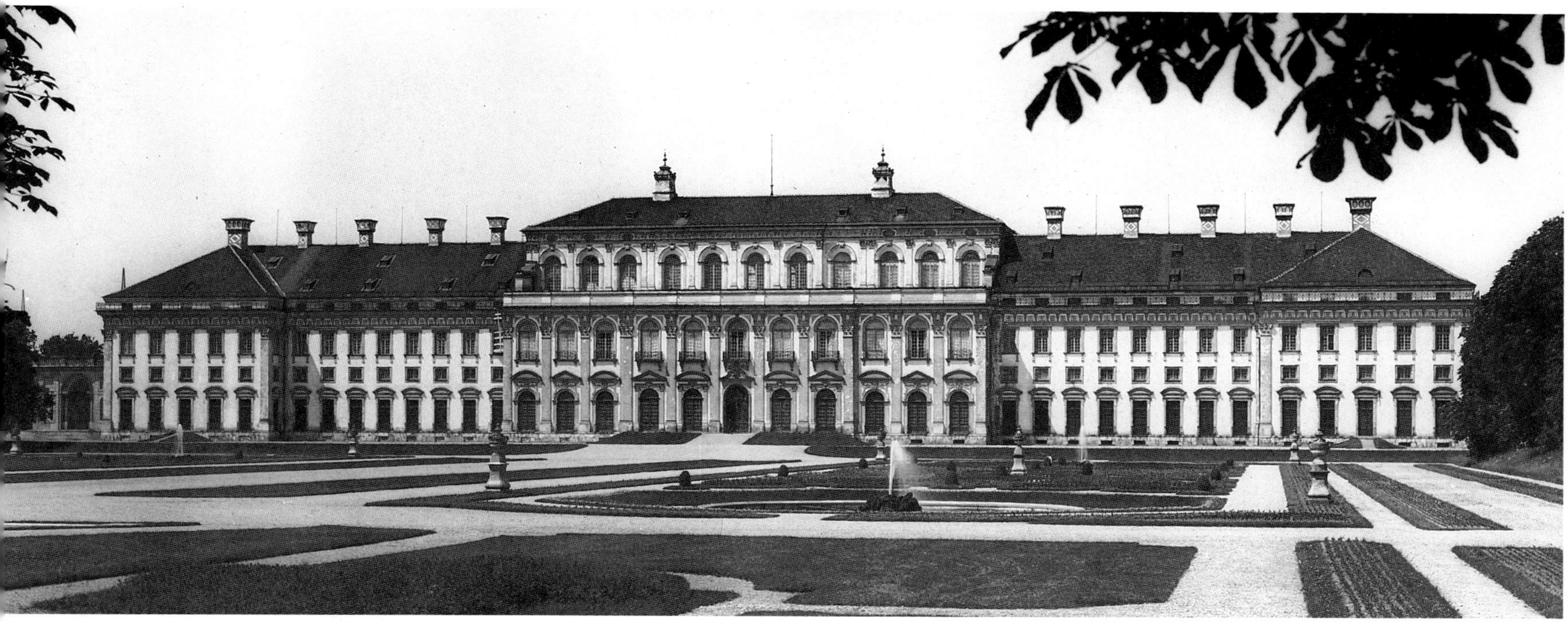
248 Schleißheim: Fassade des Schlosses zur Gartenseite. Nach 1718.

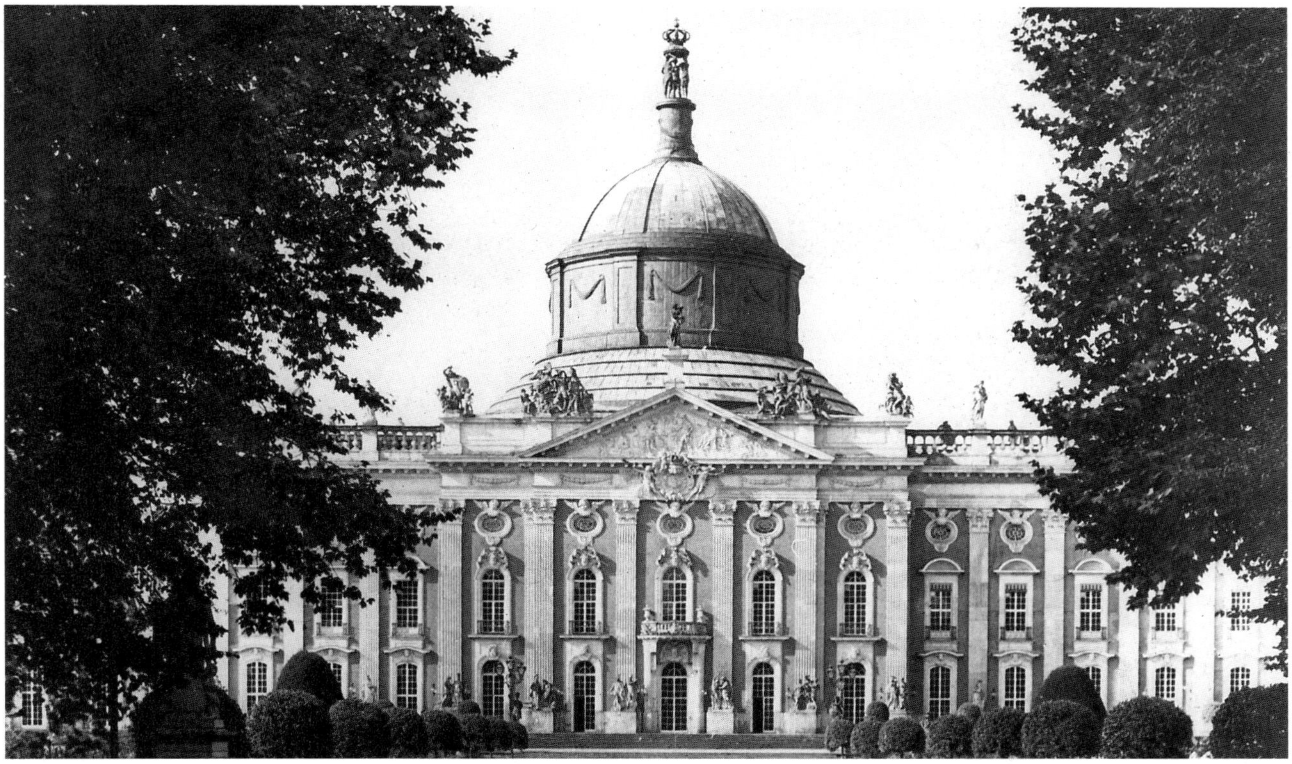
249 Potsdam: Fassade des Neuen Palais zur Gartenseite. 1744.

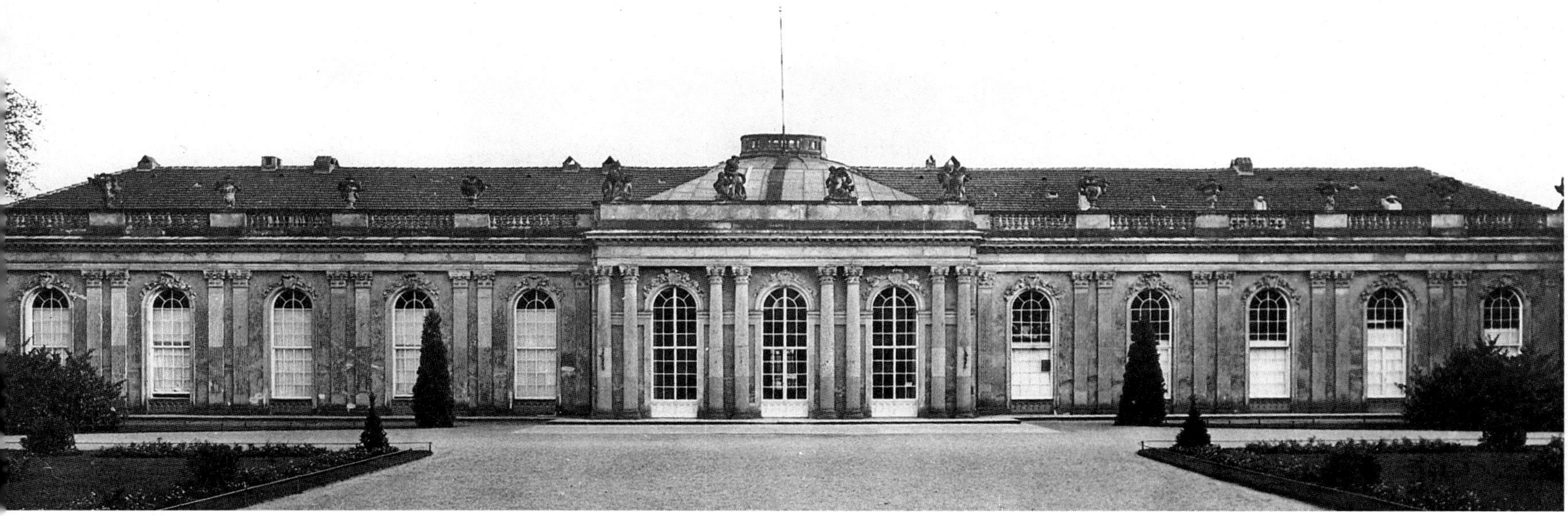
250 Potsdam: Nordfassade von Schloß Sanssouci. 1745–1747.

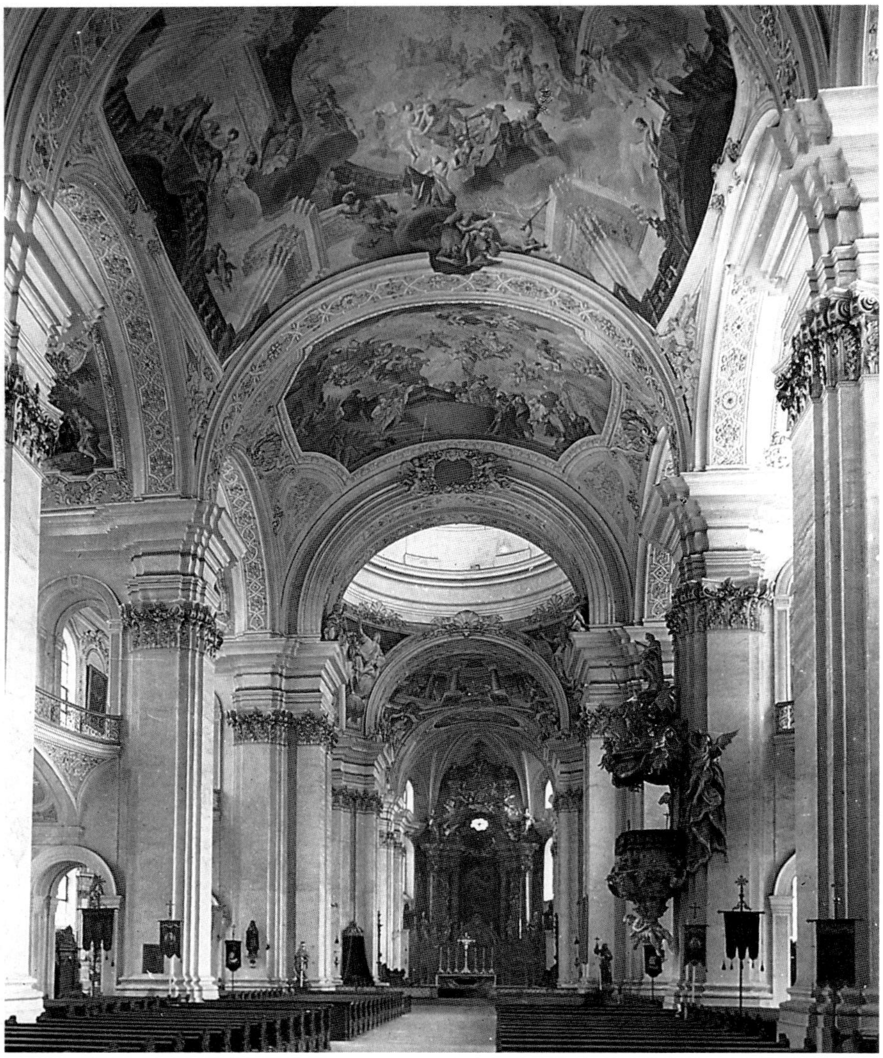

251 Weingarten: Schiff und Chor der Klosterkirche. 1715–1724.

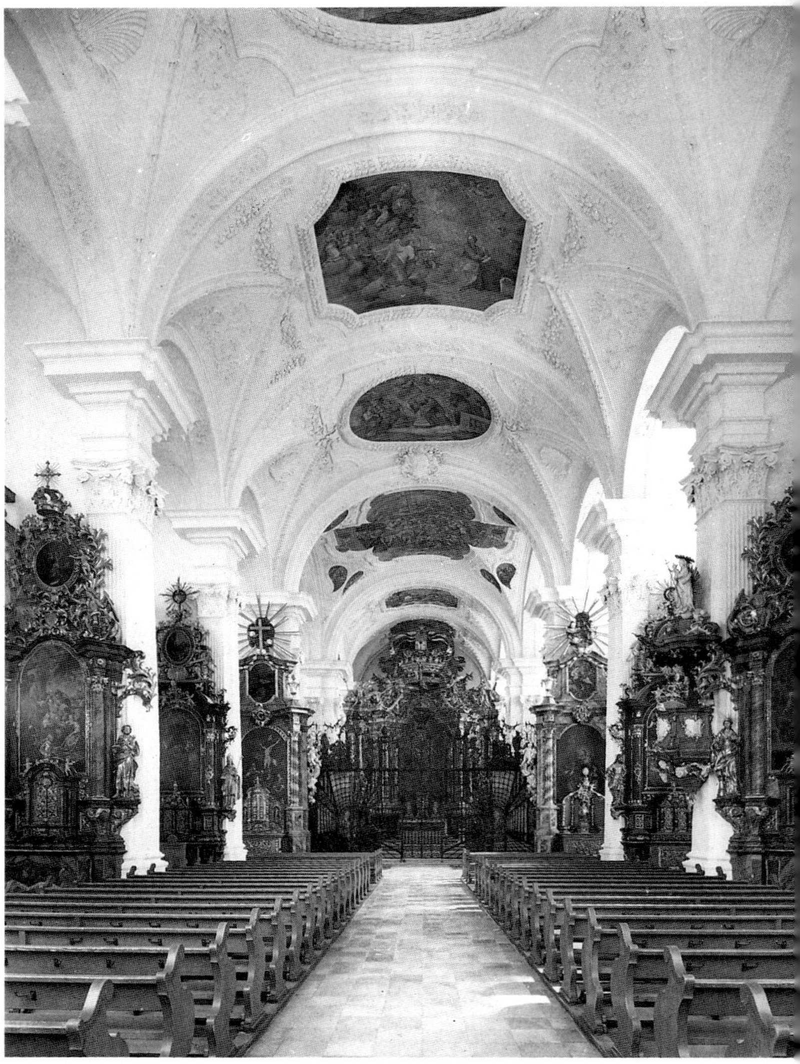

252 Rheinau: Schiff der Klosterkirche. 1704–1711.

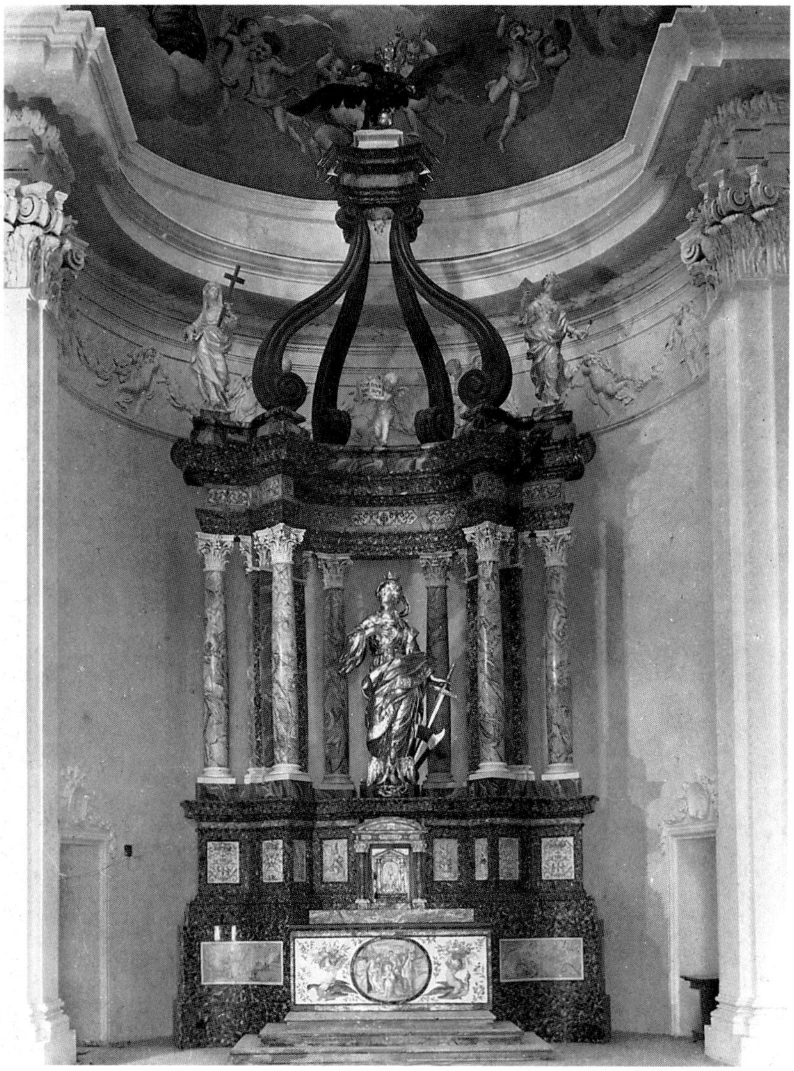

253 Fischer von Erlach: Hauptaltar des Mausoleums Kaiser Ferdinands II. in Graz.

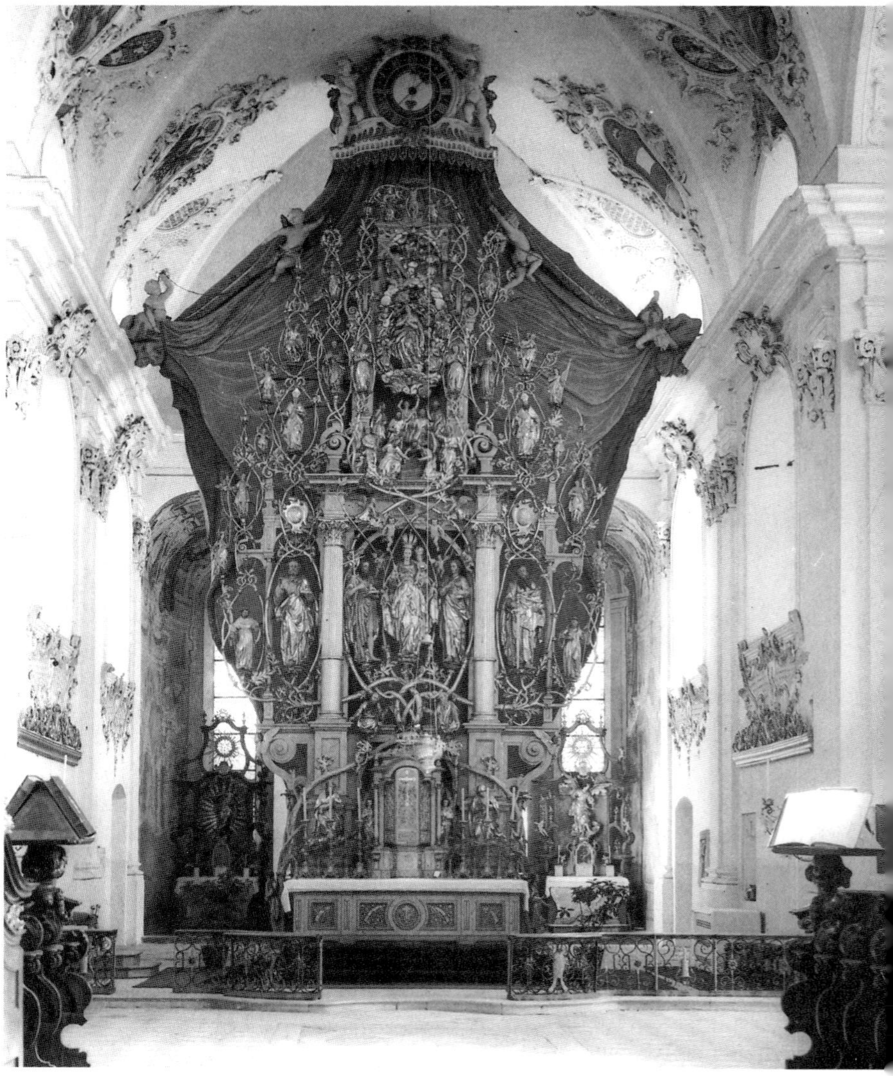

254 Bartholomäus Steinle: Hauptaltar der Klosterkirche von Stams. 1613.

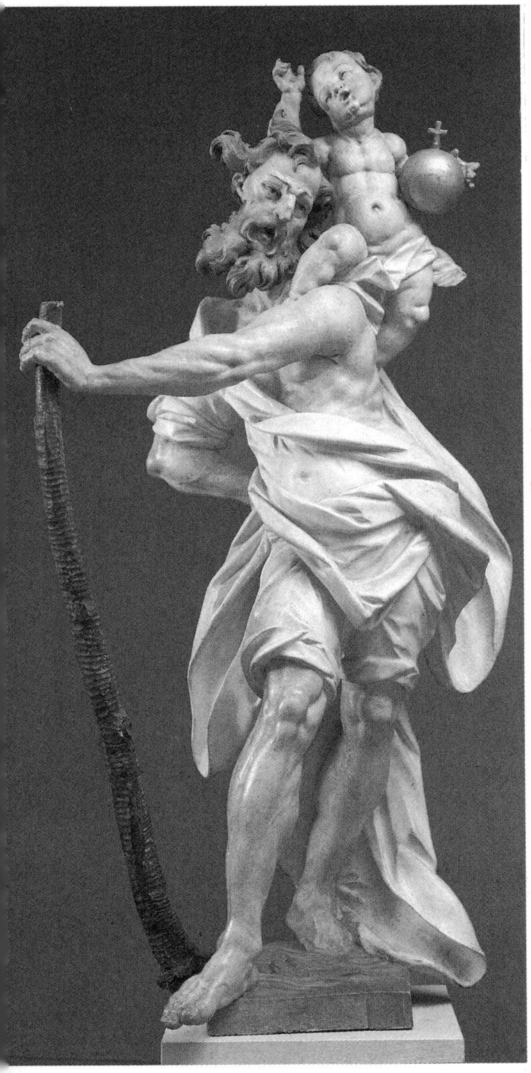

255 Feuchtmayr: Der heilige Christophorus. 1750.

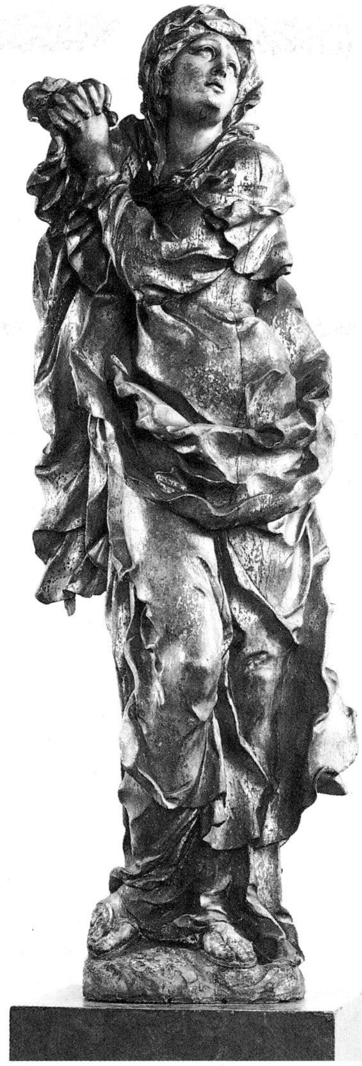

256 Michael Zürn: Schmerzensmadonna.

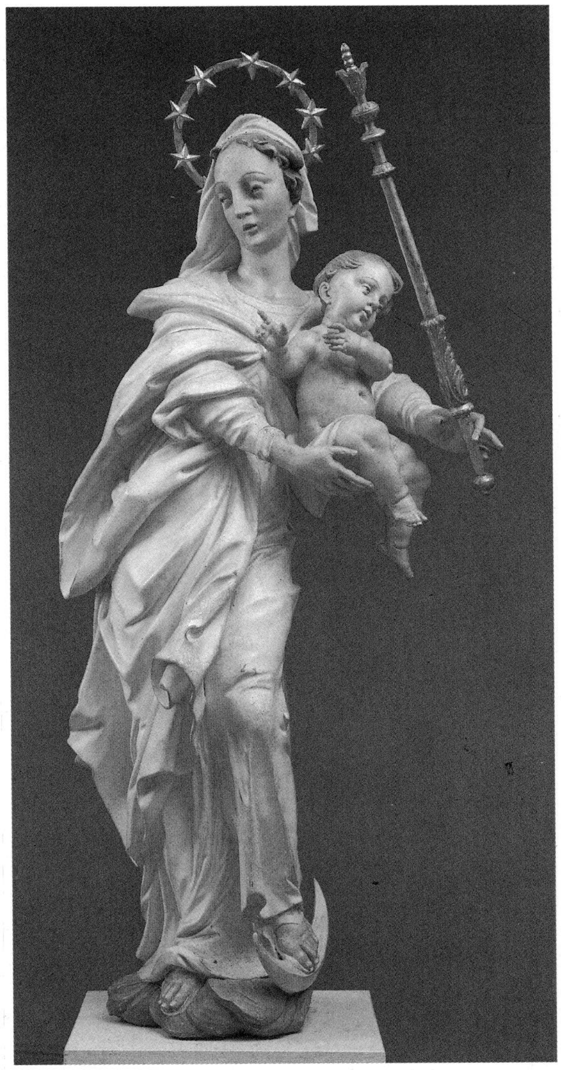

257 Feuchtmayr: Die Jungfrau mit dem Kind. 1746.

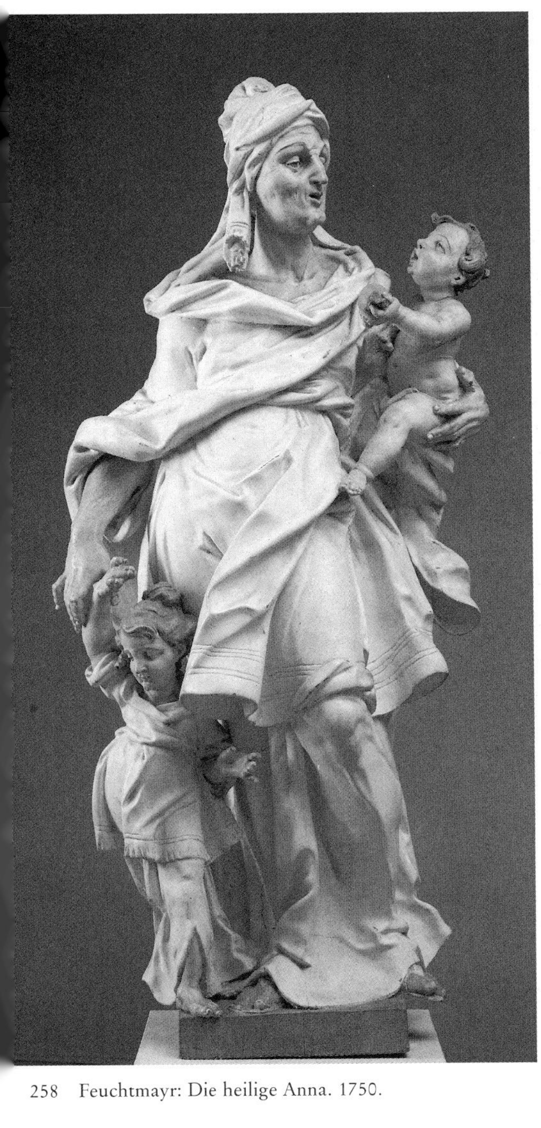

258 Feuchtmayr: Die heilige Anna. 1750.

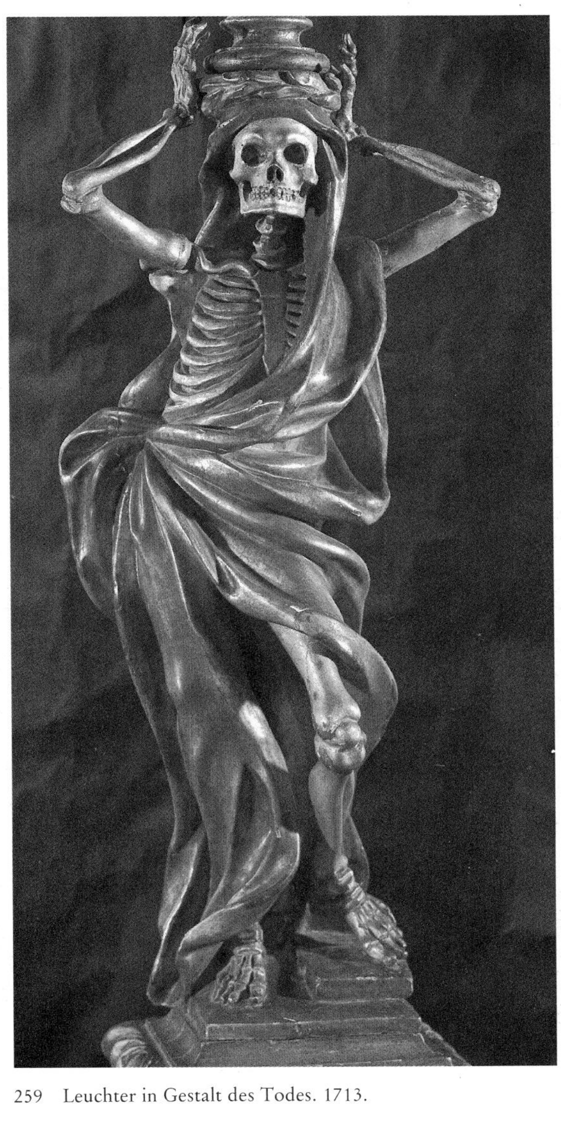

259 Leuchter in Gestalt des Todes. 1713.

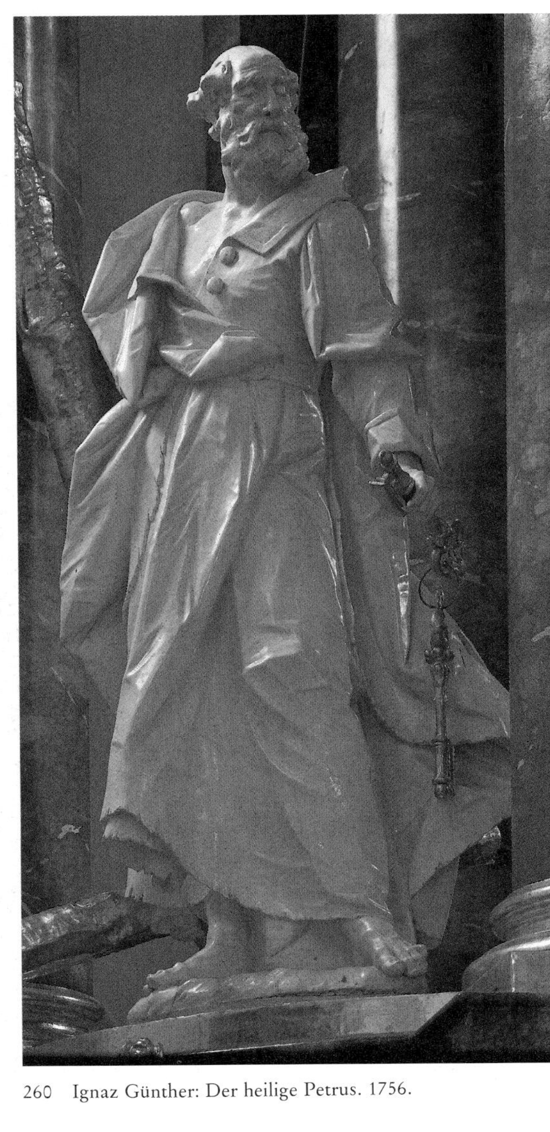

260 Ignaz Günther: Der heilige Petrus. 1756.

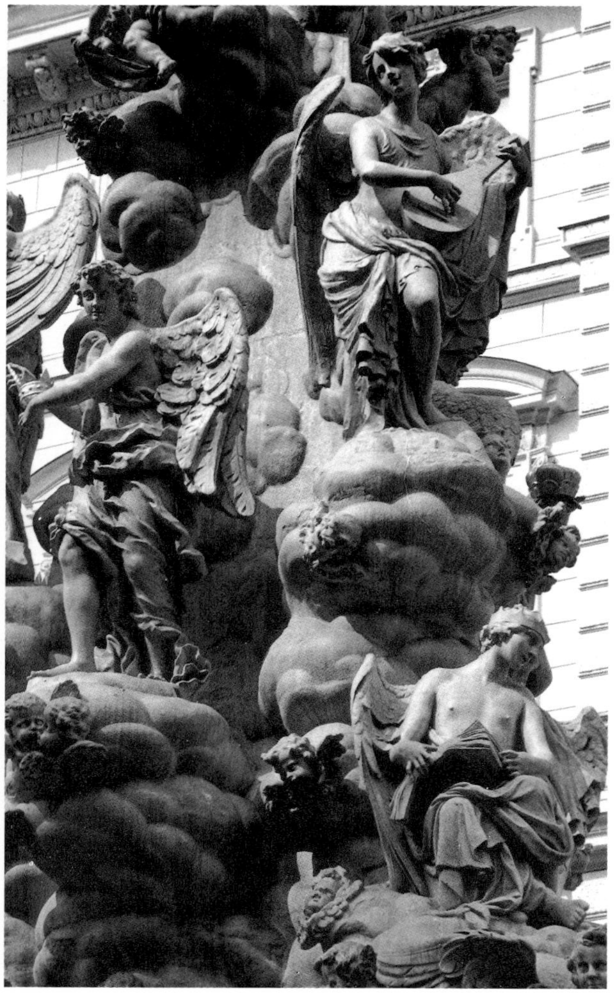

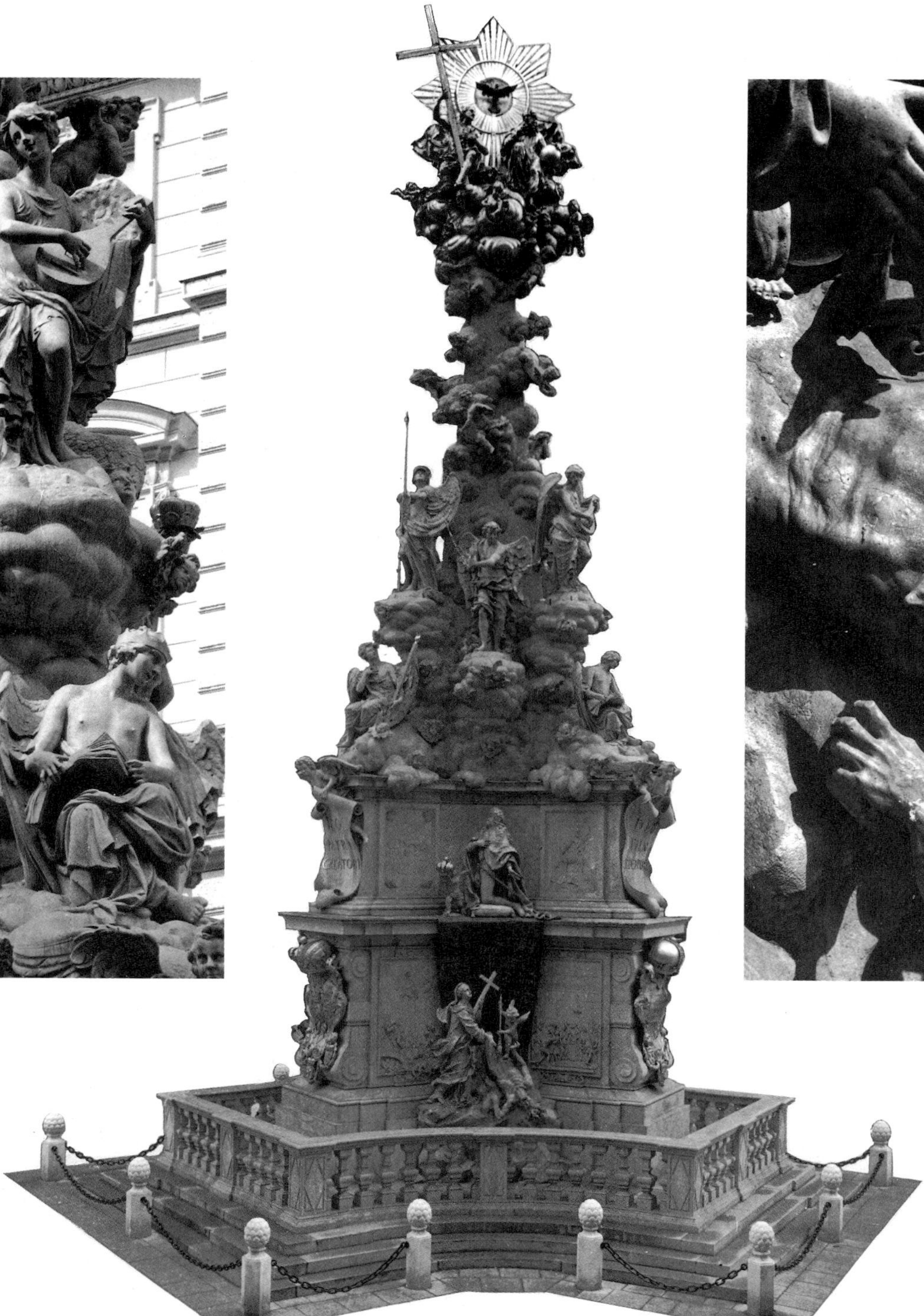

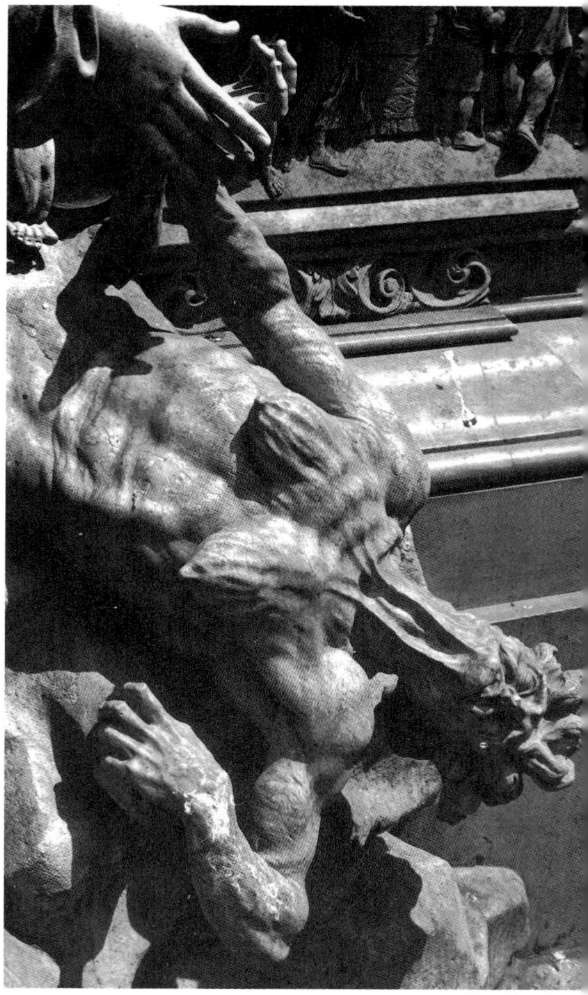

261–265 Fischer von Erlach. Die Pestsäule. 1682–1694. Wien.

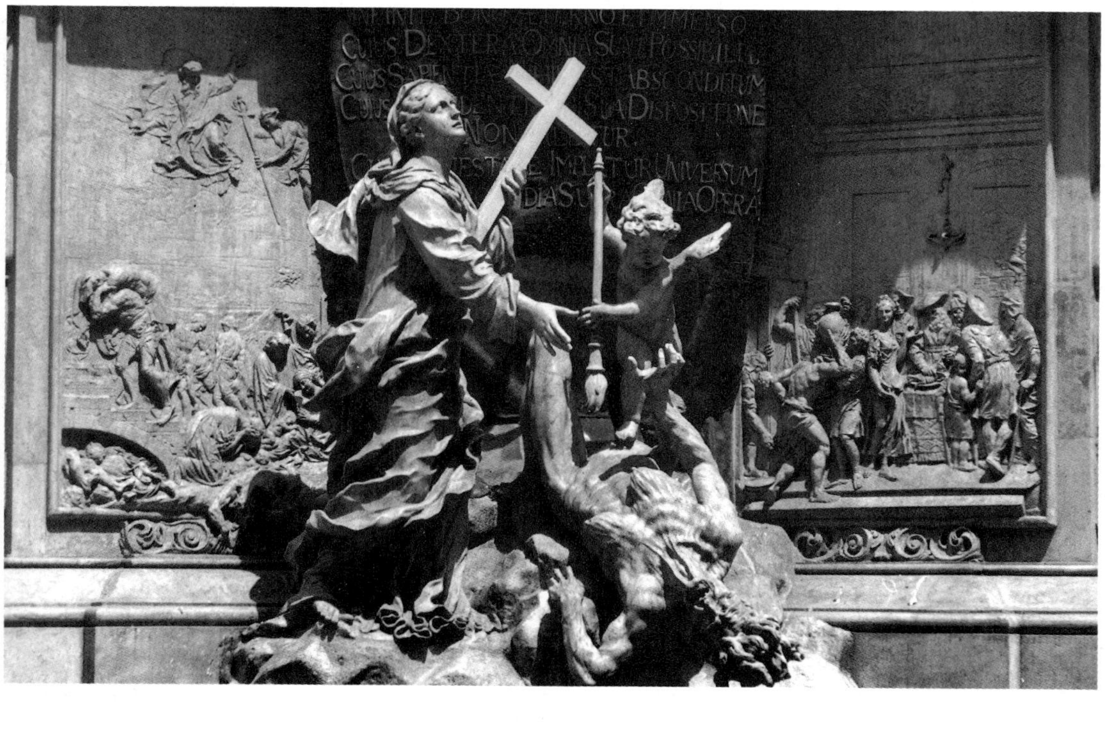

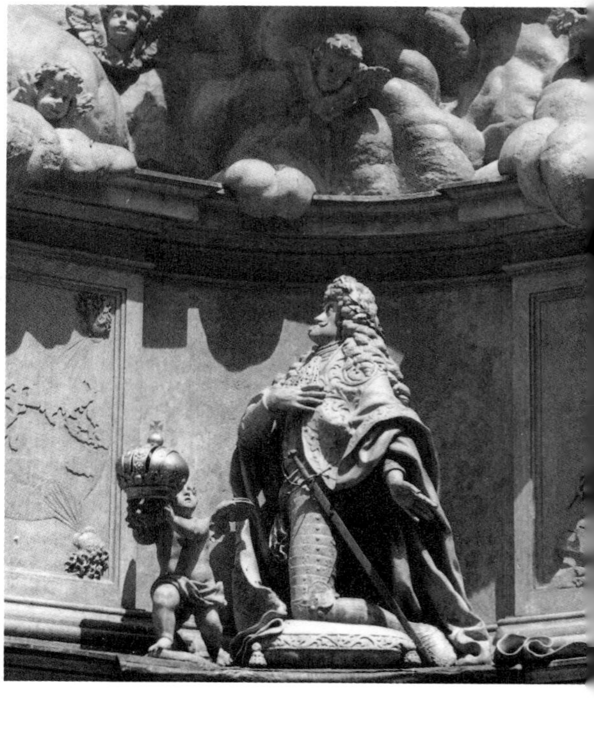

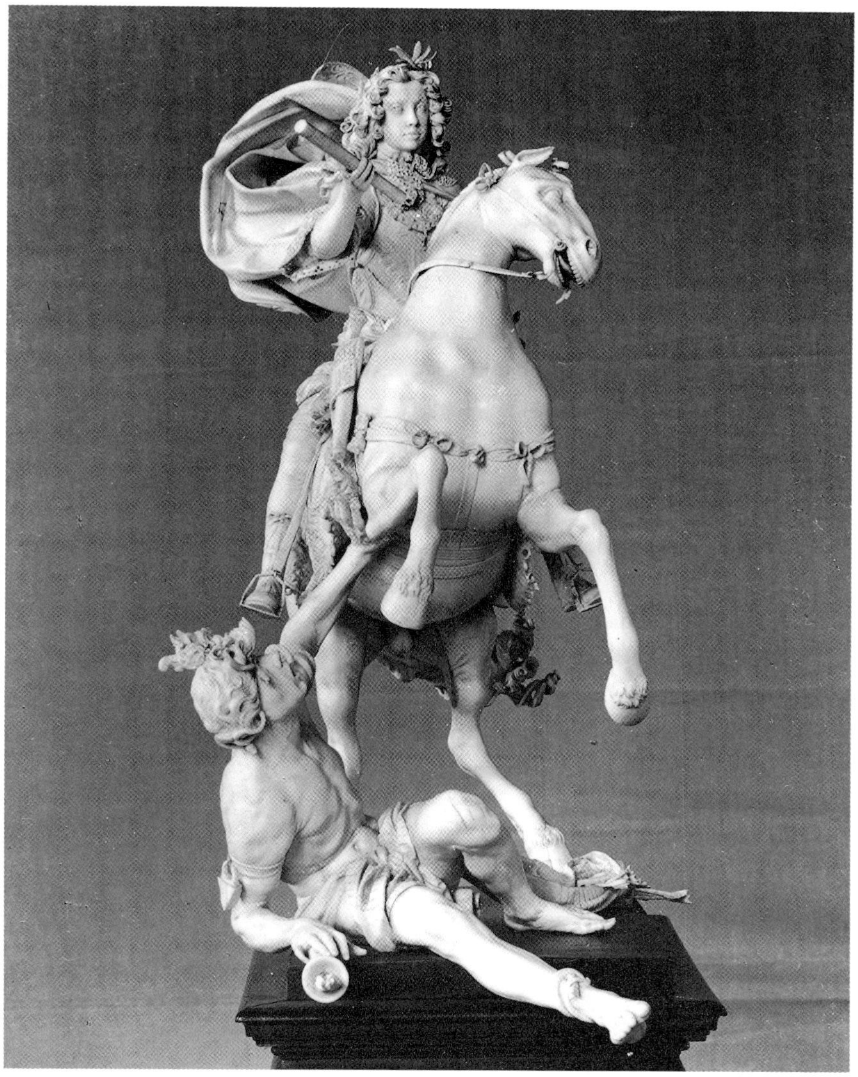

266 Matthias Steinle: Der Triumph Josephs I. Um 1710.

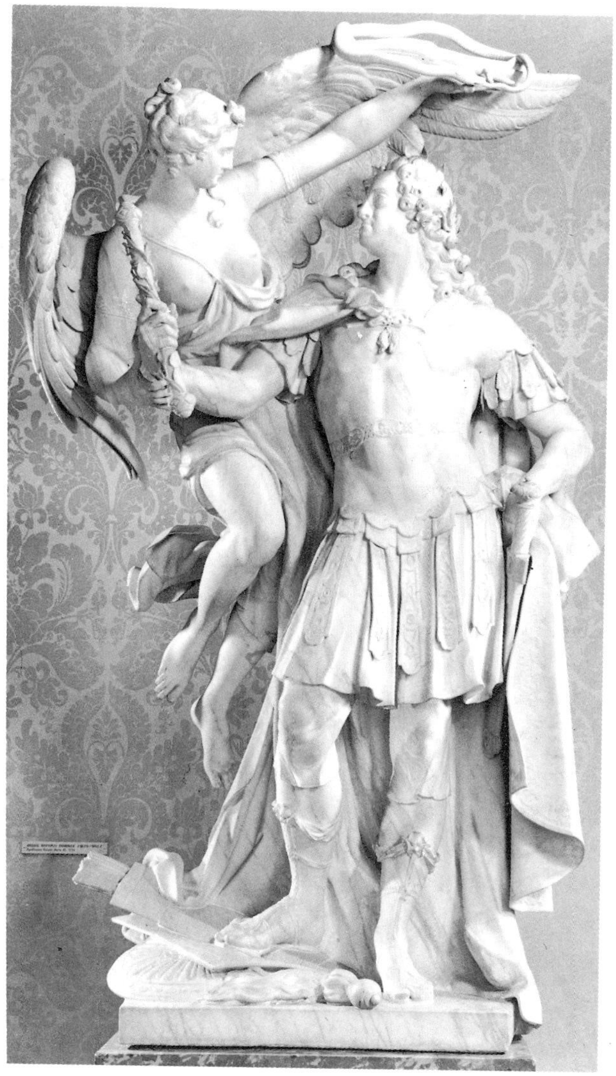

267 Georg Raphael Donner: Apotheose Karls VI. 1734.

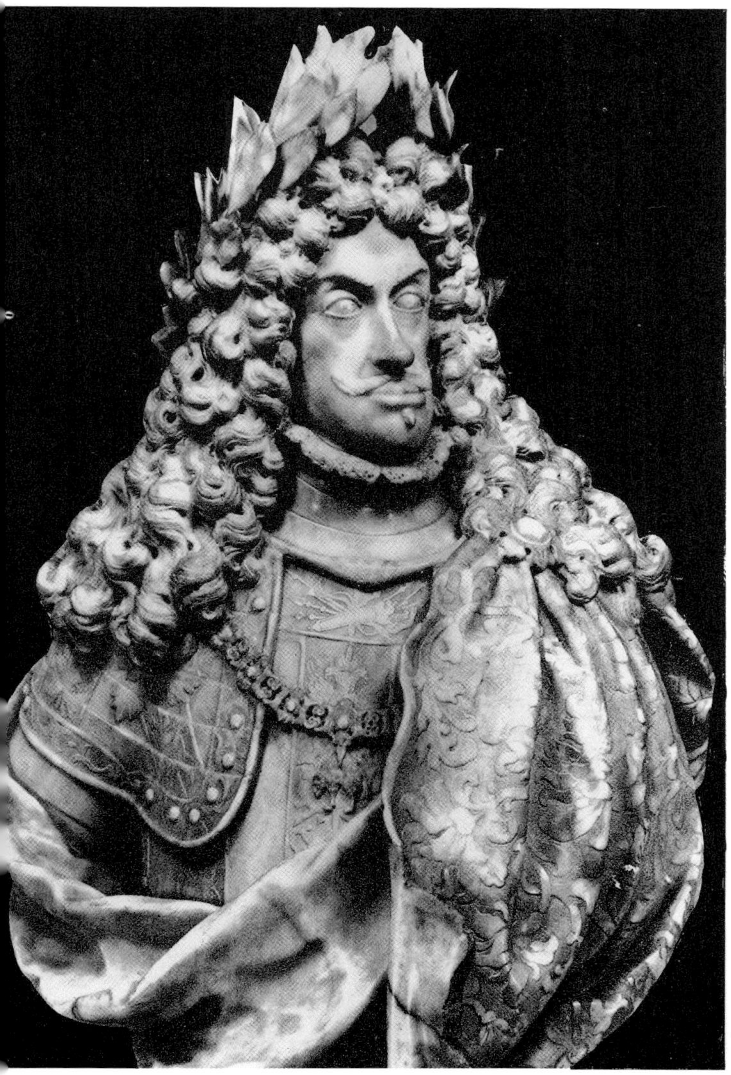

268 Kaiser Leopold I. Um 1700.

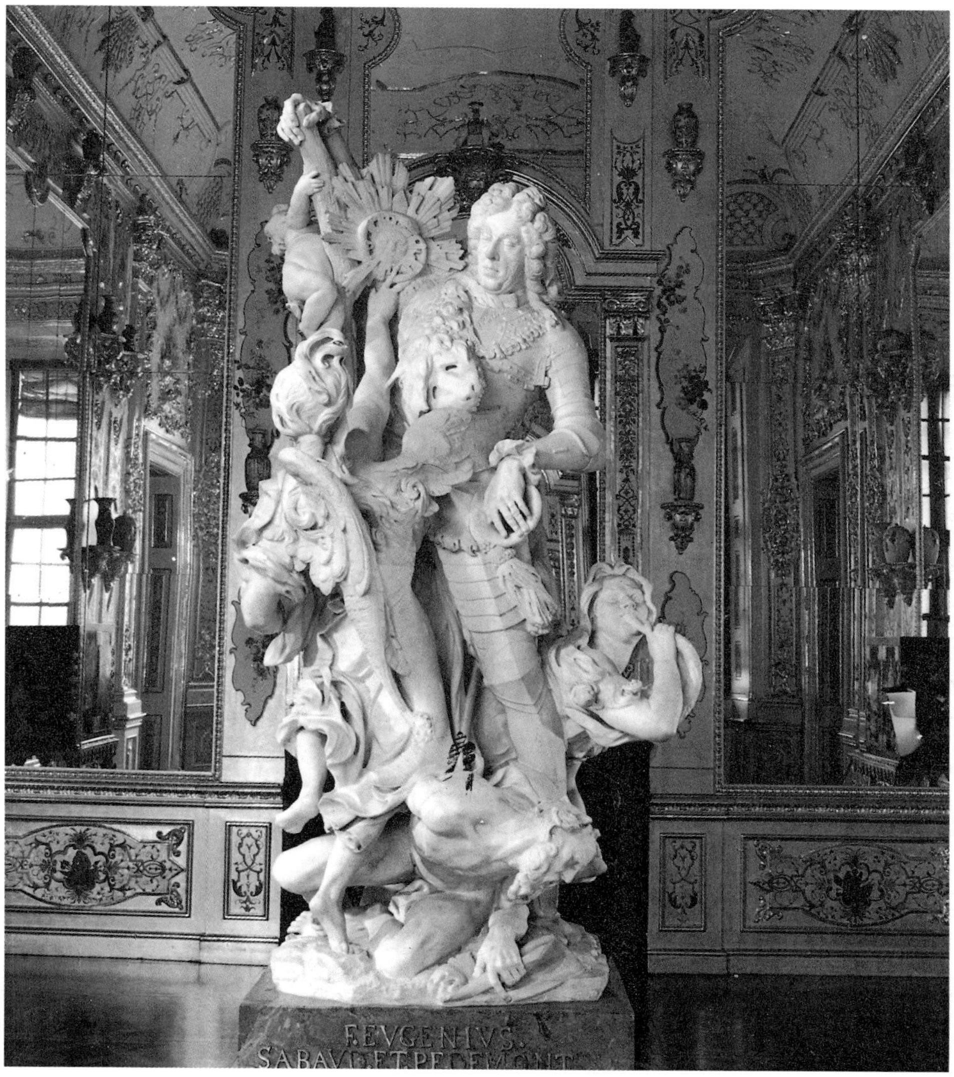


269 Balthasar Permoser: Apotheose des Prinzen Eugen. 1718–1721.

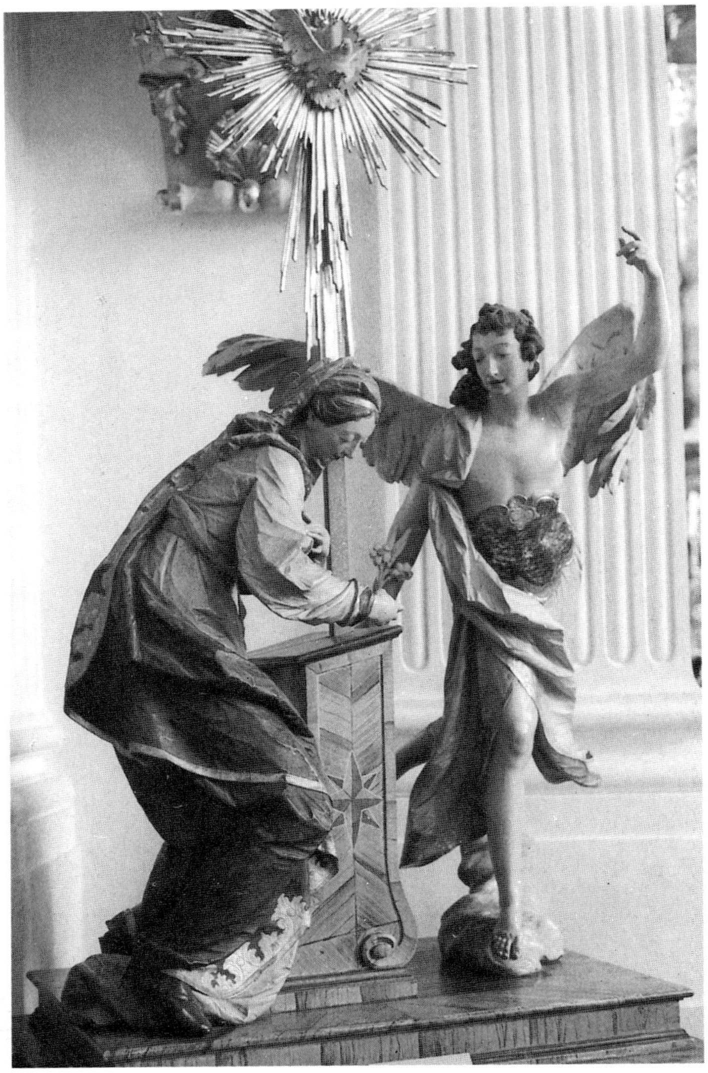

270 Ignaz Günther: Mariä Verkündigung. 1764.

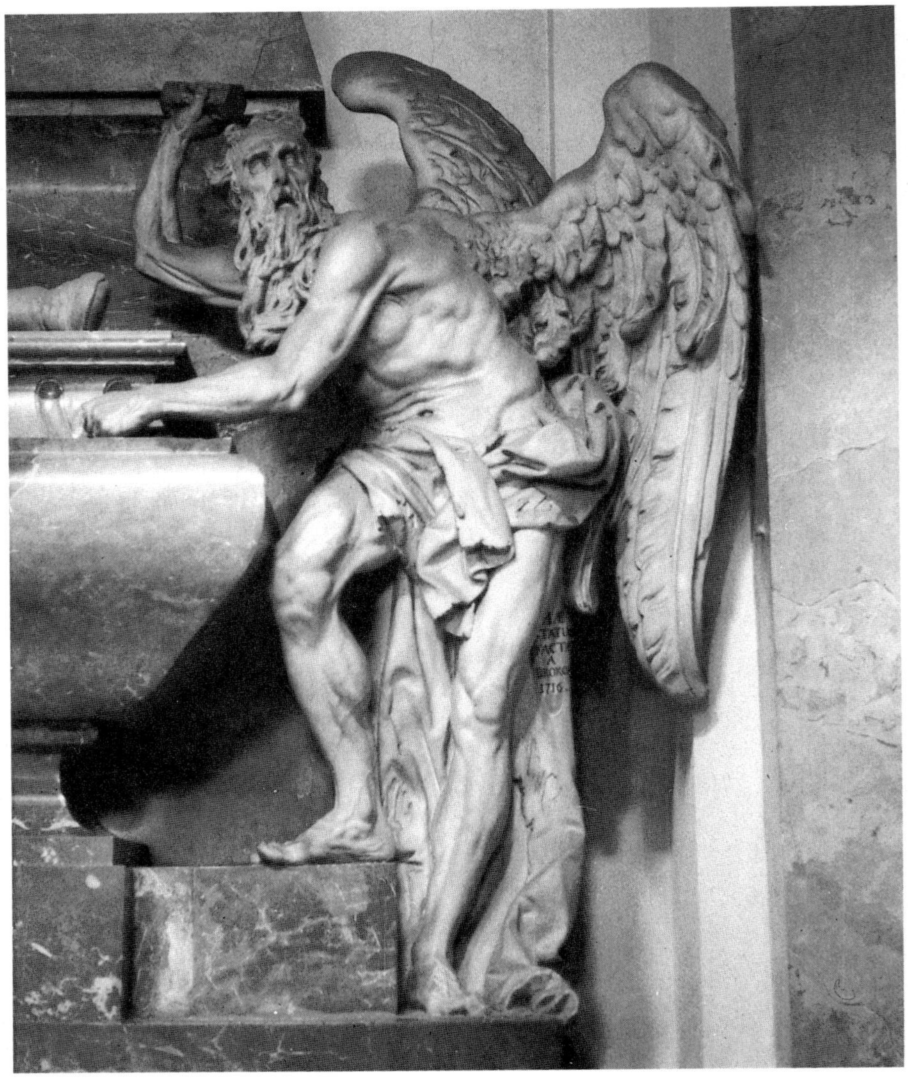

271 Ferdinand Maximilian Brokoff: Die Zeit. 1714–1716.

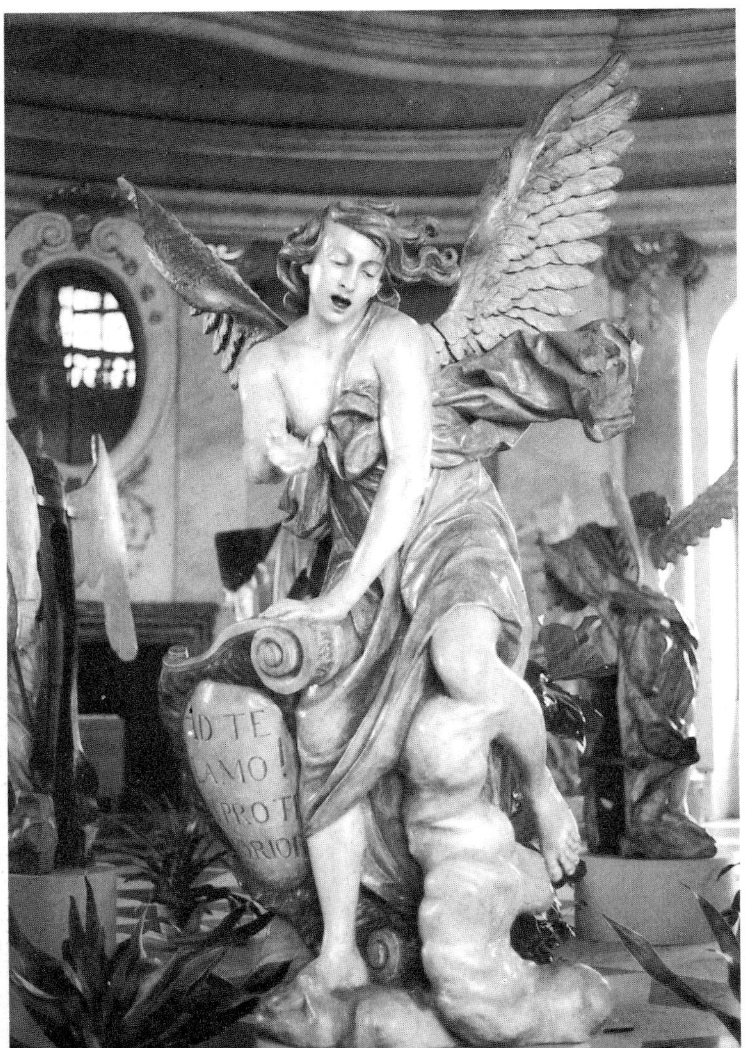

272 Ferdinand Maximilian Brokoff: Engel. Um 1719–1720.

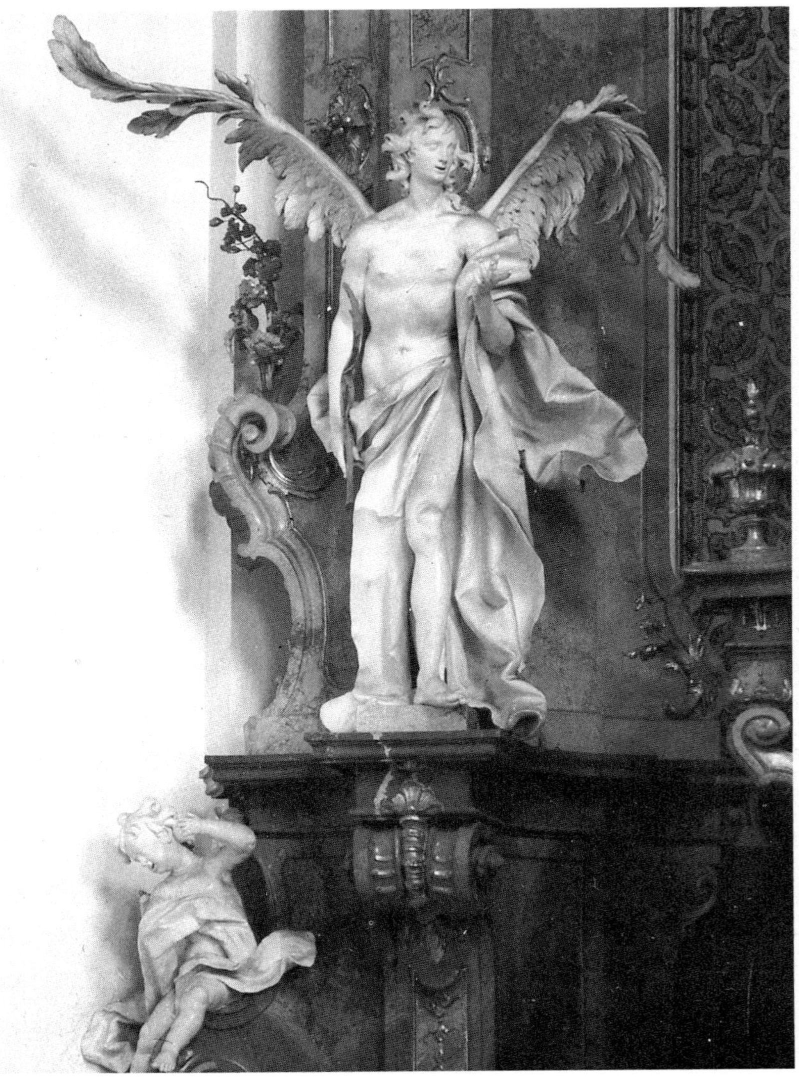

273 Johann Michael Feuchtmayr: Engel. 1753.

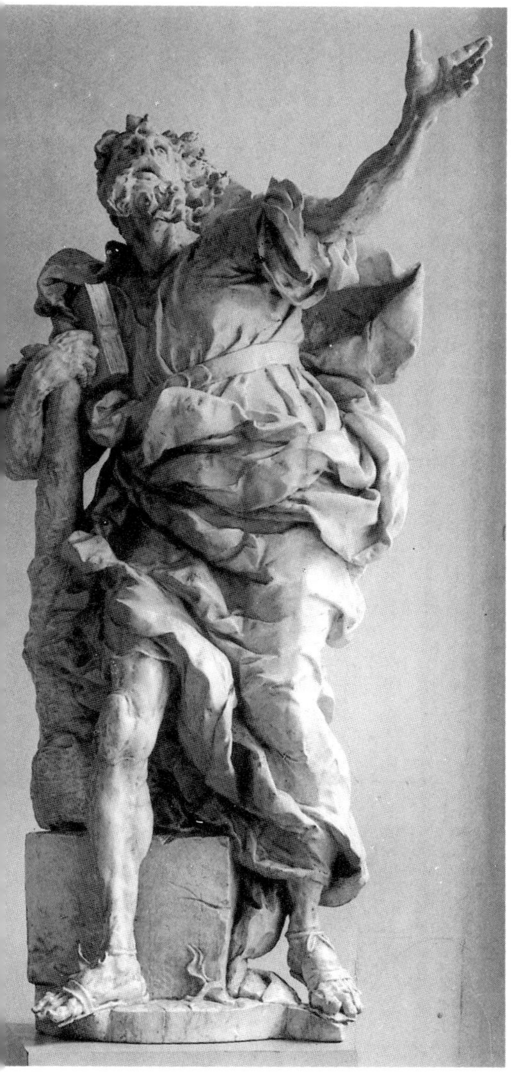

274 Matthias Braun von Braun: Der hl. Judas Thaddäus. 1712.

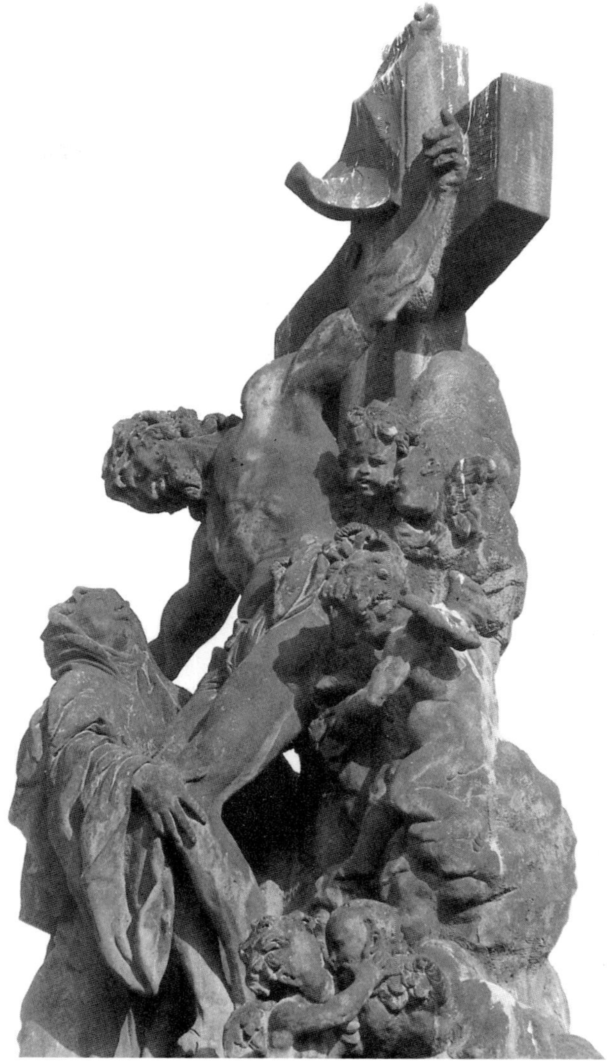

275 Matthias Braun von Braun: Die hl. Luitgard und Christus am Kreuz. 1710.

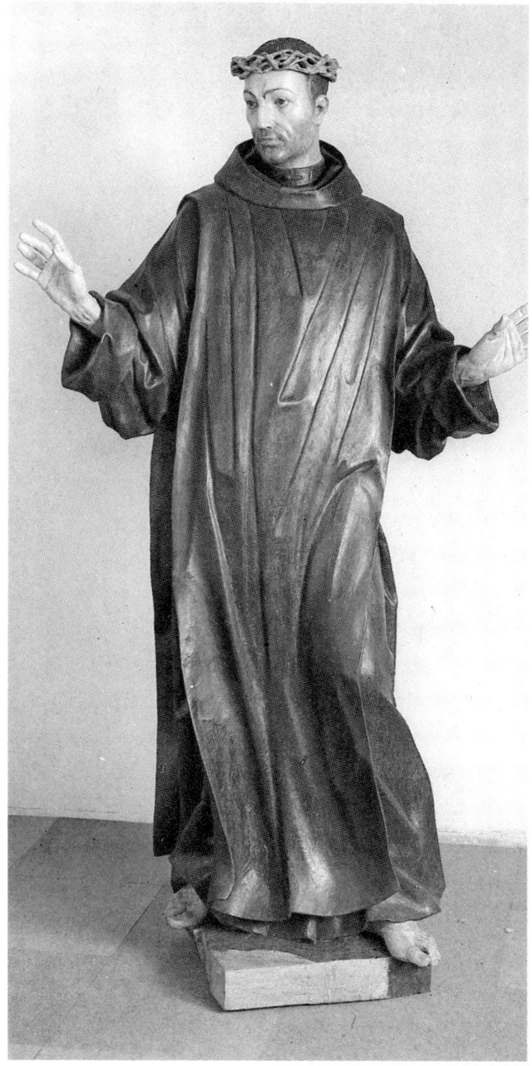

276 Ferdinand Maximilian Brokoff: Der hl. Johannes von Gott. Um 1724.

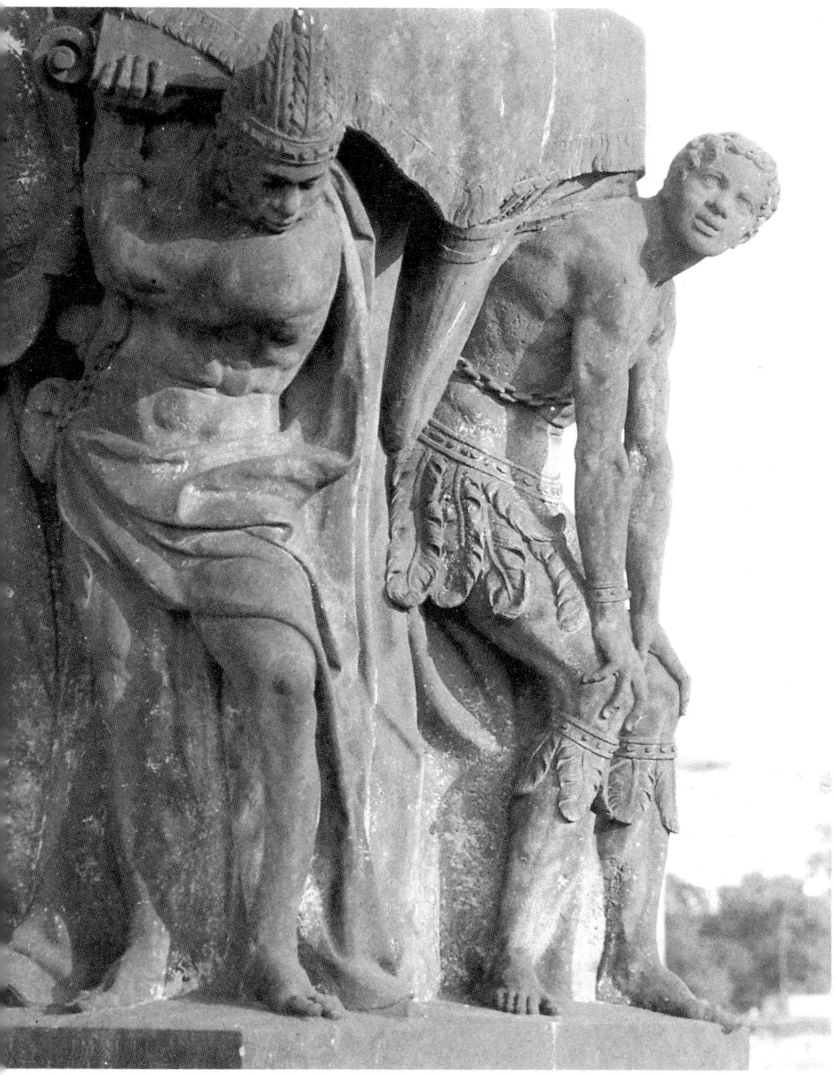

277 Ferdinand Maximilian Brokoff: Gruppe zu Ehren der Trinitarier vom Loskauf der Gefangenen. 1714.

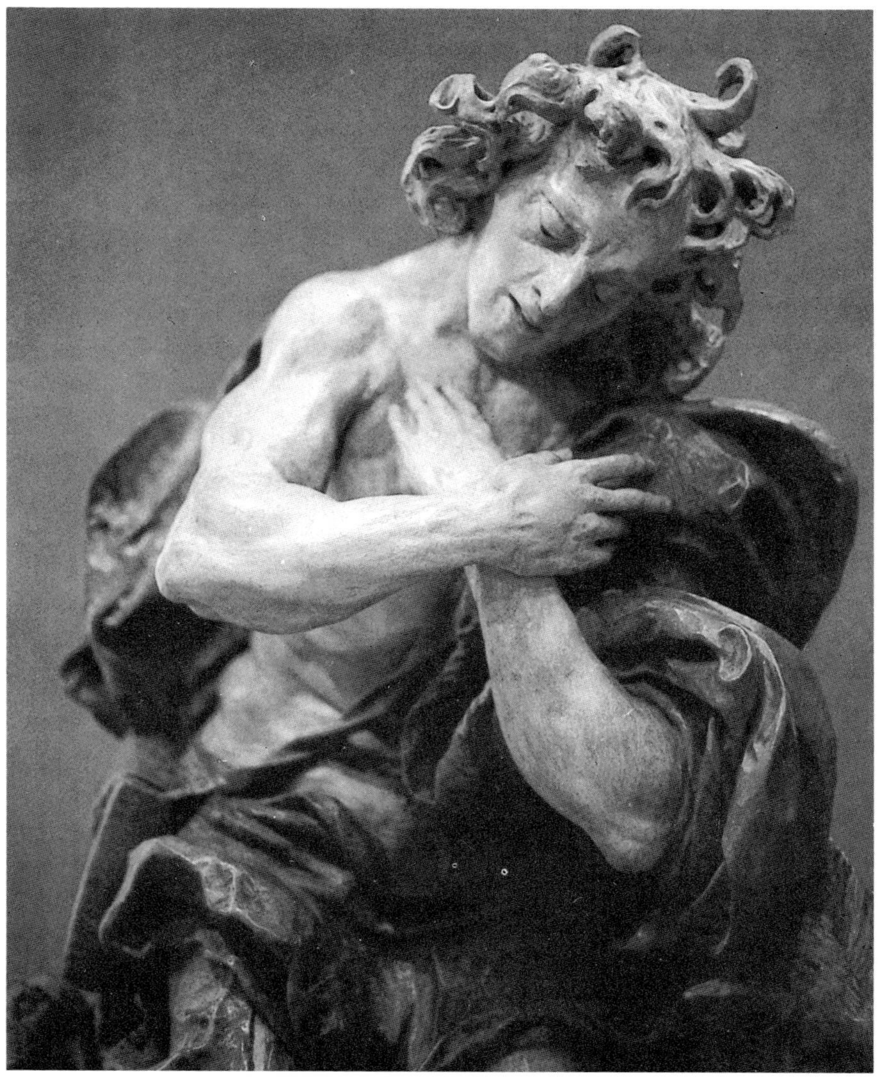

278 Matthias Braun von Braun: Der verlorene Sohn. Um 1720.

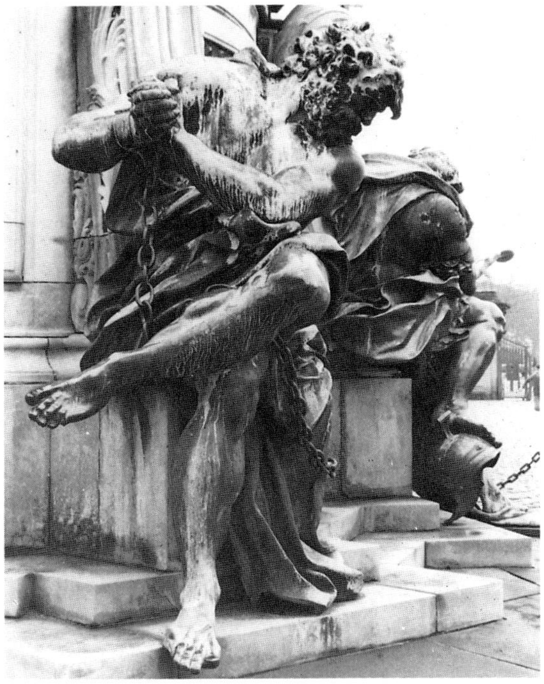

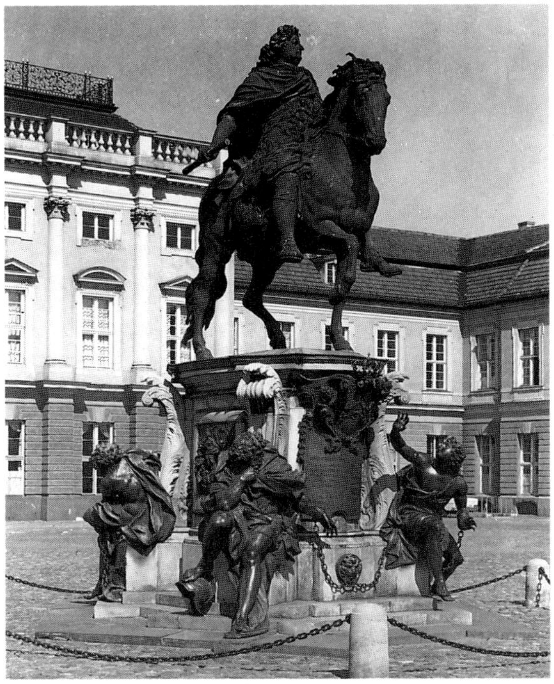

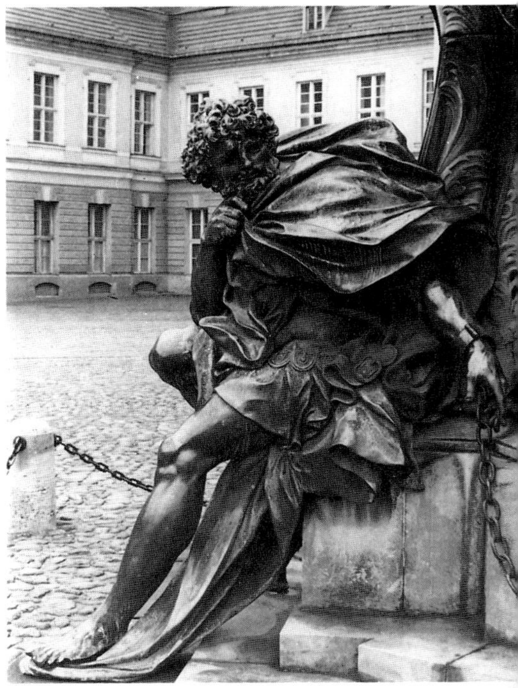

279–283 Andreas Schlüter, Reiterdenkmal des Großen Kurfürsten. Gesamtwerk und Details. 1703–1708.

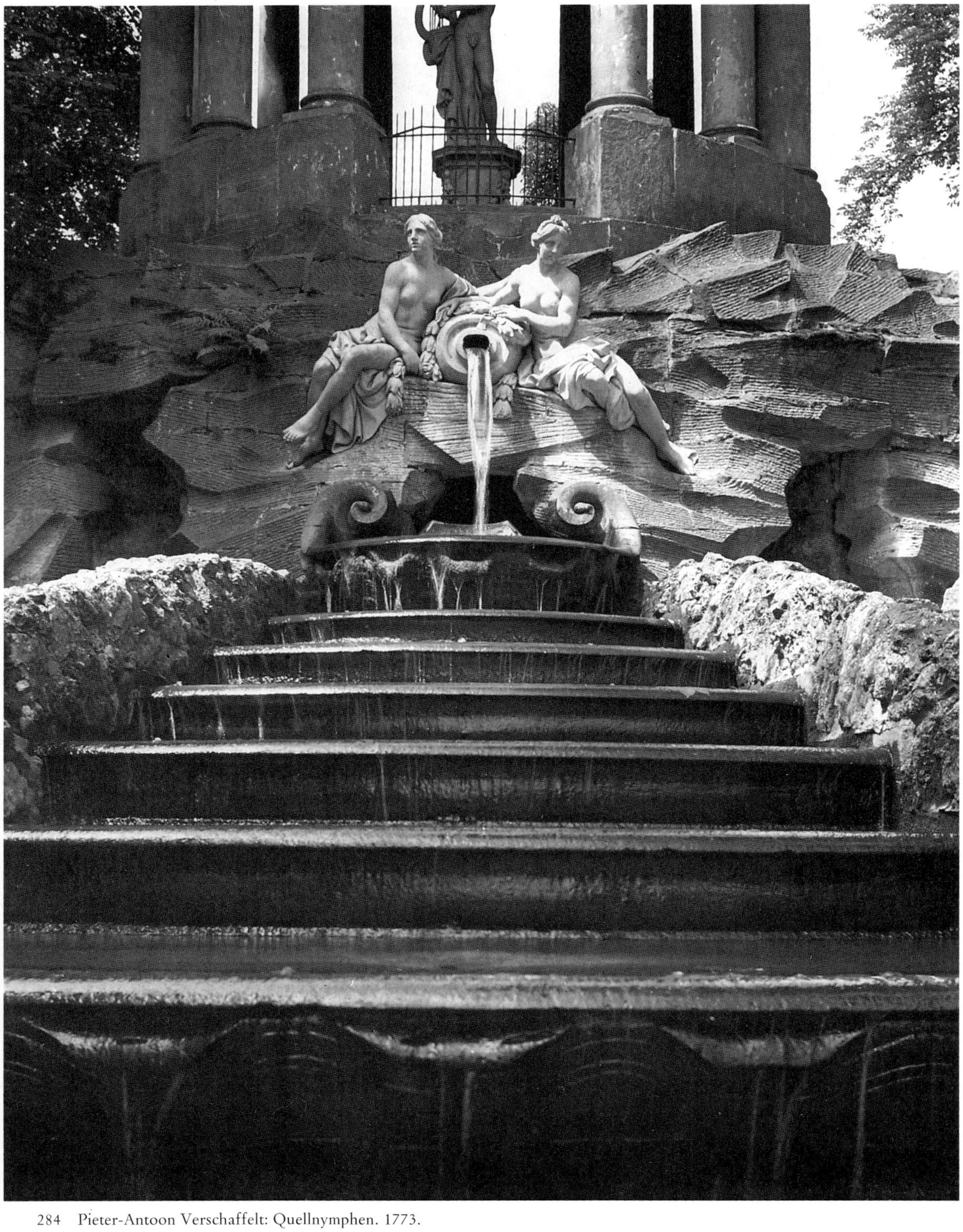

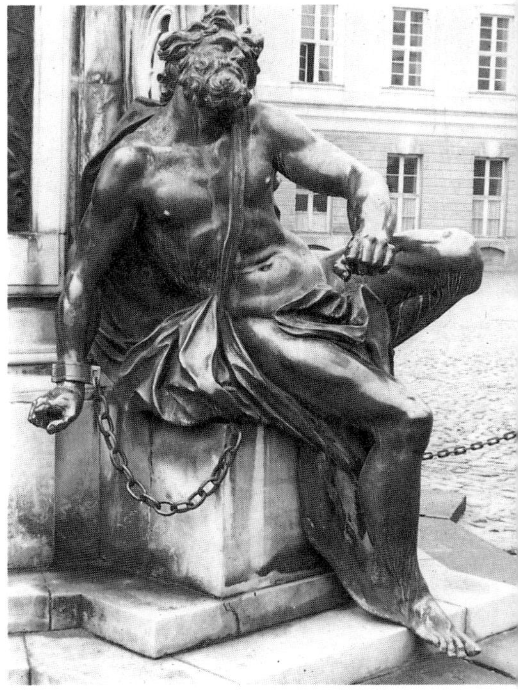

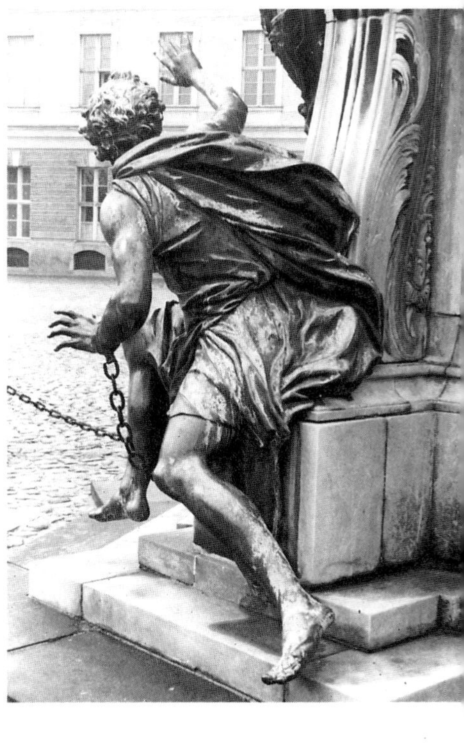

284 Pieter-Antoon Verschaffelt: Quellnymphen. 1773.

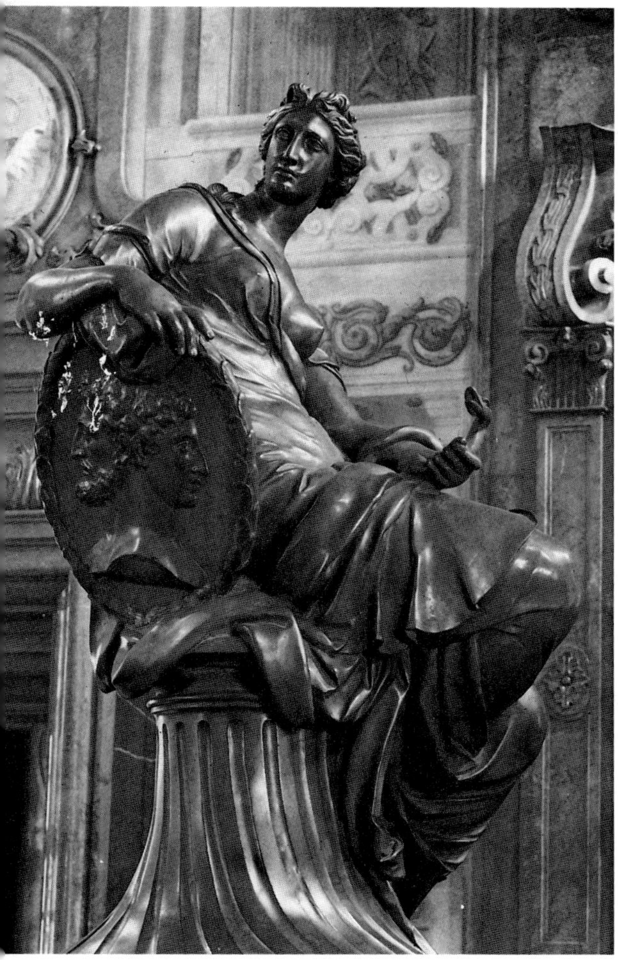

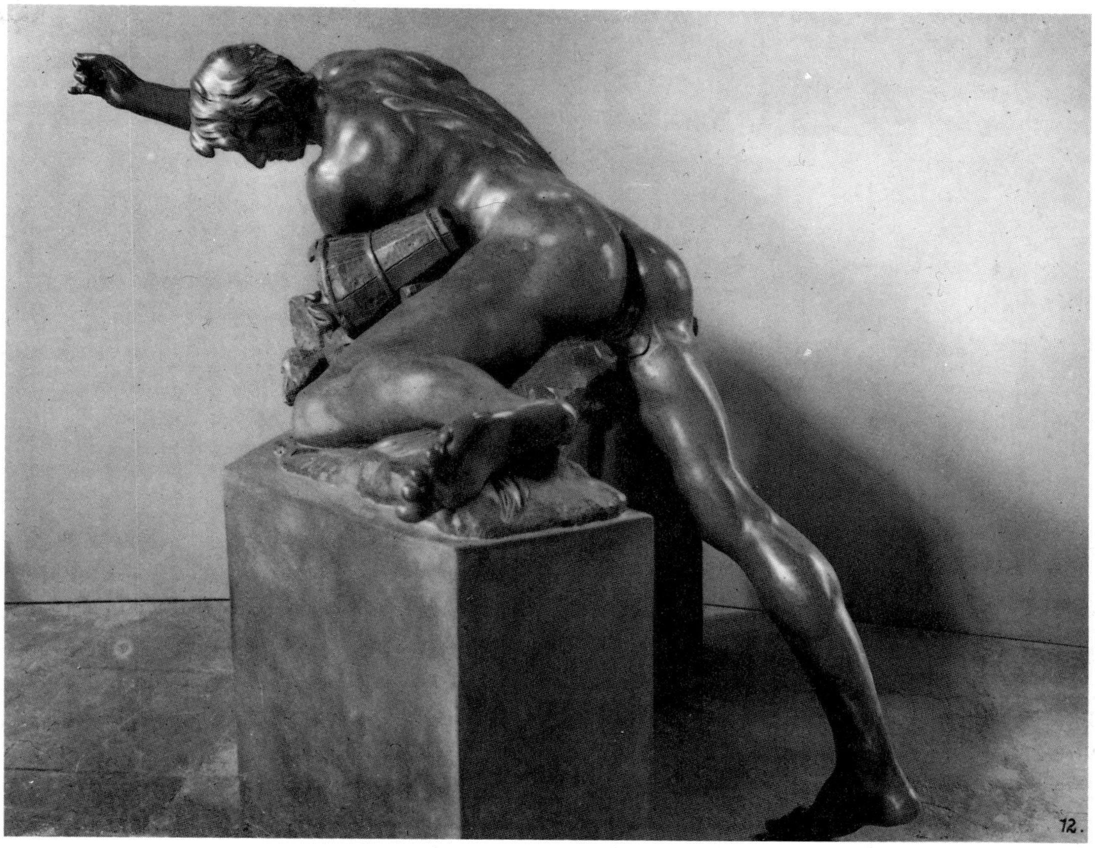

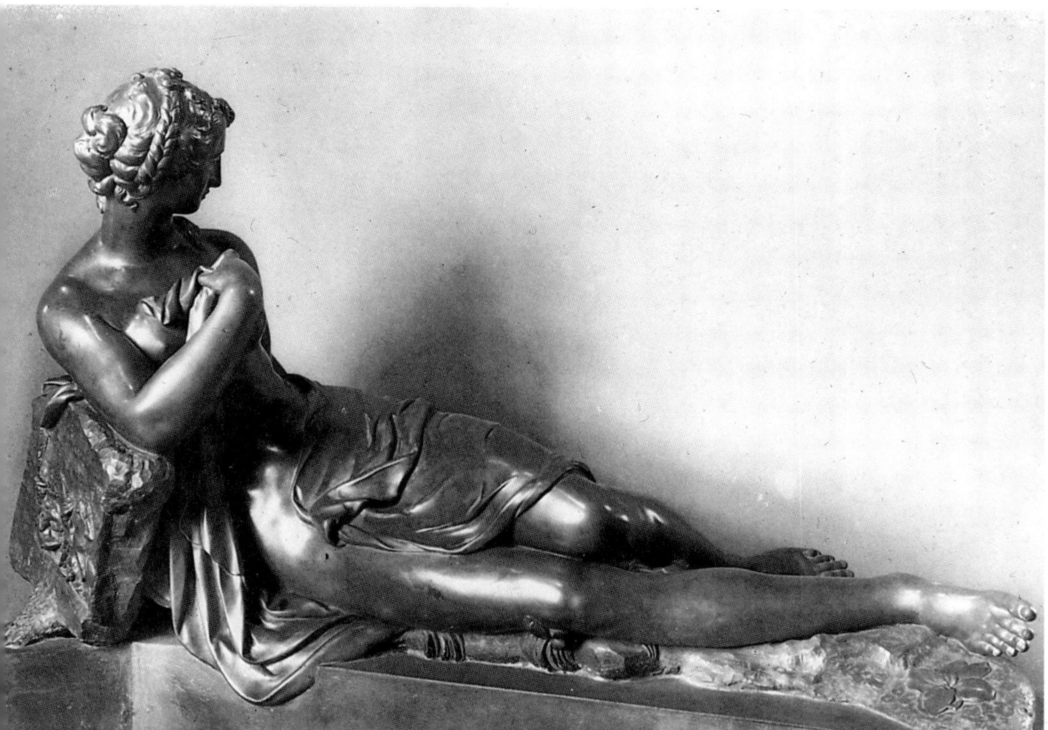

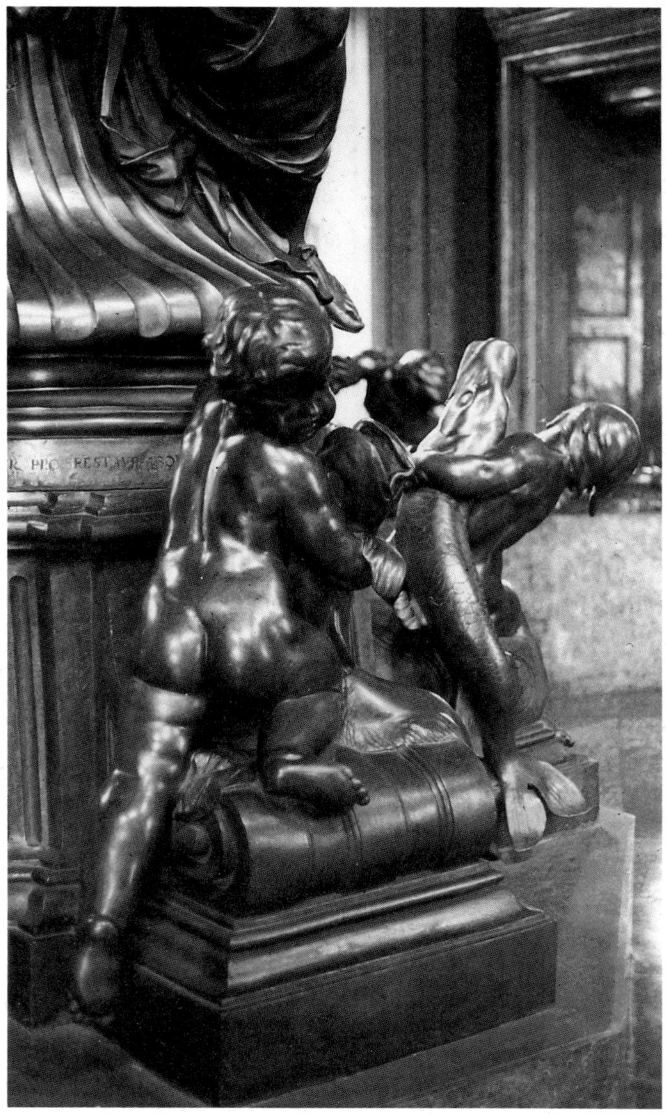

285–288 Georg Raphael Donner: Figuren des Providentiabrunnens. 1737–1739..

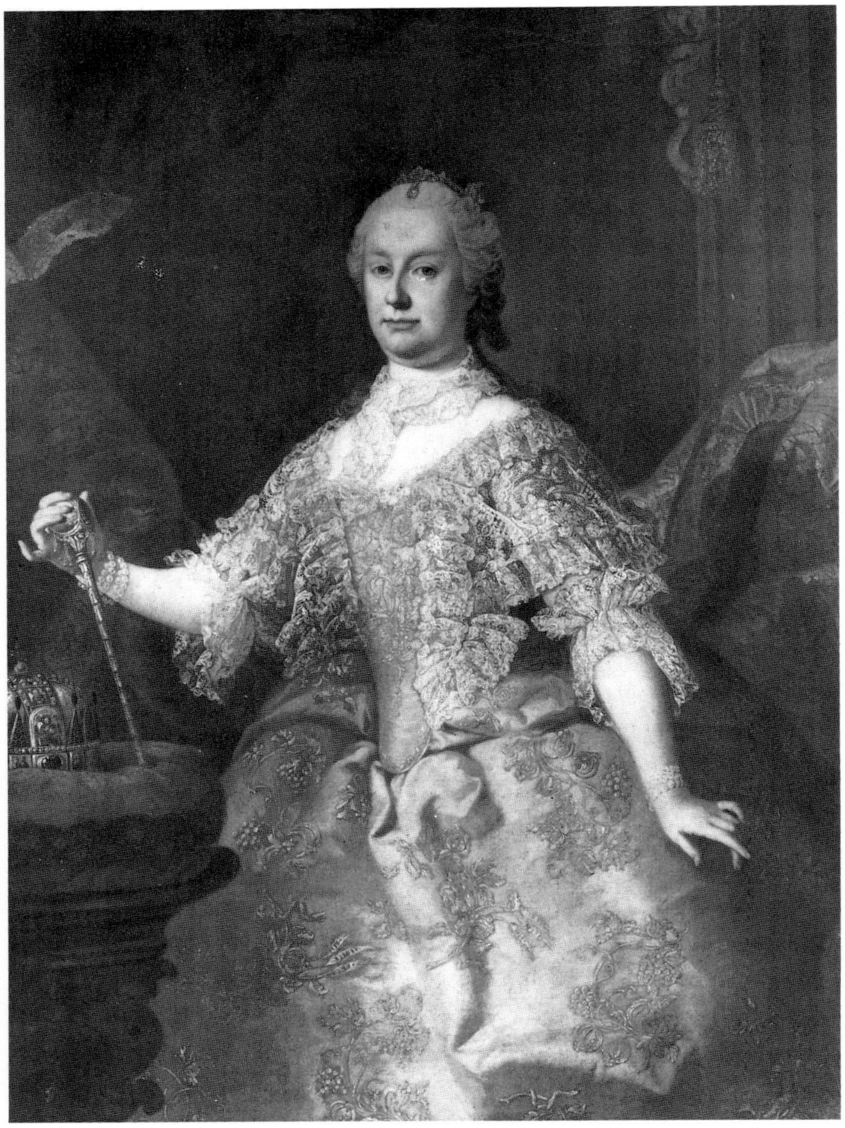

289 Martin van Meytens: Kaiserin Maria Theresia.

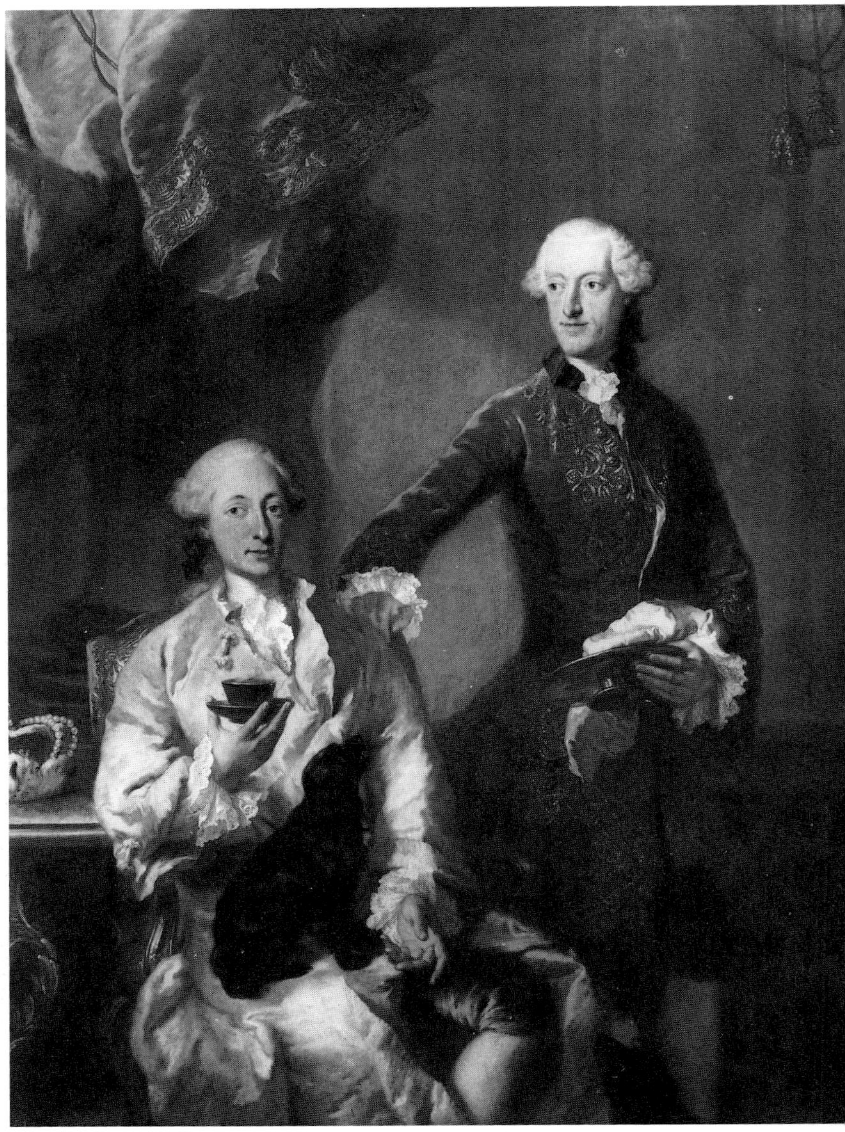

290 George Desmarées: Kurfürst Max III. Joseph und sein Intendant Graf Seeau. Um 1760.

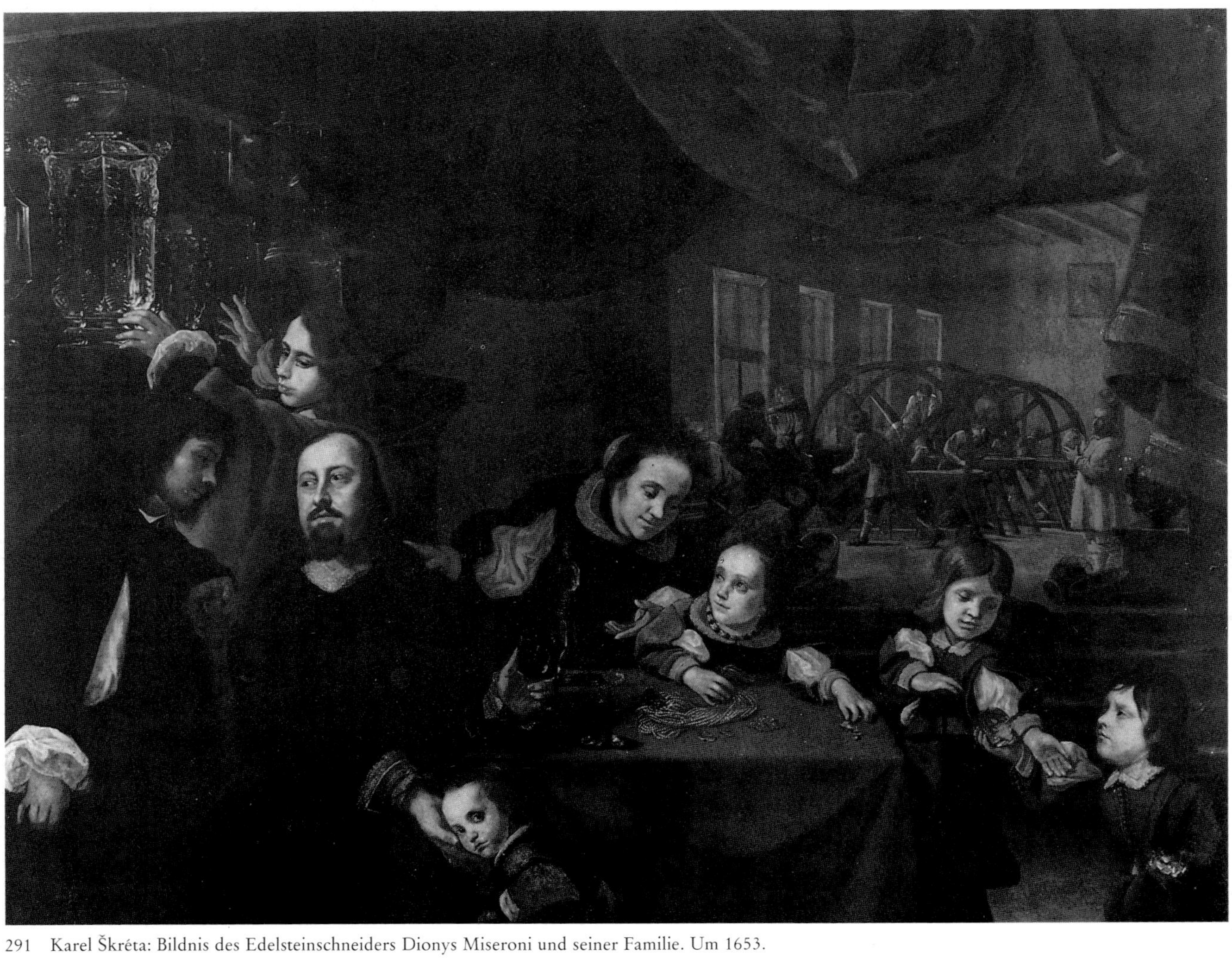

291 Karel Škréta: Bildnis des Edelsteinschneiders Dionys Miseroni und seiner Familie. Um 1653.

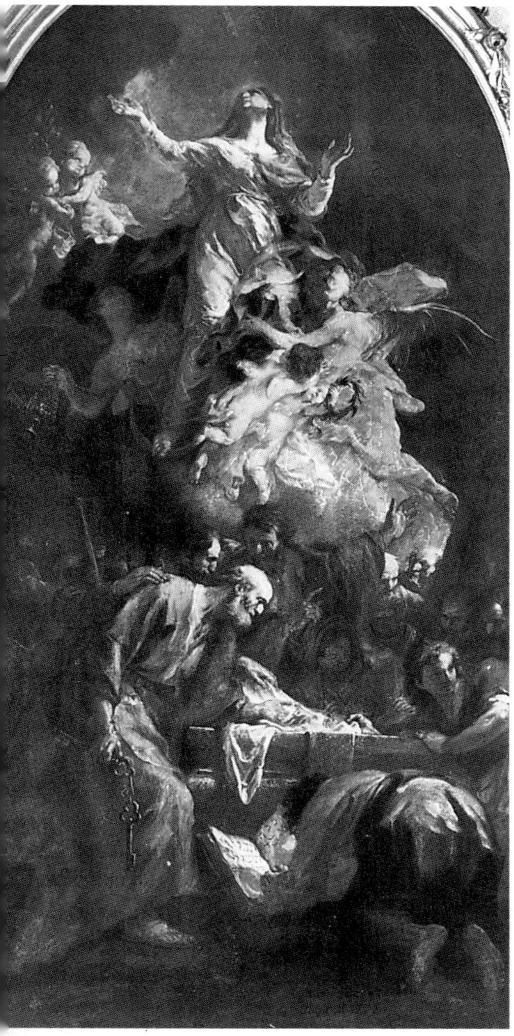

292 Martin Johann Schmidt: Himmelfahrt Mariä. 1772.

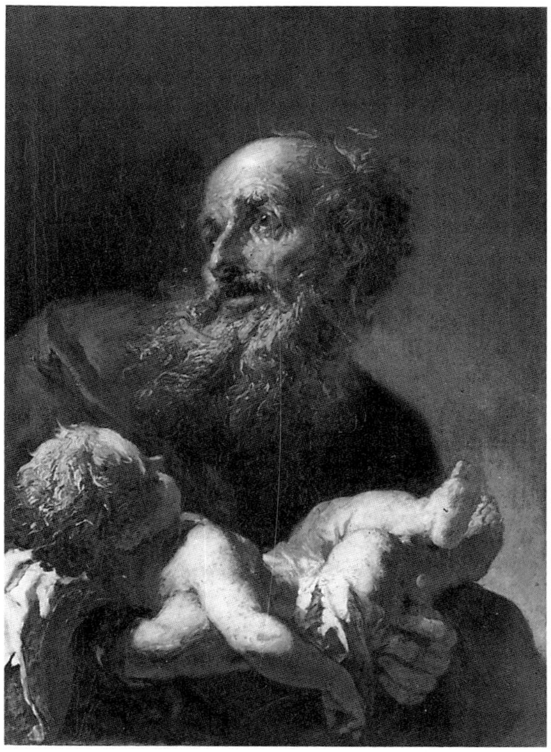

293 Petr Jan Brandl: Simeon mit dem Jesuskind. Um 1725.

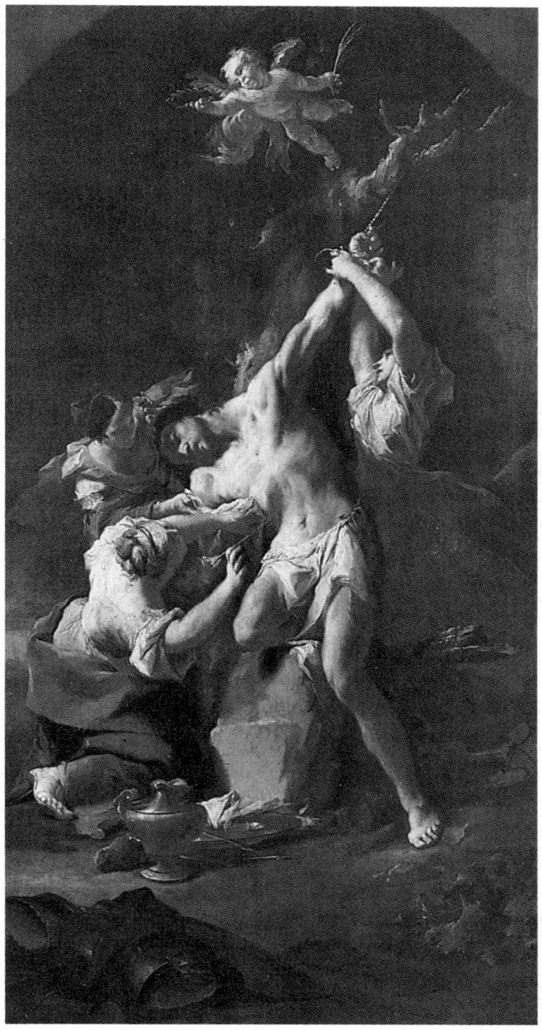

294 Paul Troger: Der hl. Sebastian wird von den Heiligen Frauen gepflegt.

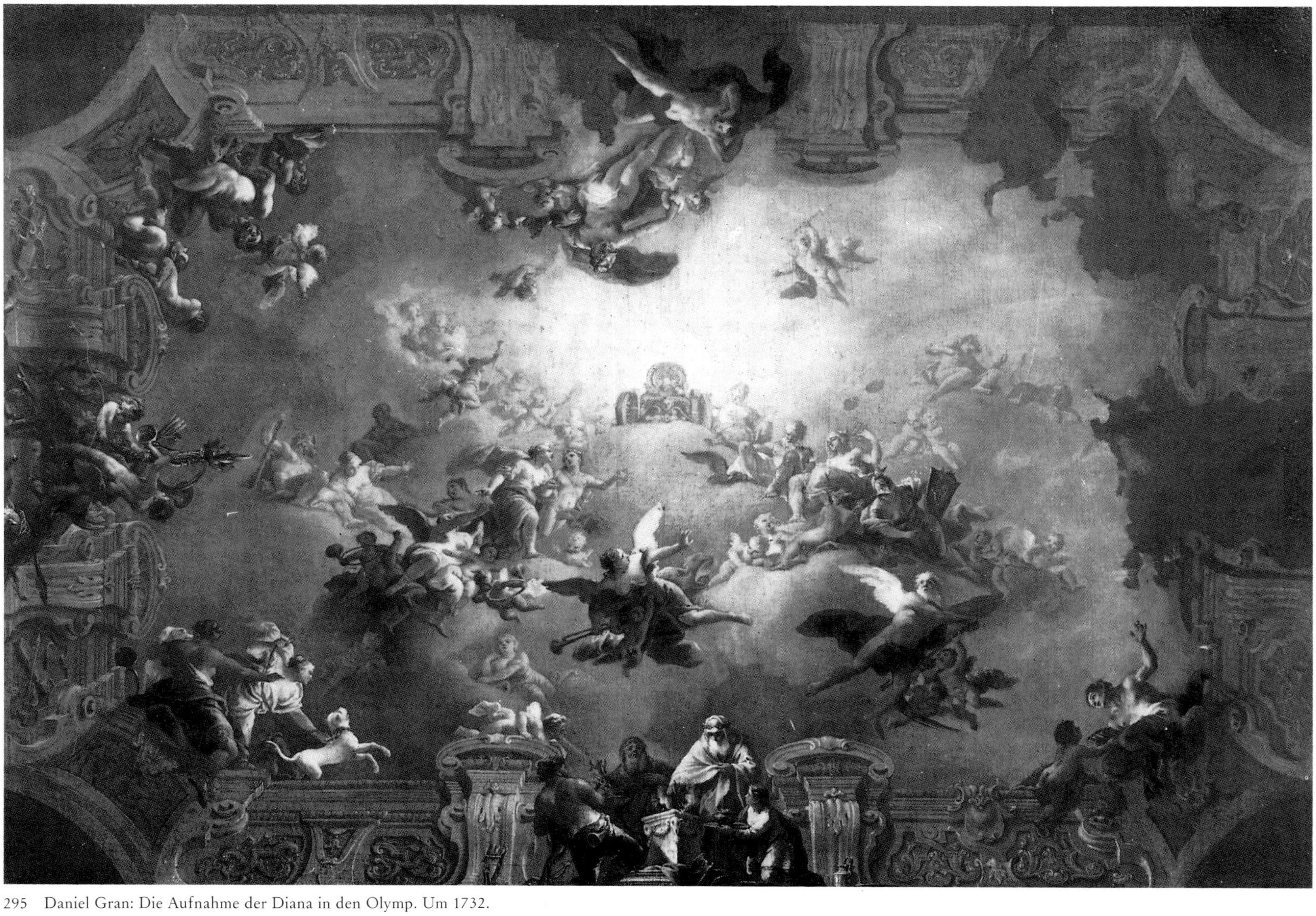

295 Daniel Gran: Die Aufnahme der Diana in den Olymp. Um 1732.

# OSTEUROPA
# NORD- UND NORDWESTEUROPA

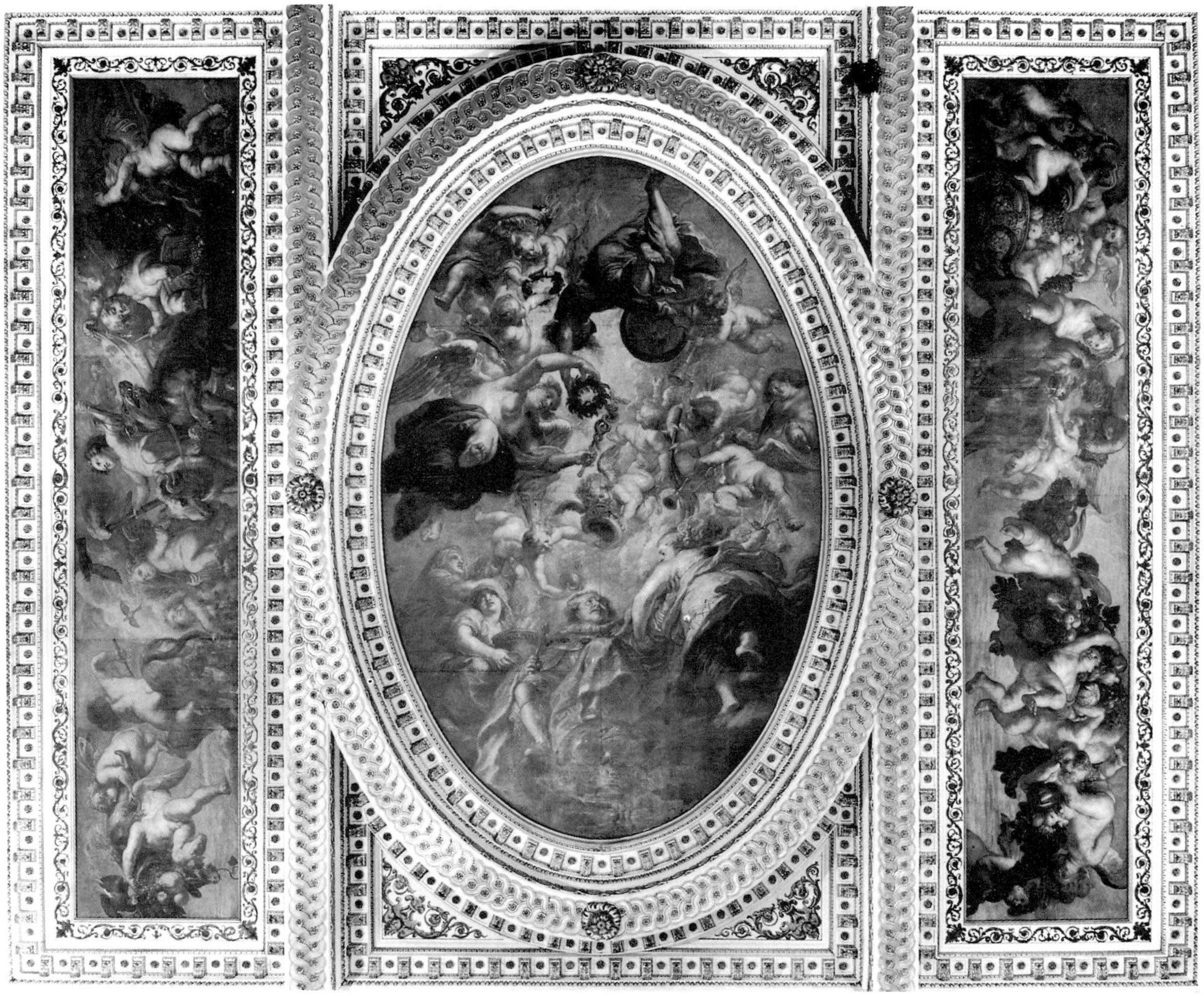

296 Peter Paul Rubens: Apotheose Jakobs I. 1629–1634.

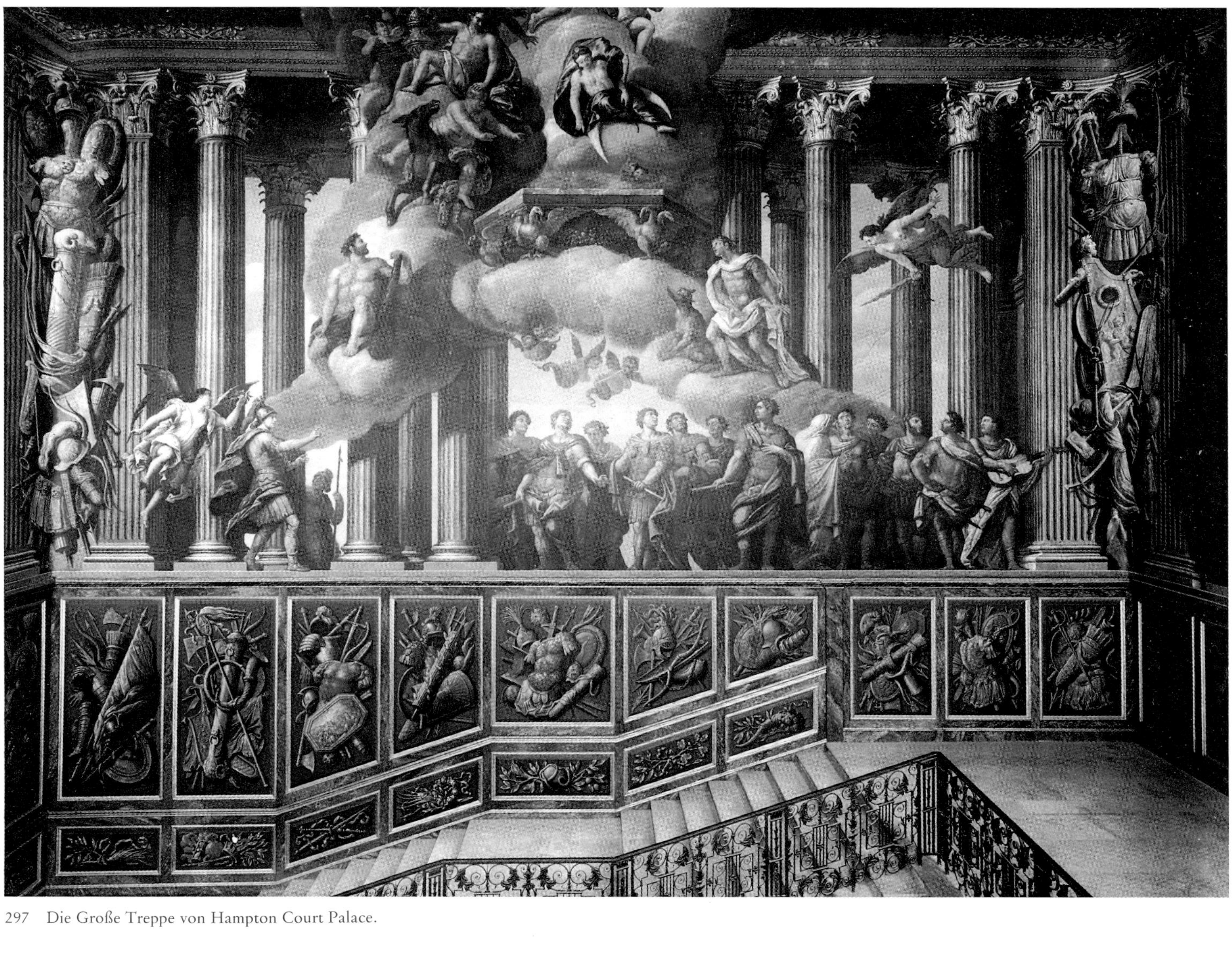

297 Die Große Treppe von Hampton Court Palace.

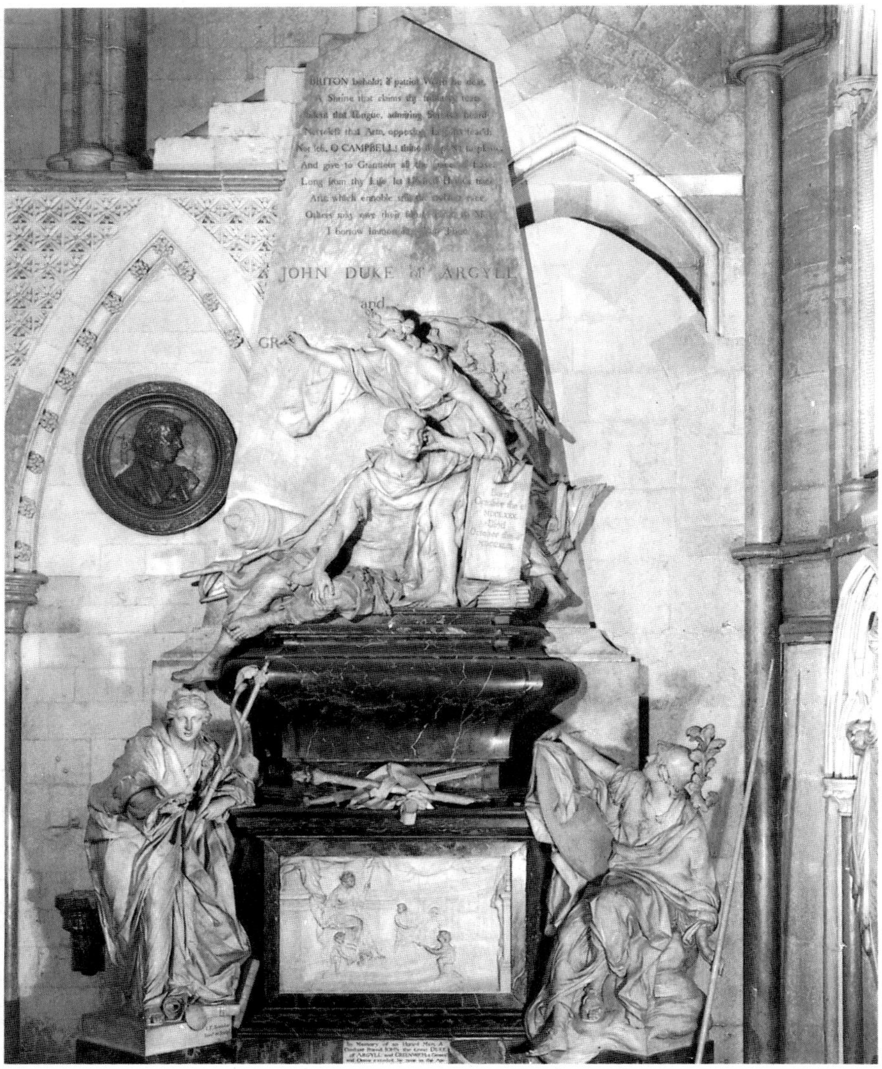


298 Louis-François Roubillac: Grabmal des Herzogs John von Argyl. 1745–1749.

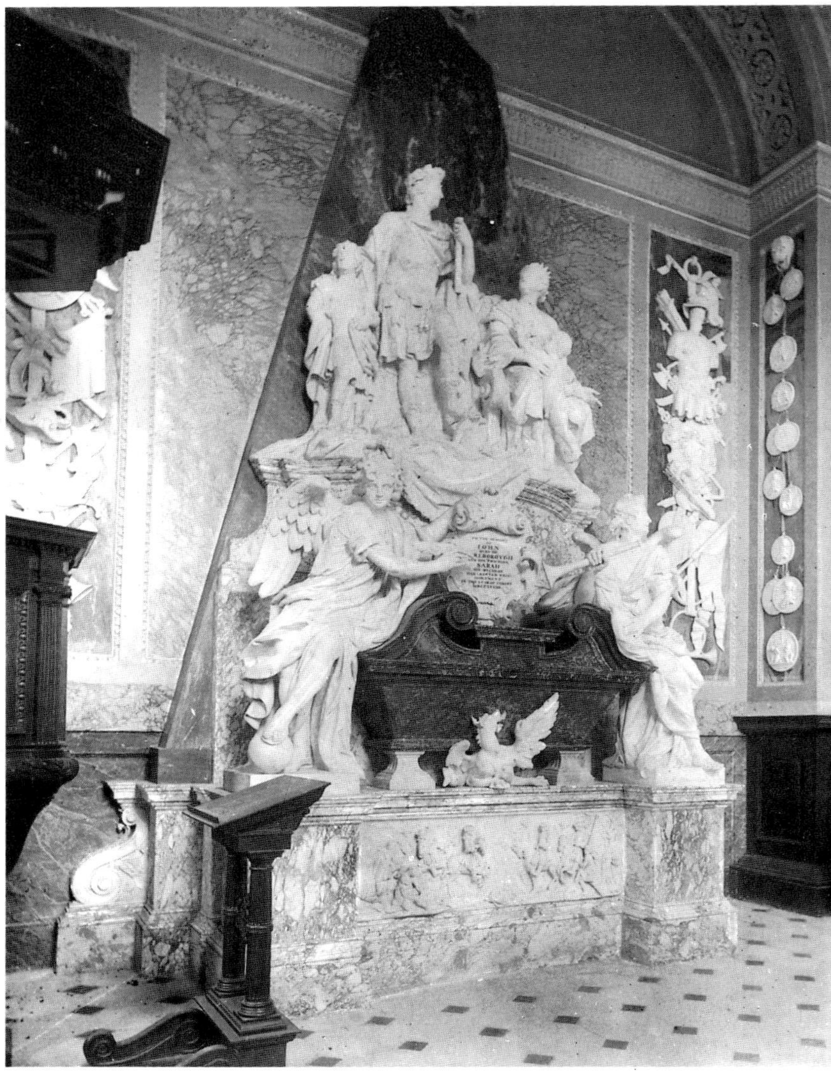

299 Michael Rysbrack: Grabmal des 1. Herzogs von Marlborough. 1732.

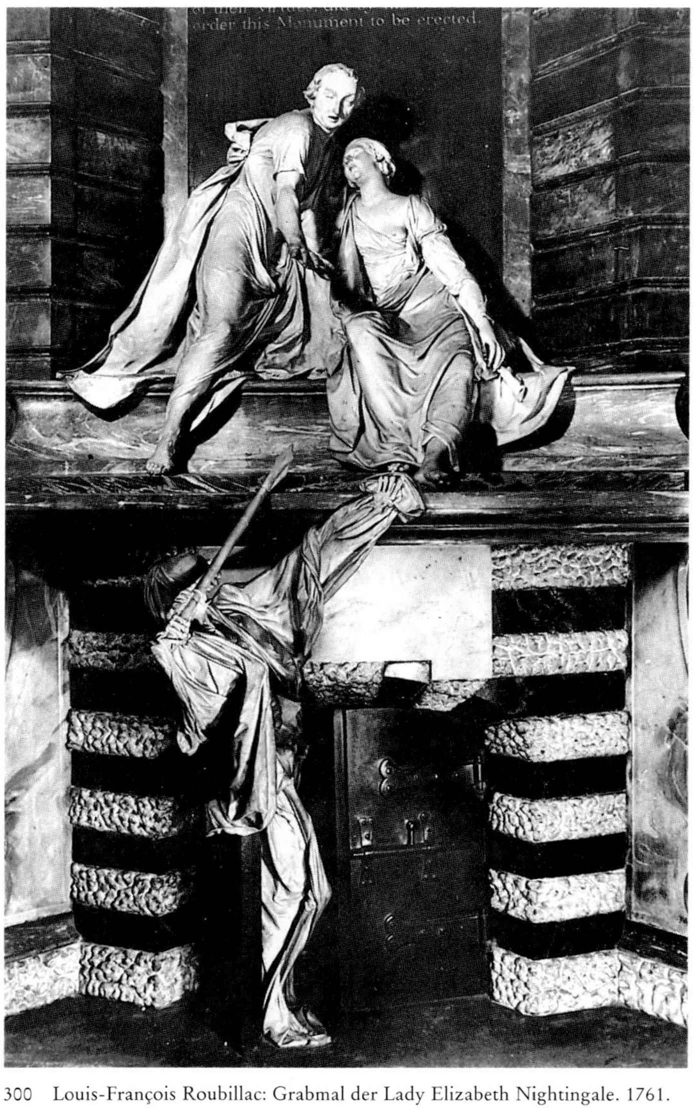


300 Louis-François Roubillac: Grabmal der Lady Elizabeth Nightingale. 1761.

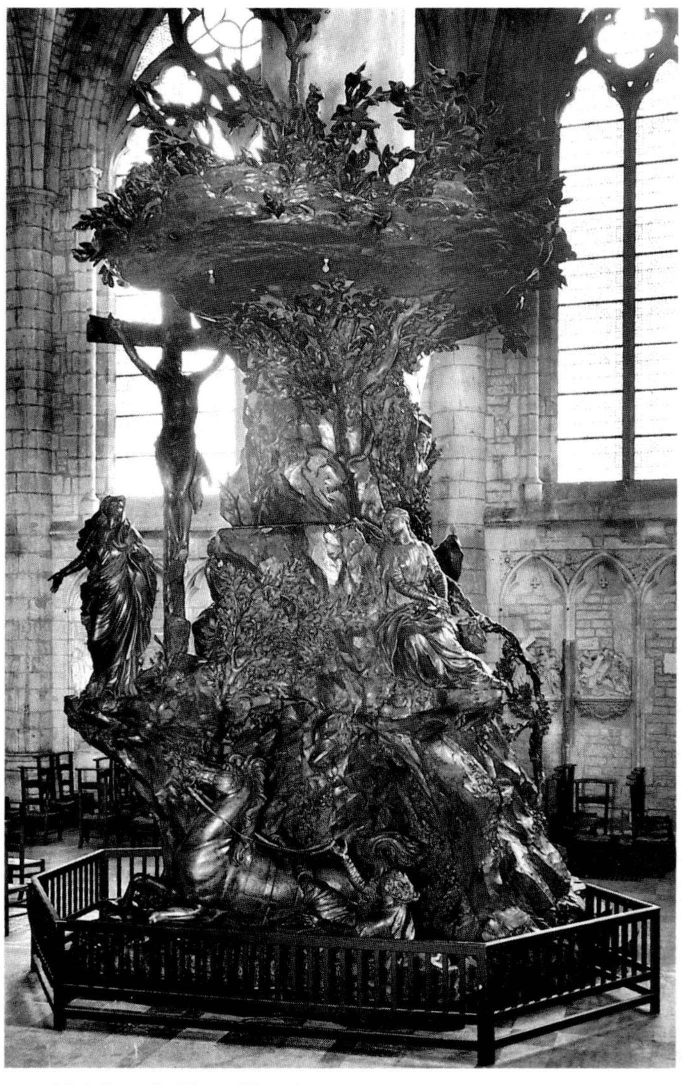

301 Michel van der Voort: Kanzel. 1721.

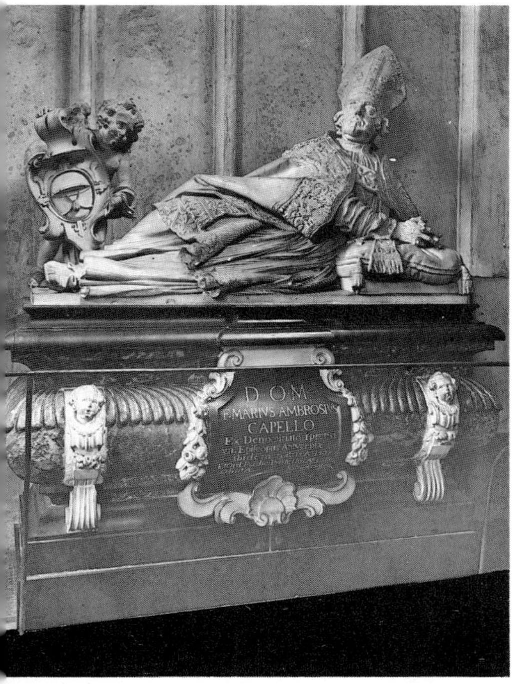

302 Artus Quellinus II: Grabmal des Bischofs Capello. 1676.

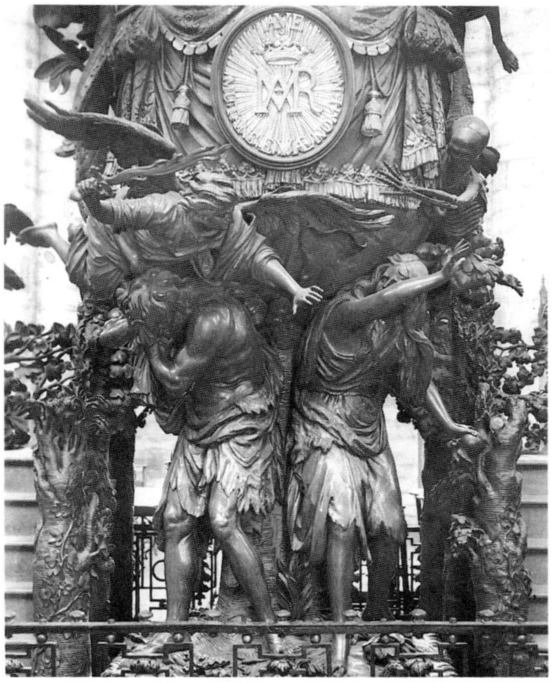

303 Hendrik Frans Verbrugghen: Die Vertreibung von Adam und Eva. 1699.

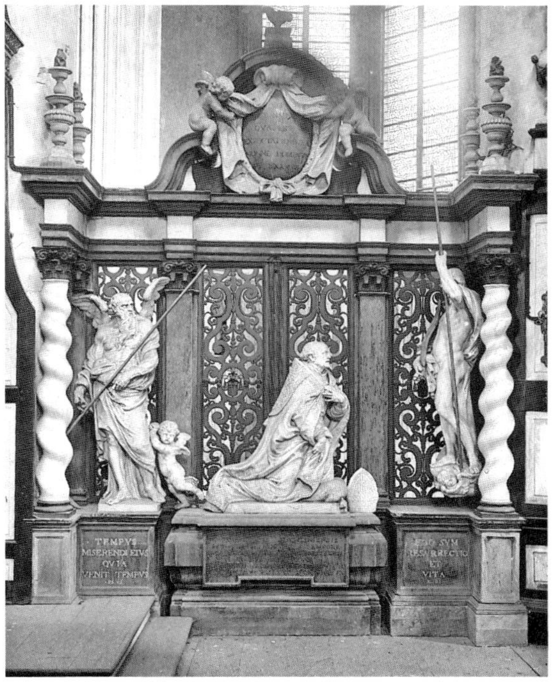

304 Lucas Faydherbe: Grabmal des Erzbischofs Andreas Cruesen. Um 1660.

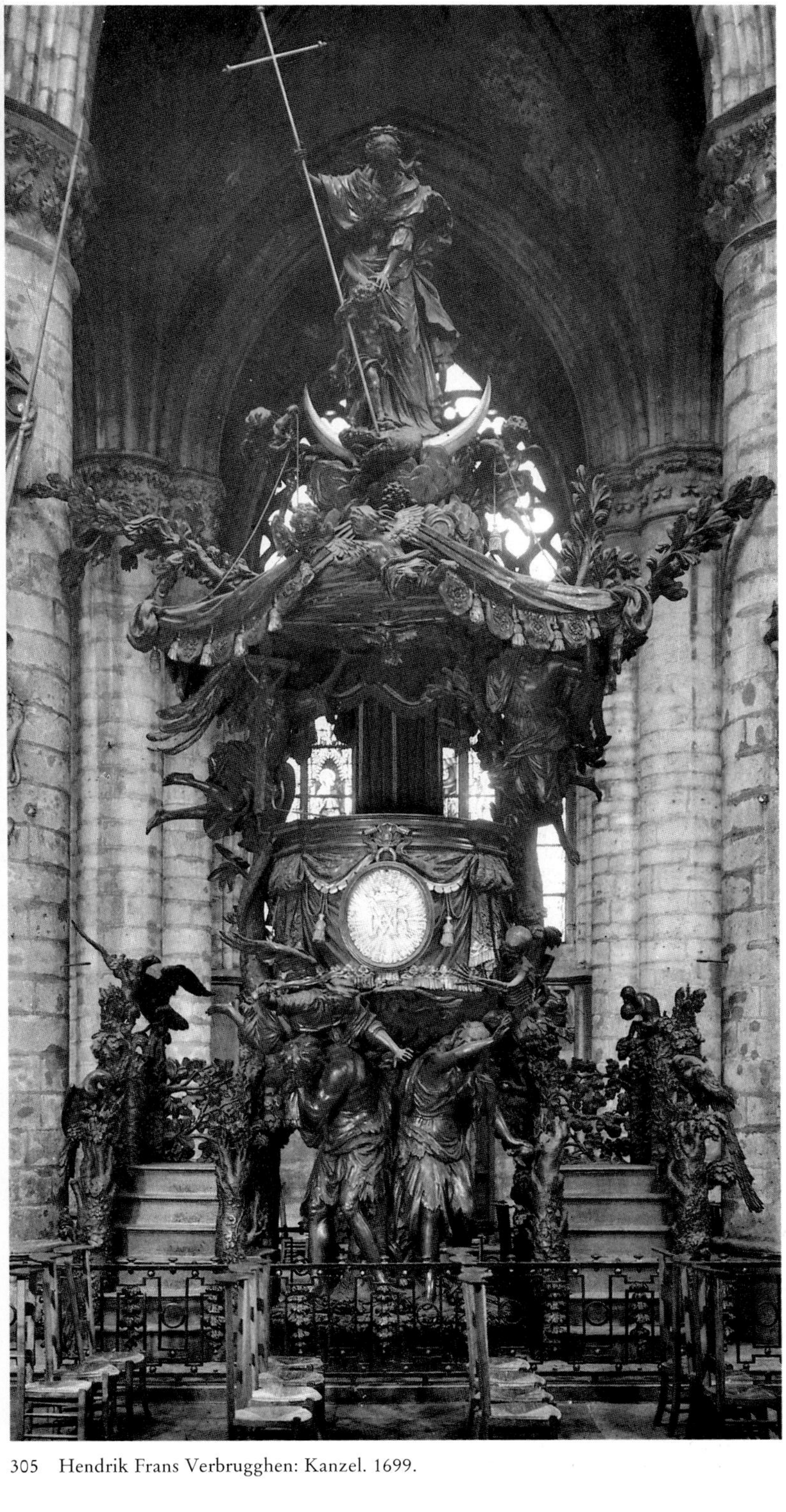

305 Hendrik Frans Verbrugghen: Kanzel. 1699.

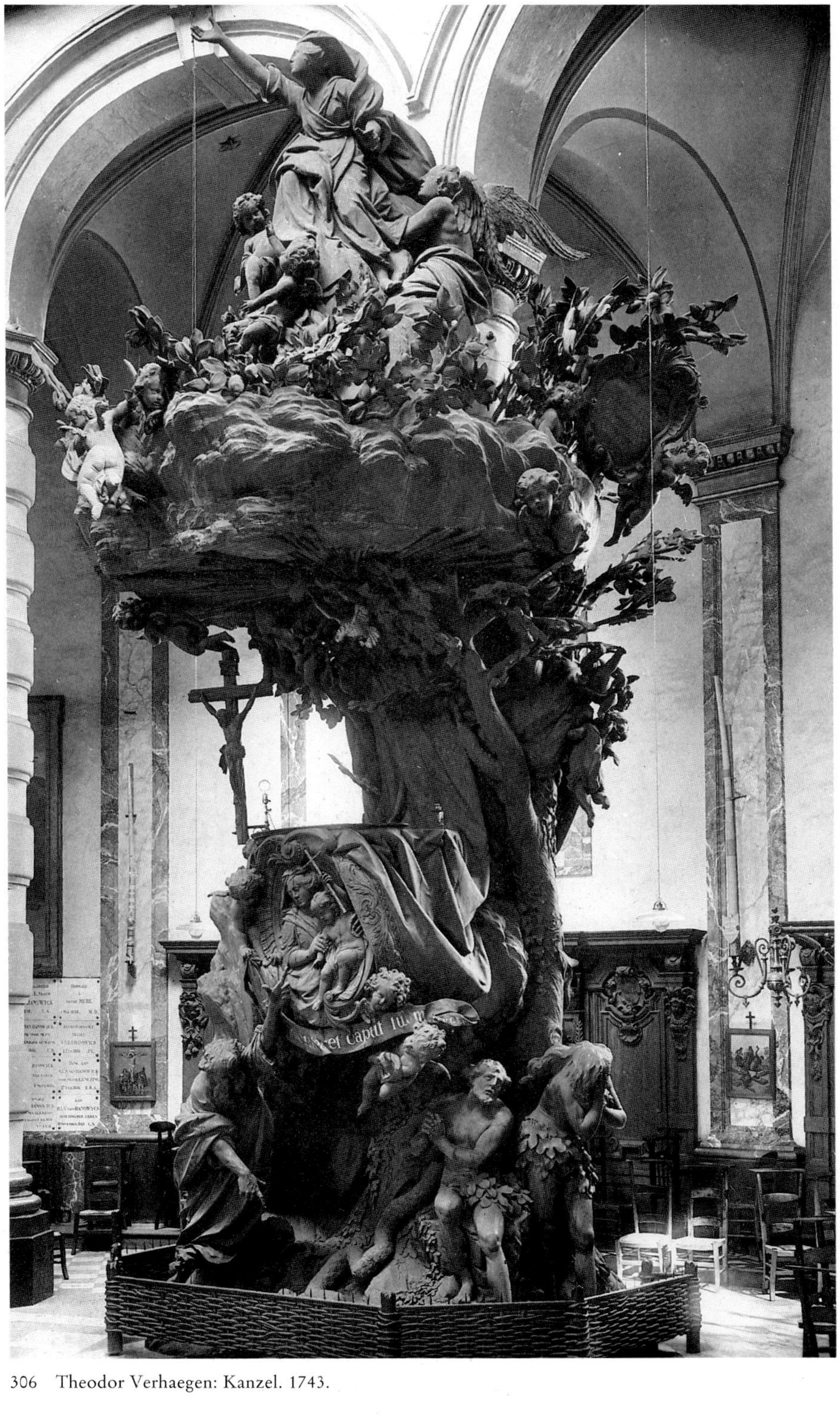

306 Theodor Verhaegen: Kanzel. 1743.

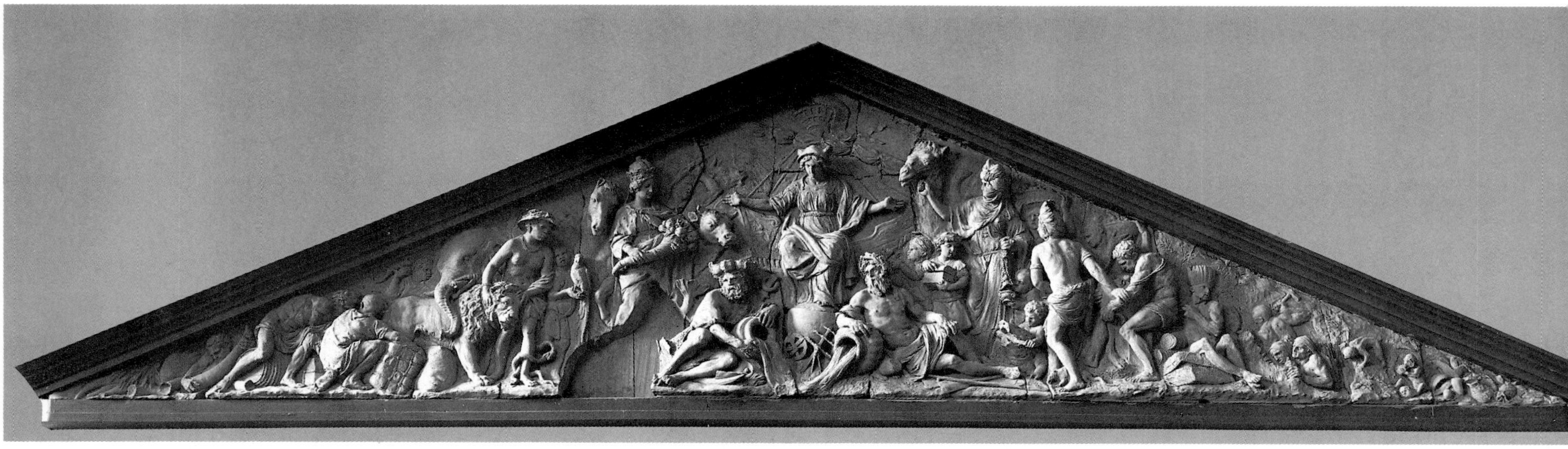

307 Artus Quellin d. Ä.: Modell des Westgiebels des Rathauses von Amsterdam. Mitte 17. Jh.

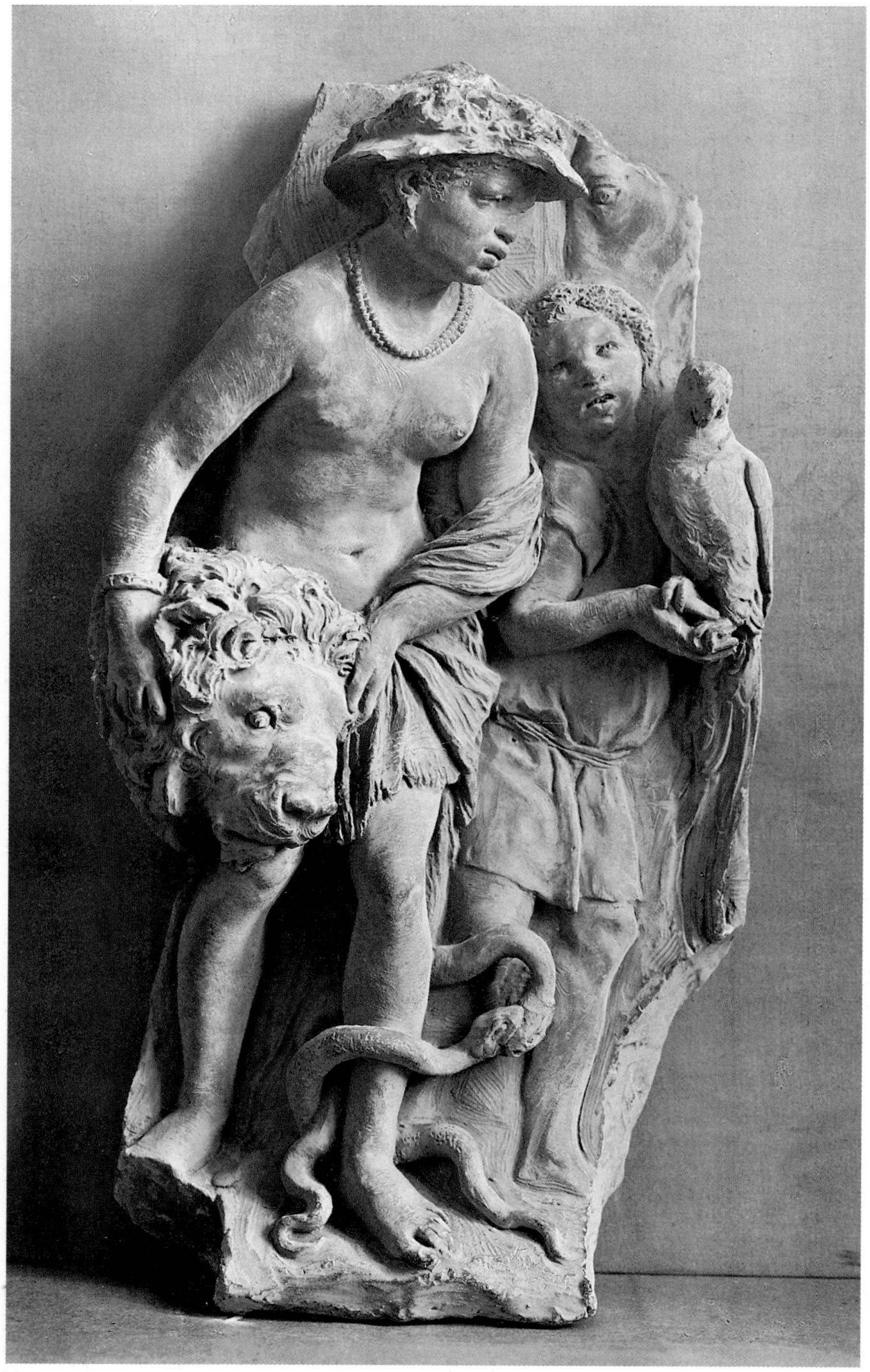

308 Artus Quellin d. Ä.: Afrika, Detail aus 307.

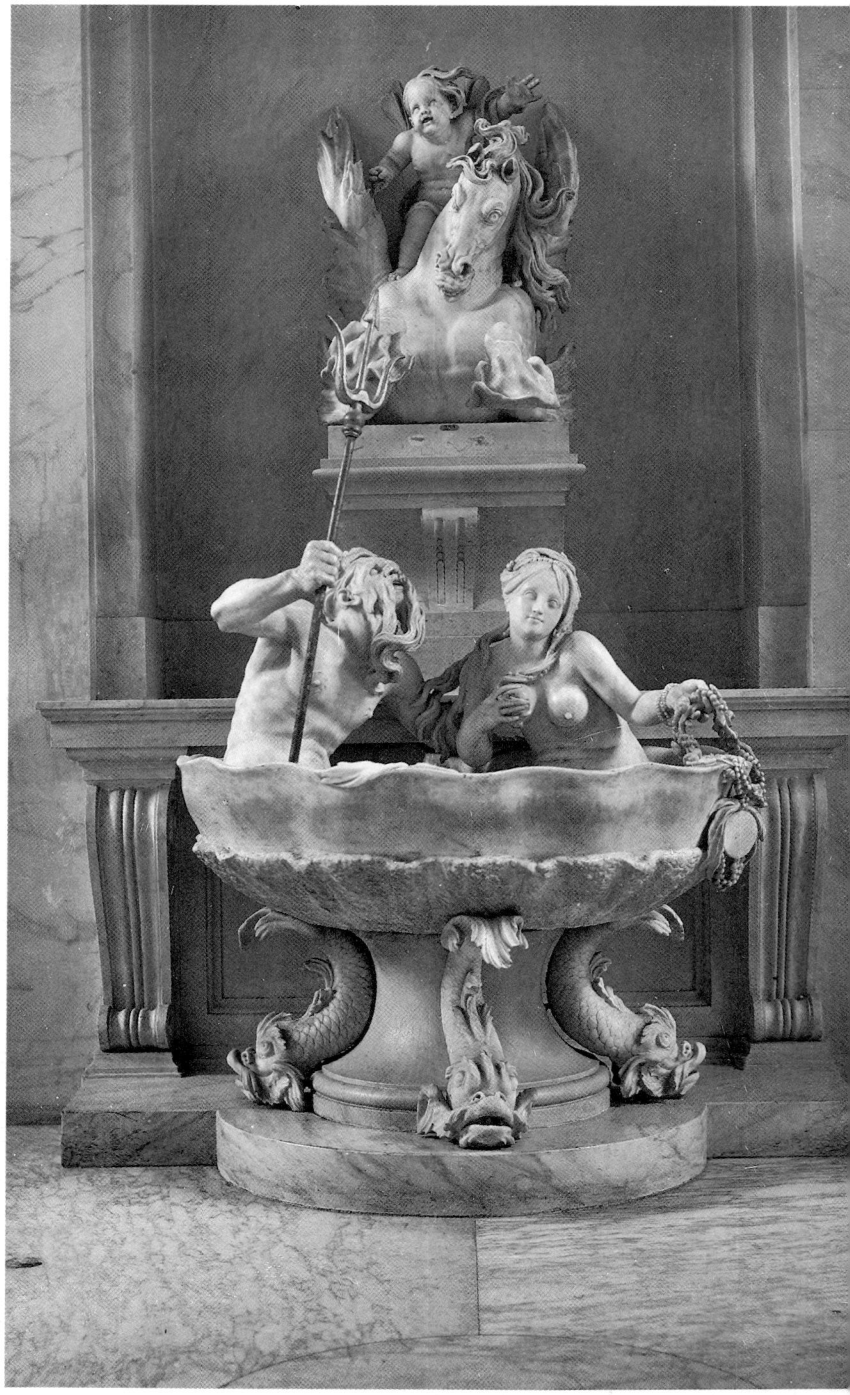

309 Gabriel Grupello: Poseidon und Thetis, Brunnen. Begonnen 1675.

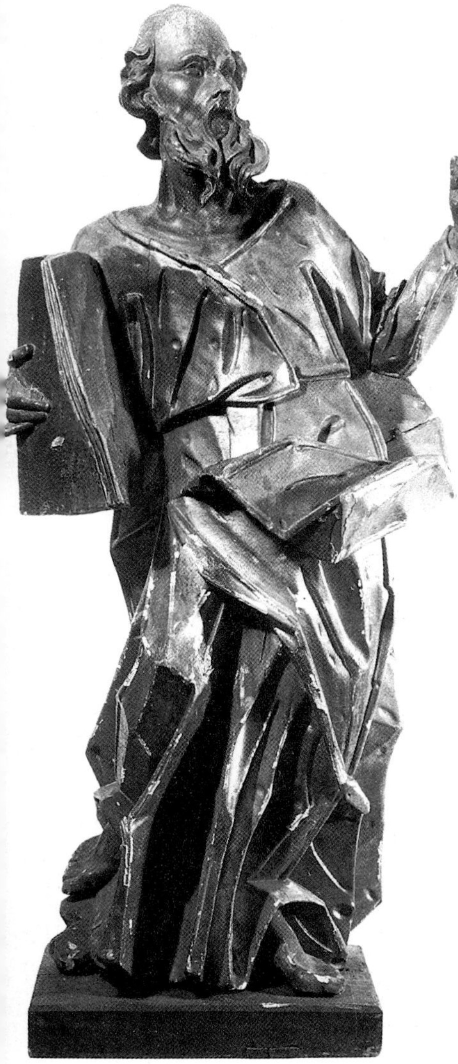

310 Antoni Osinski: Der Apostel Petrus. 18. Jh.

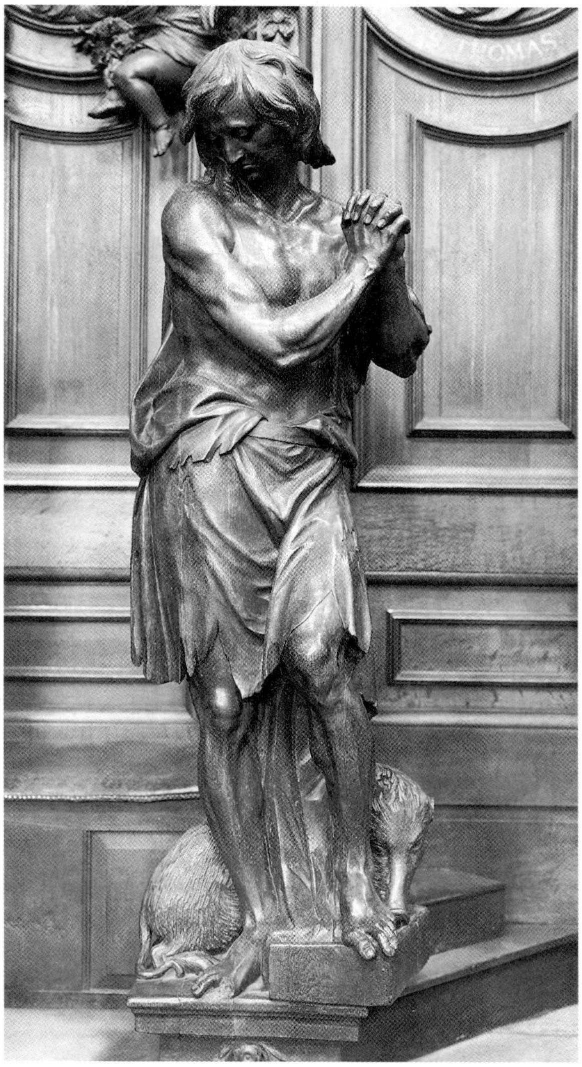


311 Hendrick Frans Verbrugghen: Der verlorene Sohn.

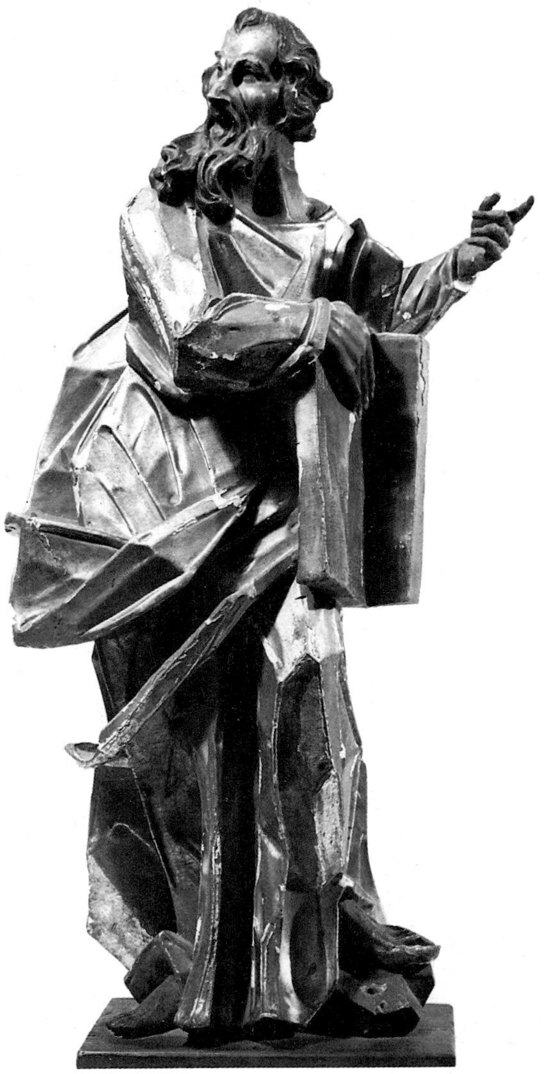

312 Antoni Osinski: Der Apostel Paulus. 18. Jh.

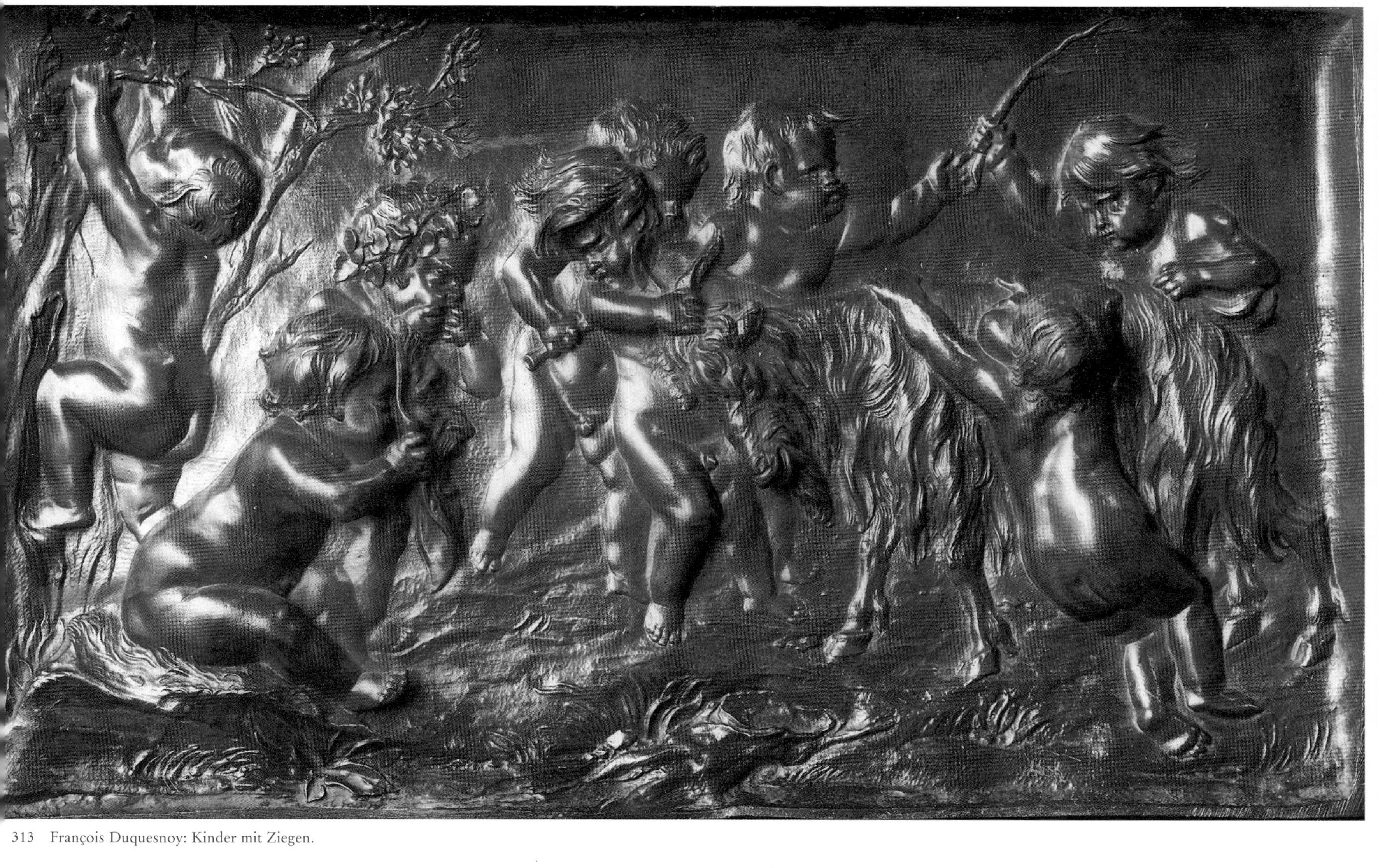

313 François Duquesnoy: Kinder mit Ziegen.

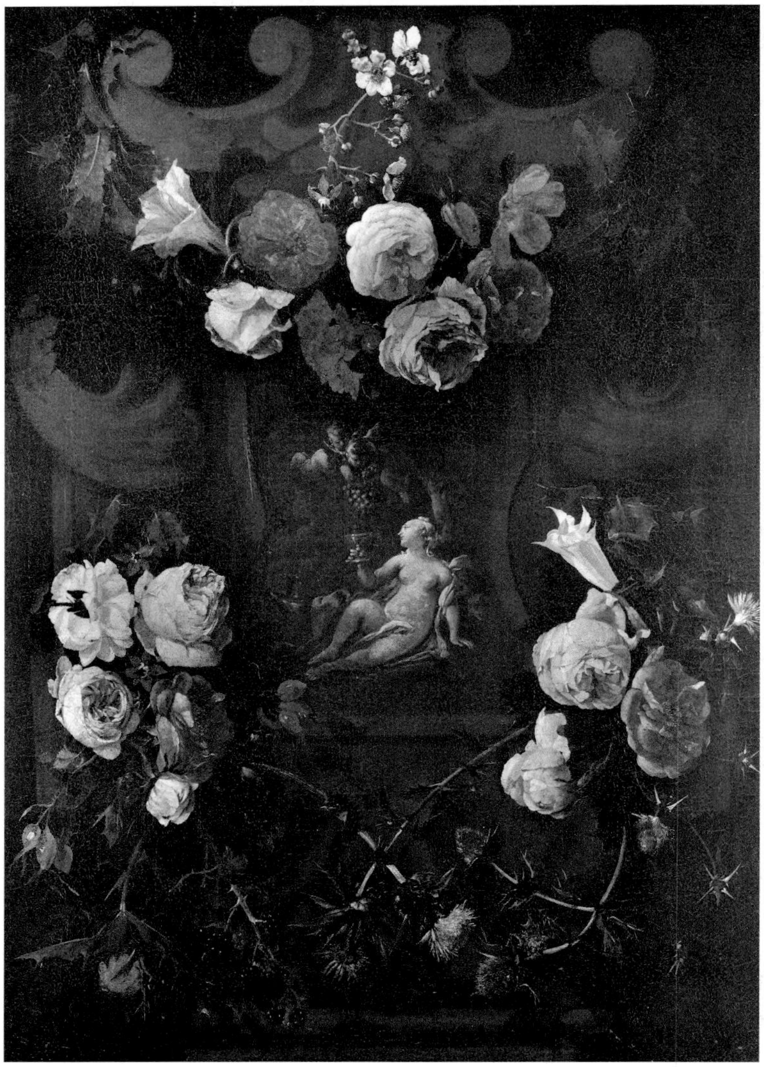

314 Daniel Seghers: Blumen.

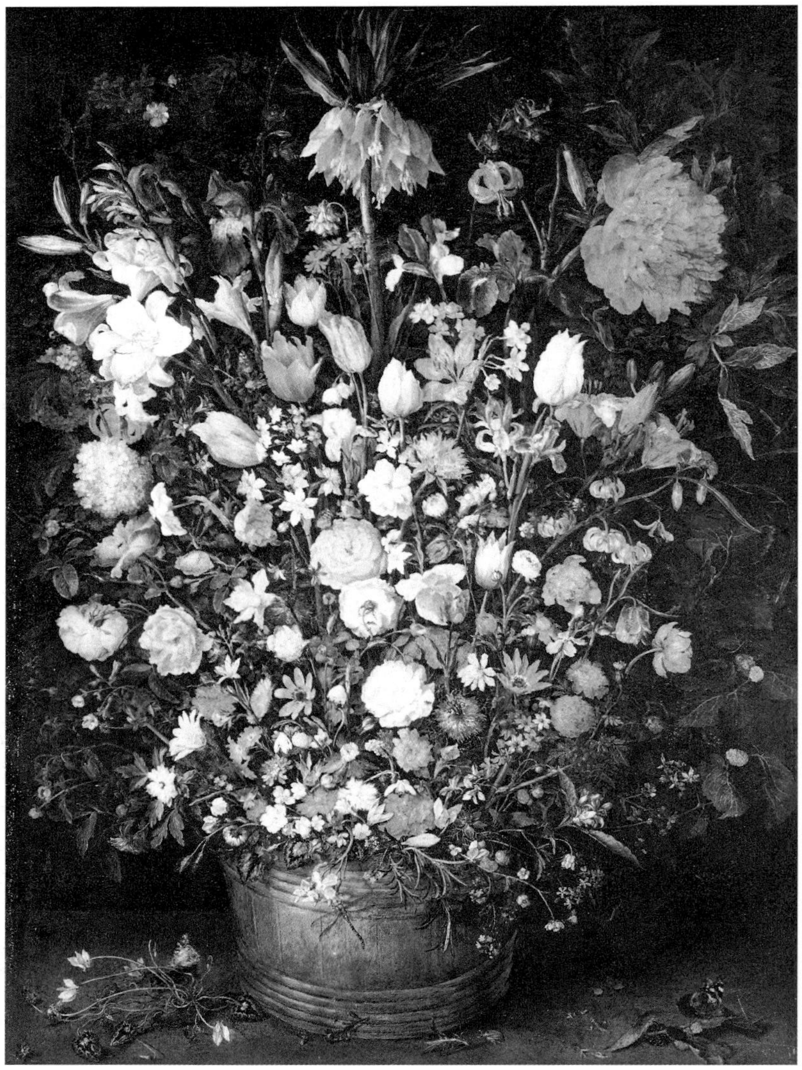

315 Jan Bruegel d. Ä.: Blumenstrauß.

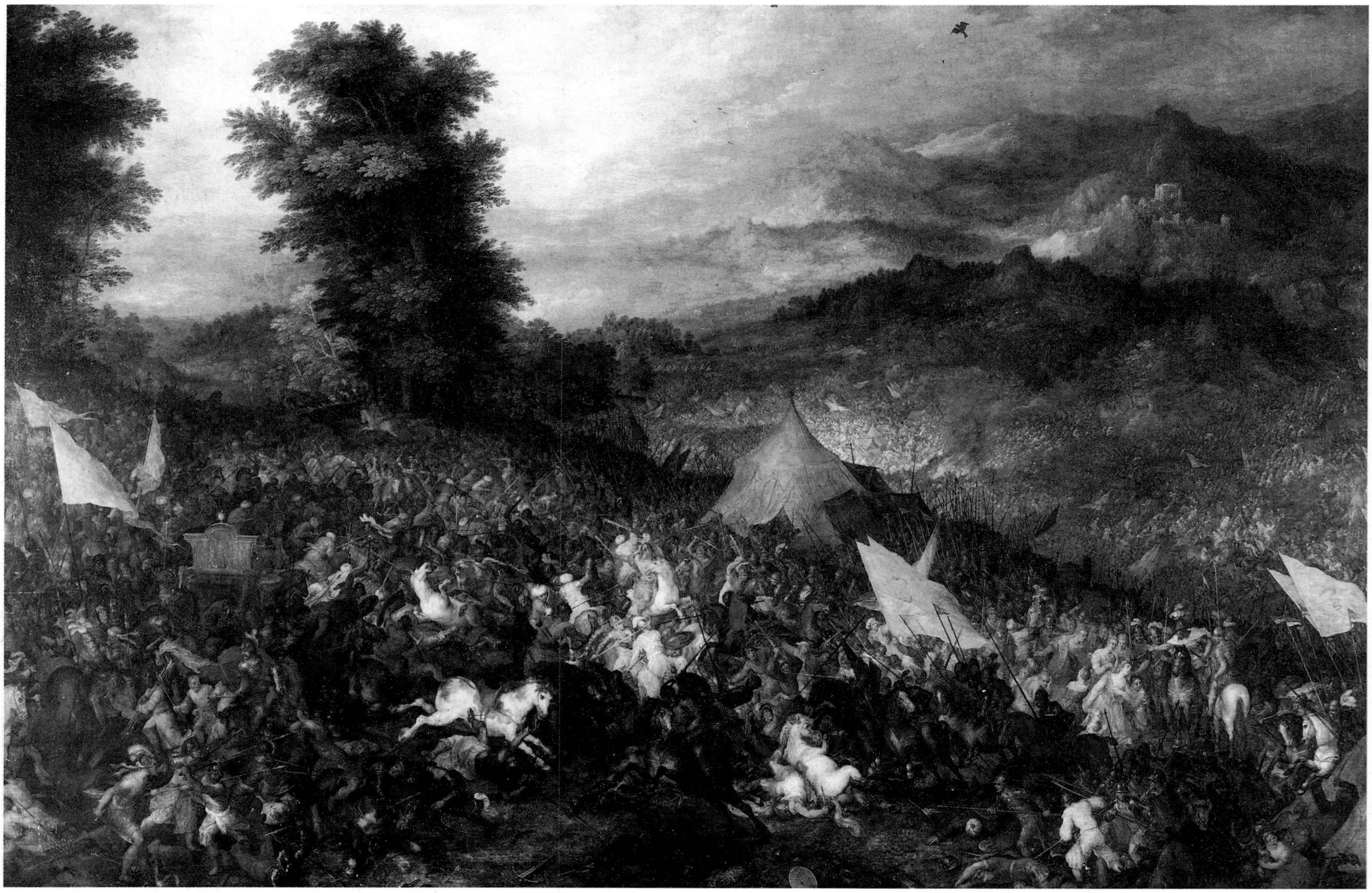

316 Jan Bruegel d. Ä.: Die Schlacht von Arbela. 1602.

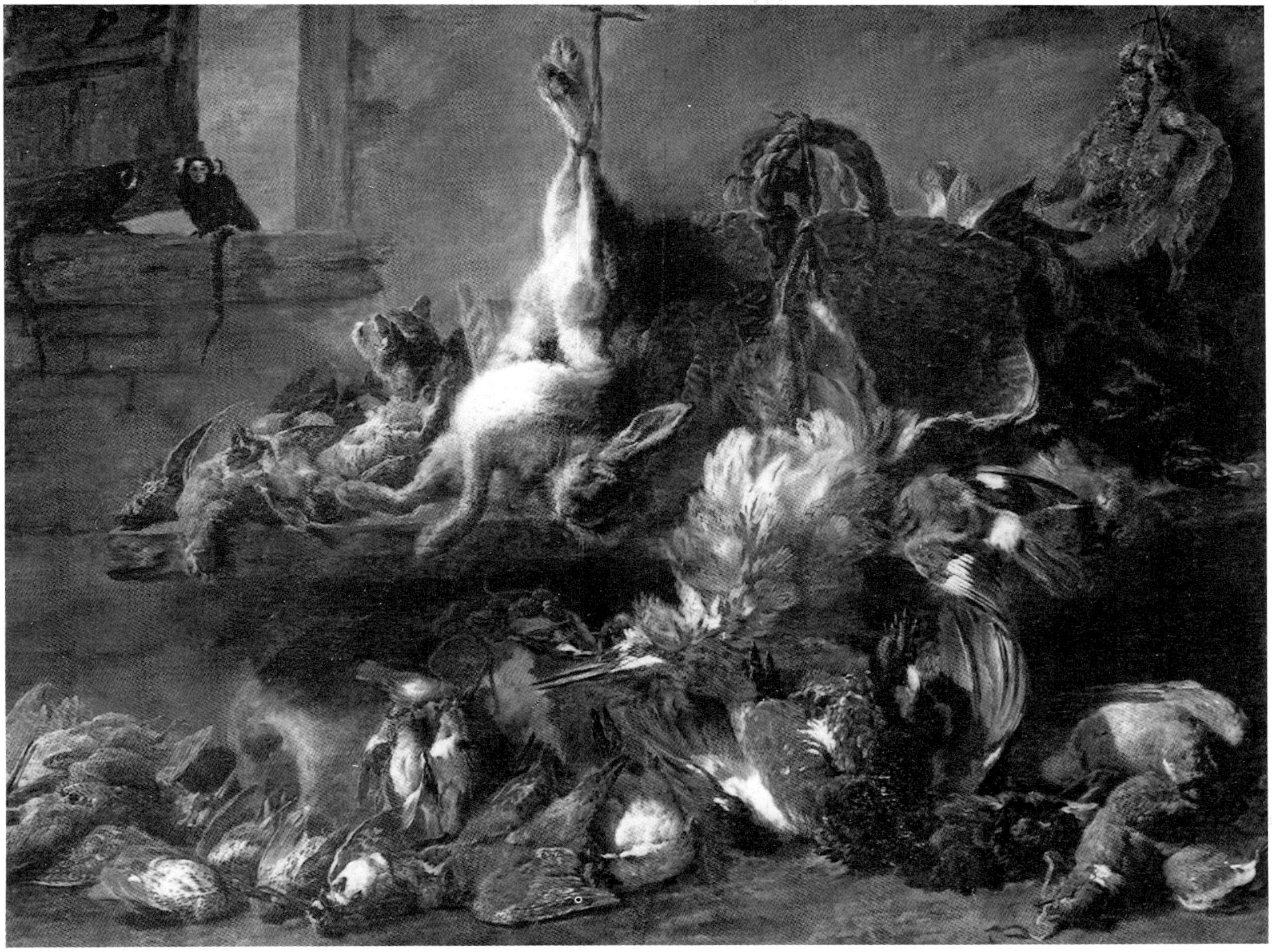

317 Jan Fyt: Jagdstilleben.

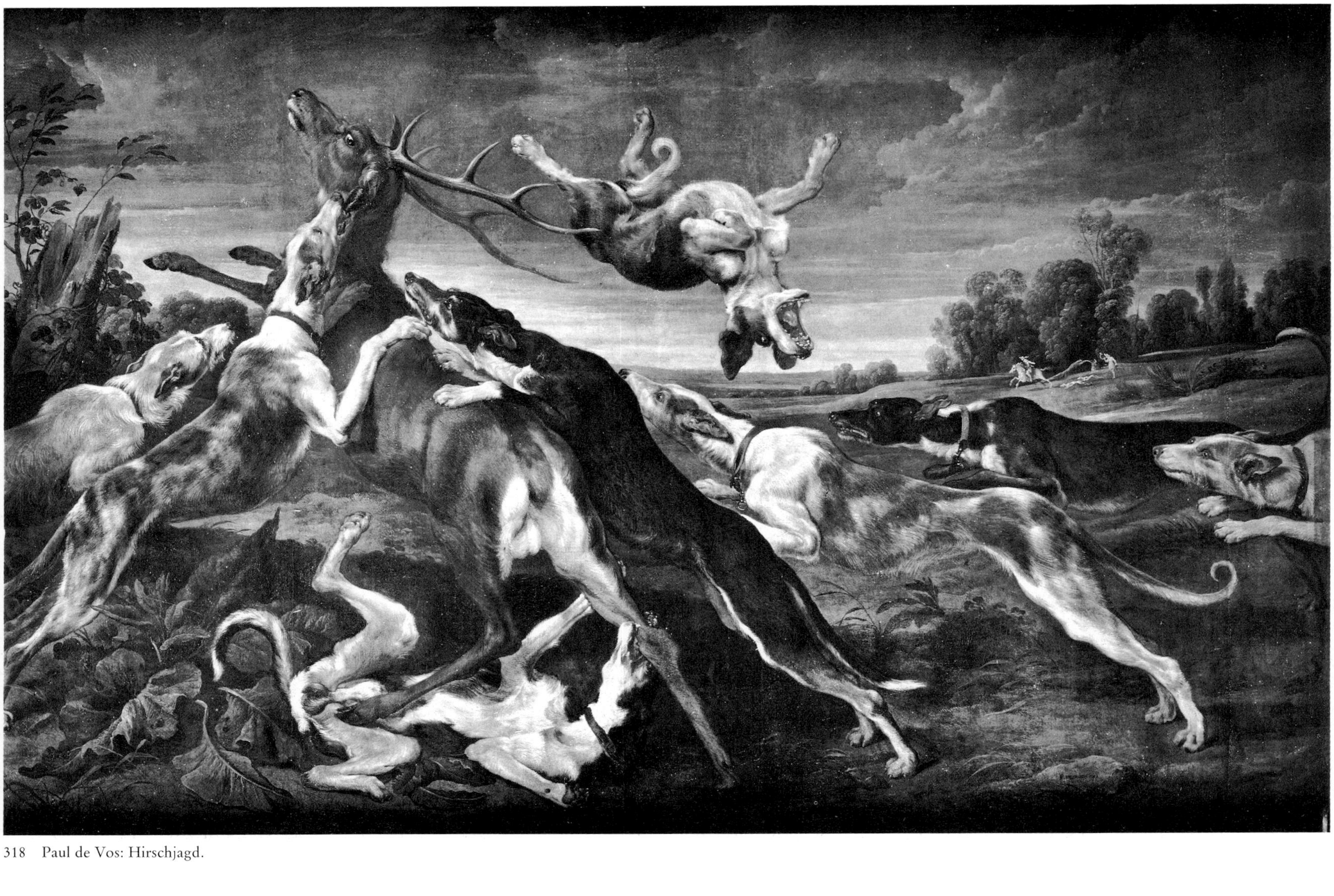

318 Paul de Vos: Hirschjagd.

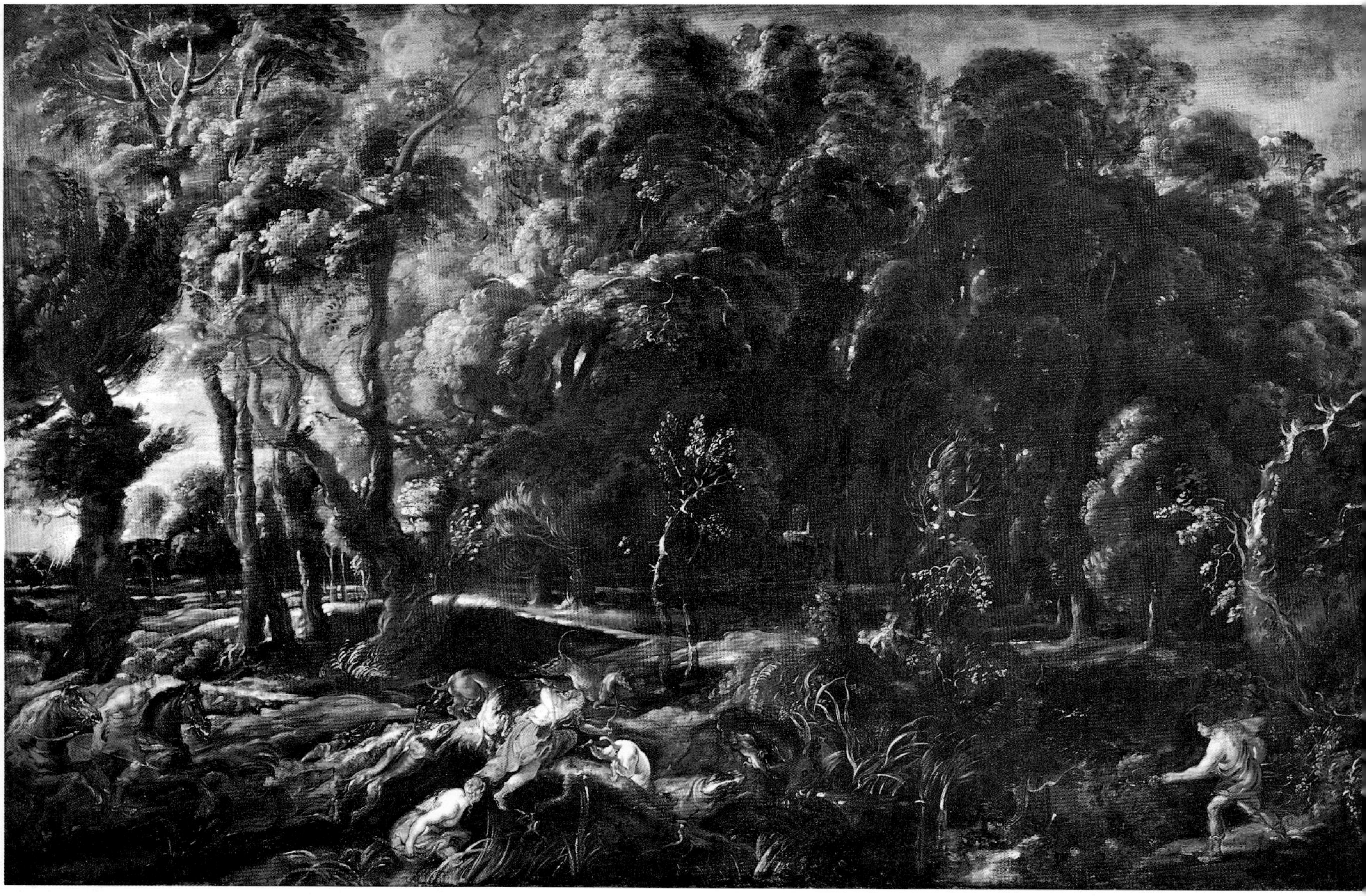

319 Peter Paul Rubens: Landschaft mit der Jagd der Atalante.

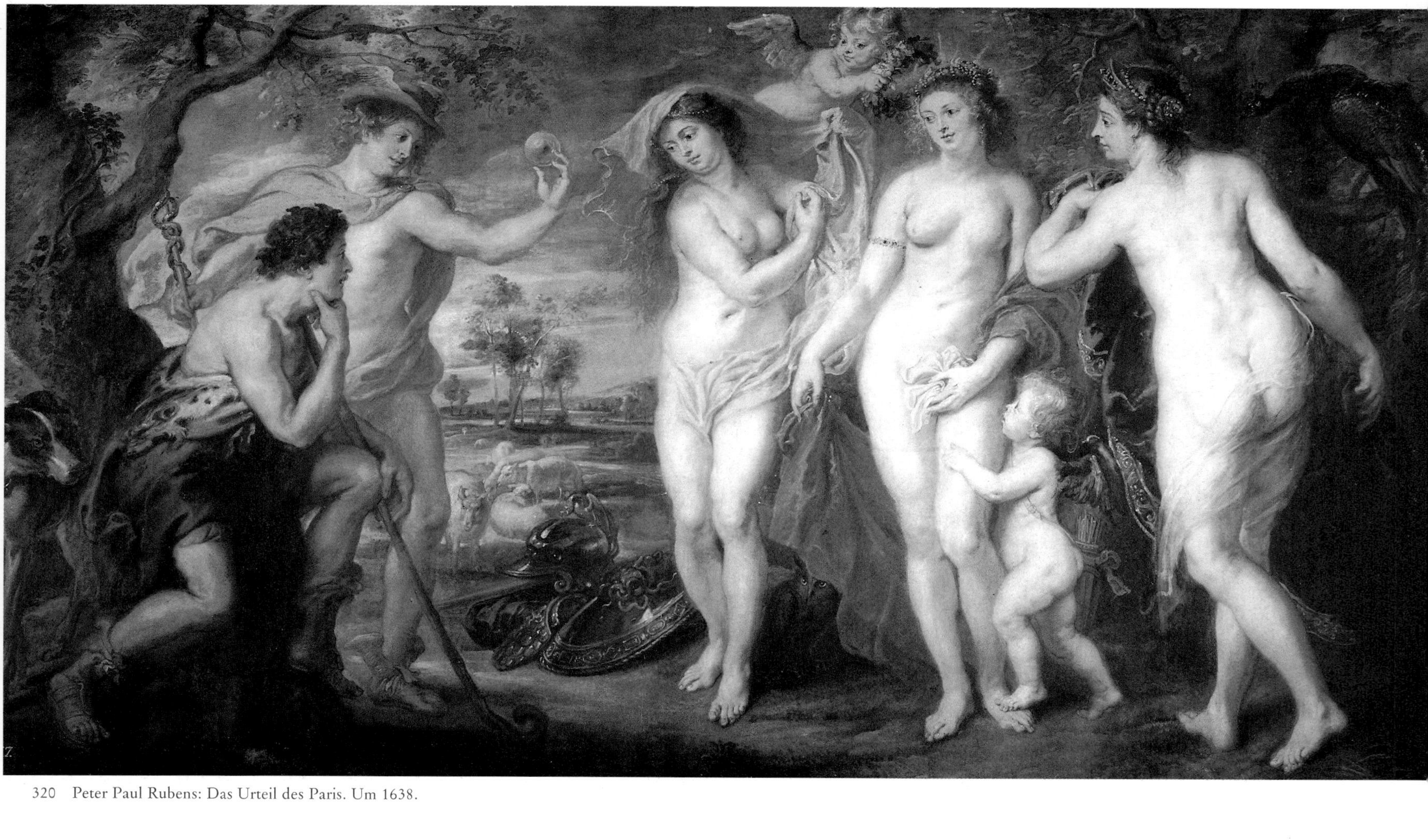

320 Peter Paul Rubens: Das Urteil des Paris. Um 1638.

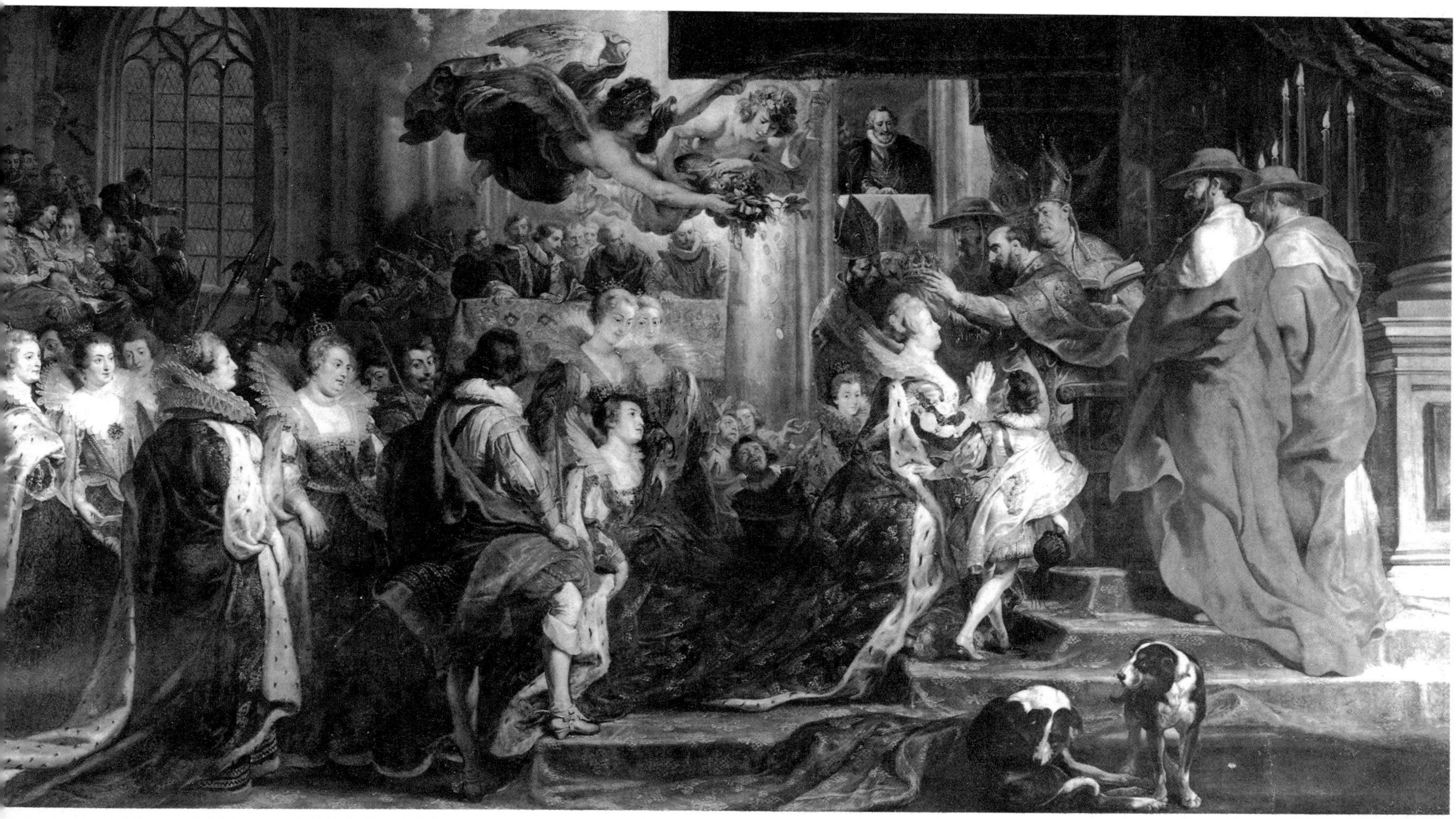

321 Peter Paul Rubens: Die Krönung der Maria de' Medici. 1621–1625.

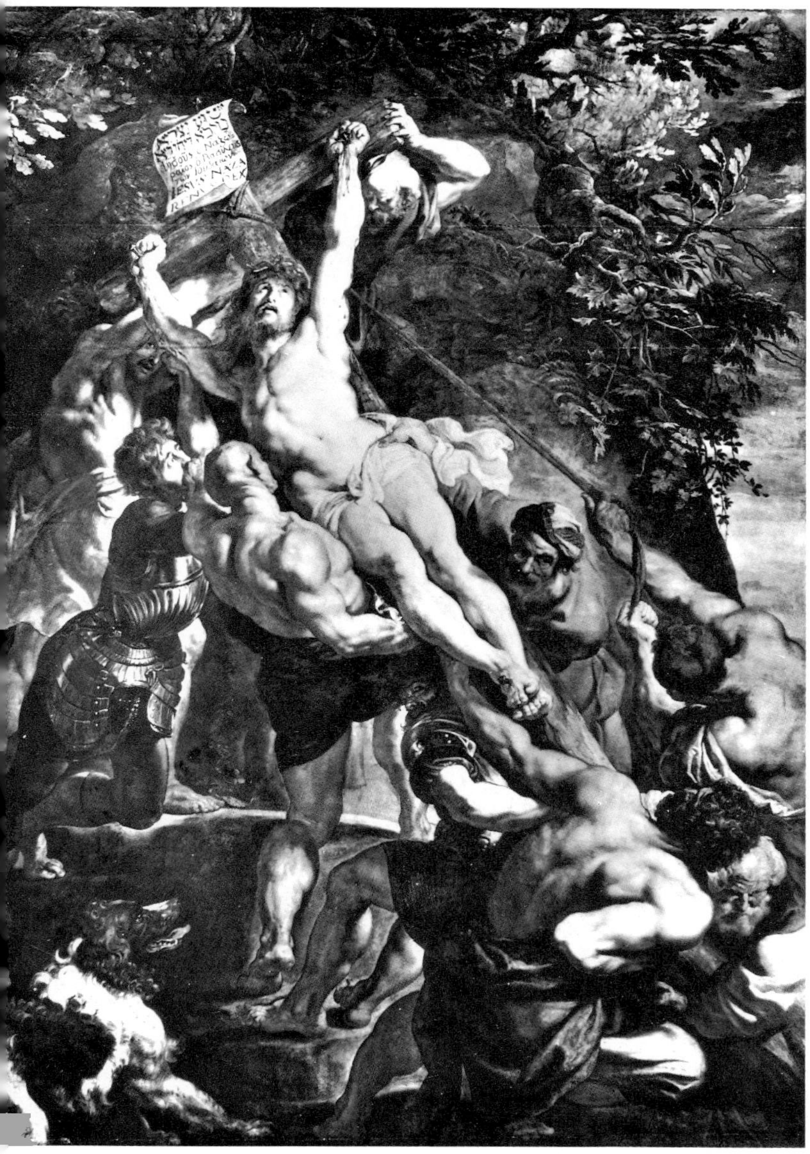

322 Peter Paul Rubens: Kreuzaufrichtung. 1610.

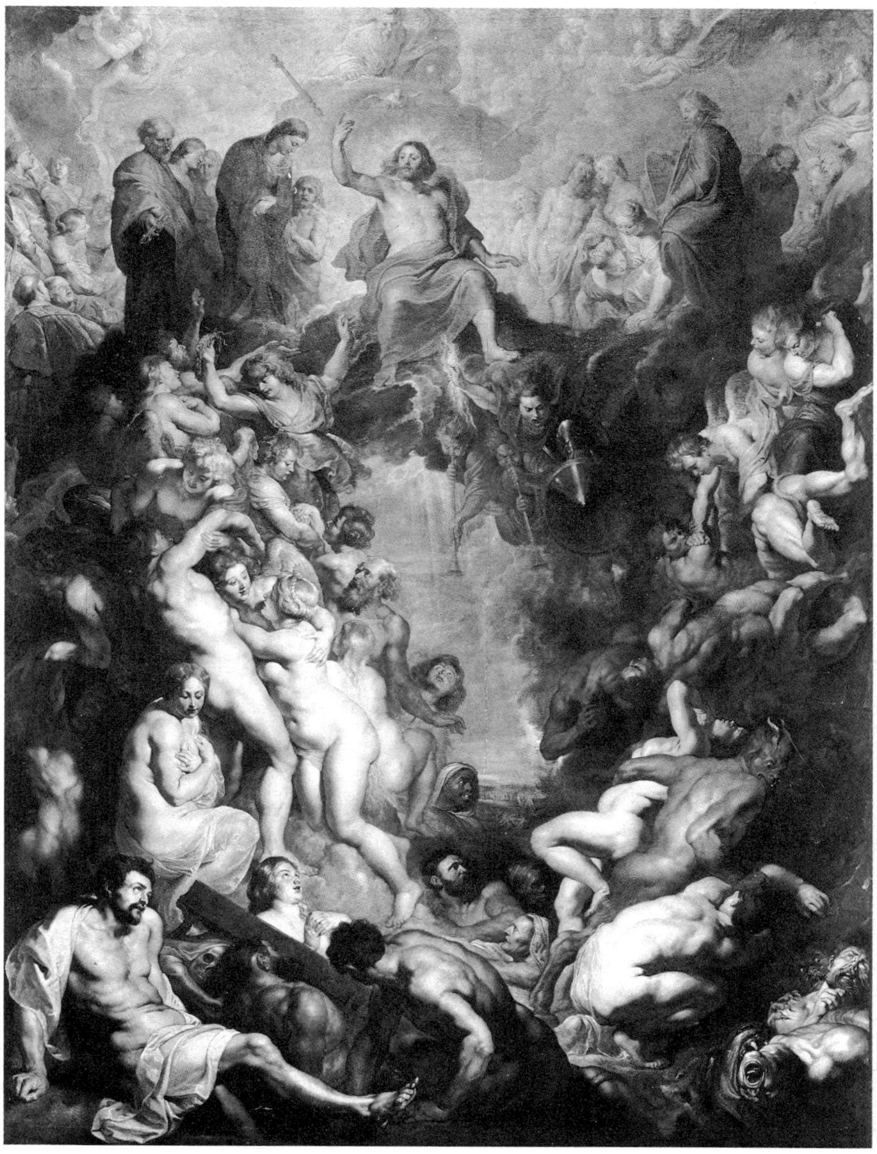

323 Peter Paul Rubens: Das Große Jüngste Gericht. 1616.

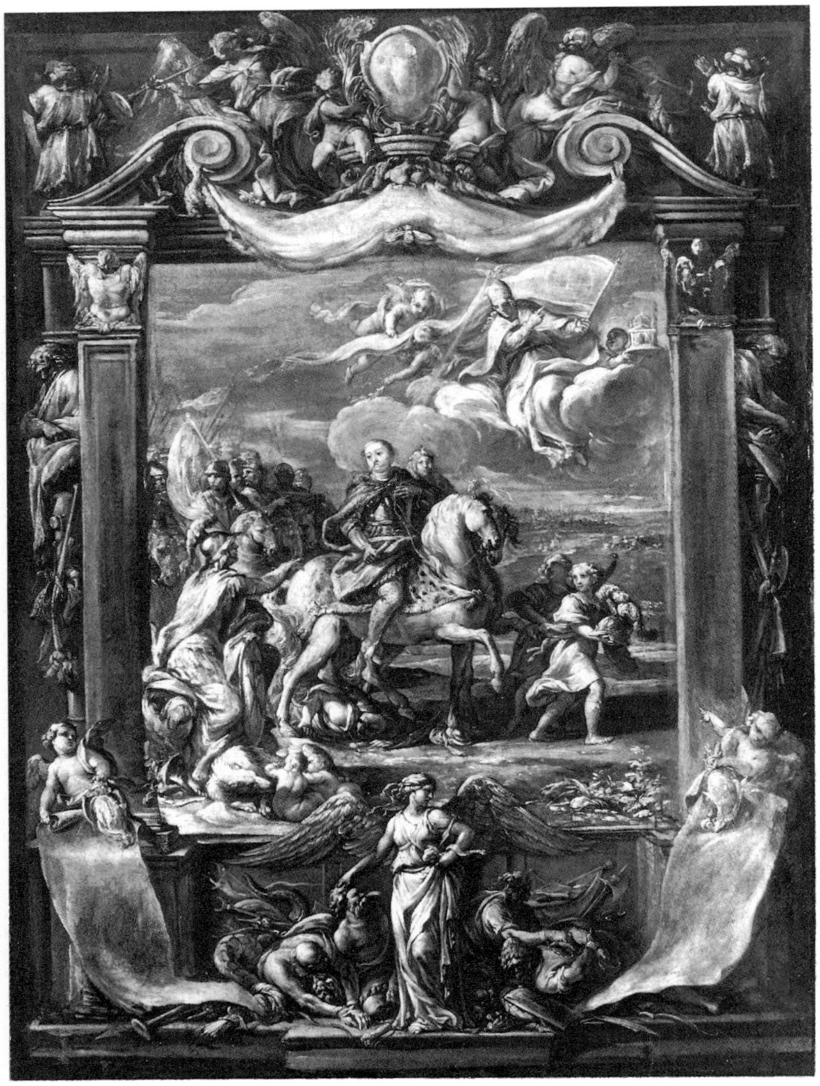

324 Ciro Ferri (?): Apotheose des Jan Sobieski. 1683–1689.

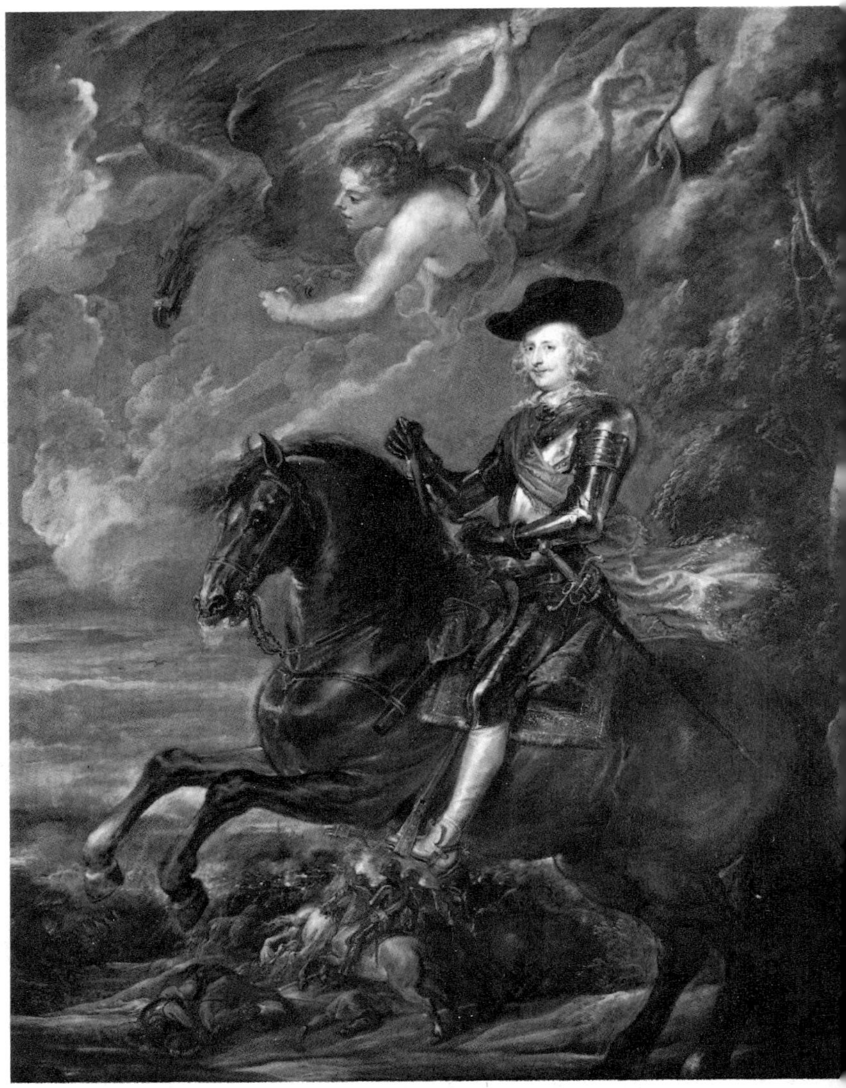

325 Peter Paul Rubens: Der Kardinal-Infant Don Fernando zu Pferde. Um 1636.

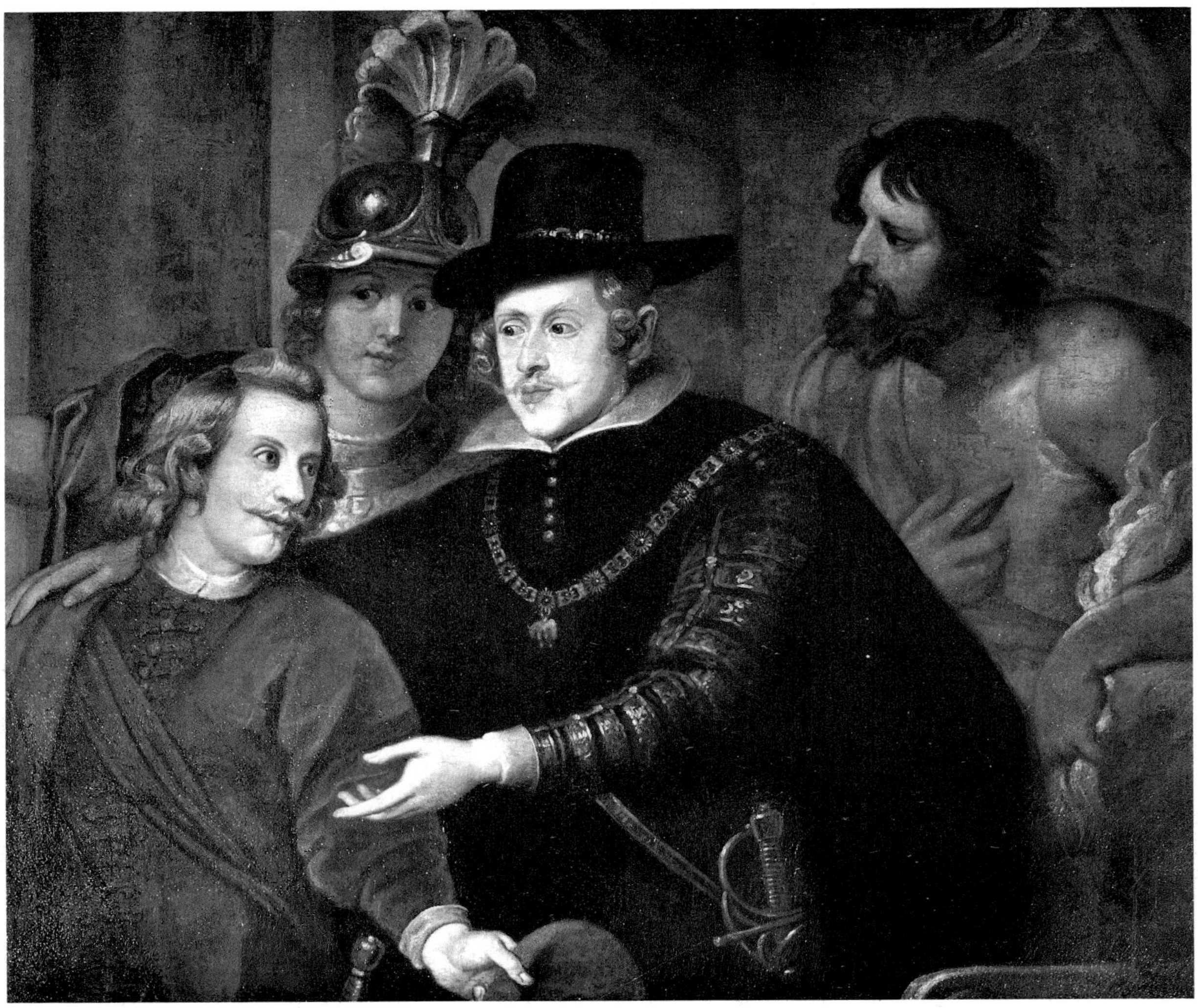

326 Peter Paul Rubens: Der Abschied des Kardinal-Infanten von seinem Bruder Philipp IV.

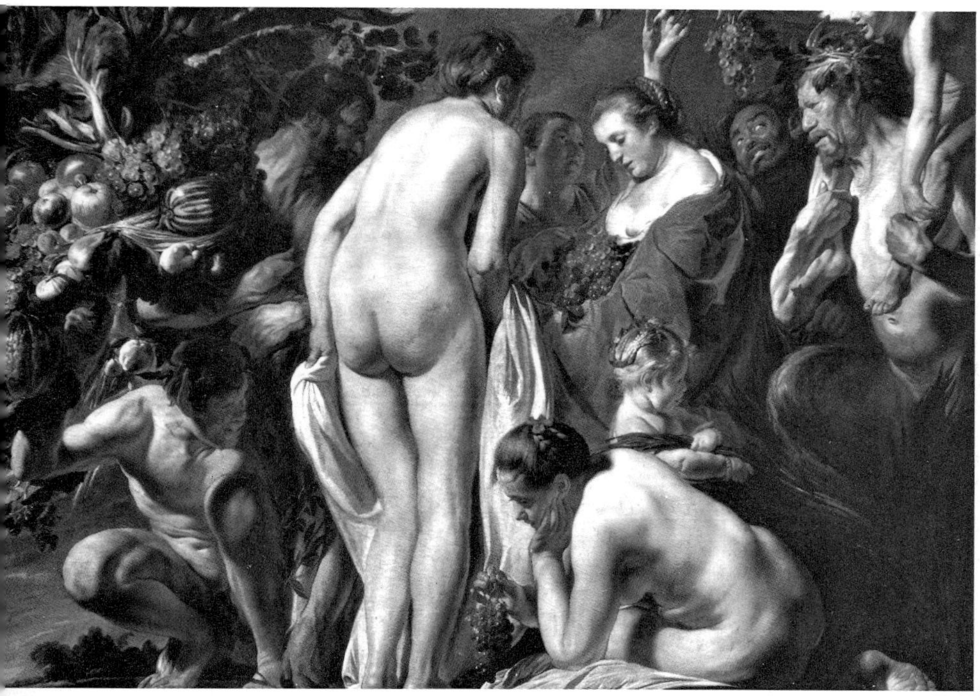

327 Jacob Jordaens: Allegorie der Fruchtbarkeit. Um 1622.

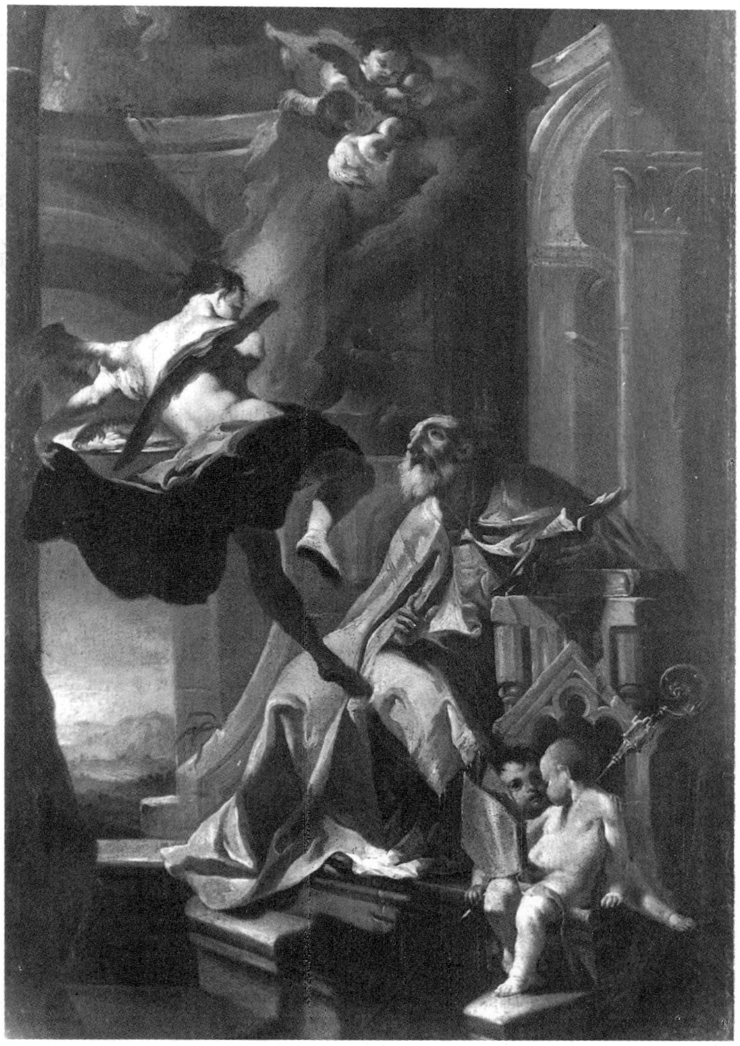

328 Szymon Czechowicz: Das Wunder des hl. Ulrich.

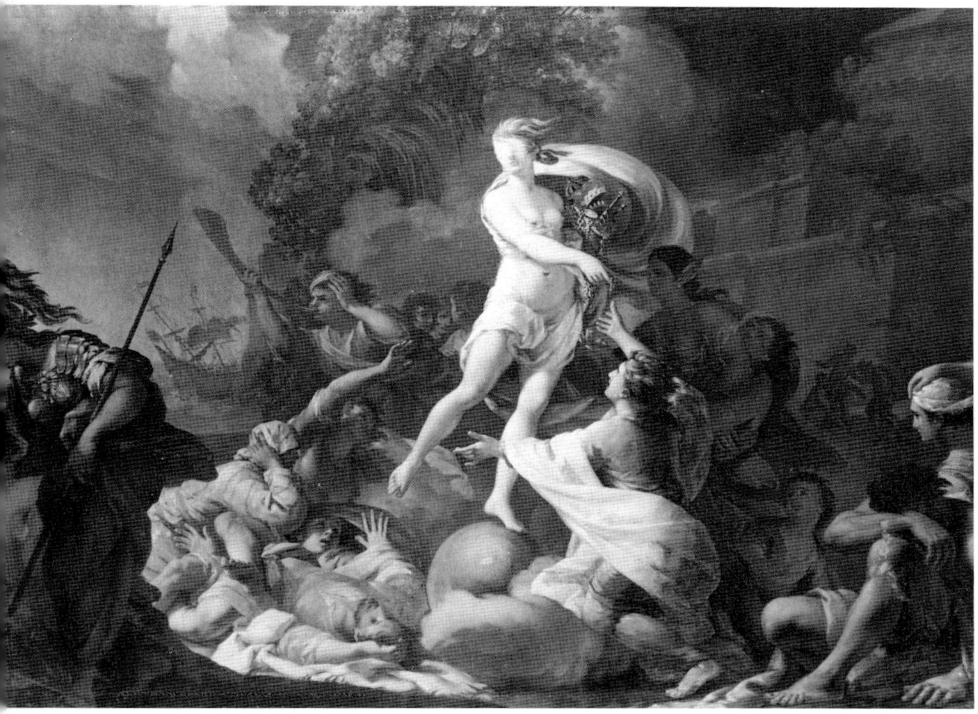

329 Tadeuz Kuntze: Fortuna.

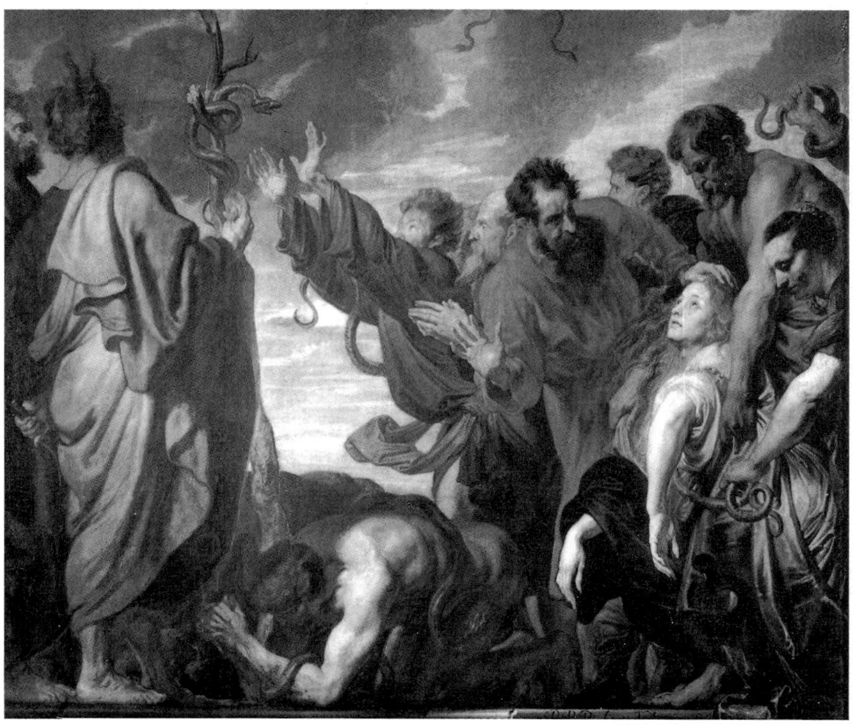

330 Anthonis van Dyck: Die Eherne Schlange.

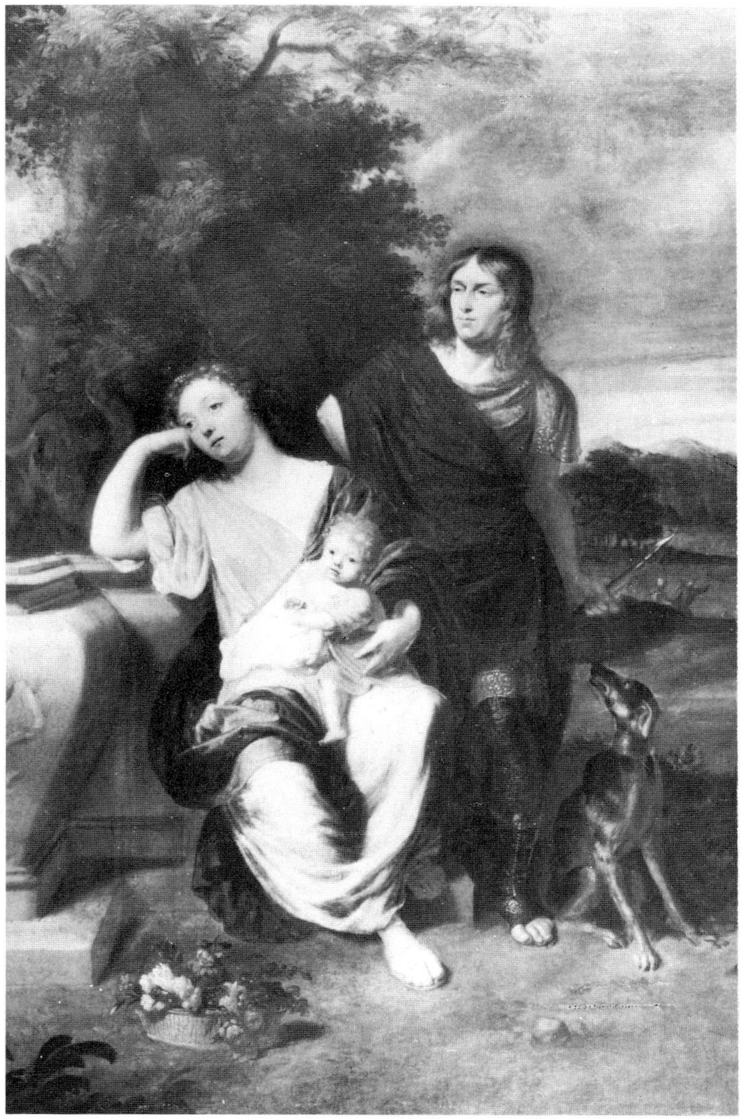

331 Teodor Bogdan Lubieniecki: Familienbildnis.

332 Rembrandt: Titus, Sohn des Malers. 1656–1657.

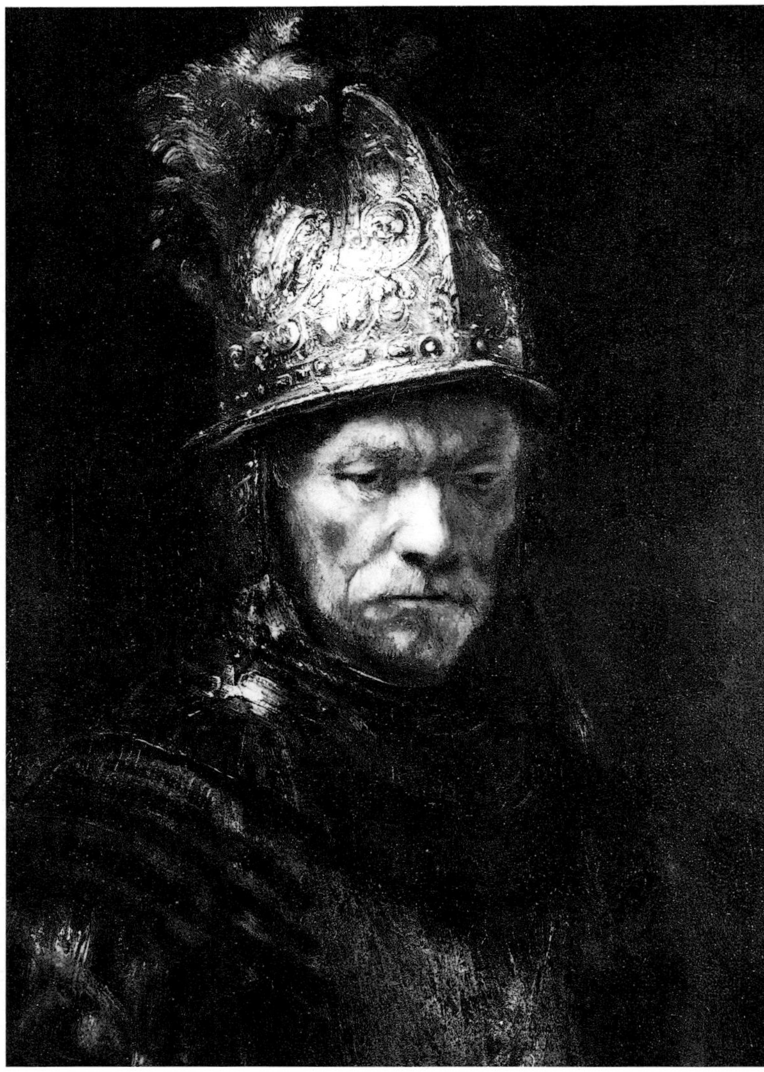

333 Rembrandt: Der Mann mit dem Goldhelm. Um 1650–1652.

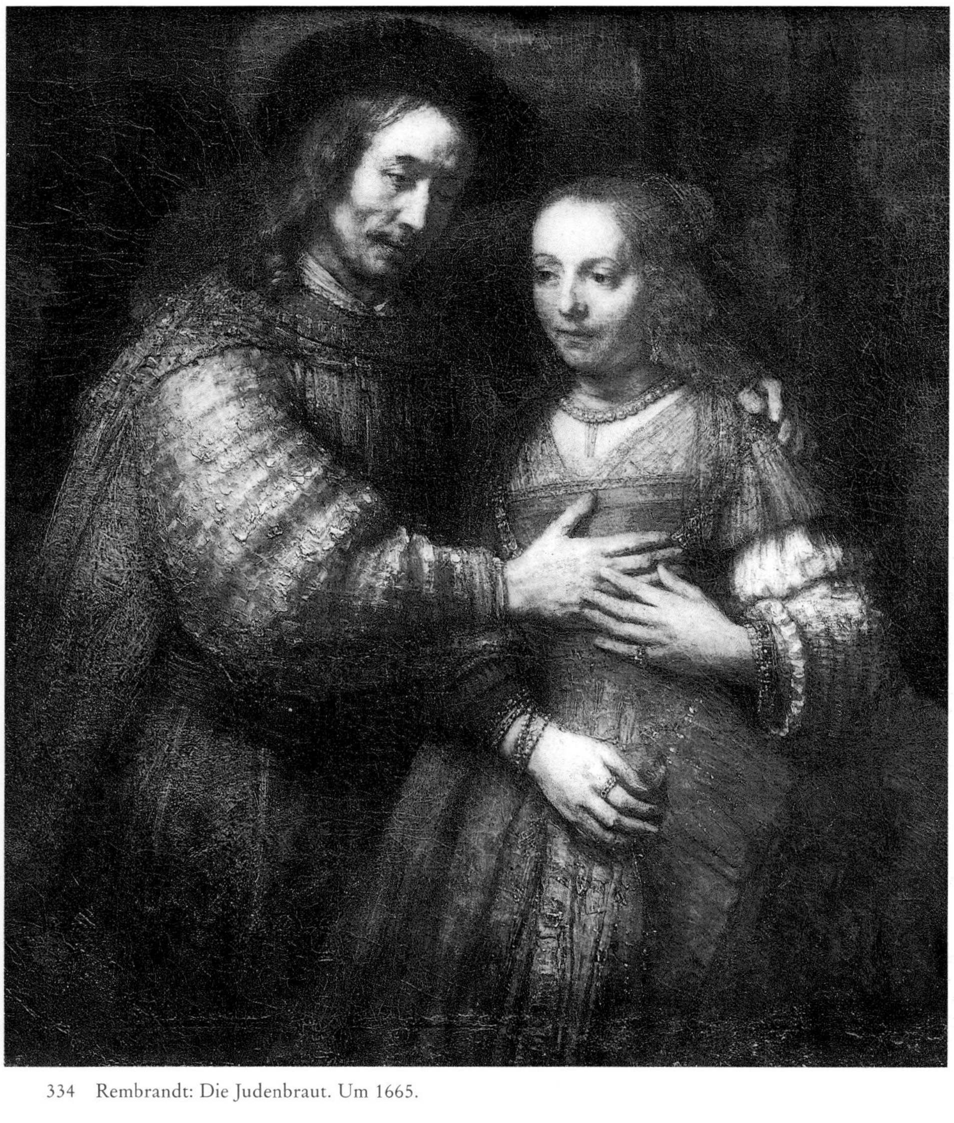

334 Rembrandt: Die Judenbraut. Um 1665.

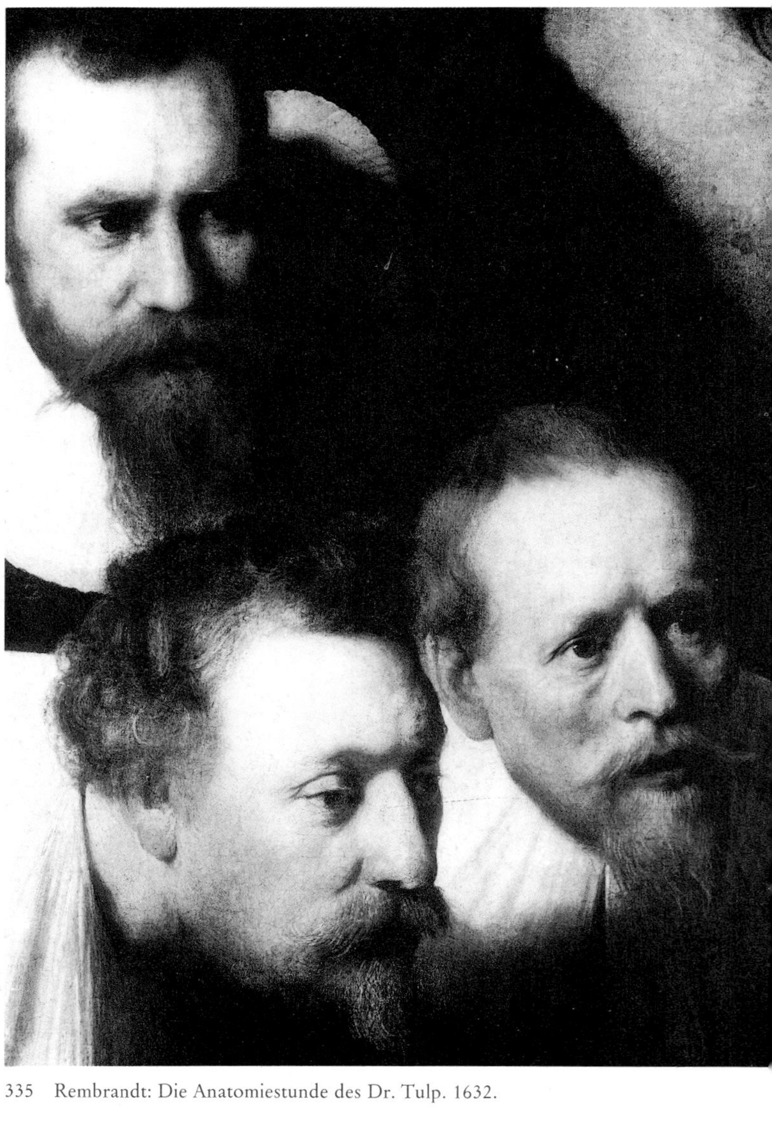

335 Rembrandt: Die Anatomiestunde des Dr. Tulp. 1632.

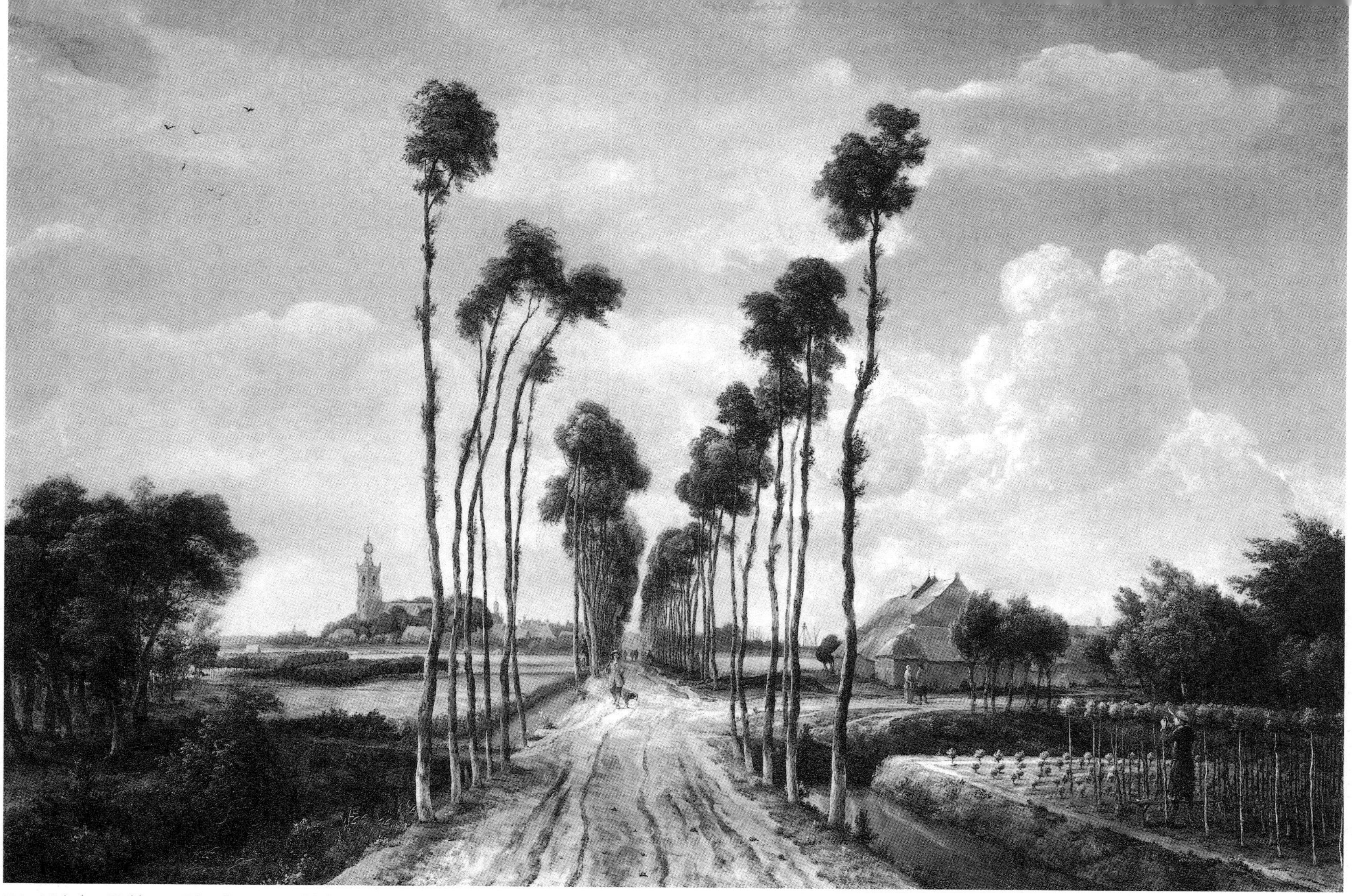
336 Meindert Hobbema: Die Allee von Middelharnis. 1689.

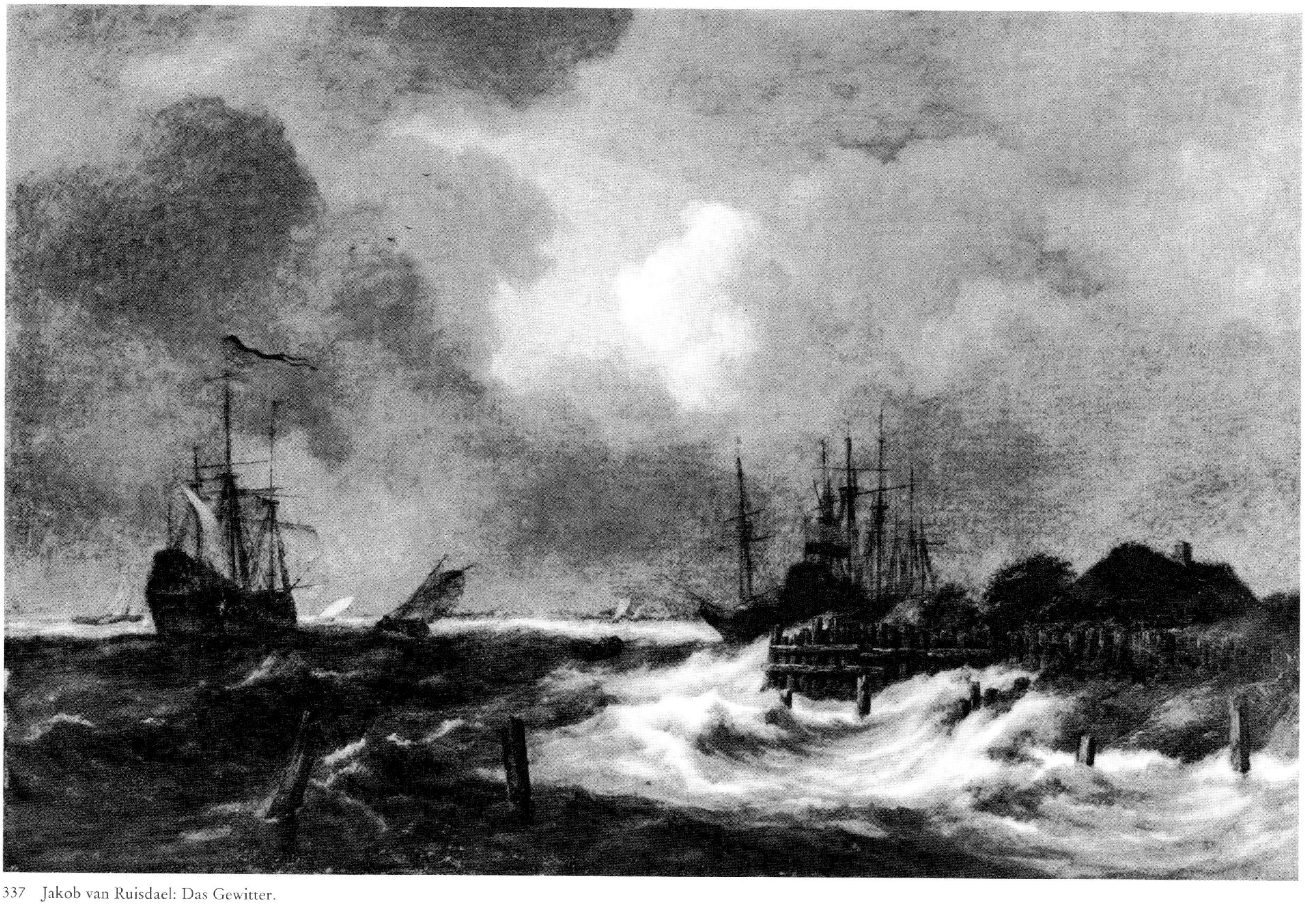
337 Jakob van Ruisdael: Das Gewitter.

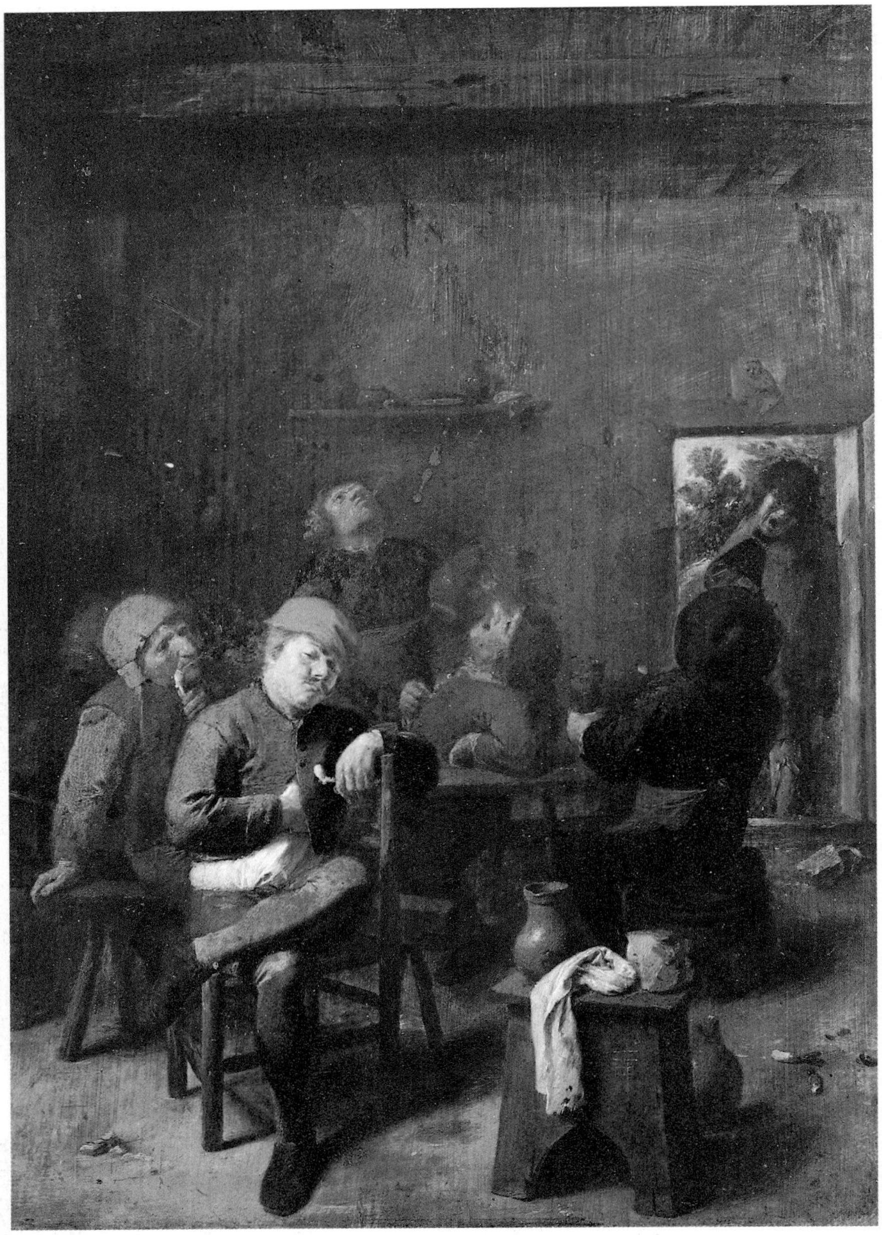

338 Adriaen Brouwer: Rauchende und trinkende Bauern in einer Schenke. 1631–1638.

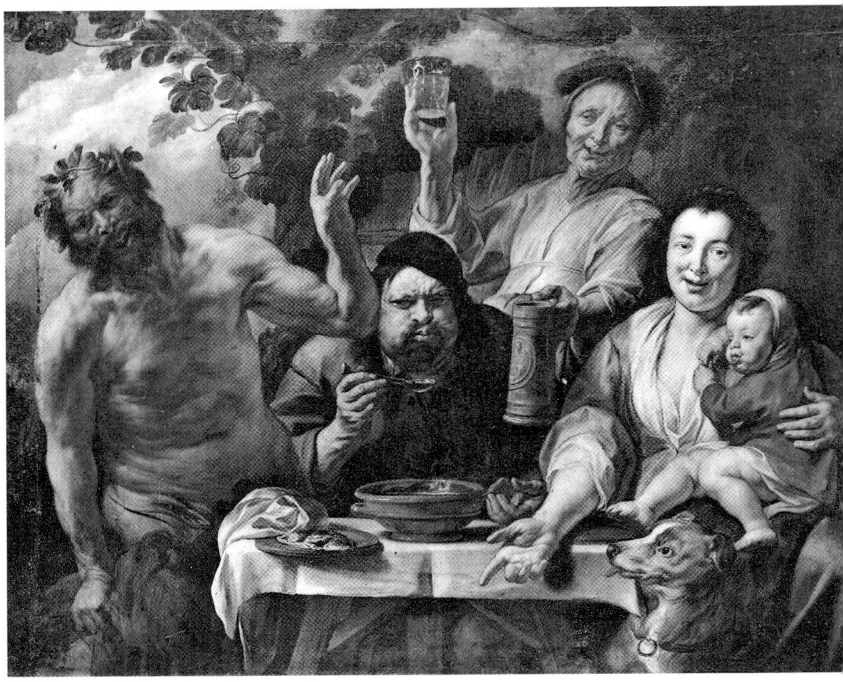

339 Jacob Jordaens: Der Satyr und der Bauer.

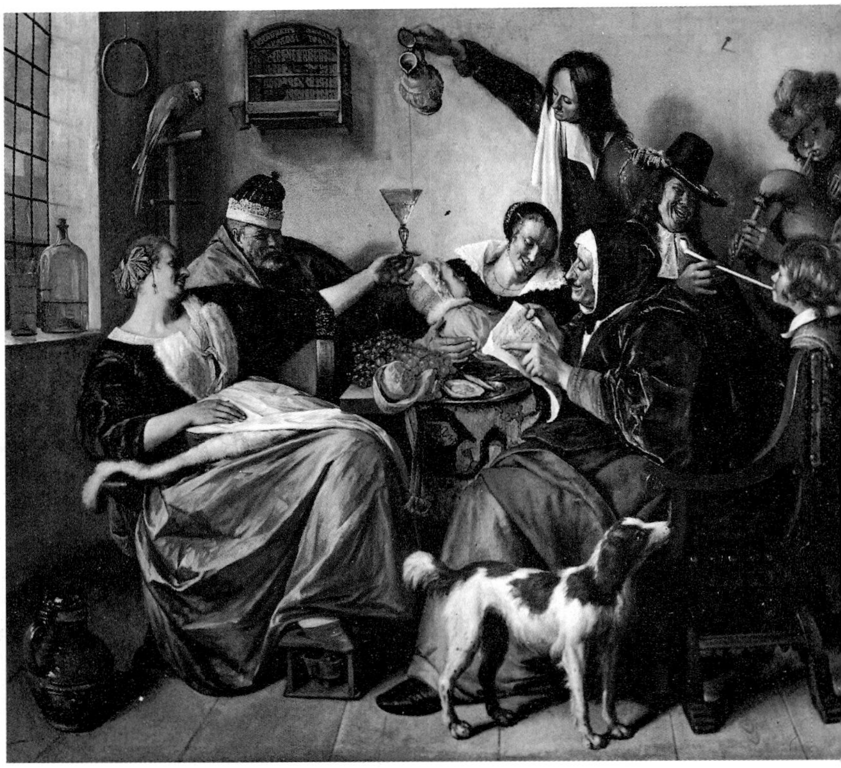

340 Jan Steen, Lustige Gesellschaft. Um 1657.

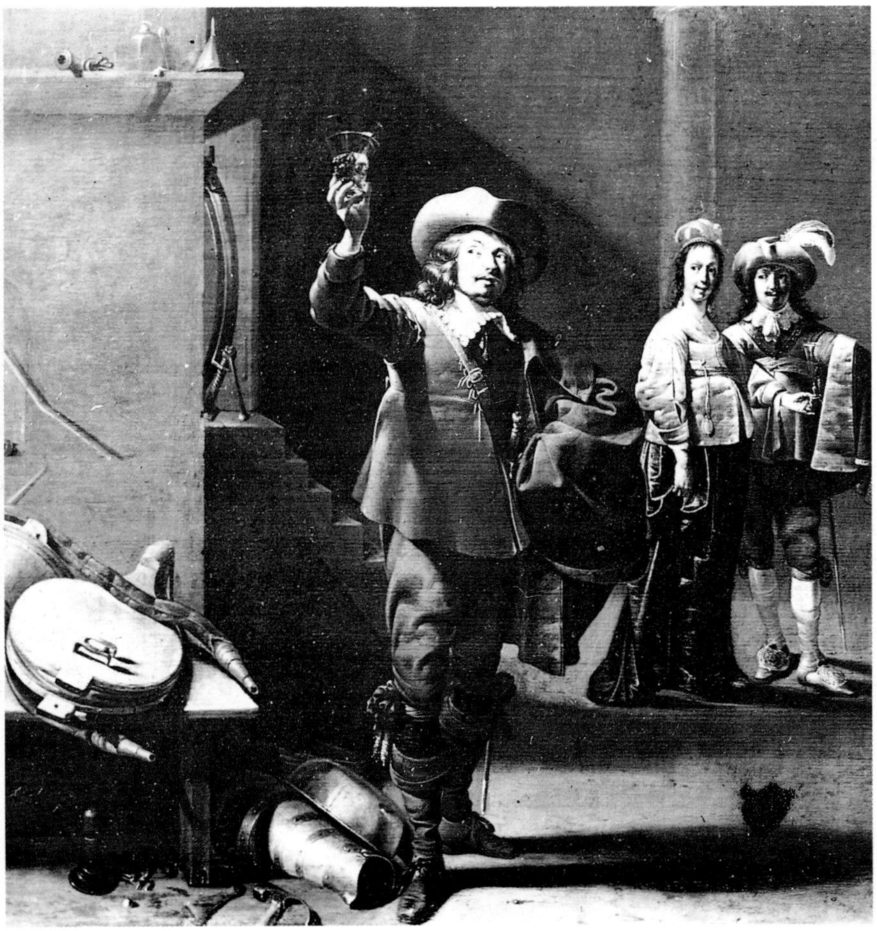

341 Jacob Duck: Szene in einem Weinkeller.

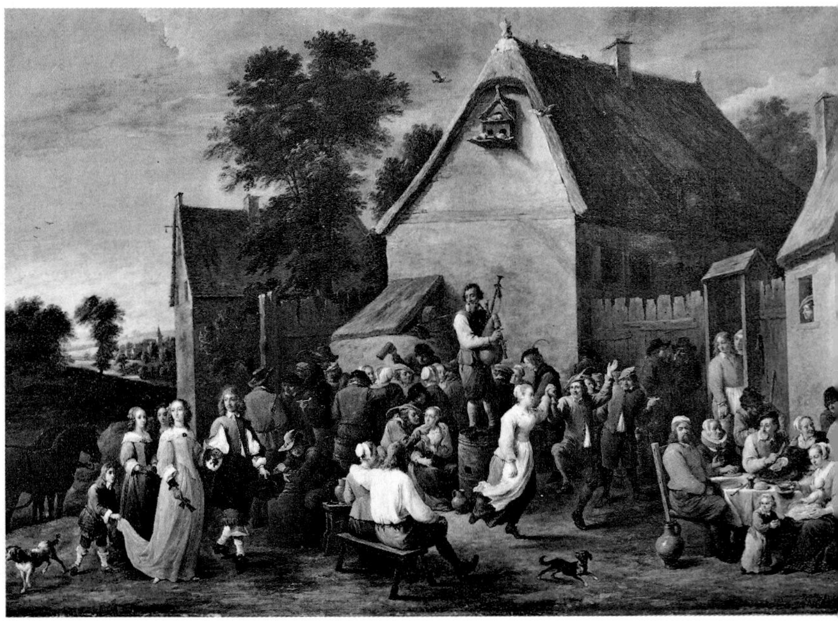

342 David II Teniers: Flämische Kirmes. 1652.

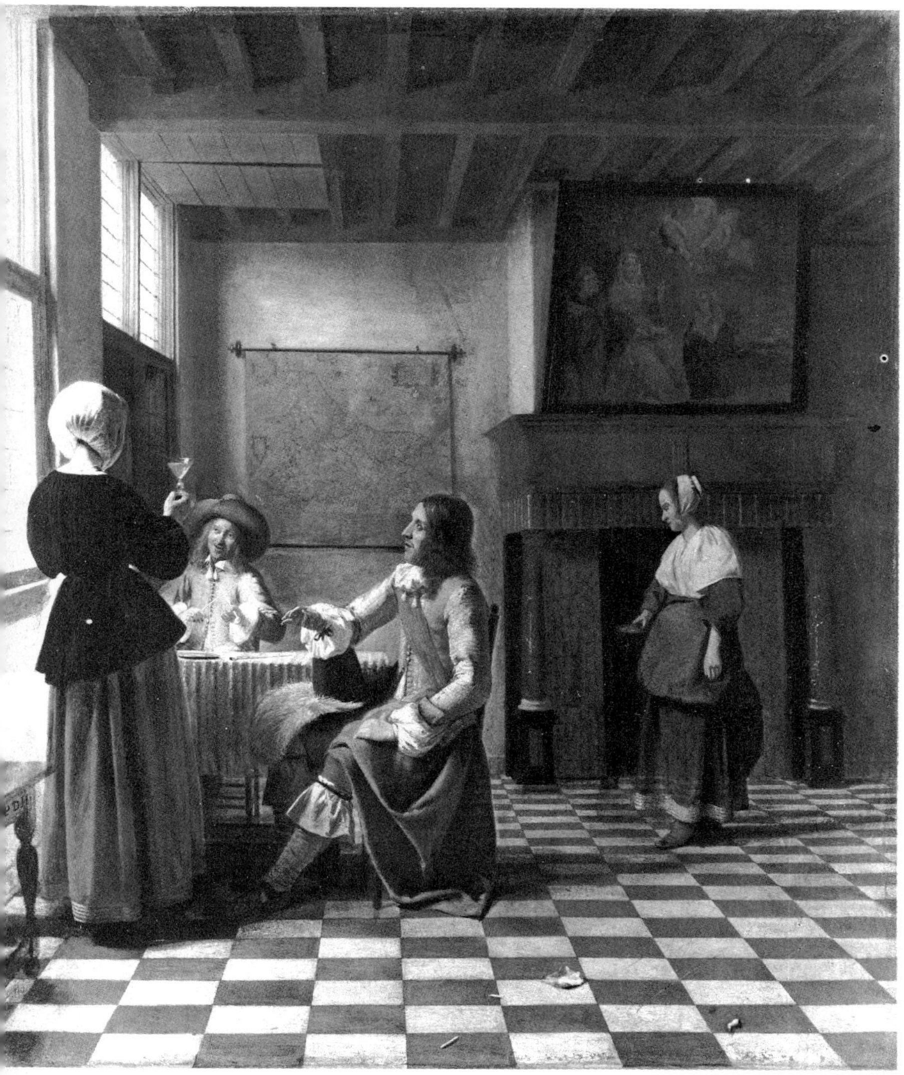

343 Pieter de Hooch: Interieur. 1658.

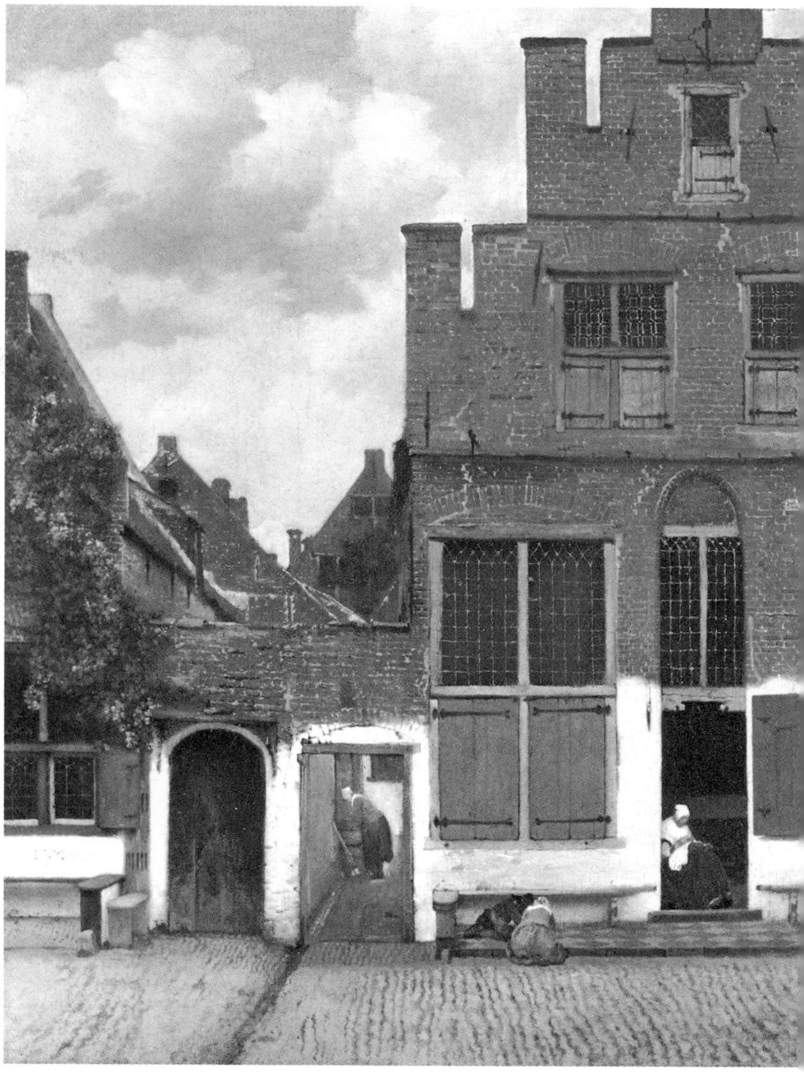

344 Jan Vermeer: Das Sträßchen. 1658.

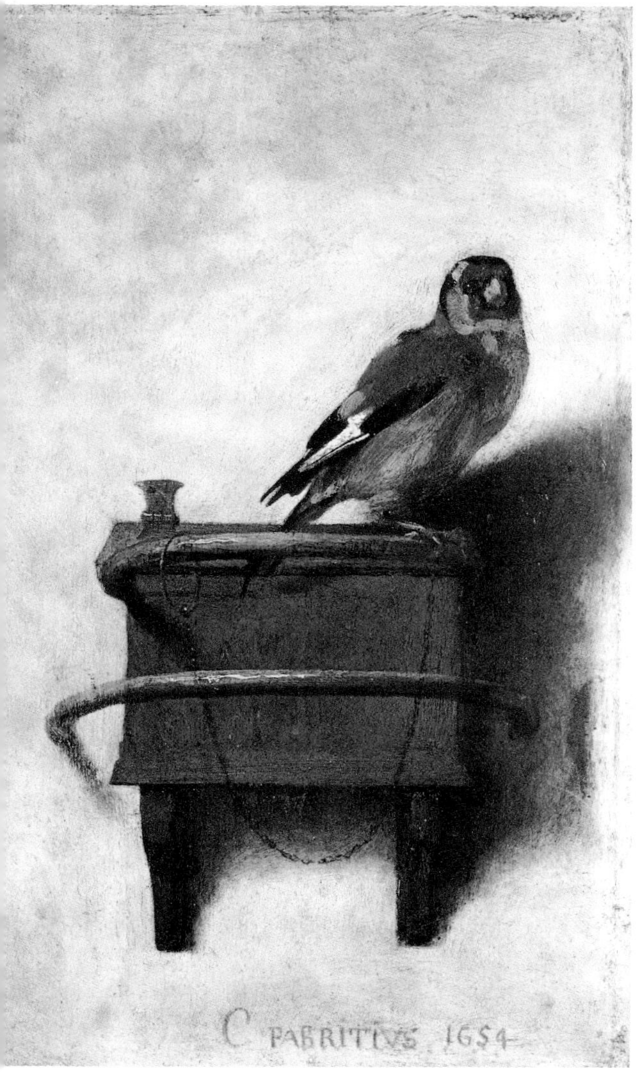


345 Carel Fabritius: Der Distelfink. 1654.

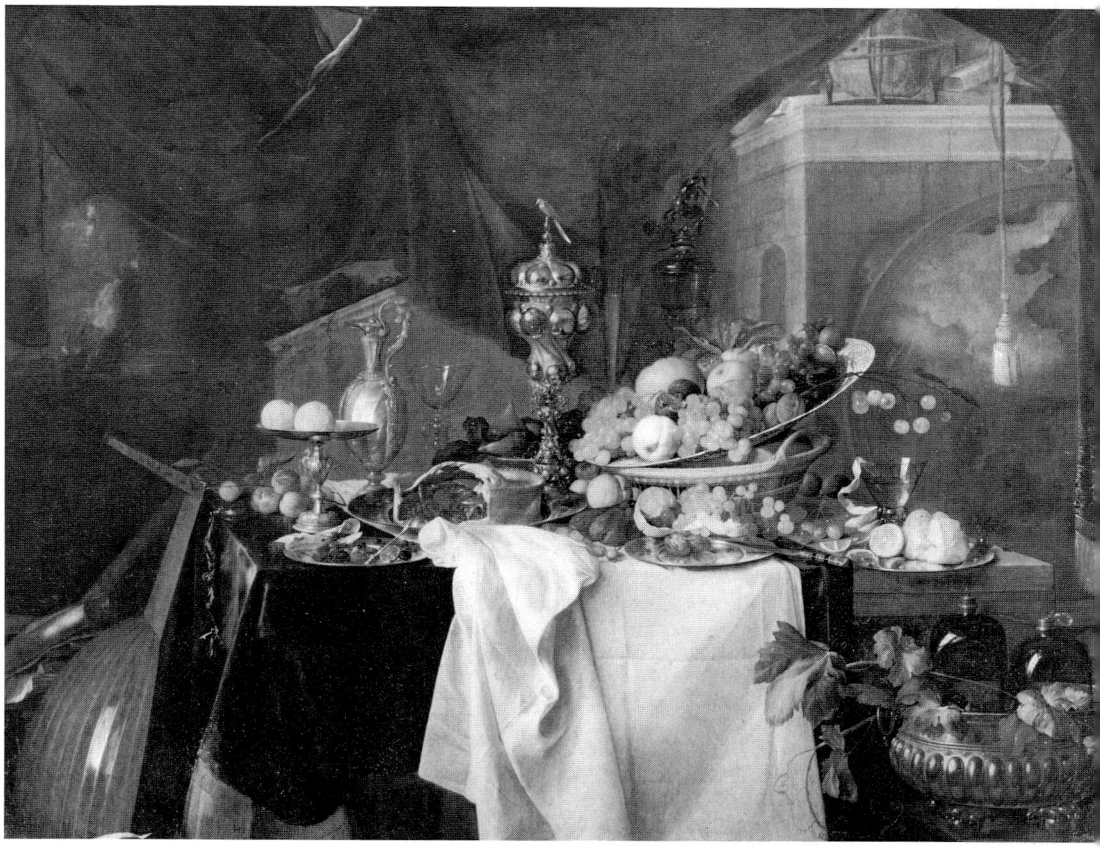

346 Jan II de Heem: Dessert. 1640.

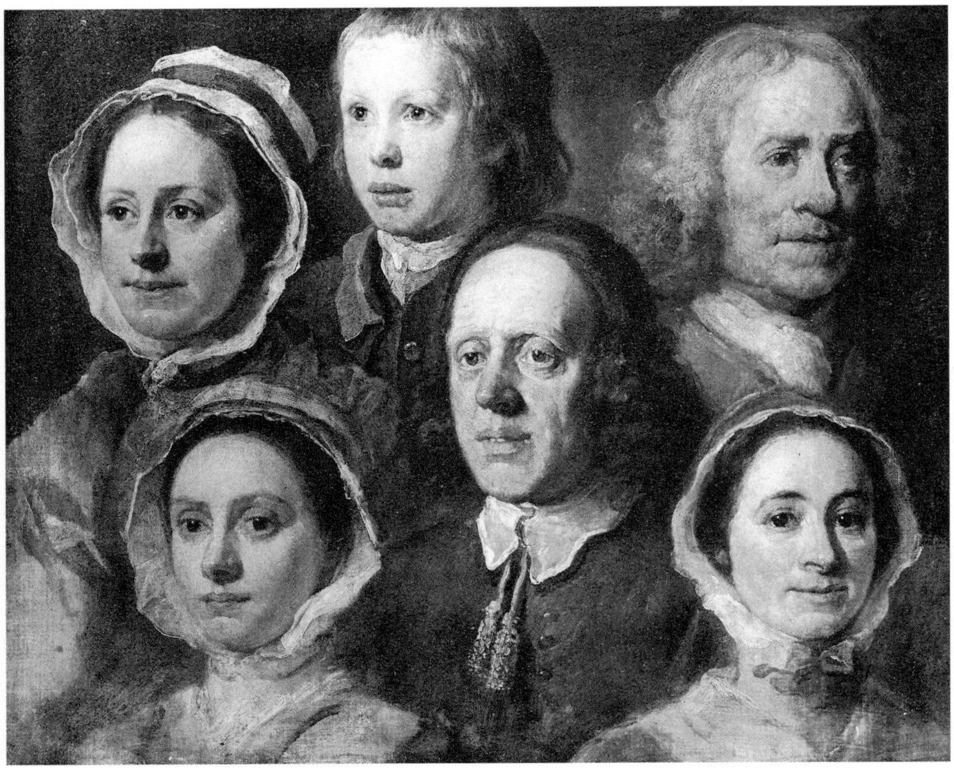
347 William Hogarth: Die Dienerschaft des Malers. Um 1760.

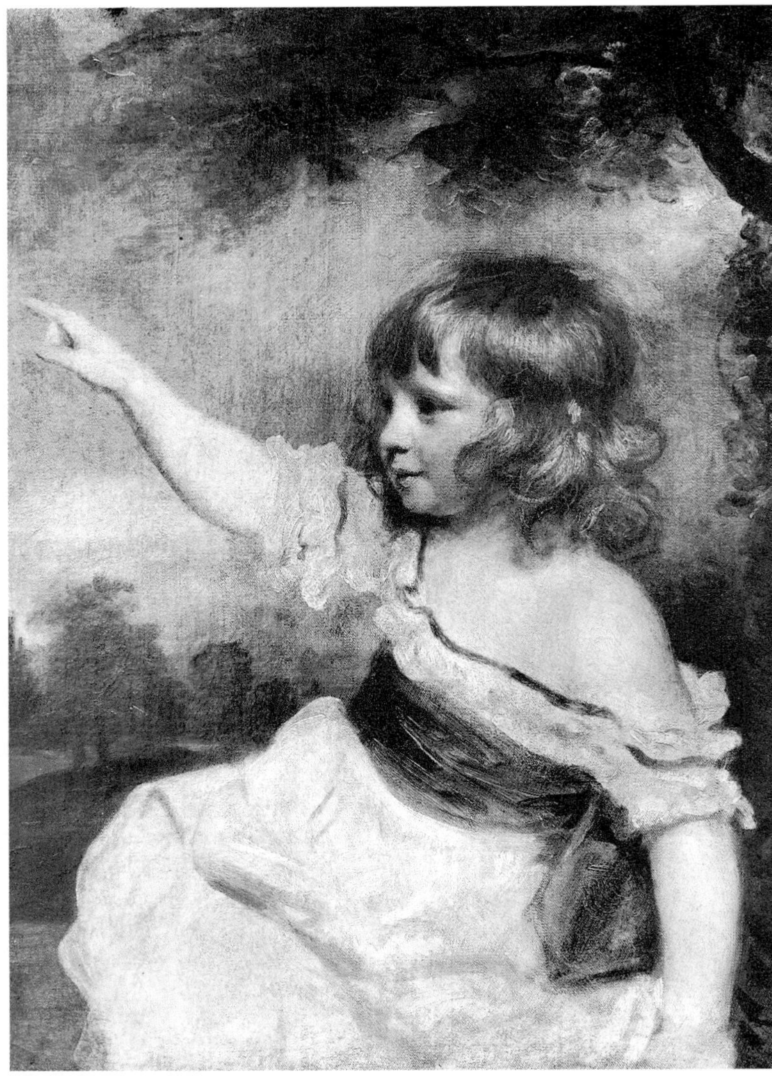
348 Joshua Reynolds: Master Hare. 1788–1789.

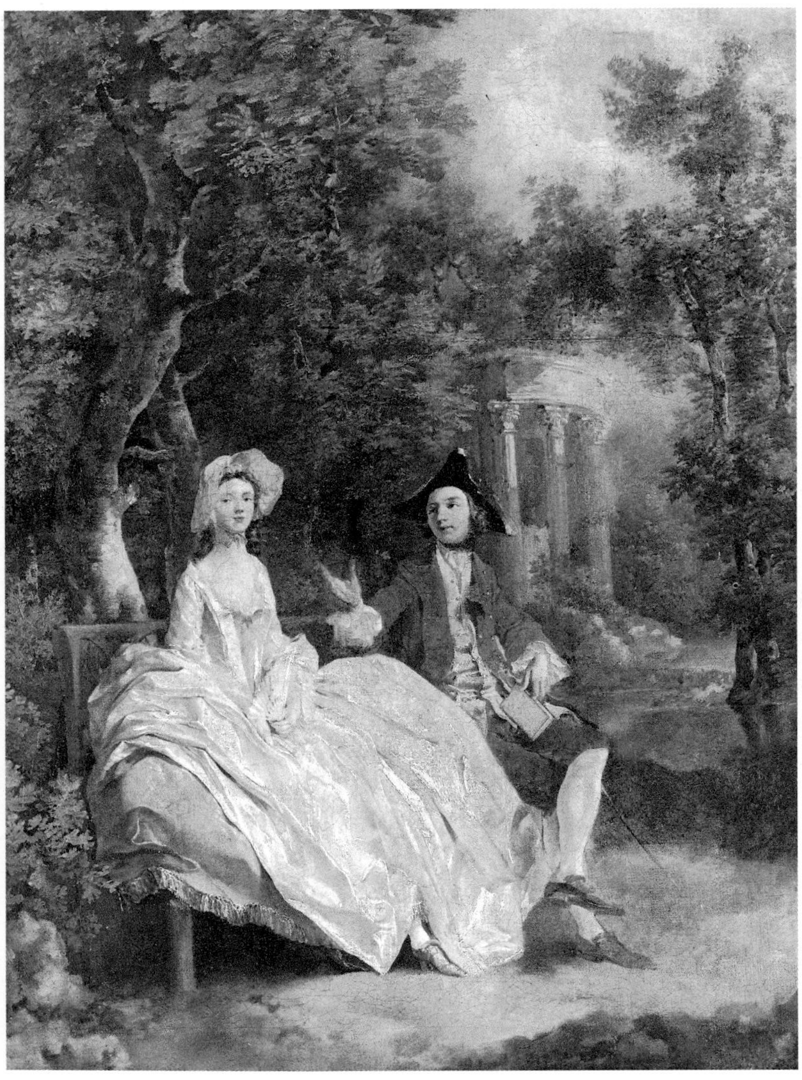
349 Thomas Gainsborough: Konversation im Park. 1746.

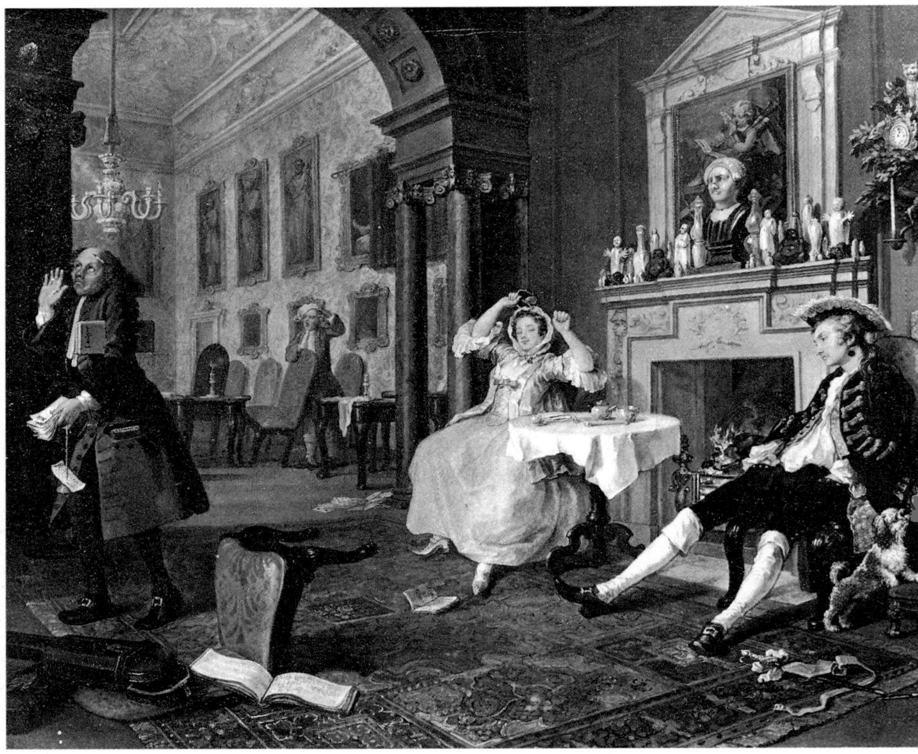
350 William Hogarth: Kurz nach der Hochzeit. 1745.

# FRANKREICH

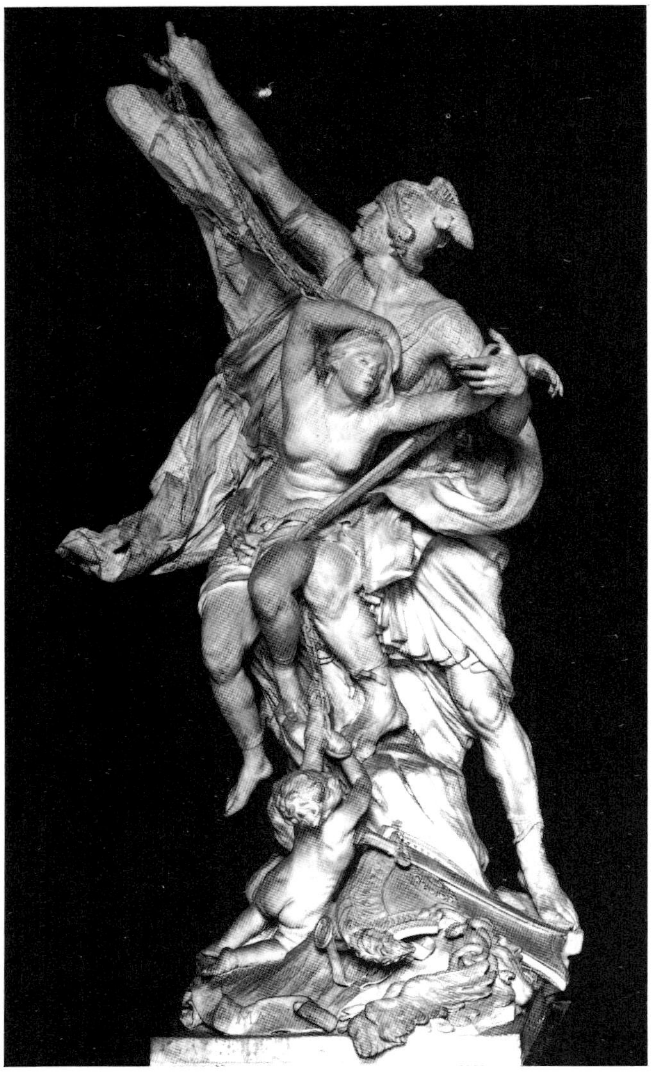

351 Pierre Puget: Perseus und Andromeda. 1684.

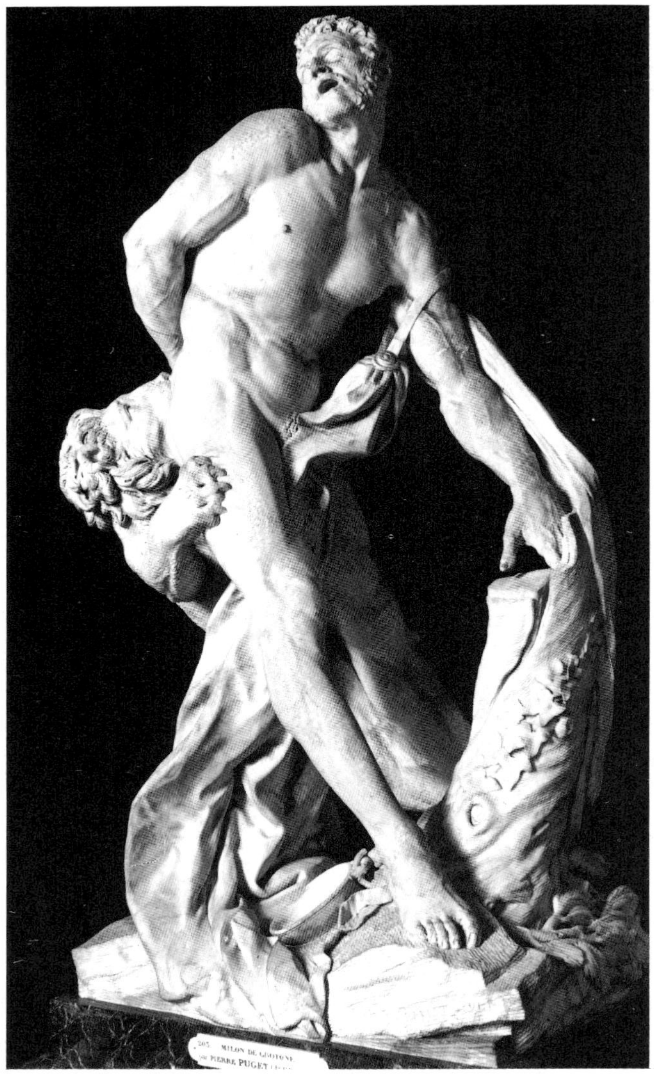

352 Pierre Puget: Milon von Kroton. 1672–1682.

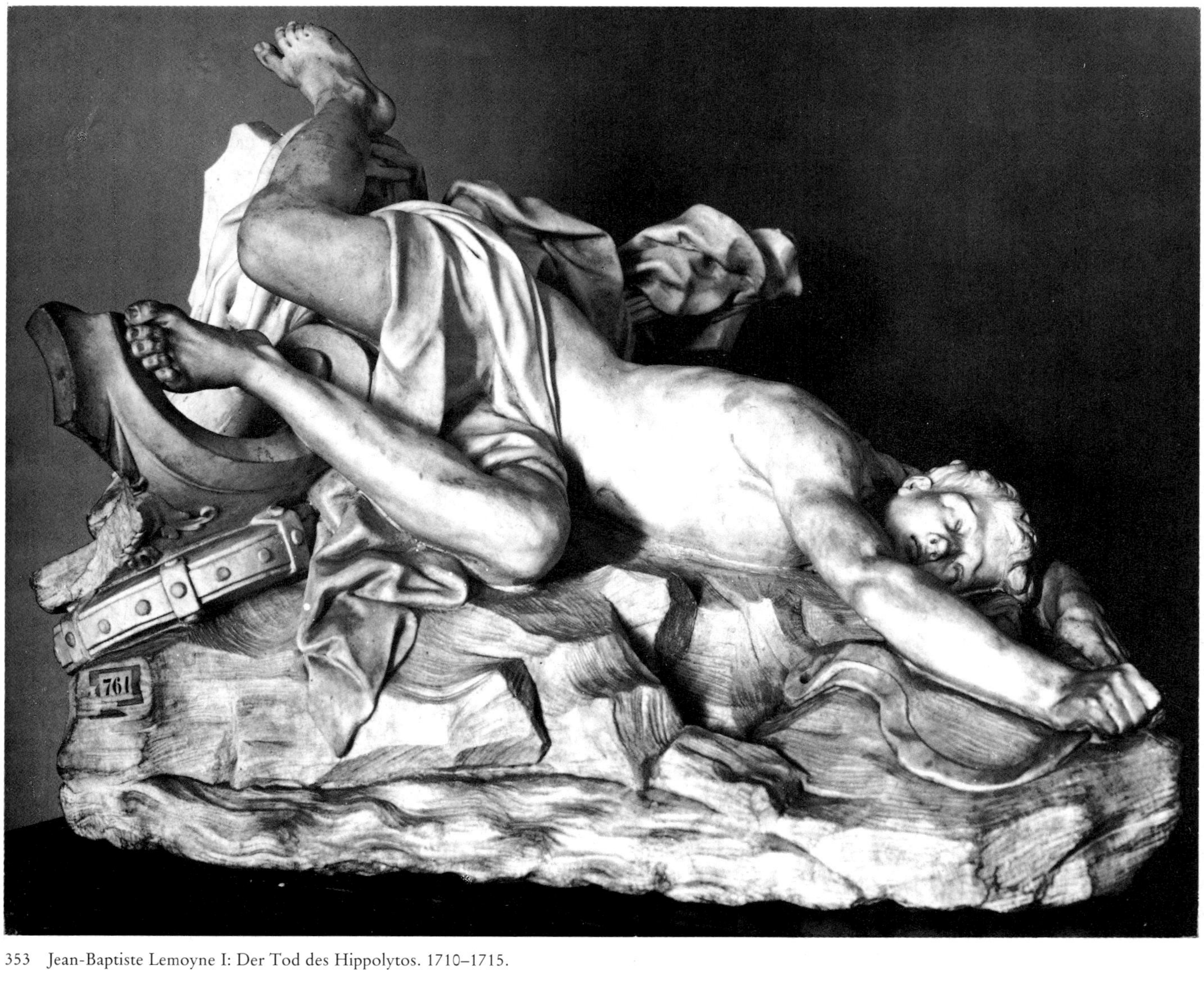


353 Jean-Baptiste Lemoyne I: Der Tod des Hippolytos. 1710–1715.

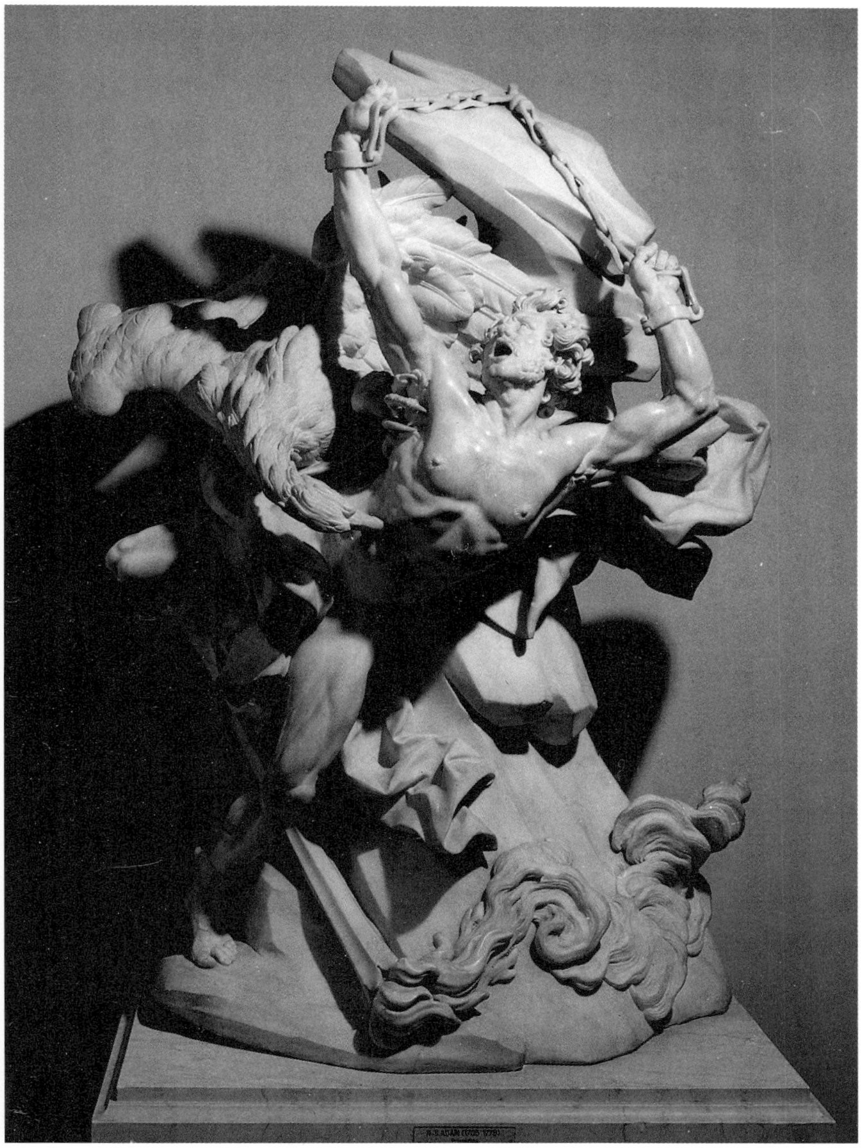

354 Nicolas-Sébastien Adam: Prometheus. 1762.

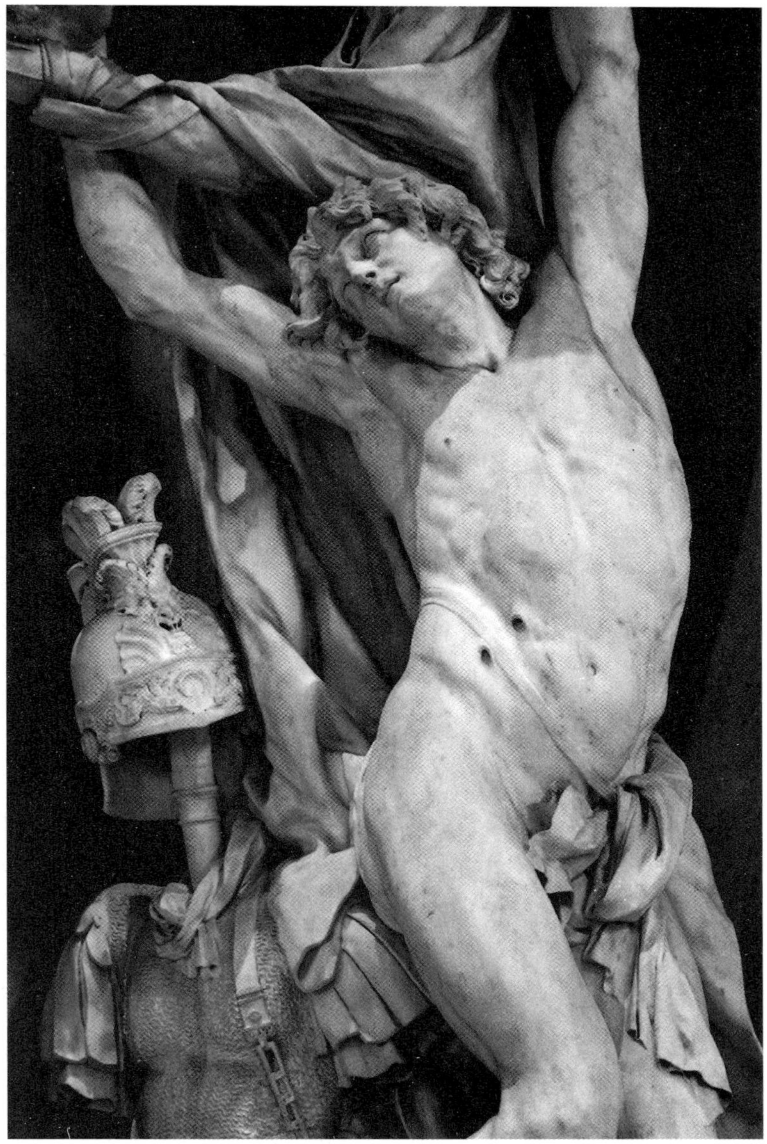

355 Pierre Puget: Der hl. Sebastian. 1663.

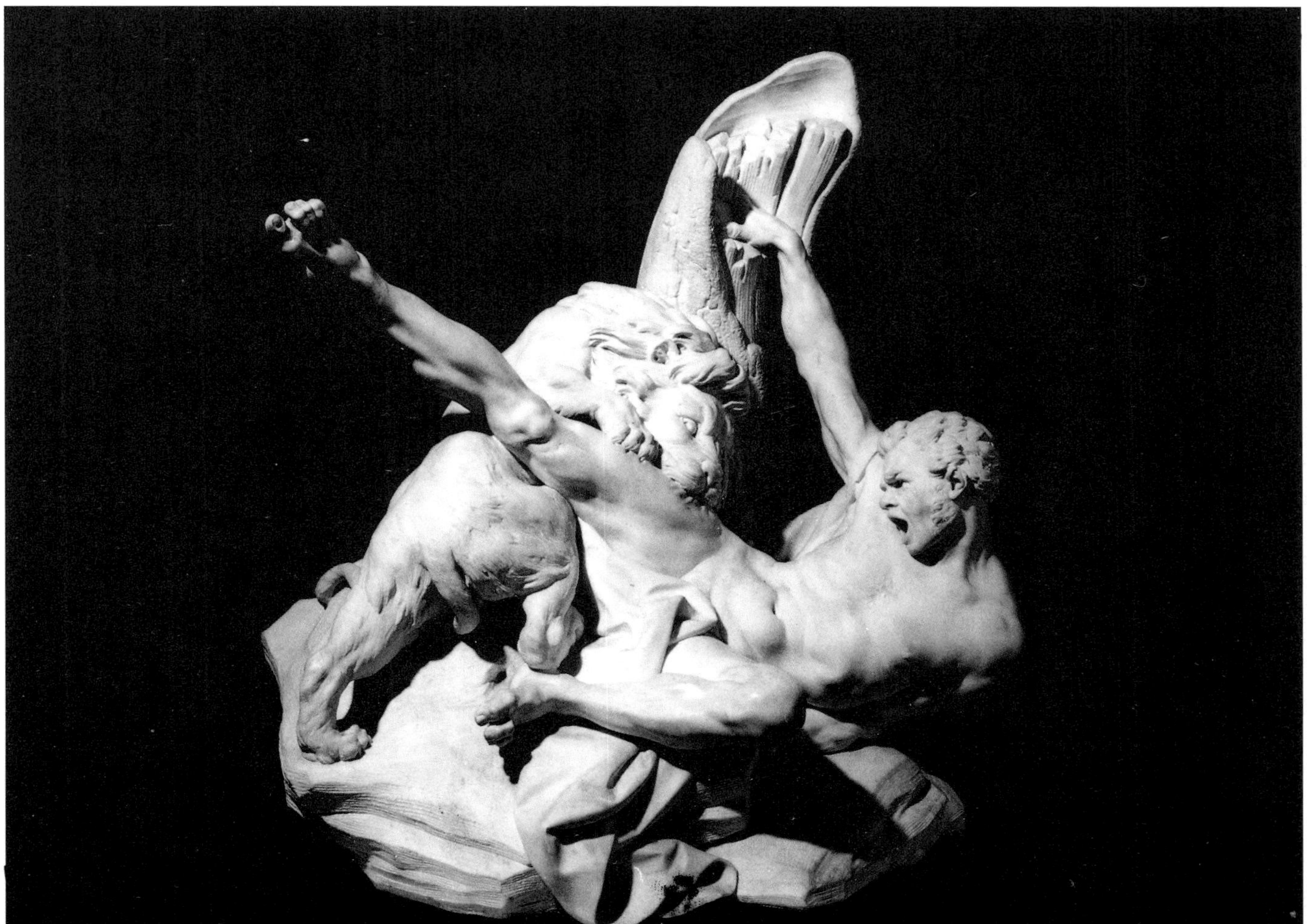

356 Étienne-Maurice Falconet: Milon von Kroton wird von einem Löwen zerfleischt. 1754.

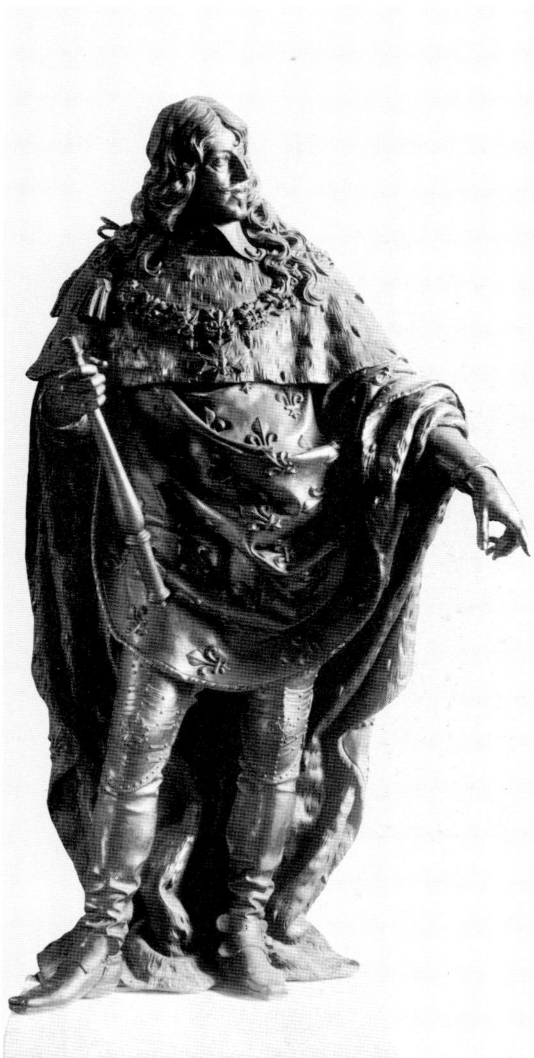

357 Simon Guillain: Ludwig XIII. 1647.

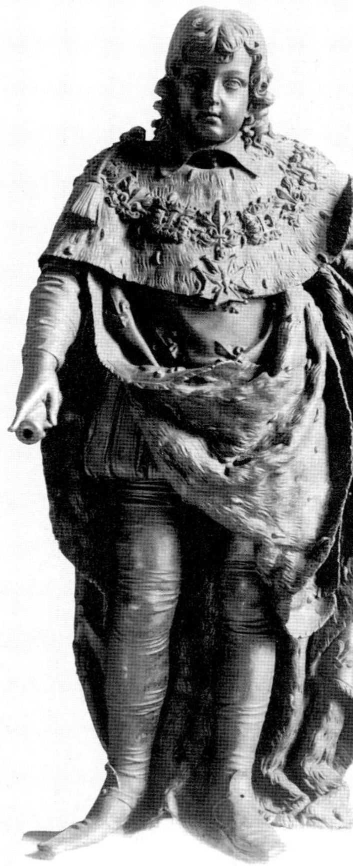

358 Simon Guillain: Ludwig der XIV. als Kind. 1647.

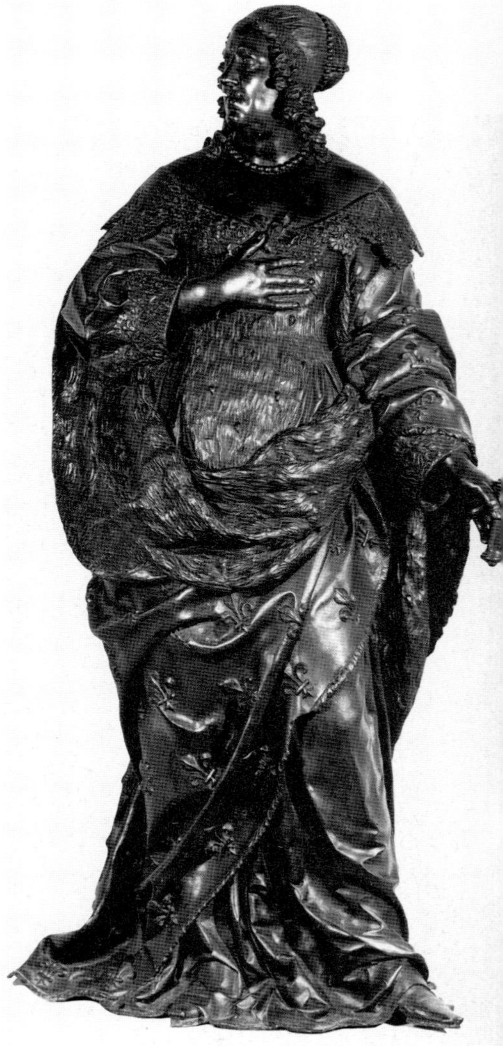

359 Simon Guillain: Anna von Österreich. 1647.

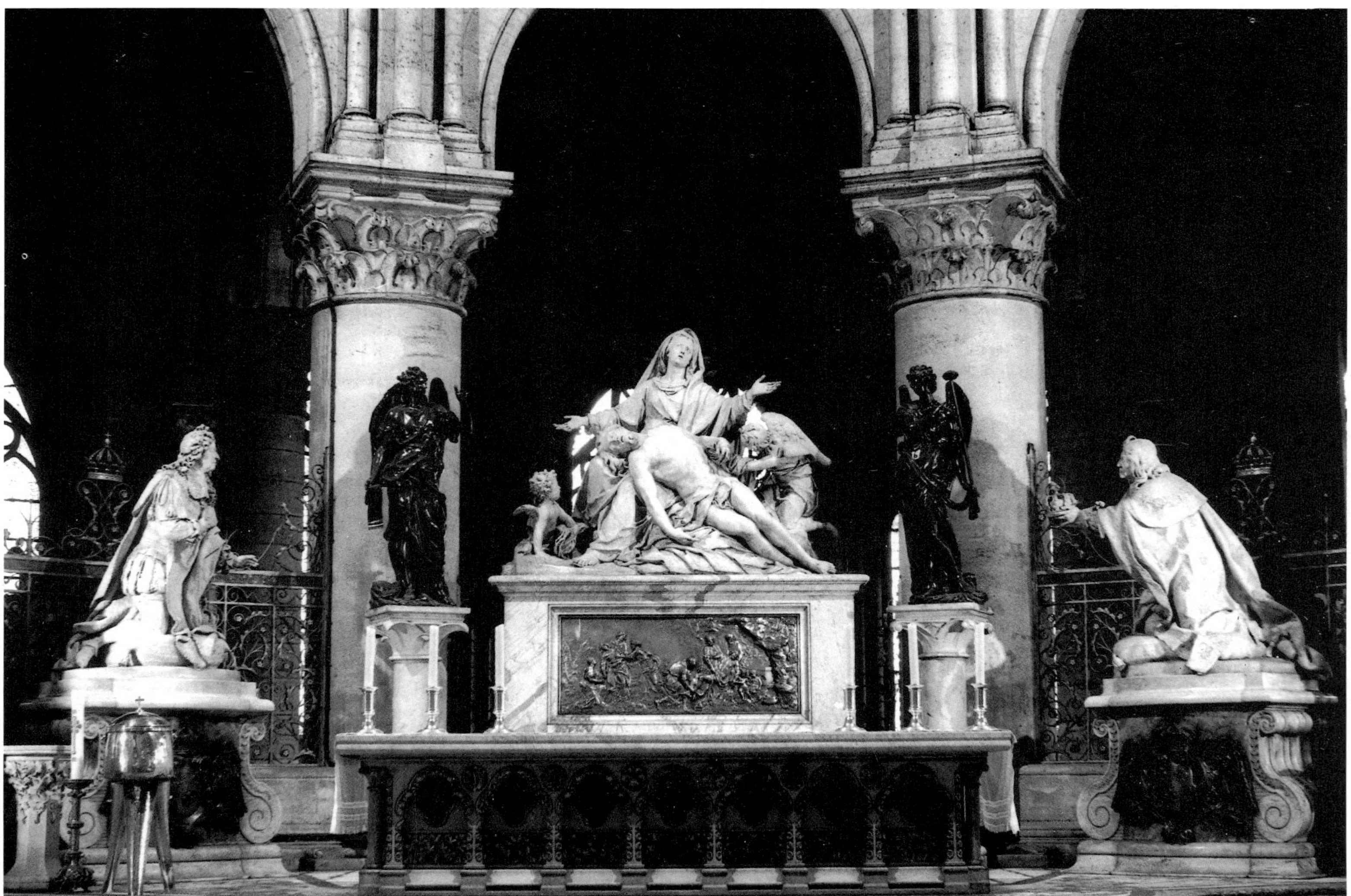

360 Denkmal „Gelübde Ludwigs XIII.

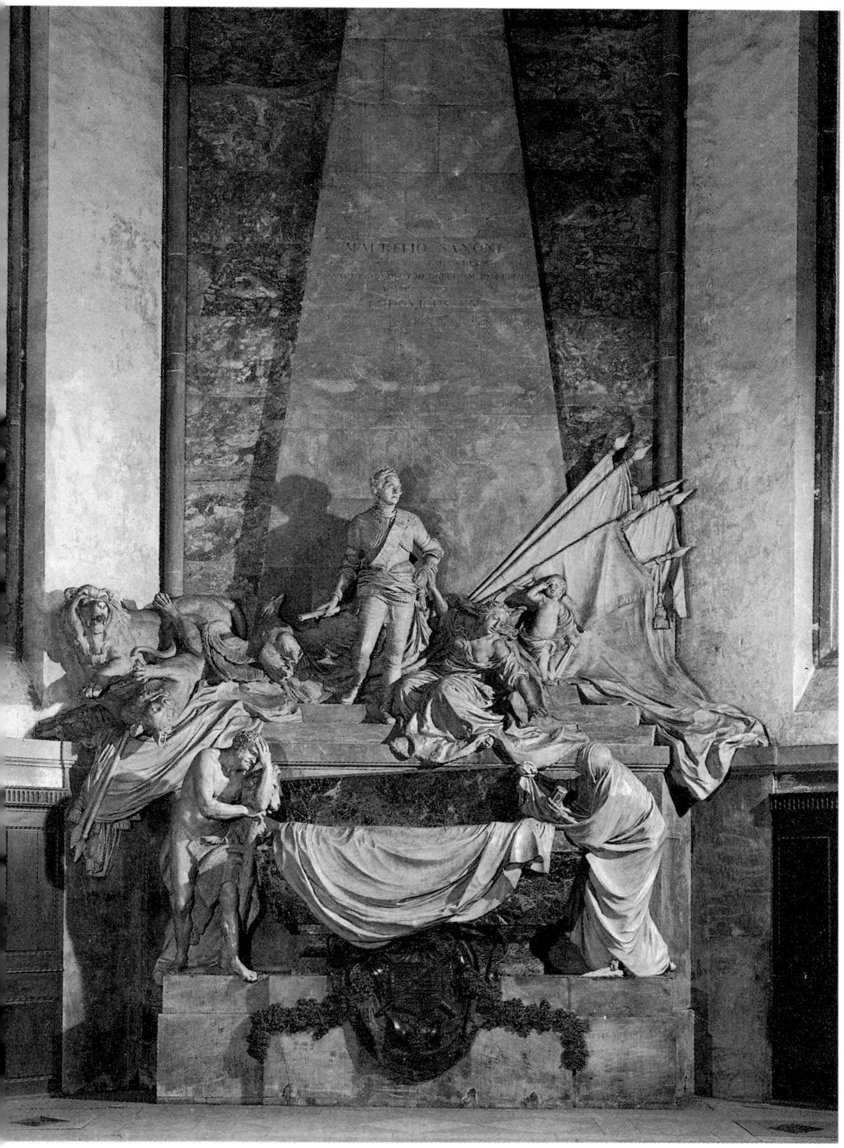

361 Jean-Baptiste Pigalle: Grabmal des Marschalls Moritz von Sachsen. 1753–1776.

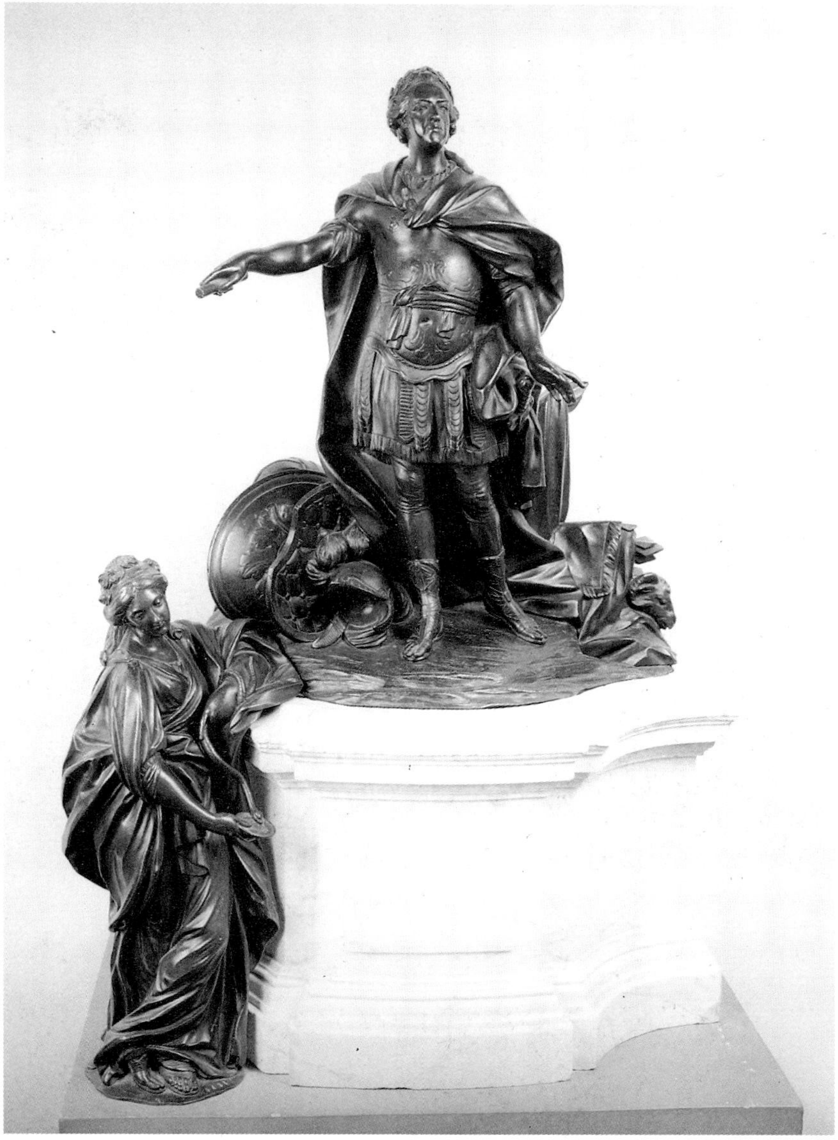

362 Jean-Baptiste Lemoyne II: Denkmal Ludwigs XV. 1731–1743.

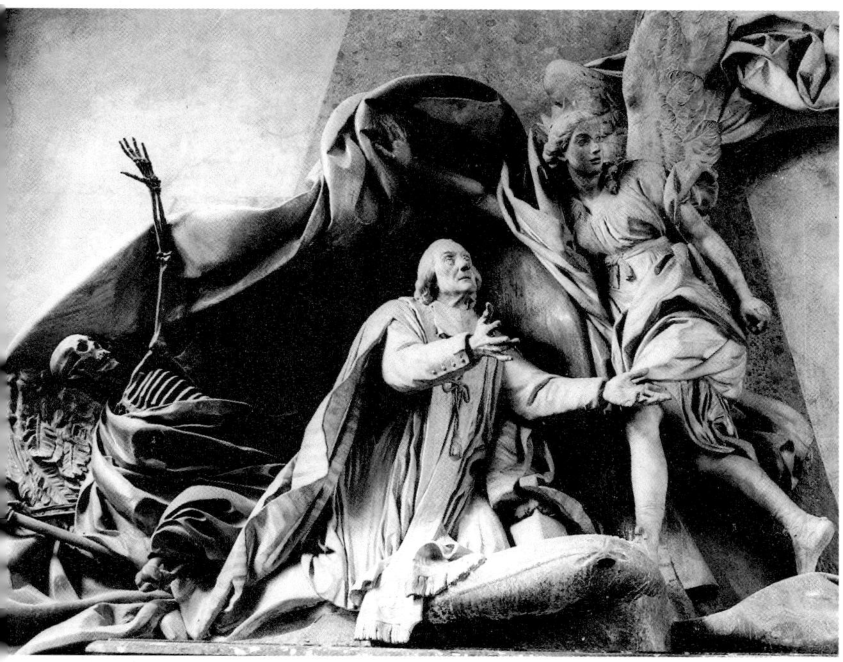

363 Michel-Ange Slodtz: Grabmal des Curé Languet de Gergy. 1650–1757.

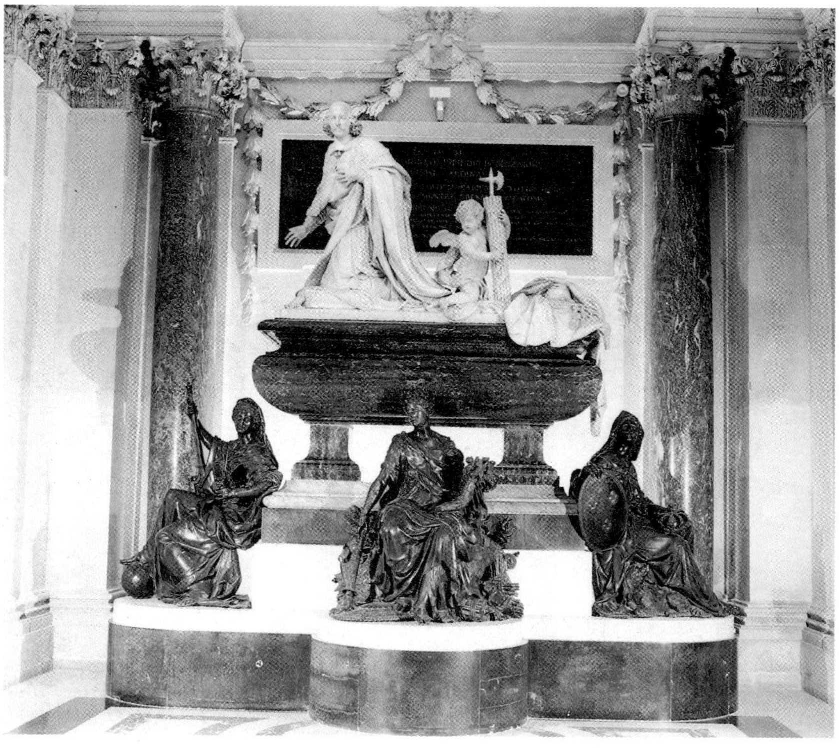

364 Antoine Coysevox: Grabmal Kardinal Mazarins. 1689–1693.

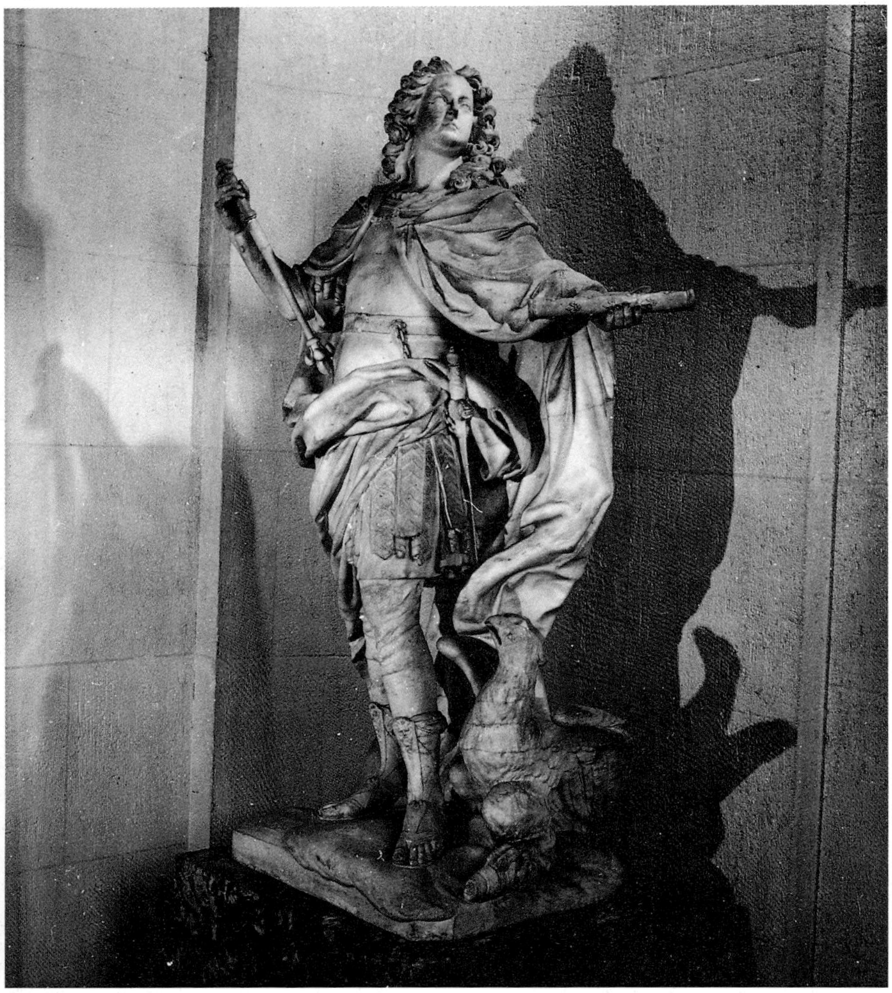

365 Nicolas Coustou: Ludwig XV. als Jupiter. 1726–1733.

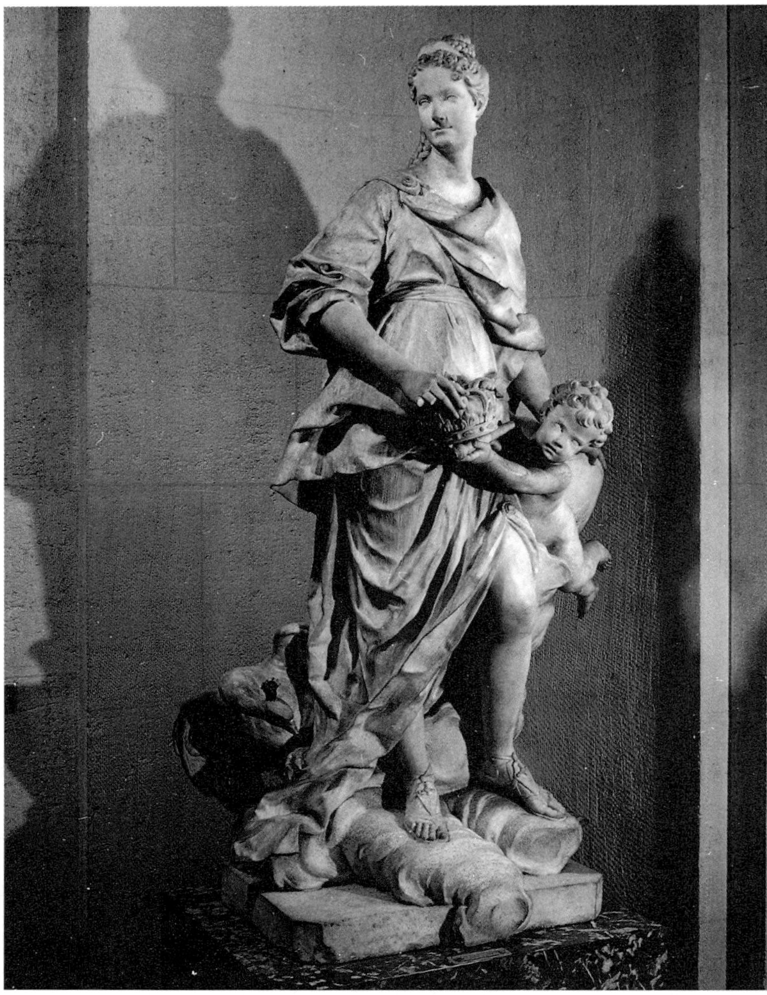

366 Guillaume Coustou: Maria Leszczyńska als Juno. 1731.

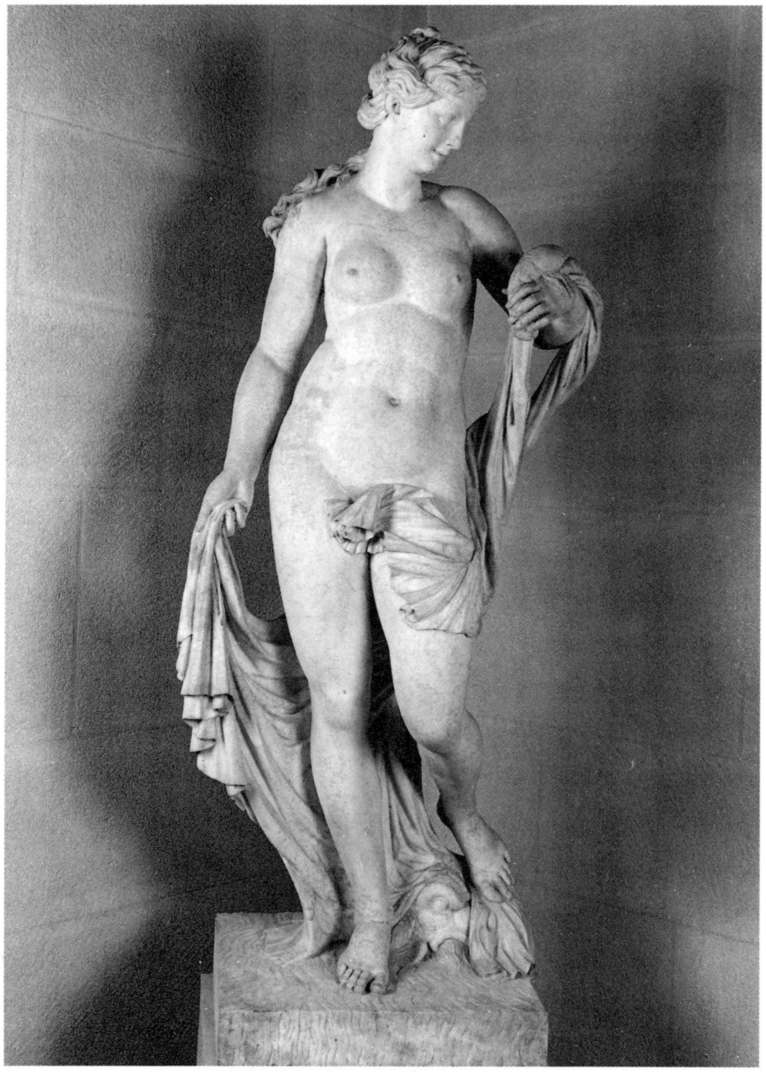

367 Michel Anguier: Amphitrite. 1680.

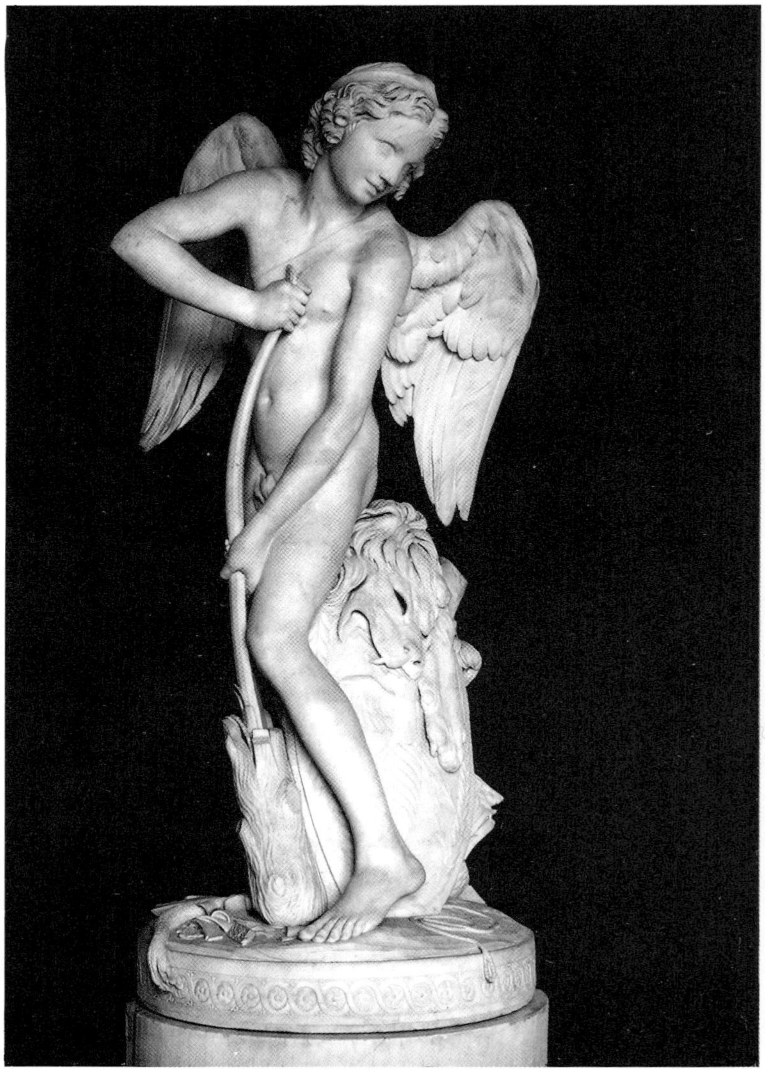

368 Edme Bouchardon: Bogenspannender Amor. 1747–1750.

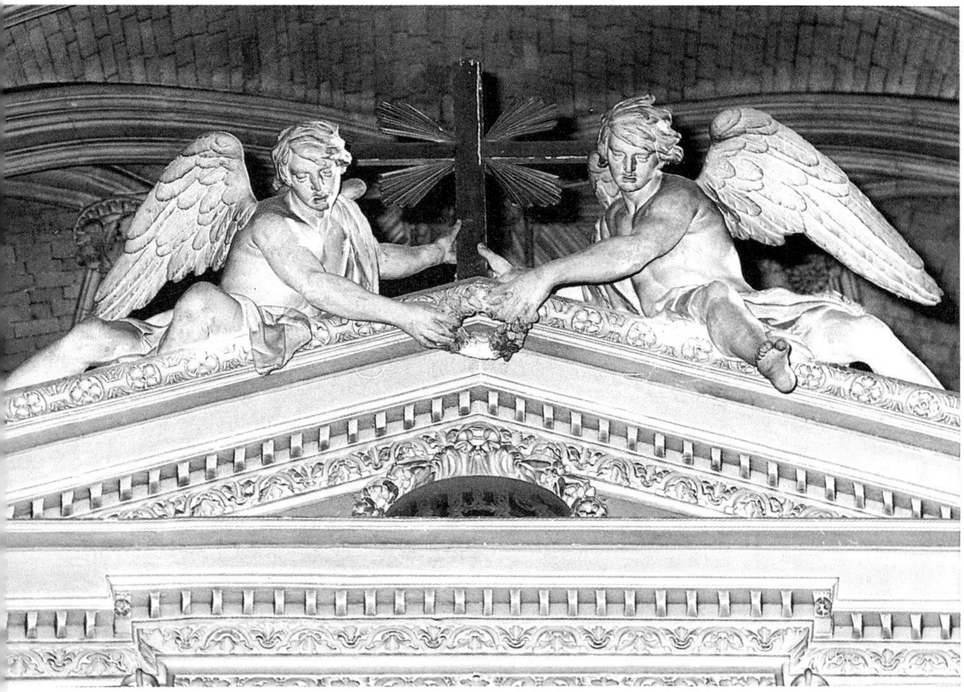

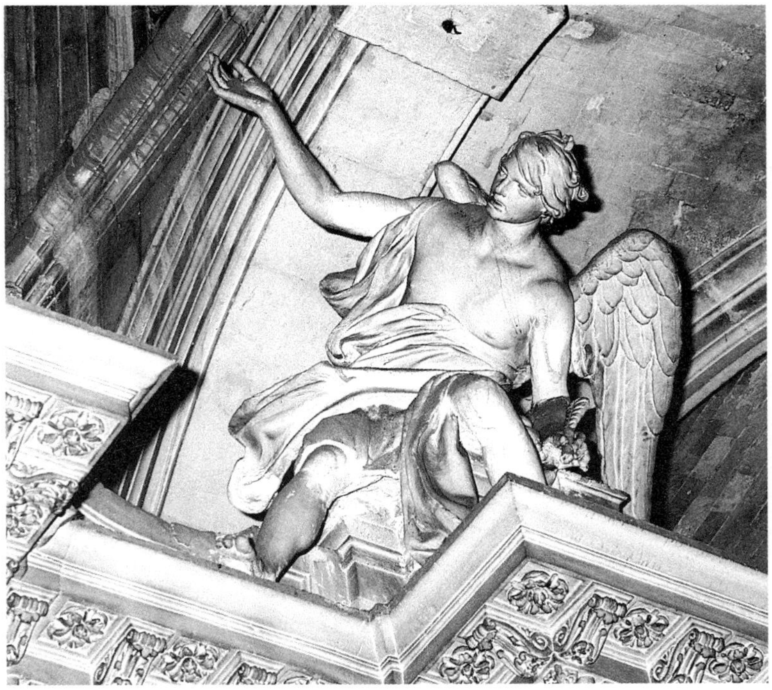

369–370 Jacques Sarrazin: Die Engel vom Hochaltar. 1629.

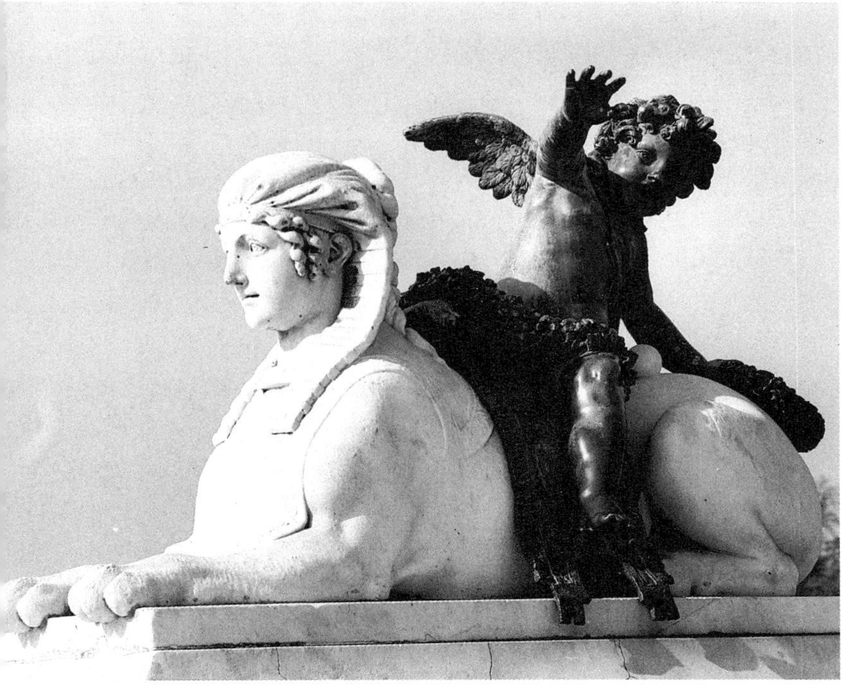

371 Jacques Sarrazin: Kind auf Sphinx.

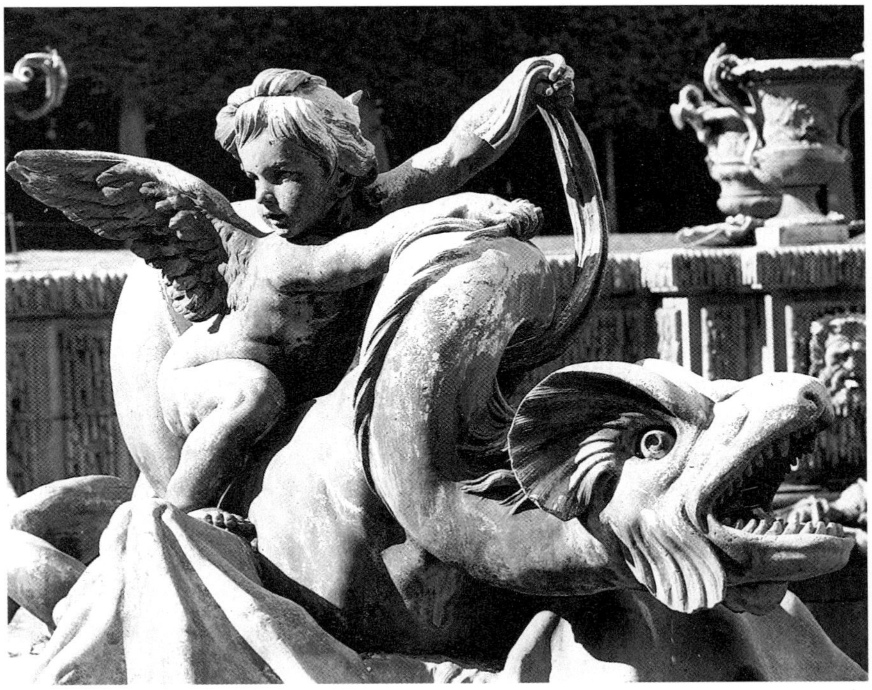

372 Edme Bouchardon: Genius lenkt einen Seedrachen. 1741.

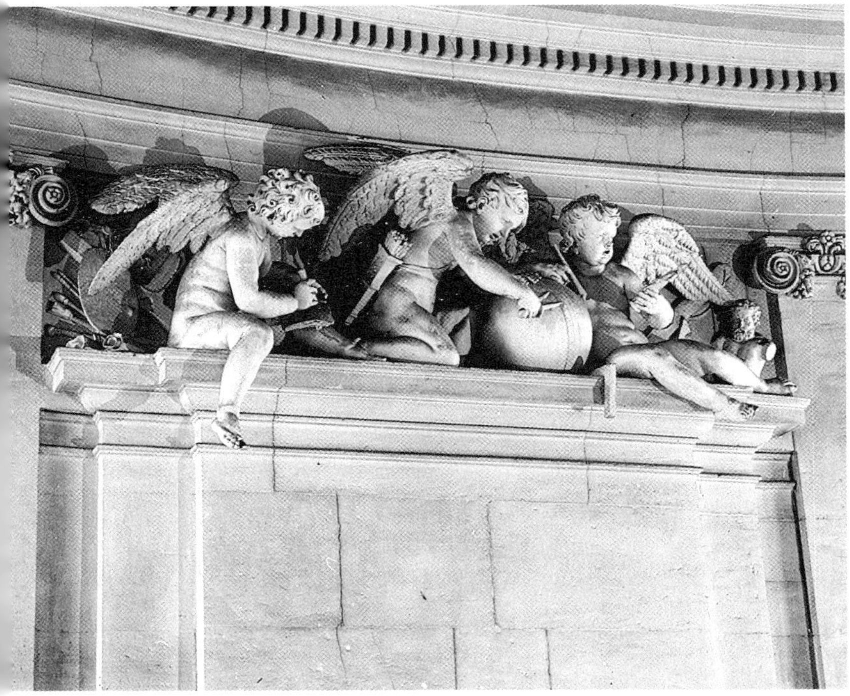

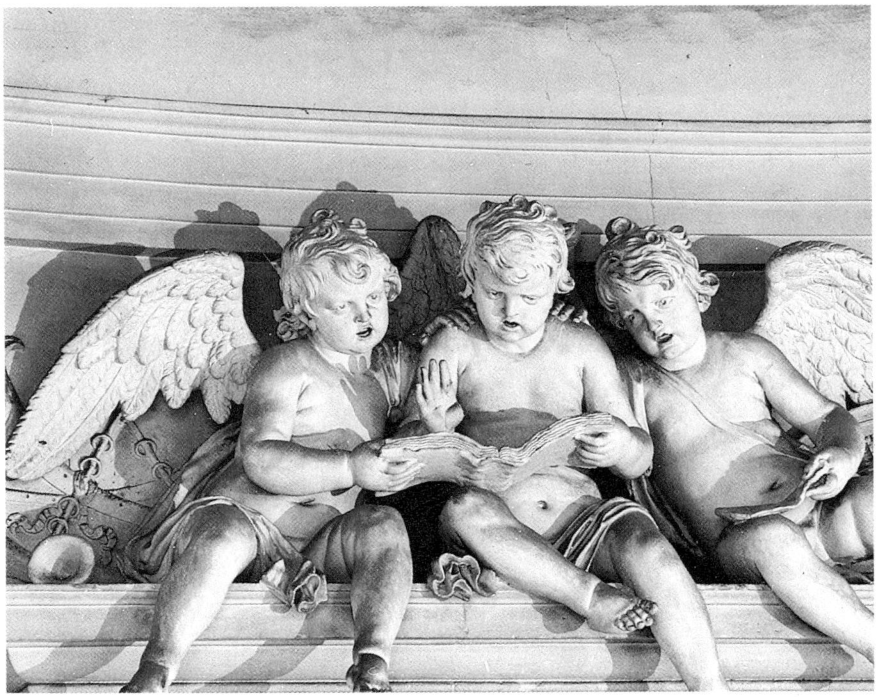

373–374 Philippe de Buyster: Kinder vom Gesims der Treppe vom Schloß in Maisons-Laffitte. 1645–1650.

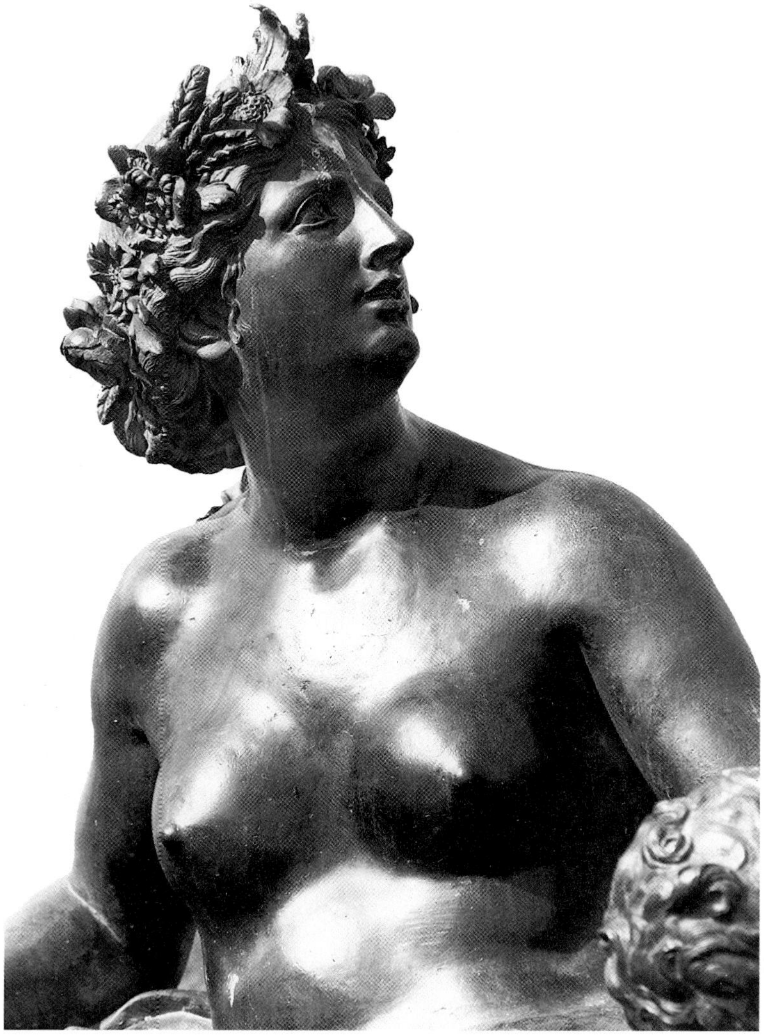

375 Antoine Coysevox: Die Dordogne. 1687–1690.

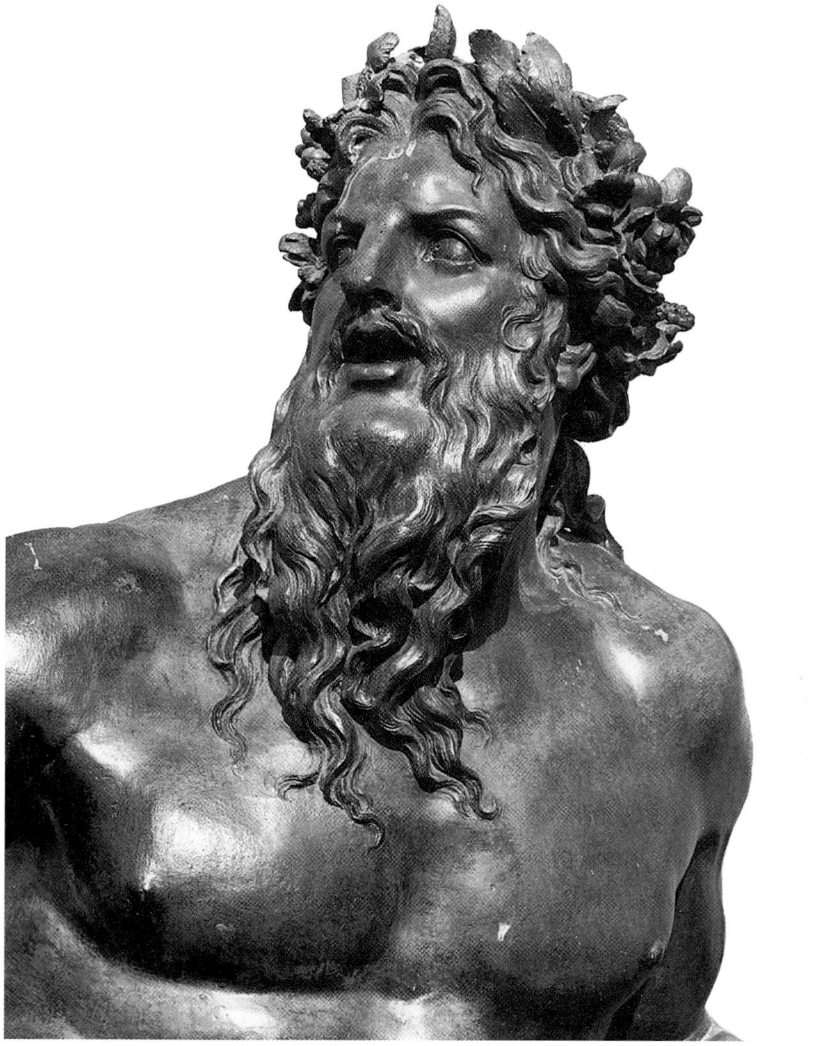

376 Antoine Coysevox: Die Garonne. 1687–1690.

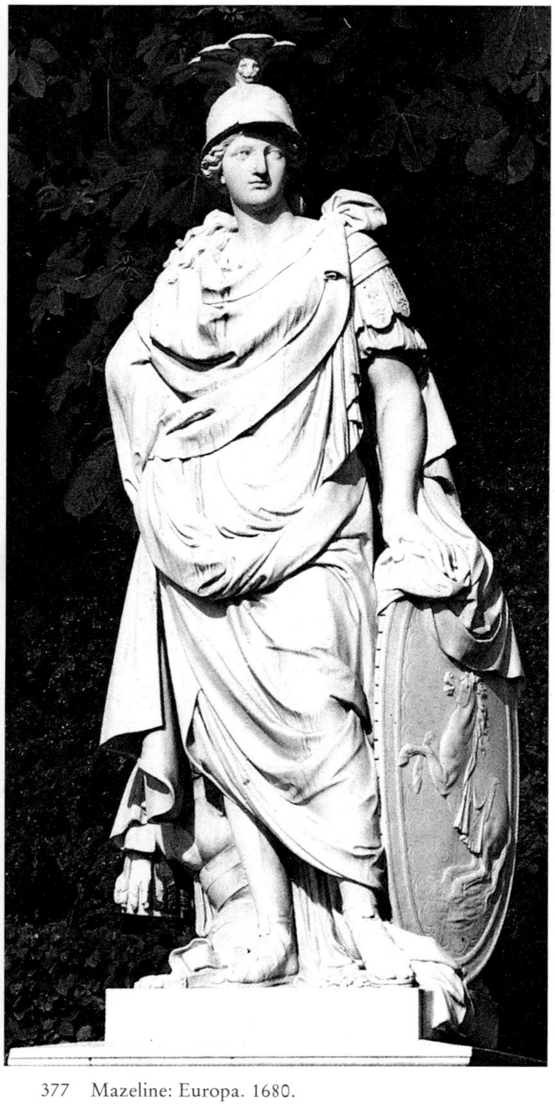

377 Mazeline: Europa. 1680.

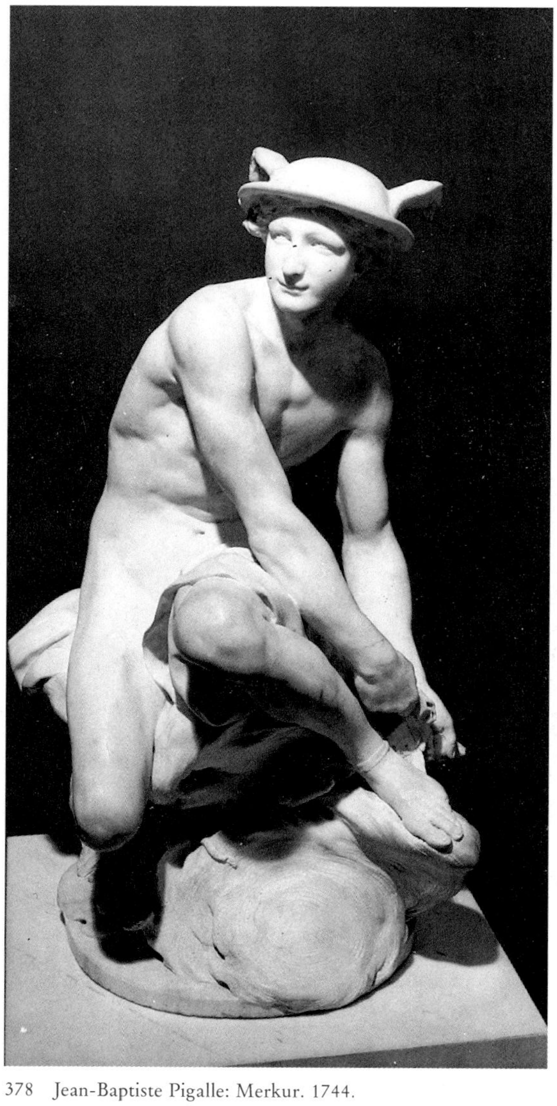

378 Jean-Baptiste Pigalle: Merkur. 1744.

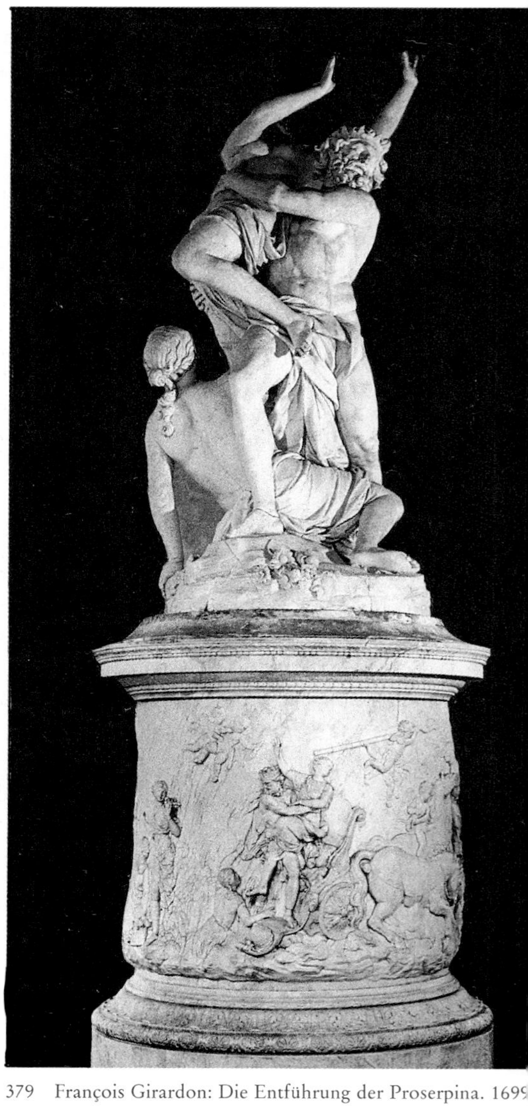

379 François Girardon: Die Entführung der Proserpina. 169

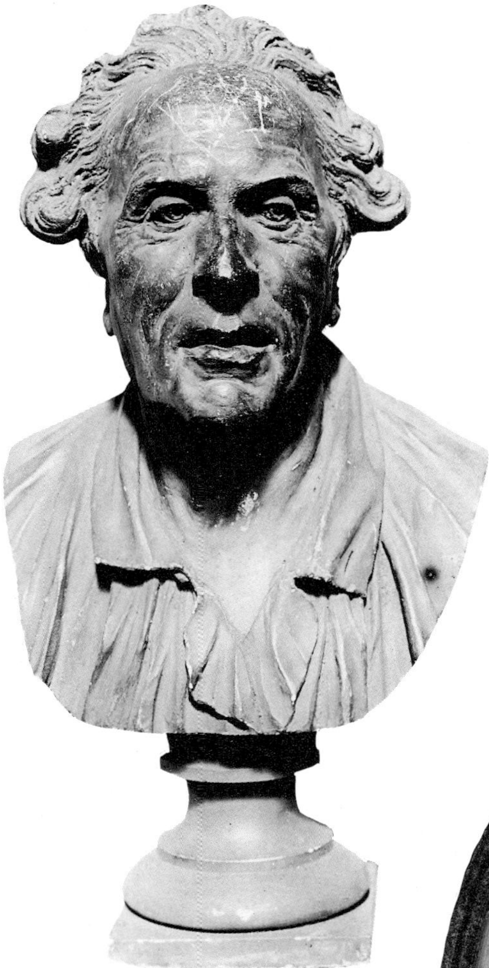

380 Jean-Baptiste Pigalle: Selbstporträt. 1776.

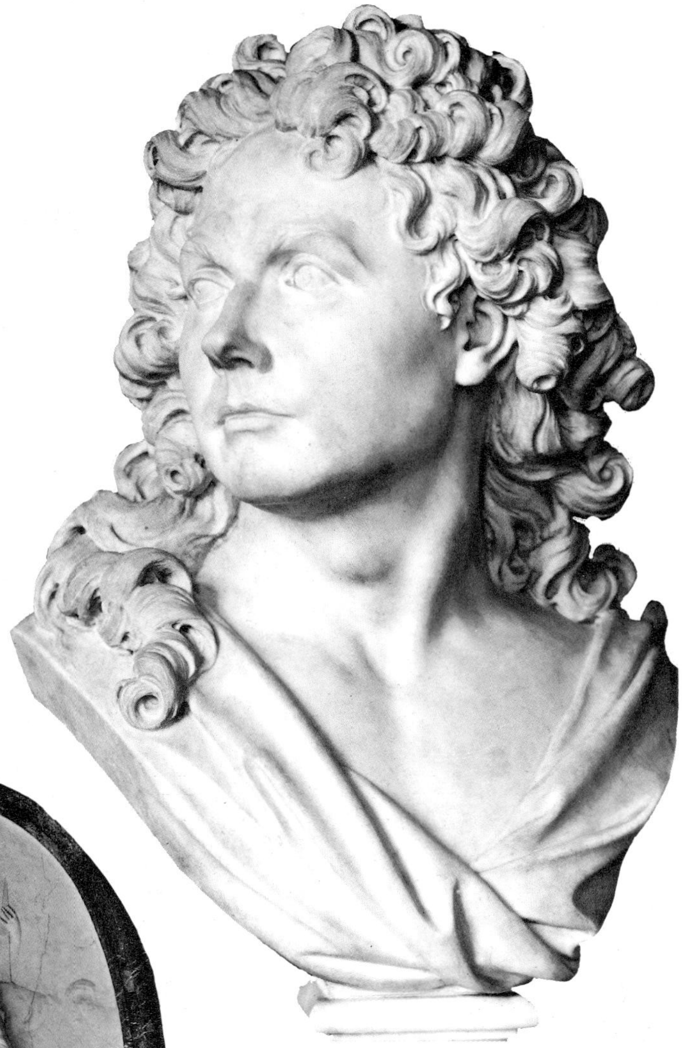

381 Antoine Coysevox: Robert de Cotte. 1707.

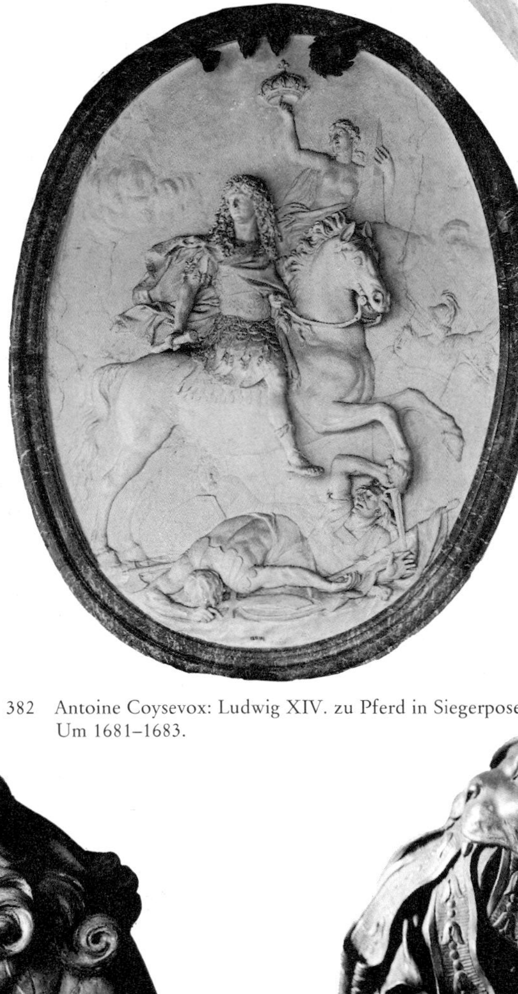

382 Antoine Coysevox: Ludwig XIV. zu Pferd in Siegerpose. Um 1681–1683.

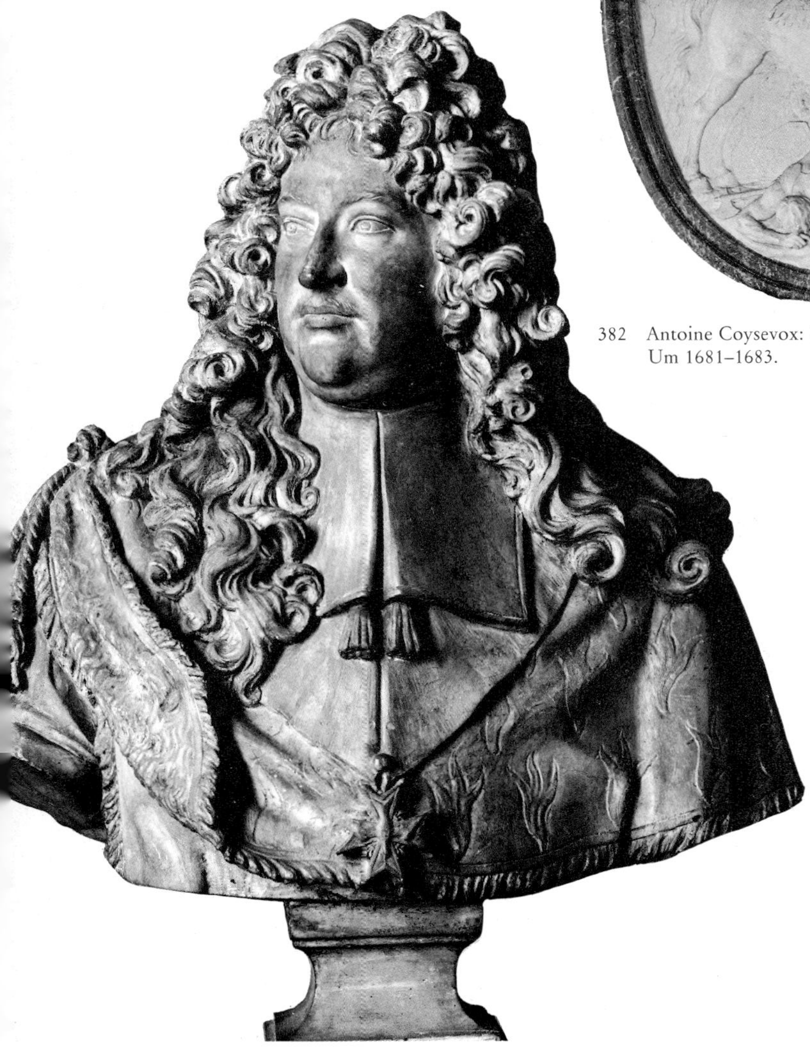

383 François Girardon: Louvois. 1693?

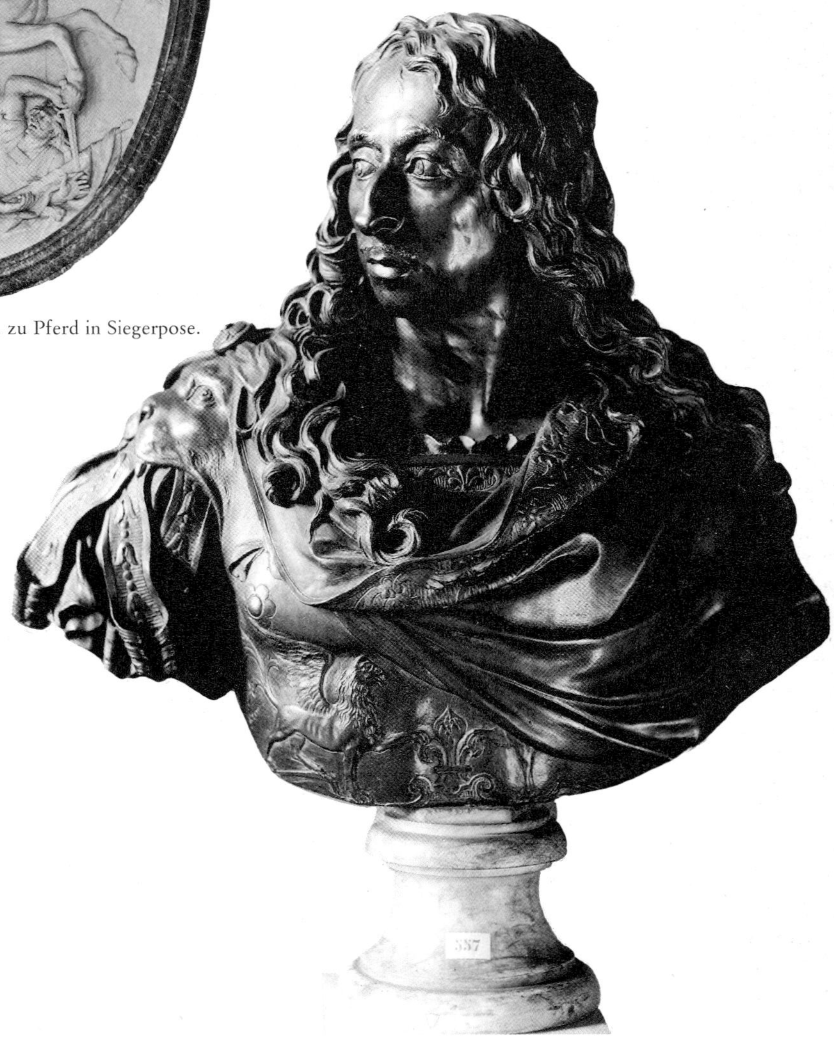

384 Antoine Coysevox: Der große Condé. 1688.

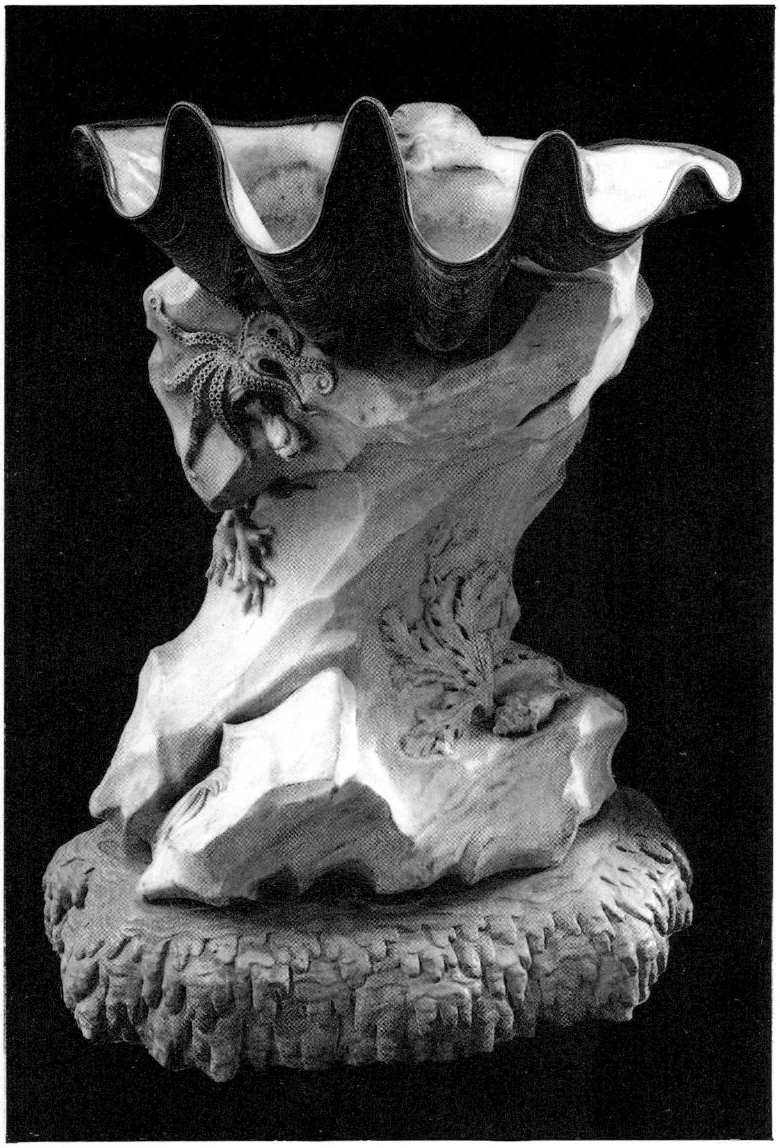

385 Jean-Baptiste Pigalle: Weihwasserbecken. Um 1750.

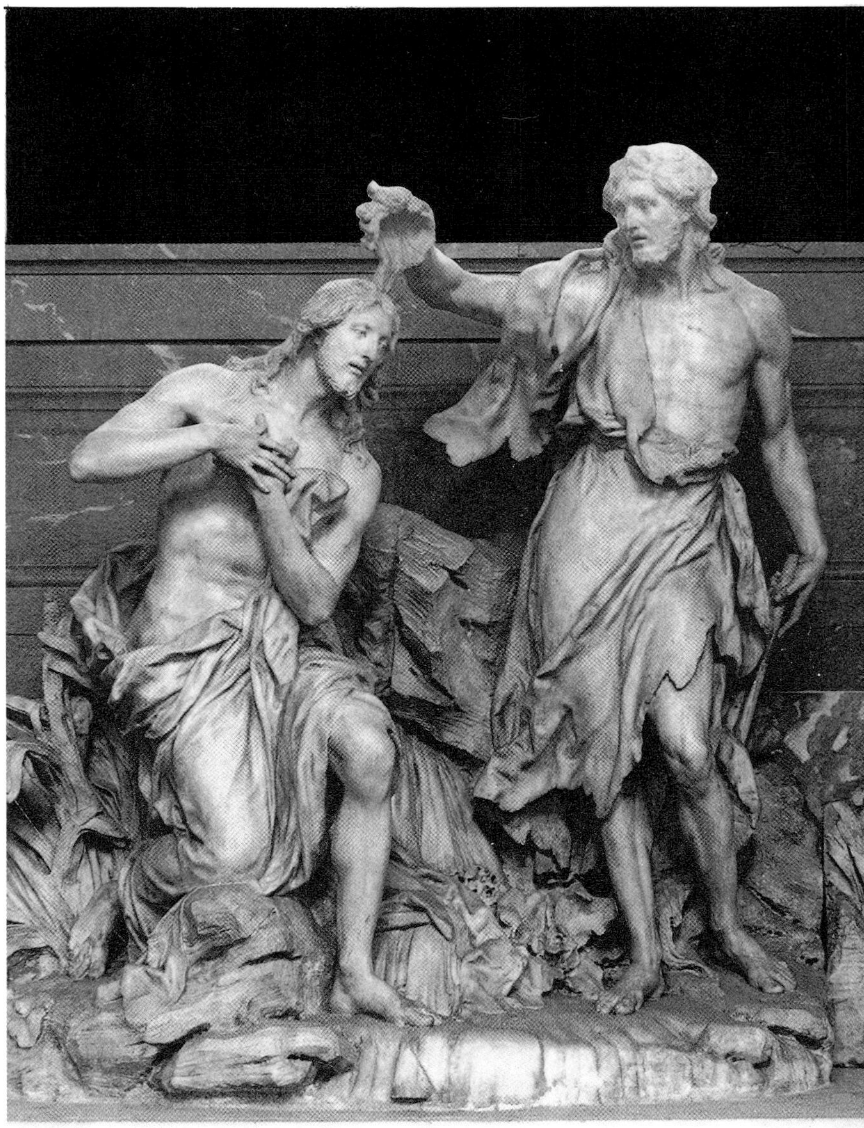

386 Jean-Baptiste I und Jean-Baptiste II Lemoyne: Taufe Christi. 1731.

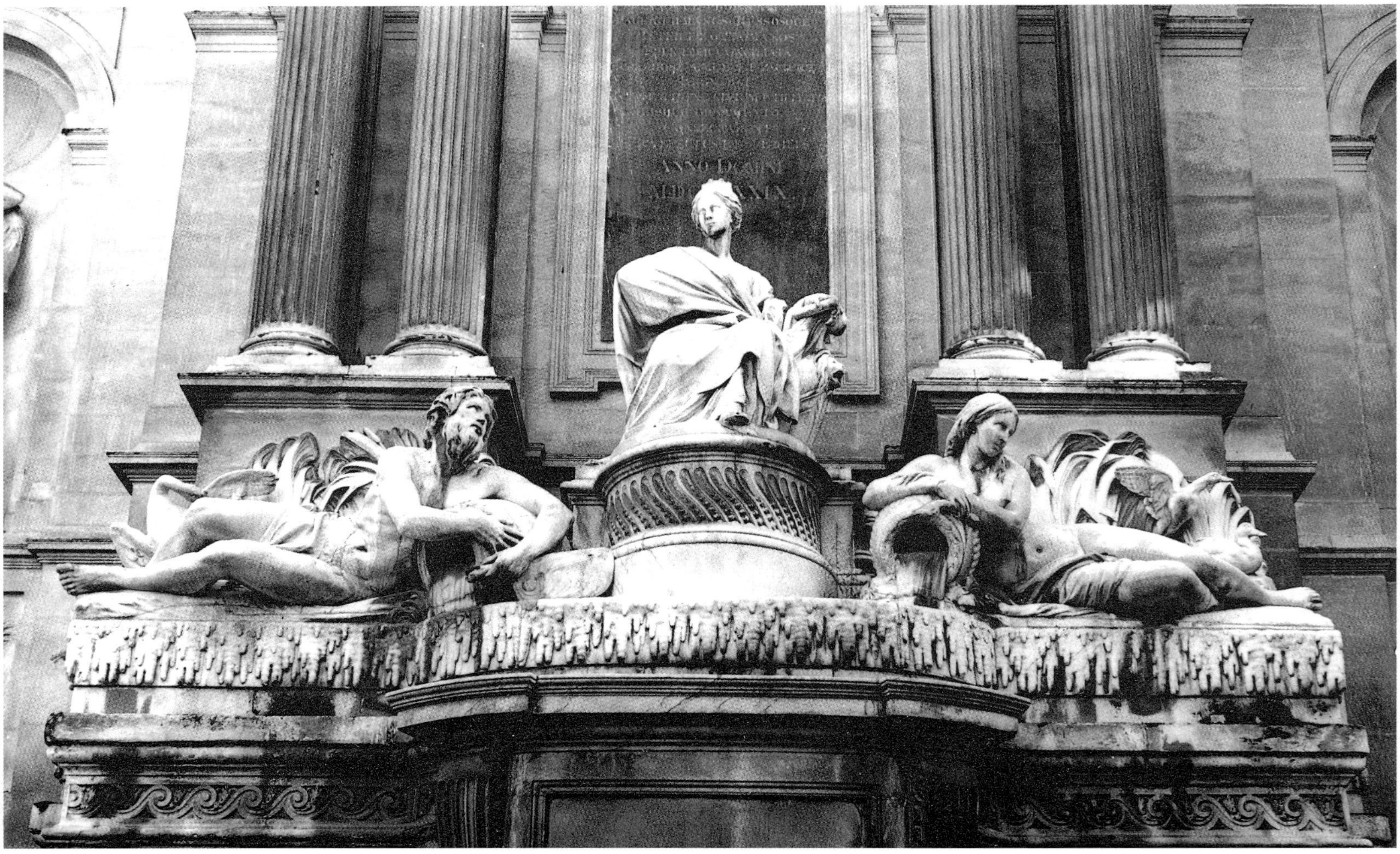

387 Edme Bouchardon: Vierströmebrunnen. Mittelpartie: 1739–1745.

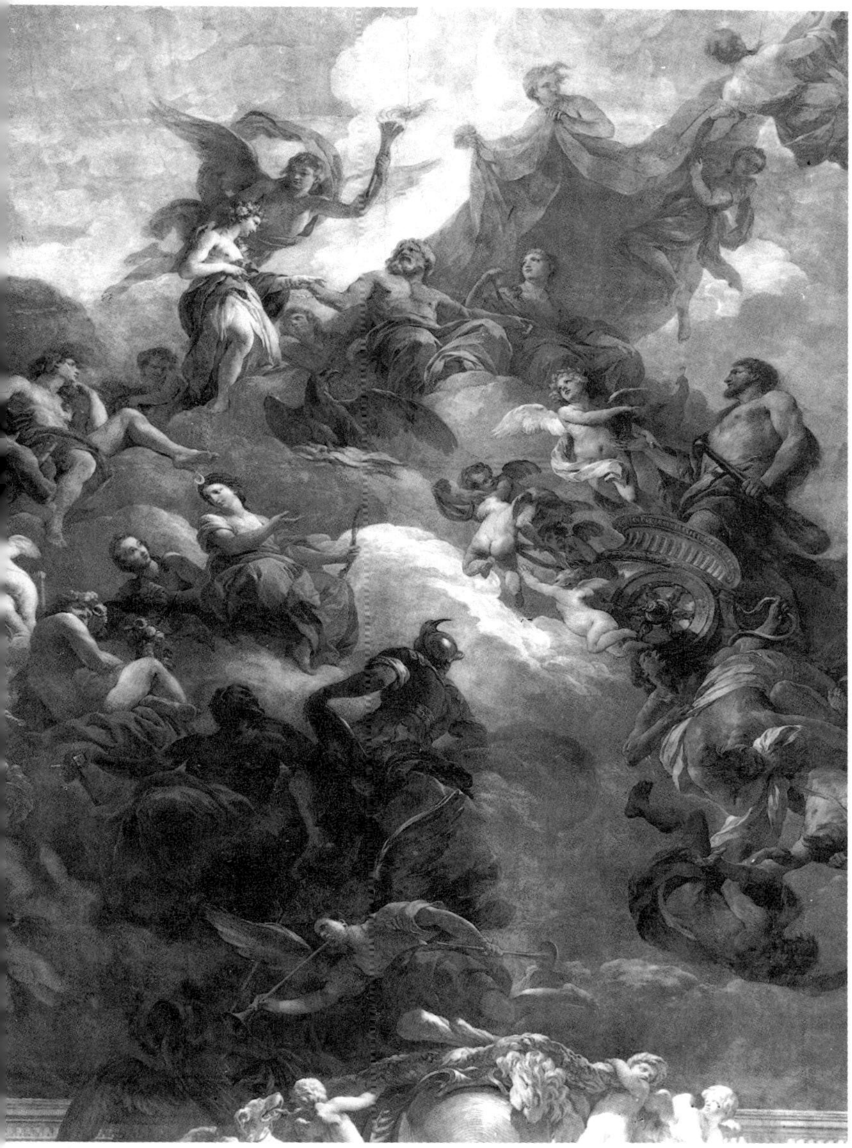

388 François Lemoine: Apotheose des Herkules. 1733–1736.

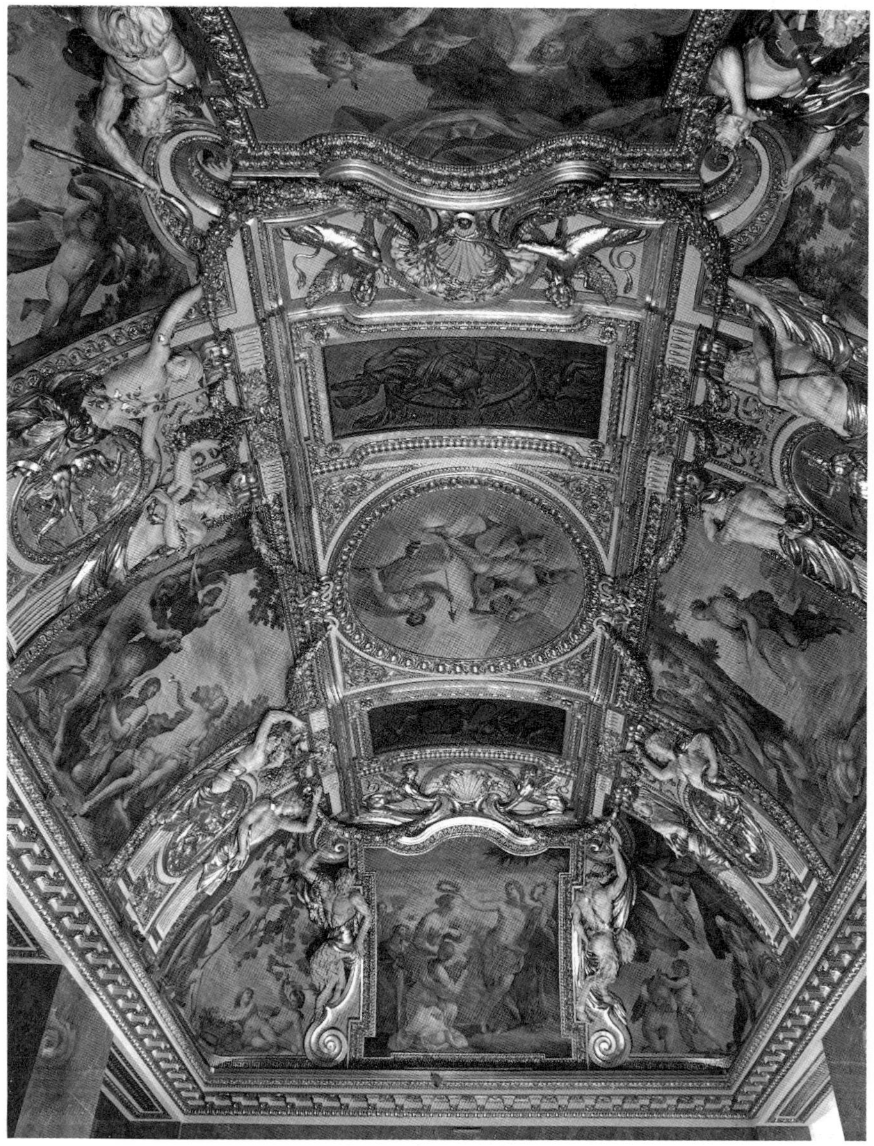

389 Giovanni Francesco Romanelli: Deckengemälde des Saales der Jahreszeiten im Palais du Louvre. 1655–1657.

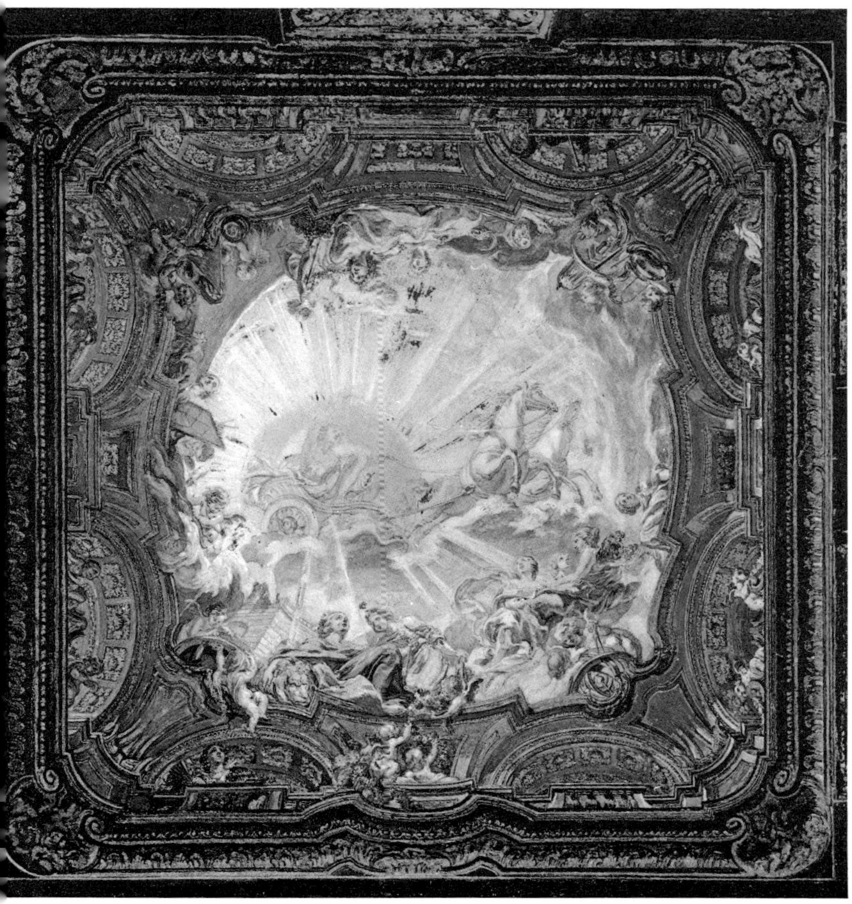

390 Juste-Aurèle Meissonier: (Der Sonnenwagen). 1734.

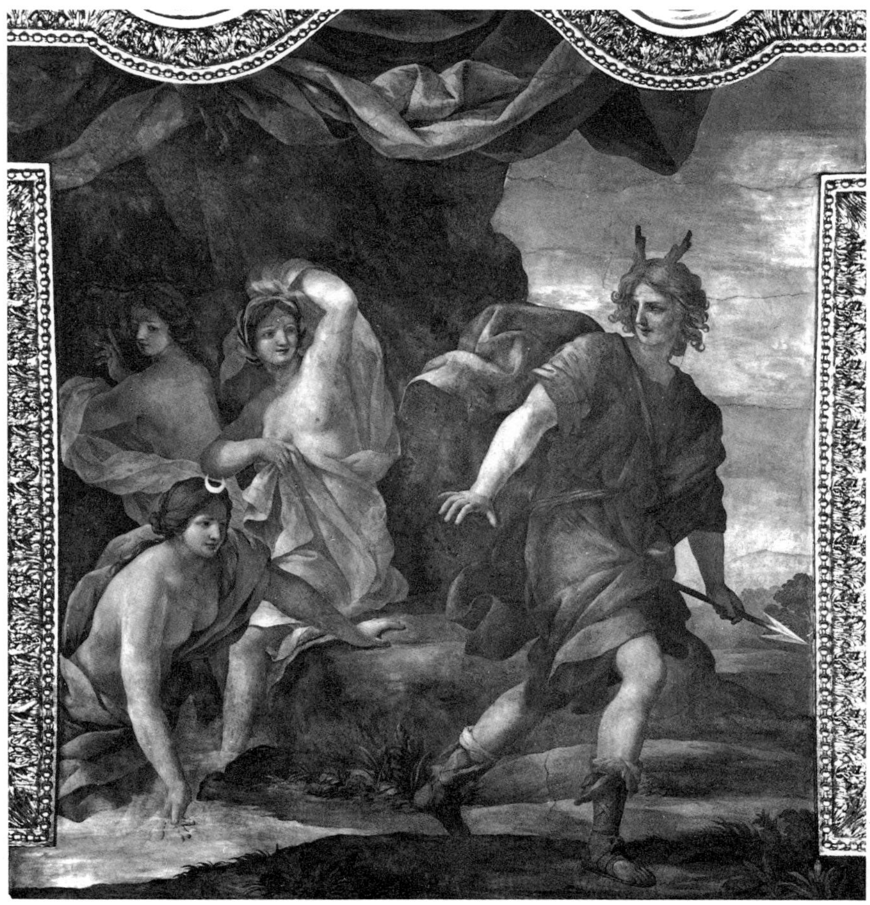

391 Giovanni Francesco Romanelli: Diana und Aktäon. 1655–1657.

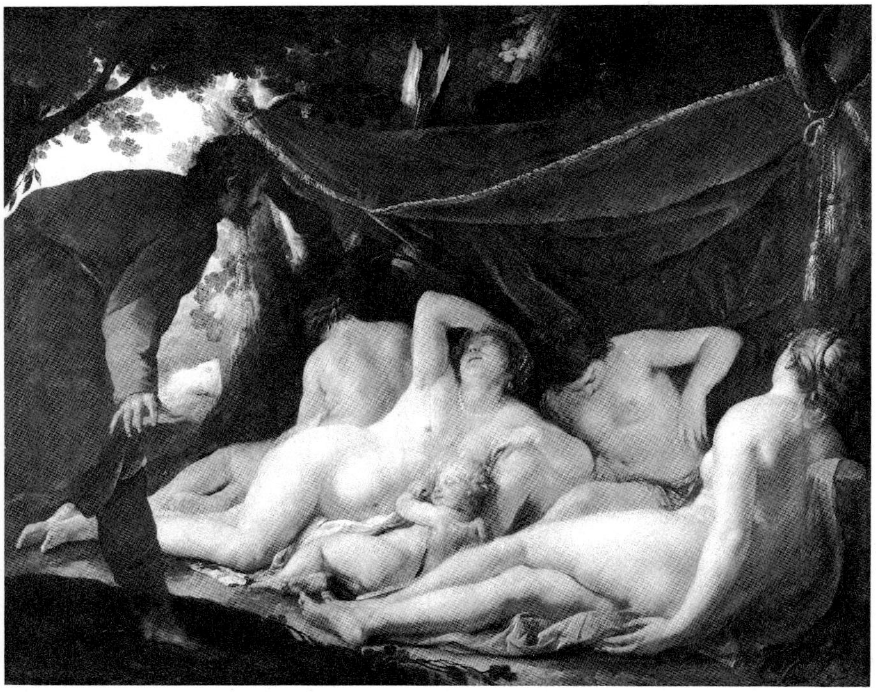

392 Jacques Blanchard: Venus und die Grazien werden von einem Sterblichen überrascht. Um 1631–1633.

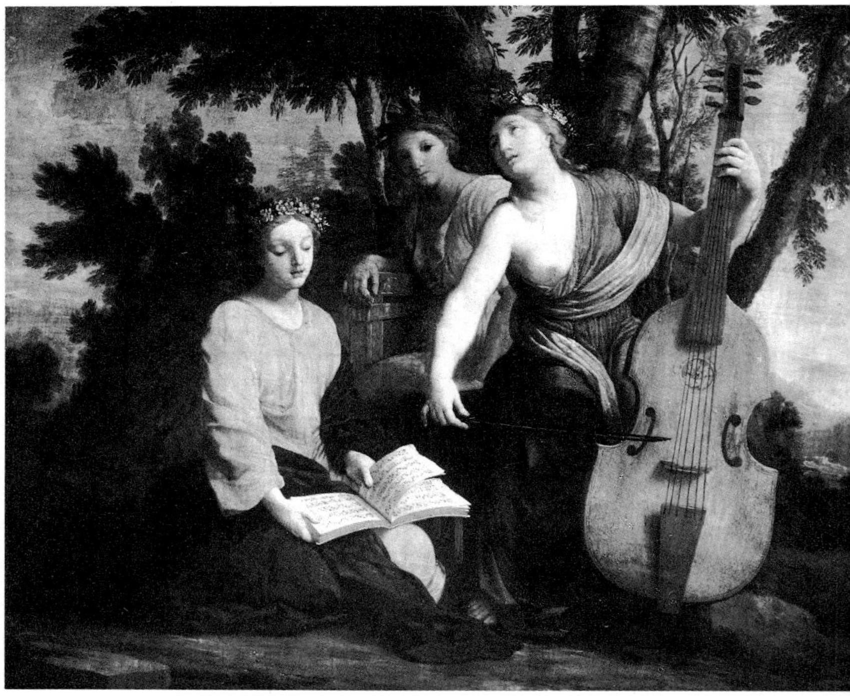

393 Eustache Le Sueur: Melpomene, Erato und Polyhymnia.

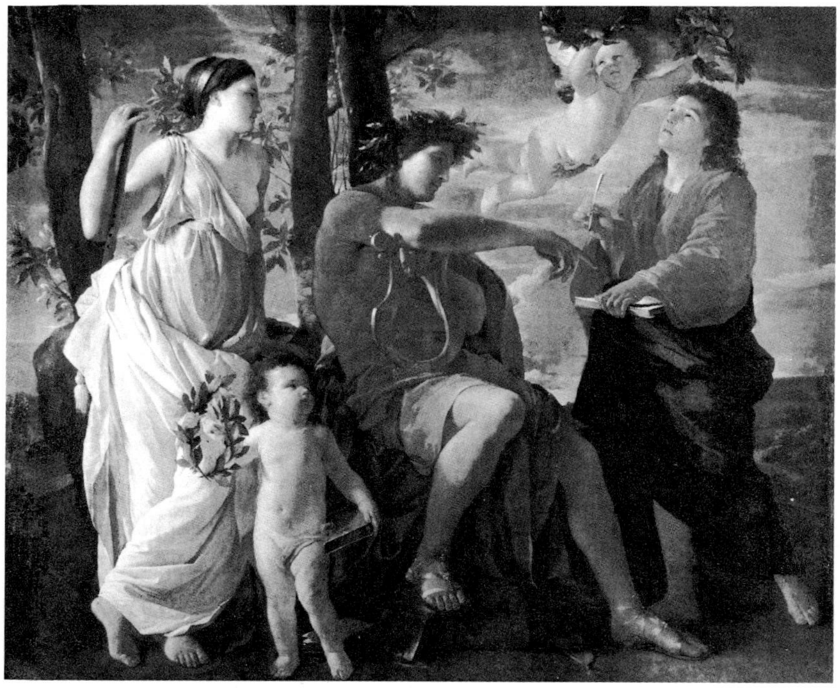

394 Nicolas Poussin: Schäfer in Arkadien. Um 1650.

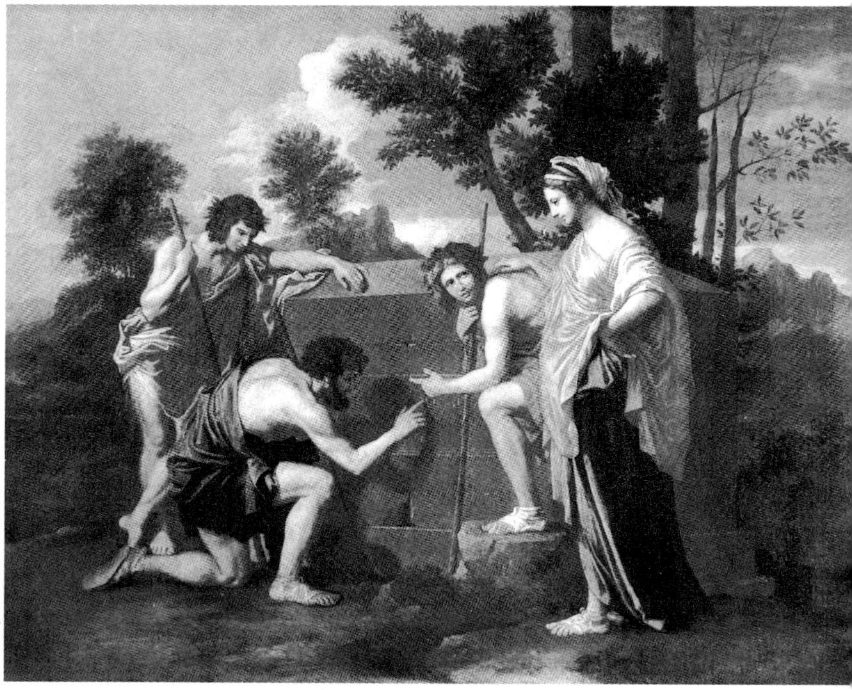

395 Nicolas Poussin: Die Inspiration des Dichters. Um 1630.

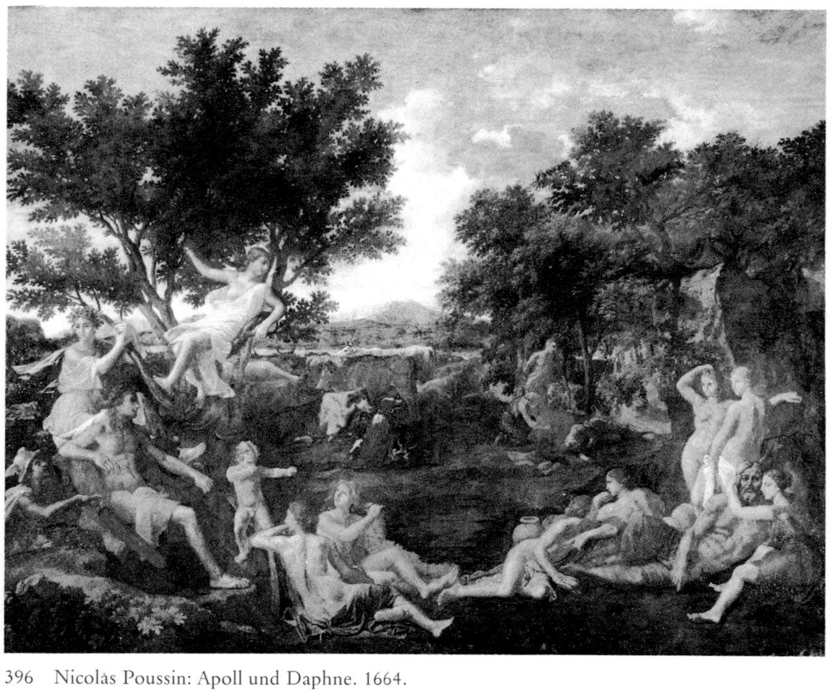

396 Nicolas Poussin: Apoll und Daphne. 1664.

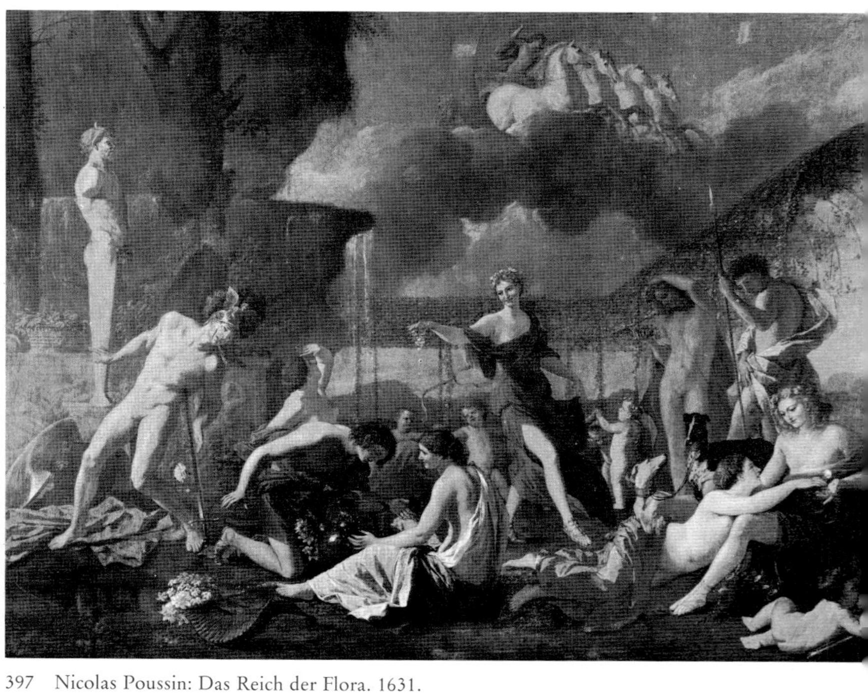

397 Nicolas Poussin: Das Reich der Flora. 1631.

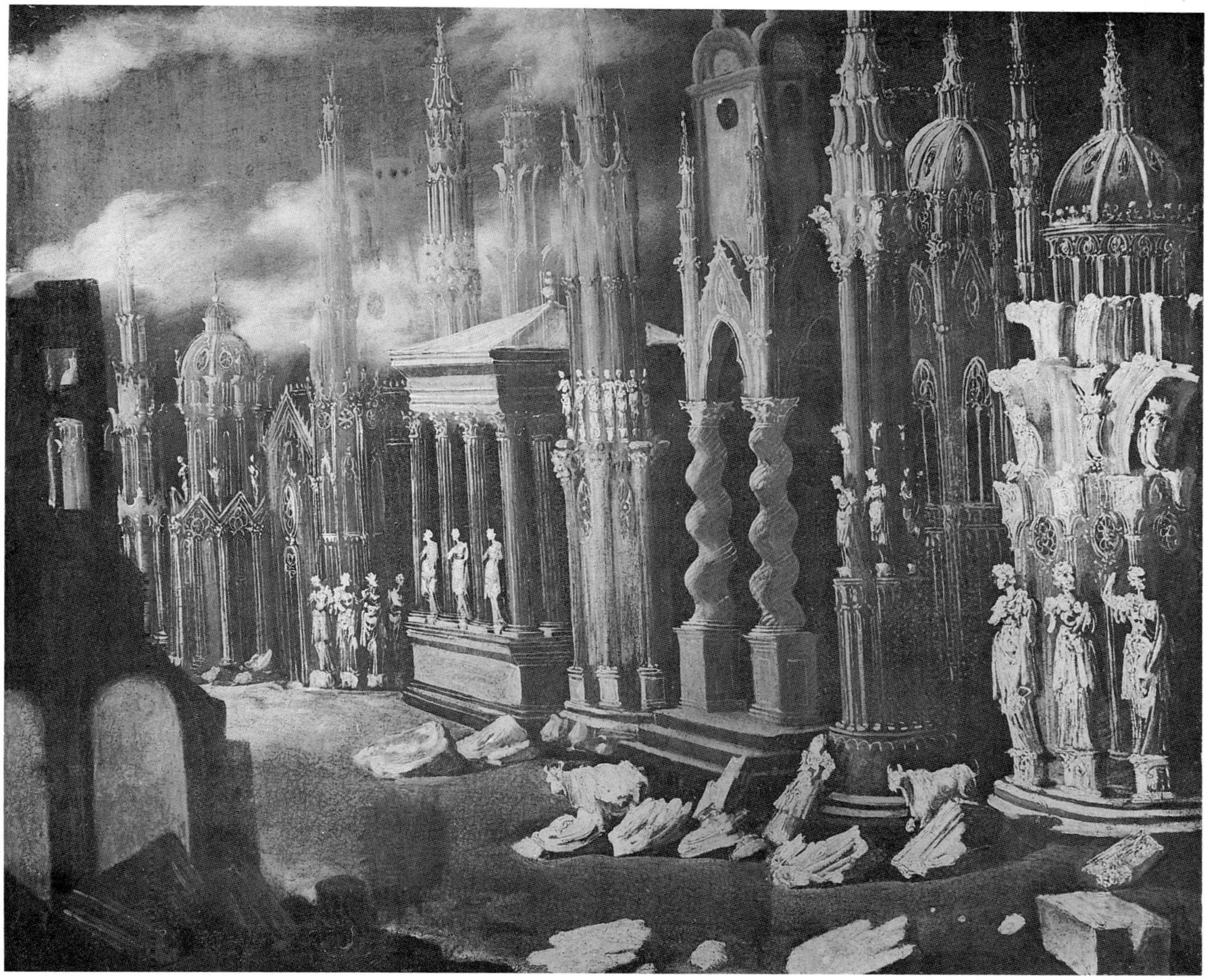

398 Monsù Desiderio: Phantastische Landschaft. 1613–1630.

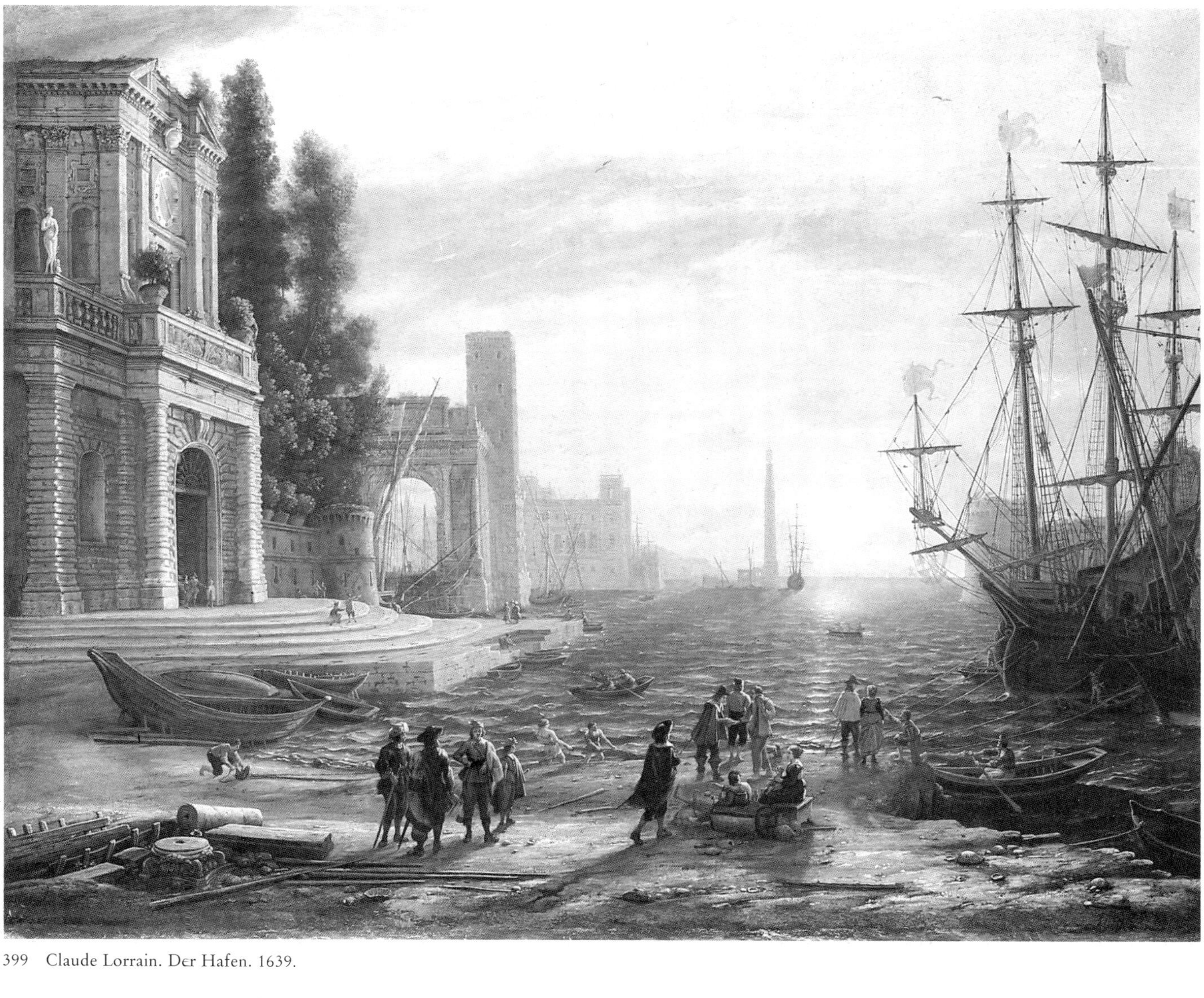

399 Claude Lorrain. Der Hafen. 1639.

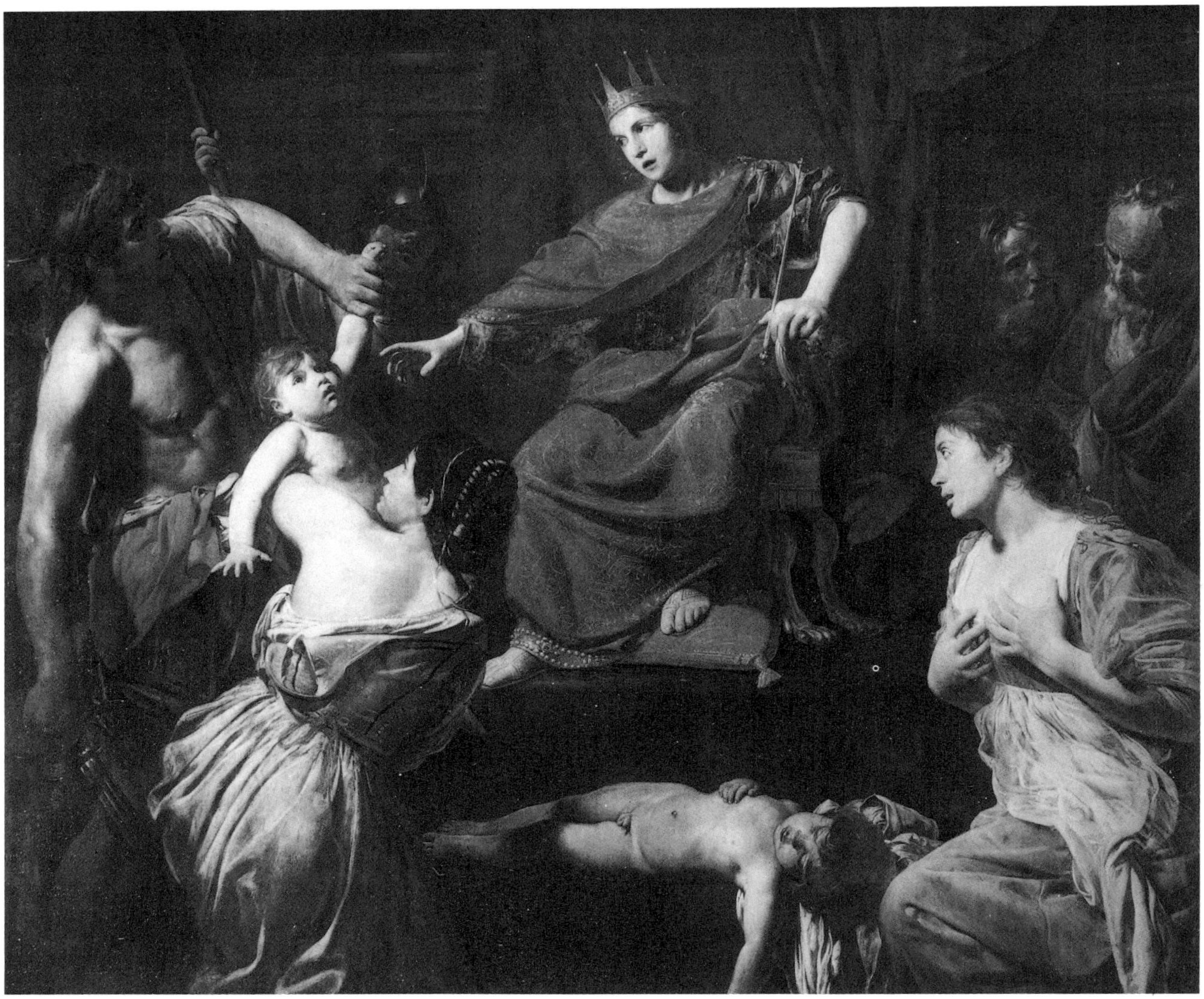

400 Valentin de Boulogne: Das Urteil Salomons. Um 1630?

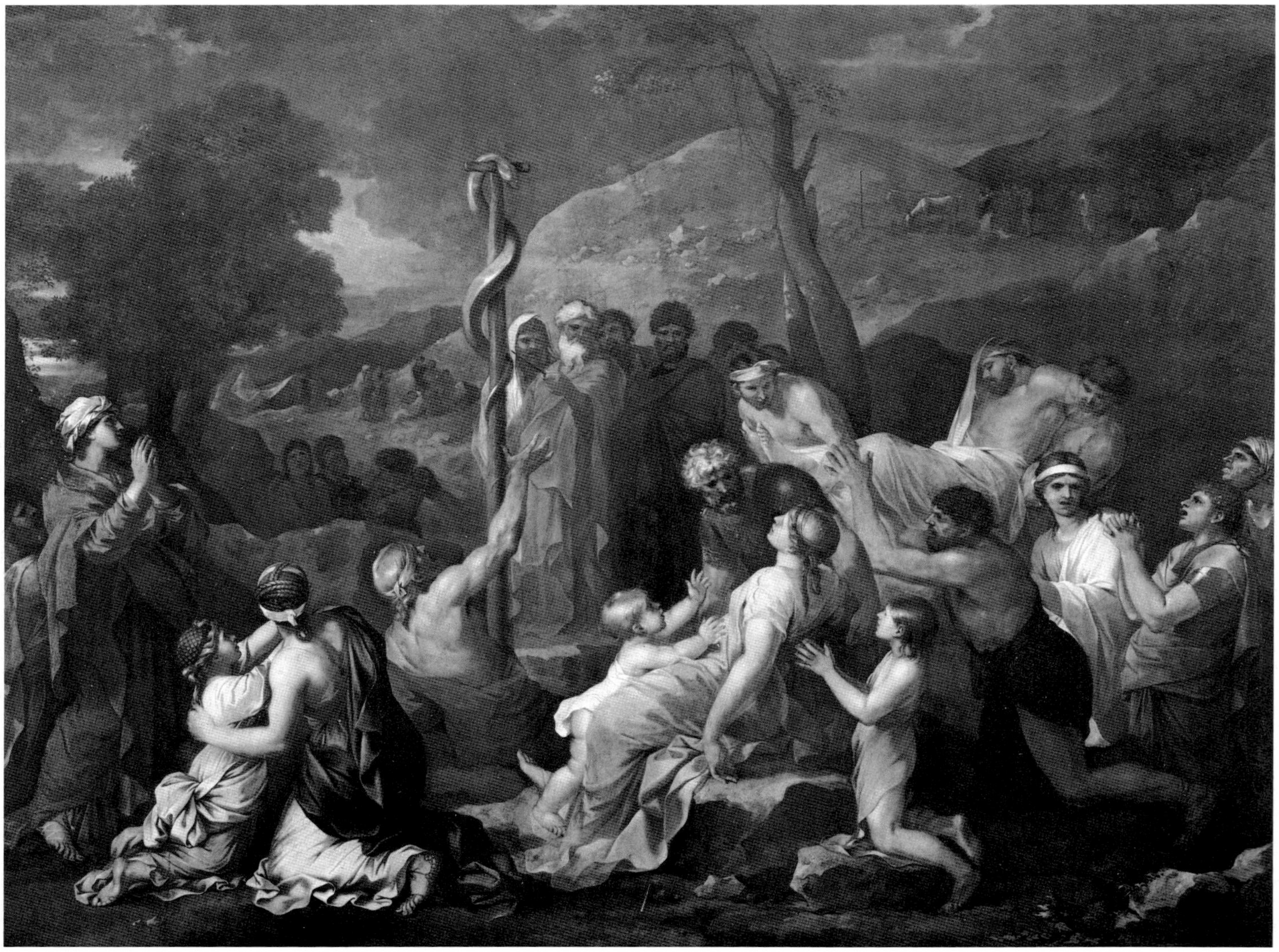

401 Sébastien Bourdon: Die Eherne Schlange. 1657–1658.

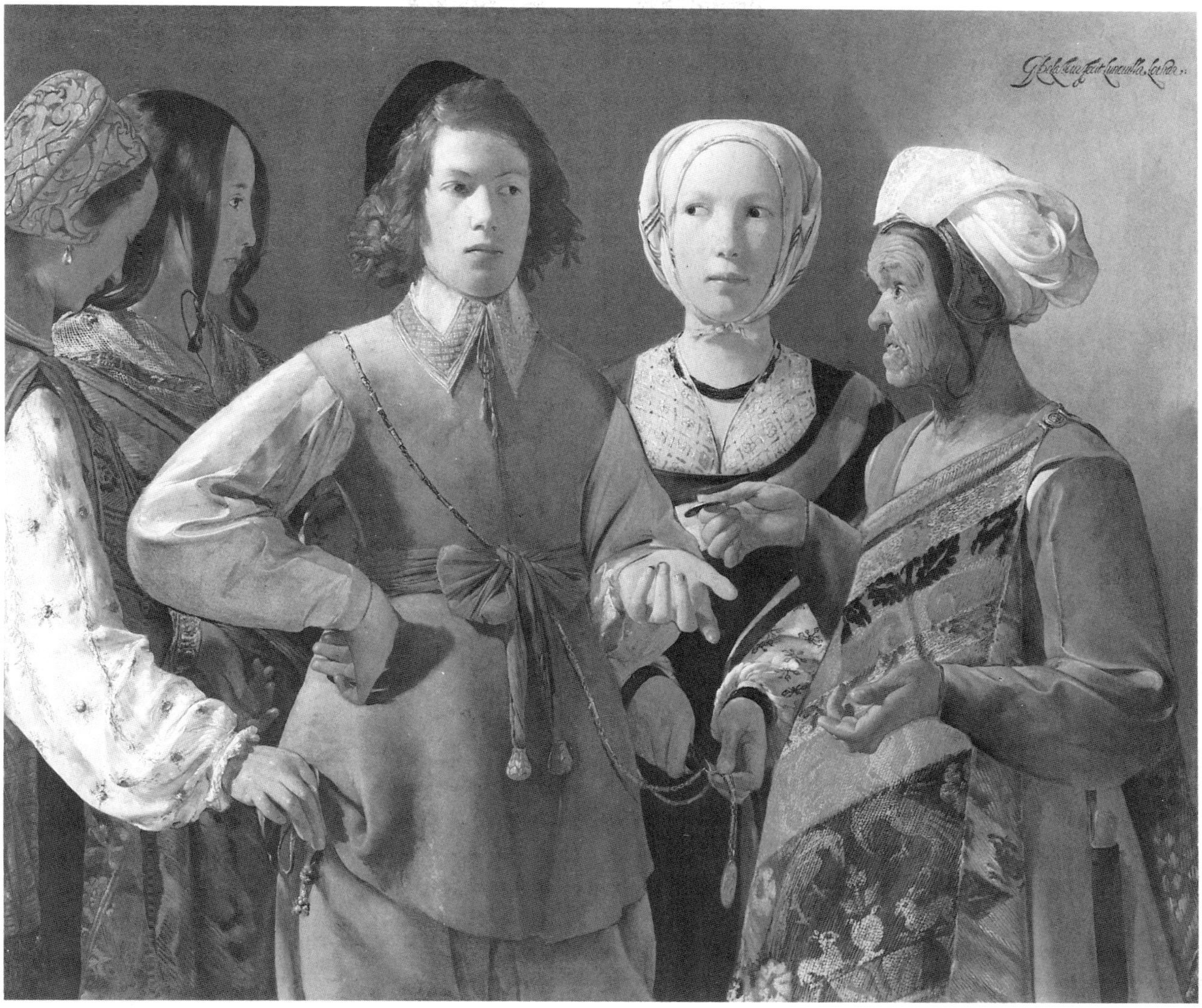

402 Georges de La Tour: Die Wahrsagerin. 1636–1639.

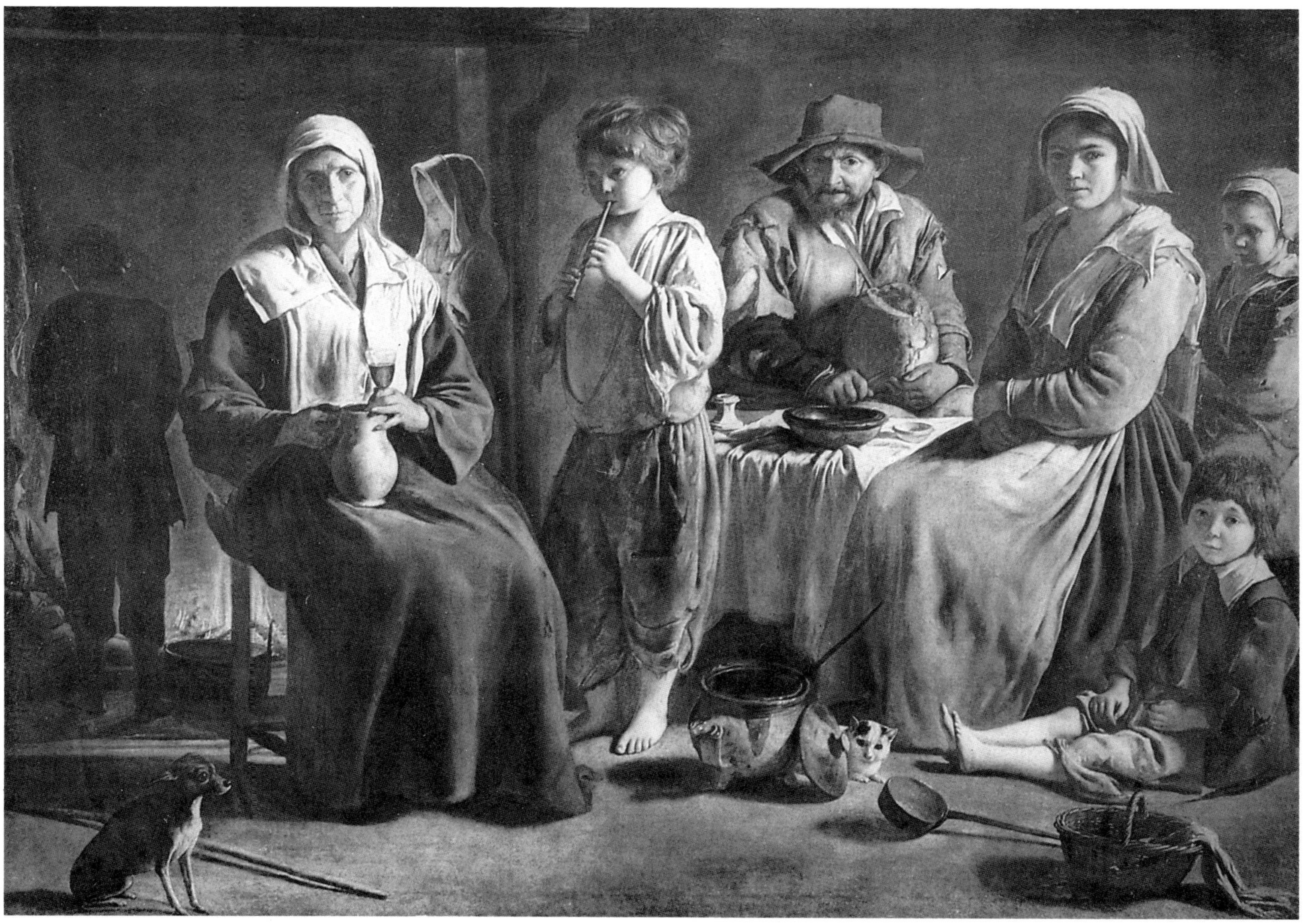

403 Louis Le Nain: Bauernfamilie. Um 1642.

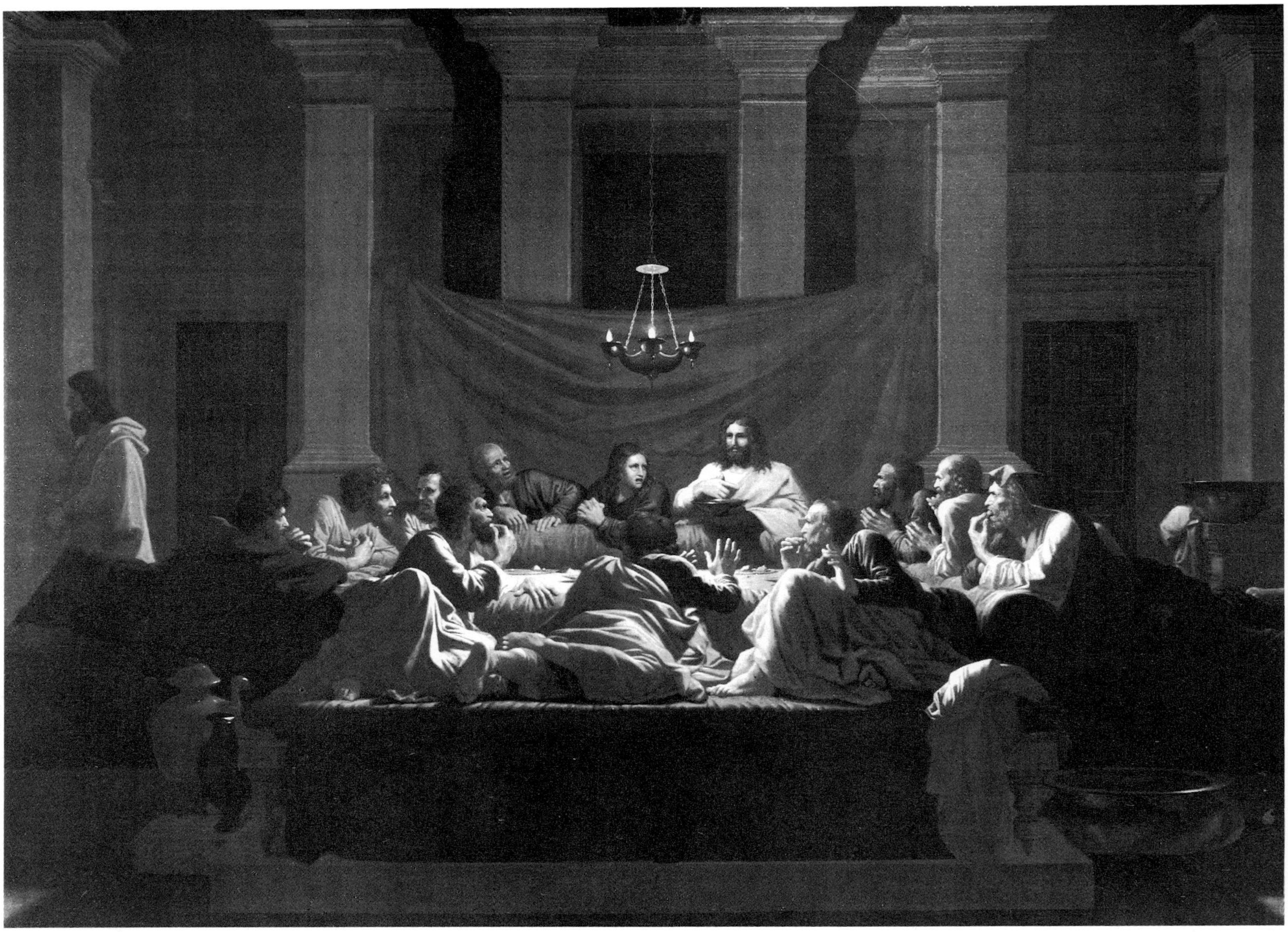

404 Nicolas Poussin: Die Eucharistie. 1647.

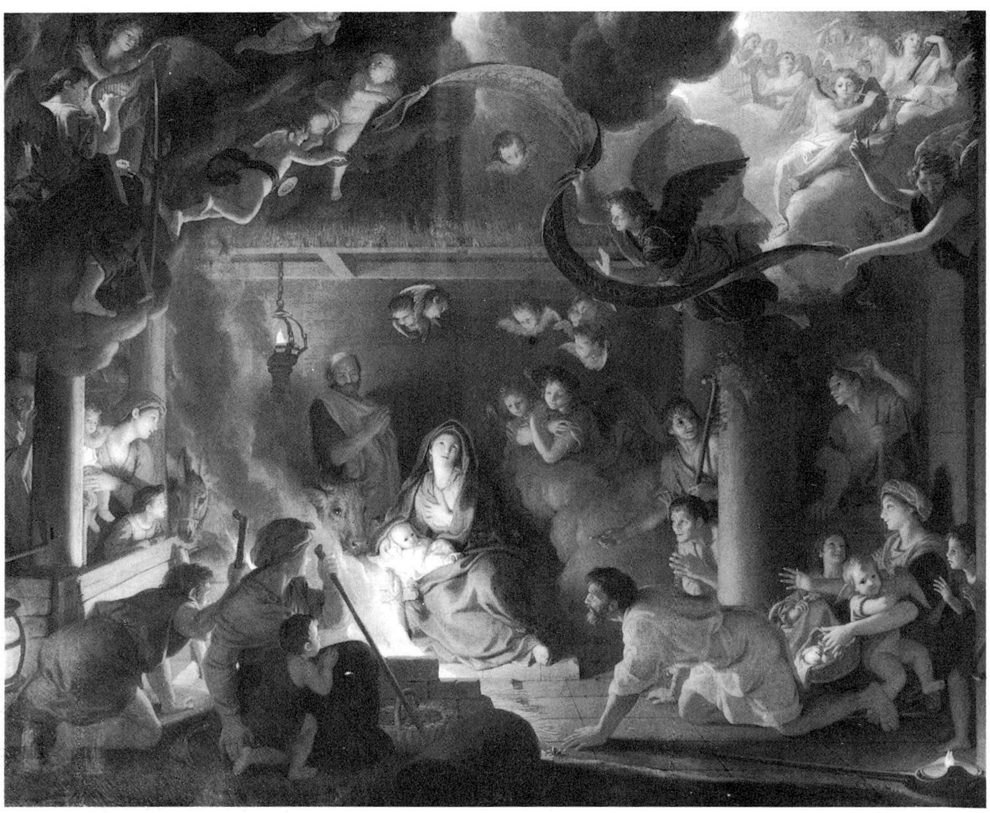

405 Charles Le Brun: Anbetung der Hirten. 1689.

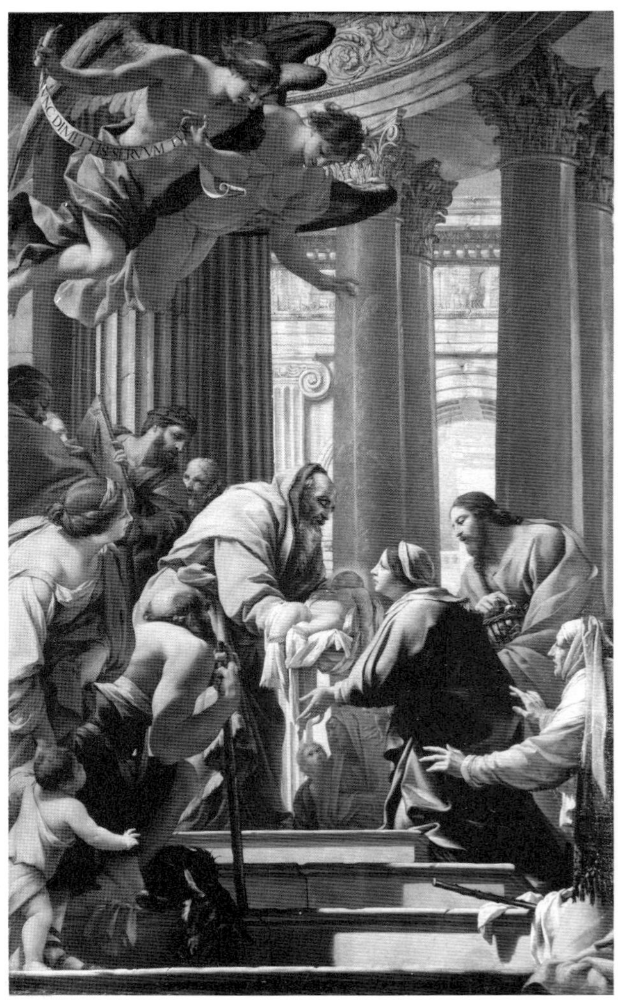

406 Simon Vouet: Die Darbringung im Tempel. 1641.

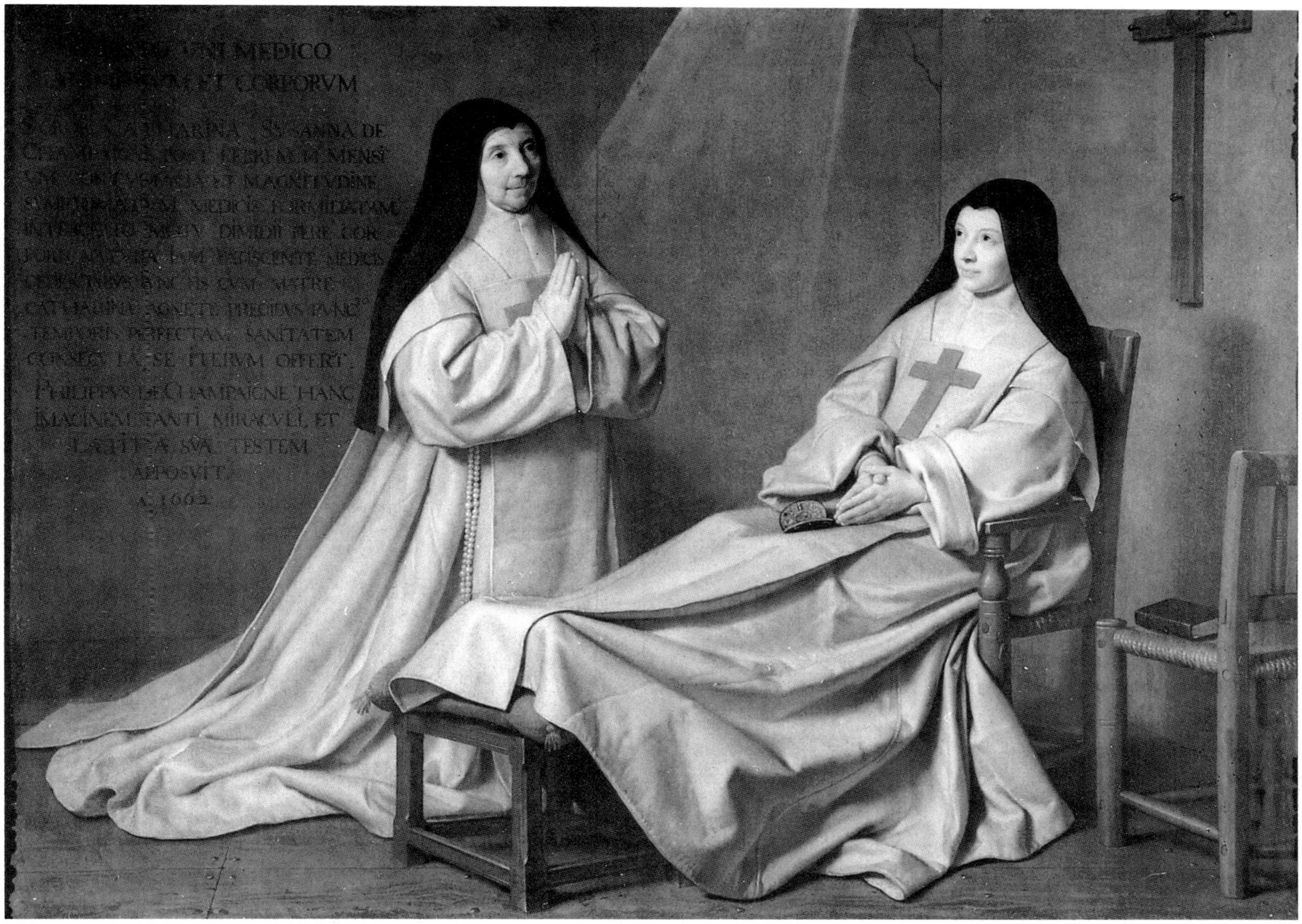


407 Philippe des Champaigne: Ex Voto. 1662.

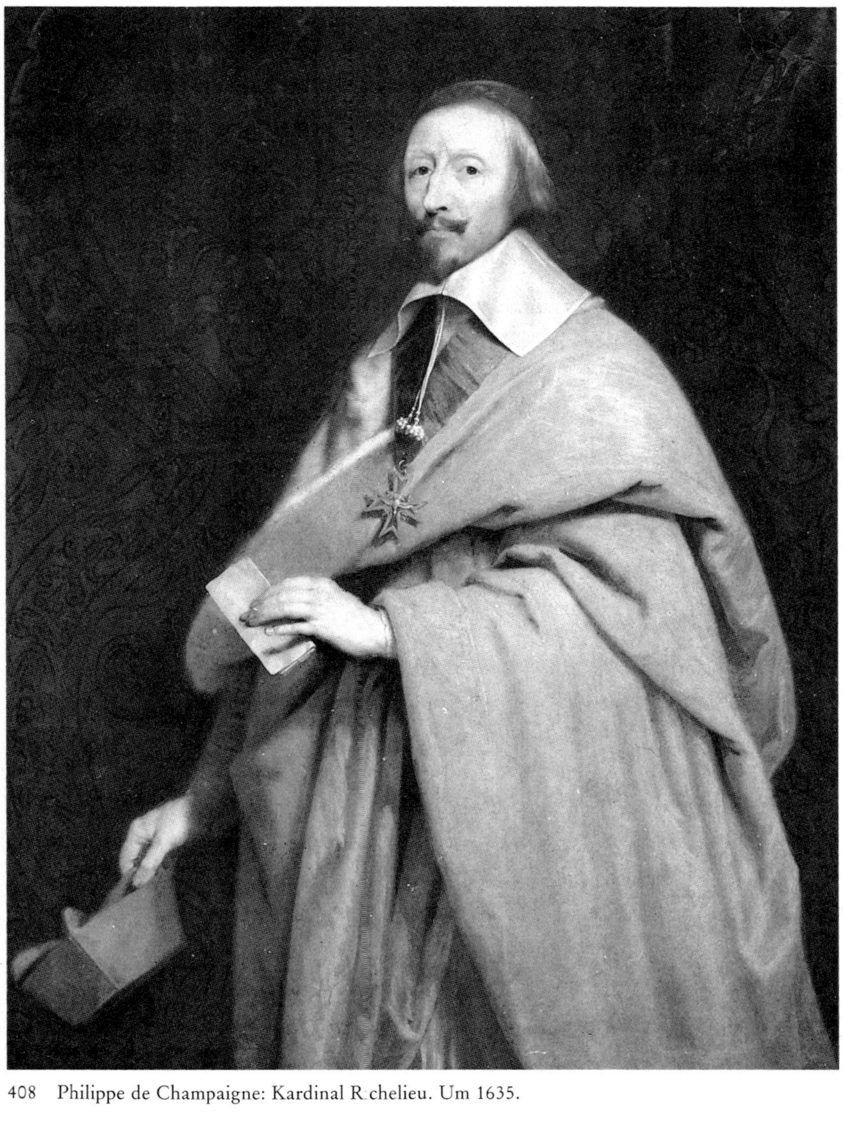

408 Philippe de Champaigne: Kardinal R chelieu. Um 1635.

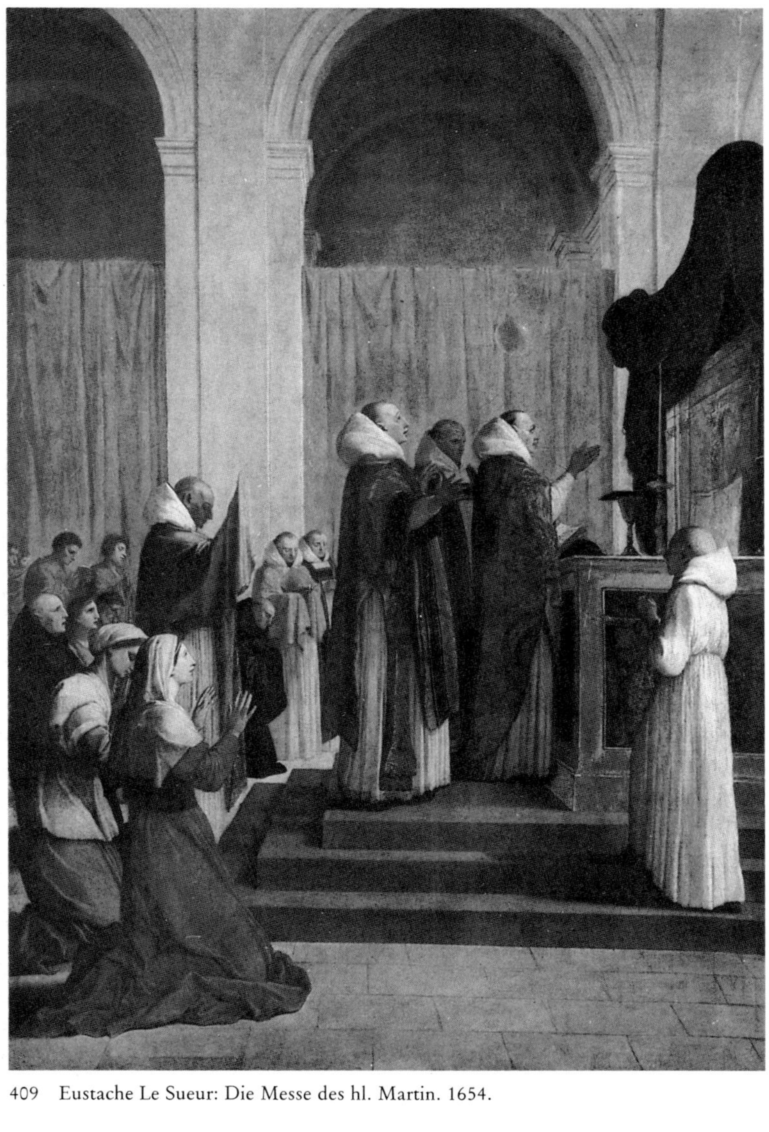

409 Eustache Le Sueur: Die Messe des hl. Martin. 1654.

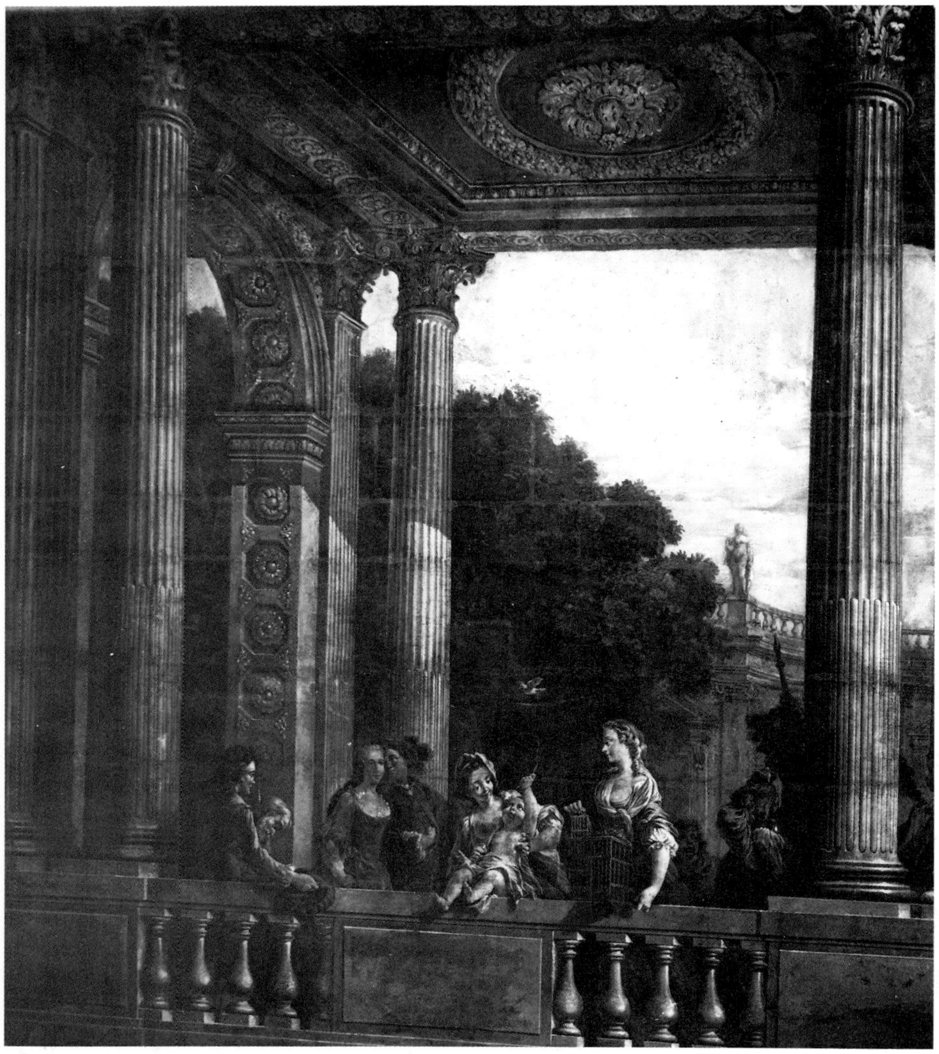
410 Brunetti: Genreszene. 1748.

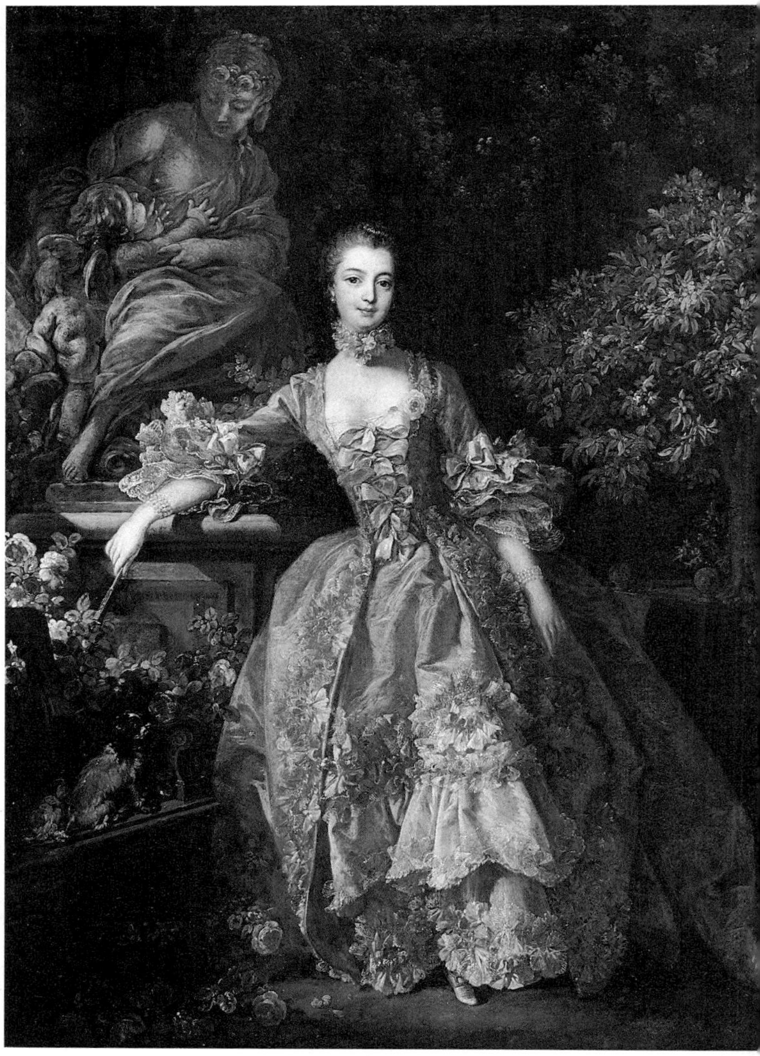
411 François Boucher: Madame de Pompadour. 1759.

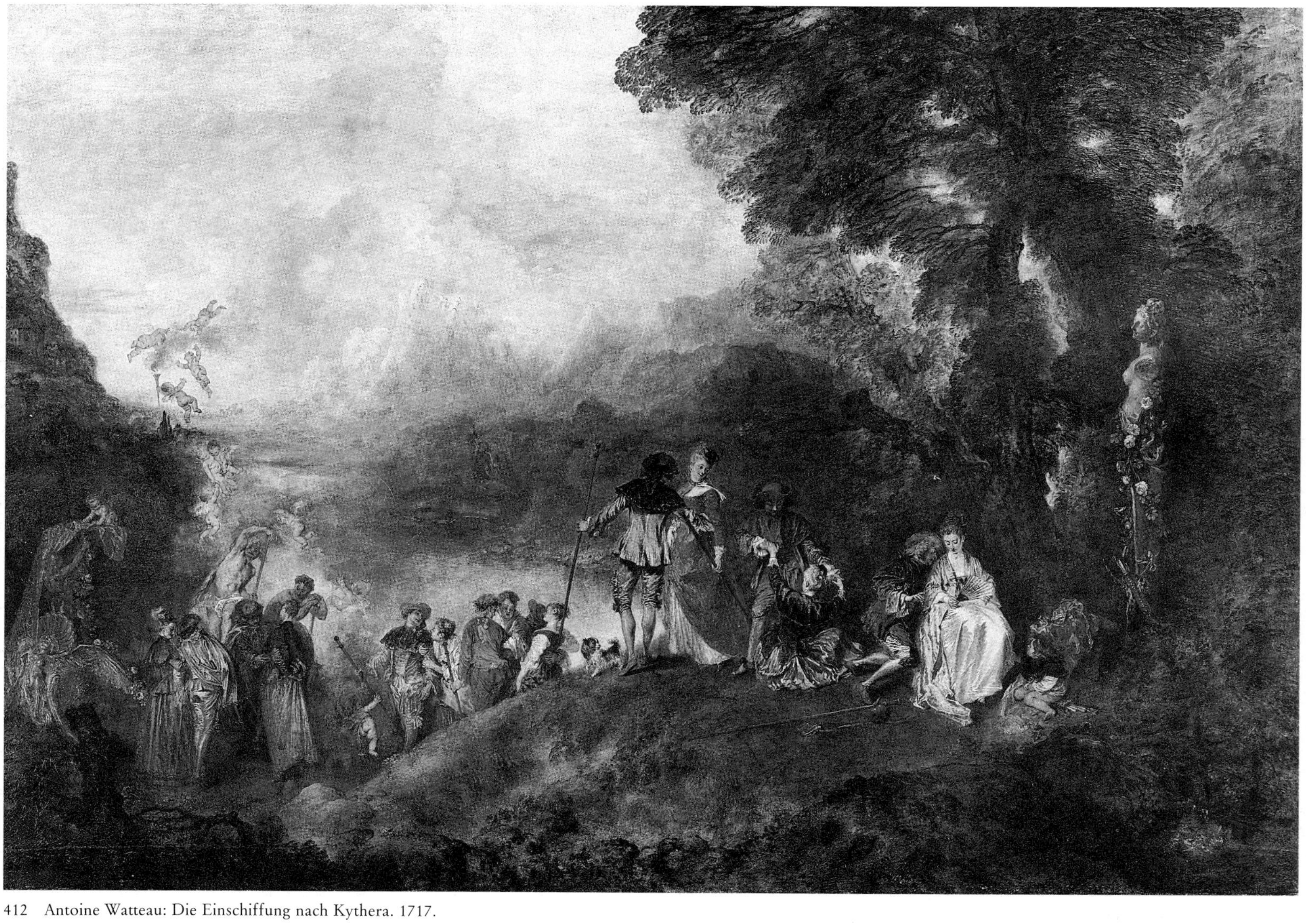
412 Antoine Watteau: Die Einschiffung nach Kythera. 1717.

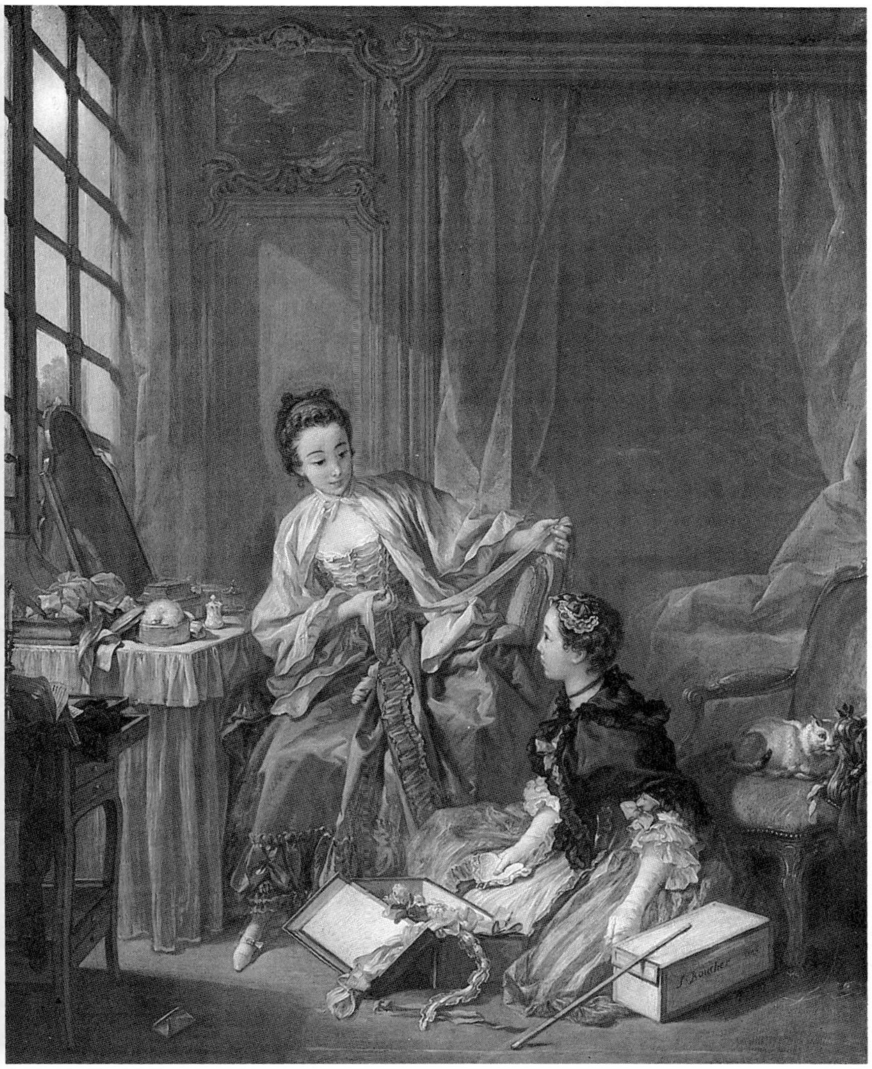

413 François Boucher: Die Modehändlerin. 1746.

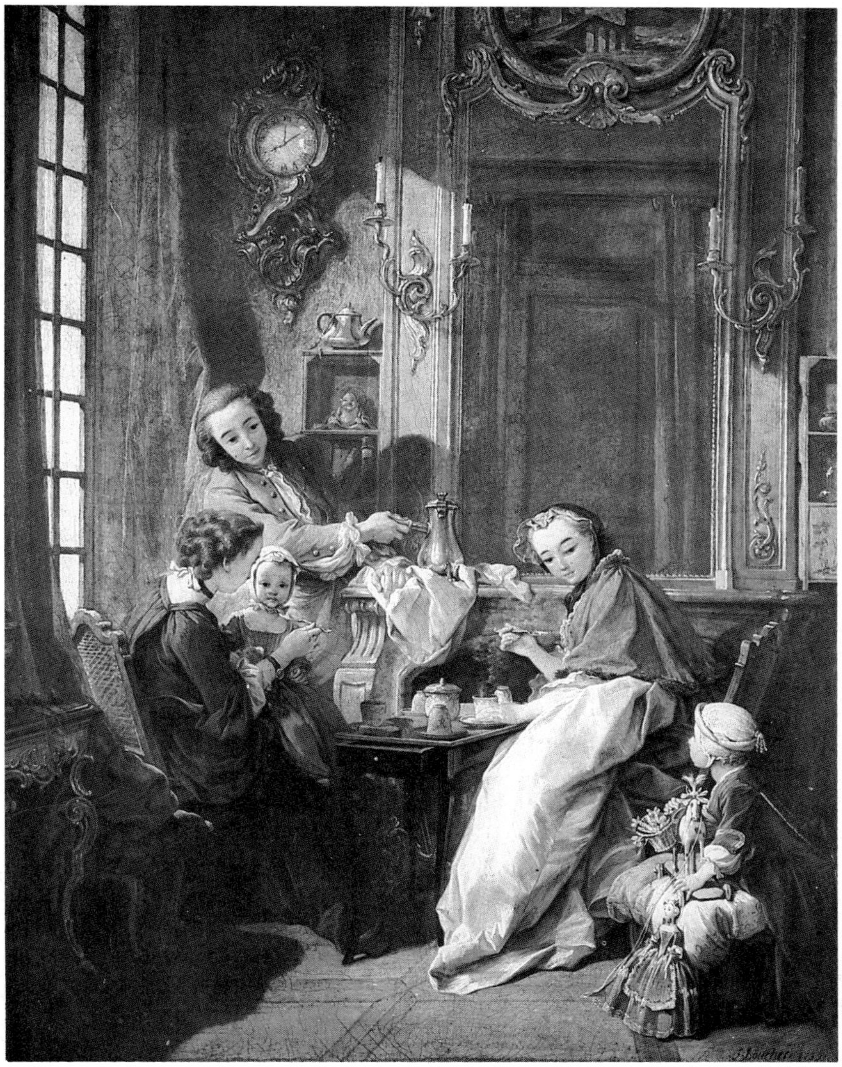

414 François Boucher: Das Frühstück. 1739.

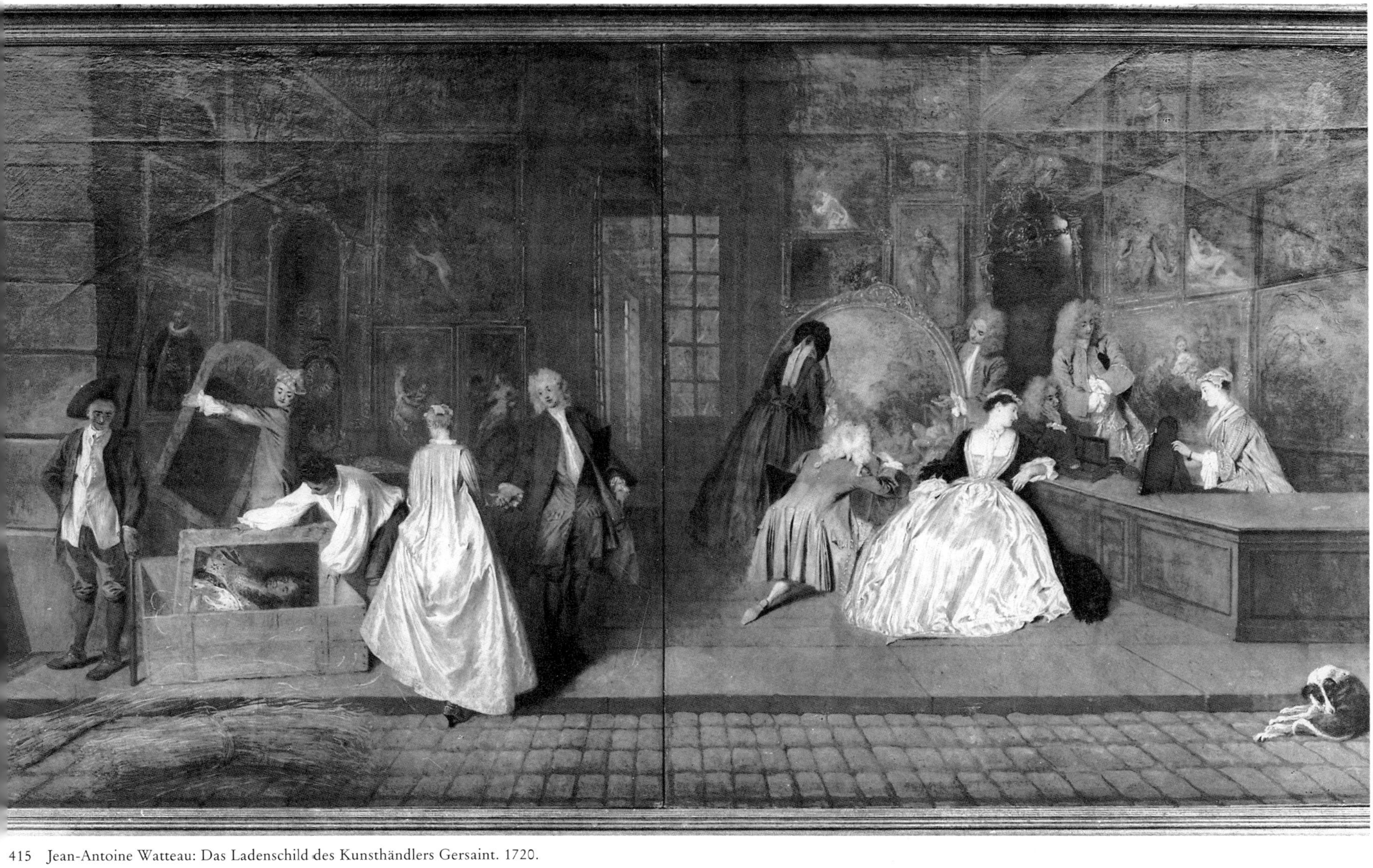

415 Jean-Antoine Watteau: Das Ladenschild des Kunsthändlers Gersaint. 1720.

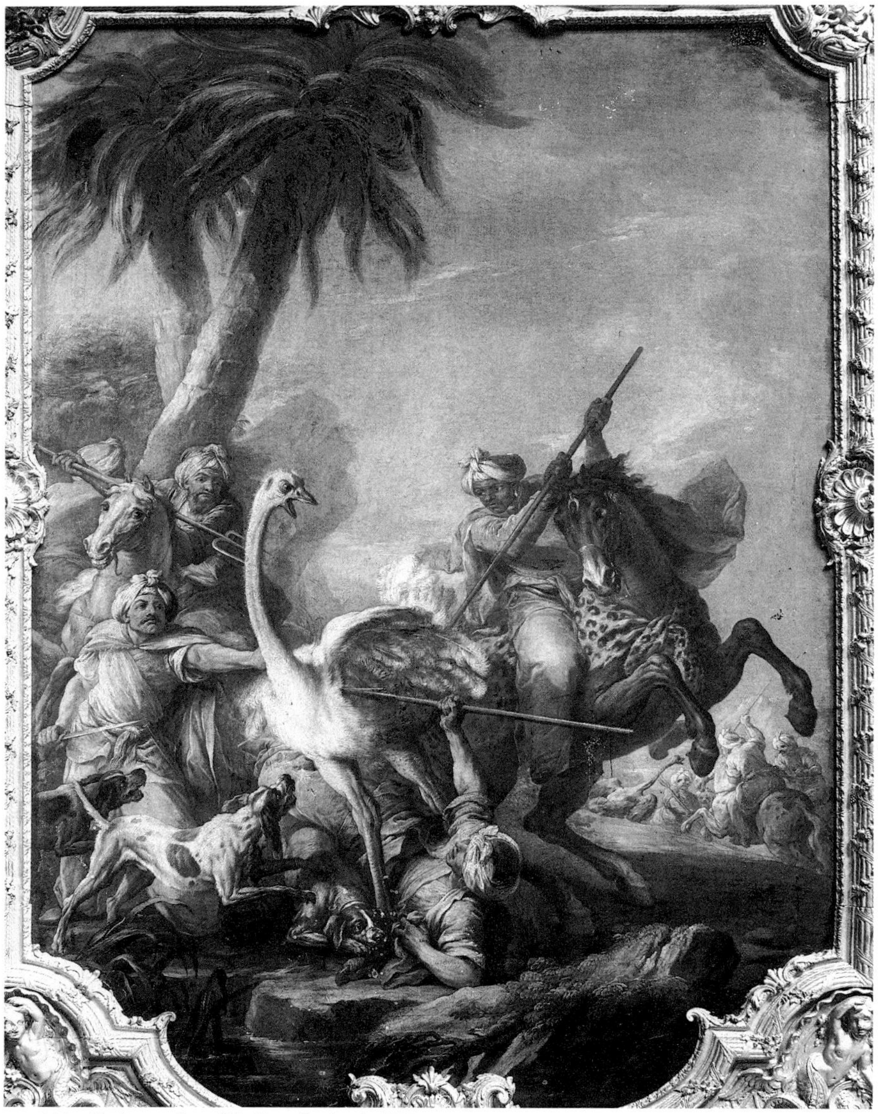

416 Carle van Loo: Die Straußenjagd. 1738.

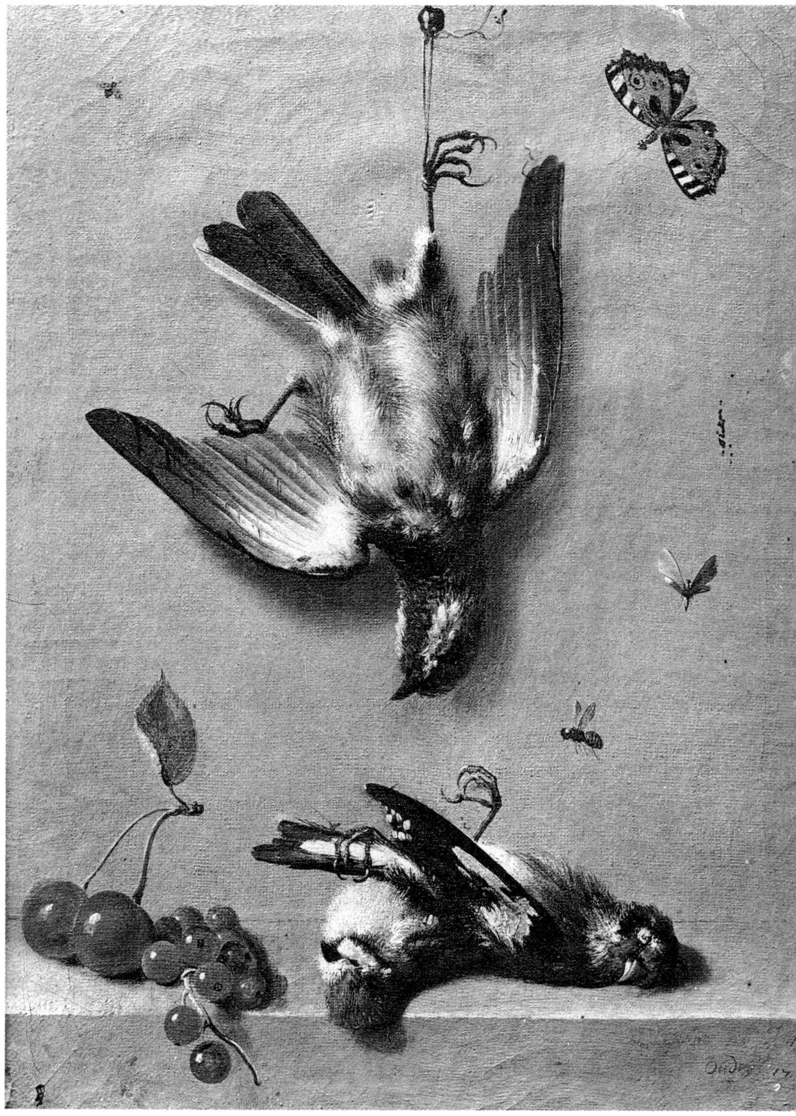

417 Jean-Baptiste Oudry: Stilleben. 1712.

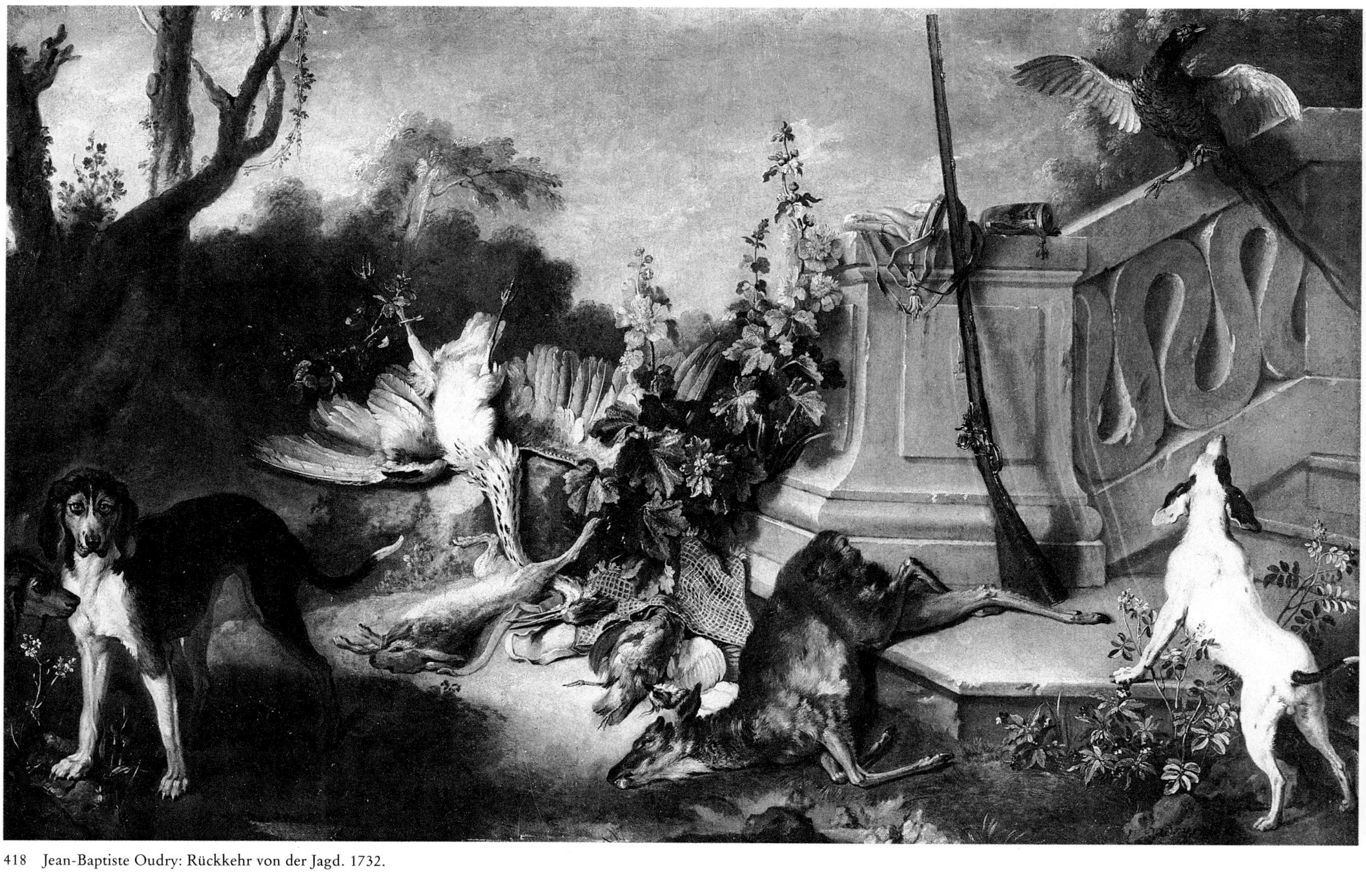

418 Jean-Baptiste Oudry: Rückkehr von der Jagd. 1732.

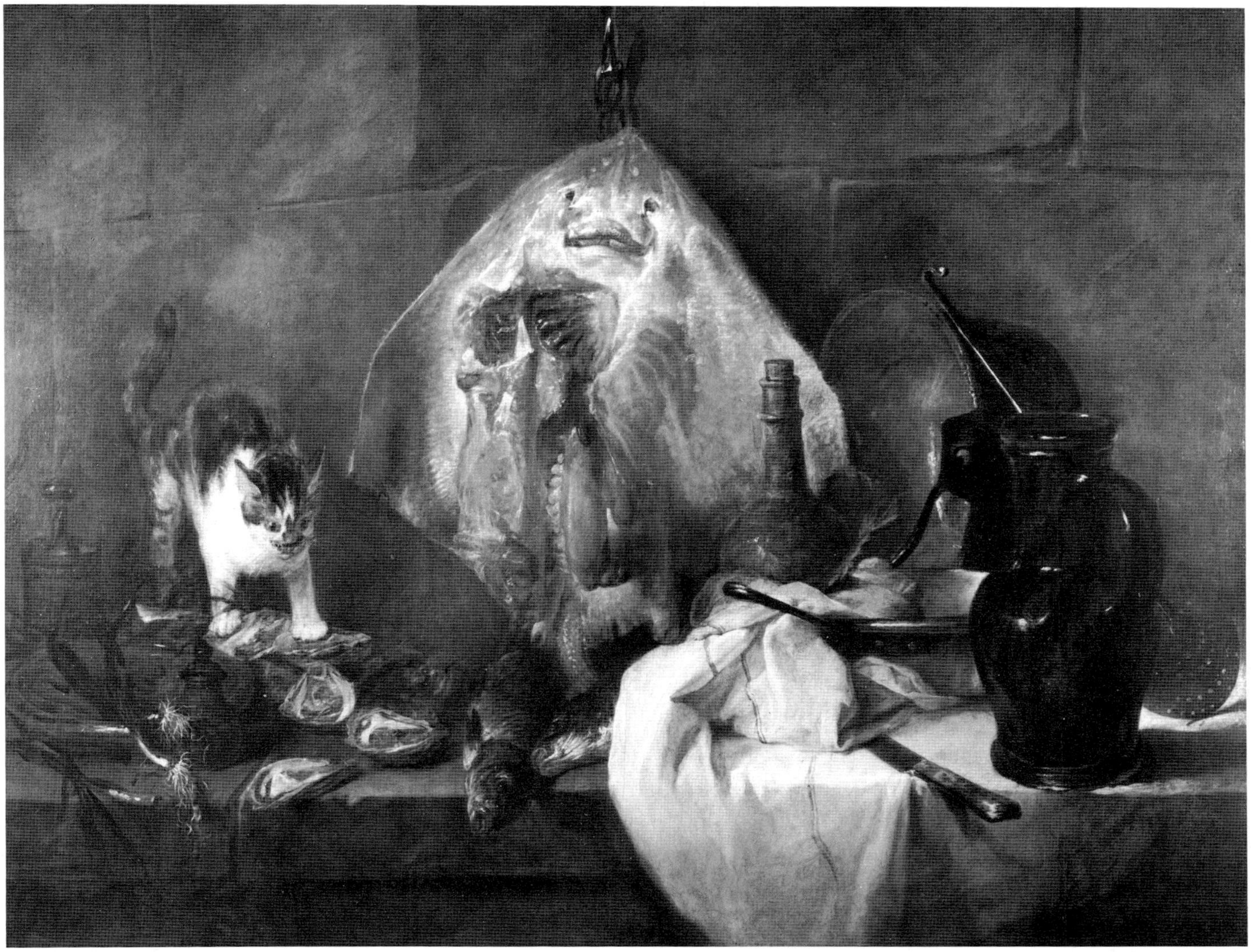

419 Jean-Baptiste-Siméon Chardin: Der Rochen. 1725–1726.

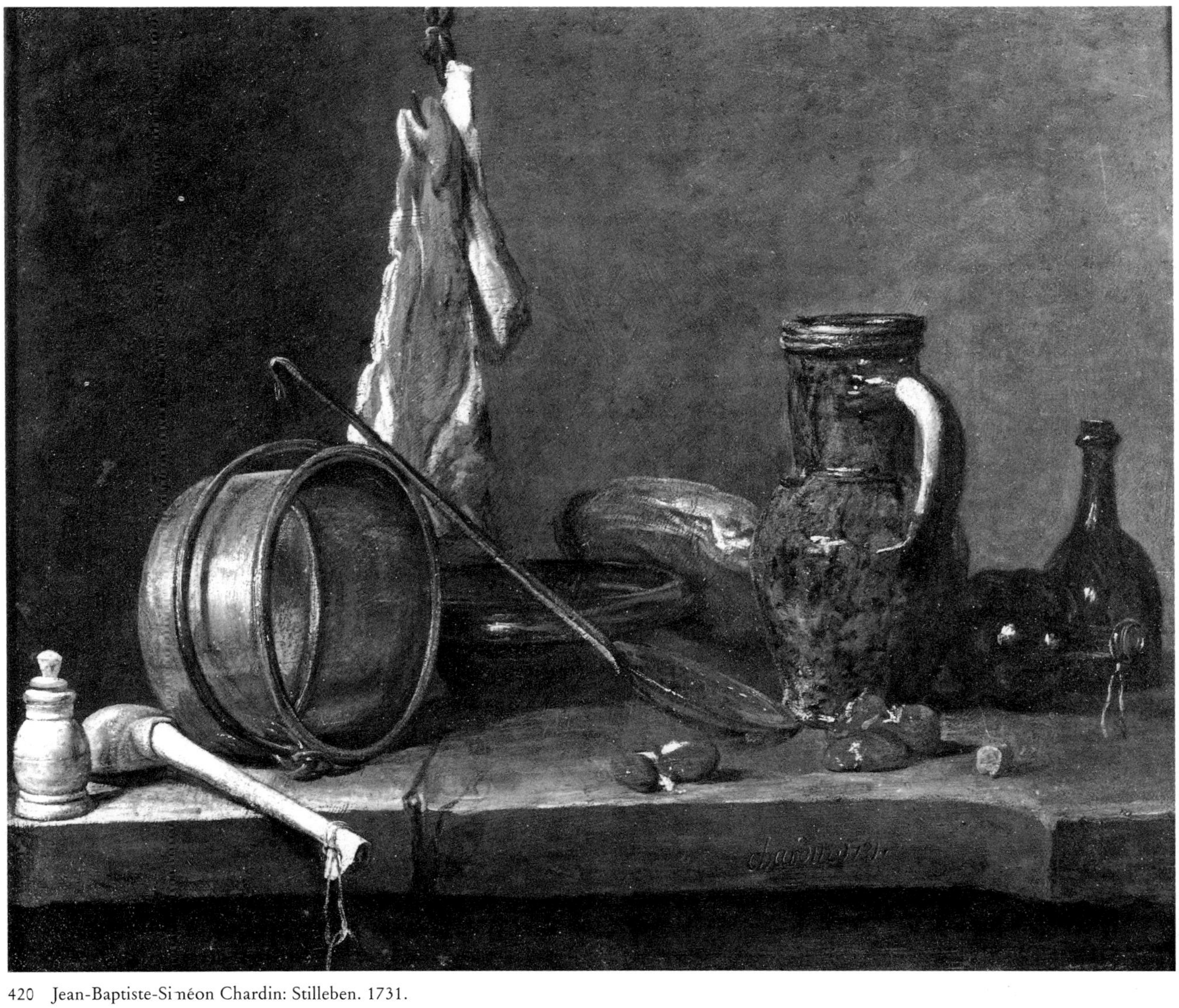

420 Jean-Baptiste-Siméon Chardin: Stilleben. 1731.

# SPANIEN
# SPANISCH-AMERIKA

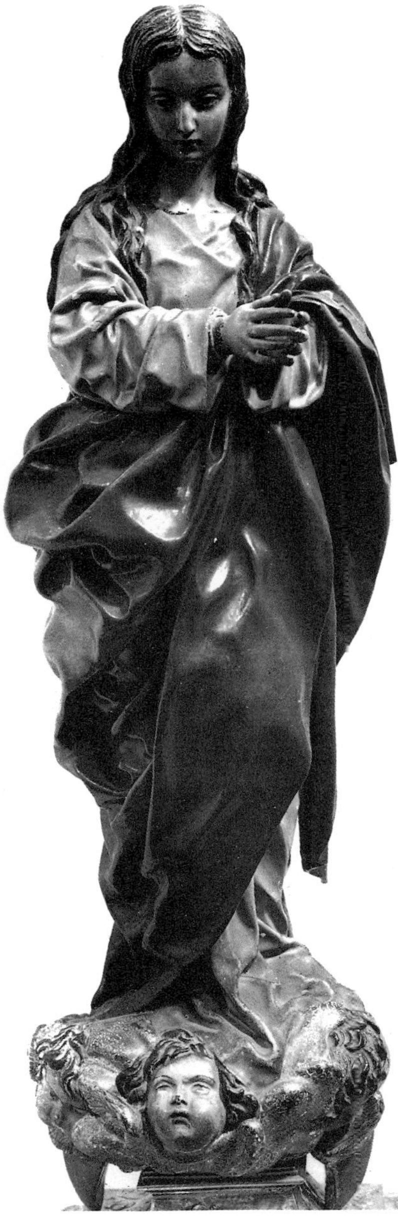

421 Alonso Cano: Die Muttergottes von Facistol. 1655–1656.

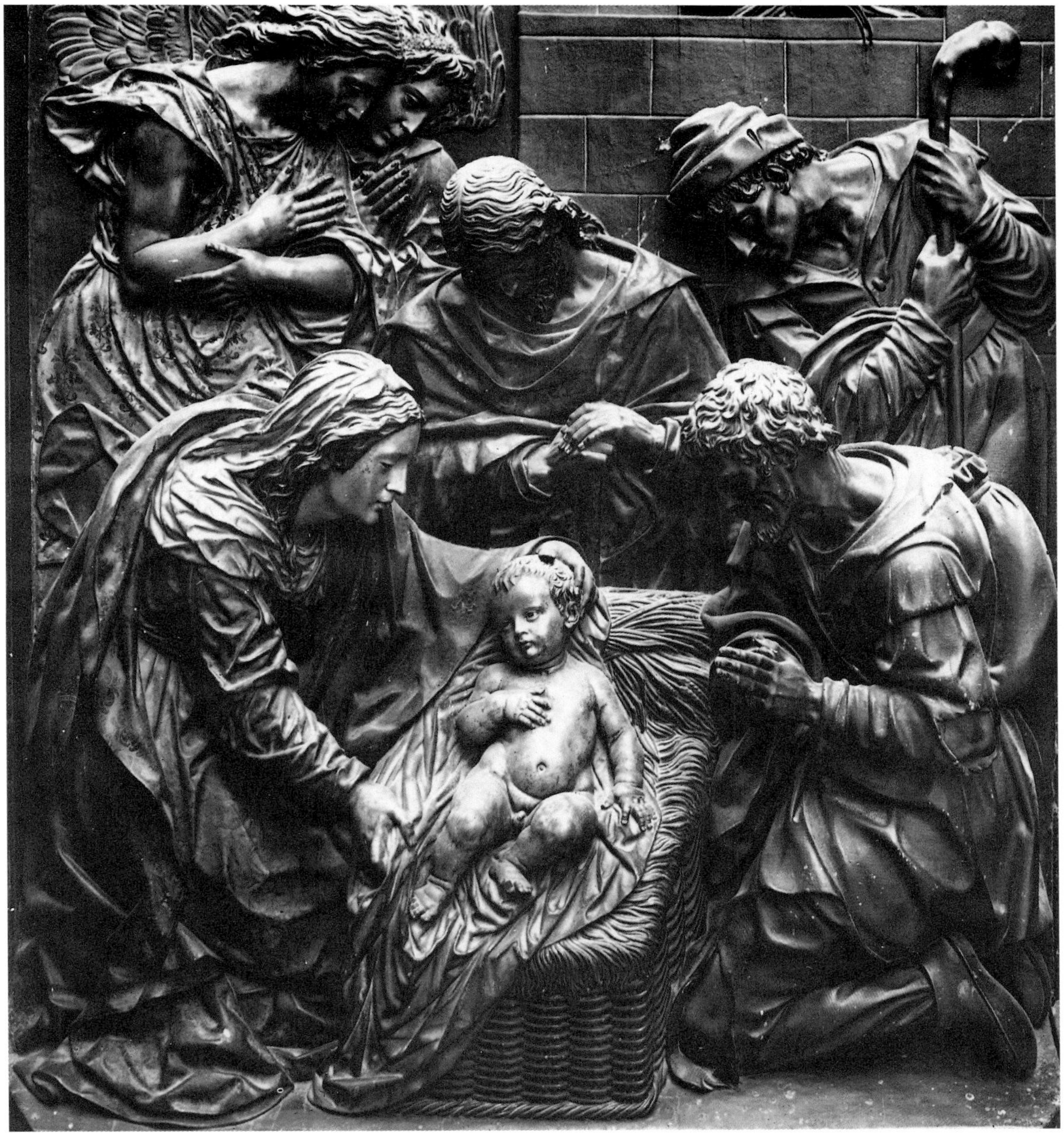

422 Juan Martínez Montañes: Die Anbetung der Hirten. 1609–1613.

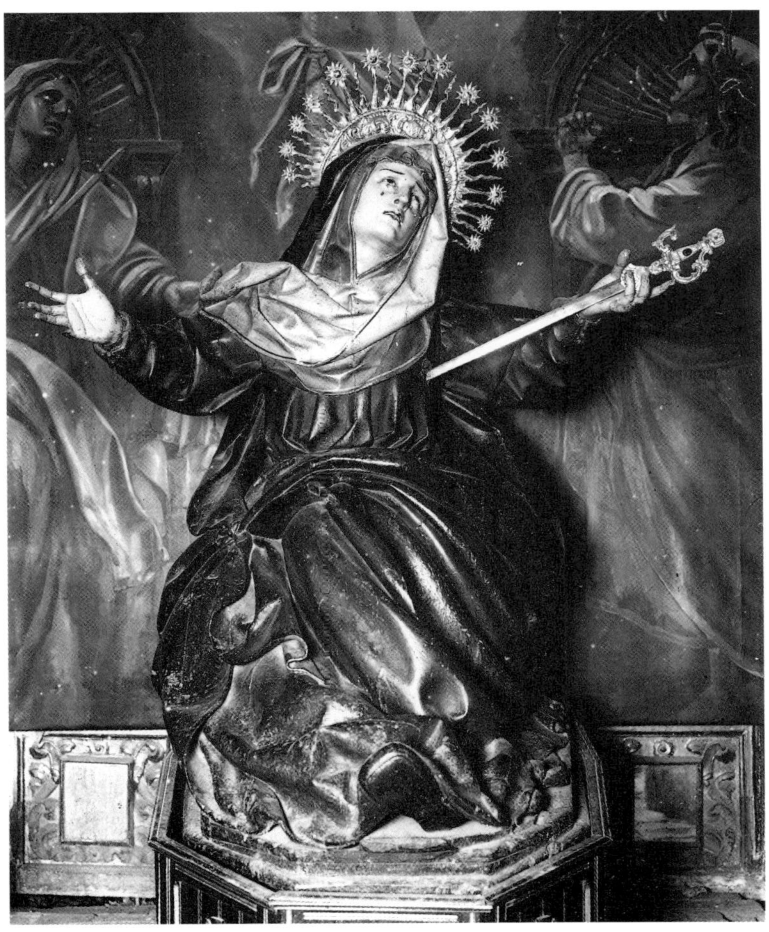

423 Gregorio Fernández: Mater Dolorosa. 1623

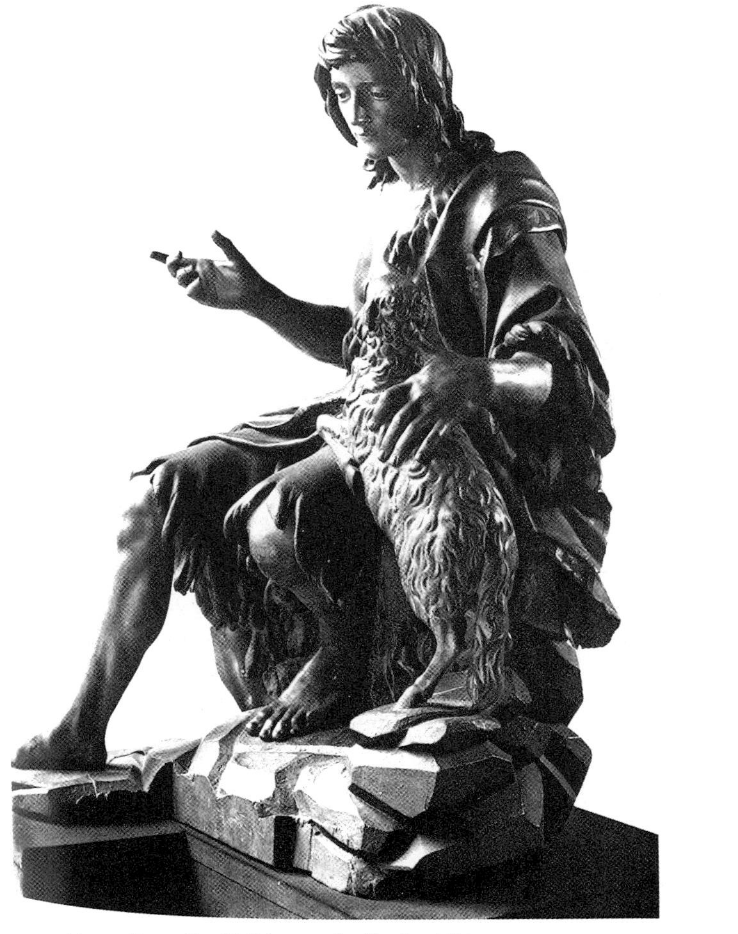

424 Alonso Cano: Der hl. Johannes der Täufer. 1634

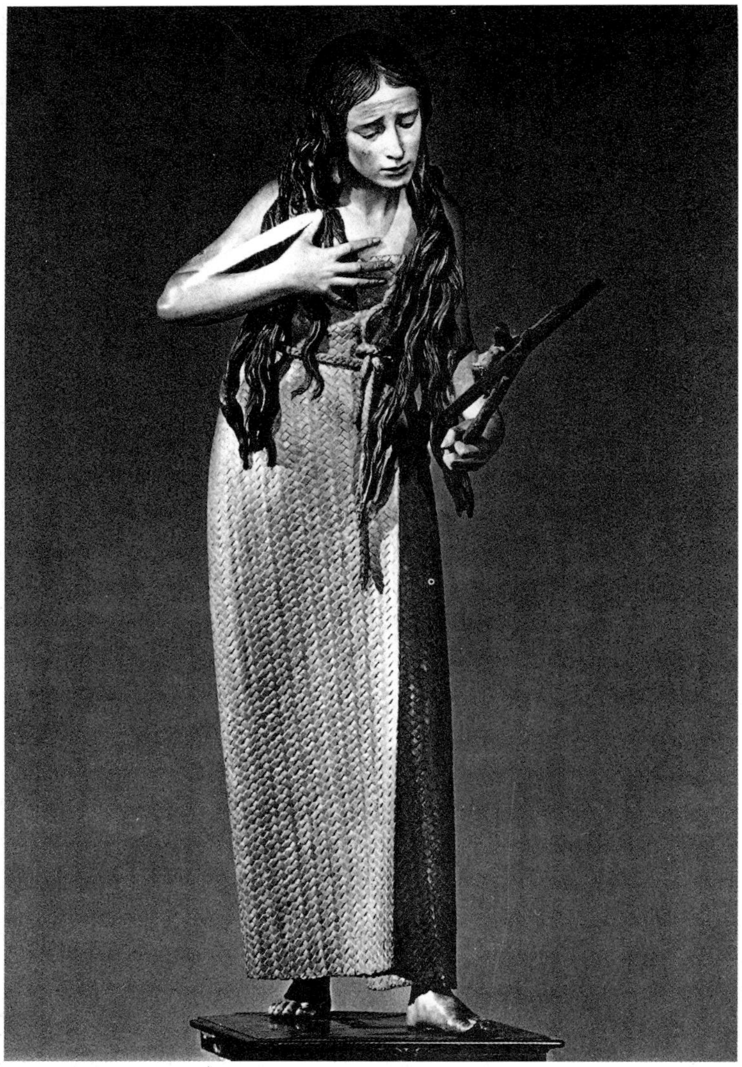

425 Pedro de Mena: Hl. Magdalena. 1664

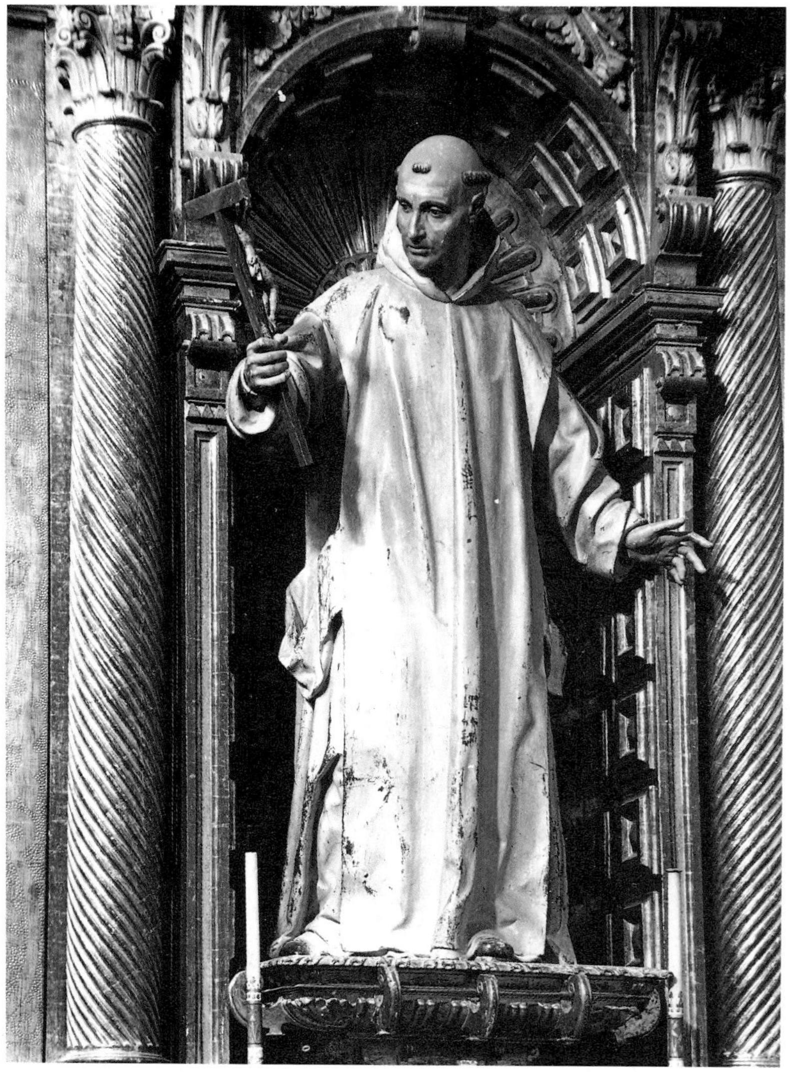

426 Manuel Pereira: Der hl. Bruno. Vor 1635.

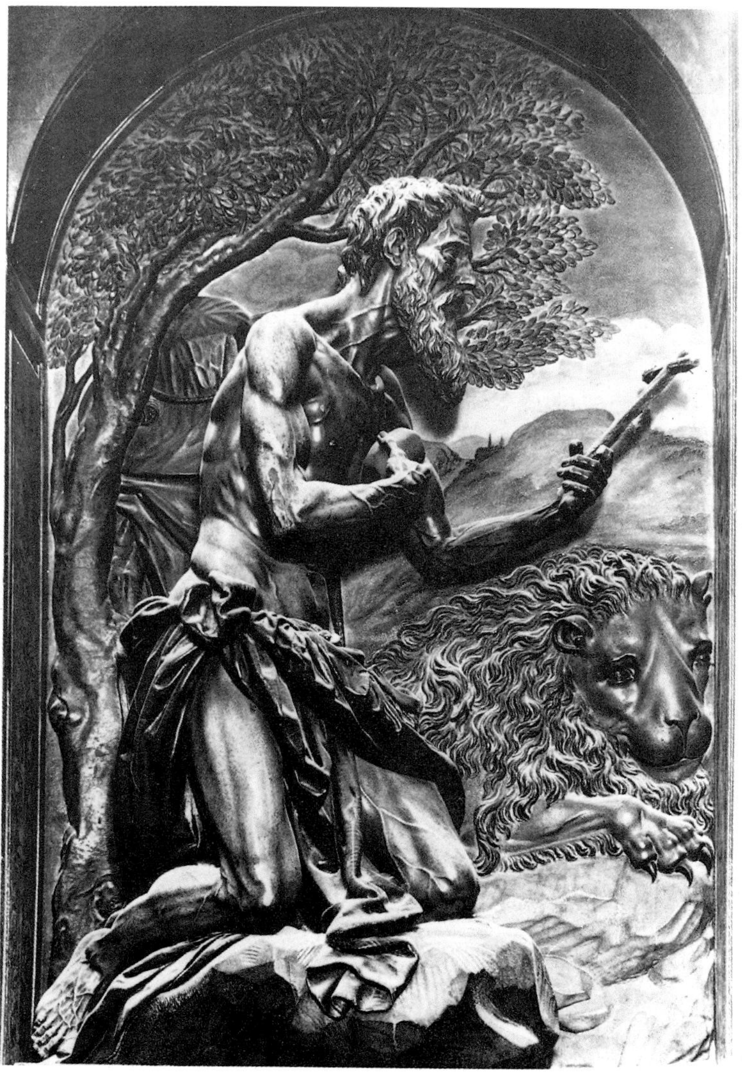

427 Juan Martínez Montañes: Der hl. Hieronymus. 1609–1613.

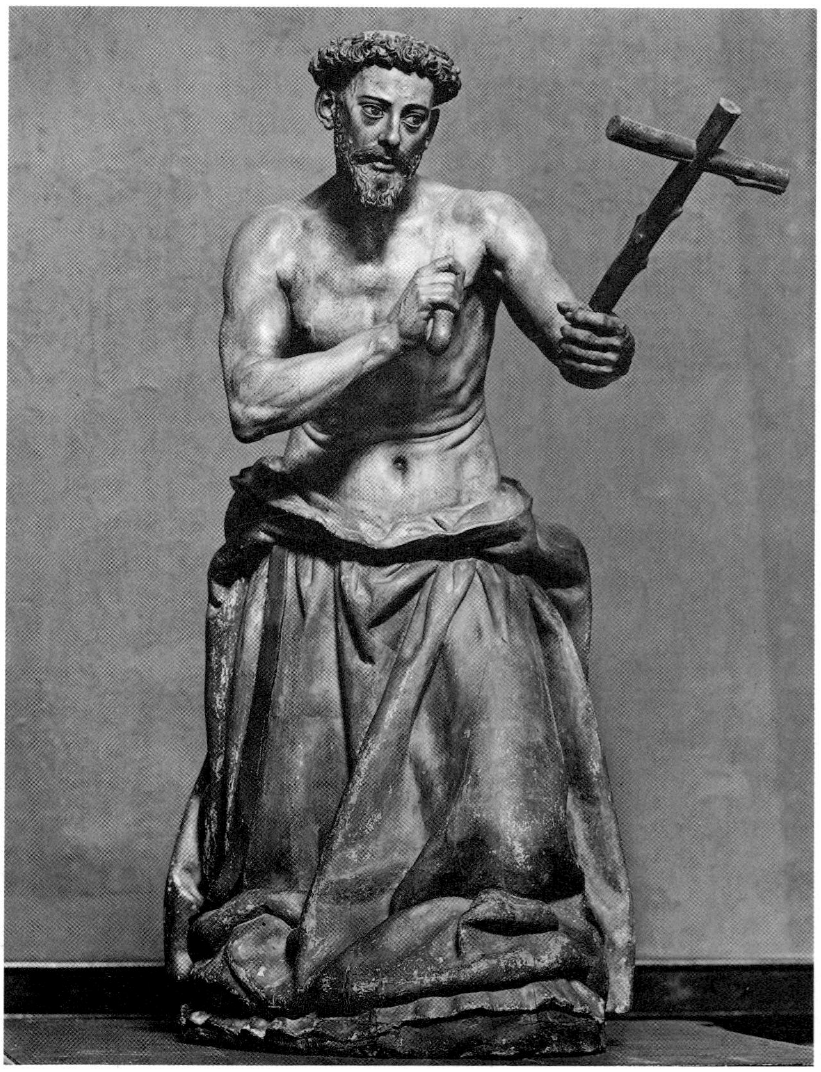

428 Juan Martínez Montañes: Der büßende hl. Dominik. 1605.

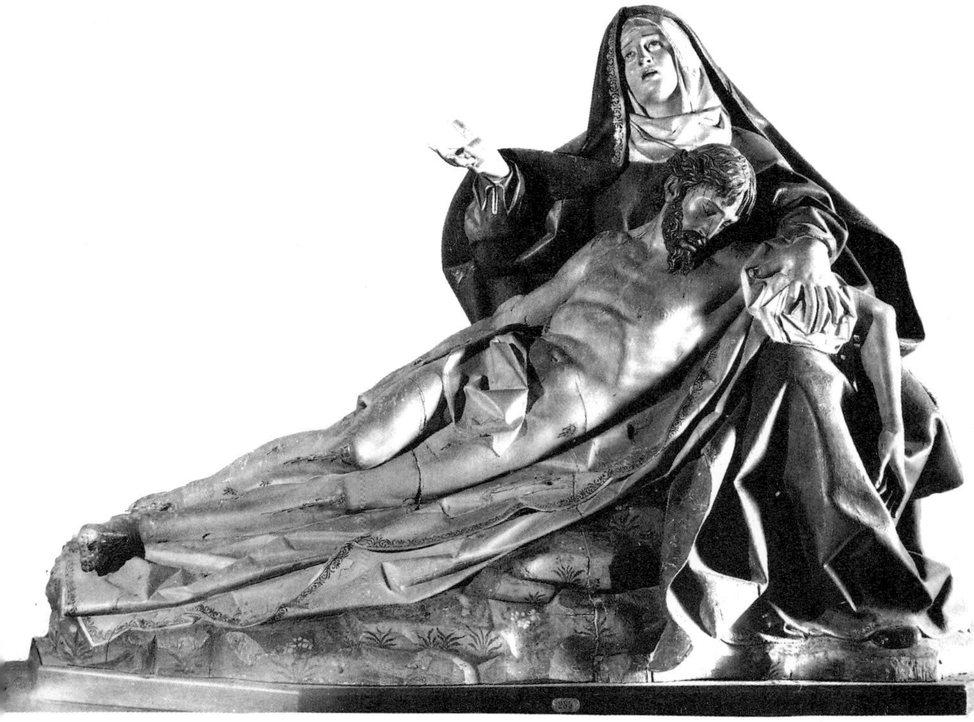

429 Gregorio Fernández: Pietà. 1616.

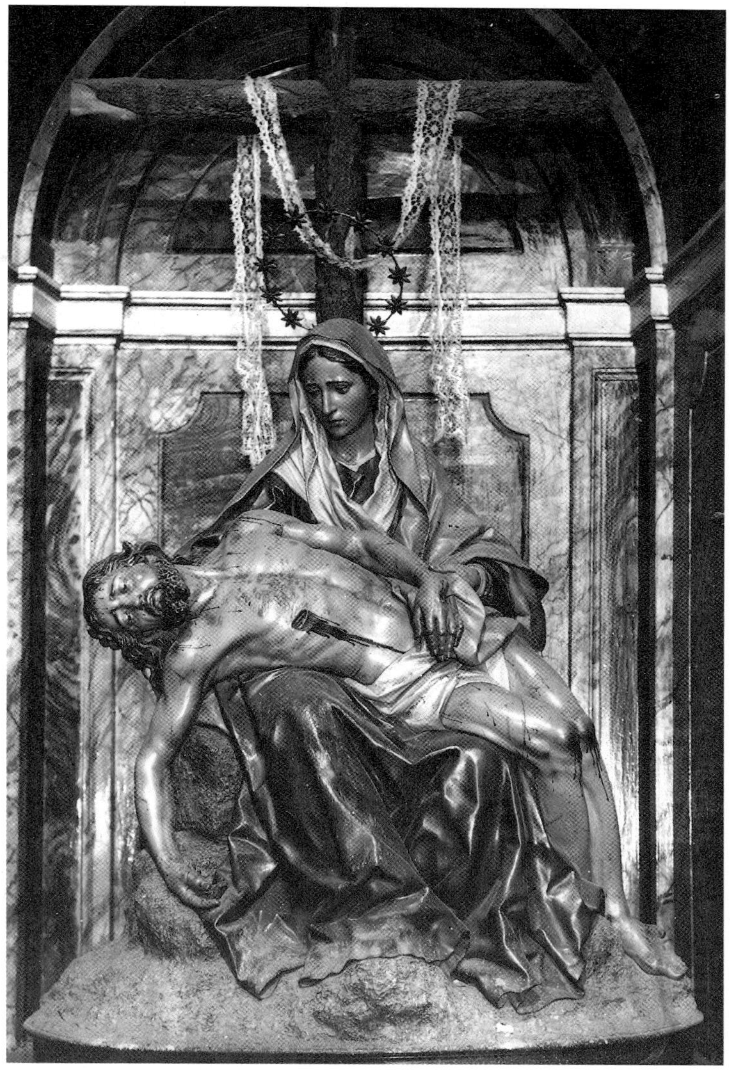

430 Luis Salvador Carmona: Pietà.

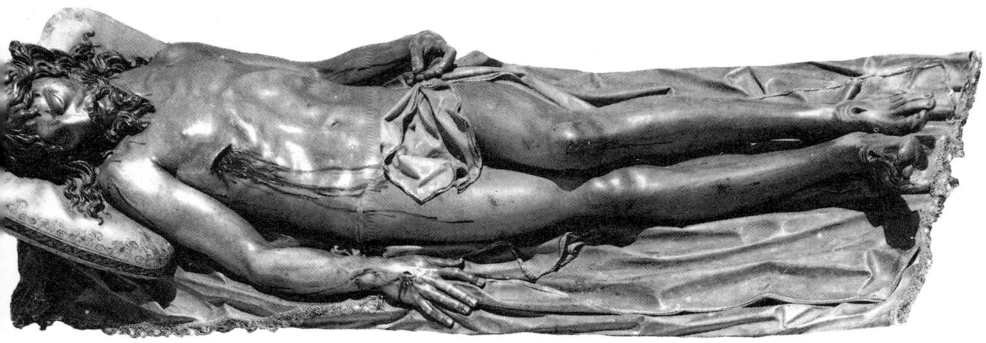

431 Gregorio Fernández: Toter Christus. 1614.

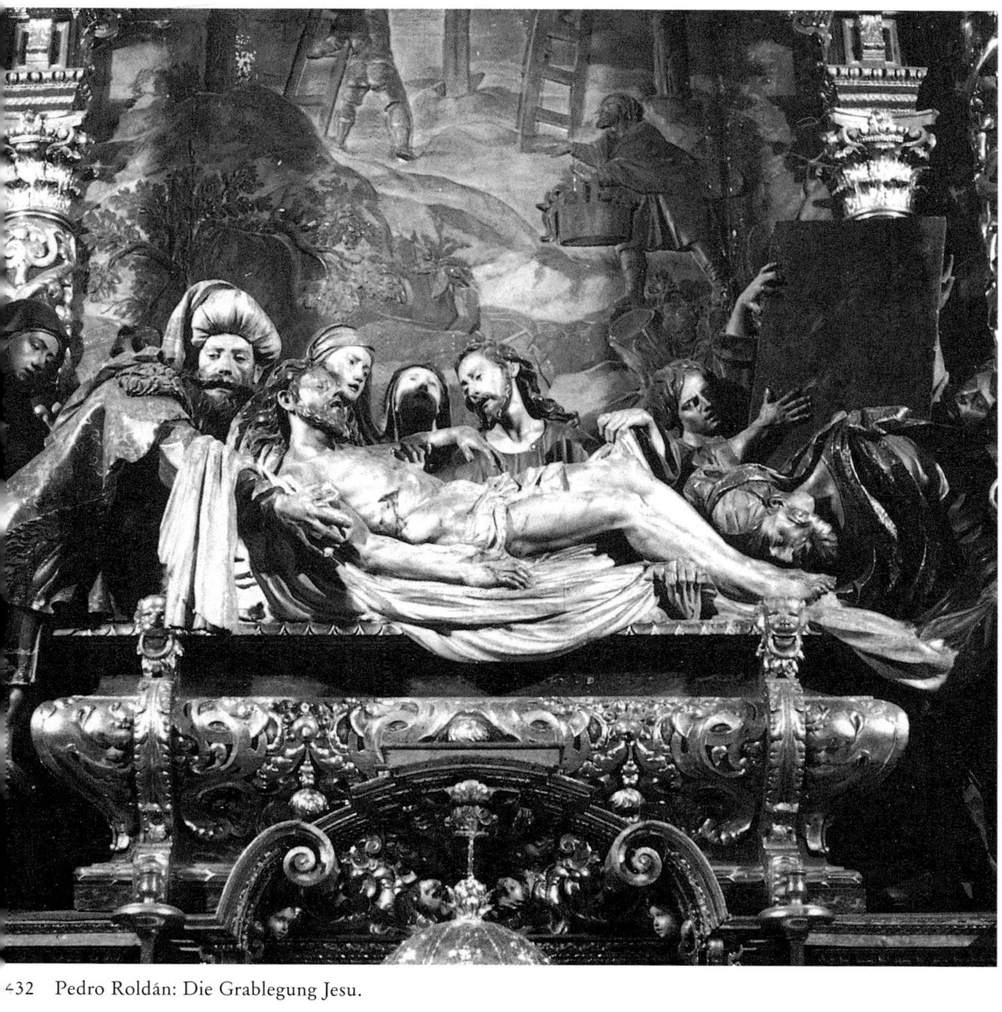

432 Pedro Roldán: Die Grablegung Jesu.

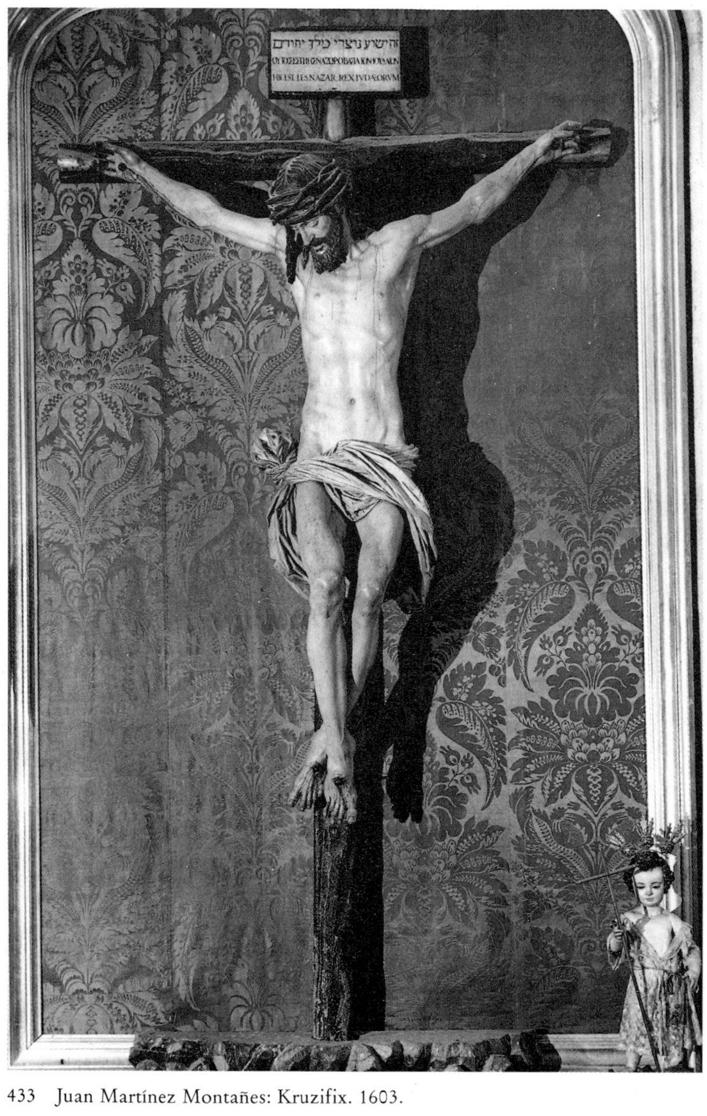

433 Juan Martínez Montañes: Kruzifix. 1603.

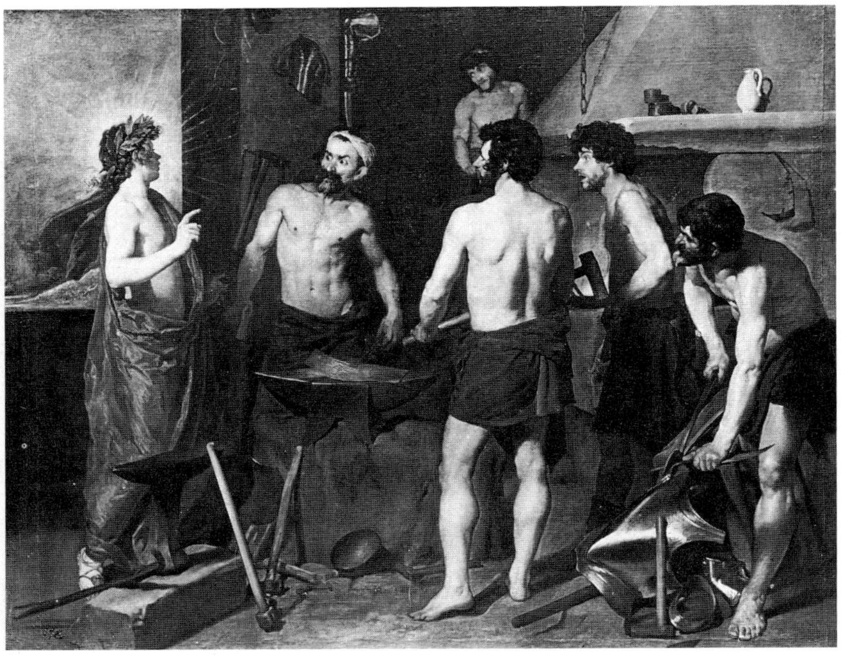
434 Diego Velázquez: Apollo in der Schmiede Vulkans. 1630.

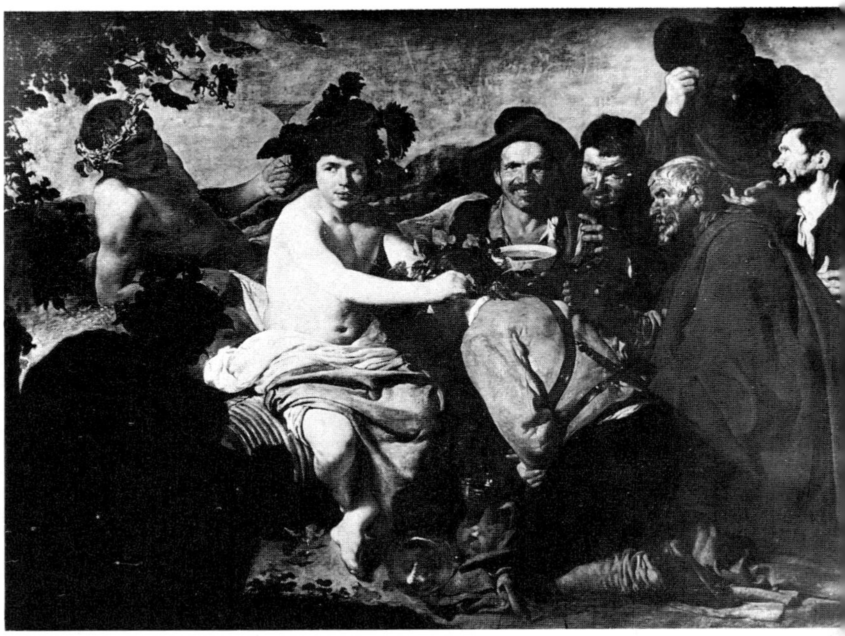
435 Diego Velázquez: Triumph des Bacchus. 1628.

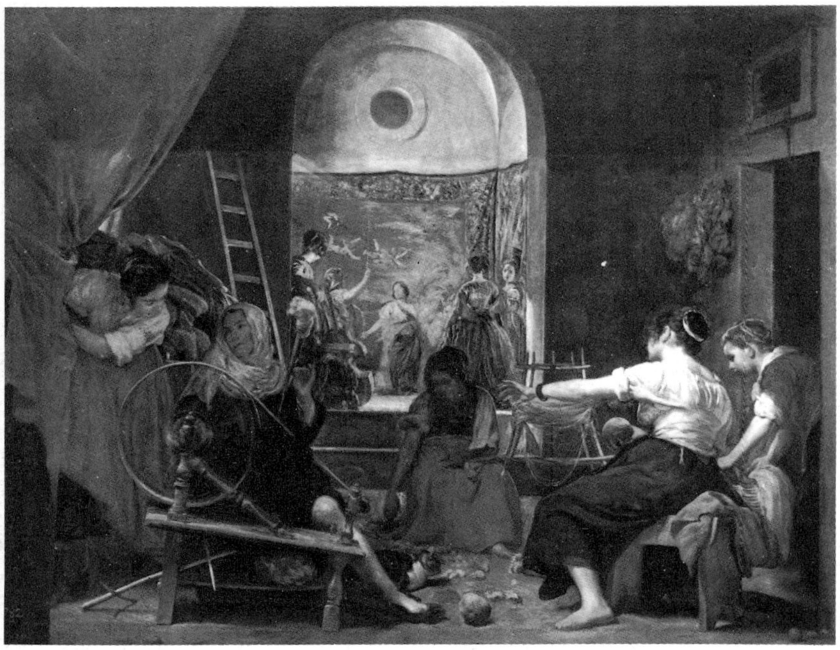
436 Diego Velázquez: Die Spinnerinnen. Um 1657.

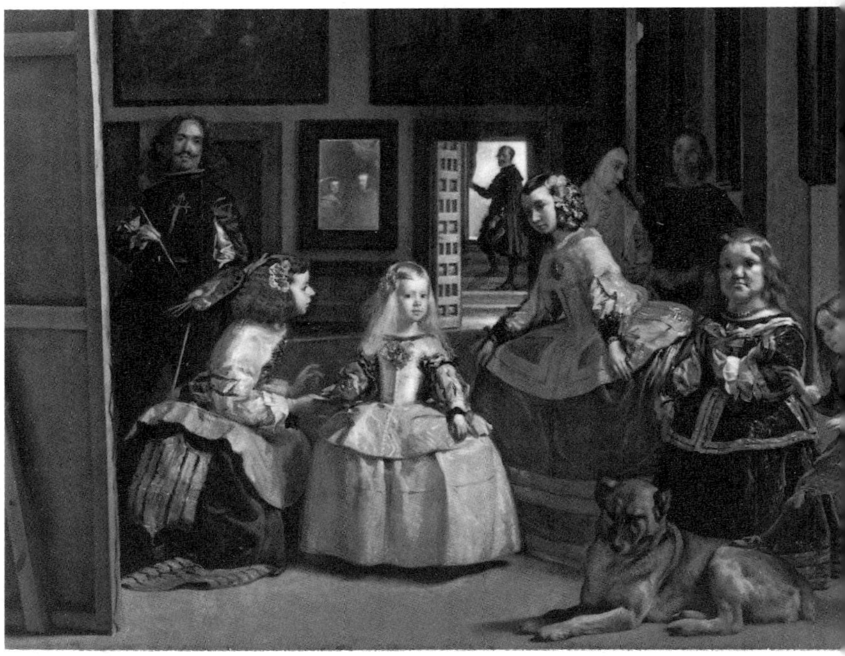
437 Diego Velázquez: Die Hofdamen. 1656.

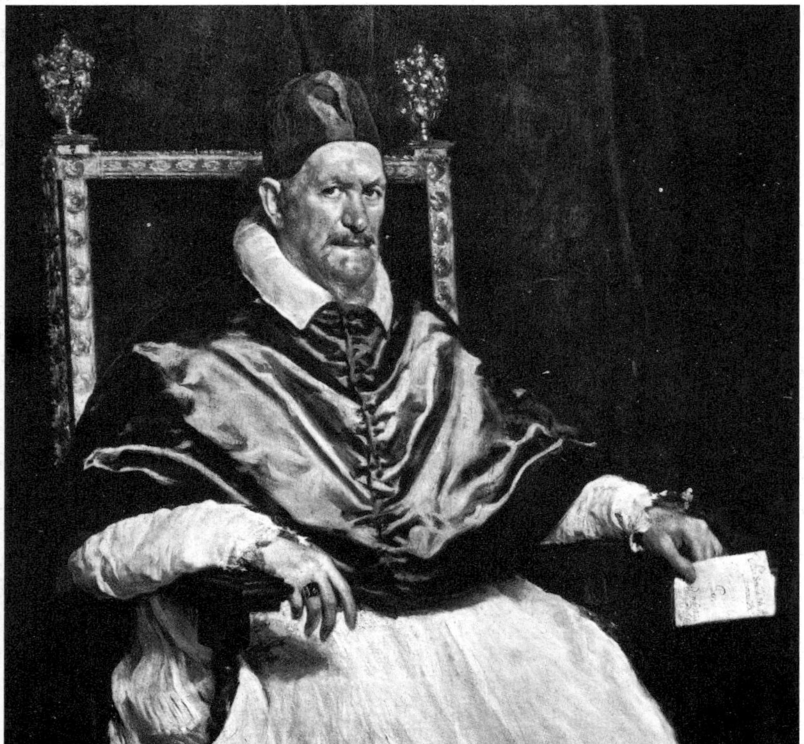
438 Diego Velázquez: Innozenz X. 1650.

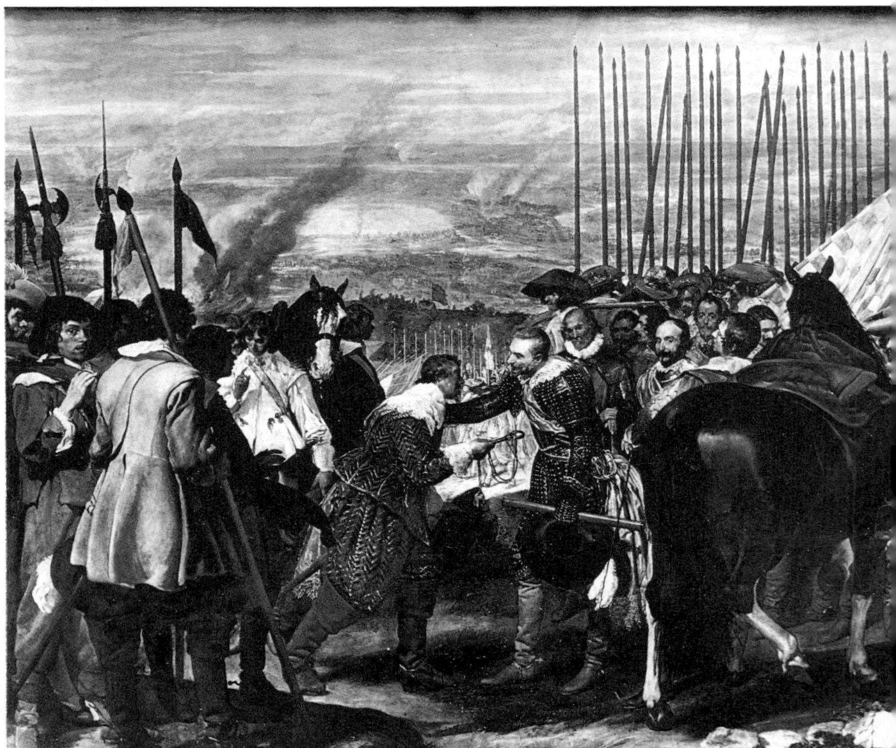
439 Diego Velázquez: Die Übergabe von Breda. 1634–1635.

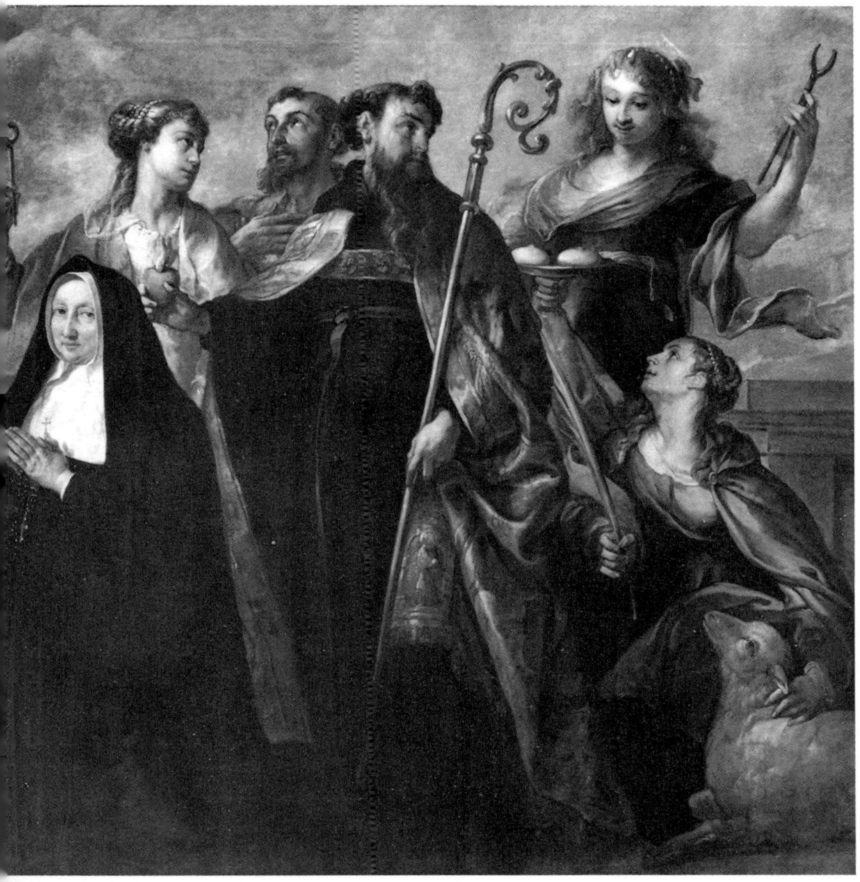

440 Mateo Cerezo: Nonne und Schutzheilige.

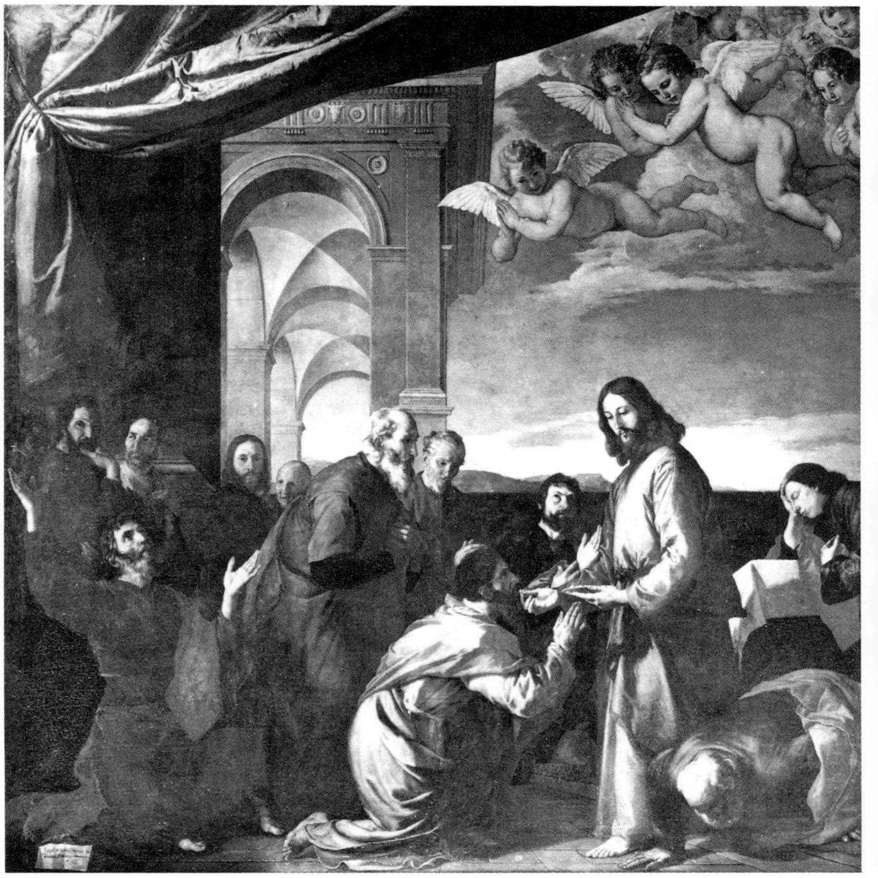

441 Jusepe de Ribera: Die Apostel empfangen die Kommunion aus der Hand Christi. 1651.

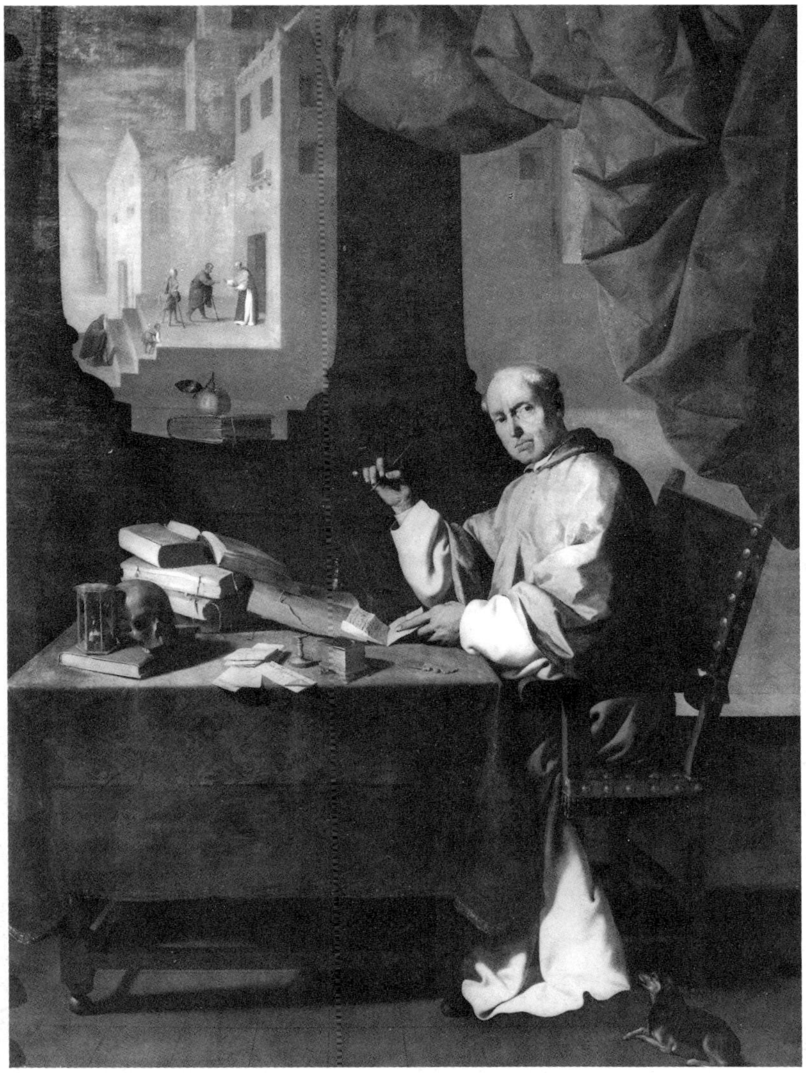

442 Francisco de Zurbarán: Bruder Gonzalo de Illescas. 1639.

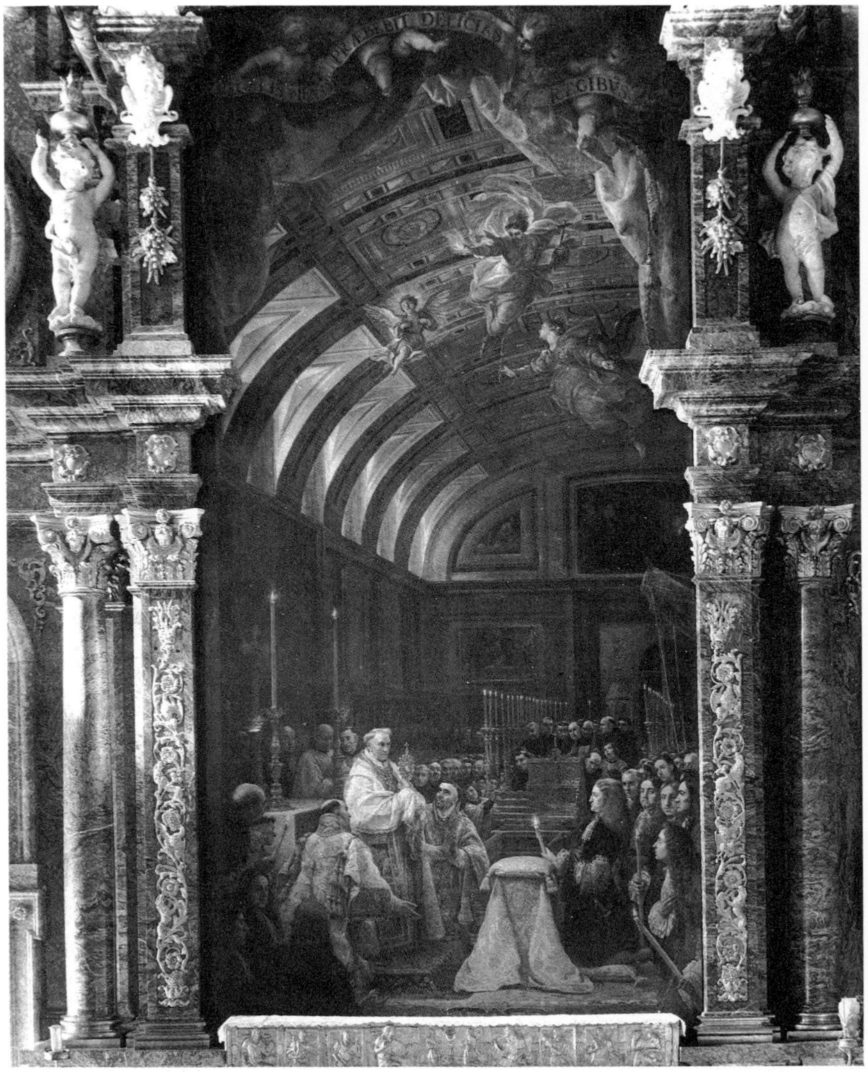

443 Claudio Coello: La Sagrada Forma. 1685–1690.

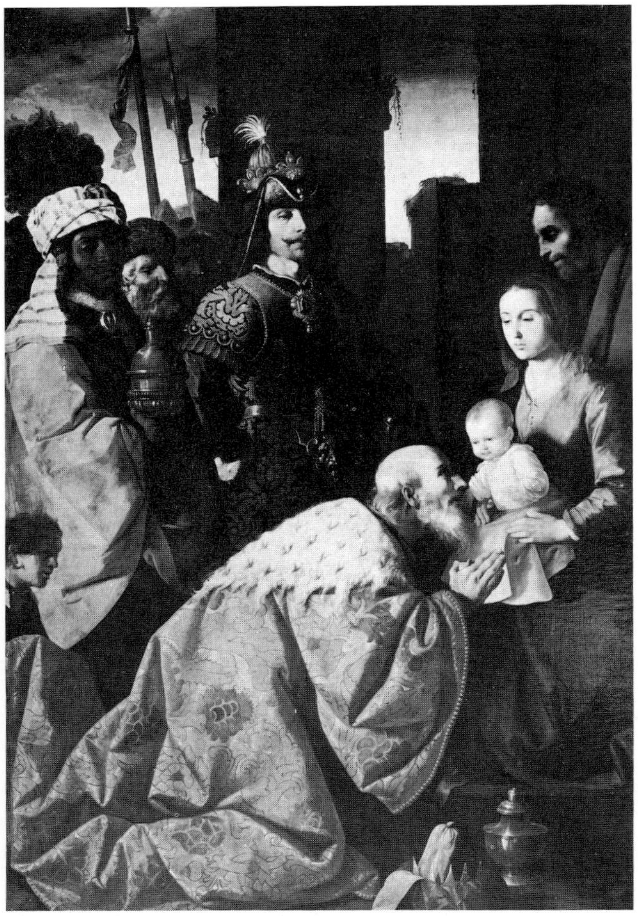

444 Francisco de Zurbarán: Die Anbetung der drei Weisen. 1638.

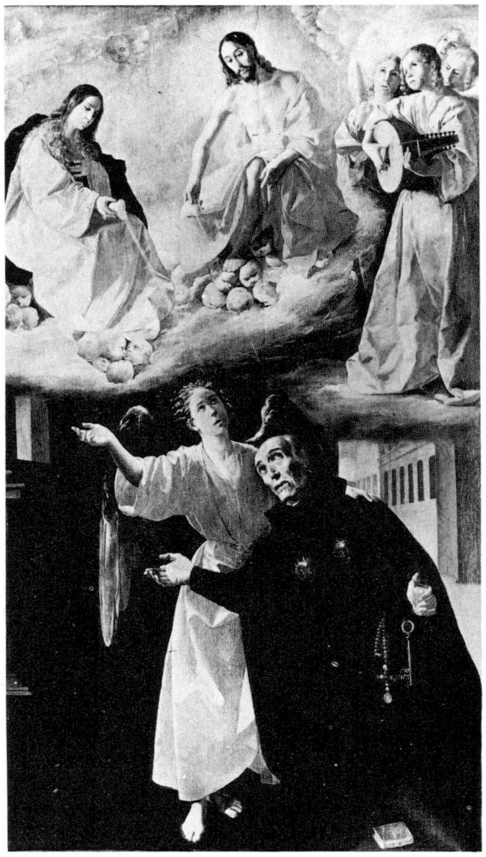

445 Francisco de Zurbarán: Die Vision des seligen Alonso Rodríguez. 1630.

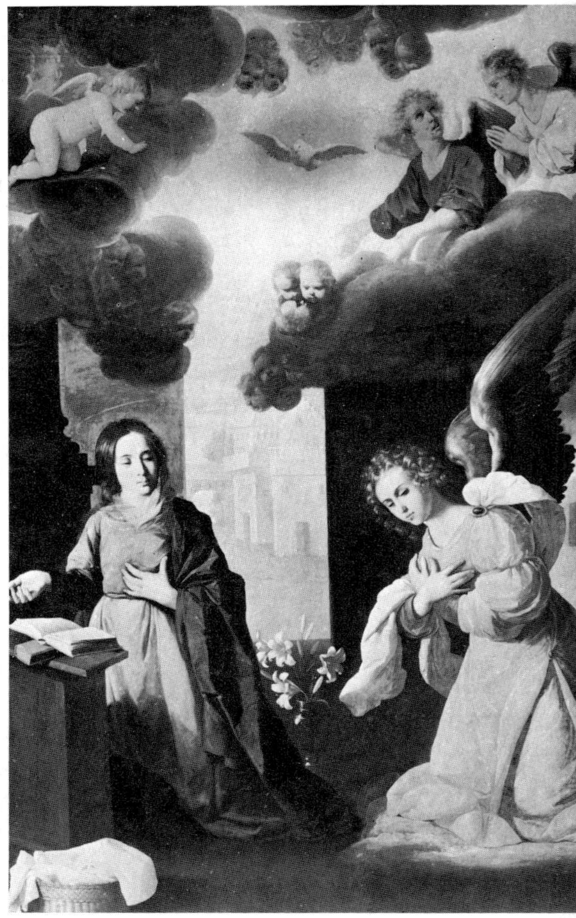

446 Francisco de Zurbarán: Mariä Verkündigung. 1638.

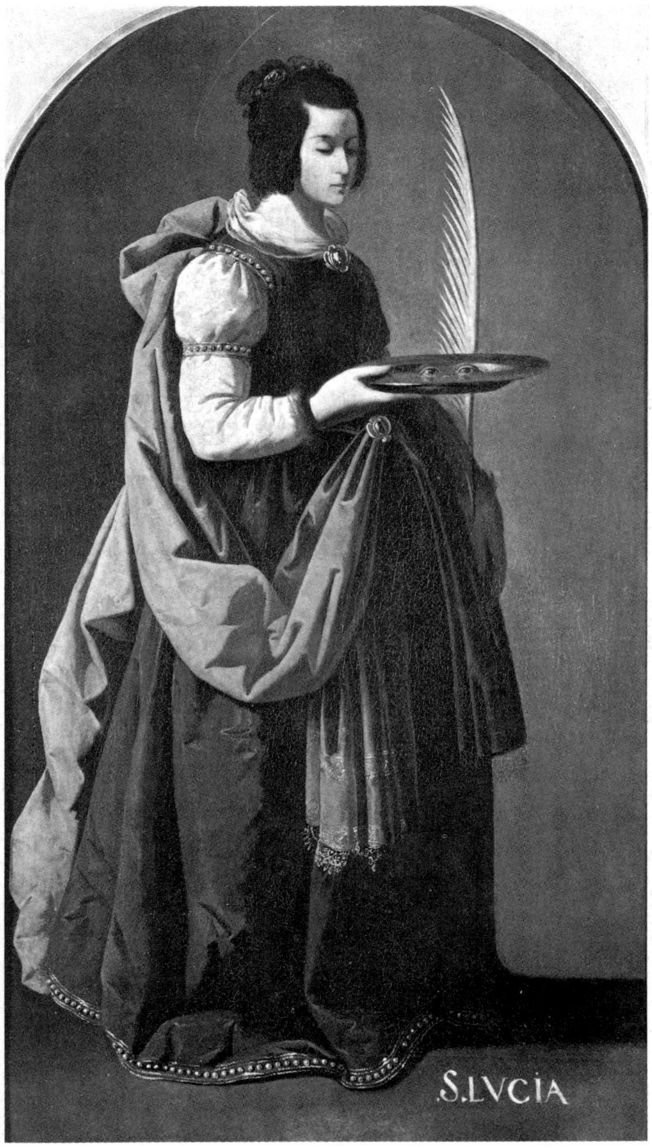


447 Francisco de Zurbarán: Die hl. Lucia. Um 1636.

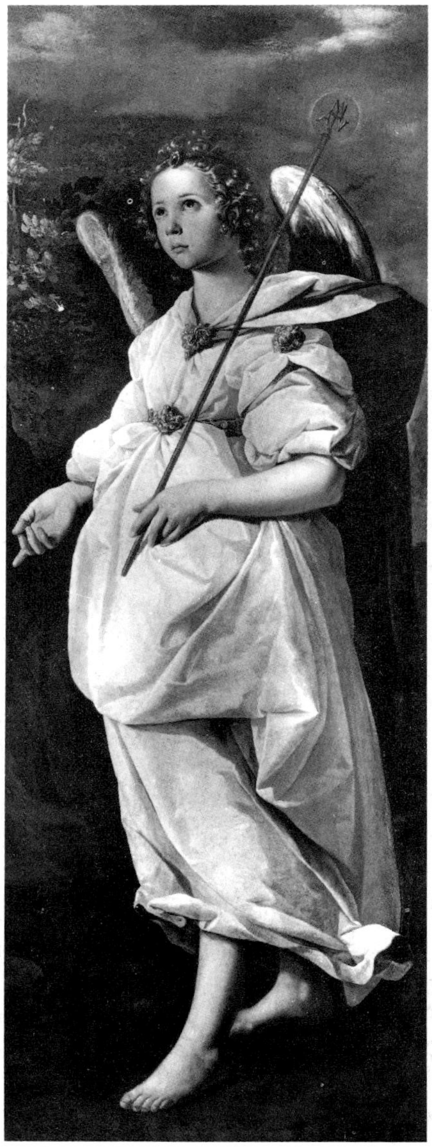

448 Francisco de Zurbarán: Der Engel Gabriel. 1630–1633.

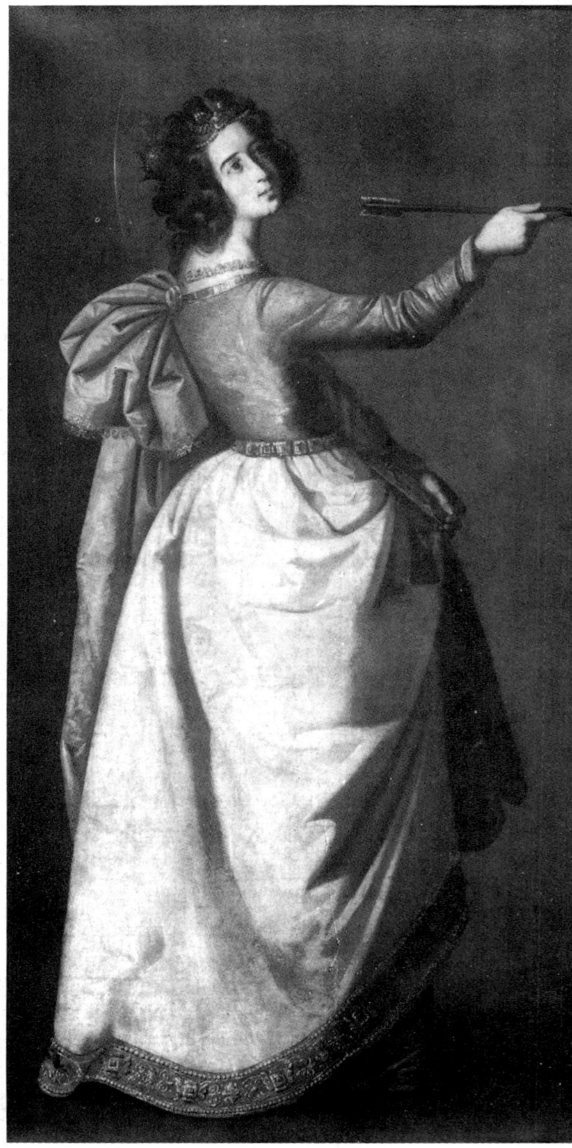

449 Francisco de Zubarán: Die hl. Christina.

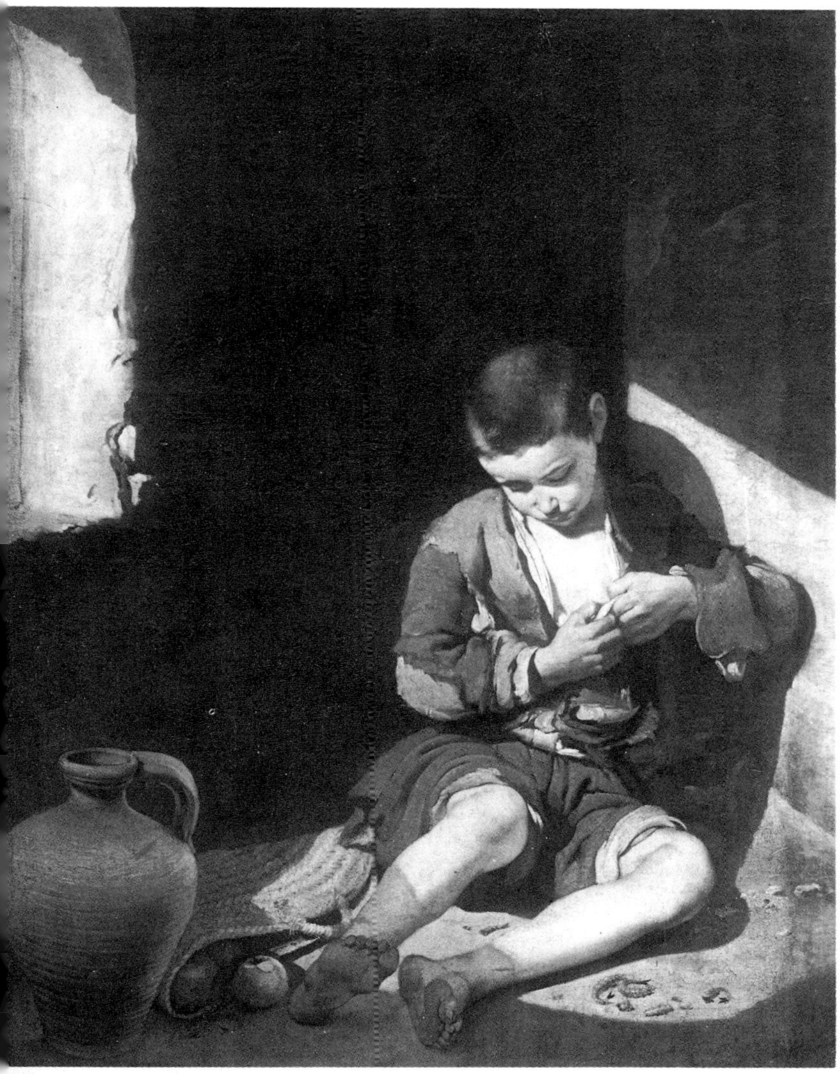

450 Bartolomé Estebán Murillo: Bettelknabe. Um 1645.

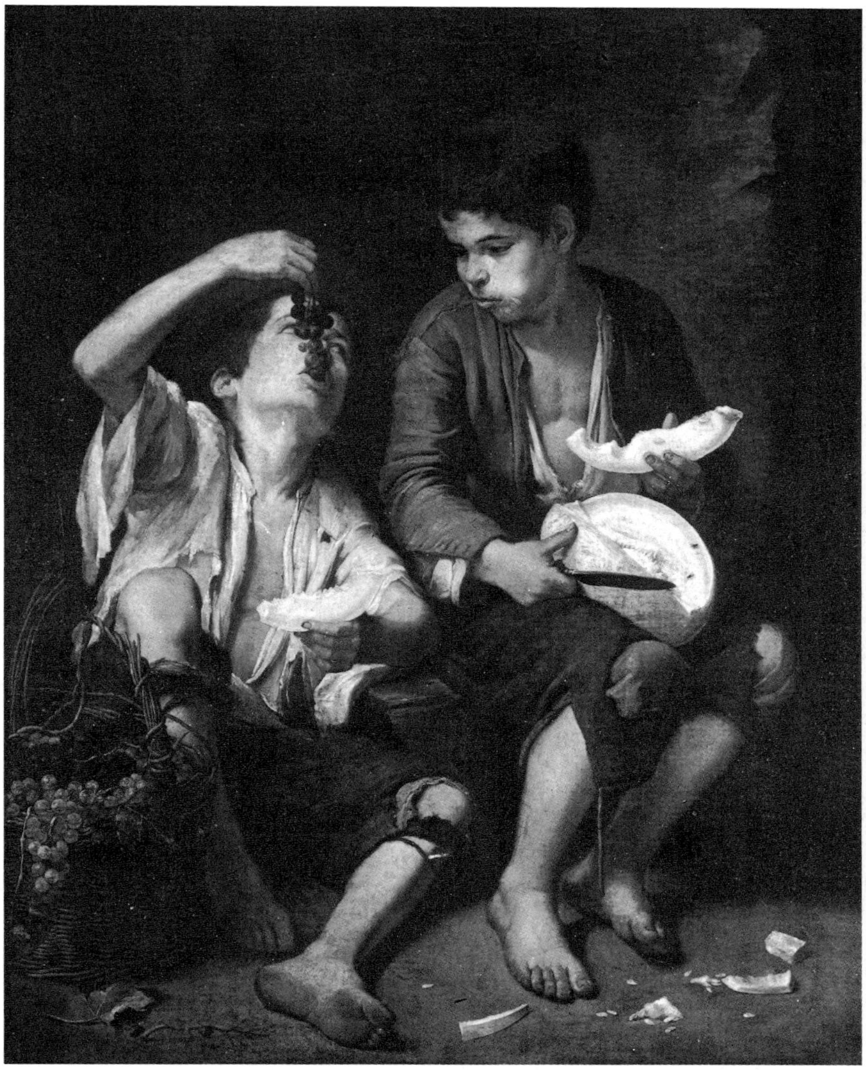

451 Bartolomé Estebán Murillo: Trauben- und Melonenesser. Um 1650.

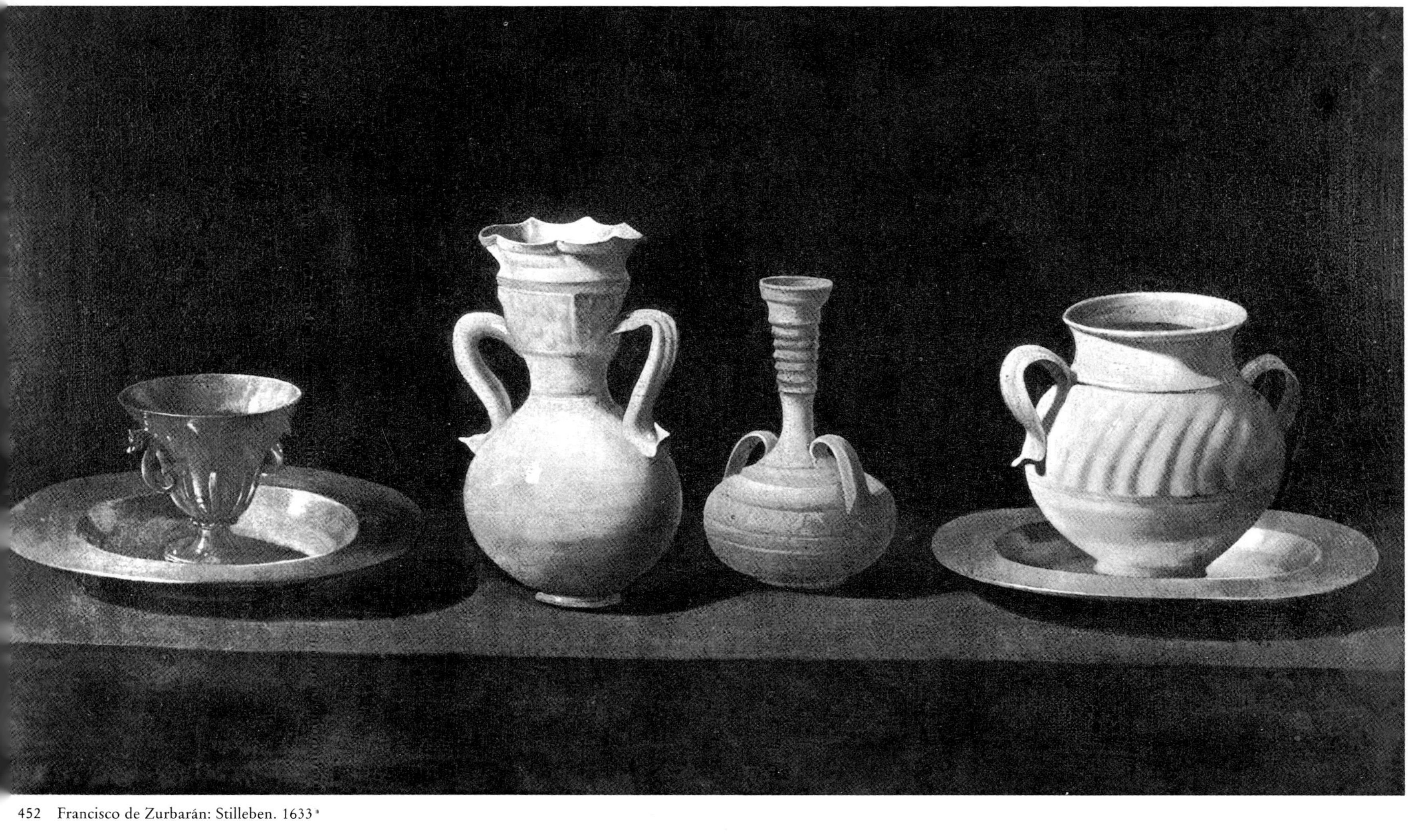

452 Francisco de Zurbarán: Stilleben. 1633*

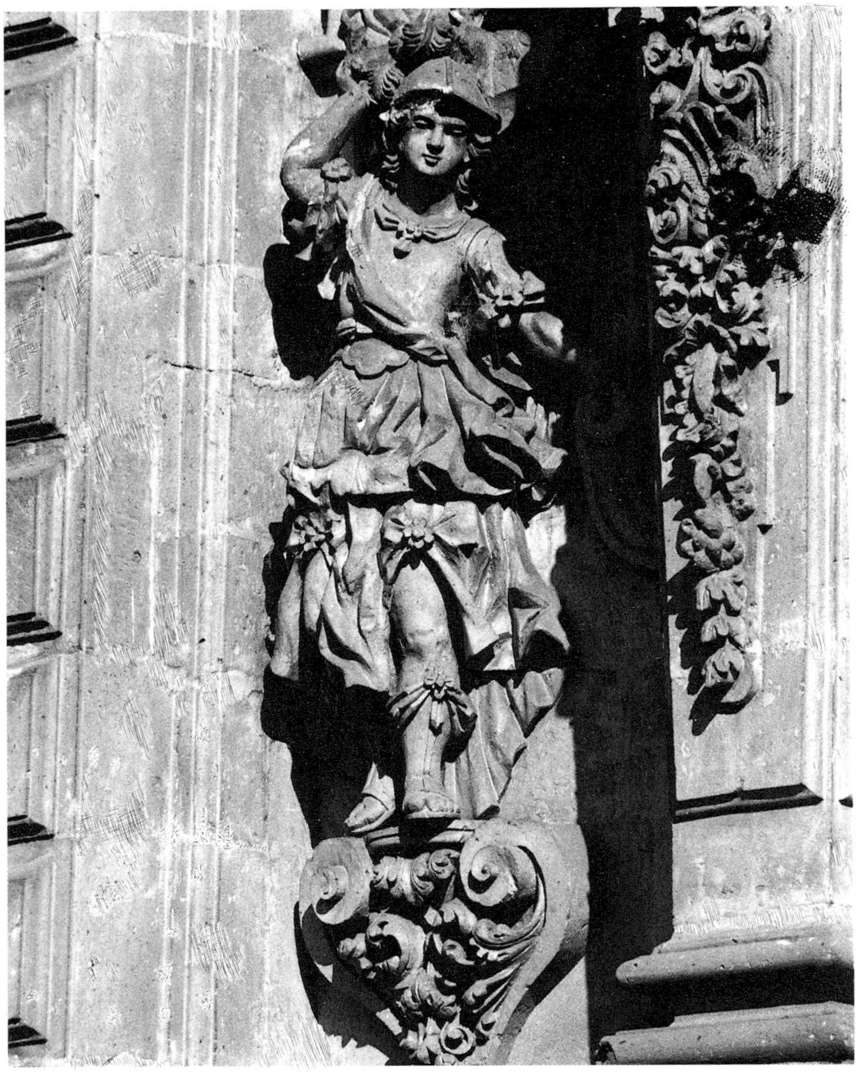

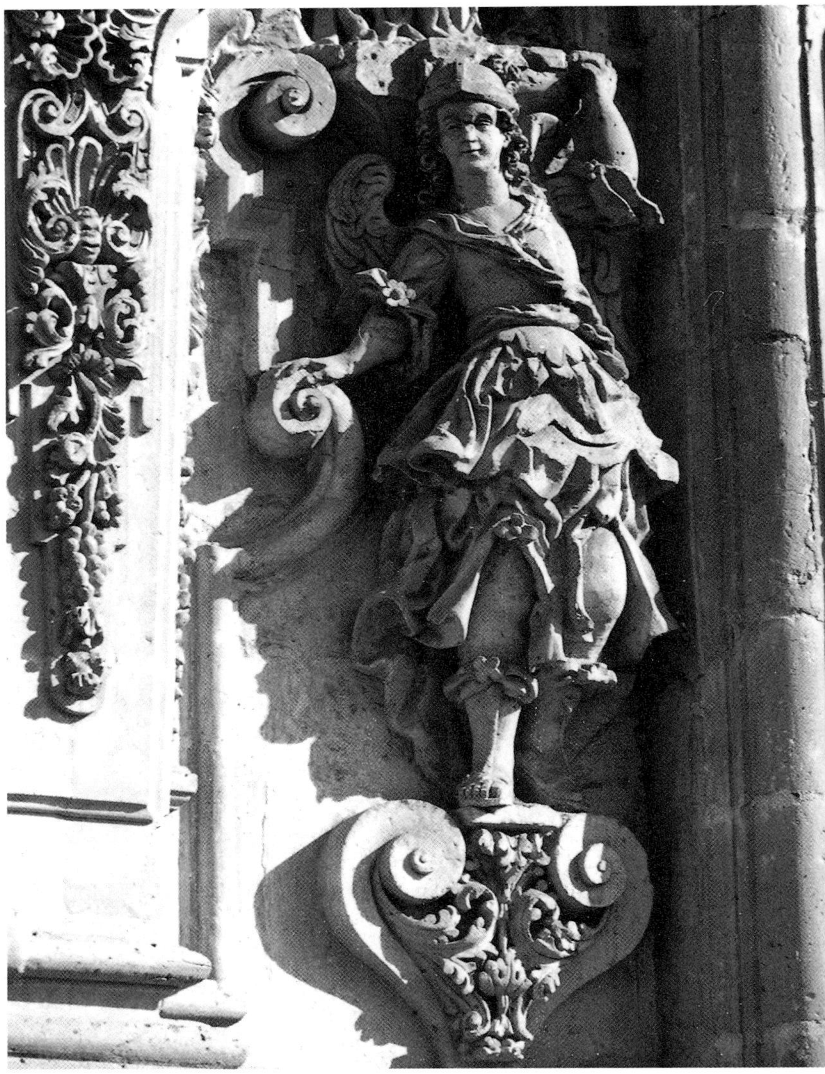

453–454 Tepotzotlán: Skulpturen der Kirche des hl. Franz Xaver.

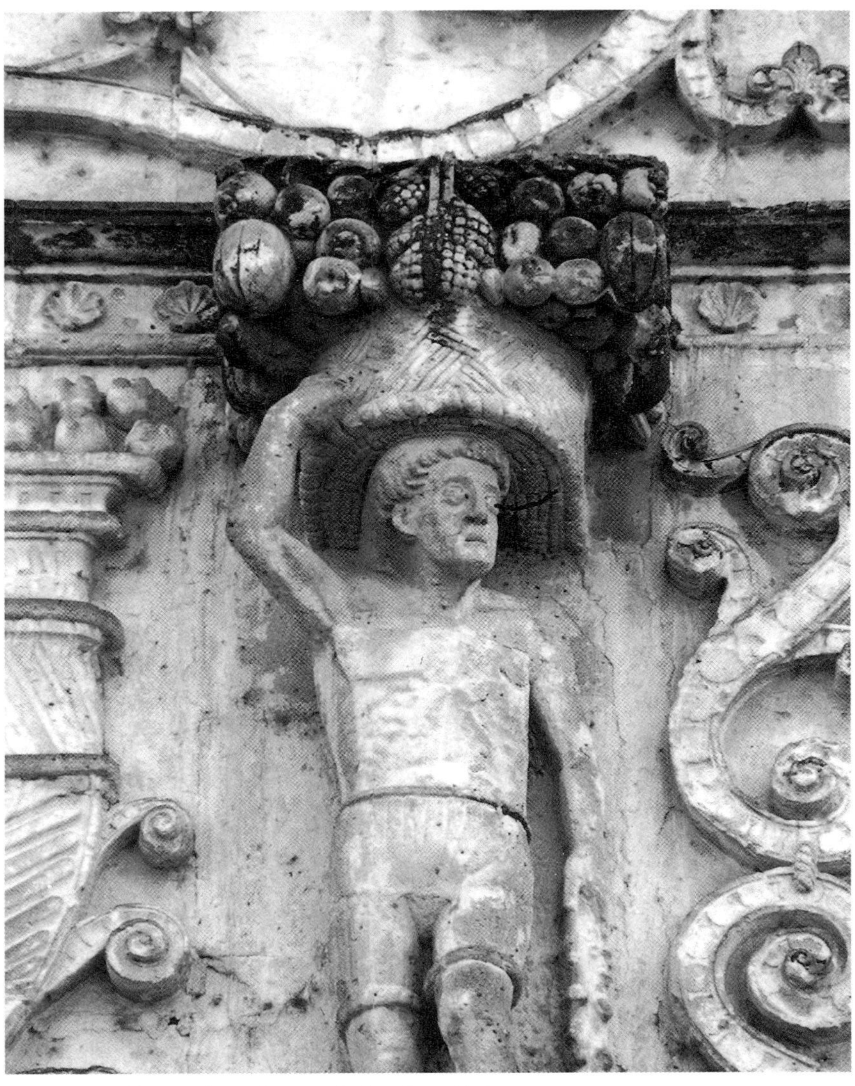

455 Yuriria: Detail von der Fassade der Klosterkirche.

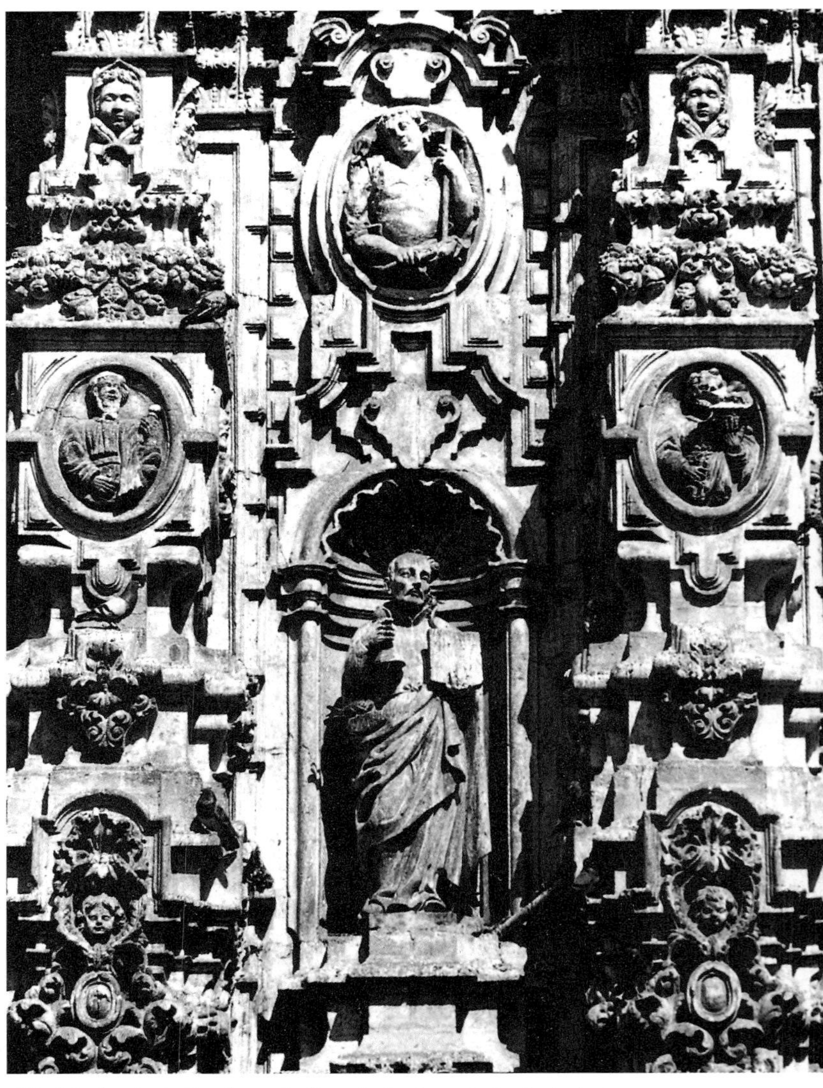

456 Mexiko-Stadt: Detail von der Fassade des Sagrario der Kathedrale.

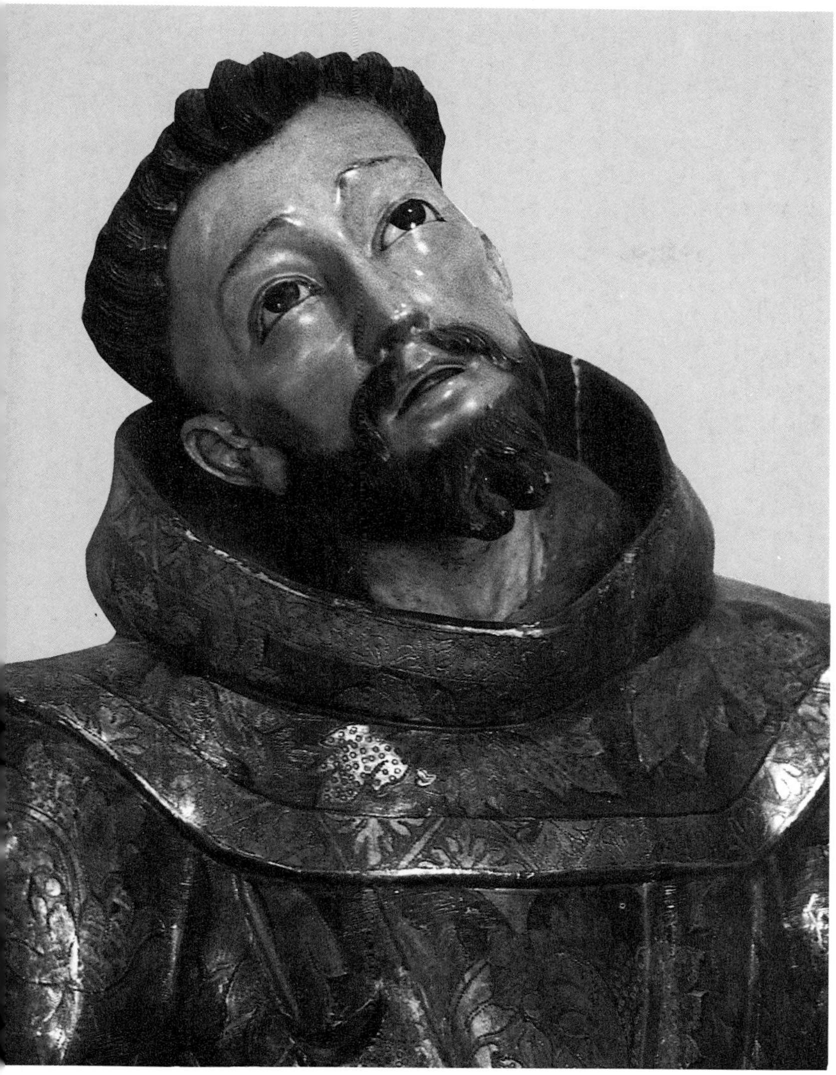

457 Hl. Franziskus. 17. Jahrhundert.

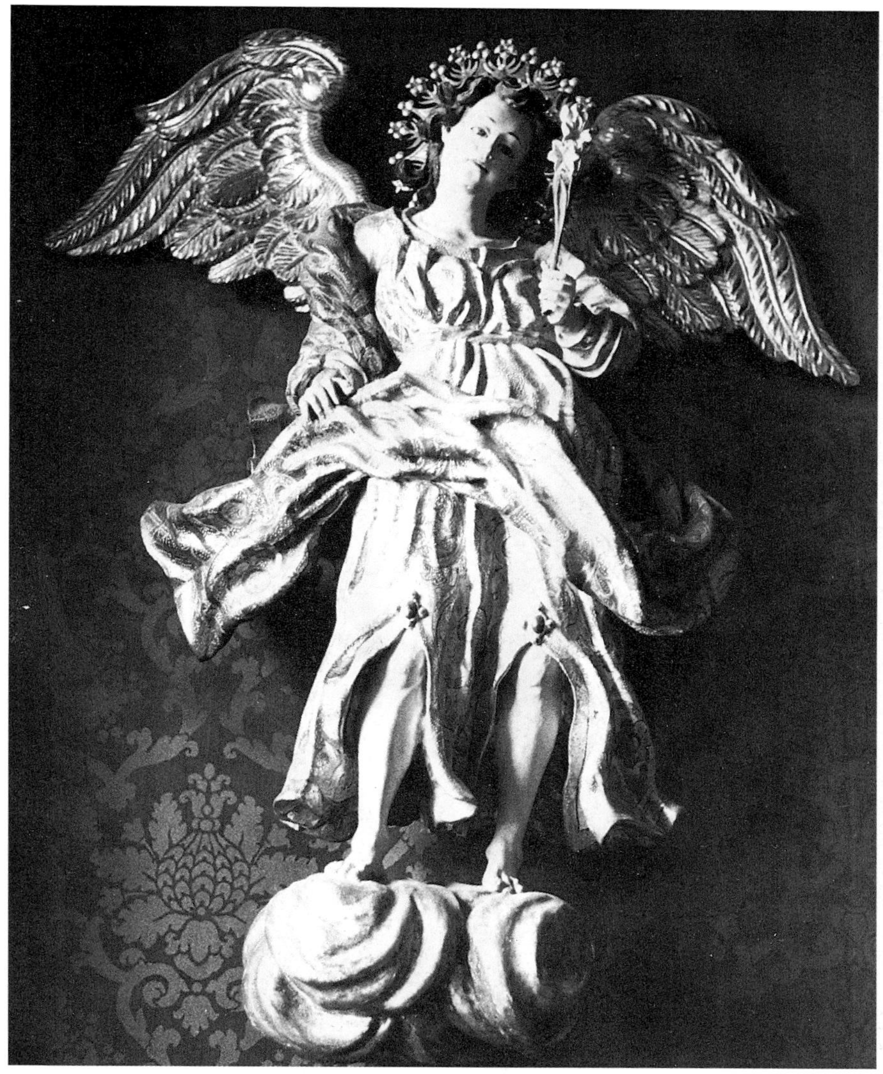

458 Engel.

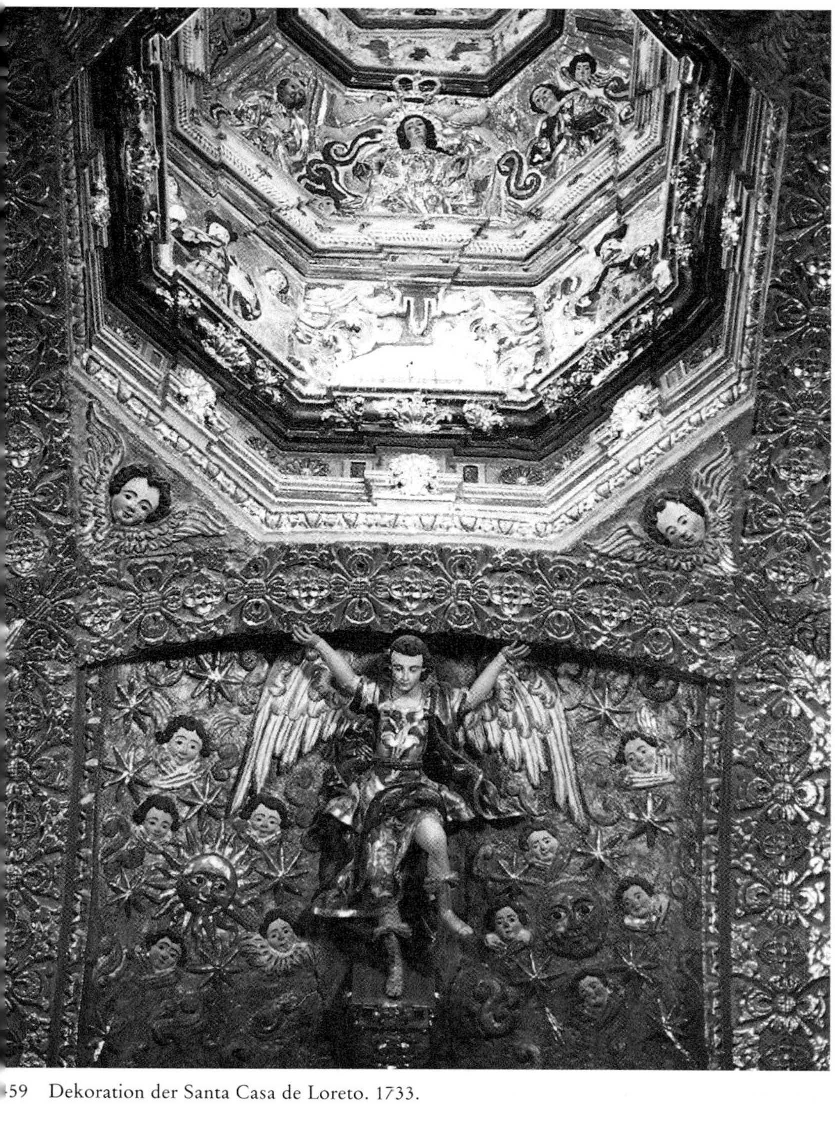

459 Dekoration der Santa Casa de Loreto. 1733.

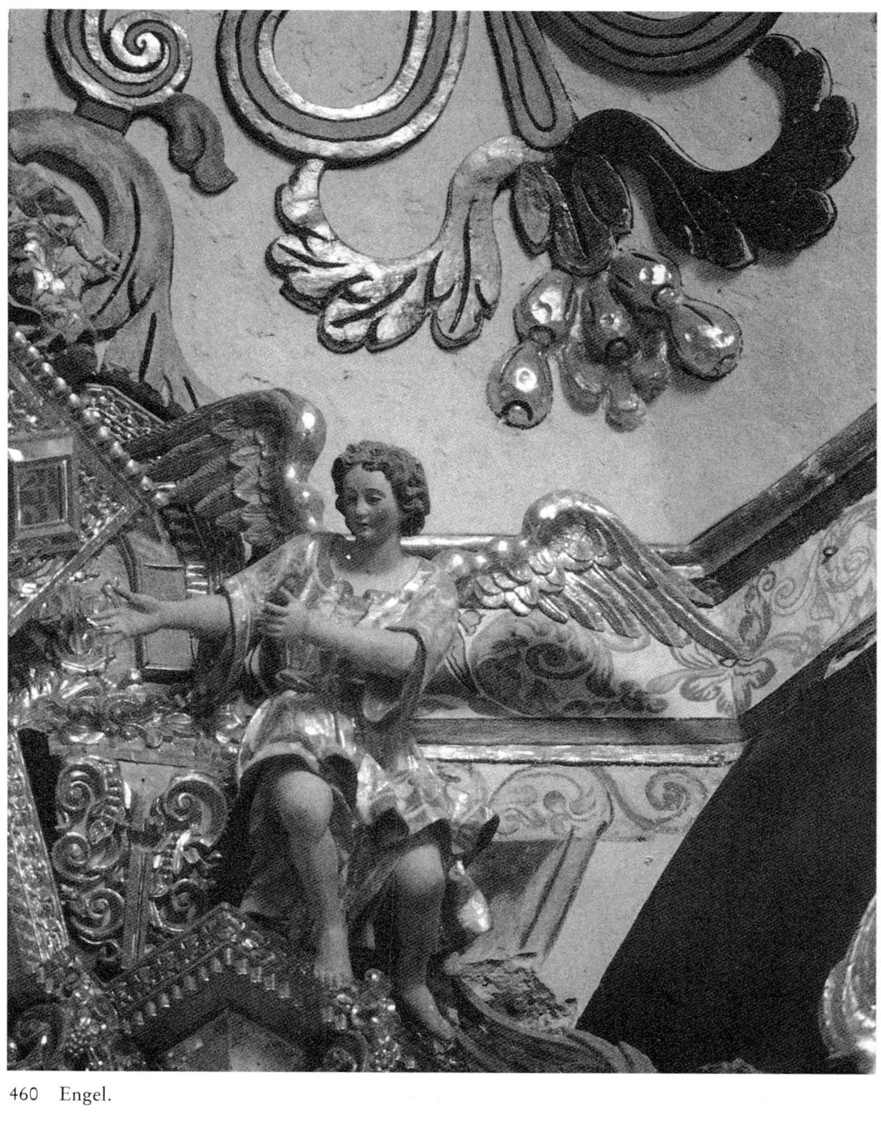

460 Engel.

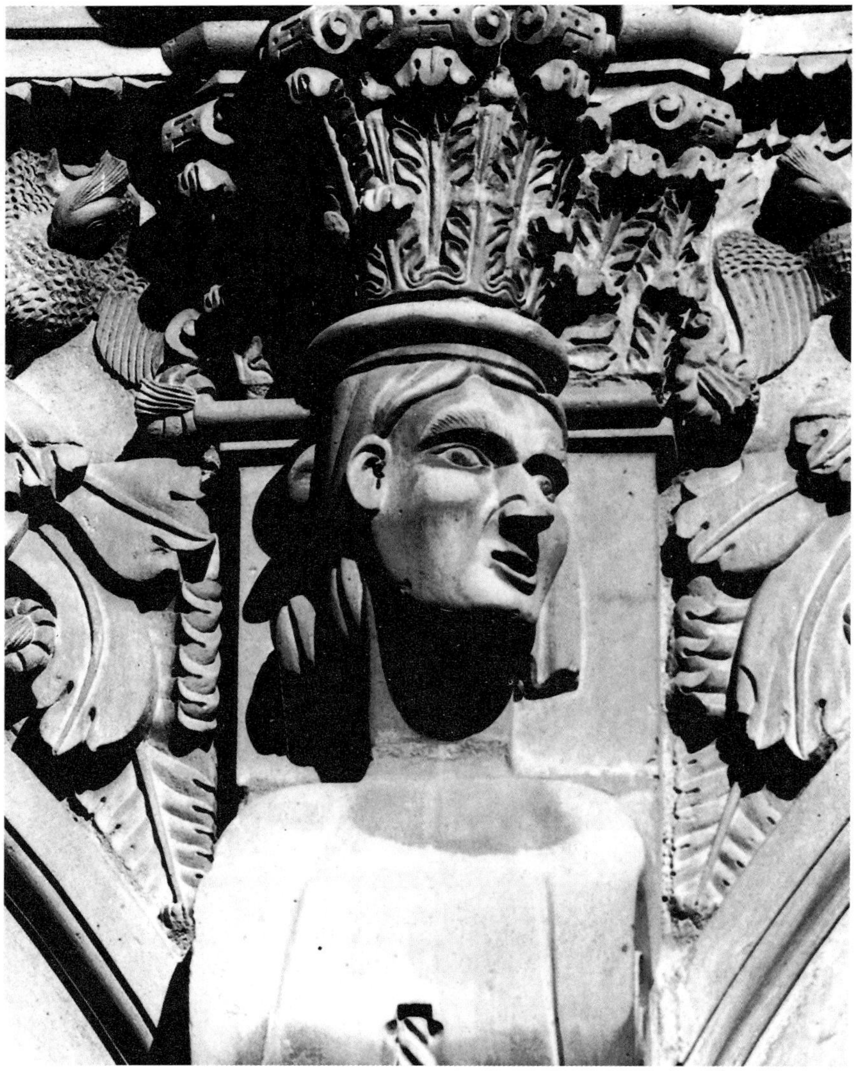
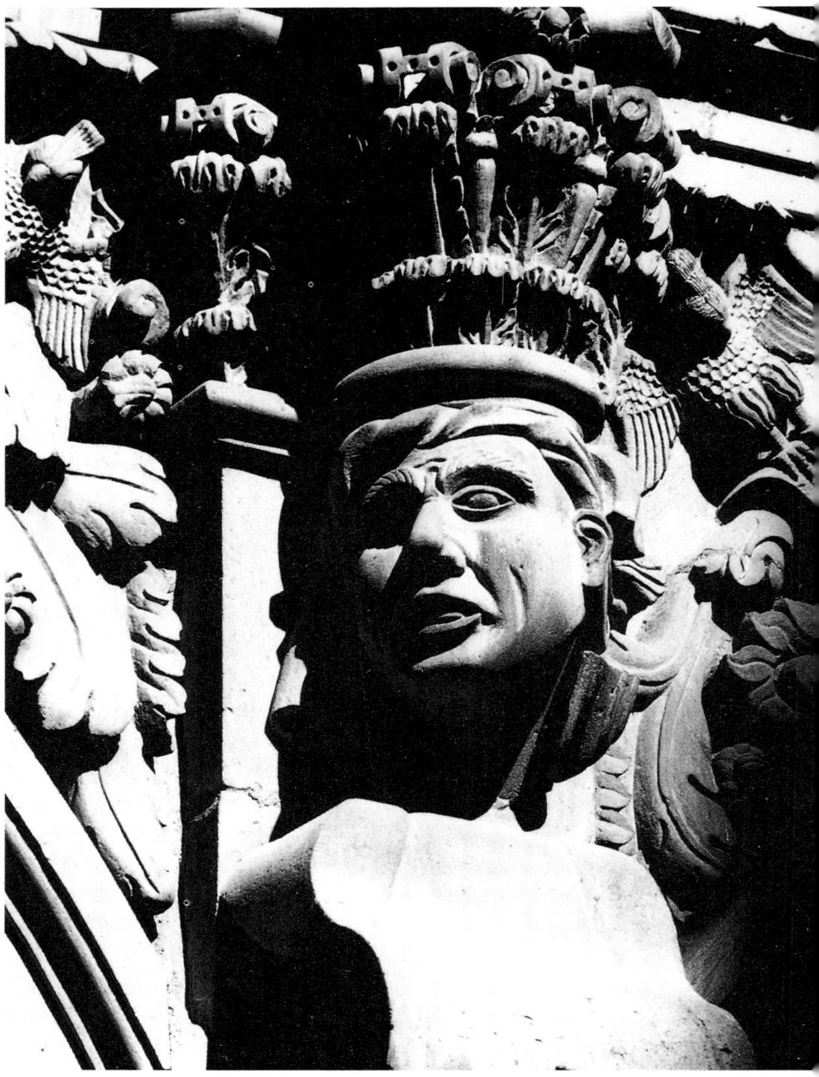

461–464 Querétaro: Details der Skulpturen des Patios von San Agustín.

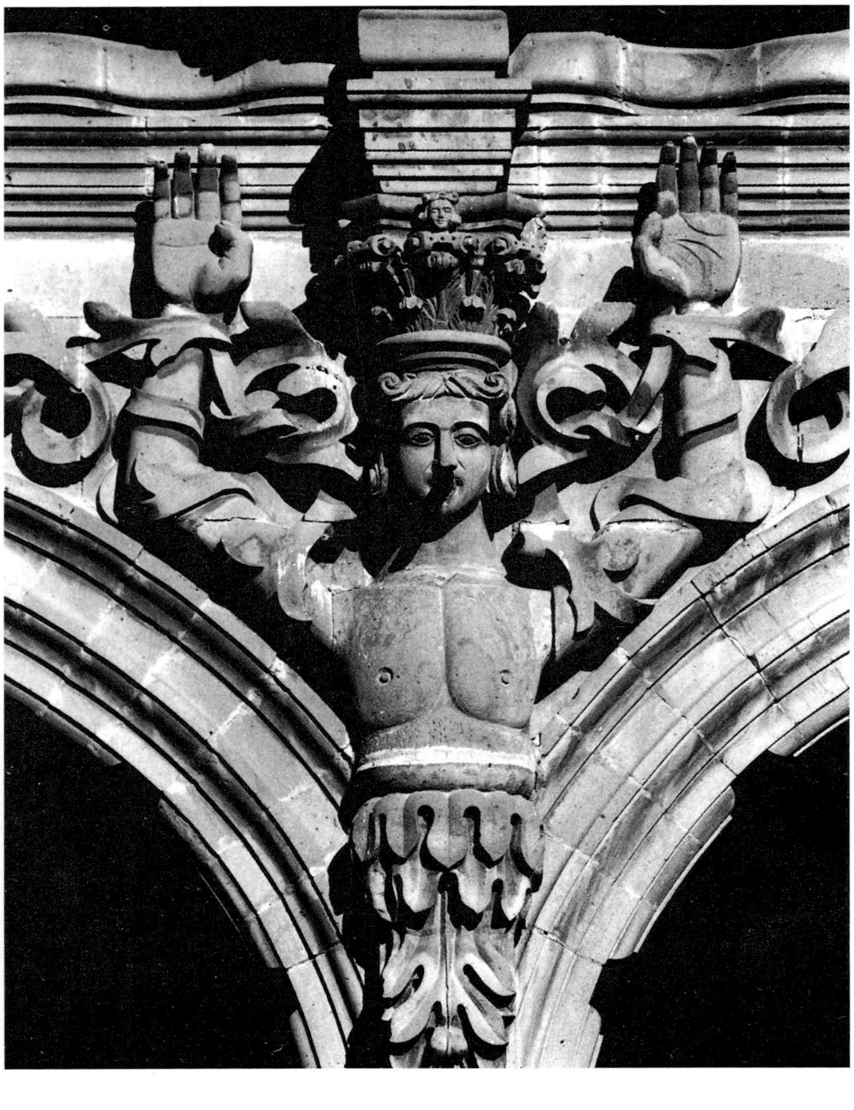
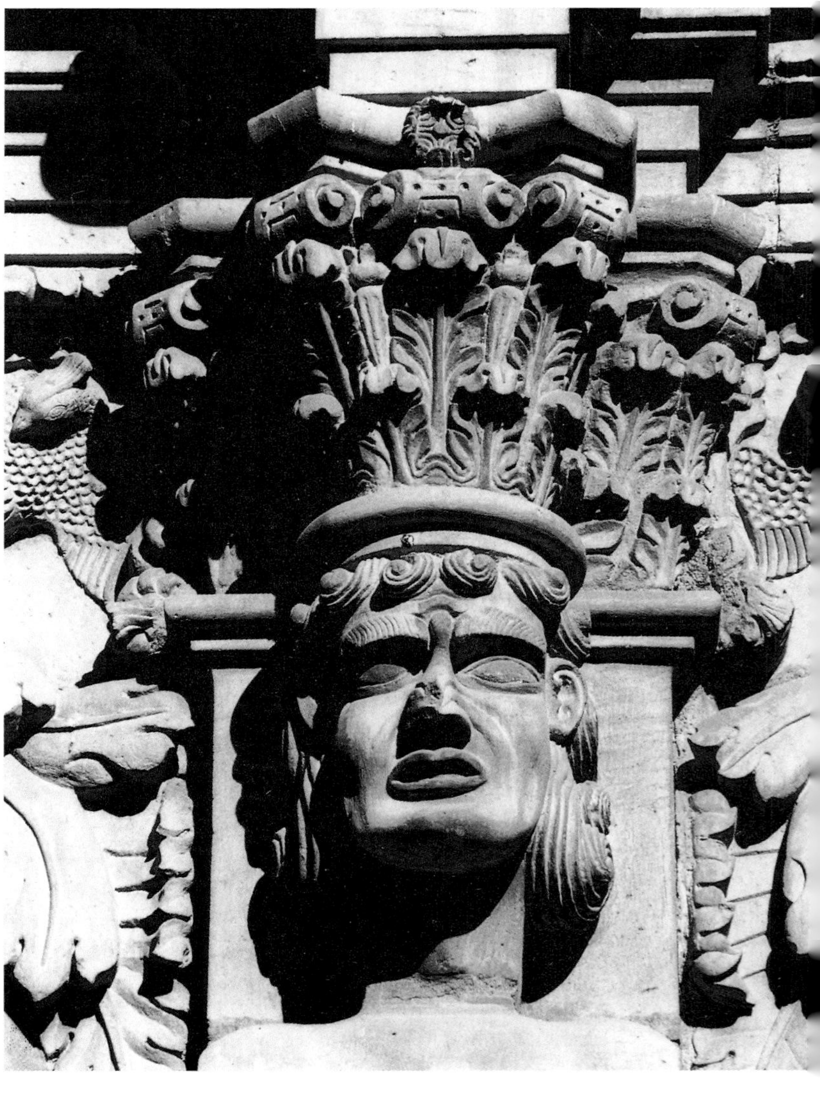

# PORTUGAL
# BRASILIEN

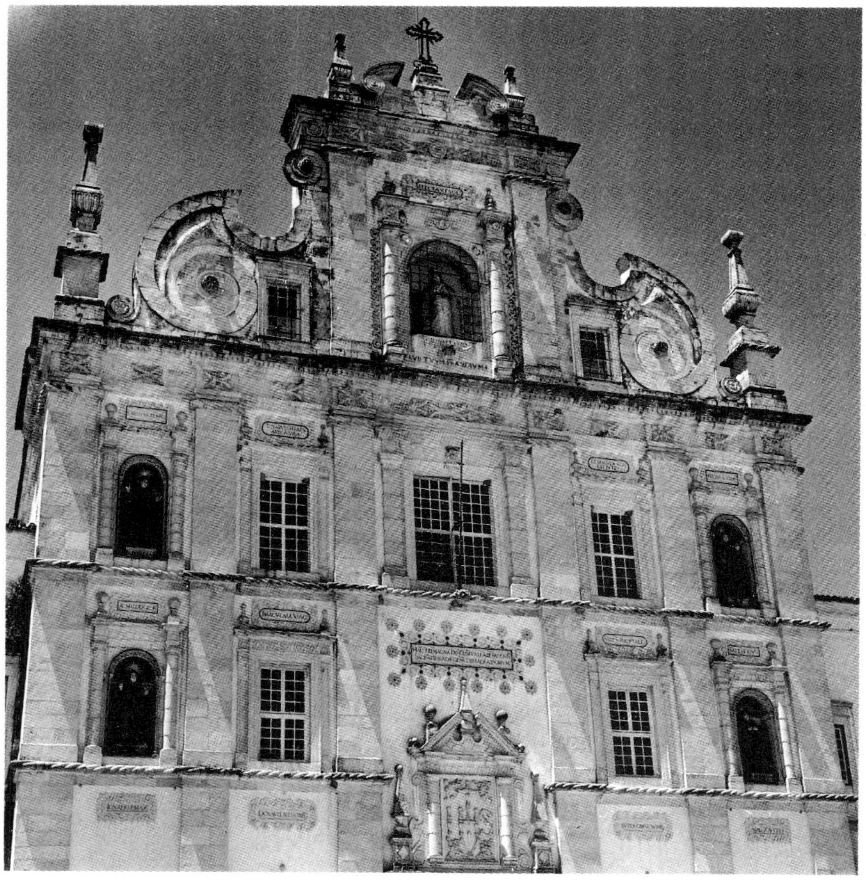

465 Santarém: Fassade der Kirche des Jesuitenseminars.

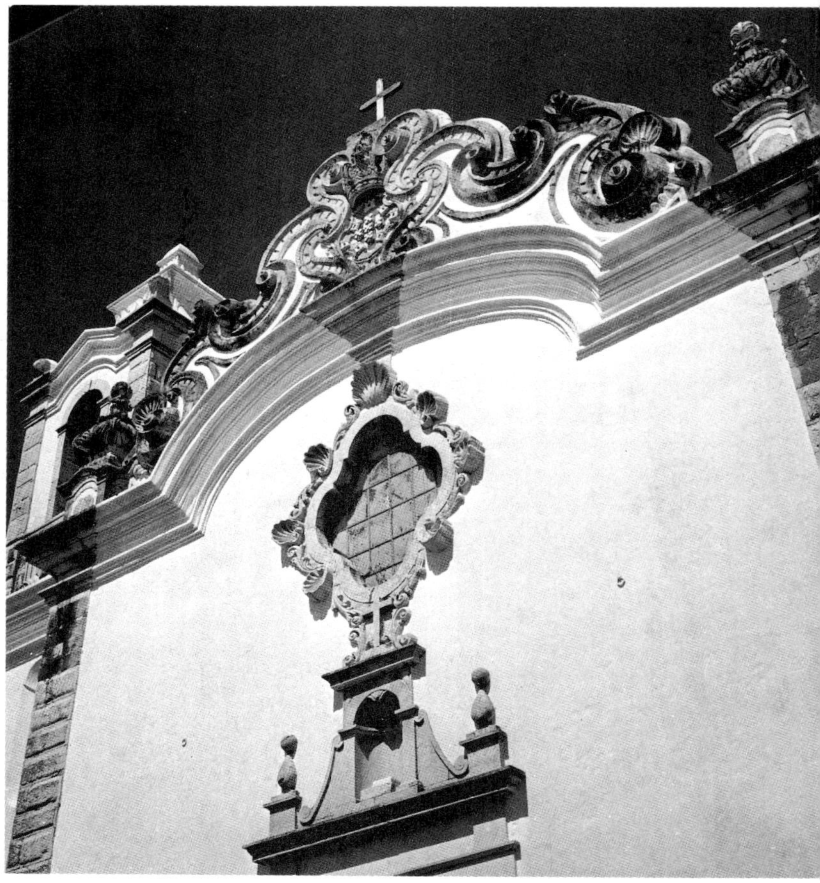

466 Lagos: Fassade der Kirche San Antonio.

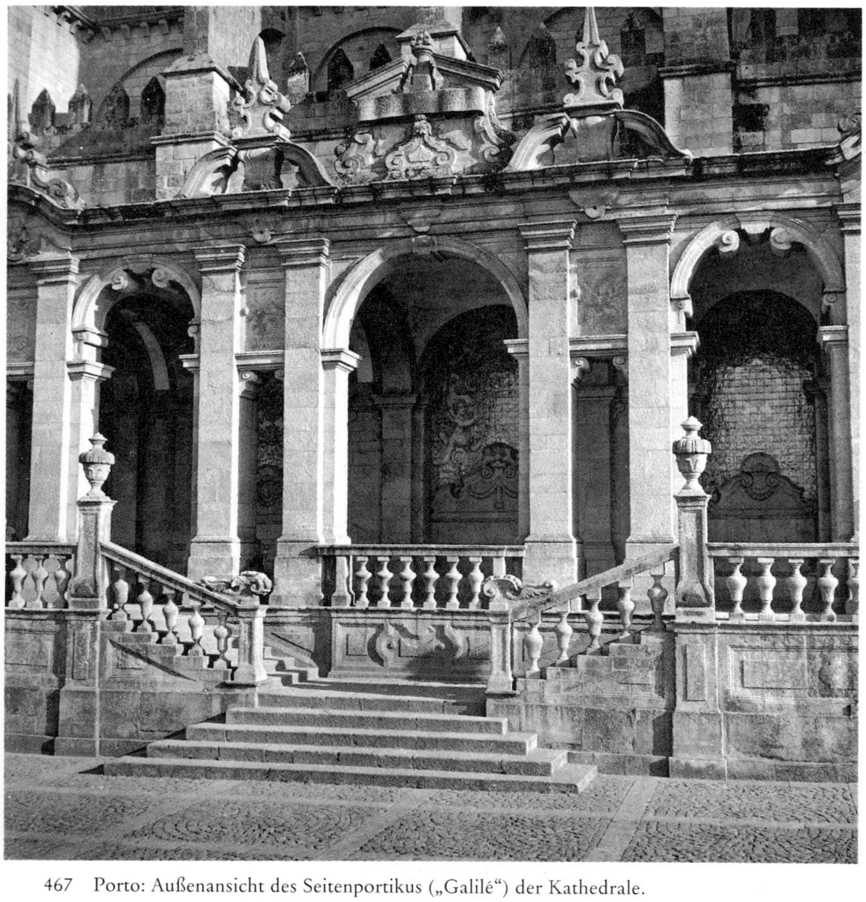

467 Porto: Außenansicht des Seitenportikus („Galilé") der Kathedrale.

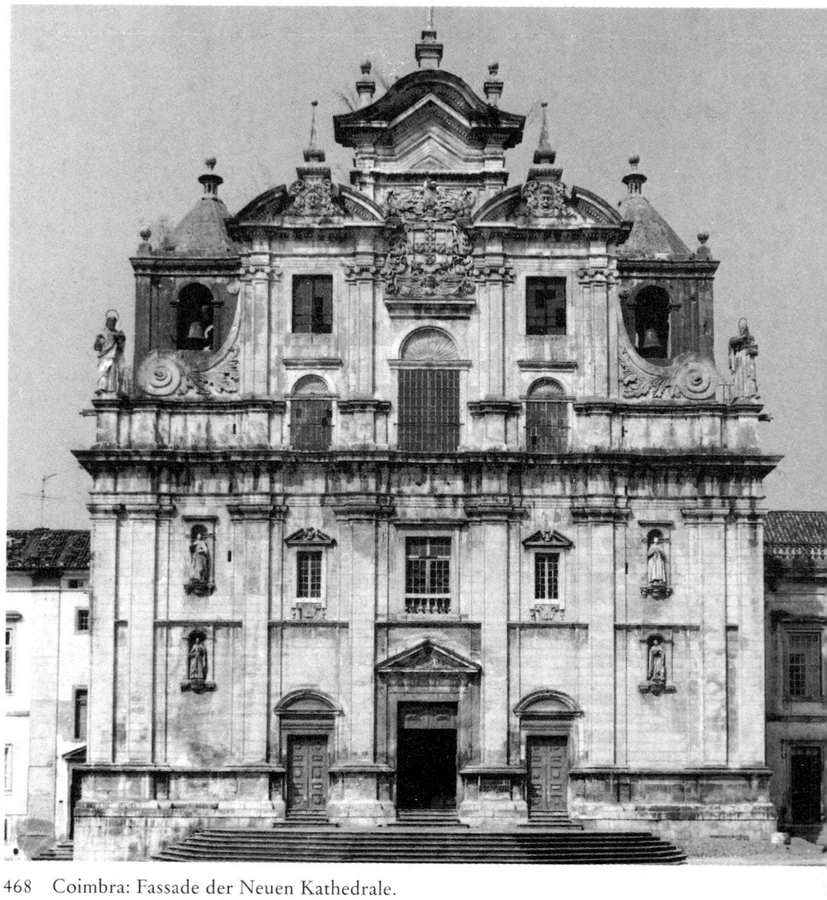

468 Coimbra: Fassade der Neuen Kathedrale.

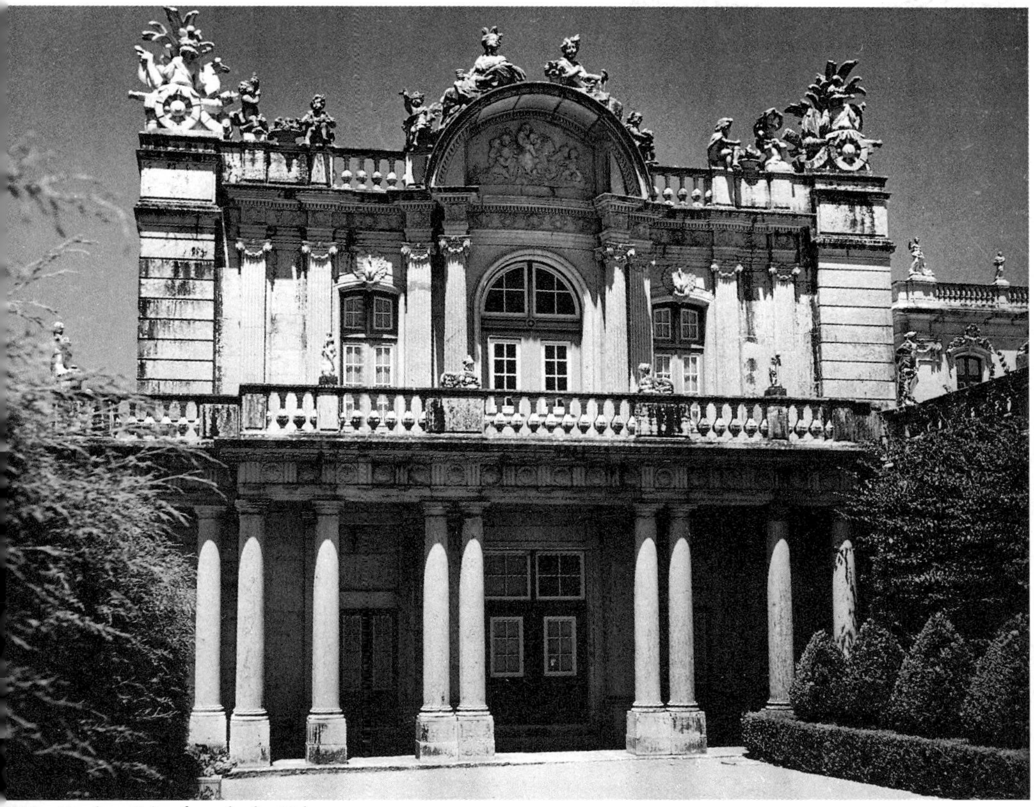

469 Queluz: Seitenfassade des Palastes.

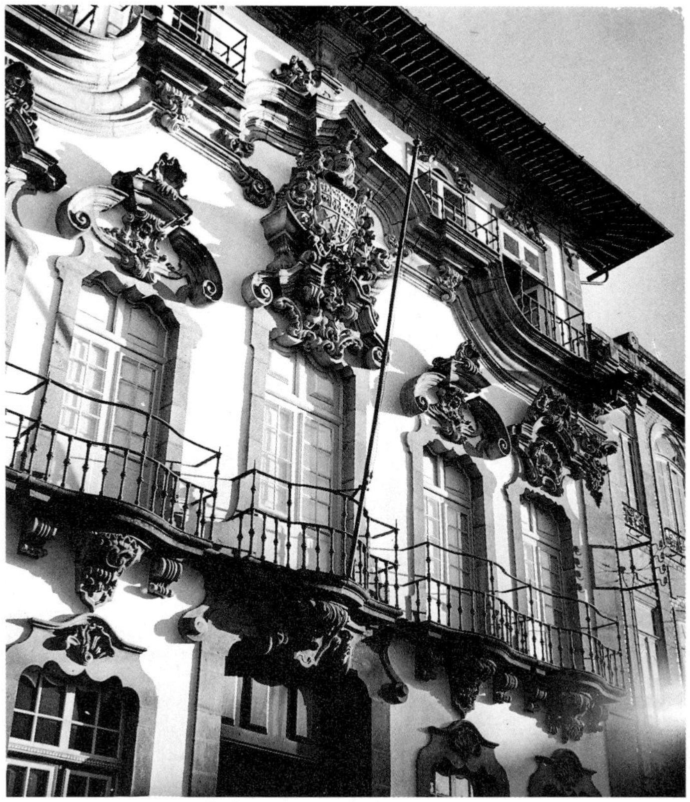

470 Guimarães: Fassade des Lobo-Machado-Hauses.

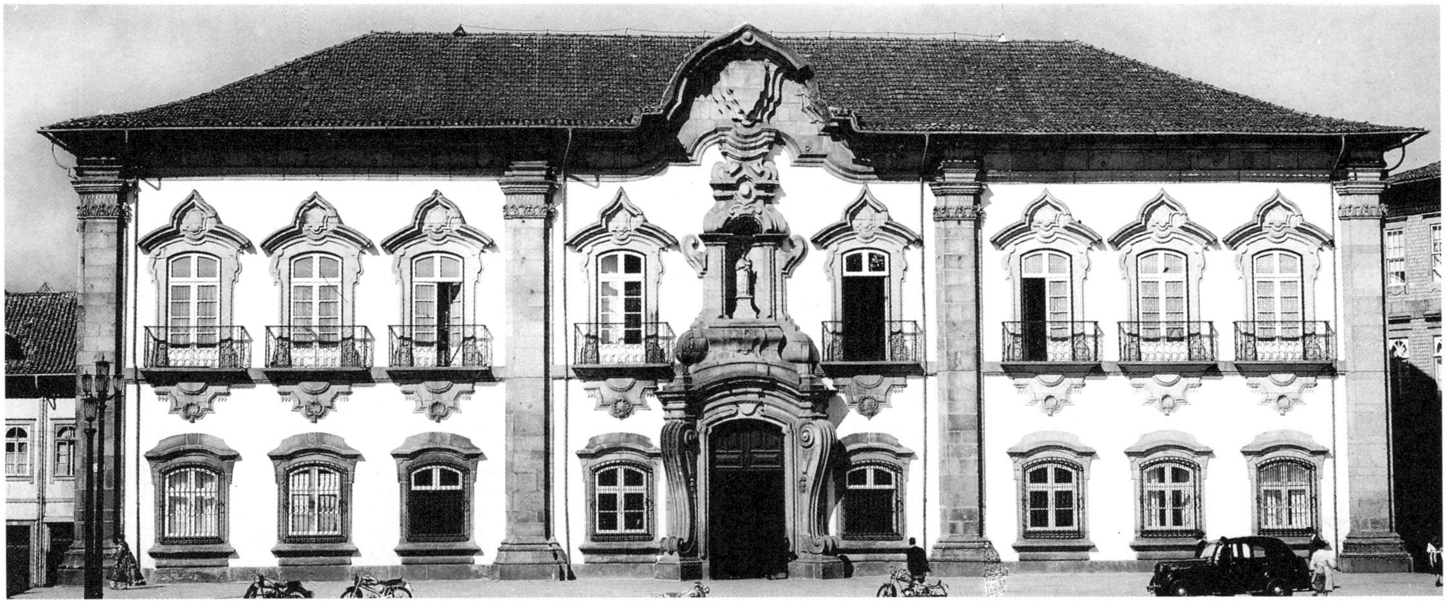

471 Braga: Fassade des Rathauses.

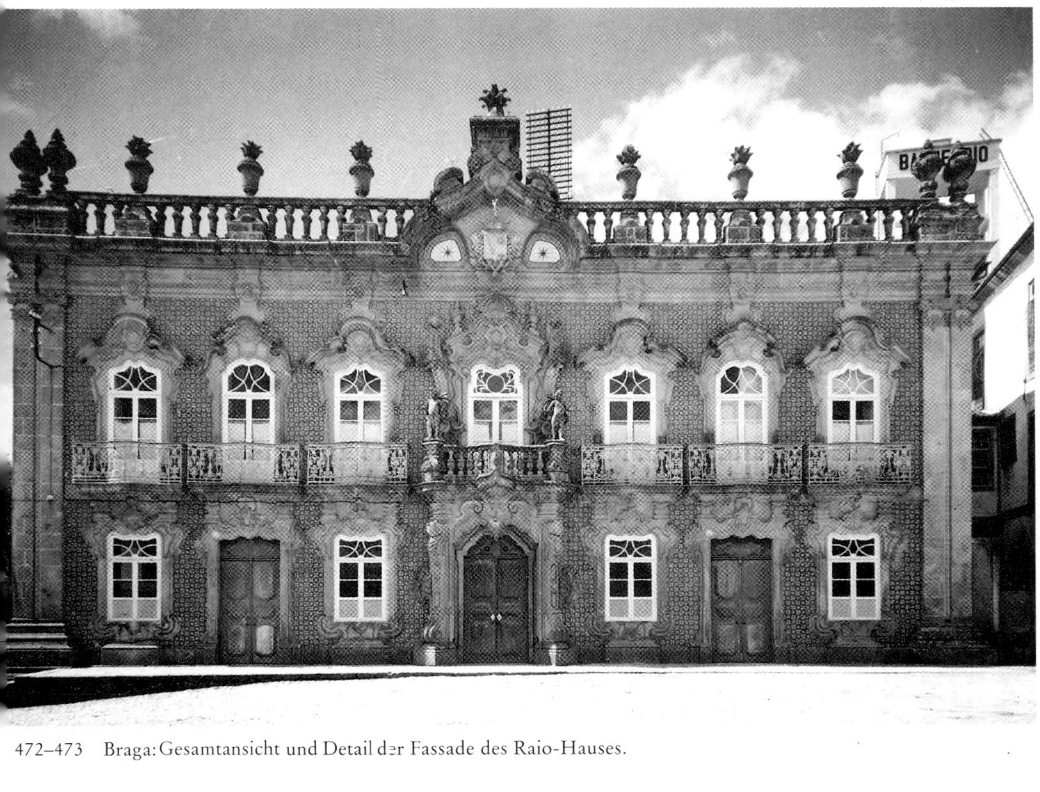

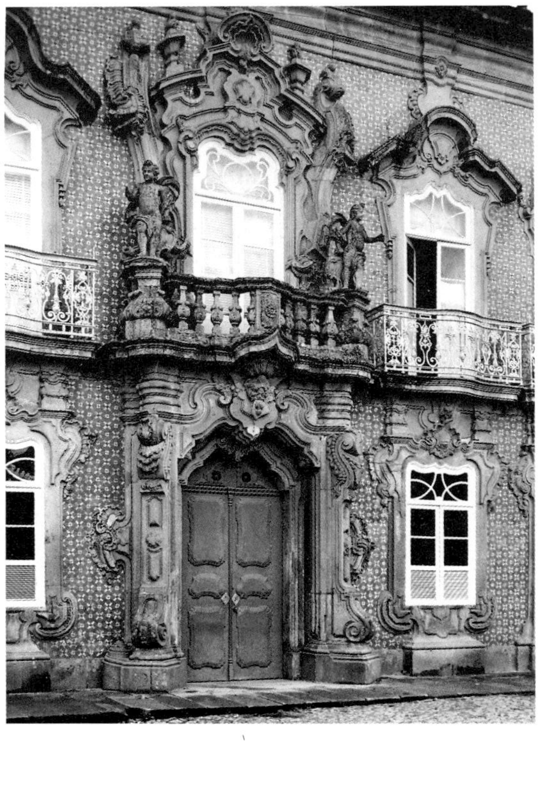

472–473 Braga: Gesamtansicht und Detail der Fassade des Raio-Hauses.

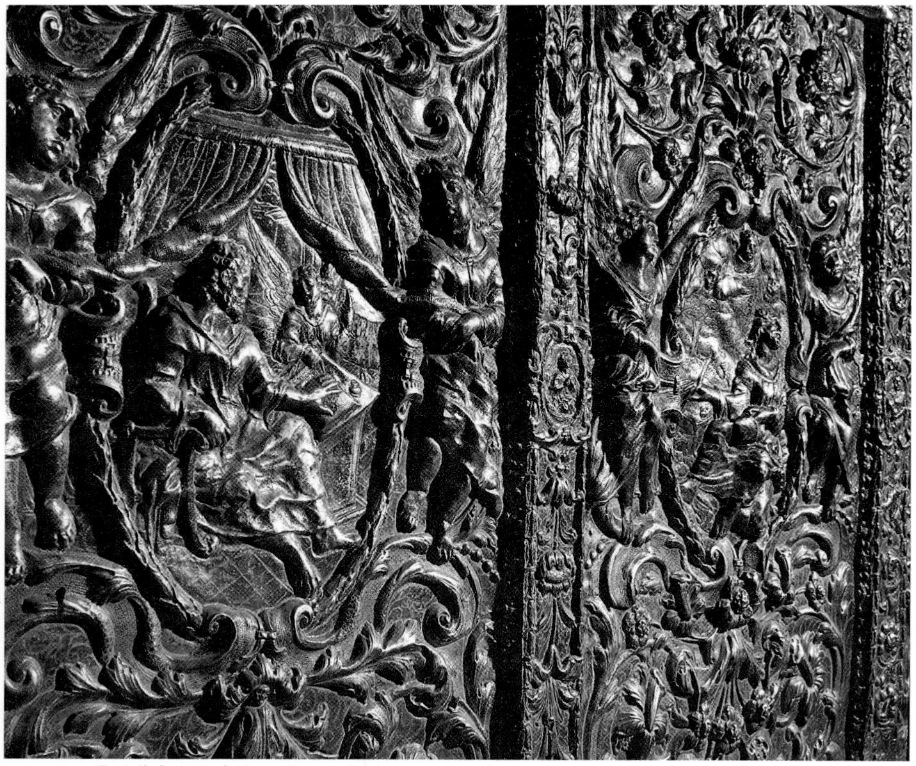

474 Detail des Hochaltars der Kathedrale von Porto. 1632–1755.

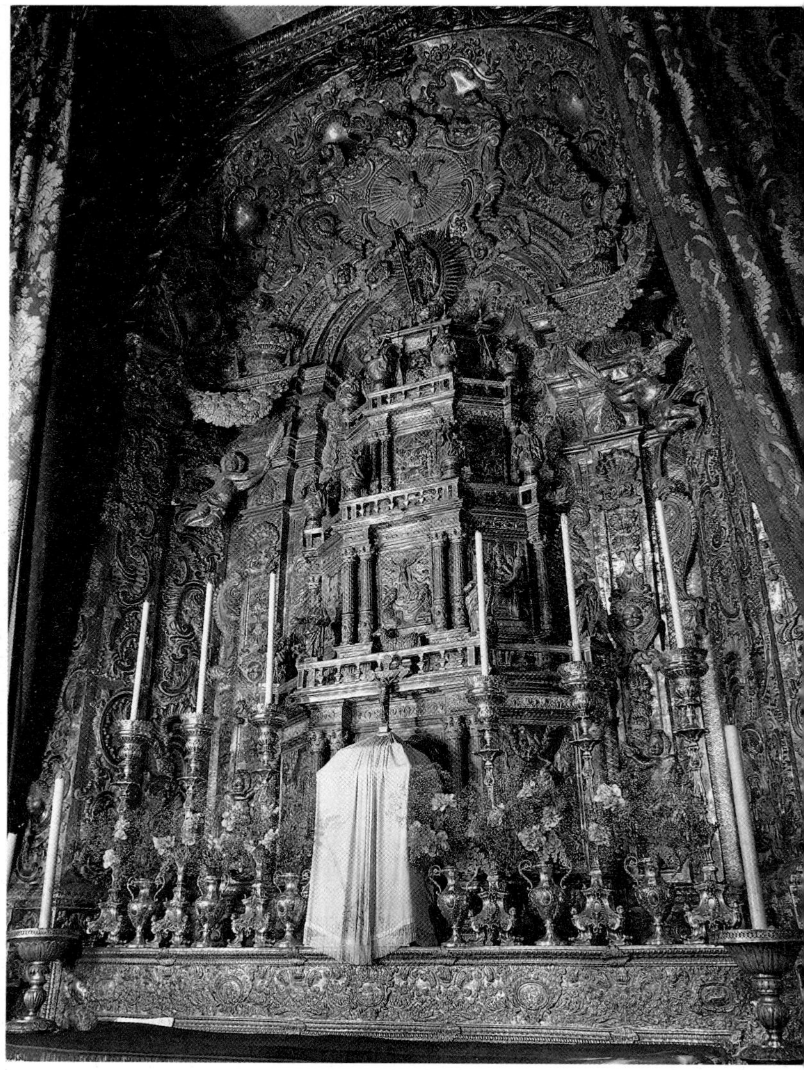

475 Gesamtansicht des Hochaltars der Kathedrale von Porto. 1632–1755

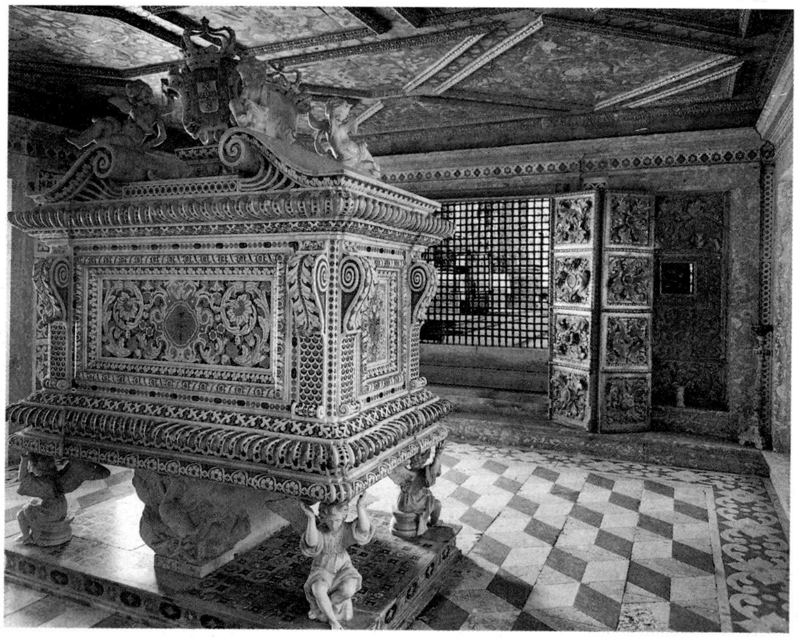

476 João Antunes: Grabmal der Prinzessin Joana. 1699–1710.

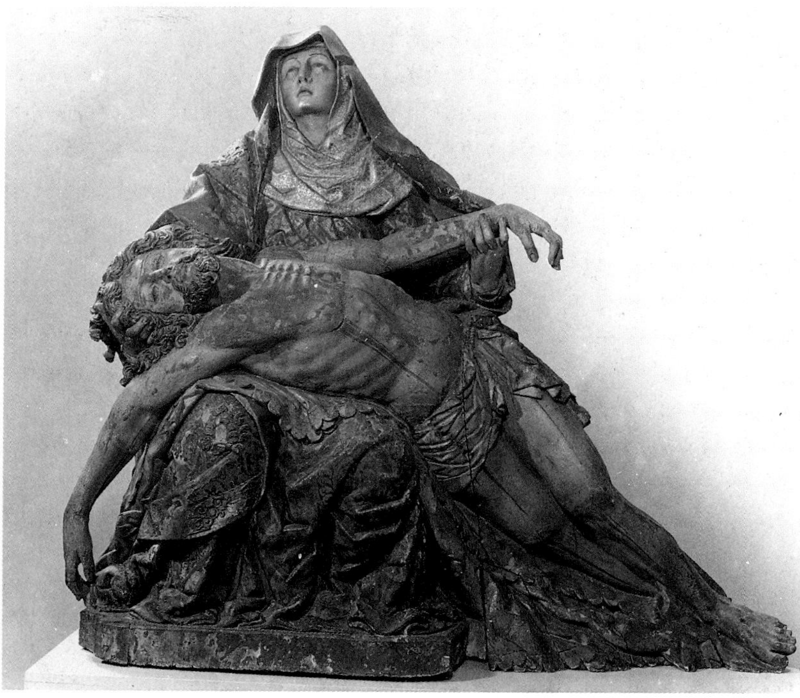

477 Cipriano da Cruz de Sousa: Pietà. Um 1685.

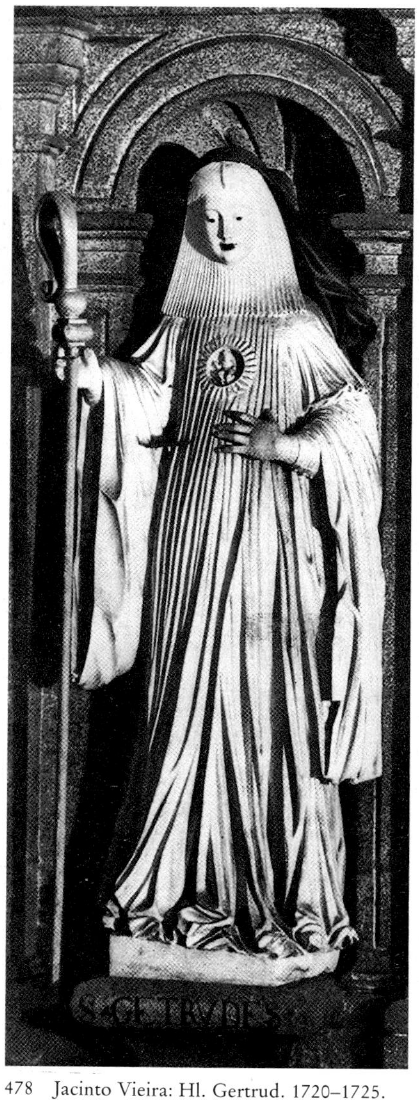


478 Jacinto Vieira: Hl. Gertrud. 1720–1725.

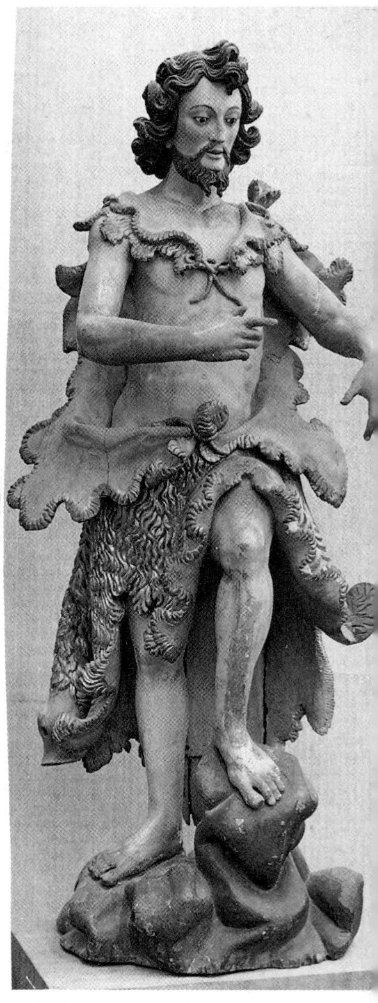

479 Johannes der Täufer.

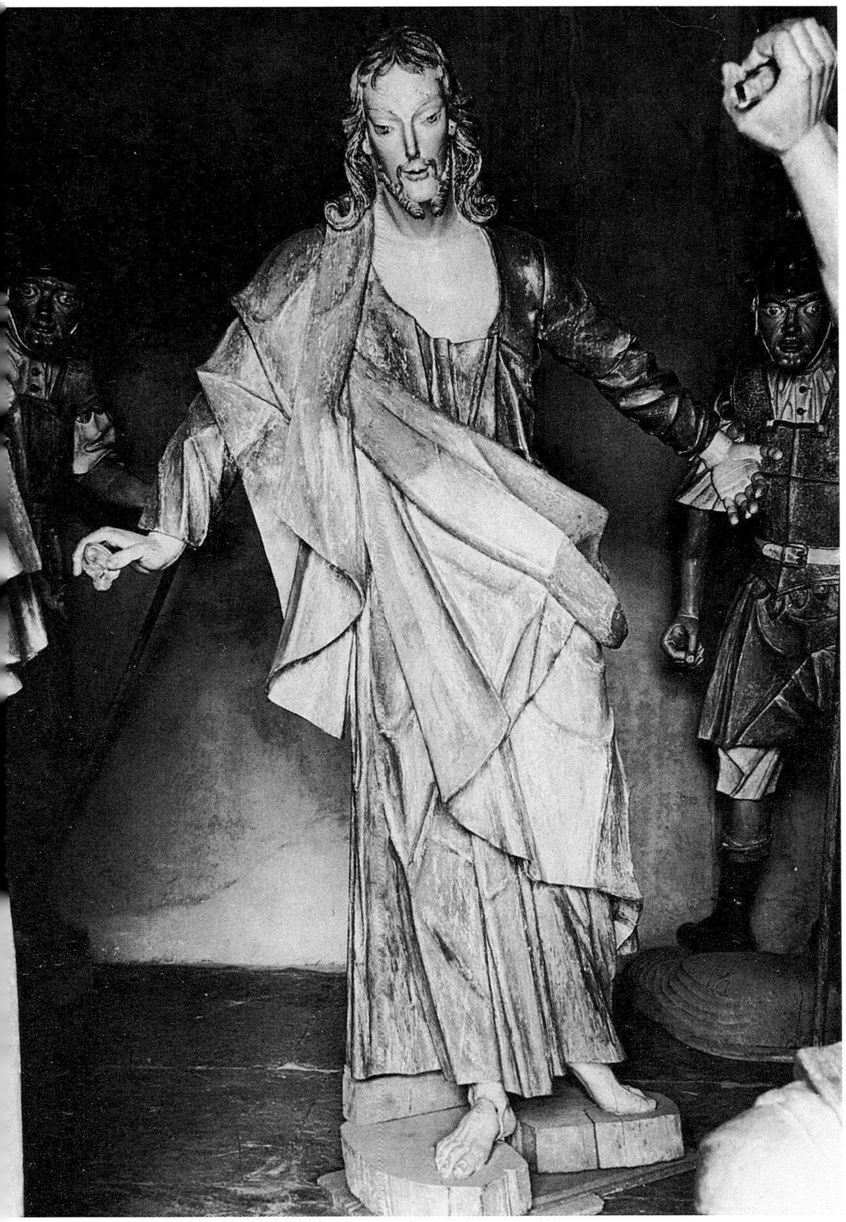

480 L'Aleijadinho: Christus aus der Gruppe der Gefangennahme. 1796–1799.

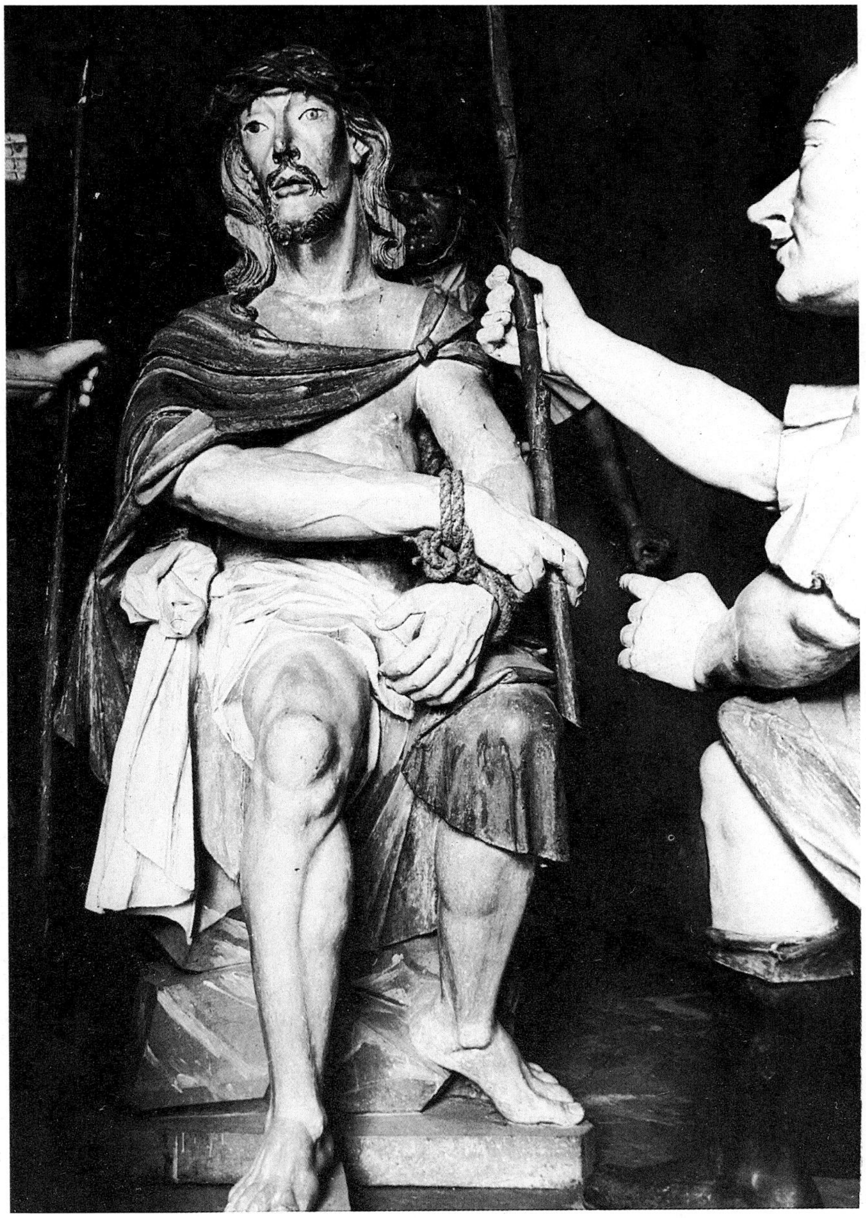

481 L'Aleijadinho: Christus der Geißelung. 1796–1799.

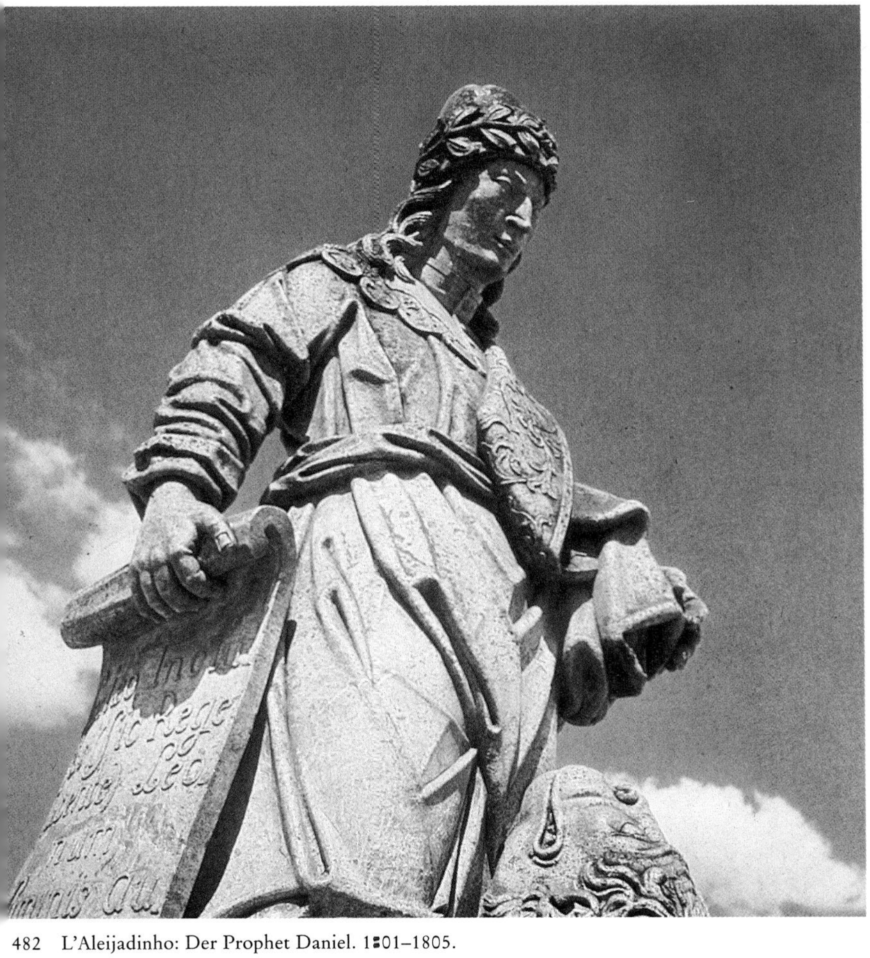

482 L'Aleijadinho: Der Prophet Daniel. 1801–1805.

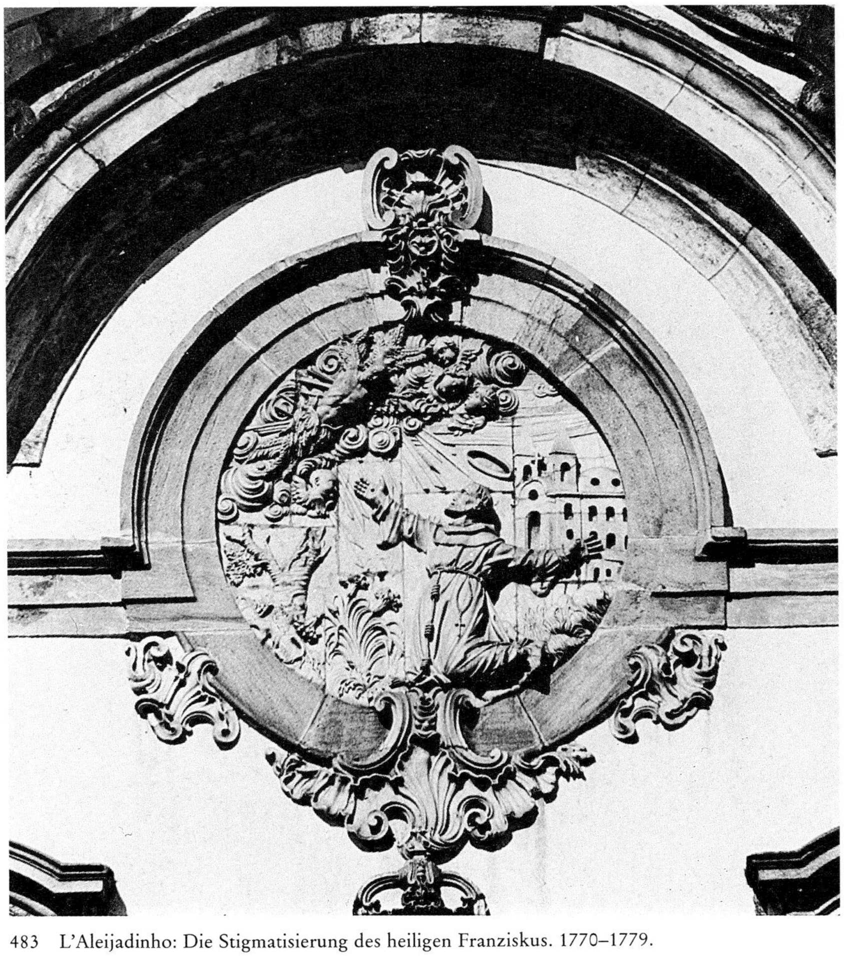

483 L'Aleijadinho: Die Stigmatisierung des heiligen Franziskus. 1770–1779.

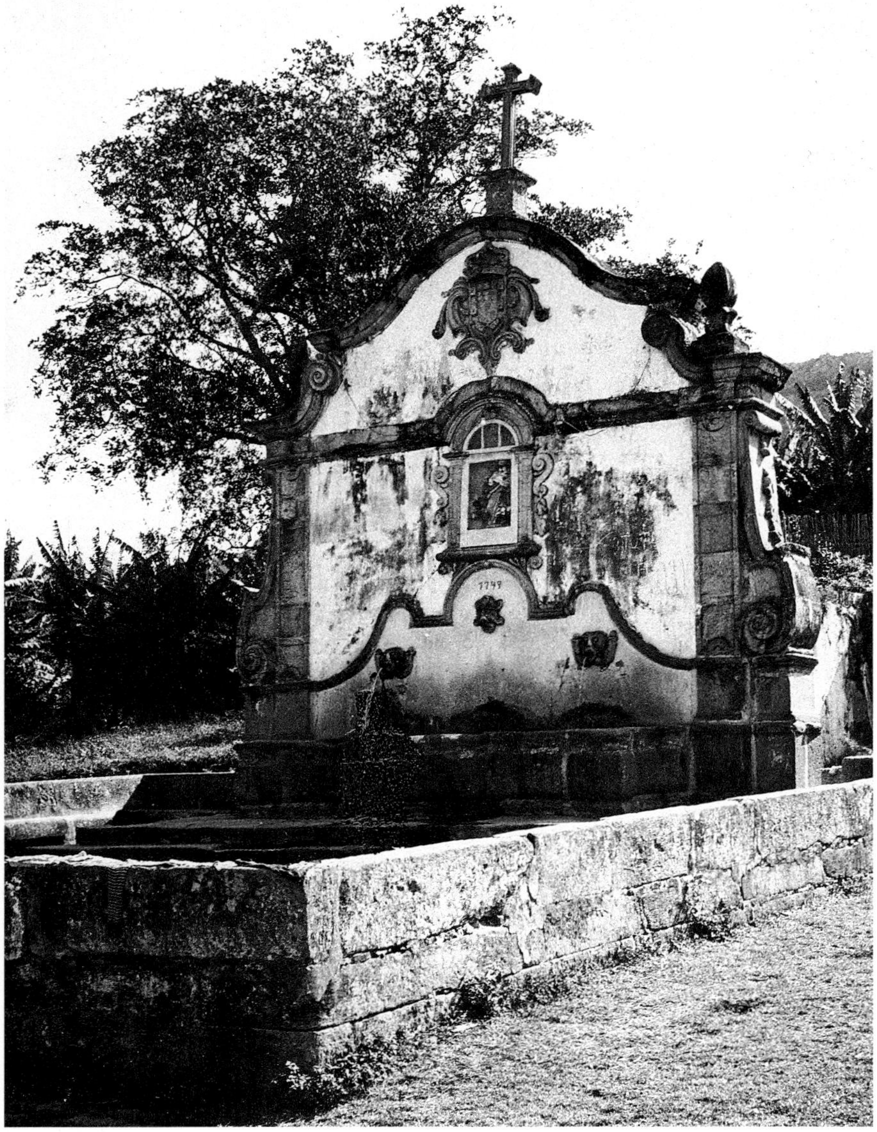

484 Brunnenanlage von São José. 1749.

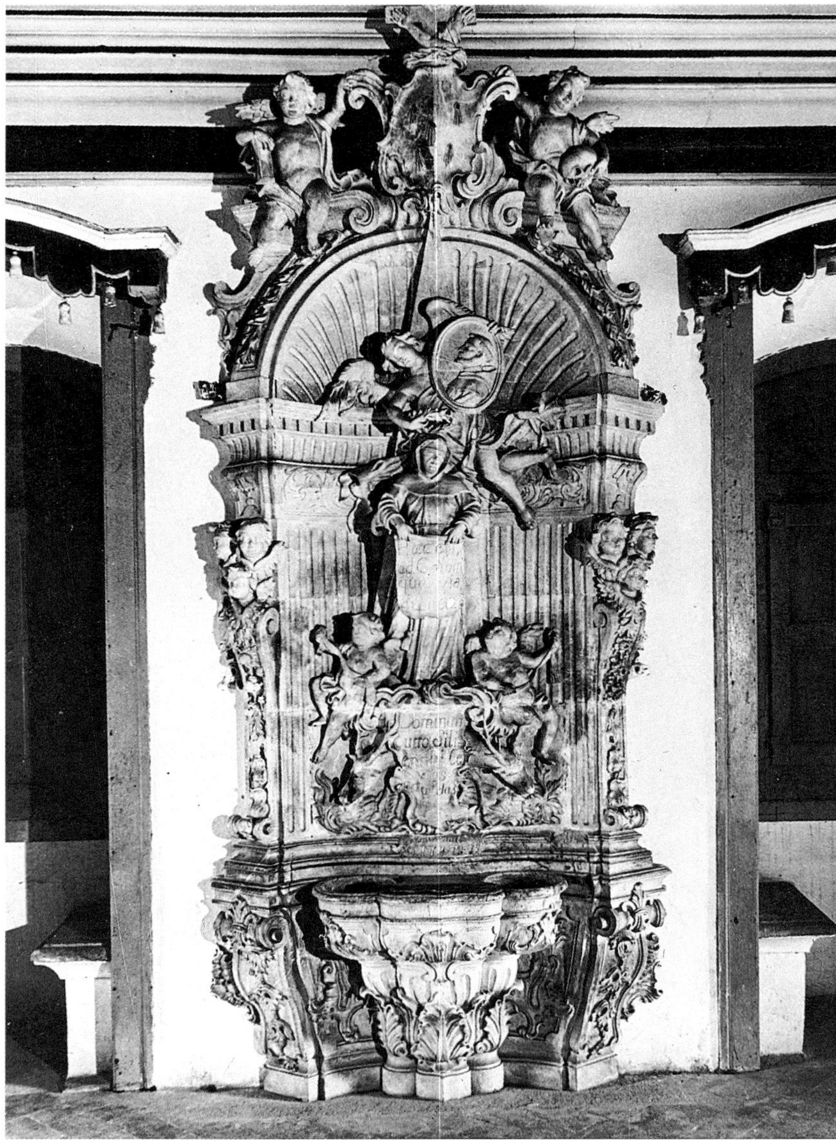

485 Waschbecken der Sakristei von São Francisco de Assis. 1777–1779.

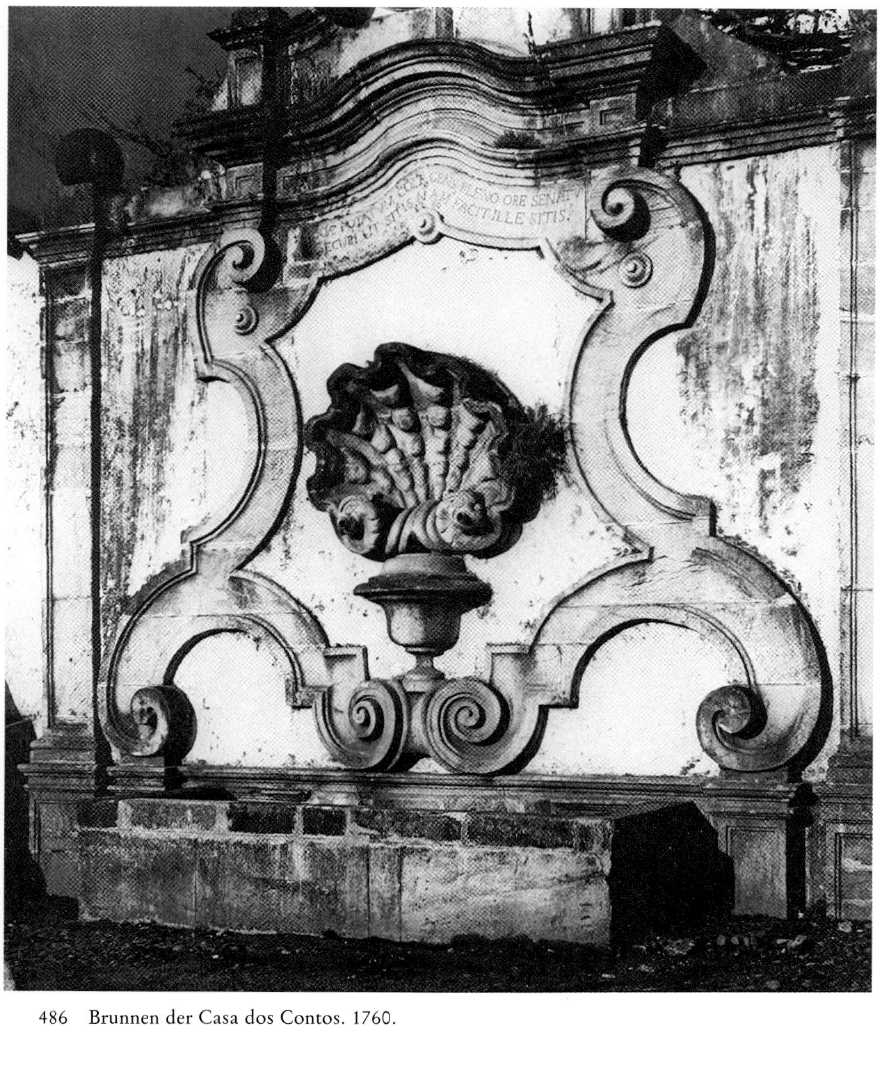

486 Brunnen der Casa dos Contos. 1760.

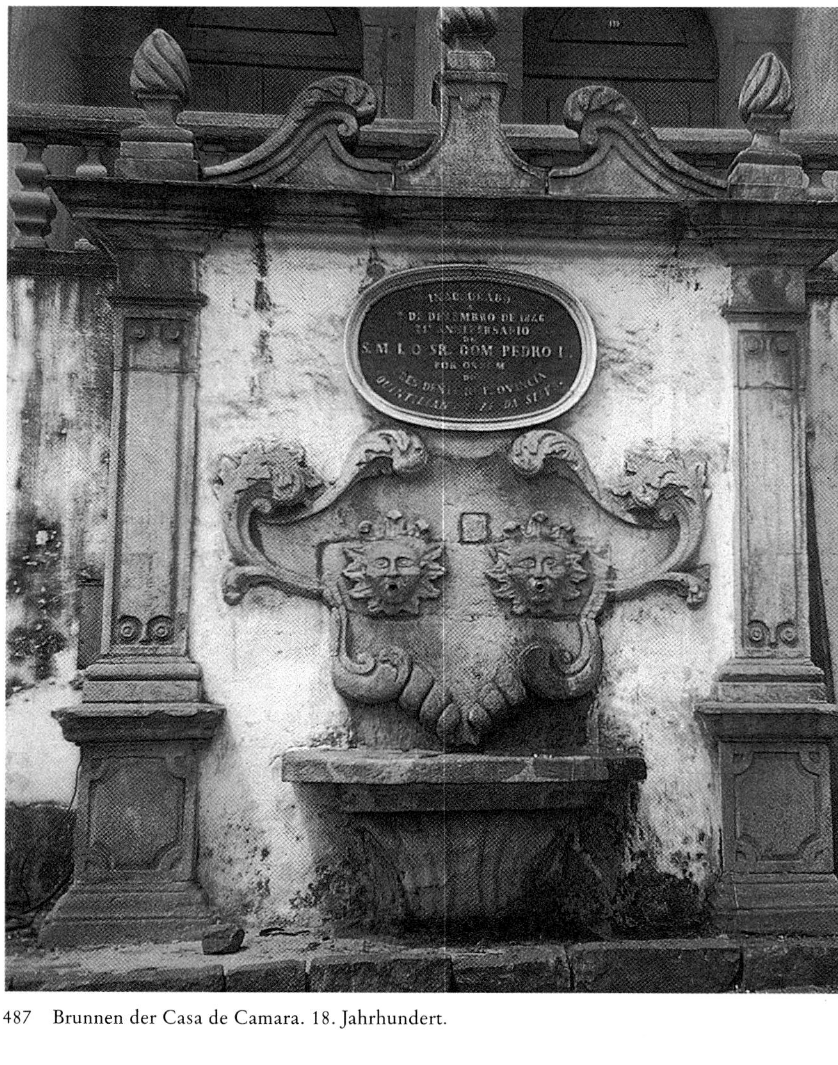


487 Brunnen der Casa de Camara. 18. Jahrhundert.

# DEKORATIVE KUNST

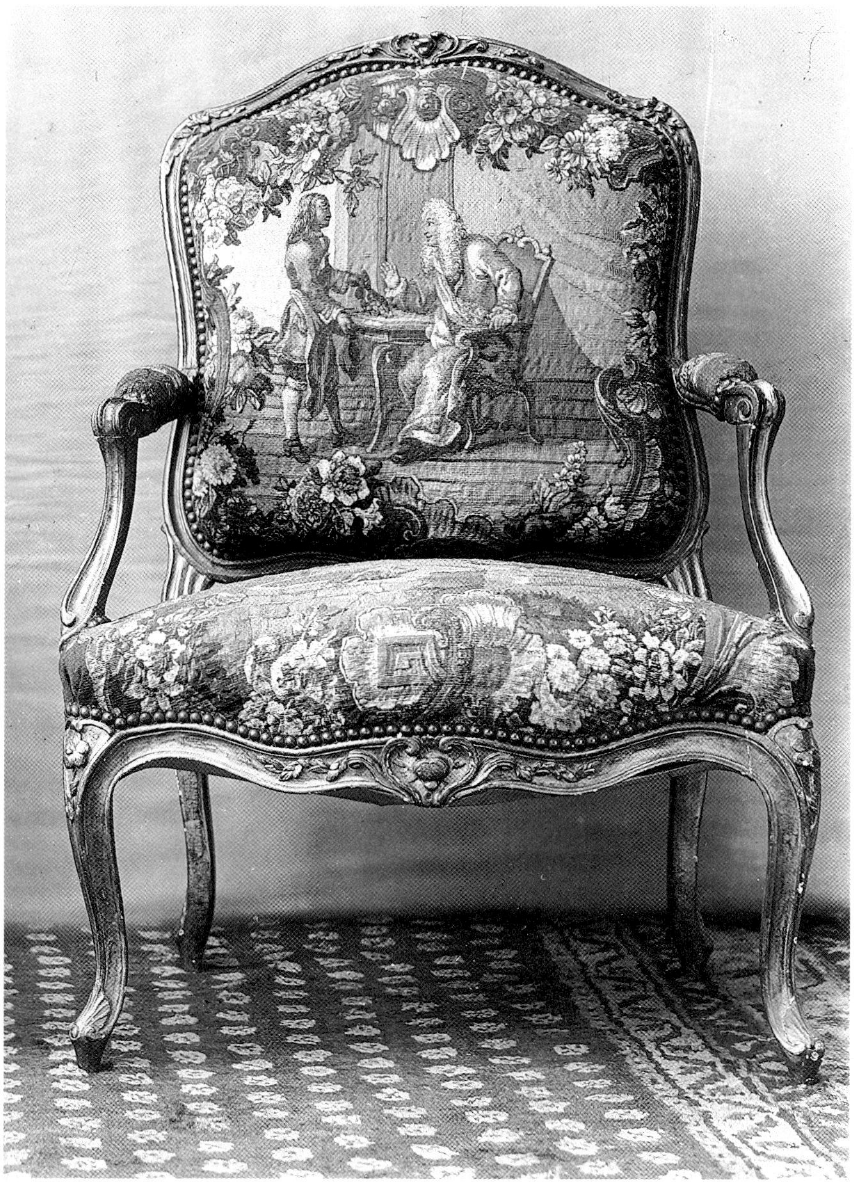

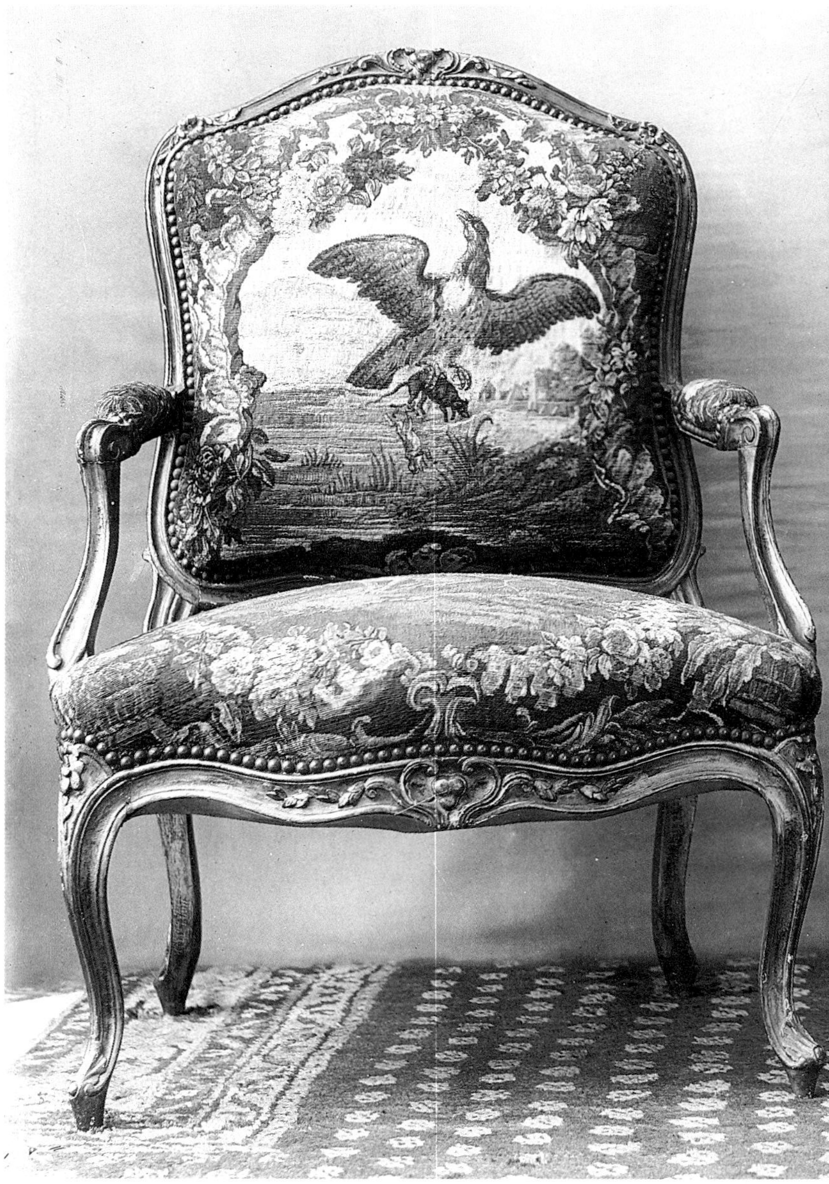

488–489 Zwei Sessel aus der Zeit Ludwigs XV.

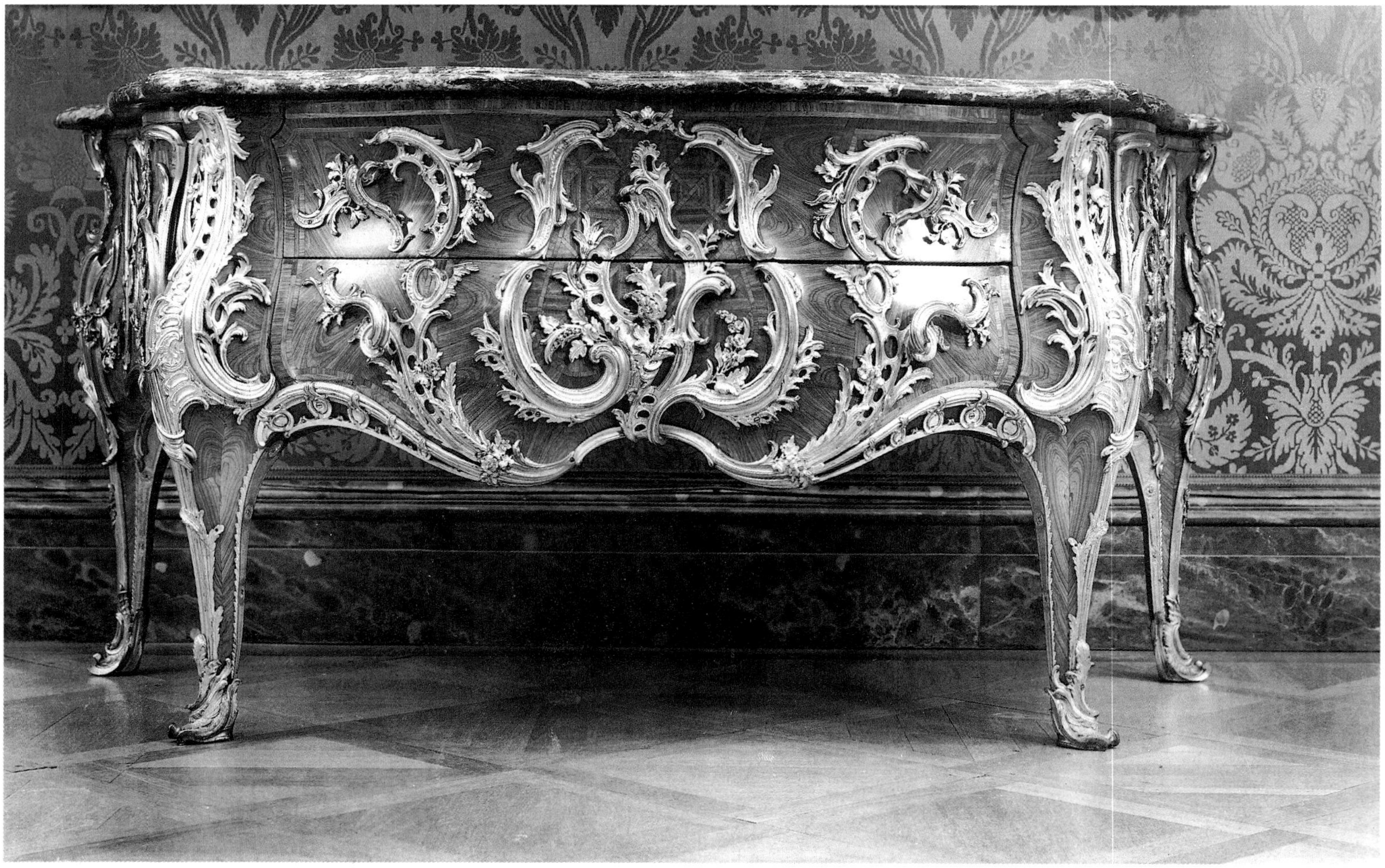

490 Antoine Robert Gaudreaux: Kommode Ludwigs XV.

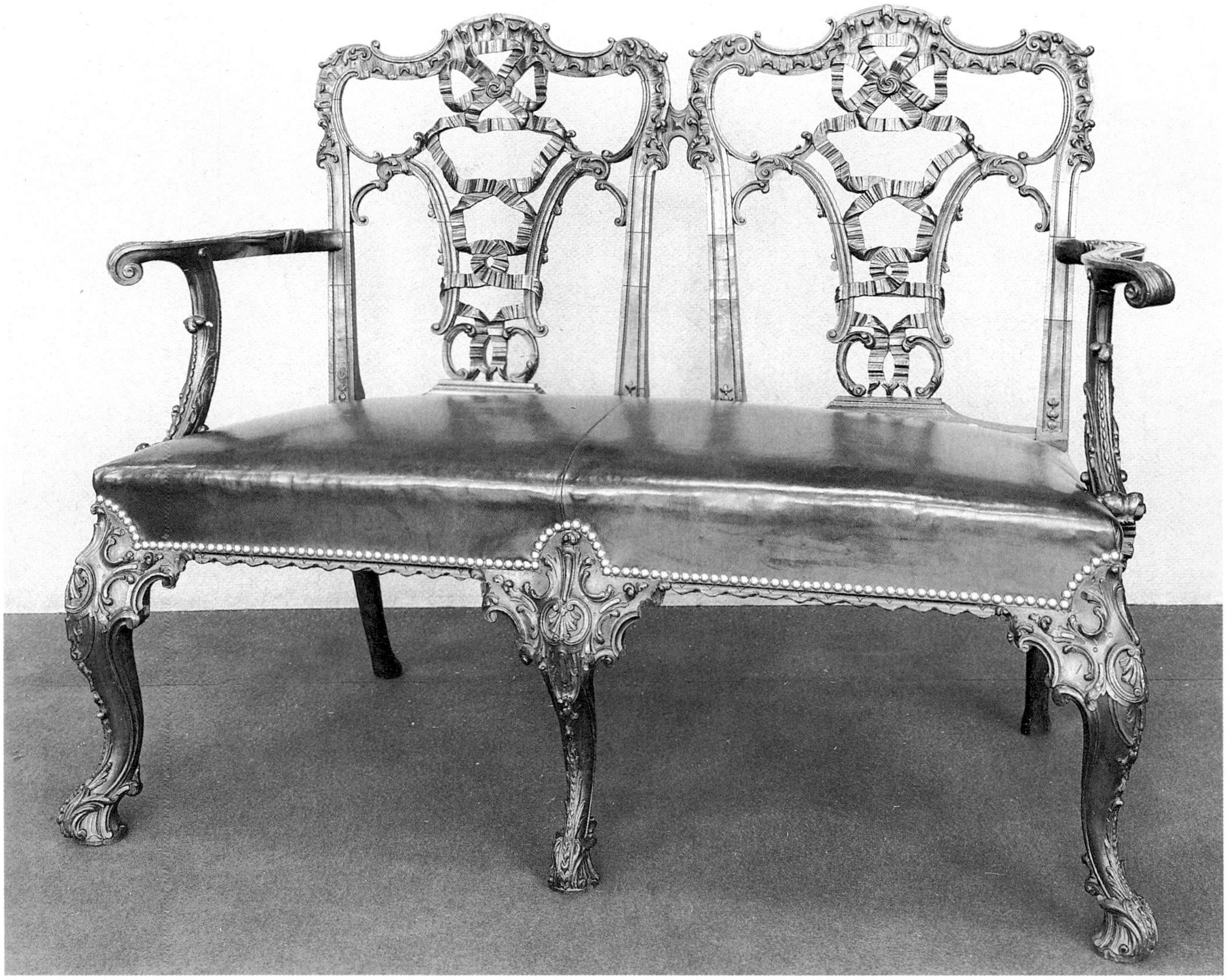

491 Canapé in Chippendale-Stil.

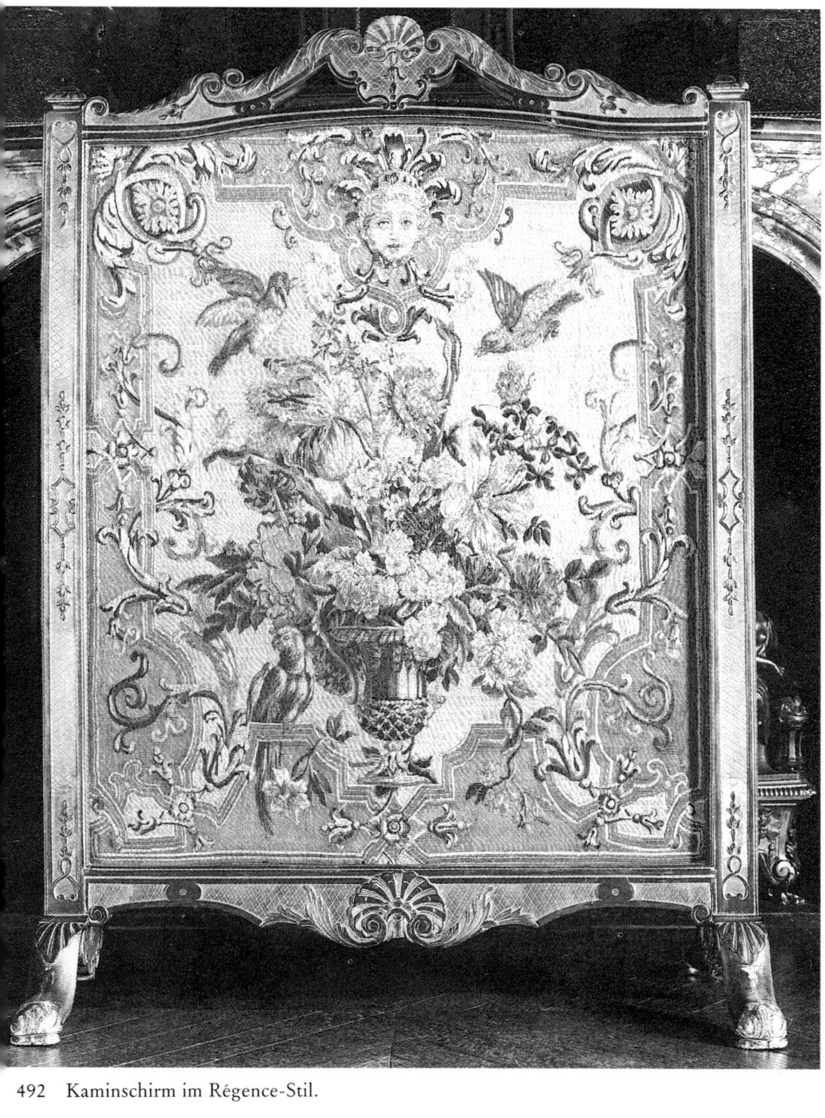

492 Kaminschirm im Régence-Stil.

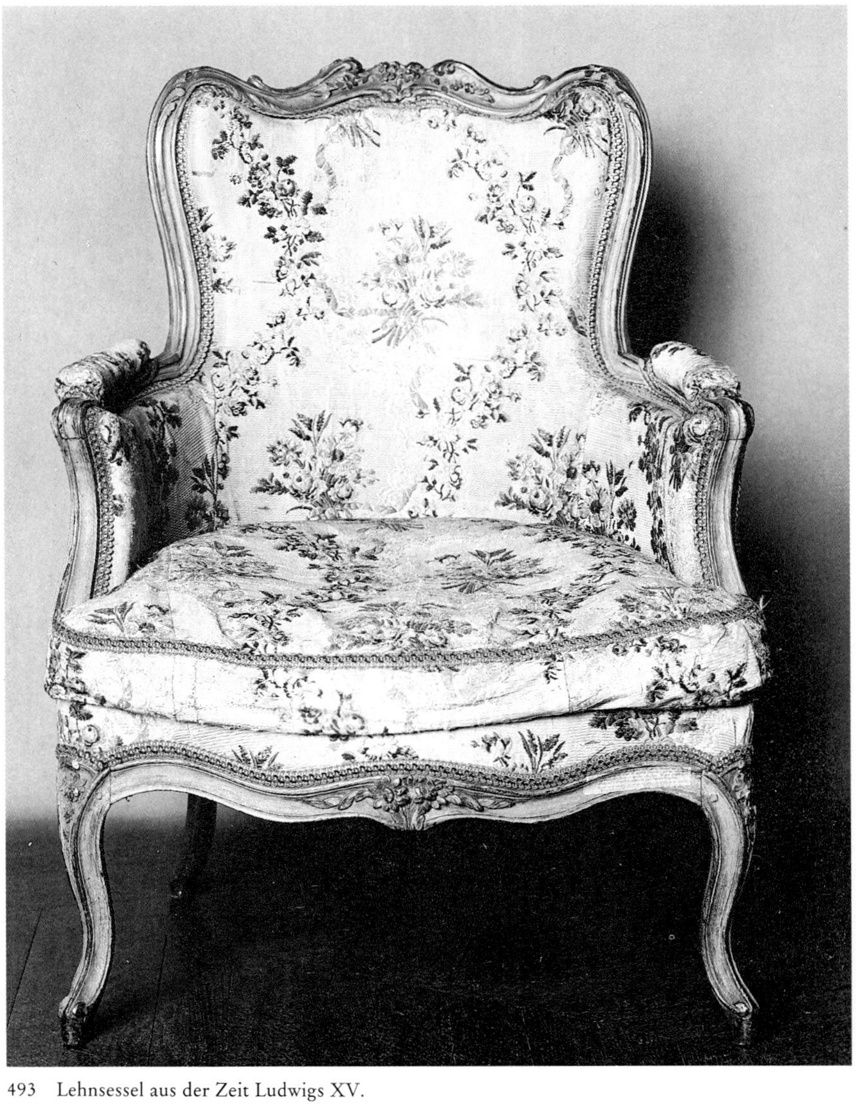

493 Lehnsessel aus der Zeit Ludwigs XV.

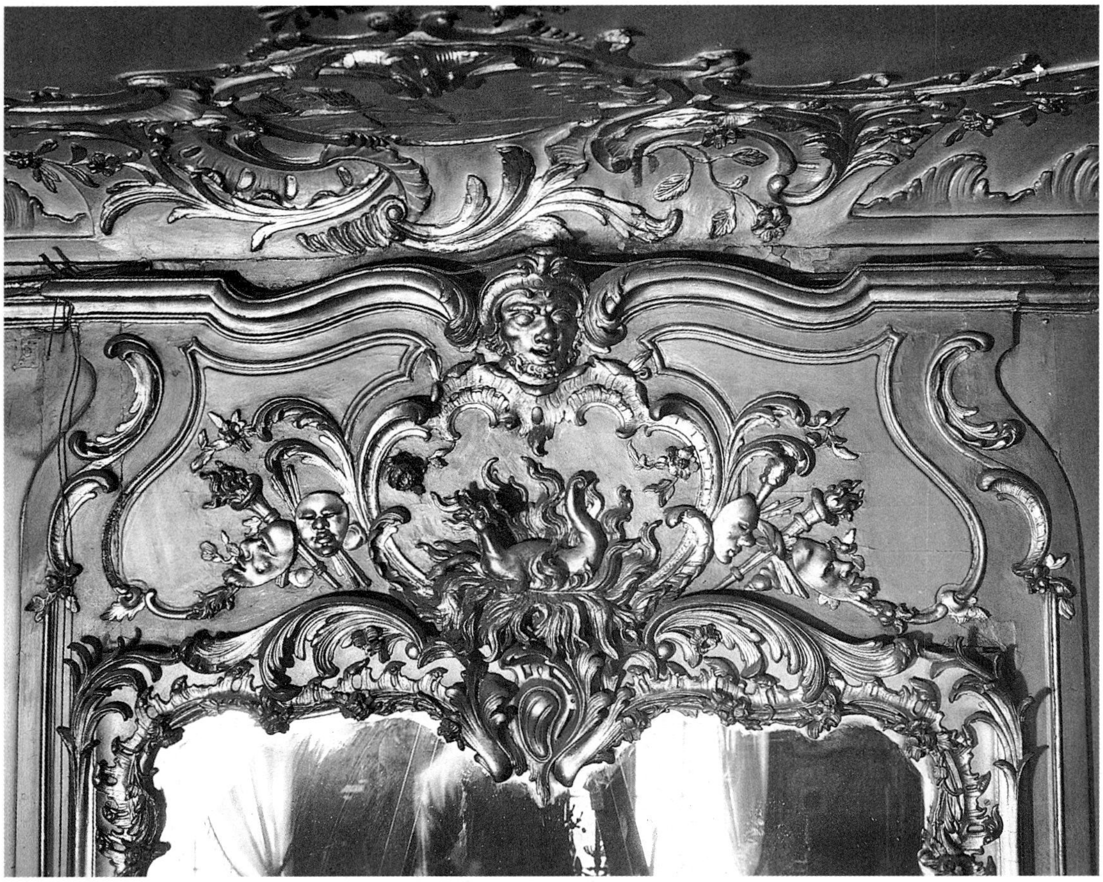

494 Holztäfelung im Spiel-Salon des Palais Falligan.

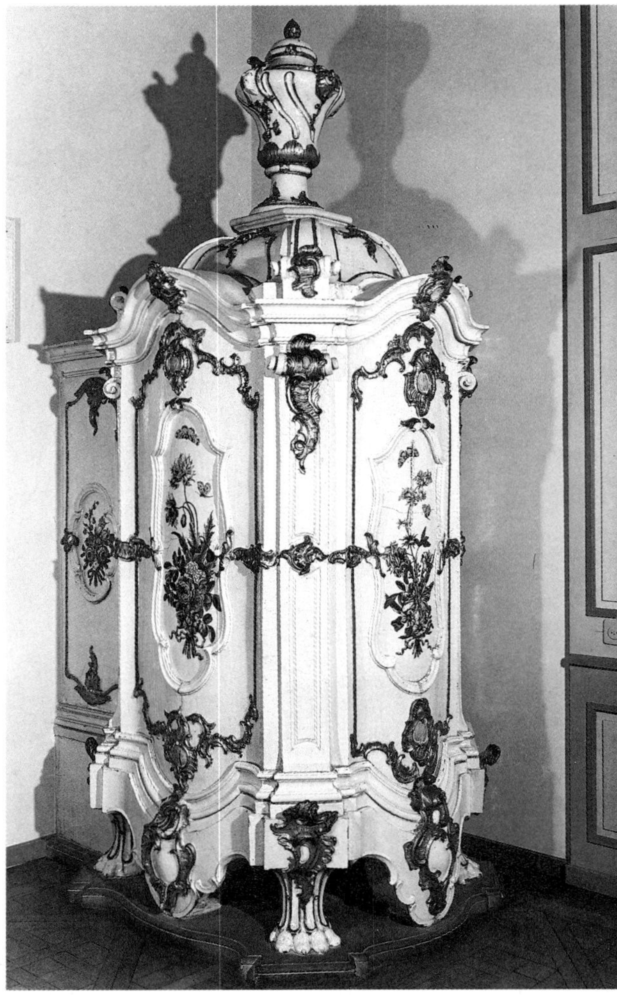

495 Fayence-Ofen aus Straßburg.

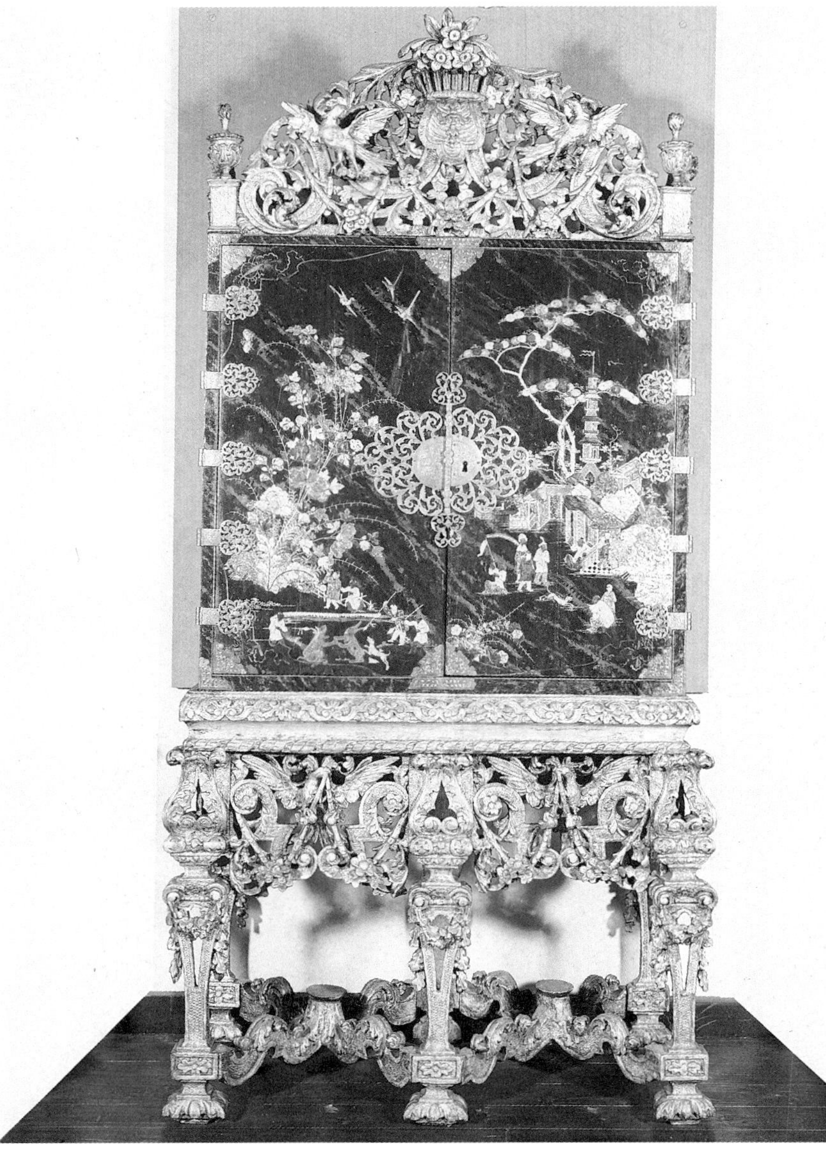

496 Schreibsekretär in japanischem Stil.

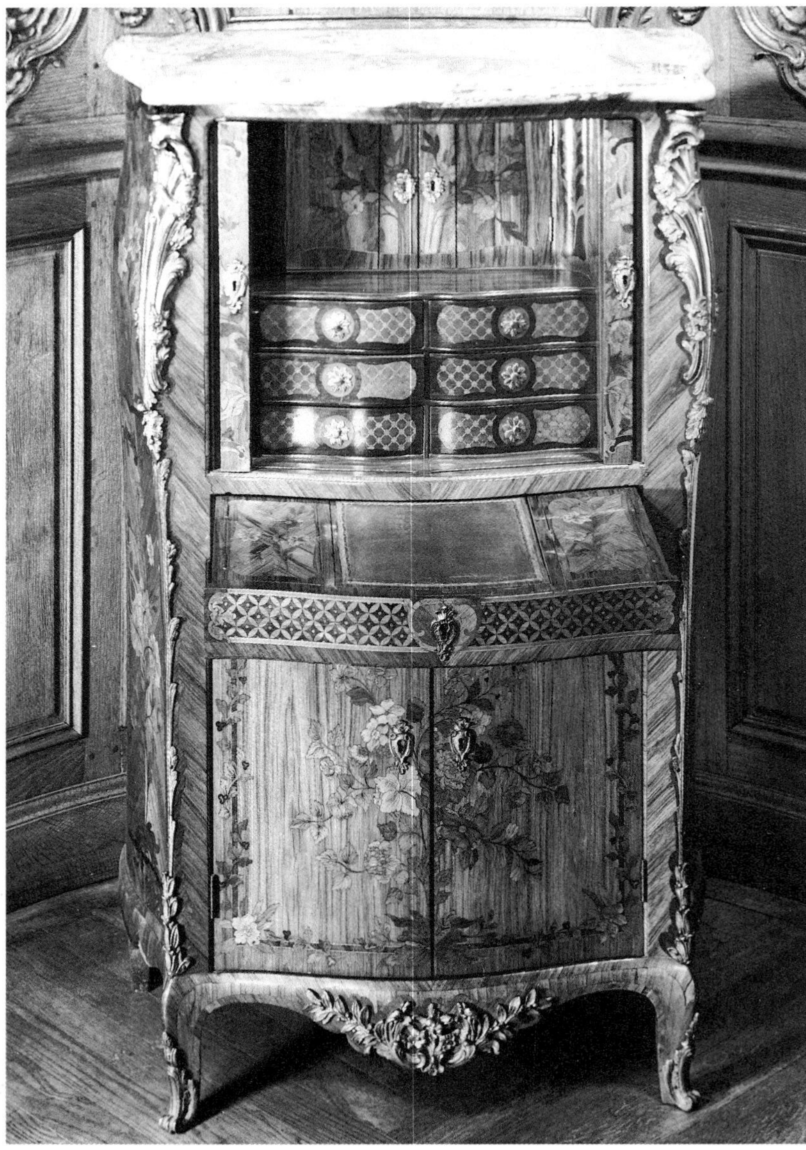

497 Damensekretär aus der Zeit Ludwigs XV.

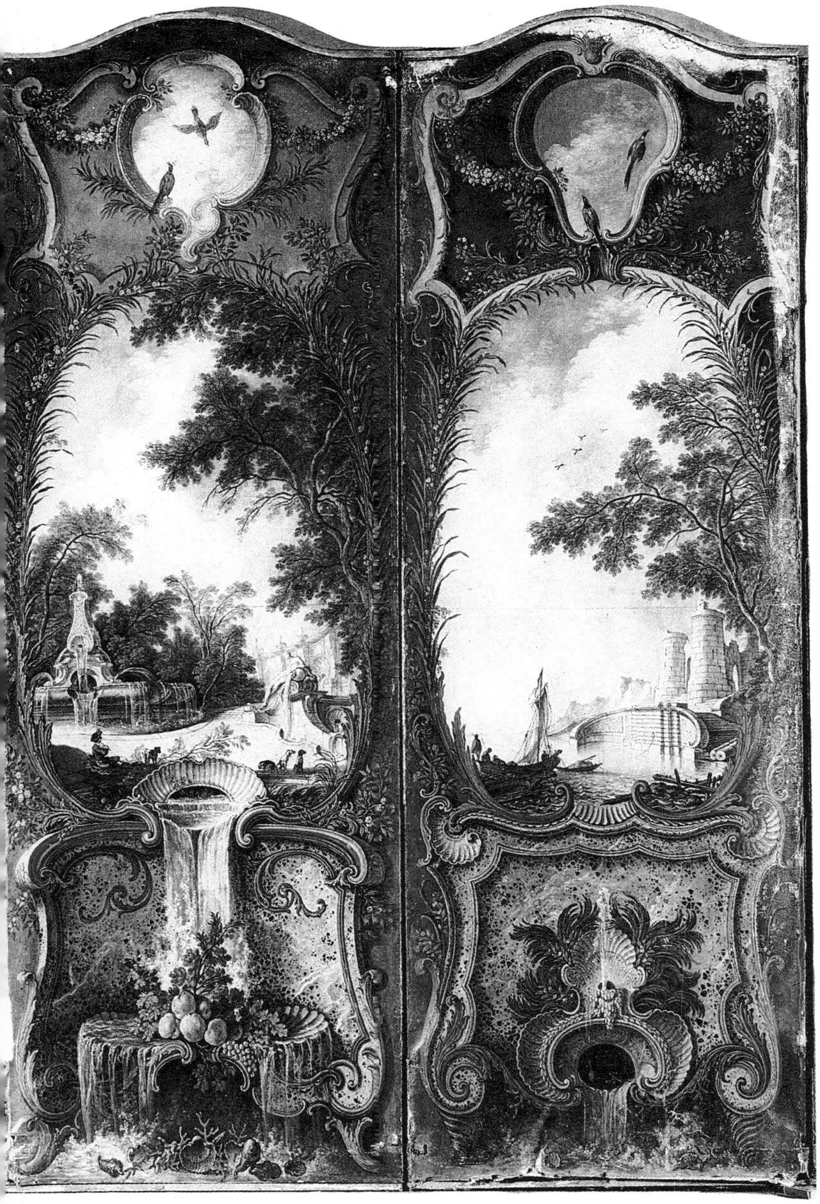

498 Jacques de Lajoue: Paravent.

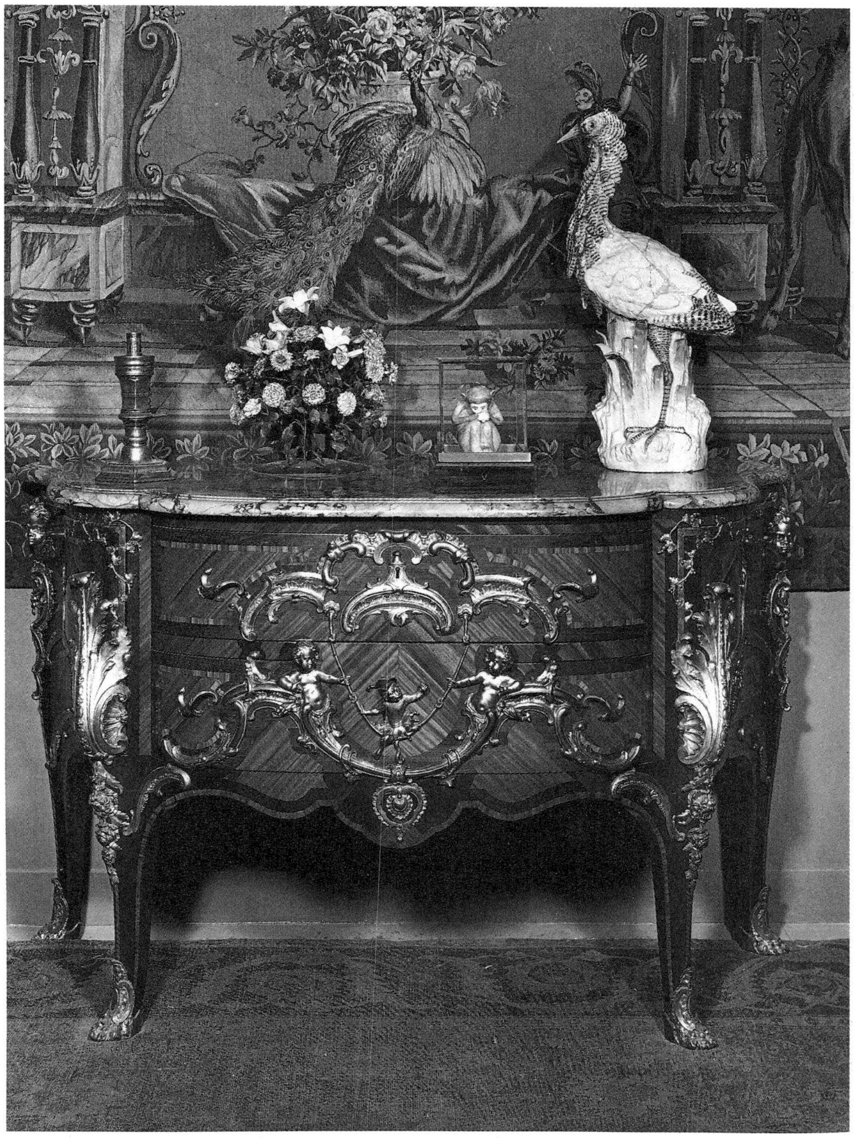

499 Charles Cressent: Kommode. Um 1740.

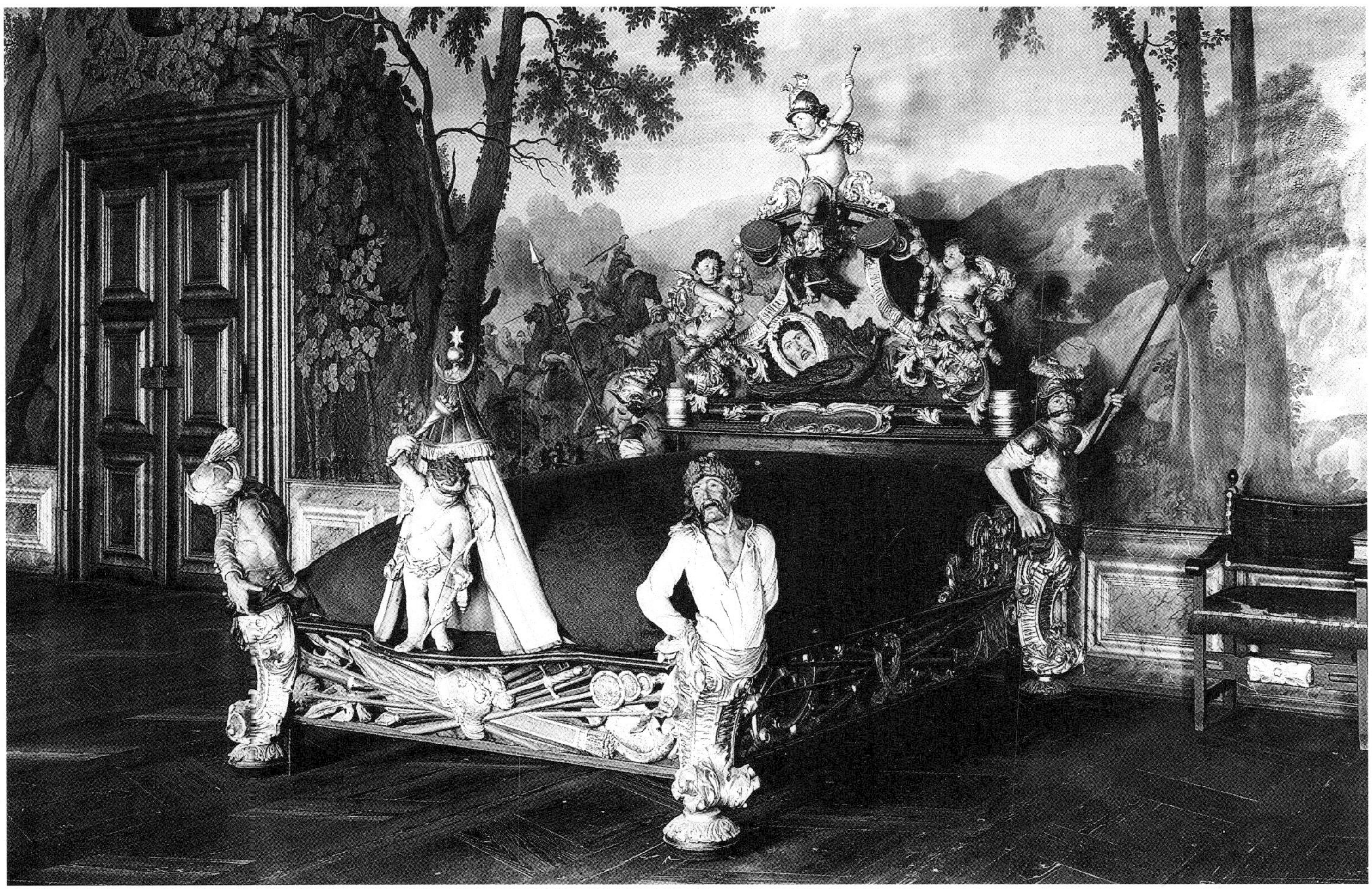

500 Prunkbett des Prinzen Eugen.

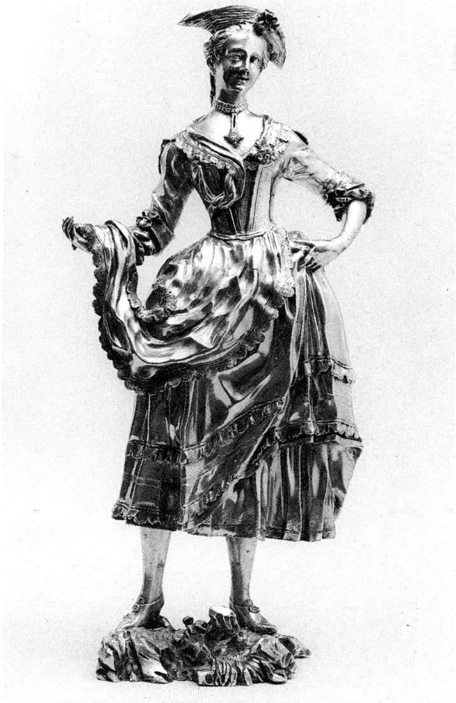

501 Cousinet: Die Französin. 1757–1758.

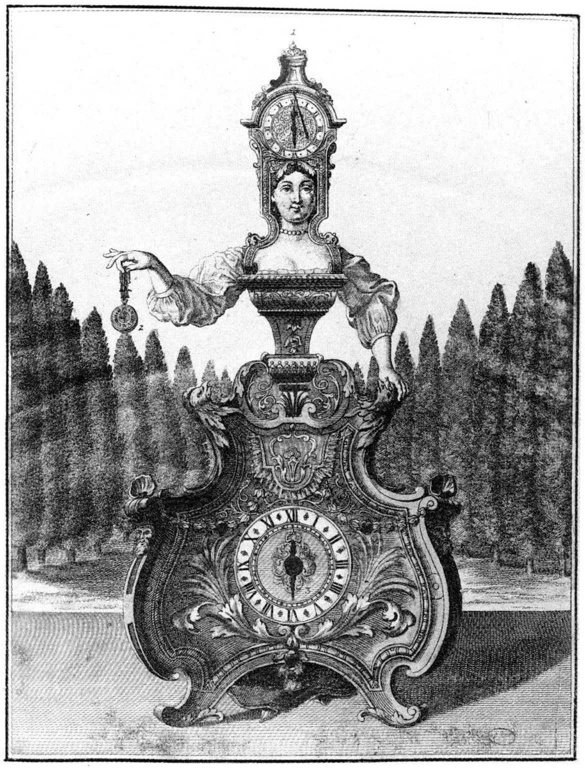

502 Uhrgehäuse, Kupferstich.

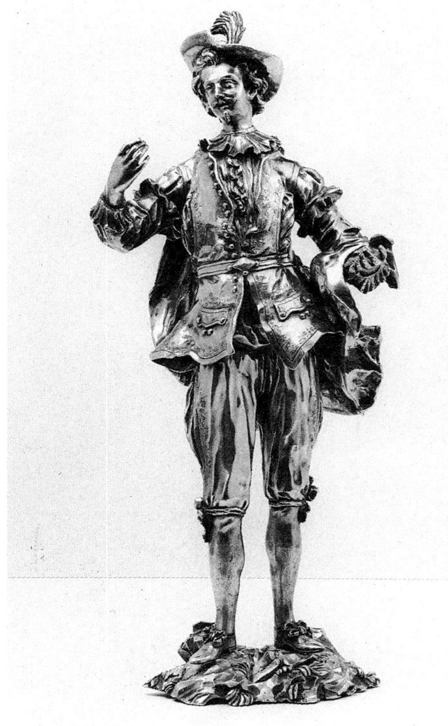

503 Cousinet: Der Spanier. 1757–1758.

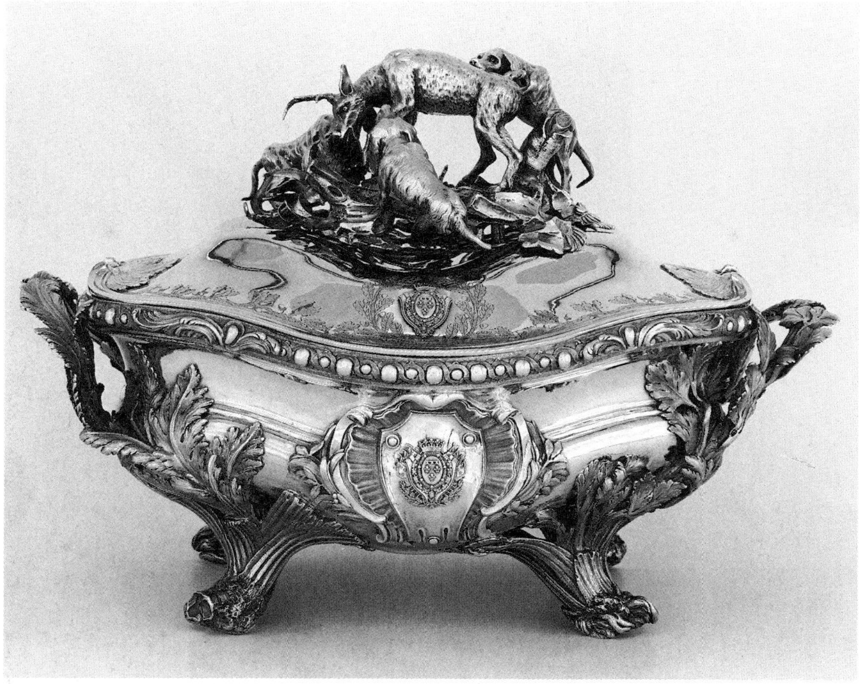

504 Edme Pierre Balzac: Wappenterrine. 1757–1758.

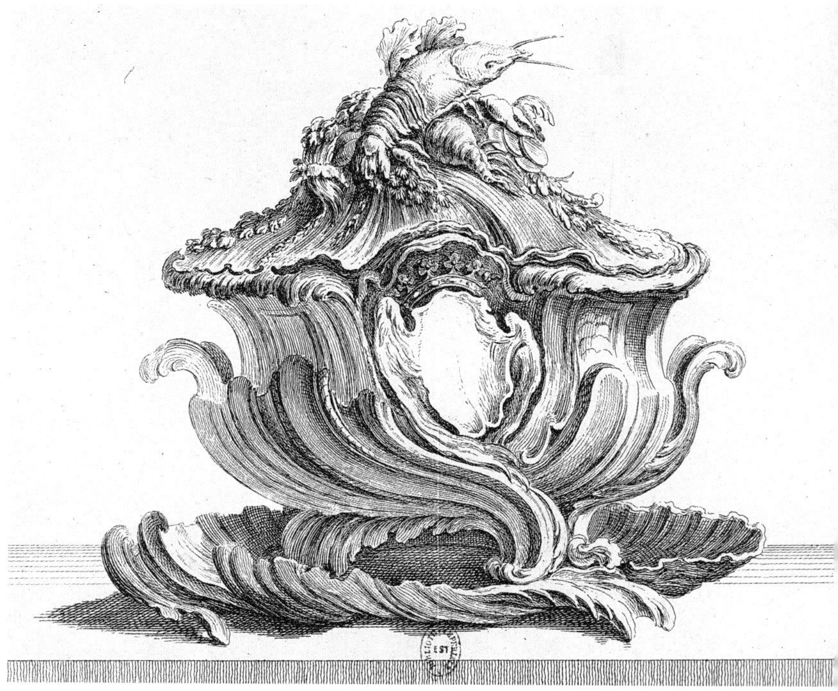

505 Terrine, Kupferstich.

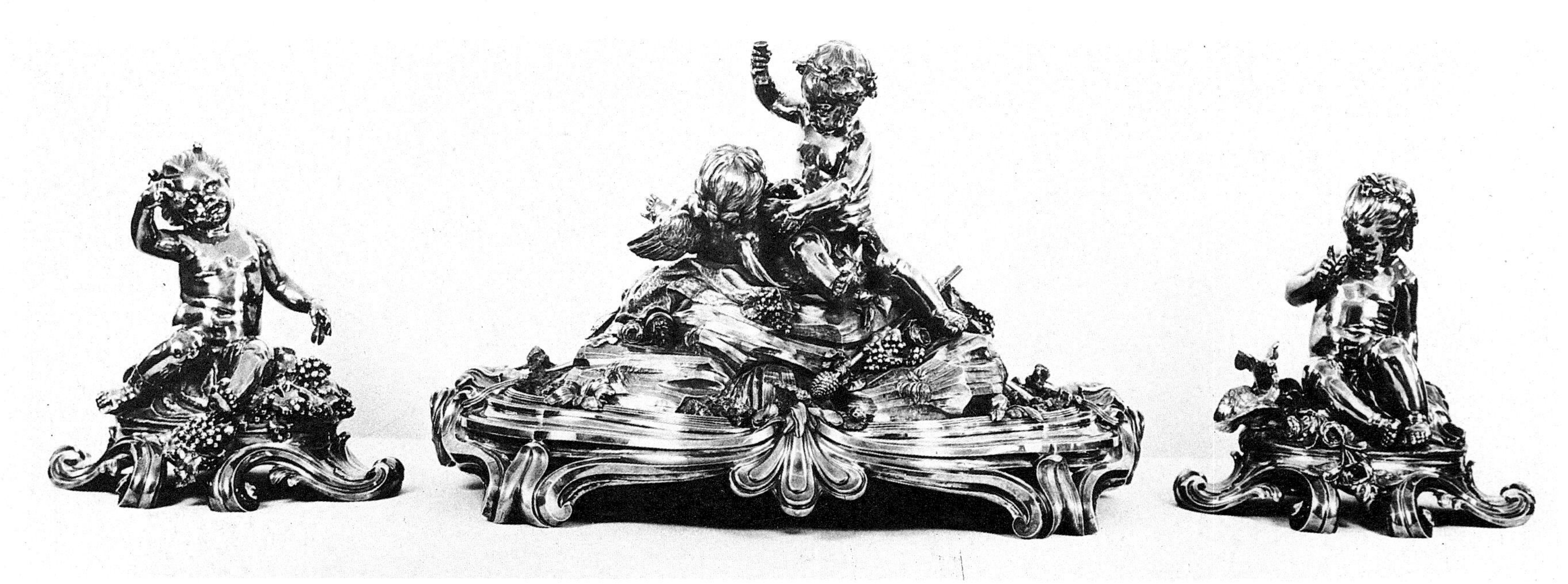

506 François-Thomas Germain: Tafelaufsatz. 1757–1766.

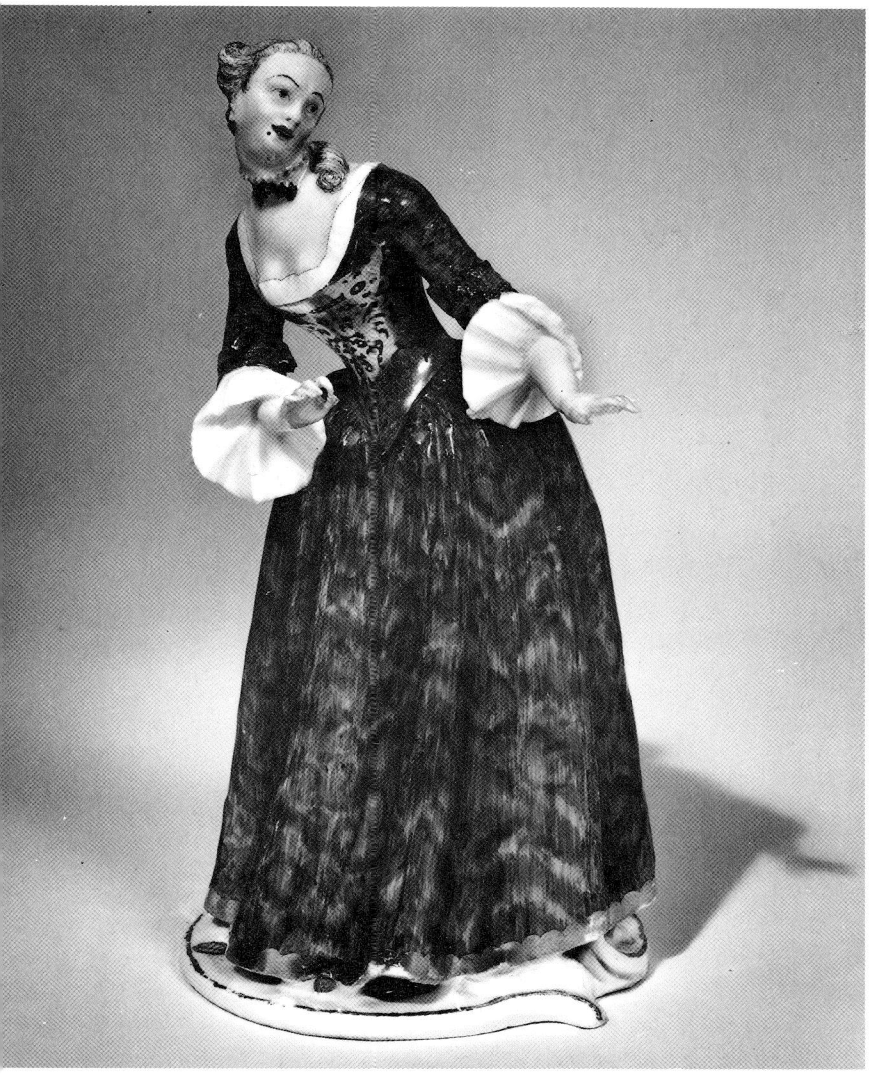

507 Franz Anton Bustelli: Isabella.

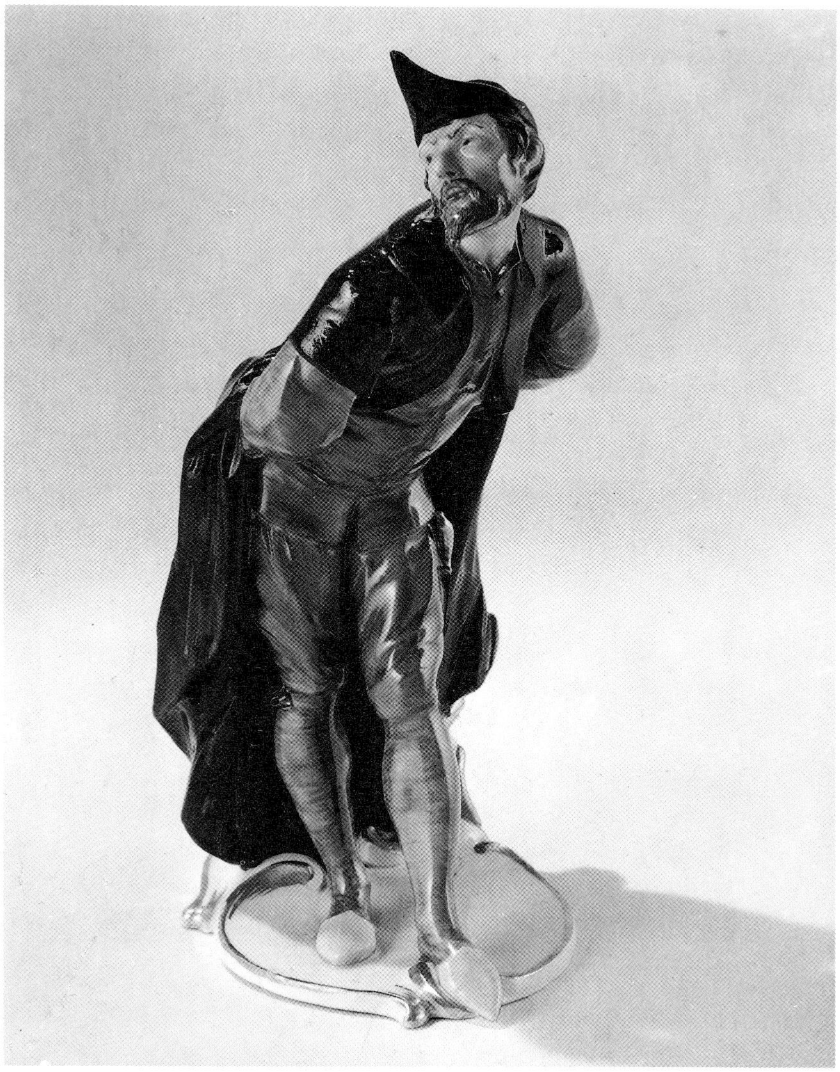

508 Franz Anton Bustelli: Pantalone.

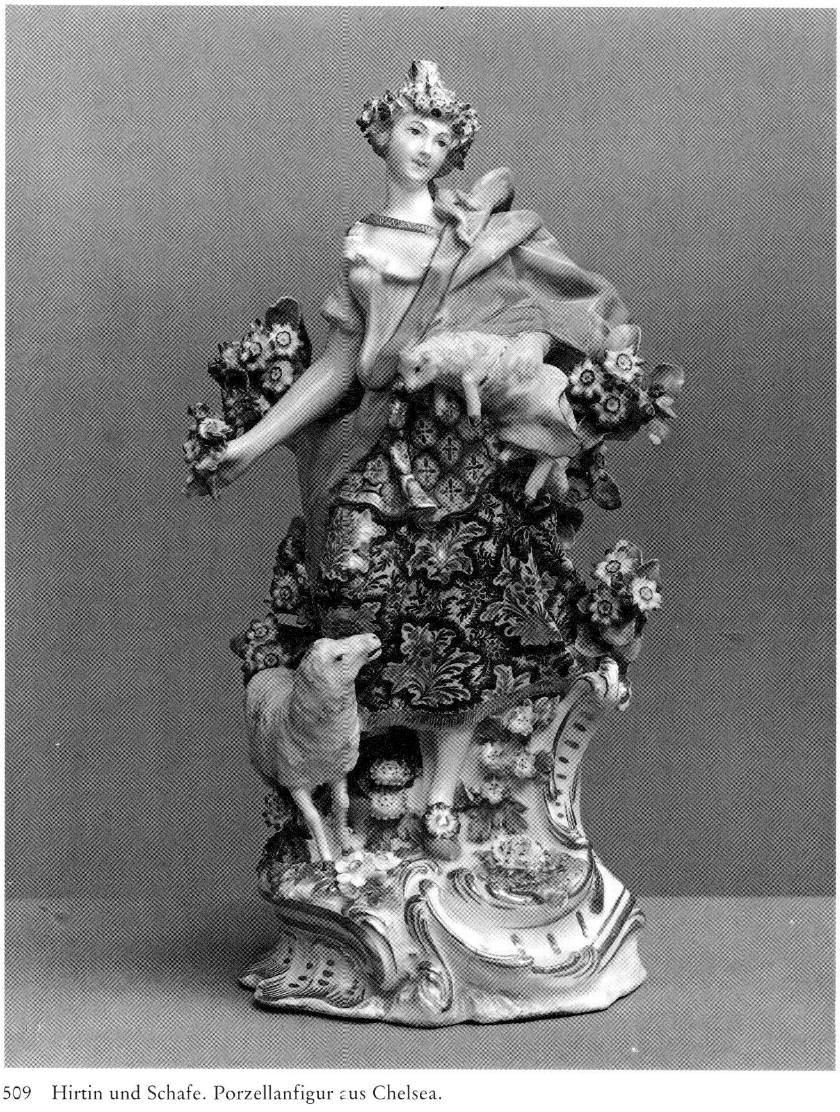

509 Hirtin und Schafe. Porzellanfigur aus Chelsea.

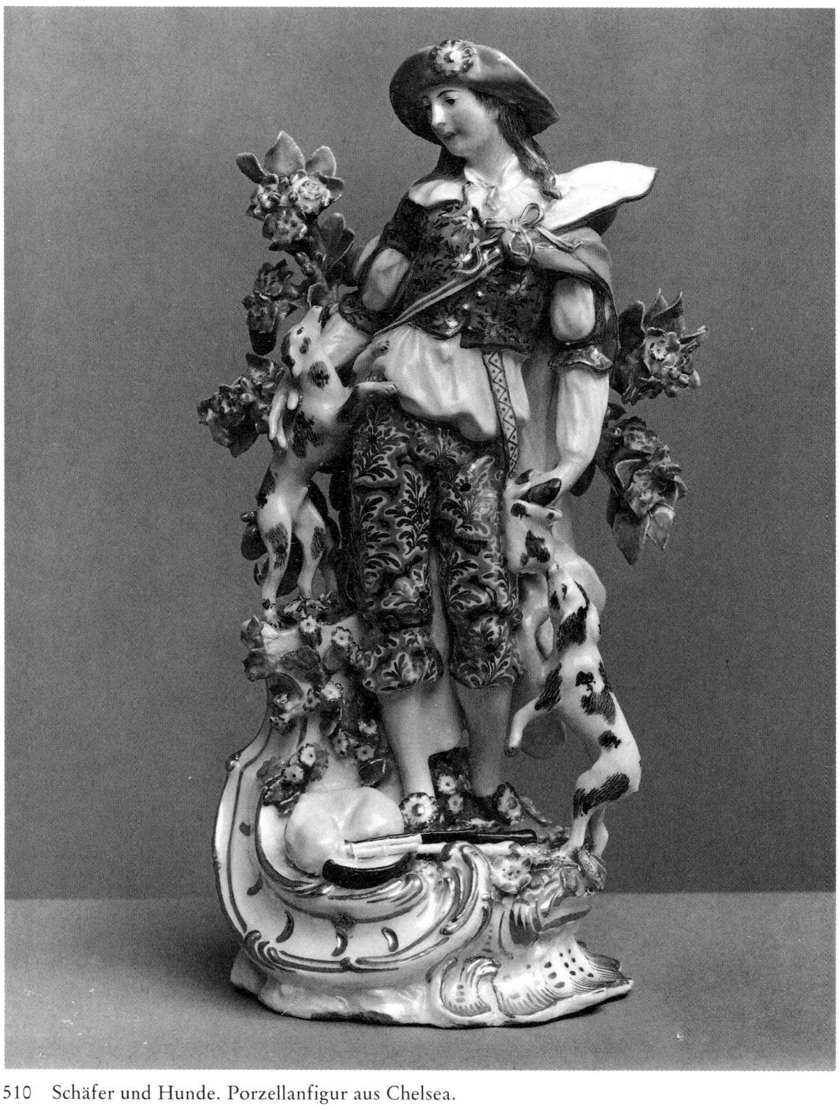

510 Schäfer und Hunde. Porzellanfigur aus Chelsea.

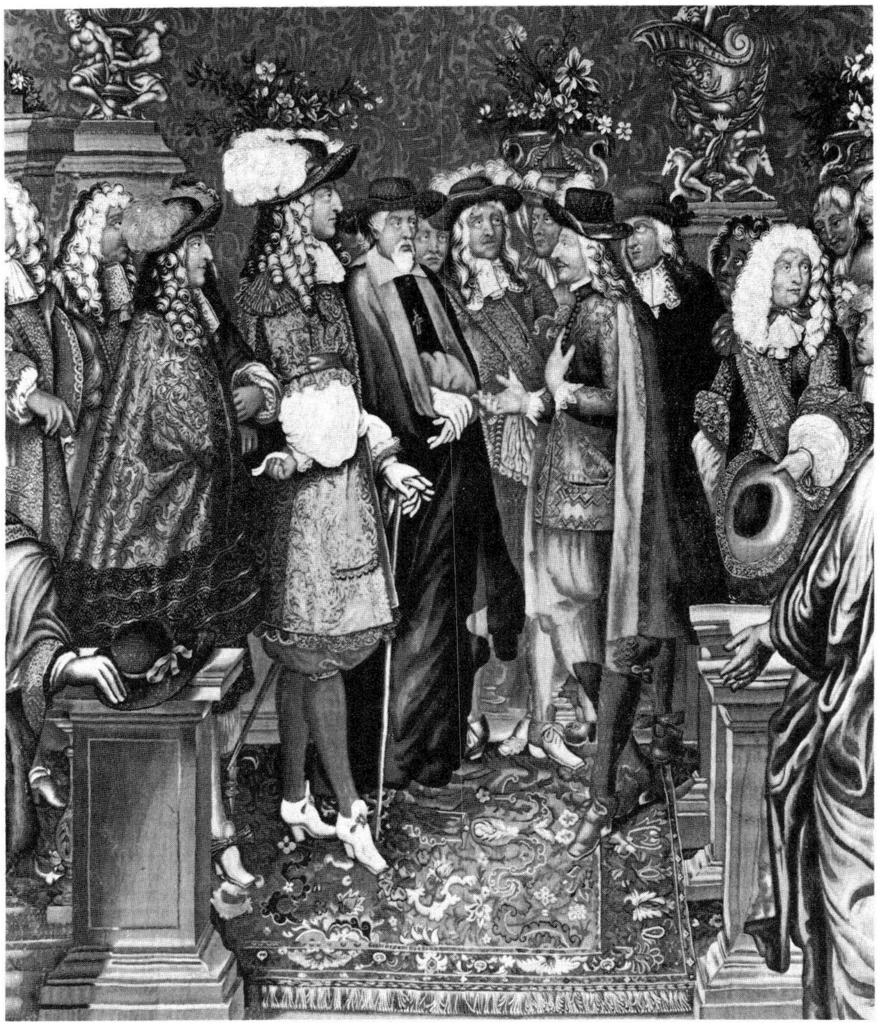

511 Die Audienz des Grafen von Fuentes, im Jahre 1662. Wandteppich.

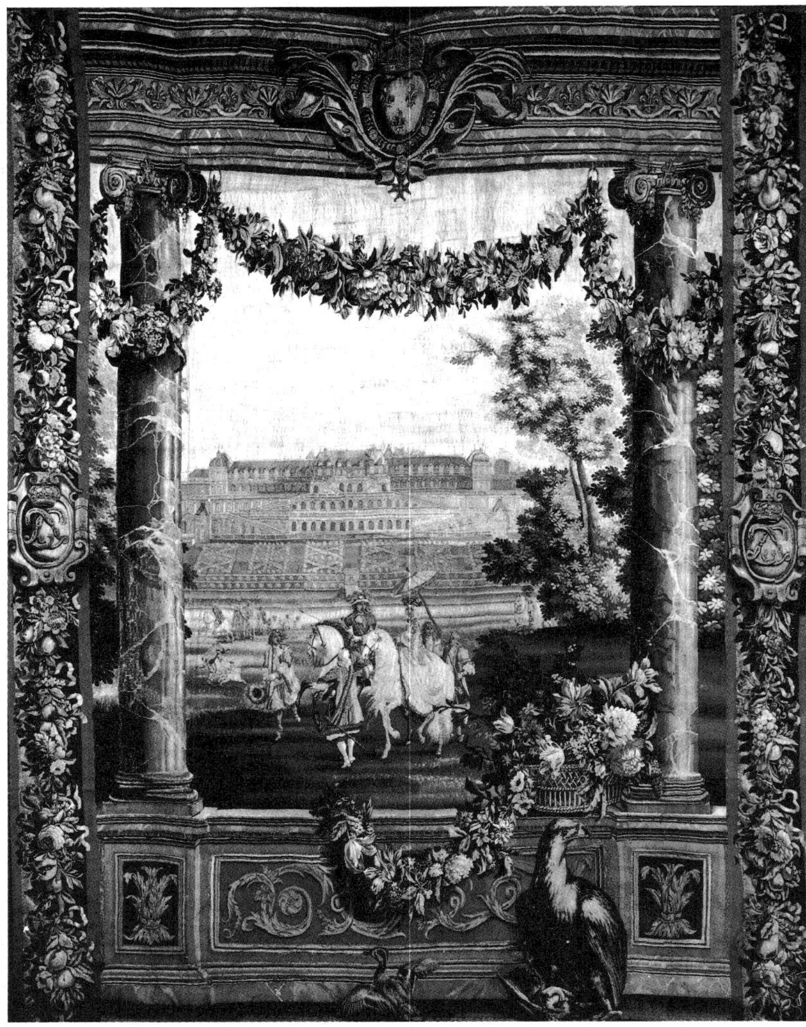

512 Das Château Neuf von Saint-Germain. Wandteppich. 1668.

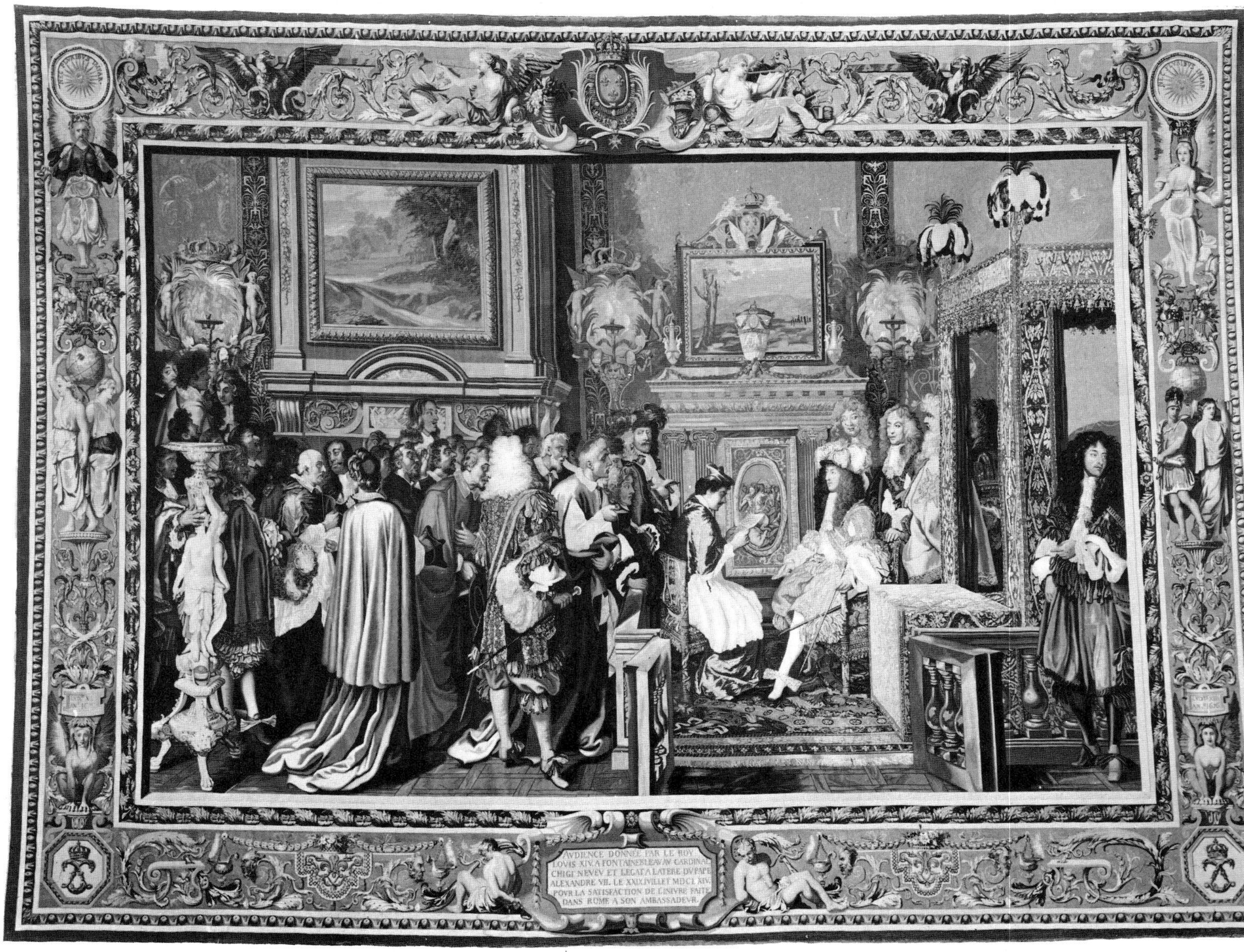
AVDIENCE DONNEE PAR LE ROY
LOVIS XIV A FONTAINEBLEAV AV CARDINAL
CHIGI NEVEV ET LEGAT A LATERE DV PAPE
ALEXANDRE VII. LE XXIX IVILLET MDCLXIV.
POVR LA SATISFACTION DE L'INIVRE FAITE
DANS ROME A SON AMBASSADEVR

513 Die Audienz des Legaten im Jahre 1664. Wandteppich.

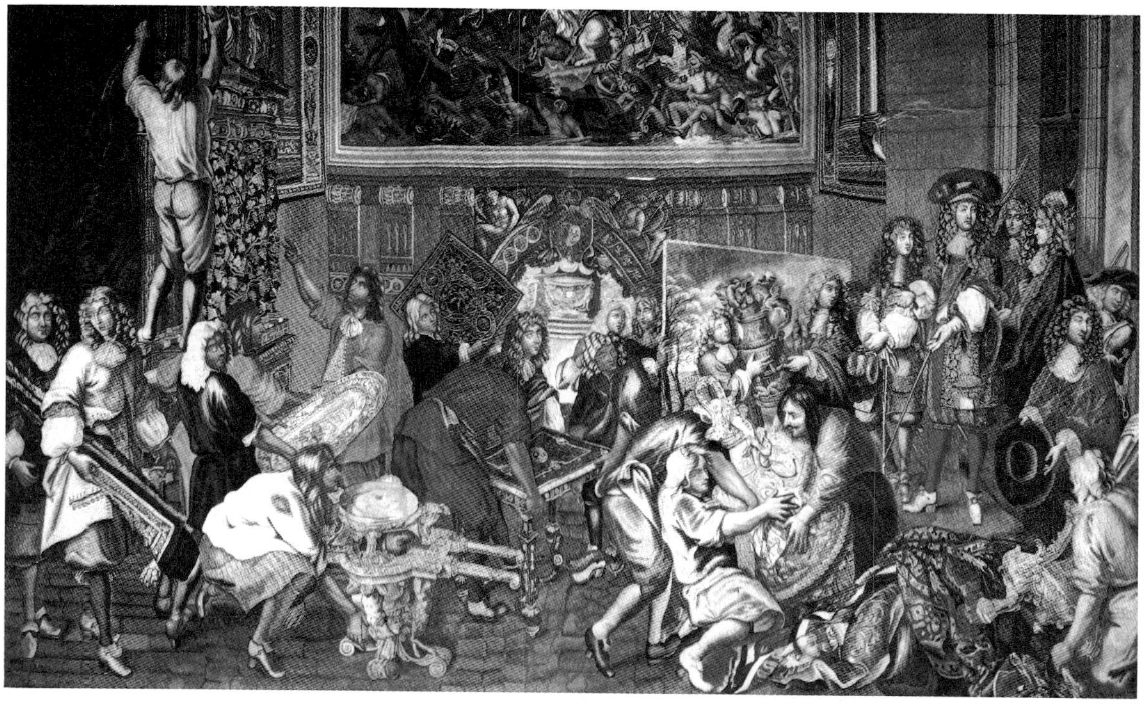

514 Der Besuch von Ludwig XIV. in der Gobelinwerkstatt. Wandteppich.

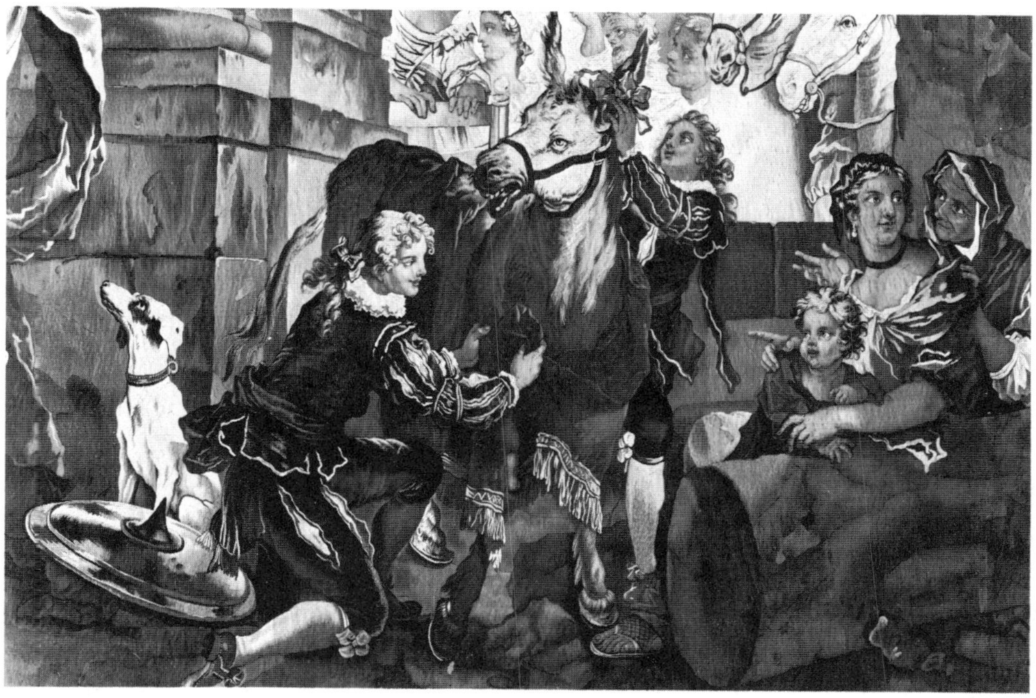

515 Aufbruch von Sancho Panza nach der Insel Barataria. Wandteppich. 1734–1736

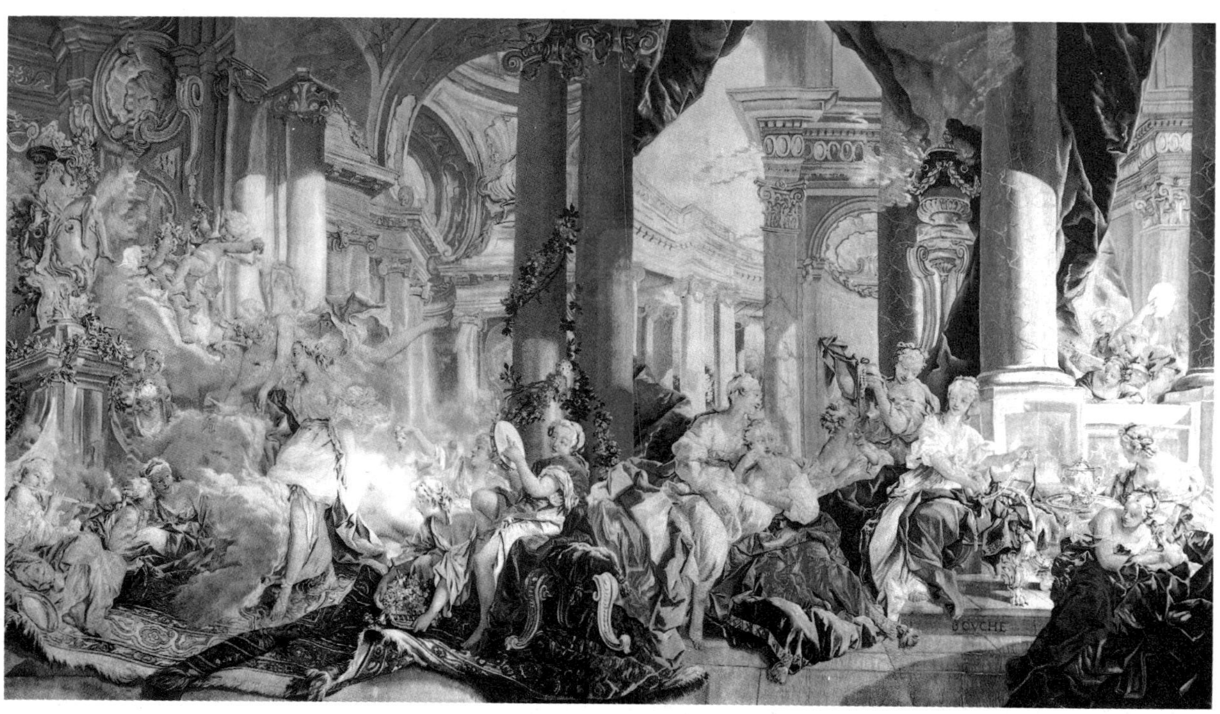

516 Geschichte der Psyche. Wandteppich. 1741.

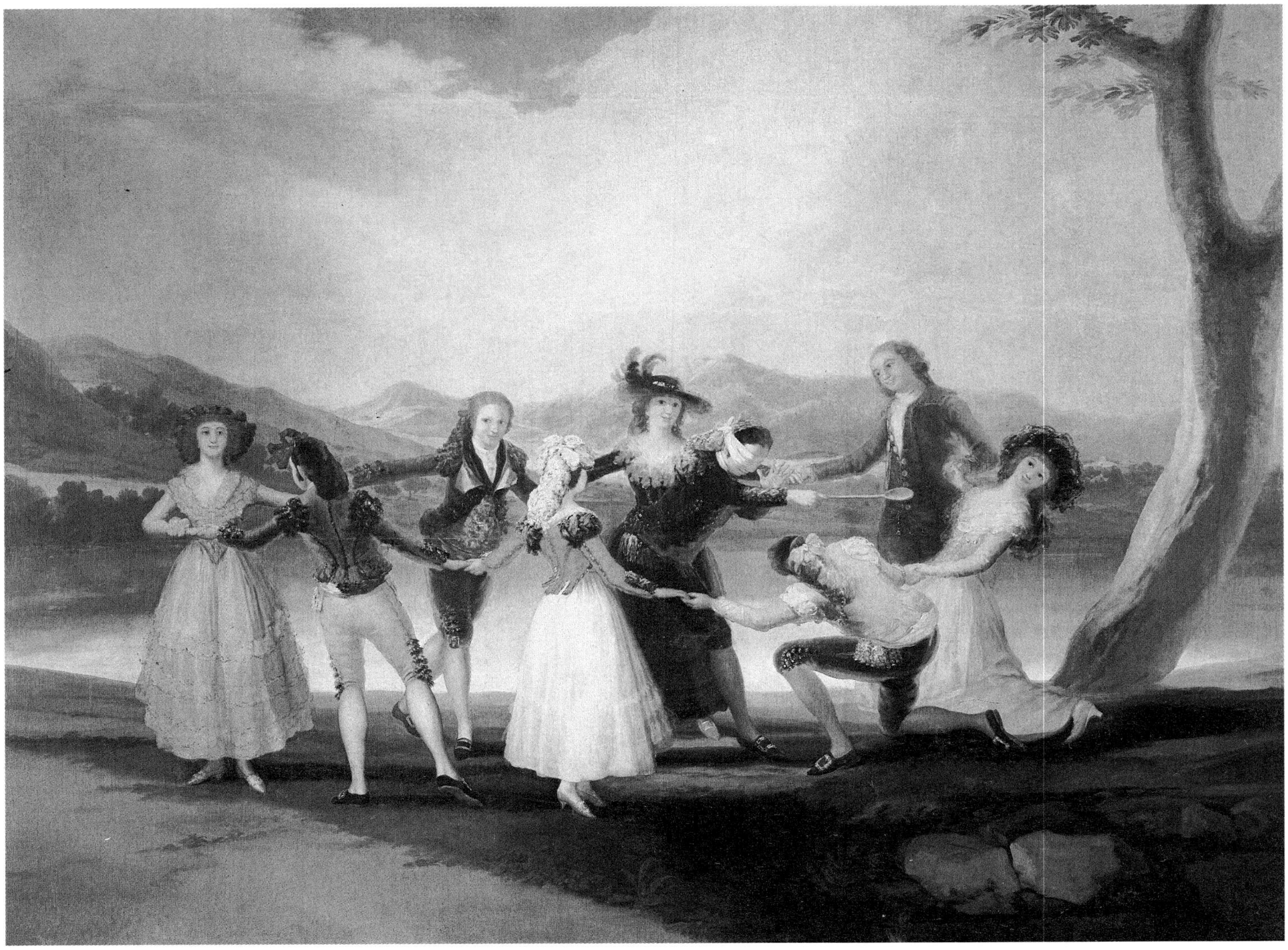

517 Francisco de Goya: Blindekuhspiel. 1787.

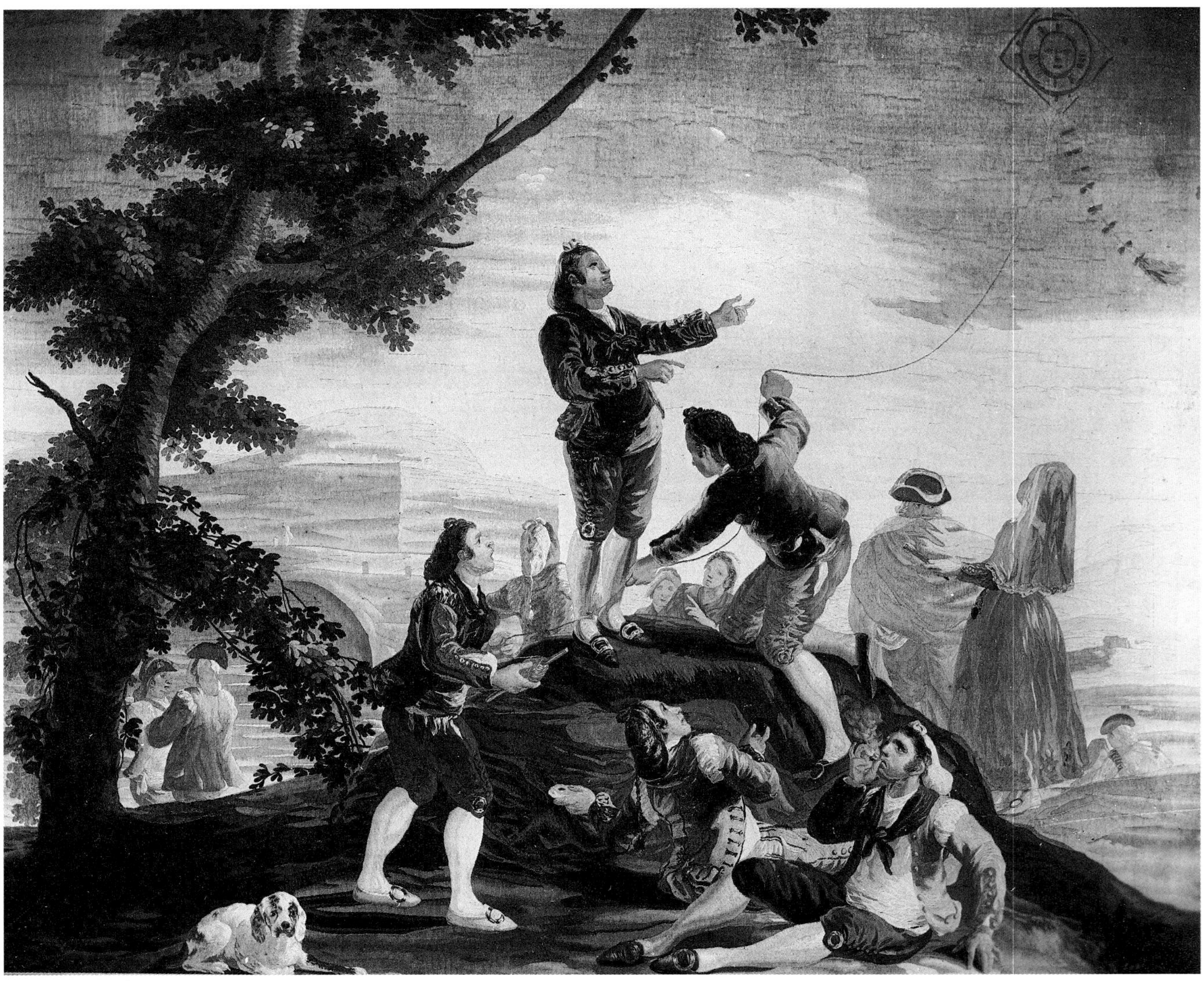

518 Francisco de Goya: Das Drachensteigen. 1778.

# BILDERKLÄRUNG

# ITALIENISCHE BAROCKKUNST

179 Filippo Juvara: Treppenhaus des Palazzo Madama in Turin. 1718–1721. (Photo Cuchi White)

180 Filippo Juvara: Scala della Forbici. 1720. Turin, Palazzo Reale. (Photo Cuchi White)

181 Baldassare Longhena: Treppenhaus des Klosters San Giorgio Maggiore in Venedig. 1643–1645. (Photo Cuchi White)

182 Rom: Fassade von Santa Susanna. Von C. Maderno, 1603. (Photo Cuchi White)

183 Rom: Fassade von SS. Luca e Martina. Von Pietro da Cortona. 1635–1650. Photo Cuchi White)

184 Rom: Fassade von Sant'Andrea della Valle. Von Rainaldi und C. Maderno. 1624–1665. (Photo Cuchi White)

185 Venedig: Fassade von San Moïsè. 1668. (Photo Cuchi White)

186 Rom: Fassade von Santa Maria della Pace. Von Pietro da Cortona. 1656–1657. (Photo Anderson-Alinari)

187 Venedig: Fassade der Gesuati-Kirche. Von G. B. Fattoretta. 1725–1736. (Photo Cuchi White)

188 Syrakus: Fassade des Doms. Von Andrea Palma. 1728. (Photo Cuchi White)

189 Rom: Fassade von San Giovanni in Laterano. Von Alessandro Galilei. 1732–1735. (Photo Cuchi White)

190 Turin: Chor des Sanktuariums von Vallinotto bei Turin. 1738–1739. (Photo Cuchi White)

191 Rom: Fassade von Santa Maria Maggiore. Von Ferdinando Fuga. 1741–1743. (Photo Cuchi White)

192 Rom: Kuppel von Sant'Andrea al Quirinale. Von L. Bernini. 1658–1670. (Photo Cuchi White)

193 Rom: Kuppel von Sant'Ivo alla Sapienza. Von Borromini. 1643–1660. (Photo Cuchi White)

194 Stefano Maderno: Die heilige Cäcilia. Marmor. 1600. Rom, Santa Cecilia in Trastevere. (Photo Cuchi White)

195 Giovanni Lorenzo Bernini: Die selige Ludovica degli Albertoni. Marmor. 1671–1674. Rom, San Francesco a Ripa, Altieri-Kapelle. (Photo Cuchi White)

196 Giovanni Lorenzo Bernini: Der päpstliche Leibarzt Gabriele Fonseca. Marmor. 1668–1675. Rom, San Lorenzo in Lucina. (Photo Anderson-Giraudon)

197 Giovanni Lorenzo Bernini: Ludwig XIV. Marmor. Höhe 80 cm. 1665. Versailles, Schloß. Salon der Diana. (Photo Dominique Genet)

198 Giovanni Lorenzo Bernini: Costanza Buonarelli. Marmor. Höhe 72 cm. Um 1635. Florenz, Nationalmuseum für italienische Skulptur im Bargello. (Photo Cuchi White)

199 Giovanni Lorenzo Bernini: Kardinal Borghese. Marmor. Höhe 87 cm. 1632. Rom, Galleria Borghese. (Photo Lauros-Giraudon)

200 Giovanni Lorenzo Bernini: David. Marmor. Höhe 1,70 m. 1623. Rom, Galleria Borghese. (Photo Anderson-Giraudon)

201 Giovanni Lorenzo Bernini: Der Raub der Proserpina. Marmor. Höhe 2,25 m. 1621–1622. Rom, Galleria Borghese. (Photo Lauros-Giraudon)

202 Giovanni Lorenzo Bernini: Der hl. Augustinus. Detail der Cathedra Petri. Marmor. 1656–1665. Rom, Peterskirche. (Photo Alinari-Giraudon)

203 Andrea Pozzo und Gehilfen: Altar des hl. Ignatius. An den Seiten: „Die Religion stürzt die Ketzerei" von Pierre Legros und „Die Religion unterwirft die Barbaren" von Théodon. 1695–1699. Rom, Kirche Il Gesù. (Photo Alinari)

204 Giovanni Lorenzo Bernini: Altar der Sakramentskapelle. Marmor und Bronze. 1672–1674. Rom, Peterskirche. (Photo Alinari-Giraudon)

205 Giovanni Lorenzo Bernini: Grabmal Urbans VIII. Marmor und Bronze. 1628–1647. Rom, St. Peter. (Photo Cuchi White)

206 Pierre-Étienne Monnot: Grabmal Innozenz' X. Marmor und Bronze. 1697–1704. Rom, St. Peter. (Photo Cuchi White)

207 Filippo della Valle: Grabmal Innozenz' XII. Marmor und Bronze. 1746. Rom, St. Peter. (Photo Cuchi White)

208 Giovanni Lorenzo Bernini: Grabmal Alexanders VII. Marmor und Bronze. 1671–1678. Rom, St. Peter. (Photo Cuchi White)

209 Alessandro Algardi: Grabmal Leos XI. (Detail). Marmor. 1634–1644. Rom, St. Peter. (Photo Cuchi White)

210 211 Melchior Barthel und Bernardo Falcone, nach Baldassare Longhena: Grabmal des Dogen Giovanni Pesaro. Marmor. 1669. Venedig, Santa Maria dei Frari. (Photos Cuchi White)

212 Filippo della Valle: Die Mäßigkeit. Marmor. Um 1735. Rom, Corsini-Kapelle in S. Giovanni in Laterano. (Photo Anderson-Alinari)

213 Antonio Corradini: Die Bescheidenheit. Marmor. 1749–1766. Neapel, Sansevero-Kapelle, Grablege der Fürsten Sangro di Sansevero. (Photo Brogi-Giraudon)

214 Giacomo Serpotta: Die Hochherzigkeit. Marmor. 1714–1717. Palermo, Oratorio del Rosario de San Domenico. (Photo Alinari)

215 Camillo Rusconi: Der hl. Matthäus. Marmor. 1713–1715. Rom, S. Giovanni in Laterano. (Photo Cuchi White)

216 François Duquesnoy: Der hl. Andreas. Marmor. 1629–1640. Rom, Querschiff der Peterskirche. (Photo Chuchi White)

217 Camillo Rusconi: Der hl. Bartholomäus. Marmor. 1713–1715. Rom, S. Giovanni in Laterano. (Photo Cuchi White)

218 bis 220 Seiten-, Vorder- und Rückansicht einer Prunkkarosse des Marquis de Fontes für seinen Einzug in Rom als Gesandter Johanns V. im Jahre 1716. Holz, vergoldet; hergestellt in Rom aus Anlaß dieses Einzugs.
Die Vorderseite der Karosse zeigt ein von einem Silen gelenktes Seepferdchen zwischen den Figuren von Krieg und Hoffnung (links, Abbildung 2).
Auf der Rückseite befindet sich eine allegorische Komposition mit Thetis, die einen Meßzirkel hält, und der Göttin Bellona (rechts, Abbildung 3). Lissabon, Karossen-Museum.
(Photos Horácio Novaes)

221 Caravaggio: Die Geißelung Christi. Öl auf Leinwand, 286 x 213 cm. 1607/1610(?). Neapel, San Domenico Maggiore. (Photo Giraudon)

222 Domenichino: Die letzte Kommunion des hl. Hieronymus. 1614. Rom, Pinacoteca Vaticana. (Photo Alinari)

223 Francesco Solimena: Der Sturz Simons des Magiers. Fresko. Um 1693. Neapel, Sakristei von San Paolo Maggiore. (Photo Alinari)

224 Francesco Solimena. Rebekka und Eliezer. Öl auf Leinwand, 202 x 150 cm. Venedig, Accademia. (Photo Giraudon)

225 Pietro da Cortona: Glorie der Dreifaltigkeit. Kuppelfresko von Santa Maria in Vallicella in Rom. 1647–1651. (Photo Cuchi White)

226 Giovanni Battista Tiepolo: Apotheose der Familie Pisani. Deckenfresko der Villa Reale in Strà. 1761. (Photo Alinari)

227 Giovanni Lanfranco: Die Herrlichkeit des Paradieses. Kuppelfresko von S. Andrea della Valle in Rom. 1625–1627. (Photo Cuchi White)

228 Giovanni Battista Piazzetta: Die Glorie des hl. Dominikus. Deckengemälde auf Leinwand in der Kirche SS. Giovanni e Paolo (San Zanipolo) in Venedig. 1727. (Photo Cuchi White)

229 Giovanni Lanfranco: Das Paradies. Kuppelfresko der Cappella di S. Gennaro im Dom von Neapel. 1643. (Photo Alinari)

230 Sebastiano Conca: Die Krönung der hl. Caecilia. Deckenfresko in S. Cecilia in Rom. 1725. (Photo Cuchi White)

231 Giovanni Battista Tiepolo: Die Stiftung des Rosenkranzes, Die Glorie des hl. Dominikus, Sankt Dominikus betet zur Muttergottes. Deckenfresko in der Jesuitenkirche in Venedig. 1737–1739. (Photo Cuchi White)

232 Gian Paolo Pannini: Ankunft Karls VII., Königs von Neapel (als König von Spanien Karl III.), vor St. Peter in Rom am 3. November 1744.
Öl auf Leinwand, 1,23 x 1,73 cm. 1745. Neapel, Museo di Capodimonte. (Photo Giraudon)

233 Corrado Gioquinto: Geburt der Maria. Öl auf Leinwand, 91,4 x 141,6 cm Vorstudie für die Kuppel der Salesianer-Kirche in Madrid. Um 1755. Detroit, Institute of Art. (Photo des Museums)

234 Canaletto: Empfang des kaiserlichen Gesandten, des Grafen Giuseppe di Bolagno, im Dogenpalast im Jahre 1729. Öl auf Leinwand, 1,84 x 2,65 m. 1729. Mailand, Sammlung Aldo Crespi. (Photo Bulloz)

235 Francesco Guardi: Die Piazza San Marco, vorbereitet für die Festa della Sensa. Öl auf Leinwand, 29,5 x 45 cm. Nach 1776 oder 1780. Wien, Kunsthistorisches Museum. (Museumsphoto)

236 Giovanni Paolo Pannini: Festkonzert im Teatro Argentina in Rom am 15. Juli 1747 aus Anlaß der Vermählung des Dauphin von Frankreich. Öl auf Leinwand, 204 x 247 cm. 1747. Paris, Musée National du Louvre. (Photo Bulloz)

237 Francesco Guardi: Die Abfahrt der Prachtgaleere Bucintoro zum Lido von Venedig am Himmelfahrtstag. Ausschnitt. Öl auf Leinwand, 66 x 101 cm. 1766–1770. Paris, Musée National du Louvre. (Photo Lauros Giraudon)

238 Giovanni Battista Piranesi: Die Piazza di Spagna in Rom. Stich aus der Folge „Le Vedute di Roma“. Paris, Nationalbibliothek. (Bibliotheksphoto)

239 Giovanni Battista Piranesi: Carcere Oscura. Stich. Paris, Nationalbibliothek. (Bibliotheksphoto)

## DEUTSCHE GEBIETE, MITTELEUROPA

240 Die Große Treppe des Stifts St. Florian. Nach Plänen von C. A. Carlone von Jakob Prandtauer. 1708–1714. (Photo Foto-Marburg)

241 Treppe des Palais Daun-Kinsky in Wien. Von Lukas von Hildebrandt. 1713–1716. (Photo Bundesdenkmalamt, Wien)

242 Treppe des Neuen Schlosses von Schleißheim. Von Joseph Effner. 1. Hälfte des 18. Jahrhunderts. (Photo Foto-Marburg)

243 Treppe des Schlosses von Bad Wurzach. Von einem unbekannten Baumeister. Um 1725. (Photo Ferrante Ferranti)

244 Gartenfront des Sommerpalais Starhemberg in Wien. Nach Entwurf von J. L. von Hildebrandt. 1706 begonnen. (Photo Bundesdenkmalamt Wien)

245 Fassade des Helblinghauses in Innsbruck. Um 1775. (Photo Bundesdenkmalamt Wien)

246 Portal des Stifts St. Florian. 1686–1751. Nach Plan von Prandtauer durch G. B. Bianco und L. Sattler vollendet 1713. (Photo Foto-Marburg)

247 Detail der Fassade des Czerninpalais in Prag. Von Francesco Caratti. 1669–1677. (Photo Ferrante Ferranti)

248 Schleißheim: Fassade des Schlosses zur Gartenseite. Von Enrico Zuccalli und Joseph Effner. Nach 1718. (Photo Foto-Marburg)

249 Potsdam: Fassade des Neuen Palais zur Gartenseite. Von J. G. Büring, H. L. Manger und C. von Gontard. 1744–1769. (Photo Foto-Marburg)

250 Potsdam: Nordfassade von Schloß Sanssouci. Von G. W. von Knobelsdorff. 1745–1747. (Photo Foto-Marburg)

251 Weingarten: Schiff und Chor der Klosterkirche. Nach Plänen von Michael Thumb und Enrico Zucalli erbaut von Franz Beer und Frisoni. Fresken von Cosmas Damian Asam. 1715–1724. (Photo Foto-Marburg)

252 Rheinau: Schiff der Klosterkirche. Von Franz Beer. 1704–1711. (Photo Office du Tourisme Suisse)

253 Johann Bernhard Fischer von Erlach: Hauptaltar des Mausoleums Kaiser Ferdinands II. in Graz. (Photo Bundesdenkmalamt, Wien)

254 Bartholomäus Steinle: Geschnitzter Hauptaltar (Figuren im Rankenwerk des „Lebensbaums"). Klosterkirche von Stams. 1613. (Photo Foto-Marburg)

255 Josef Anton Feuchtmayr: Der heilige Christophorus. Holz, gefaßt. 1750. Überlingen, Städtisches Museum. (Photo Toni Schneiders)

256 Michael Zürn: Schmerzensmadonna. Lindenholz, Höhe: 1,44 m. Wien, Österreichische Galerie (Museumsphoto)

257 Josef Anton Feuchtmayr: Die Jungfrau mit dem Kind. Holz. 1746. Überlingen, Städtisches Museum. (Photo Toni Schneiders)

258 Josef Anton Feuchtmayr: Die heilige Anna. Holz, gefaßt. 1750. Überlingen, Städtisches Museum. (Photo Toni Schneiders)

259 Leuchter in Gestalt des Todes. Holz. 1713. Kloster Heiligenkreuz. (Photo Erich Lessing)

260 Ignaz Günther: Der heilige Petrus. Detail eines Altaraufsatzes. Marmor. 1756. Freising, Kloster St. Peter und Paul. (Photo Marco Schneiders)

261 bis 265 Johann Bernhard Fischer von Erlach und Mitarbeiter: Die Pestsäule. 1682–1694. Wien, Graben. Der Ausschnitt unten rechts zeigt Kaiser Leopold I., den Stifter der Pestsäule. (Photos Bundesdenkmalamt Wien für das Ensemble und Ferrante Ferranti für die Details)

266 Matthias Steinle: Der Triumph Josephs I. Elfenbein. Höhe 70,8 cm. Um 1710. Wien, Kunsthistorisches Museum. (Museumsphoto)

267 Georg Raphael Donner: Apotheose Karls VI. Marmor. Höhe 233 cm. 1734. Wien, Barockmuseum. (Photo Otto)

268 Kaiser Leopold I. Marmor. Höhe 86 cm. Um 1700. Wien, Kunsthistorisches Museum. (Museumsphoto)

269 Balthasar Permoser: Apotheose des Prinzen Eugen. Marmor. Höhe 2,30 m. 1718–1721. Wien, Barockmuseum. (Photo Otto)

270 Ignaz Günther: Mariä Verkündigung. Holz, farbig bemalt und vergoldet. Höhe 1,60 m. 1764. Weyarn, Alte Stiftskirche St. Peter und Paul. (Photo Ferrante Ferranti)

271 Ferdinand Maximilian Brokoff (1688–1731): Die Zeit. Detail vom Marmorgrabmal des Jan Vratislav von Mitrovic. 1714–1716. Prag, St. Jakobskirche. (Photo Ferrante Ferranti)

272 Ferdinand Maximilian Brokoff: Engel. Lindenholz. Höhe 2,18 m. Um 1719–1720. Chlumec, Museum. (Photo Ferrante Ferranti)

273 Johann Michael Feuchtmayr: Engel. 1753. Ottobeuren, Benediktinerabtei. (Photo Ferrante Ferranti)

274 Matthias Braun von Braun: Der hl. Judas Thaddäus. Lindenholz, weiß bemalt. Höhe 1,92 m. 1712. Prag, Nationalgalerie. (Photo Vladimir Fyman)

275 Matthias Braun von Braun: Die hl. Luitgard und Christus am Kreuz. Stein. 1710. Prag, Karlsbrücke. (Photo Ferrante Ferranti)

276 Ferdinand Maximilian Brokoff: Der hl. Johannes von Gott. Polychromes Lindenholz. Höhe 1,85 m. Um 1724. Prag, Nationalgalerie. (Photo Vladimir Fyman)

277 Ferdinand Maximilian Brokoff: Gruppe zu Ehren der Trinitarier vom Loskauf der Gefangenen. Detail. Stein. 1714. Prag, Karlsbrücke. (Photo Ferrante Ferranti)

278 Matthias Braun von Braun: Der verlorene Sohn (Detail). Polychromes Lindenholz. Höhe 1,20 m. Um 1720. Prag, Clementinum. (Photo Ferrante Ferranti)

279 bis 283 Andreas Schlüter, Reiterdenkmal des Großen Kurfürsten. Gesamtwerk und die Sklaven als Details. Bronze. Höhe der Reiterstatue 2,90 m. Höhe des Sockels 2,70 m. 1703–1708. Berlin (West), Schloß Charlottenburg (Vorhof). (Photos: Jörg P. Anders vom Gesamtwerk und Ferrante Ferranti von den Sklaven)

284 Pieter-Antoon Verschaffelt: Quellnymphen am Fuß des Apollotempels von Nicolas de Pigage (1761–1776). Marmor. 1773. Schwetzingen, Schloßpark. (Photo Foto-Marburg)

285 bis 288 Georg Raphael Donner: Figuren des Providentiabrunnens am Neumarkt in Wien. Blei. 1737–1739. Wien, Barockmuseum. (Photos Otto und Ferrante Ferranti) 1. Providentia. 2. Die Traun. 3. Die March. 4. Detail vom Sockel der Providentia.

289 Martin van Meytens: Kaiserin Maria Theresia. Öl auf Leinwand, 149 × 115,5 cm. Wien, Barockmuseum. (Photo Otto)

290 Georges des Marées (auch George Desmarées): Kurfürst Max III. Joseph und sein Intendant Graf Seeau. Öl auf Leinwand. Um 1760. München, Sammlung von Schloß Nymphenburg. (Photo Foto-Marburg)

291 Karel Škréta: Bildnis des Edelsteinschneiders Dionys Miseroni und seiner Familie. Öl auf Leinwand, 185 × 251 cm. Um 1653. Prag, Nationalgalerie. (Photo der Galerie)

292 Martin Johann Schmidt (Kremser-Schmidt): Himmelfahrt Mariä. Öl auf Leinwand, 308 × 147 cm. 1772. Wien, Barockmuseum. (Photo Otto)

293 Petr Jan Brandl (1668–1735: Simeon mit dem Jesuskind. Öl auf Leinwand, 78 × 60 cm. Um 1725. Prag, Nationalgalerie. (Photo Vladímir Fyman)

294 Paul Troger: Der hl. Sebastian wird von den Heiligen Frauen gepflegt. Öl auf Leinwand, 60 × 37 cm. Wien, Barockmuseum. (Photo Otto)

295 Daniel Gran: Die Aufnahme der Diana in den Olymp. Fresko aus einem Saal von Schloß Eckartsau. Um 1732. 76 × 109 cm. Wien, Barockmuseum. (Photo Otto)

# OSTEUROPA, NORD- UND NORDWESTEUROPA

296 Peter Paul Rubens: Apotheose Jakobs I. Zentraler Teil des Deckengemäldes von Banqueting House in Whitehall, London. 1629–1634.
(Photo National Monuments Records)

297 Die Große Treppe von Hampton Court Palace. Die gemalte Komposition stammt von Antonio Verrio.
(Photo Warburg Institut/National Monuments Records)

298 Louis-François Roubillac: Grabmal des Herzogs John von Argyll. Marmor. 1745–1749. London, Westminster Abbey.
(Photo Warburg Institut/National Monuments Record)

299 Michael Rysbrack: Grabmal des 1. Herzogs von Marlborough. Marmor. 1732. Oxon, Blenheim Palace.
(Photo Oxford County Libraries/National Monuments Record)

300 Louis-François Roubillac: Grabmal der Lady Elizabeth Nightingale. Marmor. 1761. London, Westminster Abbey.
(Photo Warburg Institut/National Monuments Record)

301 Michel van der Voort: Kanzel. Holz. 1721. Mecheln, Kathedrale St. Romuald.
(Photo A.C.L.)

302 Artus Quellinus II: Grabmal des Bischofs Capello. Marmor. 1676. Antwerpen, Kathedrale.
(Photo A.C.L.)

303 Hendrik Frans Verbrugghen: Die Vertreibung von Adam und Eva aus dem Paradies. Detail der Kanzel der Kathedrale St-Michel-et-Ste-Gudule in Brüssel. 1699.
(Photo A.C.L.)

304 Lucas Faydherbe: Grabmal des Erzbischofs Andreas Cruesen. Marmor. Um 1660. Mecheln, Kathedrale Saint-Rombout.
(Photo A.C.L.)

305 Hendrik Frans Verbrugghen: Kanzel, 1699. Brüssel, St-Michel-et-Ste-Gudule.
(Photo A.C.L.)

306 Theodor Verhaegen: Kanzel, 1743. Mecheln, Onze-Lieve-Vrouw-over-de-Dijle.
(Photo A.C.L.)

307 Artus Quellin d. Ä.: Modell des Westgiebels des Rathauses von Amsterdam: Die vier Kontinente bringen der Stadt ihren Tribut.
Terrakotta, 90 × 415 cm. Mitte des 17. Jahrhunderts. Amsterdam, Rijksmuseum.
(Museumsphoto)

308 Artus Quellin d. Ä.: Afrika. Detail des Giebelmodells für das Rathaus von Amsterdam. Terrakotta, Höhe: 54 cm. Mitte des 17. Jahrhunderts. Amsterdam, Rijksmuseum.
(Museumsphoto)

309 Gabriel Grupello: Poseidon und Thetis. Brunnen für das Haus der Fishmongers (?). Marmor. Begonnen 1675. Brüssel, Musées Royaus des Beaux Arts.
(Photo A.C.L.)

310 Antoni Osinski: Der Apostel Petrus. Holz. 18. Jahrhundert. Warschau, Nationalmuseum.
(Museumsphoto)

311 Hendrick Frans Verbrugghen: Der verlorene Sohn. Grimbergen, Abtei.
(Photo A.C.L.)

312 Antoni Osinski: Der Apostel Paulus. Holz. 18. Jahrhundert. Warschau, Nationalmuseum.
(Museumsphoto)

313 François Duquesnoy: Kinder mit Ziegen. Paris, Musée du Petit Palais.
(Photo Bulloz)

314 Daniel Seghers: Blumen. Öl auf Leinwand. Dünkirchen, Museum.
(Photo Bulloz)

315 Jan Bruegel d. Ä. (Samt-Bruegel): Blumenstrauß. Öl auf Leinwand. Wien, Kunsthistorisches Museum.
(Photo Bulloz)

316 Jan Bruegel d. Ä. (Samt-Bruegel): Die Schlacht von Arbela. Öl auf Holz, 86 × 135 cm. 1602. Paris, Musée National du Louvre.
(Photo Bulloz)

317 Jan Fyt (1611–1661): Jagdstilleben. Öl auf Leinwand, 138 × 176 cm. Paris, Musée National du Louvre.
(Photo Dominique Genet)

318 Paul de Vos (1595–1678): Hirschjagd. Öl auf Leinwand, 217 × 347 cm. Brüssel, Musées Royaux des Beaux-Arts.
(Photo A.C.L.)

319 Peter Paul Rubens: Landschaft mit der Jagd der Atalante. Öl auf Leinwand, 115 × 171 cm. Brüssel, Musées Royaux des Beaux-Arts.
(Photo A.C.L.)

320 Peter Paul Rubens: Das Urteil des Paris. Öl auf Leinwand, 199 × 379 cm. Um 1638. Madrid, Museo del Prado.
(Museumsphoto)

321 Peter Paul Rubens: Die Krönung der Maria de' Medici. Öl auf Leinwand, 394 × 295 cm. 1621–1625. Paris, Musée National du Louvre.
(Photo Bulloz)

322 Peter Paul Rubens: Kreuzaufrichtung. Öl auf Leinwand. Mittelstück eines Triptychons. 1610. Antwerpen, Kathedrale.
(Photo A.C.L.)

323 Peter Paul Rubens: Das Große Jüngste Gericht. Öl auf Leinwand, 602 × 452 cm. 1616. München, Alte Pinakothek.
(Photo Bayerische Staatsgemäldesammlungen)

324 Ciro Ferri (?): Apotheose des Jan Sobieski. Öl auf Leinwand, 97 × 73 cm. 1683–1689? Warschau, Nationalmuseum.
(Photo Bozena Seredynska)

325 Peter Paul Rubens: Der Kardinal-Infant Don Fernando zu Pferde in der Schlacht von Nördlingen. Öl auf Leinwand, 335 × 258 cm. Um 1636. Madrid, Museo del Prado.
(Museumsphoto)

326 Peter Paul Rubens: Der Abschied des Kardinal-Infanten von seinem Bruder Philipp IV. Fragment des Originalgemäldes. Antwerpen, Rubenshaus.
(Photo A.C.L.)

327 Jacob Jordaens: Allegorie der Fruchtbarkeit. Öl auf Leinwand, 180 × 241 cm. Um 1622. Brüssel, Musées Royaux des Beaux-Arts.
(Photo A.C.L.)

328 Szymon Czechowicz: Das Wunder des hl. Ulrich. Öl auf Leinwand, 68 × 46,5 cm. Warschau, Nationalmuseum.
(Museumsphoto)

329 Tadeuz Kuntze: Fortuna. Öl auf Leinwand, 144 × 163 cm. Warschau, Nationalmuseum.
(Museumsphoto)

330 Anthonis van Dyck: Die Eherne Schlange. Öl auf Leinwand, 205 × 235 cm. Madrid, Museo del Prado.
(Museumsphoto)

331 Teodor Bogdan Lubieniecki: Familienbildnis (Ausschnitt). Öl auf Leinwand. Gesamtgröße: 101 × 125 cm. Warschau, Nationalmuseum.
(Museumsphoto)

332 Rembrandt: Titus, Sohn des Malers, oder „der Lesende". Öl auf Leinwand, 70,5 × 64 cm. 1656–1657. Wien, Kunsthistorisches Museum.
(Photo Bulloz)

333 Rembrandt (?): Der Mann mit dem Goldhelm. Öl auf Leinwand, 67 × 50 cm. Um 1650–1652. Berlin-Dahlem, Museum.
(Photo Bulloz)

334 Rembrandt: Die Judenbraut. Detail. Öl auf Leinwand; Maß der ganzen Tafel: 121 × 166 cm, Um 1665. Amsterdam, Rijksmuseum.
(Photo Bulloz)

335 Rembrandt: Die Anatomiestunde des Dr. Tulp. Detail. Öl auf Leinwand, 1632. Den Haag, Mauritshuis.
(Photo Bulloz)

336 Meindert Hobbema: Die Allee von Middelharnis. Öl auf Leinwand, 103 × 141 cm. 1689. London, National Gallery.
(Museumsphoto)

337 Jakob van Ruisdael: Das Gewitter (Der Sturm). Öl auf Leinwand, 110 × 160 cm. Paris, Musée du Louvre.
(Photo Dominique Genet)

338 Adriaen Brouwer: Rauchende und trinkende Bauern in einer Schenke. Öl auf Eichenholz. 35,2 × 26,5 cm. 1631–1638. München, Alte Pinakothek.
(Museumsphoto)

339 Jacob Jordaens: Der Satyr und der Bauer. Öl auf Leinwand. Brüssel, Musées Royaux des Beaux-Arts.
(Photo A.C.L.)

340 Jan Steen, Lustige Gesellschaft. Öl auf Leinwand, 134 × 163 cm. Um 1657. Den Haag, Mauritshuis.
(Museumsphoto)

341 Jacob Duck (um 1600?–1667): Szene in einem Weinkeller. Detail. Öl auf Leinwand. Amsterdam, Rijksmuseum.
(Photo Roger-Viollet)

342 David II Teniers: Flämische Kirmes. Detail. Öl auf Leinwand. Gesamtgröße 157 × 221 cm. 1652. Brüssel, Musées des Beaux-Arts.
(Photo A.C.L.)

343 Pieter de Hooch: Interieur. Öl auf Leinwand, 73,7 × 66,6 cm. 1658. London, National Gallery.
(Museumsphoto)

344 Jan Vermeer: Das Sträßchen. Öl auf Leinwand, 54,3 × 44 cm. Um 1658. Amsterdam, Rijksmuseum.
(Museumsphoto)

345 Carel Fabritius: Der Distelfink. Öl auf Holz, 33,5 × 22,8 cm. 1654. Den Haag, Mauritshuis.
(Museumsphoto)

346 Jan II de Heem: Dessert. Öl auf Leinwand, 149 × 203 cm. 1640. Paris, Musée National du Louvre.
(Photo Dominique Genet)

347 William Hogarth: Die Dienerschaft des Malers. Öl auf Leinwand, 62 × 75 cm. Um 1760. London, National Gallery.
(Photo Bulloz)

348 Joshua Reynolds: Master Hare. Öl auf Leinwand, 77 × 63 cm. 1788–1789. Paris, Musée National du Louvre.
(Photo Bulloz)

349 Thomas Gainsborough: Konversation im Park. Möglicherweise ein Selbstbildnis des Künstlers und seiner Frau Margarete Burr zur Zeit ihrer Heirat (1746). Öl auf Leinwand, 73 × 68 cm. Paris, Musée National du Louvre.
(Photo Bulloz)

350 William Hogarth: Kurz nach der Hochzeit (Der Honigmond). Aus der Serie. Hochzeit à la mode. Öl auf Leinwand, 68 × 88 cm. 1745. London, Tate Gallery.
(Photo Bulloz)

## FRANKREICH

351 Pierre Puget: Perseus und Andromeda. Marmor. Höhe 3,20 m, Breite 1,08 m. 1684 vollendet. Paris, Musée National du Louvre.
(Photo Bulloz)

352 Pierre Puget: Milon von Kroton. Marmor. Höhe 2,70 m, Breite 1,40 m. 1672–1682. Paris, Musée National du Louvre.
(Photo Braun)

353 Jean-Baptiste Lemoyne I: Der Tod des Hippolytos. Marmor. Höhe 1,49 m, Breite 0,62 m. 1710–1715. (Geschaffen für die Aufnahme in die Akademie, 1715.) Paris, Musée National du Louvre.
(Photo Bulloz)

354 Nicolas-Sébastien Adam: Prometheus. Marmor. Höhe 1,15 m. 1762. Paris, Musée National du Louvre.
(Photo Dominique Genet)

355 Pierre Puget: Der hl. Sebastian. Detail. Marmor. 1663. Genua, Santa Maria Assunta di Carignano.
(Photo Ferrante Ferranti)

356 Étienne-Maurice Falconet: Milon von Kroton wird von einem Löwen zerfleischt. Marmor. Höhe 67 cm. 1754. Paris, Musée National du Louvre.
(Photo Dominique Genet)

357 Simon Guillain: Ludwig XIII. Bronzefigur vom Pont-au-Change in Paris. Höhe 2,00 m. 1647. Paris, Musée National du Louvre.
(Photo Bulloz)

358 Simon Guillain: Ludwig der XIV. als Kind. Bronzefigur vom Pont-au-Change in Paris. Höhe 1,47 m. 1647. Paris, Musée National du Louvre.
(Photo Bulloz)

359 Simon Guillain: Anna von Österreich. Bronzefigur vom Pont-au-Change in Paris. Höhe 2,00 m. 1647. Paris, Musée National du Louvre.
(Photo Lauros-Giraudon)

360 Denkmal „Gelübde Ludwigs XIII." für den Chor von Notre-Dame in Paris. Die *Pietà* (Marmor, 2,30 × 2,80 m) stammt von Nicolas Coustou (1712–1728), *Ludwig XIII.* (Marmor, Höhe 1,75 m) von Guillaume Coustou (1715) und *Ludwig XIV.* (Marmor, Höhe 1,80 m) von Antoine Coysevox (1715).

361 Jean-Baptiste Pigalle: Grabmal des Marschalls Moritz von Sachsen. (Der Marschall verläßt sein Grab und geht in die Unsterblichkeit ein.) Marmor. 1753 bis 1776. Straßburg, St. Thomas.
(Photo Lauros Giraudon)

362 Jean-Baptiste Lemoyne II: Verkleinerte Nachbildung des Denkmals Ludwigs XV. in Rennes. Ludwig XV.: Höhe 56 cm. Hygieia, die Allegorie der Gesundheit: 48 cm. Bronze. 1731–1743. Paris, Musée National du Louvre.
(Photo Dominique Genet)

363 Michel-Ange Slodtz: Grabmal des Curé Languet de Gergy. Detail. Marmor und Bronze. 1650–1757. Paris, Saint-Sulpice.
(Photo Dominique Genet)

364 Antoine Coysevox: Grabmal Kardinal Mazarins. Zu Füßen: Klugheit, Friede und Treue. Marmor und Bronze. Der Friede wird Jean-Baptiste Tuby zugeschrieben. Statue des Kardinals: Höhe 1,60 m, des Friedens (Mittelfigur): 1,40 m. 1689–1693. Paris, Institut de France.
(Photo Dominique Genet)

365 Nicolas Coustou: Ludwig XV. als Jupiter. Marmor. Höhe 2,00 m. 1726–1733. Signiert und datiert 1731. Paris, Musée National du Louvre.
(Photo Dominique Genet)

366 Guillaume Coustou: Maria Leszczyńska als Juno. Marmor. Höhe 1,95 m. 1726–1731. Signiert und datiert 1731. Paris, Musée National du Louvre.
(Photo Dominique Genet)

367 Michel Anguier: Amphitrite. Marmor. Ausgeführt für die Gärten von Versailles. Höhe 2,00 m. 1680. Paris, Musée National du Louvre.
(Photo Lauros-Giraudon)

368 Edme Bouchardon: Bogenspannender Amor. Marmor. Höhe 1,73 m. 1747–1750. Paris, Musée National du Louvre.
(Photo Dominique Genet)

369 Jacques Sarrazin: Die Engel vom Hochal-
370 tar der Kirche Saint-Nicolas-des-Champs, Paris. Details. Stuck. 1629.
(Photos Dominique Genet)

371 Jacques Sarrazin: Kind auf Sphinx. Ein Exemplar von einem Paar. Modelle der Kinder von Sarrazin, in Bronze gegossen von Ambroise Duval. Sphinx aus Marmor von Louis Lerambert. 1668 in den Gärten von Schloß Versailles aufgestellt.
(Photo Dominique Genet)

372 Edme Bouchardon: Genius lenkt einen Seedrachen. Detail. Vom Neptunbrunnen. Blei. Einweihung des Brunnens 1741. Versailles, Gartenanlagen des Schlosses.
(Photo Dominique Genet)

373 Philippe de Buyster (unter Leitung von
374 Jacques Sarrazin): Kinder als Symbolfiguren vom Gesims der Treppe im Schloß Maisons-Laffitte. Abbildung 5: Die bildenden Künste. Abbildung 6: Der Gesang. Stuck. 1645–1650.
(Photos Dominique Genet)

375 Coysevox: Die Dordogne. Detail. Bronze. 1687–1690. Versailles, Wasseranlage vor dem Schloß.
(Photo Dominique Genet)

376 Coysevox: Die Garonne. Detail. Bronze. 1687–1690. Versailles, Wasseranlage vor dem Schloß.
(Photo Dominique Genet)

377 Mazeline: Europa. Marmor. 1680. Versailles, Nordparterre.
(Photo Dominique Genet)

378 Pigalle: Merkur. Marmor. Ausführung für die Aufnahme in die Akademie. 1744. Paris, Musée du Louvre.
(Photo Dominique Genet)

379 Girardon: Die Entführung der Proserpina. Marmor, Höhe: 270 cm. 1699. Versailles, Orangerie des Schlosses.
(Photo Dominique Genet)

380 Jean-Baptiste Pigalle: Selbstporträt. Gefärbter Gips. 1776. Straßburg, St. Thomas.
(Photo Giraudon)

381 Antoine Coysevox: Robert de Cotte. Marmor. Höhe 55 cm. 1707. Paris, Bibliothèque Sainte-Geneviève.
(Photo Bulloz)

382 Antoine Coysevox: Ludwig XIV. zu Pferd in Siegerpose. Stuck. Höhe 3,92 m. Um 1681–1683. Versailles, Schloß, Salon de la Guerre.
(Photo Bulloz)

383 François Girardon: Louvois. Gips. Höhe 72 cm. 1693? Paris, Bibliothèque Sainte-Geneviève.
(Photo Bulloz)

384 Antoine Coysevox: Der große Condé. Bronze. Höhe 59 cm. 1688. Paris, Musée National du Louvre.
(Photo Bulloz)

385 Edme Bouchardon: Vierströmebrunnen. Mittelpartie: Paris zwischen Seine und Marne. Marmor. 1739–1745. Paris, Rue de Grenelle.
(Photo Dominique Genet)

386 Jean-Baptiste Pigalle: Weihwasserbecken. Muschel, auf Marmor montiert. Höhe 149 cm. Um 1750. Paris, Saint-Sulpice.
(Photo Dominique Genet)

387 Jean-Baptiste I und Jean-Baptiste II Lemoyne: Taufe Christi. Marmor. 1731. Paris, Saint-Roch.
(Photo Dominique Genet)

388 François Lemoine: Apotheose des Herkules. Detail des Deckengemäldes des Herkulessaales in Versailles: Herkules (rechts) besteigt den Olymp, wo Jupiter ihm Hebe, seine künftige Gemahlin, präsentiert. 1733–1736.
(Photo Dominique Genet)

389 Giovanni Francesco Romanelli. Deckengemälde des Saales der Jahreszeiten im Palais du Louvre in Paris. Im Zentrum: Apollon und Diana. Detail eines Freskos. Der skulptierte Dekor stammt von Michel Anguier und François Girardon. 1655–1657.
(Photo Lauros-Giraudon)

390 Juste-Aurèle Meissonier: Der Sonnenwagen. „Modello" der Decke des Salons des Großmarschalls von Polen Bielenski. Feder, Aquarell und Gouachemalerei. 1734. Washington, Cooper Hewitt Museum.
(Photo Smithsonian Institution's National Museum of Design)

391 Giovanni Francesco Romanelli: Diana und Aktäon. Detail des Deckengemäldes des Saales der Jahreszeiten im Palais du Louvre in Paris. Fresko. 1655–1657.
(Photo Lauros-Giraudon)

392 Jacques Blanchard (1600–1638): Venus und die Grazien werden von einem Sterblichen überrascht. Öl auf Leinwand, 170 × 218 cm. Um 1631–1633. Paris, Musée National du Louvre.
(Photo Dominique Genet)

393 Eustache Le Sueur: Melpomene, Erato und Polyhymnia. Öl auf Leinwand, 130 × 138. Aus dem Kabinett der Musen im Hôtel Lambert in Paris. Paris, Musée National du Louvre.
(Photo Bulloz)

394 Nicolas Poussin: Die Inspiration des Dichters. Öl auf Leinwand, 184 × 214 cm. Um 1630. Paris, Musée National du Louvre.
(Photo Dominique Genet)

395 Nicolas Poussin: Schäfer in Arkadien. Öl auf Leinwand, 85 × 121 cm. Um 1650. Paris, Musée National du Louvre.
(Photo Dominique Genet)

396 Nicolas Poussin: Apoll und Daphne. Öl auf Leinwand, 155 × 200 cm. 1664. Paris, Musée National du Louvre.
(Photo Dominique Genet)

397 Nicolas Poussin: Das Reich der Flora. Öl auf Leinwand, 131 × 181 cm. 1631. Dresden, Staatliche Kunstsammlungen.
(Photo Gerhard Reinhold)

398 Monsù Desiderio (eigentl. Francesco Desiderio): Phantastische Landschaft. Öl auf Leinwand, 62,5 × 77,5 cm. 1613–1630. Göteborg, Kunstmuseum.
(Museumsphoto)

399 Claude Lorrain: Der Hafen. Öl auf Leinwand, 101,5 × 133,5 cm. 1639. London, National Gallery.
(Museumsphoto)

400 Valentin de Boulogne: Das Urteil Salomons. Öl auf Leinwand, 176 × 210 cm. Um 1630 (?) Paris, Musée National du Louvre.
(Photo Dominique Genet)

401 Sébastien Bourdon: Die Eherne Schlange. Öl auf Leinwand, 113 × 151 cm. 1657–1658 (?). Madrid, Museo del Prado.
(Museumsphoto)

402 Georges de La Tour: Die Wahrsagerin. Öl auf Leinwand, 101 × 123 cm. 1636–1639. Metropolitan Museum of Art (Rogers Fund).
(Museumsphoto)

403 Louis Le Nain: Bauernfamilie. Öl auf Leinwand, 113 × 159 cm. Um 1642. Paris, Musée National du Louvre.
(Photo Dominique Genet)

404 Nicolas Poussin: Die Eucharistie. Öl auf Leinwand, 117 × 178 cm. 1647. Sammlung des Herzogs von Sutherland in der National Gallery Edinburgh.
(Photo National Gallery of Scotland)

405 Charles Le Brun: Anbetung der Hirten. Öl auf Leinwand, 151 × 213 cm. 1689. Paris, Musée National du Louvre.
(Photo Dominique Genet)

406 Simon Vouet: Die Darbringung im Tempel. Öl auf Leinwand, 393 × 250 cm. 1641. Paris, Musée National du Louvre.
(Photo Dominique Genet)

407 Philippe de Champaigne: Ex Voto (Äbtissin Agnès Arnauld und Schwester Catherine de Ste-Suzanne, Champaignes Tochter). Öl auf Leinwand, 165 × 229 cm. 1662. Paris, Musée National du Louvre.
(Photo Dominique Genet)

408 Philippe de Champaigne: Kardinal Richelieu. Öl auf Leinwand. Um 1635. Paris, Musée National du Louvre.
(Photo Dominique Genet)

409 Eustache Le Sueur: Die Messe des hl. Martin. Öl auf Leinwand, 114 × 83 cm. 1654. Paris, Musée National du Louvre.
(Photo Dominique Genet)

410 Brunetti: Genreszene. Trompe-l'œil – Gemälde aus dem Treppenhaus des Hôtel Luynes. 1748. Paris, Musée Carnavalet.
(Photo Bulloz)

411 François Boucher: Madame de Pompadour. Öl auf Leinwand, 91 × 69 cm. 1759. London, The Wallace Collection.
(Museumsphoto)

412 Antoine Watteau: Die Einschiffung nach Kythera. Öl auf Leinwand, 128 × 193 cm. 1717. Paris, Musée National du Louvre.
(Photo Bulloz)

413 François Boucher: Die Modehändlerin. Öl auf Leinwand, 64 × 53 cm. 1746. Stockholm, Nationalmuseum.
(Museumsphoto)

414 François Boucher: Das Frühstück. Öl auf Leinwand, 81 × 65 cm. 1739. Paris, Musée National du Louvre.
(Photo Bulloz)

415 Jean-Antoine Watteau: Das Ladenschild des Kunsthändlers Gersaint. Öl auf Leinwand, 163 × 308 cm. 1720. Berlin, Schloß Charlottenburg.
(Photo Bulloz)

416 Carle van Loo: Die Straußenjagd. Öl auf Leinwand, 184 × 128 cm. 1738. Amiens, Musée de Picardie.
(Photo Bulloz)

417 Jean-Baptiste Oudry: Stilleben mit drei toten Vögeln, Johannisbeeren, Kirschen und Insekten. Öl auf Leinwand, 31 × 23 cm. 1712. Agen, Musée des Beaux-Arts.
(Photo Bulloz)

418 Jean-Baptiste Oudry: Rückkehr von der Jagd. Öl auf Leinwand, 81 × 123 cm. 1732. Paris, Musée du Petit Palais.
(Photo Bulloz)

419 Jean-Baptiste-Siméon Chardin: Der Rochen. Öl auf Leinwand, 114 × 146 cm. 1725–1726. Paris, Musée National du Louvre.
(Photo Dominique Genet)

420 Jean-Baptiste-Siméon Chardin: Stilleben. Öl auf Leinwand, 33 × 51 cm. 1731. Paris, Musée National du Louvre.
(Photo Lauros-Giraudon)

# SPANIEN, SPANISCH-AMERIKA

421 Alonso Cano: Die Muttergottes von Facistol. Holz, farbig gefaßt. Höhe 55 cm. 1655–1656. Granada, Kathedrale.
(Photo Mas.)

422 Juan Martinez Montañes: Die Anbetung der Hirten. Detail der Altarwand des Klosters San Isidro del Campo in Santiponce. Holz. 1609–1613.
(Photo Spanisches Fremdenverkehrsbüro)

423 Gregorio Fernandez: Mater Dolorosa. Holz. 1623. Valladolid, La Vera Cruz.
(Photo Foto-Marburg)

424 Alonso Cano: Der hl. Johannes der Täufer. Holz, farbig gefaßt. Höhe 119 cm. 1634. Barcelona, Sammlung Conde de Ruiseñada.
(Photo Spanisches Fremdenverkehrsbüro)

425 Pedro de Mena: Hl. Magdalena. Holz. Höhe 158 cm. 1664. Valladolid, Nationales Skulpturenmuseum.
(Photo Spanisches Fremdenverkehrsbüro)

426 Manuel Pereira: Der hl. Bruno. Holz. Vor 1635. Burgos, Kartause Miraflores.
(Photo Spanisches Fremdenverkehrsbüro)

427 Juan Martinez Montañes: Der hl. Hieronymus. Holz. Höhe 160 cm. 1609–1613. Santiponce, Kloster San Isidro del Campo.
(Photo Spanisches Fremdenverkehrsbüro)

428 Juan Martínez Montañes: Der büßende hl. Dominik. Holz. 1605. Sevilla, Provinzialmuseum.
(Photo Anderson)

429 Gregorio Fernández: Pietà. Holz, farbig gefaßt. Aus der Kirche Nuestra Señora de las Angustias in Valladolid. 1616. Valladolid, Nationalmuseum.
(Archivphoto des Museums)

430 Luis Salvador Carmona: Pietà. Salamanca, Neue Kathedrale.
(Photo Mas.)

431 Gregorio Fernández: Toter Christus. Holz, farbig gefaßt. 1614. Madrid, Kapuzinerkloster.
(Photo Mas.)

432 Pedro Roldán: Die Grablegung Jesu. Unterer Teil einer Altarwand. Höhe insgesamt: 15 m. Breite: 9,90 m. Gemaltes und vergoldetes Holz. 1670. Sevilla, Hospital de la Caridad.
(Photo Ferrante Ferranti)

433 Juan Martínez Montañés: Kruzifix. Aus der Kartause Las Cuevas. Holz. 1603. Sevilla, Sacristía de los Cálices in der Kathedrale.
(Photo Mas.)

434 Diego Velázquez: Apollo in der Schmiede Vulkans. Öl auf Leinwand, 223 × 290 cm. 1630. Madrid, Museo del Prado.
(Photo Bulloz)

435 Diego Velázquez: Triumph des Bacchus (Los Borrachos). Öl auf Leinwand, 165 × 225 cm. 1628. Madrid, Museo del Prado.
(Photo Bulloz)

436 Diego Velázquez: Die Spinnerinnen (Las Hilanderas). Öl auf Leinwand, 220 × 289 cm. Um 1657. Madrid, Museo del Prado.
(Museumsphoto)

437 Diego Velázquez: Die Hofdamen (Las Meninas, Ausschnitt). Öl auf Leinwand. Gesamtgröße 318 × 276. 1656. Madrid, Museo del Prado.
(Museumsphoto)

438 Diego Velázquez: Innozenz X. Öl auf Leinwand, 140 × 120 cm. 1650. Rom, Galleria Doria-Pamphili.
(Photo Anderson-Giraudon)

439 Diego Velázquez: Die Übergabe von Breda. Öl auf Leinwand, 307 × 367 cm. 1634–1635. Madrid, Museo del Prado.
(Photo Bulloz)

440 Mateo Cerezo: Nonne und Schutzheilige. Öl auf Leinwand, 165 × 170 cm. Castres, Musée Goya.
(Photo Giraudon)

441 Jusepe de Ribera: Die Apostel empfangen die Kommunion aus der Hand Christi. Öl auf Leinwand, 4 × 4 m. 1651. Neapel, Museum der Kartause San Martino.
(Photo Alinari)

442 Francisco de Zurbarán: Bruder Gonzalo de Illescas beim Schreiben. Öl auf Leinwand, 290 × 222 cm. 1639. Guadalupe, Kloster.
(Photo Mas.)

443 Claudio Coello: La Sagrada Forma (Verehrung der geweihten Hostie). 1685–1690. Escorial, Kloster.
(Photo Mas.)

444 Francisco de Zurbarán: Die Anbetung der drei Weisen. Öl auf Leinwand, 261 × 175 cm. 1638. Grenoble, Musée des Beaux-Arts.
(Photo Bulloz)

445 Francisco de Zurbarán: Die Vision des seligen Alonso Rodríguez. Öl auf Leinwand, 266 × 167 cm. 1630. Madrid, Academía de San Fernando.
(Photo Bulloz)

446 Francisco de Zurbarán: Mariä Verkündigung. Öl auf Leinwand, 261 × 175 cm. 1638. Grenoble, Museum.
(Photo Bulloz)

447 Franicsco de Zurbarán: Die hl. Lucia. Öl auf Leinwand, 116 × 68 cm. Um 1636. Chartres, Museum.
(Photo Bulloz)

448 Francisco de Zurbarán: Der Engel Gabriel. Öl auf Leinwand, 146 × 61 cm. 1630–1633. Montpellier, Museum.
(Photo Bulloz)

449 Francisco de Zurbarán: Die hl. Christina. Öl auf Leinwand, 108 × 109 cm. Straßburg, Musée des Beaux-Arts.
(Photo Bulloz)

450 Bartolomé Esteban Murillo: Bettelknabe. Öl auf Leinwand, 137 × 115 cm. Um 1645. Paris, Musée National du Louvre.
(Photo Bulloz)

451 Bartolomé Esteban Murillo: Trauben- und Melonenesser. Öl auf Leinwand, 145 × 105 cm. Um 1650. München, Alte Pinakothek.
(Photo Bulloz)

452 Francisco de Zurbarán: Stilleben. Öl auf Leinwand, 46 × 84 cm. 1633 (?). Madrid, Museo del Prado.
(Photo Giraudon)

453 454 Tepotzotlán: Skulpturen von der Fassade der Kirche des hl. Franz Xaver. 1760–1762.
(Photo Ferrante Ferranti)

455 Yuriria: Detail von der Fassade der Klosterkirche. 1550–1566.
(Photo Ferrante Ferranti)

456 Mexiko-Stadt: Detail von der Fassade des Sagrario der Kathedrale. 1749 begonnen.
(Photo Ferrante Ferranti)

457 Hl. Franziskus.
Holz, farbig gefaßt und vergoldet. 17. Jahrhundert. Tepotzotlán, Kirche Hl. Franz Xaver.
(Photo Ferrante Ferranti)

458 Engel. Holz. Tepotzotlán, Nationalmuseum des Vizekönigsreichs.
(Photo Ferrante Ferranti)

459 Dekoration der Santa Casa de Loreto. Detail. Stuck. 1733.
Tepotzotlán.
(Photo Ferrante Ferranti)

460 Engel. Stuck. Tepotzotlán, Kirche Hl. Franz Xaver.
(Photo Ferrante Ferranti)

461 bis 464 Querétaro: Details der Skulpturen des Patios von San Agustín. Von Ignacio Casas. 1731–1745.
(Photo Ferrante Ferranti)

## PORTUGAL, BRASILIEN

465 Santarém: Fassade der Kirche des Jesuitenseminars. Detail. 1676. (Photo Jean Dieuzaide)

466 Lagos: Fassade der Kirche San Antonio. Detail. 18. Jahrhundert. (Photo Jean Dieuzaide)

467 Porto. Außenansicht des Seitenportikus („Galilé") der Kathedrale. 1736–1737. (Photo Jean Dieuzaide)

468 Coimbra: Fassade der Neuen Kathedrale. 1509–1640. (Photo Foto Marburg)

469 Queluz: Seitenfassade des königlichen Palastes. Von Mateus Vicente de Oliveira und Jean-Baptiste Robillon). 1758–1779. (Photo Jean Dieuzaide)

470 Guimarães: Detail der Fassade des Lobo-Machado-Hauses. Um 1750–1775. (Photo Jean Dieuzaide)

471 Braga: Fassade des Rathauses oder Casa de Câmara in Braga. 1756. (Photo Cap-Roger-Viollet)

472
473 Braga: Detail und Gesamtansicht der Fassade des Raio-Hauses. 1754–1755. (Photo Novais)

474 Detail des Hochaltars der Kathedrale von Porto. Silber. 1632–1755. Porto. (Photo Yan Dieuzaide)

475 Gesamtansicht des Hochaltars der Kathedrale von Porto. Silber. 1632–1755. Porto. (Photo Yan Dieuzaide)

476 Grabmal der Prinzessin Joana. Von João Antunes. Farbige Marmorintarsien. 1699–1710. Aveiro, Klostermuseum. (Photo Yan Dieuzaide)

477 Pietà. Von Frei Cipriano da Cruz de Sousa. Holz, farbig gefaßt. Aus dem Kolleg S. Bento de Coimbra. Größe 131 x 142 cm. Um 1685. Coimbra, Museum Machado de Castro. (Archivphoto des Museums)

478 Hl. Gertrud. Von Jacinto Vieira. Holz, farbig gefaßt. 1720–1725. Arouca, Kloster. (Photo Fremdenverkehrsbüro Portugal)

479 Johannes der Täufer. Holz, farbig gefaßt. Coimbra, Museum Machado de Castro. (Photo Novais)

480 O Aleijadinho: Christus aus der Gruppe der Gefangennahme. Holz, gefaßt. 1796–1799. Congonhas do Campo, Bom Jesus, Kreuzweg. (Photo Botschaft von Brasilien)

481 O Aleijadinho: Christus der Geißelung. Holz, gefaßt. 1796–1799. Congonhas do Campo, Bom Jésus, Kreuzweg. (Photo Botschaft von Brasilien)

482 O Aleijadinho: Der Prophet Daniel. Detail, Stein. 1801–1805. Congonhas do Campo, Bom Jesus, Prophetenterrasse. (Photo Scala)

483 O Aleijadinho: Die Stigmatisierung des heiligen Franziskus. Detail eines Reliefs der Fassade von São Francisco de Assis in Ouro Preto. Stein. 1770–1779. (Photo Brasilianische Botschaft)

484 Brunnenanlage von São José. 1749. Tiradentes. (Photo Brasilianische Botschaft)

485 O Aleijadinho: Waschbecken der Sakristei von São Francisco de Assis. 1777–1779. Ouro Preto. (Photo Brasilianische Botschaft)

486 Brunnen der Casa dos Contos. 1760. Ouro Preto. (Photo Brasilianische Botschaft)

487 Brunnen der Casa de Camara. 18. Jahrhundert. Ouro Preto. (Photo Yves Bottineau)

## DEKORATIVE KUNST

488
489 Zwei Sessel. Geschnitztes Holz, vergoldet, bezogen mit Gobelin der Manufacture Royale de Beauvais. Aus der Zeit Ludwigs XV. Paris, Musée Jacquemart-André. (Photo Bulloz)

490 Antoine Robert Gaudreaux: Kommode Ludwigs XV., aus einem Zimmer seiner Gemächer im Schloß von Versailles (1799). Nach Plänen von Slodtz. Bronzen von Jacques Caffiéri. Höhe: 88 cm. Breite: 1,95. Tiefe: 80 cm. London, The Wallace Collection. (Museumsphoto)

491 Canapé im Chippendale-Stil. Englische Arbeit. Höhe: 99 cm. Um 1760. London, Victoria and Albert Museum. (Museumsphoto)

492 Kaminschirm. Holz, Gobelin aus Beauvais. Régence-Stil. Paris, Musée des Arts Décoratifs. (Photo Bulloz)

493 Lehnsessel. Aus der Zeit Ludwigs XV. Paris, Musée des Arts Décoratifs. (Photo Bulloz)

494 Holztäfelung im Spielsalon des Palais Falligan Detail (Nordwand). 1755–1763. Gent. (Photo A. C. L.)

495 Fayence-Ofen aus Straßburg. Höhe: 3,16 m. Um 1750. Basel, Historisches Museum. (Photo M. Babey)

496 Schreibkabinett in japanischem Stil. Englische Arbeit in der Manier des Daniel Marot. Ende des 17. Jh. Höhe: 2,15 m. London, Victoria and Albert Museum. (Museumsphoto)

497 Damensekretär. Zeit Ludwigs XV. Paris, Musée du Petit Palais. (Photo Bulloz)

498 Jacques de Lajoue: Paravent. Detail eines Paravents aus sechs Teilen. Öl auf geleimtem Papier, Höhe: 162 cm. Paris, Musée du Petit Palais. (Photo Bulloz)

499 Charles Cressent: Kommode. 87 x 139 cm. Paris, um 1740. Paris, Musée du Louvre. (Photo Giraudon)

500 Prunkbett Prinz Eugens. Stift St. Florian. (Photo Foto Marburg)

501 Cousinet: die Französin. Vergoldetes Silber. Aus einer Gruppe von sechzehn Statuetten, welche Paare der verschiedenen Völker der Welt darstellen. Höhe: 90 cm. Paris, 1757–1758. Lissabon, Nationalmuseum Alter Kunst. (Museumsphoto)

502 Uhrgehäuse, Kupferstich. Paris, Bibliothèque Nationale. (Photo Richard-Blin)

503 Cousinet: Der Spanier. Vergoldetes Silber. Aus einer Gruppe von sechzehn Statuetten, welche Paare der verschiedenen Völker der Welt darstellen. Höhe: 90 cm. Paris, 1757–1758. Lissabon, Nationalmuseum Alter Kunst. (Museumsphoto)

504 Edme Pierre Balzac: Wappenterrine aus dem Hause Orléans. Silber, Höhe: 25,6 cm. Breite: 33 cm. Paris, 1757–1758. New York, The Metropolitan Museum of Art. (Museumsphoto)

505 Terrine. Kupferstich von Huquier nach Juste-Aurèle Meissonnier. Paris, Bibliothèque Nationale. (Bibliotheksphoto)

506 François-Thomas Germain: Tafelaufsatz des Prinzen Soltykoff: Bacchus und Amor, Junge, Mädchen. Silber. Bacchus und Amor: 53 × 90 cm, Junge: 90 × 92 cm, Mädchen: 91 × 92 cm. Paris, 1757–1766. Lissabon, Stiftung Gulbenkian.
(Museumsphoto)

507 Franz Anton Bustelli Isabella, Figur der Commedia dell'arte. Nymphenburger Porzellan. Um 1760. München, Bayerisches Nationalmuseum.
(Museumsphoto)

508 Franz Anton Bustelli. Pantalone, Figur der Commedia dell'arte. Nymphenburger Porzellan. Höhe 17,6 cm. Um 1760. München, Bayerisches Nationalmuseum.
(Museumsphoto)

509 Hirtin und Schafe. Chelsea. Porzellan. Höhe 28 cm. Um 1760. London, Victoria and Albert Museum.
(Museumsphoto)

510 Schäfer und Hunde. Chelsea. Porzellan. Um 1760. London, Victoria and Albert Museum.
(Museumsphoto)

511 Die Audienz des Grafen von Fuentes, des spanischen Botschafters, im Jahre 1662. Detail eines Gobelins zur Geschichte des Königs nach Charles Le Brun. Paris, Manufacture des Gobelins. Versailles, Museum des Schlosses.
(Photo Giraudon)

512 Das Château Neuf von Saint-Germain. Wandteppich aus der Serie „Königshäuser" nach Charles Le Brun. 1668. Paris, Gobelinmuseum.
(Photo Bulloz)

513 Die Audienz des Legaten im Jahre 1664. Wandteppich zur Geschichte des Königs nach Charles Le Brun. Paris, Manufacture des Gobelins. Paris, Mobilier National.
(Photo Giraudon)

514 Der Besuch von Ludwig XIV. in der Gobelinwerkstatt im Jahre 1667. Detail. Wandteppich zur Geschichte des Königs nach Charles Le Brun. Paris, Manufacture des Gobelins. Versailles, Museum des Schlosses.
(Photo Bulloz)

515 Aufbruch von Sancho Pansa nach der Insel Barataria. Detail aus einem Wandteppich zur Geschichte von Don Quichote nach Charles-Joseph Natoire. Manufacture de Beauvais. 1734–1736. Aix-en-Provence, Musée des Tapisseries.
(Photo Lauros-Giraudon)

516 Die Ankunft Psyches im Liebespalast (linke Bildhälfte), und Psyche zeigt ihren Schwestern ihre Reichtümer (rechte Hälfte). Wandteppich zur Geschichte der Psyche nach F. Boucher. Manufacture des Beauvais. Größe 358 × 620 cm. 1741. Paris, Petit Palais.
(Photo Bulloz)

517 Francisco de Goya: Blindekuhspiel. Karton für den Gobelin, Öl auf Leinwand, 269 × 350 cm. 1787. Madrid, Prado.
(Museumsphoto)

518 Francisco de Goya: Das Drachensteigen. Gobelin aus der Manufaktur von Santa Barbarao, Madrid. Der Karton stammt aus dem Jahr 1778.
(Photo Bulloz)

# DIE GROSSEN BAUWERKE DES BAROCK

# DIE STANDORTE DER WICHTIGSTEN BAUDENKMÄLER DES BAROCK

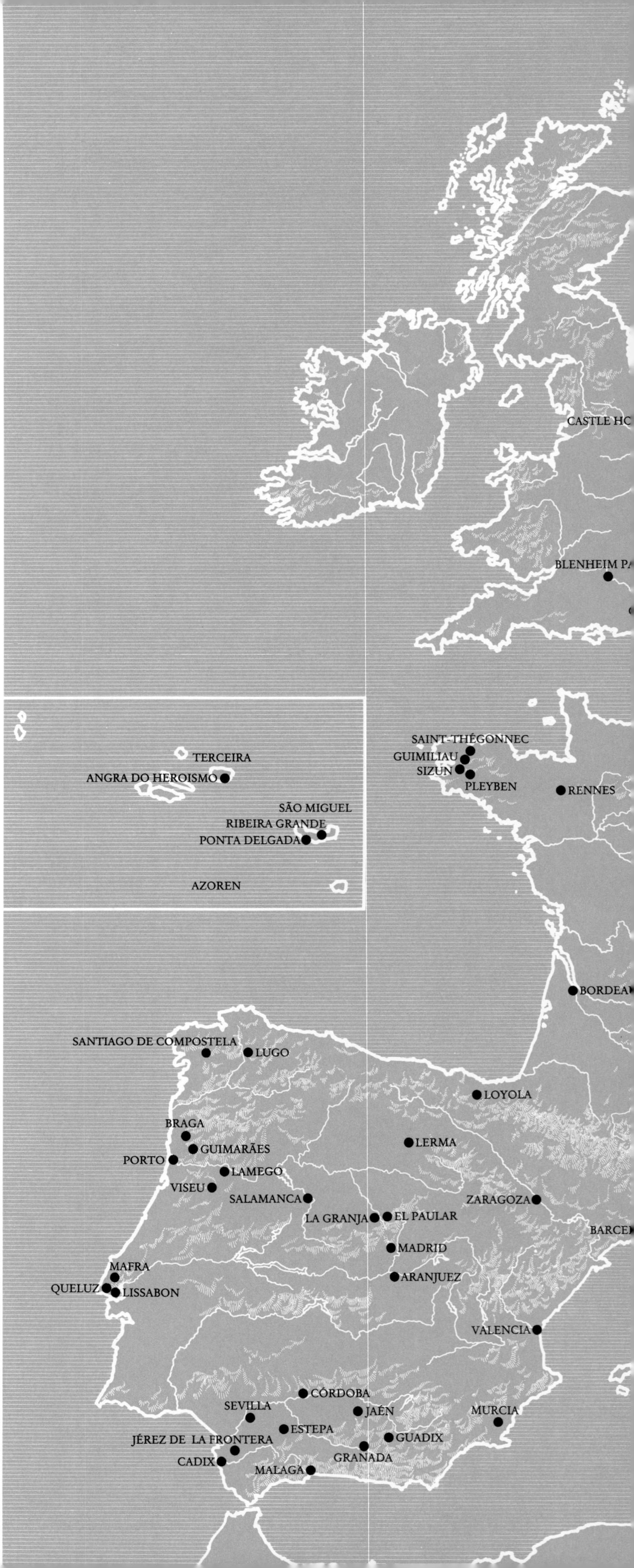

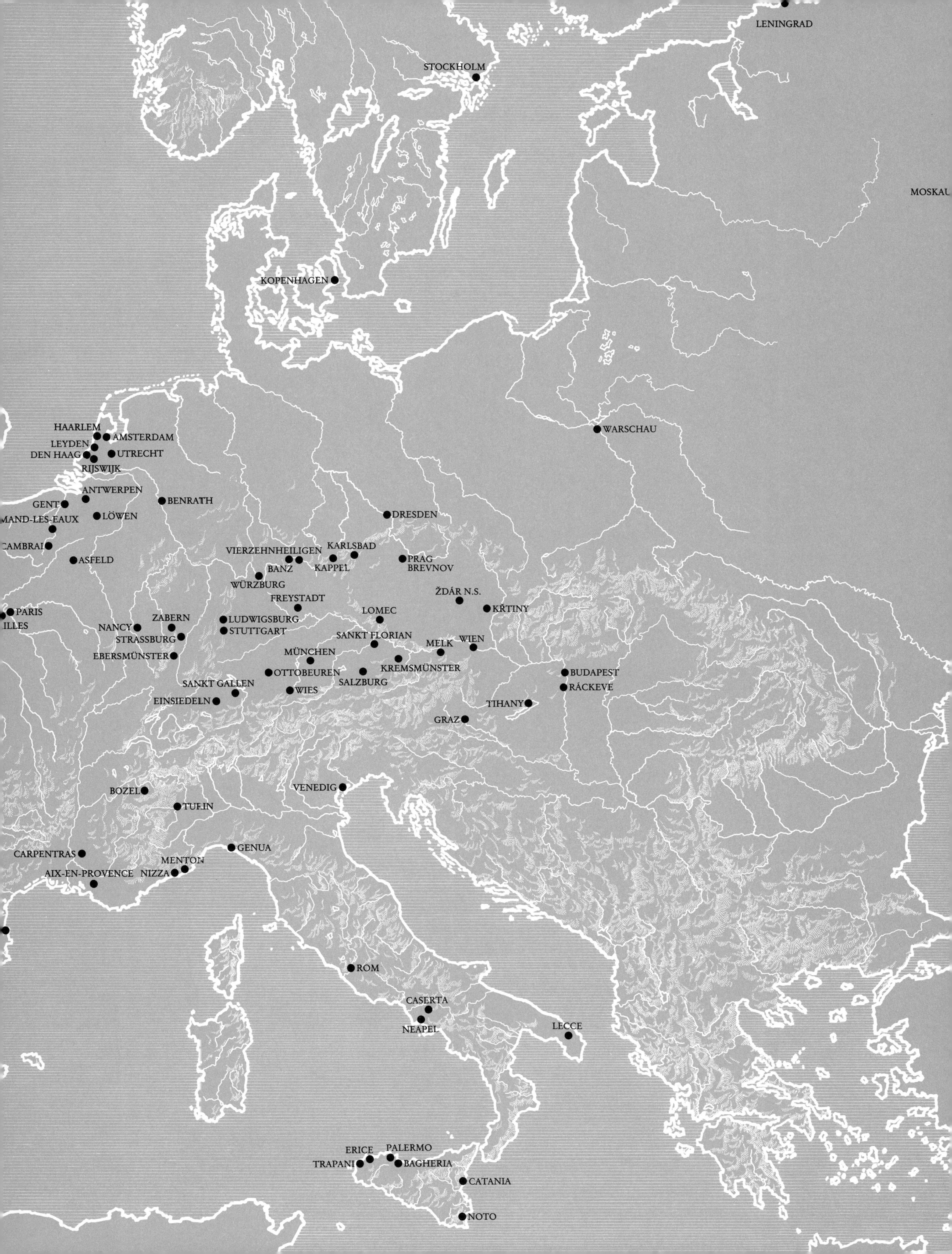

LENINGRAD
STOCKHOLM
MOSKAU
KOPENHAGEN
WARSCHAU
HAARLEM
AMSTERDAM
LEYDEN
DEN HAAG
UTRECHT
RIJSWIJK
ANTWERPEN
GENT
BENRATH
MAND-LES-EAUX
LÖWEN
DRESDEN
CAMBRAI
ASFELD
VIERZEHNHEILIGEN
KARLSBAD
PRAG
BREVNOV
BANZ
KAPPEL
WÜRZBURG
ŽDÁR N.S.
FREYSTADT
KŘTINY
PARIS
ILLES
ZABERN
LUDWIGSBURG
LOMEC
NANCY
STUTTGART
STRASSBURG
SANKT FLORIAN
MELK
WIEN
EBERSMÜNSTER
MÜNCHEN
KREMSMÜNSTER
OTTOBEUREN
BUDAPEST
SALZBURG
SANKT GALLEN
WIES
RÁCKEVE
EINSIEDELN
TIHANY
GRAZ
VENEDIG
BOZEL
TURIN
CARPENTRAS
GENUA
MENTON
AIX-EN-PROVENCE
NIZZA
ROM
CASERTA
NEAPEL
LECCE
ERICE
PALERMO
TRAPANI
BAGHERIA
CATANIA
NOTO

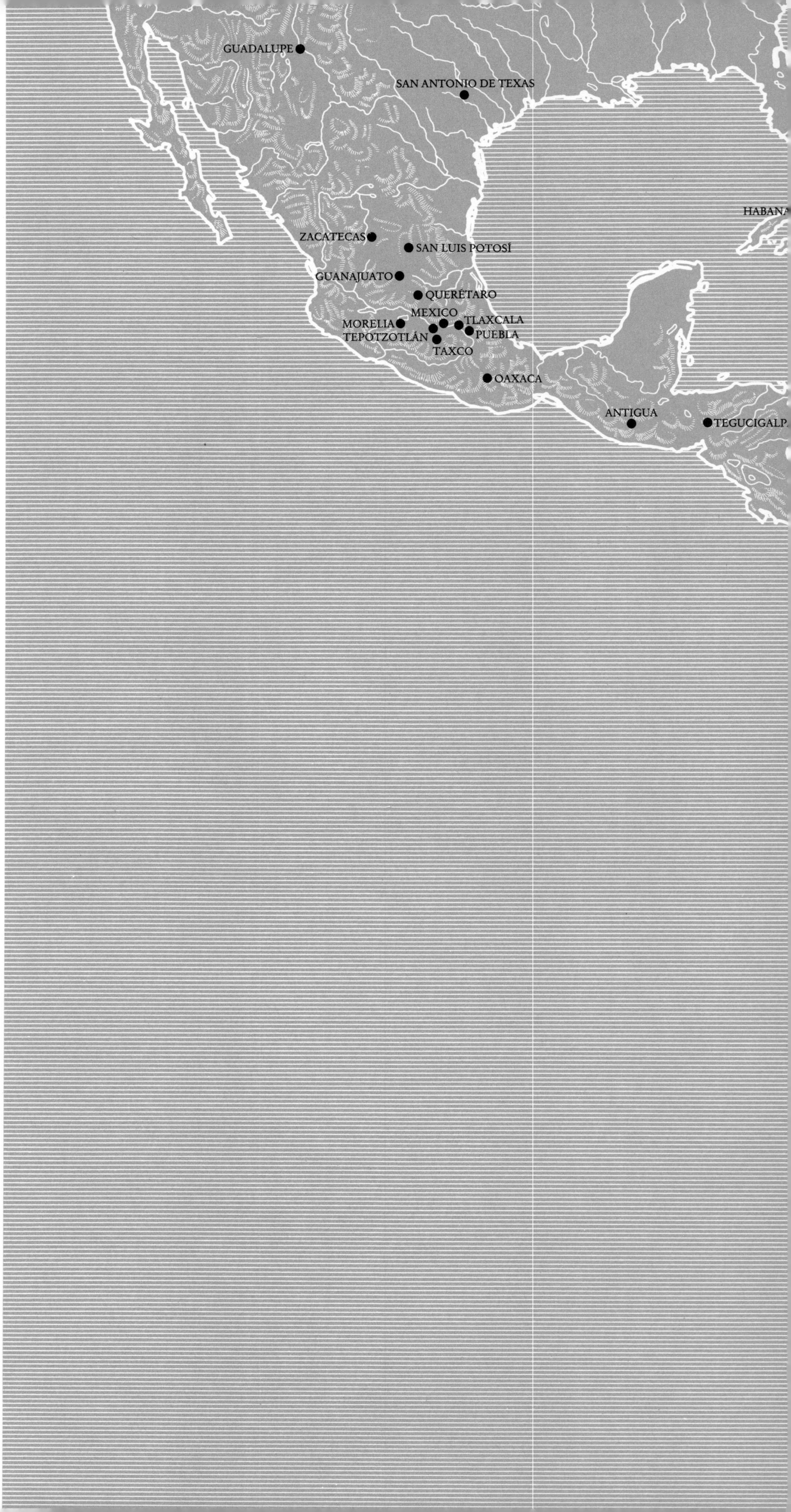
GUADALUPE
SAN ANTONIO DE TEXAS
HABANA
ZACATECAS
SAN LUIS POTOSÍ
GUANAJUATO
QUERÉTARO
MEXICO
MORELIA
TLAXCALA
TEPOTZOTLÁN
PUEBLA
TAXCO
OAXACA
ANTIGUA
TEGUCIGALP

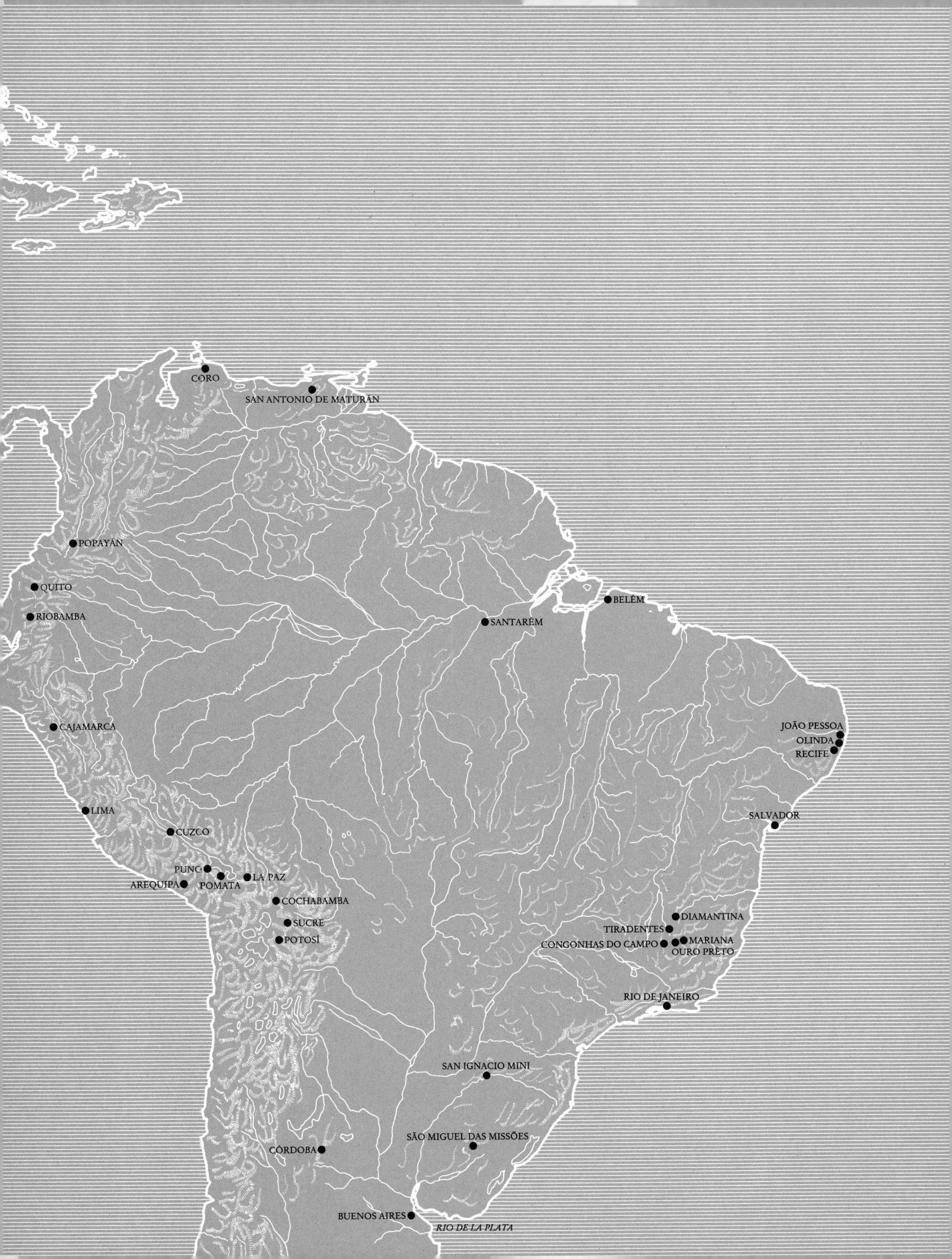

CORO
SAN ANTONIO DE MATURÁN
POPAYÁN
QUITO
RIOBAMBA
BELÉM
SANTARÉM
CAJAMARCA
JOÃO PESSOA
OLINDA
RECIFE
LIMA
SALVADOR
CUZCO
PUNO
POMATA
LA PAZ
AREQUIPA
COCHABAMBA
SUCRE
POTOSÍ
DIAMANTINA
TIRADENTES
MARIANA
CONGONHAS DO CAMPO
OURO PRÊTO
RIO DE JANEIRO
SAN IGNACIO MINI
SÃO MIGUEL DAS MISSÕES
CÓRDOBA
BUENOS AIRES
RIO DE LA PLATA

# INHALT

## DIE GROSSE ITALIENISCHE BAROCKKUNST



## DIE DEUTSCHSPRACHIGEN GEBIETE UND ANDERE LÄNDER MITTELEUROPAS

## DIE LÄNDER OST-, NORD- UND NORDWEST-EUROPAS



## DIE SONDERSTELLUNG FRANKREICHS



## SPANIEN UND SPANISCH-AMERIKA



## DER PORTUGIESISCHE KULTURRAUM

Bei den Nationalbibliotheken und Nationalmuseen ohne besondere Ortsangabe handelt es sich immer um den Standort Paris.

# DIE GROSSE ITALIENISCHE BAROCKKUNST

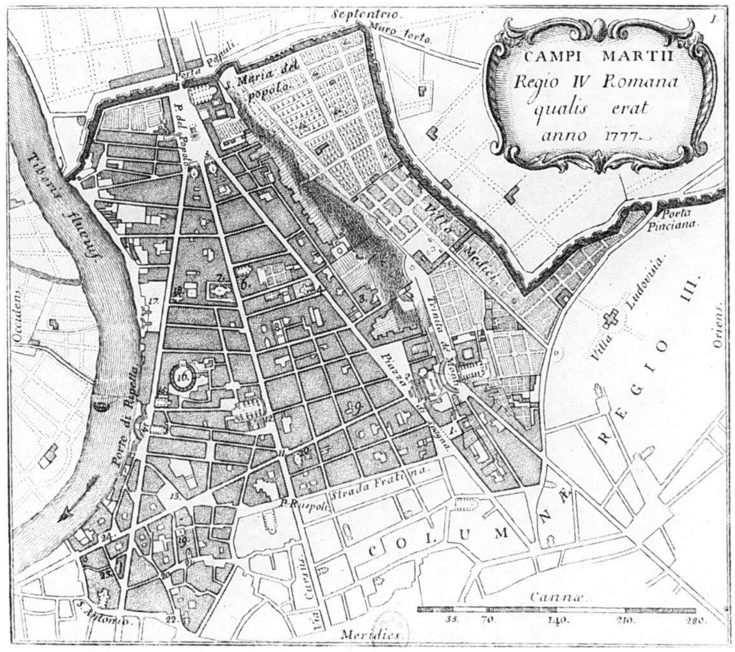


519 ROM.
*Plan der Stadt. 1778*

## ROM

Majestät und Würde sind zwei spezifische Merkmale der römischen Kunst. Sie dürfen nicht als zufällig verstanden werden, spiegeln sie doch ganz unmittelbar den Charakter der Ewigen Stadt wider: als von antiken Bauten und Skulpturen überquellende Kunststätte, als Stadt des Papsttums, als souveräne Zusammenfassung aller Epochen. Auch ist die römische Kunst exemplarisch für den Weg des Barock im Allgemeinen, von den manieristischen Wurzeln über Stadtplanung und Einzelmonument bis zum sakralen und profanen Ideengut.

Die Kirche Madonna dei Monti mit Giacomo della Portas Fassade wurde in der Barockzeit häufig als Vorbild benutzt. Mit ihrem schlichten, logischen Grundriß, der diskreten Eleganz ihres Stiles war sie tatsächlich ein zugleich reizvoller und praktischer Bau. Dennoch sind ihr Renommee und ihr Einfluß bescheiden im Vergleich zu der Ausstrahlungskraft von Il Gesù, und zwar nicht nur innerhalb des Jesuitenordens, sondern in der gesamten Christenheit. Es muß indessen sorgfältig unterschieden werden zwischen dem Bau selbst, der manieristisch ist, und der Innenausstattung, die zu den prächtigsten des ganzen Barock zählt. Und es muß darauf hingewiesen werden, daß in den einzelnen Bauabschnitten die Kunst, die keineswegs frei war, konkreten sakralen Bedürfnissen gerecht wurde.

Für den Klerus der Gegenreformation, in der die Jesuiten eine besonders aktive Rolle spielten, und auch für die Gläubigen mußten die Kirchen einer Reihe von Funktionen und Bedürfnissen genügen. Die Messe mußte so nah an der Menge zelebriert werden, daß diese ihr leicht folgen und die Predigt ohne Schwierigkeiten hören konnte. Die Jesuiten benötigten darüber hinaus eine Vielzahl von Kapellen für die speziellen Messen der Patres und zusätzliche Räumlichkeiten für deren Zuhörer oder für außergewöhnlichen Andrang. 1554 hatte Michelangelo dem Orden ein Modell vorgeschlagen. 1555 trat ein Architekt aus Ferrara, Giovanni Tristano, bei den Jesuiten ein und entwarf einen Kirchentypus, der den Bedürfnissen des Ordens entsprach. Seine Vorstellungen, die der Ordensgeneral unterstützte, wurden mitberücksichtigt, als mit dem endgültigen Entwurf auf Drängen des Kardinals Alessandro Farnese Vignola betraut wurde (1568–75). Il Gesù hat illustre künstlerische Vorstufen: Sant'Andrea in Mantua von Alberti und die Studien Michelangelos für San Giovanni dei Fiorentini in Rom. Aber die Lösung, zu der dieser Sakralbau gelangt, ist original. Sie vereint die Wünsche des Klerus, der einen gewissen Prunk sehen wollte (die Wahl des Gewölbes, anstelle einer einfachen Decke entspricht dieser Gewichtung), mit der Bemühung um zurückhaltende Eleganz und Funktionalität. Im Grundriß, der die Form eines lateinischen Kreuzes hat, sind Deambulatorium und Kapellenkranz, die im Mittelalter üblich waren, verschwunden. Der Hochaltar wurde an die Vierung herangerückt, die ihr Licht von einer Kuppel empfängt, und an die Gläubigen, denen das Langhaus vorbehalten war. Der Lichteinfall ist in diesen Bauteilen im Interesse von Messe und Andacht besonders günstig verteilt. Die Kirche besitzt keine Seitenschiffe, sondern Seitenkapellen, die mit eigenen Altären ausgestattet sind, und über ihnen Emporen. Vignola hatte eine in viele Einzelfelder aufgeteilte Fassade vorgesehen; diejenige Giacomo della Portas, die der seinen vorge-

520 ROM. SANTA MARIA DEI MONTI
*Fassade*

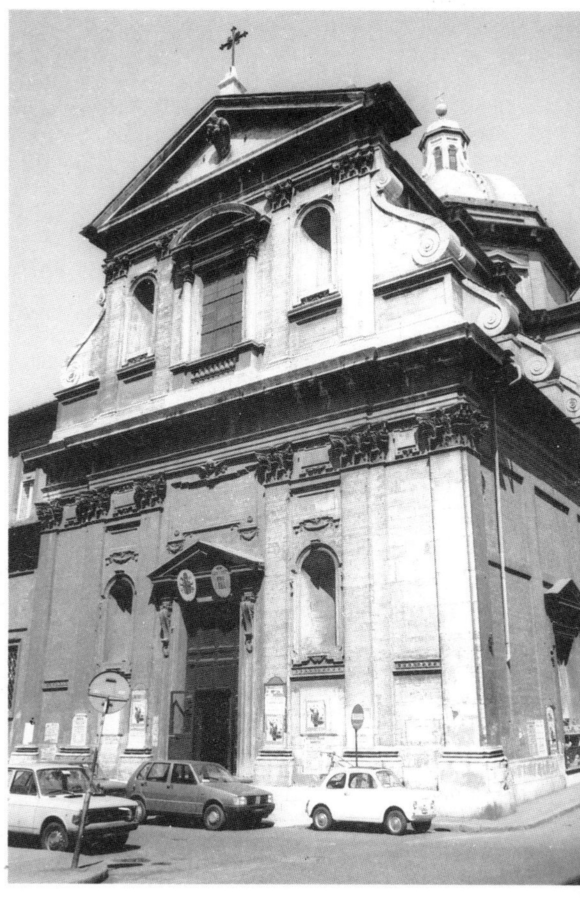

521 ROM. SANTA MARIA DEI MONTI
*Längsschnitt*
*(Zeichnung Fixot nach Lotz)*

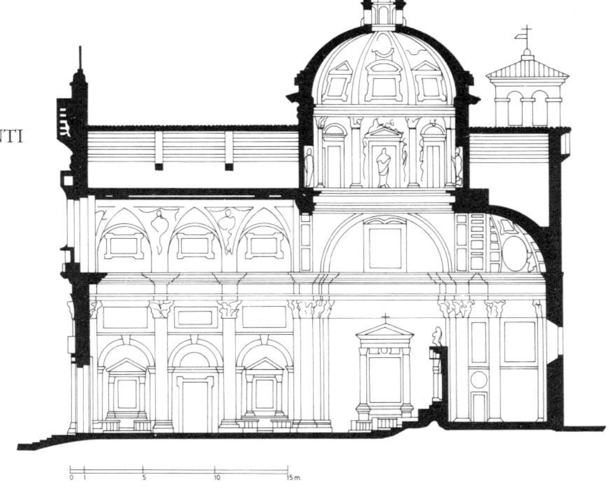

zogen wurde (1575), wirkt schlichter und plastischer. Ihr oberes Geschoß ist weniger breit als das untere und von Voluten flankiert. Diese erste Kirche der Jesuiten, die von bemerkenswerter künstlerischer Qualität und gleichzeitig vorzüglich dem erneuerten kultischen Ablauf und den Vorstellungen des Ordens angepaßt ist, wahrte einen sehr zurückhaltenden Ton, der dieser Epoche der katholischen Reform und der Geschichte der Gesellschaft Jesu entspricht.

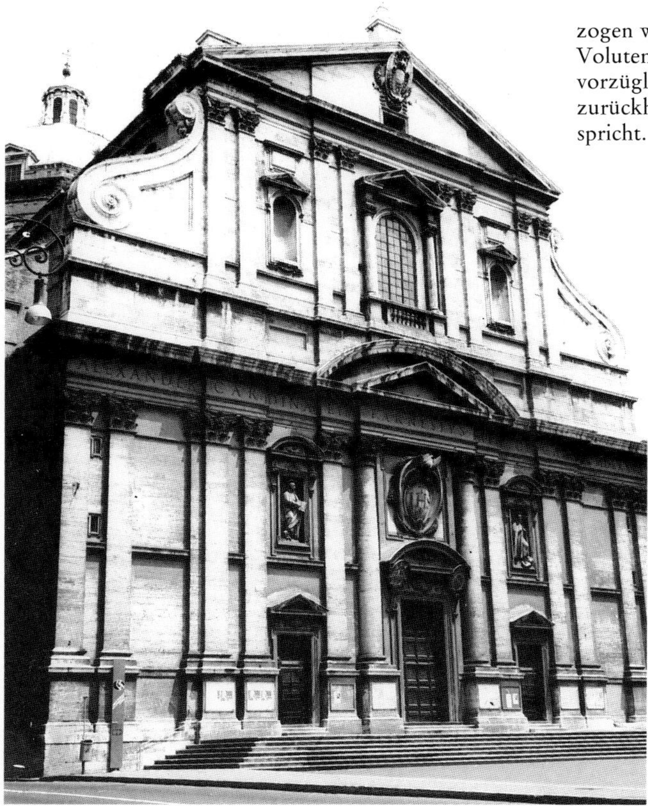

522 ROM. IL GESÙ.
*Fassade*
*von Giacomo della Porta*

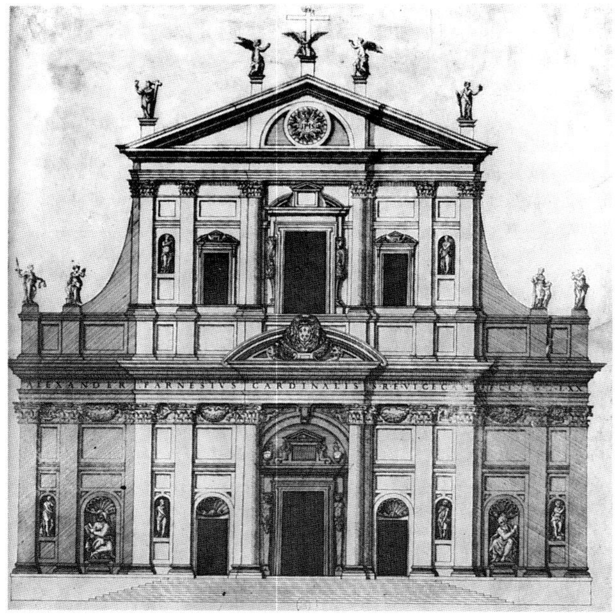

523 ROM. IL GESÙ.
*Entwurf der Fassade*
*von Vignola*
*(Nationalbibliothek)*

Im Barock nahm die Frömmigkeit gern theatralische Formen an, wie die Ausschmückung des Vierzigstündigen Gebetes beweist; der Erfolg der Gegenreformation hatte sich konsolidiert, der Jesuitenorden hatte seine Macht und seinen Besitz vergrößert. Mit diesen neuen Bedingungen erklärt sich der Prunk und die Dynamik der Innenausstattung, die Il Gesù in jener Zeit erhielt. Giovanni Battista Baciccio schilderte in meisterlicher Beherrschung der riesigen malerischen Kompositionen mit ihren Verkürzungen, Perspektiven und Trompe-l'œil-Effekten in der Langhauswölbung den „Triumph des Namens Jesu" (1669–83). Der Jesuiten-Laienbruder Pozzo ist der Meister des Sant'-Ignazio-Altares (1695–99), im linken Querschiffarm, in dem die sterblichen Überreste des Ordensgründers ruhen. Dieses Werk, das Skulptur und dekorative Kunst miteinbezieht, gehört bereits einer weiterentwickelten Stufe des Barock an. Die silberne Monumentalstatue des Ignatius stammte ursprünglich von Pierre Legros dem Jüngeren. Unter Pius VI., der die von Bonaparte auferlegte Kriegsentschädigung zahlen mußte, wurde sie eingeschmolzen und durch eine Kopie ersetzt. Die Marmorgruppen der Balustrade sind in ihrer Bewegtheit und technischen Virtuosität erstaunlich: „Die Kirche stürzt die Ketzerei", ebenfalls von Legros, rechts, und „Der Glaube unterwirft die Barbaren" von Jean-Baptiste Théodon, links.

Der außerordentliche Einfluß, den Il Gesù ausübte, ging weniger auf eine autoritäre Ordenspolitik zurück, als vielmehr auf ihre Funktionalität, auf die Verehrung, die der berühmtesten Kirche der Gesellschaft Jesu entgegengebracht wurde, und auf die gestochene Reproduktion.

524 ROM. IL GESÙ.
*Grundriß*
*(Zeichnung Fixot nach Lotz)*

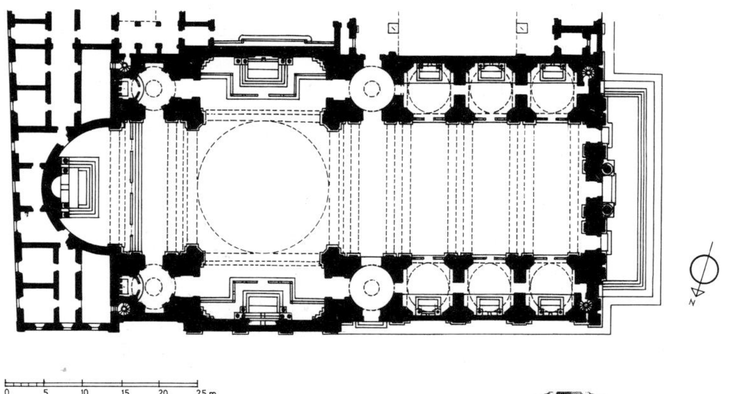


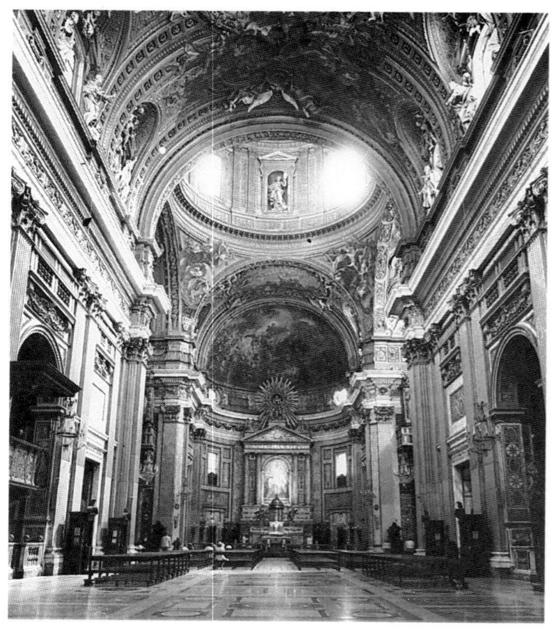

525 ROM. IL GESÙ.
*Innenansicht*

526 ROM. IL GESÙ.
*Längsschnitt*
*(Bibliothek der dekorativen Kunst)*

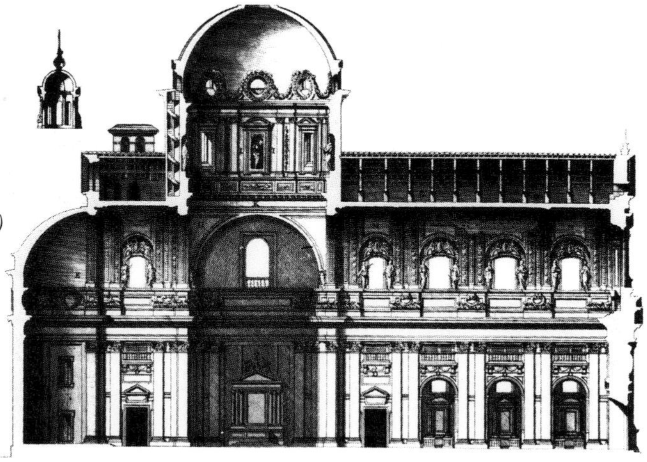

In einen sehr viel beschränkteren Bereich, dem aber in Stadtpalais und Palästen große Bedeutung zukam, nämlich der Galerie, übernahm die Schöpfung Annibale Carraccis im Palazzo Farnese (um 1600) eine vergleichbare Rolle. In ihm, einem der prächtigsten Wohnsitze Roms, waren in der Galleria Farnese Wände und Decke in verschieden große Felder, jedoch in symmetrischer Harmonie, gegliedert. Sie sind ausgefüllt mit Episoden aus dem Leben des Herkules und in Beziehung zu Herkules stehenden Gestalten der Mythologie. In der Mitte der Decke ist „Der Triumph von Bacchus und Ariane" dargestellt, an den Enden „Peleus und Thetis" und „Polyphem und Acis". Außerordentlich schwierig gemeinsam zu verwirklichende Qualitäten sind hier nicht allein ausgebreitet, sondern auch noch miteinander kombiniert: Bildung mit Leichtigkeit, Üppigkeit mit Lesbarkeit, Erhabenheit mit Feinheit und schließlich Farbsinn mit Ordnung. Die Kunst Annibale Carraccis schwingt sich in diesem Ensemble zu höchster monumentaler Klarheit auf. In der langen Geschichte der Galerie als Architektur mit Dekor verbindender Kategorie gehört das Werk des Bologneser Malers gleichzeitig dem Manierismus an, den es zusammenfaßt und vereinfacht, und dem aufkommenden Barock, der seine Großzügigkeit und Aufgeteiltheit beibehalten wird, aber in ihm sind beide Stiltendenzen von eigener, noch größerer Dynamik durchzogen.

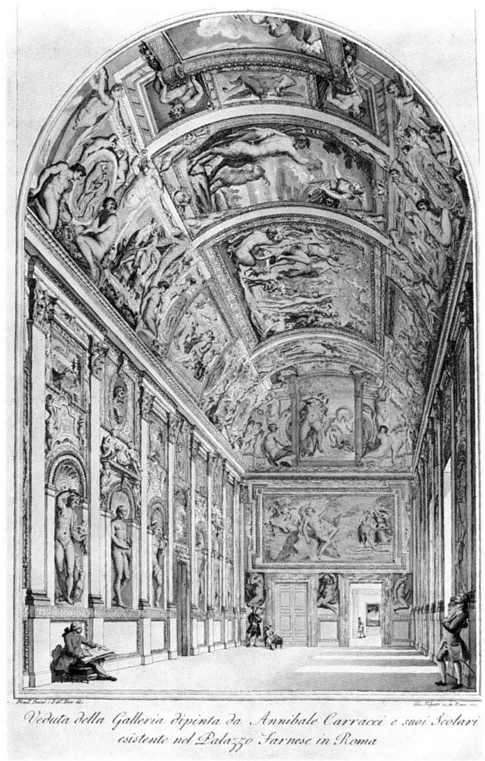
Veduta della Galleria dipinta da Annibale Carracci e suoi Scolari
esistente nel Palazzo Farnese in Roma

527 ROM. PALAZZO FARNESE
*Herkulesgalerie*
*(Stich 1777. Nationalbibliothek)*

Die Größe des römischen Barock schloß zum Ruhme der Gegenreformation und des päpstlichen Stuhles an die Größe des antiken Rom an. Diese Feststellung, die von gleicher Bedeutung ist wie sorgfältiger Stil- und Quellenvergleich, kommt im Städtebau an drei Stellen mit besonderer Überzeugungskraft zur Geltung: in der Piazza Navona, der Piazza del Popolo und in der Basilika und dem Platz von St. Peter.

Das ehemalige Stadion Domitians, an der einen kurzen Seite schräg und an der anderen im Halbkreis abschließend, setzt sich im langgestreckten Grundriß der Piazza Navona fort. Sie wurde am Ende des 15. Jahrhunderts der Mittelpunkt des durch die Tiberschleife gebildeten Stadtviertels und später zu der an Barockmonumenten reichsten Stätte der Hauptstadt. Ihr Name, in dem bereits die Schiffsform, an die sie sich im Grundriß annähert, anklingt, erhielt eine zusätzliche Rechtfertigung, wenn sie (letztmalig 1865) unter Wasser stand, so wie Giovanni Paolo Pannini den Platz gemalt hat (Hannover, Niedersächsische Landesgalerie). Seinen Glanz verdankt dieser Platz dem Pontifikat Innozenz' X. Pamfili. Der Palazzo dieser Familie (1646–47) stammt von Girolamo Rainaldi, der Entwurf Borrominis wurde nicht angenommen, nur der „Salone" und die Galerie geben seine Vorstellungen wieder. Der Vier-Ströme-Brunnen in der Mitte des Platzes wurde gebaut, um das Viertel mit Wasser zu versorgen. Aber seine Ikonographie bezieht sich auf ein Element der Schöpfung und die vier Erdteile, und in dem Brunnen wird ein Überbleibsel der Antike verwendet. Im April 1647 beschloß Innozenz X. die Verlagerung des Obelisken, der sich, in mehrere Teile zerfallen, beim Grab der Caecilia Metella befand. Er gedachte den Bau des Brunnens Borromini anzuvertrauen, aber Bernini gelang es, ihn auszustechen. Im Frühjahr 1648 wurden die Fundamente für seinen Entwurf gelegt; den Obelisken brachte man im Juni und Juli an seinen neuen Bestimmungsort, wo er erst im April 1649 aufgerichtet wurde. Am 14. Juni 1651 fand die Einweihung des Werkes statt. Die verwendeten Materialien waren Travertin aus Tivoli und Marmor. Nach der Überlieferung schuf Bernini eigenhändig den Felsen, die Palme, den Löwen und das Pferd. Antonio Raggi führte die Allegorie der Donau mit erhobenen Armen aus, Jacopo Antonio Fancelli den sein Haupt verhüllenden Nil. Von dem Lothringer Claude Poussin stammt der ein Ruder haltende Ganges und von Francesco Baratta der Rio della Plata, der durch einen Mauren dargestellt wird. 1653–55 fertigte Bernini ein weiteres Modell für einen Mauren, der für den Brunnen im Süden des Platzes, dessen Becken von Giacomo della Porta stammt, bestimmt war.

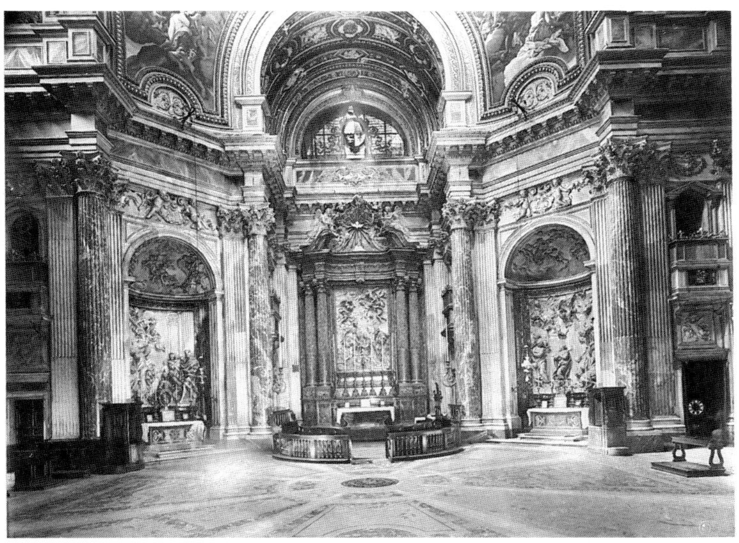

528 ROM.
SANT'AGNESE IN AGONE
*Innenansicht*

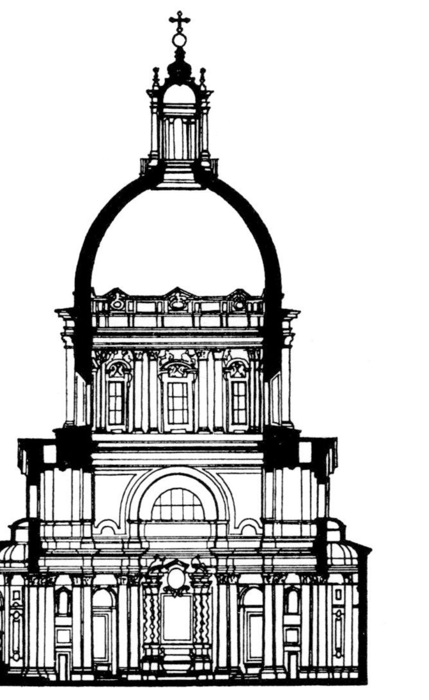

529 ROM.
SANT'AGNESE IN AGONE
*Querschnitt*
*(nach Wittkower)*

Auf der Westseite, unweit des Palazzo Pamfili und des Vier-Ströme-Brunnens, erhebt sich, auf dem Standort einer älteren Kirche, die an der Stelle erbaut wurde, wo ein nacktes junges Mädchen aufgestellt gewesen war, Sant' Agnese in Agone (auch Sant'Agnese in Piazza Navona genannt). Das Abreißen dieser Vorgängerkirche wurde 1652 im Zuge der Absicht Innozenz' X., den Platz zu verschönern, beschlossen. Sobald der Abriß durchgeführt war, errichteten Girolamo und Carlo Rainaldi zügig die neue Kirche, und zwar über dem Grundriß eines griechischen Kreuzes, dessen Arme in Apsiden mündeten. Sie hatten eine plane Fassade entworfen, neigten aber möglicherweise dann doch einem leichten konkaven Schwung zu. Borromini, durch den sie bereits nach einem Jahr ersetzt wurden, verlieh dieser Fassade eine stärkere Einschwingung in der Mitte; im Inneren scheint er weniger kühn gewesen zu

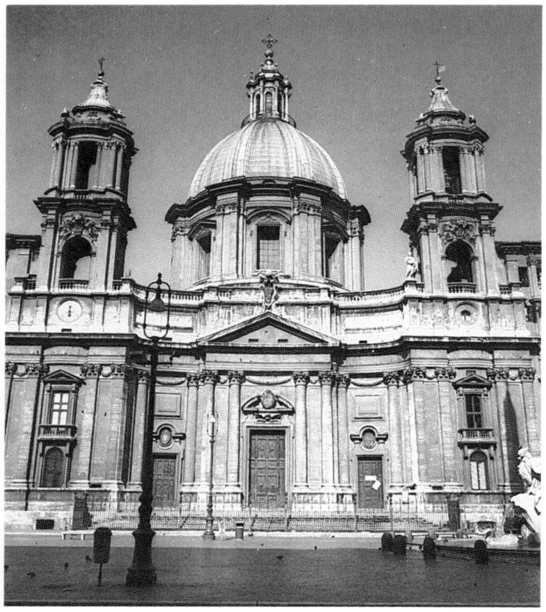

530 ROM. SANT'AGNESE IN AGONE
*Fassade*

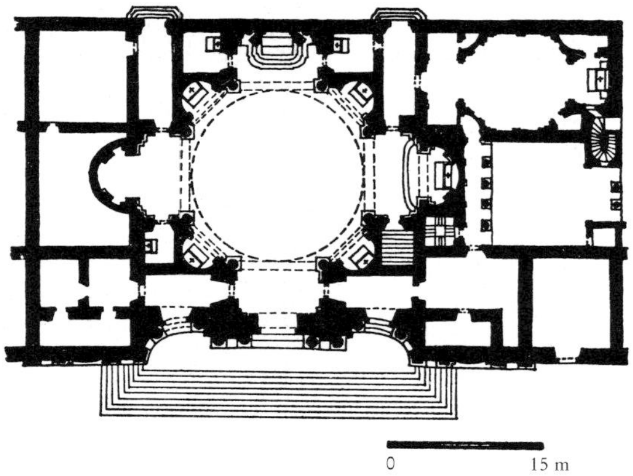


531 ROM. SANT'AGNESE IN AGONE
*Grundriß*
*(nach Wittkower)*

sein. Zu Beginn des Jahres 1655, als der Außenbau bis zum Fassadengesims gediehen war und das Innere bis zu den Kapitellen der Hauptordnung, wurde Borromini gezwungen, die Bauleitung abzugeben. Nachdem Carlo Rainaldi den Bau wieder übernommen hatte, reduzierte er die Höhe der Laterne und fügte den Türmen ein zusätzliches Geschoß in anderer Mauerstrukturierung an. Nach 1666 wurden leider unter der Leitung Berninis noch weitere Änderungen vorgenommen, zu denen u. a. der heutige Giebel an der Außenfront und das lastende Gesims im Inneren gehören. Dieses Gesims, das außerordentlich prunkvoll gestaltet ist, unterscheidet sich deutlich von dem von Borromini vorgesehenen. Die Kuppel malte Ciro Ferri aus.

Die heutige Gestaltung der Piazza del Popolo geht auf Giuseppe Valadier zurück und entstand nach der Rückkehr Pius' VII. aus der französischen Gefangenschaft (1809–14). Aber diese Gestalt bezieht topographische, städtebauliche und architektonische Elemente ein, die sehr viel älter sind und aus den verschiedenen Epochen von der Antike bis zum Barock stammen. Die Via Flaminia bildete den nördlichen Zugang zur „Urbs". Sie mündet in der Porta Flaminia, aus der die Porta del Popolo wurde. Diese weist mit ihrer Innenseite auf die Piazza del Popolo, von der aus die Reisenden aus dem Norden, wie z. B. der französische Historiker, Geograph und spätere Parlamentspräsident von Paris Charles de Brosses, die Ewige Stadt entdeckten. Zu ihr führten drei Hauptverkehrsadern: in der Mitte der Corso, die alte Via Lata; auf der Tiberseite die Via di Ripetta, die auf Leo X. zurückgeht (1513–21), und annähernd in symmetrischer Linienführung auf der anderen Seite des Corso die Via del Babuino, die aus der Zeit Pauls III. stammt (1534–49). Santa Maria del Popolo, im wesentlichen im 15. und 16. Jahrhundert erbaut, befindet sich östlich des Tores auf dem Platz. Der antike Obelisk in seiner Mitte wurde unter Sixtus V. errichtet.

Bernini veränderte anläßlich des Einzuges von Königin Christine von Schweden die Innenfront der Porta del Popolo. Außerdem baute er im Auftrag Alexanders VII. (1656–58) Fassade und Innenraum von Santa Maria del Popolo um. Der entscheidende städtebauliche und architektonische Eingriff dieses Papstes an jenem Platz bestand vor allem in dem von Carlo Rainaldi verwirklichten Projekt, den Ausgangspunkt des Dreistrahls zu regulieren, der von den genannten drei Straßen gebildet wurde, und zwar durch die Errichtung der Zwillingskirchen Santa Maria di Montesanto zwischen der Via del Babuino und dem Corso und Santa Maria dei Miracoli zwischen dem Corso und der Via di Ripetta. Beide Kirchen haben eine komplizierte Baugeschichte. Ihr Grundstein wurde am 15. März 1662 gelegt; 1673 löste Bernini Rainaldi an Santa Maria di Montesanto ab, vollendet wurde sie 1679 von Carlo Fontana. Fontana unterstützte auch Rainaldi an Santa Maria dei Miracoli, deren Bauleitung er behalten hatte und die im wesentlichen zwischen 1662 und 1675 errichtet wurde. Trotz dieser Chronologie und den miteinander verflochtenen Bausituationen kam man glücklicherweise zu einigen gelungenen Lösungen. Rainaldi wollte von Anfang an ein Verschließen der Perspektive vermeiden und legte deshalb den Akzent auf die Straßen und nicht auf die beiden Kirchen. Ihre Standorte waren nicht streng identisch; der Unterschied wird, hinter symmetrischen Fassaden, durch Vielfalt der Grundrisse im Inneren wettgemacht. Zunächst sollten beide kreisförmig sein, aber schließlich wurde diese Idee nur bei Santa Maria dei Miracoli beibehalten, und Santa Maria di Montesanto erhielt einen elliptischen Grundriß. Die heutige Gestalt der Fassaden, die monumentaler als Rainaldis Entwurf ist, gibt den Geist Berninis wieder.

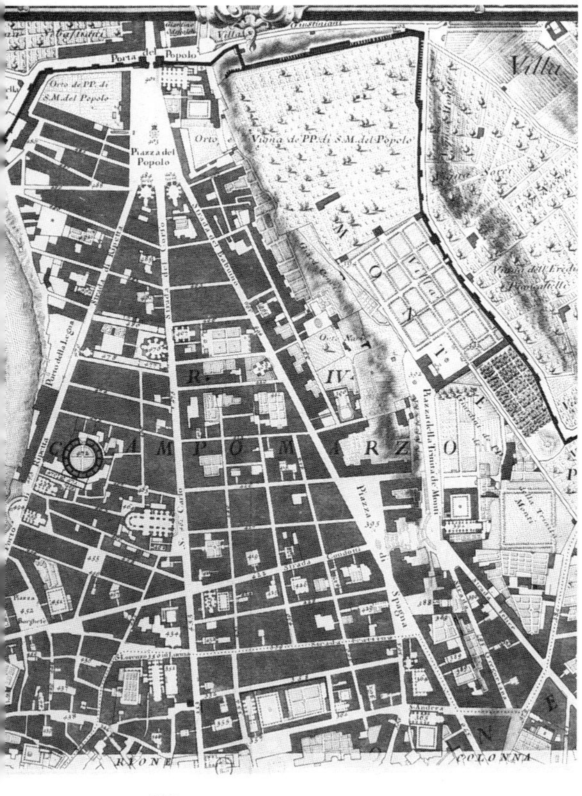

532 ROM. DIE STRASSEN ZUR PIAZZA DEL POPOLO
*Plan von Nolli. 1748*
*(Nationalbibliothek)*

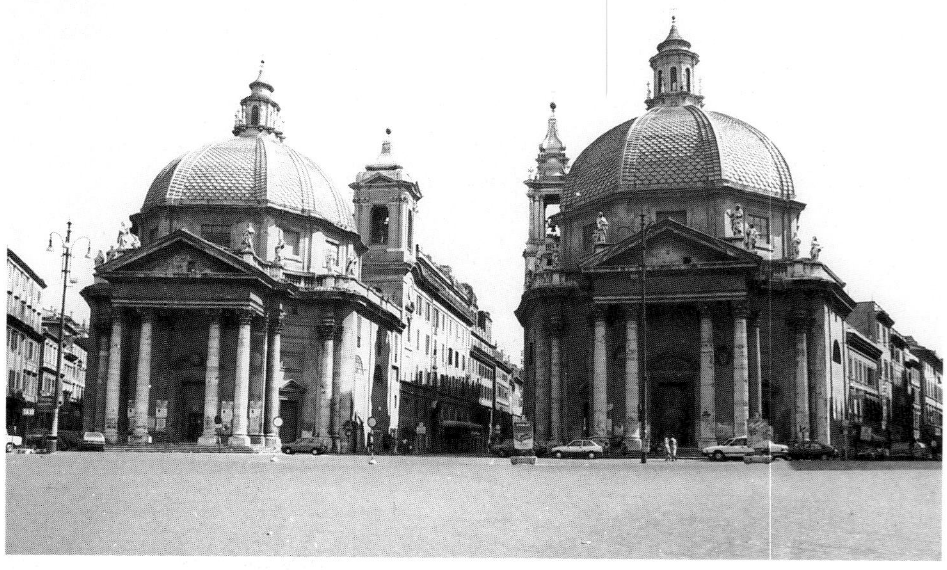

533 ROM. PIAZZA DEL POPOLO
*Links: Santa Maria di Monte Santo,*
*rechts: Santa Maria dei Miracoli*

534 ROM.
PETERSDOM
UND DIE
KOLONNADEN

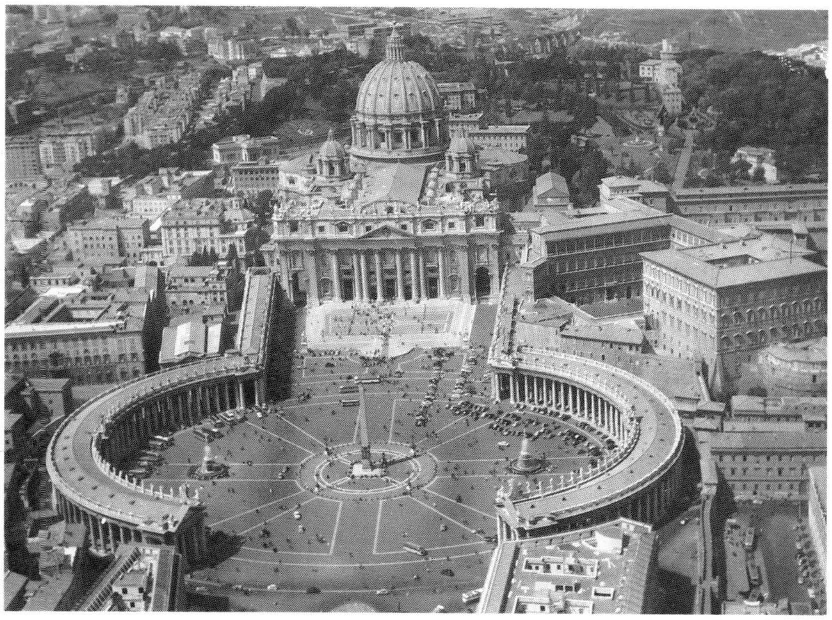

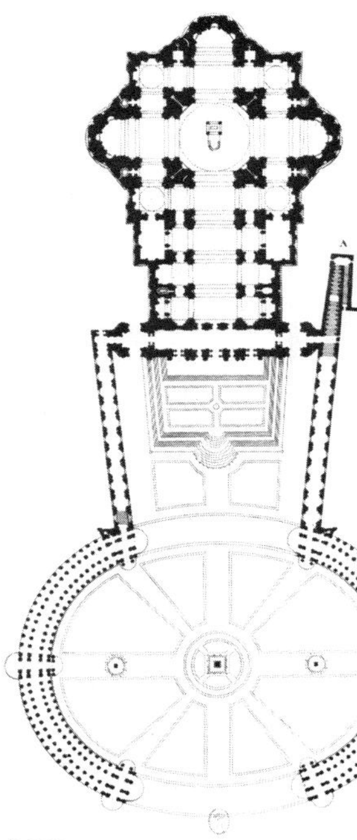

535 ROM.
PETERSDOM UND DIE KOLONNADEN
*Grundriß*
*(Nationalbibliothek)*

Die Anmerkungen zur historischen Kontinuität und zur Bedeutung des Barock in Rom, die bei der Darstellung der Piazza Navona und der Piazza del Popolo unumgänglich waren, häufen sich unüberbietbar bei einer Analyse des Petersdomes. Die chronologische Kontinuität oder Diskontinuität eines Bauganzen oder einzelner Bauteile muß zusammen mit einer getreulichen Wiedergabe des Geistes, in dem sie entstanden, in Erinnerung gerufen werden. Und es muß betont werden, daß sich mit der Vollkommenheit der Kunst eine religiöse Botschaft ausdrückt. Unter diesem doppelten Blickwinkel erlangen die barocke Basilika, ihr Vorplatz und Platz eine Bedeutung, die weit über die Formensprache hinausreicht. Sie bilden die prächtige Hülle, mit der die Päpste des 17. Jahrhunderts, von Paul V. bis Alexander VII., von 1607 bis 1665, das dogmatische Vermächtnis und das Erbe der Tradition, die von der Ankunft Petrus' in Rom an weitergegeben und bereichert worden waren, sein Martyrium und sein Begräbnis, zugleich umgaben, präsentierten und verherrlichten. Sichtbar wird dieses Vermächtnis, dieses Erbe, in der konstantinischen Basilika, in der Basilika über griechischem Kreuz von Bramante und Michelangelo, in dem antiken Obelisken, der von Sixtus V. errichtet wurde, und schließlich in der Basilika über lateinischem Kreuz – Monumenten, die sich sämtlich über dem Grab des ersten Papstes erheben, im Gedenken an ihn, als Bestätigung seiner Vorherrschaft und der von seiner Kirche verbreiteten Wahrheit. Führt man sich die Unternehmungen wieder vor Augen, die der barocken Peterskirche ihr endgültiges Gesicht gaben, erkennt man, daß sie menschliche, d. h. tastende Annäherungsversuche der künstlerischen Ausdrucksfähigkeit waren: die Verlängerung des Langhauses und die Fassade Carlo Madernas seit 1607; die Werke Berninis: der Baldachin der Confessio (1624), der Umbau der Vierung (1627–1641), die Ummantelung der Cathedra Petri und darüber die Engelsglorie um die Taube des Heiligen Geistes (1657), der Vorplatz und die Ellipse mit den Kolonnaden (1656–65). Die Weihe fand 1626 statt. Diese Einzelschritte, die sich nach menschlichem Maß vollzogen, mündeten in einer geschlossenen religiösen Botschaft. Allein die Erhabenheit des Barock, die an die der Renaissance anschließt und an die der Antike erinnert, steht über jeder zeitlichen Gebundenheit und weist in die Ewigkeit. Aber es gilt noch mehr zu verstehen. In St. Peter wird der päpstliche Herrscher, der ja auf Petrus zurückgeht, in seiner Abstammung, seiner Kontinuität und seiner Autorität bestätigt. Er empfängt die Gläubigen der ganzen Welt in der beredten Weite der Kolonnaden, die Symbol sind für Empfangsbereitschaft und Universalität; er lädt sie ein, in den Vorplatz, in die Basilika selbst einzutreten, wo nicht allein er, sondern die Kirche und Christus die Pilger erwarten. Nur in der Peterskirche in Rom ist der Barock so umfassend und so tiefreichend zugleich Kunst und spirituelle Bedeutung. Galt der Platz des Kapitols im 16. Jahrhundert als Nabel der Welt, so ist St. Peter Zentrum der barocken Kunst, Kultur und Religion.

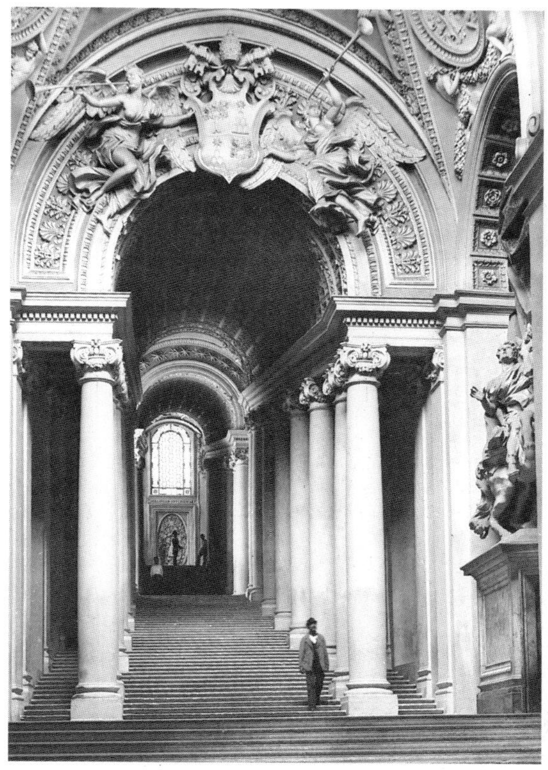

536 ROM. VATIKANPALAST
SCALA REGIA

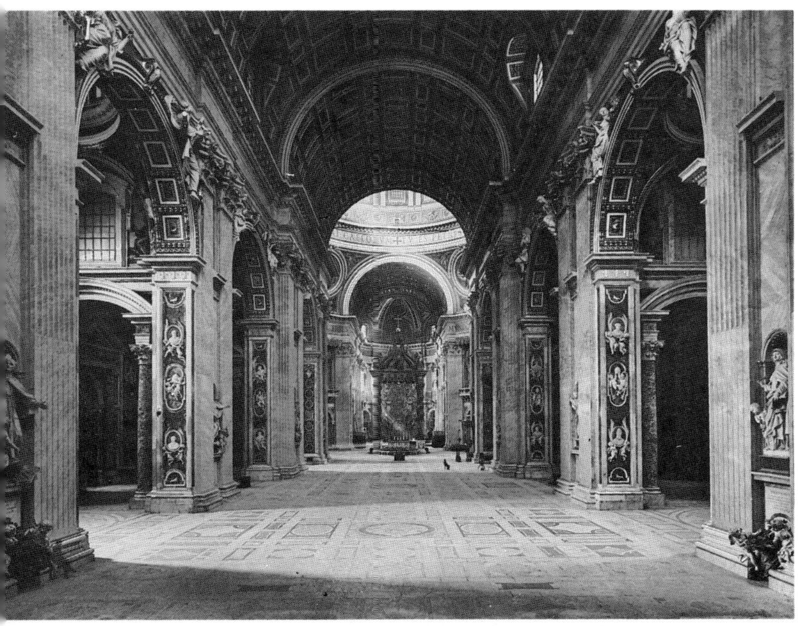

537 ROM. PETERSDOM
*Innenansicht*

538 ROM. PETERSDOM UND DIE KOLONNADEN
*Stich von Piranesi*

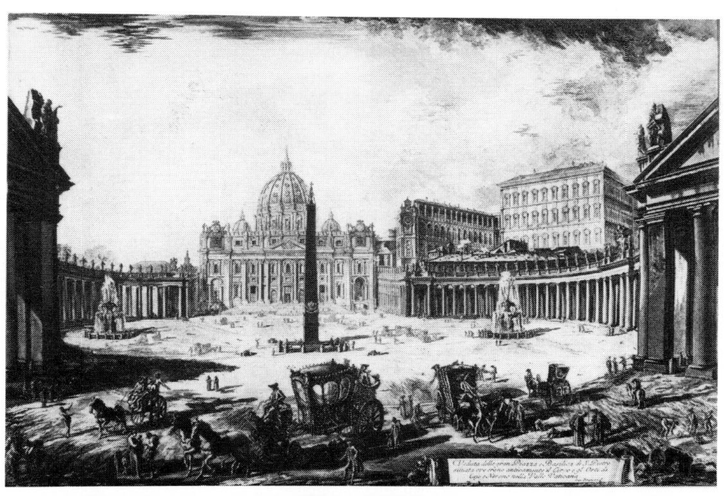

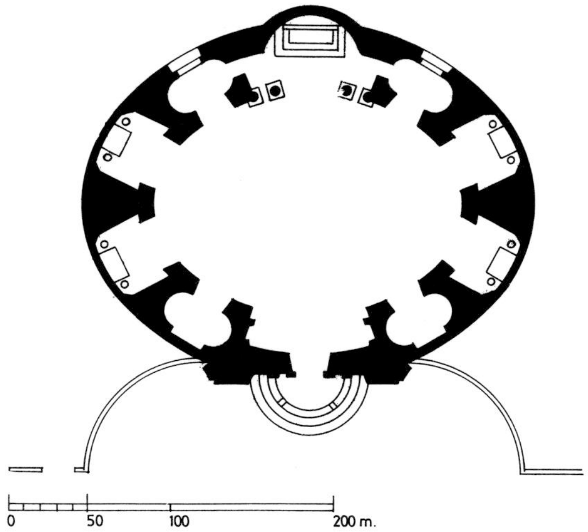


539 ROM. SANT'ANDREA AL QUIRINALE
*Grundriß*
*(Zeichnung Fixot nach Charpentrat)*

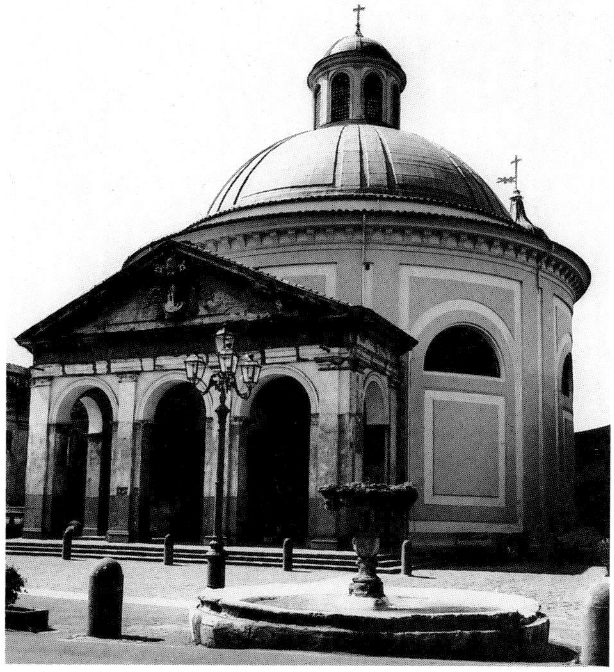

540 ARICCIA. SANTA MARIA DELL'ASSUNZIONE
*Fassade*

So definiert sich der römische Barock in der Größe, die sich besonders in der Piazza del Popolo und der Piazza Navona zeigt und unübertrefflich in St. Peter. Er ist ebenso verschwenderisch reiche und flexible und dennoch kenntnisreiche und beherrschte Erfindungsgabe. Von dieser Erfindungskraft zeugen auch die oben erwähnten Beispiele; leichter zu analysieren ist sie aber vielleicht in mehreren Kirchen, die, unter vielen anderen, hier dargestellt werden sollen: Sant'Andrea al Quirinale von Bernini; San Carlo alle Quattro Fontane (San Carlino) und Sant'Ivo alla Sapienza von Francesco Borromini sowie Santa Maria in Campitelli von Carlo Rainaldi.

Der Katalog sakraler Bauten von Bernini außerhalb des Vatikans umfaßt im wesentlichen vier Gebäude: Santa Bibiana in Rom, und zwar die Fassade und die Restaurierung (1624–26); San Tommaso da Villanova in Castel Gandolfo (1658–61); Santa Maria dell'Assunzione in Ariccia (1662–64) und Sant'Andrea al Quirinale in Rom. Letztere ist die bedeutendste Kirche und zweifellos auch die interessanteste. Ihre Entwürfe, die für das Noviziat der Jesuiten bestimmt waren, gab der Kardinal Camillo Pamfili in Auftrag. Die Grundsteinlegung erfolgte am 3. November 1658. Die Stuckarbeiten von Antonio Raggi wurden in den Jahren von 1662–65 ausgeführt. Die Vollendung des Dekors zog sich bis 1670 hin. Bedingt durch den Standort, wählte der Architekt einen ovalen Grundriß, den er bereits 1634 an der Kapelle des Collegio di Propaganda Fide gewählt hatte – dieser Kapelle war nur ein kurzes Leben beschert, denn sie wurde von einem Werk Borrominis ersetzt. Er verwendet diesen Grundriß in vollendeter Beherrschung einer intelligenten und einfühlsamen Gestaltung. Der konvexe Portikus bereitet auf die Linienführung und Raumgliederung im Inneren vor. Die Hauptachse, die hier die kürzere ist, reicht vom Eingang bis zum Hauptaltar; die längere Querachse wird nicht durch Kapellen, sondern durch Pfeiler markiert. Der Blick des Gläubigen, der zuerst auf den Hochaltar gelenkt wird, gleitet dann von dem großen zentralen Raum zum Gebälk der ovalen und rechteckigen Anschlußräume. In Sant'Andrea al Quirinale erweist sich Bernini als geometrisch denkender Mathematiker, Poet und Inszenator geschwungener Formen.

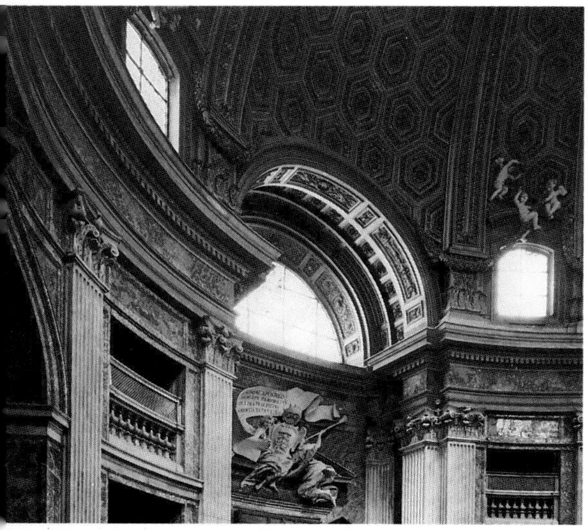

541 ROM. SANT'ANDREA AL QUIRINALE
*Detail der Innenansicht*

542 ROM. SANT'ANDREA AL QUIRINALE
*Fassade*

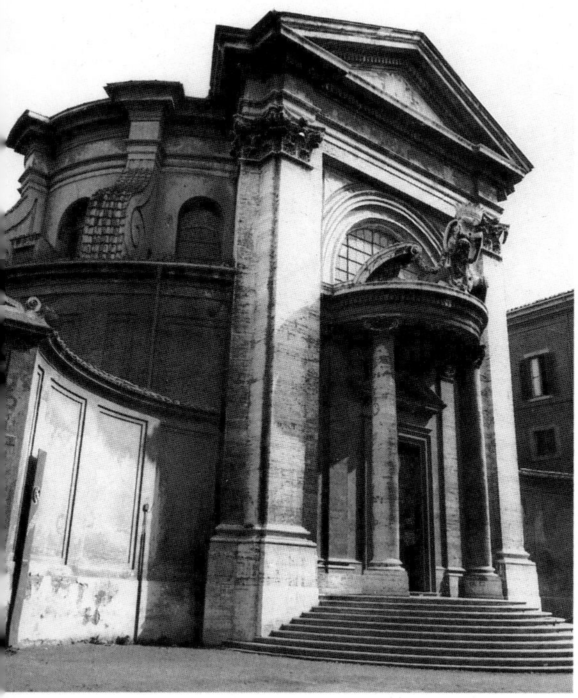

Feinheit und Geschmeidigkeit als natürliche Begabung und in der praktischen Umsetzung prägen die Arbeit Francesco Borrominis. An der Kreuzung der Strada Pia (heute Via Venti Settembre), die vom Quirinal zur Porta Pia verläuft, und der Strada Felice (heute Strada delle Quattro Fontane), die von der Piazza Barberini zu Santa Maria Maggiore führt, hatte Sixtus V. vier Brunnen aufstellen lassen, die dem Platz seinen Namen gaben. An der Südwestecke der Kreuzung dieser beiden Straßen kauften im Jahre 1611/12 die unbeschuhten Trinitarier, ein strenger und

544 ROM. SAN CARLO ALLE QUATTRO FONTANE
*Fassade*

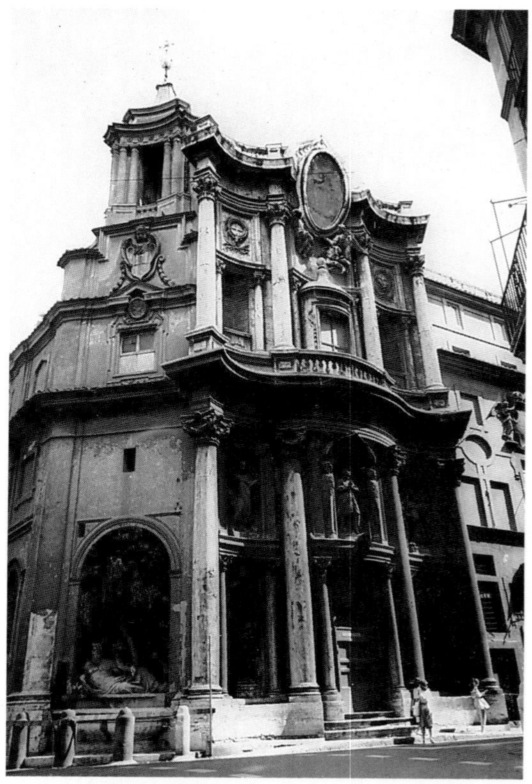

543 ROM. SAN CARLO ALLE QUATTRO FONTANE
*Grundriß*
*(Zeichnung Fixot nach Wittkower)*

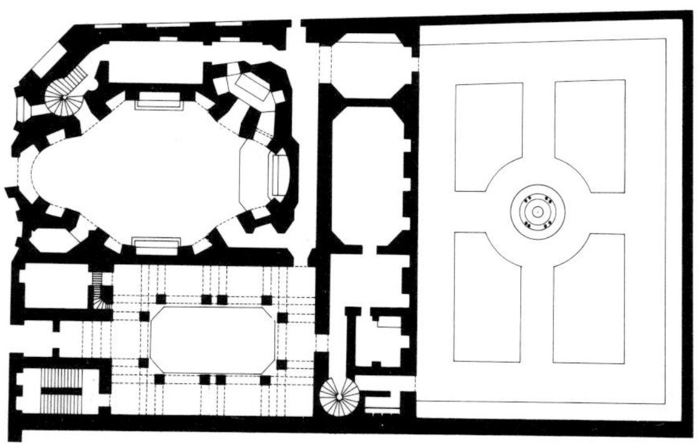

armer spanischer Orden, der sich dem Loskauf der von den Ungläubigen gefangengehaltenen Christen widmete, ein Gelände für den Bau ihres Klosters und ihrer Kirche, die wie die Straße und der Platz, an dem sie lag, genannt wurde: San Carlo alle Quattro Fontane. 1634 beauftragten sie Borromini mit dem Bau. Zu Beginn wurde das Unternehmen von Kardinal Francesco Barberini, dessen Palast sich in der Nähe befand, finanziell unterstützt, doch dann verlor er das Interesse daran. Der Entwurf für das Kloster, der bereits im Jahr der Auftragserteilung fertig war, umfaßte ein Refektorium im Untergeschoß, ein Dormitorium im ersten Geschoß und die Bibliothek im zweiten. Der Kreuzgang wurde im Februar 1635 begonnen, die Kirche 1638, und die architektonischen Arbeiten waren im wesentlichen im Jahr darauf beendet. Die Geschichte der Fassade ist weniger einfach. Ihr Beginn fällt erst in das Jahr 1665; beim Tode des Künstlers 1667 hatte der Bau zweifellos bereits das Obergeschoß erreicht, aber es fehlte noch die Skulptur. Unter der Leitung von Bernardo Borromini, einem Neffen des Meisters, wurden die Arbeiten bis 1682 fortgesetzt. Einen dreiseitigen Campanile ersetzte man bereits im 17. Jahrhundert durch den heute noch stehenden Turm. Der Kreuzgang ist im Rhythmus des Untergeschosses an Palladio inspiriert, aber die Ecken sind konkav, und die Stützen der Balustrade weisen jeweils oben und unten alternierende Schwellungen auf. Der Kirchengrundriß zeugt von dem Geschick und dem Sinn für Harmonie, mit denen Borromini es verstand, ein beschränktes Terrain, das noch dazu durch einen Brunnen Sixtus' V. beschnitten war, zu nutzen. Dem Betrachter steht es frei, diese oder jene geometrische Form als dominierend zu empfinden, denn weder das Rechteck noch der Rhombus gehen gänzlich in dem entworfenen Polygon auf, das sich auch noch in einer großen Wellenbewegung verliert.

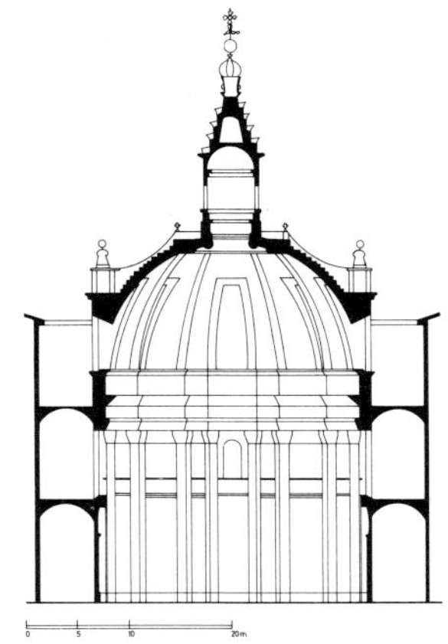

545 ROM. SANT'IVO ALLA SAPIENZA
*Querschnitt*
*(Zeichnung Fixot nach Charpentrat)*

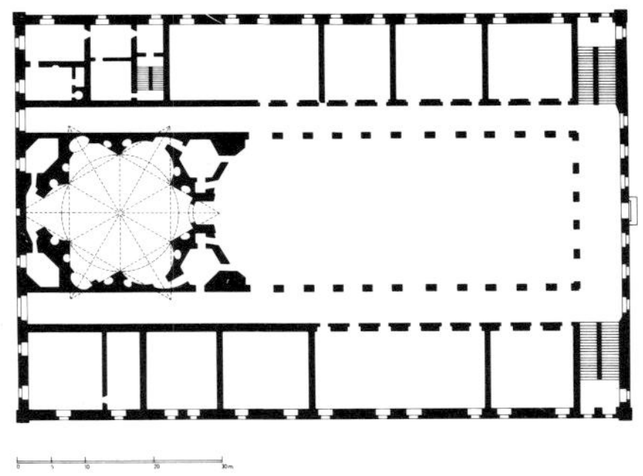

546 ROM. SANT'IVO ALLA SAPIENZA
*Grundriß*
*(Zeichnung Fixot nach Wittkower)*

Ein erheblicher Teil der Bauten des „Archigimnasio" („La Sapienza", die spätere Universität) wurde bereits von Pirro Ligorio, Giacomo della Porta und deren Nachfolgern errichtet. Francesco Borromini, 1632 zum Architekten der Anlage berufen, errichtete deren Kirche, Sant'Ivo alla Sapienza. Ungefähr fünf Jahre nach der Grundsteinlegung im Januar 1643 war der Bau in seiner Struktur und mit der Kuppel vollendet. Die Vergoldung von Kreuz und Kugel auf der Spitze der Laterne erfolgte 1652. Die Innenausstattung wurde nicht vor 1659 in Angriff genommen, der Fußboden wurde 1660 gepflastert, und im gleichen Jahr fand die Weihe statt. Borromini nutzte auch dieses Gelände, das mindestens so schwierig war wie das von San Carlo alle Quattro Fontane, und zwar durch die Enge des fast quadratischen Grundstücks und die im Hof zu beiden Seiten der zukünftigen Fassade bereits begonnene Galerie, voll aus. Geometrisch besteht der Grundriß aus der Kombination von drei Dreiecken: auf dieser Basis werden Flächen und Räume entwickelt. Der luftige Raum im Inneren gemahnt an die für bestimmte Zeremonien über dem Tabernakel und der Eucharistie aufgespannten Baldachine. Über diese Analysen hinaus strebte Borromini einen durchgreifenden Symbolismus an. Die Form des Dreiecks beschwört zwingend die Dreifaltigkeit; der Grundriß erinnert an den Stern der Barberini und an den Stern Davids, der wiederum der Stern der Weisheit ist, eine naheliegende Anspielung bei einem „Archigimnasio". Weisheit wird auch mit dem Fassadenturm angesprochen, der zugleich den Turm von Babel symbolisiert und die den Aposteln verliehene Gabe der Vielsprachigkeit. So verbinden sich in Sant'Ivo alla Sapienza mathematische Berechnung, symbolische Verflechtung und poetischer Mysterienkult.

547 ROM. SANT'IVO ALLA SAPIENZA
*Fassade*

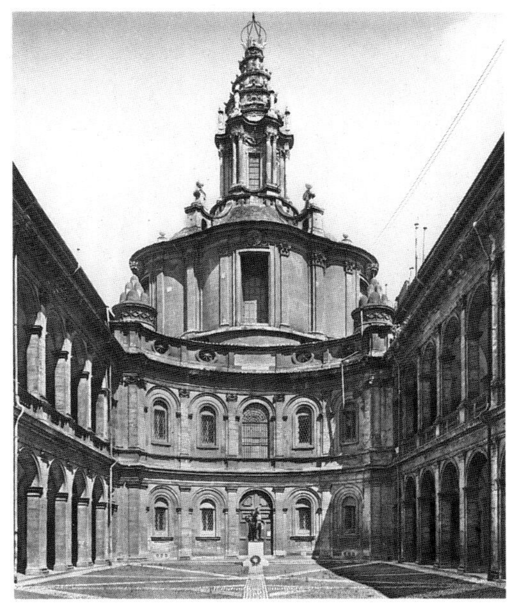

Auf dem heutigen Standort von Santa Maria in Campitelli befahl im Jahre 1619 Paul V. die Errichtung einer Kirche, die von 1642 an erweitert und ausgeschmückt und zehn Jahre später geweiht wurde. Dann, 1656, begann die Pest in Rom zu wüten. Der Senat beschloß, mit der Errichtung eines neuen Heiligtums zu Ehren der Muttergottes, der „Madonna in Portico", wie sie nach einem Email des 11. Jahrhunderts in der Kirche genannt wurde, Schutz und Hilfe gegen die Pest zu erflehen. 1657 wurde der Standort gewählt: die neue Kirche sollte auf dem Platz von Santa Maria in Campitelli entstehen. Also wurde die vorhandene Kirche durch eine neue von Carlo Rainaldi ersetzt; ihr Bau dauerte von Anfang 1663 bis Mitte 1667. Der Architekt entwarf ein im römischen Barock einmaliges Gebäude, das manieristische Reminiszenzen mit den Neuerungen Berninis und Pietro da Cortonas vereinte. Das Langhaus erstreckt sich parallel zur Fassade, seine vorspringenden Hauptkapellen werden von zusätzlichen kleineren Kapellen flankiert. Diese Struktur stammt aus Norditalien. Dahinter liegen Kuppel und halbkreisförmige Apsis. Eine Vielzahl von Pilastern und Säulen sowie der sorgfältig berechnete Lichteinfall sorgen für innere Einheitlichkeit. Die Fassade ist ebenfalls ganz eigenständig mit ihrer stark vorspringenden Säulen- und Giebelstrukturierung.

548 ROM.
SANTA MARIA IN CAMPITELLI
*Fassade*

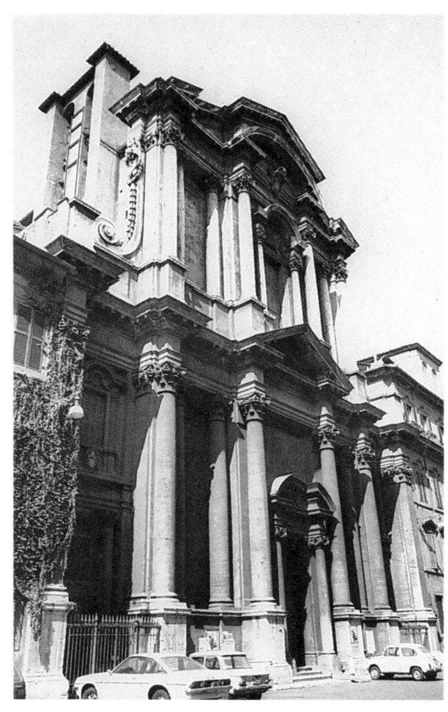

549 ROM. SANTA MARIA IN CAMPITELLI
*Grundriß*
*(Zeichnung Fixot nach Charpentrat)*

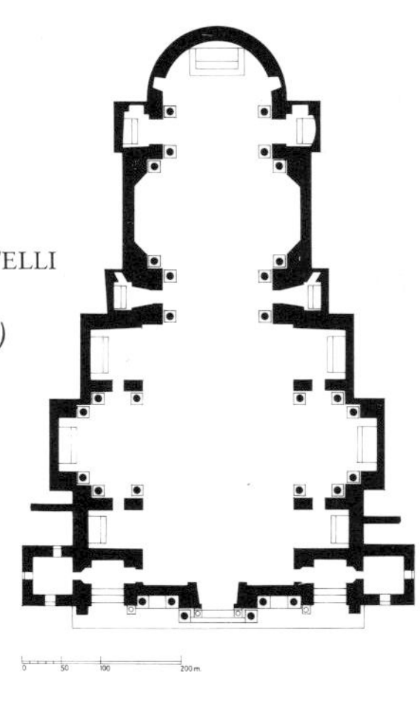

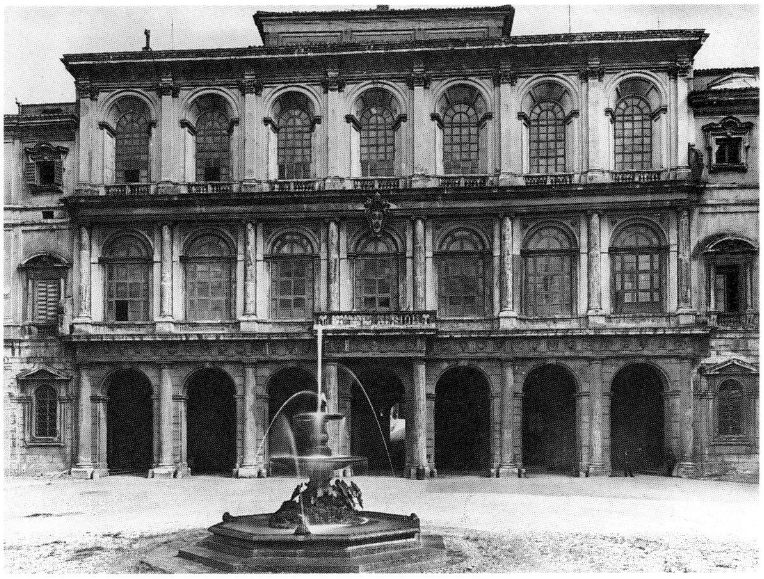

550 ROM. PALAZZO BARBERINI

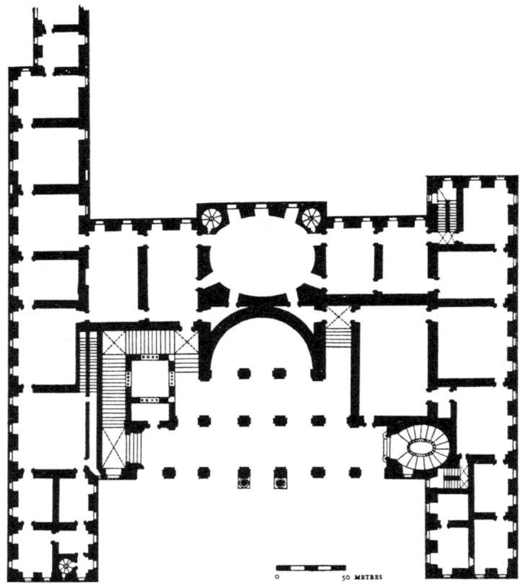

551 ROM. PALAZZO BARBERINI
*Grundriß*
*(nach Wittkower)*

Der Bau des Palazzo Barberini leitet über zu einer römischen Aristokratenfamilie, die mit Urban VIII. einen Papst stellte, und zu den bedeutendsten Künstlern, die Rom im zweiten Viertel des 17. Jahrhunderts hervorbrachte.

Im Jahre 1625 erwarb Kardinal Francesco Barberini, ein Nepot Urbans VIII., von Alessandro Sforza den Palazzo delle Quattro Fontane, den er im folgenden Jahr seinem Bruder Taddeo schenkte. Papst Urban, der ein persönliches Interesse an diesem Wohnsitz hatte, beauftragte Carlo Maderna mit dem Umbau und der Erweiterung. Die Chronologie der Entstehung des neuen Palastes, der zu den bedeutendsten des römischen Barock zählt, zeigt, wie schnell das Projekt voranschritt, wobei leider die Anteile der einzelnen Architekten zum Teil nur schwer auszumachen sind. Mit den Grundmauern wurde im Oktober 1628 begonnen; im Jahr darauf, am 30. Juni, starb Maderna, und Bernini, unterstützt von Borromini, trat seine Nachfolge an. Der Bau als solcher war im wesentlichen 1633 fertig, aber die Abschlußarbeiten zogen sich noch bis 1638 hin. Der Nord- und der Ostflügel entsprechen annähernd dem Entwurf Madernas, der in den Uffizien in Florenz aufbewahrt wird. Es stellt sich die Frage, ob Maderna auch für den Grundriß verantwortlich war, welcher nicht der des klassischen Stadtpalastes in Würfelform ist, sondern eigentlich der einer Villa vor der Stadt mit Vorhof und an dessen Ende liegender Fassade. Es scheint dies eine plausible Hypothese zu sein, da die topographische Lage diese Raumnutzung von vornherein nahelegte. Bernini ist der Schöpfer des Hauptbaus und der großen Wendeltreppe mit viermal gebrochenem Lauf. In einigen Einzelheiten der Westfassade läßt sich die Handschrift Borrominis erkennen. Von Pietro da Cortona stammt das Theater, von dem die Fassade erhalten ist. Vor allem stellte Cortona aber an der Decke des großen Saales „Die Apotheose der Barberini" mit der Verherrlichung Urbans VIII. dar (1633–39); die Trompe-l'œil-Dekoration täuscht Stuck vor, die von Francesco Bracciolini ersonnene Ikonographie befaßt sich mit dem Papa-poeta, würdig der Unsterblichkeit. „Die göttliche Weisheit" hingegen, von 1629–33 von Andrea Sacchi an die Decke des gleichnamigen Saales gemalt, ist wesentlich ruhiger und von klassischer Tendenz.

## NORDITALIEN

In einem Land, dessen Zugehörigkeit zum Barock sich voller verschwenderischer Lebenskraft äußerte, ist eine Auswahl der zu behandelnden Objekte unumgänglich. Dies galt für Rom und gilt nicht minder für Nord- und Süditalien.

Im Norden sind es zumindest drei große Städte, die durch ihre allgemeine Zugehörigkeit zum Barock und eigenständige Ausprägungen bemerkenswerte Kunstwerke besitzen: Genua, Turin und Venedig.

### GENUA

Die geographische Lage, das terrassenförmige Ansteigen der Stadt über dem Meer, die Situation als Handelsmacht mit der entsprechenden Kaufmannsaristokratie sind Erklärung genug für die Tatsache, daß sich in Genua eine qualitativ hochwertige Kunst, insbesondere auf dem Sektor von Architektur und Dekoration, entwickelte. In der Epoche des Manierismus schuf, bevor er nach Mailand ging, Galeazzo Alessi (1512–72) Santa Maria di Carignano (1552) und die Villa delle Peschiere. Als er 1564 mit dem Bau des Palazzo Doria Tursi begann, bereitete Rocco Lurago der neuen Epoche den Weg, denn in diesem Palast sind zum ersten Mal Vestibül, Hof und Treppe in einer einheitlichen Perspektive verbunden. Der Barock erlebte in Genua eine lange und reiche Blütezeit. Die große Dekorationsmalerei wurde von den Brüdern Carlone, Gian Andrea (1590–1630) und Gian Battista (1592–1677), die einer Familie lombardischer Herkunft entstammten, vertreten. Von 1661 bis 1667 war Puget in der Stadt tätig. Das 17. und 18. Jahrhundert waren geprägt von der Pracht der Palazzi, Vorstadtvillen und von verwandten Bauten. Das 17. Jahrhundert wurde von der Persönlichkeit des Bartolomeo Bianco, gen. il Baccio (vor 1590–1657), beherrscht. Er stammte aus Como und war zusammen mit seinem Vater in die große ligurische Hafenstadt gekommen, wo er das Jesuitenkolleg (heute Universität) baute, über das, was die Baudaten betrifft, Uneinigkeit herrscht: nach Meinung der einen entstand es zwischen 1606 und 1618, andere setzen es etwas später an (Entwurf 1630, Baubeginn 1634). Die Kargheit des Äußeren läßt das Innere der Gebäude nur um so faszinierender erscheinen: es besticht

552 GENUA. UNIVERSITÄT
*Innenhof*

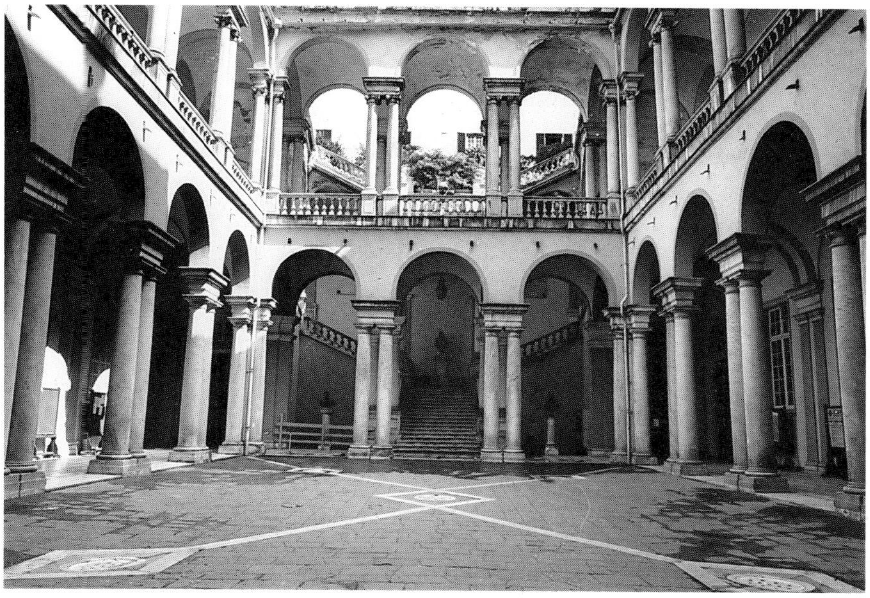

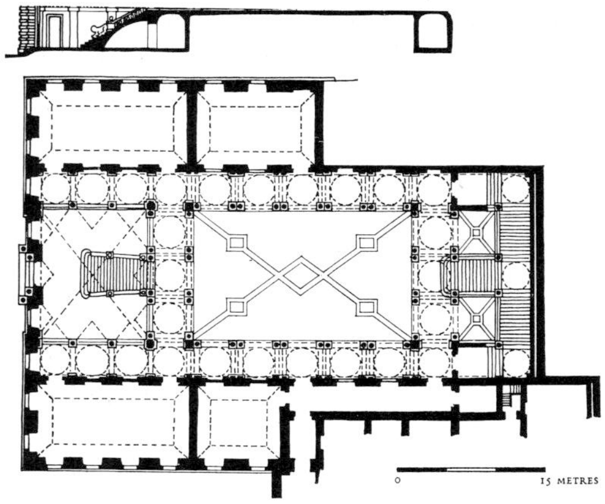


553 GENUA. UNIVERSITÄT
*Grundriß*
*(nach Wittkower)*

durch kunstvolle Geometrie, harmonische Poesie und szenische Erhabenheit. Das Bild, das sich im Innern des Baus bietet, illustriert in großartiger Weise eine Definition des Wesens des Barock: ein architektonisches Ensemble wird so gestaltet, daß seine einzelnen Teile sich zu einem Gesamtkunstwerk vereinen, welches sich nacheinander dem Blick erschließt. Vom Vestibül führt eine gerade Treppe zu den beiden Geschossen des „Cortile" und zu der großen Treppe, die hinter dem Hof ansteigt. Die weitgespannte Anordnung, die, je weiter sie greift, desto größere Energien zu entfalten scheint, umfaßt in aufsteigender Perspektive zunächst die Zwillingssäulen und die Rundbogenarkaden (deren Reinheit eines Palladio würdig ist), dann den Verlauf der Treppe, deren Gestalt dem imperialen Schema folgt (sie teilt sich nach einem einläufigen Beginn in zwei Läufe auf), und schließlich die Durchblicke, die die Arkaden zur Stadtlandschaft hin bilden. Um nun zu den Palazzi und ihren Architekten selbst zu kommen, seien G. A. Falcone, der um 1650 den Palazzo Durazzo baute, sowie Pier Antonio Corradi erwähnt, der 1672 bis 1677 den „Palazzo rosso" schuf, an dem die Maler Domenico Piola (1627–1703), Gregorio de' Ferrari (1644–1726) und Haffner tätig waren. Im 18. Jahrhundert malte Lorenzo de' Ferrari vor seinem Tod (1744) die Galerie des Palazzo Cataldi aus, und Gregorio Petondi gestaltete den Neubau des Palazzo Balbi mit der eindrucksvollen Treppe (1780). Genua unterhielt Beziehungen zum französischen Rocaille und einem der eigenständigsten Pariser Architekten und Dekorateure seiner Generation, Charles de Wailly, dem Schöpfer des großen Salons im Palazzo Spinola (1772–73; zerstört).

## TURIN

Als Hauptstadt der Staaten des Herzogs von Savoyen, die Piemont im Osten, Annecy, Chambéry und Nizza im Westen umfaßten, war Turin zur Barockzeit eine zutiefst italienische Stadt und gleichzeitig sehr dem Ausland geöffnet durch dynastische Heiraten und die Durchreise vieler, besonders französischer Künstler. Diese Situation erklärt vielleicht – zumindest zum Teil – die besonders liberale Aufnahme zweier Meister, die, außerhalb des Herzogtums geboren und ausgebildet, die Stadt von Grund auf geprägt haben: Guarino Guarini und Filippo Juvara. Der Reisende erhält von Turin sogleich den Eindruck einer monarchischen Stadt. Unter den Hauptstädten der Staaten, aus denen das geeinte Italien Cavours hervorging, ist sie zweifellos diejenige, in der sich am stärksten das monumentale Stadtbild einer Herrscherdynastie herausbildete. Emanuel Philibert, genannt der Eisenkopf (1528–80, Herzog von 1553–80), nahm nach der Besetzung Piemonts durch die Franzosen (1536–63) 1563 Turin wieder in Besitz, als Hauptstadt. Seine Nachkommen waren es, die im ausgehenden Manierismus und vor allem im Barock die Stadt und den Staat regierten. Karl Emanuel I. (1562–1630) war ein halbes Jahrhundert lang auf dem Thron (1580–1630), sein Sohn Viktor Amadeus I. (1587–1637), verheiratet mit Christine von Frankreich, der Tochter Heinrichs IV. und Maria von Medicis und Schwester Ludwigs XIII., nur einige Jahre (1630–37). Franz Hyacinth, der Sohn Viktor Amadeus', hatte ihn nur vorübergehend inne (1637–38). Die nachfolgenden Herrscher lebten unter manchmal schwierigen Bedingungen, die sich durch Minderheitssituationen, dynastische Probleme, französische Ansprüche und auch durch die eigenen Ambitionen ergaben. Karl Emanuel II. (1634–75), der Bruder von Franz Hyacinth, war von 1638–75 Herzog. Sein Sohn Viktor Amadeus II. (1665–1732, Herzog von 1675–1730) regierte zunächst unter der Vormundschaft seiner Mutter Marie-Jeanne von Savoyen-Nemours; er heiratete Anna von Orléans, die Nichte Ludwigs XIV., Tochter des Herzogs von Orléans und der Henriette von England, und wurde der Schwiegervater zweier Enkel des Sonnenkönigs, des Herzogs von Bourgogne und Philipps V. von Spanien. Viktor Amadeus war berühmt durch seine wechselhafte Allianzpolitik, die er nach seinen dynastischen Interessen ausrichtete. Seine diplomatische Geschicklichkeit trug ihm den Königstitel für seine Familie ein, mit der Herrschaft über Sizilien und später auch Sardinien. Als er, anläßlich einer unstandesgemäßen Heirat 1731 übereilt abdankte, folgte sein Sohn Karl Emanuel III. (1701–73) ihm auf den Thron, den er bis zu seinem Tode innehatte. Er war gleichzeitig Onkel von Ludwig XV. von Frankreich und Ferdinand VI. von Spanien. Diese verwandtschaftliche Verflechtung mit den Thronen Europas läßt von der Kunst in der Hauptstadt der Dynastie viel erwarten.

554 TURIN.
*Plan*
*(Amsterdam 1682)*
*(Bibliothek von Turin)*

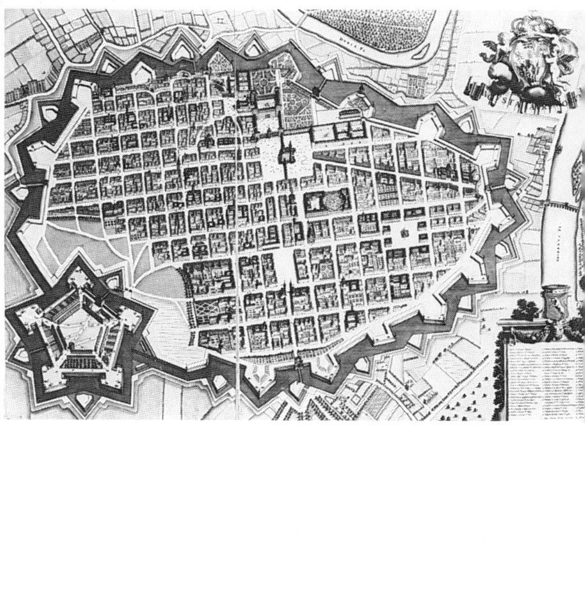

Die Piazza Castello in Turin hatte seit dem Mittelalter eine doppelte Funktion: sie diente der Verteidigung und zugleich der Repräsentation. Das zwischen 1402 und 1418 neu erbaute herzogliche Schloß selbst wurde als Festung und als höfische Residenz benutzt. Nachdem Turin 1563 von Karl Emanuel I. zur Hauptstadt erklärt worden war, gewann die Stadt in der zweiten Hälfte des 17. Jahrhunderts an Bedeutung, und zwar nicht nur politisch, sondern auch bezüglich der Einwohnerzahl. Zwischen 1615 und 1619 wurde nach den Ideen Ascanio Vitozzis eine Erweiterung Turins vorgenommen, indem man zwei vom Schloß ausgehende Verkehrsadern anlegte. Die eine führte in den alten Turiner Stadtkern nach Westen; dies war die Via Dora Grossa, heute Via Garibaldi. Die andere führte als

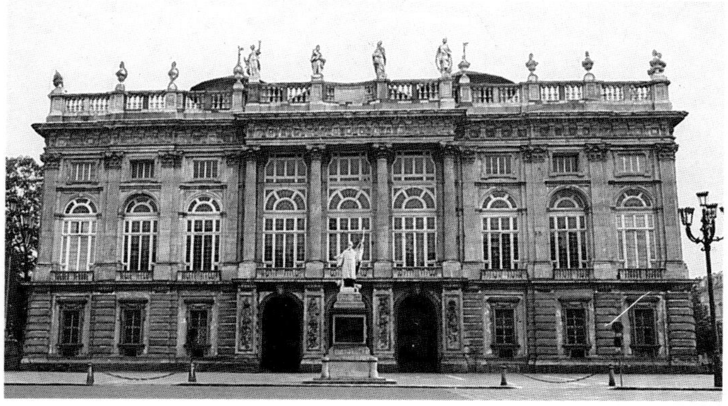

555 TURIN. PALAZZO MADAMA
*Piazza Castello*

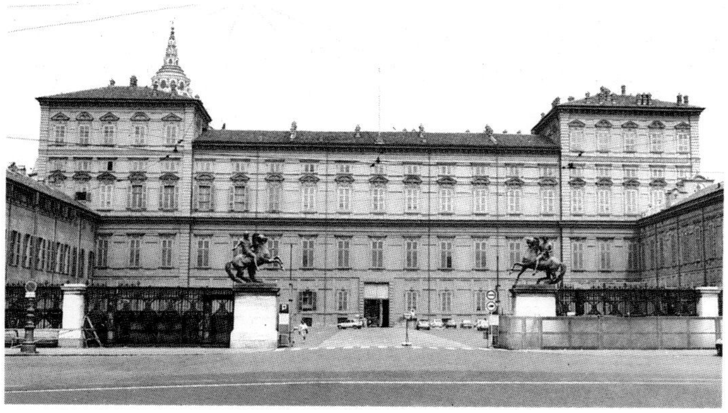

556 TURIN. PALAZZO REALE
*Piazza Reale*

Nord-Süd-Achse in die neuen Stadtviertel: die Via Nuova, heute Via Roma. 1620 wurde die Erweiterung nach Süden hin unter der Leitung Carlo di Castellomontes nachdrücklich in Angriff genommen. Die Piazza San Carlo auf der zur Porta Nuova führenden Via Nuova ist ein regelmäßiges Rechteck. Zwischen 1645 und 1659 gestaltete Amedeo di Castellomonte die herzogliche Residenz nach französischem Vorbild mit einem Cour d'Honneur (Ehrenhof), um. Das alte, freigewordene Feudalschloß stand nun als Residenz für die Mütter der regierenden Herzöge zur Verfügung, daher sein Name „Palazzo Madama". Seit 1659 wurde eine zweite Stadterweiterung, ebenfalls von Amedeo di Castellomonte, vorgenommen. Sie betraf die östlichen Stadtteile zum Po hin, in denen eine schräg verlaufende Straße, die Via Po, zum Fluß führte. Filippo Juvara entwarf einen weiteren Schloßumbau, der indessen nicht verwirklicht wurde. Im übrigen müssen wir uns auch mit der Darstellung des Stadtbildes des herzoglichen Turin begnügen, wie es der Stadtplan im „Theater der Staaten des Herzogs von Savoyen" (Amsterdam, 1682) wiedergibt. Seine Hauptachse beginnt am Schloß, der Herrscherresidenz, im Norden und verläuft nach Süden zur Porta Nuova. Auf dieser Achse liegen der Hof, der dem Schloß vorausgeht (Piazza Reale), die Piazza Castello, an deren Ostseite sich der Palazzo Madama erhebt, die Via Nuova und die Piazza San Carlo. An der Stelle, an der die Via Nuova ihren Verlauf wieder aufnimmt, sind die Südecken des Platzes von zwei Zwillingskirchen gesäumt: Santa Cristina und San Carlo. Juvara schuf die Fassade von Santa Cristina; bei der Fassade von San Carlo – sie ist von Juvaras Werk inspiriert – handelt es sich um eine von 1834 stammende Arbeit Ferdinando Coronesis. Zu dieser Nord-Süd-Achse kommen die von der Via Dora Grossa und von der Via Po gebildeten Achsen. Die ganze Anlage beeindruckt nicht nur durch ihre Dimensionen, sondern auch durch ihre Majestät. Es ist bezeichnend, daß die Zwillingskirchen von der Piazza San Carlo den Raum deutlich abschließen und daß die Fassade Juvaras von Santa Cristina in einem gemäßigten Barock gehalten ist. In Rom wurde mit der Piazza del Popolo ein entgegengesetztes Konzept verwirklicht, dort lenken die Zwillingskirchen den Blick in die Ferne. Tatsächlich sucht die Kunst der Ewigen Stadt nach Prunk und perspektivischer Inszenierung; in Turin steht sie im Dienste einer absoluten Monarchie, die nach Leistungsfähigkeit und Expansion strebte, und dies schlägt sich nieder in einem streng planmäßigen Vorgehen und einer majestätischen und vergleichsweise schmucklosen Architektur. Dem Hause Savoyen entsprachen der von der Antike ererbte Schachbrettplan und der strenge Barock.

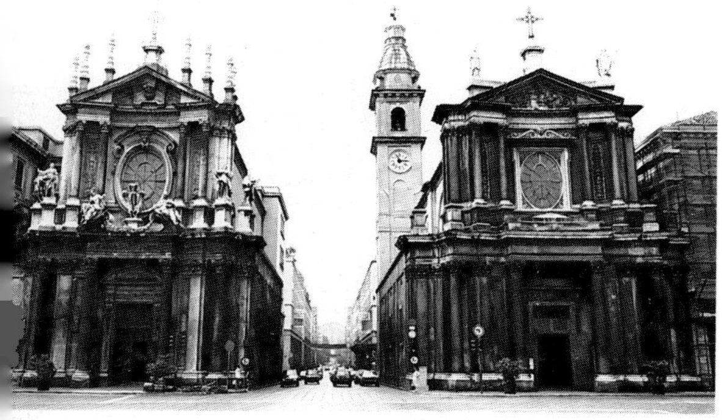

557 TURIN. PIAZZA SAN CARLO
*Links: Santa Cristina, rechts: San Carlo*

Es war dies jedoch keine andere Tendenzen ausschließende Neigung; immerhin nahmen der Hof und Turin von 1666 bis zu seinem Tod (1683) Guarino Guarini auf, und hier wurde auch sein Werk „Architettura civile" (1737) veröffentlicht. An der Piazza Castello sind zwei der originellsten architektonischen Spezifika seiner Kunst, die Kuppeln, zu bewundern. Es handelt sich um die Kuppel der zum Dom gehörenden Cappella del SS. Sudario („Santa Sindone", 1667–94) und um die der Kirche der Theatiner, deren Orden Guarini angehörte, San Lorenzo (1668–87). Beide sind außen mit gestaffelten, räumlich konzipierten Zonen gegliedert, deren Bestandteile eine solch bildnerische Wirkungskraft besitzen, daß ihre architektonische Qualität fast verlorengeht. Im Inneren dieser Kuppeln lenken die sich überschneidenden Bögen, deren Charakter manchmal mit der maurischen Kunst verglichen wird oder mit der Vorhalle des Domes von Casale Monferrato bei Turin (12. Jahrhundert), den Blick in die Höhe und damit ins Unendliche. Der zentrale, kreisförmige Grundriß von San Lorenzo scheint – wie der der Cappella del SS. Sudario – aus von einem Zentrum strahlenförmig ausgehenden Wellen zu bestehen, eine Komposition, die die Originalität des Baus veranschaulicht, in dem Unbestimmtheit und Wellenbewegung der Konturen auf einen Höhepunkt getrieben sind. Nachdem Guarini bereits das Adelskolleg (1678, Accademia delle Scienze) erbaut hatte, schuf er nur wenig später den Palazzo Carignano (1679–84) für einen Fürsten aus einer jüngeren Linie des Hauses Sa-

558 TURIN. SAN LORENZO
*Innenansicht*

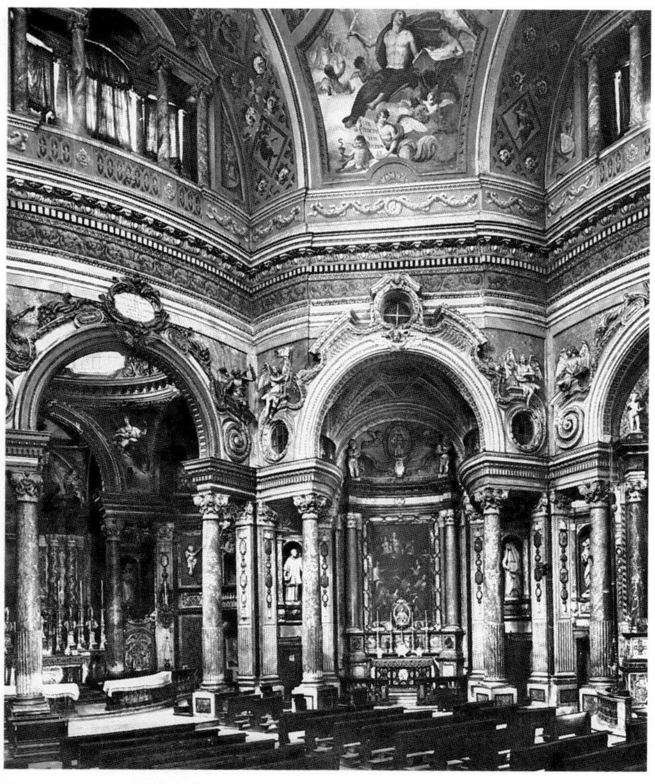

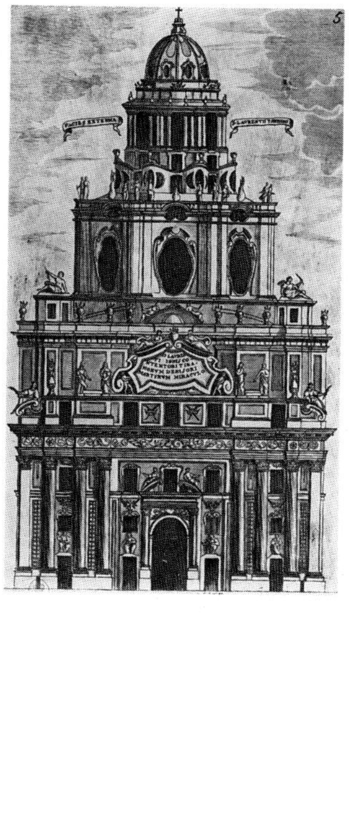

559 TURIN. SAN LORENZO
*(Stich aus der Architettura Civile, 1737)*

560 TURIN. PALAZZO CARIGNANO
*Fassade*

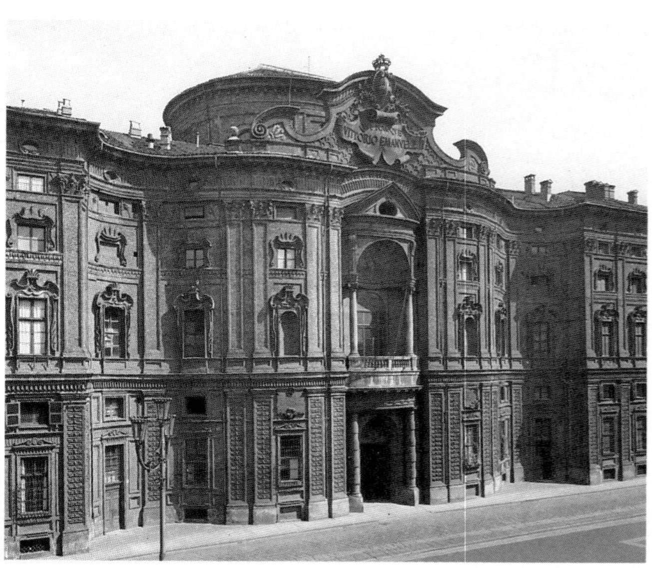

voyen, Emanuel Philibert von Carignano. Der beeindruckende Backsteinbau kombiniert im Grundriß Reminiszenzen an Borromini im Palazzo Carpegna und an Berninis Louvre-Entwürfe, aber darüber hinaus ist er deutlich eigenständig, zum Beispiel in der kontrastierenden Fassade oder in den sich wellenden Fenstereinfassungen, die aber in strenge Rechtecke eingeschrieben sind.

Wo Guarini die Dynamik und die Beschäftigung mit der Form auf einen nicht mehr überbietbaren Höhepunkt führte, stellte Juvara, Architekt des Hofes von Turin zwischen 1714 und 1734, in dessen Dienst seine perfekte Kenntnis der Architektur seit dem 15. Jahrhundert, seine unermüdliche Erfindungskraft und seine absolute Geschmackssicherheit, mit deren Hilfe er in einem eleganten und gemäßigten Ton die Synthese des Barock schuf, ohne jedoch dabei die Renaissance, die ihm voranging, zu vergessen. Ist die Votivkirche Superga, die das Turiner Stadtbild beherrscht, die Verkörperung der Perfektion auf dem sakralen Sektor, so ist das Jagdschloß von Stupinigi (das

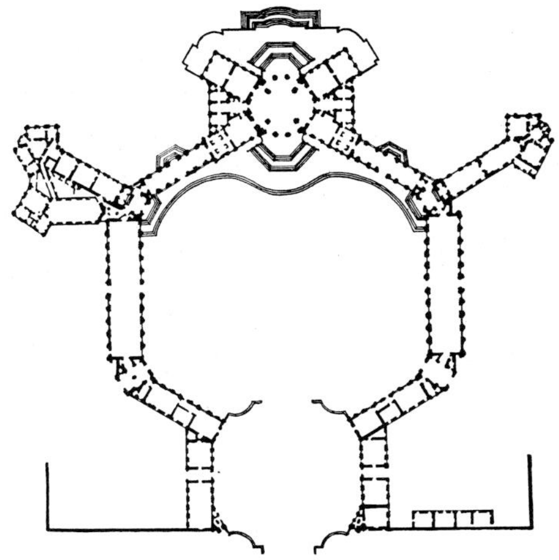

561 TURIN. SCHLOSS STUPINIGI
*Grundriß*
*(nach Wittkower)*

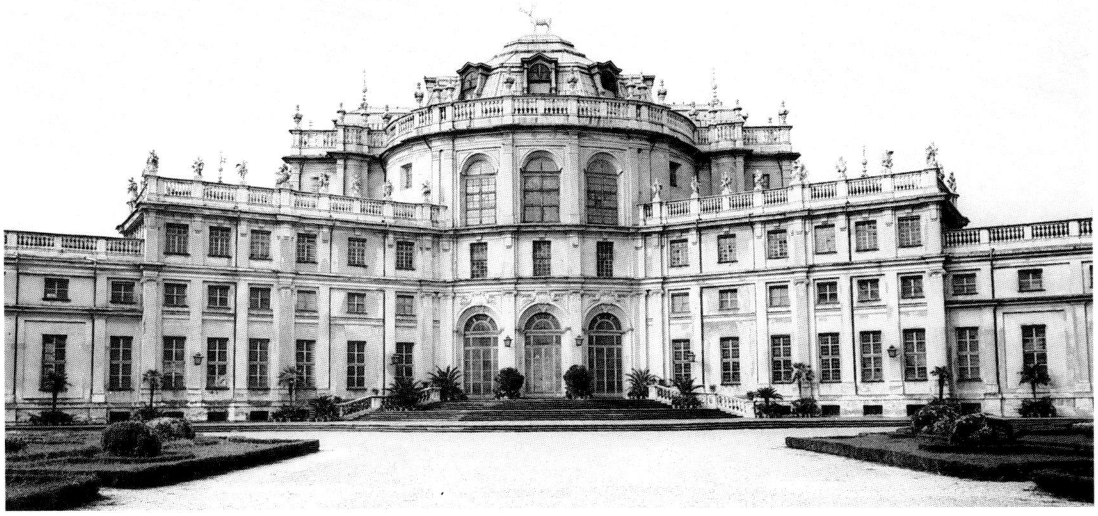

562 TURIN. SCHLOSS STUPINIGI
*Fassade*

563 TURIN. SCHLOSS STUPINIGI
*Festsaal im Mittelbau*

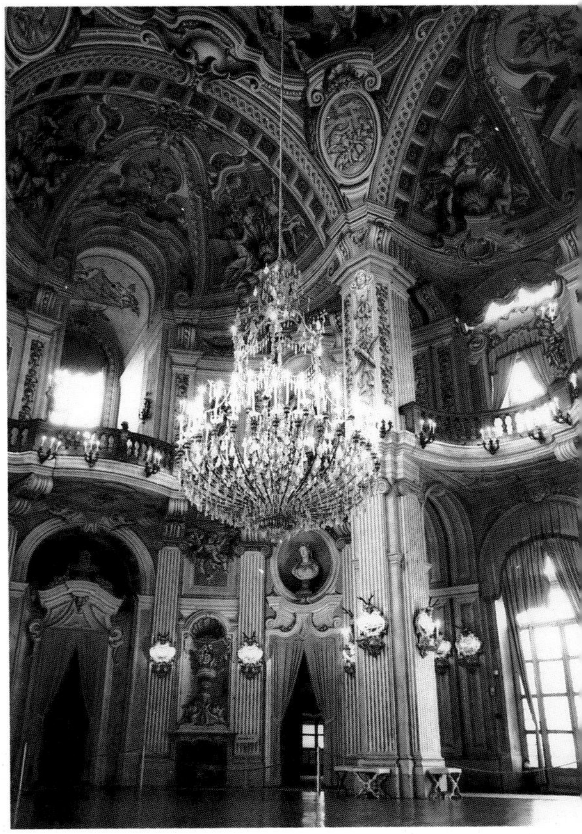

königliche Schloß von Madrid wurde nicht genau nach dem Entwurf Juvaras gebaut) ihr Pendant in der Profanarchitektur. In der westlichen Umgebung der herzoglichen Hauptstadt gelegen, handelt es sich bei diesem Schloß im Prinzip um nichts anderes als um ein Jagdhaus, das aber zu einer weitläufigen Residenz vergrößert wurde, die als Hauptwohnsitz für den Souverän geeignet war. Die Seitengebäude entwickeln sich aus einer X-förmigen Komposition, deren Mittelteil ein Saal bildet. Diese Anordnung erfreute sich bei den zeitgenössischen Architekten großer Beliebtheit; auch Germain Boffrand hatte sie verwendet, und zwar in Malgrange für den Herzog von Lothringen. In Stupinigi verband Juvara Raffinesse im Grundriß mit Funktionalität, Majestät und pittoresker Vielfalt der Ausblicke.

Bernardo Vittone, der zunächst unter der künstlerischen Leitung Juvaras arbeitete, vergaß zwar nicht dessen Eleganz, aber der Herausgeber der „Architettura Civile" war vor allem von der Üppigkeit Guarinis geprägt. Santa Maria di Piazza (1751–54) z. B. steht in seiner Nachfolge; Vittone vervielfacht in ihr die Zahl der Linien, Rahmungen und kreisförmigen Räume und bereichert das Ganze um wildbewegte Motive.

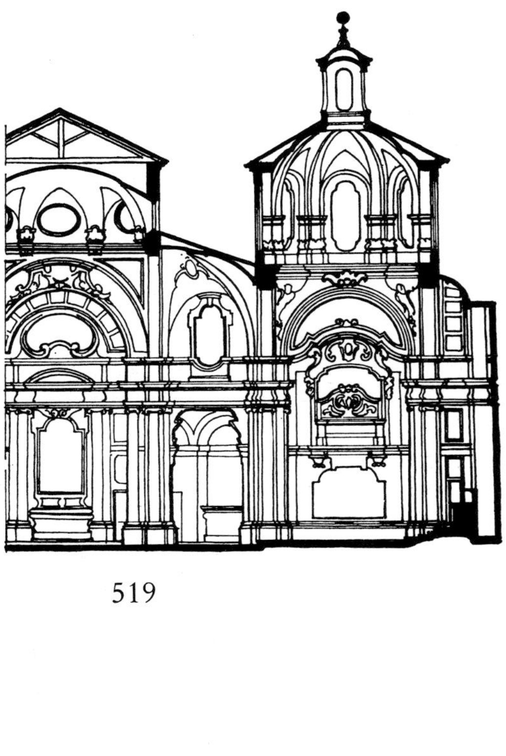

564 TURIN. SANTA MARIA DI PIAZZA
*Detail des Längsschnitts*
*(nach Wittkower)*

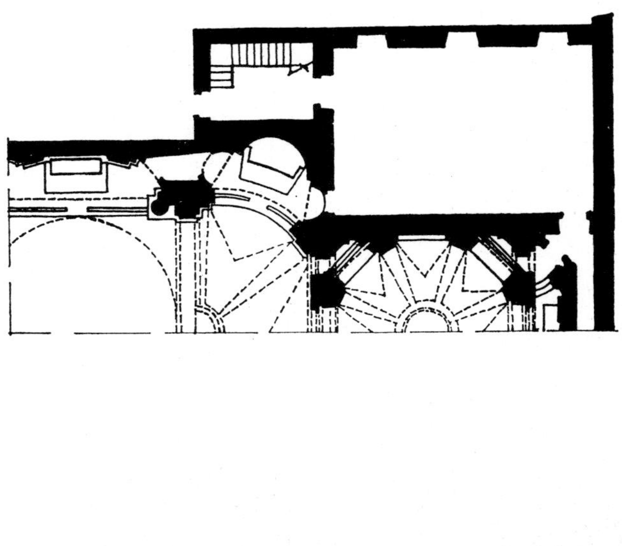

565 TURIN. SANTA MARIA DI PIAZZA
*Teil des Grundrisses*
*(nach Wittkower)*

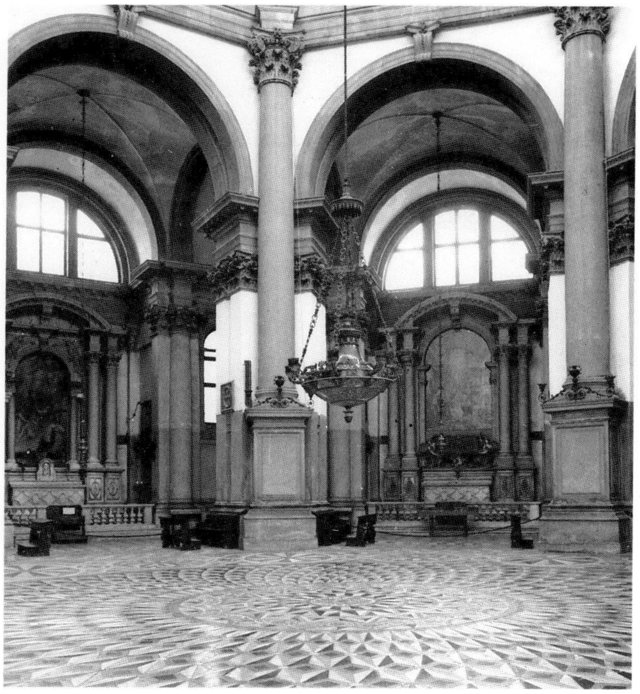

566 VENEDIG.
SANTA MARIA DELLA SALUTE
*Innenansicht*

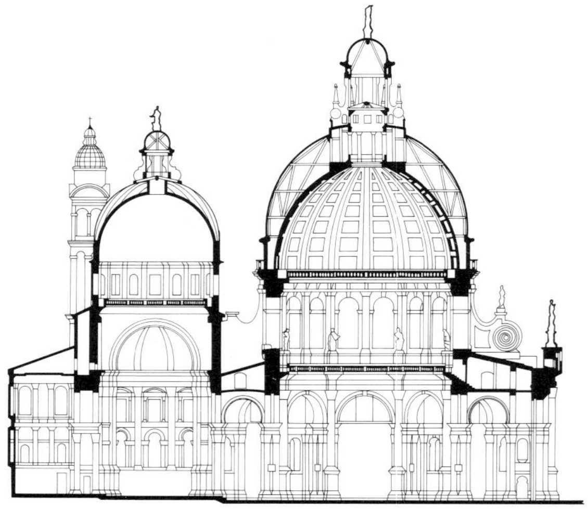

567 VENEDIG.
SANTA MARIA DELLA SALUTE
*Längsschnitt*
*(Zeichnung Fixot nach Charpentrat)*

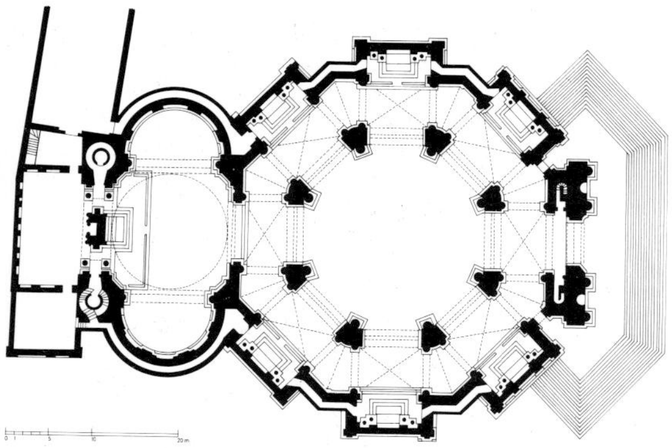

568 VENEDIG.
SANTA MARIA DELLA SALUTE
*Grundriß*
*(Zeichnung Fixot nach Wittkower)*

569 VENEDIG.
SANTA MARIA DELLA SALUTE
*Venedig vor der Jungfrau kniend*
*Von Josse de Corte*

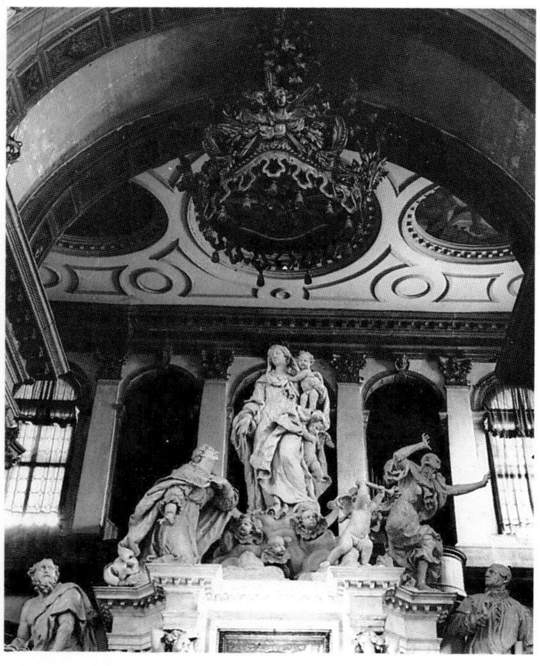

## VENEDIG

Mit dem Bau von Santa Maria della Salute in Venedig schuf Baldassara Longhena ein der römischen Architektur des 17. Jahrhunderts würdiges Werk, das dennoch ganz eigenständig ist. In der Stadt wütete seit mehreren Monaten die Pest, als am 22. Oktober 1630 vom Dogen und vom Senat der Bau einer Votivkirche für die Jungfrau Maria beschlossen wurde. Sie sollte der Santa Maria della Salute geweiht werden, wobei „salute" ebenso Heil wie Gesundheit bedeutet. Es wurde eine aus drei Senatoren bestehende Kommission gebildet, um den Standort und den Entwurf auszuwählen. Das Terrain, auf das man sich einigte, befand sich fast an der Ostspitze der Insel von Dorsoduro, am Ufer des Südlaufes des Canal Grande in jeweils gleichem Abstand von San Marco, San Giorgio Maggiore und Il Redentore, wobei die beiden letztgenannten Kirchen bekanntlich von Palladio stammen. Der beabsichtigte Bau stellte damit eine Komplettierung der Stadt- und Lagunenlandschaft in einem der Hauptstadtteile Venedigs dar. Damit werden die exakten Vorschriften des um die Kirche ausgeschriebenen Wettbewerbs verständlich: der Bau sollte harmonisch in die topographische Lage eingebunden werden und nach außen beeindrucken. Andere Bedingungen betrafen das Innere. Das Licht sollte sich gleichmäßig im Gebäude ausbreiten. Der Gläubige mußte bereits bei seinem Eintritt das Kirchenganze erfassen, der Hochaltar, ebenfalls beim Eintreten bereits sichtbar, sollte den Raumeindruck beherrschen, während die anderen Altäre nach und nach beim Durchschreiten des Raumes, jeder ein vollständiges, in sich abgeschlossenes Werk, sich dem Blick präsentieren sollten. Der Grundstein wurde am 1. April 1631 gelegt, und noch im selben Monat wählte die Kommission aus den elf Entwürfen, die ihr zur Entscheidung vorgelegt worden waren, zwei aus, den von Baldassare Longhena und den Entwurf von Antonio Fracao und Zambattista Lambertini, von dem sich bald herausstellte, daß er in Wirklichkeit nur von Fracao stammte. Die Kommission überließ, obgleich sie um zwei Mitglieder vergrößert wurde, die letzte Entscheidung dem Senat, der am 13. Juni 1631 den Entwurf Longhenas wählte. Die Fundamentlegung war am 8. November 1633 abgeschlossen. Der Bau selbst zog sich hin. Longhena starb 1682, und die Weihe fand erst am 8. November 1687 statt.

Longhena hatte die Wettbewerbsbedingungen mit Leichtigkeit erfüllt. Der Grundriß umfaßt ein großes Oktogon mit Deambulatorium und Kuppel, einen elliptischen Altarraum und einen rechteckigen Chor. Am Außenbau wird die Hauptfassade durch eine Portikuskonstruktion gehöht, und die Kuppel erhebt sich zwischen mächtigen Voluten. Die Vorbilder des Baus sind vielfach erörtert worden. Die Ableitung vom kreisförmigen Innenraum eines Entwurfes von Labaco war sicherlich übertrieben. Hingegen ist die Verwandtschaft mit dem Tempel der Venus aus der „Hypnerotomachia Poliphili" (1499) zwar von überzeugender Deutlichkeit, geht aber über das Allgemeine nicht hinaus. Als konkreter erweist sich die Verwandtschaft mit San Vitale in Ravenna und der Architektur Palladios. Aber Longhena übertrifft seine Vorbilder. Der kompetente Umgang mit der Perspektive, dem Zentralgrundriß in der Rotunde und in der Kombination des Gesamtbaus mündet in der Entdeckung des Bühnencharakters der einzelnen Raumzonen. Der Kontrast zwischen dem für die Struktur verwendeten grauen Stein und den weißen Partien läßt an die florentinische Kunst denken, doch ist dieser Kontrast in der Stadt der Medici eine Übertragung der echten Struktur, in Santa Maria della Salute dagegen Stilmittel einer organisierten Farbigkeit. In diesem so gelungen komplexen und klaren Innenraum tritt die Dekoration des Hochaltars als ein kompliziertes Werk hervor: „Venedig, vor der Jungfrau Maria kniend", die die Pest verjagt. Diese Darstellung des italianisierten Flamen Josse de Corte (1627–79; Giusto Cort oder Le Court) hält sich aber streng an die Gründungsgeschichte der Kirche; ihr Schöpfer pflegte auch sonst für Longhena zu arbeiten, und die Schwächen der Gruppe nehmen ihr nichts von ihrer Aussagekraft. Am Außenbau erinnert die Kuppel an die Krone der Maria und bildet mit ihren großen Konsolen und den Heiligenstatuen ein malerisches, harmonisches und kraftvolles Ensemble. Die Schöpfung Longhenas rief nicht nur dort, wo sie entworfen und gebaut wurde, Bewunderung hervor. Carlo Fontana scheint sich an dieses Werk erinnert zu haben, als er eine Kapelle in Rotundenform für das „Collegium regium" des Jesuitenordens in Loyola entwarf (1681; Spanien, Guipúzcoa).

Um wirklich zu begreifen, wie sehr Santa Maria della Salute der eigenständigste Beitrag zum Barock in Venedig ist, muß man ihre Raumwirkung im Inneren in ihrer architektonischen und dekorativen Reinheit mit dem Inneren der Jesuitenkirche von Domenico Rossi, der doch auch Venezianer war, vergleichen. Dieser Innenraum mit dem farbenfrohen Prunk seiner Stukkaturen und Fresken wirkt wie ein römischer Import (1729).

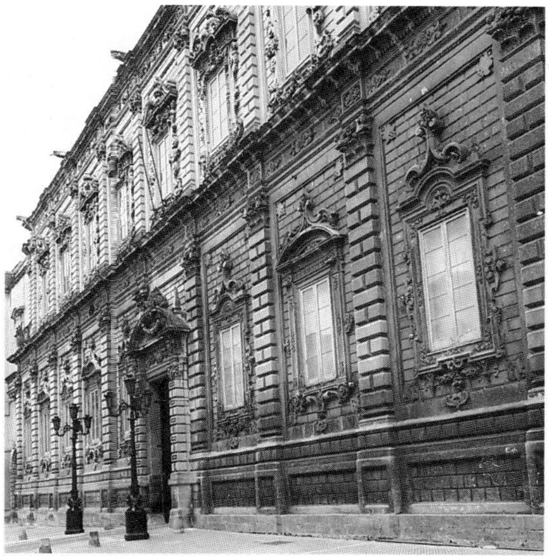

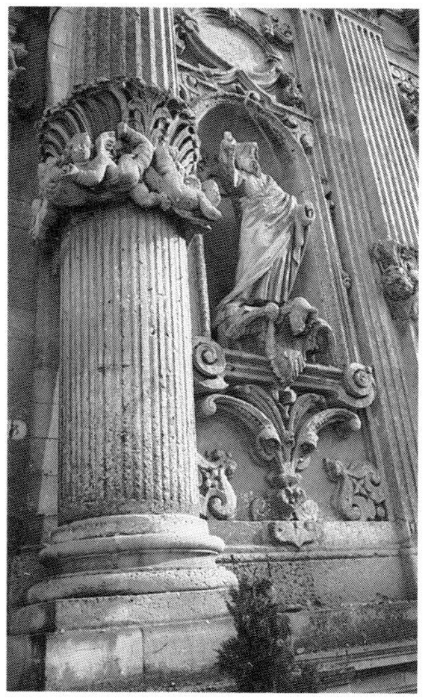

570 LECCE. REGIERUNGSGEBÄUDE
*Fassade*

571 LECCE. KATHEDRALE
*Detail der Fassade*

## SÜDITALIEN

In Süditalien gebühren Apulien, Sizilien und Kampanien eine Vorrangstellung.

Der Barock Apuliens ist verführerisch, leicht und vor allem dekorativ. Er ist, wenn auch in Grenzen, mit dem Neapels im Westen des südlichen Apennin verwandt. Kaum Einfluß hatten Rom oder Venedig, die bedeutende Hafenstadt und die Großmacht an der Adria. Er erstaunt im Gegenteil durch seine Ähnlichkeit mit dem Plateresken-stil und dem Barock Spaniens, als hätte die Herrschaft dieses Landes die Entwicklung eines verwandten Charakters bewirkt oder eine schon früher bestehende Neigung verstärkt. Es existiert tatsächlich, trotz der Entfernung, eine gemeinsame Vorliebe für üppigen Dekor und dessen Überwucherung der Baustruktur.

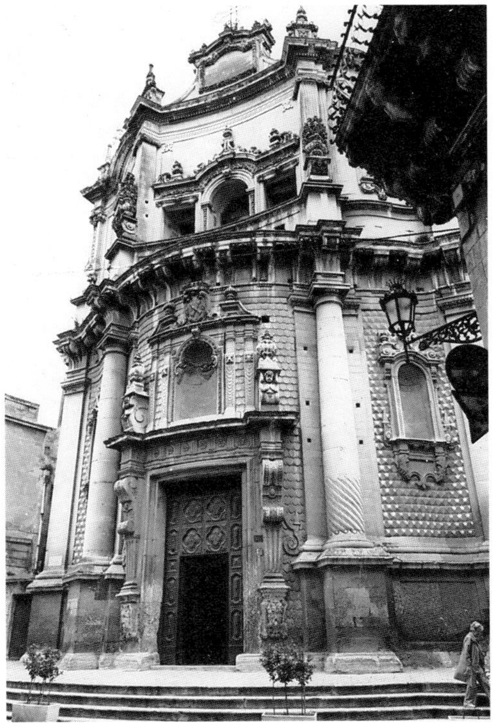

572 LECCE. SAN MATTEO
*Fassade*

### LECCE

Unter den Städten Apuliens ist Lecce, fast am Ende des Absatzes des italienischen Stiefels gelegen, nur ein mittelgroßer Ort. Vom architektonischen Standpunkt aus läßt er in der Bedeutung jedoch alle anderen hinter sich. Wie Antigua in Guatemala oder Ouro Preto in Brasilien gehört Lecce zu dem Kreis jener Kleinstädte, die in bezug auf den Barock den Rang von Hauptstädten einnehmen. Das Gestein der Gegend ist fein, leicht zu bearbeiten und voller Goldschattierungen. Nur dieses Material gestattete es – in hinreißender Großzügigkeit –, all die Ziselierungen, das Laubwerk, die Baluster, Chimären und Kentauren zu schaffen. Inmitten dieser Überwucherung, an der keinerlei Verschleifen Erschöpfung anzeigt, müssen der Grundriß und die Architekturelemente zwangsläufig an Bedeutung verlieren. Die Geschichte der Bauten in Lecce reicht oft vom 16. bis ins 18. Jahrhundert. Diese Bauten sind weniger von der Struktur als vielmehr vom barocken Ornament her interessant, aber dieses verträgt sich ohne weiteres mit der Renaissance. Die Arbeiten wurden von ansässigen Künstlern entworfen und ausgeführt. Die Verwandtschaft mit den dichtgeschmückten Flächen spanischer Gebäude fügt sich in eine regionale Prägung, ist aber sehr deutlich. So reicht diese Provinzkunst in ihrer Originalität, ihrer Unverfälschtheit, ihrer Gelungenheit und in ihrer Beschwörung der Wesensverwandtschaft mit einer Kunst von Rang an die große Kunst der Hauptstädte heran. Die Piazza Sant' Orenzo würdigt den ersten Bischof der Stadt, der auf ihr in einer Statue in theatralischer Bewegung verewigt ist, die zur Barockzeit auf eine antike Säule gesetzt wurde. Neben dem Amphitheater aus trojanischer Zeit gelegen, war diese Piazza seit dem ausgehenden Mittelalter das Zentrum des kaufmännischen und politischen Lebens. Zu Beginn des 20. Jahrhunderts wurde sie verunstaltet und bietet nicht mehr jene Monumentalität, die die Piazza del Duomo auszeichnet. Dieser Platz ist quadratisch im Grundriß und steigt in einem Absatz an. Von 1420–25 wurde er nach dem Willen des Bischofs von Lecce, Girolamo Guidano, Sohn einer Patrizierfamilie der Stadt, zum Cortile umgestaltet und sorgfältig durch ihn säumende Bauten abgeschlossen. Dieser Charakter blieb bei den großen barokken Umbauprojekten unangetastet. Erst 1761, unter dem Episkopat Alfonso Sozy-Carafays, wurde das große Tor zu einem Eingang unter freiem Himmel. Dem Eintretenden stellen sich die Bauten wie goldschimmernde Stadtmau-

573 LECCE.
SAN GIOVANNI BATTISTA AL ROSARIO
*Fassade*

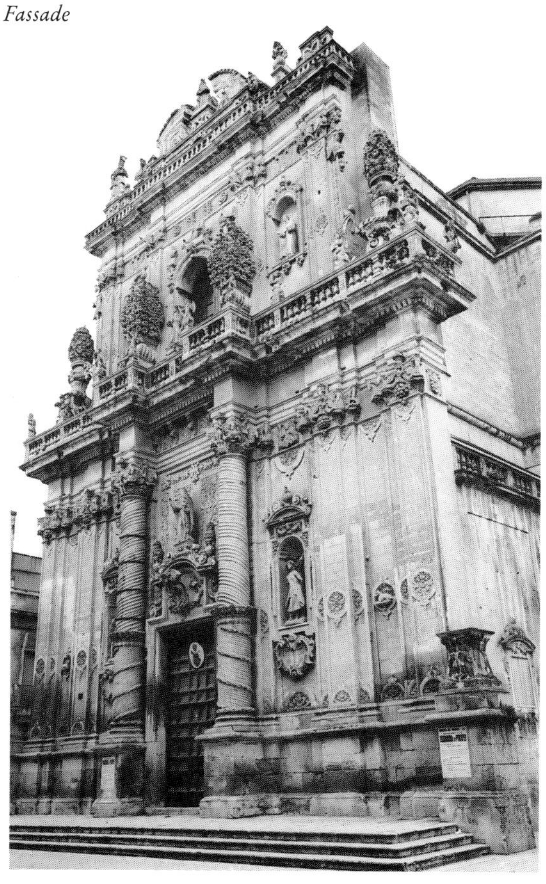

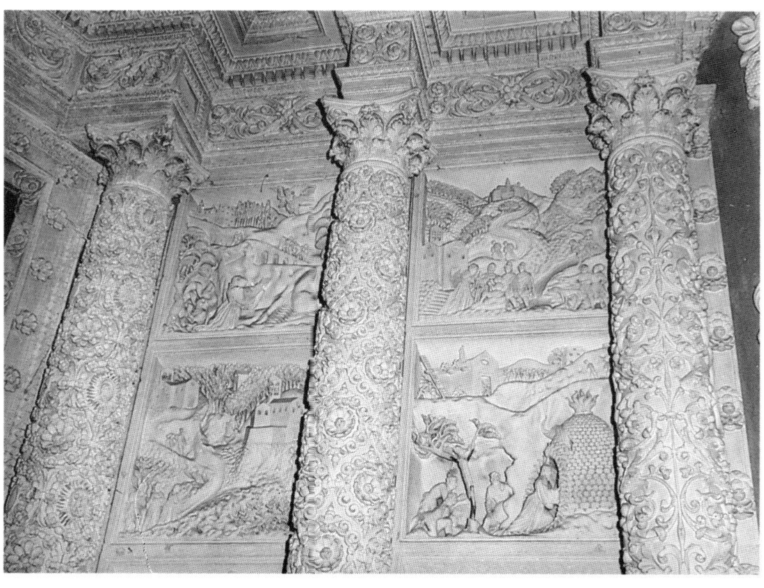

574 LECCE. SANTA CROCE
*Reliefbilder in der Kirche von Gabriele Riccardi*

ern, eingebunden in eine reiche, lebendige und doch geordnete Komposition, dar: der Dom Sant' Orenzo mit seinem Campanile, seiner Seitenfassade, deren Portikus wie ein Altarretabel wirkt, und der Hauptfassade, das bischöfliche Palais und das Seminar. Der Palast besitzt eine majestätische Treppe mit zwei gegensinnigen Läufen. Im Hof des Seminars wird ein plastischer Brunnen von einem Portikus überragt, dessen geschwungene Zeichnung im barocken Europa häufig anzutreffen ist; ein ähnliches Schema kommt z. B. in Nordportugal im Werk des Bildhauers und Benediktinerbruders José de Santo António Ferreira Vilaça vor. Giuseppe Zimbalo ist der Architekt des Domes und seines Campanile (1656–70) sowie des rechtwinklig zu ihm auf dem Absatz der Piazza del Duomo errichteten Bischofspalastes und Giuseppe Cino der des Seminars (1694–1709). Von diesen beiden Meistern stammt neben früheren Bauten auch noch das Cölestinerkloster (1659–95; Regierungspalast). Die Kirche Santa Croce, in der Mitte des 16. Jahrhunderts von Riccardi begonnen, wurde erst am Ende des folgenden Jahrhunderts als Werk Zimbalos vollendet. Letzterer ist auch der Schöpfer der Fassade von San Giovanni Battista al Rosario (Baubeginn 1691). Die Fassade von San Matteo, die mit einem Geflecht aus Leiterstrukturen geschmückt ist und von Achille Carducci stammt, entstand im 18. Jahrhundert.

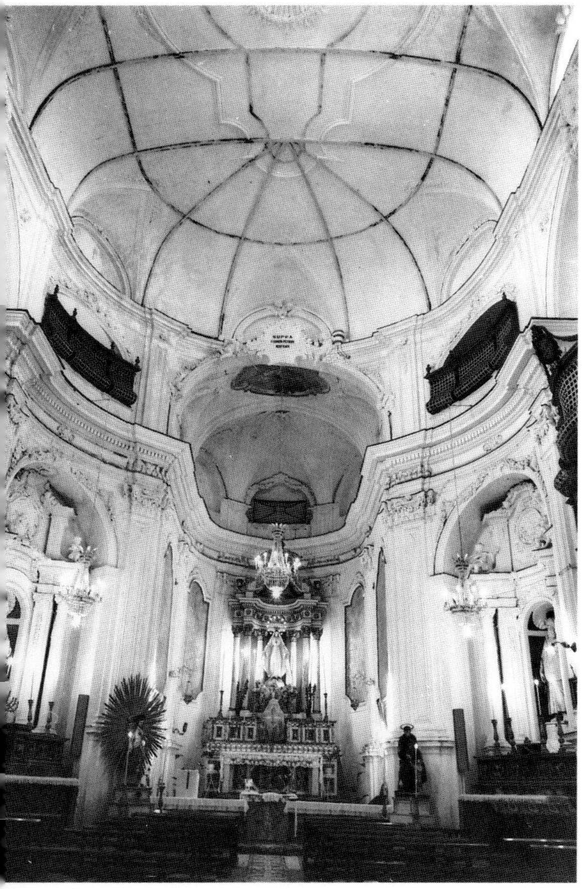

575 ERICE. SAN PIETRO
*Innenansicht*

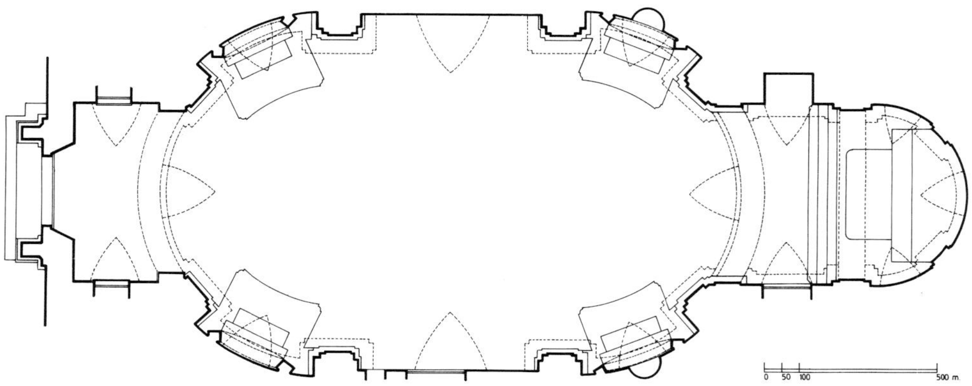


576 ERICE. SAN PIETRO
*Grundriß*
*(Zeichnung Fixot nach V. Scuderi)*

## SIZILIEN

Nachdem Westsizilien von der ohnehin differenzierten Strenge des Frühbarock abgekommen war, übernahm es die zwei wesentlichen Merkmale des voll erblühten Stiles: den dynamischen Reichtum im Dekor und die Biegsamkeit und Bewegtheit in Grundriß, Fassade und Raumgestaltung. Der unbekannte Schöpfer des Palazzo Xirinda in Trapani konzentrierte die Ornamentierung auf die Rahmungen der Fenster und Türen, die in der Vertikalen fortlaufende Achsen bilden, und Giovanni Biagio Amico (1684–1754) bewies, ebenfalls in Trapani, seine Geschicklichkeit bei dem dynamischen Spiel mit konkaven und konvexen Formen an der Fassade der Purgatoriumskirche (um 1712–14). Dasselbe Talent entfaltete er an der Fassade von S. Anna in Palermo (1736). Er renovierte oder rekonstruierte auch, über elliptischem Grundriß, die Kirche des Klosters Sankt Peter in Erice (1745). Ebenfalls einen elliptischen Grundriß verwendete Angelo Italia für die zerstörte Kirche des Jesuitenkollegs von Mazara (1701–08). Die unbekannten Architekten von Sant'Alberto in Trapani (1681) und Santa Veneranda in Mazara (um 1650) hatten die Kombination eines kreisförmigen Zentralraumes mit umlaufenden Apsiden gewählt, die in der Gesamtwirkung an ein Kreuz erinnert.

Um Palermo herum liegt ein lockerer Kranz erlesener Villen, darunter, nur wenige Kilometer östlich, in Bagheria, eine, die nicht nur vom Bau her, sondern auch durch ihren seltsamen, späteren Dekor von Interesse ist. Ferdinando Francesco Gravina, Fürst von Pallagonia, beauftragte im Jahre 1715 Tommaso Maria Napoli mit ihrem Bau. Sein Sohn, Ferdinando Francesco III., ließ um 1746 die Mauereinfassung hinzufügen und an der Villa selbst eine alles

577 PALERMO. SANTA ANNA
*Fassade*

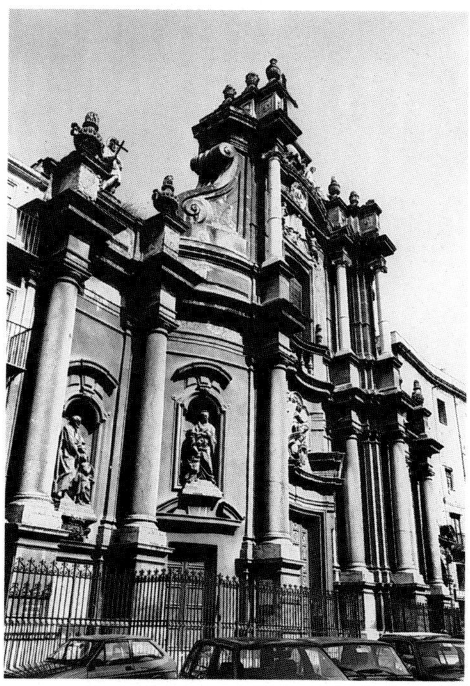

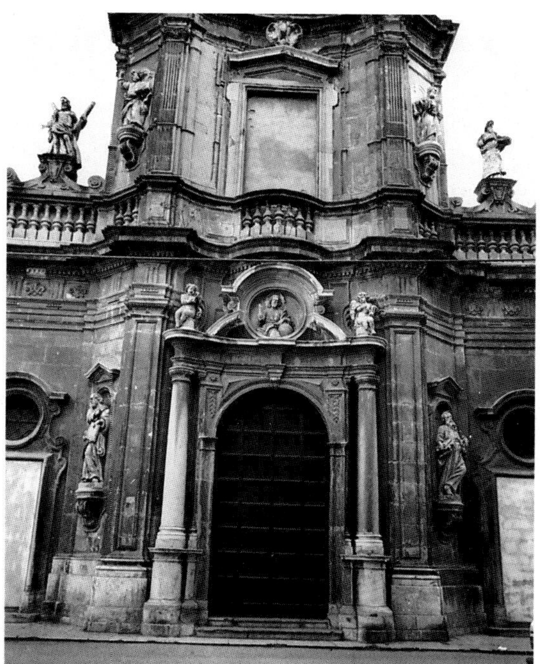

578 TRAPANI. CHIESA DEL PURGATORIO
*Fassade*

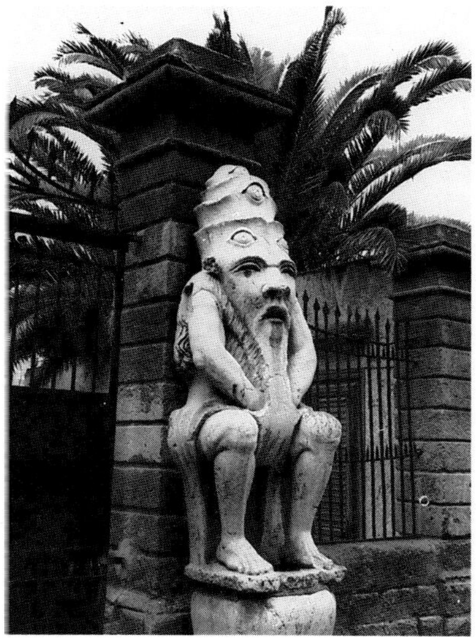
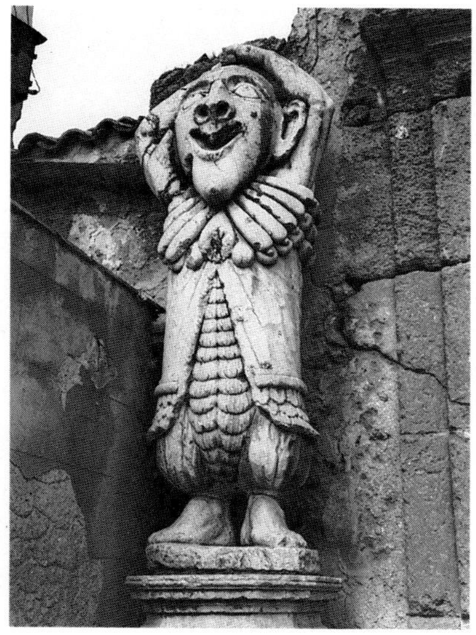
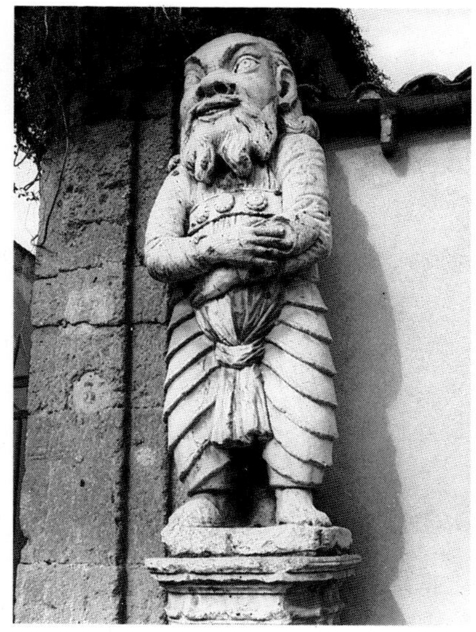

579–581 BAGHERIA.
VILLA PALLAGONIA
*Drei groteske Figuren*

überwuchernde und oft monströse Dekoration anbringen, die Goethe voller Mißbilligung beschrieben hat. In der Kapelle sah Goethe „den Aufschluß über den ganzen Wahnsinn, der nur in einem bigotten Geiste bis auf diesen Grad wuchern konnte. Wie manches Fratzenbild einer irregeleiteten Devotion sich hier befinden mag, geb' ich zu vermuten, das Beste jedoch will ich nicht vorenthalten. Flach an der Decke nämlich ist ein geschnitztes Kruzifix von ziemlicher Größe befestigt, nach der Natur angemalt, lackiert mit untermischter Vergoldung. Dem Gekreuzigten in den Nabel ist ein Haken eingeschraubt, eine Kette aber, die davon herabhängt, befestigt sich in den Kopf eines knieend betenden, in der Luft schwebenden Mannes, der, angemalt und lackiert wie alle übrigen Bilder der Kirche, wohl ein Sinnbild der ununterbrochenen Andacht des Besitzers darstellen soll." (Goethe, „Italienische Reise").

Der Wiederaufbau der Städte an der Ostküste nach dem Erdbeben von 1693 hatte die Entwicklung eines einheitlichen Barocks zur Folge, denn er bezog Stadtplanung, Architektur und Dekor mit ein. Das Ornament ist manchmal von solcher Üppigkeit, daß man sich an die reiche Flora des so nahen Meeres erinnert fühlt, das allgemeine Erscheinungsbild von solch plastischer Kraft, daß es paradoxerweise die geologischen Mächte der Erdbeben, unter denen die Insel hatte leiden müssen, beschwört. Zwei Fälle sind besonders interessant: Noto, weil es sich um eine kleine Stadt handelt, die vollkommen verlagert wurde, und Catania, eine Metropole, die an Ort und Stelle wiederaufgebaut wurde.

582 NOTO. SANTA MARIA DEL CARMINE

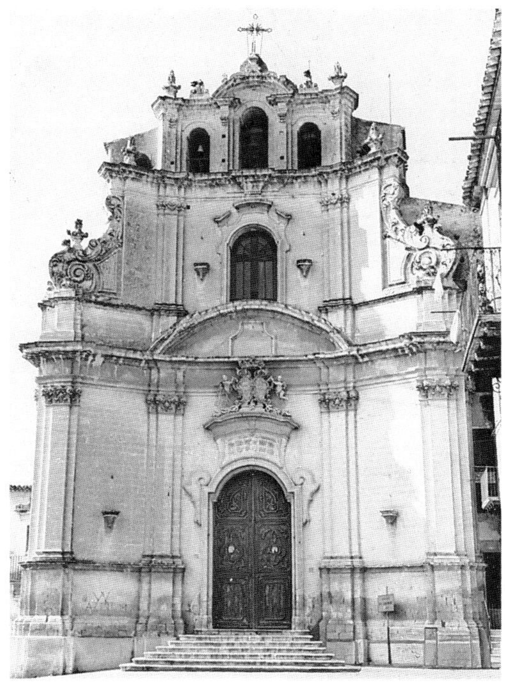

Es war ein junger Mathematiker Giambattista Landolino, der den Plan für das neue Noto, das acht Kilometer von der zerstörten Stadt entfernt erstand, ausarbeitete, bevor er früh starb. Dieser Plan wurde vom Vizekönig, dem Kardinal Giudice, Erzbischof von Monreale, gebilligt und von dem Architekten Angelo Italia und den Ingenieuren Formenti und Giannola ergänzt. Die so entstandene Stadtgliederung hebt die Nähe zum Meer und den Hauptplatz (Piazza del Municipio) hervor. An diesem Platz sind in einer weitläufigen, aufsteigenden Komposition das Rathaus, die große Treppe, die zur Kirche führt, Ausbuchtungen von Grün zu beiden Seiten der Treppe und andere bedeutende Gebäude gruppiert. Das Rathaus (Municipio, Palazzo comunale), sicherlich um 1746 vollendet, ist das Werk Paolo Labisis und Vincenzo Sinatras; es wurde 1951 um ein Geschoß vergrößert. Die Kirche war 1770 vollendet. Ihr Architekt ist unbekannt, aber man weiß, daß Sinatra an ihrem Bau von 1738 bis zum Abschluß der Arbeiten mitgewirkt hat. Kathedrale, also Bischofskirche, wurde sie erst 1844. Das bischöfliche Palais, rechts, stammt aus der zweiten Hälfte des 19. Jahrhunderts, aber der Palazzo Landolina, links, ist barock. Der Architekt der Erlöserkirche auf der rechten Seite des Platzes (1791–1801) war Antonio Mazza (1760–1826). Ebenfalls erwähnt werden müssen Santa Maria del Carmine von Rosario Gagliardi (1743) und die Kirche San Domenico, die vermutlich auch von ihm stammt (1729). Der Palast des Fürsten von Villadorata, eines gelehrten Mannes, vor allem als Mathematiker bekannt, wurde 1731 oder 1737 begonnen; er wird Paolo Labisi zugeschrieben, den Vincenzo Sinatra und die Bildhauer Mulé, Mauceri und Randezzo unterstützten.

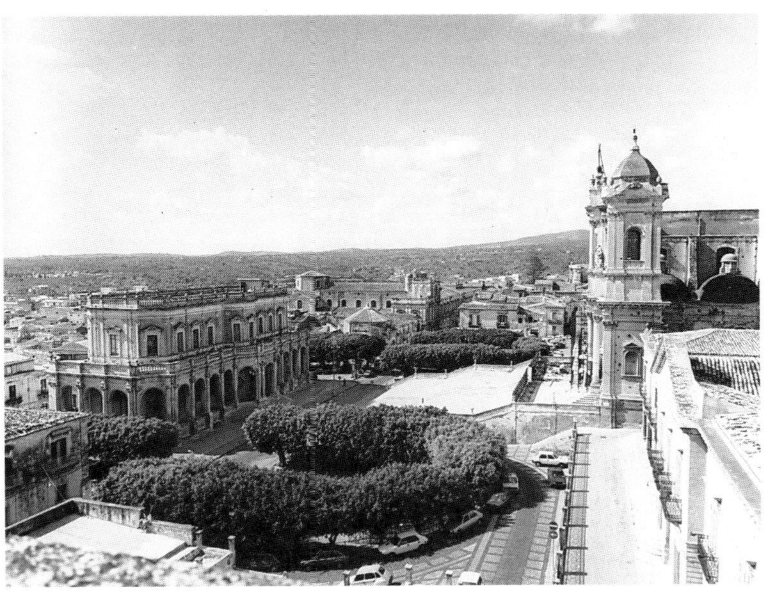

583 NOTO.
PIAZZA DEL MUNICIPIO

584 NOTO. RATHAUS
*Detail der Fassade*

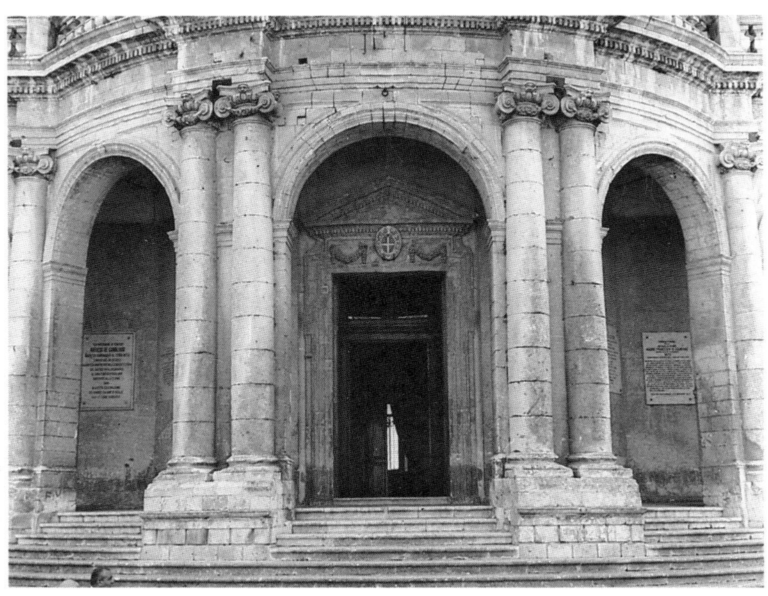

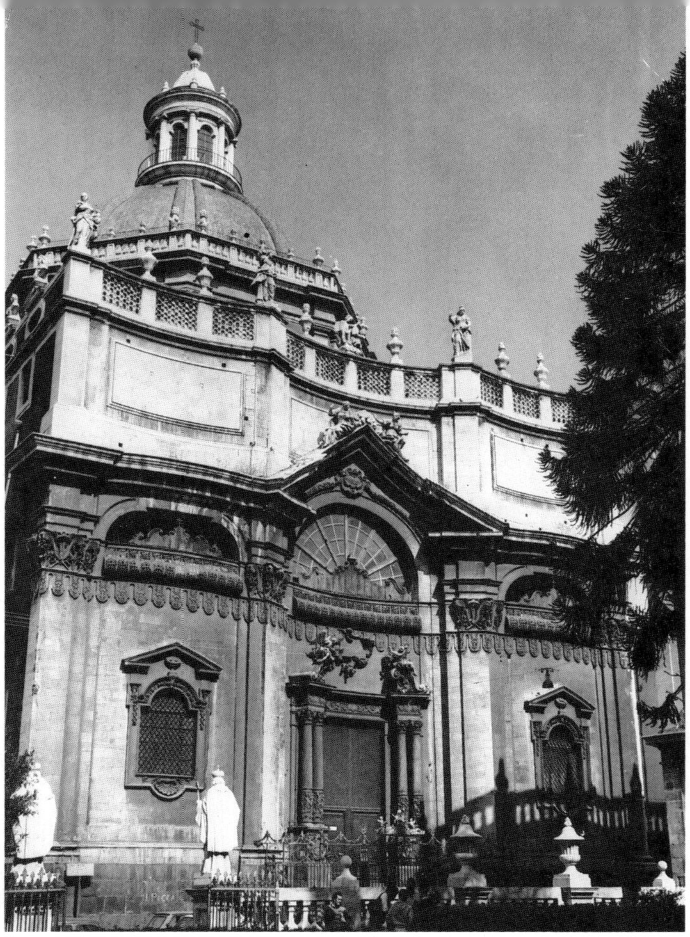

586 CATANIA. KLOSTER ST. AGATHA
*Fassade*

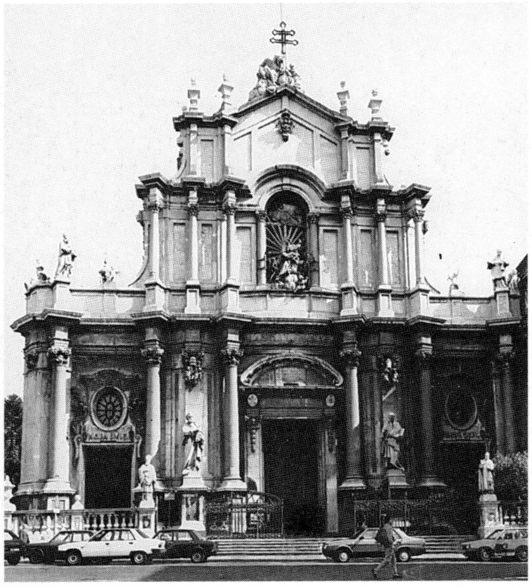

585 CATANIA. KATHEDRALE
*Fassade*

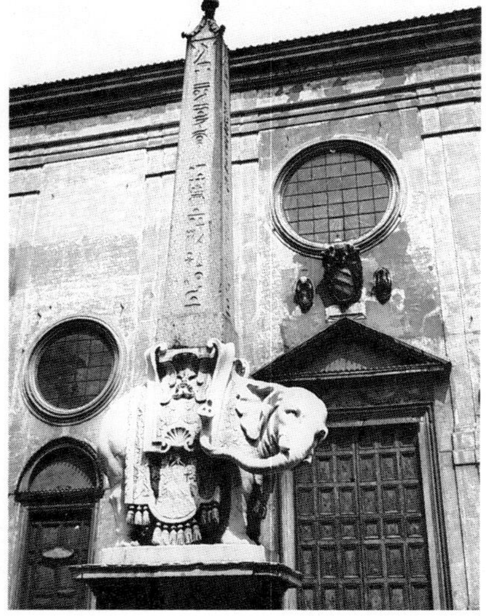

587 ROM.
*Bernini: Elefant mit Obelisk vor Santa Maria sopra Minerva*

Don Giovanni Lanza, Fürst von Camastra und Vizekönig, beschloß, Catania nach seiner Zerstörung nicht zu verlegen, sondern am alten Platz wiederaufzubauen. Der neue Stadtkern entstand an der Stelle des alten, um den Dom herum, wurde aber mit Hilfe diagonaler Achsen reguliert. Das neue Catania erhielt seine Prägung von dem Architekten Giovanni Battista Vaccarini (1702–68). Geboren in Palermo, wurde er in Rom Schüler von Carlo Fontana und Protegé des Kardinals Ottoboni. Er vereinte in seinem Stil die Majestät Berninis, die von Feinheit geprägte Größe seines Lehrers Carlo Fontana, die schöpferische Geschmeidigkeit Borrominis und für das 18. Jahrhundert typische Rokoko-Tendenzen. Aus seinem Œuvre ragen besonders die Domfassade, deren Eleganz an die Juvaras denken läßt; der Elefantenbrunnen, bei dem er sich an Berninis Brunnen vor Santa Maria sopra Minerva orientierte; der Stadtpalast und das Kloster St. Agatha, dessen Kirche durch ihre kraftvolle Bewegtheit beeindruckt. Viele Straßen, wie z. B. die des Colosseo, weisen mit dem starken Relief der Skulpturen an Türen, Fenstern, Balkonen und Gesimsen einen ganz eigenen Charakter auf, einen lebhaften, virilen Akzent. An dem großen Benediktinerkloster arbeiteten nacheinander mehrere Architekten: Antonio Amato und seine Söhne bis 1735, dann Francesco Battaglia und Giuseppe Palazzotto, schließlich, 1768, Stefano Ittar. Die Originalität des neuen Catania liegt in der Verbindung von Kraft, plastischem Sinn und Charme.

## NEAPEL

In Neapel wurde die Kartause San Martino eines der reichsten Museen der Hauptstadt Kampaniens. Selbst wenn man nur die Architektur, die Dekoration und die zum alten Kloster gehörenden Kunstwerke in Betracht zieht, handelt es sich hier um ein Hauptwerk des neapolitanischen Barock, vielleicht das charakteristischste für das 18. Jahrhundert, in seinem synthetisch gedachten und erlebbaren Gesamtbild. In dem 1325 gegründeten Kloster fanden seit dem Ende des 16. Jahrhunderts große Ergänzungs- und Anpassungsarbeiten statt, die sich bis ins 18. Jahrhundert hinzogen. Der Entwurf für den großen Kreuzgang, mit dessen Bau um 1591 begonnen wurde, stammt von Giovanni Antonio Dosi, ebenso der Bau der Sakristei und die ersten Ansätze, die gotische Kirche für die Aufnahme eines barocken Dekors vorzubereiten. Nach seinem Tode (1609) wurde sein Nachfolger Giovanni Giacomo di Conforto,

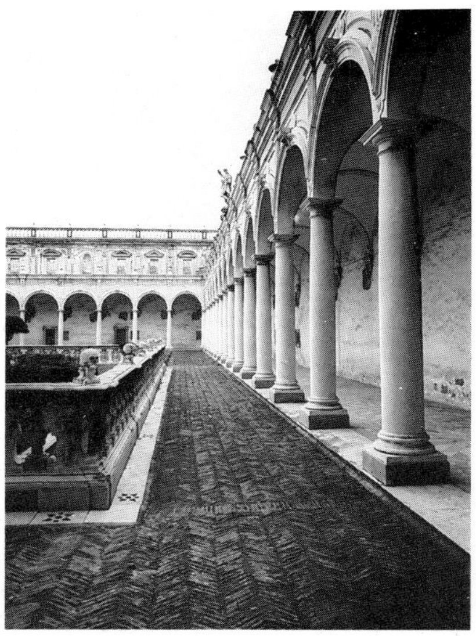

588 NEAPEL.
KARTÄUSERKLOSTER SAN MARTINO
*Großer Kreuzgang*

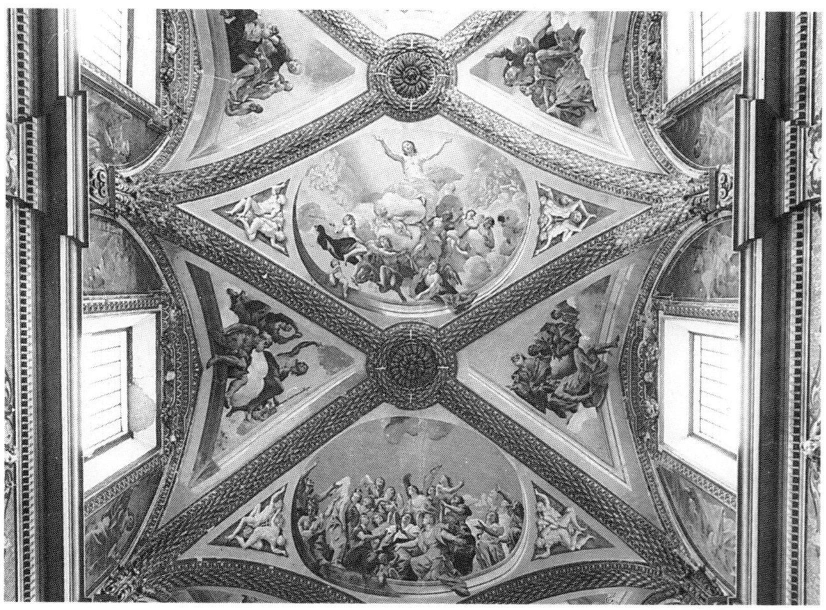

589 NEAPEL.
KARTÄUSERKLOSTER SAN MARTINO
*Ausschnitt aus dem Gewölbe der Kirche*

590 NEAPEL.
KARTÄUSERKLOSTER SAN MARTINO
*Blick zum Hochaltar*

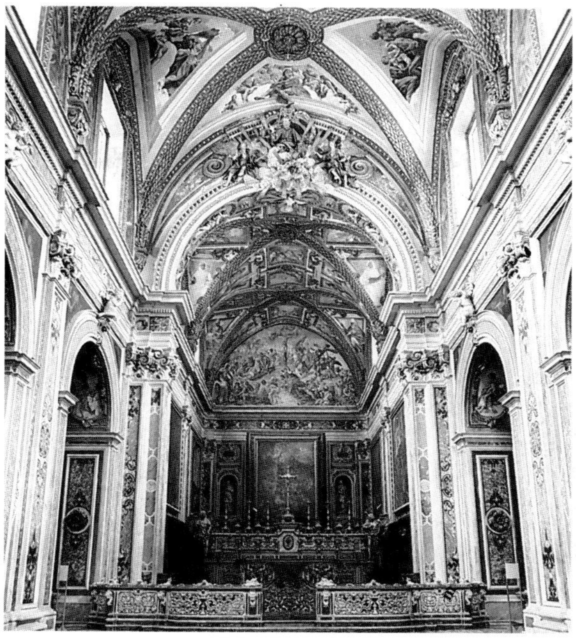

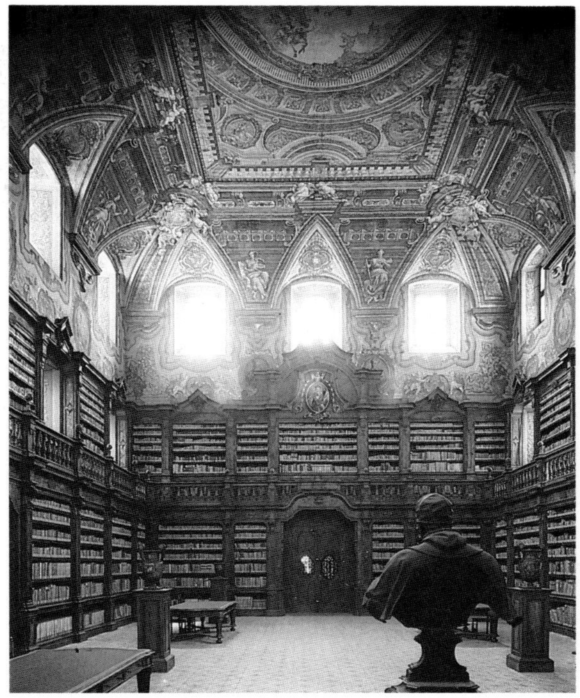

591 NEAPEL. BIBLIOTHEK DER GEROLOMINI

der auch noch nach der Ankunft Cosimo Fanzagos (1593–1678) im Jahre 1623 am Bau blieb. Fanzago schmückte den großen Kreuzgang mit Marmormosaiken in der Tradition des Manierismus von Buontalenti, der um 1620 von Florenz nach Neapel gelangte, aus. Die Arbeit war 1631 noch nicht ganz vollendet. Als wesentlich schwieriger erwies sich, in der Kirche selbst, die Anbringung eines barocken Dekors auf einer gotischen Baustruktur. Giuseppe Cesari, genannt il Cavaliere d'Arpino, hatte bereits das Gewölbe des Chores ausgemalt (1589–91). Giovanni Lanfranco schuf 1637 die Fresken der Langhauswölbung, die „Christus in der Glorie" und „Anbetende Engel" darstellten. Er malte ebenfalls die „Patriarchen" der Lunetten; von Ribera sind die „Propheten" in den Zwickeln. An den Wänden fanden große Gemälde Platz: die „Eucharistie" von Schülern Veroneses; „Die Fußwaschung" von Giovanni Battista Caracciolo (1622), die „Kreuzigung Christi" von Lanfranco (1638); das „Abendmahl" von Massimo Stanzione (1639); die „Geburt Christi" von Guido Reni (1642) und „Die Kommunion der Apostel" von Ribera (1651). Fanzago führte den gesamten Mauerdekor aus, lieferte das Muster der Pflasterung im Chor und möglicherweise den Entwurf für die im Langhaus. Auch schmückte er von den Seitenkapellen jene beiden aus, die sich nun auf der Mitte der Seiten befanden. 1636 wurde er mit der Gestaltung der Marmorornamente der Fassade betraut. Francesco Solimena schuf den Entwurf für den Hochaltar der Kirche. 1704 malte Luca Giordano „Die Geschichte Judiths" an die Decke der Schatzkapelle. So sind in der Kartause in inniger Weise Architektur, Malerei und kostbarer Dekor miteinander verbunden.

Die neapolitanische Neigung zum Dekor konnte sich auch in der Innenausstattung von Sakristeien und Bibliotheken ausleben. Die Bibliothek der Gerolomini (1724–36) wird Marcello Guglielmelli zugeschrieben.

Die Projekte Cosimo Fanzagos in der Kartause San Martino zeigen die Vielfalt und Qualität seines Talentes. Die Kirche Santa Maria Egiziaca in Pizzofalcone, die in einem Zentralgrundriß in Form eines griechischen Kreuzes einen kreisförmigen Raum und wabenförmige Ergänzungsräume kombiniert, galt als sein Meisterwerk. Doch es scheint, daß diese Zuschreibung höchst zweifelhaft ist. Das Problem der Urheberschaft schmälert freilich die Qualität des Baus, der, in Neapel in der zweiten Hälfte des 17. Jahrhunderts eine Reminiszenz an römische Kirchen darstellt, in keiner Weise. Der Grundriß ist dem von Sant' Agnese in Piazza Navona verwandt, und die Kuppel erinnert an die von Sant' Andrea al Quirinale, um nur die hervorstechenden Ähnlichkeiten zu nennen. Santa Maria Egiziaca kann auch als Zeugnis eines Interesses für die Bemühungen um eine reine Architektur verstanden werden.

Drei Meister aus dem Umkreis des Malers Francesco Solimena gaben in der ersten Hälfte des 18. Jahrhunderts in der neapolitanischen Architektur den Ton an: Nauclerio, Vaccaro und San Felice. Giovanni Bautista Nauclerio ist namentlich der Schöpfer der Fassade der Kirche San Giovanni Battista delle Monache, die 1735 vollendet war. Sie ist vom Schema her nicht eigenständig, denn dasselbe wurde in unmittelbarer Nähe des Baus von Cosimo Fanzago an Santa Maria della Sapienza verwendet. Die Verwendung der Ordnungen folgt nicht den Regeln: die Kompositordnung befindet sich unter der korinthischen Ordnung. Aber die klar heraustretende Struktur, das Relief von Säulen und Giebel verleihen der Komposition plastische Qualität. Domenico Antonio Vaccaro (1678–1745) gehörte einer neapolitanischen Künstlerfamilie an. Sein Großvater Andrea war Maler, sein Vater Lorenzo Bildhauer. Domenico Antonio, ein Meister der Architektur wie auch des Dekors, ließ die Verzierung gelegentlich die Architektur überwuchern. Als Beispiele der großen Formenvielfalt, die er schuf und verwendete, sind drei Kirchen besonders erwähnenswert durch ihre ganz eigenständige Konzeption, in der der Zentralgrundriß mit einer „Streckung" (wenn dieses Wort erlaubt ist) der Hauptachse kombiniert wird. In der Kirche Concezione al Montecalvario (1718–24) war er nicht nur der Architekt, sondern führte auch die gesamte Dekoration aus. Er verlängerte das zentrale Oktogon so, daß die Achse zwischen den Armen des Querschiffes kürzer geriet als die, die sich vom Eingang bis zum Hochaltar erstreckt. In der Kirche San Michele in Anacapri (1718–19), die ihm zugeschrieben wird, spielt er ebenfalls sehr

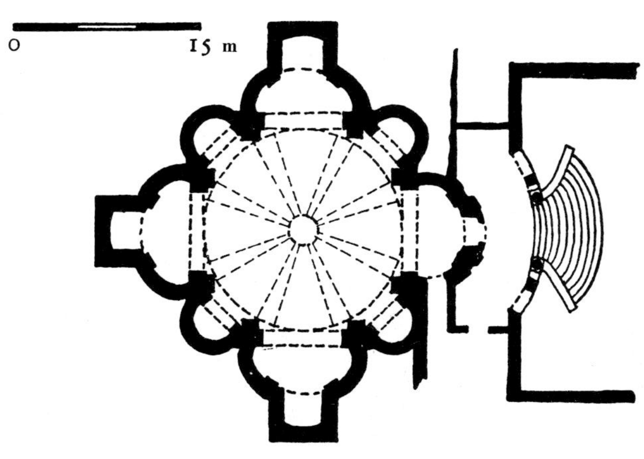


592 NEAPEL. SANTA MARIA EGIZIACA
*Grundriß*
*(nach A. Blunt)*

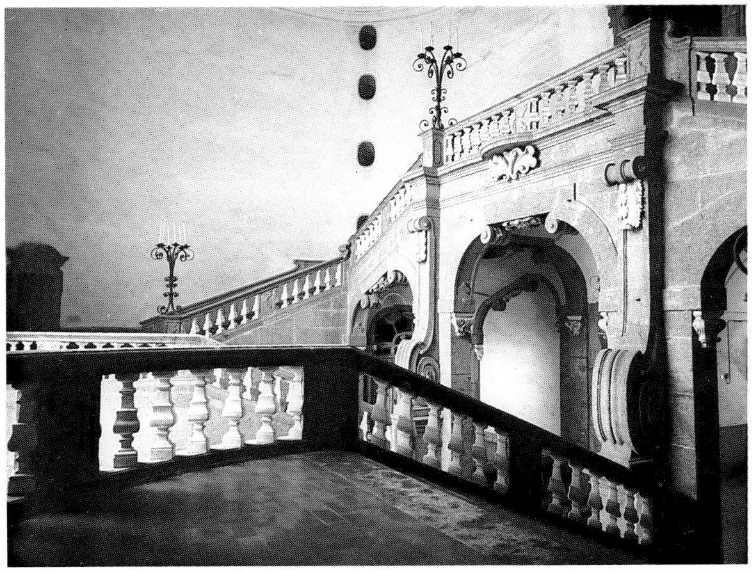

593 NEAPEL. PALAZZO SERRA DI CASSANO
*Treppenhaus*

geschickt mit dem zentralen Oktogon. In San Michele in Neapel (1729–35) muß die Komposition vom Bodenquadrat des Langhauses aus gelesen werden, das in der Kuppel zu einem Oktogon wird. Die es umgebenden Räume erheben sich über rechteckigen Bodenflächen. Zusätzlich sind die den Hochaltar begrenzenden Seiten gewellt. Ferdinando San Felice (1675–1748) war ein Schöpfer von Räumen, die er ingeniös voller Theatralik und Raffinement präsentiert. Unter diesem Gesichtspunkt ist der Palazzo Serra di Cassano mit seinem oktogonalen Hof und dem Doppelverlauf der Treppe typisch für sein Talent.

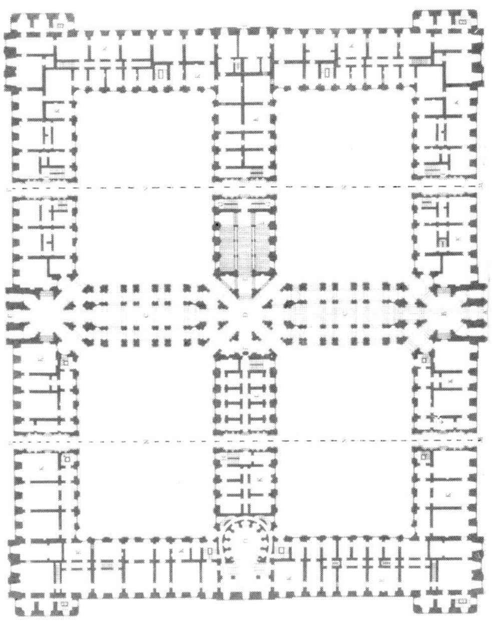

594 CASERTA. KÖNIGSSCHLOSS (LA REGGIA)
*Grundriß*
*(Nationalbibliothek)*

## CASERTA

Als Souverän des Hauses Bourbon und als „aufgeklärter Despot" maß Karl IV. der königlichen Residenz die größte Bedeutung bei. Neapel, seine Hauptstadt, war, wie er 1742 feststellte, als er einem Ultimatum der britischen Flotte nachgeben mußte, gegen einen Angriff von See ungeschützt. Caserta, dreißig Kilometer nördlich von Neapel, sollte den König gegen weitere Überraschungen dieser Art sichern. Es wurde seit 1752 von Luigi Vanvitelli erbaut und ist, in der Tradition Versailles', nicht nur ein Palast mit Gärten, sondern eine königliche Stadt, in der der Herrscher, seine Familie, der Hof und die Regierung versammelt waren. Sie ist ein einheitlicher Komplex, der aus dem Palast, den Nebengebäuden, einem riesigen Park, mit Bildhauerarbeit versehenen Wasserbassins und, am Ende der Perspektive, einer großen Kaskade besteht. Das monumentale Ensemble, das von dem vor dem Schloß liegenden Platz bis zu dem Wasserfall, der am Horizont sichtbar ist, reicht, läßt an die aufeinanderfolgenden Ebenen von Versailles, von der Place d'Armes bis zum Grand Canal, denken. Aber das Versailles Ludwigs XIV. steht nur in allgemeinem Zusammenhang mit der Architektur des Landes, nämlich als Bau in der Kategorie der königlichen Residenz. Das Caserta Karls und Luigi Vanvitellis ist mit einem ganzen Bezugssystem in die Entwicklung der italienischen Architektur eingebunden. So inspiriert sich die große Treppe, die sich im Zentrum einer symmetrischen Anlage von Höfen und Wohntrakten befindet, namentlich an der Rotunde von Santa Maria della Salute und an der Treppe von San Giorgio Maggiore in Venedig von Longhena. Sie ist eine der szenographischsten Treppen des 18. Jahrhunderts. Diese prunkvolle Residenz ist vom Stil her in einem gemäßigten Barock gehalten. Ihr Schöpfer starb 1773, und der Außenbau wurde im folgenden Jahr vollendet. Carlo Vanvitelli, der Sohn Luigis, war nach seinem Vater Architekt des riesigen Projekts Caserta. Ist der Außenbau noch eine annähernd getreue Verwirklichung der Entwürfe Vanvitellis, so geriet das Palastinnere wesentlich komplexer. Tatsächlich wurden bestimmte Teile erst weit im 19. Jahrhundert ausgeführt (bis um 1840).

Von den Skulpturen im Park wurden die vom Dianabrunnen, nicht weit von der großen Kaskade, hauptsächlich von Paolo Persico, Angelo Brunelli und Pietro Solari geschaffen (1785–89) und die vom Venus-und-Adonis-Brunnen vor allem von Gaetano Salomone (um 1770–80). Nähert man sich dem Palast, stößt man bald auf den Ceresbrunnen, ebenfalls von Salomone (seit 1783), den Äolsbrunnen von Salomone, Persico, Andrea Violani und Angelo Brunelli (1779–85) und schließlich auf die Delphin-Kaskade (seit 1779). Als Vorbilder für diesen Weg hatten Luigi Vanvitelli und sein Souverän die Gärten der Villa d'Este in Tivoli und der Villa Lante in Bagnaia sowie die von Versailles gewählt. In all diesen Brunnen mit ihren Wasserspielen ist unausgesprochen stets der Gott Neptun präsent. Regierte doch Karl IV. ein Königreich, das gesäumt und genährt wurde vom nassen Element.

595 CASERTA.
*Brunnen der Diana im Schloßpark: Aktäon und seine Hunde*

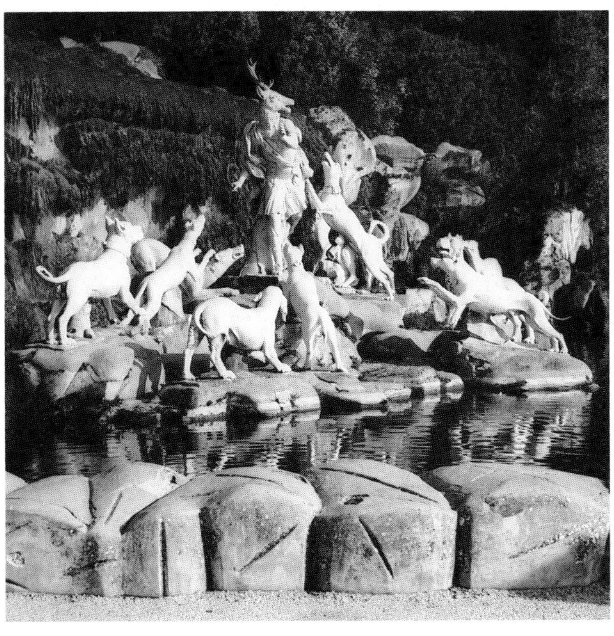

596 CASERTA.
*Treppe des Schlosses*

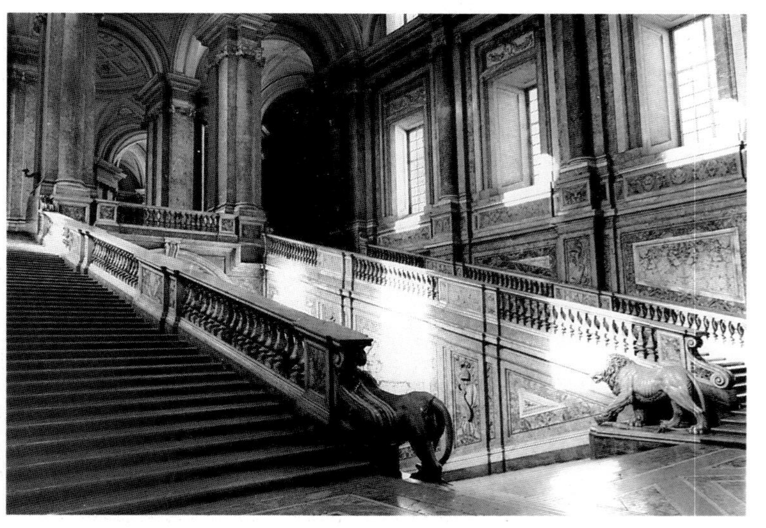

# DIE DEUTSCHSPRACHIGEN GEBIETE UND ANDERE LÄNDER MITTELEUROPAS

## ÖSTERREICH

Die Auftraggeber der österreichischen Barockarchitektur waren der Kaiser und seine Familie, der Adel sowie der Klerus; als Baugattungen sind Palast, Kirche und Kloster zu nennen. Der zunächst übermächtige italienische Einfluß verband sich im Laufe der Entwicklung des Stils mit eigenen, nationalen Tendenzen. Dieses Schema gilt im Grunde genommen auch für etliche andere Länder. Doch bei genauer Betrachtung offenbaren sich präzisere Charakteristika. Besonderes Gewicht wurde auf den Grundriß, die äußere Silhouette (die sich aus der bewegungsreichen Kombination von Türmen, geraden, konvexen und konkaven Mauern und der Kuppel ergibt) und die Innenräume (die gleichzeitig gewellt, hierarchisch abgestuft und zu einem Ganzen vereinheitlicht sind) gelegt. Bestimmte Paläste und Kirchen erreichen einen solchen Grad der Vollendung, daß sie in der Bedeutung den nationalen Rahmen sprengen. Die plastische Kraft des skulpturalen Dekors findet leicht zu dramatischer Intensität. Architektur, Skulptur und Fresko vereinen sich zu Kunstwerken von nie erlahmender dynamischer Kraft. Der mehr anklingende als offen zutage tretende, aber doch deutlich vorhandene Grundton dieser Werke ist macht- und lebensvolle Majestät, die Majestät einer verehrungswürdigen Dynastie, ihrer imperialen Kunst und ihrer alten Herrschaftsgebiete. Die Barockarchitektur Österreichs erweist sich damit derjenigen Roms, der Stadt, zu der die künstlerischen, religiösen und oft auch politischen Beziehungen besonders eng waren, nahe verwandt.

Ihren Höhepunkt markiert das Werk dreier Meister. Johann Bernhard Fischer von Erlach (1656–1723) stammte aus Graz, das in der Pracht des fürstlichen Lebens und der Kunst Wien überflügelte, ehe es von ihm verdrängt wurde; er war der Hofarchitekt par excellence. Johann Lukas von Hildebrandt (1668–1745) wurde in Genua als Sohn eines deutschen Offiziers und einer Italienerin geboren. Seine Ausbildung erhielt er bei Carlo Fontana in Rom; er war Ingenieur der kaiserlichen Armee und diente 1695–96 unter dem Kommando des Prinzen Eugen in Italien, ehe er sich in Wien niederließ, wo er ein erfolgreicher Palastarchitekt wurde. Jakob Prandtauer (1660–1726), ein Tiroler aus Stanz, Maurer, Bildhauer und Architekt, beherrschte den Klosterbau; zweifellos weniger raffiniert als Fischer von Erlach und Hildebrandt, verstand er es doch mit bemerkenswertem Geschick, Bauwerk und Standort aufeinander abzustimmen, und er besaß einen Sinn für das Grandiose.

Den Palästen, Kirchen und Klöstern, die diese drei Künstler erbauten, kann einleitend ein außergewöhnliches Bauwerk vorangestellt werden, das sowohl der monarchischen wie der sakralen Baukunst angehört, das Mausoleum Ferdinands II. in Graz, der Hauptstadt der Steiermark.

Ferdinand II. war u. a. Erzherzog von Steiermark, ehe er Kaiser wurde und nachdrücklich für eine Rekatholisierung eintrat. Er ließ ein Beinhaus (um 1325), das der hl. Katharina geweiht war, abreißen und an seiner Stelle das Mausoleum erbauen, in dem er beigesetzt werden wollte. Die Pläne stammen von Pietro de Pomis, einem gebürtigen

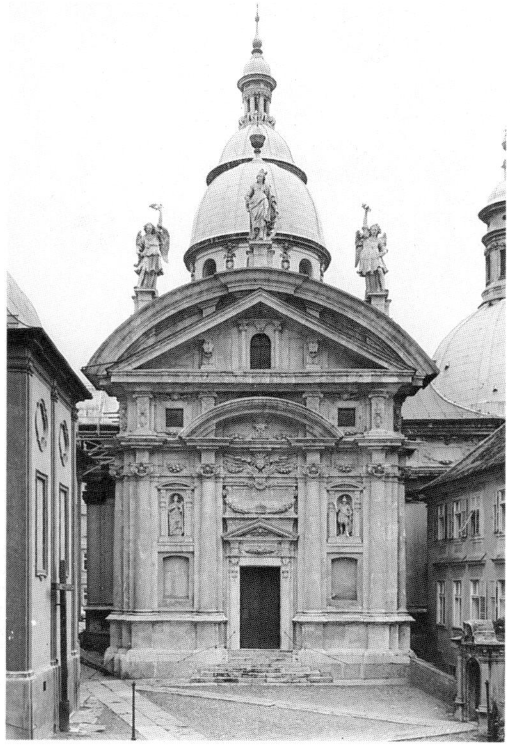

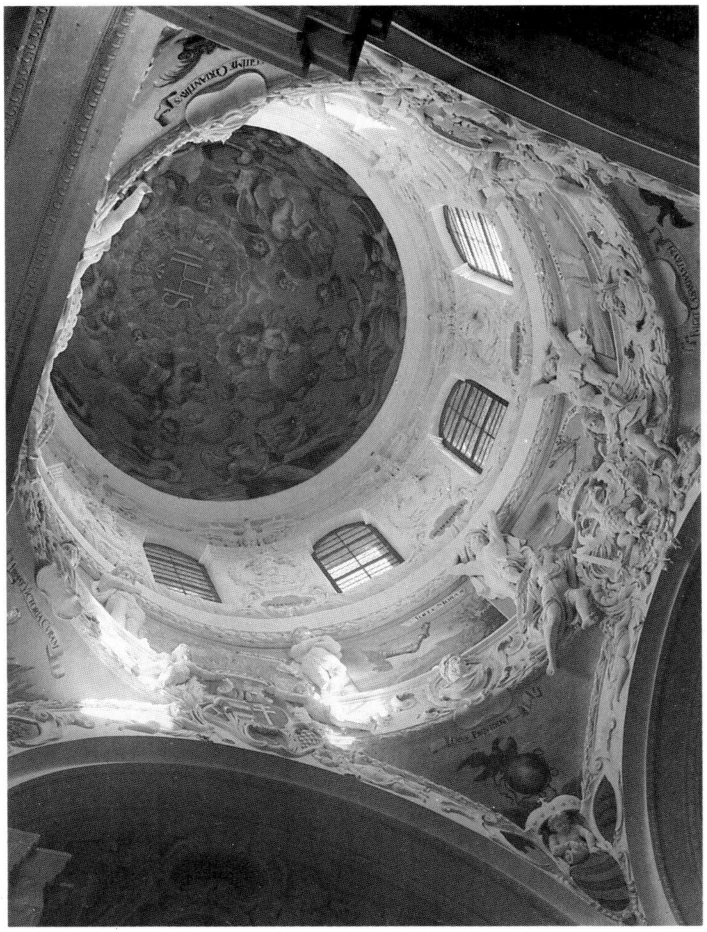

597 GRAZ. MAUSOLEUM
*Fassade*

598 GRAZ. MAUSOLEUM
*Kuppel*

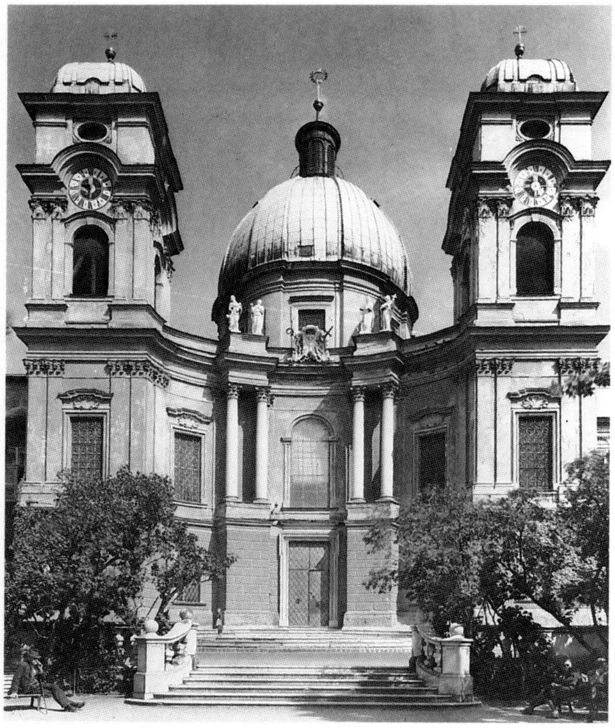

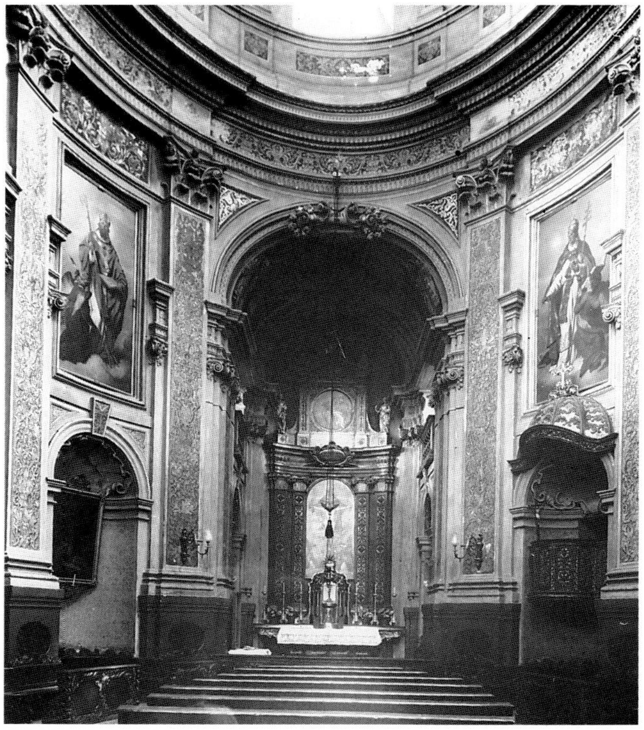

599 SALZBURG. DREIFALTIGKEITSKIRCHE
*Fassade*

600 SALZBURG. DREIFALTIGKEITSKIRCHE
*Innenansicht vor 1917*

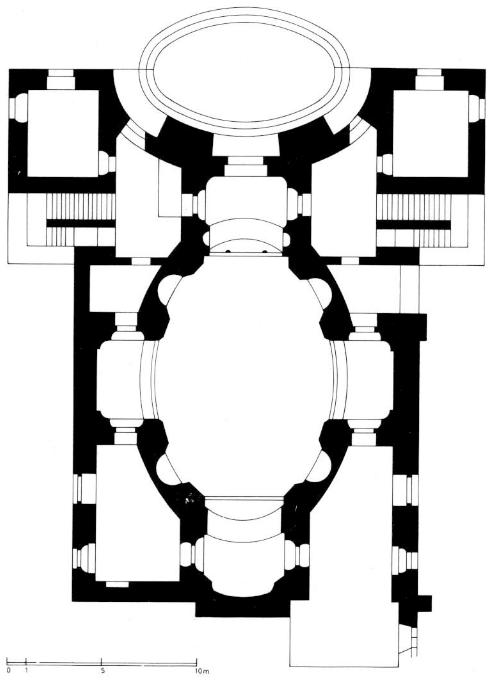

601 SALZBURG. DREIFALTIGKEITSKIRCHE
*Grundriß*
*(Zeichnung Fixot nach Charpentrat)*

Italiener, der vorher das Mausoleum für Ruprecht von Eggenberg in Ehrenhausen errichtet hatte (1609–14). Der Bau des kaiserlichen Mausoleums dauerte von 1614–32. Sein Grundriß ist ein lateinisches Kreuz mit Vierungskuppel; aber der Chor ist halbkreisförmig und wird nach außen verdoppelt von zwei Sakristeien in Bogenform, zwischen denen sich in der Mitte, auf der Längsachse des Baus, ein hoher Turm erhebt. Neben dem südlichen Arm des Querschiffes liegt eine ovale Kapelle, die ebenfalls von einer Kuppel überragt wird; diese Kapelle ist die Grablege der Bischöfe. Barocker Stil zeigt sich bereits am Außenbau, an der reichen, ein wenig schweren Fassade, über der sich Statuen – in der Mitte die hl. Katharina, daneben zwei Engel – erheben, und auch in der von den Kuppeln und dem Turm belebten Silhouette. Die Krypta, die das Grab Ferdinands II. beherbergt, wurde von 1640–41 mit Stuckdekorationen versehen, für deren Gestaltung Pietro de Pomis Anweisungen hinterlassen hatte. Die trauernden Engel des Kranzgesimses sind besonders reizvoll. Das Bauwerk blieb unvollendet, bis Leopold I. um 1687 dem aus Rom zurückgekehrten Johann Bernhard Fischer von Erlach die Innenausstattung anvertraute. Dieser entwarf den Hochaltar und eben die Innenausschmückung. Die Gewölbestukkaturen des Schiffes wurden von Italienern ausgeführt: Antonio Guadrio, Girolamo Rossi und Giovanni Serenio; die Fresken von Franz Steinbichler und Matthias Echter stellen in allegorischer Form den Sieg über die Türken, als diese 1683 die Belagerung Wiens aufheben mußten, und die Taten Leopolds I. dar. Das Kuppelfresko zeigt die „Immerwährende Anbetung des Namens Jesu". Das Mausoleum ist ein Musterbeispiel imperialer Andacht, das den Barock von seinem Beginn unter Pietro de Pomis bis zu seinem Höhepunkt unter Johann Bernhard Fischer von Erlach dokumentiert.

Fischer von Erlach baute, einige Jahre nach dem Grazer Projekt, die Dreifaltigkeitskirche in Salzburg (1694–1707). Verkürzt, aber im großen und ganzen zutreffend, kann man ihn an diesem Bau charakterisieren als einen Borromini ohne die Behinderung durch ein ungenügend tiefes Baugelände. In der Tat hatte der Italiener aus Raummangel im Innern von Sant'Agnese in Piazza Navona nicht in der gewünschten Ausführlichkeit den Fassadenverlauf mit seinen konkaven Bögen nachvollziehen können. Im Gegensatz zu ihm war es Fischer von Erlach, nachdem er die Fassade der Dreifaltigkeitskirche entworfen hatte (eine konkave Wandstruktur zwischen zwei Türmen) möglich, diesen Bogen im Inneren aufzugreifen und ein ovales Langhaus zu planen, das sich in der Tiefe bis zum Hochaltar erstreckt. Dieses Oval liegt wie ein Kleinod eingebettet zwischen Vestibül, Chor und zwei Seitenkapellen, die ebenfalls Ovale, oder doch annähernde, sind. Fischer von Erlach hat hier in der Verbindung von historischem Wissen und Flexibilität ein typisches Beispiel des Barock geschaffen.

Wiederum in Salzburg entwarf er, nachdem er den konkaven Schwung der Fassadenmitte der Dreifaltigkeitskirche gestaltet hatte, die Fassadenmitte der Kollegienkirche (Universitätskirche) in einem konvexen Bogen und komponierte im Inneren eine meisterhafte Synthese aus Erhabenheit und Geschmeidigkeit (1696–1707). Aber alle Facetten seiner architektonischen Potenz präsentiert er in höchster Vollendung zweifellos in Wien in der Karlskir-

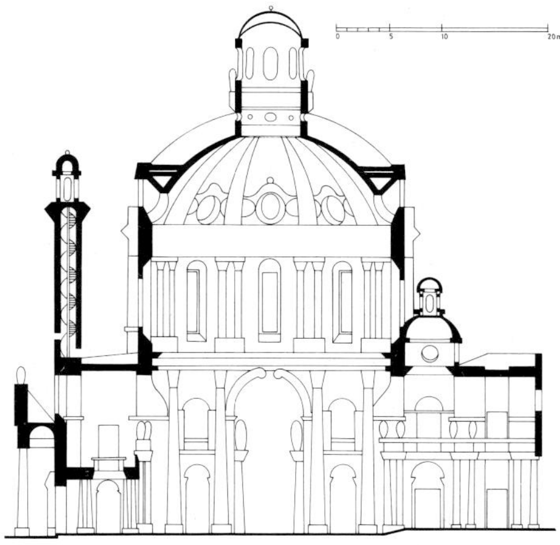

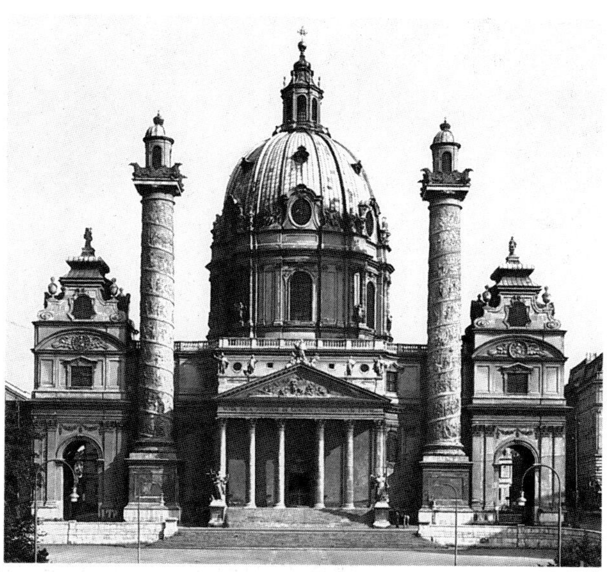

602 WIEN. KARLSKIRCHE
*Längsschnitt*
*(Zeichnung Fixot nach Charpentrat)*

603 WIEN. KARLSKIRCHE
*Fassade*
*(Nationalbibliothek, Wien)*

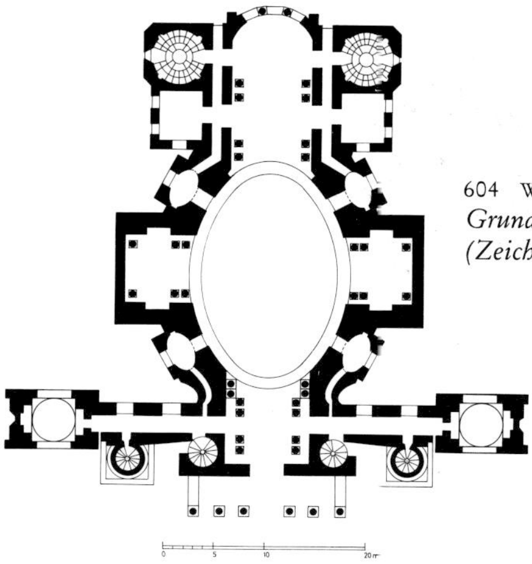

604 WIEN. KARLSKIRCHE
*Grundriß*
*(Zeichnung Fixot nach Hempel)*

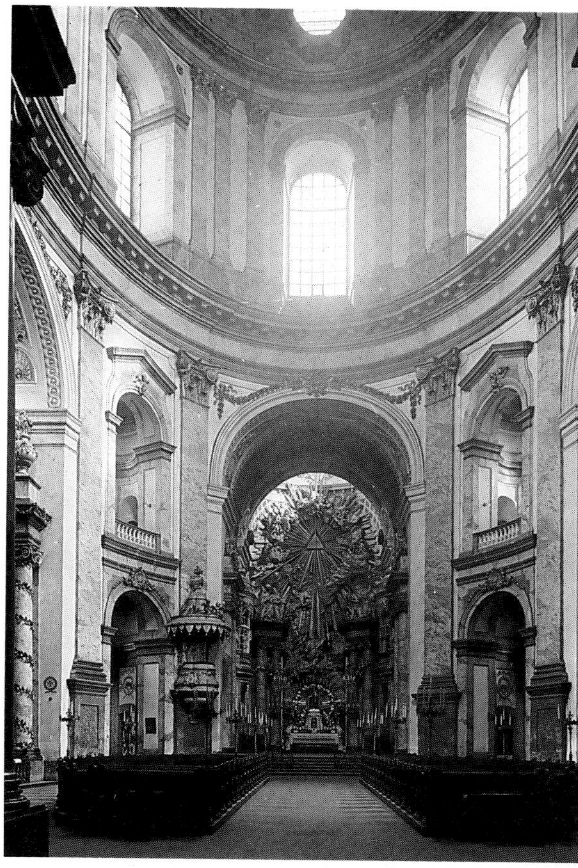

605 WIEN. KARLSKIRCHE
*Innenansicht*

che: geometrische Reinheit, Sinn für Harmonie und Bewegung, historische und ikonographische Gelehrsamkeit und eine mehr immanente als prononcierte allgemeine Kraft. Diese Kirche wurde als Erfüllung eines Gelübdes errichtet, das Karl VI. im Pestjahr 1713 gemacht hatte, als er versprach, ein Gotteshaus zu Ehren des hl. Karl Borromäus bauen zu lassen, wenn Wien von der Seuche befreit würde. Der Entwurf Fischer von Erlachs wurde aus zahlreichen Vorschlägen ausgewählt, und die Grundsteinlegung fand 1716 statt. Auch hier ist das Oval das Kernstück der Komposition: ein Oval unter der Kuppel dient als Schiff. Um es herum liegt, in unterschiedlichen Formen, ein Kranz von Chor, Kapellen, Sakristeien und Nebenräumen. Die Fassade ist, auf dem Grundriß gesehen, durch ihre Länge und ihre Gradlinigkeit beeindruckend; steht man vor ihr, zeigt sie Vielfalt in ihren einzelnen Teilen und Gelehrtheit in deren Anordnung. Die beiden Säulen an ihr, die häufig im Œuvre des Johann Bernhard Fischer von Erlach vorkommen, sind Reminiszenzen an das antike Rom; als der imperialen Kunst vorbehaltenes Thema erinnern sie auch an die imperiale Kunst Karls V.; und sie sind Symbol des Sieges des Glaubens über die Krankheit, und schließlich steigern sie, als christliche Minarette eingesetzt, die Vertikalität des Bauwerks. Joseph Emanuel Fischer von Erlach vollendete die Karlskirche (1733). Die Fresken im Inneren wurden von Johann Michael Rottmayr und Gaetano Fanti gemalt.

Wir verlassen den Strahlungsbereich der imperialen Kunst nicht gänzlich, wenn wir uns im folgenden der Kunst der großen Abteien zuwenden. In der Tat waren die Äbte durch die Macht der Klöster, die Ländereien, die sie besaßen, ihre Rolle in Gesellschaft und Staat und ihre Verbindungen zum Hause Habsburg durchaus Persönlichkeiten von Rang. Als Ergebnis einer folgerichtigen Entwicklung umfaßten die Klöster in einem regelmäßigen und logischen Grundriß einerseits die eigentlich klösterlichen Bauten, Kirche und Bibliothek und andererseits die für die Rolle der Anlage und des Abtes innerhalb der Monarchie unentbehrlichen Räumlichkeiten: die kaiserlichen Gemächer, den Festsaal sowie die große Treppe. Das Vorhandensein kaiserlicher Gemächer in einem Kloster trifft sich mit einem der Charakteristika des Escorial. Der Prunksaal, der mit Stuck und Arbeiten aus echtem oder imitiertem Marmor geschmückt war und Darstellungen der Kaiser aus dem Hause Habsburg enthielt, ist im Grundriß einer der Schwerpunkte der Anlage (Kaisersaal, Marmorsaal).

An der Benediktinerabtei Kremsmünster, die im 17. und 18. Jahrhundert neu erbaut wurde, lassen sich bereits einige wesentliche Charakteristika beobachten. Die Kirche beherbergt die knienden Engel von Michael Zürn d. J. (1682–86). Die Bibliothek trägt eine Stuckdekoration von Girolamo Alfieri (1675), und der Kaisersaal zeigt ein Fresko Melchior Steidls (1696) sowie Kaiserporträts von Martino Altomonte. Als Nachfolger von Carlo Antonio Carlone, der den Kaisersaal gebaut hatte (um 1692), errichtete Prandtauer den Eingangshof.
Aber am deutlichsten lassen sich der österreichische Klosterbau und die Kunst Prandtauers zweifellos an Melk und Sankt Florian studieren.

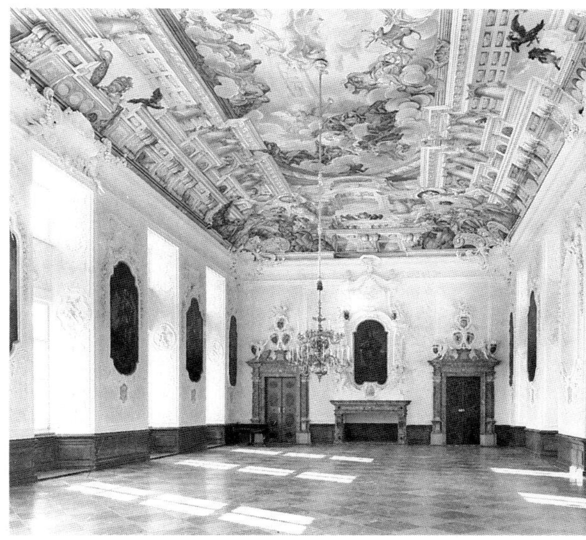

606 BENEDIKTINERABTEI KREMSMÜNSTER
*Kaisersaal*

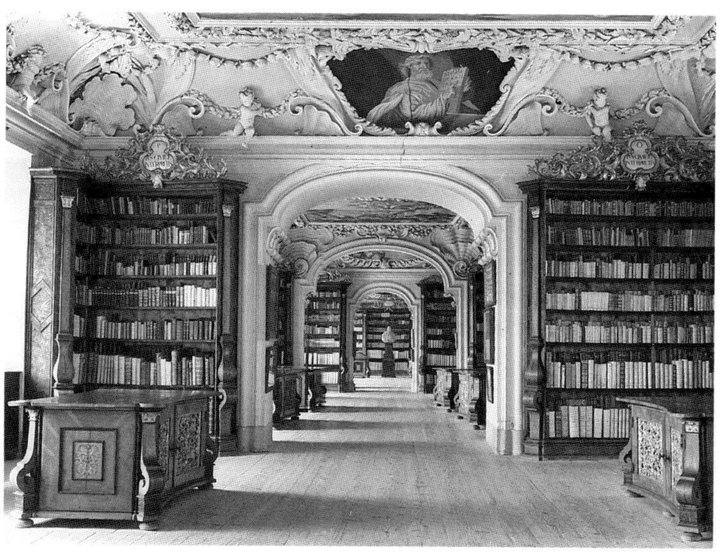

607 BENEDIKTINERABTEI KREMSMÜNSTER
*Bibliothek*

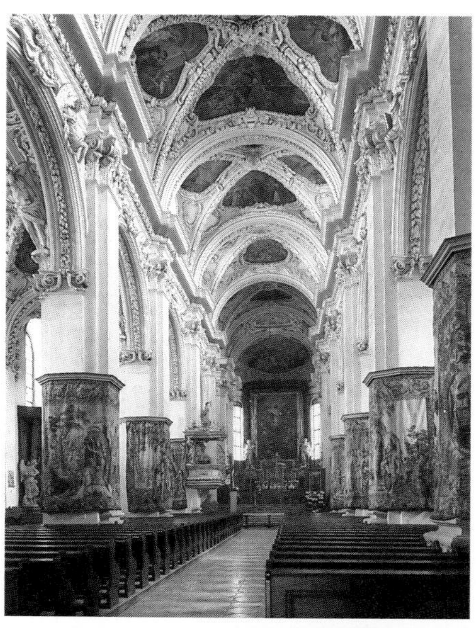

608 BENEDIKTINERABTEI KREMSMÜNSTER
*Innenansicht der Kirche*

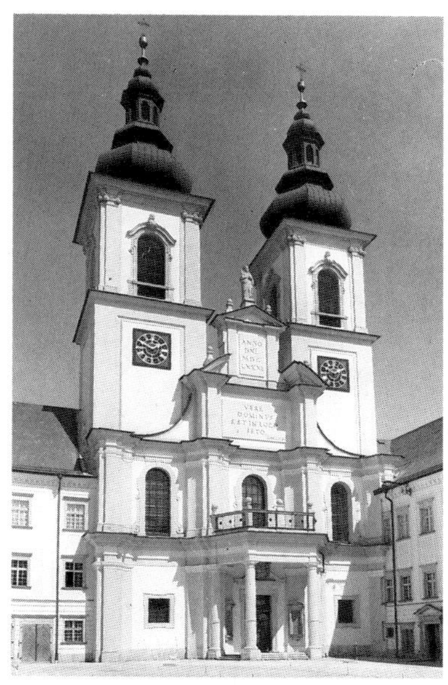

609 BENEDIKTINERABTEI KREMSMÜNSTER
*Fassade*

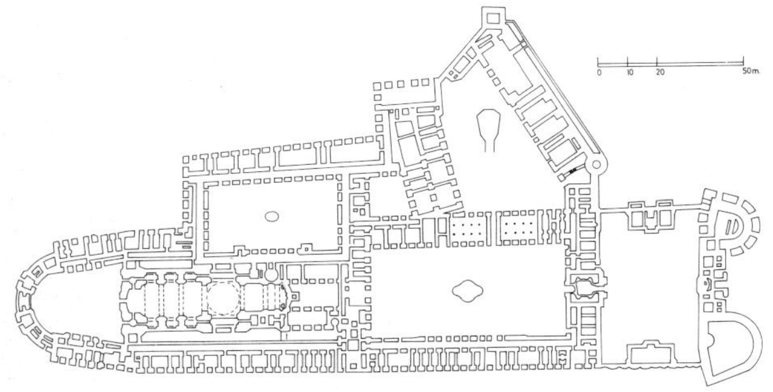

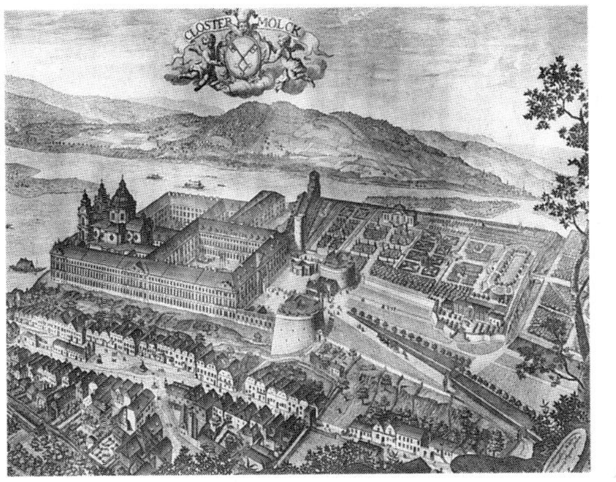

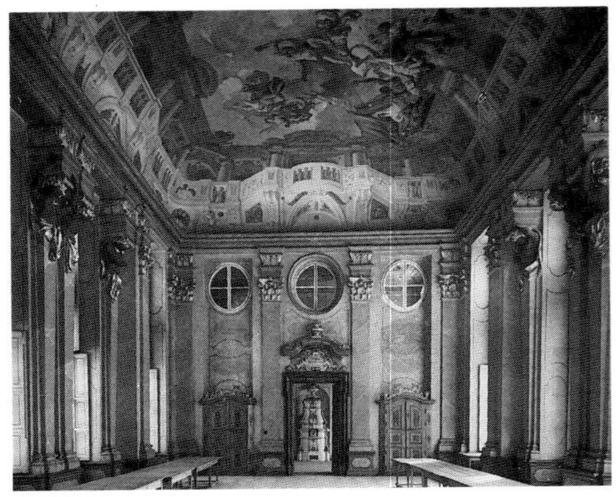

610 BENEDIKTINERSTIFT MELK
*Grundriß*
*(Zeichnung Fixot nach Charpentrat)*

611 BENEDIKTINERSTIFT MELK
*(Stich von 1750)*

612 BENEDIKTINERSTIFT MELK
*Marmorsaal*

Die Stiftung von Melk im Jahre 985 war Markgraf Leopold I. von Babenberg aus der Dynastie, die vor den Habsburgern herrschte, zu verdanken. Die Benediktiner zogen 1089 ein. Das barocke Kloster liegt auf einem Felsvorsprung über der Donau (im Dunkelsteiner Wald) und erstreckt sich von Ost nach West über eine Länge von 320 Metern. Es hat zwei Schutzpatrone, den hl. Coloman und den hl. Leopold. Coloman, der Legende nach Sohn eines irischen Königs (zeitgenössische Nachrichten über Herkunft und Leben liegen nicht vor), starb 1012, als er zu einer Pilgerfahrt in das Heilige Land unterwegs war, in Stockerau den Märtyrertod; zwei Jahre später wurden eine Reliquien nach Melk überführt. Der hl. Leopold ist Leopold III. von Babenberg (um 1075–1136). Die Abteikirche hat ebenfalls zwei Patrone, nämlich St. Peter und St. Paul. Der riesige Bau entstand in Zusammenarbeit des Abtes Berthold Dietmayr (1700–39) und des Architekten Prandtauer. Die Grundsteinlegung fand im Juli 1702 statt, der Rohbau war 1718 vollendet. Nach dem Tode Prandtauers (1726) wurde die Vollendung getreu dessen Vorstellungen von Joseph Munggenast übernommen. Infolge eines Brandes im Jahre 1738 mußten die Gebäude zur Donau und die Kirchtürme erneuert werden, aber auch dieser Neubau wurde im Geiste Prandtauers durchgeführt.

Auf der Längsachse des Klosters befindet sich im Osten ein erster Hof, an dessen südlichem Rand Prandtauer die zum Schutze gegen die Türken errichtete Bastion stehen ließ; er hatte sogar im Norden eine zweite vorgesehen, die 1736 gebaut wurde. Diesem Hof schließt sich der imposante Prälatenhof an, durch den man zu der mit Statuen von Lorenzo Matielli und Stukkaturen von Santino Bussi geschmückten Ehrentreppe gelangt. Das Gästehaus und die Gemächer für den kaiserlichen Hof befinden sich im langgestreckten Südbau. Diesem Teil nähert man sich vom Westende des Felsvorsprungs her, und von hier werden die Kraft und Originalität Prandtauers in der Aufteilung der Grundrisse und der Integrierung der Bauten in die Landschaft am deutlichsten. Zwei symmetrische Bauten, einer im Süden und einer im Norden, beherbergen den Marmorsaal bzw. die Bibliothek. Sie sind durch eine halbkreisförmige Galerie, die einen Vorplatz vor der Kirche abschließt, miteinander verbunden. Diese Kirche befindet sich auf der großen Ost-West-Achse und wird im Norden vom Kreuzgang gesäumt. Johann Michael Rottmayr malte die Deckenfresken des Marmorsaals und der Bibliothek (1731–32). In dem Saal stellte er „Die Vernunft führt die Menschheit aus dem Dunkel der Bildungsfeindlichkeit zum Lichte der Zivilisation und Kultur" dar; in der Bibliothek „Die sich durch Einhaltung der theologischen und der Kardinaltugenden zu Gott erhebende Menschheit". Die Kirche, deren Fassade von zwei Zwiebeltürmen eingefaßt ist, gibt im Inneren eine subtile rhythmische Komposition frei, in der erkennbar wird, daß Prandtauer nicht nur architektonisch, sondern auch plastisch dachte. Rottmayr schuf auch hier die Fresken. An die Decke des Langhauses malte er „Die Ankunft des hl. Benedikt im Himmel" (1719); in der Kuppel ist die „Dreifaltigkeit" dargestellt, während die Pendentifs darunter mit den Evangelisten und den lateinischen Kirchenvätern geschmückt sind. Der Hochaltar stammt von Antonio Beduzzi; eine plastische Gruppe von P. Widerin (1727–35) zeigt im Zentrum, wie Petrus und Paulus sich trennen, bevor jeder sein eigenes Martyrium auf sich nimmt. Die Emporen der Kirche sind gelegentlich wegen ihres Raffinements wie Theaterlogen empfunden worden. Trotz dieser tatsächlich vorhandenen Ähnlichkeit ist der Grundcharakter von Melk sicherlich nicht eitle Prachtentfaltung; in Wirklichkeit gehört der Prunk dieser Abtei zur Ausdruckskraft einer Konzeption, die das Majestätische der Lage, die monumentale Zusammengehörigkeit des Grundrisses, dekorative Dynamik und religiöses und moralisches Gedankengut miteinander vereint.

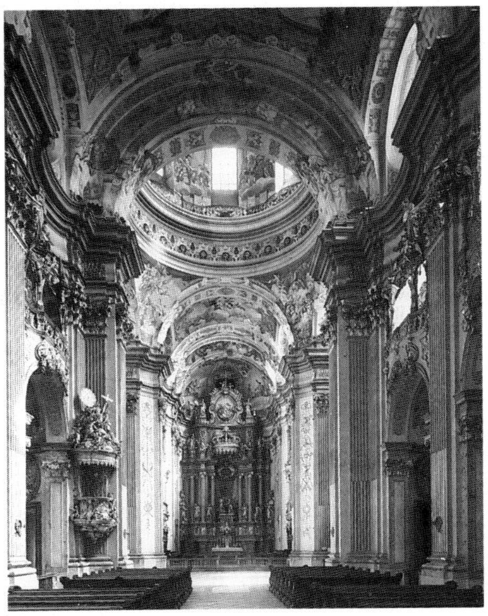

613 BENEDIKTINERSTIFT MELK
*Innenansicht der Kirche*

In einer weniger eingeschränkten Lage ist die Abtei Sankt Florian ein Beispiel für die außerordentlich klare Gliederung eines großen Klosters. Der Schutzpatron starb, in den Inn geworfen, 304 den Märtyrertod, und sein Leichnam wurde dort, wo heute die Kirche steht, bestattet. Die erste Erwähnung des Klosters datiert aus dem Jahr 819; 1071 wurde es den Augustiner-Chorherren übergeben. Die Errichtung der heutigen Anlage vollzog sich von 1686 bis 1751. Ihr Architekt war zunächst Carlo Antonio Carlone (1686–1708). Er baute im Norden die Kirche, die im Inneren ziemlich getreu die wesentlichen Elemente von Il Gesù aufweist, besonders das Langhaus ohne Seitenschiffe und die von Emporen überragten Seitenkapellen. Der Stuckdekor stammt von seinem Bruder Bartolomeo Carlone und die Gewölbefresken, die das Martyrium des hl. Florian darstellen, von Anton Gumpp und Melchior Steidl. Nach

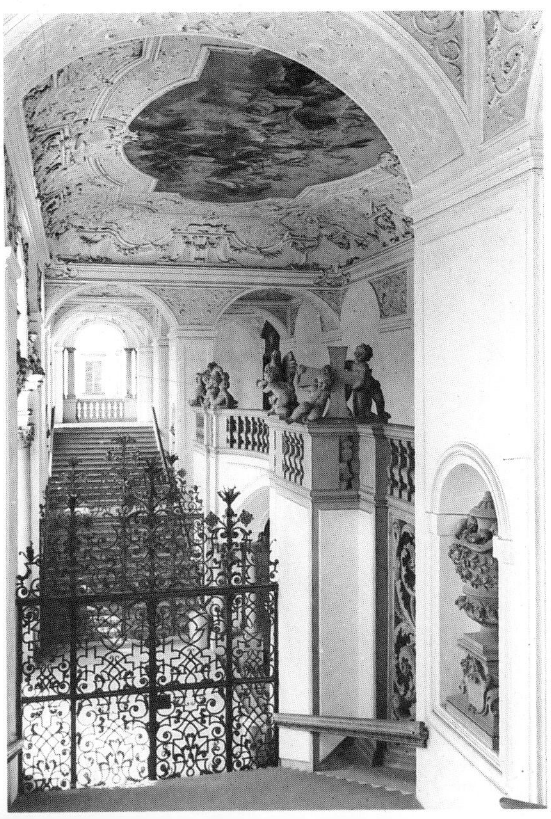

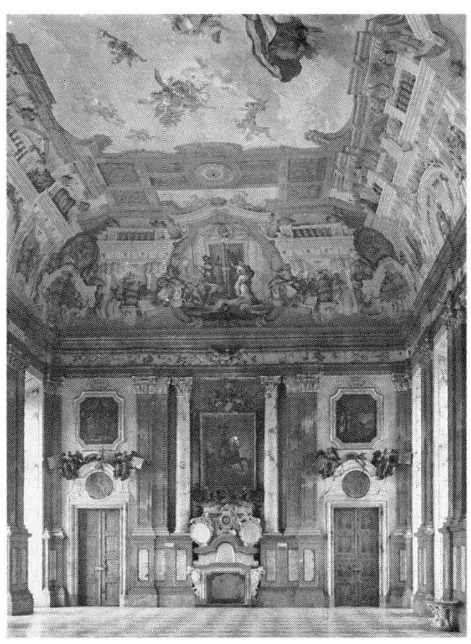

614 STIFT ST. FLORIAN
*Treppenhaus*

615 STIFT ST. FLORIAN
*Marmorsaal*

616 STIFT ST. FLORIAN
*Innenansicht der Kirche*

617 STIFT ST. FLORIAN
*Bibliothek*

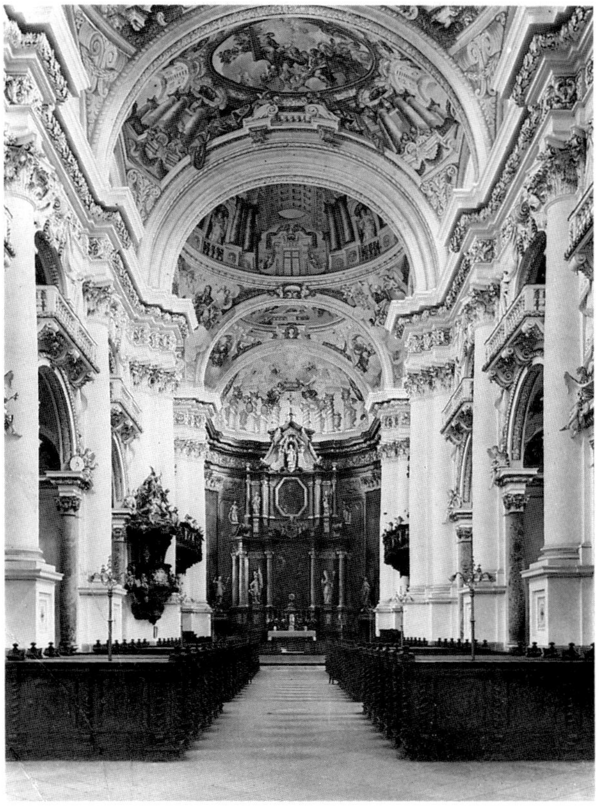

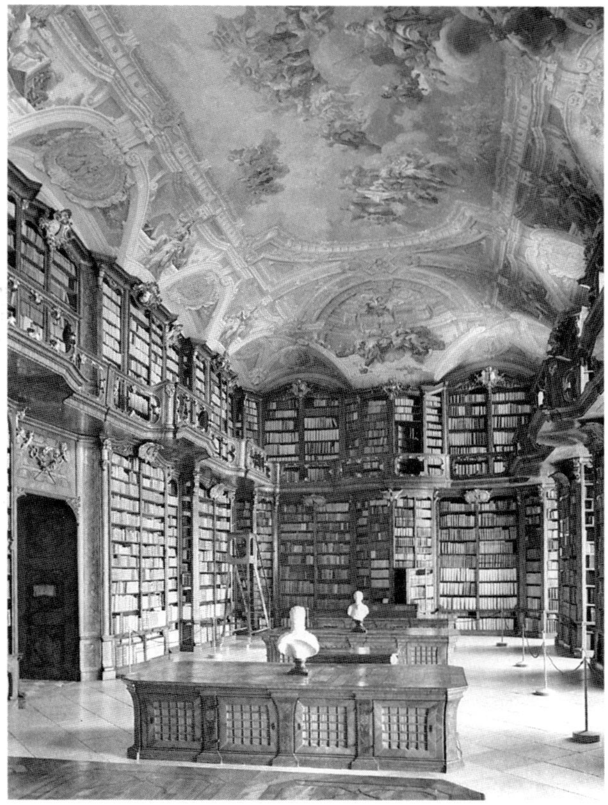

dem Tode Carlones setzte Prandtauer den Bau des Klosters, das südlich der Kirche in Rechteckform angelegt ist, fort. Die Fassade jener Kirche und das Eingangsgebäude bilden nach Westen eine lange Front. Prandtauer war der Architekt des großen Portals, das sich in diesem Teil der Anlage befindet; es wurde in seinem Skulpturenschmuck, insbesondere mit mächtigen Atlanten, von G. B. Bianco und Leonhard Sattler ausgeführt. Prandtauer ist auch der Architekt der Treppe auf der anderen Seite des Portals (1708–14). Und schließlich schuf er den Marmorsaal. Dieser, der im Zentrum des Südflügels liegt, erstreckt sich über dessen gesamte Tiefe und springt über die Gebäudeflucht vor, womit er in seiner Bedeutung klar herausgestellt wird. Der siegreiche Kampf gegen die Türken ist das Thema der Deckenfresken von Martino Altomonte und seinem Sohn Bartolomeo. Auch das Porträt des Prinzen Eugen gegenüber demjenigen von Kaiser Karl VI. evoziert diesen Kampf. Die Bibliothek im Zentrum des Ostflügels wurde von Gotthard Hayberger erbaut (1744–1751). So behaupten sich in dem weiten Rechteck von Sankt Florian zwischen den Fanalen der Kirchentürme und des Eingangs und unter dem dekorativen Schmuck Achsen, auf denen die Hauptfunktionen zusammengefaßt sind: von der Kuppel der Kirche, in der gebetet wird, zum Marmorsaal, in dem die Monarchie empfangen und verehrt wurde – und vom Eingang und der Treppe zur Bibliothek, dem Ort der Beschäftigung mit geistigen Dingen.

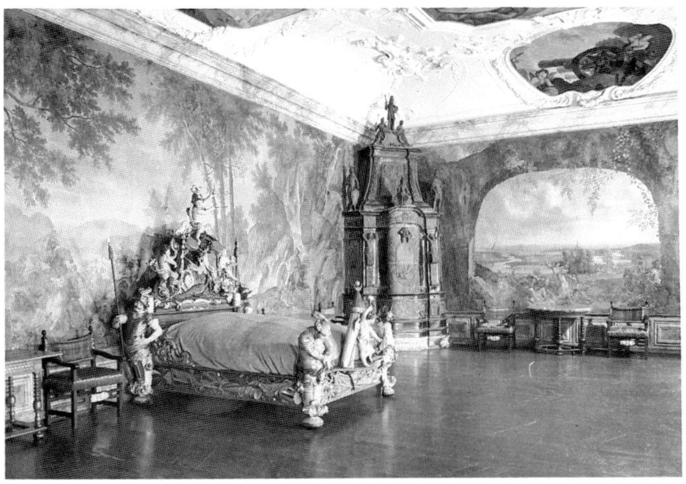

618 STIFT ST. FLORIAN
*Schlafgemach des Prinzen Eugen*

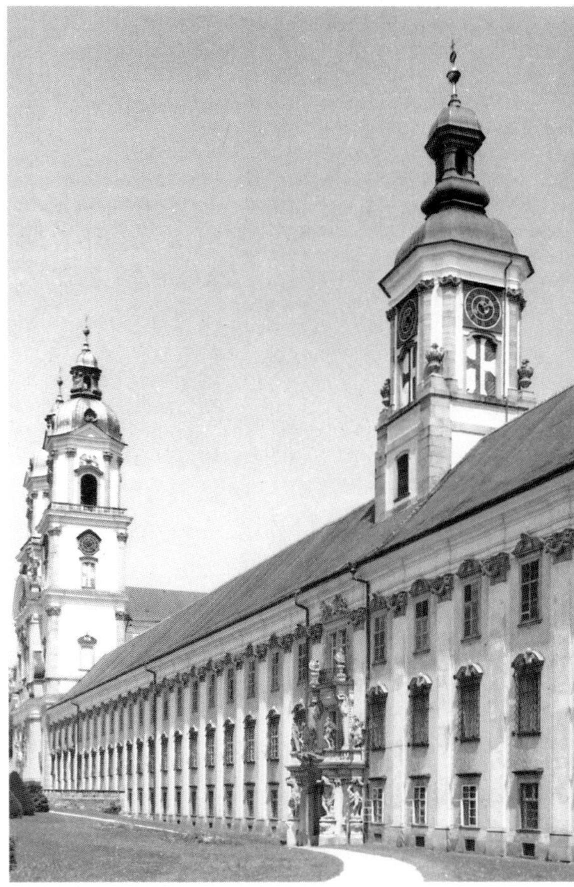

619 STIFT ST. FLORIAN
*Die Kirche und das große Portal*

Die Palais des Adels bilden in Wien und in den großen Städten eine homogene Kategorie: hohe Fassaden mit prägnanten Skulpturen und imposanten Portalvorbauten; ebenfalls mit Skulpturen geschmückte szenographische Treppen. Dennoch entziehen sich einige dieser Bauten der Kategorisierung. In der Hauptstadt weist das Palais Lobkowitz eine kraftvoll modellierte, aber recht niedrige Fassade von Giovanni Pietro Tencalla auf (1685–87); bei der des Gartenpalastes für den Fürsten Mansfeld-Fondi (1716 an Fürst Schwarzenberg verkauft), mit dessen Bau 1697 begonnen wurde, verzichtete Hildebrandt auf die Kraft der Skulpturen zugunsten einer reichen architektonischen Gliederung: Pilaster und zentraler Portikus vor einer Rotunde. Das Stadtpalais Kaunitz-Liechtenstein von Enrico Zuccalli und Domenico Martinelli (begonnen 1690) wiederum ist geprägt von Fassaden in aufsteigender und plasti-

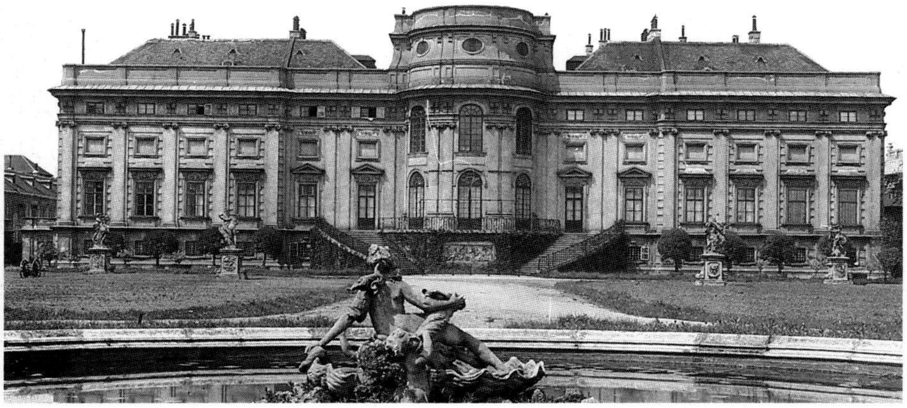

620 WIEN. PALAIS SCHWARZENBERG
*(Gartenpalast)*
*Fassade*

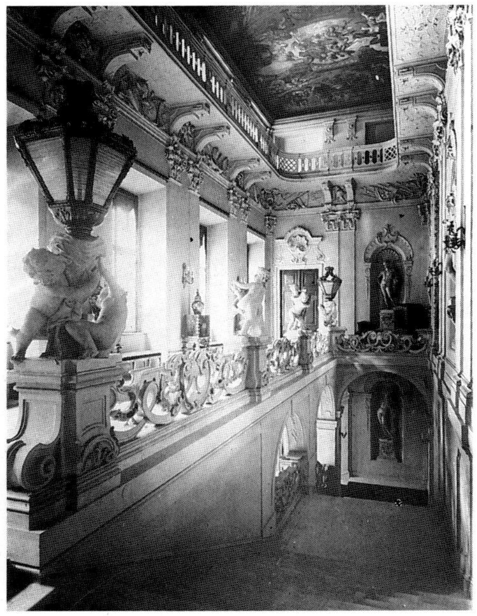

621 WIEN. PALAIS DAUN-KINSKY
*Treppenhaus*

scher Harmonie. Das gleiche gilt für das Palais Batthyáni von Johann Bernhard Fischer von Erlach (1699) und das Stadtpalais Daun-Kinsky von Hildebrandt (1713–16); letzteres besitzt eine zu Recht wegen ihrer Majestät, ihrer dekorativen Üppigkeit, ihrer Balustrade und ihrer vollplastischen Figuren berühmte Treppe.

622 WIEN. OBERES BELVEDERE
*Sala Terrena*

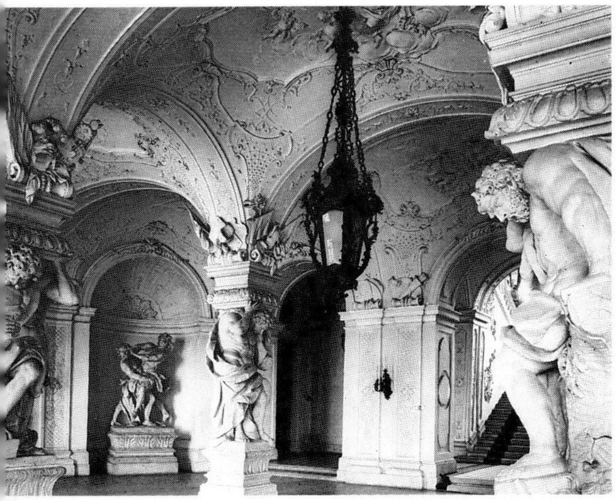

Das Belvedere, eine der Residenzen des Prinzen Eugen, lag im 18. Jahrhundert vor Wien. In diese imposante Anlage aus Palast und Gärten legte Hildebrandt seine ganze Kraft. Die Arbeiten begannen am Unteren Belvedere (1714–16), einem langgestreckten, niedrigen Bau mit einem Obergeschoß nur im Mittelteil. Im Inneren schmückte Jonas Drentwett den Groteskensaal aus, und Martino Altomonte stellte in der Marmorgalerie als Verherrlichung des Prinzen Eugen den „Triumph des Apoll" dar. Das Obere Belvedere wurde von 1721–22 errichtet. Hildebrandt entwarf es als ein im Vergleich mit dem ersten Bau nach außen majestätischeres und bewegungsreicheres Palais. Auf der Gartenseite gruppierte er Pavillons von unterschiedlicher Raumform und Bauhöhe, die aber verbunden waren durch ein gemeinsames erstes Geschoß und ein Gebälk. Im Inneren, in der „Sala terrena", tragen Atlanten die Decke, Kinder mit Laternen schmücken die Treppe, und der Marmorsaal ist mit Stukkaturen von Santino Bussi dekoriert. Das Gefälle zwischen den beiden Belvederes ist von terrassierten und stufig ansteigenden Gärten, die ein Schüler Le Nôtres, Dominique Girard, angelegt hatte, ausgefüllt. Alte Stiche zeigen, wie klar akzentuierte Parterres vor dem oberen Palast dessen Fassade zur Geltung brachten, während Labyrinthe in dem dem unteren Palast nächstliegenden Abschnitt dessen Vereinzelung und Intimität hervorheben.

Das Werk von Johann Bernhard Fischer von Erlach und seines Sohnes Joseph Emanuel an der Wiener Hofburg (Kaiserliche Bibliothek, Reichskanzlei und Reitschule) trug nachdrücklich dazu bei, ihr Großzügigkeit und Majestät zu verleihen. Als schwierig aber erwies sich die Regulierung und relative Homogenisierung der alten Residenz. Schloß Schönbrunn, das heute im Südwesten der Hauptstadt, im 18. Jahrhundert aber auf dem Lande lag, ist vom barocken Standpunkt aus als Palast reizvoller und aufschlußreicher. In seiner Rolle für die Monarchie des Landes und von der Gattung her läßt es unweigerlich an Versailles denken, doch wurde durch oft ungeschickte Umbauten eine Gleichwertigkeit letztlich doch nicht erreicht.

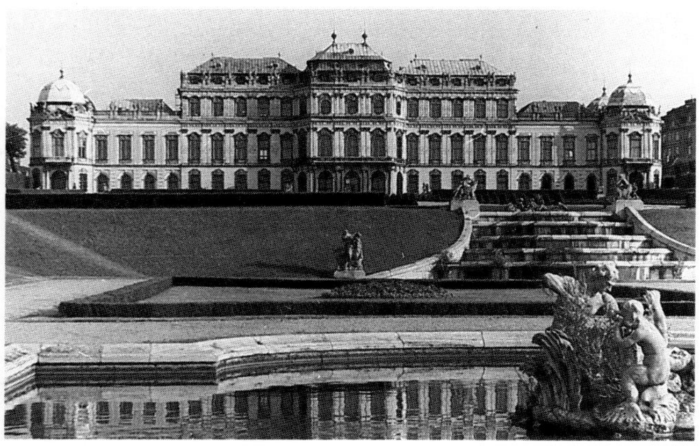

623 WIEN. OBERES BELVEDERE
*Fassade*

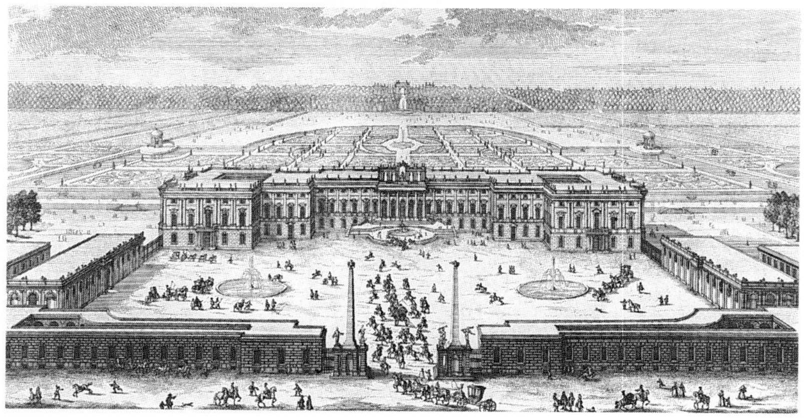

624 SCHÖNBRUNN
*Das Schloß zur Zeit der Kaiserin Maria Amalia*
*(Nationalbibliothek)*

In seinen Anfängen war Schönbrunn ein Jagdschloß, das an das „Kartenhaus-Schloß" Ludwigs XIII. erinnert, aber älter als dieses war. Es wurde um 1560 erbaut, bei einem Brand zerstört, 1605 wiederhergestellt und schließlich endgültig bei der Belagerung von Wien im Jahre 1683 verwüstet. Die Befreiung der Stadt und der Rückzug der Türken nach Osten trieben Leopold I. dazu, ein Schloß zu errichten, das mit Versailles konkurrieren konnte und dem Sonnenkönig gegenüber kaiserliche Macht demonstrierte. Dieser Ehrgeiz tritt deutlich in dem ersten Entwurf Johann Bernhard Fischer von Erlachs zutage, der französische und italienische Vorlagen kombinierte und sich namentlich auf die Louvre-Entwürfe Berninis bezog. In diesem Entwurf (1690) tauchte das Thema der zwei Säulen bereits am

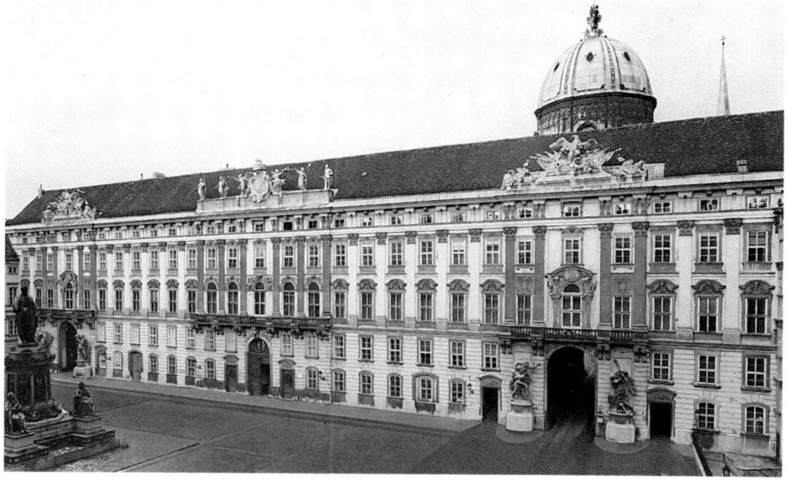

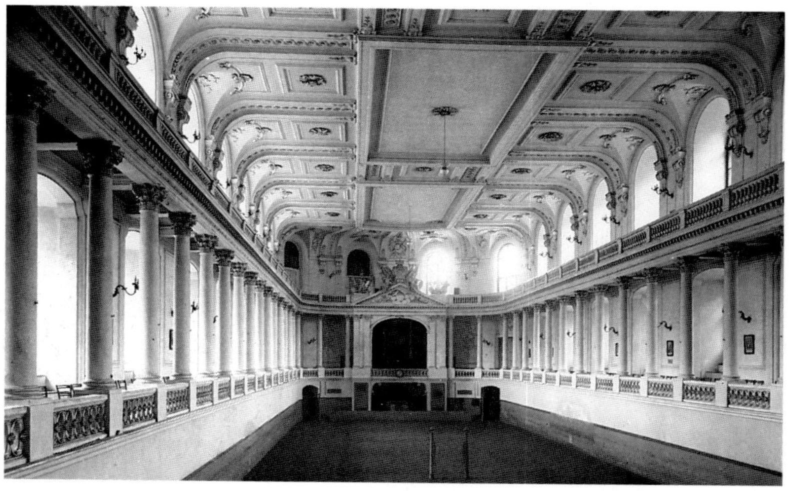

625 WIEN. KAISERLICHE HOFKANZLEI
*Fassade*

626 WIEN. HOFREITSCHULE

Eingang auf. Das Schloß sollte auf dem Hügel angelegt werden, wo sich heute die Gloriette erhebt, und über eine grandiose Kaskade aus Terrassen und Treppen erreichbar sein. Der bescheidenere zweite Entwurf von 1693 verlegte es an den Fuß des Gefälles, ans Ende eines von Wirtschaftsgebäuden umsäumten Hofes. Die zweifache Einziehung der Fassade war möglicherweise von Schloß Vaux-le-Vicomte inspiriert. Die Ausführung unterstand von 1695 bis 1700 der Leitung Fischer von Erlachs. Dann führten der Spanische Erbfolgekrieg und der Tod Josephs I. zur Einstellung der Arbeiten, und das Unternehmen wurde zunächst aufgegeben. Die 1735 notwendig gewordene Ausbesserung des Daches hatte dessen Umgestaltung zur Folge: starr und lastend beeinträchtigte es von nun an den eleganten Rhythmus des Baus. Maria Theresia beabsichtigte, Schönbrunn zu ihrer Sommerresidenz zu machen, und beschloß seine Vergrößerung. Nicolaus Pacasssi führte von 1745–50 die Arbeiten durch. Er fügte ein zusätzliches Geschoß an und schuf ein niedriges Dach, stockte aber den mittleren Pavillon auf; die horizontal geprägte Harmonie Fischer von Erlachs wurde dadurch stark verändert. Im Inneren wird dem Rokokogeschmack Maria Theresias in dem von Gregorio Guglielmi gemalten Dekor in der Großen Galerie Rechnung getragen. Die Gloriette, deren Arkaden sich auf der Anhöhe gegenüber dem Schloß erheben, ist ein klassizistischer Bau von Johann Ferdinand Hetzendorf von Hohenberg (1775).

## UNGARN

In Ungarn, das einer osmanischen Besetzung in weiten Teilen entgangen war, blieb der Barock für gewöhnlich relativ gemäßigt. Diese Eigenart traf im übrigen mit einer Neigung zur Schlichtheit und Intimität zusammen, und sie prägte die Kunst des gesamten Landes nach seiner Befreiung. In sie fügt sich auch, zumindest zum Teil, der Entwurf Johann Lukas von Hildebrandts für das Palais des Prinzen Eugen in Ráckeve, auf der Donauinsel Csepel, bei Budapest ein (1701–02). Aber ebenso fällt es unter die Mode des kleinen Palais mit nur einem Geschoß, die sich am Ende des 17. und zu Beginn des 18. Jahrhunderts über ganz Europa verbreitete. Als Beispiele seien das Schloß in Saint-Germain-en-Laye und das Marmortrianon von Jules Hardouin-Mansart genannt. Und Ráckeve könnte durchaus als Vorbild für Hildebrandt selbst, nämlich an der Fassade des Unteren Belvedere in Wien, interpretiert werden. Schließlich ist auf die bewundernswerte Ingeniosität des Grundrisses hinzuweisen. Im zentralen Pavillon des längsten Bautraktes gehen die großen Empfangsräume nach außen und nicht auf den Hof; die Eingangshalle, die den Zugang bildet, hat eine ganz eigene Form: ein Rechteck zwischen zwei Ovalen. Der Rest des Hauptbaus und die Flügel enthalten verschiedene Gemächer.

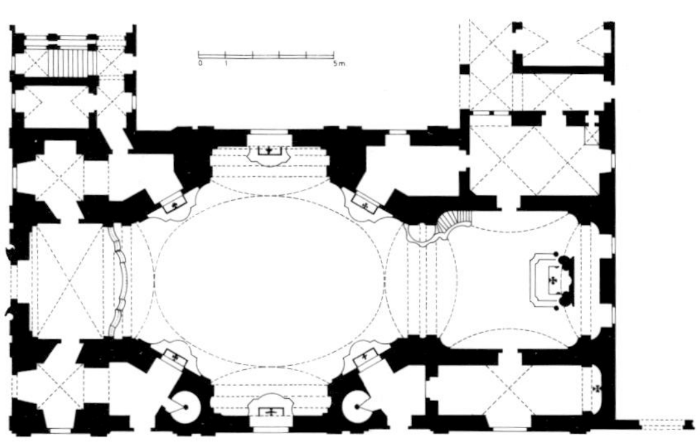

627 BUDA VIZIVÁROS
*Grundriß der Kirche St. Anna (Zeichnung Fixot nach Hempel)*

Die Sankt-Anna-Kirche in Buda Viziváros zeigt, mit welch glücklicher Hand reine Barockschemata in der Sakralarchitektur verwandt wurden (1740–72). Der von Christoph Hamon, dann Martin Nepauer stammende Bau ist in ein Rechteck eingeschrieben. Aber das Innere ist strahlig um ein zentrales Oval angeordnet und weist zwischen nebeneinanderliegenden Räumen Zwischenzonen auf. Außen sind die Zwillingstürme der Fassade und die Kuppel hervorgehoben. So entsteht eine atmosphärische Ähnlichkeit zur Peterskirche Hildebrandts in Wien.

628 RÁCKEVE
*Grundriß des Schlosses (Zeichnung Fixot nach Hempel)*

629 RÁCKEVE
*Aufriß des Schlosses (nach Hempel)*

Die auf einer nördlichen Halbinsel des Plattensees gelegene Abtei Tihany wurde 1055 gegründet. Die Krypta aus dem 11. Jahrhundert existiert heute noch. Kirche und Kloster, von 1719–35 von Abt Grasso errichtet, wurden im Jahr nach ihrer Vollendung durch ein Feuer zerstört. Abt Ágoston Lécs ließ sie nach neuen Plänen wiederaufbauen (1740–54). Die Kirche zeigt an der Fassade zwei Zwiebeltürme und einen flachen Chorabschluß. Sie besitzt nur ein Langschiff und kein Querschiff. Barock sind am Außenbau der geschwungene Verlauf und die diskrete Belebung

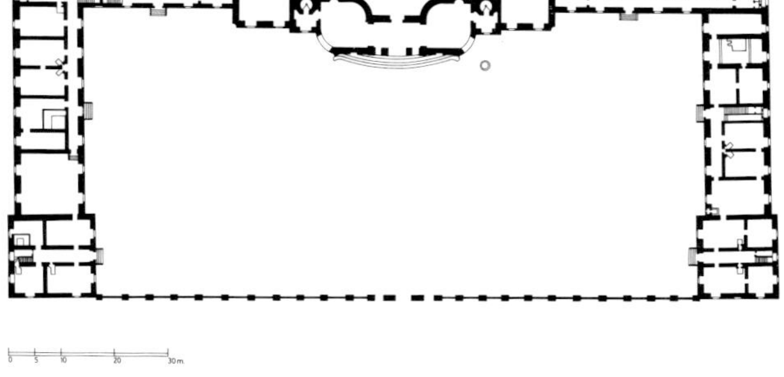

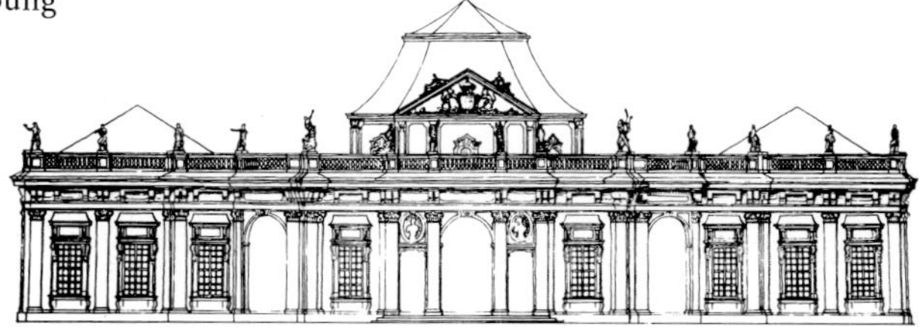

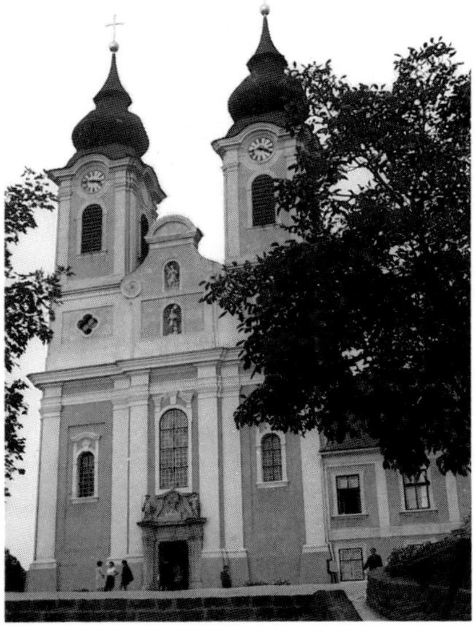

630 TIHANY. KLOSTERKIRCHE
*Fassade*

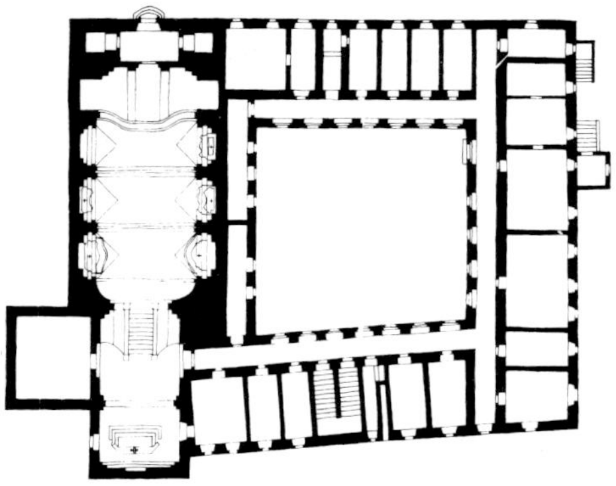

631 TIHANY
*Grundriß des Klosters*
*(nach Gisela Bulsiewicz)*

von Linien und Volumen. Die Abtei wird einem Architekten aus Veszprém, József Tietharth, zugeschrieben, und die Portalskulpturen einem anderen Künstler dieser Stadt, József Ferenc Schmidt. Die Innenausstattung aus Holz, stilistisch sehr homogen und üppig, ist das Werk des Kunstschreiners des Klosters, Sebastian Stuhlhof, eines Laien, der fünfundzwanzig Jahre seines Lebens bei den Mönchen verbrachte, 1779 mit 56 Jahren starb und in der Krypta zusammen mit den Äbten bestattet wurde. Gelernt hatte er anscheinend in Graz und Salzburg. Der Bau der vorspringenden Sakristei war 1762 vollendet.

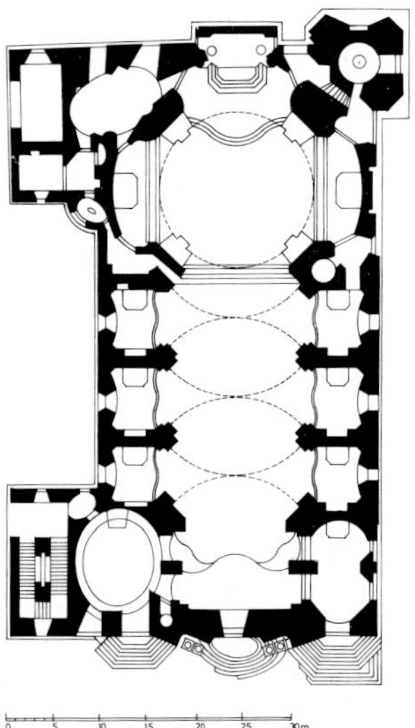

632 PRAG. ST.-NIKOLAUSKIRCHE AUF DER KLEINSEITE
*Grundriß*
*(Zeichnung nach Charpentrat)*

# DIE TSCHECHOSLOWAKEI

Von den Kirchen des Landes können einige hervorgehoben werden, weil sie besonders glücklich das tschechische Temperament widerspiegeln, von außerordentlich durchdachter Symbolik waren und weil ihre Architekten mit ihrem Bau Eigenständigkeit bewiesen. Der nationale Barock ist monumental, plastisch, oft dramatisch; seine Stärke liegt in geschmeidigen, fast fluktuierenden Linien und Volumen. Symbolik und Architektur sind in bestimmten Bauwerken besonders eng miteinander verbunden. Unter den Architekten nehmen Christoph Dientzenhofer (1655–1722) und sein Sohn Kilian Ignaz (1689–1751) sowie Johann Santin-Aichel eine exponierte Stellung ein.

St. Nikolaus (Malá Strana), im Herzen des barocken Prag, ist von Victor L. Tapié in einer Textpassage beschrieben worden, deren Präzision und Sensibilität schwerlich zu übertreffen sind. Nachdem er daran erinnert hat, daß tschechische Kritiker in ihr, nicht ohne Grund, „eine Verbindung zwischen dem Stil Guarinis und Reminiszenzen an Mansart“ sehen, geht er zu einer persönlichen Interpretation über. Die Sankt-Nikolaus-Kirche, so schreibt er, „zwingt sich uns vor allem durch ihre Monumentalität auf. Außen bewirken die prächtige Rippenkuppel und ganz in ihrer Nähe ein eleganter Kampanile mit Geschoßgliederung einen unvergeßlichen Eindruck von Kraft. Aber das Weiß des Steins und die grüne Farbe, die das Kupferdach von Kuppel und Kampanile im Laufe der Jahre angenommen hat, setzen der Feierlichkeit des Ganzen fröhliche Akzente auf. Im Inneren bilden die drei schräg durch Pfeiler getrennten Schiffe, die gigantischen, bewegten Skulpturen, die strahlenden Gewölbefresken –, ein Werk Reiners im venezianischen Geist –, der elegante Bewegungsreichtum des Chores eine Ausstattung von prächtiger Anmut. Sie ist eine der schönsten Kirchen Europas.“ Christoph Dientzenhofer schuf das Langhaus (1703–11) und die Fassade (1709–17). Letztere wird von zwei konkaven Jochen auf den Seiten und einem konvexen in der Mitte, dessen Schwung im Zentrum innehält, gebildet. Diese Gestaltung, erinnert an San Carlo alle Quattro Fontane in Rom von Borromini. Im Langhaus setzt sich das Gewölbe aus Ovalen und sphärisch gewölbten Dreieckspaaren zusammen. Um die Mitte des 18. Jahrhunderts (1739–52) vereinheitlichte Kilian Ignaz Dientzenhofer das Gewölbe des Schiffes, das Wenzel Lorenz Reiner (1689–1743) ausmalte; er vergrößerte den Chor und die Arme des Querschiffes und errichtete die Kuppel.

633 PRAG. ST.-NIKOLAUSKIRCHE
*Detail der Innenansicht*

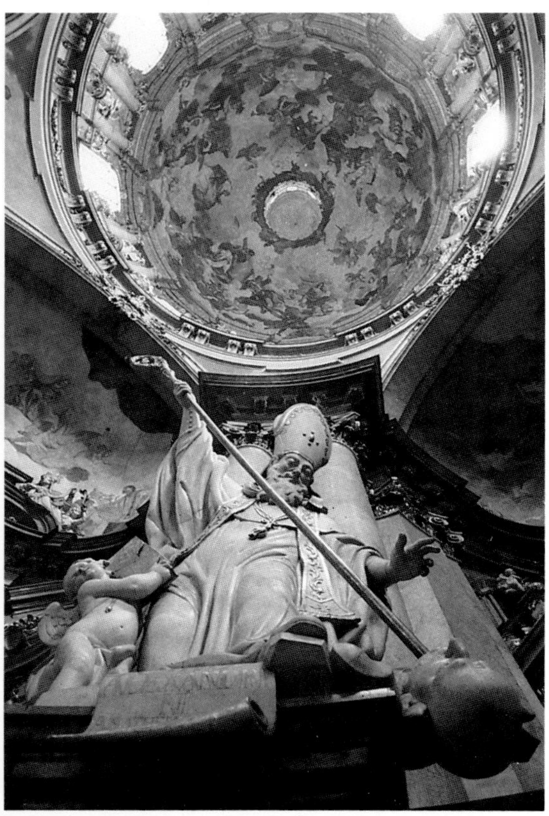

In der Kirche St. Margarete des Benediktinerklosters Břevnov (1708–15) sind die Pfeiler schräg zum Innenraum angeordnet, wodurch die Bögen der Gewölbe gegenüber dem Grundriß „verschoben“ sind. Der Grundriß besteht aus zwei Ovalen im mittleren Teil, zwei kleineren Ovalen zu dessen beiden Seiten und einem gelängten, halbkreisförmig geschlossenen Chor. An der Fassade wird die Aufmerksamkeit auf die abgerundeten Ecken, das Motiv der Pilaster, das vorspringende Gebälk und die geschmeidige Form der Giebel gelenkt. Christoph Dientzenhofer, der Architekt der ersten Bauphase von St. Nikolaus in Malá Strana, zeigt sich hier als Meister geschmeidiger Linien- und Raumgestaltung.

634 BŘEVNOV. KIRCHE ST. MARGARETE
*Grundriß*
*(Zeichnung Fixot nach C. Norberg-Schulz)*

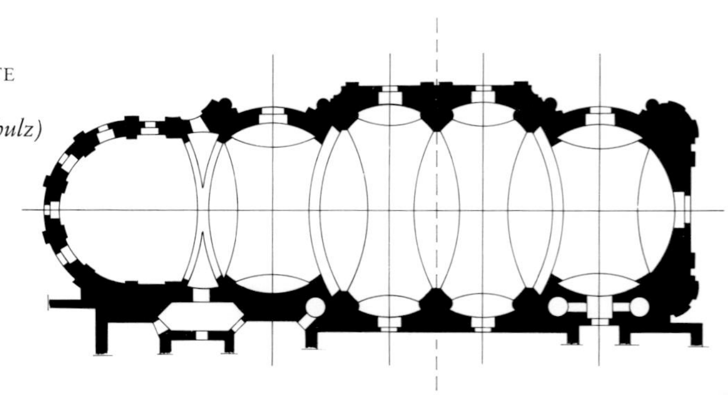

Die Votivkapelle Sankt Johann Nepomuk am Grünen Berg (1719–1721) bei Žďár nad Sázavou (Saar, Mähren) beruhte nach dem Willen ihres Architekten Johann Santin-Aichel auf reiner Symbolik. Um den zentralen kreisförmigen Raum sind alternierend ovale Kapellen und fünf spitz zulaufende Räume strahlig angeordnet; diese Spitzen deuten auf die fünf Sterne hin, die um den Kopf des Märtyrers erschienen sein sollen, als er in der Moldau ertränkt wurde. Das Sternenmotiv wird in der Dekoration und in der Kolonnade, mit der das Sanktuarium eingefaßt ist, aufgegriffen. Das Gotische, das in Santin-Aichels Werk und besonders auch in diesem Fall offenbar wird und das sich zumindest zum Teil durch seine Restaurierungen mittelalterlicher Kirchen erklären läßt, ist kein struktureller Zug, sondern pittoresker Natur, und die barocke Wesensart zeigt sich in Sankt Johann Nepomuk am Grünen Berg weniger in der Dynamik als vielmehr in kurviger Komplexität. Die Kapelle von Lomec bei Prachatice in Südböhmen mit ihrem gotischen Einschlag und dem Vierpaß-Grundriß des zentralen Raums, der durch vorspringende Ecken betont wird, läßt an Sankt Johann Nepomuk am Grünen Berg denken, und man hat sie deshalb Santin-Aichel zugeschrieben. Dessen Geburtsjahr – 1677 und nicht, wie man bisher glaubte, 1667 – zwingt jedoch wegen des zeitlichen Verlaufs der Bauarbeiten zu einem Verzicht auf diese Zuschreibung. Dagegen rechnet man weiterhin zu Santin-Aichels Werken die große Wallfahrtsstätte von Křtiny (Kiritein, Mähren; 1713–1735), deren Grundriß auf einem griechischen Kreuz basiert, das aber um Deambulatorien erweitert ist. Über dem zentralen Raum erhebt sich eine mit Fresken ausgemalte Kuppel ohne Tambour.

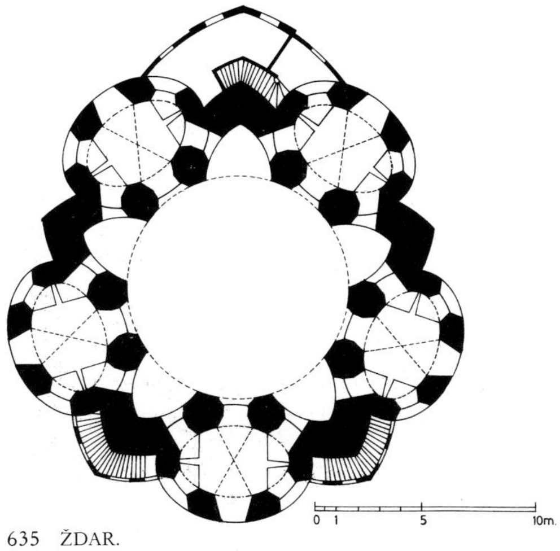


635 ŽDAR.
VOTIVKAPELLE ST. JOHANN NEPOMUK
*Grundriß*
*(Zeichnung Fixot nach Charpentrat)*

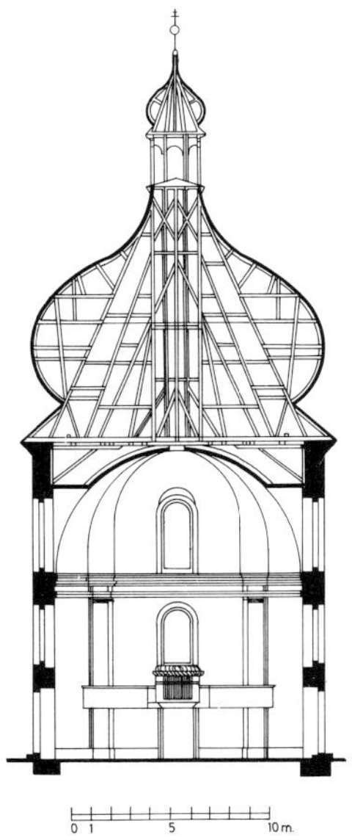


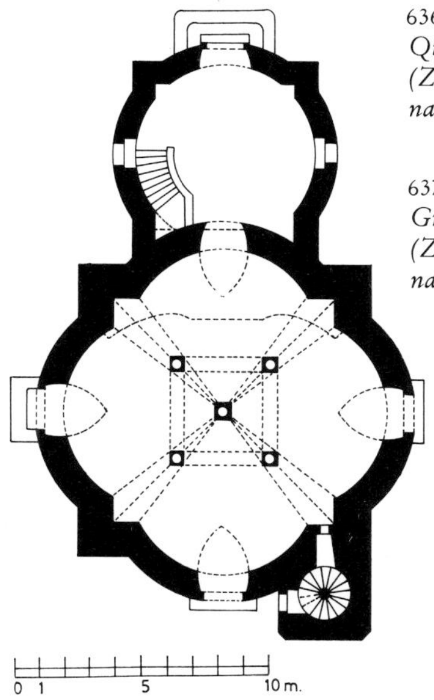


636 LOMEC. KAPELLE
*Querschnitt*
*(Zeichnung Fixot nach C. Norberg-Schulz)*

637 LOMEC. KAPELLE
*Grundriß*
*(Zeichnung Fixot nach C. Norberg-Schulz)*

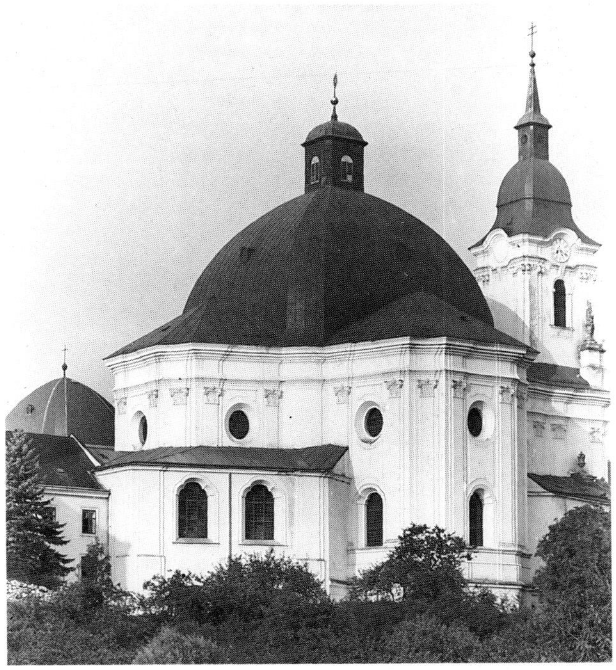

638 KŘTINY. KIRCHE
*Außenansicht*

In St. Margarete in Šonov (Schönau; 1727–30) entwarf Kilian Ignaz Dientzenhofer, dem diese Kirche zugeschrieben wird, Fassade und Chorapsis in konvexen Bögen; die Zwillingstürme, die den Eingang einrahmen, sind zurückgesetzt; der Bogen der Chorapsis besteht in Wirklichkeit aus geraden oder gekurvten Segmenten; das Langhaus ist eine Art Rechteck mit dem Oval angenäherten und fluktuierenden Konturen.

Der Grundriß der Magdalenenkirche in Karlovy Vary (Karlsbad; 1732–36) stellt eine weitere Verfeinerung und Erweiterung der Variationen über den elliptischen Kirchenraum dar. Dieser ist an den Seiten um Kapellen erweitert. Der Chor nähert sich dem Oval an, und die Fassade besteht aus zwei Türmen, die leicht hinter die vorkragende Mittelpartie zurückspringen. Die Fähigkeit und Eleganz Kilian Ignaz Dientzenhofers verbanden Virtuosität mit Poesie.

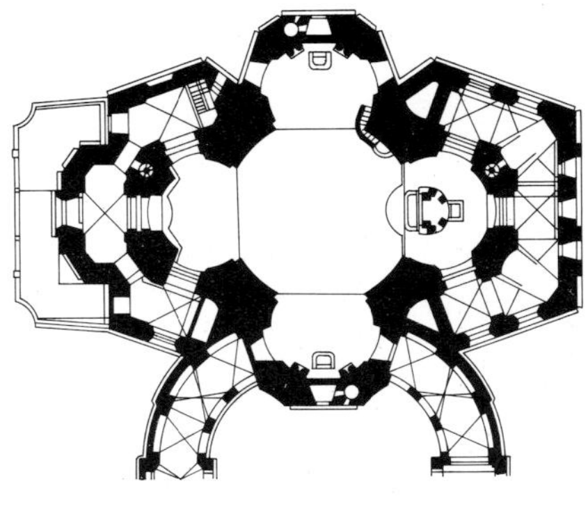

639 KŘTINY. KIRCHE
*Grundriß*
*(Zeichnung Fixot nach C. Norberg-Schulz)*

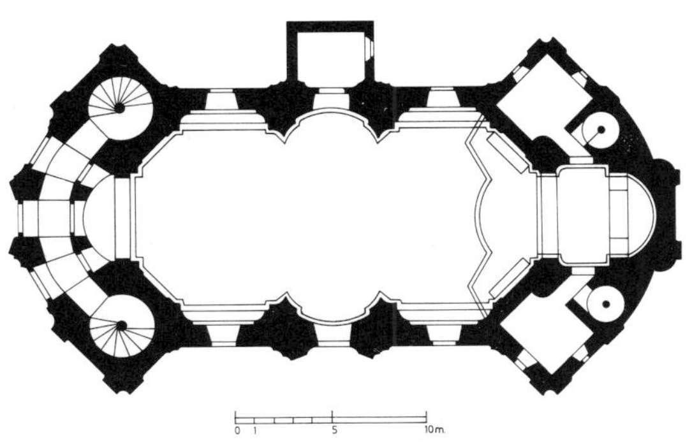


640 ŠONOV. KIRCHE ST. MARGARETE
*Grundriß*
*(Zeichnung Fixot nach C. Norberg-Schulz)*

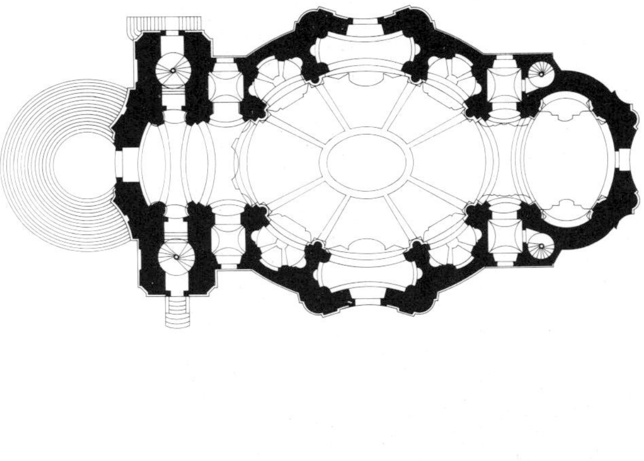

641 KARLOVY VARY
(KARLSBAD).
KIRCHE ST. MARIA MAGDALENA
*Grundriß*
*(Zeichnung Fixot nach C. Norberg-Schulz)*

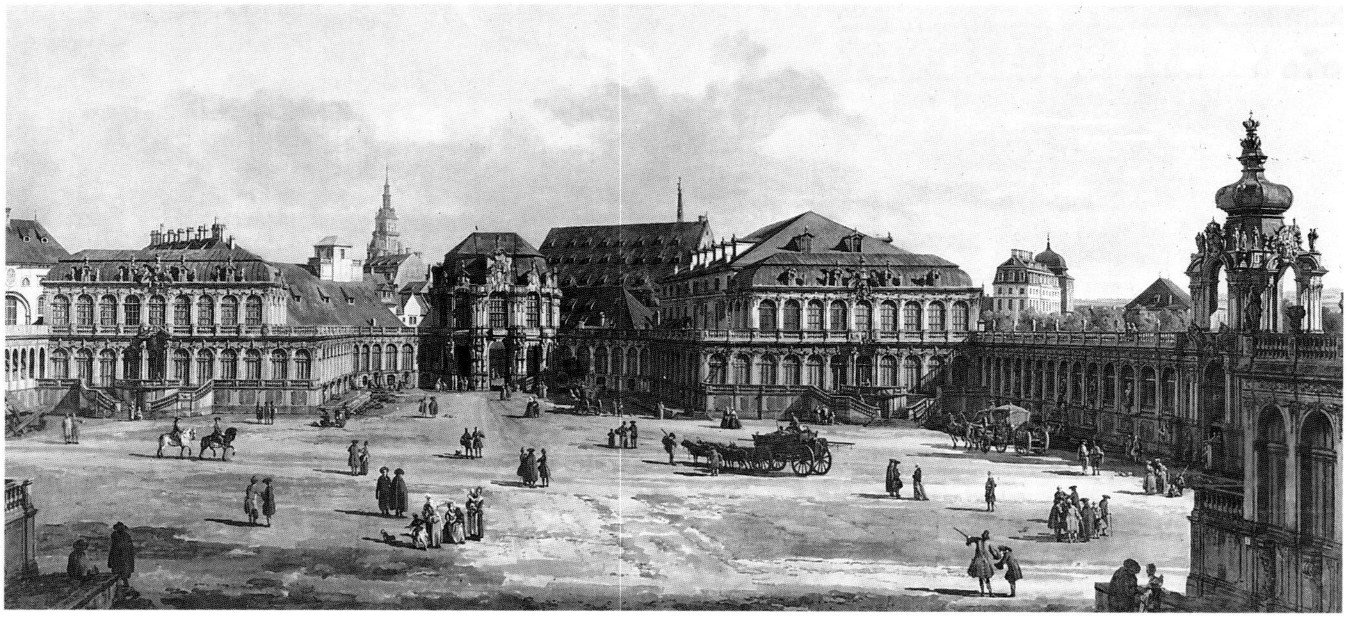

642 BELLOTTO:
DER DRESDNER ZWINGER
*(Kunstmuseum, Dresden)*

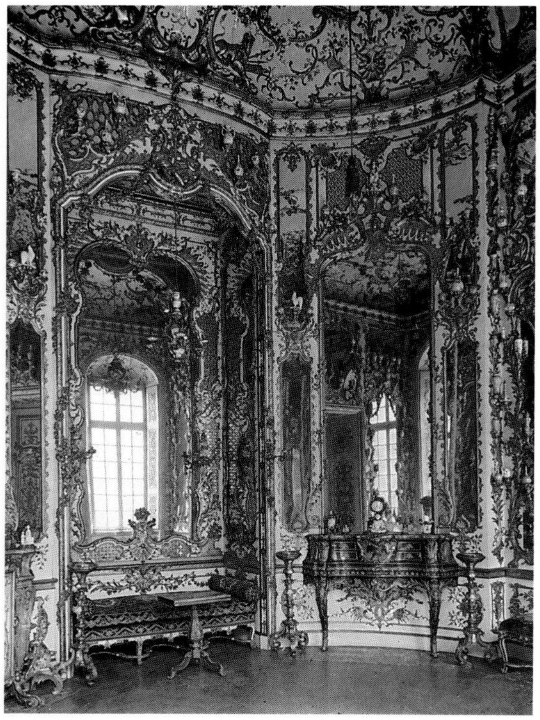

# DIE DEUTSCHEN FÜRSTENTÜMER

König Karl XII. von Schweden unterstützte Stanisław Leszczyński, den Rivalen Augusts II., Kurfürst von Sachsen, bei dem Kampf um den polnischen Thron. Der skandinavische Herrscher wurde 1709 im Nordischen Krieg bei Poltawa von Zar Peter dem Großen geschlagen und mußte in die Türkei fliehen. Er fiel 1718 in Norwegen bei der Belagerung von Fredrikshald. So konnte August II., nach kurzer Zeit wieder in relativ sicherer Position, rasch seine Projekte zur monarchischen Kunst wiederaufgreifen. Max Emanuel von Bayern mußte dagegen das Ende des Spanischen Erbfolgekrieges abwarten, um endgültig nach München zurückkehren zu können (1715). Diese Situation erklärt, warum die monarchische Kunst dieser beiden Kurfürstentümer sich in diesem beginnenden 18. Jahrhundert chronologisch deutlich abweichend entwickelte und daß sie sich in Dresden früher entfaltete. Die zeitliche Verschiebung sollte indessen nicht überbetont werden, denn die beiden Höfe brachten ohnedies deutlich voneinander abweichende, jeweils eigenständige Kunststile hervor, wobei der sächsische stark germano-italienisch geprägt, plastisch, ja pathetisch ist, der bayerische hingegen dem französischen Rocaille nahesteht und dabei zu feinsinniger Poesie gelangt. Diese Unterschiede sind zweifellos bedeutsamer als ein zeitlicher Abstand von einigen Jahren.

Mit dem Entwurf und der Realisierung des Zwingers in Dresden für August II. (1711–22) schufen der Architekt Matthäus Daniel Pöppelmann und der Bildhauer Balthasar Permoser für die Feste des Hofes, die Manifestationen der Tageskunst par excellence waren, einen Rahmen von solcher Perfektion, daß er seine Zeit weit überdauern sollte. Bei der Bombardierung Dresdens vom 13./14. Februar 1945 zerstört, gelang es in engagierter Restaurierungsarbeit, diese Perfektion wieder erstehen zu lassen. Zunächst auf dem Standort einer Bastion als Orangerie geplant, wurde der Zwinger zu einer Ringanlage, in der in den Maueröffnungen, um die Skulpturen in den unteren Galerien, durch die Pavillons und Ellipsen der Wind spielt. Im Südosten liegt der Glockenspielpavillon, im Nordwesten der Wallpavillon. Das Kronentor ist als Triumphbogen gestaltet. Diese zugleich fließende und plastische Welt gleicht in ihrer suggestiven Kraft der Borrominis oder Guarinis. Die Vitalität mancher Atlanten, Gefangene der Aufgabe, die Permoser ihnen auferlegte, erreicht eine Pathetik, die, in dem imaginären Museum der formalen und geistigen Ableitungen, an die epische Macht mancher ihrer Vorgänger, besonders die Pierre Pugets, die für das Rathaus von Toulon bestimmt waren und im Museum dieser Hafenstadt aufbewahrt werden, heranreicht.

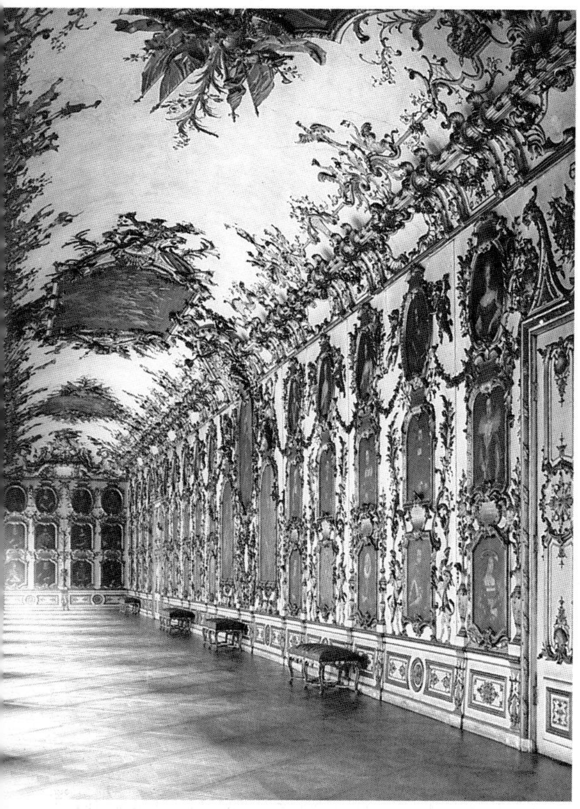

Der Palast der Herzöge, Kurfürsten (1623), dann Könige (1806) von Bayern, die Residenz in München, auch Aufbewahrungsort der fürstlichen Sammlungen, beherbergt in ihren Bauten mit ihrer komplexen Entstehungsgeschichte und Topographie in großer Zahl Rokoko-Dekorationen, die, im Zweiten Weltkrieg beschädigt, inzwischen aber sorgfältig restauriert wurden. Sie erzählen die Geschichte der Landesherren (die Ahnengalerie, 1726–31 vermutlich unter der Leitung von Effner geschmückt) und von dem prunkvollen Leben am Hof (die Reichen Zimmer von François de Cuvilliés, zu denen das Paradeschlafzimmer gehört; 1730–37); es lassen sich in ihnen sogar die Vor-

643 MÜNCHEN. RESIDENZ
*Spiegelkabinett*

644 MÜNCHEN. RESIDENZ
*Ahnengalerie*

645 MÜNCHEN. RESIDENZ
*Parade-Schlafzimmer*

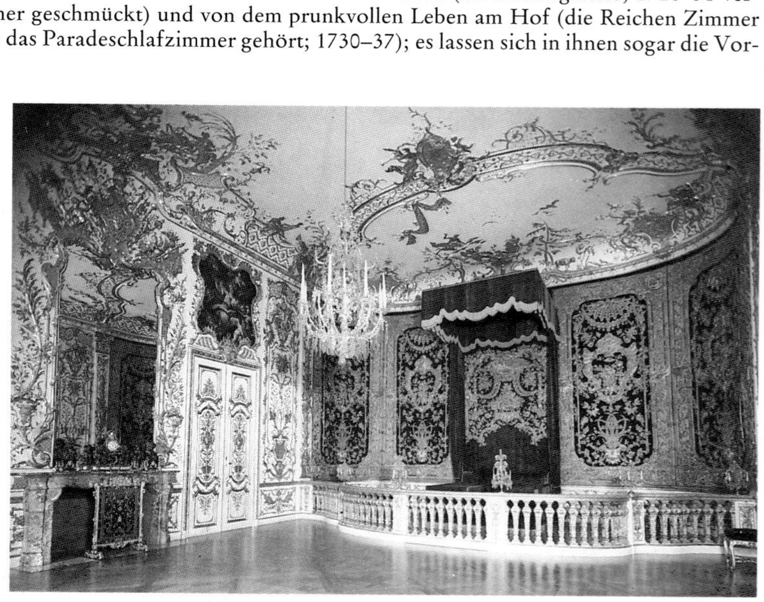

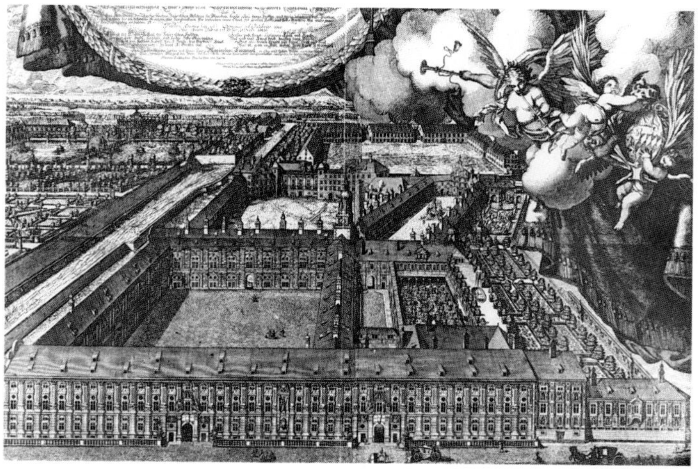

646 MÜNCHEN. RESIDENZ
*(Stich von 1701)*

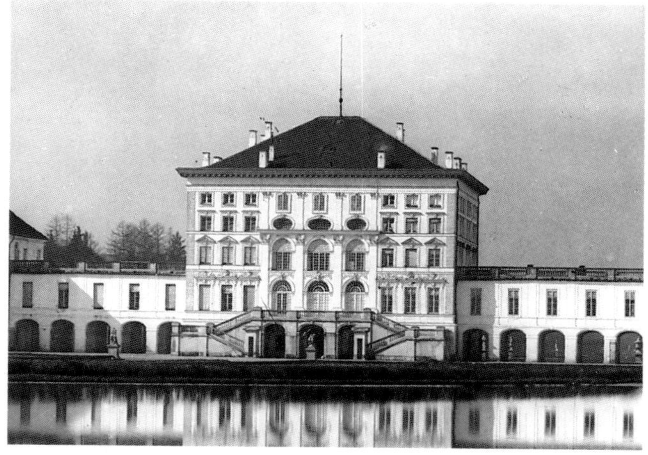

647 NYMPHENBURG.
*Mittelbau des Schlosses*

stellungen bei Hofe im Theater der Residenz nachvollziehen. Der Dekor des Saals Cuvilliés', der vor der Bombardierung von 1944 ausgelagert worden war, wurde 1958 unweit seines ursprünglichen Standortes wieder angebracht. Die Rolle, die die Residenz in München spielte, ist also vergleichbar der des Louvre in Paris und der Hofburg in Wien. Aber wie sich die Kontinuität und die Nuancen der dynastischen Kunst Frankreichs im 17. und 18. Jahrhundert manchmal besser an Versailles als am Louvre nachvollziehen lassen, so bietet auch Nymhenburg, der Fürstensitz, mit seinem Schloß, seinem Park und seinen Nebenanlagen ein besonders klares und reizvolles Bild des Barock und Rokoko am bayerischen Hof.

Henriette Adelheid von Savoyen, die den Kurfürsten Ferdinand Maria geheiratet hatte, ließ sich von Agostino Barelli eine Villa im italienischen Stil erbauen (seit 1664), der sie den poetischen Namen Nymphenburg gab. Diese Villa wurde in umgebauter Gestalt das zentrale Gebäude des späteren Schlosses. Vor ihrem frühen Tod – sie starb 1676 im Alter von 42 Jahren – hatte die Kurfürstin Enrico Zuccalli als Nachfolger von Barelli die Bauleitung übergeben. Ihr Sohn Max Emanuel machte aus der Villa einen bereits gewichtigen Palast, indem er nach den Plänen Zuccallis die Errichtung von Pavillons und symmetrischen Galerien zu beiden Seiten des ersten Baus anordnete (1702–1704). Später, nach seiner Rückkehr aus dem Exil, beauftragte er Joseph Effner mit einem weiteren Ausbau und ließ ihn hohe Rundbogenfenster zur Belichtung des Festsaales, der über mehrere Geschosse reichte, einbrechen (1715). Derselbe Architekt fügte auch die Stallungen im Süden und eine Orangerie im Norden an. Unter den Kurfürsten Karl Albrecht (1726–45) und Maximilian Joseph (1745–77) wurde die Anlage des halbkreisförmigen Ehrenhofes weitergeführt und abgeschlossen. 1761 verlegte man die Porzellanmanufaktur aus der Münchner Vorstadt Neudeck ob der Au in ein eigens dafür geschaffenes Gelände nach Schloß Nymphenburg. Im Inneren erhielt der Festsaal des zentralen Bauwerks seine endgültige Gestalt durch François de Cuvilliés und Johann Baptist Zimmermann, der die großen, Flora, den Nymphen und Apoll gewidmeten Fresken malte (1756–57). Der Park wurde im französischen Stil von Carbonet, einem Schüler Le Nôtres, der aus Paris gekommen war (1701), und Dominique Girard (1715) entworfen. Seine Achsen blieben bei der Umgestaltung durch Friedrich Ludwig von Sckell (1804–23) erhalten. In diesen Park baute Effner in den Ausmaßen kleine, aber in Grundriß und Dekor raffinierte Pavillons: Pagodenburg (1716–19) und Badenburg (1718–21). Er errichtete auch die Max Emanuel gegen Ende seines Lebens zur Meditation dienende Magdalenenklause (seit 1725). So bemerkenswert diese drei Bauten auch sind, sie reichen nicht an die Perfektion der von François de Cuvilliés entworfenen und gebauten Amalienburg (1634–39) heran, eines Pavillons, den Johann Baptist Zimmermann mit verschwenderischen Stuckarbeiten dekorierte. Die Amalienburg war für Maria Amalie, die Gemahlin des Kurfürsten Karl Albrecht, bestimmt. Ihr rechteckiger Grundriß ist auf der einen Seite in der Mitte konkav und auf der gegenüberliegenden Seite konvex gewölbt. Dieser zentrale Teil der Anlage enthält den Spiegelsaal, eine Rotunde, in dem zwischen Spiegeln und Stukkaturen silberner Dekor auf blauem Grund ausgebreitet ist. Der Außenbau ist zurückhaltend dekoriert; eine „Diana als Göttin der Jagd" bildet den Hauptschmuck; ein runder Balkon erlaubte, vom Dach aus die Jagd zu beobachten: Die Dianagruppe und der Balkon verweisen beide auf einen wesentlichen Zeitvertreib der Fürsten. Die Amalienburg symbolisiert die Vollendung des höfischen Rokoko in Deutschland, so wie das Kleine Trianon im Park von Versailles von Jacques-Ange Gabriel die Vollendung des königlichen Klassizismus in Frankreich verkörpert.

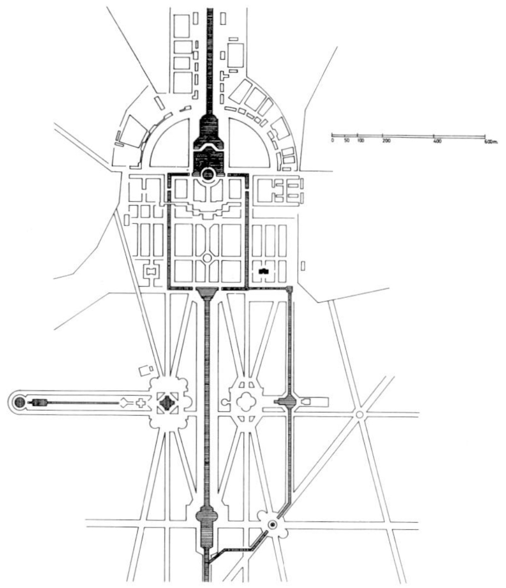

648 NYMPHENBURG. SCHLOSSANLAGE
*Gesamtplan*
*(Zeichnung Fixot nach Charpentrat)*

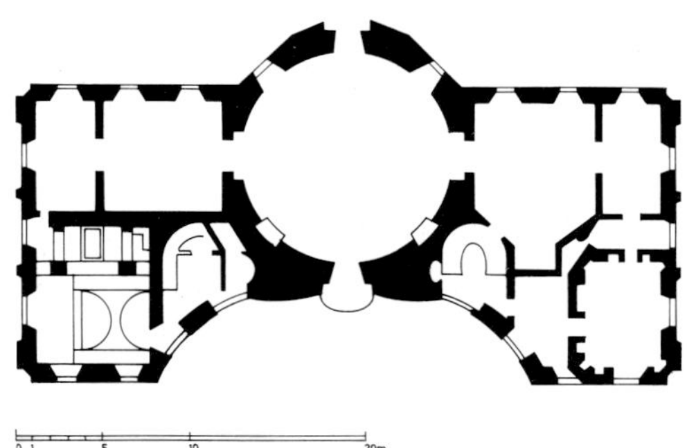

649 NYMPHENBURG. AMALIENBURG
*Grundriß*
*(Zeichnung Fixot nach Charpentrat)*

Im Herbst 1719, kurz nach seiner Wahl zum Fürstbischof von Würzburg, ließ Johann Philipp Franz von Schönborn Pläne für den Bau seines Palastes am Marienberg, der, im Ostteil des alten Stadtkerns gelegen, von Bastionen geschützt war, erstellen. Sein Architekt war einer der größten Meister der deutschen Kunst, Balthasar Neumann. Muß dieser auch als Hauptschöpfer des Baus gelten, so darf darüber doch nicht vergessen werden, daß dieser Palast auch die Frucht vielfältiger Auseinandersetzungen ist. Die Residenz war in gewissem Sinne ein Familienunternehmen der Schönborn, an dem der Onkel von Johann Philipp Franz, der Erzbischof und Kurfürst von Mainz, Reichserzkanzler Lothar Franz mit seinen Architekten Maximilian von Welsch und Johann Dientzenhofer, sowie der Bruder von

650 NYMPHENBURG. AMALIENBURG
*Fassade*

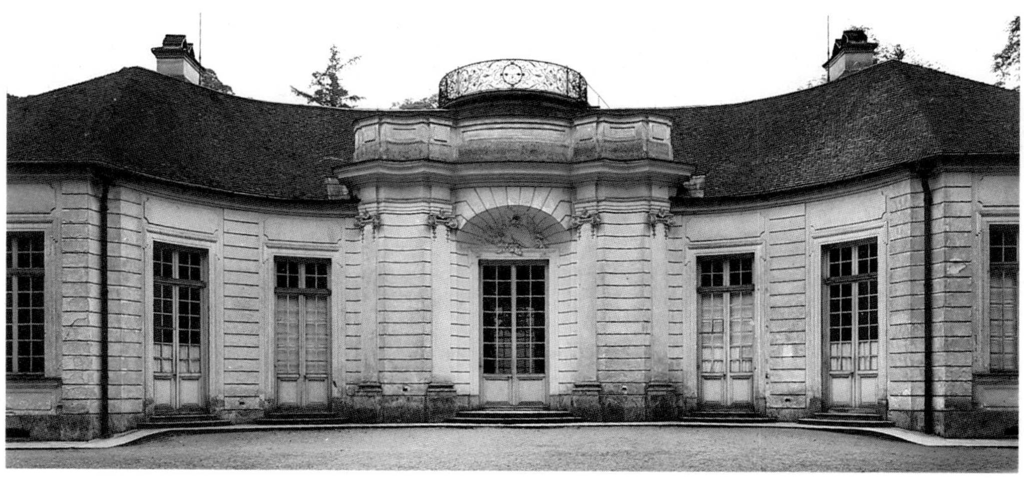

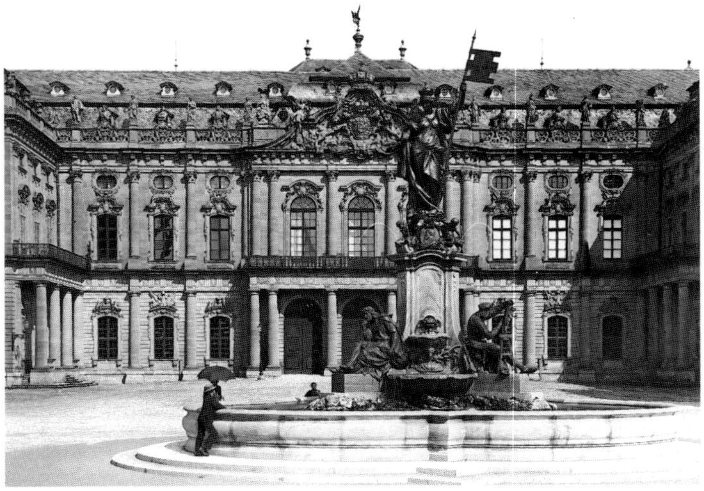

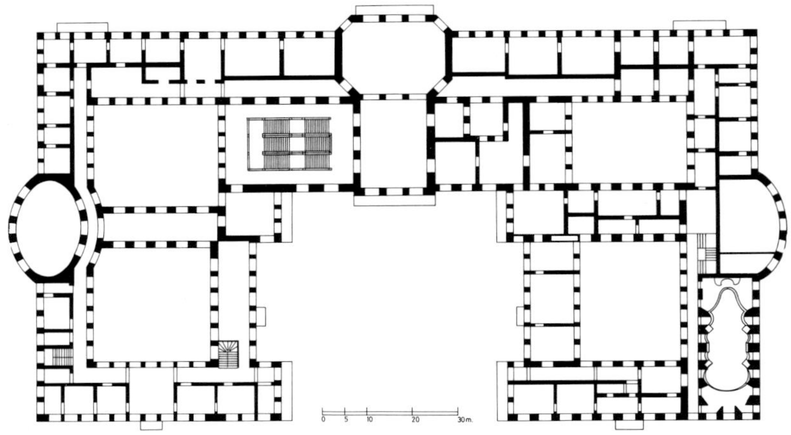

651 WÜRZBURG. RESIDENZ
*Fassade zur Stadtseite*

652 WÜRZBURG. RESIDENZ
*Grundriß*
*(Zeichnung Fixot nach Charpentrat und Max H. von Freeden)*

Johann Philipp Franz, Friedrich Karl, Reichsvizekanzler, mit seinem Architekten Hildebrandt beteiligt waren. Der Grundstein wurde 1720 gelegt, und 1723 konsultierte man zwei berühmte Franzosen, Robert de Cotte und Germain Boffrand.

In einem ersten, bereits rechteckigen Entwurf hatte Neumann im Westen einen zur Stadt offenen Ehrenhof und zwei Innenhöfe vorgesehen. Welsch fügte zwei weitere Innenhöfe hinzu, und damit waren die endgültigen Dimensionen erreicht. Die beiden zentralen Fassaden im Westen und im Osten auf den Innenhof und die Gärten lassen in ihrem Reichtum die Hand Hildebrandts erkennen. Aber Neumann verstand es, dem Gesamtbild der Fronten und des Baus eine Einheitlichkeit zu verleihen, die ein Zeichen seines Könnens ist.

Als Fürstbischof Johann Philipp Franz 1724 starb, war lediglich ein Fünftel des Baus, im Nordwesten, fertiggestellt. Sein Nachfolger Christoph Franz von Hutten ließ nur die Bedachung und Einrichtung dieses Teiles durchführen. Der Bau als solcher wurde erst im Jahre 1729 wiederaufgenommen, nach der Wahl des Bruders von Johann Philipp Franz, Friedrich Karl von Schönborn, Bischof von Bamberg und Würzburg. Unter ihm konnte am 31. Dezember 1744 der Rohbau abgeschlossen werden; zu dieser Zeit war Friedrich Karl bereits 70 Jahre alt. Es mußte gleichwohl noch die Innenausstattung fertiggestellt werden. Der Aufenthalt Giovanni Battista Tiepolos fiel in die Zeit der Herrschaft des Fürstbischofs Karl Philipp von Greiffenklau (1751–53). Die Bombardierung vom 16. März 1945 zerstörte nicht nur große Teile der Stadt, sondern auch der Residenz. Der Wiederaufbau des Äußeren war 1959 abgeschlossen; das Innere konnte nach und nach restauriert werden.

Den prächtigsten Teil der Residenz bilden die Säle des zentralen Baukörpers und ihre unmittelbare Umgebung. Hier zeigt sich das große und vielseitige Können Neumanns und der Dekorateure am deutlichsten. In der Eingangshalle mit flacher Decke stammen die Stuckarbeiten von Antonio Bossi und das Fresko „Das Göttermahl" von Johann Zick (1749–50). Die Treppe steigt in ihren raumgreifenden Ausmaßen vom Erdgeschoß zum ersten Stock ohne Unterbrechung durch Stützen, Säulen oder Pfeiler auf. Ihr Verlauf beginnt mit einer Folge gerader Läufe im Zentrum, die sich dann in weitere, ebenfalls gerade Läufe an den Seiten teilen. Tiepolo malte an die Decke des Treppenhauses den „Olymp und die Kontinente" (1753) in abwechslungsreicher, fluider, nobler und pittoresker Manier; in dem Europa behandelnden Teil zeigt er Neumann neben einer Kanone und sich selbst. Der Weiße Saal ist mit Stukkaturen von Antonio Bossi in prachtvoller Üppigkeit geschmückt (1742). Der Kaisersaal, der bereits 1742 gewölbt worden war, wurde unter Fürstbischof von Greiffenklau dekoriert; Bossi schuf die Stukkaturen und die Statuen von Neptun, Juno, Flora und Apoll; Tiepolo malte zwei Lünetten, und an der Decke stellte er „Apollo führt Kaiser Barbarossa Beatrix von Burgund als Braut zu" dar (1751–52). Den zentralen Sälen der Residenz steht die Kapelle, im Südwesten des Baus gelegen, weder in Qualität noch im Reichtum nach. Mit ihren beiden Geschossen ist sie vom Konzept her eine Hofkapelle, und sie erinnert in der Pracht der verwendeten Materialien, die auf das Eingreifen Hildebrandts zurückgehen, an den Wiener Barock. Im wesentlichen handelt es sich jedoch um ein Werk Neumanns. Repräsentiert die Amalienburg in ihrer Raffinesse den Höhepunkt im Bau von kleinen Lustschlössern, so steht die Residenz von Würzburg in der Ordnung, in der Majestät und im Luxus für den Höhepunkt des Residenzbaus.

Ludwigsburg in Württemberg ist als Stadt ein typisches Produkt monarchischer Kunst mit ihrem Fürstenpalast, weniger bedeutenden Residenzen in nächster Nachbarschaft, Parks und regelmäßigen Stadtvierteln. Herzog Eberhard Ludwig ließ Philipp Joseph Jenisch (1671–1736) im Jahre 1704 mit dem Bau des „alten Haupttraktes" des Schlosses im Norden beginnen. Dieser Haupttrakt erhielt Zusatzbauten und wurde der nördliche Angelpunkt einer weitläufigen Anlage um einen rechteckigen Hof herum. Diese Anlage, eine der größten im Deutschland des 18. Jahrhunderts, verdankt viel einer Reihe bedeutender Architekten: Johann Friedrich Nette seit 1707, und, vor allem, seit 1714 Donato Giuseppe Frisoni (1683–1735). Jener, der aus dem Gebiet um Como stammte, hatte bereits seit 1709 als Dekorateur dieses Baus von sich reden gemacht. In seinem endgültigen Zustand liegt der „neue Haupttrakt" des Palastes im Süden dem alten gegenüber und steht mit diesem über Galerien und verschiedene andere Trakte in Verbindung. Das so entstandene Schema ist ein sehr langgestrecktes Rechteck, in dem die beiden Haupttrakte die kurzen Seiten bilden. Auf den Längsseiten erheben sich hinten, im Osten, Hoftheater und -Kapelle, im Westen der Festsaal und die Ordenskapelle. Der „Alte Haupttrakt" ist zusätzlich von zwei Spiegelgalerien und zwei Eckpavil-

653 LUDWIGSBURG. SCHLOSS
*Nordseite des Innenhofes*

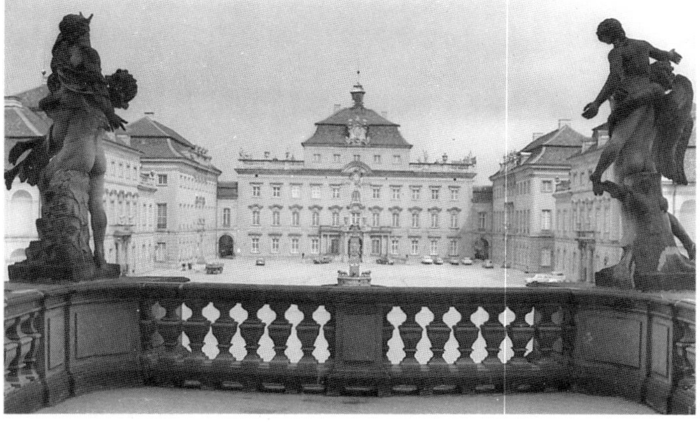

lons eingerahmt. Im Gesamterscheinungsbild sind mit glücklicher Hand majestätische Baukörper unter hohen Dächern mit anderen, niedrigeren und leichteren kombiniert. Die Anordnung hält sich an eine gewisse Symmetrie zwischen Ost und West, vermeidet aber monotone Strenge.

Frisoni richtete die Stadt Ludwigsburg nicht auf die Residenz aus, sondern parallel zu ihr. Diese Anordnung ruft diejenige der Stadt Richelieus beim Schloß des Kardinals und Ministers unter Ludwig XIII. im Poitou in Erinnerung. Auf dem Marktplatz von Ludwigsburg erheben sich die katholische und die evangelische Kirche auf symmetrischen Standorten.

Ebenfalls von Frisoni stammen die Pläne für das Lustschlößchen Favorite in der Nachbarschaft der Residenz, das Paolo Retti 1718 nach seinem Entwurf baute. Es ist ein lebhafter Bau, dem eine feinsinnig entworfene Treppe vorangeht und der Türme und Dächer in malerischer Abstufung zusammenstellt.

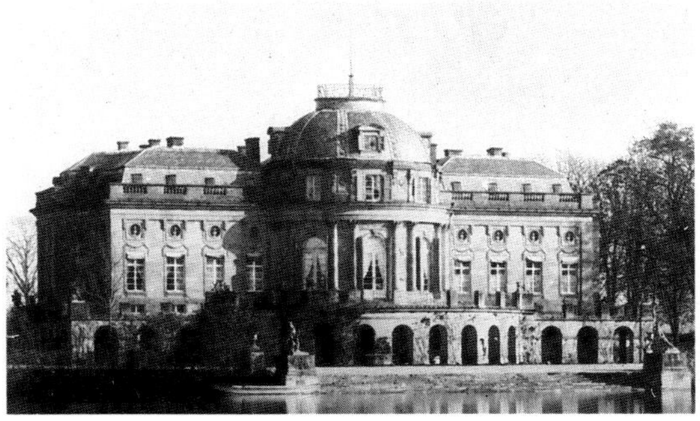

654 MONREPOS. SCHLOSS
*Gartenfassade*

In der Umgebung der Stadt liegt ein weiteres Schlößchen, Monrepos, das das Werk des Franzosen Philippe de La Guépière ist (1764–67). Der rechteckige Grundriß, der auf der Eingangsseite in Kreisbogenform geöffnet ist, auf der gegenüberliegenden Seite hingegen vorspringt, hat eine gewisse Ähnlichkeit mit Amalienburg. Dennoch ist der Bau imposanter, vor allem durch die Lage über einem Teich. Und der Grundton, der Eleganz mit einer gewissen Gravität verbindet, spiegelt die Beruhigung des Rokoko und das Nahen des Klassizismus wider.

655 MONREPOS. SCHLOSS
*Grundriß*
*(Zeichnung Fixot nach Richard Schmidt)*

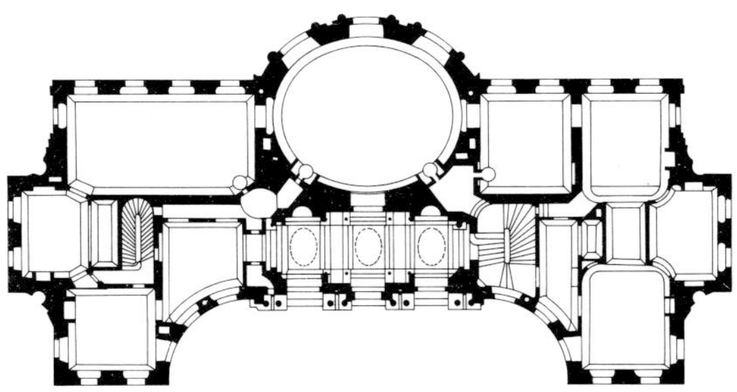

In der Nähe von Stuttgart baute La Guépière das Schloß La Solitude (1763–67). Es ist bereits in den Ausmaßen ein gewichtiger Bau, der zusätzlich zur Geltung gebracht wird durch den Sockel, auf dem er sich erhebt, und der Gelegenheit für die Installierung einer aufwendigen Treppenfolge bietet durch seine in Kreisbogenform angelegten Nebengebäude sowie durch die ihn umgebende weite Landschaft. Er besteht aus einem großen, ovalen und erhöhten Pavillon in der Mitte und zu dessen beiden Seiten zwei Flügeln, die in vorspringenden Pavillons enden. Die Eleganz von Außen- und Innendekor ist auch hier die eines Stiles zwischen gemäßigtem Rokoko und sich ankündigendem Klassizismus. Die geschickte Raumaufteilung erinnert – wie auch in Monrepos – daran, daß die französischen Architekten im 18. Jahrhundert diese Aufgabe vollendet zu lösen verstanden.

Darin besteht mit Sicherheit einer der wichtigsten Beiträge, die die Franzosen zur deutschen Hofkunst leisteten, denn die perfekte Aufteilung findet sich ebenfalls in Schloß Benrath bei Düsseldorf, das Nicolas de Pigage für Kurfürst Karl Theodor von der Pfalz erbaute (1755–69). Sein Äußeres ist von reizvoller Schlichtheit. Das Innere zeichnet sich durch Virtuosität nicht nur im Grundriß, sondern auch in der Kombination von unterschiedlichen Niveaus aus. Dennoch ist der Bau niedrig. Die Reinheit seiner rosa-gestrichenen Fassaden entfaltet sich inmitten des ebenfalls von Pigage entworfenen Parks und dem Widerschein der Wasserbassins.

656 SCHLOSS SOLITUDE
*Fassade*

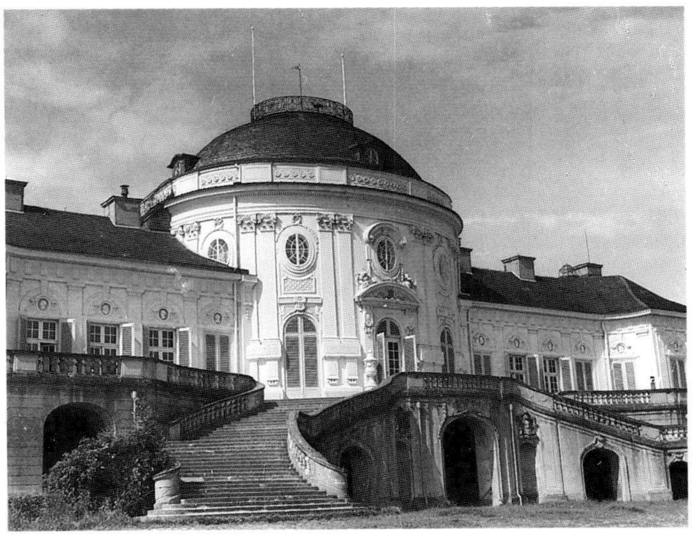

657 BENRATH. SCHLOSS
*Fassade*

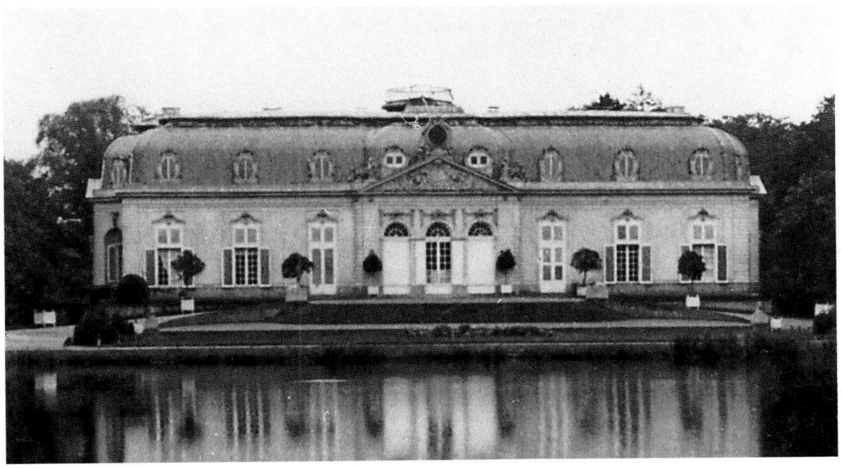

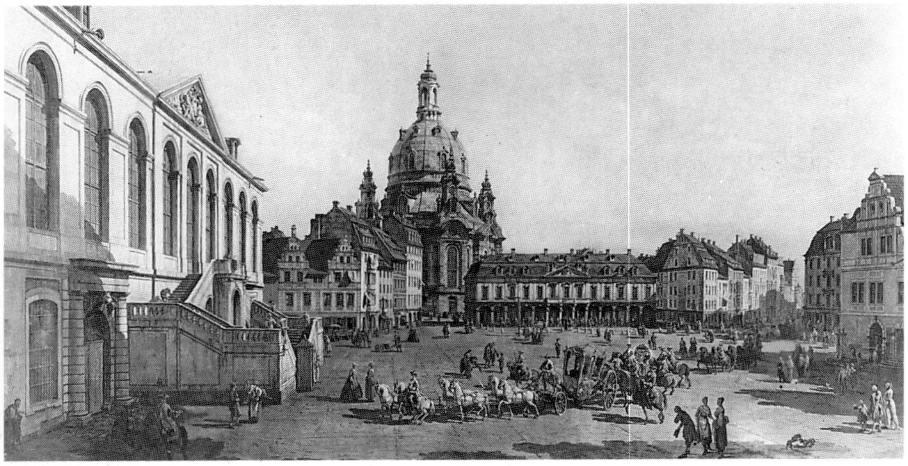

658 BELLOTTO: DRESDEN
*Die Frauenkirche und der neue Markt*
*(Kunstmuseum Dresden)*

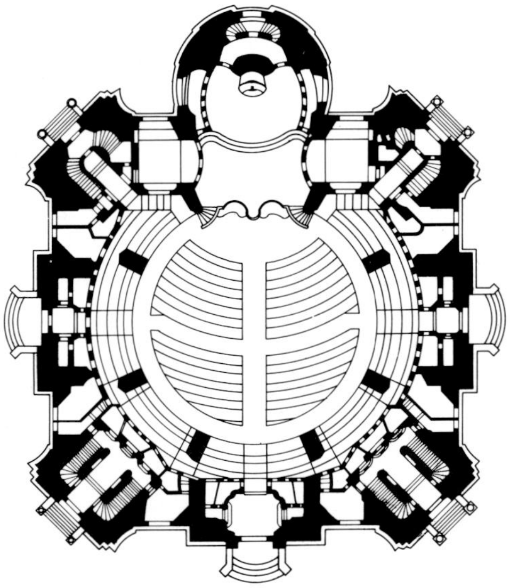

659 DRESDEN. FRAUENKIRCHE
*Grundriß*
*(Zeichnung Fixot nach Koepf und Charpentrat)*

660 DRESDEN. FRAUENKIRCHE
*Querschnitt*
*(Zeichnung Fixot nach Koepf und Charpentrat)*

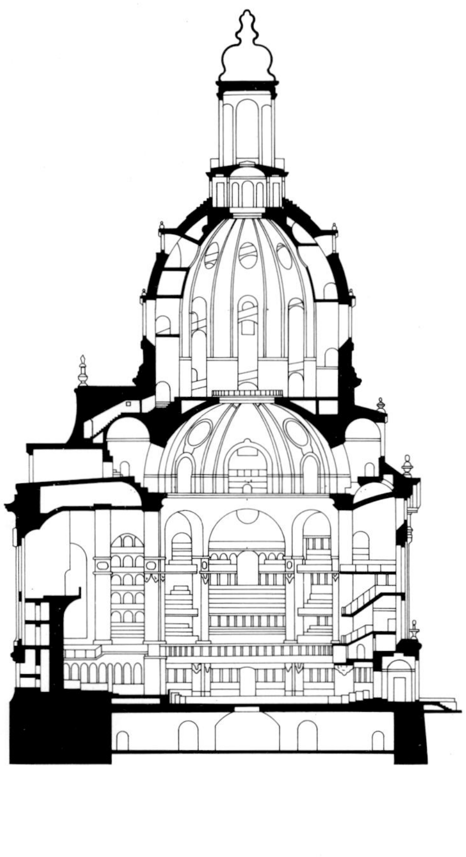

# KIRCHEN UND KLÖSTER IN DEUTSCHLAND UND DER DEUTSCHEN SCHWEIZ

So eng der Barock in Deutschland auch mit der katholischen und fürstlichen Macht verflochten sein mag, es darf darüber doch nicht vergessen werden, daß er auch einen vollendet den Bedürfnissen des evangelischen Gottesdienstes, seiner Gemeinde und seiner Musik angepaßten Kirchentyp mit der Frauenkirche in Dresden entwickelt hat. Ihr Architekt, Georg Bähr (1666–1738), stand seit 1705 im Dienst der sächsischen Hauptstadt und hatte noch nicht durch bedeutendere Aufträge von sich reden gemacht, als er mit dem Bau dieser protestantischen Kirche betraut wurde. Bähr begann mit dem Bau der Frauenkirche 1726 nach einem Grundriß über griechischem Kreuz, und damit als Zentralbau. Er gruppierte an den Rand gedrängt Altar, Orgel und Kanzel und richtete für die Gläubigen in Kreisform eine Art sakrales Theater mit Emporen ein. Die Kuppel erinnert im Profil an die des Invalidendoms in Paris. Vollendet wurde die Frauenkirche 1743, nach dem Tode Bährs. 1945 zerstört, beließ man sie absichtlich als Ruine und verbreitet ihren Ruhm nur noch in zeitgenössischen Stichen oder in den Bildern Bernardo Bellottos (Dresden, Galerie).

Die Ausbreitung und die Konsolidierung der Gegenreformation bildeten die Grundlage für den Bau und die Ausstattung zahlreicher Kirchen und Klöster.

In Bayern stellte am Ende des 17. und zu Beginn des 18. Jahrhunderts die Rivalität zwischen zwei aus Graubünden stammenden Künstlern, Enrico Zuccalli und Giovanni Antonio Viscardi, ein entscheidendes und zweifellos für die Geschichte der Architektur unerfreuliches Kapitel dar. Dennoch, trotz ihrer Feindschaft und der Verachtung, die Zuccalli gegenüber Viscardi hegte, trugen beide zur Übernahme des italienischen Barock und zu seiner Umwandlung in einen deutschen Barock bei. Viscardi, der 1685 oberster Hofbaumeister in München geworden war, wurde vier Jahre später rücksichtslos durch einen Freund Zuccallis, Giovanni Andrea Trubiglio, ersetzt und gezwungen, sich dem Kirchenbau zuzuwenden, einer Domäne, in der er Bemerkenswertes leisten und der Zukunft den Weg bereiten sollte. Seinen ersten bedeutenden Auftrag erhielt er von Graf Franz Xaver Tilly, nämlich den Bau einer Wallfahrtskirche in der Oberpfalz, der Mariahilfkirche in Freystadt (1700–1708). Zu deren Originalität am Außenbau tragen verschiedene Faktoren bei: der rote Sandstein; die auf Bodenniveau erzielte Belebung durch die Rotunde und die sie umgebenden Waben; die himmelwärts strebende Dynamik, die durch die vier kleinen Türme und die Kuppel erreicht wird, deren Tambour so niedrig ist, daß er sie mehr zu umfangen als zu erheben scheint. Das Langhaus, dessen vieleckiger Grundriß unterhalb der Kuppel zur Mitte hin strebt, belegt den größten Teil des Innenraums; von ihm gehen die anderen Räume, halbrund oder rechteckig, in strahlenförmiger Anordnung aus.

Die Entwicklung, deren Beginn unter anderem die Mariahilfkirche in Freystadt markiert, fand ihren Höhepunkt bekanntlich in jener Verbindung von Architektur, Skulptur, Stuck und Fresken, welche, in jeweils eigener Ausprägung, die herausragenden Künstler praktiziert haben und von denen einige typische Bauten behandelt werden sollen. Von den Brüdern Asam, Cosmas Damian (1686–1739) und Egid Quirin (1692–1750), wird die Johann-Nepomuk-Kirche in München analysiert werden; von den Brüdern Zimmermann, Dominikus (1685–1766) und Johann

661 FREYSTADT. MARIAHILFKIRCHE
*Grundriß*
*(Zeichnung Fixot nach Hempel)*

662 FREYSTADT. MARIAHILFKIRCHE
*Querschnitt*
*(Zeichnung Fixot nach Hempel)*

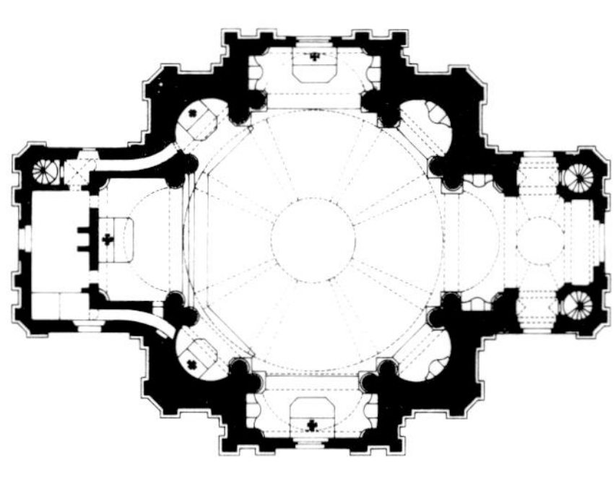

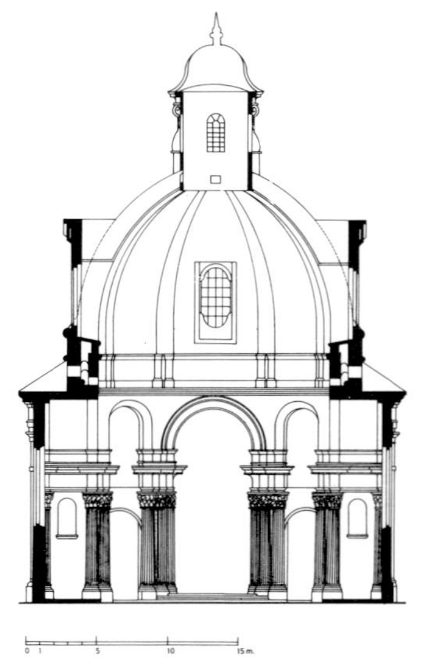

663 MÜNCHEN.
KIRCHE ST. JOHANN NEPOMUK
*Grundriß*
*(Zeichnung Fixot nach Charpentrat)*

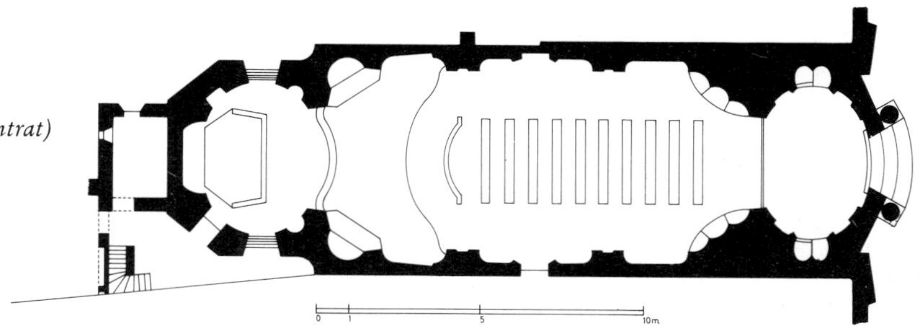

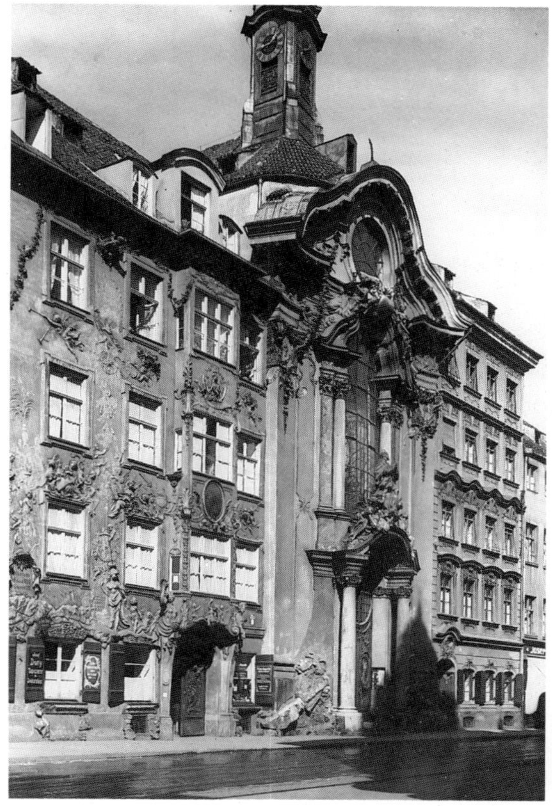

664 MÜNCHEN.
KIRCHE ST. JOHANN NEPOMUK
*(Asamkirche)*
*Fassade*

Baptist (1680–1758), die Wallfahrtskirche Wies und von Johann Michael Fischer (1691–1766) Abtei und Abteikirche von Ottobeuren, das zwar in Schwaben liegt, aber durch diesen Meister von der Ausstrahlung der bayerischen Kunst Zeugnis ablegt.

Von 1729–33 kaufte sich Egid Asam in der Sendlinger Straße in München ein, und zwar mit dem notwendigen Baugrund für sein eigenes Haus, das Pfarrhaus und für Sankt Johann Nepomuk, eine von ihm gestiftete Kirche. 1733, am Cosmas-und-Damian-Tag, wurde der Grundstein gelegt. Zwei Jahre später war die Fassade errichtet, und die Weihe fand 1746 statt. Mit diesem Bau zeigte Egid Quirin, daß er im Innersten Bildhauer war, denn alle verwendeten Techniken sind auf ein Höchstmaß an Plastizität ausgerichtet. Die Formen der Fassade werden durch machtvolle Wellungen in den Giebeln der einzelnen Geschosse belebt. Im Inneren mit seinem engen und dem Oval angenäherten Langhaus ohne Seitenschiffe ist die plastische Dynamisierung noch weiter getrieben in der Gestaltung der Ummantelung, in den abgerundeten Ecken und in den Emporen, die an Bibliotheksgalerien erinnern. Die Statue von St. Johann Nepomuk befindet sich außen, über dem Portalvorbau. Die Dreifaltigkeit, ebenfalls als Skulptur, die den Hochaltar beherrscht, bildet das optische Kernstück des hinteren Kirchenraumes: unter der Taube des Heiligen Geistes streckt Gottvater, mit Mitra bekleidet, das Kreuz, an das sein Sohn genagelt ist, in die Tiefe. Cosmas Damian malte die Fresken, die das Leben des hl. Johann Nepomuk zum Thema haben. In ihrem ekstatischen Ausdruck, der farbigen Strahlkraft der Formen und auch in der Religiosität erinnert diese Kirche an spanische Schöpfungen, in denen sich mit ähnlicher Intensität die gleichen Qualitäten äußern, so z. B. an das „Transparente“ der Kathedrale von Toledo von Narciso Tomé, das zeitlich übrigens (1721–32) nur wenig vor der Schöpfung der Asams liegt.

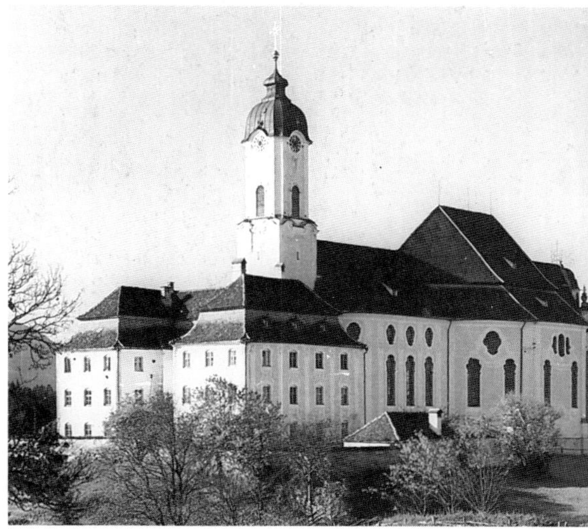

665 WALLFAHRTSKIRCHE WIES
*Gesamtansicht*

Ebenso wie Egid Quirin Asam in unmittelbarer Nähe seines Werkes lebte, wohnte auch Dominikus Zimmermann in den Jahren von der Vollendung der Wies-Kirche bis zu seinem Tod (1766) in dem Haus, das ihm während des Baus als Büro gedient hatte. Das macht deutlich, in welchem Maße er innerlich mit seiner Schöpfung verbunden war, die er offensichtlich als vollendete Übertragung seines Credos als Architekt und gläubiger Christ ansah.

Am 14. Juni 1738 begannen während des Abendgebetes auf dem Angesicht einer Jesus an der Geißelsäule darstellenden Holzplastik auf dem Wieshof, einem Bauernhof bei Steingaden, Tränen zu fließen. Der Abt der Steingadener Prämonstratenser, Hyazinth Gaßner, beschloß angesichts des Pilgerzustroms, den dieses wundertätige Bildnis auslöste, den Bau der heutigen Kirche. Der Grundstein wurde unter seinem Nachfolger Marianus Mayr am 10. Juli 1746 gelegt und der Chor am 31. August 1749 geweiht. Die Vollendung der Anlage ist um 1756 anzusetzen. Dominikus Zimmermann entwarf einen Grund- und einen Aufriß, die der Wallfahrtsstätte eine zugleich kunstvolle und authentische Silhouette im Einklang mit den Wiesen, den Wäldern und dem Massiv des Trauchbergs verleihen. Grund- und Aufriß schreiben auch bereits die Innenraumaufteilung unter Berücksichtigung des „Gegeißelten Christus“ am Hochaltar und der religiösen Belehrung, die im oberen Teil mit den Fresken Johann Baptist Zimmermanns erteilt wird, fest. Ein konvexer Vorraum führt in einen elliptischen Kirchenraum, den weiträumig gesetzte Pfeilerpaare in kunstvoller Unregelmäßigkeit rhythmisieren. An diesen Raum schließt sich der Chor an. Hohe und enge Fenster und über ihnen Lukarnen lassen das Licht auf die oberen Malereien fallen. Das Fresko über dem Chor zeigt Gottvater mit den Passionswerkzeugen, die die Erlösung der Menschheit verheißen. Das Fresko des Schiffs schildert die Erlösung durch Christus, und die Pforte zur Ewigkeit ist über dem Eingang dargestellt. Die Wallfahrtsstätte „Zum Gegeißelten Heiland“ erhält mit den Farben dieser Malereien ein tröstliches Licht: das Rosa, Grün, Gold und Hellblau Johann Baptist Zimmermanns zeigt, wie vergeistigt das Rokoko sein kann.

666 WALLFAHRTSKIRCHE WIES
*Grundriß*
*(Zeichnung Fixot nach A. Satzger)*

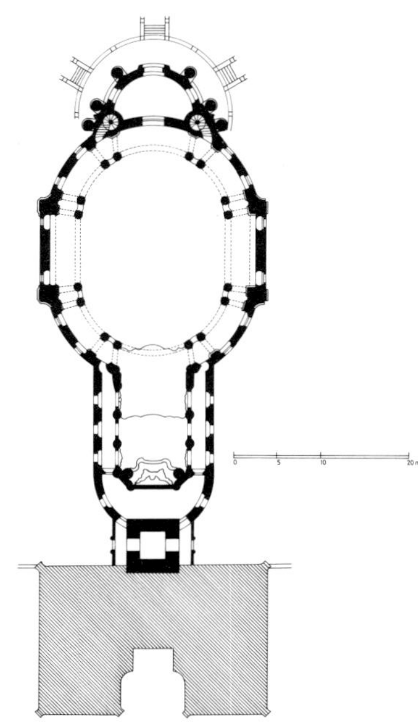

Der Neubau Ottobeurens in Schwaben sollte durch die Größe der Anlage an die lange Geschichte dieses (einer freilich noch heute bezweifelten Tradition) im Jahre 764 gegründeten Benediktinerklosters erinnern und seine Unabhängigkeit als Reichsstift dokumentieren. Rupert Neß, der 1710 zum Abt gewählt wurde, schrieb im folgenden Jahr einen Wettbewerb für den Bau der Klostergebäude aus. Der Entwurf des Subpriors Christoph Vogt, der an der Universität der Benediktiner in Salzburg studiert hatte, wurde angenommen. Seine Ausmaße und die Ähnlichkeit mit dem Kloster-Palast Philipps II. führten zu der Bezeichnung „schwäbischer Escorial“. Es wurden indes statt vier nur drei Höfe gebaut. Viel Zeit, Überlegungen und Versuche widmete man der Planung und Realisierung der Abteikirche, zweifellos, weil man Schwierigkeiten hatte, die dem Charakter Ottobeurens gemäßeste Architektur zu finden. Zwar erstellte Christoph Vogt schon 1712 einen Entwurf, aber die Kirche aus dem 16. Jahrhundert blieb unangetastet. 1729 schuf ein aus der Gegend von Lugano stammender Stukkateur, Andrea Maini, einer der Baupoliere, im Auftrag von Abt Neß einen Plan im Geiste Borrominis. Zur gleichen Zeit wies ein aus der Gegend stammender Künstler, Kaspar Radmiller, einen im Lokalstil wurzelnden Entwurf vor. 1732 nahm das Projekt dank Dominikus Zimmermann, der einen Entwurf lieferte, der gewisse Elemente von Steinhausen aufgriff, festere Formen an. Er sah ein gerichtetes Gebäude vor mit einem großen Oval im Zentrum und zwei Fassadentürmen. Auch Joseph Schmuzer schuf einen Entwurf. Einen großen Fortschritt bedeutete das Eingreifen Simpert Kramers, der seit 1717 Leiter der Maurer des Klosters war. Sein Entwurf von 1736 umfaßte ein zentrales Querschiff mit von Apsiden geschlossenen

667 KLOSTER OTTOBEUREN
*Grundriß*
*(Zeichnung Fixot nach Koepf und Charpentrat)*

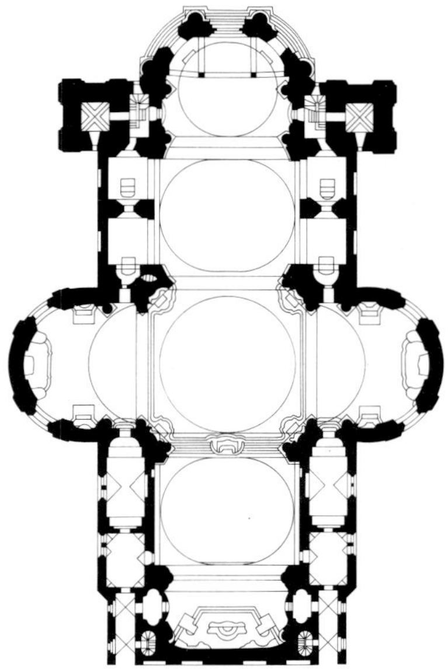

668 KLOSTER OTTOBEUREN
*Kaisersaal*

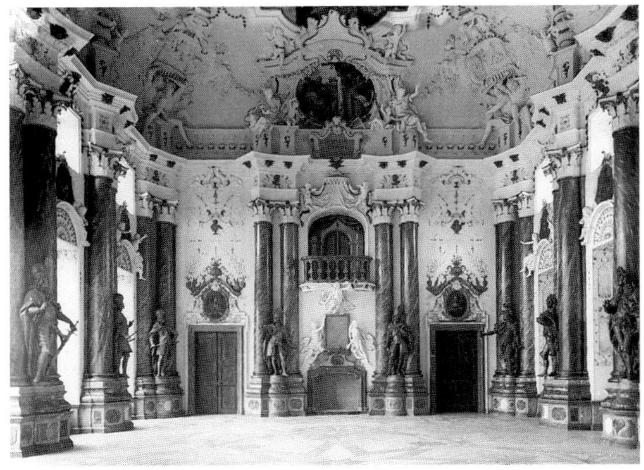

669 KLOSTER OTTOBEUREN
*Bibliothek*

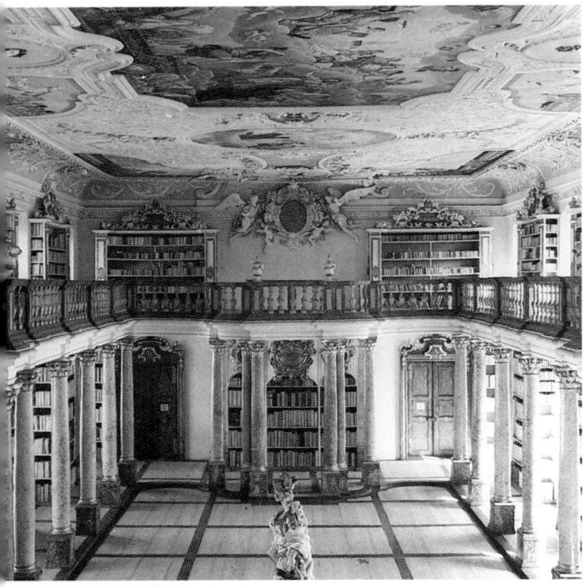

Armen und zwischen den Türmen nunmehr eine konvexe, nicht mehr konkave Fassade. Der Grundstein wurde 1737 (27. September) unter dem heutigen Hauptportal gelegt. Abt Neß starb 1740, und sein Nachfolger Anselm Erb (1740–67) suchte Rat bei den Großen ihres Fachs. 1744 lud er Joseph Effner ein. Schließlich war es Johann Michael Fischer, der seit 1748 den Plänen ihre endgültige Gestalt gab und ihre Realisierung sicherte. Die Wandpfeiler erlauben, in der Tradition der Vorarlberger Meister, die Einfügung von Kapellen zu beiden Seiten des Langhauses oder von Assistenzräumen entlang des Chores. Aber dies ist sicherlich nicht das Entscheidende. Die eigentliche Tat Fischers war die Betonung der zentralen Rolle der Vierung. Er setzte eine Kuppel ohne Tambour über sie und zwei ovale über Chor und Langhaus. Nachdem die Kirche des 16. Jahrhunderts abgerissen war, schritt der Neubau rasch voran. Die Bedachung erfolgte 1754, die Türme waren 1760, die Innenausstattung 1766 vollendet.

Die Komposition der Volumen, das Licht und die Farbenfreude sind in Ottobeuren typisch für den Stil Johann Michael Fischers. Konkreter stellt die Bedeutung des in die Mitte des Baus verlegten Querschiffes mit seinen halbkreisförmigen Abschlüssen ein architektonisch entscheidendes Element der Abteikirche dar. Es trägt, zusammen mit den Dimensionen und dem Typus der Fassade, maßgeblich zur Majestät des Gesamtbaus bei. Ein weiteres interessantes Element findet sich am Altar des linken Querschiffarmes, der dem hl. Alexander, dem Patron der Kirche, geweiht ist: über ihm zeigt ein Gemälde das Martyrium der Felicitas und ihrer sieben Söhne, darunter Alexander. Dem Kloster war es dank der Protektion Karls des Großen gelungen, trotz der Ansprüche Viennes (in der Dauphiné) Alexanders Reliquien in seinem Besitz zu behalten. Damit wird eine Interpretation des Querschiffes als ein wenigstens partielles Aufgreifen der Funktion des Westwerkes in den mittelalterlichen Klöstern möglich. Der Kontrast zwischen dem barocken Prunk der Architektur und der Rokoko-Üppigkeit des Dekors hat Kommentatoren dieses Baus gelegentlich mißfallen. Das ist ein Zeichen dafür, daß diese einen rein theoretischen Maßstab für seine Beurteilung angelegt haben. Tatsächlich spielt jedes der Kunstmittel, Malerei, Skulptur und Stuck, eine wohlüberlegte Stimme in dieser Farbsymphonie des als Gesamtkunstwerk zu betrachtenden Bauwerks. Dies gilt auch für den reichen ikonographischen Apparat. Die Fresken stammen von zwei aus Reutte in Tirol gebürtigen Künstlern, Johann Jakob Zeiller (1708–1783) und seinem Vetter Franz Anton, der ihn unterstützte. In den Kuppeln erzählen sie die Geschichte der Erlösung und der Bekehrung der Germanen. Außerhalb der Kirche stammen die Stuckarbeiten in der Bibliothek von Johann Baptist Zimmermann und die im Kaisersaal im wesentlichen von italienischen Künstlern.

Die aus Oberbayern stammenden Dientzenhofer machten bekanntlich in Böhmen ebenso Karriere wie im nahen bayerischen und fränkischen Deutschland. Sie trugen mit dazu bei, das Formengut zu beiden Seiten der Landesgrenzen zu verbreiten. Georg Dientzenhofer, der ältere Bruder Christophs, der sich in Prag hervortat, ist der Schöpfer der Wallfahrtsstätte Kappel (1685–89) bei Waldsassen. Diese Gegend befindet sich zwar im Osten Bayerns, steht aber dem im Westen Böhmens gelegenen Eger (Cheb) viel näher. Grundriß und Silhouette überraschen durch ihre Originalität: drei halbkreisförmige Kapellen sind um ein Dreieck herum angelegt. Ihre Mauerfläche wird von drei

670 KAPPEL (BEI WALDSASSEN).
WALLFAHRTSKIRCHE
*Gesamtansicht*

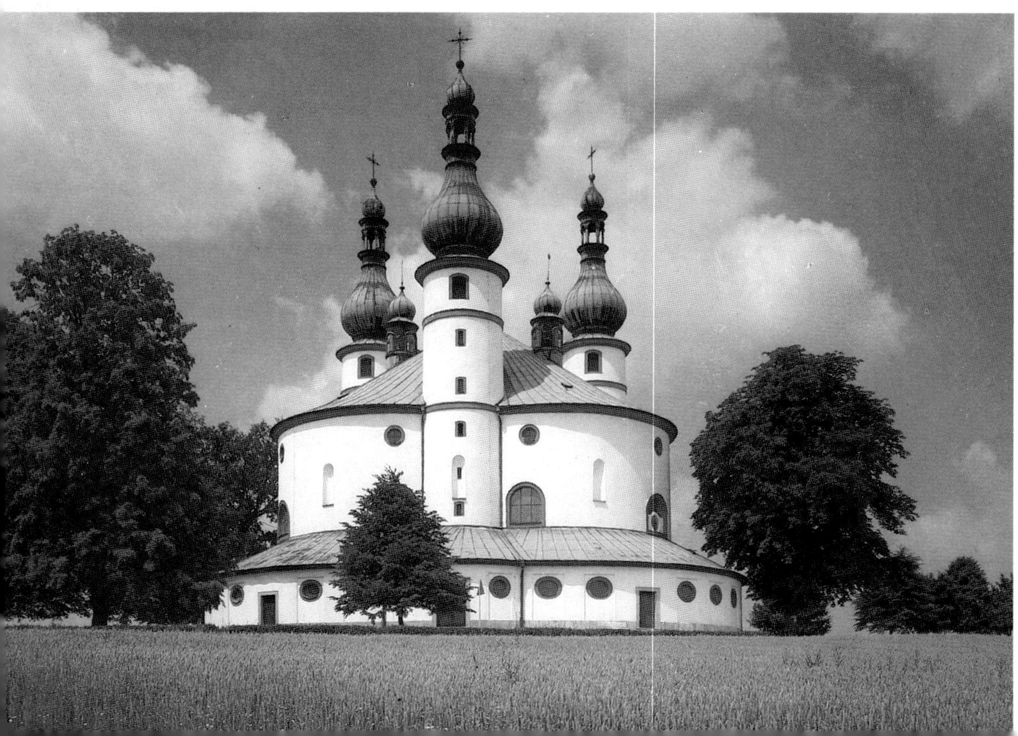

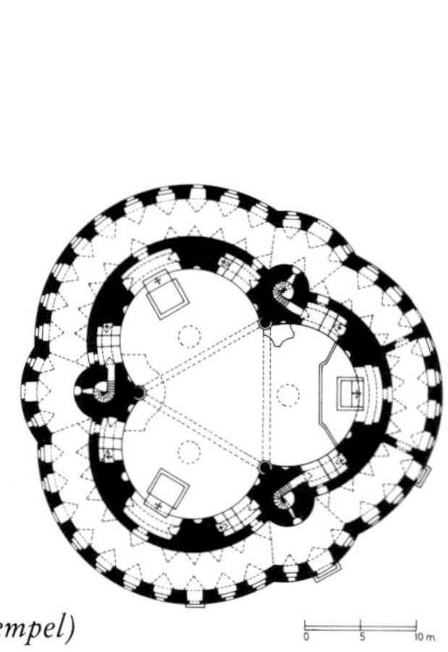

671 KAPPEL
(BEI WALDSASSEN).
WALLFAHRTSKIRCHE
*Grundriß*
*(Zeichnung Fixot nach Hempel)*

672 BANZ.
GESAMTANSICHT DES KLOSTERS

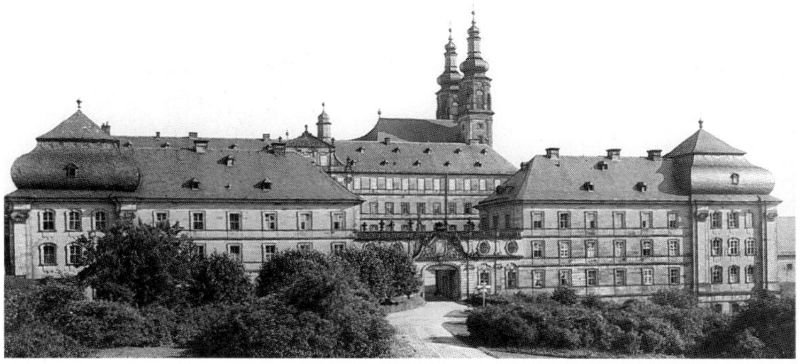

673 BANZ. KLOSTERKIRCHE
*Fassade*

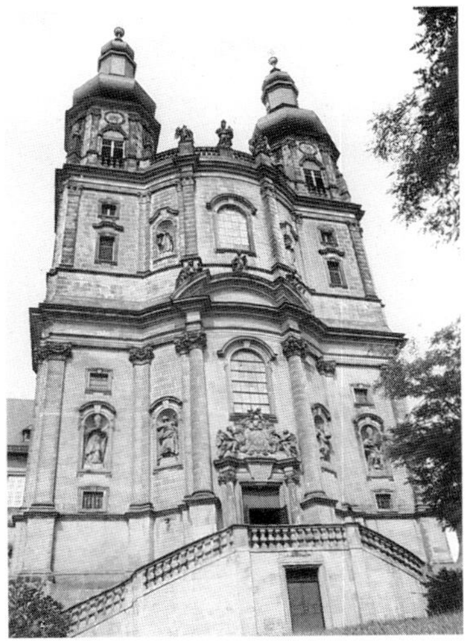

kleinen Türmen mit sich verjüngenden Zwiebelkuppeln akzentuiert, und auf Bodenniveau ist das Bauwerk von einer Galerie eingefaßt, deren Kurvung den Dreipaßgrundriß unterstreicht. Die bevorzugte Verwendung dreimal sich wiederholender Elemente geschieht offensichtlich zu Ehren der Dreifaltigkeit. Diese Art Symbolik sollte sich auf die Kunst Santin-Aichels in Sankt-Johann-Nepomuk bei Ždár nad Sázavou (Saar) übertragen, deren auf die fünf Sterne um das Haupt des Märtyrers bezogene Architektur bereits analysiert wurde.

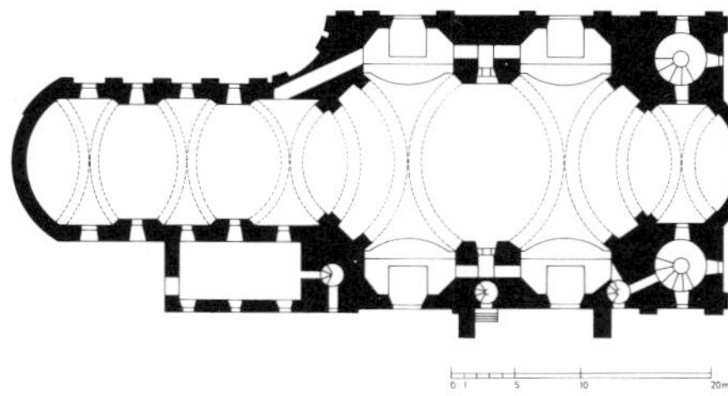

674 BANZ. KLOSTERKIRCHE
*Grundriß*
*(Zeichnung Fixot nach Charpentrat)*

Am Ufer des Mains, östlich von Bamberg, erheben sich auf Anhöhen, einander fast gegenüber, die hohen zweitürmigen Fassaden der Benediktinerabtei Banz im Norden und der Wallfahrtskirche Vierzehnheiligen im Süden. Ihre Darstellung und Interpretation sind für die Kenntnis des fränkischen Barock unumgänglich.

Unterhalb der Abteikirche von Banz sind gravitätisch und weitläufig die Klöstergebäude gestaffelt. Einer der Brüder Dientzenhofer, Johann Leonhard, errichtete diese Bauten zu Beginn des 18. Jahrhunderts. Balthasar Neumann entwarf 1750 die Pläne für das Außenportal und den Ehrenhof. J. M. Küchel leitete ihre Realisierung, die 1772 abgeschlossen war. In diesem bereits an sich bemerkenswerten Kloster fällt die Kirche trotz ihrer eher bescheidenen Ausmaße durch noch größere Qualität, die dem Können Johann Dientzenhofers zu verdanken ist (1710–19), auf. Hinter der zweitürmigen, in der Mitte gewölbten Fassade kombinierte er eine Folge von im Chor engeren Ellipsen. Die Raumgrenzen zwischen diesen Ellipsen sind unscharf. Die Wände sind soweit wie möglich reduziert, die Pilaster und Bögen schräg angeordnet. Der Übergang vom Schiff zum Chor ist ungezwungen („flüssig" ist man versucht zu sagen) gestaltet durch zwei ebenfalls schräg plazierte Seitenaltäre. Die Emporen sind gewellt. Wie Pierre Charpentrat beobachtete, „begrenzen die Gurtbögen dadurch, daß sie jeweils an den Schlußsteinen ansetzen, einerseits ein breites, annähernd ovales Gewölbe, das mit einem großen Fresko ausgefüllt ist, und andererseits kleinere, dreieckige Gewölbefelder, die aus dem übergreifenden Gewölbe über den Emporen gebildet werden". Die Fresken von Melchior Steidl (1716) vervollständigen die architektonische Vereinheitlichung und bieten einen sakralen Anschauungsunterricht von der Bekehrung des Paulus bis zum Licht des Heiligen Geistes und zum Abendmahl.

Die Erscheinung des Jesuskindes und der vierzehn Nothelfer, die 1445 einem jungen Hirten, Hermann Leicht, zuteil wurde, ist der Ursprung der Wallfahrtskirche Vierzehnheiligen. Sie unterstand zu gleichen Teilen der Zisterzienserabtei Langheim und dem Fürstbischof von Bamberg. Diese Aufteilung hatte finanzielle Probleme zur Folge, und in den Bau der barocken Wallfahrtsstätte waren die Oberhirten, deren Architekten und unterschiedliche Konzepte verwickelt, mit der Besonderheit, daß Bamberg herausragende Persönlichkeiten, nämlich den Fürstbischof Friedrich Karl von Schönborn und Balthasar Neumann, ins Spiel brachte. Stephan Mösinger, 1734 zum Abt von Langheim gewählt, billigte einen Entwurf von Gottfried Heinrich Krohne, einem protestantischen Architekten des Herzogs von Sachsen-Weimar. Dieser Entwurf muß recht durchschnittlich gewesen sein (1738–39). Im Frühjahr 1742 entwarf Küchel, der im Dienste des Bistums Bamberg stand, einen Plan mit langgestrecktem Kirchenraum und zentraler Wölbung. Am 26. Juli 1642 stellte Balthasar Neumann seinen Entwurf vor: einen Grundriß in Form des lateinischen Kreuzes mit Fassadentürmen und Vierungskuppel, wobei die Vierung sich am Ort der Erscheinung befinden sollte. Der Fürstbischof zwang dem Abt von Langheim diesen Entwurf auf. Krohne, der mit der Ausführung betraut wurde, hielt sich indessen nicht an ihn, und Neumann, der Mitte Dezember 1743 am Bau eintraf, stellte fest, daß der Chor sich nicht auf der von ihm vorgesehenen Stelle erhob. Krohne wurde daraufhin entlassen. Neumann arbeitete dann seinen endgültigen Entwurf aus, den Küchel realisierte. Der Rohbau war um 1763 fertiggestellt, die Weihe der Kirche fand 1772 statt. Im Inneren hebt die Ellipsenfolge auf der Hauptachse den in der Mitte des Kirchenraumes vor der Achse des Querschiffes liegenden Altar des Jesuskindes und der Vierzehn Heiligen hervor. Neumann zeigt sich hier als souveräner Meister der Raumerweiterung. Poetischer noch und homogener werden diese Räume durch die Skulpturen von Johann Michael Feuchtmayr und Johann Georg Übelherr und die Fresken von Giuseppe Appiani (1764–69). Die Fassade übertrifft in Majestät und Kraft die der Abtei von Banz. Vierzehnheiligen ist zu Recht eine nicht nur bei den deutschen Katholiken, sondern auch bei den Kunstkennern berühmte Stätte.

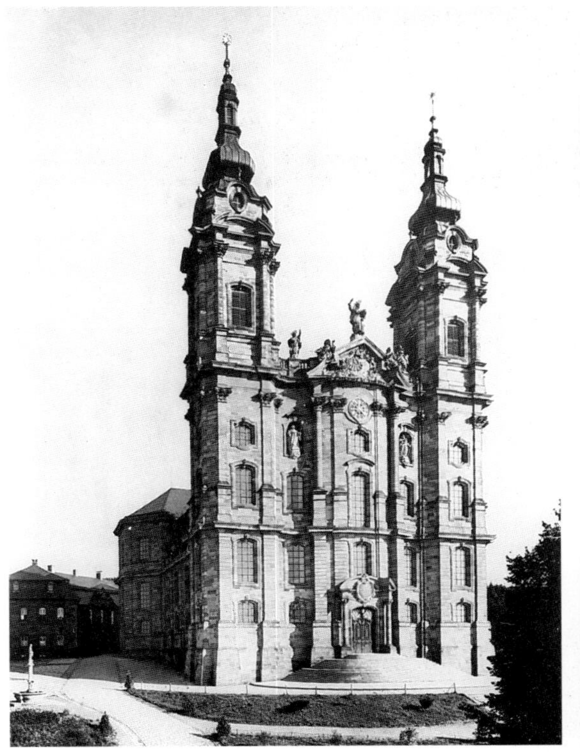

675 VIERZEHNHEILIGEN.
WALLFAHRTSKIRCHE
*Fassade*

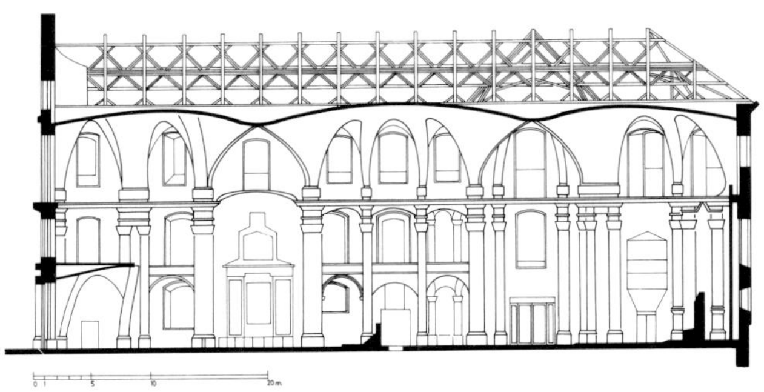

676 VIERZEHNHEILIGEN. WALLFAHRTSKIRCHE
*Längsschnitt*
*(Zeichnung Fixot nach Charpentrat)*

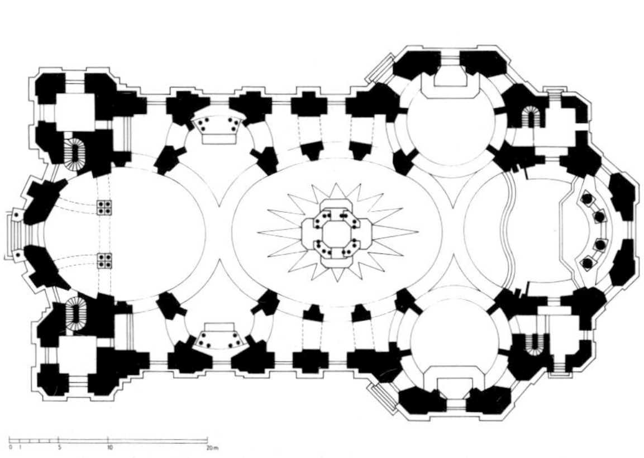

677 VIERZEHNHEILIGEN.
WALLFAHRTSKIRCHE
*Grundriß*
*(Zeichnung Fixot nach Charpentrat)*

678 ST. GALLEN. STIFTSBIBLIOTHEK
*Innenansicht*

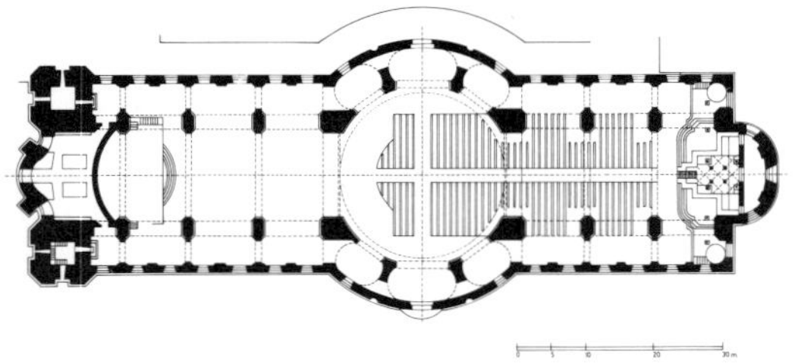

679 ST. GALLEN. STIFTSKIRCHE
*Grundriß*
*(Zeichnung Fixot nach Charpentrat)*

In der Benediktinerabtei Sankt Gallen in der deutschsprachigen Schweiz, deren dort aufbewahrter karolingischer Grundriß wohlbekannt ist, dauerte der Neubau der Kirche von 1748–70. Die Arbeiten wurden am längsten von Peter Thumb (1748–58) geleitet. Aber dennoch kann diese Kirche nicht als dessen alleiniges Werk gelten. So notierte der Abt in seinem Tagebuch, daß er unfähig gewesen sei, einen befriedigenden Entwurf auszuarbeiten. Überdies wirkte seit 1749 Giovanni Gaspare Bagnato aus Como an dem Bau, und die Fassade mit ihren beiden Türmen errichtete zwischen 1761 und 1768 Johann Michael Beer. Das Gebäude, das als Ergebnis dieser langwierigen und vielfältigen Bemühungen entstand (heute Dom), weist einen rechteckigen Grundriß mit Wandpfeilern im Inneren auf. Aber das Rechteck erweitert sich in der Mitte zu einer Rotunde mit einem Kapellenkranz. Das Langhaus liegt in den westlichen Jochen, der Chor im Osten, auf der Seite der zweitürmigen, in der Mitte konvexen Fassade (Chorturmfassade). Trotz ihrer späten Entstehungszeit ist diese Fassade von noch ungebrochen starkem Barock. Das Chorfresko stammt von Joseph Wannenmacher, das Chorgestühl von Josef Anton Feuchtmayr. Die Stiftsbibliothek von Peter Thumb entstand stilchronologisch noch später (1758–67). Die Feinheit ihrer Innenstruktur und der raffinierte Dekor machen sie zu einem bemerkenswerten Beispiel für das klösterliche Rokoko.

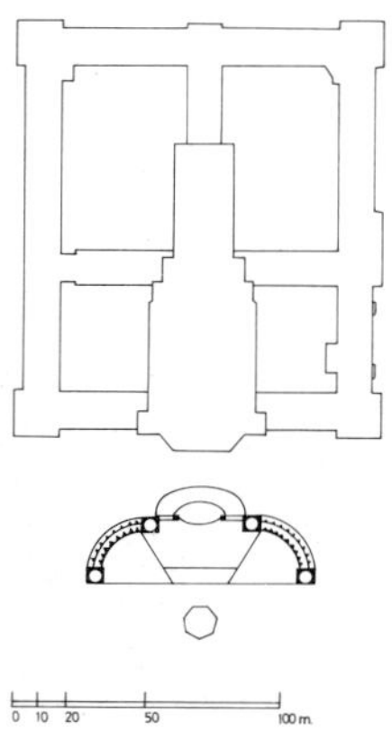

680 KLOSTER EINSIEDELN
*Gesamtplan*
*(Zeichnung Fixot nach Charpentrat)*

Im Kanton Schwyz liegt die Benediktinerabtei Einsiedeln, ein noch heute blühendes Kloster und die bedeutendste Wallfahrtsstätte der Schweiz. Um ihre Geschichte und ihre Architektur zu begreifen, muß man ihre Funktion als Gedenk- und Verehrungsstätte kennen. Das Gedenken gilt dem Eremiten St. Meinrad, der im Jahre 861 in dieser Gegend von Räubern ermordet wurde. Um 934 vereinigte der Straßburger Domherr Eberhard die an dieser Stelle lebenden Einsiedler zu einer Benediktinergemeinschaft. Die Verehrung gilt Unserer Lieben Frau der Eremiten, deren heutige Statue, eine schwarze Madonna, aus der Mitte des 15. Jahrhunderts stammt. So erklärt sich die Tatsache, daß das Kloster vor dem barocken Neubau zwei zugleich zusammengehörende und eigenwertige Kirchen besaß: im Osten die eigentliche Abteikirche (Oberes Münster) und im Westen die die Heiligenkapelle mit umfassende Kirche, das Untere Münster. Diese Heiligenkapelle war die alte Zelle Meinrads und beherbergte die schwarze Madonna. Im zweiten Jahrzehnt des 17. Jahrhunderts ließ der Erzbischof von Salzburg, Marcus Sitticus von Ems-Hohenems, von dem Architekten seines Domes, Santino Solari, das Äußere der Heiligenkapelle mit Marmor verkleiden. In der eigentlichen Abteikirche im Osten wurde seit 1674 von Hans Georg Kuen aus Bregenz der Chor neu erbaut. Kaspar Moosbrugger, aus Au bei Bregenz stammend, ein Laienbruder des Klosters, schuf die Pläne für das neue Kloster, ein riesiges Rechteck, aufgeteilt in regelmäßige Höfe, das von 1704–18 errichtet wurde. Anschließend gestaltete er den weiteren Verlauf der neuen Kirche vom Chor an, wobei es ihm gelang, daß beide von Ost nach West die Achse der gesamten riesigen Anlage bilden. Moosbrugger starb 1723, und 1735 fand die Weihe statt. Im Anschluß an den Chor, nach Westen zu, folgen nacheinander zwei kuppelgedeckte Joche und ein Oktogon, das die Heiligenkapelle umfaßt. Diese beiden Joche und das Oktogon sind breiter als der Chor. Das Gewicht, das den Wandpfeilern zugemessen wird, ist typisch für die Vorarlberger Baumeister. Das große Talent des Bruders Moosbrugger wird an der vereinheitlichenden und zugleich akzentuierenden Verbindung der Bauteile und an der Lichtverteilung sowie, am Außenbau, an der zweitürmigen Fassade mit zentraler Vorwölbung, die an die von Weingarten erinnert, sichtbar. Noch majestätischer geriet diese Fassade nach der Erweiterung der Anlage nach Westen, bei der sie durch einen Arkadensockel und einen Vorplatz zur Geltung gebracht wurde. Im Inneren schufen einen Großteil der Fresken und Stukkaturen die Brüder Asam. Der Chor wurde von 1746–50 von Franz Kraus umgestaltet. Joseph Anton Feuchtmayr schuf etliche der Altäre. Nach ihrer Zerstörung durch die Soldaten des französischen Marschalls Masséna im Jahre 1798 baute man die Heiligenkapelle 1815 mit den Originalmaterialien, aber um ein Drittel verkleinert, wieder auf.

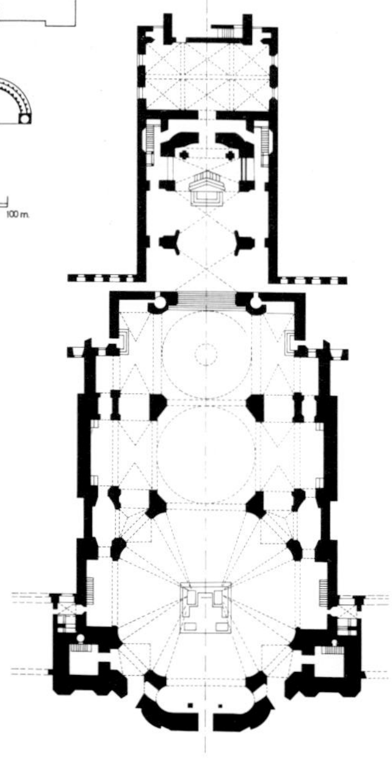

681 KLOSTER EINSIEDELN
*Grundriß der Kirche*
*(Zeichnung Fixot nach Charpentrat)*

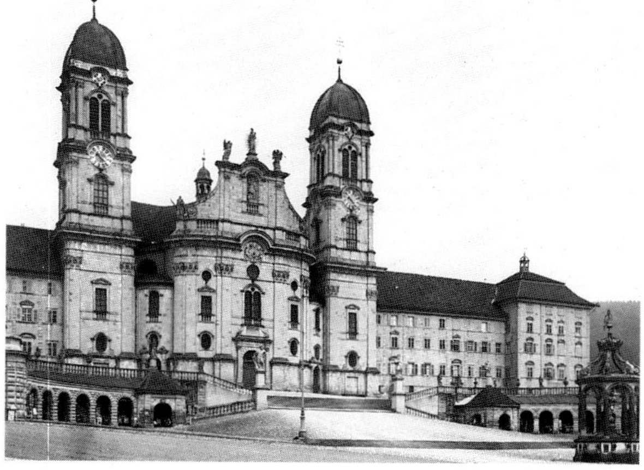

682 KLOSTER EINSIEDELN
*Westfassade*

# DIE LÄNDER OST-, NORD- UND NORDWEST-EUROPAS

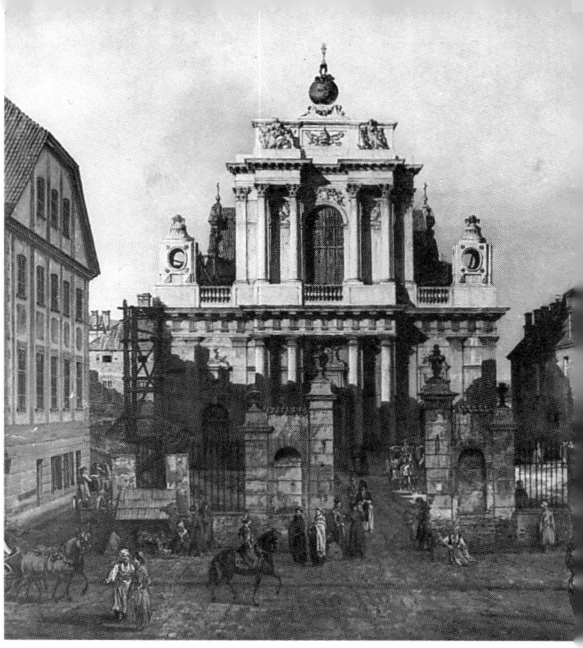

683 WARSCHAU. BELLOTTO: KARMELITERKIRCHE *(Warschau, Nationalmuseum)*

## POLEN: DAS BAROCKE WARSCHAU UND BERNARDO BELLOTTO

Der 1720 in Venedig geborene Bernardo Bellotto, Sohn einer Schwester Canalettos, verließ 1747 Italien für immer und brach nach Dresden auf. Dorthin war er von August III., Kurfürst von Sachsen und König von Polen, berufen worden. Er wurde Hofmaler, blieb elf Jahre lang in der sächsischen Hauptstadt und schuf dort bedeutende Veduten, auf denen die Frauenkirche, die Hofkirche und der Zwinger überliefert sind. 1758 ging er wegen der preußischen Besetzung nach Wien, kehrte aber Ende 1761 nach Dresden zurück. 1763 starb August III. Das Kurfürstentum Sachsen und das Königreich Polen waren fortan getrennte Herrschaftsgebiete. 1764 bestieg Stanisław Poniatowski den Thron in Warschau. Unter seiner Regierung – der letzten der polnischen Monarchie, ehe diese 1795 abgeschafft wurde – erlebte der Klassizismus eine reiche Blütezeit. Dennoch wurde in der gleichen Ära eine Serie von Veduten geschaffen, die aufs reizvollste und kostbarste das barocke Warschau dokumentieren. 1767 traf nämlich Bellotto in der Stadt ein und er, der bereits August III. gedient hatte, wurde 1768 zum Hofmaler seines Nachfolgers ernannt. Am 17. Oktober 1780 starb der Künstler in der polnischen Hauptstadt.

Von 1767 bis 1780 schuf Bellotto seine Ansichten von Warschau – mehr als zwanzig an der Zahl –, die heute im Besitz des Nationalmuseums der Hauptstadt Polens sind. Die präzise Wiedergabe der städtebaulichen Silhouette ist gelegentlich durch künstlerische Freiheiten in der Darstellung durchbrochen, aber im wesentlichen ist sie so zuverlässig, daß die Bilder bei der Rekonstruktion von Stadt und königlichem Schloß verwendet werden konnten. Sie zeigen auch die Sigismund-Säule, das Palais Krasiński, das Blaue Palais und die Barockfassaden der Karmeliterinnen- und der Salesianerinnen-Kirche (Kirche der Schwestern von der Heimsuchung Mariä) aus der Mitte des 18. Jahrhunderts. Fünf Bilder widmete Bellotto dem damals vor der Stadt liegenden Schloß Wilanów. Seine Bauten, die Agostino Locci für Jan Sobieski erheblich vergrößert hatte, sind in ihrer Vielfalt, ihrem reichen Schmuck, mit Vorhof und Ehrenhof festgehalten.

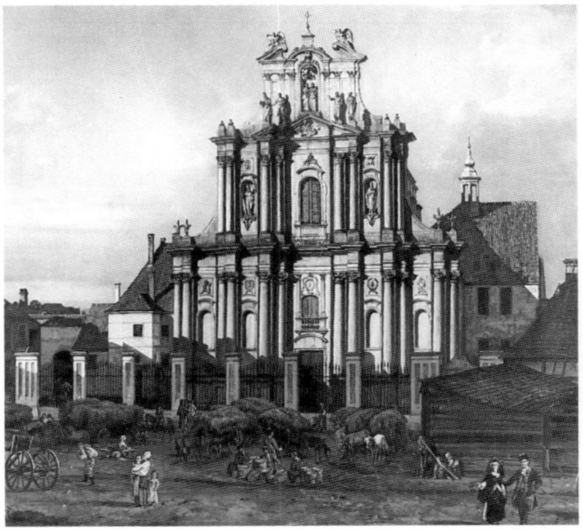

684 WARSCHAU. BELLOTTO: VISITANTINNEN-KIRCHE *(Warschau, Nationalmuseum)*

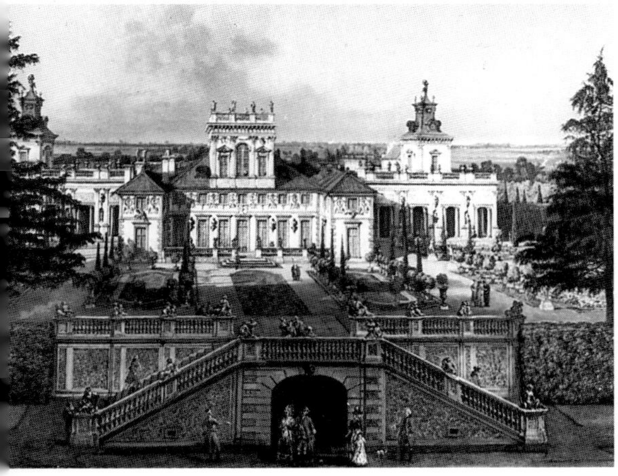

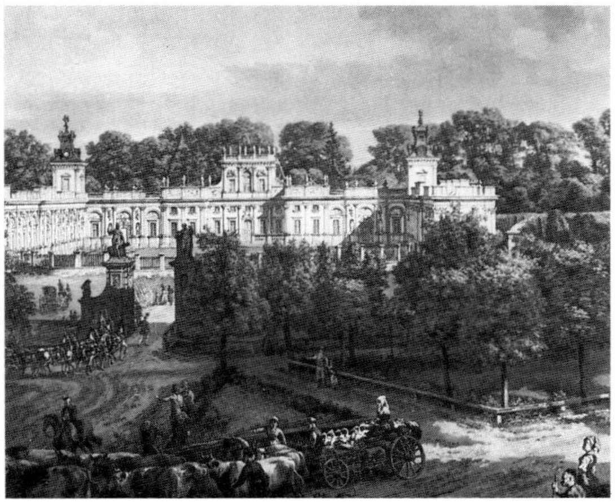

685 WARSCHAU. BELLOTTO: SCHLOSS WILANÓW *(Warschau, Nationalmuseum)*

686 WARSCHAU. BELLOTTO: SCHLOSS WILANÓW *Eingangsseite* *(Warschau, Nationalmuseum)*

## SANKT PETERSBURG (LENINGRAD) UND UMGEBUNG

Bei der Gründung von St. Petersburg wurde als zu bebauendes Terrain zunächst das Nordufer der Newa, dann Wassiljewski Ostrow und schließlich das Südufer gewählt. Es wurde also ein Bogen geschlagen von Nord nach West, dann nach Süd. Das Ergebnis war die Einfassung eines Teils der Newamündung mit hervorragenden Bauwerken, unter denen durch ihre Größe und Qualität die Peter-und Paul-Festung auf einer Insel im Norden und der Winterpalast und die Admiralität im Süden herausragen, wobei von der Admiralität der dreistrahlige Grundriß Jean-Baptiste-Alexandre Le Blonds mit dem Newski-Prospekt ausgeht. Dieser Flußabschnitt erinnert durch seine urbane Funktion und die natürliche und architektonische Prachtentfaltung an seinen Ufern trotz der beträchtlichen Unterschiede in Klima und Stil an die Seine zwischen Louvre und Collège des Quatre Nations in Paris und an den „bacino" in Venedig zwischen Dogenpalast, Piazzetta und San Giorgio Maggiore. Nach der Gründung St. Petersburgs im Geiste des Barock folgte unter Katharina II. der Großen (1762–96), ihrem Sohn Paul I. Petrowitsch (1796–1801)

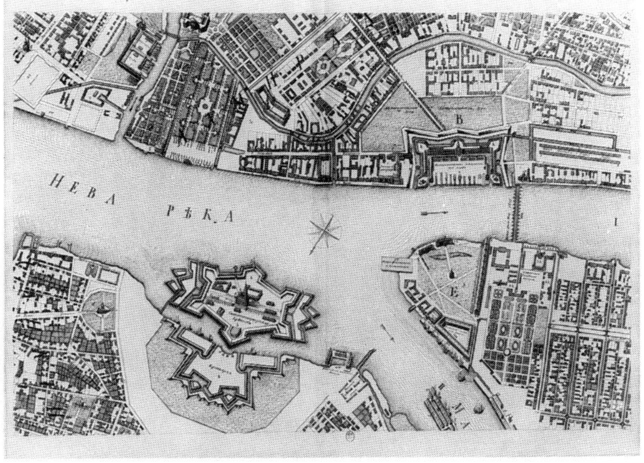


687 LENINGRAD.
*vormals St. Petersburg*
*Plan. 1753*

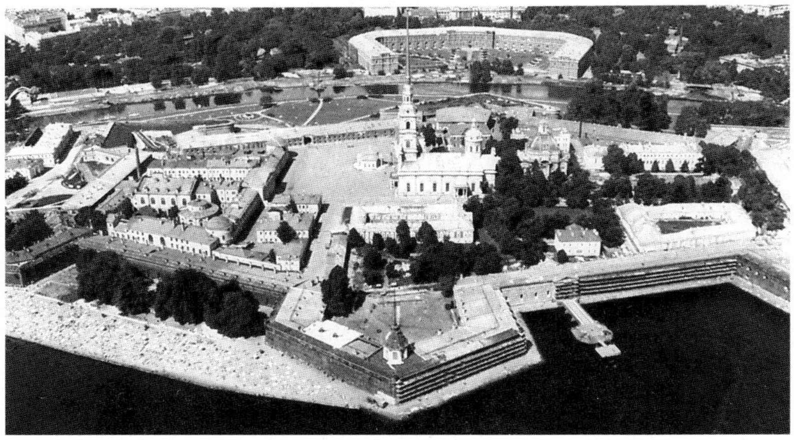

688 LENINGRAD.
ST.-PETER-UND-
PAUL-FESTUNG

und dessen Söhnen Alexander I. Pawlowitsch (1801–25) und Nikolaus I. Pawlowitsch (1825–55) eine Blütezeit des Klassizismus. Es mag genügen, einige der Architekten und Bauwerke dieser langen Klassizismus-Epoche anzuführen: den Franzosen Jean-Baptiste Vallin de La Mothe (1729–1800), den Schotten Charles Cameron (um 1740–1812), die Italiener Antonio Rinaldi (1709–90) und Giacomo Quarenghi (1744–1817) sowie zwei Russen, Andrei Nikifor Woronichin (1760–1814), den Erbauer von Unsere Liebe Frau von Kasan (1801–11), und Andrejan Dmitri Sacharow (1761–1811), den der Admiralität, die – am selben Standort – die Admiralität Peters des Großen ersetzte.

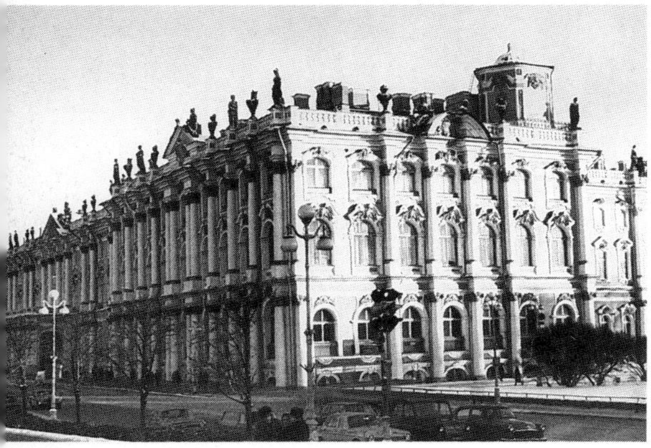

689 LENINGRAD. EREMITAGE
*Nord-West-Flügel*

Unter den Werken Bartolomeo Francesco Rastrellis ist zweifellos der Winterpalast (1754–62) trotz mancher Neu- und Umbauten das charakteristischste Beispiel für den Barockstil der Hauptstadt und die Begabung seines Architekten. Es waren mehrere Winterpaläste in St. Petersburg entstanden, und Trezzini hatte die dritte Version an jener Stelle geschaffen, wo sich heute das Eremitage-Theater erhebt. Rastrelli wurde zunächst nur mit einigen Umbauten betraut. Unter der Zarin Elisabeth erhielt er dann den Auftrag für den Bau des heutigen Palastes, dessen Entwurf 1754 genehmigt wurde. Die Nordfassade entlang der Newa ist die schlichteste. Die Südfassade zur Stadt hin zeichnet sich durch eine lebhaftere Gestaltung aus, mit Arkaden in der Mitte des Untergeschosses (auf einem Entwurf Rastrellis ist diese Partie dargestellt), Zufahrtsrampen an den Seiten und Säulenstaffelungen, die eine vorteilhafte optische Streckung bewirken. Durch Skulpturen und Malereien erhält das Äußere des Baus dynamische und pittoreske Züge, seine Massivität und Höhe lassen es majestätisch erscheinen. Die Ausstattung Rastrellis im Inneren blieb unter Katharina II. weitgehend erhalten. Aber als im Dezember 1837 der Palast bei einem Brand verwüstet worden war, befahl Nikolaus I. einen Neubau und die Neuausstattung innerhalb kürzester Frist. Die Fassaden wurden sorgfältig wiederhergestellt. In dem restaurierten Bauwerk ist an einigen Stellen, wo es genau rekonstruiert wurde, das Gesamtbild der Interieurs Rastrellis zumindest annähernd erhalten. Dies gilt für die Treppe der Gesandten oder Jordans-Treppe und für die Kathedrale; in beiden Fällen respektierte Stassow die Arbeit seines Vorgängers. In der Ornamentik und im Gesamtbild hält sich die Ausstattung des Thronsaals vom Geiste her an einen Entwurf Rastrellis: dekorativer Überfluß verbindet sich aufs glücklichste mit dem Reichtum der Struktur. Es ist bekannt, daß der Winterpalast seit 1946 einen Teil der Sammlungen des Museums der Eremitage beherbergt; aber von der zweiten Hälfte des 18. Jahrhunderts bis in die Mitte des 19. Jahrhunderts wurden im Westen der Zarenresidenz mehrere Bauten angefügt, die auch schon diesen Namen trugen: die Kleine Eremitage (1764–67) von Vallin de La Mothe, die Alte Eremitage (1775–84), das Theater von Quarenghi und die Neue Eremitage (1839–50).

Der historische Stadtkern Leningrads hat stark unter der Belagerung durch die deutsche Armee vom 8. September 1941 bis zum 27. Januar 1944 gelitten. Als noch gravierender aber erweisen sich die Beschädigungen an den Residenzen der Umgebung; Photographien zeigen, daß manchmal nur noch Ruinen übriggeblieben sind. Die Restaurierungen haben bis heute noch nicht zu einer völligen Wiederherstellung der Paläste geführt, aber sie haben ihnen zumindest einen sehr großen Teil ihrer Schönheit wiedergegeben. Wie in St. Petersburg war auch hier auf den Barock der Klassizismus gefolgt, und ihn gilt es naturgemäß vor allem an Peterhof (heute Petrodworez), Oranienbaum (Lomonossow) und Zarskoje Selo (Puschkin) zu erläutern. Pawlowsk und Gatschina, rein klassizistische Bauten, fallen nicht unter unser Thema.

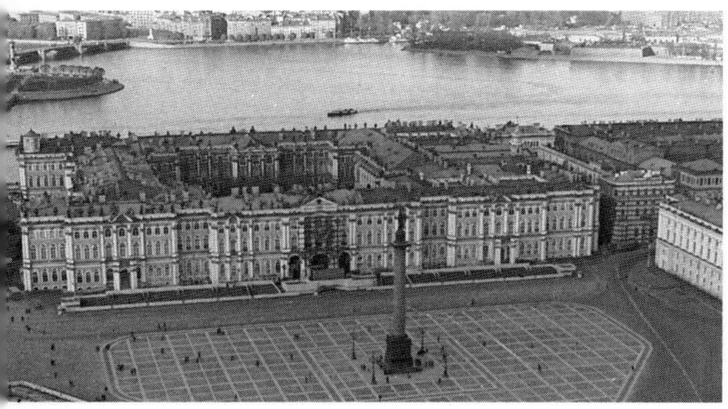

690 LENINGRAD. EREMITAGE
*Südfassade*

Schloß Peterhof, das Le Blond für Peter den Großen schuf, war, der üblichen Definition zufolge, eine Art Versailles am Südufer des Finnischen Meerbusens. Tatsächlich ist das Hauptschloß, das auf einer Anhöhe gelegen ist, in horizontalen Harmonien gestaltet; die zum Meer abfallenden Gärten mit ihren Kaskaden, Bassins und Skulpturen sind nach französischen Regeln angelegt, und ihre Pavillons trugen auch französische Namen. Das Hauptschloß bestand aus einem zentralen, höheren Baukörper, zwei langen, niedrigen Seitenflügeln und zwei abschließenden Pavillons. Im Inneren war das Arbeitskabinett des Zaren, von dem man weiß, daß es 1721 so weit fertig war, daß man es vorführen konnte, mit plastisch verzierten Wänden in einem reinen Régence-Stil von Nicolas Pineau ausgestattet worden. Im Park erinnerte der Samson-Brunnen in der Nähe der großen Kaskade an den Sieg bei Poltawa. Er existiert heute noch, ist aber mit Skulpturen geschmückt, die den Restaurierungsarbeiten nach dem Zweiten Weltkrieg entstammen. Die Namen der Pavillons waren dem französischen Hof entliehen: Marly, die Eremitage und Monplaisir. Die Zarin Elisabeth liebte Peterhof als Erinnerung an ihren Vater, aber ihr Hofstaat war zu zahlreich für den Palast

691 LENINGRAD. EREMITAGE
*Grundriß*
*A. Winterpalast. B kleine Eremitage.*
*C. alte Eremitage. D. neue Eremitage.*
*E. Theater.*
*(nach Kennett)*

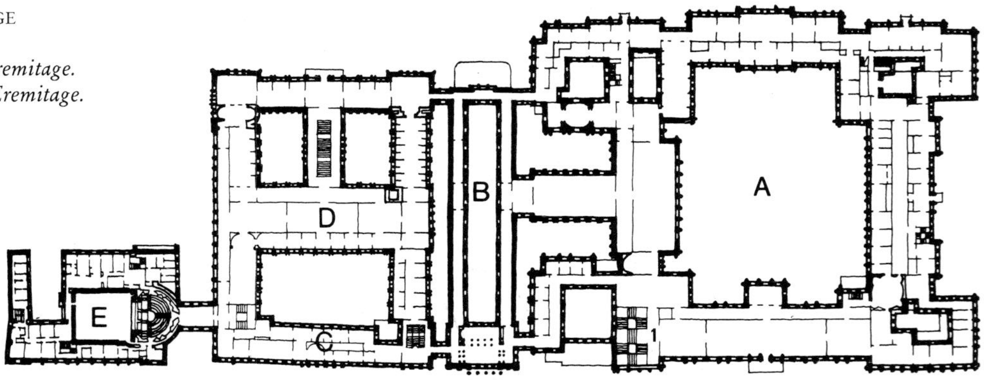

692 SCHLOSS PETERHOF.
*(Stich, 1717)*

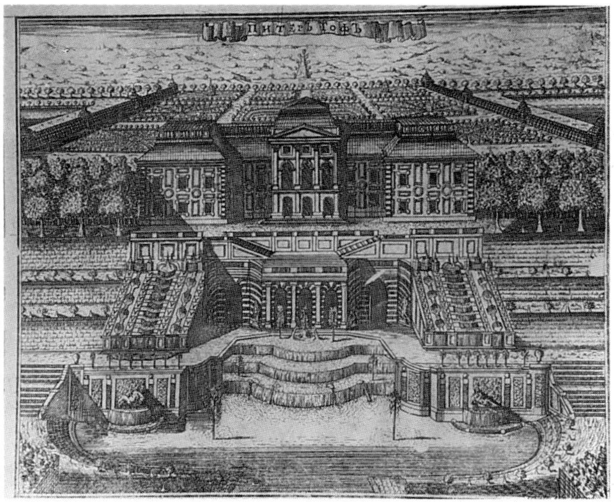

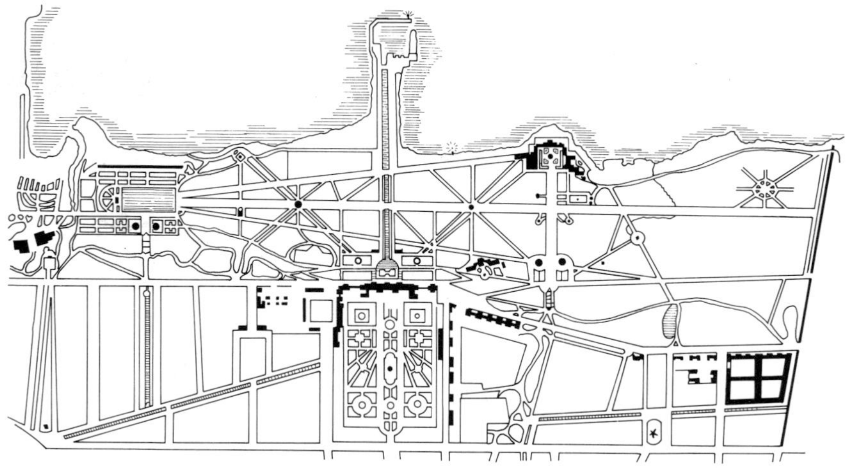

693 SCHLOSS PETERHOF.
*Plan*
*(Zeichnung Fixot nach Kennett)*

Le Blonds. 1741 wurden Erweiterungen beschlossen, 1747 die Entwürfe angenommen, und fünf Jahre später waren die Arbeiten vollendet. Der Architekt, Bartolomeo Francesco Rastrelli, mußte nach dem Willen der Zarin das Schloß aufstocken, dabei aber gleichzeitig den ursprünglichen Charakter wahren. Er fügte ein Geschoß an und errichtete an den Enden einen Pavillon für die Kapelle und, in symmetrischer Gestalt, einen für den Wappentrakt. Geschmückt wurden sie, dem Geschmack der Zarin folgend, mit von der Nationalarchitektur inspirierten Kuppeln. Im Inneren ließ man die Treppe der Kaufleute und die Türen des Saales der Mode und der Grazien bei der klassizistischen Umgestaltung so weit unangetastet, daß der Charakter der Schöpfung Rastrellis erkennbar bleibt.

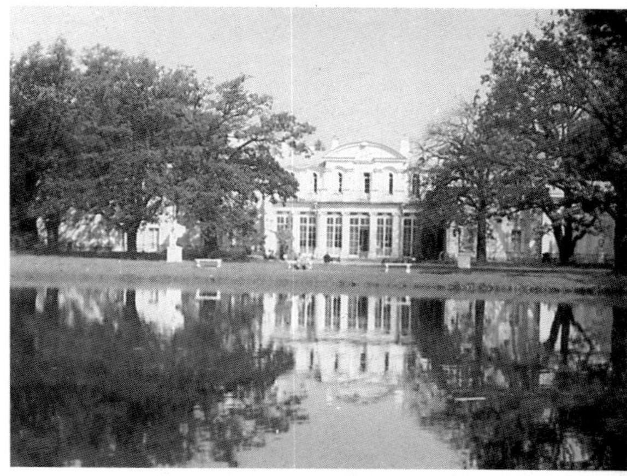

694 SCHLOSS ORANIENBAUM
*Tanzpavillon*

Einige Kilometer westlich von Peterhof, auf demselben Ufer des Finnischen Meerbusens, erinnert Oranienbaum mit seinem Namen an das Außergewöhnliche, das dem Besitz von Orangenbäumen in diesem Teil Rußlands anhaftete. Der Palast des Fürsten Menschikow war nicht nur dem des Zaren benachbart, sondern er hatte auch die gleiche Lage, nämlich auf einer Anhöhe über dem Meer. Dennoch drückt der Stil den psychologischen Unterschied zwischen Herrscher und Höfling aus: letzterer legte Wert auf Reichtum und Zurschaustellung. Mit dem Entwurf wurde 1710 Giovanni Maria Fontana beauftragt, aber Gottfried Schädel drückte den Bauten seinen Stempel auf: den eines üppigen, überladenen Barock. Im Grundriß gibt die Schloßanlage eine sehr schöne Idee wieder: der zentrale Baukörper ist eingefaßt von konvexen Seitenflügeln mit Endpavillons, als wollte der Bau den Horizont umfassen (1713–25). Zarin Elisabeth schenkte Oranienbaum dem späteren Peter III. Fjodorowitsch als Sommerresidenz. Bartolomeo Francesco Rastrelli fügte dem ursprünglichen Palast Seitenflügel an (der Große Palast). Antonio Rinaldi baute für Katharina II. den Chinesischen Palast und den Pavillon „Rodelberge" (Katalnaja Gorka, 1760–68), der seinen Namen erhielt, weil man sich unmittelbar vor seinen Fassaden auf künstlichen Hügeln dem Vergnügen des Berg- und Talbahnfahrens hinzugeben pflegte. Die Innenausstattung dieser beiden kleinen Residenzen gehört noch dem Rokoko an und ist von liebenswert exotischem Gepräge. Aber Grundriß und Äußeres des Rodelberge-Pavillons sind komplex; das Gebäude besteht aus um einen zentralen Turm zwischen zwei quadratischen Flügeln angeordneten Teilen. Die Dynamik von Struktur, Portiken und Treppen ist noch barock, der Gesamtentwurf indessen von einer Reinheit, die den Klassizismus ankündigt.

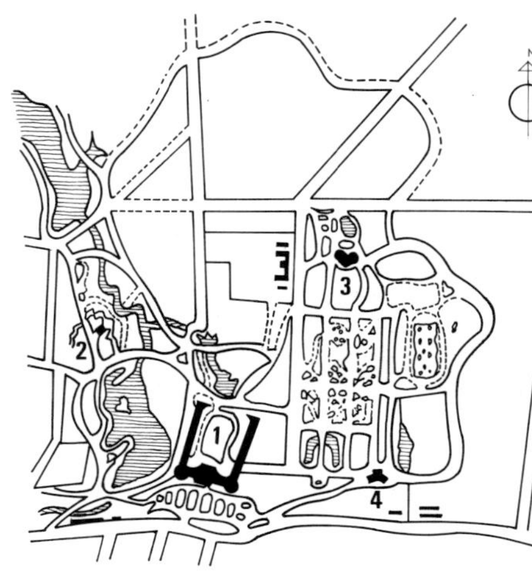


695 ORANIENBAUM.
*Plan*
*1. Großer Palast. 2. Palast Peters III.*
*3. Chinesischer Pavillon. 4. Tanzpavillon*
*(nach Kennett)*

Etwas mehr als zwanzig Kilometer südlich von St. Petersburg besaß Fürst Menschikow einen Meierhof. Dieses von Zarin Katharina I. Alexejewna in ein kleines Schloß umgewandelte Gut war die Keimzelle von Zarskoje Selo. Kwassow und Tschewakinski führten für die Zarin Erweiterungsbauten aus. Letzterer schuf die Kirche, an der Elisabeth besonderes Interesse zeigte und die von der traditionellen russischen Architektur inspiriert ist. Die genannten Arbeiten genügten der Herrscherin indessen nicht, und sie betraute Bartolomeo Francesco Rastrelli mit dem Neubau (1752–56). Dieser Neubau ist in seiner Größe, seiner Dynamik und Farbigkeit eines der bedeutendsten Werke Rastrellis. Er stockte die Bauten auf, erweiterte sie in der Länge auf tausend Meter und belebte die Fassaden durch kraftvolle Akzentuierung ihrer Elemente und durch Polychromie. Von den Interieurs Rastrellis sind durch die klassizistischen Umbauten nur noch Reste erhalten. Dieser Palast wurde in Erinnerung an Katharina I. der Große-Katharinen-Palast (Jekaterinski) genannt. Er beherbergte lange Zeit ein Bernsteinzimmer, ein Geschenk Friedrich Wilhelms I. von Preußen an Peter I., das von Elisabeth nach dort verlagert worden war; es ist gegen Ende des Zweiten Weltkrieges verschwunden.

696 ZARSKOJE SELO
(JETZT: PUSCHKIN)
*1. Großer Palast*
*2. Grotte (von Bartolomeo Rastrelli)*
*3. Eremitage; 4. Alexanderpalast.*
*(nach Kennett)*

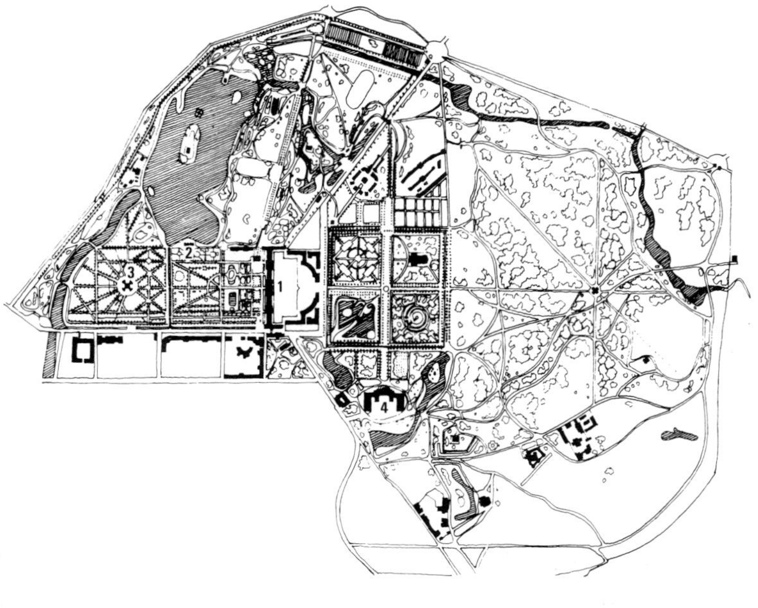

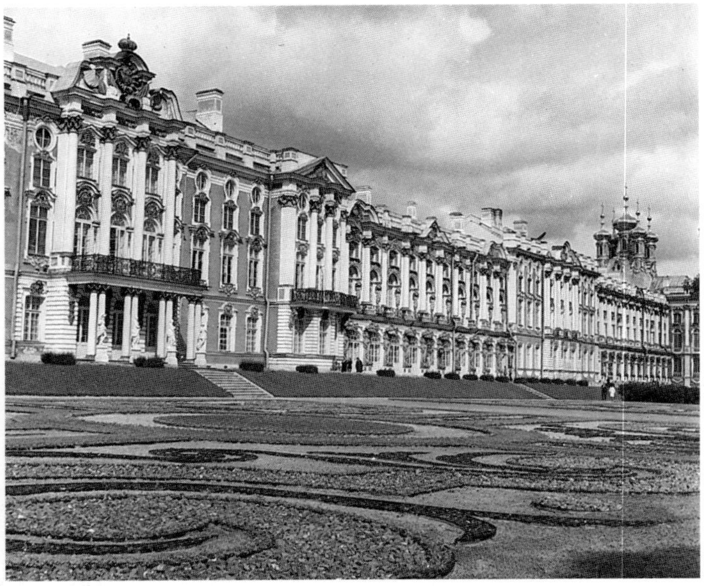

697 ZARSKOJE SELO
*Großer Palast*
*Fassade*

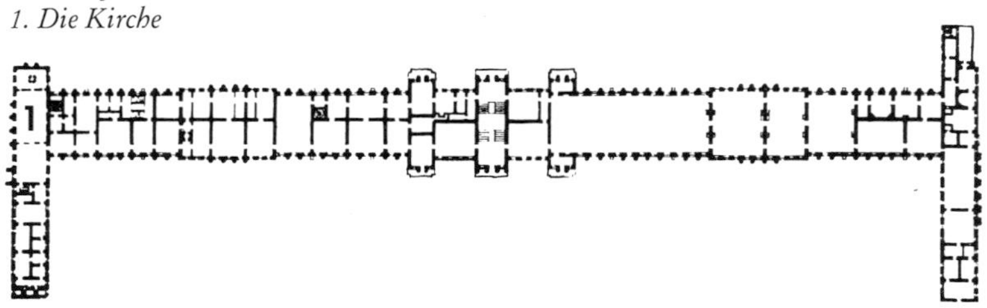

698 ZARSKOJE SELO
*Großer Palast*
*Grundriß*
*1. Die Kirche*

Im Park existieren noch zwei Pavillons, die von der schöpferischen Fruchtbarkeit Rastrellis zeugen: die Grotte, deren Fassade mit dicht an dicht stehenden Säulen rhythmisiert wird, und die Eremitage über X-förmigem Grundriß.

Der andere große Palast von Zarskoje Selo wurde von Quarenghi gebaut, und zwar auf Befehl der Zarin Katharina II. für ihren Enkel, den späteren Zaren Alexander I. Pawlowitsch, nach dem er auch Alexander-Palast benannt wurde.

Der Puschkin-Palast wurde diesem Palastensemble 1937 hinzugefügt, in Erinnerung an die Zeit, als der Dichter dort Schüler war, und zugleich als ehrendes Andenken.

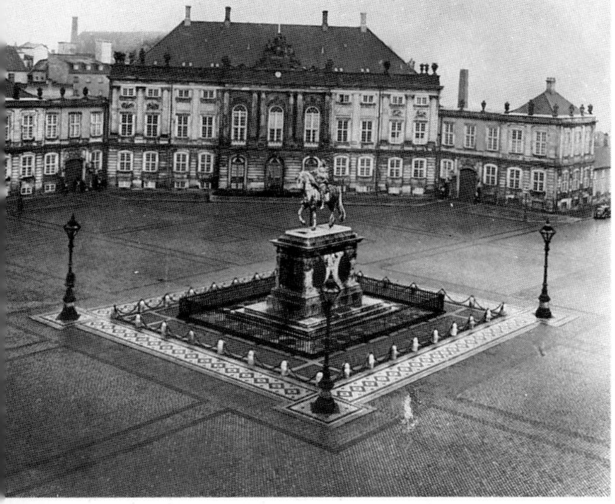

699 KOPENHAGEN. SCHLOSS AMALIENBORG
*Mittelplatz*

700 KOPENHAGEN. SCHLOSS AMALIENBORG
*Grundriß*
*(Zeichnung Fixot nach Lavedan)*

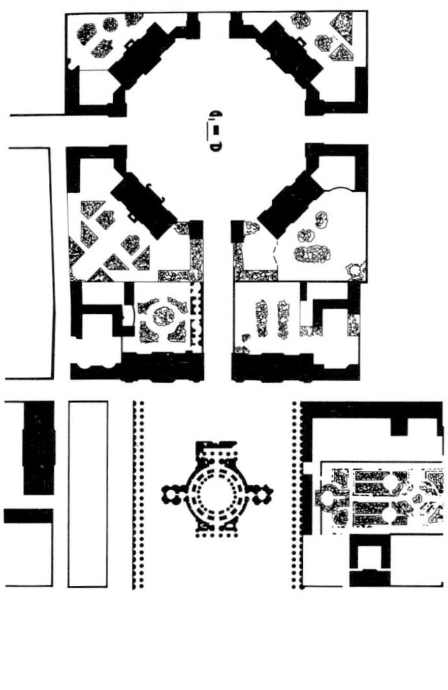

# DIE SKANDINAVISCHEN LÄNDER: DÄNEMARK UND SCHWEDEN

Der Amalienplatz (Amalienborg) in Kopenhagen stammt aus der Regierungszeit Friedrichs V. (1746–66). Er ist ein außerordentlich gelungenes Beispiel des Städtebaus der Aufklärung in seiner Schönheit als Platz selbst, in seiner Zugehörigkeit zur Kategorie der Place Royale (in seiner Mitte befindet sich das Reiterstandbild Friedrichs V.) und mit der baulichen Gesamtsituation, in die er eingebunden ist: so liegt in einer der vier Straßen, die seine Seiten markieren, die königliche Kirche Friedrichs. Die Grundsteinlegung dieser Kirche fand am 29. Oktober 1749 statt, und mit dem Bau der den Platz umgebenden Palais wurde 1750 begonnen. Der Stadtplaner und Architekt dieses Platzes, Nils Eigtved, hatte zuvor seit 1725 acht Jahre lang im Dienste des Kurfürsten von Sachsen und Königs von Polen gestanden. Er entwarf ein von vier Palais gesäumtes Oktogon. Versailles hatte diesen Grundriß mit der Place Dauphine eingeführt, und die Gattung der Place Royale war in Frankreich bereits zur Vollendung geführt worden. Eigtveds Hand ist in der Harmonie der Proportionen und im Aufriß der Palais, bei dem er sich an dem Japanischen Palais in Dresden orientiert hatte, erkennbar. Der bronzene Friedrich V. von Jacques-François-Joseph Saly, dessen Entwurf von 1755 stammt und der 1768 an Ort und Stelle aufgestellt wurde, zeigt einen friedlichen Herrscher: „er ist ruhige und ihrer selbst sichere Stärke“ (Pierre Lavedan). Das Werk sollte durch eine Ausschmückung bereichert werden, die jedoch aus Kostengründen nicht zustande kam. Nicolas-Henri Jardin, wie Saly Franzose, wurde 1754 der Nachfolger Eigtveds als Architekt der Frederiks-Kirche. Er änderte die Pläne ab und gestaltete einen Bau mit Kuppel, Kolonnaden und Vorplatz, der bereits dem Klassizismus nahesteht. Der Architekt ging 1771 nach Frankreich zurück, die Vollendung des Bauwerks in einer reduzierten Fassung fand erst nach seiner Abreise statt. Im ganzen ist der Amalienplatz eine dänische Version des gemäßigten Barock, und er vereint die unterschiedlichsten Vorbilder mit außerordentlicher Eleganz.

Nikodemus Tessin d. J. (1654–1728) war durch seine Internationalität und sein Werk der Beherrscher der schwedischen Architektur seiner Zeit. Bei seinen römischen Aufenthalten (1673–78 und 1687–88) lernte er Bernini und Carlo Fontana kennen; er hatte auch Kontakt zu den französischen, u. a. den Pariser Künstlerkreisen, besonders zu André Le Nôtre (1678–80 und 1687). Sein Stil spiegelt deutlich diejenigen Bauwerke wider, die er auf seinen Reisen studiert hatte. Die Louvre-Entwürfe Berninis müssen ihn besonders interessiert haben, denn er verschaffte sich Zeichnungen bzw. Kopien von ihnen. Das königliche Schloß von Stockholm, dessen Neubau er nach dem Brand von 1697 schuf, erinnert in der Tat sehr deutlich an diese Entwürfe des Italieners; aber Tessin hatte auch das Reiterstandbild Karls XI. im großen Hof vorgesehen, womit eine eindeutige Verwandtschaft zur französischen Place Royale hergestellt worden wäre. Die gesamte Schloßanlage jedoch, die Teil eines großangelegten Urbanisationsprojektes darstellt, das auch einen neuen Dom umfaßte, ist von ruhigem und massivem Barock. In seinem eigenen Stadthaus hingegen (1692–1700) hat Tessin ein bewegteres Konzept entwickelt, vor allem im Garten, in dem eine Abfolge von Nischen und Säulen im Hintergrund einen dynamischen und eleganten Bühneneffekt bewirkt. Ein Architekt vom künstlerischen Temperament Tessins mußte zwangsläufig von der Gattung der Königsresidenz angezogen

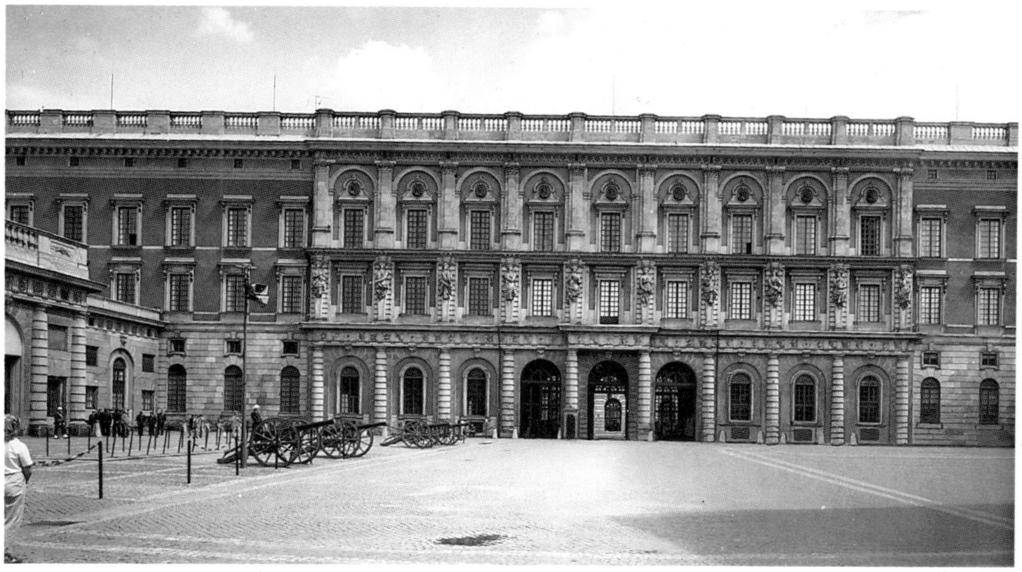

701 STOCKHOLM. KÖNIGSPALAST

702 STOCKHOLM. PALAIS TESSIN
*Grundriß*
*(Nationalmuseum, Stockholm)*

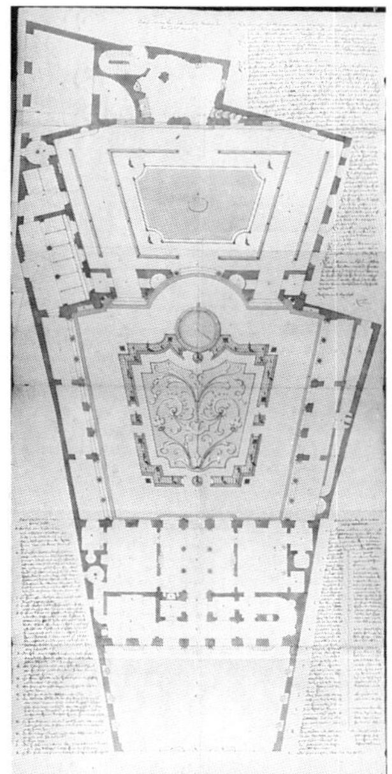

werden. Er legte einen Entwurf für die Vollendung des Louvre vor, den Ludwig XIV. prüfte und von dem Hardouin-Mansart 1706 berichtet, wobei er dessen Qualität lobt, ihn aber für ungeeignet für den französischen Hof erklärte. Es war in jedem Fall undenkbar für den nun in Versailles residierenden Sonnenkönig, die Louvre-Arbeiten nach Vorstellungen eines Ausländers wiederaufzunehmen.

Im Inneren des Stockholmer Schlosses waren mehrere französische Bildhauer tätig, darunter als bedeutendste: Charles-Guillaume Cousin, ein Schüler Coustous, seit 1737; Jacques-Philippe Bouchardon, der Bruder von Edme, von 1741 bis zu seinem Tode 1753, und Pierre-Hubert Larchevêque, von 1757 bis 1778.

## ENGLAND

Die Sonderstellung Englands macht die Auswahl beispielhafter Bauwerke, will man nicht zu weit vom Barock abkommen, schwierig. Am Hospital von Greenwich läßt sich mehr als ein Jahrhundert Architektur analysieren und sogar, wegen der unmittelbaren Nachbarschaft, der Beginn des Palladianismus darstellen, wohingegen es unangemessen wäre, in unserer dem Barock gewidmeten Abhandlung ein komplettes, aus dem Zusammenhang gelöstes Bauwerk aus dessen Blütezeit im 18. Jahrhundert zu charakterisieren. Die St. Paul's Cathedral ist eines der ehrfurchtgebietendsten und größten christlichen Bauwerke; sie führt uns zur Persönlichkeit des Christopher Wren. Selbst wenn man sie nicht dem englischen Barock zuordnet, ist ihre Analyse durch ihre Einbindung in die Epoche notwendig. Castle Howard hingegen und Blenheim Palace sind charakteristische Monumente dieses Barock und müssen daher zwingend charakterisiert werden.

Das Hospital von Greenwich befindet sich östlich von London dicht bei der Stadt auf dem Südufer der Themse. In einiger Entfernung, aber den Abschluß der Perspektive von seinen vier großen Bauten bildend, liegt im Süden das Haus der Königin (Queen's House) von Inigo Jones. Er begann mit seinem Bau 1616 für Anna von Dänemark, die Gemahlin Jakobs I. Kurz nach ihrem Tode, der drei Jahre später erfolgte, unterbrach er die Arbeiten, nahm sie dann aber für Henriette von Frankreich, die Karl I. geheiratet hatte, wieder auf und beendete sie 1635. Der ursprüngliche Grundriß bestand in zwei rechteckigen Trakten, die mit einer Brücke über die zwischen ihnen hindurchführende Straße miteinander verbunden waren. Die Reinheit und Schlichtheit von Baukörpern und Fassaden zeigen, daß Jones seine italienischen Quellen als Könner und Meister seines Fachs und nicht in sklavischer Imitation verarbeitete. Besonders gelungen ist der Säulenrhythmus des mittleren Portikus des südlichen Obergeschosses.

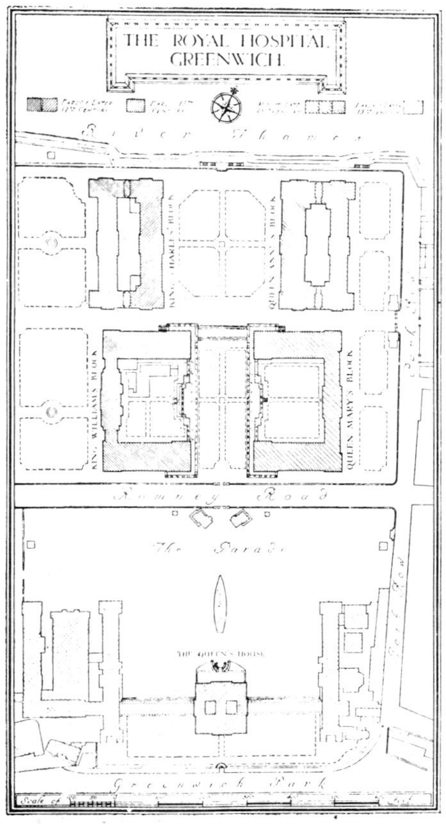


703 GREENWICH. *Gesamtplan*
*(nach Royal Commission on Historical Monuments)*

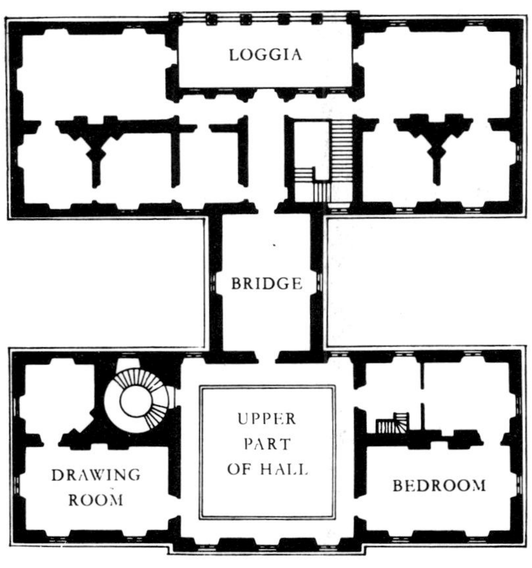


704 GREENWICH. QUEEN'S HOUSE
*Grundriß*
*(nach Sommerson)*

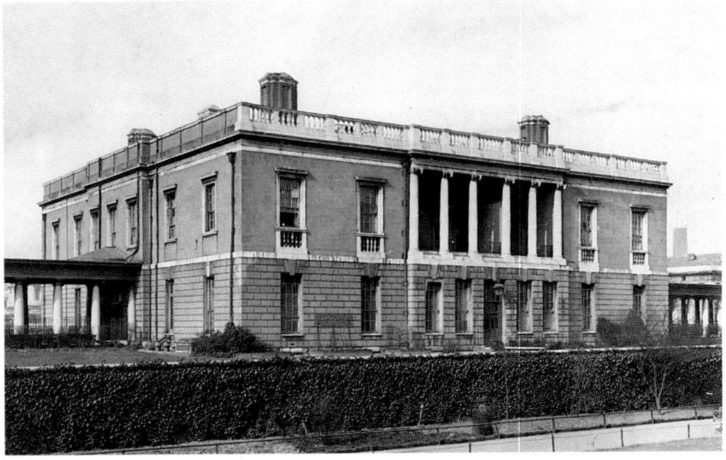

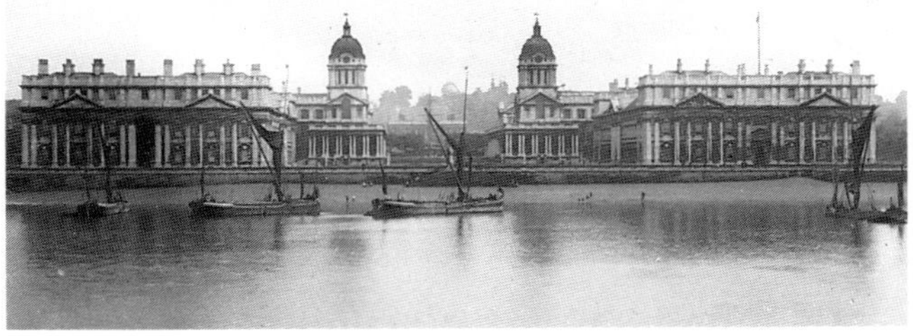

705 GREENWICH. QUEEN'S HOUSE
*Südfassade*

706 GREENWICH. MARINE-HOSPITAL
*Gesamtansicht*

Beim Bau von Queen's House war Greenwich bereits königliche Residenz. Heinrich VIII. und seine Töchter Maria und Elisabeth sind hier geboren worden. Aber das Schloß der Tudors wurde zu Cromwells Zeiten zerstört. John Webb (1611–1672), ein Schüler von Jones und mit diesem durch Heirat verwandtschaftlich verbunden, lieferte zu Beginn der Restauration einen Entwurf für eine neue Residenz. Sie sollte, dicht bei der Themse, aus drei im rechten Winkel um einen Hof angelegten und von einer Kuppel in der Mitte beherrschten Bauten bestehen. Der Hof sollte nach Süden abgeschlossen werden, nach Norden aber, zum Fluß hin, offen bleiben. Es wurde indessen lediglich im Westen einer der Seitenflügel errichtet (1662–69); er existiert heute noch und bildet die Hauptfassade des sog. König-Karl-Baus (Karl II.).

Im Oktober 1694 gaben König Wilhelm III. und Königin Maria den Standort für die Errichtung des später als Institution und als Bauensemble berühmt gewordenen Marinehospitals frei. 1695 präsentierte Wren einen Entwurf, der zu den größten der englischen Architektur des 17. und 18. Jahrhunderts gehört. Nah an der Themse im Osten sah er den Bau eines Flügels vor, der demjenigen Webbs entsprach und auf der anderen Seite des geplanten Hofes lag. Dieser war nicht geschlossen, sondern im Süden auf einen zweiten, engeren und mit Portiken gesäumten Hof geöffnet. Die Perspektive wurde, immer noch im Süden, von einer halbkreisförmigen Kolonnade abgeschlossen, die den Rahmen für eine in ein imposantes Gebäude führende Vorhalle mit Kuppel bildete. Dieser Entwurf erinnert in der fortschreitenden Verjüngung der Höfe an Versailles und durch den zentralen Kuppelpavillon zwischen Bogenstellungen an das Collège des Quatre Nations in Paris, das wie das Hospital am Ufer eines Flusses liegt. Wie auch in Webbs Entwurf war die Perspektive nach Süden abgeschlossen. Wren arbeitete eine andere Lösung aus, die eine Perspektive auf das Queen's House von Inigo Jones eröffnete und auf beiden Seiten zwei identische Pavillons mit Kuppel, der eine für die Kapelle, der andere für die Vorhalle (Hall), aufwies.

Es war jene zweite Lösung, die die Basis für den endgültigen Ausbau von Greenwich bildete. 1698 lieferte Wren den Entwurf für die große Vorhalle, einen rechteckigen und ausgesprochen majestätischen Bau mit seiner Komposit-Pilasterordnung und den beiden Fensterzonen. Die Decke wurde später von James Thornhill mit einer illusionistischen Malerei geschmückt (1707–27), daher der Name „Painted Hall". Unter den Nachfolgern Wrens spielte Nicholas Hawksmoor die bedeutendste Rolle. Mit dem Bau der drei Haupttrakte (blocks) wurde kurz vor dem Ende des 17. Jahrhunderts begonnen. Das Pendant zum Karlsbau am Themseufer wurde der Königin-Anna-Bau. Dahinter, vom Fluß weg nach Süden zu, befinden sich am König-Wilhelm-Bau im Westen die „Hall" und am Königin-Maria-Bau im Osten die Kapelle, jeweils an der Nordflanke. Die Kuppeln von „Hall" und Kapelle und die sie umgebenden Kolonnaden in dichter als die am Themseufer angeordneten Bauten bieten einen imposanten Anblick voller Dynamik, ganz im Geiste des Barock. Als Abschluß der Perspektive im Süden ist das Queen's House ein vielleicht bescheideneres, aber vollendet elegantes Motiv.

St. Paul's, die anglikanische Bischofskirche im Herzen der Londoner Innenstadt, hatte als Vorläufer ein mittelalterliches Bauwerk, die alte Sankt-Pauls-Kathedrale mit gotischem Chor und romanischem Schiff und Querschiff. Sie war bereits unter Elisabeth I. in desolatem baulichem Zustand, und 1634 begann Inigo Jones nach fruchtlosen Instandsetzungsversuchen mit der sorgfältigen Restaurierung der Anlage. Der zweifellos bemerkenswerteste Teil dieser Restaurierung ist der Säulenportikus, den er im Westen nach dem Vorbild eines von Palladio veröffentlichten römischen Tempels anfügte. Die Kathedrale erlitt neuerliche Beschädigungen an der Bausubstanz unter Oliver Cromwell. Bei der Thronbesteigung Karls II. drohte der Vierungsturm einzustürzen. Nach seiner Rückkehr aus Frankreich wurde Christopher Wren um Rat gefragt, und er schlug über der Vierung die Errichtung einer Kuppel vor, die an die von St. Peter in Rom und Val-de-Grâce in Paris erinnerte, sowie die Ausbesserung des Mauerwerks im Langhaus. Seine Vorschläge wurden am 27. August 1666 grundsätzlich akzeptiert. Doch kurz darauf brach der große Brand aus und zerstörte einen Teil Londons (1. bis 5. September). Samuel Pepys, der Augenzeuge war, hielt die Katastrophe am 2. September in seinem berühmten „Journal" fest: „Je mehr sich die Finsternis ausbreitete, desto deutlicher wurde über den Kirchtürmen, zwischen den Häusern und Kirchen, so weit das Auge über den Hügel der

707 LONDON. ST.-PAULS-KATHEDRALE
*Großes Modell*

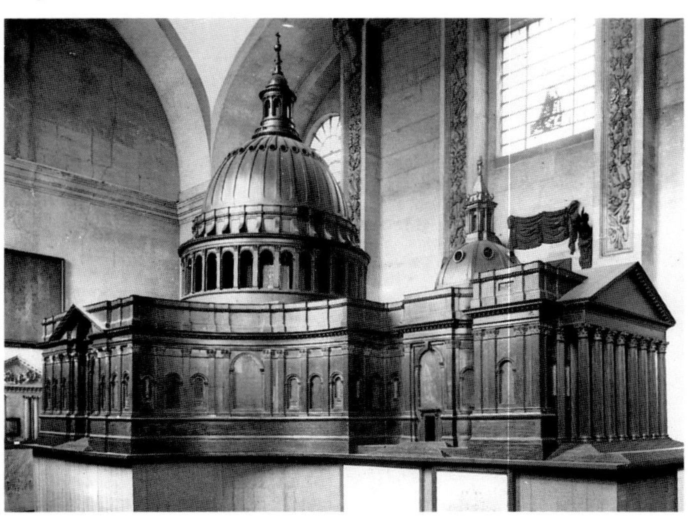

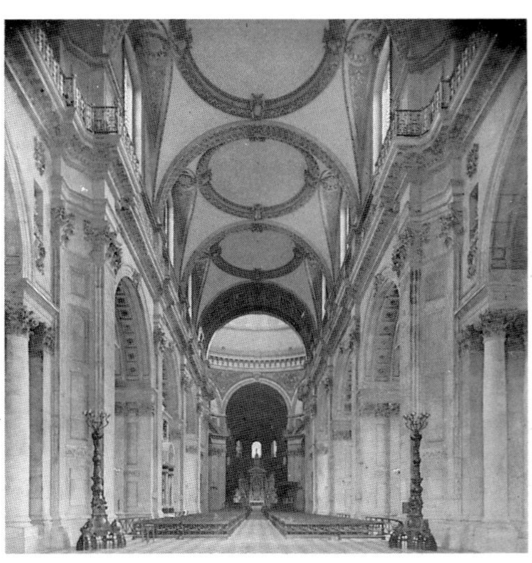

708 LONDON.
ST.-PAULS-KATHEDRALE
*Innenansicht*

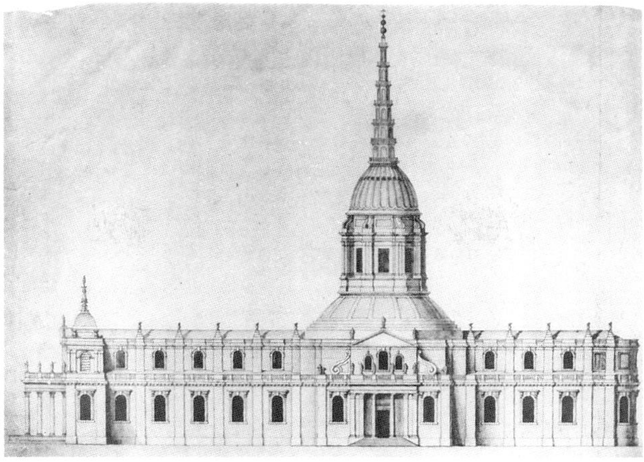

709 LONDON. ST.-PAULS-KATHEDRALE
*(Zeichnung Warrant 1675)*

710 LONDON. ST.-PAULS-KATHEDRALE
*Fassade*

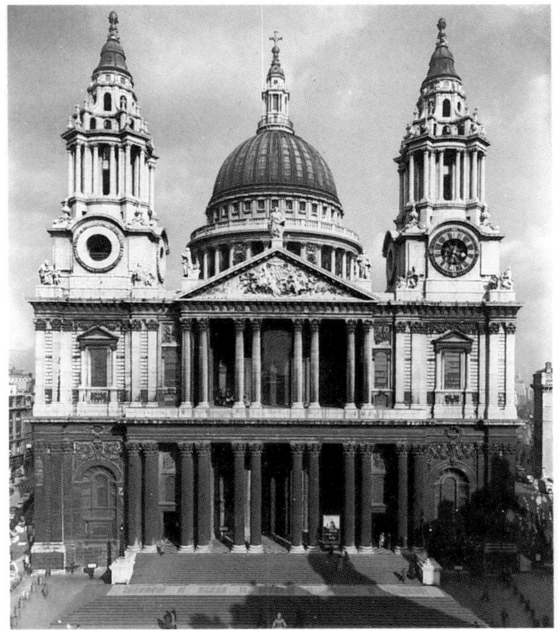

Stadt reichte, das Lodern einer schrecklichen Flamme sichtbar, unheilvoll und blutig, völlig verschieden von den hellen Flammen eines gewöhnlichen Feuers."

Der totale Neubau der Kathedrale wurde keineswegs sofort nach der Katastrophe beschlossen. Wren schlug in Anpassung an die bescheidenen offiziellen Vorstellungen zunächst den Neubau des Chores und die Sicherung des Langhauses vor. Aber während der Arbeiten brachte zusammenstürzendes Mauerwerk einen soeben verstärkten Pfeiler im Langhaus zum Einsturz (April 1668), und daraufhin faßte man den Entschluß, ein vollkommen neues Langhaus zu errichten. Dennoch wurde zunächst versucht, nur einen Chor zu bauen, der in sich abgeschlossen sein sollte, um so Zeit zu gewinnen. Diese Vorstellung ist im „First Model" (erstes Modell) von Wren aufgegriffen, das aus einem rechteckigen Chor, dem im Westen eine Vorhalle vorgelagert ist, besteht (Frühjahr 1670). Aber die Stadt war reich genug für ehrgeizigere Projekte, und der Architekt arbeitete zwei Baulösungen aus: eine über lateinischem Kreuz mit Vierung und Kuppel und eine über Zentralgrundriß in der Tradition Bramantes und Michelangelos an St. Peter in Rom. Sein Entwurf über zentralem Grundriß, nämlich über dem griechischen Kreuz, ist als „Great Model" in Holz, aufbewahrt in der heutigen Kathedrale, überliefert (1673); es entsprach nicht den Vorstellungen des Klerus.

Daraufhin konzentrierte Wren sich auf den basilikalen Grundriß über lateinischem Kreuz, und sein neuer Entwurf wurde vom König gebilligt: es handelt sich um das „Warrant Design" von 1675. Er gibt das schließlich errichtete Bauwerk zwar nicht ganz, aber doch im wesentlichen wieder. Seine – erhebliche – Flächenausdehnung beträgt mehr als die Hälfte von St. Peter in Rom. Die Kuppel über der Vierung ist beeindruckend. Der langgestreckte Chor endet in einem halbkreisförmigen Abschluß. Die Seitenwände sind ausgesprochen elegant in der Form, ebenso die Halbkreisabschlüsse des Querschiffs. Die Fassade weist zwei Portikus-Geschosse zwischen zwei hohen Türmen auf. 1698 war der Bau bereits so weit fortgeschritten, daß nur noch die Kuppel, die Fassade und die Türme im Westteil fehlten. Die Kuppel entstand 1705–1708. Francis Bird (1667–1731) schuf die „Bekehrung des hl. Paulus" am Westgiebel, und Grinling Gibbons (1648–1721) das Chorgestühl (1696–98); von Jean Tijou stammen die schmiedeeisernen Chorschranken, und James Thornhill malte die Szenen aus dem Leben des hl. Paulus in die Kuppel (1716–19). Die Kathedrale stellt das Meisterwerk des monumentalen Klassizismus des Christopher Wren dar; folgerichtig gehört ihre Kuppel der gleichen Art an wie die von St. Peter in Rom oder vom Pantheon von Germain Soufflot in Paris. Aber der architektonische Fundus ihres Erbauers war vom antiken bis zum zeitgenössischen Schaffen so reich, daß sich im Detail eine Vielzahl von Anlehnungen im Bereich des Klassizismus nachweisen ließen, und zweifellos auch für den Bereich des Barock. Die Portiken an der Fassade sind mit den Louvre-Kolonnaden verglichen worden, die Hauben der Glockentürme mit denen von S. Agnese in Piazza Navona.

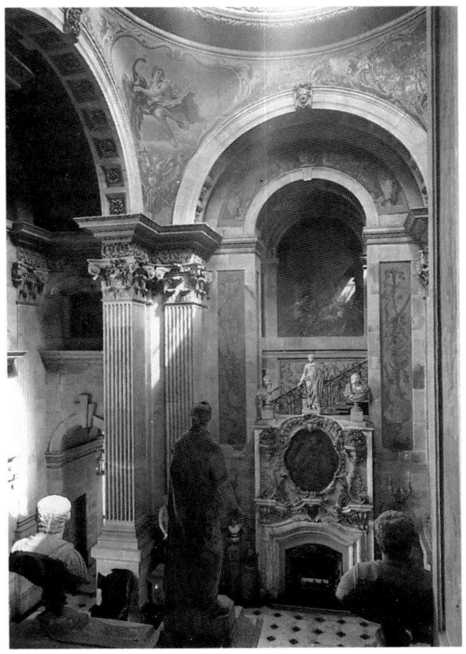

711 HOWARD CASTLE
*Eingangshalle*

In Howard Castle und Blenheim Palace, den wohl bedeutendsten barocken Residenzen Englands auf dem Lande, hat John Vanbrugh neben allen anderen Vorzügen sein eminentes Talent gezeigt, Grundriß und Baukörper als Ganzes zu verbinden und doch die Details in vollkommener Perfektion auszuarbeiten.

Castle Howard (1699–1712; Yorkshire), ein Auftrag des Grafen von Carlisle, wurde nur zur Hälfte nach den Plänen Vanbrughs gebaut und erfuhr verschiedene Stiländerungen. Dennoch ist in dem schließlich entstandenen Wohnsitz und mehr noch im Entwurf die architektonische Qualität Vanbrughs, der von Nicholas Hawksmoor unterstützt wurde, klar erkennbar. Er umfaßt in seinem zentralen Hauptteil den großen Hof, die Eingangshalle und, vor dem Park, die Hauptwohngemächer. Um die Seitenhöfe herum sind die Stallungen und die Wirtschaftsgebäude angeordnet. Der große Hof ist an seinem hinteren Abschluß zu beiden Seiten des Eingangspavillons bogenförmig ausgebuchtet, einem Schema folgend, das man häufig in der italienischen und französischen Architektur der Barockzeit findet. Die Gartenfassade erinnert, wie zu Recht bemerkt wurde, an den königlichen Pavillon von Marly, nur in diesem Fall mit Seitenflügeln versehen. Im Inneren weist die Vorhalle einen ebenso theatralischen wie raffinierten Charakter auf: sie besitzt große Bögen, eine Kuppel auf hohem Tambour und ausschnitthafte Ausblicke auf die seitlichen Treppen. Das 1729 begonnene Mausoleum im Park stammt von N. Hawksmoor; auf einem mit Treppen versehenen Sockel ist vor einem Rundbau eine dorische Kolonnade errichtet – ein gravitätischer Anblick, der San Pietro in Montorio ins Gedächtnis ruft.

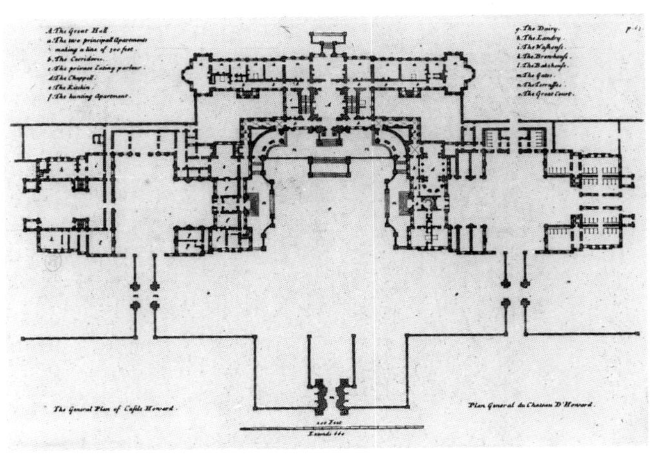

712 HOWARD CASTLE
*Grundriß*

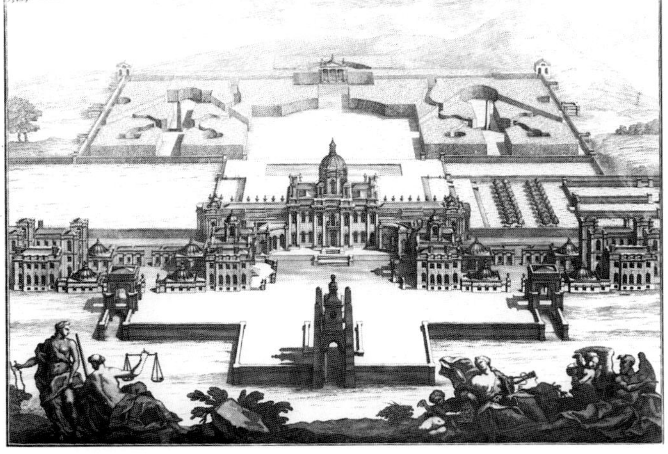

713 HOWARD CASTLE
*(Stich nach Campbell)*
*(Nationalbibliothek London)*

714 BLENHEIM. SCHLOSS
*Grundriß*

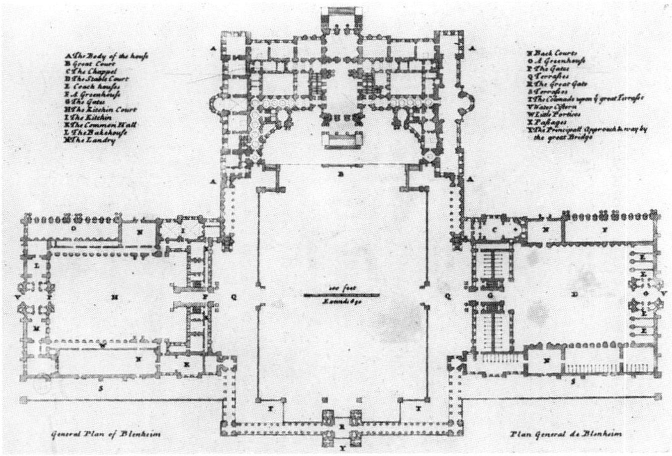

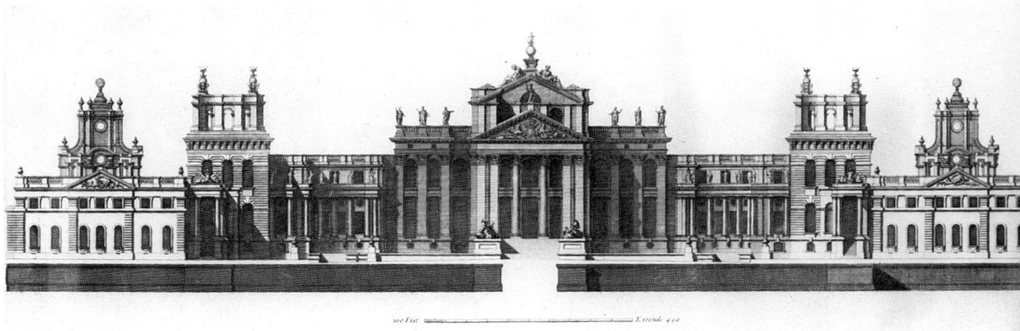

715 BLENHEIM. SCHLOSS
*Aufriß der Gesamtansicht*

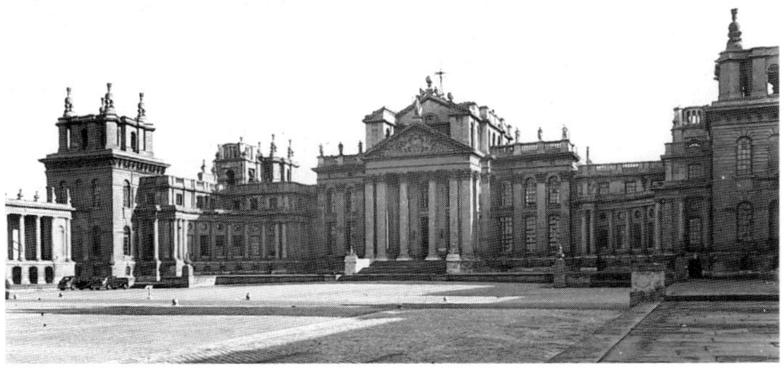

716 BLENHEIM. SCHLOSS
*Blick in den großen Hof*

1704, zu einer Zeit, als der Spanische Erbfolgekrieg erst wenige Jahre währte, trug der Herzog von Marlborough in Deutschland seinen Sieg bei Höchstädt und Blindheim über die Bayern und die Franzosen unter Marschall Tallard davon. Zum Zeichen der Dankbarkeit für diesen Sieg, der den endgültigen Triumph schon ahnen ließ, schenkte die englische Nation dem Herzog den Bau des Schlosses, das nach jener Schlacht benannt werden sollte: Blenheim (1705–1724). Vanbrugh griff hier das Gliederungsprinzip von Howard Castle auf. Im Zentrum des Grundrisses erstreckt sich der große Hof, der an seinem Ende zu beiden Seiten der Eingangshalle kurvig ausgebuchtet ist. Diese Eingangshalle führt zu den offiziellen Gemächern, die sich entlang der Gartenfassade erstrecken. Um Seitenhöfe herum sind die Stallungen und die Küchen angelegt. Die Vergrößerung und Hervorhebung dieses Schemas führt in Blenheim Palace zu einer allgemeinen Ähnlichkeit des Planes mit Versailles. Tatsächlich reicht in beiden Fällen der Hauptbaukörper der Trakte weit in den Park hinein und beherbergt kleine Innenhöfe. Aber in der Residenz Ludwigs XIV. findet man, geht man von den Oberflächen zu den Baukörpern über, ein Vorherrschen horizontaler Harmonien, vor allem auf der Parkseite. Blenheim bietet dagegen durch die Versetzung auf Bodenniveau, die ungleiche Höhe der Gebäude und die vielfältigen Aufrisse (Kolonnaden, Arkaden, Fenster, Balustraden ...) ein ausgesprochen lebhaftes Bild. Einzelne Pavillons beschwören sogar raffiniert-diskret die Erinnerung an die Burgen des Mittelalters.

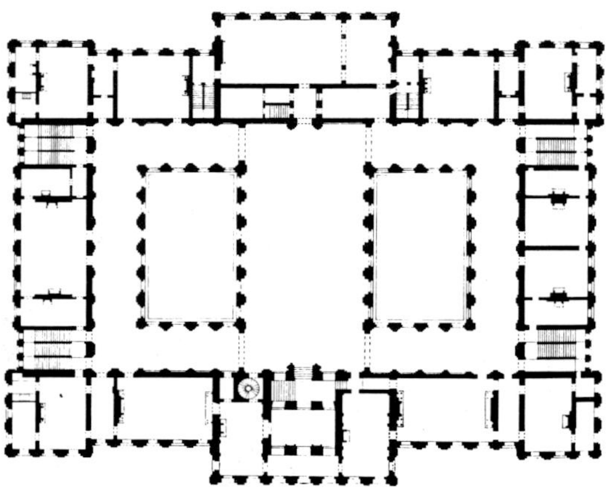

717 AMSTERDAM. KÖNIGSPALAST
*Grundriß*
*(nach E. H. Terkuile)*

718 DEN HAAG. MAURITSHUIS
*Grundriß*
*(nach E. H. Terkuile)*

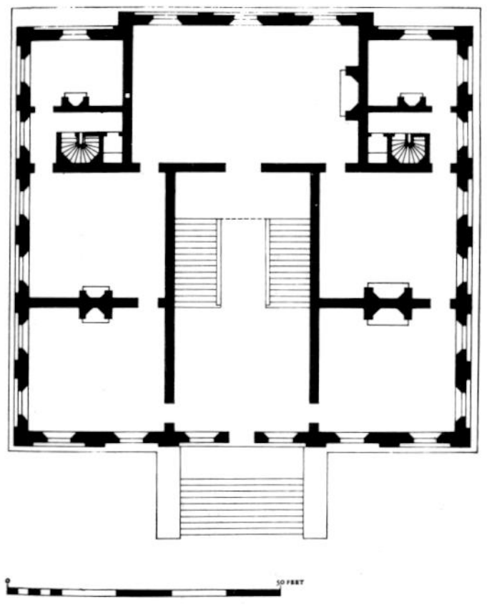

## DIE NIEDERLANDE

In den Vereinigten Niederlanden (dem heutigen Königreich der Niederlande, nach seiner Hauptprovinz auch Holland genannt) lebte der Manierismus bis weit in das 17. Jahrhundert hinein fort. Dafür gibt es mehrere Ursachen: das Prestige, das ein zentrales und imposantes Bauwerk genoß, nämlich das Rathaus von Antwerpen, jener Großstadt, die dem Land trotz der politischen, militärischen und religiösen Kämpfe und der Abtrennung der katholischen und spanischen Provinzen auch weiterhin nahestand; die allgemeine Verbreitung des Traktats „Variae Architecturae Formae" (1601) von Hans (Jan) Vredeman de Vries; und schließlich die Begabung zweier Architekten, Lieven de Key und Hendrick de Keyser. Der aus Gent stammende Lieven de Key (um 1560–1627) legte großen Wert auf die Dekoration, wie die Fassade des Rathauses von Leyden beweist (1597). Hendrick de Keyser (1565–1621), der auch Bildhauer war, zeigte weniger ornamentale Imaginationskraft, sondern an der 1620 begonnenen Westerkerk in Amsterdam eine elegante Schlichtheit von solcher Qualität, daß dieser Bau nicht ohne gewisse Berechtigung mit der florentinischen Grazie des Quattrocento verglichen wurde.

Nach dem Tode des Statthalters Moritz von Oranien im Jahre 1625, dem dank seiner starken Persönlichkeit die Durchsetzung der Freiheit der Vereinigten Provinzen gelungen war, veränderten sich die politischen und sozialen Bedingungen. Der Statthalter Prinz Friedrich Heinrich von Nassau, der jüngste Sohn Wilhelms des Schweigers und der Louise de Coligny, hing französischen Ideen an. Seine glänzende Hofhaltung bewirkte, daß das Haus Oranien eine halbmonarchische Stellung einnahm. Die städtischen Patrizier und der Standesadel fanden Gefallen daran, sich Residenzen zu bauen. Stilistisch gehörten diese einer Variante des Klassizismus an, waren von Italien und Frankreich inspiriert und durch ihre diskrete Eleganz bemerkenswert. Zwar selten, aber doch hier und da tauchten in diesem Stil barocke Züge auf. Paulus Moreelse (1571–1638) hatte mit dem Katharinentor in Utrecht (1621–25; zerstört) den Wandel des Geschmacks signalisiert. Prinz Friedrich Heinrich ließ seit 1630 außerhalb vom Haag Schloß Rijswijk errichten, ein langgestrecktes Bauwerk, das aus Pavillons im französischen Stil, vergleichbar den Tuilerien, aber nicht denen im Entwurf Philibert Delormes', sondern den tatsächlich entstandenen unvollendeten und vom Entwurf abweichenden, bestand. Das leider zerstörte Schloß kündigte den Klassizismus in der Architektur der Vereinigten Niederlande an.

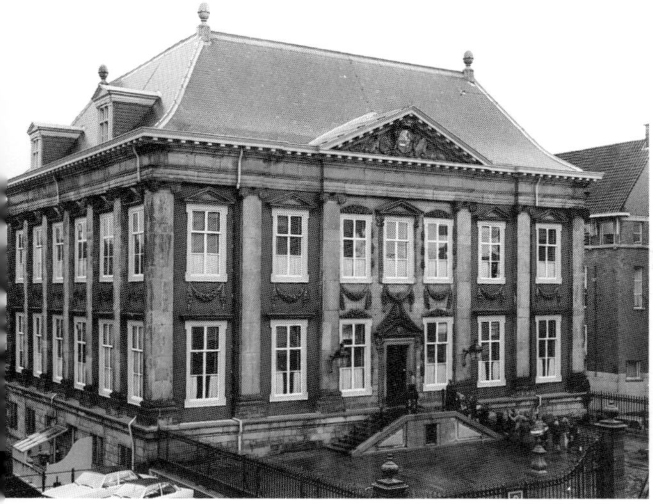

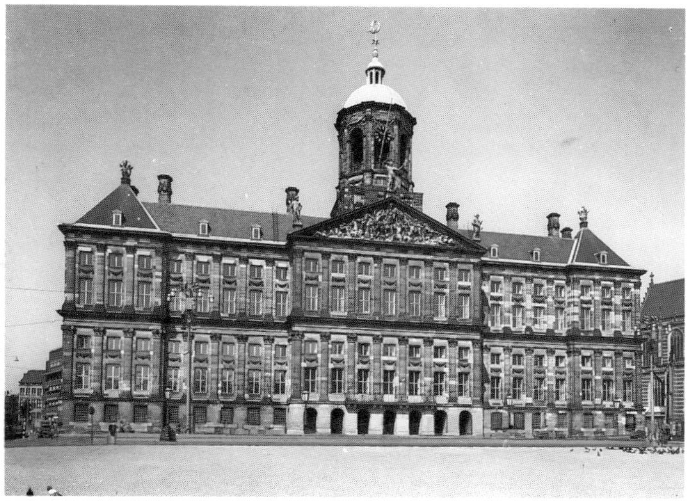

719 DEN HAAG. MAURITSHUIS
*Fassade*

720 AMSTERDAM. RATHAUS

Der große Meister dieses Klassizismus war Jacob van Campen (1595–1657), ein Maler und Architekt aus Haarlem. Von ihm stammt, von um 1633, der Entwurf für das Mauritshuis in Den Haag für Johann Moritz von Nassau (1604–79), ein kleines Stadtpalais, das in seiner Vollendung an Palladio erinnert, aber eigentlich französischen Harmoniebegriffen nähersteht. Er schuf auch den Entwurf für den imposanten Rathausbau von Amsterdam, der 1648 begonnen und von Daniel Stalpaert ausgeführt wurde. Seine sehr hohen Fassaden und sein ganz auf einen riesigen zentralen Saal und zwei Höfe konzentrierter Grundriß zeugen vom Sinn für das Erhabene seines Schöpfers, von seinem Willen zu Klarheit und Strenge und seinem Bemühen um Funktionalität. Der Außendekor ist verhältnismäßig reich. Pieter Post (1608–69) war der Architekt von Huis ten Bosch bei Den Haag, das 1645 für Amalie von Solms, die Gemahlin Friedrich Heinrichs, als Landhaus begonnen wurde. Der „Oranjezaal" im Inneren ist eine große Vorhalle über Zentralgrundriß, die von einer Kuppel mit Laterne überragt wird. Es handelt sich um ein barockes Ensemble. Die 1647 verwitwete Prinzessin ließ es als Gedächtnisstätte für ihren verstorbenen Gatten ausmalen, u.a. mit dem „Triumph Friedrich Heinrichs von Oranien"; das Programm entwarf dessen Sekretär, Constantin Huyghens; an seiner Realisierung arbeitete besonders Jacob Jordaens mit. Das Rathaus von Enkhuizen von Steven Vennecool (1686) beeindruckt durch die Vollendung seiner Proportionen; die Mittelpartie verleiht ihm mit dem Balkon, den Bögen und den Skulpturen eine beschwingte Note.

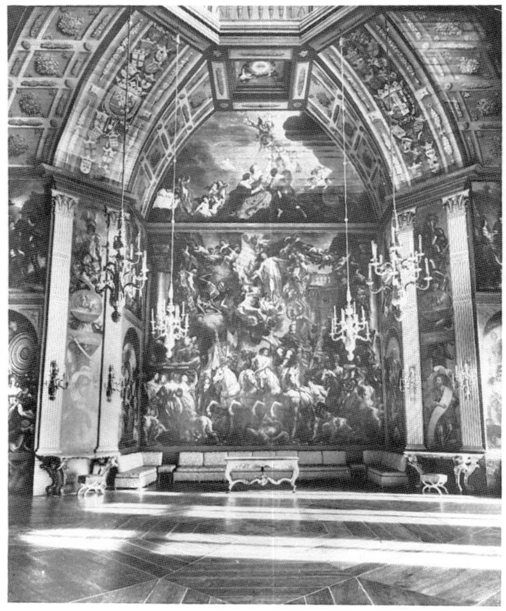

721 DEN HAAG. HUIS TEN BOSCH
*Oraniersaal*

Von den Sakralbauten weist die Nieuwe Kerk von Haarlem von Jacob van Campen (1645) als Grundriß ein in ein Quadrat eingeschriebenes griechisches Kreuz auf. Lebhafter ist der der neuen lutherischen Kirche (Nieuwe Lutherse Kerk) von Amsterdam von Adriaen Dortsman (1668; ein Kreis mit Kuppel, von einem Deambulatorium wiederholt, aber nur über ihren halben Umfang), und vor allem der der Nieuwe Kerk in Den Haag von Pieter Noorwits und van Bassen (Baubeginn 1649; eine Kombination aus Ellipsen, einem Rechteck und einem Rhombus). In der letztgenannten Kirche wird das barocke Element deutlich spürbar.

Wirklich zum Tragen kam der Barock dann durch den Einfluß der französischen Kunst und im Werk von Daniel Marot (1663–1752), einem nach der Aufhebung des Edikts von Nantes zu Wilhem III. geflohenen Hugenotten. Die schwelende politische und militärische Auseinandersetzung hatte nämlich keineswegs die Ausstrahlung der französischen Kunst, die die protestantischen, aus religiösen Gründen aus ihrem Heimatland in die Niederlande gekommenen Künstler vertraten, unterbunden. Marot, dem berühmtesten von ihnen, der außerordentlich fruchtbar und mit einem besonders langen Leben gesegnet war, verdanken wir in Den Haag den „Treveszaal" im Binnenhof (1696–98) und die mittlere Partie der Fassade des Hugenotten-Hospitals (1734; heute Königliche Bibliothek).

Ebenfalls im Haag entzückt die Reinheit der Fassade des ehemaligen Palais von Nassau-Weilburg von Pieter de Swart (um 1765; heute Königliches Theater); ihr konkaver Verlauf erinnert noch an den Barock, aber ihr Stil ist bereits klassizistisch.

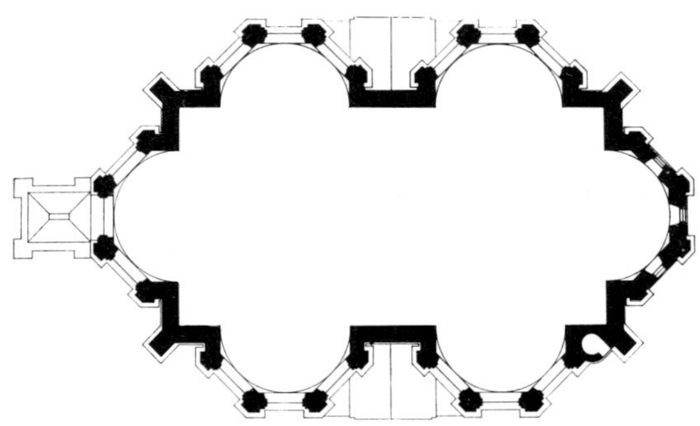

722 DEN HAAG. NIEUWE KERK
*Grundriß*
*(nach E. H. Terkuile)*

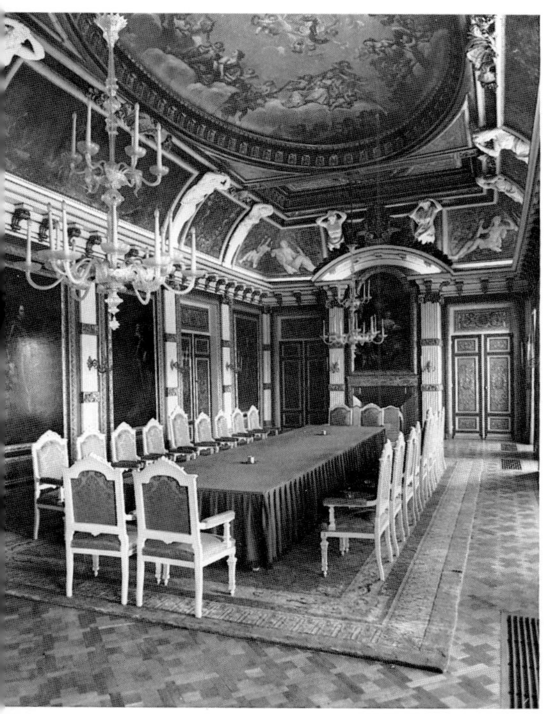

723 DEN HAAG. BINNENHOF
*Treveszaal*

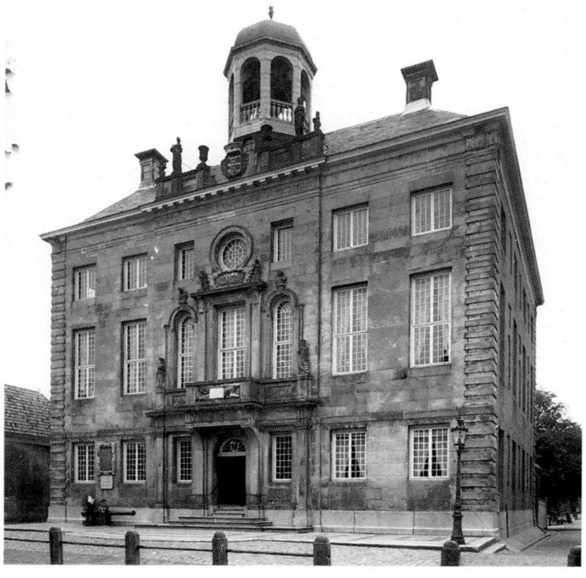

724 ENKHUIZEN. RATHAUS
*Fassade*

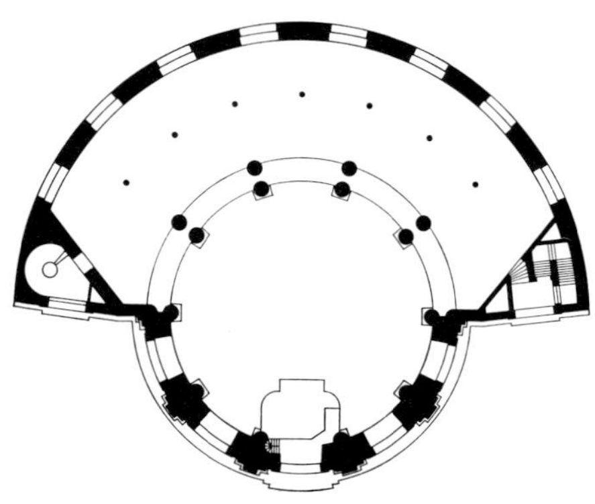

725 AMSTERDAM. NEUE LUTHERISCHE KIRCHE
*Nieuwe Lutherse Kerk*
*Grundriß*
*(nach E. H. Terkuile)*

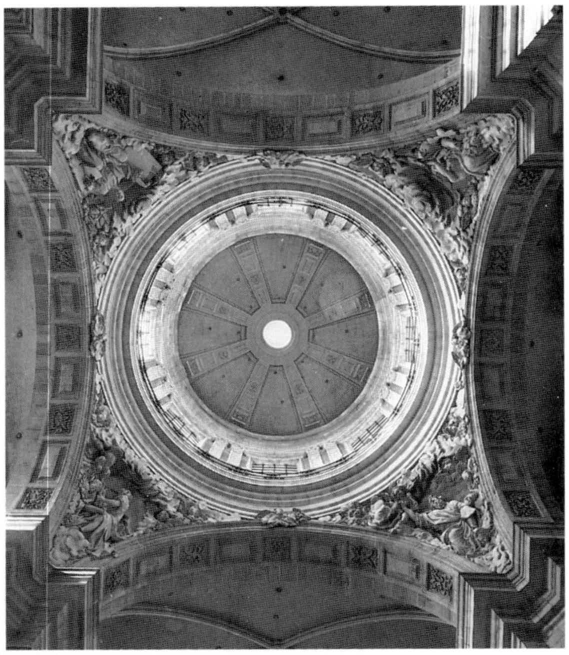

726 GENT. ST. PETER
*Innenansicht. Kuppel*

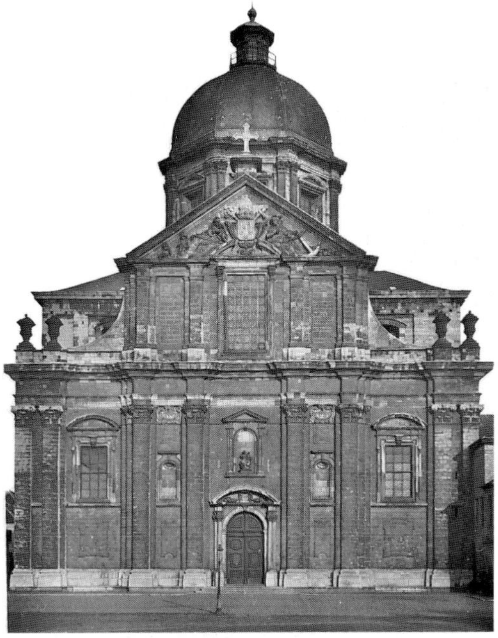

727 GENT. ST. PETER
*(Notre-Dame)*
*Fassade*

# BELGIEN

Der Hauptreiz der Sakralarchitektur in den ehemaligen Spanischen Niederlanden liegt weniger in der Hervorbringung neuer Strukturen (die Strukturen waren noch lange von der Gotik geprägt) als im Ornament, in dem barocke Üppigkeit und der traditionelle Geschmack des Landes zu einer gelungenen Verbindung fanden. Dieses Ornament kann Baudekor sein oder auch Schmuck am Kirchenmobiliar. Im Rahmen dieser allgemeinen Tendenz sind Sankt Peter in Gent durch seine Raumlösungen und Sankt Michael in Löwen durch die Verschmelzung von Architektur und Dekor, von aufsteigendem Schwung und barocker Dynamik von besonderem Interesse.

Sankt Peter (Liebfrauenkirche) auf dem Blandinenberg in Gent ist die Abteikirche des Benediktinerklosters, dessen Gründung auf den hl. Amandus, Bischof von Maastricht, der Flandern christianisierte (um 590 – um 675), zurückgeht. Ihr Architekt, ein in der Sakralarchitektur des 17. Jahrhunderts wohlbekannter Künstler, war der Jesuitenbruder Peter Huyssens (1577–1637). Er begann mit dem Bau 1629, aber die Fassade und die Kuppel entstammen dem ersten Drittel des 18. Jahrhunderts. Das Bauwerk beeindruckt durch die bedeutenden Proportionen, das Fehlen eines Langhauses und den verlängerten Chor.

Sankt Michael in Löwen, die ehemalige Kirche des Jesuitenordens, wurde mehr als zwanzig Jahre später begonnen; der Entwurf stammt von 1650. Der erste Baumeister war ein Jesuit, Pater Hesius (1601–90). Das Mobiliar im Kircheninneren, Täfelungen, Beichtstühle, Kommunionbänke, ist ganz aus Holz geschnitzt. Die Fassade verdient genauere Beachtung, denn sie gibt die Bemühung um architektonischen Aufriß und Phantasiereichtum in der Ornamentik wieder und vereint beides in einer vertikalen Synthese. Es sind an ihr zwei Geschosse – in ionischer und

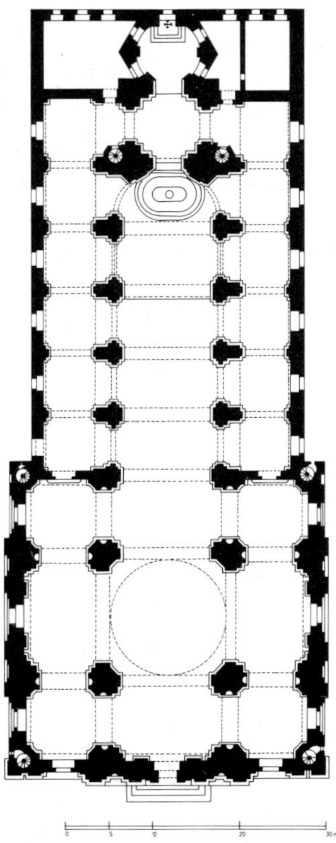

728 GENT. ST. PETER
*Grundriß*
*(Zeichnung Fixot*
*nach H. Gerson und E. H. Terkuile)*

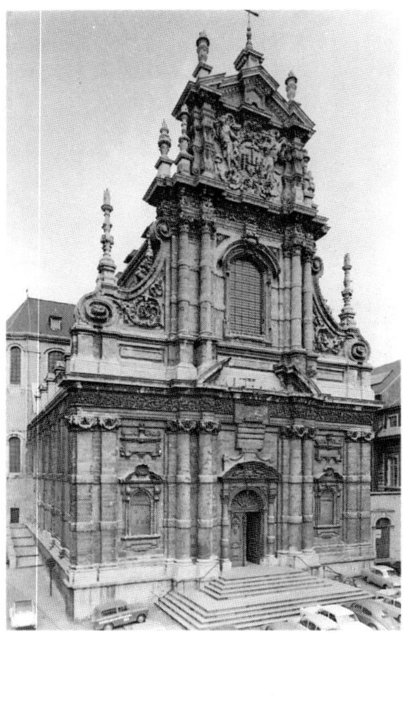

729 LÖWEN. ST. MICHAEL
*Fassade*

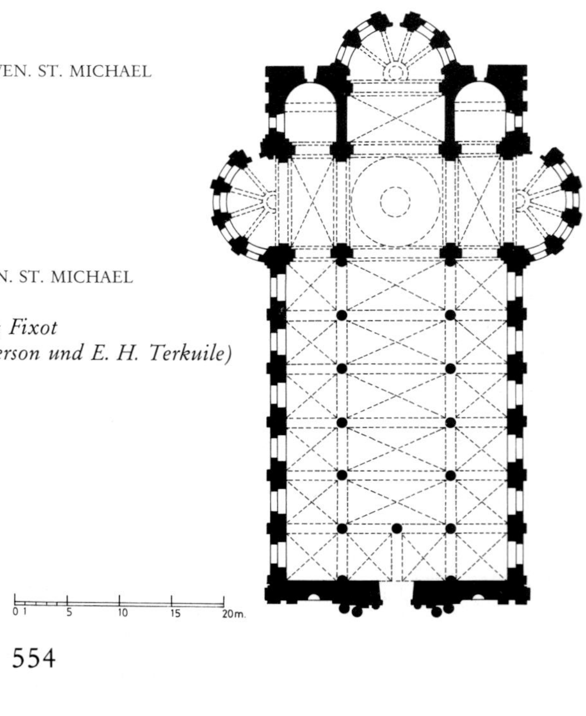


730 LÖWEN. ST. MICHAEL
*Grundriß*
*(Zeichnung Fixot*
*nach H. Gerson und E. H. Terkuile)*

in Kompositordnung – gestaffelt und von einer Attika bekrönt. Diese Struktur ist schon in sich belebt und wird darüber hinaus mit einer Vielzahl von Motiven, deren Überfülle in der Attika kulminiert, beladen. Architektur und Dekor sind so geschickt gestaltet und verteilt, daß die Fassade sich in den Himmel von Löwen aufzuschwingen scheint.

Peter Paul Rubens war der größte Maler der Spanischen Niederlande und eine der herausragendsten Persönlichkeiten in der Umgebung von Erzherzog Albrecht und Erzherzogin Isabella. Sein Haus in Antwerpen ist zugleich das Atelier eines von Assistenten und Schülern umgebenen Künstlers und ein aristokratischer Wohnsitz, ein Bauwerk, das Interesse verdient wegen seiner Architektur, seines Dekors, seiner Kunstsammlung, als Erinnerungsstätte an das Leben, das Rubens und seine Familie in ihm führten, und nicht zuletzt wegen des Widerhalls, den es in seinem Werk fand. Nach acht im Dienste des Herzogs von Mantua in Italien verbrachten Jahren kehrte der Künstler 1608 nach Antwerpen zurück, zu seiner schwerkranken Mutter. Er traf sie nicht mehr lebend an, ließ sich aber nun endgültig in dieser Stadt nieder, in der er zwar nicht geboren war, die aber die Heimatstadt seiner Familie war. Als Maler des Erzherzogs, seit Oktober 1609 mit Isabella Brant verheiratet, brauchte er eine angemessene Bleibe. Er kaufte im November des folgenden Jahres ein Grundstück für die enorme Summe von 10 000 Gulden, zahlbar in drei Raten. Der Bau zog sich einige Zeit hin; das Haus war erst 1616 beziehbar. In ihm verbrachte Rubens sein Leben als Künstler mit seinen Assistenten und Schülern und sein Leben als Privatmann mit seiner Familie. Isabella Brant starb in ihm 1626. Nach ihrer Heirat mit Rubens im Jahre 1630 zog Helene Fourment dort ein, und schließlich starb auch Rubens selbst in diesem Haus. Es wurde 1937 von der Stadt Antwerpen gekauft und instand gesetzt mit Arbeiten, die sich bis 1946 hinzogen. Hier gilt es, den Grundriß, die Architektur und den architektonischen Dekor, ob original oder restauriert, zu betrachten. Das Rubens-Haus ist ein bauliches Ensemble, dessen Anpassung an seine verschiedenen Funktionen mit dem Bemühen um Schönheit und Freiraum für geistige und humanistische Beschäftigungen einhergeht. Zu beiden Seiten eines Hofes erheben sich, voneinander getrennt, die als Atelier und als Wohnung dienenden Gebäude. Ein Portikus stellt die Verbindung her. Hinter ihm erstreckt sich der Garten, der auf seiner zentralen Achse in einer Perspektive mit einem Pavillon endet. Von den Fassaden ist die des Portikus mit ihren drei Öffnungen, den Säulen mit Schaftring, dem Mittelgiebel und der Balustrade die bedeutendste. In Kartuschen sind Juvenal-Zitate angebracht. Es ist wahrscheinlich, daß Rubens selbst den Entwurf für diesen Portikus angefertigt hat. Seine Architektur vereint antike und Renaissance-Elemente und versieht sie mit einem kräftigen Schuß flämischen und barocken Schönheitsinnes. Der Künstler hat diesen Schönheitsinn, mehr oder weniger originalgetreu, in Teilen des „Leben der Maria Medici" (Paris, Louvre) und in „Der Liebesgarten" (Prado), in dem man ihn selbst beim Tanz mit Helene Fourment zu erkennen vermeint, verewigt.

Mit dem Rubens-Haus in Antwerpen kennen wir nun das Adelspalais und den flämischen Barock aus dem ersten Drittel des 17. Jahrhunderts. Das Falligan-Haus in Gent vertritt das Rokoko der Mitte des 18. Jahrhunderts. Es wurde zwischen 1755 und 1763 von dem Architekten Bernard de Wilde im Auftrag von Hector Gabriel Falligan errichtet, und es ist bis auf einige unbedeutende Änderungen und einige Ergänzungen an der Innenausstattung intakt geblieben. Der französische Einfluß ist offensichtlich, aber er verbindet sich mit der flämischen Tradition, in einem Land, das sich damals im übrigen in politischer Abhängigkeit von Österreich befand. Das Genter Rokoko, dem es angehört, ist vom französischen Rocaille-Stil inspiriert, der in Paris selbst zu jener Zeit gerade aus der Mode kam. Die Hauptfassade auf den Kouter (heute der Hauptplatz der Stadt), ist vollständig mit Rundbogenfenstern durchbrochen und mit einer Apoll- und einer Diana-Statue geschmückt. Der Grundriß entwickelt sich nicht, wie für gewöhnlich in Paris, zwischen Hof und Garten, sondern einfach in die Tiefe. Der Eingang liegt seitlich und führt durch einen Portalvorbau und eine Vorhalle. An der Fassadenfront befinden sich die Paradegemächer, rückwärts die Gesellschaftsräume und im Obergeschoß die Privatzimmer. Von dem Rokokodekor im Inneren entstand ein Teil nachträglich; aber bei den Täfelungen des kleinen Grünen Kabinetts, des Ecarté-Salons, des Falligan-Salons und des Bakkarat-Salons handelt es sich um zeitgenössische Arbeiten, die, im Entwurf, Bernard de Wilde zugeschrieben werden können. Sie sind von „großer lyrischer Kraft" und zeugen von „der Befreiung von flämischen Traditionen und der Öffnung gegenüber ausländischen Einflüssen". (Marie Frédéricq-Lilar)

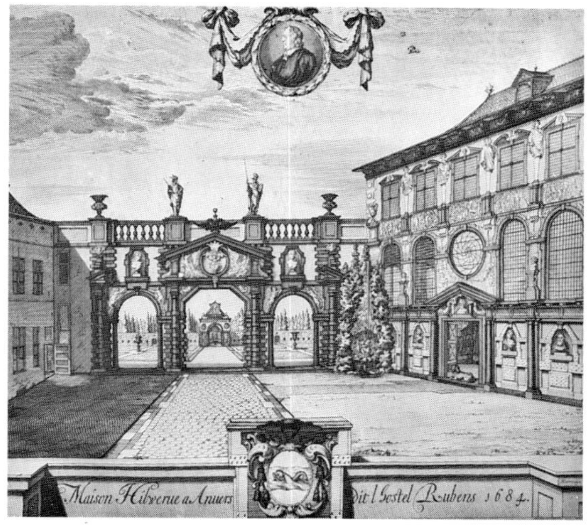

731 ANTWERPEN. RUBENS-HAUS
*(Stich. 1684)*

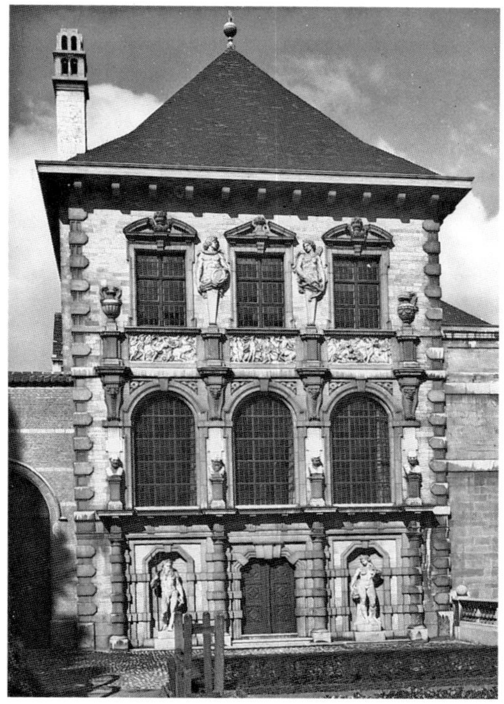

732 ANTWERPEN. RUBENS-HAUS
*Das Atelier*
*(Außenansicht)*

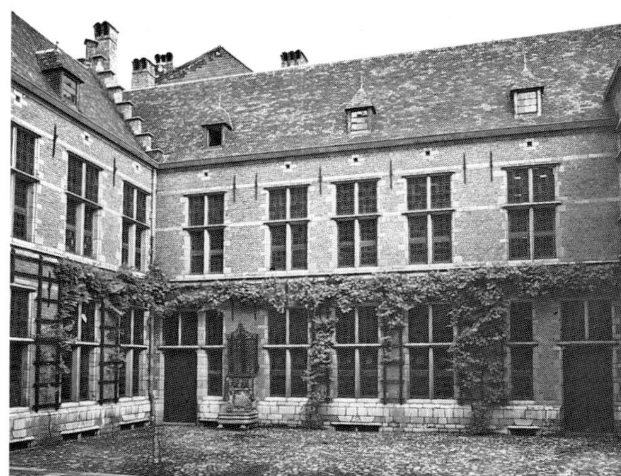

733 ANTWERPEN. RUBENS-HAUS
*Innenhof*

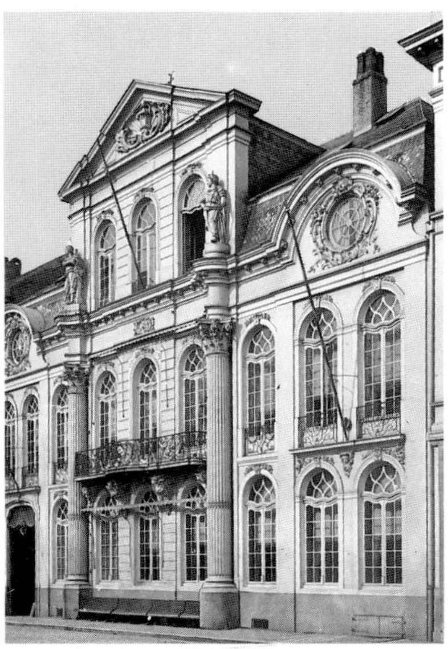

734 GENT. PALAIS FALLIGAN
*Fassade*

735 GENT. PALAIS FALLIGAN
*Treppenhaus*

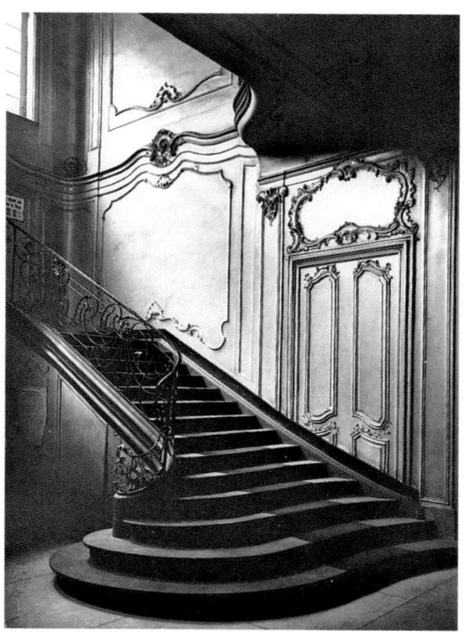

# DIE SONDERSTELLUNG FRANKREICHS

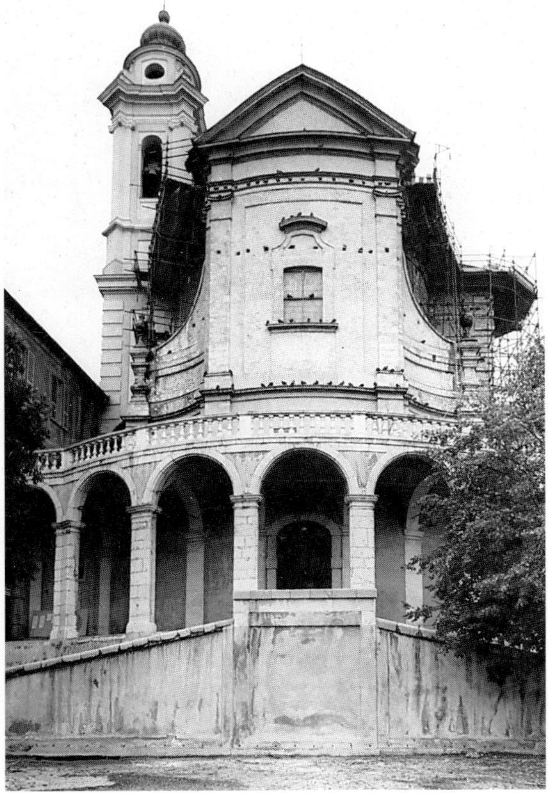

736 NIZZA. SAINT-PONS
*Fassade*

## DER PERIPHERE BAROCK

Im Frankreich von heute gibt es eine Anzahl Bauten, die man unter dem Begriff „Peripherer Barock" einordnen kann. Es sind echte Barockwerke, die aber, je nach ihren künstlerischen Wurzeln, stilistische Unterschiede aufweisen. Dabei handelt es sich schlicht und einfach um Importe aus dem Ausland. Sie entstanden in der Barockzeit, während des 17. und 18. Jahrhunderts, außerhalb der Grenzen des Königreichs oder in Gegenden, die erst in der jüngsten Vergangenheit annektiert und dadurch noch immer anderen Kulturen als der französischen verbunden waren. Verglichen mit der eigentlichen Nationalkunst im Sinne des Wortes sind es „Randerscheinungen"; ihre Zugehörigkeit zur französischen Sonderstellung ist, wenn überhaupt, nur eine lose. Im Grunde genommen geht es um Schöpfungen eines fremden Barock.

In Valloire im Thiérache (Picardie) ließen der Kommendatarabt Monseigneur d'Orléans de la Motte, Bischof von Amiens, und der Prior Dom Comeau das Zisterzienserkloster nach Plänen von Raoul Coigniart neu erbauen. Diese Pläne entstanden 1738; 1742 wurde mit dem Bau begonnen, und 1756 fand die Weihe der Abteikirche statt. Die Ausstattung dieser Kirche und der Sakristei (1750–56) ist es, die hier besondere Aufmerksamkeit verdient, und zwar das Chorgestühl, der Hochaltar, die Statuen, die Orgelempore, die Dekorationsmotive und die Kunstschmiedearbeiten. Ihr Entwurf sowie die Holzschnitzereien sind das Werk eines Österreichers aus großem Hause, der sich nach einem Duell in Saint-Riquier niederließ und als Dilettant zum hervorragenden Künstler wurde, des Baron von Pfaffenhofen, genannt Pfaff. Er ist der Schöpfer dieser Enklave österreichischen Rokokos. Zu diesem gehört auch eine Eucharistie-Maschinerie, die Pfaff hier verwendet (1763): die Taube, die mittels einer mit einer Palme verbundenen Rolle und Schnur bewegt wird, sowie die Glorie, in der Engel schweben. Und schließlich schuf Jean-Baptiste Veyren, gen. Vivarais, auch die Chorgitter nach Entwürfen Pfaffs. Dieses Ensemble soll hier nicht nur in seiner Originalität vorgestellt werden; bemerkenswert an ihm ist ebenfalls die Tatsache, daß es auf französischem Boden von zwei Mitgliedern des Klerus gutgeheißen wurde, obwohl die Geistlichkeit für gewöhnlich als in ihrem Geschmack traditionell gilt.

Savoyen und die Grafschaft Nizza besitzen zahlreiche Barockkirchen, in denen sich der Einfluß Piemonts und der ligurischen Küste niedergeschlagen hat. In ihrer Entstehungszeit lagen sie aber, abgesehen von kurzen Unterbrechungen, alle im Herrschaftsbereich des Herzogs von Savoyen, der im 18. Jahrhundert zugleich König von Sizilien und dann von Sardinien war. In Bozel, im heutigen Département Haute-Savoie, baute die Gemeinde 1741 die Kirche Notre-Dame-de-Tout-Pouvoir über einem Zentralgrundriß und mit einer oktogonalen Kuppel. Der holzgeschnitzte Altar ist ein interessantes Beispiel für die volkstümliche Ausprägung des Barock (1754). Des weiteren stößt man auf Barock, aber in einer städtischen und gelehrten Variante, in Menton, an den Fassaden von Saint-Michel und der Kirche Mariä Empfängnis, und vor allem in Nizza, in Saint-Pons und in der Chapelle de la Miséricorde (bzw. de Saint-Gaëtan oder des Pénitents noirs). In Saint-Pons ist eine konvexe Fassade (1705–13) vor ein elliptisches Kirchenschiff gesetzt, dem rechteckige Kapellen angegliedert sind. In der Chapelle de la Miséricorde greift Bernardo Vittone einen Entwurf Guarinis auf. Es gibt noch mehrere Beispiele im Roussillon, im Elsaß und in einigen Städten des Nordens und Nordostens.

737 BOZEL.
NOTRE-DAME-DE-TOUT-POUVOIR
*Altarwand*

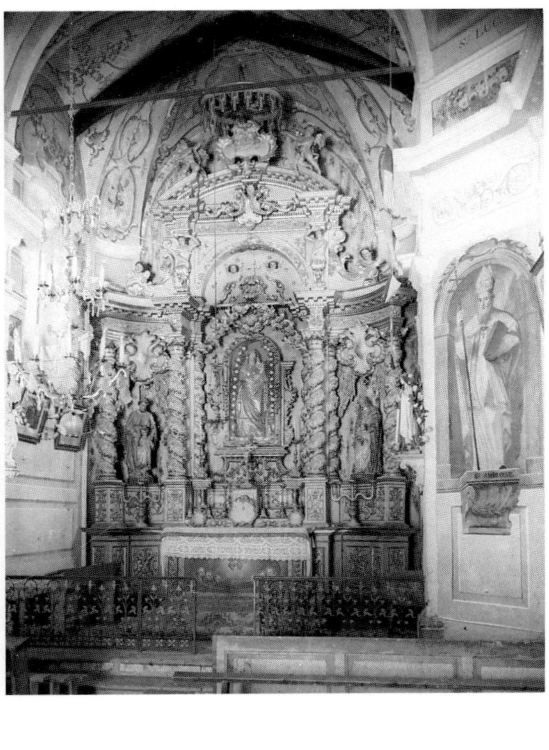

738 VALLOIRES.
KLOSTERKIRCHE
*Der Chor*

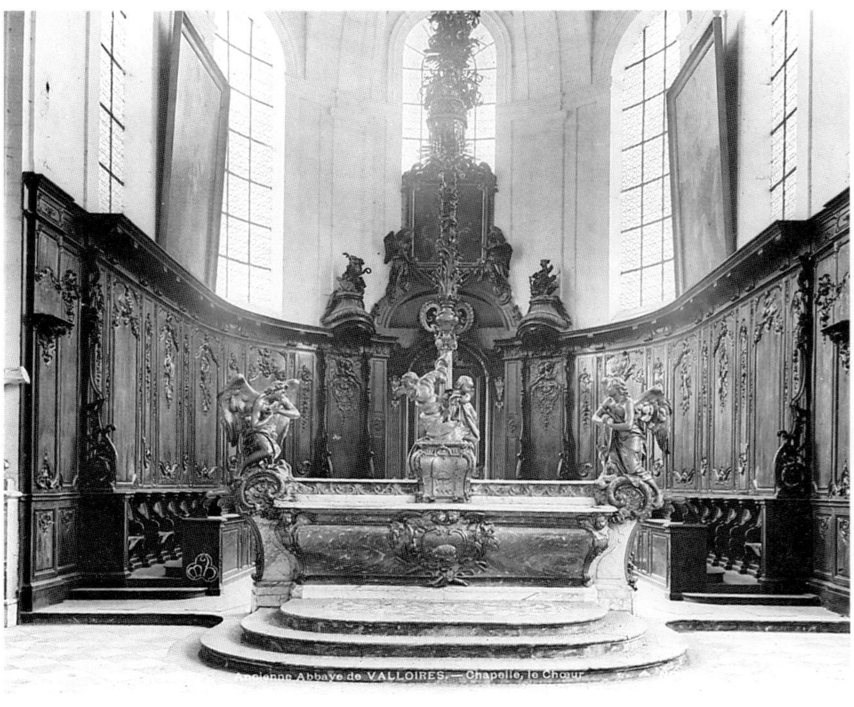

In Collioure, heute im Département Pyrénées-Orientales, beeindruckt der Hochaltar von Notre-Dame-des-Anges durch seinen dynamischen, verschwenderischen und plastischen Charakter. Nach einem Vertrag vom 6. Oktober 1698 handelt es sich um ein Werk von Joseph Sunyer, einem Bildhauer aus Manresa südlich der Grenze. Er ist also ein prächtiges Zeugnis der Präsenz katalanischer Kunst in diesem geographischen Bereich, der erst seit dem Pyrenäenfrieden von 1659 zu Frankreich gehört.

Im Falle des Elsaß war es der Westfälische Frieden (1648), durch den dieses Gebiet unter die Herrschaft Ludwigs XIV. gelangte, in dessen Namen Mazarin regierte. Straßburg wurde erst, vom König selbst, im Jahre 1681 annektiert. In der neuen Provinz gab es gleichzeitig zwei Kunstrichtungen. Die eine kam aus Frankreich, besonders aus Paris, und war im Milieu der Aristokratie und des hohen Klerus angesiedelt (ein Beispiel sind die Rohan und ihre Palais in Saverne und Straßburg), mit Auftraggebern aus dem unmittelbaren Umkreis der politischen Macht. Die andere, die nach wie vor ihre Verbindung zu Deutschland, der alemannischen Schweiz und dem Tessin pflegte, herrschte auf dem Land, beim Volk und einem Teil des Klerus vor. So weist die ehemalige Benediktinerabtei Saint-Maurice in Ebersmünster (im Unterelsaß, Département Bas-Rhin) Züge der „Schule von Vorarlberg" auf. Peter Thumb baute zuerst die Fassade der Abteikirche neu (1708), dann auch das Langhaus (1719–27). In der Innenausstattung sind traditionsgemäß Stuckarbeiten, die von Jakob Machoff stammen (1727), mit Gemälden kombiniert. Von diesen ist „Die Himmelfahrt Mariens" in der Kuppel der Vierung ein Werk des Tirolers Josef Mages (1759).

Kann auch die Kirche Saint-Didier in Asfeld (Ardennen) zum peripheren Barock gezählt werden? Bei diesem Backsteinbau, der für Jean-Antoine de Mesmes, Graf von Avaux, errichtet wurde, handelt es sich um das Werk des Maurers Fleury und des Dominikaners François Romain (1680–85; 1733 und 1865–68 renoviert). Sie ist vom Entwurf her außerordentlich ungewöhnlich: eine Rotunde, eingefaßt von vier halbovalen Kapellen, zwischen denen zusätzliche, kleinere und halbrunde Kapellen eingefügt sind; dazu eine komplizierte Vorhalle und ein Turm mit Kuppel. Sollte hier eine Verwandtschaft mit Bauten anderer Teile Mitteleuropas bestehen?

Am Turm der ehemaligen Benediktinerabtei von Saint-Amand-les-Eaux hingegen und an der Fassade der ehemaligen Jesuitenkirche von Cambrai ist nordisches Formengut mit seinem wuchernden Barock erkennbar. Die Kirche der Abtei von Saint-Amand wurde im 17. Jahrhundert in prunkvollem Stil neu erbaut, in einer Kombination von Gotik mit den italienischen Anklängen der zweiten Renaissance der Niederlande, und zwar von dem aus Tournai stammenden Abt Nicolas du Bois. Sie wurde während der Französischen Revolution zerstört. Der massive Turm (1626/27–1658) ist mit solcher Üppigkeit geschmückt, daß einige Kunsthistoriker in seiner Skulptur Beziehungen zur Kunst der Khmer oder Spanisch-Amerikas erkannten. Die Jesuitenkirche von Cambrai (1679–94) stammt von dem Ordensbruder Jean Beegrandt, der sich bei ihrem Bau anscheinend an der Jesuitenkirche von Ypern, einem Werk des Bruders Cornely, orientierte. Die 1868 restaurierte Fassade hat Wandpfeiler und einen reichen, stark plastischen Dekor. Beide Kirchen rufen in diesem nördlichen Département Erinnerungen an die Kraft des südlichen Barock ins Gedächtnis.

Der periphere Barock, den die beschriebenen Fälle illustrierten, forderte eine eigene Darstellung. Aber selbst in Städten und Landstrichen, die schon lange französisch sind, muß man gelegentlich genau hinsehen, um Irrtümer in der Analyse zu vermeiden. Beispiele aus der Bretagne und Provence mögen dies belegen.

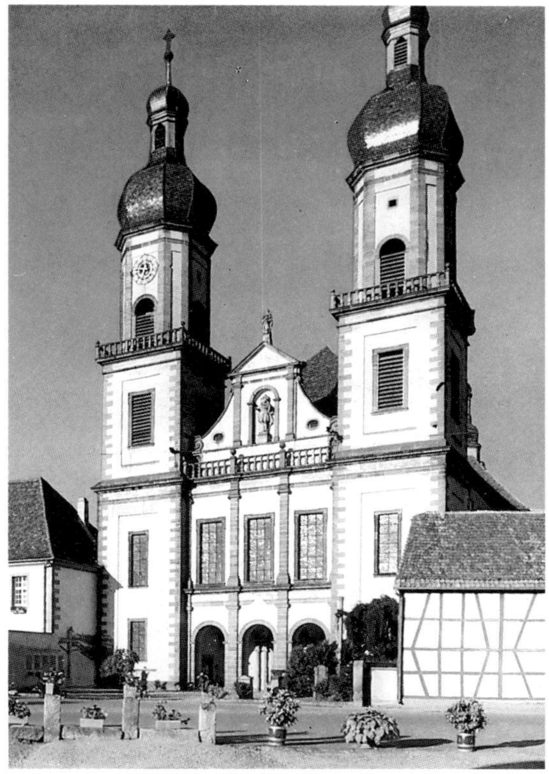

739 EBERSMÜNSTER. SAINT-MAURICE
*Fassade*

740 CAMBRAI.
EHEMALIGE JESUITENKIRCHE
*Fassade*

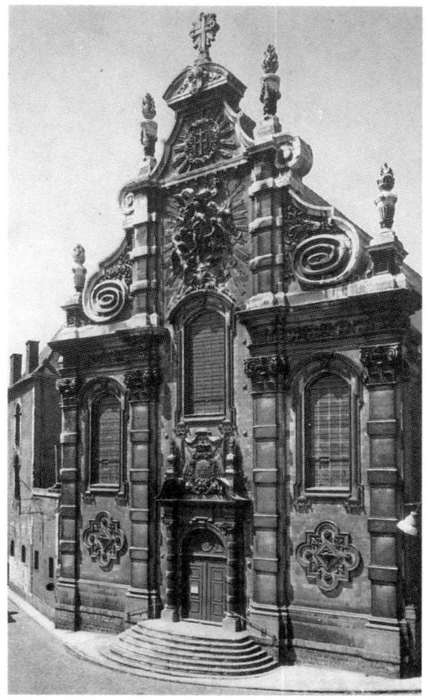

## DIE BRETAGNE MIT IHREN PFARRBEZIRKEN

Im Nordwesten der Bretagne erhebt sich unter dem wechselnden Licht des Küstenklimas die Gruppe der Pfarrbezirke Guimiliau, Lampaul-Guimiliau, Pleyben, Saint-Thégonnec und Sizun. Triumphbögen, Beinhäuser, Kirchen und Kalvarienberge sind hier zu architektonischen Komplexen höchster Originalität versammelt. Charakteristisch für sie ist ein Gemisch aus bäuerlichen und gelehrten Elementen, ferner eine ornamentale Dominanz, die barocker Natur zu sein scheint. Tatsächlich erstreckte sich die Schaffung dieser Monumente vom 16. bis ins 17., manchmal sogar bis ins 18. Jahrhundert. Im wesentlichen handelt es sich um verspätete und provinzielle Manifestationen von Renaissance und Manierismus; die Beziehung zum Barock, die in der dekorativen Üppigkeit zu bestehen scheint, ist nur oberflächlicher Natur. Bedingt durch die lange Bauzeit, haben sie aber doch, zumindest im Kirchenmobiliar, Elemente aufgenommen, deren Barock als authentisch gelten darf. Die bretonischen Künstler hatten in vielen Fällen Reisen nach Frankreich unternommen; sie benutzten die Traktate Jacques Androuet du Cerceaus und Serlios, und sie standen in Verbindung mit den Bildhauern des Arsenals von Brest. In ihren Werken aber behielten sie eine landschaftlich gebundene Ausdrucksweise bei, die anrührend ist und gelegentlich auch derb.

Es war der heilige Thégonnec, der das Gebiet, das seinen Namen trägt, und die Umgebung im 5. Jahrhundert christianisierte und der dann der Überlieferung nach in Irland Erzbischof von Armagh wurde. Von dem Bau, der seine Gebeine beherbergte, hat sich nichts erhalten, aber der Pfarrbezirk von Saint-Thégonnec (Département Finistère, Arrondissement Morlaix) ist ein wunderbar konzentrierter Komplex voller Majestät und sogar scheinbarer Homogenität. Dennoch stammen seine einzelnen Elemente aus verschiedenen Stilepochen. Das monumentale Tor datiert etwa

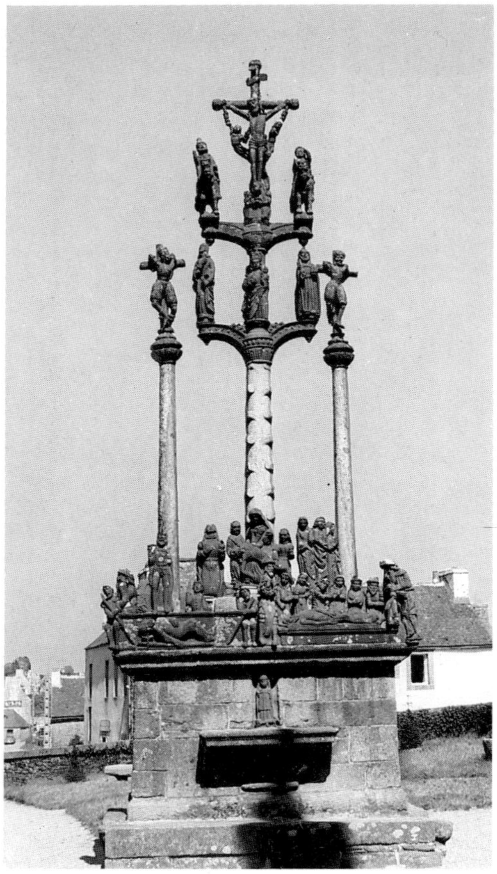

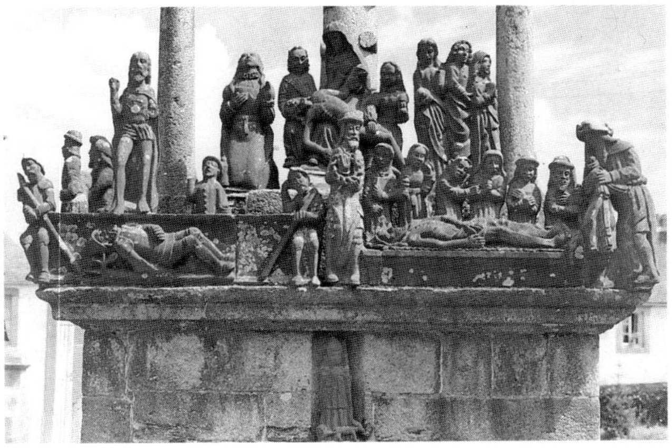

741 SAINT-THÉGONNEC. KALVARIENBERG
*Gesamtansicht*

742 SAINT-THÉGONNEC. KALVARIENBERG
*Ausschnitt*

um 1587. Der Turm zeigt in seinen dekorativen Motiven (besonders in den Halbmonden) den Einfluß des um 1580 vollendeten Renaissanceschlosses von Kerjean. Das Beinhaus, das auf das Jahr 1676–77 zurückgeht und an dem der Architekt Jean Bescond aus Carhaix gearbeitet hat, weist auf zwei Nischengeschossen eine Vielzahl klassischer Dekorationen auf. Im Inneren des Beinhauses stammt der Altar von Paul Lahaye aus Pont-Croix und Alain Castel aus Saint-Martin-des-Champs (1685) und die Grablegung aus polychromer Eiche von Jacques Lespagnol aus Morlaix. Der Bau des Kalvarienberges wurde 1610 beschlossen. Der alte, noch gotische Glockenturm entstand 1563; der größte Teil der Kirche wurde von 1640–1714 umgebaut; die Apsis sowie das erhöhte Langhaus gehören dieser Zeit an. Die Sakristei ist von 1685–90. Im Kircheninneren befindet sich die mit prachtvoller Plastik geschmückte Kanzel. Auf dem Kanzelkorb, einem Werk von Lerrel aus Landivisiau (1683), sind die Kardinaltugenden, die Evangelisten und die Kirchenväter dargestellt. Der Schalldeckel wird von Karyatiden getragen, die Moses, der die Gesetzestafeln empfängt, einrahmen. Auf diesem Schalldeckel (1722) sind kleine Engel und der Engel des Jüngsten Gerichts zwischen Festons angebracht. An der Ausführung der Holzverkleidung des Chores waren Lespagnol (1724) sowie Le Goff tätig, der sie vollendete (1732); die Entwürfe hatten Boismaurin aus Lampaul und Robellin aus Morlaix geliefert. Die Orgel stammt von dem Orgelbauer Jacques Mascard aus Landerneau (1673). Der Altar von Notre-Dame de Bon-Secours enthält eine Madonnenstatue und ein Gemälde der Himmelfahrt (1668); der Rosenkranzaltar zeigt in der ersten Zone, die von Lespagnol stammt, die Übergabe des Rosenkranzes an den hl. Dominikus (1697), in der zweiten die Befreiung einer Seele aus dem Fegefeuer durch den hl. Laurentius und die Gottesmutter (1724) und in der dritten Gottvater. Der Sakramentsaltar, der ursprüngliche Hauptaltar, wurde von Gabriel Carquain (1662) plastisch gestaltet; die obere Zone ist eine Ergänzung des 18. Jahrhunderts; dieser Altar hat die Verehrung der Hostie zum Thema.

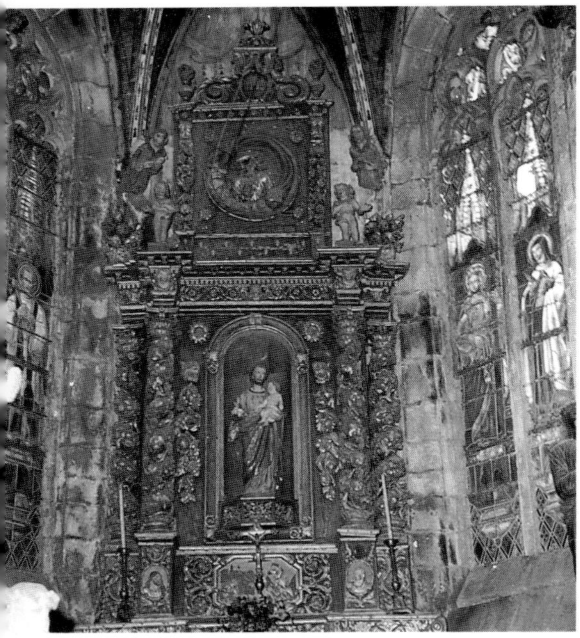

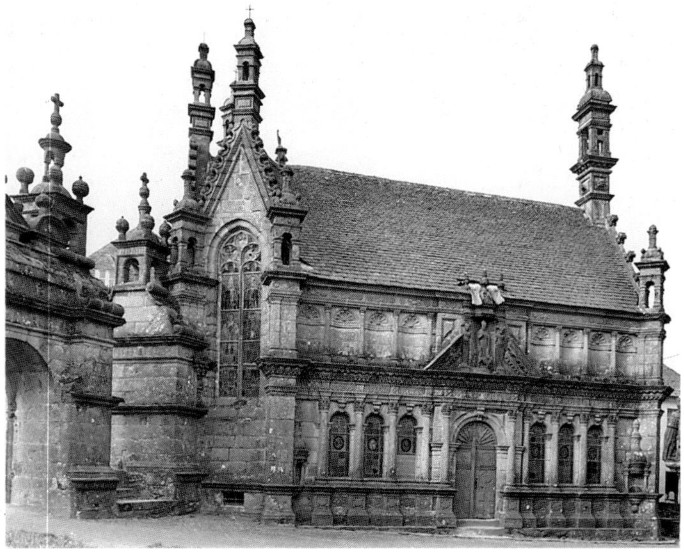

743 SAINT-THÉGONNEC
*Altarwand im Beinhaus*

744 SAINT-THÉGONNEC
*Beinhaus*

## DIE PROVENCE

Im provenzalischen Barock zeigt sich oft das Feuer und die Plastizität eines mediterranen Landes. Die Versuchung ist groß, anzunehmen, er habe vor allem italienische Auffassungen assimiliert. Zweifellos trifft dies auch häufig zu, z. B. bei der Fassade des bischöflichen Palais von Carpentras (heute Justizpalast), den François des Royers d. J. aus La Valfenière im Jahre 1646 für den Kardinal de Bichi baute. In Wahrheit aber hat dieser Barock verschiedene eigenständige Ausprägungen und eine Vielzahl unterschiedlicher Wurzeln: das benachbarte Italien, Lokaltraditionen, die Formensprache des Nordens und die Kunst Frankreichs und Versailles. So hatte sich Pierre Puget, zwar nicht der einzige, aber der berühmteste Vertreter des provenzalischen Barock, schließlich Versailles zugewendet. Seit 1656 läßt sich an der Zahl der mit Kutschen befahrbaren Straßen in Aix-en-Provence die Vitalität des Städtebaus ablesen. Zahlreiche Meisterwerke in Grundriß, Baukörper und Baustruktur entstanden. In Aix sind drei Bauwerke aus der

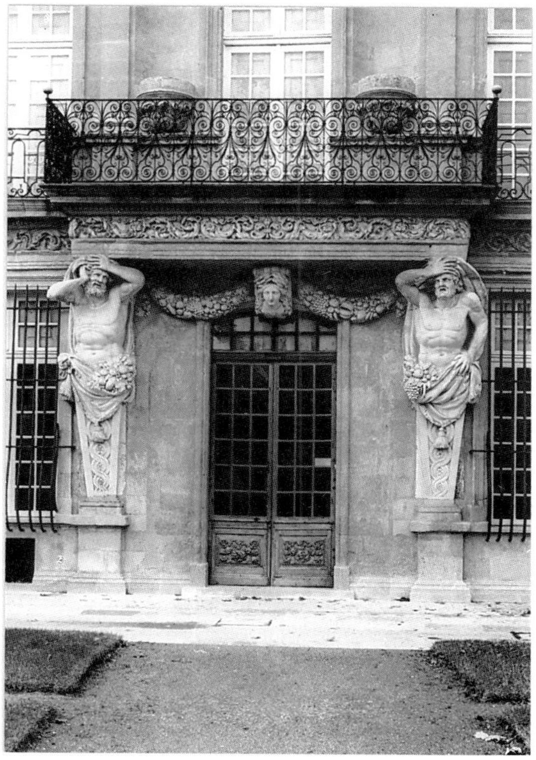

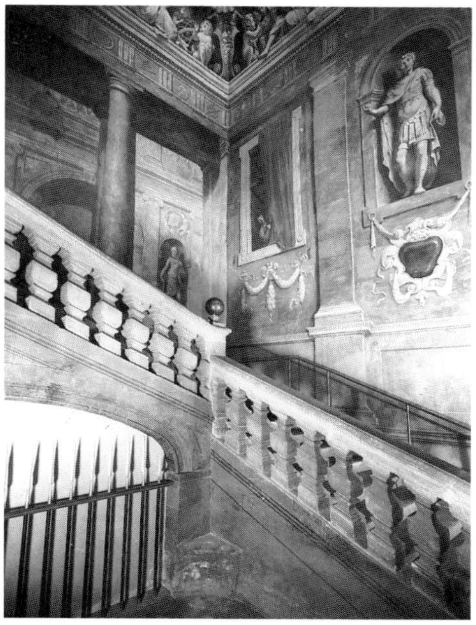

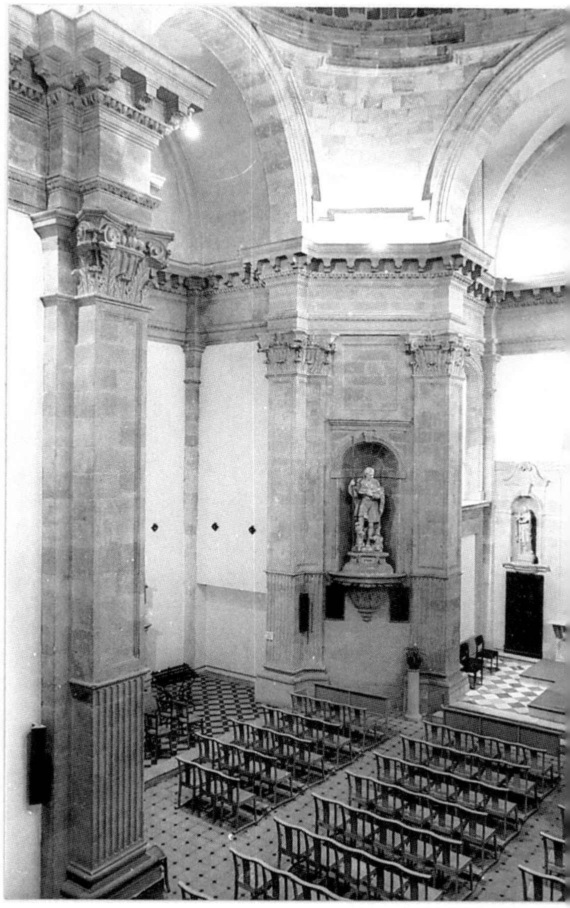

745 AIX-EN-PROVENCE. HÔTEL VENDÔME
*Teil der Fassade*

746 AIX-EN-PROVENCE. TREPPE IM PALAIS DES ERZBISCHOFS

747 AIX-EN-PROVENCE. KARMELITERKAPELLE

Zeit um 1695 erwähnenswert: die Karmeliterinnenkapelle von Thomas Veyrier, einem Großneffen von Puget, sowie das Schiff der Hoffnung in der Südseite der Kathedrale und die Treppe des erzbischöflichen Palais von Monseigneur de Cosnac, von Laurent Vallon. In einer ersten Periode, die ungefähr die Jahre 1650–75 umfaßt, werden an den Fassaden Atlanten italienischer Provenienz mit Vorbildern vom Galeerenarsenal kombiniert. Der Kardinallegat Louis de Vendôme ließ von 1664–67 in Aix von Claude Rombot und Pierre Pavillon das Hôtel seines Namens mit den Atlanten am mittleren Eingangstor erbauen. Ursprünglich war es ein Landhaus, das aber 1745 um ein Geschoß erweitert wurde. In der Periode von 1675–1730 tauchen an den Fassaden Elemente von vielleicht Pariser Herkunft auf. Dies ist z. B. bei der Kolossalordnung des Hôtel Boyer in Éguille der Fall, die sich von Vorbildern aus der Hauptstadt, vom Hôtel de Lionne und vom Hôtel de Mortemart, ableitet. Im Inneren von Kirchen und Hôtels trifft man eine dynamische Struktur, skulpturale Holzverkleidungen, Wandmalereien mit Trompe-l'œil-Effekten unterschiedlichster Herkunft an: es sind Reminiszenzen an italienische Werke oder Traktate, italienische Arbeiten auf provenzalischem Boden, Nachahmungen der Skulpturen des königlichen Arsenals, Übernahmen von Pariser Beispielen. Der 1664 gestorbene Jean Daret schmückte die Treppe des Hôtel de Châteaurenard in Aix mit illusionistischen Malereien aus. Aus der Zeit um 1690 stammt, ebenfalls in Aix, die Decke des großen Saales im Hôtel Grimaldi-Régusse von J. B. Daniel. Zu Beginn des 18. Jahrhunderts wurden noch beeindruckendere illusionistische Kompositionen, bald italienischer, bald französischer Provenienz, gemalt.

## PARISER KIRCHEN DES 17. JAHRHUNDERTS

Die Auseinandersetzung mit bestimmten Pariser Kirchen oder kirchlichen Bauten des 17. Jahrhunderts beweist, mit welcher Vorsicht die Stilbegriffe in jener Zeit in Frankreich anzuwenden sind.

Man sollte meinen, die Jesuiten wären die eifrigsten Verfechter des Barock gewesen und hätten in Paris den Bau einer zweiten Kirche Il Gesù angestrebt. Doch die Wirklichkeit sieht differenzierter aus. Die Politik des Ordens war in künstlerischer Hinsicht nicht autoritär, und die Kontrolle des Generals in Rom betraf vor allem die Einhaltung der Regeln von Gottesdienst und Orden oder die finanziellen Angelegenheiten. Zu den französischen Ordensangehörigen gehörte auch ein einfacher Koadjutor, der Bruder Étienne Martellange (1568/69–1641), ein Architekt von Graden, der Rom kannte und sein Leben lang umherreiste, befaßt mit dem Bau und der Unterhaltung von Gebäuden des Ordens. Aus Reminiszenzen an Il Gesù (vorwiegend das Innere) und Santa Maria dei Monti (besonders die Fassade) in Rom und französischer Tradition gestaltete er, was Pierre Moisy das „Martellange-Schema" genannt hat: ein breites Langhaus, flankiert von Seitenkapellen, die untereinander verbunden sind; ein nicht vorspringendes Querschiff mit rechtwinklig zur Langhausachse aufgestellten Altären; Einzelpilaster an den Kapellenwänden innerhalb des Langhauses, aber Zwillingspilaster im Querschiffansatz; die Querschiffbreite, der doppelten Breite einer Seitenkapelle entsprechend, ein rechteckiger Chor ohne überleitende Travée; ein die Assistenzräume hinter dem Altar, der nicht mit der Rückwand abschließt, erschließender Umgang. Als eines der bemerkenswertesten Werke Martellanges galt die Noviziatskirche der Jesuiten in Paris (zerstört; Rue du Pot-de-fer, heute Rue Bonaparte). Er lieferte auch die Pläne für Saint-Louis, die Kirche des Profeßhauses im Marais. Der Grundstein wurde 1627 von König Ludwig XIII. gelegt, die erste Messe von Richelieu am 9. Mai 1641 gefeiert. Der Doppelname Saint-Paul-Saint-Louis datiert erst von 1802. Die Jesuiten von Paris wollten mit dieser Kirche in der französischen Hauptstadt ein imposantes Bauwerk errichten, das an Il Gesù erinnern sollte. Der Innenaufriß stammt auch direkt von Il Gesù ab. Seit 1629 war an dem Bau der in sehr viel stärkerem Maße als Martellange zum Barock neigende Mathematikprofessor Pater François Derand beteiligt, besonders an der Kuppel und an der bewegten, schmuckreichen Fassade

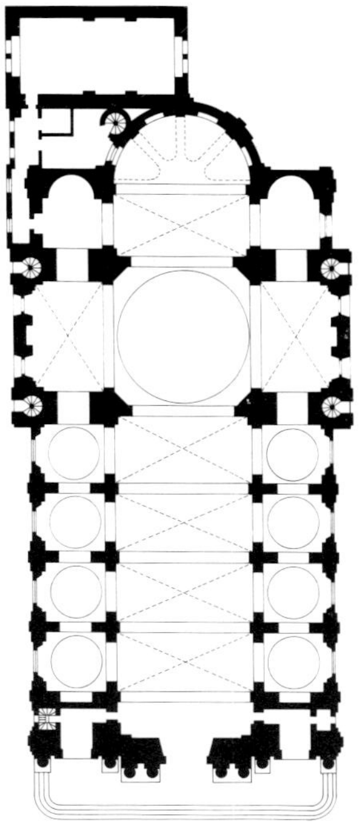

748 PARIS. SAINT-PAUL-SAINT-LOUIS
*Grundriß*
*(Zeichnung von Fixot nach Dumoulin und Outardel)*

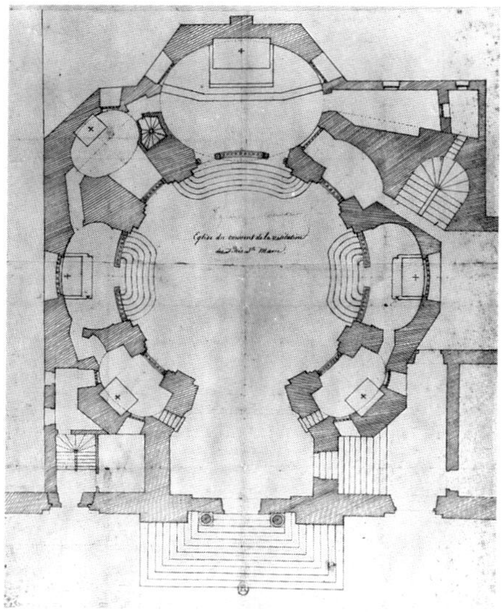

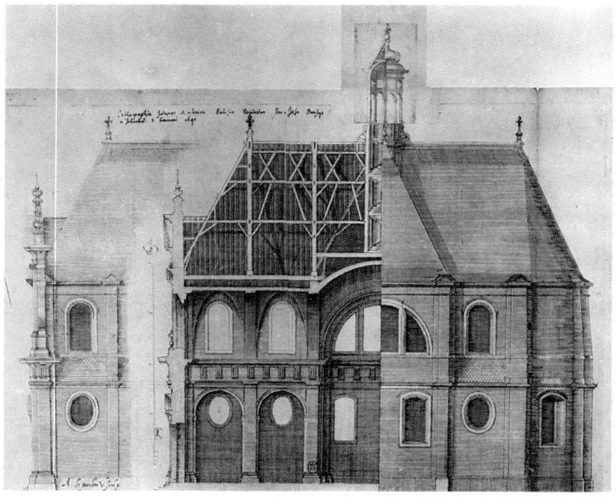

749 PARIS. SAINTE-MARIE-DE-LA-VISITATION
*Grundriß*

750 PARIS. NOVIZIAT DER JESUITEN. KIRCHE
*Aufriß mit Längsschnitt*
*(Stich von Le Pautre. Nationalbibliothek)*

(die zur Zeit in den Nischen sich befindenden Statuen sind Rekonstruktionen). Vor der Französischen Revolution besaß das Innere eine Vielzahl von Kunst- und Andachtsobjekten. Der Altar mit konkavem Grundriß beherbergte zwei übereinanderstehende Bilder von Simon Vouet: „Die Darstellung im Tempel" (Louvre) und die „Apotheose des hl. Ludwig" (Museum von Rennes). Von den Gemälden des Querschiffes wurde „Der hl. Ludwig, an der Pest in Tunis sterbend" von Jacques de Létin (1597–1661) 1949 wieder am ursprünglichen Standort angebracht. Ebenfalls in dieser Kirche befanden sich das Monument für das Herz Heinrichs II. Bourbon von Jacques Sarrazin (Chantilly, Musée Condé) und das für das Herz Ludwigs XIII. vom gleichen Künstler sowie das Monument für das Herz Ludwigs XIV. von Guillaume Coustou d. Ä. (auf Befehl Napoleons I. eingeschmolzen). Und hier wurde auch 1687 die Totenmesse für das Herz des Großen Condé von Berain zelebriert.

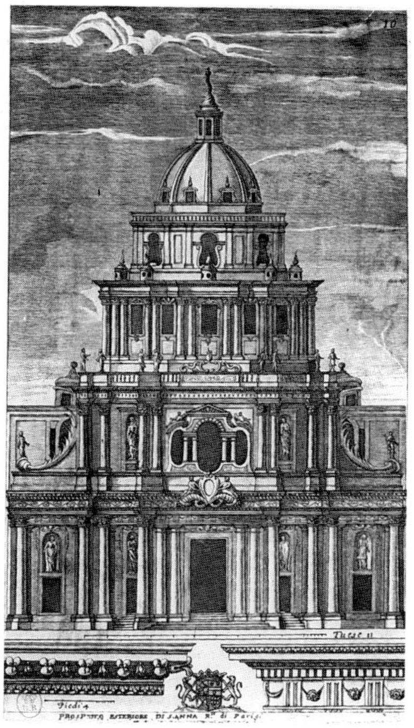

751 PARIS.
SAINTE-ANNE-LA-ROYALE
*Fassade*
*(Guarini, Archittetura Civile)*

François Mansart, der schon vorher für die Salesianerinnen gearbeitet hatte, erhielt den Auftrag, ihr Pariser Kloster in der Rue Saint-Antoine zu errichten. Das Objekt bezahlte Noël Brulart, der Bau wurde 1632 begonnen und zwei Jahre später vollendet. Er beweist die Geschicklichkeit des Architekten im Ausnutzen schwieriger Raumsituationen: die Fassade mußte in dem beengten Raum zwischen der Straße und einem Kreuzgang hochgezogen werden. Der Grundriß ist kreisförmig, der Nonnenchor liegt erhöht auf der rechten Seite. Die vielleicht ein wenig schwerfällige Vorhalle erinnert an die Arbeiten von Salomon de Brosse in Blérancourt. Durch ihre Laterne wird aber die Kirche mit beleuchtet. Statt eines konischen Daches unter einer hexagonalen Laterne, wie im Vertrag festgelegt, wurde eine halbkugelige Kuppel und eine kleine Laterne gebaut, und das Dach wurde abgeflacht. Seiner Art gemäß hatte Mansart Varianten für den Bau ausgearbeitet, doch bleibt stets der kreisförmige Grundriß vorherrschend, der sich an italienischen Entwürfen orientiert (San Giovanni dei Fiorentini in Rom von Michelangelo; nicht verwirklicht) oder auch an der Kapelle von Schloß Anet von Philibert Delorme. Sainte-Marie-de-la-Visitation, heute protestantisch, ist kein wirklich manieristisches Werk mehr, aber auch noch kein durch und durch im Sinne des Barock dieser Zeit dramatisiertes.

Paris sollte jedoch auf dem linken Seine-Ufer, in der Nähe des Collège des Quatre Nations, eine Kirche von Guarinis eigener Hand bekommen, Sainte-Anne-la-Royale, eine Gründung der Theatiner, die ihren Namen zu Ehren von Anna von Österreich erhielt. Sie wurde nur zu einem kleinen Teil realisiert, doch kennen wir sie durch die Stiche in der „Architettura Civile". Unter den vielen Landsleuten, die Mazarin hatte kommen lassen, um den Barock seines Geburtslandes in Frankreich heimisch zu machen, befand sich der Ingenieur Antonio Maurizio Valperga. Von ihm stammt der erste Entwurf. Aber Guarini, der sich von 1662–66 in Paris aufhielt, erreichte, daß man seinen Plan annahm. Bereits 1668 wurde der Bau abgebrochen; zu diesem Zeitpunkt war erst ein Drittel der vorgesehenen Kirche vollendet, die Kuppel war möglicherweise noch nicht einmal in Angriff genommen.

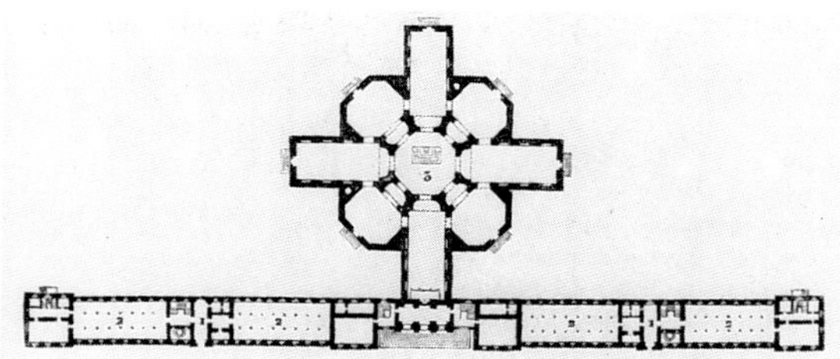

752 PARIS. DIE SALPÊTRIÈRE
*Grundriß*
*(Nationalbibliothek)*

Die Kapelle des Hospice de la Salpêtrière, die Mazarin den Armen und Kranken der Stadt zudachte, wurde um 1670 von Libéral Bruant (um 1635–97) entworfen. Es handelt sich um eine kenntnisreiche, strenge und ganz eigenständige Variante des Zentralgrundrisses, die auch heute noch bewundernswert ist. Von einem im Zentrum des Baus liegenden Oktogon aus strahlen vier rechteckige, identische Schiffe aus und ebensoviele oktogonale Kapellen, die zwischen den Schiffen liegen und ebenfalls untereinander identisch sind. Es ist das Werk eines Architekten, der in hohem Maße über Sinn für Kraft und Verbindung von Raumkörpern verfügt.

In Spanien gab es eine alte Tradition des Kloster-Palastes oder zumindest der Verbindung von Palast und Kloster. Das berühmteste und majestätischste Beispiel ist der Escorial Philipps II. von Juan Bautista de Toledo und Juan de Herrera. Es ist heute fast obligatorisch, darauf hinzuweisen, daß die Grundrisse von Val-de-Grâce und dem Hôtel

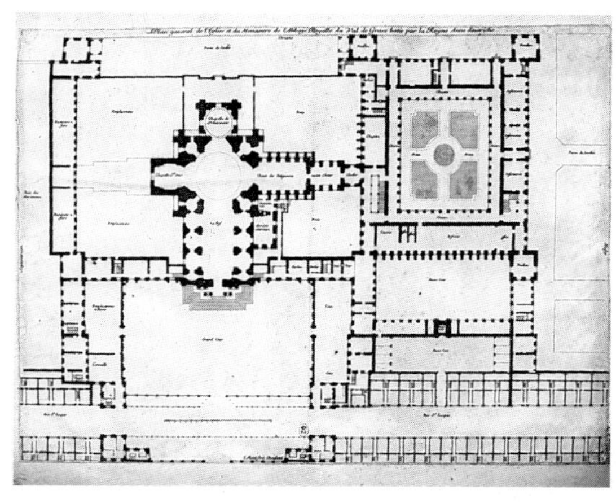

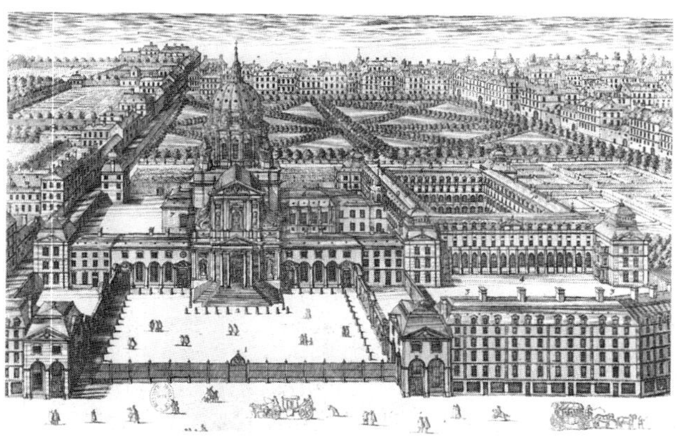

753 PARIS. VAL-DE-GRÂCE
*Grundriß*
*(Nationalbibliothek)*

754 PARIS. VAL-DE-GRÂCE
*Gesamtansicht*
*(Stich. Paris, Nationalbibliothek)*

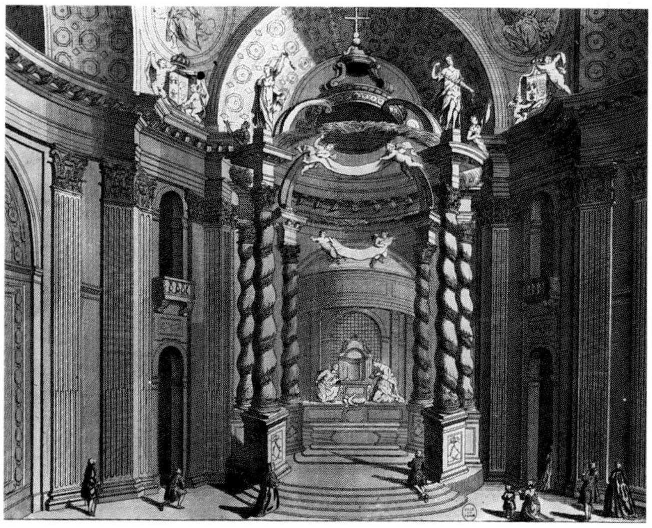

755 PARIS. VAL-DE-GRÂCE
*Baldachin und Hauptaltar.*
*(Stich. Paris, Musée Carnavalet)*

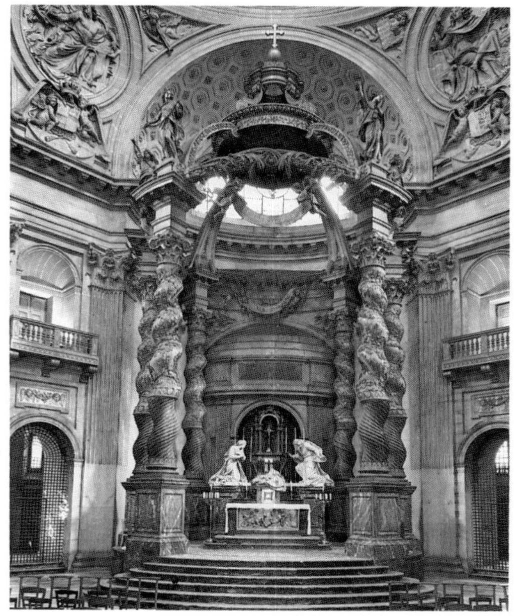

756 PARIS. VAL-DE-GRÂCE
*Baldachin und Hauptaltar*

des Invalides vom Escorial inspiriert waren und daß diese Inspiration nur natürlich war, da unter Ludwig XIV. die Königinmutter, Anna von Österreich, die Schwester und die Königin, Maria Theresia, die Tochter Philipps IV. von Spanien waren. Eine sorgfältige Untersuchung wird diese durchweg akzeptierte Meinung deutlich differenzieren.

Das Kloster Val-de-Grâce in der Rue Saint-Jacques war zu Beginn der zwanziger Jahre von Anna von Österreich selbst gestiftet worden, und sie wollte sich dorthin zurückziehen, da sie unter der Feindseligkeit Ludwigs XIII. und Richelieus litt. Diese warfen ihr vor, und zwar zu Recht, daß sie im Herzen Spanierin geblieben sei. Tatsächlich sollte sie in ihrer Einfalt so weit gehen, heimlich den Hof von Madrid zum Schaden des Landes, das sie regierte, über Vorgänge im Land zu informieren. Kirche und Klosterbauten waren zunächst bescheiden. Die Geburt des Thronfolgers, des späteren Ludwigs XIV., im Jahre 1638 machte Anna indessen zu einer guten Französin. Das Gelübde, das sie für den Fall, sie schenke dem Thron einen Erben, gemacht hatte, und ihre bedeutende Position als Regentin erklären die Tatsache, daß sie 1645 François Mansart mit dem Entwurf für ein neues Kloster beauftragte. Dieser Entwurf, der bekannt ist, räumt der Kirche einen privilegierten Platz im Zentrum der Gebäude und eines wesentlich längeren als breiten Hofes ein. Zwei andere Gebäudeabfolgen erstrecken sich dicht bei den Seitenkapellen des Langhauses. Die Räumlichkeiten für die Nonnen und die Königin nehmen je eine Seite ein. Die einzigen Gemeinsamkeiten zwischen Escorial und Val-de-Grâce bestehen in der Lage der Kirche und der Koexistenz von königlichen Gemächern und einem Kloster. Die Detailgliederung und der Stil sind hingegen deutlich anders. Es ist keine schriftliche Auslassung, weder zum Willen von Anna von Österreich noch zur Absicht Mansarts, bekannt, die auf einen direkten Bezug zum Escorial hinweisen würde; im übrigen gestalteten sich durch den Krieg zwischen Spanien und Frankreich die Beziehungen der beiden Länder und der beiden Höfe schwierig.

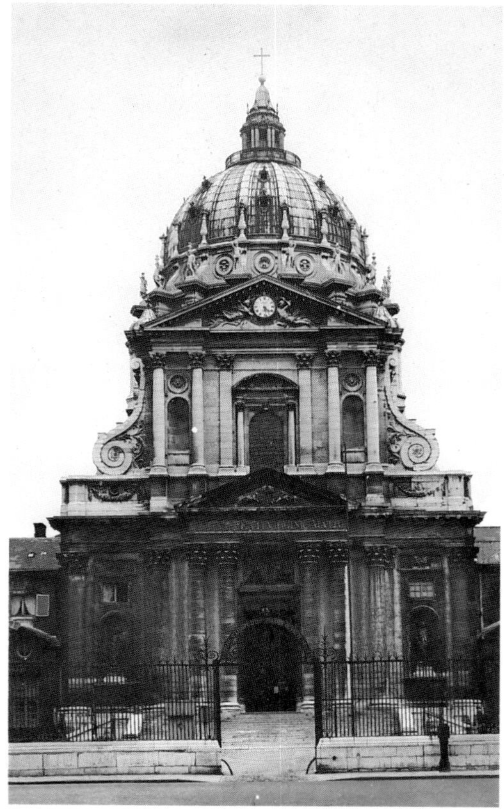

757 PARIS. VAL-DE-GRÂCE
*Fassade der Kirche*

Auf den ersten Blick existiert eine stärkere Verwandtschaft zwischen dem Grundriß des Klosterpalastes Philipps und dem Libéral Bruants für das Hôtel des Invalides (um 1670): die Kirche befindet sich am Ende eines großen Hofes; die Gebäude sind auf diesen und die Seitenhöfe verteilt. Stilistisch ist das Hôtel des Invalides von vornehmer Strenge, was für den Vergleich mit der monumentalen Kargheit des Escorial spricht. Ist es aber gerechtfertigt, daraus auf eine konkretere Verwandtschaft als die, die in der Vereinigung weiträumiger Gebäude zu mehr oder weniger analoger gemeinschaftlicher Nutzung besteht, zu schließen? Waren die Verbindungen zwischen Frankreich und Spanien im 17. Jahrhundert in bezug auf Mode und Literatur zahlreich, in der Kunst waren sie begrenzter und sollten durch die latente Feindseligkeit zwischen beiden Nationen noch spärlicher werden. Im Juli und August 1703 studierte die Königliche Akademie für Architektur ausführlich Grundriß und Bau des Escorial und kritisierte beide, ohne sie wirklich verstanden zu haben. Es fällt schwer, zu glauben, daß sie nichts davon gewußt haben sollte, daß dreißig Jahre vorher der Palast Philipps II. die Vorlage für einen der bedeutendsten Bauten der Regierung abgegeben hatte, wäre dies der Fall gewesen.

Man kann für Val-de-Grâce und das Hôtel des Invalides eine allgemeine Verwandtschaft mit dem Escorial konstatieren, aber das eigentlich Interessante dieser Schöpfung liegt woanders.

Der Grundriß François Mansarts für Val-de-Grâce beeindruckt in mancherlei Hinsicht: in der Akzentuierung der Kirchenfassade, in der Weiträumigkeit ihrer Vierung, in der Bedeutung des Nonnenchores rechter Hand vom Altar und in der Formenvielfalt der Säle bei der Gliederung im Inneren. Der Architekt, der zur gleichen Zeit eine ganz ähnliche Kapelle für das Schloß in Fresnes entwarf, baute den unteren Teil der Kirchenfassade und ihr Inneres bis zum Gebälk. Seine großen Geldausgaben und seine Konzeptänderungen führten jedoch dazu, daß er 1646 von Jac-

758 PARIS. INVALIDENDOM
*(Stich)*

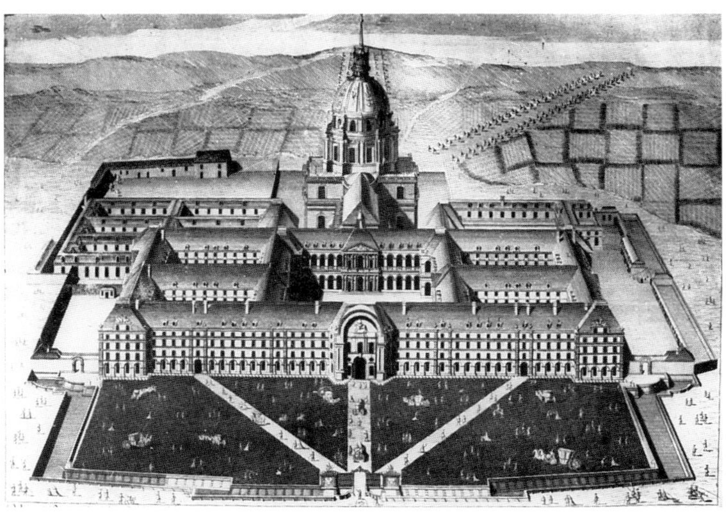

759 PARIS. INVALIDENDOM
*Eglise Royale.*
*Fassade*

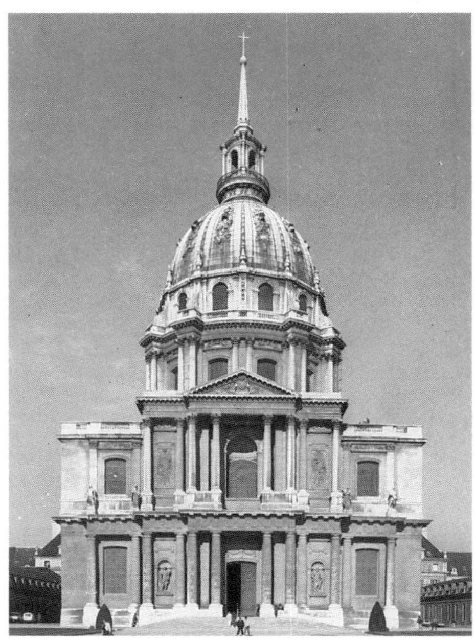

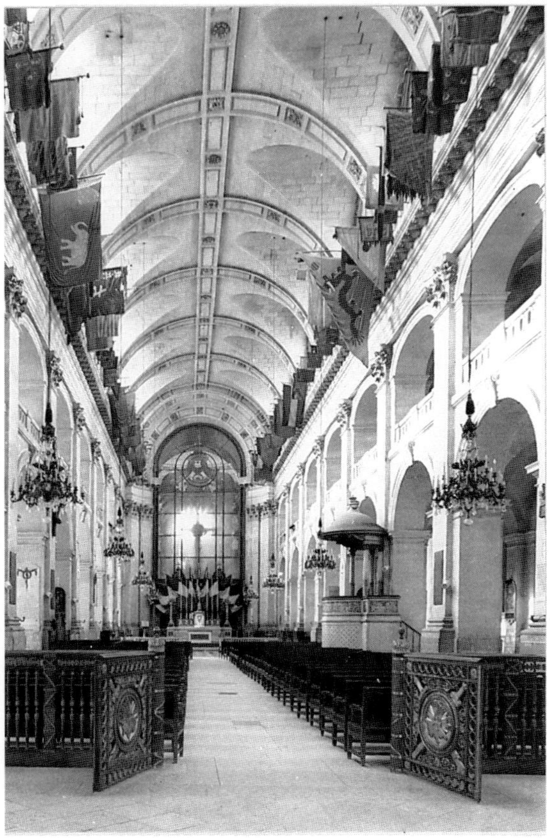

760 PARIS. INVALIDENDOM
*Eglise des Soldats. Innenansicht*

ques Le Mercier abgelöst wurde. Dieser errichtete die Kuppel, der er an der Außenseite mehr Dramatik verlieh. Der Bau, der infolge der Fronde zum Erliegen gekommen war, wurde 1665 mit der Ernennung von Pierre Le Muet, assistiert von Gabriel Le Duc, wieder aufgenommen. Dieser Wechsel in der Bauleitung hatte eine Abänderung des Entwurfes von Mansart zur Folge. So ersetzte Le Muet in den oberen Kirchenteilen dessen Vorstellung durch seine eigene. Michel Anguier und Philippe de Buyster besorgten als Bildhauer die Innendekoration der Kirche (1662–67). Die Kuppel wurde ab 1663 von Pierre Mignard d. Ä. ausgemalt; er stellte Anna von Österreich, begleitet vom hl. Ludwig und der hl. Anna, dar, wie sie Gottvater, vom himmlischen Hof umgeben, den Plan für das Kloster überreicht. Obwohl 1665 für den Baldachin ein Entwurf von Bernini, der sich in Paris aufhielt, bestellt worden war, wurde die bereits aufgenommene Arbeit nach dem Modell von Le Muet und Le Duc, das vom August 1663 stammte, vollendet und der Baldachin aufgestellt. „Die Geburt Christi", eine Darstellung vom Altar Michel Anguiers (1664), befindet sich in Saint-Roch und ist durch eine Kopie ersetzt.

Die Kapelle der Salpêtrière zeigt Libéral Bruants Begabung für Organisation von Raumkörpern. Das Hôtel des Invalides, das er, nachdem er den Entwurf angefertigt hatte, auch zum großen Teil selbst erbaute, beweist seinen Sinn für durch Strenge differenzierte Majestät. Die Nordfassade verlängert den Baukörper bis ans Ende der Esplanade, adelt ihn aber mit einer großen zentralen Arkade wie mit einem Triumphbogen zu Ehren Ludwigs XIV. und seiner Soldaten. Der Haupthof, um Galerien im Inneren herum angelegt, ist, in ganz anderer Weise, ebenso beeindrukkend. Für die Soldatenkirche verwendete Bruant einen Typus, den bereits Martellange in Saint-Paul-Saint-Louis eingesetzt hatte. Jules Hardouin-Mansart, der diese Kirche 1679 vollendete, schuf ein eigenes Werk mit der königlichen Kirche, auch Invalidendom genannt. Sie ist aus dem Entwurf der Bourbonen-Rotunde, den sein Großonkel François Mansart für Saint-Denis ausgearbeitet hatte, entwickelt, einer Rotunde, die hinter der Apsis der Abteikirche entstehen sollte. Hardouin-Mansart arbeitete mit einem überlegenen Sinn für Harmonie mit kurvigen Linien und Volumen und verband seine eigene Kirche mit der Soldatenkirche durch einen gemeinsamen Altar, an dessen beiden Seiten sich die Invalidenkirche und der Invalidendom erstreckten. Es ließe sich ausführlich die jeweilige Zugehörigkeit der einzelnen Strukturkombinationen zum Barock oder zu einer im Grunde klassizistischen Auffassung an der Fassade des Domes und der sie überragenden Kuppel erörtern. Wichtiger scheint aber, auf die aufsteigende Kraft des Baus als Ganzes hinzuweisen; mit ihr demonstriert der Architekt zugleich außerordentliche Fähigkeiten und einen überlegenen Geschmack. Mehr noch als die Kuppel der Kapelle der Sorbonne oder der des Collège des Quatre Nations scheint die Kuppel Hardouin-Mansarts sich emporzuschwingen. Die Weihe der königlichen Kirche fand 1706 statt. Die Installierung des Grabmals von Napoleon I. in einer Art offener Krypta ruinierte ihre innere Harmonie. Eine weitere Verletzung des Originalzustandes war die Abtrennung von der Soldatenkirche.

## DIE GROSSE FRANZÖSISCHE RESIDENZ

761 VAUX-LE-VICOMTE. SCHLOSS
*Schlafgemach des Königs*

762 VAUX-LE-VICOMTE. SCHLOSS
*Fassade der Gartenseite*

Beim Schloß auf dem Land und dem Stadtpalais (Hôtel) handelt es sich um typisch französische Schöpfungen. Die Hauptmerkmale beider Gebäudetypen sind der Rhythmus von Eckpavillons und Hauptbaukörper, die durch Flügel miteinander verbunden wurden, das hohe Dach sowie die Gliederung von Wohnräumen und Wirtschaftstrakten um einen Hof herum, wobei der Akzent auf den Hauptgebäuden am hinteren Ende dieses Hofes liegt. Oft sind Stein und Backstein harmonisch miteinander verbunden, aber bis auf die Jahre um 1580 bis um 1630 bestand die Pariser Architektur aus Hausteinen und nicht aus Backstein. Der Größenunterschied des in der Stadt bzw. auf dem Land vorgegebenen Raumes hatte unvermeidlich Konsequenzen. Dem Schloß standen in der Umgebung größere Gelände zur Verfügung, und es war möglich, so führte Salomon de Brosse in Blérancourt vor, einen Teil des Baus innerhalb der Gesamtanlage zu unterschlagen oder, wenn man will, hervorzuheben. Dieses Konzept gipfelte im Grundriß von Vaux-le-Vicomte, in dem das Schloß von Louis Le Vau in deutlicher Entfernung von den Nebengebäuden isoliert wurde, und zwar auf einem Sockel zwischen Gräben. Das Hôtel ist mit der Außenwelt durch einen monumentalen Portalvorbau verbunden. Es ist von der Straße auf der Eingangsseite durch den Haupthof abgesetzt. Auf der anderen Seite öffnet sich dieser Hof zum Garten. Die Wirtschaftsräume (vor allem Küche und Stallungen) liegen gewöhnlich nahe beim Hof in den Seitengebäuden. Die Fassadenmitte kann an Hof und Gartenfront unterschiedlich gestaltet sein, wenn das Grundstück dieses notwendig macht; in solchen Fällen pflegt der Architekt die Abweichung geschickt nach außen zu verbergen. Im Inneren wird die Treppe oftmals von der Mitte der Hauptfassade weg an

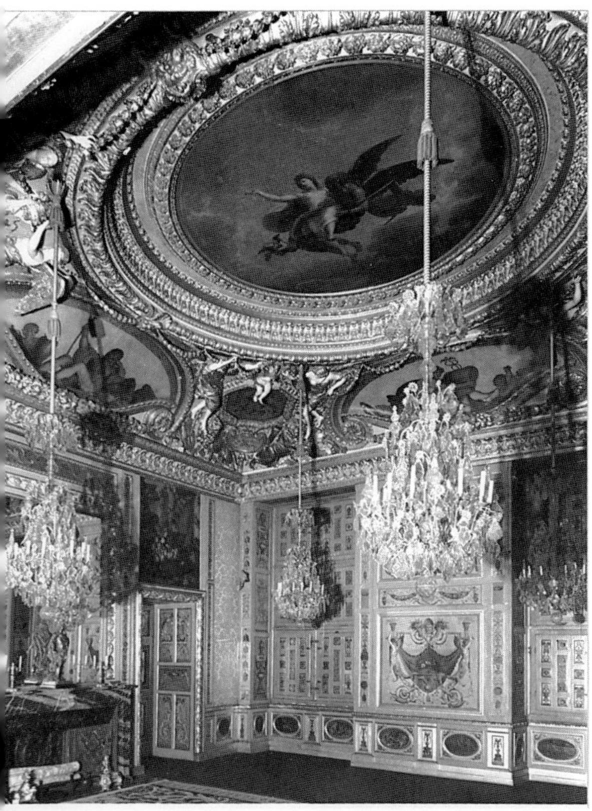

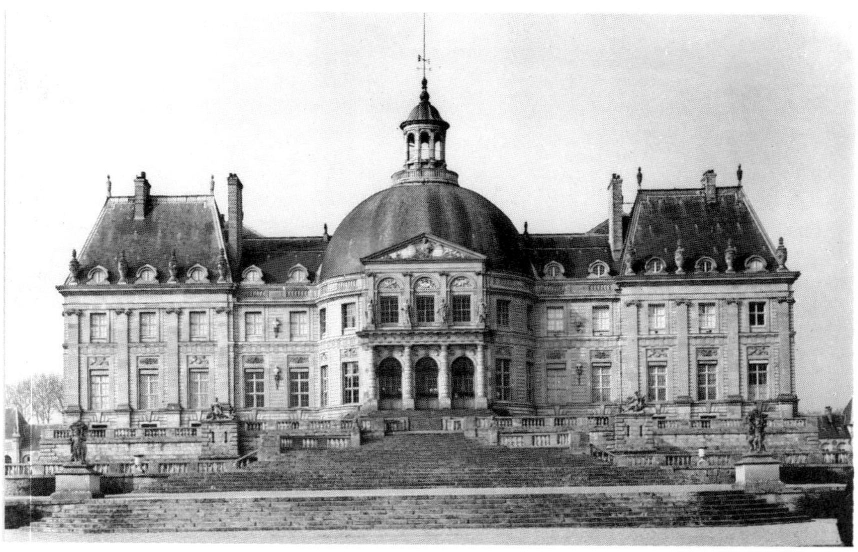

eine Ecke verlegt, um die Perspektiven freizuhalten. Sie kann in der Gestaltung und Kombination ihrer Läufe sehr phantasievoll sein, steigt aber im allgemeinen, unterbrochen von Absätzen, entlang der Mauern auf. Es ist dies ein schlichteres Schema als das in Spanien so beliebte imperiale Schema. Der Reichtum der Innendekoration beruht zu einem großen Teil auf den plastisch behandelten, vergoldeten und bemalten Holztäfelungen, die in Frankreich eine nationale Tradition haben. Ein großartiges Beispiel hierfür bietet das Hôtel Lauzun in Paris. Die französische Art der Holztäfelung besitzt ein Zwischengesims, unter dem abschließenden Gesims liegen die Felder der oberen Täfelungszone. Die Malereien, einschließlich der Deckengemälde, sind im allgemeinen mit dem Holzdekor verbunden. Im ganzen ist der italienische Einfluß nur gering; wohl ist die Fassade in einem relativ strengen Stil gehalten, und außer den Gemächern im französischen Stil gibt es ein italienisches Zimmer und einen italienischen Salon; ferner erinnert die Galerie mit ihrem malerischen und plastischen Dekor an den italienischen Barock, aber in einer klareren und beruhigteren Version.

Im 17. Jahrhundert hatten die Architekten außerordentlich durchdachte Innenaufteilungen entwickelt, wobei der Gesichtspunkt des offiziellen Lebens die Hauptrolle spielte. Im 18. Jahrhundert trieb das Verlangen nach Behaglichkeit Künstler und Auftraggeber zu noch größerer Ausgefeiltheit in der Innenraumgestaltung. Zu den Paradegemächern gehören ein Vestibül, das Antichambre (Vorzimmer), ein Salon, ein Versammlungssaal, das Paradezimmer, eine Galerie und kleinere Kabinette. Das Paradezimmer verschwindet nun allmählich, statt dessen taucht im Grundriß das explizit als solches bezeichnete Eßzimmer auf. Die Galerie nimmt kleinere Dimensionen an und wird zu einem großen Salon, der sich im Zentrum des Baus über seine gesamte Tiefe ausdehnt. In den oberen Geschossen, die besser beheizbar sind, befinden sich die Privaträume mit Vorzimmer, Zimmer, Ankleideraum, Kabinett und intimen Räumlichkeiten.

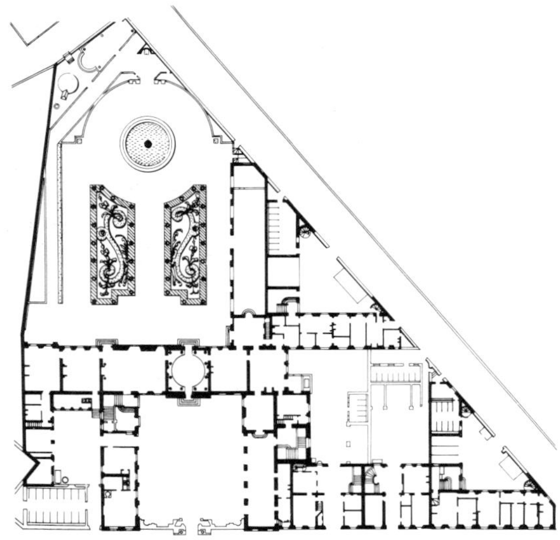

763 PARIS. HÔTEL DE LA VRILLIÈRE
*Grundriß*
*(Paris, Nationalbibliothek)*

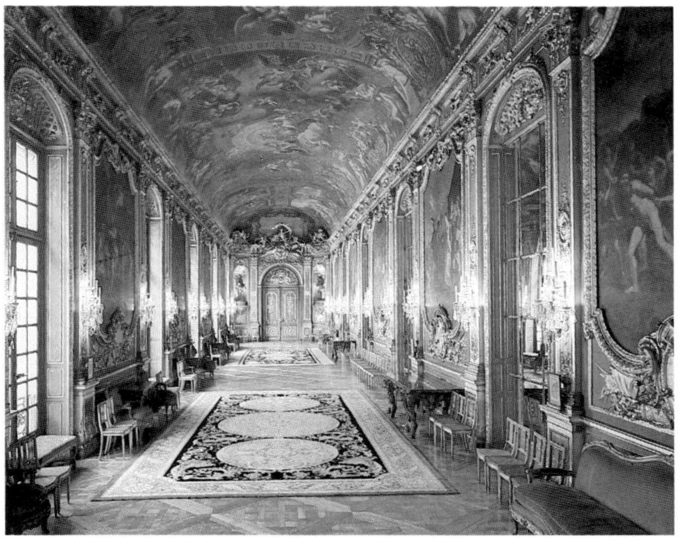

764 PARIS. HÔTEL DE LA VRILLIÈRE
*Galerie dorée*

1635 beauftragte der Staatssekretär Louis Phélypeaux de la Vrillière François Mansart mit den Plänen für sein Stadtpalais. In der geschickten Raumaufteilung, der Schlichtheit der Architektur und der diskreten Eleganz der Dekoration ist dieses Palais ein vollendetes Beispiel für den französischen Klassizismus. Am Außenbau entwickeln sich die einzelnen Elemente harmonisch aus ihrem Zusammenhang miteinander: die niedrigen Mauern, die nach Art eines Kaminschirms den Eingang einfassen; die Flügel, die zu beiden Seiten des Vorhofes auf den Hauptbau zulaufen; schließlich dessen Fassade und die rechtwinkligen Fassaden zur Gartenseite. Die Fenster sind schlichte Rechtecke, eingefaßt von Profilleisten, die die Bauten rhythmisieren. Im Inneren wurde die Treppe in einen Seitenflügel zur linken Ecke hin, wenn man in den Hof trat, verlegt. Daß die Hauptfassade auf dieser Seite fast halb so lang ist wie die auf der Gartenseite, kaschierte Mansart, indem er hier zwei Symmetrieachsen statt nur einer schuf. Zum Garten hin enthielt ein Flügel im Untergeschoß die Orangerie und im Obergeschoß die Galerie. Letztere ragte mit einer geschickten und bewunderten Trompe an einem Ende in die Straße hinein. Ihr Gewölbe wurde von François Perrier mit Fresken ausgemalt (1646). Der Mauerschmuck erstaunte durch seine ungewöhnliche Schlichtheit: er bestand aus Stein imitierenden Stuckarbeiten. Die Mauern wurden mit einem Ensemble meisterhafter Gemälde versehen, das, neben dem „Meister der Schule von Phaléries" von Poussin, einen repräsentativen Querschnitt von Werken der italienischen Malerei aus der ersten Hälfte des 17. Jahrhunderts zeigt. Diese Galerie, auch „Galerie dorée" genannt, während das Palais einem legitimierten Sohn Ludwigs XIV. und der Madame de Montespan, dem Grafen von Toulouse, gehörte und dessen Namen erhielt, wurde in den Mauereinfassungen von Robert de Cotte und François Antoine Vassé mit einem Régencedekor versehen (1714–18). Das Hôtel de La Vrillière ist heute Sitz der Banque de France. Der Régencedekor blieb erhalten, aber die Malereien auf Wänden und Decke sind Kopien, und die Trompe ist zwar im Inneren unangetastet, aber nach außen verschalt.

Louis Le Vau zeigte im Hôtel Lambert ebenso große Fähigkeiten wie François Mansart im Hôtel de La Vrillière, entwickelte aber zusätzlich den ihm eigenen Sinn für Inszenierung, der hier auch durch den Blick von der Seine notwendig wurde. Jean-Baptiste Lambert, der Junggeselle war, kaufte das Gelände im Jahre 1639 (heute Quai d'Anjou, in der Nähe des Hôtel Lauzun) und ließ den Bau 1640 beginnen. Er konnte erst Pfingsten 1644 einziehen, und bald darauf starb er. Die Innenausstattung, die zu Recht wegen ihres Reichtums berühmt ist, wurde unter der Aufsicht seines Bruders, des Präsidenten Nicolas Lambert de Thorigny, der 1653 Marie de L'Aubespine heiratete, ausgeführt. Die Arbeiten daran zogen sich bis gegen Ende der fünfziger Jahre hin. Der Sinn für Inszenierung wird beson-

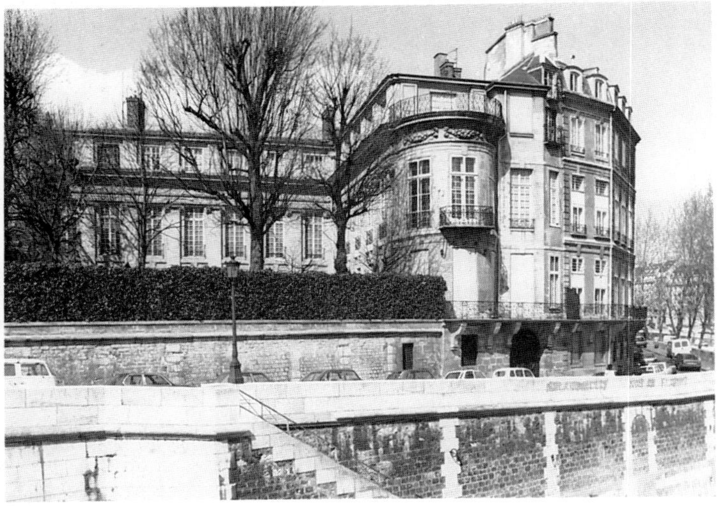

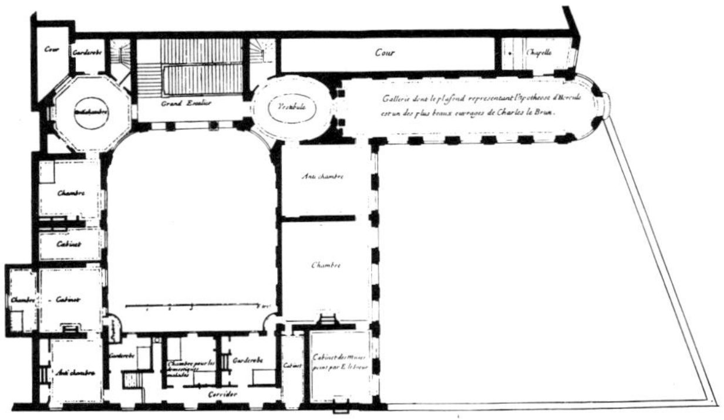

765 PARIS. HÔTEL LAMBERT
*Fassade*

766 PARIS. HÔTEL LAMBERT
*Grundriß des 2. Stockwerks*

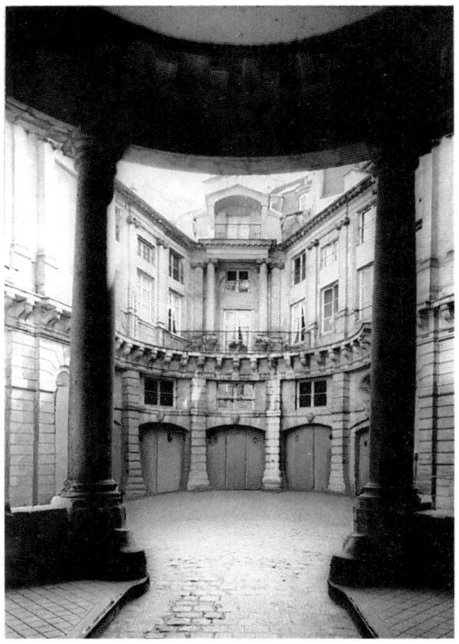

767 PARIS. HÔTEL DE BEAUVAIS
*Innenhof*

ders an der Treppe deutlich, die, am hinteren Ende des Hofes, dem Eingang gegenüber gelegen, hinter einem Portikus aufsteigt und in Teilen ein Vorläufer der Treppe der Gesandten von Versailles ist. Die Geschicklichkeit des Architekten erweist sich in der Anordnung der Appartements in den einzelnen Geschossen jeweils um den Hof herum und in der Standortwahl der Galerie, die außerhalb liegt, aber dafür eine ungehinderte Sicht über den Garten auf die Seine bietet, und das um so mehr, als ihr Ende abgerundet ist. Im Untergeschoß befanden sich die Räumlichkeiten des Präsidenten Lambert mit dem Cabinet de l'Amour, im Obergeschoß die der Präsidentin mit dem Cabinet des Muses. Diese beiden berühmten Kabinette haben ihren Dekor verloren. Die Holztäfelung des ersteren befindet sich im Schloß von La Grange, in der Nähe von Sancerre. Die Darstellungen aus der Geschichte von „Amor" (1647–49) und der Geschichte der „Musen" (1652–55) von Eustache Le Sueur gehören dem Louvre. Aber die stilistischen Nuancen sind auch so rekonstruierbar: Der Klassizismus Le Sueurs verband sich mit dem Barock Romanellis („Der verwundete Aeneas" oder „Der Arzt Japis heilt Aeneas von seinen Wunden", Attika des Cabinet de l'Amour; heute im Louvre) und dem Charles Le Bruns. Dieser schuf mit der Herkules-Galerie (1650–58) die französische Adaptation der italienischen Galerie, ein Prozeß, den er in der Apollon-Galerie im Louvre und in der Spiegelgalerie in Versailles weiterführte.

Antoine Le Pautre, der die Kapelle des Klosters Port-Royal in Paris gebaut hatte (1646–48; Chapelle de la Maternité de Port-Royal), schuf für die Familie de Beauvais mehrere Pariser Hôtels. So errichtete er das den Namen dieser Familie tragende Hôtel im Marais (heute Rue François Miron 68) für Catherine Henriette Bellier, die Erste Kammerzofe der Anna von Österreich, die unter dem Schutz der Regentin stand und mit Pierre de Beauvais, einem Kaufmann, verheiratet war. Madame de Beauvais galt als diejenige die den jungen Ludwig XIV. zum Manne gemacht hatte, und es war ein Fenster ihres Palais, von dem aus die Königinmutter am 26. August 1660 dem Einzug ihrer Nichte Maria Theresia, der Gemahlin ihres Sohnes Ludwig, in Paris beiwohnte. Das Grundstück wurde 1654 gekauft. Der Hauptbau an der Straße stammt von 1655–57, der Innenhof und die rückwärtigen Gebäude von 1657–59; die Innenausstattung war erst 1660 vollendet. Le Pautre nutzte die Form des Grundstücks geschickt aus. Entlang der Straße wurde die Toreinfahrt von Läden flankiert; deshalb war die herrschaftliche Wohnung (im Untergeschoß, aber nicht im Obergeschoß) um den Hof herum zurückverlegt. Das in ihn vorstoßende Vestibül und die Kreiskompositionen eben dieses Hofes bilden einen Komplex mit barocken Zügen. Der Architekt zeigte sehr viel Freiheit bei der Grundrißkonzeption, als er im Obergeschoß über den Ställen einen Garten anbrachte. Auch die Treppe ist sehr einfallsreich; ihr Dekor stammt von Martin Desjardins.

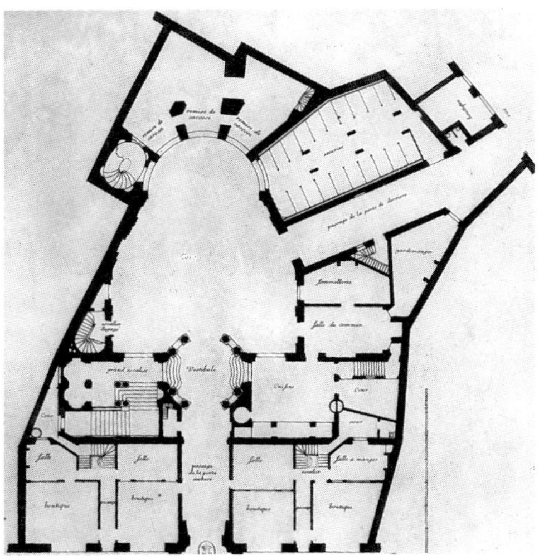

768 PARIS. HÔTEL DE BEAUVAIS
*Plan des Erdgeschosses*
*(Paris, Nationalbibliothek)*

Am 27. März 1700 wurde das Hôtel de Guise im Marais von François Rohan, dem Prinzen von Soubise, und seiner Gemahlin Anne Chabot de Rohan gekauft. Sie beschlossen, den Bau entsprechend ihrem Rang in eine prunkvolle Residenz umzuwandeln. Von ihrem Sohn Armand-Gaston, Fürstbischof von Straßburg, wurde ihnen der Architekt Pierre-Antoine Delamair (1676–1745) vorgestellt. Dieser errichtete seit 1705 auf dem früheren Standort der Reitbahn den Ehrenhof des Hôtel de Soubise, der im Süden, auf der Eingangsseite, durch eine geschwungene Kolonnade veredelt wurde. Die monumentale Fassade des Palais schmückte Robert Le Lorrain mit Allegorien der Jahreszeiten (heute durch Kopien ersetzt). Für die Innenausstattung erschien Delamair, der hier eine Flucht von Sälen auf der Mittelachse vorgesehen hatte, zu traditionell in der Auffassung. 1707 wurde er durch einen berühmten Meister ersetzt, der dem Prinzen François von seinem ältesten Sohn Hercule-Mériadec empfohlen worden war: Germain Boffrand, der zu dem am stärksten zum Rocaille tendierenden französischen Architekten gehörte. Der Innendekor, den er zwischen 1707 und 1732 entwarf, ist nicht überliefert. Von 1732–40 schuf er eine neue Innenausstattung anläßlich der Wiederverheiratung Hercule-Mériadecs (1732), der, nun in den Sechzigern, mit Marie-Sophie de Courcillon, der Witwe des Herzogs von Picquigny, eine zweite Ehe einging. Die dabei entstandenen Appartements des Prinzen im Untergeschoß und der Prinzessin im Obergeschoß sind Meisterwerke Boffrands

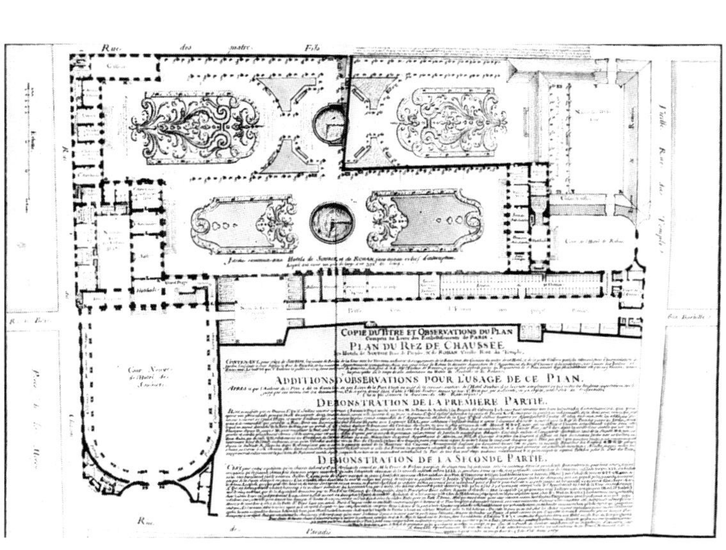

769 PARIS.
HÔTELS DE ROHAN ET
DE SOUBISE
*Entwurf. 1737*
*(Paris, Nationalbibliothek)*

770 PARIS.
HÔTEL DE SOUBISE
*Fassade auf den Hof*

771 PARIS.
HÔTEL DE SOUBISE
*Salon du Prince*

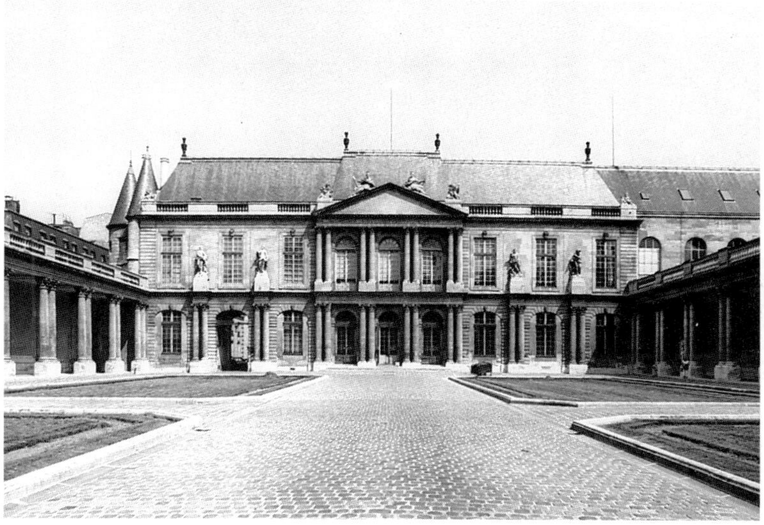

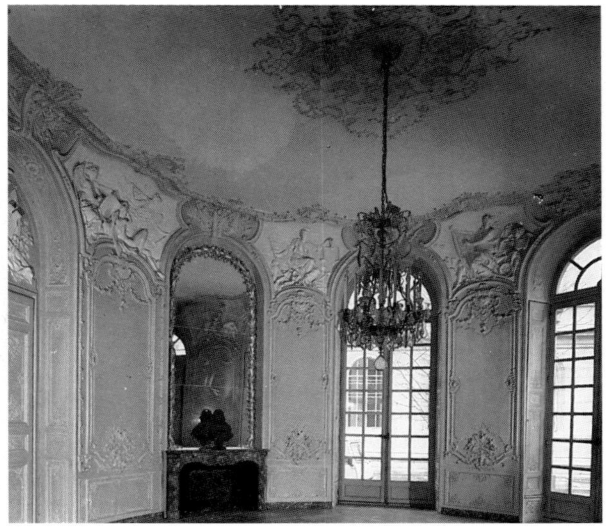

und des französischen Rocaille-Stils, die sich zurückhaltender bei ihm und phantasievoller bei ihr geben. Als Bildhauer waren hier die Brüder Adam und Jean-Baptiste Lemoyne II tätig und als Maler François Boucher, Carle van Loo, Trémolières, Restout und Natoire. Der ovale Salon des Prinzen im Untergeschoß und das Paradezimmer und der ovale Salon der Prinzessin im Obergeschoß (in dem Natoire die Geschichte der Psyche dargestellt hatte) weisen Holztäfelungen, Stuck und Malereien in heiteren und farbenfrohen Symphonien auf. Das „Cabinet des fables" mit grünen und goldenen Wänden, das 1859 demontiert wurde, ist 1936–37 wiederhergestellt worden, und zwar im Hôtel de Rohan, das östlich vom Hôtel de Soubise seit etwa 1725 von Delamair für Armand-Gaston de Rohan, den Fürstbischof von Straßburg, erbaut worden war. Das „Cabinet des singes" (Affen-Salon) im Hôtel de Rohan wurde von Christophe Huet (1749–50) ausgemalt. Und als Schmuck für seine Stallungen schuf Robert Le Lorrain das Basrelief die „Tränke der Sonnenrosse", dessen Stein wie in Licht und Wasser zu funkeln scheint (1736–37).

Die Hôtels de Soubise (Rue des Francs-Bourgeois 60) und de Rohan (Rue Vieille-du-Temple 87), ihre Gärten und Wirtschaftsgebäude sowie andere weniger bedeutende Hôtels in der Nachbarschaft sind heute Sitz der Staatsarchive.

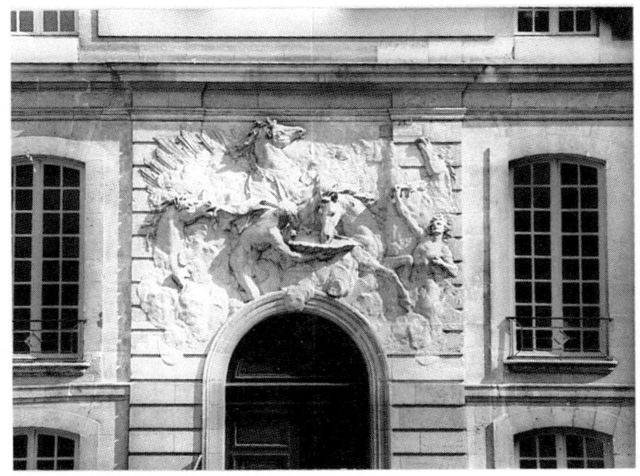

772 PARIS. HÔTEL DE ROHAN
ROBERT DE LORRAIN: DIE SONNENPFERDE

# VERSAILLES

Was bereits über Herkunft und Geschichte von Versailles gesagt wurde, sei im folgenden kurz wiederholt und dann im einzelnen ausgeführt. Ludwig XIV. hatte von Ludwig XIII. ein bescheidenes Schloß erhalten, aus dem er den prunkvollsten Palast Europas machte. Ludwig XV. beließ ihn im wesentlichen in dieser Gestalt und veränderte nur einzelne Partien. Mit diesem Palast im Zusammenhang müssen die Gärten, die Stadt und die anhängenden Residenzen gesehen werden. Der Gesamtkomplex symbolisiert die absolute Monarchie Frankreichs im Ancien régime. In seiner Bedeutung wirklich erkennbar wird dieses Prinzip nur, wenn man es im Detail darlegt und ergänzend in Beziehung zur Abfolge oder Koexistenz der einzelnen Stile setzt.

Ludwig XIII., der die Jagd und die Einsamkeit liebte, hatte sich im Frühjahr 1624 von Philibert Le Roy in der Umgebung von Paris, westlich von Versailles, ein Schloß bauen lassen, das wenig bedeutend, ja beinahe dürftig war, vergleicht man es mit dem, das sein Minister Richelieu auf dem Boden seiner Vorfahren am Rande des Poitou und des Loire-Tales errichtete.

Es bestand aus Backstein und Haustein und umfaßte, dem Schema fürstlicher oder aristokratischer Residenzen jener Zeit folgend, drei rechtwinklig angeordnete Flügel. 1631–34 wurde es vergrößert, indem man den Hauptbau verlängerte, an die Flügel zwei Pavillons anfügte und sie durch eine parallel zum Hauptbau liegende Galerie miteinander verband. Dies ist der Zustand, den die ältesten bildlichen Darstellungen zeigen, namentlich ein Detail in Kavalierperspektive aus dem Plan von Paris von Jacques Gomboust aus dem Jahre 1652. Die Residenz Ludwigs XIII. war, wie Saint-Simon sich ausdrückte, nur ein „Kartenhaus", aber der König hing an ihm und zog sich auch sofort nach dem „Tag der Geprellten" (Richelieu vereitelte die Anschläge der Maria Medici) 1630 hierher zurück. Vom künstlerischen Standpunkt aus gesehen, bildete dieses Schloß den Kern, um den herum sich das Versailles Ludwigs XIV. entwickelte, und es zwang seine Architektur aus Back- und Haustein auch den späteren Erweiterungen auf den Hofseiten auf. Zunächst wurde die Erweiterung auf dem Gelände westlich, nördlich und südlich des Schlosses in Angriff genommen, und ein Teich, in den ein Bach mündet, scheint sogar – und dies bereits auf einem Plan von vor 1661 (Paris, Bibliothèque nationale, Abteilung Karten und Pläne) – das Bassin des Wagens des Apoll vorwegzunehmen. Wenn sich auch im Verlauf der Wege bereits die Gärten Ludwigs XIV. abzeichnen, so geht doch dieser Zukunftsvision durch die Geländeunebenheiten viel von ihrer Kraft verloren.

In der ersten Zeit seiner Selbstregierung (1661–67) fühlte sich Ludwig XIV. von Versailles angezogen, aber weniger vom Schloß als von dem umliegenden Besitztum, denn dort konnte er in aller Ungezwungenheit jene Feste ausrichten, zu denen sein Ruhm und seine Liebschaften ihn trieben. Solche Feste in Paris zu feiern wäre schwierig gewesen; noch waren die Erinnerungen an die Fronde frisch, und der Louvre befand sich inmitten eines stark eingeengten städtischen Gefüges. Die architektonischen Arbeiten dieser Jahre sind aus Stichen Israel Silvestres bekannt und durch das reizvolle Bild Pierre Patels, das das Geschaffene mehr zusammenfaßt, als daß es den Stand der Arbei-

775 VERSAILLES.
HAUPTTRAKT DES SCHLOSSES.
*Grundriß des 1. Stockwerks*
*Zwischen 1701–1743*

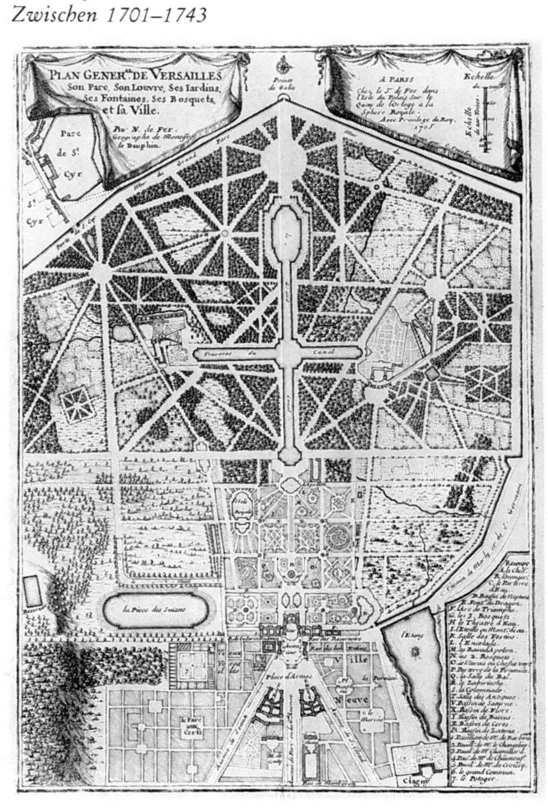

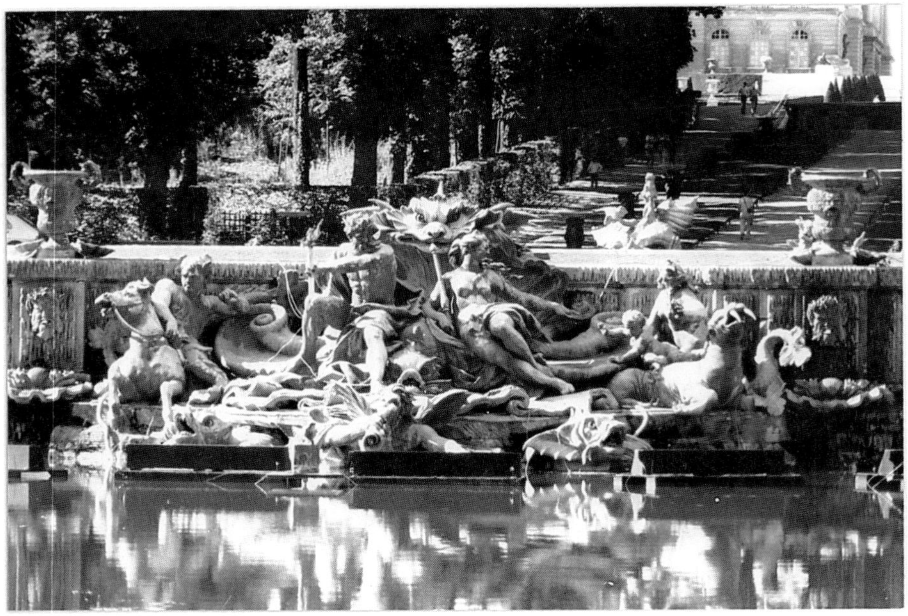

774 VERSAILLES. GÄRTEN
NEPTUNBRUNNEN

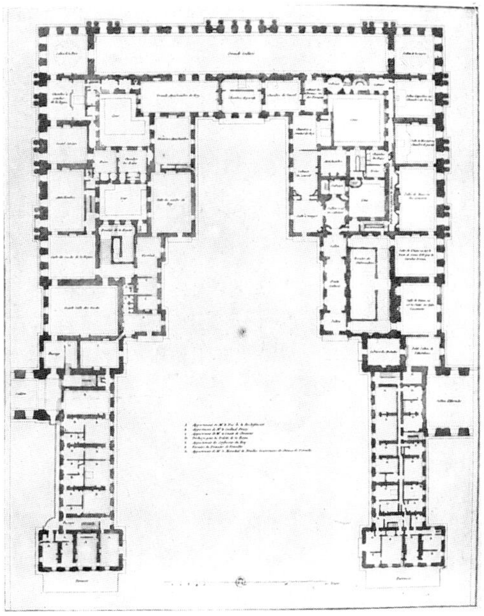

775 VERSAILLES.
*Gesamtplan. 1705.*
*(Paris, Nationalbibliothek)*

ten zu einem konkreten Termin darstellt (Museum von Versailles). Louis Le Vau baute im Osten vor dem Schloß zwei Flügel aus Backstein und Haustein an, einen südlichen für die Stallungen und einen nördlichen für die Verwaltung. Er schuf auch im Süden die erste Orangerie. André Le Nôtre trat seine Herrschaft über die Gärten an und begann, die Geländeunebenheiten in sein Konzept miteinzubeziehen, indem er sie abschwächte oder ganz erhielt. Vor dem Schloß gewannen die ersten Parterres Gestalt; die königliche Allee („Le Tapis vert", der grüne Teppich) wurde 1667 verbreitert. Zu dieser Zeit entstand auch die Thetisgrotte in einem von Le Vau errichteten Bau. Rocaille und Spiegel übernahmen im Inneren die entscheidende Funktion, die Skulpturen, die in drei Nischen stehen, zur Geltung zu bringen: in der Mitte „Apoll und Nymphen" von Girardon und Regnaudin (die Nymphen im Hintergrund stammen von Thomas Regnaudin); an den Seiten die Pferde von Gilles Guérin und den Brüdern Marsy. Die Rocaille, die Spiegel und die Seitenfiguren tragen barocke Züge, die zentrale Gruppe klassizistische. In einiger Entfernung vom Schloß, hinter den Gärten, wurde im Südwesten von Le Vau die Ménagerie als Ausflugsziel und Gelegenheit für einen königlichen Imbiß inmitten seltener Tiere errichtet.

Dieses erste Versailles Ludwigs XIV. und Le Vaus bildete in der Tat für den König hauptsächlich den Rahmen für die barocken Freuden seines jungen Hofes. Am 7. Mai 1664 begannen die „Vergnügungen auf der Zauberinsel", die zu Ehren von Mademoiselle de La Vrillière, der damals die Neigung des Königs galt, veranstaltet wurden; am 9. ging der Palast der Alcine in Behandlung eines Themas aus Ariosts „Orlando furioso" („Der rasende Roland") in Glut getaucht unter. Am 18. Juli 1668 wurden bei einem großen Fest des Königs „Georges Dandin" von Molière und „Les festes de l'Amour et de Bacchus" von Lully aufgeführt. 1669 taucht die Residenz zum ersten Mal in Beschreibungen auf: in der „Promenade de Versailles" (Spaziergang in Versailles) von Mademoiselle de Scudéry und in der „Psyché" von La Fontaine.

In den Jahren 1667–78 entschied sich Ludwig XIV. endgültig für Versailles als Hauptresidenz. Es ist nicht mehr von einer Vollendung des Louvre, der vom Hof bereits verlassen worden war, die Rede. Sogar Saint-Germain, das der König doch sehr schätzte und das inzwischen die herrliche Terrasse über der Seine besaß, dieses Saint-Germain, dessen natürliche Vorzüge Saint-Simon der ungünstigen Lage Versailles' entgegengesetzt hatte, kam für den Herrscher erst an zweiter Stelle. Von nun an waren die Schöpfungen Ludwigs XIV. in Versailles nicht mehr auf Vergrößerung und Bereicherung abzielende Umbauten an dem kleinen Schloß Ludwigs XIII. Es begann sich als Programm die französische Auffassung der absoluten Monarchie herauszubilden und die Bemühung um die Synthese einer langen architektonischen Tradition. In dieser Tradition hatten die nach und nach unternommenen Verbesserungen der königlichen Residenzen von Franz I. bis Heinrich IV. und Ludwig XIII. gestanden. In ihrem Geiste waren auch Schlösser wie das Richelieus in Vaux-le-Vicomte erbaut worden, dessen sukzessive Abfolge das Konzept des endgültigen Versailles ankündigten, dessen Gärten, entworfen von Le Nôtre, direkte Vorläufer derjenigen in der Residenz Ludwigs XIV. sind und dessen entscheidende Künstler (Le Vau, Le Brun, Girardon) anschließend am Schloß des Königs tätig waren. Diese Tradition war es auch, aus der das raumplanerische und dekorative Können erwachsen war, durch das sich die Palais der Hauptstadt vom Hôtel de La Vrillière bis zum Hôtel Lambert auszeichnen. In diesem Sinne ist es legitim, Versailles als ein Meisterwerk der Pariser Kunst zu bezeichnen. Von 1667–78 wurde das eigentliche Schloß erweitert und die Gärten ausgebaut und verschönert. Le Vau leitete die Bauarbeiten bis zu seinem Tode 1670. Danach führte Dorbay, obwohl dieser nicht den Titel des Ersten Architekten verliehen bekam, sie weiter. Charles Le Brun prägte mit seinem Talent oder auch mit seiner Autorität die Malereien der Innendekoration; er entwarf überdies einige Skulpturen für die Gärten, deren Anlage indessen André Le Nôtre besorgte.

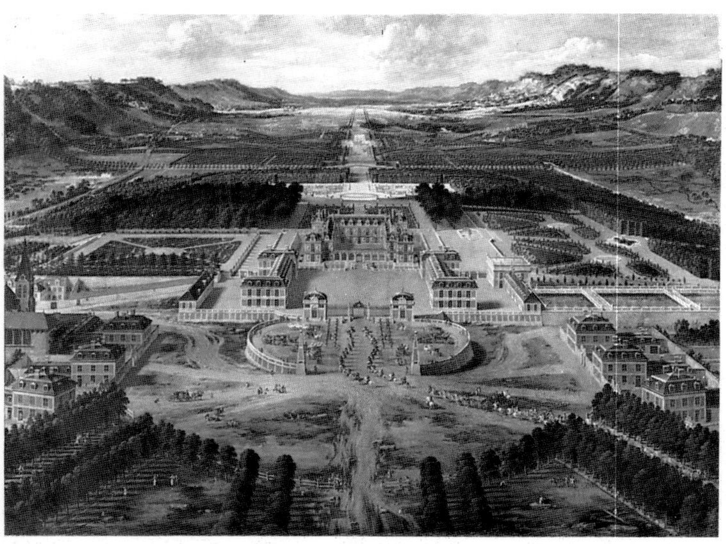

776 PIERRE PATEL:
SCHLOSS VON VERSAILLES
*(Museum von Versailles)*

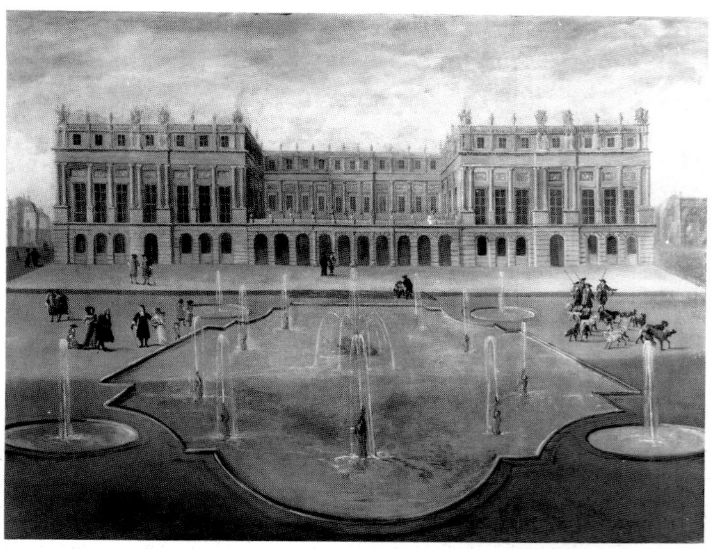

777 VERSAILLES. SCHLOSS
*Haupttrakt, Gartenseite*
*Anonymes Gemälde, um 1657*
*(Museum von Versailles)*

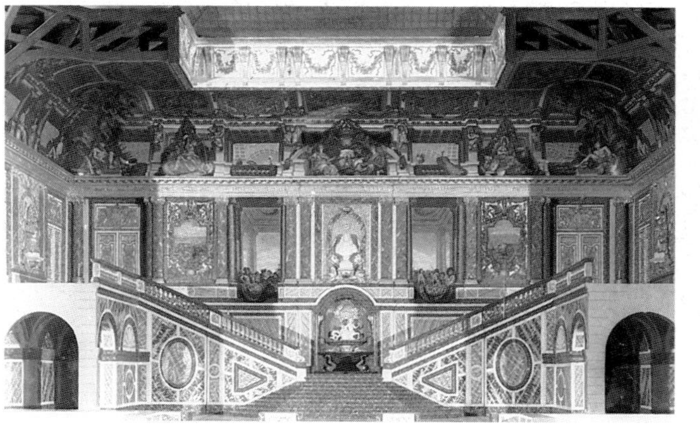

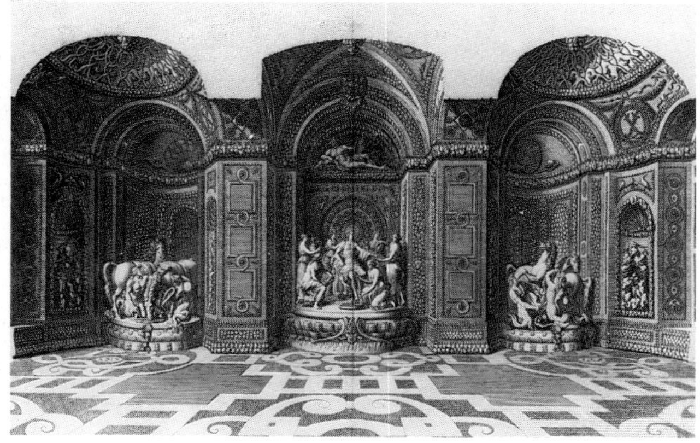

778 VERSAILLES. TREPPE DER BOTSCHAFTER
*Entwurf*
*(Rekonstruktion. Museum von Versailles)*

779 VERSAILLES. GROTTE DE THÉTIS
*Innenansicht*
*(Stich. Paris, Nationalbibliothek)*

Die die Verwaltung und die Stallungen beherbergenden Flügel, die zur Stadt hin lagen, wurden mit den Hauptgebäuden verbunden. Das Schloß Ludwigs XIII. war zu den Gärten hin auf drei Seiten mit einer „Ummantelung" versehen. Die Freiräume zwischen dieser Ummantelung und der Residenz Ludwigs XIII. waren von Innenhöfen oder Wirtschaftsräumen besetzt. Diese Zwischenräume boten bis 1789 die Möglichkeit, innere Wohnräume anzulegen, deren Existenz von den offiziellen Gemächern aus, die auf die Gärten oder den Marmorhof gingen, nicht vermutet werden konnte. Dieser Marmorhof war – gebührend veredelt – der Hof des alten Schlosses Ludwigs XIII., den man als Angelpunkt der neuen Residenz hatte bestehen lassen. Zur Straße hin dominierten Backstein und Haustein, aber an den Gartenfronten wurde ein italienischer Anklang geschaffen, und die mittlere Partie der neuen Fassade im Westen zwischen den Gemächern des Königs im Norden und der Königin im Süden erhielt eine Terrasse mit Fontäne. Die Ansicht dieses Schloßteiles ist auf einem anonymen Gemälde festgehalten (Museum von Versailles). Die beiden königlichen Wohntrakte waren vom Erdgeschloß aus durch zwei symmetrische Treppen zugänglich: die Marmortreppe oder Treppe der Königin (die heute noch existiert) und die Treppe der Gesandten (unter Ludwig XV. abgerissen). Letztere, von Le Brun mit einem prunkvollen Trompe-l'æil-Dekor versehen, führte in mehrere Säle der königlichen Gemächer, die nach Planeten benannt waren. Das bereits in der Thetisgrotte auftauchende Sonnenthema erscheint hier erneut.

In den Gärten hob man die Hauptachsen hervor und verschönerte sie. Von Ost nach West, vom Schloß ausgehend, wurden die „Latona"-Gruppe von den Brüdern Gaspard und Balthasar Marsy aufgestellt und „Der Sonnenwagen" von Jean-Baptiste Tuby – eine erneute Variante es Apollon-Themas. Die Skulpturen im Labyrinth, im Süden, stellten in einer naturalistischen Art die Fabeln des Äsop dar. Im Pyramiden-Bassin, ebenfalls im Süden, verarbeitete Girardon Erinnerungen an italienische Brunnen, aber mit dem „Bad der Nymphen" schuf er ein Werk von vollkommener klassischer Reinheit. Die ersten Gruppen der Wasserallee wurden aufgestellt; die Allee sollte in der Folgezeit verlängert und die Plastiken in Bronze gegossen werden. 1674 erarbeitete Charles Le Brun die Entwürfe zu einem umfangreichen Auftrag für Skulpturen. Sowohl ikonographisch als auch stilistisch sind diese Entwürfe barocke Werke. Dem Plan nach sollte im Westen vor dem Schloß eine Folge bewegter Skulpturen aufgestellt werden. Doch schon bald wurde dieses Vorhaben aufgegeben. Der Auftrag Le Bruns brachte einige der edelsten Statuen der Gärten hervor, die in Einzelheiten vielleicht barock sind, in ihrer überlegenen Harmonie und ihrer universellen Gültigkeit dagegen klassisch: „Der Winter" von Girardon, „Die Luft" von Étienne Le Hongre und „Diana" oder „Der Abend" von Martin Desjardins.

Nahe bei Versailles führte der Grand Canal, der damals zwei Arme hatte, mit dem einen in südlicher Richtung zur Ménagerie und mit dem anderen zum Porzellan-Trianon von Le Vau. Dieses Trianon verdankt seinen Namen seinem Dekor, der aber in Wirklichkeit aus Fayence und nicht aus Porzellan besteht. Unweit vom Palast im Norden schuf der junge Jules Hardouin-Mansart als Nachfolger Antoine Le Pautres die Erweiterung des Schlosses von Clagny für Madame de Montespan. Ihr zu Ehren wurden im Juli und August des Jahres 1676 die letzten großen Feste vom jungen Ludwig XIV. in Versailles gegeben. In ihrem Rahmen fand auch das Konzert im Trianon am 11. Juli mit der „Eglogue en musique" Lullys statt.

1678 erreichte die Regierungszeit Ludwigs mit den Verträgen von Nimwegen ihren militärischen und politischen Höhepunkt, und 1682 wurde Versailles die offizielle Residenz des Hofes und Sitz der Regierung. Obwohl erst in diesem Jahr zum Ersten Architekten ernannt, hatte Jules Hardouin-Mansart bereits 1679 mit der Arbeit an den Erweiterungsplänen für das Schloß begonnen. Die „Regia Versaliarum"-Medaille, die im voraus den umgebauten Palast zeigt, stammt von 1680. Die Realisierung des Projektes dauerte bis um 1690. Zur Stadt hin verläuft der dreistrahlige Grundriß in Richtung auf die Place d'armes mit seinen drei Avenuen, die die großen und die kleinen Stallungen voneinander trennen bzw. begrenzen. Mit dem Bau der Stallungen wurde 1679 begonnen, in dem gleichen Jahr, in dem die Ministerflügel in Backstein und Haustein vollendet waren. Ebenfalls 1679 erhielten der Königshof und der Marmorhof ihren endgültigen Schmuck. In der Nähe eines der Ministerflügel, im Süden, erstand von 1682–84 der Grand Commun. Auf der Gartenseite gab Hardouin-Mansart den Fassaden eine ganz außerordentliche Länge, da er die großen Nord- und Südflügel zurückspringend an die Seiten des Hauptbaus ansetzte. Dieser wurde zu einem erheblichen Teil abermals umgebaut. Die Terrasse wurde entfernt, der Außenaufriß erhielt im

780 VERSAILLES. APOLLO-BRUNNEN
UND GROSSER KANAL
*(Stich. Paris, Nationalbibliothek)*

781 VERSAILLES. PORZELLANTRIANON
*(Stich)*

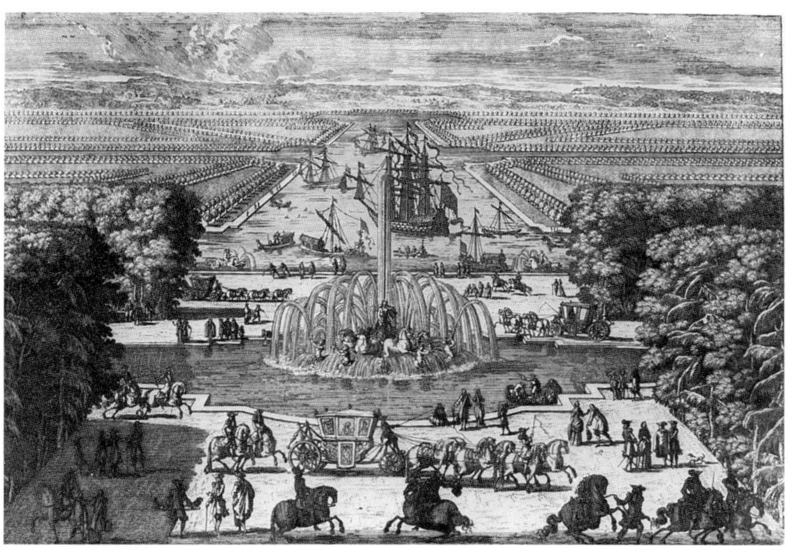

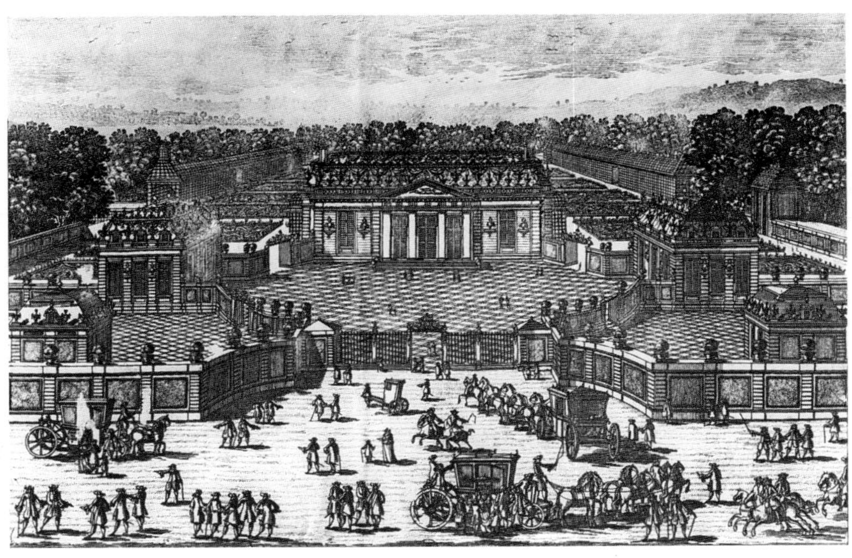

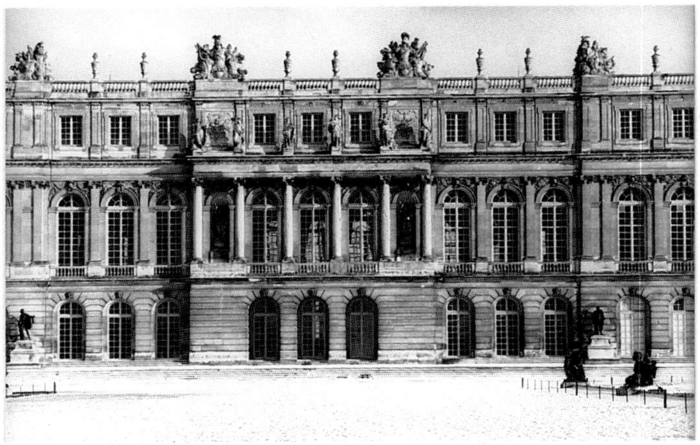

782 VERSAILLES.
*Gartenseite des Haupttraktes*
*Detail*

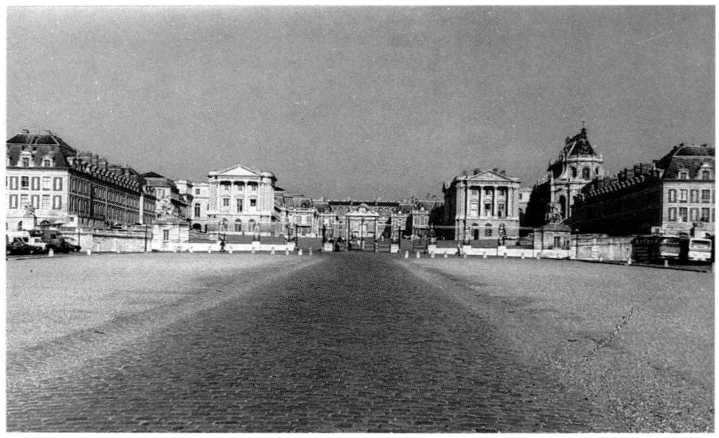

783 VERSAILLES. SCHLOSS
*Stadtseite*

Obergeschoß statt der Fenster mit geradem Sturz Bogenfenster. Die neuen Fassaden wurden über ihre gesamte Länge durch Risalite mit Portikus rhythmisiert. Im Inneren erhielt die Raumaufteilung im Obergeschoß mehr Weite, Majestät und Zusammenhang. Der König überließ die Planetensäle Repräsentationszwecken, und die westlich an sie anschließende Terrasse mit den Nachbarräumen wurden umgestaltet zu der prunkvollen Trias von Salon de la Guerre, Galerie des Glaces und Salon de la Paix. Im Salon de la Guerre schuf Coysevox in Stuck eines seiner Meisterwerke, den „Siegreichen Ludwig XIV.". Die Spiegel der Galerie, die in Frankreich hergestellt worden waren, befinden sich gegenüber von den Fenstern vor der Mittelachse der Gärten und des Parks im Westen, die vom Wasser-Parterre bis zum großen Kanal (Grand Canal) und noch darüber hinaus reicht. An der Decke stellte Le Brun das Leben des Königs dar, das er stilistisch als nun vollkommene Adaptation des italienischen Barockdekors gestaltete. Er behielt dessen ein wenig schwerfällige Pracht bei, schuf aber in der Gliederung und in der Lesbarkeit mehr Klarheit. Ludwig XIV. verlegte seine Privatgemächer in das erste Geschoß des Marmorhofes; somit bildete die Treppe der Königin nicht mehr nur den Zugang zu deren Räumen im Süden, sondern auch zu den im Norden liegenden Gemächern des Königs. Die „Chambre du roi" lag hinter den beiden Südfenstern der Westfassade des Marmorhofes.

Hardouin-Mansart drückte den Gärten seinen Stempel auf, indem er ihr Ordnungssystem herausarbeitete und Verbindungen zwischen ihnen und dem Schloß herstellte. Die Statue der Mutter Apolls im Latona-Bassin wurde angehoben und vom Palast weg zum Tapis vert hin gewendet (1686). Den großen Auftrag von 1674 verteilte man weniger ikonographischer Probleme wegen, als vielmehr wegen der allgemeinen Silhouette. Vor dem Hauptbau des Schlosses stellte Hardouin-Mansart anstelle der von André Le Nôtre vorgesehenen Rabatten die beiden Spiegel des Wasserparterre auf, die an den Rändern rhythmisch eingefaßt waren von den Bronzen, an denen Coysevox beteiligt war und die die Ströme und Flüsse Frankreichs sowie Kindergruppen darstellten. Er verband das Schloß mit den Gärten, indem er zwischen beiden zwei steinerne Komplexe errichtete, die monumentale Orangerie, die zum Wasserbecken der Schweizer (Pièce d'eau des Suisses) hinabführt, und die runde Kolonnade, in der „Der Raub der Proserpina" von Girardon aufgestellt wurde.

In Zusammenarbeit mit Robert de Cotte ersetzte er 1687 das Porzellan-Trianon durch das Marmor-Trianon (das heutige Grand Trianon), dessen Erdgeschoß (bis auf den Flügel des holzgedeckten Trianons das einzige Geschoß) inmitten von Blumen liegt und dessen Peristyl von besonderer Harmonie ist.

Das Versailles Ludwigs XIV. war zu Beginn des 18. Jahrhunderts vollendet. 1701 hatten die königlichen Gemächer über dem Marmorhof ihre endgültige Raumaufteilung erhalten. Der Salon de l'œil de Bœuf, der durch die Vereinigung des Salon des Bassans mit dem Schlafzimmer entstanden war, wurde mit einem ebenso anmutigen wie heiteren Fries aus Kinderdarstellungen geschmückt, und der Salon, der den drei zentralen Fenstern der westlichen Hofseite entsprach, war nun das Schlafzimmer des Königs, der Mittelpunkt von ganz Versailles, dem Schloß, der Stadt, den Gärten und den Ländereien. Die Kapelle (1698–1710), von Hardouin-Mansart entworfen und begonnen und von Robert de Cotte vollendet, ist mit ihren zwei Geschossen von fürstlichem Zuschnitt. Durch das Weiß ihres Steines und die strahlenden Malereien atmet sie bereits die Heiterkeit des 18. Jahrhunderts. Das in ihr behandelte Programm eint Altes und Neues Testament in der Geschichte von der Erlösung der Menschheit. Diese Geschichte wird an der Decke und über dem Altar von den Malern Antoine Coypel, Charles de la Fosse und Jean Jouvenet erzählt; die Scheinarchitekturen stammen von Philippe Meunier. In den Basreliefs wird sie in Anspielungen oder Symbolen von Nicolas und Guillaume Coustou, Robert Le Lorrain, René Frémin und anderen Bildhauern aus den königlichen Bauwerkstätten aufgegriffen.

784 MARMORTRIANON
*Säulenhalle*

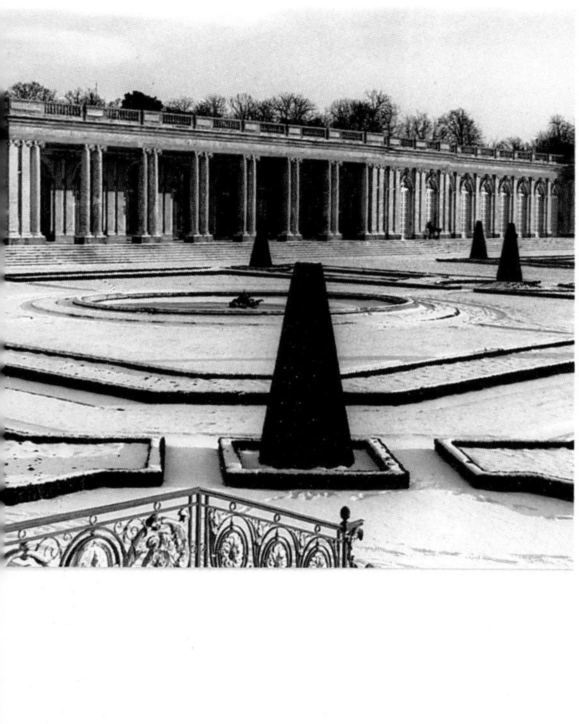

Das Ergebnis der Bemühungen eines halben Jahrhunderts war zugleich majestätisch und prächtig, klassisch in Ordnung und Maß, in den gewaltigen Ausmaßen barock, und es kündigte in Teilen des Dekors den Rocaille-Stil an. Man begreift nicht, daß einige Autoren von Megalomanie und Mangel an Proportionen sprechen und versichern, der Plan von Versailles sei nicht erfaßbar. Ebenso falsch ist die Behauptung, Ludwig XIV. habe die Gärten für sein Privatvergnügen anlegen lassen: sie waren frei zugänglich, und der König verfaßte eigenhändig eine „Manière", sie zu besichtigen, deren Text erhalten und wohlbekannt ist.

Ludwig XV. versuchte nach Kräften, den Ablauf des königlichen Lebens, den sein Großvater entwickelt hatte, und die Prunkgemächer, die den Rahmen dafür bildeten, zu erhalten. Um der Verbindung zwischen dem Hauptbau des Schlosses im Obergeschoß und der Empore der Kapelle die ihr zustehende Schönheit und Würde zu verleihen, ließ er sogar den Herkules-Saal vollenden. Robert de Cotte, der mit dessen Ausschmückung 1712 begonnen hatte, nahm die Arbeit daran 1729 wieder auf (die Bronzen von François-Antoine Vassé), und von 1732–36 malte François Lemoyne die „Apotheose des Herkules" an die Decke. Dennoch wurde unter Ludwig XV. die Treppe der Gesandten abgerissen und durch Räume ersetzt. Der König führte neben seinem offiziellen ein privates, ja intimes Leben. Dieses spielte sich im „Appartement particulier" ab, das seit 1738 die Privatzimmer Ludwigs XIV. und die Kleine Galerie Pierre Mignards im ersten Geschoß des Marmorhofes auf der Nordseite ersetzte. Ebenfalls diesem Privatleben dienten Räumlichkeiten, die sich unerkannt für das Publikum um die Cour des Cerfs bis zur Höhe des Daches erstreckten. Von den komplexen Neugestaltungen der „Inneren Gemächer" müssen erwähnt werden: das Schlafzimmer Ludwigs XV., in dem die Kommode des Kunsttischlers Antoine-Robert Gaudreaux und des Bronzeplastikers Jacques Caffiéri, eine Arbeit nach den Brüdern Slodtz, stand (1739; London, Wallace Collection); das Uhrenkabinett (Cabinet de la Pendule), in dem 1759 die astronomische Uhr des Ingenieurs Claude-Simon Passemant aufgestellt wurde; das Eckzimmer, das man wieder mit den Möbeln, die es unter Ludwig XV. schmückten, ausstattete (dem Medaillenkabinet, das 1739 ebenfalls von Gaudreaux nach den Brüdern Slodtz gestaltet wurde und dem Zylinderbureau [„Bureau du Roi"] von Jean-François Oeben und Jean-Henri Riesener von 1760–69); und schließlich das Musikzimmer der Madame Adelaïde. Jacques V und Jacques-Ange Gabriel sowie der Holzschnitzer Jacques Verberckt lieferten in diesem Raum mit seiner vergoldeten Holztäfelung Meisterwerke des königlichen Rocaille: voller Reichtum und Raffinement, aber in der Kombination von Paneelen, Gesimsen und Motiven zurückhaltend und von einer gewissen Symmetrie geprägt.

In den Gärten existierte der Neptunsbrunnen bereits unter Ludwig XIV., aber sein plastischer Dekor wurde erst unter Ludwig XV. ausgeführt (1736–41). Dieser Dekor ist eine dynamische und ins Imposante gesteigerte Version des Rocaille. Lambert-Sigisbert Adam gestaltete die Gruppe „Neptun und Amphitrite" in der Mitte; Jean-Baptiste Lemoyne II und Edme Bouchardon schufen den „Okeanos" bzw. den „Proteus" an den Seiten. Die Meeresungeheuer auf der Einfassung stammen ebenfalls von Bouchardon.

Daß Versailles auf der Gartenseite gelungen sei, wurde im 17. und 18. Jahrhundert üblicherweise eingeräumt. Die der Stadt zugewandte Seite hingegen, die Abfolge der Höfe, die sich bis zum Marmorhof fortlaufend verengten, und das Dachgeschoß über den königlichen Gemächern wurden kritisiert. Der Entwurf für einen Umbau von Jacques-Ange Gabriel am Ende der Regierung Ludwigs XV. beinhaltete eine Korrektur dieser „Mängel" (1771). In jener Zeit wurde der klassizistische Flügel bei der Kapelle errichtet. Ludwig XVI. brach die Bauarbeiten ab, und der symmetrische Pavillon entstand erst unter Napoleon I. und Ludwig XVIII. Ohne die Qualität dieser beiden Gebäude anzweifeln zu wollen, muß doch festgestellt werden, daß sie die Proportionen des Schlosses, wenn man sich ihm von der Place d'armes her nähert, auf fatale Weise entstellen.

## DIE PLACE ROYALE

Die französische Kunst hat nicht allein mit Versailles das beinah zwingende Modell für königliche Residenzen in ganz Europa geschaffen. Sie entwickelte auch die Gattung der Place Royale (Königsplatz), nämlich einen regelmäßigen, relativ weiten Platz, auf dem als Huldigung die Statue des Königs stand.

Seine Entstehung fällt in die Regierungszeit Heinrichs IV. (1589–1610), eine Zeit, die charakterisiert war durch den Wunsch, das Land nach den Religionskriegen wieder zu stärken. Auf dem Gebiet der Architektur wurden italienisierende Regelmäßigkeit im Grundriß der entstehenden Plätze und flämische Hausgruppierungen angestrebt; im übrigen entstand zwangsläufig eine gewisse Uniformität durch den Willen zu Funktionalität und Sparsamkeit und äußerer Harmonie. In den drei unter Heinrich IV. entworfenen Plätzen erreichten die Biederkeit der schematischen Bauweise und die Schlichtheit der Materialien (Backstein und Stein) fast bürgerlichen Charakter.

Katharina von Medici hatte das Hôtel des Tournelles, in dem während eines Turniers zur Feier des Vertrages von Cateau-Cambrésis (1559) Heinrich II. die schreckliche Augenverletzung erhielt, an deren Folgen er starb, niederreißen lassen. An seiner Stelle entstand zunächst ein Pferdemarkt, dann wurde das Gelände aufgeteilt. Dies war der Ort der späteren Place des Vosges. Den Namen erhielt der Platz erst 1799 zu Ehren jenes Départements, das als erstes seine Steuern entrichtet hatte. Sein eigentlicher Name lautete „Place Royale", und sein Entwurf, wahrscheinlich von Louis Metezeau, stammt von 1603. Mit dem Bau wurde im darauffolgenden Jahr begonnen. Auf einem Stich Chastillons von 1612 scheint er vollendet zu sein. Aber war er das damals wirklich schon? Man darf dies bezweifeln, entsteht doch bei der Lektüre von Pierre Corneilles „Place royale" (1634) der Eindruck, er sei erst in jüngster Zeit fertiggestellt worden. Er war zum Flanieren und als „Theater" bei Festen gedacht. Die Place Royale besitzt zwei markante Punkte: den Pavillon des Königs auf der Mitte der Nordseite und den der Königin auf der Mitte der Südseite. Dem Entwurf nach ist sie ein geschlossener Platz, der diesen Charakter auch beibehalten hat, sieht man von der Zerstörung einer Ecke im Nordosten ab, die durch den Verlauf der Rue des Francs-Bourgeois zum Boulevard Beaumarchais hin entstand. Dennoch fehlte dieser Place Royale eines der entscheidenden Merkmale der mit ihr entstehenden Gattung: die Königsstatue. Aber Richelieu ließ 1639 „Ludwig XIII. als römischer Imperator" von Pierre Biard d. J. aufstellen, auf einem Pferde sitzend, das vorher von Daniele da Volterra für eine Reiterstatue von Heinrich II. ausgeführt worden war.

785 PARIS. PLACE ROYALE.
*(Stich. Paris, Nationalbibliothek)*

786 PARIS. PLACE ROYALE.
*(Place des Vosges)*
*Teilansicht*

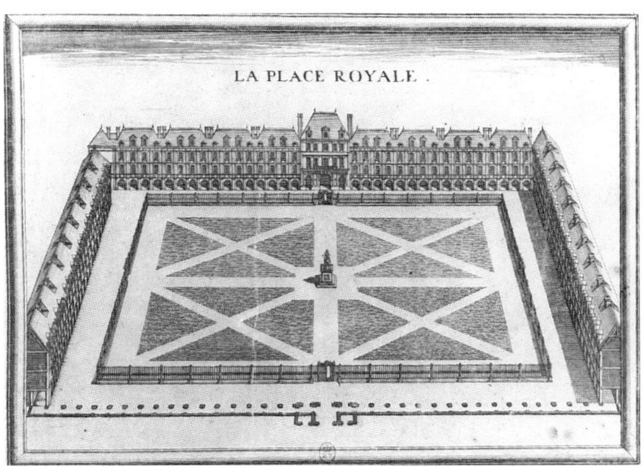


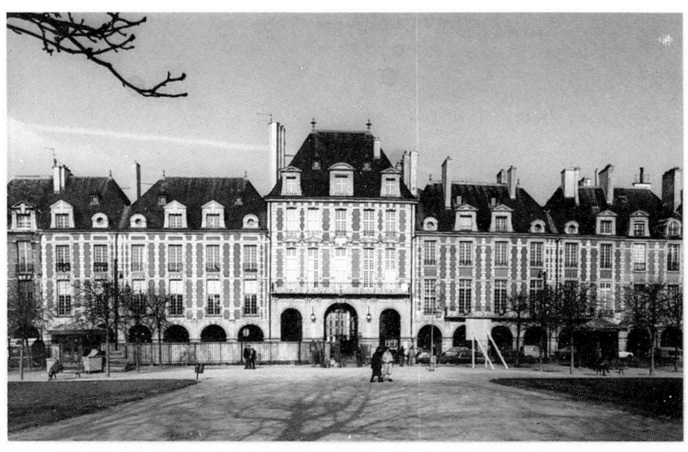

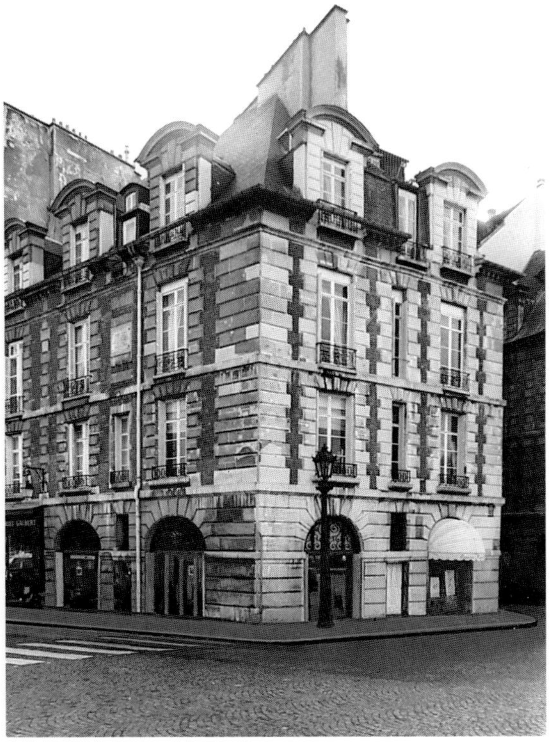

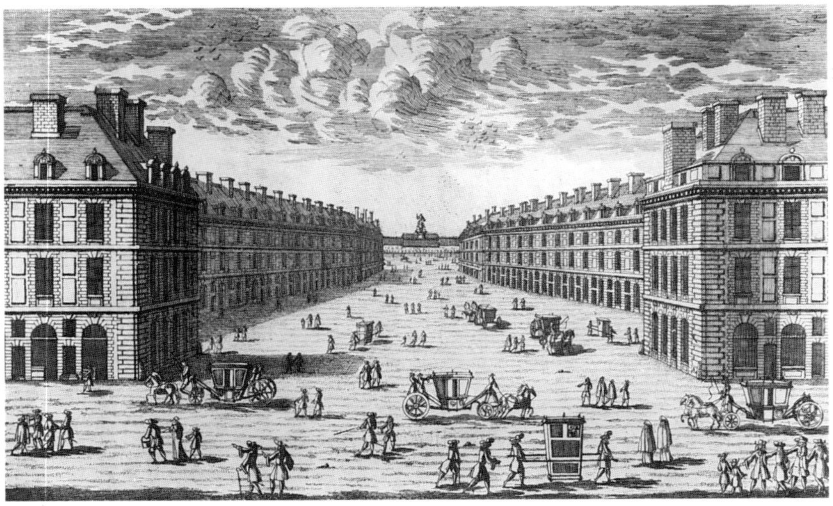

788 PARIS.
PLACE DAUPHINE
*in Richtung*
*Pont Neuf*
*(Stich. Paris, Nationalbibliothek)*

787 PARIS. PLACE DAUPHINE
*Wohnhaus im Westteil*

Dieser Platz wurde also erst nachträglich eine „Place Royale" im wörtlichen Sinne. Auch die Place Dauphine weist innerhalb der Entwicklung dieser Gattung gewisse Besonderheiten auf: ihr Name deutet auf eine Huldigung nicht für den regierenden König, sondern für den Thronfolger, den zukünftigen Ludwig XIII., hin, und die Statue des Königs, der bei der Platzgründung an der Regierung war, Heinrich IV., entstand später und wurde nahebei, aber außerhalb des eigentlichen Platzes, aufgestellt. Der Beschluß des Baues der Place Dauphine geht auf das Jahr 1607 zurück, vollendet waren die Arbeiten 1614. Der dreieckige Grundriß war durch die Lage des Platzes am Westende der Île de la Cité in der Nähe des Pont Neuf bedingt. Sein Schöpfer ist unbekannt, vielleicht war es Chastillon. Seine Harmonie aus Stein und Backstein wurde gestört durch die Aufstockungen und vollends ruiniert durch die Zerstörung der Ostseite im 19. Jahrhundert; es war in dieser Richtung die Schaffung einer Perspektive für die neue Fassade des Palais de la Justice notwendig geworden. Heute geben nur noch die restaurierten Häuser am Platzeingang in der Nähe des Pont-Neuf eine Vorstellung von der ursprünglichen Architektur. Nahebei, jenseits der Brücke, wurde 1614 die Statue Heinrichs IV. von Giovanni da Bologna und Pietro Tacca errichtet, mit den Sklaven von Pierre de Francqueville. Die Statue wurde während der Französischen Revolution zerstört und durch die von François-Frédéric Lemot ersetzt (1818).

Die Place de France, 1610 entworfen, aber nicht realisiert, ist durch einen Stich von Chastillon bekannt und war als Marktplatz gedacht. Sie sollte sich zwischen der Porte Saint-Antoine und der Porte du Temple erstrecken und eine Halbkreisform erhalten. Auf der Mitte des Durchmessers war die Porte de France vorgesehen. Die Bauten an dem Platz sollten stilistisch denen auf den Vorgängerplätzen gleichen mit einem vielleicht etwas archaischen Charakter, wie die an den Ecken geplanten Türme in flämisch inspirierter Manier erkennen lassen. Er hätte einen Markt und öffentliche Einrichtungen beherbergen sollen, durch auf den Platz zulaufende Straßen voneinander getrennt. Und es war vorgesehen, diese Straßen in einiger Entfernung vom Platz mit einer im Halbkreis geführten Hauptstraße zu schneiden.

Unter Ludwig XIV. wurde die Kategorie der Place Royale, die nun etabliert war, mit zwei Anlagen in Paris aufgegriffen: der Place des Victoires und der Place Vendôme.

Der Marschall von Frankreich François d'Aubusson, Herzog de La Feuillade, ein beispielhafter Höfling, bewies mit dem Bau der Place des Victoires, daß er dem König eine Huldigung darzubringen vermochte, die nicht nur als Liebedienerei, sondern auch in der künstlerischen Qualität vollkommen war. Dieser Platz entstand tatsächlich nicht auf königliche Initiative hin, vielmehr nach dem Willen des Herzogs. Er wurde von Jules Hardouin-Mansart nahezu kreisförmig entworfen und am 28. März 1686 feierlich eingeweiht. Zu diesem Zeitpunkt waren die Häuser, wie häufig üblich, noch nicht über ihr erstes Baustadium hinaus gediehen. Die Statue Ludwigs XIV. von Martin Desjardins zeigte den König als Standfigur. Ein Übermaß der Huldigung, oder zumindest das Einmalige, waren die Laternen, die auf vier von je drei Säulen gebildeten Podesten standen und Tag und Nacht brennen sollten. 1718 wurden die Säulen entfernt, und die glühende Schmeichelei fand ein Ende. Der Platz erfuhr eine Änderung durch den Durchstich der Rue de La Vrillière und der Rue Étienne-Marcel; gravierender noch war jedoch zweifellos der Eingriff durch die Aufstockung der Häuser. Das Denkmal Ludwigs XIV. wurde während der Restauration durch ein Reiterstandbild des Königs von Bozio ersetzt.

789 PARIS. PLACE DES VICTOIRES
*(Stich. Paris, Nationalbibliothek)*

790 PARIS. PLACE DES VICTOIRES
*Heutiger Zustand*

Nach dieser Huldigung für Ludwig XIV. konnte der König kaum umhin, sich ebenfalls mit der Anlegung eines Platzes in der Hauptstadt hervorzutun. Louvois und Hardouin-Mansart scheinen ihm dringend zu dem Gelände des Hôtel de Vendôme geraten zu haben, von dem der Name des Platzes sich ableitet, der aber auch Place Louis-Le-Grand hieß. Der Architekt war Mitbesitzer des Hôtel de Vendôme, und der König kaufte es am 4. Juli 1685. Das

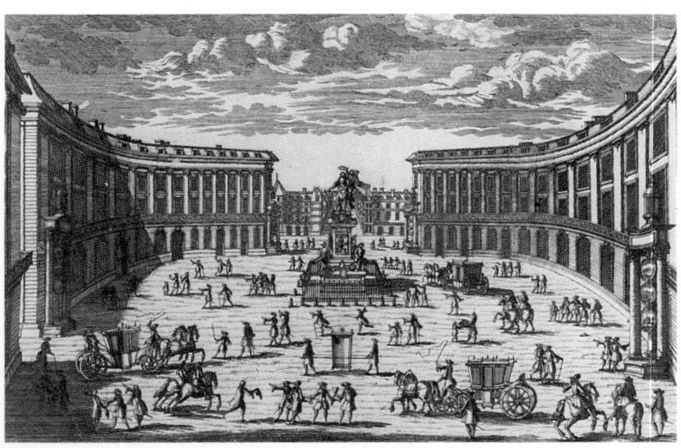

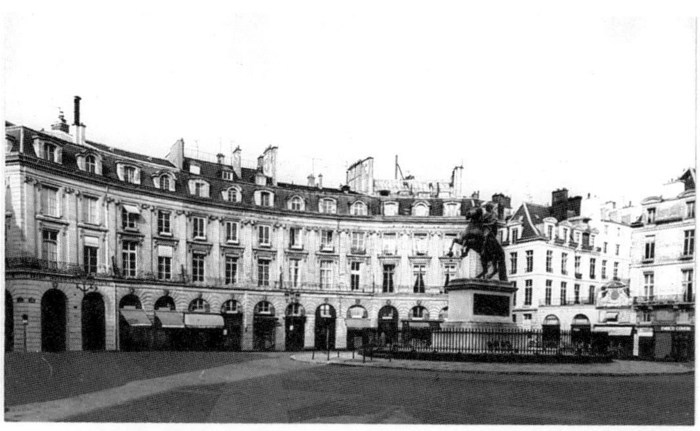

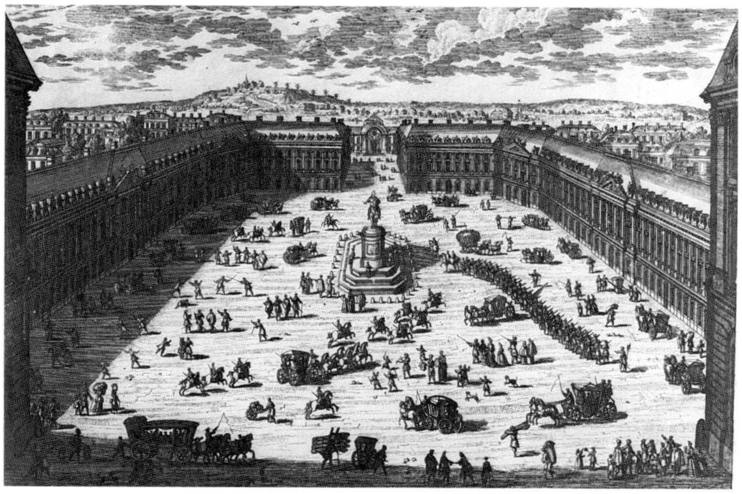

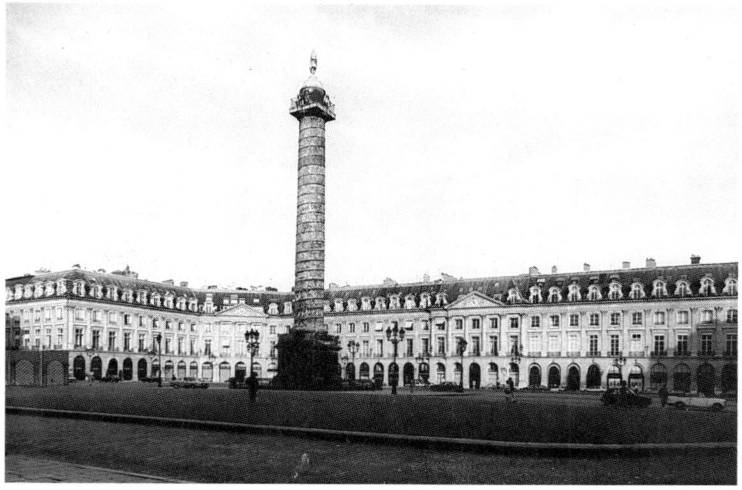

791 PARIS. PLACE VENDÔME
*(Stich. Paris, Nationalbibliothek)*

792 PARIS. PLACE VENDÔME
*Heutiger Zustand*
*(Paris, Nationalbibliothek)*

Grundstück erwies sich als nicht ausreichend, und so mußten weitere Käufe getätigt werden. Ein erster Entwurf wies einen rechteckigen Grundriß auf; eine ganze Seite sollte der königlichen Bibliothek vorbehalten sein. Das Reiterstandbild Ludwigs XIV. von Girardon wurde am 15. August 1699 aufgestellt. Am 7. April hatte der König seine Abkehr vom rechteckigen Grundriß verkündet und sich für einen oktogonalen Plan entschieden, der dann auch schließlich verwirklicht wurde. Der Bau war um 1720 abgeschlossen. Das Reiterstandbild wurde während der Französischen Revolution vernichtet. Durch die Vendôme-Säule wird die horizontale Harmonie des Platzes zerstört. Dennoch sind die Harmonie des Raumes und die Fassadengestaltung so vollendet, daß die Place Vendôme unmittelbar erkennbar wird als das, was sie ihrem Wesen nach ist: ein Meisterwerk des Städtebaus und der klassischen Architektur unter Ludwig XIV.

In der Regierungszeit Ludwigs XIV. müssen zumindest die Plätze in Rennes, Bordeaux, Nancy und Paris als bedeutende Schöpfungen erwähnt werden. Ihr monumentaler Klassizismus ist mit Rocaillenuancen dekoriert. In ihrer Bedeutung gehen sie manchmal über die einfache Huldigung für den König hinaus, sind vielmehr eingebettet in einen umfassenderen gedanklichen Entwurf, in dem sich Städtebau mit politischem Denken verbindet.

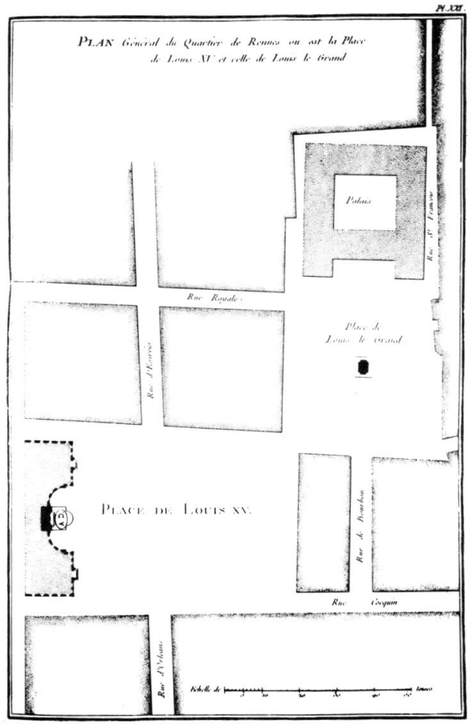


793 RENNES. PLAN DER BEIDEN PLÄTZE
*(nach Patte)*

Das Zentrum von Rennes, das die Könige Frankreichs zur einzigen Hauptstadt ihres Herzogtums Bretagne gemacht hatten und wo das Parlament der Provinz zu tagen pflegte, wurde durch eine Feuersbrunst verwüstet, die vom 23. bis zum 29. Dezember 1720 tobte. Der Ingenieur Robellin, Leiter der Befestigungsanlagen der Provinz, arbeitete einen Entwurf aus, der vom Königlichen Rat am 12. April 1723 genehmigt wurde. Er sah bereits zwei Plätze vor, eine regelmäßige Anlage und eine eher monolithische Fassadenzeichnung. Nach der Verabschiedung des Ingenieurs brachte Jacques V Gabriel seit 1724 mehrere Änderungen an und gelangte schließlich 1730 zu einem Entwurf, der sich von der Idee her, was den Charakter der Plätze und den Fassadenaufriß betraf, beträchtlich von dem Robelins unterschied. Der Platz des Parlaments wurde zu Ehren des verstorbenen Königs eine Place Royale, die die Statue Ludwigs XIV. aufnahm, die Coysevox für die Provinzstände der Bretagne geschaffen hatte (1687–92) und die in der Zwischenzeit in Nantes gestanden hatte. Die Treppe des Parlamentsgebäudes auf der Platzseite wurde entfernt und die Fassaden der anderen Gebäude im Monumentalstil neu entworfen, um das Bildnis des Sonnenkönigs zur Geltung zu bringen. Der andere Platz zu Ehren des regierenden Königs war schlichter entworfen. An seiner Westseite wurden das Rathaus, das Provinzgericht und der Belfried errichtet, dessen Turm stilistisch einem recht prägnanten Rocaille angehört. In der Nische des Turmes befand sich die Bronzegruppe von Jean-Baptiste Lemoyne II, die „Ludwig XV." als Standfigur, „Die Bretagne" und „Hygieia", die Göttin der Gesundheit, vereinte (sie wurde während der Revolution zerstört; die Statuetten „Ludwigs XV." und der „Hygieia" befinden sich im Louvre).

Der Intendant Boucher setzte beim Rat von Bordeaux in einem Beschluß vom 2. Januar 1728 die Entscheidung durch, eine Place Royale zu bauen. Der Entwurf von Héricé fand kein Gefallen, und der Hof in Versailles beauftragte Jacques V Gabriel mit der Schaffung eines anderen. Im Mai 1729 entdeckte er den geeigneten Standort und schrieb: „Ich habe nie zuvor einen derart schönen Anblick und ein so großartiges Schauspiel gesehen, wie dieser Hafen es bietet; er verdient, daß man hier etwas schafft, woran sich noch die Nachwelt erfreut." Der endgültige Plan stammt von 1733. Die Place Royale, heute Place de la Bourse, ist ein Rechteck mit zwei abgestumpften Ecken, dessen eine Seite vom Quai de la Garonne gebildet wird. Auf den kurzen Seiten befindet sich rechts das Hôtel de la

794 RENNES. PARLAMENTSGEBÄUDE

795 RENNES. RATHAUS

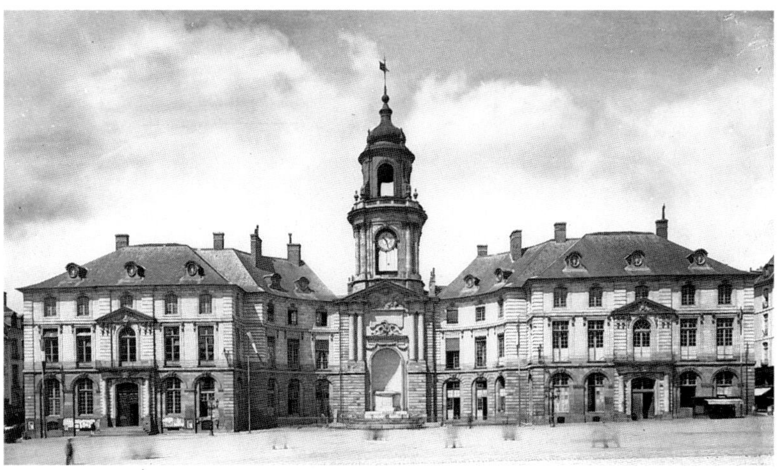

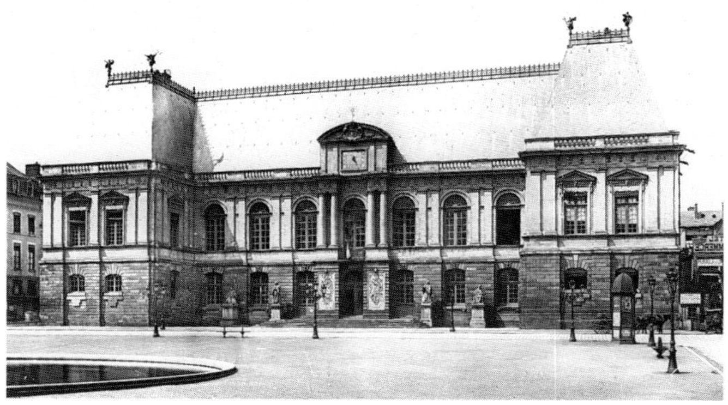

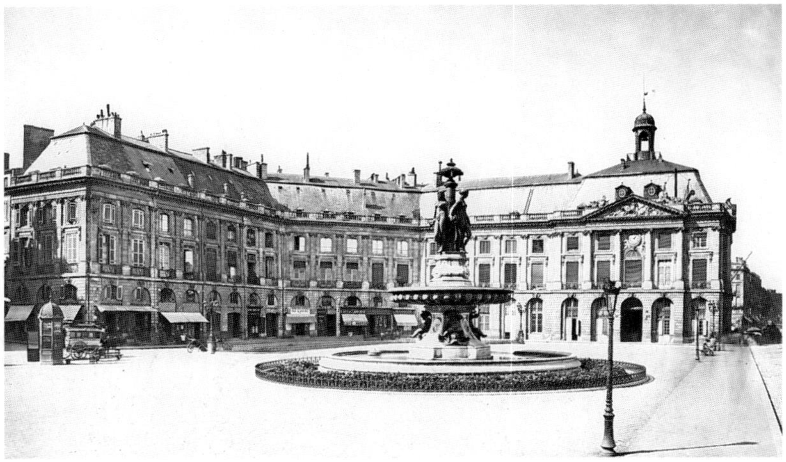

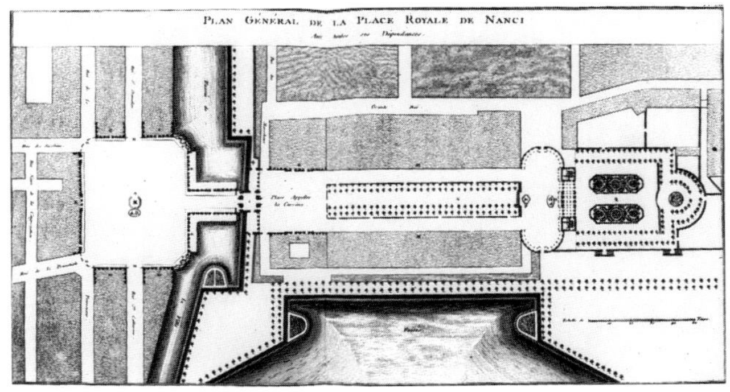


796 BORDEAUX. PLACE DE LA BOURSE

797 NANCY. PLACE ROYALE UND PROMENADE
*Plan*
*(nach Patte)*

Bourse (Börse; 1735–38) und links das Hôtel des Fermes (Finanzpachtamt), das von Jacques-Ange Gabriel, seit 1755 Bauleiter, getreu der Absicht seines Vaters errichtet wurde. Vor dem zentralen Pavillon der Längsseite fand 1743 die feierliche Enthüllung des Reiterstandbildes Ludwigs XV. als Römer von Jean-Baptiste Lemoyne II statt. Es wurde 1792 zerstört und ist durch die Verkleinerung bekannt, die das Kunstgewerbemuseum der Stadt besitzt. Grundriß und Aufriß sind gelungene Fortsetzungen der Tradition der Place Vendôme; der Standort und die Öffnung zur Landschaft lassen Vergleiche mit dem Handelsplatz in Lissabon und der Place Louis XV in Paris zu.

Stanisław Leszczyński, entthronter König von Polen, Herzog von Lothringen, Vater Maria Leszczyńskas und Schwiegervater Ludwigs XV., regierte nur nominell über sein Herzogtum, denn die wirkliche Macht wurde von dem Intendanten La Galaizière ausgeübt. Als kompetenter, aufgeklärter Kunstförderer nahm Stanisław die Umgestaltung seiner Hauptstadt Nancy in Angriff. Die Kathedrale von Jules Hardouin-Mansart und Germain Boffrand stammte aus der ersten Hälfte des 18. Jahrhunderts. Um 1750 stand vor allem noch die Verschönerung und Vereinigung der Stadt aus, die damals noch in das mittelalterliche Stadtzentrum und den neuen Stadtteil, den Karl IV. geschaffen hatte, geteilt war. Stanisław Leszczyński führte dieses weitgespannte Unternehmen mit dem Stadtplaner und Architekten Emmanuel Héré (1705–63) durch. Auf Héré folgte dessen Schüler Richard Mique, der sich später in Versailles und am Kleinen Trianon (Petit Trianon) im Dienste von Marie Antoinette hervortun sollte. Die Place Royale (heute Place Stanislas) wurde von 1752–55 erbaut, um die beiden Stadtteile miteinander zu verbinden, doch war der Herrscher zunächst gezwungen, als Schutz gegen die feindlichen französischen Soldaten die Befestigungsmauern stehen zu lassen. Der Platz ist von rechteckigem Grundriß und an drei Seiten von hohen Gebäuden umgeben. eine der Längsseiten wird vom Rathaus eingenommen, und diesem gegenüber fassen auf der vierten Seite niedrige Bauten einen Triumphbogen ein, der den Triumphbogen des Septimius Severus in Rom nachahmt. Die Architektur ist von der Grundidee her klassisch, aber die Bauornamente sind in einem üppigen Rocaille gehalten, und bei den schmiedeeisernen Gittern an den Ecken von Jean Lamour und den Brunnen von Barthélemy Guibal kann von echtem Rokoko gesprochen werden. Guibal war, in Zusammenarbeit mit Paul-Louis Cyfflé, der Schöpfer des Denkmals und der Standfigur von Ludwig XV. in römischer Gewandung, die in der Revolution zerstört und durch ein Bildnis Stanisław Leszczyńskis ersetzt wurden. Wie erklären sich die Rokokotendenzen der Place Royale? Dekor in Schmiedeeisen neigte im Frankreich des 18. Jahrhunderts ohnehin zu einem denkbar phantasievollen und heiteren Rocaille. Weitere Erklärungen für den Rokokocharakter sind der Eingriff Stanisławs, die Nähe zu Deutschland und vielleicht auch der Einfluß, den die Tätigkeit Boffrands in dieser Gegend ausgeübt hatte. Darüber hinaus hatte der Vater Hérés, der aus Tirol stammte, schon für den Hof von Lothringen gearbeitet, und Guibal war ein Schüler von François Dumont, einem der dem italienischen Barock am nächsten stehenden Bildhauer.

Der Triumphbogen der Place Royale in Nancy führt zu der Promenade der Place de la Carrière, die mit Linden bepflanzt ist und von Häusern gesäumt wird, die bis auf das Hôtel de Craon von Boffrand, das bereits vorher da war, und ihm gegenüber die Handelsbörse, die als sein Pendant errichtet wurde, sehr schlichte Bauten sind. Diese Promenade mündet in einem dritten Platz, der ovalen Place Hémicicle, deren halbkreisförmige Kolonnade mit ihren beiden Enden das Palais du Gouvernement hervorhebt. Héré hatte die Pläne geschaffen, aber sein Nachfolger Mique verwirklichte sie bekanntlich in einem klassischeren Stil. Die Verschönerung von Nancy betraf auch die Place d'Alliance und den Parc de la Pépinière. Die Place Royale war also hier nur ein Element im Rahmen eines größeren städtebaulichen Projektes.

Die Konzeptänderung von der Huldigung für einen König zum Teilstück eines städtebaulichen Gesamtplanes im Geiste der Aufklärung betrifft auch, nach Nancy, die Entstehungsgeschichte und die Realisierung der Place Louis XV in Paris. Während der Verhandlungen, die zum Aachener Frieden führten, beschloß die Stadt Paris am 27. Juni 1748, dem König eine Statue zu errichten, deren Standort dieser selbst bestimmen sollte. Den Auftrag für

798 NANCY. TRIUMPHBOGEN

799 NANCY. PLACE ROYALE
*Neptunbrunnen*

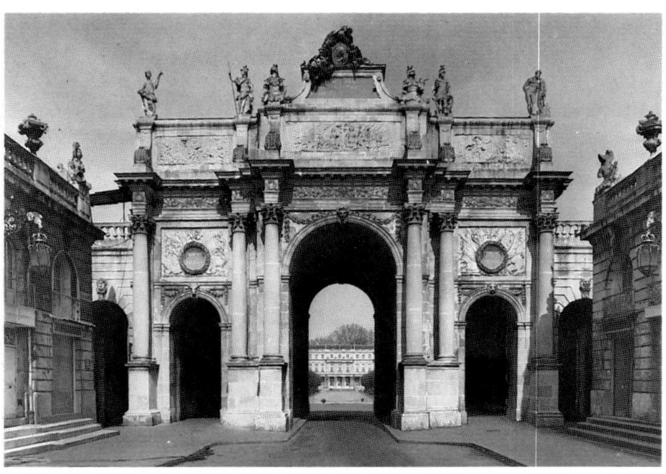

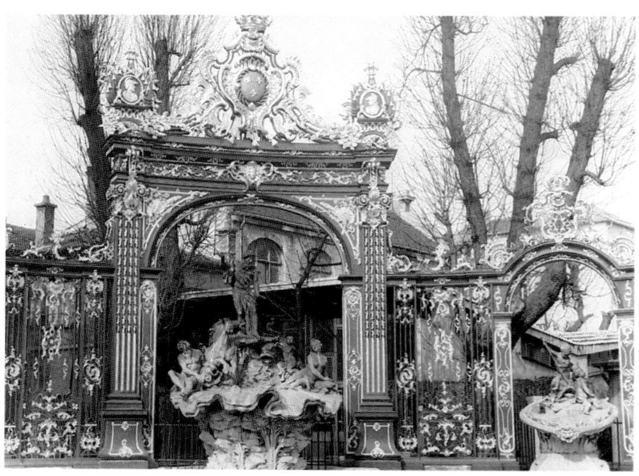

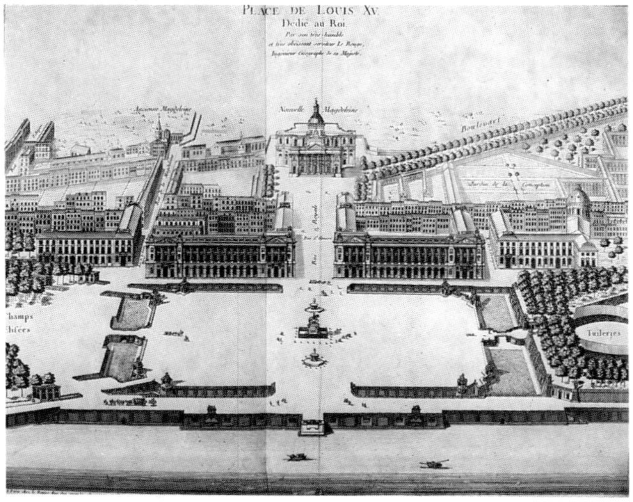


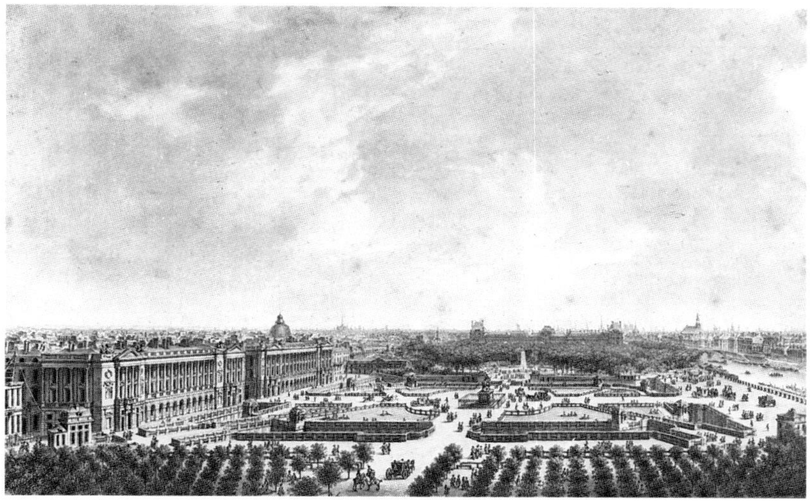

800 PARIS. PLACE LOUIS XV.
*(heute: Place de la Concorde)*
*Plan von Le Rouge.*
*(Paris, Nationalbibliothek)*

801 PARIS.
LESPINASSE: PLACE LOUIS XV.
*(Paris, Musée Carnavalet)*

die Statue erhielt am 23. Oktober 1749 Bouchardon. Für den Platz, auf dem sie stehen sollte, wurden zahlreiche Entwürfe für die unterschiedlichsten Stellen in Paris vorgeschlagen. Ludwig wählte das Palais des Prinzen Conti, aber als er gewahr wurde, daß er damit dessen Wunsch entgegenkam, viel Geld aus diesem Palais zu schlagen, änderte er seine Meinung und bot ein Gelände aus seinem Besitz zwischen der Drehbrücke der Tuilerien und den Champs-Élysées (1750) an. 1753 wurde ein zweiter Wettbewerb ausgeschrieben für den Ausbau dieses Grundstücks. Der Marquis de Marigny, Generaldirektor der königlichen Bauten, war von den neunzehn vorgelegten Entwürfen nicht befriedigt, obwohl sich unter diesen auch die von Germain Boffrand, Pierre Contant d'Ivry und Jacques-Ange Gabriel befanden. Das Problem bestand darin, daß nicht nur ein Rahmen für die Königsstatue zu schaffen war, sondern ein städtebauliches Ensemble gestaltet werden mußte, das die Tuilerien, die Champs-Élysées, die Seine und den Norden der Hauptstadt gestalterisch miteinbezog. Der König befahl die Wahl Gabriels als Architekt. Dieser wurde damit beauftragt, aus den verschiedenen Entwürfen einschließlich seines eigenen die besten Elemente auszuwählen und aus diesen die endgültige Lösung zu schaffen. Der Entwurf, der auf diese Weise zustande kam, stammt vom 9. Dezember 1755. Es sollte nur eine Seite, nämlich die nördliche, bebaut werden, und zwar mit zwei Palais (darunter das Palais du Garde-Meuble im Osten), die die auf die Kirche La Madeleine zulaufende Straße (Rue Royale) einrahmten. In Richtung auf die Seine, die Tuilerien und die Champs-Élysées war der Platz offen. Mit Balustraden eingefaßte Gräben und Wachhäuser sollten den Platz begrenzen und das Reiterstandbild Ludwigs XV. im Gewand eines römischen Kriegers zur Geltung bringen. Dieses wurde, da Bouchardon starb, von Pigalle vollendet und 1763 aufgestellt. Die Brücke über die Seine von Perronet datiert von 1788–90.

Als die Place Louis XV entstand, befand sie sich an der Westgrenze der Stadt. 1792 entfernte man das Denkmal Ludwigs XV., 1854 beseitigte man die Gräben. Unter Louis-Philippe wurde der Platz mit dem Obelisken von Luxor geschmückt, der seine Harmonie der Horizontalen störte, und mit den Statuen der Städte Frankreichs belastet, die die Wachhäuser wie unpassende Kerzen wirken lassen. Heute ist er ein Verkehrsmittelpunkt und das pulsierende Herz von Paris. Dennoch hat die Place de la Concorde von der Place Louis XV eine unvergleichliche Ausstrahlung von Majestät und Anziehung beibehalten. Diese Ausstrahlungskraft verdankt der Platz zweifellos seinen unveränderten Proportionen, den Resten von Grün und Himmel, die seinen Horizont bilden, und den beiden Palais. Deren Architektur, die in der Tradition der Louvre-Kolonnaden steht, erfaßt genau den stilgeschichtlichen Moment, in dem der Klassizismus sich der letzten diskreten Zierde des Rocaille entledigt. Die nächste Etappe in der künstlerischen Entwicklung Jacques-Ange Gabriels sollte das Petit Trianon sein, ein Meisterwerk des Klassizismus.

# SPANIEN UND SPANISCH-AMERIKA

Die Analyse ausgewählter Bauwerke läßt zum einen die regionalen Besonderheiten und die stilistische Entwicklung der rein spanischen Architektur deutlich werden und zum anderen die internationalen Aspekte der königlichen Architektur des 18. Jahrhunderts.

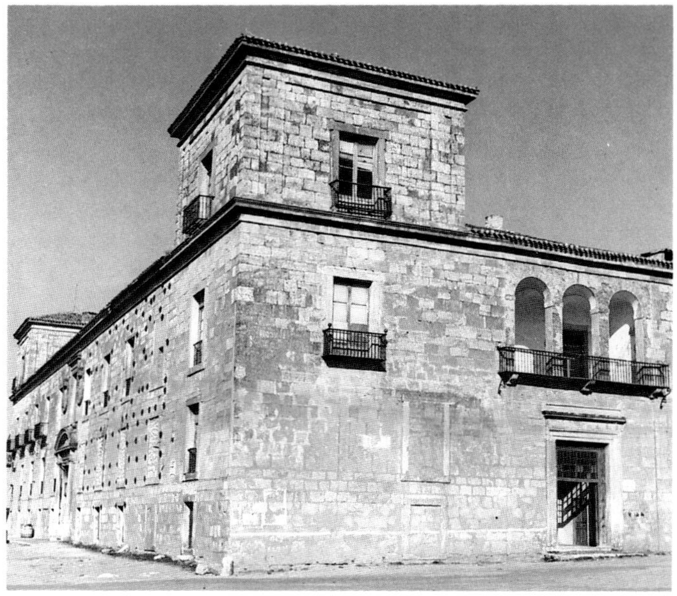

802 LERMA. HERZOGSPALAST
*Südseite*

## KASTILIEN

Lerma und sein Palast sind eng mit der gesamten spanischen Geschichte, Stadtplanung und Kunst der ersten zwanzig Jahre des 17. Jahrhunderts verbunden. Die Stadt liegt etwa 40 km südlich von Burgos und ebenfalls nicht allzu weit nordöstlich von Valladolid. Francisco, Herzog von Lerma, der der mächtigen Familie der Gómez de Sandoval y Rojas angehörte und Minister und Favorit Philipps III. war, empfing hier wiederholt den König und den Hof (1601–1606); er ließ den kleinen Ort im Zentrum seiner Besitzungen vergrößern und umgestalten, in der Hoffnung, den Monarchen in Lerma von seinen Interessen zuwiderlaufenden Einflüssen abschirmen zu können. Die Stadt ist nach Norden am Río Arlanzón gelegen und steigt von West nach Ost an. Mit den Arbeiten wurden Francisco de Mora, sein Neffe Juan Gómez de Mora und der Karmeliter Fray Alberto de la Madre de Dios betraut. Stilistisch setzt die Architektur die Tradition des Escorial fort, belebt sie aber mit dynamischen und pittoresken Akzenten, die durch die lagebedingten Perspektiven des Ortes zur Geltung kommen: den Aufstieg zur „Plaza ducal“ im Osten und das beeindruckende Gesamtensemble dieses Platzes mit dem Palast am Ostende, die Galerie über dem Fluß an der Nordseite, das Kloster San Blas, das mit dem Palast durch ein „pasadizo“ (Gang) verbunden ist, am äußersten rechten Ende (im Südosten), und die mit Häusern bebauten Flanken.

Für die kirchlichen Orden wurden mehrere Klöster errichtet. Der Herzog war eng mit den Dominikanern verbunden; sie standen unter seinem persönlichen Schutz, und aus ihrer Mitte hatte er seinen Beichtvater gewählt. Bei dem Kloster Santo Domingo, das er für sie außerhalb der Stadt im Südwesten erbauen ließ, handelt es sich um ein Werk des Bruders Alberto de la Madre de Dios (1613–17); es existiert heute noch. Die interessanteste Anlage ist wohl San Blas (1611–17); mit dem Entwurf wurde zunächst Francisco de Mora betraut, da dieser jedoch bald starb, arbeitete Bruder Alberto die endgültigen Pläne aus. Die Fassade der Kapelle ist typisch für die Architektur Nordspaniens während eines großen Teils des 17. Jahrhunderts. Sie ähnelt der von San José in Ávila von Francisco de Mora (1608) und der der Kirche des Convento de la Encarnación in Madrid, von der noch die Rede sein wird.

Hinter der äußeren Geschlossenheit von herzoglichem Palast und Galerie („lonja“) verbirgt sich eine lange, komplizierte Baugeschichte. An der Stelle dieses Palastes standen, ehe der Minister hier bauen ließ, eine Barbakane und ein Kastell. Letzteres bezog Francisco de Mora zwischen 1602 und 1604 als Ganzes in die „casa del castillo“ mit ein, und 1604–05 entwarf er einen zweiten Bau, die „casa principal“, der sich zwischen der „casa del castillo“ und dem Gebirgshang im Norden erheben sollte. Der Entwurf wurde damals nicht realisiert. Von 1605 bis 1609 entstand die „plaza ducal“. Erst einige Jahre später, von 1613 bis 1615, erfolgte der Bau der „casa principal“. 1615–16 gestaltete man die „lonja“ des Platzes nach den Plänen von Juan Gómez de Mora um. Vom gleichen Architekten stammt auch der Entwurf für den endgültigen Palast, in dem die „casa del castillo“ und die „casa principal“ zwischen vier Türmen vereint wurden (1616–17), sowie der Entwurf für die Lonja des Palastes auf den Arlanzón hin (1618).

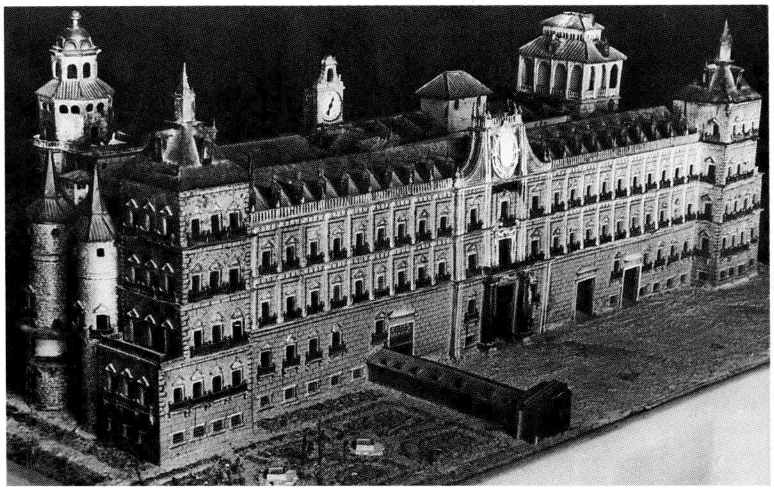

803 MADRID. ALCÁZAR
*Modell*
*(Madrid, Stadtmuseum)*

804 MADRID. KÖNIGSSCHLOSS
*Fassade der Südseite, Detail*

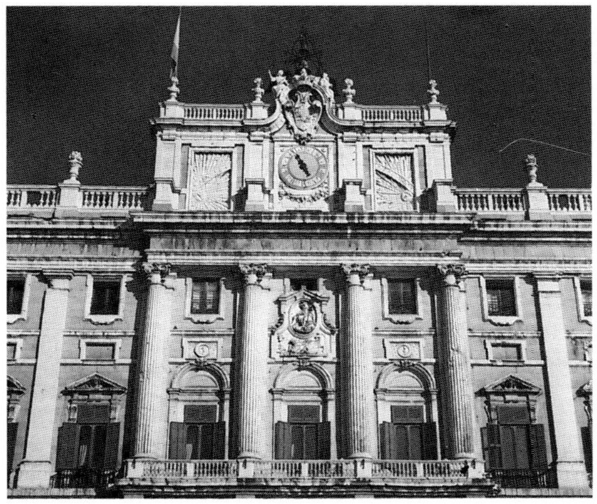

## MADRID

Der Herzog hatte aus Lerma ein Macht- und Architekturzentrum gemacht, aber kein Wirtschaftszentrum. Die Bedeutung der Stadt konnte seinen Sturz (1618) und schließlich seinen Tod (1625) nicht überdauern. Dennoch erinnert das Ensemble von Palast, San Blas, Platz, „lonja“ und benachbartem Park an die berühmteste fürstliche Bauanlage des 17. Jahrhunderts in Spanien, den Alcázar in Madrid.

Diese Anlage lag im westlichen Ausläufer der Hauptstadt über Berghängen, die über den „Campo del Moro“ zum Manzanares abfielen. Der Alcázar selbst ist bekannt durch die Inventare seiner außerordentlichen, reichen Sammlungen, durch die Pläne und durch Bilddokumente, darunter das Detail einer Ansicht von Madrid in Kavaliersperspektive von Teixeira (1656). Als ehemalige maurische Festung behielt die Anlage in der noch mittelalterlichen Silhouette im Westen Züge dieses Ursprungs bei. Dann aber wurde sie unter Karl V. und Philipp II. in einen Palast umgewandelt. Philipp III., Philipp IV. und Karl II. setzten diese Umgestaltung fort. Dadurch erhielt der Alcázar auch mehrere barocke Elemente: die monumentale Fassade von Juan Gómez de Mora (1608–30) auf der Südseite des Palastplatzes und die beiden Säle, deren Gliederung Velázquez entwarf, einen oktogonalen Salon (1647), der an die „Tribuna“ des Großherzogs von Toskana in den Uffizien erinnert, und einen Spiegelsalon (1659), der an den Wänden mit venezianischen Spiegeln geschmückt war und dessen Decke mit Fresken über das Thema der Pandora ausgemalt wurde. Velázquez hatte den Entwurf selbst ausgearbeitet; ausführen ließ er ihn von den Italienern Agostino Mitelli und Angelo Michele Colonna, die eigens für dieses Projekt aus ihrem Heimatland gerufen wurden, sowie von den Spaniern Francisco Rizi und Juan Carreño de Miranda. Der Raum, in dem sich die höfische Szene „Die Infantin Margarita mit ihrem Hofstaat“ („Las Meninas“) abspielt, ist der zentrale Raum der ehemaligen Gemächer des Prinzen Baltasar Carlos, der Velázquez als Atelier zur Verfügung gestellt wurde. Er lag mit den Fenstern am Westteil der Hauptfassade, und zwar im Erdgeschoß (auf der Ansicht von Teixeira auf der linken Seite); reich an Gemälden, war er, was die Dekoration betrifft, verglichen mit den Räumen, deren Gestaltung Velázquez veranlaßte, schmucklos und nüchtern.

Gemäß einer weitverbreiteten spanischen Tradition war die Residenz des Herrschers mit einem Kloster verbunden, im Alcázar in Madrid mit dem Convento de la Encarnación, der unter königlicher Schirmherrschaft stand und noch heute existiert. Die Kirche wurde von Fray Alberto de la Madre de Dios gebaut (1611–15). Die Wappenschilder der Fassade stammen von Alonso Carbonell, desgleichen das große Verkündigungsrelief, das von Antonio Riera vollendet wurde.

Im Escorial mußte nach dem Tode Philipps II. noch die endgültige Grabstätte der Könige seiner Dynastie unter der Kirche angelegt werden. Das langwierige Unternehmen dieses Pantheonbaus, an dem Juan Gómez de Mora und Crescenzi (1617–30), dann Alonso Carbonell (1645–54) beteiligt waren, führte zur Schaffung eines barocken Werkes, das vom Materialreichtum und der Zeichnung der Bronzeornamente her den Charakter von etwas Neuartigem hatte. Einer der Hauptverantwortlichen hierfür war Crescenzi; der Wille des Königs sicherte die Einheitlichkeit der Anlage und gestattete ihre Vollendung.

Unter Philipp III. und Philipp IV. schuf Juan Gómez de Mora mehrere Werke, die überzeugend verdeutlichen, daß der in seiner Zeit hervorragendste königliche Architekt imstande war, die nationale Kontinuität zu wahren und sich zugleich internationalen Strömungen zu öffnen.

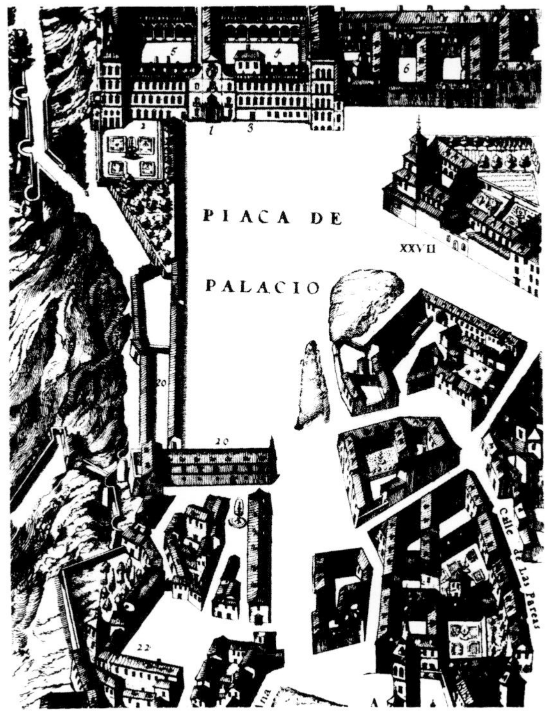


805 MADRID.
*Detail des Plans von Teixeira. 1656*
*Alcázar und die Plaza de Palacio*

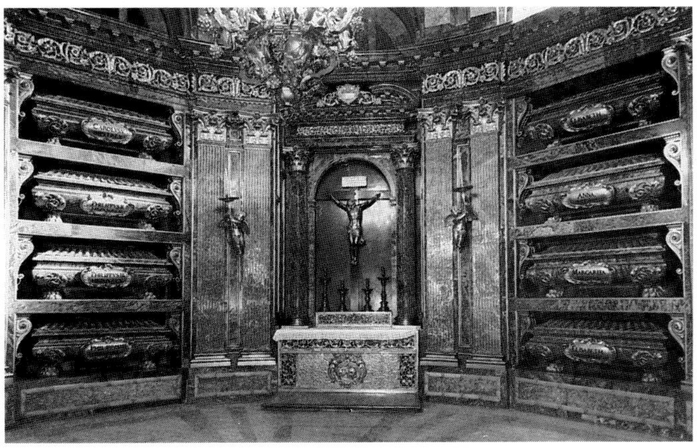

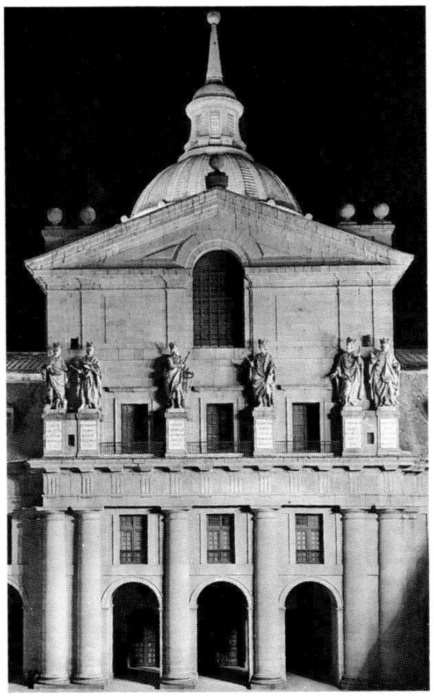

806 ESCORIAL. PANTEÓN

807 MADRID. ESCORIAL
*Fassade der Kirche*

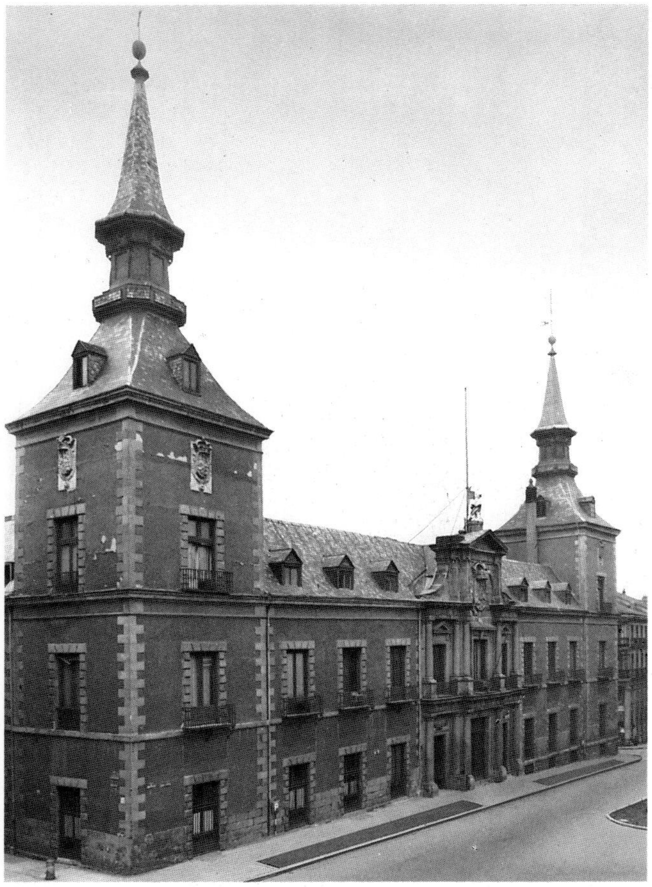

808 MADRID. CÁRCEL DE CORTE
*Fassade*

809 ALCALÁ DE HENARES. KIRCHE DER BERNARDINER
*Grundriß*
*(nach O. Schubert)*

810 ALCALÁ DE HENARES. KIRCHE DER BERNARDINER
*Querschnitt*
*(nach O. Schubert)*

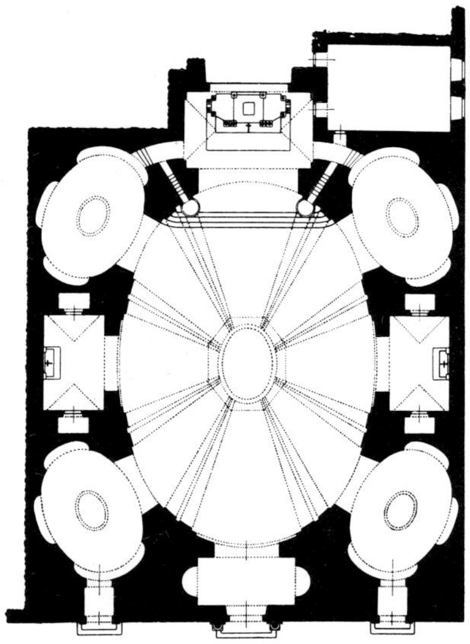

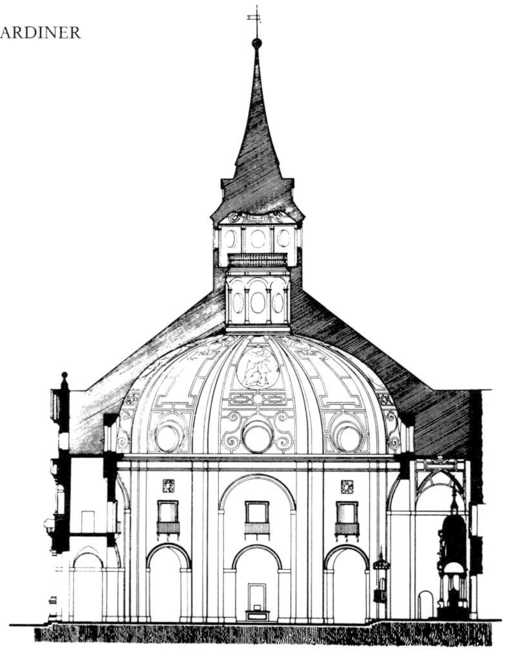

Die Plaza Mayor von Madrid, die so eng mit der Geschichte und der Kunst der spanischen Hauptstadt verbunden ist, bietet heute einen anderen Anblick als im Entwurf ihres Schöpfers. Ursprünglich sollte sie sich in die Tradition, deren Modell der nach dem Brand von 1561 erbaute Platz von Valladolid war, einfügen. Sie war als ein Zentrum gedacht, in dem sich Handel und Gewerbe, Feste, Hinrichtungen und „autos de fe" abspielten. Seit 1581 war man mit der Errichtung eines großen Platzes in der Hauptstadt beschäftigt, und sogar Juan de Herrera lieferte einen Vorentwurf. Der Originalentwurf des heutigen Platzes, der auf mächtigen Sockeln ruht, stammt von Gómez de Mora. Ein von diesem signierter Entwurf gehört der Vatikanischen Bibliothek. 1617 wurden die Arbeiten aufgenommen, und 1619 waren sie abgeschlossen. Die „Casa de la Panadería" existierte bereits vorher; mit ihrem Bau hatte Diego Sillero in den letzten Regierungsjahren Philipps II. begonnen; Gómez de Mora setzte das Werk fort und bezog es, im Zentrum der Nordfassade, in sein Projekt ein. Die Zuschreibung dieser „casa" an José Ximénez Donoso ist falsch: er führte lediglich die Dekorationsmalereien im Inneren aus; möglicherweise hat er tatsächlich auch einen Entwurf für den Bau selbst ausgearbeitet, realisiert hat er ihn jedoch nicht. Am 7. Juli 1631 beschädigte ein Brand die „Plaza Mayor", richtete aber an der „Casa de la Panadería" nur geringen Schaden an, und diese wurde von Gómez de Mora in ihrem alten Zustand wiederaufgebaut. In diesen Zusammenhang gehört dessen 1636 signierter Plan (Madrid, Archivo de Villa). Der Brand vom 30. August 1672, der das Gebäude bis auf das Untergeschoß zerstörte, zog hingegen keinen werkgetreuen Wiederaufbau nach sich. Zwar wurde die Casa de la Panadería mit ihren beiden Türmen wiederaufgebaut, aber ihre dreiachsige Gliederung wurde betont und der Außendekor reicher und deutlicher sichtbar gestaltet. Ornamentale Motive entwarf man in Madrid und schickte sie nach Genua, um sie dort in Stein ausführen zu lassen, und mit dieser spanisch-italienischen Dekoration, die in die spanische Hauptstadt zurückgeschickt wurde, unterstrich man die Bedeutung der Fassade und erzielte einen Clairobscur-Effekt. Der königliche Balkon stach durch besonderen Prunk hervor. Am 16. August 1790 brach ein drittes Feuer aus, das die Süd- und die Westseite des Platzes zerstörte. Juan de Villanueva entwarf die Pläne für den Wiederaufbau, der erst 1843 abgeschlossen war. Von ihm stammt die Verdeckung der Passagen zwischen dem Platz und den benachbarten Straßen, vielleicht als Reminiszenz an den Garten des Palais Royal in Paris und die Gebäude, die ihn einschließen. 1847 schließlich wurde das Reiterstandbild Philipps III. von Giovanni da Bologna und Pietro Tacca aufgestellt. Im Ganzen hat die Plaza Mayor von Juan Gómez de Mora ihre Proportionen und den Gesamteindruck bewahrt. Aber ihr Schöpfer hatte weder den ausgeprägten Barock der „Casa de la Panadería" vorgesehen noch ihre vollständige Einfriedung oder den Place-Royale-Charakter, den sie nachträglich durch das Standbild von Philipp III. erhielt.

Juan Gómez de Mora lieferte auch die Pläne für die „Cárcel de Corte" in Madrid, heute Sitz des Außenministeriums. Der Grundstein wurde am 14. September 1629 gelegt. Die Änderungen, die Cristóbal de Aguilar dem Entwurf hinzufügte, schmälern keineswegs die Leistung des Architekten, der eine besonders gelungene Fassade entworfen hatte, die Eleganz mit Würde vereint und deren Schwerpunkt das Hauptportal bildet.

Ebenfalls von Juan Gómez de Mora stammt der Entwurf für die Bernhardinerkirche in Alcalá de Henares. Hier ist ein ovales Schiff in ein Rechteck eingeschrieben und als äußere Einfassung eine Kombination von ebenfalls ovalen oder rechteckigen Kapellen angelegt. Man zögert, diesem Entwurf namentliche Vorläufer zuzuweisen. Es existierte eine spanische Tradition des ovalen Grundrisses, die, in Sevilla, auf den Kapitelsaal der Kathedrale (von 1572? von Francisco de Castillo?) und auf die Kirche des Hermenegild-Kollegs (1626) von dem Jesuitenbruder Pedro Sánchez zurückgeht. Jener verwendete diesen Grundriß auch für die Kirche des Hospitals San Antonio de los Portugueses in

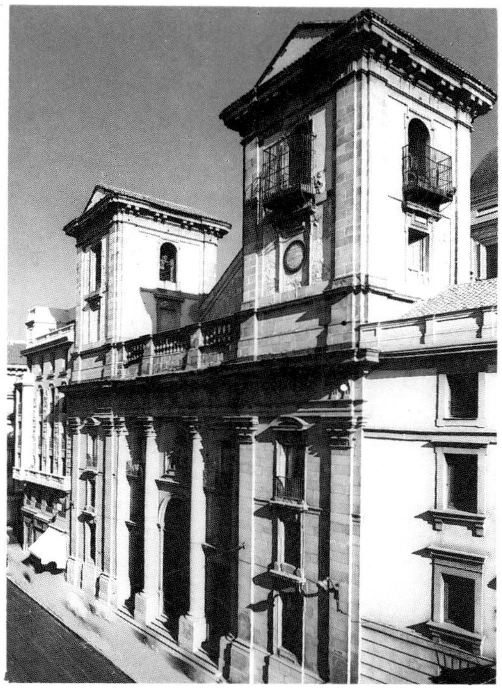

811 MADRID. SAN ISIDRO
*Fassade*

Madrid, für deren Fassade Juan Gómez de Mora einen Entwurf vorlegte. Aus der italienischen Tradition müssen das im fünften Buch Serlios angeführte Beispiel und, in Rom, San Giacomo degli Incurabili von Francesco da Volterra und Carlo Maderna sowie S. Anna dei Palafrenieri von Giacomo da Vignola erwähnt werden. Die Verwendung des ovalen Grundrisses fügte sich im übrigen in Kunst und Liturgie vereinende Bestrebungen ein.

Die Jesuiten hingegen übernahmen in den Kirchen ihres Ordens auf spanischem Boden die Vorbilder der italienischen Architektur, insbesondere der Il Gesù. Bruder Pedro Sánchez (1569–1633), der nach einem mehrjährigen Andalusienaufenthalt in Madrid lebte, schuf den Entwurf für die Kirche des kaiserlichen Kollegs (heute die Kathedrale San Isidro) im Jahre 1620 und leitete den Bau bis zu seinem Tod. Sein Nachfolger wurde Bruder Francisco Bautista (1594–1679), der seinerseits bereits die Kirche seines Ordens in Toledo, San Juan Bautista, entworfen und erbaut hatte. In beiden Fällen finden sich Reminiszenzen an bestimmte römische Fassaden (Sant'Atanasio dei Greci und Santa Trinità dei Monti). Der Innenaufriß von San Isidro erinnert mit seinen Tribünen an Il Gesù, aber die Gesamtkomposition ist mit ihrem Arkaden- und Pfeilerrhythmus eigenständig. Die Kuppel und die oberen Zonen mit den klar definierten und wie ausgeschnittenen Volumen am Außenbau sind typisch spanisch.

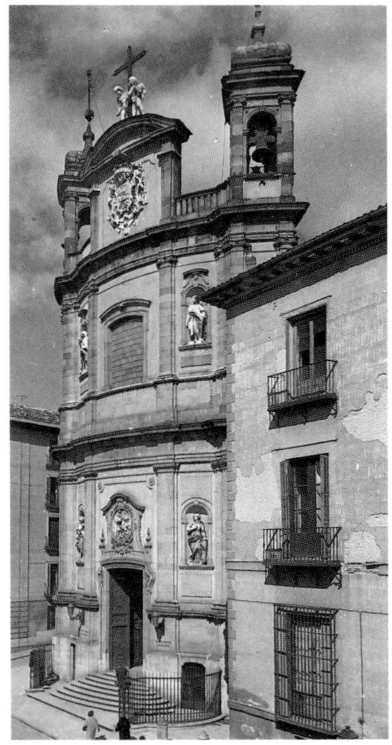

812 MADRID. SANTOS JUSTO Y PASTOR
*Fassade*

Die habsburgischen Könige des 17. Jahrhunderts hatten ohne Schwierigkeiten nationale Tradition mit einer Öffnung nach Italien vereint. Ihre Nachfolger aus dem Hause Bourbon sahen sich im 18. Jahrhundert einem gravierenden Problem gegenüber: die spanische Architektur und Skulptur erschien ihnen partikularistisch, und in der Malerei fehlte ein großer Meister. In diesem Zusammenhang wird verständlich, daß Philipp V. und Elisabeth Farnese nach dem Brand des Alcázar von Madrid (Weihnachten 1734) den Italiener Filippo Juvara riefen und danach seinen Turiner Schüler Saqueti (in Italien Sacchetti), um sich von ihnen den neuen königlichen Palast errichten zu lassen, der noch heute den Westteil der Hauptstadt beherrscht. Der Bau, in den Karl III. am 1. Dezember 1764 einzog, weist trotz der dynastischen Verwandtschaft sehr wenig Gemeinsamkeiten mit der königlichen Architektur Frankreichs auf. Einige Ähnlichkeiten mit den Louvre-Entwürfen Berninis sind vorhanden. Vor allem aber ist er ein italienischer und piemontesischer Barockpalast mit spanischem Einschlag, erbaut auf einem Vorsprung über dem Manzanares. Die Bedeutung, die der Kapelle im Norden der Hauptachse zugewiesen wurde, steht im Einklang mit der Tradition der spanischen Monarchie. Die Treppe war ursprünglich auf der gleichen Achse vorgesehen. Der italianisierende Charakter der Anlage wurde verstärkt, als Ferdinand VI. Corrado Giaquinto und Karl III. Giovanni Battista Tiepolo zu den Arbeiten riefen. Letzterer schmückte die Decke des Thronsaales mit dem monumentalen Fresko „Apotheose Spaniens". Die Repräsentanten der verschiedenen spanischen Provinzen sind oberhalb des Kranzgesimses gemalt, während sich zwischen den Wolken mythologische und symbolische Anspielungen finden. Die Komposition, transparenter als die der Treppe in Würzburg, ist eines der Meisterwerke des venezianischen Dekorationsmalers (1764).

Der Bau des königlichen Palastes mit dem hier konzentrierten Italianismus erklärt zu einem großen Teil das Erstarken des italienischen Einflusses; aber entstanden ist er viel früher. Nach seiner Ankunft in Madrid im Jahre 1728 schuf Santiago Bonavía für Don Luis, den Kardinal-Erzbischof von Toledo, das jüngste Kind der Elisabeth Farnese, 1739 die Pläne für die Kirche Santos Justo y Pastor (heute San Miguel) in Madrid. Der Tessiner Vigilio Rabaglio war am Bau beteiligt; Robert Michel und Carisana sind die Schöpfer der Skulpturen der Fassade, deren Entwurf im Herzen des alten Madrid durch seine Originalität auffällt. Im Inneren malte um 1746 Bartolomé Rusca das Hauptfresko, das die Apotheose der beiden Schutzpatrone der Kirche darstellt. Das Kloster Las Salesas Reales, eine persönliche Stiftung der Königin Barbara, wurde von Francisco Moradillo nach einem Entwurf François Carliers erbaut. In ihm verbinden sich französische Reminiszenzen und Zugeständnisse an die spanische Tradition mit einer Vielzahl italienischer Importe, zumindest in den Malereien in der Kirche. Diese, 1757 geweiht, wurde bei der mißlungenen Rekonstruktion des Komplexes nach dem Brand vom 4. Mai 1915 als einziger Baukörper im Originalzustand belassen. Ventura Rodríguez (1717–85), der sich beim Bau des königlichen Palastes an Juvara und Saqueti

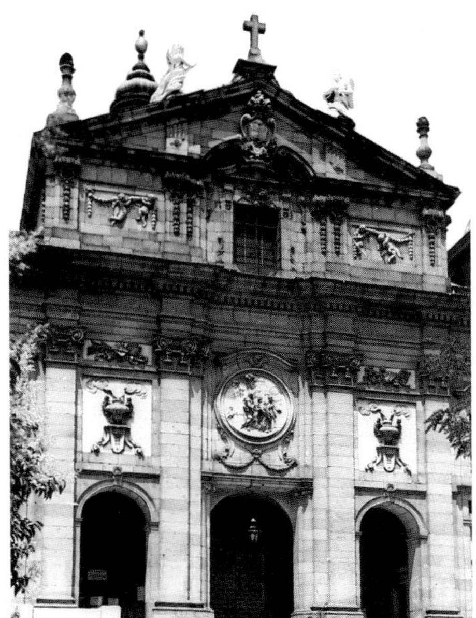

813 MADRID. KLOSTER LAS SALESAS REALES
*Fassade der Kirche*

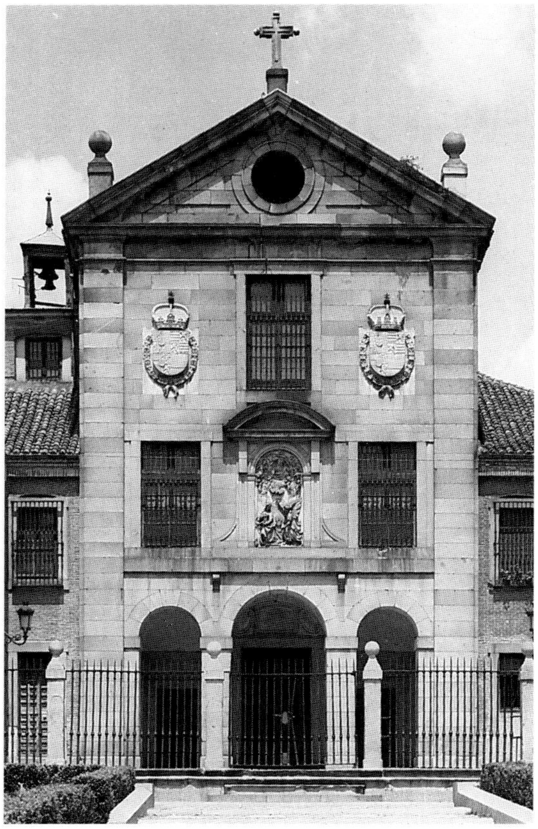

814 MADRID. KLOSTER DER INKARNATION
*Fassade der Kirche*

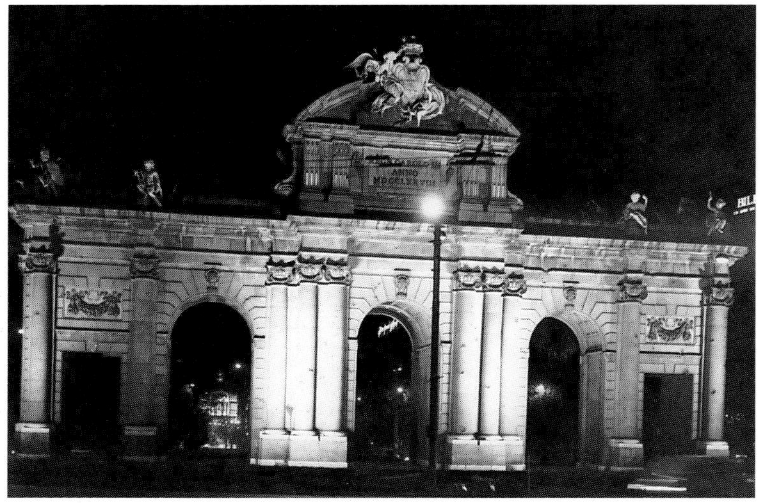

815 MADRID. PUERTA DE ALCALÁ

geschult hatte, zeigte an San Marcos in Madrid (1749–53), mit welchem Geschick er sich die Lehren des italienischen Barock angeeignet hatte; er kombinierte im Grundriß dieser kleinen Kirche die kreisenden Linien von fünf Ellipsen miteinander. Er ist ebenfalls der Schöpfer der neuen, reichen und bewegten Innenausstattung der Kirche des Klosters der Inkarnation. Als Karl III. nach Madrid kam, setzte er an der Außenarchitektur auf Kosten der von Saqueti bevorzugten piemontesischen Formgebung relativ ruhige Formen durch, für die Francisco Sabatini in der Puerta de Alcalá (1764–78) ein besonders harmonisches Beispiel gegeben hat.

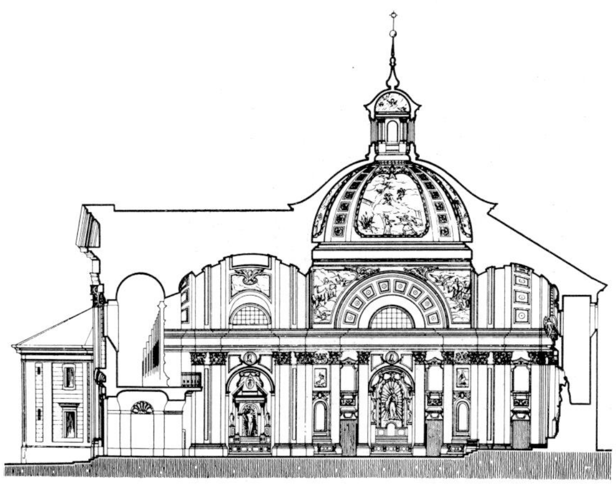

816 MADRID. SAN MARCOS
*Querschnitt*
*(nach O. Schubert)*

## MADRID UND KASTILIEN

Im Südosten von Madrid bietet Aranjuez ein weiteres, komplexes Beispiel für die königliche Kunst. Ursprünglich ein Besitz der Meister des Ritterordens des hl. Jacobus von Compostela, wurde der Bau eine königliche Residenz, nachdem die Krone ihre Ansprüche hatte durchsetzen können. Philipp II. fand Gefallen an dieser Besitzung, die durch den nahen Tajo frische Luft erhielt und schattenspendendes Grün besaß, doch blieb der Entwurf von Juan de Herrera unvollendet. Die Bourbonen übernahmen den Plan der Habsburger, verliehen ihm aber Züge des Barock und Rokoko. Philipp V. billigte die Entwürfe von Pedro Caro Idrogo, die die Ideen Herreras aufgriffen, sie aber erweiterten. Es war vor allem der Italiener Santiago Bonavia, der unter Ferdinand VI. das Schloß mit seiner monumentalen Fassade im Westen versah (1752), die Kapelle des Klosters San Antonio errichtete und aus der Stadt, die er um eine dreistrahlige Straßenführung herum anlegte, eine Königsstadt machte. Karl III. bereicherte den Palast um ein Porzellan-Kabinett (mit Rokoko-Objekten und Chinoiserien), das eine der ersten Arbeiten seiner nach Madrid, ins Buen Retiro verlegten Manufaktur von Capodimonte war (1763). Auch ließ er von Sabatini jene beiden Flügel anbauen, die, an die Westfassade angesetzt, dem Schloß auf dieser Seite imposante Majestät verleihen (1772–78). Ihr gemäßigter Stil verbindet sich harmonisch mit der dynamischeren Fassade Bonavías, der seinerseits nicht das Konzept Juan de Herreras verleugnet hatte.

Unterdessen existierten in Kastilien und Madrid der königliche und der landeseigene Barock nebeneinander. Einige Kilometer von La Granja, der Schöpfung Philipps V. (ein spanisch-italienischer Palast mit Gärten, in denen französische Brunnen und Skulpturen stehen), baute und dekorierte Francisco Hurtado den Sagrario der Kartause von Paular; dieses Werk ist eine andalusische Ausnahmeerscheinung in Kastilien. Mit dem Entwurf wurde der Künstler 1718 beauftragt, und zwei Jahre später hatte er mit den Arbeiten begonnen. Eine Vielzahl einzelner Bauelemente wurde in der Werkstatt des Meisters in Priego de Córdoba ausgeführt und dann an Ort und Stelle gebracht und

817 ARANJUEZ. KÖNIGSSCHLOSS
*Porzellankabinett*

818 ARANJUEZ. KÖNIGSSCHLOSS
*Westseite*

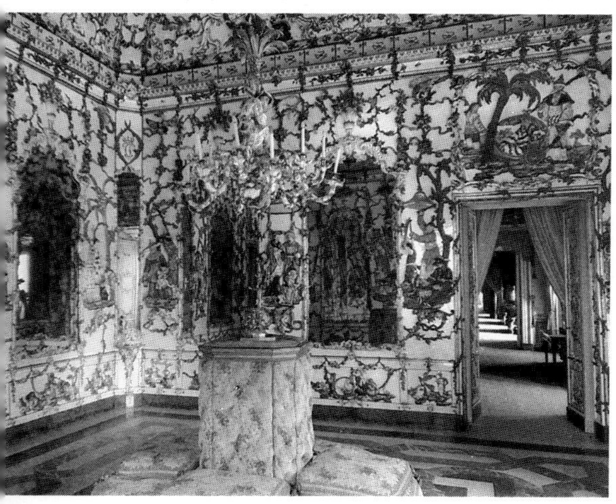

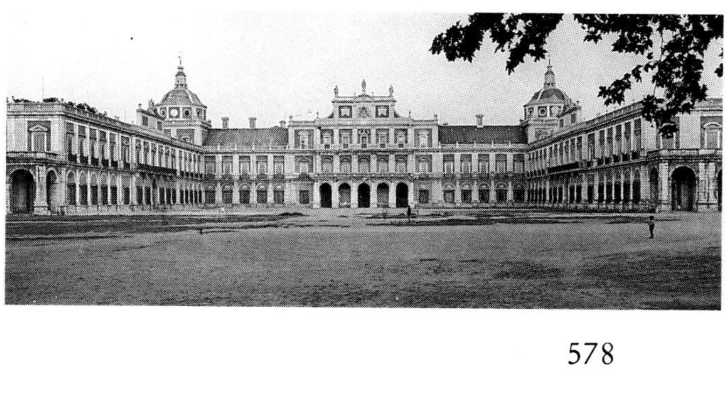

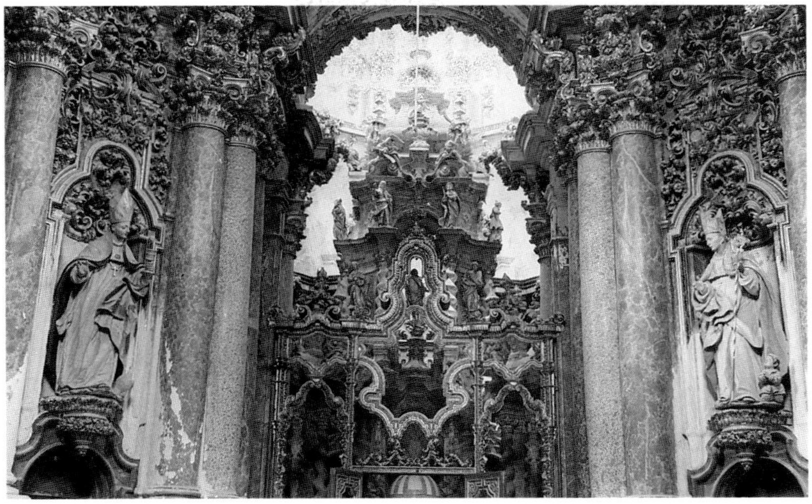

819 PAULAR. KARTÄUSERKLOSTER
*Sakramentskapelle*

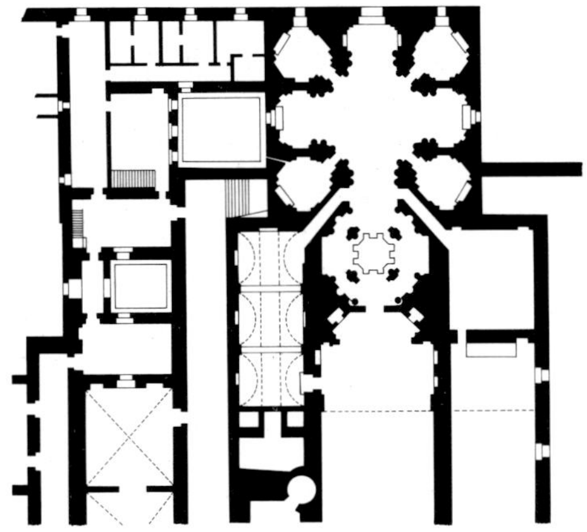

820 PAULAR. KARTÄUSERKLOSTER
*Grundriß*
*(Fixot nach G. Kubler)*

montiert. Der Sagrario und sein Transparente stehen in binärem Verhältnis zu einem um einen zentralen Raum angelegten Kapellenkranz. Nach dem Tode Hurtados schloß Teodosio Sánchez de Rueda die Arbeiten ab. Die Statuen schuf Pedro Duque Cornejo; die Kuppel malte 1723 Palomino aus. In Valladolid wurde vor der Universität eine neue Fassade errichtet; der 1717 angenommene und mit 60 Reales bezahlte Entwurf stammte von Fray Pedro de la Visitación. Das ikonographische Programm rankt sich zu beiden Seiten der Statue der Weisheit um Allegorien von Rhetorik, Geometrie, Theologie, Kanonistik und Rechtswissenschaften, Astrologie, Medizin, Philosophie und Geschichte sowie um die Figuren der Stifterkönige dieser Universität. Die architektonische Realisierung wurde bis zum Ende von Fray Pedro selbst geleitet (1715–18), den sein Bruder Antonio unterstützte. Die bildhauerischen Arbeiten unterstanden Antonio Tomé und seinen Söhnen, von denen sich Narciso später am Transparente der Kathedrale von Toledo hervortun sollte. Östlich von Madrid baute um 1715 José Benito de Churriguera in einiger Entfernung das Städtchen Nuevo Baztán, und zwar für Juan de Goyeneche, einen aufgeklärten, Philipp V. eng verbundenen Adligen und mächtigen Finanzier, der engagiert die Entwicklung der Manufakturen förderte. Diese kleine Stadt, die bekannt ist für ihre Glasherstellung, sollte ursprünglich Webereien aufnehmen. Vom Grundriß her ist sie relativ einfach; Aufwendigkeit in der Architektur und Üppigkeit im Dekor sind dem Palast Goyeneches und der Kirche vorbehalten.

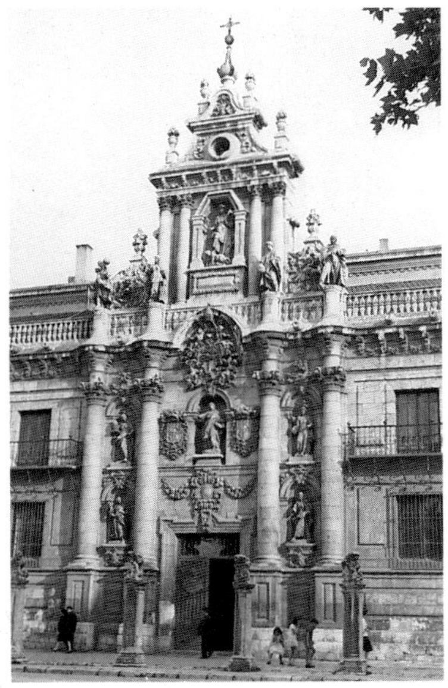

821 VALLADOLID. UNIVERSITÄT
*Fassade*

In Madrid selbst wurde der nationale Barock unter Philipp V. von einem der fruchtbarsten und eigenständigsten Schöpfer des Jahrhunderts, Pedro de Ribera (1681–1742), vertreten, der zwar nicht vom Hof, aber vom Corregidor, dem Marqués von Vadillo, protegiert wurde. Diesen beiden verdankt die spanische Metropole städtebauliche Initiativen, welche die der Regierungszeit Karls III. ankündigen. Von der zugleich verschwenderischen, poetischen und gelehrten Kunst Riberas zeugen in Madrid noch heute zahlreiche Monumente. Sein Talent zu ausgefeilten Raumkompositionen, mit komplexen Volumen im Inneren und prismatischen am Außenbau, zeigt sich in der Eremitage der Virgen del Puerto (1718–19). Er hat die Toledobrücke vollendet und sie mit zwei Oratorien versehen, die wie Goldschmiedearbeiten ziseliert sind (1719–26). Von seinen Brunnen ist der des „guten Rufes" einer der reizvollsten (1731–32). Als Virtuose in der Schaffung von „portadas" errichtete er eine der dynamischsten überhaupt im Zentrum der Fassade des Hospitals San Fernando (1722–29), das heute Bibliothek und Museum der Stadt beherbergt.

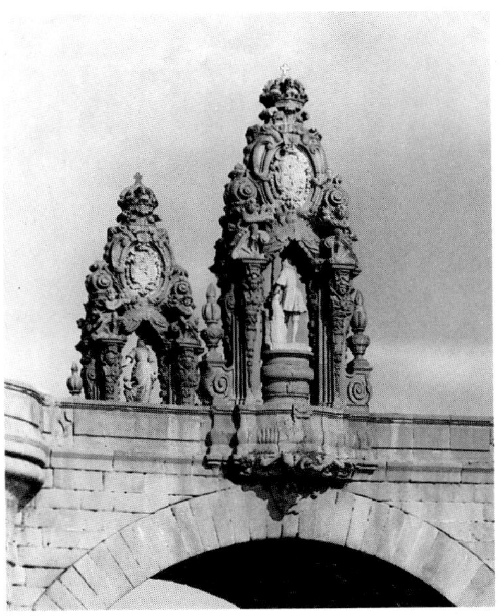

823 MADRID. TOLEDOBRÜCKE
*Teil*

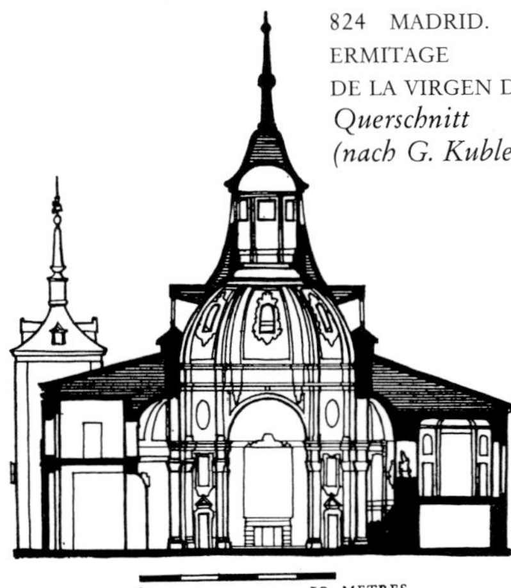


824 MADRID. ERMITAGE DE LA VIRGEN DEL PUERTO
*Querschnitt*
*(nach G. Kubler)*

822 NUEVO BAZTÁN. KIRCHE
*Fassade*

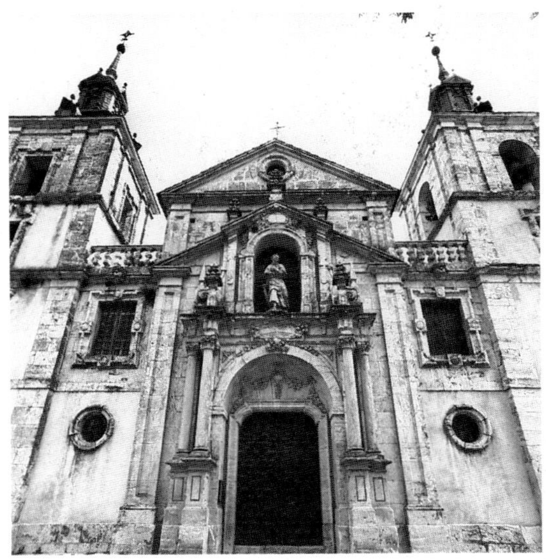

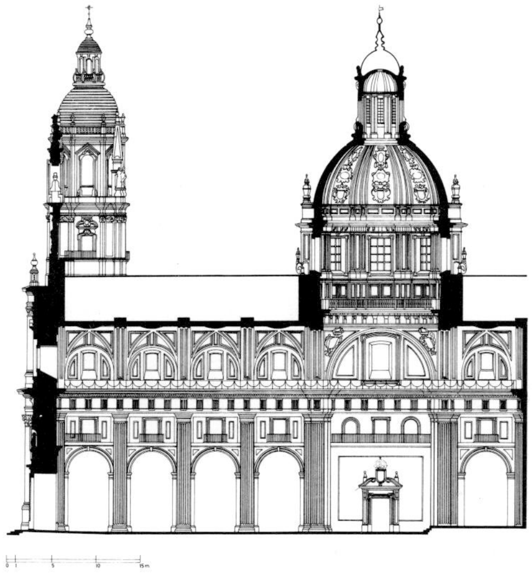

825 SALAMANCA. CLERECÍA. KIRCHE
*Längsschnitt*
*(Zeichnung Fixot nach G. Kubler)*

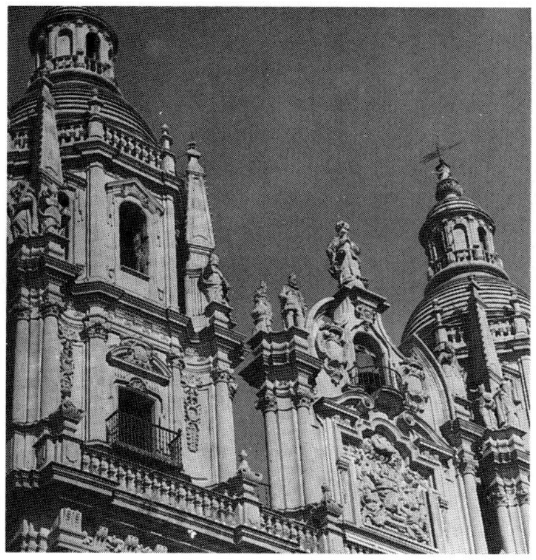

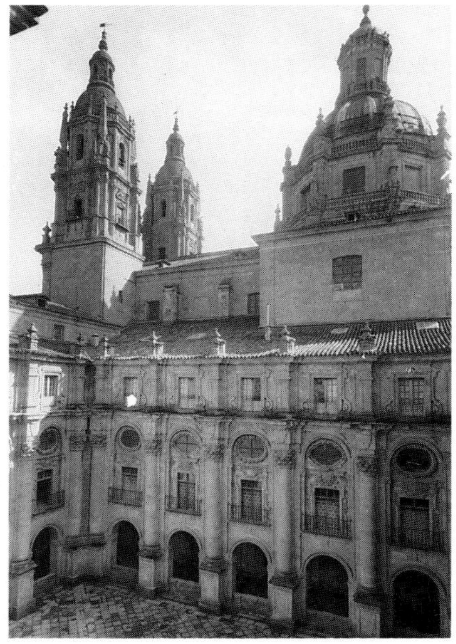

826 SALAMANCA. CLERECÍA. KIRCHE
*Teil der Fassade*

827 SALAMANCA. CLERECÍA.
*Großer Kreuzgang*

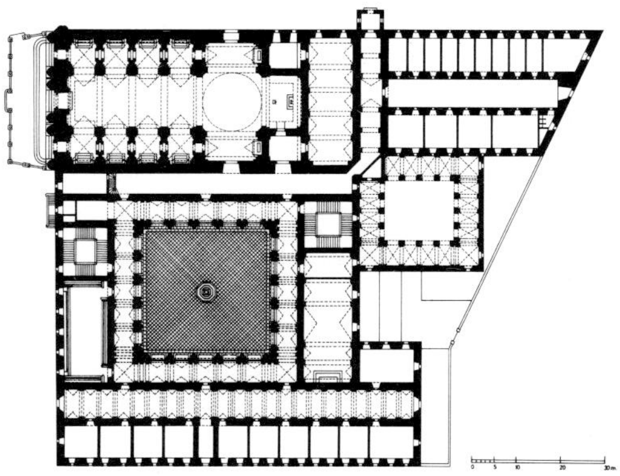

828 SALAMANCA. CLERECÍA (JESUITENKLOSTER)
*Grundriß*
*(Zeichnung Fixot nach G. Kubler)*

# DIE PROVINZ LEÓN: SALAMANCA

Kastilien und León sind historisch und künstlerisch eng miteinander verbunden. Häufig arbeiteten die gleichen Meister in Madrid und in Salamanca und entfalteten in beiden Städten ähnliche Aktivitäten. Die Entwicklung des Barock verlief in der Hauptstadt des Königreiches und in der Stadt am Nordufer des Tormes mit ihren vielen Glocken und Kuppeln parallel. Dennoch dürfen einige Wesensunterschiede nicht außer acht gelassen werden. Madrid ist Sitz des Königs und der Regierung erst seit Philipp II. und bezog seine Bedeutung vor allem daraus, daß der Hof hier residierte, Salamanca ist eine alte und ehrwürdige Universitätsstadt. Der Platereskenstil wird hier durch Monumente repräsentiert, deren Qualität nicht unterschätzt werden darf: die Schönheit des vergoldeten Steins, die dicht an dicht plastisch bearbeiteten Oberflächen und die ikonographische Ausgefeiltheit sind besonders an der Fassade der Universität zu bewundern (um 1525). Durch die Vielzahl solcher Beispiele war dieses architektonische Erbe im 17. und 18. Jahrhundert nicht zu ignorieren. Niemals hingegen hatte der bourbonische Hof in Salamanca gelebt, und die Stadt konnte folglich den internationalen Barock, der sich in Madrid und in den königlichen Residenzen zu entwickeln begann, nicht direkt kennenlernen. Sie war lediglich der Strahlungskraft der offiziellen Kunst ausgesetzt, wie viele andere Städte in Spanien und Spanisch-Amerika auch.

Die Jesuiten, denen daran lag, in dieser bedeutenden Universitätsstadt, aus der ein großer Teil der führenden Köpfe der Monarchie hervorging, gegenwärtig zu sein, gründeten im Jahre 1548 in Salamanca ihre erste Niederlassung, für die Juan de Herrera die Pläne schuf. An dem Bau, der sehr langsam voranschritt, waren Juan de Nates und Bruder Juan de Tolosa beteiligt. Die damals errichteten Gebäude wurden bis zum Umzug in die imposante Clerecía benutzt, die noch heute Salamanca beherrscht und deren Entstehung einer testamentarischen Schenkung Königin Margaretes (1601 und 1611) zu verdanken ist. Die Gründung erfolgte 1614; die Entwürfe von Juan Gómez de Mora lagen 1617 vor. Der Bau ist U-förmig angelegt und umfaßt mehrere Etagen-Paare mit Galerien. Die Fassaden, von einem rechteckigen, geflechtartigen Maßwerk durchzogen, sind typisch für das beginnende 17. Jahrhundert. Das ausgesprochen majestätische Ensemble beeindruckt durch sein zugleich strenges und lebhaftes, monotones und abwechslungsreiches Äußeres. Der untere Teil der Kirchenfassade, der Gesamtgrundriß sowie die innere Struktur stammen ebenfalls von Juan Gómez de Mora; soweit diese Kirche sein Werk ist, paßt sie sich an den großen Bau neben ihr an; die Kuppel jedoch und die oberen Fassadenzonen weichen stark vom Entwurf ab. Andrés García de Quiñones schuf die Turmabschlüsse sowie den mittleren Giebel, und zwar in der Epoche der ausgeprägtesten dekorativen Dynamisierung (1750–54); ebenfalls von ihm stammen, in den anderen Bauten der Anlage, die Ehrentreppe und der große Theologie-Saal, und er vollendete überdies den großen Kreuzgang („claustro de los estudios").

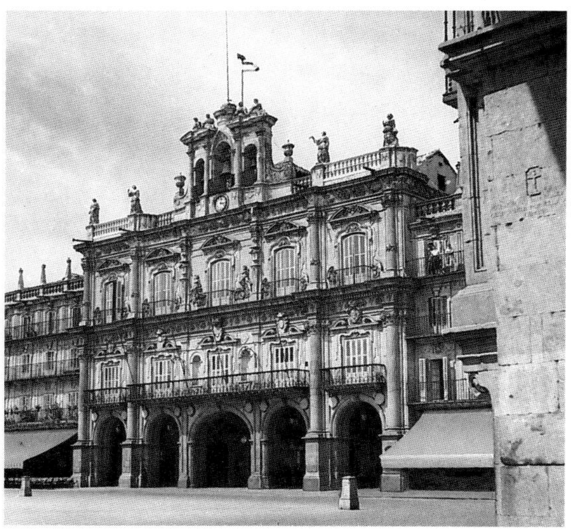

829 SALAMANCA. PLAZA MAYOR. RATHAUS

830 SALAMANCA. PLAZA MAYOR
*Grundriß*
*(Zeichnung Fixot nach F. López)*

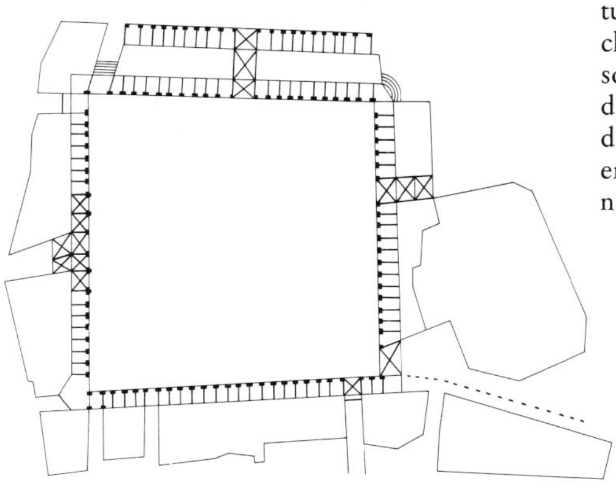

In unmittelbarer Nähe der Straßen nach Toro und Zamora lag der Sankt-Martins-Platz („plaza San Martín"), der seit dem Mittelalter das Zentrum für Handel, öffentliches und offizielles Leben bildete. Seit 1720 war der Rat Kastiliens mit Stadtplanung, Hygiene und Polizei der Stadt befaßt. Diese Tatsache, der Reichtum des 18. Jahrhunderts, die Notwendigkeit, für den Markt, den Verkehr und die Festlichkeiten ausreichend Platz zu schaffen, bewirkten zusammen, daß die „Plaza San Martín", erweitert und völlig neu gebaut, in der Form eines leicht trapezoiden Vierecks zur heutigen Plaza Mayor wurde, der zweifellos schönsten dieser Gattung in ganz Spanien und Spanisch-Amerika. Die Initiative für die Umgestaltung ging von der Stadtverwaltung und vom Corregidor Don Rodrigo Caballero y Llanes aus; die Genehmigung des Königs wurde am 12. Januar 1729 erteilt. Damit ist die Plaza Mayor von Salamanca weder von Ursprung und Bestimmung noch von der Finanzierung her (die Krone war an der Finanzierung nicht beteiligt) eine Place Royale im französischen Sinne. Ebensowenig ist sie es ikonographisch. Statt mit einer Statue Philipps V. in ihrer Mitte ist sie an den Mauern geschmückt, und zwar mit Reliefs, die den hl. Jakobus, die Kirche, die Monarchie und die Nationalhelden Spaniens ehren. Auch der Architekt war nicht an den König gebunden, sondern der Stadt unterstellt: Alberto de Churriguera, der jüngere Bruder von José Benito und Joaquín. Er lieferte die Pläne für die gesamte Anlage und baute persönlich die Ostseite, an der sich der königliche Pavillon befindet, und die Südseite; beide waren 1738 fertiggestellt. García de Quiñones errichtete seit 1750 die zwei anderen Seiten, wobei er sich an die Entwürfe seines Vorgängers hielt, außer beim „Ayuntamiento", dem Rathaus an der Nordseite, das er nach seiner eigenen Konzeption schuf. Vollendet war der Platz im Jahre 1756.

# GALICIEN UND SANTIAGO DE COMPOSTELA

Im äußersten Nordwesten der Iberischen Halbinsel gelegen, ist Galicien wenn nicht isoliert, so doch zumindest in einer geographischen Lage, in die die großen Entwicklungsströmungen der Kunst nicht ohne weiteres eindrangen. Es braucht nicht zu verwundern, daß künstlerische Neuentwicklungen hier erst mit einiger Verspätung übernommen wurden und sich dann länger hielten als in den Zentren, wo sich neue Stile leichter durchsetzen konnten. In diesem Zusammenhang sollte vielleicht die Kirche La Peregrina in Pontevedra gesehen werden. Sie ist ein 1778 begonnenes Werk des Antonio Souto und weist an der Fassade klassische Ordnungen und glatte Flächen auf, erhebt sich aber über einem konvexen Grundriß, der in Spanien relativ selten und zu dieser Zeit eigentlich schon überholt war.

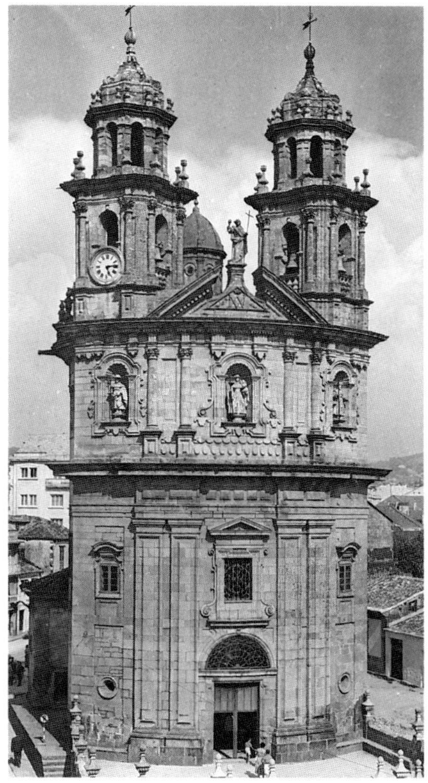

831 PONTEVEDRA. CAPILLA DE LA PEREGRINA
*Fassade*

Der galicische Barock, der große Klosteranlagen in Fülle hervorbrachte, schuf sein Meisterwerk mit der Ummantelung der Kathedrale von Santiago de Compostela. Bedingt durch die geographische Lage, weist diese Ummantelung Eigenheiten auf, die sich nirgendwo anders finden. Der Atlantik umspült nicht nur die Küsten des Landes, er dringt auch durch die vielen „rias" bis tief in das Land selbst ein; das so nahe Meer bedeutet viel Regen und ein ständig wechselndes Licht. Das in der Region vorzugsweise verwendete Material ist der Granit, der, da er sich nur schwer bearbeiten läßt, den Bauwerken seine graue Geometrie aufzwingt und Weiträumigkeit und plastische Kraft im Ornament fordert. Hinzu kommt, daß sich in Santiago de Compostela eine Vielzahl von Blickwinkeln auf die Kathedrale und die sie einfassenden weiträumigen Plätze bietet, ganz im Gegensatz zu den meisten alten Städten Spaniens, die das enge, verschlungene Konzept einer „Klosterstadt", um einen Ausdruck von Fernando Chueca Goitia zu verwenden, aufwiesen.

Die Kathedrale, die über der vermuteten Grabstätte des Apostels Jakobus des Älteren errichtet wurde, ein Meisterwerk der romanischen Kunst in der Formensprache des „camino francés", war 1128 vollendet. Der Pórtico de la Gloria, ebenfalls ein Meisterwerk, das aber bereits auf die Gotik wies, wurde 1188 vom Meister Mateo abgeschlossen. Über Generationen strömten die Pilger nach Santiago de Compostela. Dann aber, während der religiösen Unruhen der Reformation, sank ihre Zahl. Im 17. und 18. Jahrhundert erfreute sich die Wallfahrtsstätte eines erneuten und dauerhaften Zustroms. Dieser Aufschwung erklärt sich generell durch den Erfolg der Gegenreformation und speziell durch die Zielstrebigkeit des Domkapitels, das beschloß, den Apostelkult in seiner alten Intensität wiederaufleben zu lassen. Es hatte Bestrebungen gewisser Kreise gegeben, den Apostel aus seiner Rolle als alleinigen Schutzpatron Spaniens zugunsten der hl. Teresa und des hl. Joseph zu verdrängen, aber diese Bestrebungen scheiterten.

Mit den Erneuerungskampagnen wurde 1658 begonnen, nämlich mit der Ernennung des José de Vega y Verdugo, Herzog von Alba Real, eines enthusiastischen Architekturliebhabers, zum „canónigo fabriquero" (Kanoniker des Kirchenvermögens). Die fast ein Jahrhundert während Anwesenheit erstrangiger Künstler an der Spitze der Bauhütte bewirkte eine außergewöhnliche Qualität der Arbeiten, durch die nicht nur die Kathedrale verschönert wurde, sondern die auch die Entwicklung des spanischen Barock widerspiegeln. José Peña de Toro, der vom Konvent des Klosters San Martín Pinario aus Salamanca nach Santiago gerufen wurde und dort 1652 eintraf, ist in chronologischer Reihenfolge der erste dieser Künstler. Er baute den Pórtico de la Quintana (1658–76), das „Cimborio" (Kuppel) und die Absidenabschlüsse (vollendet 1665), die Heilige Tür („puerta santa", 1660) sowie, im Süden der Hauptfassade, der Obradoiro, den ersten Bauabschnitt des Glockenturmes („torre de las campanas", 1667–70). Sein Nachfolger, Domingo de Andrade (um 1639–1712), ebenfalls ein Mitglied des Kreises um Vega y Verdugo, war der „maestro major" von 1676 bis 1711. Er errichtete den Uhrturm („torre del reloj", 1676–80) südlich des Chores, gestaltete den Pórtico de la Quintana um (um 1694–1700) und baute gegen Ende des Jahrhunderts die oberen Teile des Glockenturms. Er hat es mit seltener Meisterschaft verstanden, die Struktur- und Dekorelemente dieses Turms so herauszuheben, daß sie wie unaufhaltsam emporstreben. Einige von ihm verwendete Motive beweisen, daß er die Musterbücher Wendel Dietterlins und Vredeman de Vries' gekannt hat. Der dritte Meister war Fernando de Casas y Novoa. Er trat die Nachfolge Andrades 1711 an, als er selbst gerade den Kreuzgang der Kathedrale von Lugo nach Plänen von Fray Gabriel Casas vollendete; er sollte in eben dieser Kathedrale von 1726 bis 1734 über kreisförmigem Grundriß die Capilla de Nuestra Señora de los Ojos Grandes erbauen. In Santiago de Compostela, im Kloster San Martín Pinario, schuf er den großen Altar, dessen Struktur die Last des verschwenderischen Dekors und der strah-

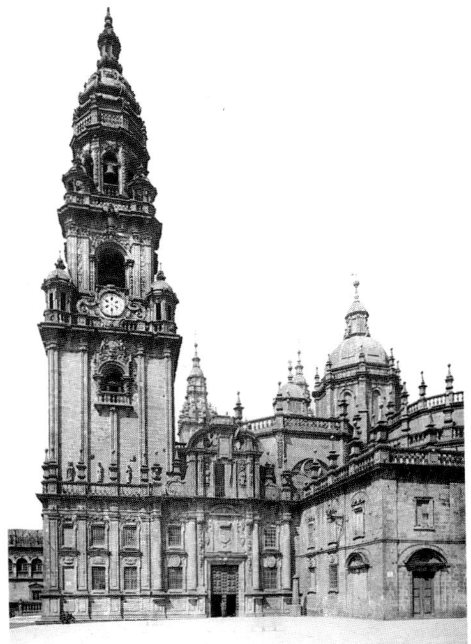

832 SANTIAGO. KATHEDRALE
*Turm und Apsis*

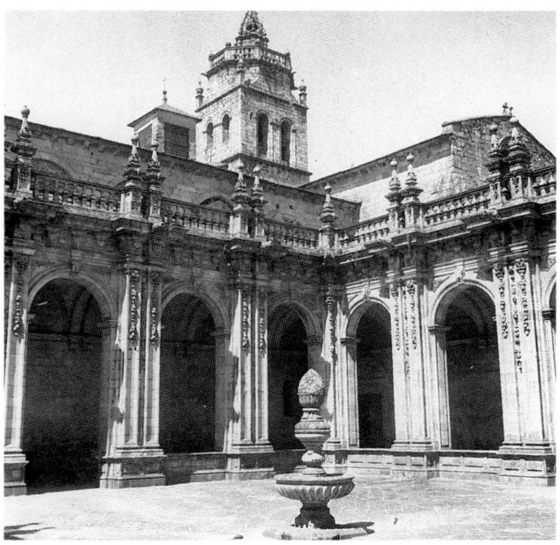

833 LUGO. KATHEDRALE
*Kreuzgang*

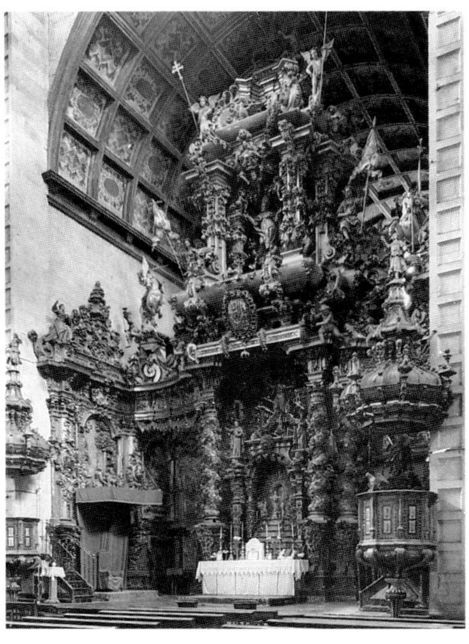

834 SANTIAGO. SAN MARTÍN PINARIO
*Große Altarwand*

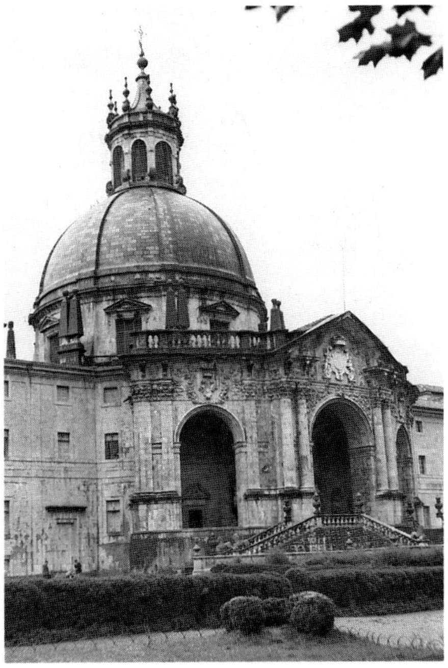

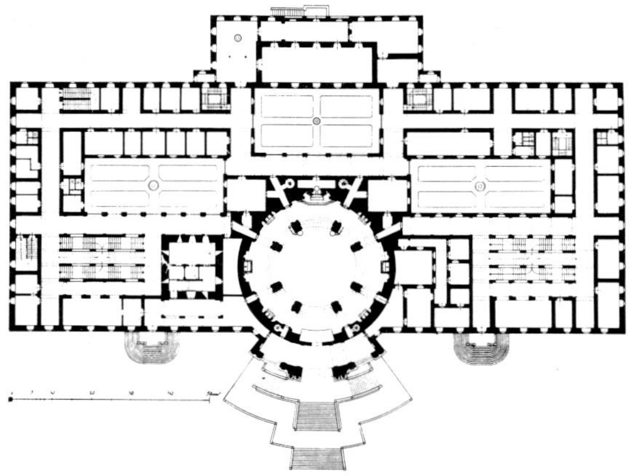

835 LOYOLA. COLLEGIUM REGIUM
*Fassade der Kirche*

836 LOYOLA. COLLEGIUM REGIUM
*Grundriß*
*(nach O. Schubert)*

lenden Vergoldungen kaum tragen zu können scheint. An der Kathedrale baute er die schmale Fassade der Schatzkammer (esconce de las platerías) und vor allem den „Obradoiro" (Fassade des Goldgeschmeides). Sein Bau war vom Kapitel 1738 beschlossen worden und beim Tode des Künstlers im Jahre 1749 vollendet. Im Norden errichtete er den Turm „de la Carraca" nach dem Modell des Südturmes, aber die mittlere Zone („el espejo", der Spiegel) bildete er als ganz eigenständiges Werk, indem er unter der oben stehenden Apostelstatue ein Register von Stein und Glas entfaltete, das den Pórtico de la Gloria zugleich schützt und erhellt und das jeden Abend im Glanz der untergehenden Sonne erstrahlt.

Die barocke Umwandlung wird im Norden, gegenüber von San Martín Pinario, durch die Fassade der Azabachería vervollständigt, die von Ferro Caaveiro und Fernández Sarela erbaut, aber von Ventura Rodríguez verändert wurde. Die ursprüngliche romanische Kathedrale ist außen nur noch an der Tür der Goldschmiede („puerta de las platerías") im südlichen Querschiff zu erkennen.

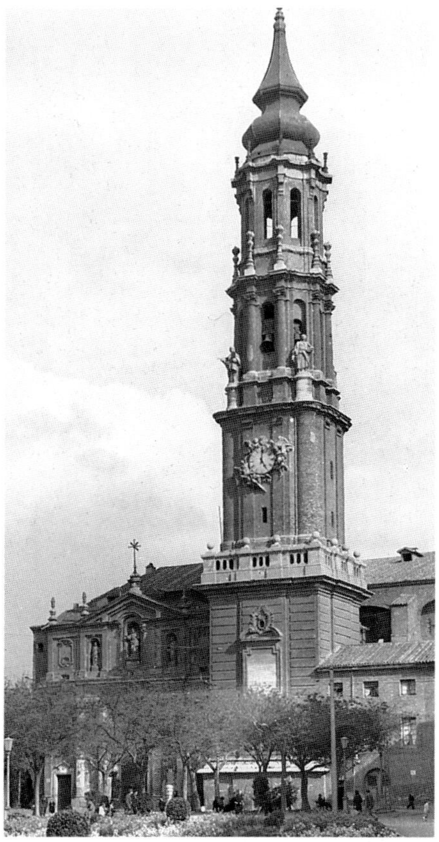

## GUIPÚZCOA: LOYOLA

Die Jesuiten in Spanien hatten den römischen Kirchentyp von Il Gesù übernommen. Für Feste wurden von den Mönchen vielfach die provisorischen Altäre aus dem Traktat Andrea Pozzos verwendet. Dem Jesuitenorden ist auch eines der seltenen Beispiele für einen direkten Import der italienischen Barockarchitektur zu verdanken. Der Entwurf des „Collegium regium" in Loyola, das die Geburtsstätte des hl. Ignatius aufnehmen sollte, wurde 1681 von Carlo Fontana in Rom vorbereitet. Er sah einen weitläufigen Grundriß mit einer Rundkirche im Zentrum der Hauptfassade vor. Die Ausführung dauerte lange, und der plastische Dekor, namentlich am Giebel des Kirchenportikus, zeugt von einer Hispanisierung des Bauwerks.

## ARAGÓN: ZARAGOZA

Auf der Plaza del Pilar in Zaragoza stehen die beiden Kathedralen der Hauptstadt von Aragón. Die eine, die Seo, ist alt, die andere wurde neu errichtet, und zwar an jener Stelle, an der der Legende nach auf einem Pfeiler („pilar") die Jungfrau Maria Jakobus dem Älteren erschien, als dieser Spanien christianisierte. Auf diese Erscheinung gründet sich der Kult der „Virgen del Pilar" (Maria auf dem Pfeiler).

Vor der Seo erhebt sich ein Turm, der ebenso wie das Kolleg von Loyola einer der im Spanien des 17. Jahrhunderts seltenen Direktimporte des italienischen Barock ist. Sein Entwurf wurde 1683 in Rom von Giambattista Contini (1641–1722) erarbeitet, der sich offenbar 1685 nach Spanien begab, um den Bau zu leiten. Dieser war im folgenden Jahr vollendet, und zwar mit Hilfe von Pedro Cuién, Gaspar Serrano und Jaime Borbón.

Die lange und komplizierte Baugeschichte der neuen Kathedrale macht zunächst die Erwähnung des Architekten Felipe Sánchez notwendig, der um 1675 einen Entwurf mit vier Ecktürmen und einer zentralen Kuppel vorlegte.

837 ZARAGOZA. SEO (ALTE KATHEDRALE).
*Fassade und Turm*

838 ZARAGOZA. KATHEDRALE
NUESTRA SEÑORA DEL PILAR
*Marienkapelle*

839 ZARAGOZA. KATHEDRALE
NUESTRA SEÑORA DEL PILAR
*Fassade*

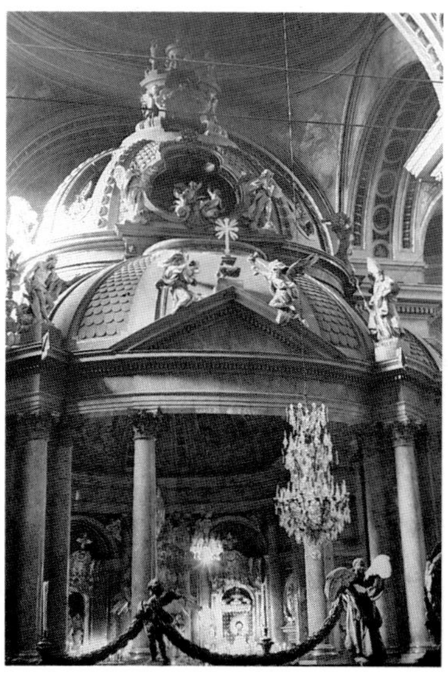

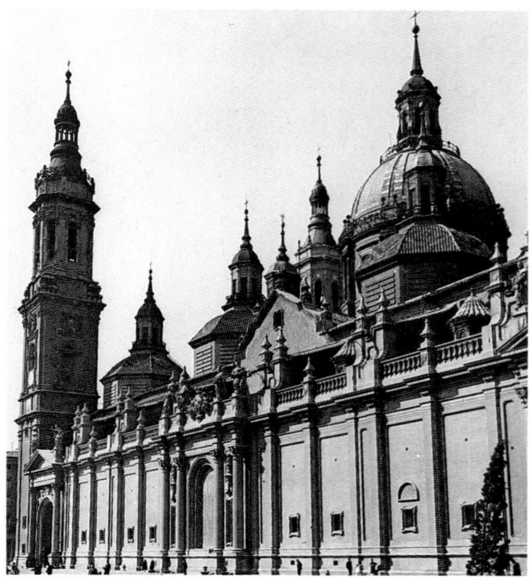

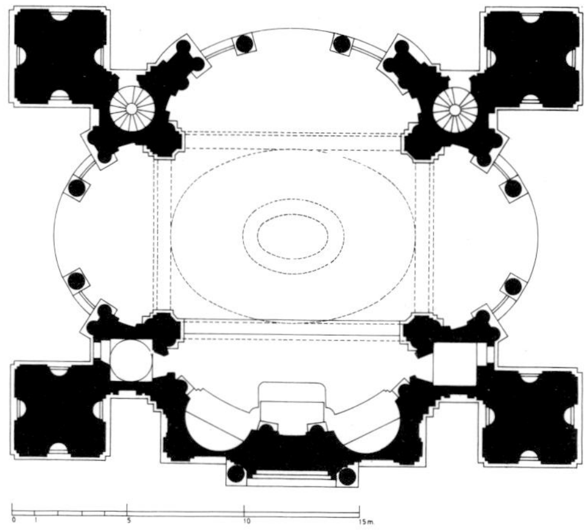

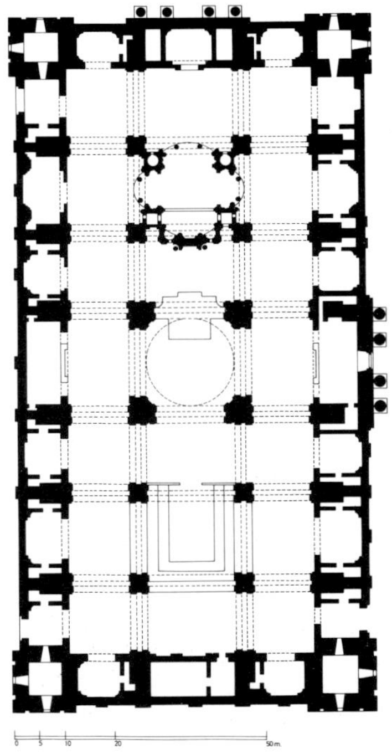

840 ZARAGOZA. KATHEDRALE NUESTRA SEÑORA DEL PILAR
*Grundriß der Marienkapelle*
*(Zeichnung Fixot nach G. Kubler)*

841 ZARAGOZA. KATHEDRALE NUESTRA SEÑORA DEL PILAR
*Grundriß*
*(Zeichnung Fixot nach G. Kubler)*

Interessant an diesem Entwurf ist, daß in ihm von Anfang an um das zentrale Rechteck Umgangsräume vorgesehen waren, obwohl doch in Spanien üblicherweise die Räume erst nachträglich unterteilt wurden. Francisco de Herrera d. J. modifizierte 1680 diesen Entwurf, indem er der Lage der Kirche zwischen Platz und Ebro Rechnung trug. 1750 wurde Ventura Rodríguez mit einer erneuten Bearbeitung beauftragt. Er errichtete über der Stätte der Erscheinung eine barocke Kapelle, die zu seinen harmonischsten Werken gehört. Einer der Dekorateure der Kathedrale del Pilar war Goya.

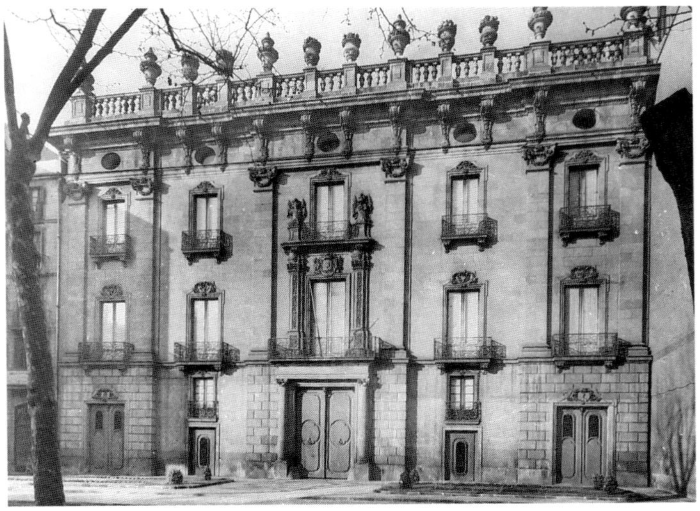

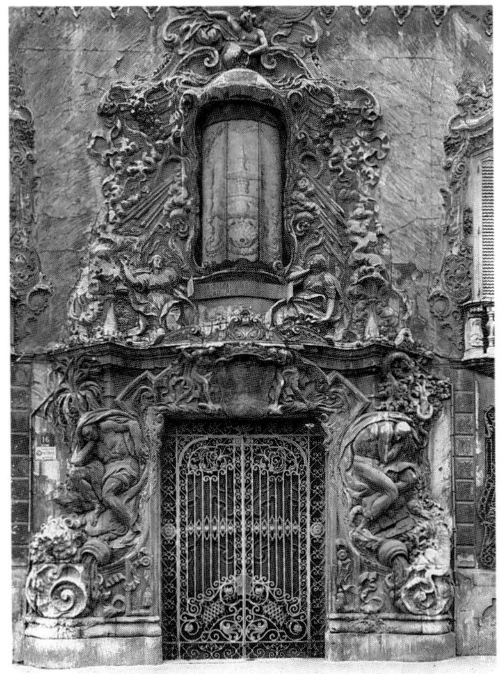

842 BARCELONA. PALACIO DE LA VIRREINA
*Fassade*

843 VALENCIA. PALAST DES MARQUÉS DE DOS AGUAS
*Unterteil der Fassade*

## DIE MITTELMEERKÜSTE: BARCELONA, VALENCIA UND MURCIA

Geographisch und historisch standen Katalonien und die Levante immer schon in einem intensiven Austausch mit dem Ausland, nämlich mit den beiden nächstgelegenen Ländern Italien und Frankreich.

In Barcelona wurde um 1778 der Palast der „Virreina" (Vizekönigin), heute Sitz des Kunstgewerbemuseums, von den Architekten Mas und Ribas für den ehemaligen Vizekönig von Peru, Gabriel Amat, gebaut. Bei der nach seiner Witwe benannten Anlage handelt es sich um einen prunkvollen Aristokratenwohnsitz mit reich geschmückter Fassade. Eine gewisse Verhaltenheit im Dekor ist durchaus zeitgemäß, entstand das Bauwerk doch weit in der zweiten Hälfte des 18. Jahrhunderts.

Eine andere Adligenresidenz in dieser Mittelmeerregion, das Palais des Marqués de Dos Aguas in Valencia, entstand früher als die vorgenannte; die Tür- und Fenstereinfassungen nähern sich hier dem französischen Rocaille-Stil an; die heutigen, von Jaime Ferrer 1867 ausgeführten Stuckdekorationen um das Hauptportal hatten als Vorlage die vorher dort befindlichen Malereien von Hipólito Rovira Brocandel aus den Jahren zwischen 1740 und 1744.

Ebenfalls in Valencia verdient die Kirche Nuestra Señora de los Desamparados von der Quellensituation her Interesse. Sie besteht aus zwei Einheiten, nämlich aus der Verbindung eines Camarín, in dem in der oberen Zone die von den Gläubigen verehrte Muttergottes aufgestellt ist, mit einem darunter liegenden Kirchenschiff über ovalem Grundriß. Dieses Schiff kann sich, wie das der Bernhardinerkirche von Alcalá de Henares, ebensowohl auf eine nationale Tradition, die auf den Kapitelsaal der Kathedrale von Sevilla zurückgeht, berufen, wie auf die barocke Nutzbarmachung des Traktats von Serlio. Der Bau, ein entscheidendes Werk innerhalb der Entwicklung des spanischen

844 VALENCIA. NUESTRA SEÑORA DE LOS DESAMPARADOS
*Innenansicht*

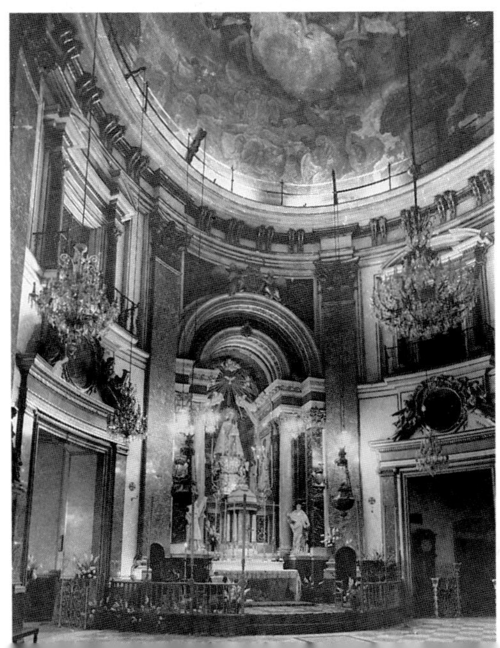

845 VALENCIA. KATHEDRALE
*Oberteil der Fassade*

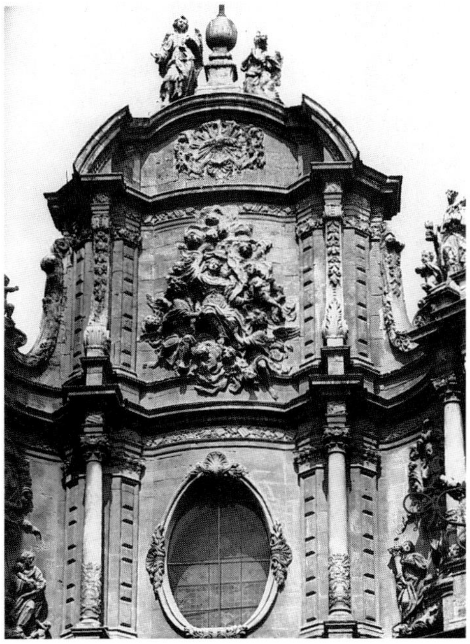

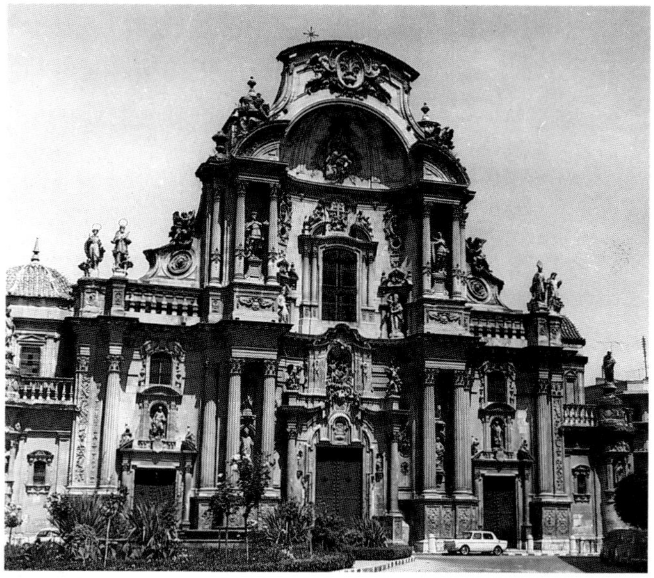

846 MURCIA. KATHEDRALE
*Fassade*

Barock, stammt von Diego Martínez Ponce de Urrana (1647–67). Über die Ableitung der Fassade der Kathedrale in Valencia hingegen bestehen keine Ungewißheiten: sie schließt mit ihrer konvexen und konkaven Rhythmisierung nach dem Entwurf von Conrad Rudolph (1703–17) an den großen italienischen Barock an. Ihre Errichtung zog sich über Jahre hin; dadurch wird verständlich, daß das Basrelief von Ignacio Vergara „Die Engel verehren den Namen der Jungfrau Maria" eher eine Verwandtschaft mit der französischen Kunst aufweist.

Die Fassade der Kathedrale von Murcia enthält eine große Mittelarkade sowie Balustraden, Nischen und Skulpturen in majestätischer und dynamischer Anordnung. Sie entstand nach Vorstellungen von Jaime Bort (1736–49); in der Bewegung und formal erinnert sie an zeitgenössische italienische Arbeiten. Der Turm stammt von Ventura Rodriguez.

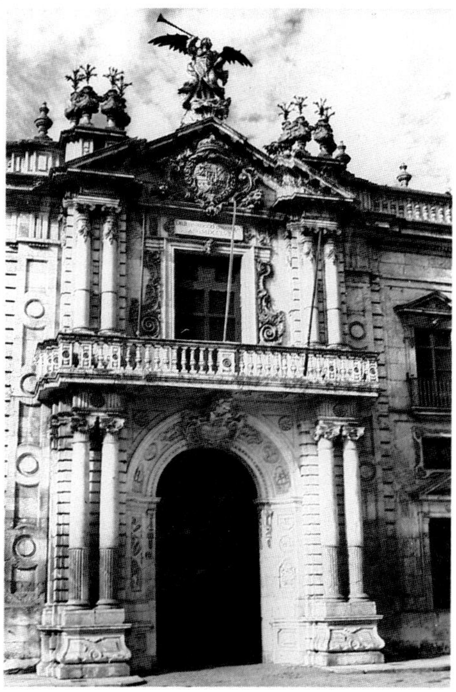

847 SEVILLA. TABAKMANUFAKTUR
*Außendetail*

## ANDALUSIEN

Obwohl der Hof im 18. Jahrhundert nur vier Jahre lang (1729–33), und zwar unter Philipp V., in Andalusien residierte, fand der Hofstil Eingang in die Region, nämlich infolge der Wirtschaftspolitik der Dynastie. Dieser Politik sind die Tabakmanufakturen in Sevilla ebenso wie die Urbanisierung der „Trabantenstädte" in den „Nuevas Poblaciones" und den „Nuevos Establecimientos" zu verdanken.

Da die Manufaktur in Sevilla zu klein und unzureichend eingerichtet war, beschloß der König mit einer Verordnung vom 18. Juni 1725 die Schaffung neuer Räumlichkeiten. Die Arbeiten sollten mehrfach unterbrochen werden. Sie wurden 1731 eingestellt, wiederaufgenommen und abermals von 1737 bis 1750 eingestellt; dann begannen die Jahre der intensivsten Bautätigkeit, die bis 1757 dauerten. Zu Beginn war der leitende Architekt der Infanterieoberst Don Ignacio Sala; er gehörte dem Corps der Militäringenieure an, das stets nicht nur beim Befestigungsbauwesen, sondern auch bei anderen großen Unternehmungen der Könige eine bedeutende Rolle gespielt hat. Salas Nachfolger waren Diego Bordick (1733–37) und Sebastian van der Beer (1750–57), beide ebenfalls Militäringenieure. Muß Beer, dessen Amtszeit mit der entscheidenden Bauphase zusammenfällt, als der eigentliche Schöpfer der Gebäude, so wie sie sich uns heute darstellen, angesehen werden? Die Frage läßt sich nicht beantworten, denn es ist unbekannt, in welchem Maß bzw. ob überhaupt der Entwurf Salas respektiert wurde. Unbestritten gehören die Bauten der königlichen Barockkunst an, wobei das Wie zu präzisieren ist. An den Fassaden wurde die Dekoration des Hauptportals sogleich hispanisiert; hingegen fällt beim Stammhaus der Manufaktur eine Ähnlichkeit mit dem Grundriß des königlichen Palastes von Madrid auf, ohne daß man mit Sicherheit den einen oder den anderen Bau als den früheren identifizieren könnte. In jedem Fall hatte die große Königsresidenz in der Hauptstadt sich als Vorbild durchgesetzt. Die Manufaktur ist heute Sitz der Universität von Sevilla.

Die Anlage von Trabantenstädten entsprang, einem Ideal der Aufklärung folgend, dem Willen, ungenutztes Land zivilisatorisch zu verwerten, aber auch der Absicht, den Transport des Edelmetalls zu sichern, das, von Amerika kommend, in Cádiz gelöscht und dann nach Madrid weitergeleitet wurde. Gegründet wurden diese Städte von dem Oberintendanten Pablo de Olavide; sie nahmen an die zehn Millionen Emigranten auf, die nur zu einem kleinen Teil Spanier, in der Mehrzahl Deutsche, Schweizer und Franzosen waren. In den „Nuevas Poblaciones" (oder Nuevas Fundaciones) der Sierra Morena bietet die alte Hauptstadt La Carolina ein typisches Beispiel für die Art dieser Urbanisierung: regelmäßiger Grundriß in Schachbrettmuster, stilistisch einem sehr zurückhaltenden internationalen Barock verpflichtet, aber in den vorgeblendeten Fassaden der Kirche, an der ein seit dem Beginn des 17. Jahrhunderts übliches Schema verwendet wird, und des Palastes mit massiven Säulen auch auf die Nationaltradition zurück-

848 GRANADA. KATHEDRALE
*Fassade*

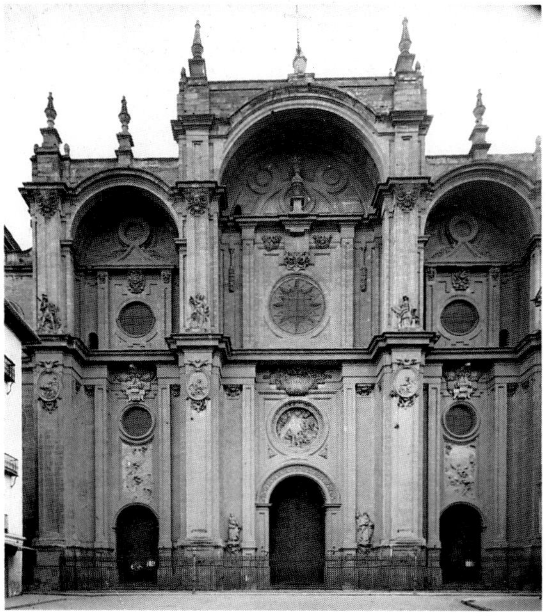

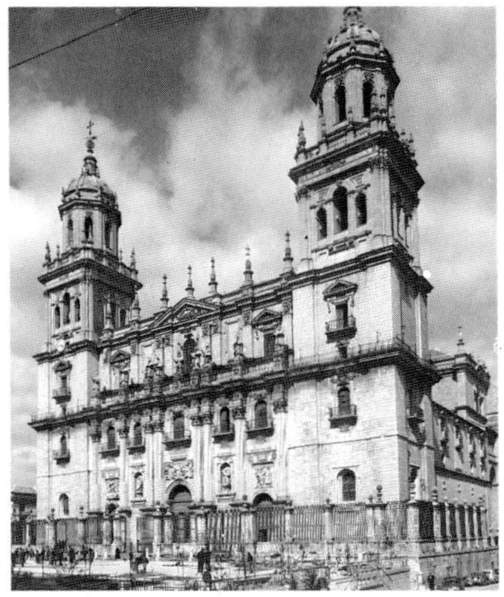

849 JAÉN. KATHEDRALE
*Fassade*

greifend. Wer die Architekten der „Nuevas Poblaciones" sind, ist ungewiß: Juan Bautista Nebroni, ein Italiener aus dem Umkreis Sabatinis, oder die französischen Ingenieure Casimir Isaba und Simon Desnau. Olavide (in der Nähe von Ecija) in den „Nuevos Establecimientos" hat die Bauweise vielleicht direkter geprägt: Anlage und Architektur der Stadt sind ausgesprochen schlicht.

Von den angeführten Beispielen abgesehen, ist der Barock Andalusiens national geprägt, mit einer eindeutig stärkeren Neigung zu dekorativer Üppigkeit als der Kastiliens und mit einer gewissen Variationsbreite in den einzelnen großen Städten und ihren Einflußbereichen.

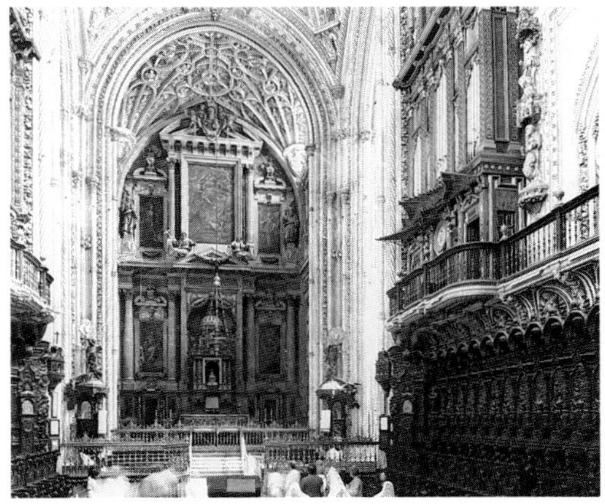

850 CÓRDOBA. KATHEDRALE
*Chor und Hauptaltar*

Einige der Kathedralen sind in Teilen oder als Ganzes besonders interessant. Die Fassade der Kathedrale von Granada ist ein Werk sui generis. Erbaut von dem 1667 verstorbenen Alonso Cano, spricht sie vor allem für die Eigenständigkeit ihres Schöpfers. Dieser verstand es, die Beschränkungen, die ihm von der Form der Grundmauern auferlegt wurden, zu nutzen, und entwarf kraftvoll aufsteigende Pfeiler, die in hohe Arkaden aufstreben; der im 18. Jahrhundert hinzugefügte Dekor stört dieses Emporstreben mehr, als daß er es unterstreicht. Wurde in Granada die Fassade Alonso Canos vor eine Kathedrale aus dem 16. Jahrhundert, ein Werk Diego de Siloés, gesetzt, so übernahm in Jaén Eufrasio López de Rojas den Fassadenentwurf von Andrés de Vandelvira aus den Jahren 1532–34. Diesen Entwurf bereicherte er um Reminiszenzen an die Kirche des Escorial und an St. Peter in Rom. Im Untergeschoß heben korinthische Säulen ohne Gebälk die Mittelpartie hervor; Pilaster nehmen die Aufwärtsbewegung diskreter im oberen Teil auf, der eingezogen ist und eine mit Statuen geschmückte Balustrade aufweist. Die Standbilder stellen den hl. Ferdinand zwischen den Aposteln sowie die Kirchenväter dar und stammen von Pedro Roldán, der auch die Figuren des hl. Petrus und des hl. Paulus in den Nischen beidseits des großen Portals schuf. López de Rojas baute diese dynamische und kraftvolle Fassade seit 1667; die Ecktürme waren 1688 vollendet. Bei der Kathedrale von Córdoba hingegen, die im 16. Jahrhundert inmitten der alten Moschee errichtet wurde, kam eine Fassade nicht in Frage. Aber mit dem „coro" entstand ein schönes sakrales Ensemble des 17. und 18. Jahrhunderts, das in seiner Prachtentfaltung fast schwerfällig wirkt. Die Decke, deren Aufteilung an die der Sixtinischen Kapelle erinnert, trägt einen Stuckdekor in italianisierendem Stil, der von Juan de Oliva stammt (1607); Alonso Matías schuf den prunkvollen Hochaltar (1618) und Pedro Duque Cornejo das Chorgestühl (1748–57).

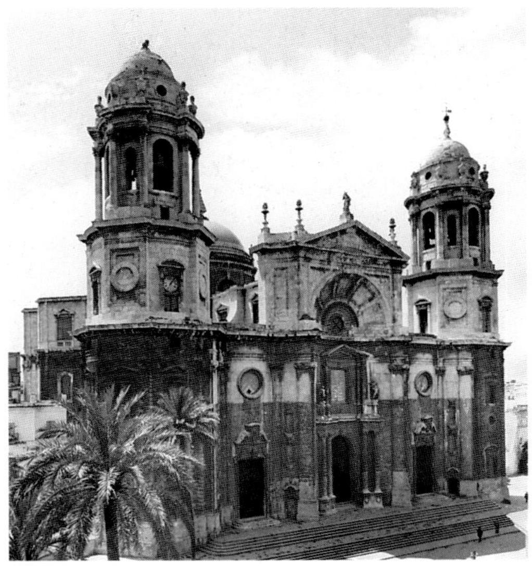

851 CÁDIZ. KATHEDRALE
*Fassade*

Vicente Acero y Arebo war von 1714 bis 1720 an der Fassade der Kathedrale von Guadix tätig, die er auch mit Formen des Platereskenstils und des italienischen Barock gestaltete. Ebenfalls in Besinnung auf diese beiden Stile entstand sein Entwurf für die Kathedrale von Cádiz (1725), ein Zeugnis des Reichtums dieser Stadt im 18. Jahrhundert und eines der letzten großen Bauwerke, die in dieser Gattung in Spanien in Angriff genommen wurden. Der Entwurf ist glücklicherweise überliefert. In der Apsis entsann sich Acero y Arebo derjenigen der Kathedrale von Granada von Diego de Siloé, bemühte sich aber um eine offenere, klarere Komposition. Er kombinierte mit außerordentlichem Geschick konvexe und konkave Linien und Volumen. Die Kuppel sollte 85 Meter, im Inneren 32 Meter hoch werden, also höher als die der Kathedrale von Sevilla. Für diese Kuppel, das Langhaus, die Rotunde des Chores und den Camarín waren jeweils unterschiedliche Höhen vorgesehen, um so einen malerischen Gesamteffekt zu erzielen. Der Architekt wollte die Türme so hoch bauen, wie die Kathedrale lang war, d. h. über hundert Meter hoch und damit höher als die Giralda von Sevilla. Die Absicht, den alten Südostasienhafen in den Schatten zu stellen, war offensichtlich. Die Krypta und die Grundmauern schuf Acero selbst. Aber sein in der Größe und mit den vorgesehenen optischen Effekten barockes Projekt war aufgrund der Ausmaße schwer zu realisieren. Die Kuppel wurde nur 47,5 Meter hoch, die Türme erreichen nur die halbe Höhe der Kirchenlänge; der Stil der Glockentürme und der Attika ist klassizistisch. Das Innere bietet jedoch durch seine Kraft und Klarheit, durch die Form der Pfeiler und Säulen eine beeindruckende Vorstellung vom Entwurf Aceros.

Nach den Kathedralen verdient eine andere architektonische Gattung unser besonderes Augenmerk: die Paläste der Aristokratie. Bereits in der Renaissance hatten sie in Harmonie und Großzügigkeit ein hohes Niveau erreicht, wie noch heute in Sevilla die Casa de las Dueñas und das Palais des Marqués de Tarifa, das unter dem Namen Casa de Pilatos bekannt ist, bezeugen. Es sollten auch in der Barockzeit zahlreiche prachtvolle Bauten dieser Gattung entste-

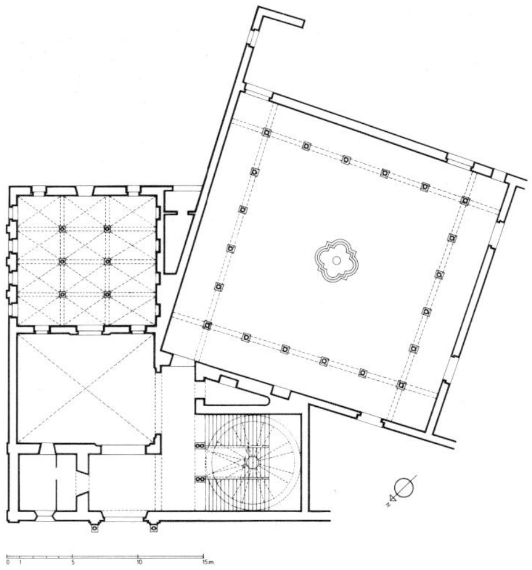

852 ECIJA. PALACIO DE PEÑAFLOR.
*Plan*
*(Zeichnung Fixot nach Y. Bottineau)*

hen. Die wesentlichen Elemente des spanischen Palastes sind das Eingangstor, die Treppe – komplex in der Form und vielfach szenographisch in der Auffassung –, der Patio und, obwohl sich das Leben um diesen Patio herum abspielte, auch die Fassaden. In Jerez de la Frontera entstanden besonders reich geschmückte Bauten. Ein Beispiel ist der Palast des Marqués de Montana; Antonio Cabezas de Aranda y Guzmán ließ ihn von 1775 bis 1778 erbauen; er erhebt sich über einem quadratischen Grundriß und ist im Inneren üppig dekoriert (heute der Domecq-Palast). In Ecija, an der Ecke der Calle de los Caballeros, schuf sich der dritte Marqués de Peñaflor eine weitläufige Residenz, die den Namen seiner Familie erhielt. Hinter der Fassade, die den Biegungen der Straße folgt und mit illusionistischen Malereien und schmiedeeisernen Balkons geschmückt ist, jenseits des großen Portals mit gedrehten Säulen (1726), liegen der Patio mit seinem Springbrunnen sowie die imperiale Treppe, und vor den Stallungen befinden sich noch immer die aus schwarzem und rotem Marmor gehauenen Futterkrippen.

Betrachtet man den andalusischen Barock unter dem Aspekt der Stadtstile, so kann man Sevilla und Granada mit jeweils einem eigenen Stil deutlich voneinander unterscheiden: Sevilla zeichnet sich durch Prunk, Vornehmheit und dekorative Phantasie aus, Granada durch eine Art heiteren Reichtums.

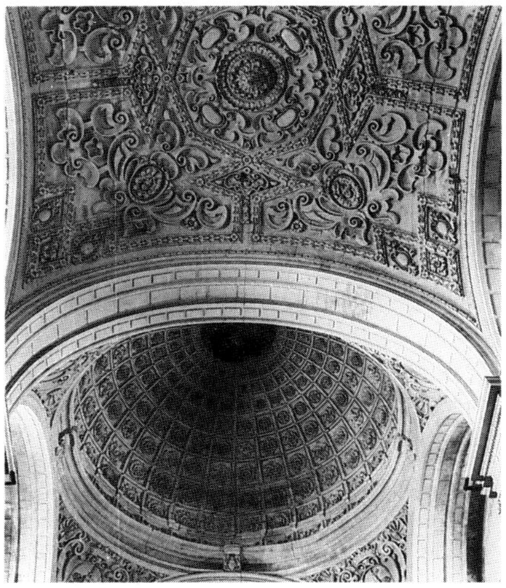

853 SEVILLA. SAGRARIO DER KATHEDRALE
*Blick in die Gewölbe*

Die Anfänge des Barock finden sich in Sevilla im Sagrario der Kathedrale. Der Entwurf (von 1615) ist das Werk von drei Künstlern: Miguel de Zumárraga, den man bis 1977 für den alleinigen Architekten des Baus hielt; Alonso de Vandelvira, den Sohn des berühmten Andrés, und Cristóbal de Rojas. Der Grundstein wurde 1618 gelegt. Zumárraga starb nicht, wie man früher annahm, 1651, sondern bereits 1630. Der Sagrario war zwar 1656 schon vollendet, aber die Weihe fand erst 1662 statt: man fürchtete um seine Solidität. Er mußte mehrmals verstärkt werden, denn er war mit einer zu lastenden, ursprünglich nicht vorgesehenen Dekoration ausgestattet worden, besaß keine gleichmäßig starken Fundamente und hatte durch Erdbeben in seiner Festigkeit gelitten. Es ist nicht damit getan, den Sagrario als vollendetes Beispiel für einen „Kirchenraum in Kassettenform" zu definieren. Am Außenbau nehmen die einzelnen Dekorationsfelder Strukturcharakter an, und die Pilaster, ein tragendes, also ein Strukturelement, das aber nicht als solches hervortritt, bilden ein rechteckiges Geflecht, das das andalusische Pendant zu dem aufgesetzten, dekorativen Flechtwerk auf der Clerecía in Salamanca ist. Im Inneren dominieren ebenfalls die Aufteilung in Felder und der elegante, üppige Dekor.

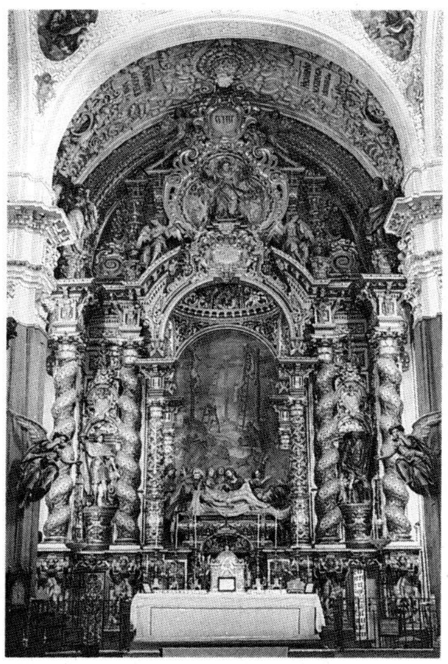

854 SEVILLA. HOSPITAL DE LA CARIDAD
*Kapelle*
*Hauptaltar*

Die Kapelle der Caridad, die zum Gedenken an den Stifter des Hospitals, Don Miguel de Mañara errichtet wurde, ist ein nahezu einzigartiges Beispiel des Sevilla-Barock. Die Fassade von Bernardo Simón de Pineda (1647) wird durch Azulejos aufgelockert, die aber dennoch nicht die durch die Strukturelemente Mittelbogen, Säulen, Pilaster, Dreiecks- und Volutengiebel bis zum äußersten getriebene Spannung aufheben. Im Inneren wird der Blick zum Altar von Pineda und auf die Grablegung von Pedro Roldán (1670) gelenkt; zusammen bewirken beide Werke den Eindruck höchster Pathetik. Die Kapelle war bis zum Einfall der napoleonischen Truppen mit Malereien von Juan de Valdés Leal und Bartolomé Esteban Murillo geschmückt. Ersterer schuf 1672 zwei den Letzten Dingen („Postrimerías") gewidmete Gemälde mit den Titeln „In ictu oculi" (Triumph des Todes) und „Finis gloriae mundi" (Allegorie der Vergänglichkeit). Murillo malte von 1671 bis 1674 einen ganzen Zyklus, in dem thematisch Akte der Mildtätigkeit dominieren: „Das Quellwunder des Mose"; „Speisung der Fünftausend"; „Die hl. Elisabeth von Ungarn pflegt die Aussätzigen"; „Johannes von Gott rettet einen Siechen"; „Die Rückkehr des verlorenen Sohnes"; „Abraham und die Engel"; „Das Jesuskind mit dem Johannesknaben"; „Die Verkündigung" u. a. Einige der Gemälde befinden sich heute noch in der Kapelle; die anderen waren im Besitz der Sammlung des Marschalls Soult und gelangten von dort aus in mehrere Museen: in die Eremitage von Leningrad, in die National Gallery von London, in die National Gallery in Washington und in die National Gallery von Ottawa. Die Kapelle ist auch heute noch eine Stätte, wo nicht nur in besonderem Maße der Geist Sevillas faßbar wird, sondern auch der dem Barock eigene vereinte Einsatz der verschiedenen Techniken im Dienste der Religion.

Im Werk Leonardo de Figueroas (um 1650–1730), des zweifellos berühmtesten Vertreters der Architektur von Sevilla im 17. und 18. Jahrhundert, schwingt sich die Portada des Kollegs San Telmo zu einer monumentalen und lyrischen Kraft auf, die an die Fassade und das Fenster von Tomar, Meisterwerke der emanuelinischen Kunst von Diego de Arruda (um 1510–14), erinnert. Das Hospital der alten Priester (Asilo de Venerables Sacerdotes), von Juan Domínguez begonnen und 1686/87–1697 von Figueroa vollendet, zeigt eine sehr reizvolle lokale Prägung, besonders im Patio, in dem Backstein als tragendes Element ohne Stuckverkleidung verwendet ist. Die Figueroa zugeschriebene Noviziatskirche der Jesuiten (San Luis, 1699–1731) scheint von S. Agnese in Piazza Navona in Rom inspiriert zu sein; sie zeigt, daß der Architekt vom italienischen Barock beeinflußt wurde. Das Innere überzeugt durch die Harmonie des Grundrisses, in dem halbkreisförmige Kapellen strahlig um einen zentralen Raum angeord-

855 SEVILLA. SAN LUIS
*Querschnitt*
*(Zeichnung Fixot*
*nach Sancho Corbacho)*

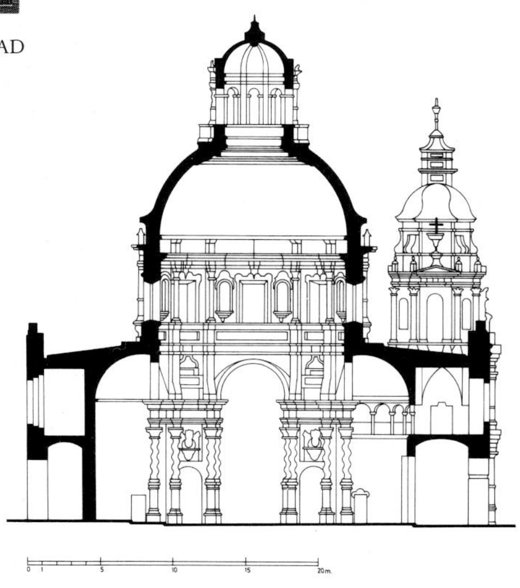

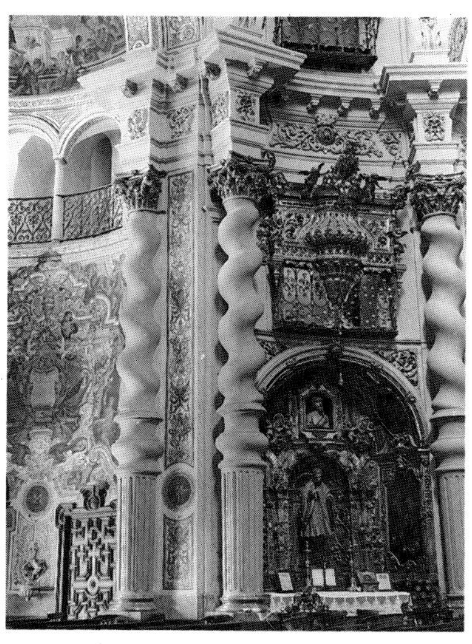

856 SEVILLA. SAN LUIS
*Innenansicht*

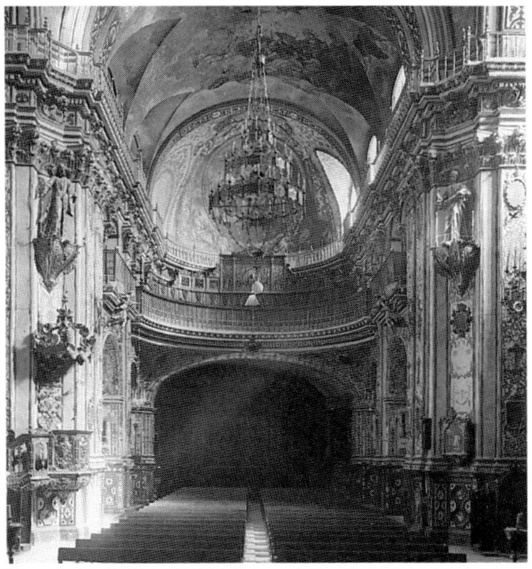

857 GRANADA. SAN JUAN DE DIOS
*Innenansicht*

net sind, und durch die Pracht von Altären und Kuppel. Als Bildhauer waren u. a. Pedro Duque Cornejo und Juan de Hinestrosa hier tätig und als Maler Domingo Martínez und Lucas Valdés. Das Fassadenschema zeigt auffallende Verwandtschaft mit dem von S. Agnese.

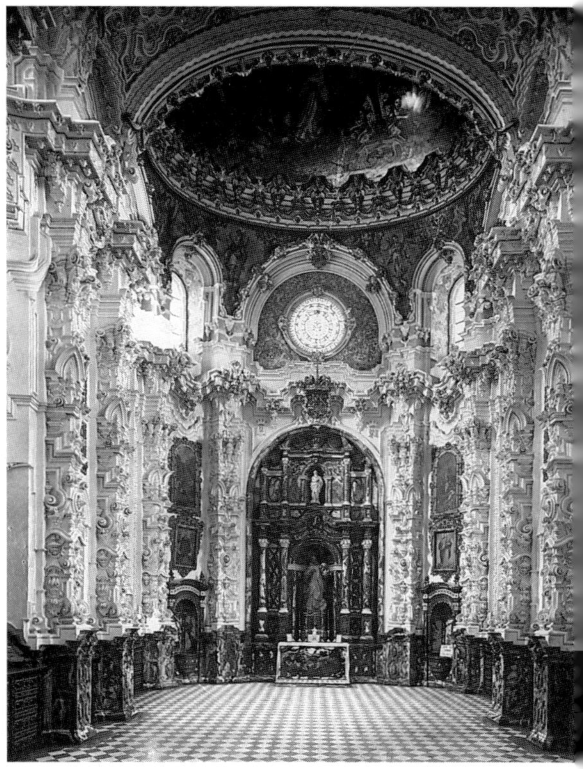

858 GRANADA. KARTÄUSERKLOSTER
*Sakristei*

In Granada ist die Kirche San Juan de Dios von José de Bada einer der in Spanien seltenen, völlig homogenen Barockbauten, der entsprechend auch eine relativ kurze Bauzeit aufweist (1737–59). Ihre Silhouette mit Türmen, Glockentürmen und Kuppel erinnert ein wenig an die Werke des Madrider Architekten Pedro de Ribera. Das Innere mit dem Camarín und dem Hochaltar von Francisco Guerrero (um 1730) ist eine einzige Woge von Malerei und Gold, die allein den Gläubigen ins Jenseits trägt. Guerrero kann nicht ohne den Einfluß des Francisco Hurtado verstanden werden, eines der Meister der Kartause (Cartuja).

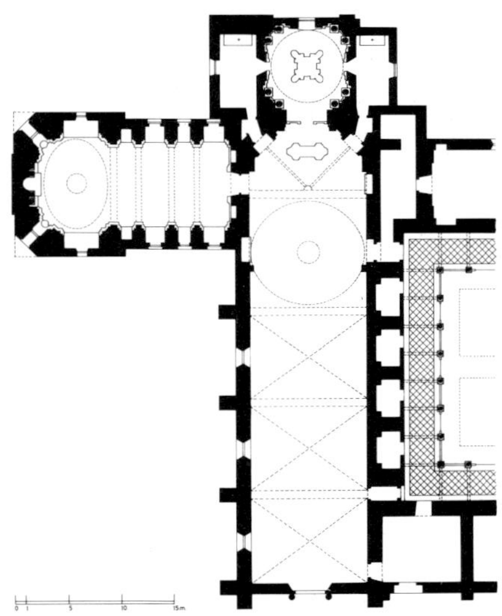

859 GRANADA. KARTÄUSERKLOSTER
*Grundriß der Kirche*
*(Zeichnung Fixot nach Taylor und Bottineau)*

An diesem Kloster, 1506 gegründet und zehn Jahre später an seinen endgültigen Standort verlagert, wurde im 16., 17. und 18. Jahrhundert gebaut. Zahlreiche Werke des Fray Juan Sánchez Cotán, die er seit 1605 malte, waren für die Cartuja bestimmt, darunter „Die Ruhe auf der Flucht nach Ägypten" und „Die Taufe Christi" (im 18. Jahrhundert an die Chorschranken des Laienbruders José Manuel Vázquez aus dem Jahr 1750, die den Mönchschor von dem der Laienbrüder trennten, verlagert) sowie der Zyklus von Episoden aus der Ordensgeschichte und der des Martyriums der ersten Kartäuser in England. Die Zerstörungen von 1842 verschonten die für den Barock wichtigsten Bauten. Die Kirche wurde auf den Grundmauern des 16. Jahrhunderts, aber erst in der ersten Hälfte des folgenden Jahrhunderts errichtet. Die Innenausschmückung von Francisco Díaz de Rivero (1662) neigt wegen ihrer überwuchernden Ornamentik manieristischer Provenienz dazu, die eigentlich angelegte strenge Eleganz zu verunklären. Die Malereien mit Themen aus dem Leben der Muttergottes schuf Pedro Atanasio Bocanegra (um 1670–76). Der Hochalter und sein Baldachin (1710) gehören einer anderen Barockphase an und stammen von einem anderen Meister, nämlich Francisco Hurtado, dem auch der Sagrario (1704–um 1720) zu verdanken ist. Kennerschaft und eine lyrische Auffassung vereinen sich im kurvigen Umriß des Außenmantels, in der Verschiedenheit und im Schwung der Formen sowie im polychromen Reichtum der Materialien. Im Zentrum schwingt sich das Transparente, wie von seinen gedrehten Säulen emporgeworfen, hinauf zur Kuppel, in der Antonio Palomino den „Triumph des Allerheiligsten Altarssakramentes" dargestellt hat: der hl. Bruno trägt den Erdball, auf dem in einer Monstranz die Hostie steht. Bei den Skulpturen handelt es sich um Arbeiten von Pedro Duque Cornejo und José Risueño. In den Seitenoratorien sind die „oculi" als Mittelpunkt einer starken, vegetabilen Formenwelt aus Konsolen, Muscheln und Laubwerk angelegt. Der Originaltabernakel des Transparente, den General Sébastiani während der französischen Besetzung entwendete, wurde 1816 durch einen anderen, im Verhältnis zum Aufsteigen Hurtados stilistisch allzu lastenden ersetzt.

In der Sakristei der Kartause (1732–45) werden die sich im Sagrario manifestierenden Tendenzen ins Unüberbietbare gesteigert. Die sie ausführenden Künstler haben möglicherweise einen früheren Entwurf Hurtados verwendet und umgestaltet. Der Hauptverantwortliche des Baus ist unbekannt: vielleicht war es Tomás Jerónimo de Pedraxas. In der Sakristei verbinden sich die Pracht der Yeserías und der einzelnen Materialien mit ornamentaler Virtuosität und noch einmal geometrischer Ausgefeiltheit; die verschieden breiten Travéen betonen die Vielfalt der Ansichten, und der Altar am hinteren Ende empfängt sein Licht von der vor ihm liegenden Kuppel. Das Mobiliar ist ein Werk des Bruders José Manuel Vázquez, und die Kuppelausmalung stammt von Tomás Ferrer (aus Zaragoza; 1753); der Altar aus Marmor aus Lanjarón entstand erst 1780.

860 JEREZ DE LA FRONTERA. KARTÄUSERKLOSTER
*Fassade der Kirche*

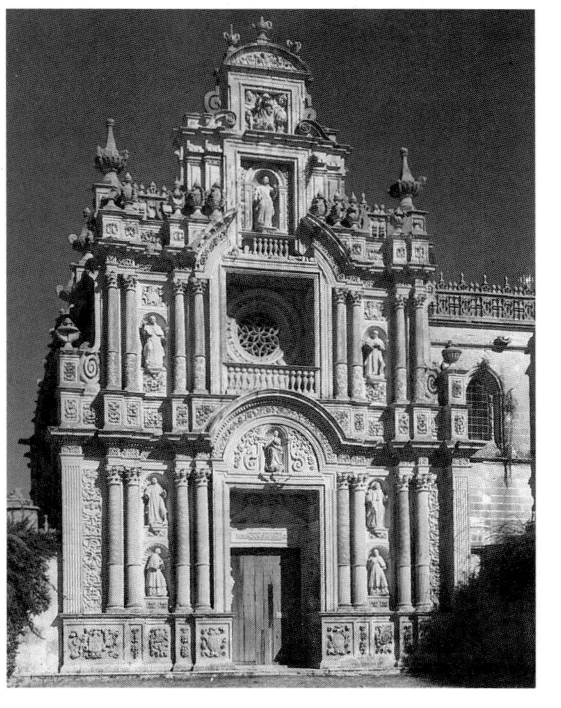

Wie ausgeprägt der Lokalstil der großen Städte und ihrer Einflußgebiete auch gewesen sein mag, die Mobilität der Künstler und die Fülle des Formengutes machen deutlich, daß man sich vor der Darstellung eines allzu einfachen Panoramas der Kunstgeographie des andalusischen Barock hüten muß. Ganz in der Nähe von Jerez de la Frontera zeigt die Kartause, deren Malereien von Zurabarán verloren sind, ein monumentales Eingangsportal, das auf das letzte Drittel des 16. Jahrhunderts zurückgeht (1571) und ein Werk des Andrés de Ribera ist, während die Fassade der Kirche dem eigentlichen Barock angehört und wie ein Altarretabel wirkt (1667). Als Leonardo de Figueroa in Sevilla tätig war, übernahm in der gleichen Provinz, in Morón de la Frontera, Diego Antonio Díaz an der Kirchen-

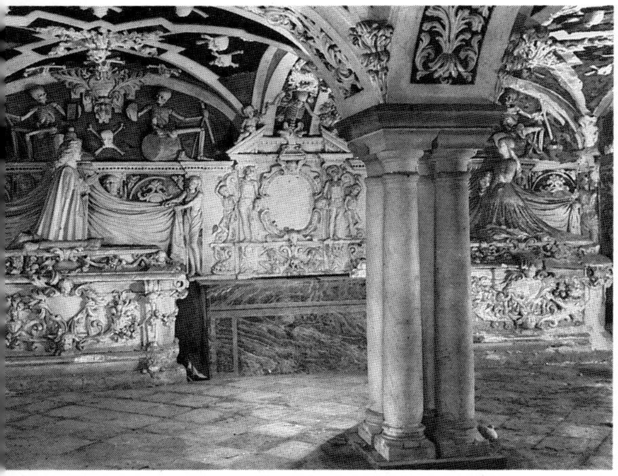

861 MÁLAGA. KIRCHE NUESTRA SEÑORA DE LA VICTORIA
*Krypta*

fassade ein lineares Gliederungsschema (1717–26); in Estepa konnte die Portada der Kirche del Carmen (1768), die ihre Schönheit ihrem ornamentalen Lyrismus verdankt, Francisco Javier Pedraxas zugeschrieben werden, der in der stilistischen Tradition Hurtados stand. Überhaupt sind die Stiltendenzen des hochbegabten Hurtado in Andalusien oft aufgegriffen worden. Das Sanktuarium der Nuestra Señora de la Victoria mit dem Camarín und den Gräbern des Grafen und der Gräfin von Buenavista bei Málaga galt, bevor man die Signatur des Juan Temboury Alvárez entdeckte (1691–95), als Werk Hurtados selbst. Und seine Tradition wurde auch in Priego de Córdoba bewahrt, wo er in seinem letzten Lebensabschnitt (1712–35) seine Werkstatt unterhielt. Zeugnis von dieser Tradition legt, in der Stadt selbst, der Sagrario der Pfarrkirche der Himmelfahrt ab (1771–86), die signiert ist und datiert vom 20. August 1784 von Francisco Javier Pedraxas.

## SPANISCH-AMERIKA

### KUBA

Die Kathedrale von La Habana (Havanna) auf Kuba ist die ehemalige Jesuitenkirche, die 1742 begonnen wurde und 1767, bei der Ausweisung des Ordens, noch nicht vollendet war. Die barock gestaltete Fassade weist Merkmale auf, die an Borromini erinnern: so in den kunstvollen Schwingungen, in den Gliederungen von Portalen und Nischen und in der Anordnung der Säulen in beiden Geschossen. Das Gesims des Mittelteils springt mehrfach vor und ragt in der Mitte empor.

### DIE VEREINIGTEN STAATEN

In den weiten Gebieten der Vereinigten Staaten, die einst zu Mexiko gehörten und die bis heute spanisch geprägt sind, gibt es noch immer eine beträchtliche Anzahl von Bauwerken aus der Kolonialzeit, insbesondere Missionen. In San Antonio in Texas wurde 1768 der Grundstein für die Kirche San José de Aguayo gelegt; 1777 war sie nahezu vollendet; die Portada mit zwei reich geschmückten Geschossen erinnert an die Kunst von Mexiko-Stadt und von Guanajuato zu Zeiten von Lorenzo Rodríguez und Felipe de Ureña; der Bau ist das Werk des Pedro Huizar, eines Mulatten-Bildhauers aus Aguascalientes.

## NEU-SPANIEN (MEXIKO)

Zwischen den großen Städten Mexikos lassen sich in der jeweiligen Architektur und Monumentaldekoration unterschiedliche Strömungen feststellen.

### MEXIKO-STADT

Mexiko-Stadt, die 1535 gegründete Metropole des Vizekönigreichs Neu-Spanien, zeichnet sich durch Reichtum und Pracht aus.

Die Kathedrale und ihr Sagrario bilden das vielleicht beeindruckendste Sakralensemble von ganz Spanisch-Amerika; die wuchtige Erscheinung der Anlage, die mit der geringen Festigkeit des Baugrunds zusammenhängt, unterstreicht ihren würdevollen Charakter; die Arbeiten dauerten vom 16. bis zum 19. Jahrhundert, damit gehört das Werk nicht nur dem Barock an. Erzbischof Montúfar schickte den Entwurf der Kathedrale 1554 zum Hof in Madrid, und der Grundstein wurde 1563 gelegt; die Pläne stammen wahrscheinlich von Luis de Arciniega. 1615 konnten bei acht Wölbungen die Schlußsteine gesetzt werden. Die Weihe des Baus fand 1656 statt. Das Innere war im wesentlichen 1667 vollendet. Die größte Ähnlichkeit weist die Kathedrale mit derjenigen von Jaén auf. Die Portale

862 HAVANNA. KATHEDRALE
*Fassade*

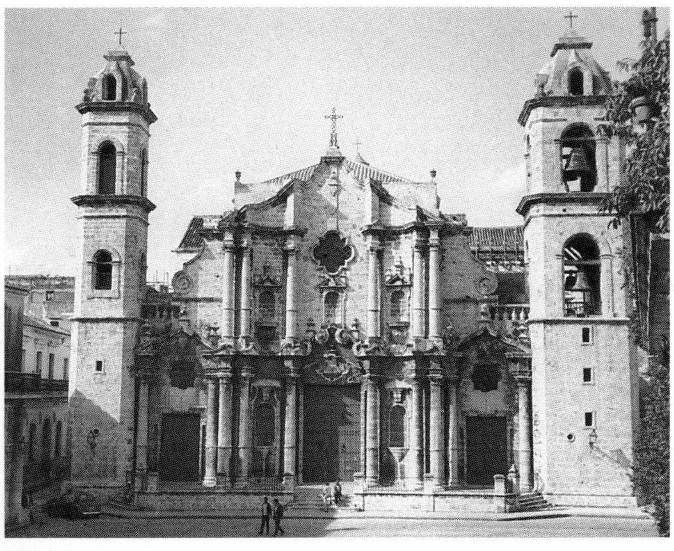

863 MEXIKO. KATHEDRALE UND SAKRAMENTSKAPELLE
*Gesamtansicht*

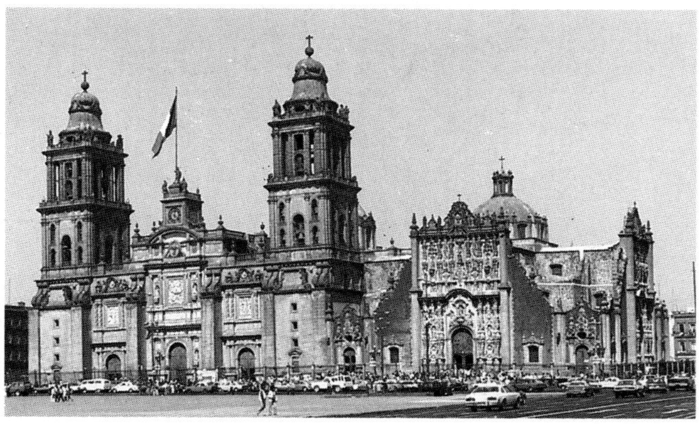

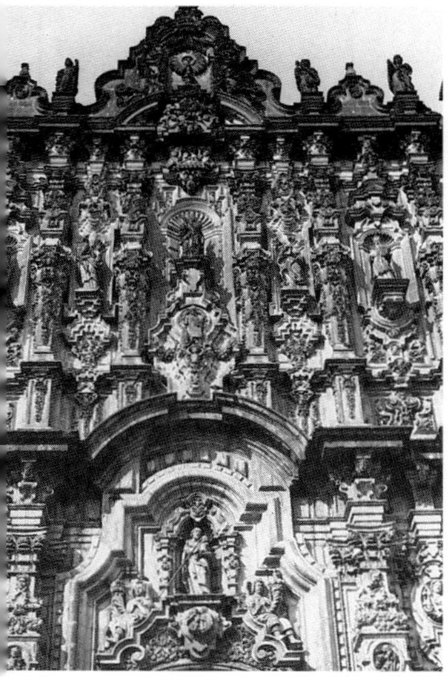

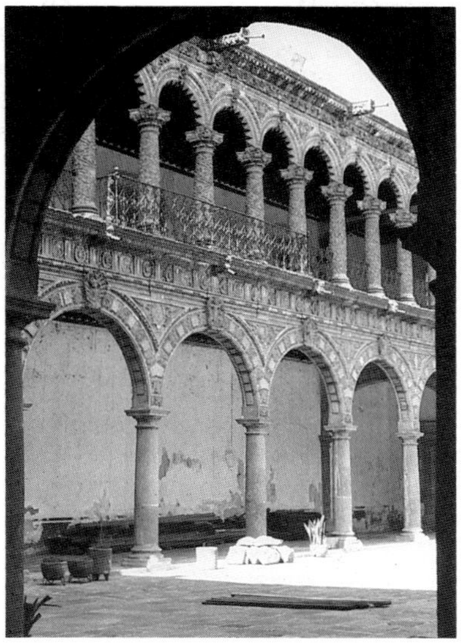

864 MEXIKO. SAKRAMENTSKAPELLE
*Teil der Fassade*

865 MEXIKO. LA MERCED
*Kreuzgang*

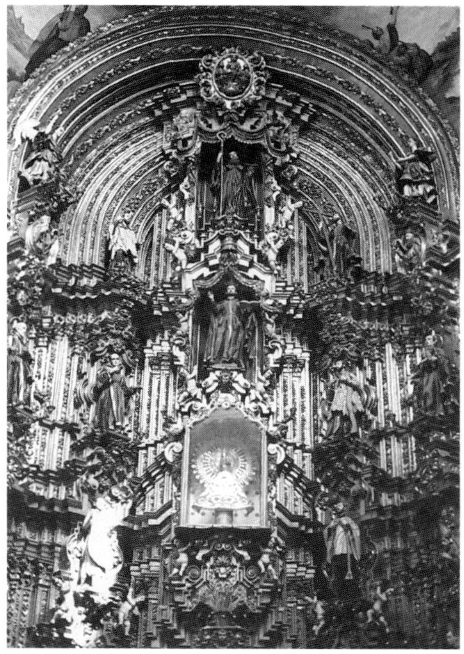

866 MEXIKO. KIRCHE DES EHEMALIGEN KLOSTERS. LA ENSEÑANZA ANTIGUA
*Altarwand*

stammen aus dem 17. Jahrhundert, mit Ausnahme des Portals der Fassadenmitte. Dieses steht stilistisch Juan de Herrera nahe, erscheint aber in seiner Einfassung bereits verhältnismäßig belebt, und das Basrelief der „Himmelfahrt Mariens“ ist deutlich dynamisch; es handelt sich um ein Werk von Nicolás Jiménez, dem Schöpfer der Apostelstatuen, oder von Luis Gómez de Transmonte, der von 1656 bis zu seinem Tode 1673/74 „maestro mayor“ war. An den Seitenportalen tauchen in der oberen Zone gedrehte Säulen auf; sie gehören zu den ersten in Neu-Spanien überhaupt.

Im Inneren der Kathedrale weist der Engelaltar vom Ende des 17. Jahrhunderts zwar noch eine klare Struktur auf, ist aber mit einem ausladenden Dekor versehen. Der „Altar der Könige“ („altar de los reyes“), ein Werk von Jerónimo Balbás (1718–37), stellt heiliggesprochene spanische Könige und Königinnen dar. Mit seiner monumentalen Größe und ornamentalen Üppigkeit ist er einer der prunkvollsten Altäre der spanischen Welt.

Der an die Kathedrale grenzende Sagrario wurde von Lorenzo Rodríguez seit 1749 gebaut. Er verdient weniger vom Grundriß her, der den des Sagrario der Kathedrale von Granada aufgreift, Interesse, als vielmehr durch den machtvollen, fast pathetischen Rhythmus der Estípites am Außenbau.

Von den Sakralbauten Mexiko-Stadts, die trotz der Zerstörungen noch in großer Zahl erhalten sind, beschwören etliche nachdrücklich die architektonische Prachtentfaltung, die typisch für die Hauptstadt des Vizekönigreichs war. Der Grundstein für die endgültige Version von Kapelle und Kloster La Merced wurde am 20. März 1634 vom Marqués de Cerralbo, dem damaligen Vizekönig, gelegt. Der Kreuzgang, der als einziger Bauteil heute noch erhalten ist, war 1703 vollendet. Die Kirche des Klosters La Enseñanza, die Guerrero zugeschrieben wird (1772–78), fällt auf durch die abgestumpften Ecken des Grundrisses, der sich so einem Oval annähert; die Reliefs und die Säulen sowie die Rose der Fassade bilden ein reiches plastisches Ensemble. Miguel Custodio Durán (1700–44) verwertete an der Fassade von San Juan de Dios (1729) ein Modell aus der Hauptstadt, das in einer hohen, von einer großen Muschel beschirmten Nische bestand.

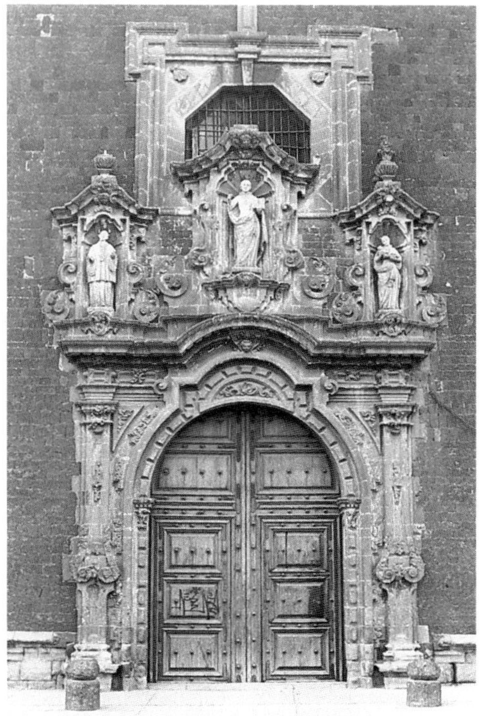

867 MEXIKO. KOLLEG LA VIZCAÍNA
*Portal*

Das Kolleg La Vizcaína wurde nach den Plänen von Pedro Bueno erbaut (1734–53); Lorenzo Rodríguez ist der Schöpfer der Portada (1772). Dieser Bau leitet zur Palastarchitektur über, die in ihrer Art ebensoviel Pracht entfaltet wie die Kirchenarchitektur und einen eleganten Dekor aufweist. Die Keramikplatten der Außenverkleidung gaben der Casa de los Azulejos ihren Namen und kündigen die Fassaden, die den Reiz der Straßen von Puebla ausmachen, an.

## GUADALUPE

In unmittelbarer Nachbarschaft zur Hauptstadt, in Guadalupe, baute Pedro de Arrieta von 1695–1709 an der Stelle, wo der Legende nach 1531 dem Eingeborenen Juan Diego die Muttergottes erschienen war, eine barocke Basilika. Der Grundriß steht in der Tradition Bramantes (eine große Zentralkuppel und an jeder Ecke ein Turm), zeigt aber auch Anklänge an Juan de Herreras Kathedrale von Valladolid. Mexikanisches drückt sich deutlich in den gelängten Proportionen der Stützen aus (wie in den Kathedralen von Mexiko-Stadt und Puebla auch), in den halbkreisförmigen Bögen, den Pendentifs und der Fassade, die viellinige Bögen aufweist.

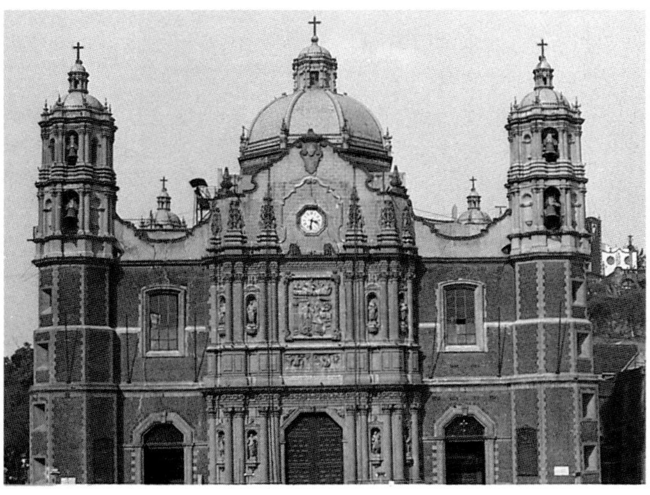

868 GUADALUPE. KOLLEGIATSKIRCHE
*Fassade*

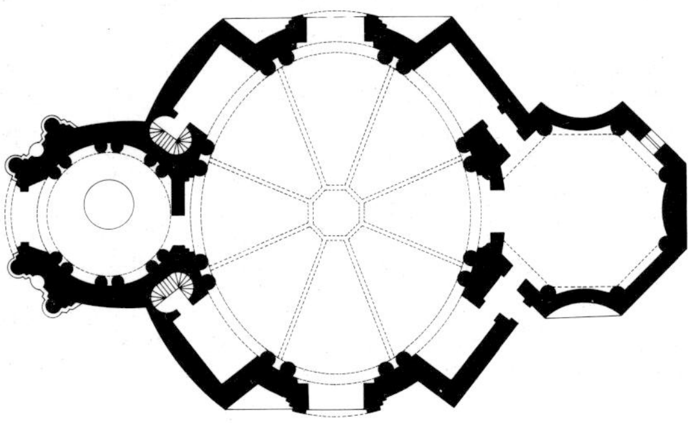

869 GUADALUPE. POCITO-KAPELLE
*Grundriß*
*(Zeichnung Fixot nach Y. Bottineau)*

Die Capilla del Pocito wurde in einem anderen Stadtteil Guadalupes errichtet, auf dem Standort des wundertätigen Brunnens (1771–91). Auch sie ist in ihrer Art ein typisches Beispiel für die Übernahme europäischer Quellen. Der Grundriß ist der eines von Serlio reproduzierten römischen Tempels, aber der Dekor und die Dachgestaltung mit den dichtgedrängten Skulpturen, den sternförmigen Lukarnen, den Kuppeln und deren Bedeckungen sind rein mexikanisch.

## TAXCO

In Taxco, einer kleinen Stadt im Herzen der Silbervorkommen, ließ der Minero José de La Borda, der mehr oder weniger direkter französischer Herkunft war, die dem hl. Sebastian und der hl. Prisca, einer vornehmen Römerin, die nach legendarischer Überlieferung um 168–170 den Märtyrertod starb, geweihte Kirche erbauen. Er wollte, daß sein Sohn Manuel, ein Priester, die Messe in einem eigens dafür errichteten Gebäude zelebrieren konnte. Sein Architekt war Diego Durán oder Cayetano de Sigüenza. Die kurze Bauzeit (1751–59) erklärt die Homogenität des Werkes. In ihm spiegelt sich nicht der Geschmack des Klerus, sondern der der Aristokratie. Das große Basrelief an der Fassade stellt „Die Taufe Christi" dar. Im Inneren sind der rechtwinklige Grundriß und die scharf abgesetzten Volumen durch die Üppigkeit mehrerer Altäre, die die Meister Alba und Silvestre in Zusammenarbeit schufen, verdeckt. Von den Malern muß Miguel Cabrera erwähnt werden.

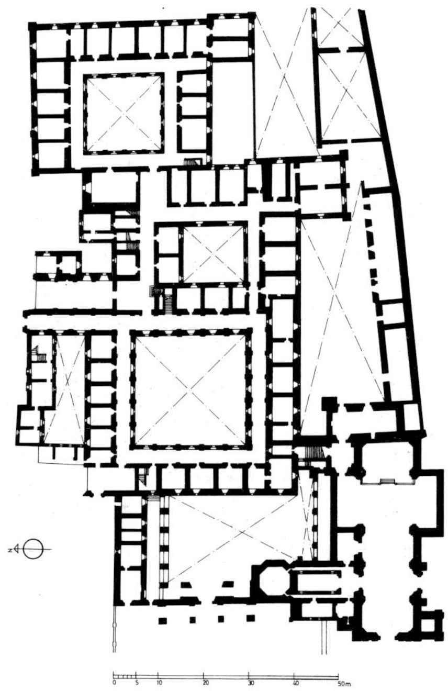

870 TEPOTZOTLÁN
*Grundriß der Bauten des Jesuitenkollegs und des Palastes des Vizekönigs*
*(Zeichnung Fixot nach Y. Bottineau)*

## TEPOTZOTLÁN

Selbst wenn sie nicht das Museum des Vizekönigtums beherbergen würde, wäre die um mehrere Patios herum errichtete Monumentalanlage von Tepotzotlán auch heute noch in vieler Hinsicht eine großartige Schöpfung der Barockkunst Neu-Spaniens. Die Jesuiten richteten in dieser Anlage eine Schule für Indianerkinder und ein Noviziat für ihren Orden ein. Die Kirche San Francisco de Jassu y Javier, entstanden zwischen 1670 und 1672, ist weniger von der Architektur her (die für Il Gesù charakteristischen Tribünen fehlen) typisch, als vielmehr wegen ihrer Altäre (1755–58), die, wie in Taxco, den geraden Wänden wogende, goldglänzende Konturen verleihen. Der Hauptaltar ist dem hl. Franz Xaver geweiht, die des Querschiffes den hll. Luis de Gonzaga, Stanisław Kostka, Ignatius von Loyola und der Muttergottes von Guadalupe, die Altäre des Langhauses der „Virgen de la Luz" und dem hl. Joseph. Die Fassade, die nur einen einzigen Turm besitzt und erst 1760–62 entstand, ist von beeindruckender Weiße, Vertikalität und reicher Ausschmückung; die fünf großen, die Themen der Altäre aufgreifenden Statuen stellen die illustersten Heiligen des Ordens dar. Die Anbauten – die „Santa Casa von Loreto" und ihr Camarín (1733) und die Sankt-Josephs-Kapelle (1738) – tun anderen Aspekten der barocken Frömmigkeit Genüge.

## PUEBLA

Puebla ist, verglichen mit Mexiko-Stadt, das Zentrum einer Region, die über einen ausgeprägten, ja unübersehbar beherrschenden Eigencharakter verfügt.

1649 wurde von Erzbischof Palafox das Innere der Kathedrale der Stadt vollendet. Mosén Pedro García Ferrer, ein aragonesischer Priester, der das Vertrauen des geistlichen Oberhirten besaß, entwarf die Kuppel, die von Jerónimo de la Cruz ausgeführt wurde; ihre Originalität rührt von der Stellung der Strebebögen, nämlich in der Mitte der Seitenflächen des polygonalen Tambours, her. Nachdem der Bau gedeckt war, befaßten sich die Nachfolger von Palafox mit den Portadas. Aber im Gegensatz zu dem, was zur gleichen Zeit an der Kathedrale von Mexiko-Stadt geschah, schien hier die Renaissance-Tradition noch so stark zu sein, daß die gedrehte Säule nicht verwendet wurde. Barockes manifestiert sich nur in der größeren Bedeutung des Dekors, der aus dem weißen Stein von Villerías gearbeitet wurde und sich von den grauen Flächen der Bausubstanz abhebt. Die Portada del Perdón – bemerkenswerterweise mit Bossenwerk ausgestattet – im Zentrum der Hauptfassade wurde 1664 von Francisco Gutiérrez vollendet. Die Seitenportale, die im zweiten Glied keine Sockel haben, sind eher neuartig. Die Portada des nördlichen Querschiffes geht auf den „zócalo" (Hauptplatz); damit mußte sie groß und entsprechend würdig gestaltet werden. In ihrer reichen Ausstattung tritt deutlich der Barock zutage. Sie war 1690 vollendet und wird Carlos García de Du-

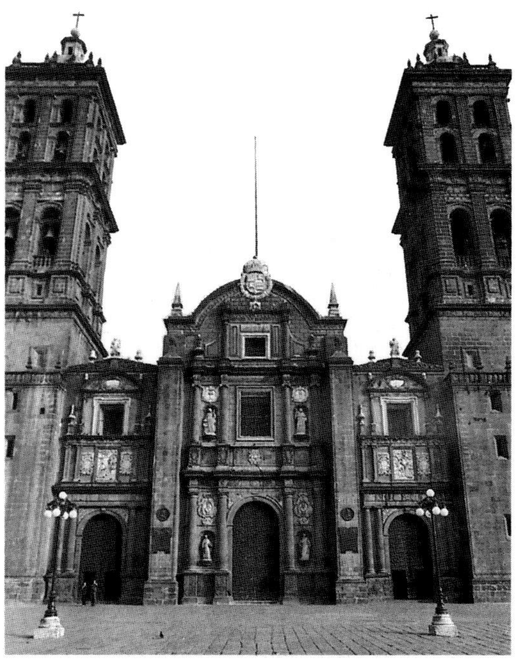

871 PUEBLA. KATHEDRALE
*Fassade*

rango zugeschrieben. Dieser Meister baute den Nordturm, den er 1678 fertigstellte; er unterscheidet sich von den Türmen der Kathedrale von Mexiko-Stadt durch seinen aufsteigenden Schwung, denn der Baugrund war in Puebla solider als in der Hauptstadt. Der Südturm, eine Wiederholung des Nordturms, wurde 1731–68 von Miguel Vallejo errichtet.

Das Kloster Santo Domingo läßt an die Yeserías von Puebla denken, die andalusischen Ursprungs sind, aber auch Einflüsse flämischer oder deutscher Ornamentstiche aufweisen. Die ältesten dieser Yeserías befinden sich in der Kirche des Klosters Santo Domingo; es folgen die einer anderen dem hl. Dominikus geweihten Kirche, die aber in Oaxaca steht, und schließlich ist, chronologisch betrachtet, in Santo Domingo in Puebla die Ausschmückung der Capilla del Rosario zu nennen, mit der 1650 Pater Ceballos begann und die vierzig Jahre später dank dem Provinzial, Pater Gorozpe, vollendet wurde. Dieser hat auch einen Künstlernamen festgehalten, den des Malers Francisco Pinto aus Paredes im Bistum Palencia in Spanien, der seit 1671 in der Stadt Puebla als Architekt arbeitete. Die Ausstattung der Rosenkranzkapelle wurde als Achtes Weltwunder angesehen. Sie ist tatsächlich in ihrer Üppigkeit und Farbenpracht außergewöhnlich, ordnet sich aber dennoch stets der Ikonographie unter. Der Blick des Gläubigen wird zunächst in drei dem Glauben, der Hoffnung und der christlichen Nächstenliebe gewidmete Gewölbeabschnitte gelenkt. Von diesen Tugenden gestärkt, wendet er sich Tambour und Kuppel zu, wo die Gaben des Heiligen Geistes, heilige Jungfrauen und der Heilige Geist selbst dargestellt sind. Vom Boden steigt der freistehende Altar („ciprés“) von Pinto auf. Im Zentralraum schließlich empfängt der Gläubige die Gabe der höchsten Weisheit.

Abgesehen von der Kathedrale und der Rosenkranzkapelle verdanken Puebla und seine Umgebung ihre barocke Eleganz den Wandverkleidungen aus polychromen, emaillierten Kacheln, die nicht nur gerade Mauern bedecken, sondern auch Säulen und Gebälk, ja sogar die Kuppeln. In Puebla selbst besteht die Fassade von San Francisco (1743–67) aus einer hohen, plastisch gearbeiteten Portada und zwei mit Azulejos-Feldern geschmückten Flügeln. Der schönste Palast der Stadt, dessen Bau 1790 in Auftrag gegeben wurde und dessen Architekt Antonio de Santa María Inchaúrregui war, verdankt dem Reichtum seiner Verkleidung aus Stein und Ziegeln die Bezeichnung „Casa de alfeñique“ (Zuckerbäckerhaus). In der Umgebung von Puebla befinden sich zwei Bauwerke, die durch die Verbindung von polychromem Dekor (Azulejos) am Außenbau und Yeserías im Inneren einen unvergeßlichen Eindruck hinterlassen: die Kirchen Santa María Tonantzintla (um 1700) und San Francisco Acatepec.

## ANDERE MEXIKANISCHE STÄDTE

In Tlaxcala stammen Grundriß und Mauern der Pilgerkirche Ocotlán vom Ende des 17. Jahrhunderts; der Camarín entstand 1718–23, und die Altäre, die Fassade und die Türme sind Werke des ausgehenden 18. Jahrhunderts. Die Künstler dieser Stadt bemalten die Fassaden, um sie von denen Pueblas zu unterscheiden, weiß. Die Fassade der Kirche von Ocotlán erweckt einen Eindruck von äußerster Leichtigkeit, wohl weil die Türme, die schmaler sind als die Glockentürme und nicht mit Kacheln, sondern mit Backstein gedeckt, ein unaufhaltsames, vegetabiles Emporranken suggerieren.

In Oaxaca besitzt die Kirche des Klosters Santo Domingo mit den Yeserías der Wurzel Jesse (seit 1657) eine Enklave des Puebla-Stils; in der Rosenkranzkapelle sind diejenigen der Schutzmantelmadonna in der Kuppel und der Evangelisten in den Pendentifs später entstanden (1724–31). Die Architektur der Stadt läßt eine Neigung zur Bewegung erkennen, die aber durch die Furcht vor Erdbeben in Grenzen gehalten wird. Im Ganzen ist die Struktur eher klassisch und der Barock vorwiegend dekorativer Natur. Die von Bischof Maldonado (1702–28) neu erbaute Kathedrale wurde 1738 geweiht. In Nuestra Señora de la Soledad paßt sich die mit schönen Skulpturen geschmückte Hauptfassade dem Bau nur mangelhaft an, da sie gleichzeitig als tragender Bauteil, als Widerlager für das Langhaus, konzipiert war (1689).

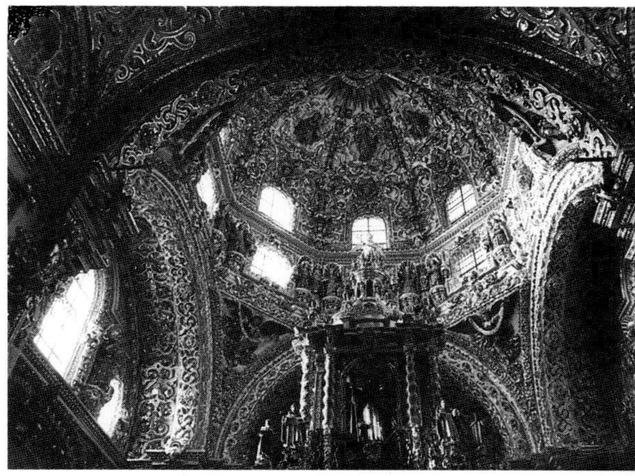

872 PUEBLA. ROSENKRANZKAPELLE DER KLOSTERKIRCHE SANTO DOMINGO

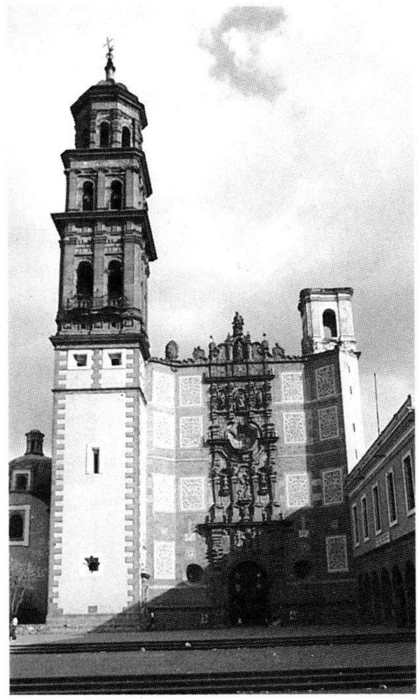

873 PUEBLA. SAN FRANCISCO
*Fassade*

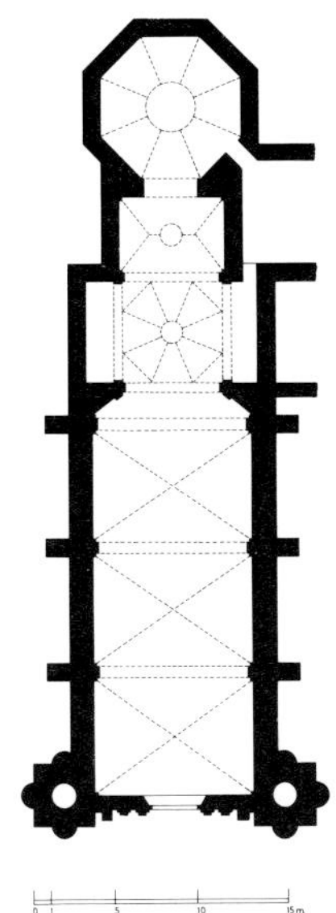

874 OCOTLÁN. WALLFAHRTSKIRCHE
*Grundriß (Zeichnung Fixot nach Y. Bottineau)*

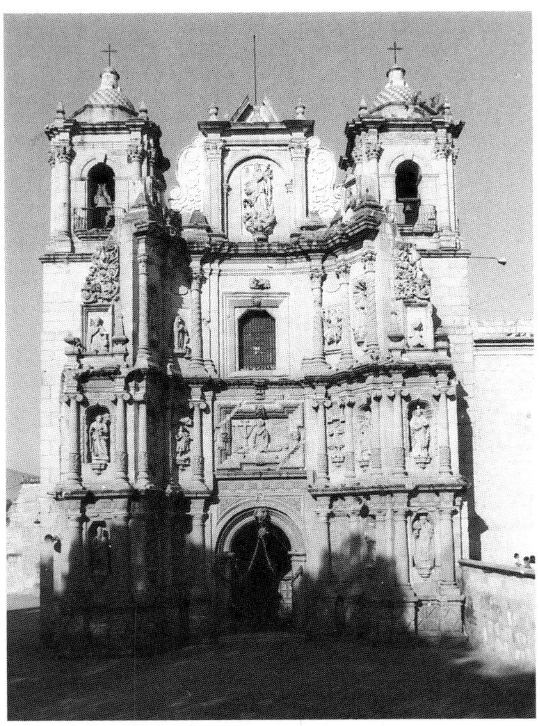

875 OAXACA. NUESTRA SEÑORA DE LA SOLEDAD
*Fassade*

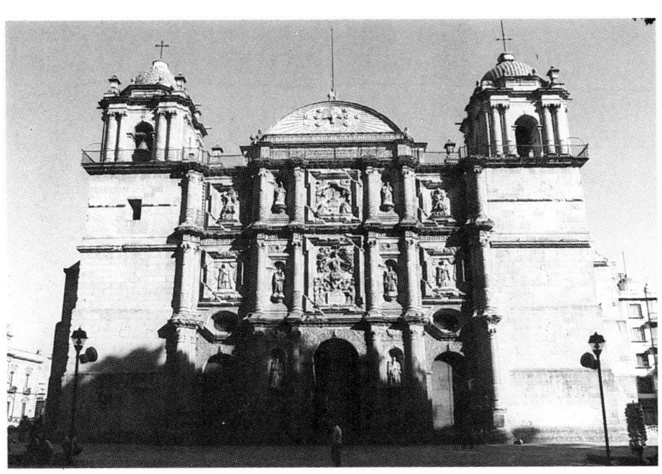

876 OAXACA. KATHEDRALE
*Fassade*

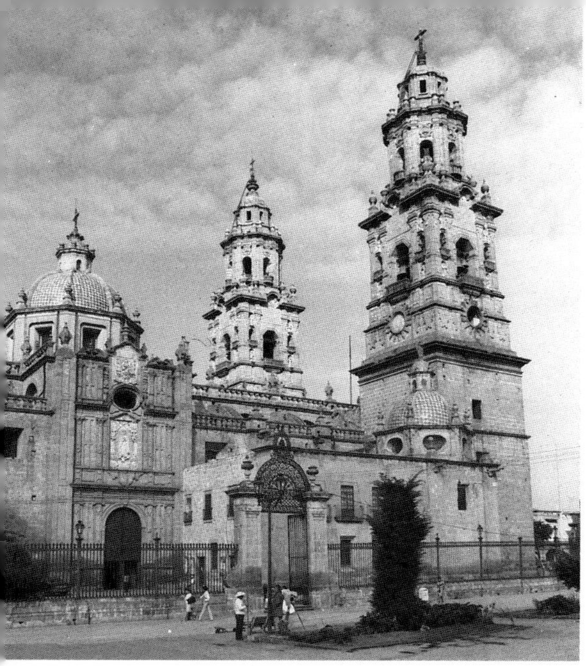

877 MORELIA. KATHEDRALE
*Gesamtansicht*

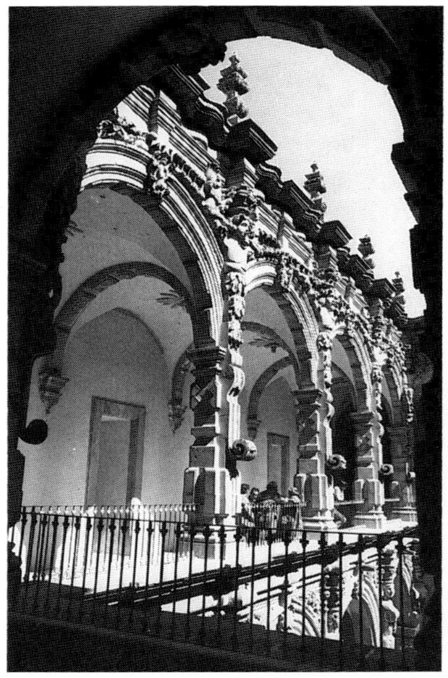

878 QUERÉTARO.
SAN AGUSTÍN
*Teil des Innenhofs*

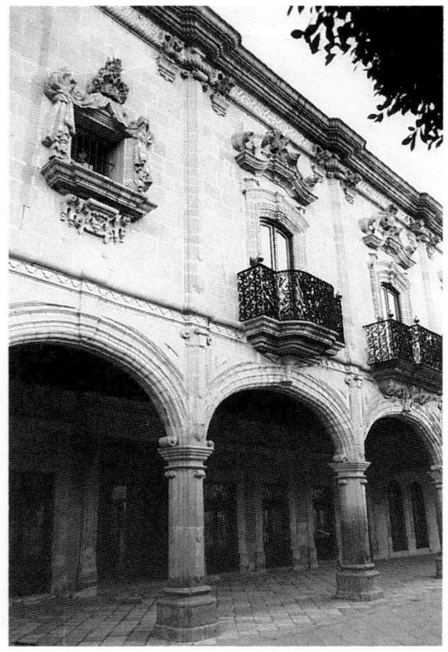

879 QUERÉTARO.
PALAST DES
MARQUÉS
VILLAR DEL AGUILA

In Morelia, das zur Kolonialzeit Valladolid hieß, trat der Barock relativ gemäßigt auf; anders als in Mexiko-Stadt konnte sich der Estípite hier nicht durchsetzen. Von dieser Zurückhaltung legt die Fassade des alten Seminars (1732; 1760–90) beredt Zeugnis ab. Die Kathedrale wurde in der zweiten Hälfte des 17. Jahrhunderts errichtet; die Vollendung der Türme und der Portadas zog sich bis in die Mitte des 18. Jahrhunderts hin.

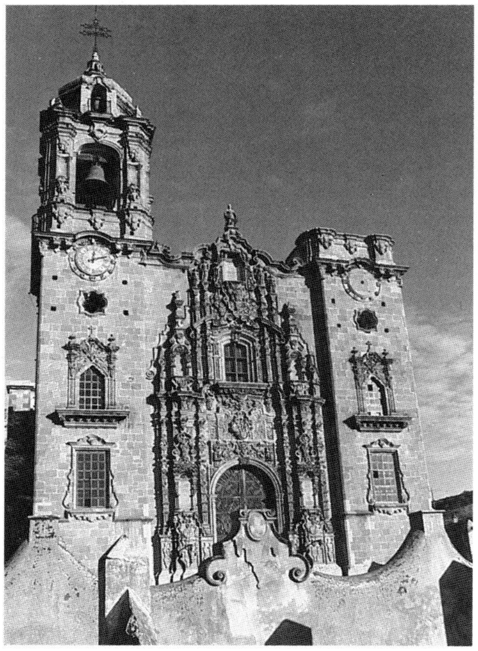

880 GUANAJUATO. VALENCIANA
*Fassade*

In Querétaro wurden die einzelnen Elemente sehr widersprüchlich miteinander verknüpft. Die vergleichsweise schlichten Portadas weisen nur wenig Estípites auf; aber die Bögen sind von ganz eigenwilliger Linienführung, und die Altäre verleihen dem Kircheninneren ein außerordentlich reiches Aussehen. Der führende Architekt der dynamischsten Barockphase war Ignacio Casas, dem der Patio von San Agustín, ein Werk von seltener plastischer Kraft (1731–45), zugeschrieben wird. Der Palast des Marqués Villar del Aguila (1726–35) ist an den Fenstereinfassungen üppig skulptiert.

In Guanajuato, einer vom Silberbergbau lebenden Stadt, feierte der architektonische und dekorative Reichtum Triumphe. In der Nähe der Stadt wurde dank der Großzügigkeit des Minero Antonio Obregón von 1765 bis 1788 die Kirche La Valenciana erbaut. Sie ist ebenso prunkvoll wie die Jesuitenkirche (Compañía) in der Stadt, die Fray José de la Cruz entwarf und Felipe de Ureña errichtete. Die Fassade war 1765 vollendet. Die barocke Kuppel wurde, nachdem 1808 Risse aufgetaucht waren, durch eine neue, klassizistische ersetzt. Ebenfalls von Reichtum im Übermaß ist in San Miguel Allende, in der Nähe von San Felipe Neri, die Kapelle der Santa Casa von Loreto gekennzeichnet (1735), die durch die Freigebigkeit des Don Tomás de la Canal entstand und an die von Tepotzotlán erinnert.

Dieser üppige, dem von Mexiko-Stadt verwandte Barock taucht gehäuft in den Bergbauregionen auf. Er findet sich auch noch in San Luis Potosí. Die heutige Kathedrale war, als sie zur Kathedrale erhoben wurde, erweitert worden (1855–66); insbesondere wurde die Fassade um einen Turm vergrößert; der Hauptteil des Baus entstand seit 1670. Der Estípite erscheint in der Stadt um die Mitte des 18. Jahrhunderts. Dieser späteren Barockphase gehört auch die Carmen-Kirche an (1749–64), die auf Kosten des Nicolás F. Torres erbaut wurde.

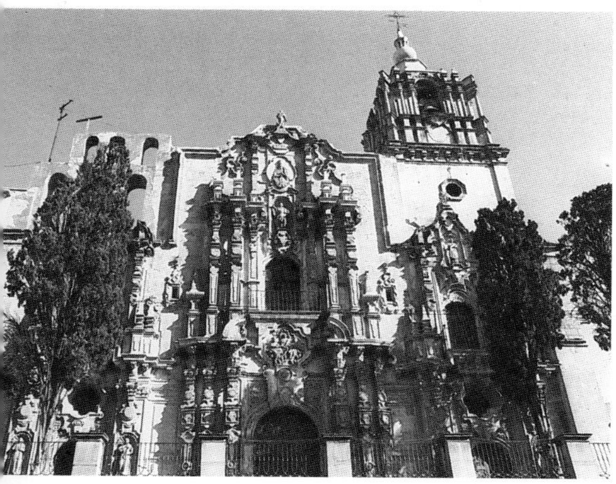

881 GUANAJUATO. JESUITENKIRCHE
*Fassade*

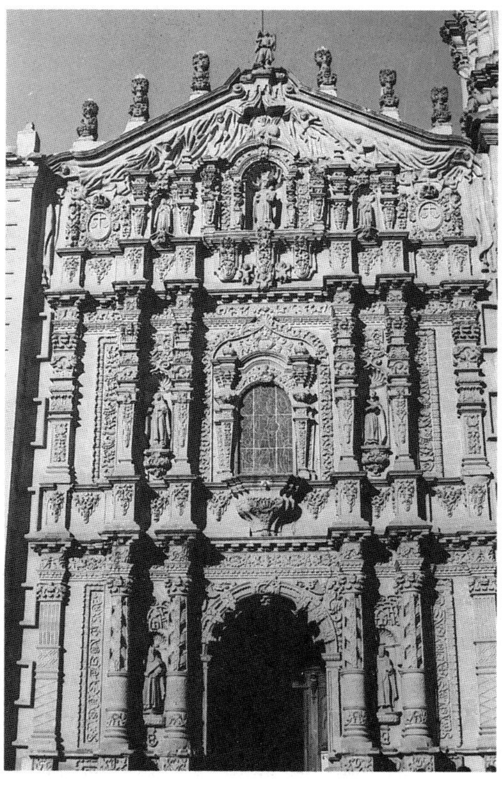

882 SAN LUIS POTOSÍ. CARMEN-KIRCHE
*Fassade*

In Zacatecas fand 1752 die Weihe der Kathedrale statt, noch ehe die Türme errichtet waren. Der eine stammt von 1782, der andere von 1904 und die Kuppel von 1844. Aber der bedeutendste Bauteil ist die Imafronte, die zur Fassade gewordene Form eines Altarretables, das in seiner machtvollen Eigenständigkeit an die der Kirchen im peruanischen Hochland heranreicht. Durch seine plastische Kraft und die ornamentale Überwucherung (gedrehte Säulen, Laubwerk, Statuen) gilt dieses Werk allgemein als Beispiel einer monumentalen und stringenten Umsetzung der Eingeborenenmentalität in die Kunst der Kolonialzeit.

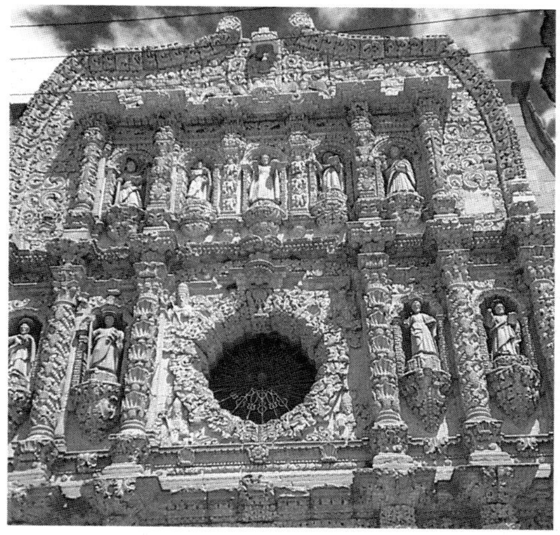

883 ZACATECAS. KATHEDRALE
*Oberteil der Fassade*

## DAS GENERALKAPITANAT GUATEMALA (ZENTRALAMERIKA)

Verhältnismäßige Isoliertheit, nur mäßiger Reichtum an Bodenschätzen, häufige Erdbeben und die Mischlinge („pardos“) bestimmten Architektur und Dekoration in Zentralamerika, deren Charakter anhand einer einzigen Stadt aufgezeigt werden kann: Santiago de los Caballeros in Guatemala, das heutige Antigua. Diese Stadt war seit 1543 Hauptstadt des Generalkapitanats und wurde dann nach dem Erdbeben von Sankt Martha (29. Juli 1773) dieser Stellung beraubt. Damals erhielt sie den Namen „Antigua“, um sie so von der 1776 neu gegründeten Hauptstadt zu unterscheiden, von Nueva Guatemala de la Asunción, das heute Guatemala Ciudad heißt und Regierungssitz des Staates Guatemala ist.

Antiguas Architektur ist gedrungen und massig, sie wird von bemalten Fassaden und einem verschlungenen, dichtgedrängten Dekor begleitet. Es sind Pilaster mit Kämpfer verwendet, und der Estípite ist durch das umgekehrte Doppel-S ersetzt. Ihre malerische und gediegene Schlichtheit kontrastiert mit dem Prunk Neu-Spaniens. Die Erdbeben waren so häufig, daß die Gebäude, die immer wieder instand gesetzt werden mußten, nur selten einer einzigen Stilepoche angehören.

Das Zentrum des Stadtplanes im Schachbrettsystem und das Herz der alten Hauptstadt bildete die Plaza real (heute Zentralpark), die im Osten von der Kathedrale, im Süden von dem Palast der Generalkapitäne und im Norden, jedenfalls zum Teil, von den „Casas consistoriales“ gesäumt war.

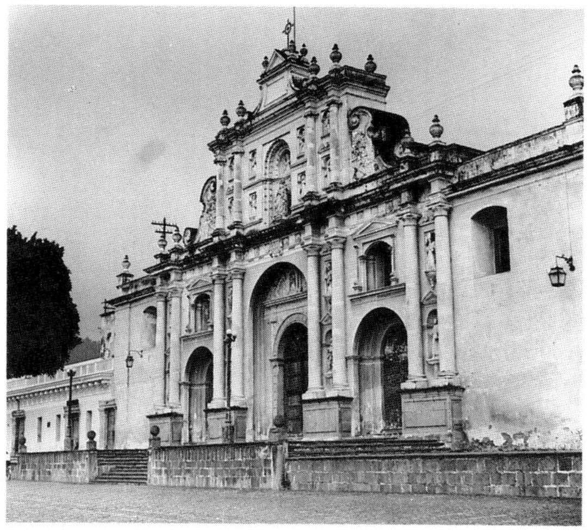

884 ANTIGUA. KATHEDRALE
*Fassade*

Die Kathedrale, die zweite auf dieser Stelle, von Martín de Andújar und José de Porres wurde 1680 vollendet. Sie hatte einen sehr weitläufigen Grundriß mit „coro“, „presbiterio“, Seitenschiffen und Seitenkapellen. Die auf der Seite der Plaza real erhaltene Fassade zeugt mit ihrem mehrzonigen Aufriß und den Statuen vom außergewöhnlichen Charakter des Bauwerks. Nach dem Erdbeben von 1773 hat man auf der Rückseite einen kleinen Teil der Kathedrale wiederhergestellt, und dort finden die Gottesdienste statt. Alles andere ist nur noch Ruine. Wo sich einstmals die Kuppel erhob, scheint heute der Himmel zwischen den Pendentifs hindurch, die immer noch mit Yserías geschmückt sind, die denen der Rosenkranzkapelle in Puebla ähneln.

Der Palast der Generalkapitäne beherbergte die „Audiencia“ und die „Casa de Moneda“. Der jetzige Bau wurde nach den Plänen von Luis Díez Navarro geschaffen und 1769 vollendet. Nach seiner Zerstörung 1773 stellte man ihn am Ende des 19. Jahrhunderts zum großen Teil wieder her. Seine Arkaden nehmen den Rhythmus derjenigen der „Casas consistoriales“ auf; diese ersetzten 1743 ein Bauwerk von 1639, von dem sie sich vermutlich nur wenig unterscheiden.

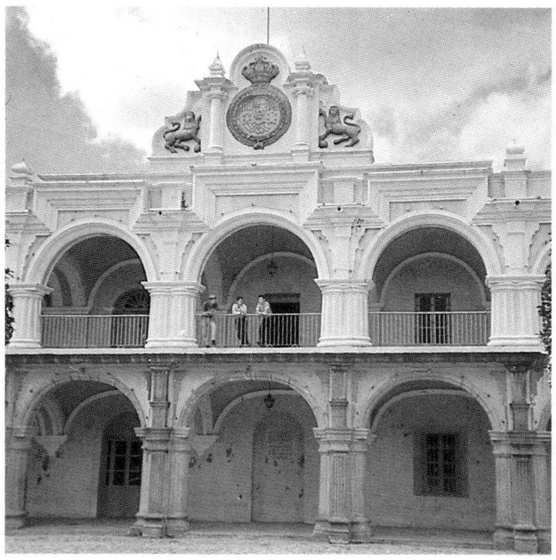

885 ANTIGUA. PALAST DER GENERALKAPITÄNE
*Mittelteil der Fassade*

Unter den Ruinen der großen Klöster zeigen die des Kreuzgangs von Santa Clara, welche Baustruktur im 18. Jahrhundert als am besten geeignet schien, den Erdbeben standzuhalten: die Galerien sind sehr schlicht im Entwurf, und die quadratischen Pfeiler tragen Stichbögen. Das Kloster La Merced war eines der bedeutendsten von Antigua (um 1650–90; 1767); seine restaurierte Kirche zeigt eine charakteristische Fassade: breit und gedrungen, von zwei niedrigen Türmen flankiert, mit farbigem, dichgedrängtem Oberflächendekor versehen.

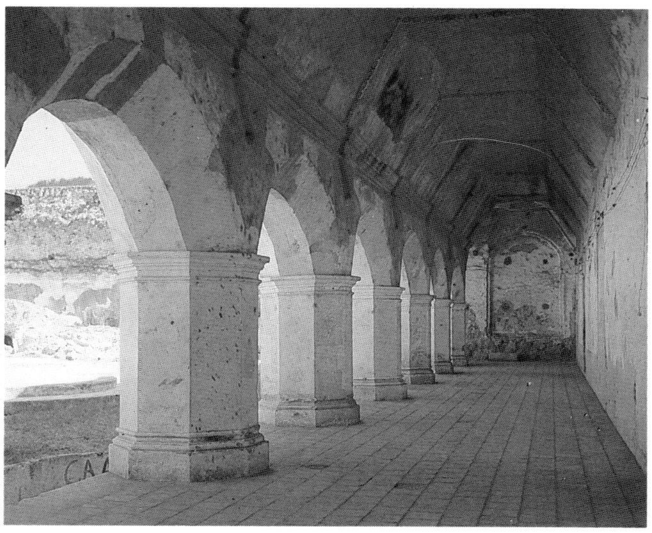

886 ANTIGUA. LA MERCED
*Kreuzgang*

887 ANTIGUA. SANTA CLARA
*Kreuzgang*

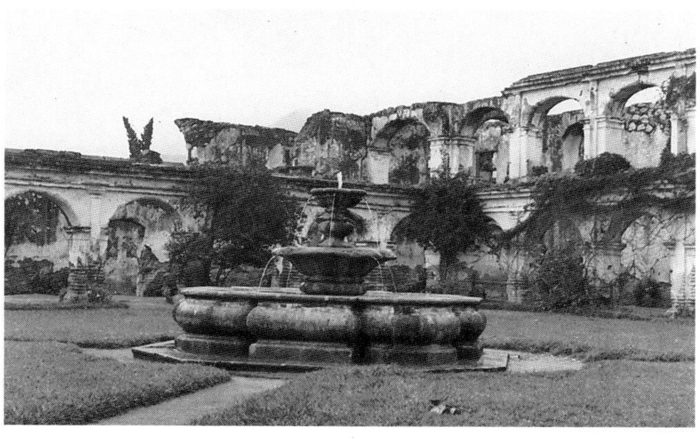

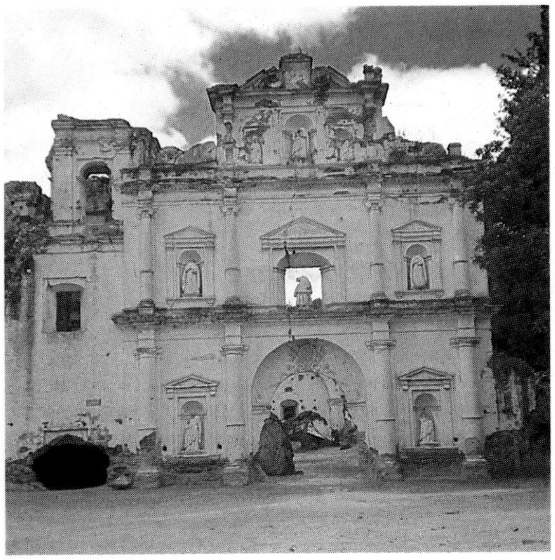

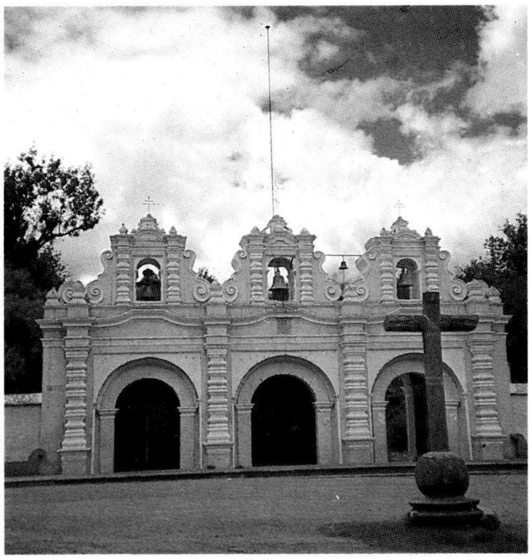

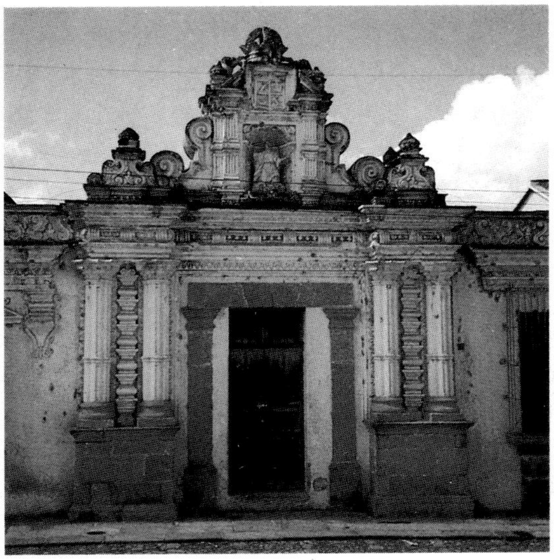

888 ANTIGUA. NUESTRA SEÑORA DE LOS REMEDIOS
*Fassade*

889 ANTIGUA. KALVARIENBERG
*Eingangsgebäude*

890 ANTIGUA. SEMINARIO TRIDENTINO
*Eingang*

Die Kirchen und Kapellen sind häufig nur einschiffig angelegt, ihr rustikaler Charme ist heute noch an einigen erhaltenen Fassaden abzulesen, so an Nuestra Señora de los Remedios (um 1650–87), an San Agustín (1657 und um 1671) sowie an San José el Viejo (1740 und 1761). Gleichfalls erkennbar wird er an der Kalvarienkirche und dem ihr vorgelagerten Eingangsbau (1720).

Die Universität San Carlos (um 1763), die von dem Mestizen-Architekten José Manuel Ramírez stammt, und das „Seminario tridentino" (um 1758), das ebenfalls die Stilmerkmale dieses Meisters aufweist, besitzen in den Galerien ihrer Patios Kielbogenarkaden von seltenem Reiz.

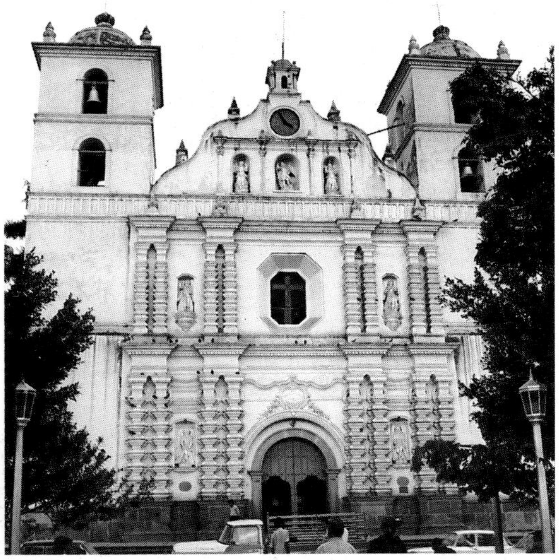

In Honduras zeigt die Kathedrale von Tegucigalpa an ihrer Fassade, einem Werk des Ignacio Quirós, in den mit Kämpfern versehenen Pilastern (1765) den Einfluß des Antigua-Stiles.

Am 21. Juli 1776 bewilligte Karl III. die Verlegung der Hauptstadt von Guatemala nach Nueva Guatemala de la Asunción. Der Stadtplan wurde von Luis Díez Navarro angefertigt und Sabatini vorgelegt. Auf dessen Initiative hin trafen 1777 einer seiner Entwurfszeichner, Antonio Bernasconi, und der Architekt Marcos Ibáñez ein. Ersterer schuf den Entwurf für den Brunnen auf der Plaza Mayor, letzterer den der Kathedrale, mit deren Bau 1782 begonnen wurde. Ibáñez kehrte im darauffolgenden Jahr nach Spanien zurück, und Bernasconi starb 1785. Dennoch tritt in der neuen Stadt durch ihre Entstehungsgeschichte der Charakter der imperialen Kunst Karls III. und des gemäßigten Barock der Militäringenieure und Sabatinis zutage.

891 TEGUCIGALPA,. KATHEDRALE
*Fassade*

## NEUGRANADA

Die Gebiete, die sich im Norden Südamerikas erstrecken, hatten verwaltungstechnisch eine komplizierte Geschichte. Der Vereinigung der Territorien, die in etwa die heutigen Staaten Venezuela, Kolumbien und Ecuador umfaßten, lag ein Entschluß von 1715 zugrunde. 1717 wurde diese Vereinigung wirksam, aber 1723 rückgängig gemacht; 1739 wurde sie erneuert, doch wurde 1742 das Generalkapitanat Venezuela von ihr abgespalten.

892 GUATEMALA (STADT). KATHEDRALE

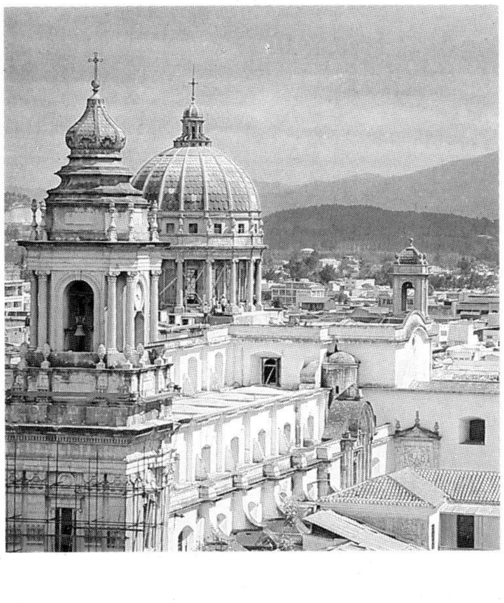

### KOLUMBIEN UND VENEZUELA

In den Gebieten der heutigen Staaten Kolumbien und Venezuela fällt die Barockarchitektur im allgemeinen durch ihre Zurückhaltung auf: Grundrisse und Volumen wirken schlicht, der Dekor ist häufig in seiner Ausbreitung beschränkt, und die weißen Fassaden sind nur leicht dynamisiert. Die Altäre verleihen den Innenräumen eine etwas reichere und belebtere Note. Wegen ihres gesamten baulichen Erbes oder auch wegen einzelner Bauwerke müssen einige Städte erwähnt werden: In Popayán (Kolumbien), in der Nähe des Cauca, waren in der zweiten Hälfte des

893 POPAYÁN. SAN FRANCISCO
*Fassade*

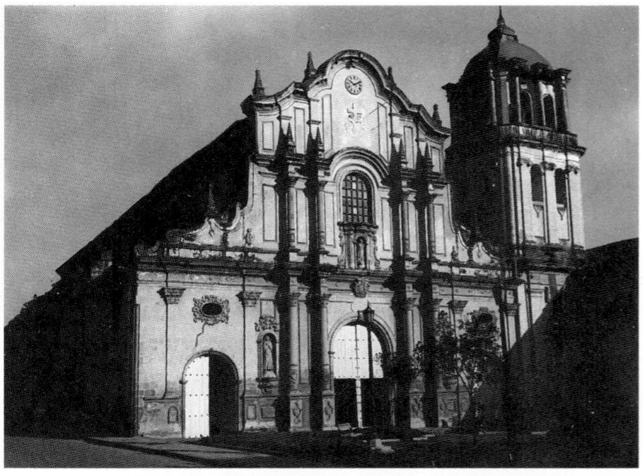

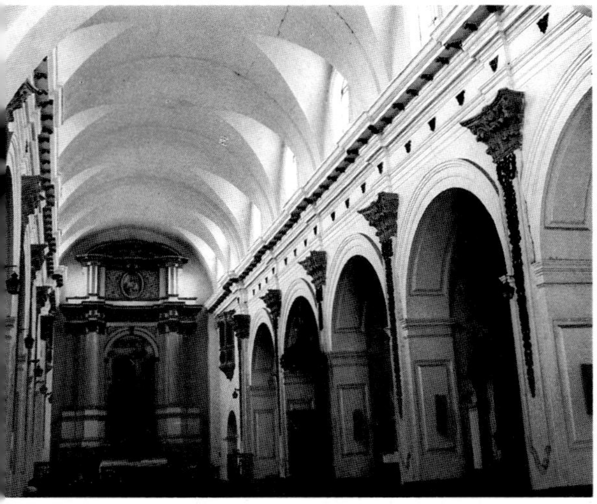

894 POPAYÁN. SAN FRANCISCO
*Innenansicht*

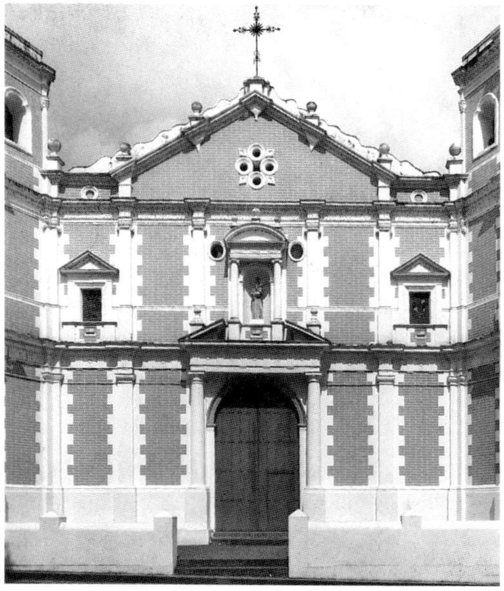

895 SAN ANTONIO DE MATURÍN
*Fassade*

896 CORO. CASA DE LAS VENTANAS DE HIERRO

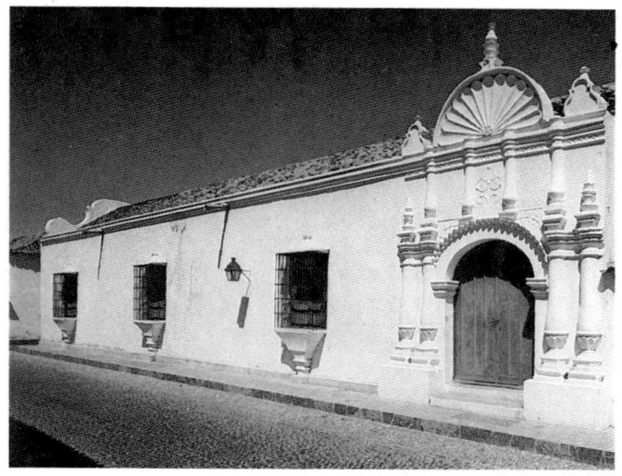

18. Jahrhunderts der deutsche Jesuit Simon Schenherr, 1767 gestorben, als Schöpfer der Kirche seines Ordens (San José) tätig und der Spanier Antonio García, der die Kirche San Francisco schuf (1775–94). Letztere ist nicht wegen ihres Grund- und Aufrisses, die keinerlei Neuigkeiten bieten, interessant, sondern wegen ihrer großen, bewegungsreichen Fassade, die 1788 vollendet gewesen sein muß, denn Roque Navarrete stellte in diesem Jahr die Statuen des hl. Franziskus und des hl. Dominikus fertig. In San Antonio in Maturín (Venezuela) leitete Fray Juan de Aragues den Kirchenbau (1794). Der Architekt verzichtete auf das Auflager der doppelten Kreuzgratgewölbe an den Seitenmitten und erzielte so den Eindruck von größerer Weite und Instabilität. Die Fassade wird von zwei niedrigen und sparsam dekorierten Türmen flankiert.

Coro, die alte Hauptstadt Venezuelas, erlebte im 18. Jahrhundert eine Blütezeit, von der noch heute seine Paläste zeugen. Der bemerkenswerteste ist „Das Haus mit den Eisenfenstern" (Casa de las ventanas de hierro), so genannt wegen seiner Fenstergitter; es wurde im zweiten Drittel des 18. Jahrhunderts für Don José Garcés y La Colina erbaut. Aus nur einem Geschoß bestehend, ist es mit einem monumentalen Rundbogenportal geschmückt, das an der Basis durch anschwellende Säulen gegliedert und von einer großen flachen Muschel überragt wird.

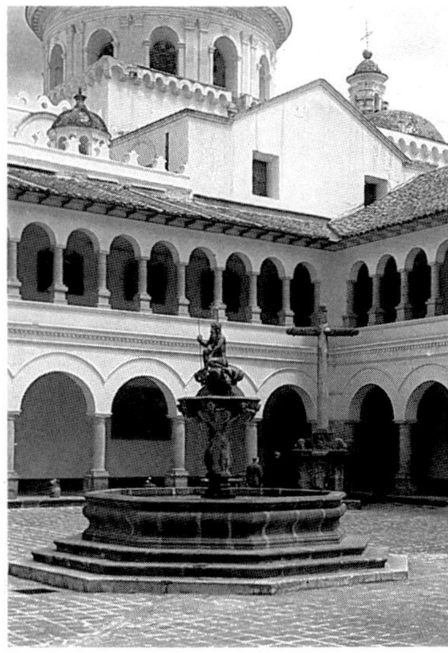

897 QUITO. LA MERCED
*Großer Kreuzgang*

## ECUADOR

Der architektonische Reichtum Ecuadors zur Barockzeit kündigt schon den des an seiner Südgrenze gelegenen Perus an. Die Kathedrale von Riobamba vom Ende des 18. Jahrhunderts ist unterhalb ihrer drei Glockentürme mit einem Geflecht von Oberflächendekor überzogen. In der Hauptstadt Quito besitzt der große Kreuzgang von La Merced, der 1648 vollendet war, zwei Galerie-Geschosse; die oberen Arkaden sind eine Verdopplung des Rhythmus der unteren. Die typische Barockkirche, die Compañía (Kirche der Jesuiten), hält sich stilistisch eng an europäische Vorlagen. Überhaupt ist die rein europäische Inspiration charakteristisch für die Kunst Quitos. An der Compañía wurde fast das ganze 17. Jahrhundert hindurch (1605– um 1689) gebaut. Weder der rechteckige Grundriß noch der Aufriß weisen nennenswert eigenständige Züge auf: flacher Chorabschluß, Kuppeln, Querschiff und Seitenkapellen, tonnengewölbtes Langhaus. Zwar läßt sich der Schöpfer des Entwurfs nicht feststellen, aber es sind immerhin die Namen mehrerer Architekten oder Werkmeister überliefert. Der Bruder Miguel Gil de Madrigal vollendete 1634 das Querschiff. Bruder Marcos Guerra, der aus Neapel stammte und 1636 in Quito eingetroffen war, errichtete die Capilla mayor; er starb 1688, und sein Nachfolger war Bruder Francisco Ayerdi, ein Spanier. Der dichte, flache Dekor, mit dem das Innere der Kirche überzogen ist, entstand in mehreren Arbeitsphasen im 17. Jahrhundert und steht in der Tradition des Mudéjarstils. Die Fassade der Compañía ist eine der prunkvollsten und raffiniertesten von ganz Lateinamerika. Wer den Gesamtplan entwarf, weiß man nicht. Zumindest aber sind die Namen von zwei aufeinanderfolgenden Bildhauern in einer Inschrift überliefert: Pater Leonard Deubler, der von 1722 bis 1725 tätig war und den ersten und entscheidenden Anteil der Arbeiten schuf, und Bruder Venancio Gandolfi, der das Werk von 1760 bis 1765 zu Ende führte, und zwar offensichtlich mit von seinem Vorgänger bereits bearbeitetem Material. Diese zweigeschossige Fassade besitzt gedrehte Säulen, die nach dem Vorbild derjenigen Raffaels in der „Heilung des Lahmen" und der Berninis in St. Peter in Rom entstanden, sowie Statuen von Heiligen des Jesuitenordens. Im Inneren wird das Altarretabel der Capilla mayor dem Bruder Georg Vinterer zugeschrieben, der von Bruder Bartolomé Ferrer unterstützt wurde. Vinterer, 1695 in Tirol geboren, trat 1722 in den Jesuitenorden ein und wirkte später als Mönch in der Mission von San Miguel de Omaguas (Marañón); 1743 wurde er nach Quito berufen. Ihm werden auch die Altäre des hl. Franz Xaver und des hl. Ignatius im Querschiff zugeschrieben; sie sind Kopien der entsprechenden Altäre von Il Gesù. Offensichtlich verwendete der Künstler die Illustrationen Pozzos als Vorlage.

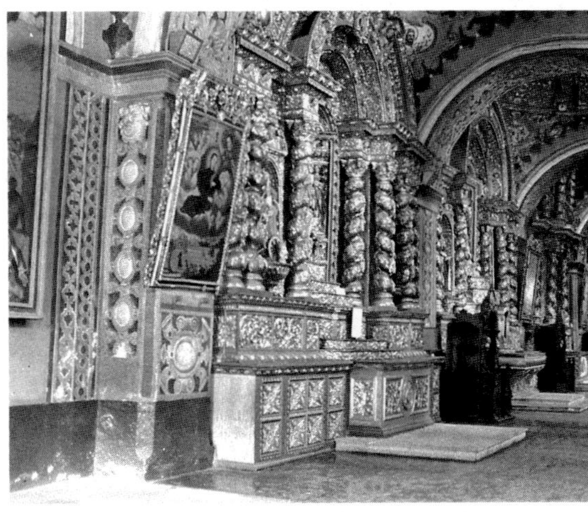

898 QUITO. JESUITENKIRCHE
*Innenansicht*

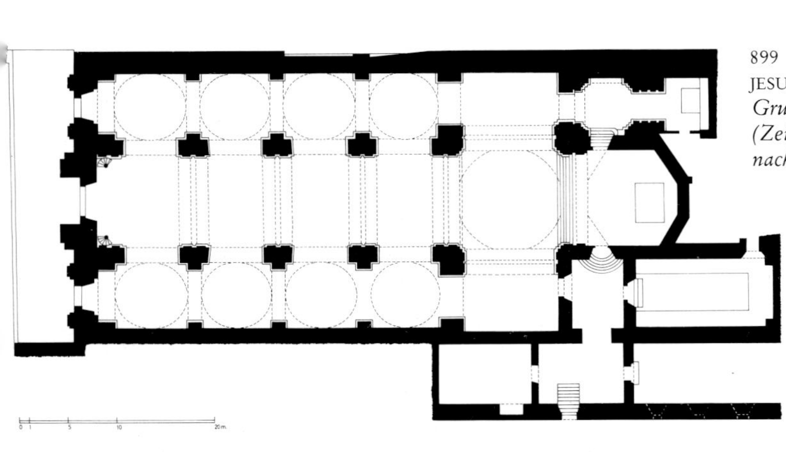

899 QUITO. JESUITENKIRCHE
*Grundriß*
*(Zeichnung Fixot nach G. Gasparini)*

900 QUITO. JESUITENKIRCHE
*Fassade*

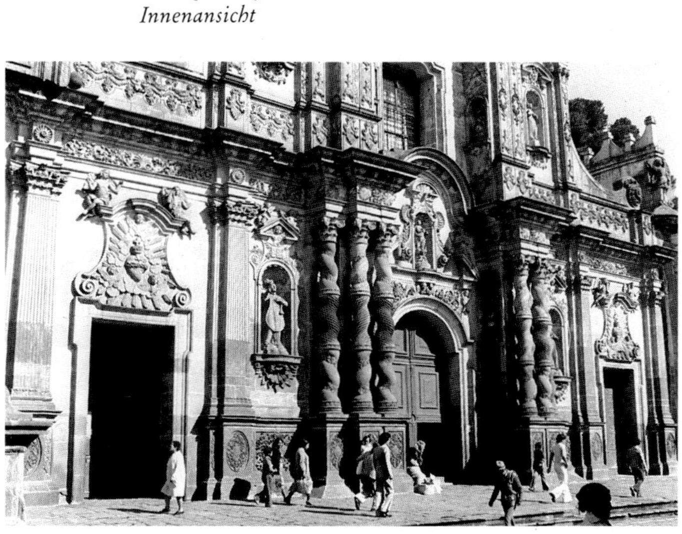

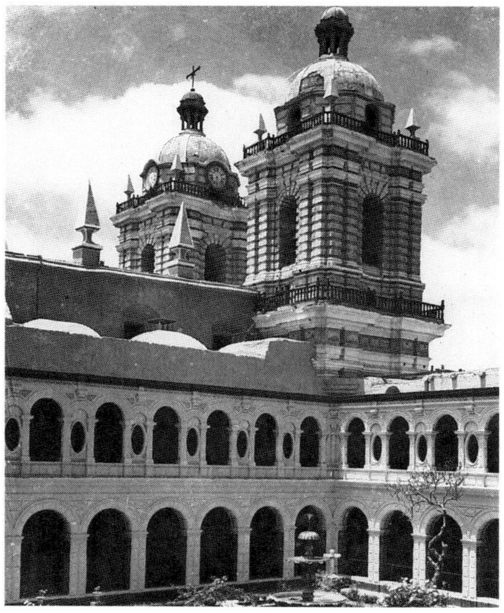

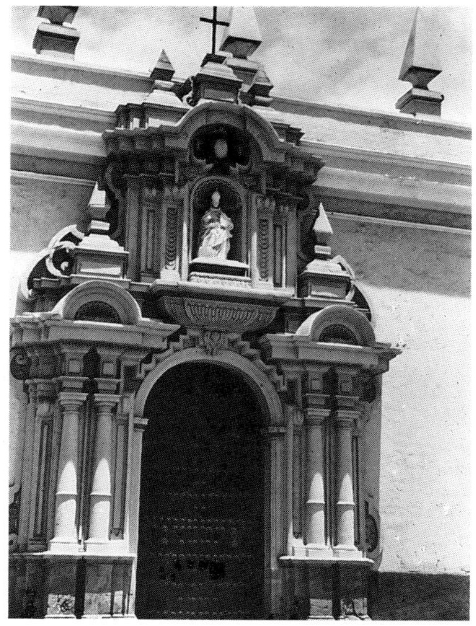

901 LIMA. SAN FRANCISCO
*Klosterhof und Kirche*

902 LIMA. SAN FRANCISCO
*Teil eines Portals*

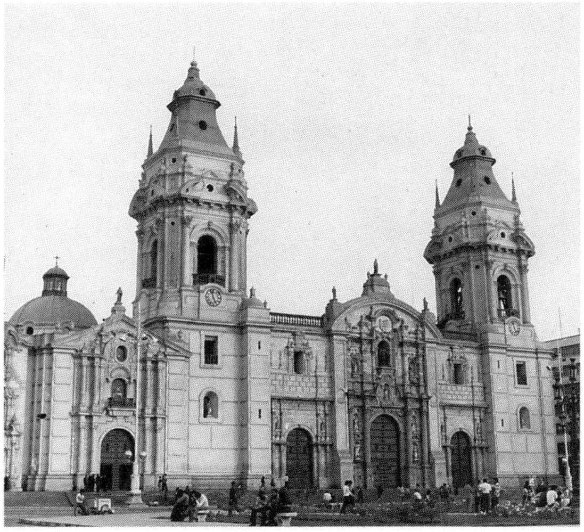

903 LIMA. KATHEDRALE
*Fassade*

# DAS VIZEKÖNIGREICH PERU

Das 1543 geschaffene, glanzvolle Vizekönigreich Peru umfaßte auch nach der Bildung des Vizekönigreiches Neugranada Gebiete in bedeutendem Umfang, die vom Pazifik bis zum Atlantik reichten. Erst 1776 wurde von ihm durch die Regierung in Madrid das Vizekönigreich von Río de la Plata abgetrennt, das die Territorien der heutigen Staaten Bolivien, Argentinien, Paraguay und Uruguay umfaßte. Angesichts dieser riesigen geographischen Ausmaße muß für die Darstellung der Barockarchitektur eine Auswahl nach Maßgabe von Stringenz und Qualität getroffen werden: es wird von Lima, der Hauptstadt des Vizekönigreichs Peru, die Rede sein; von Cajamarca, Cuzco und Arequipa in den Andenregionen Perus; weiter im Osten, auf der „meseta", von Collao, Puno und Pomata (Peru) sowie von La Paz, Cochabamba, Sucre und Potosí (Bolivien); schließlich von Buenos Aires, der Hauptstadt des Vizekönigreichs Río de la Plata, und von Córdoba (Argentinien) und den alten Jesuitenmissionen (Argentinien, Paraguay und Brasilien).

In den allgemeinen Tendenzen blieb die Architektur Perus den europäischen Quellen verhaftet. In ihr vereinen sich Kraft, die in der Größe der Bauten oder auch in den mit Bossenwerk geschmückten Türmen zutage tritt, mit maßvoller Eleganz und der Neigung zur Vertikalität. Diese äußert sich besonders darin, daß die oft als Giebelbögen gestalteten Bögen der mittleren Portada sich nicht mit den Seitenelementen von Baustruktur oder Dekoration dekken.

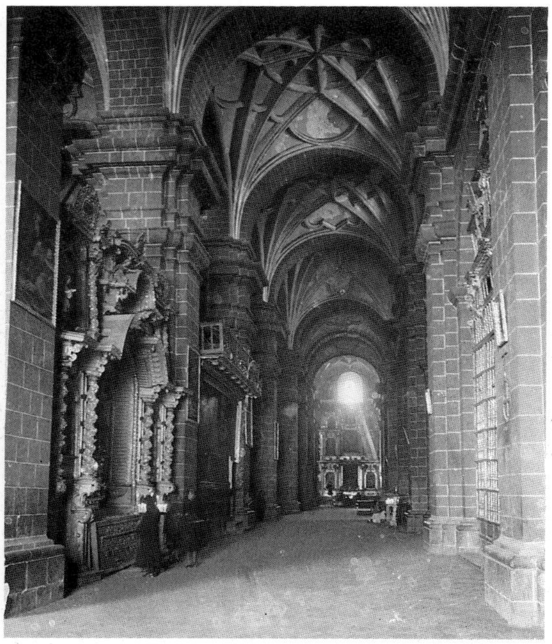

904 CUZCO. KATHEDRALE
*Innenansicht*

Gemäß der üblichen Entwicklung gingen die Anfänge des Barock in Lima aus der Umbildung eines späten Renaissancestils hervor. In diese Phase gehört die Hauptportada der Kathedrale, die von Juan Martínez de Arrona gebaut (1614–26) und von Pedro Noguera vollendet wurde; ihr oberer Teil, der bei dem Erdbeben von 1687 zerstört worden war, wurde 1722 wiederaufgebaut. Die Sakristei der Jesuitenkirche San Pedro (La Compañía) erhielt zu Beginn des 18. Jahrhunderts eine prunkvolle neue Dekoration. Das Kloster von San Francisco (1657–74) wurde nach den Plänen des Portugiesen Constantino Vasconcelos errichtet, wobei die Ausführung großenteils in der Hand von Manuel de Escobar lag; die Portada der Kirche (1672–74) und der große Kreuzgang (1669–74) zählen zu den bedeutendsten Schöpfungen der Hauptstadt.

Die große Zeit des Barock fällt in Cajamarca in den nördlichen Anden in die erste Hälfte des 18. Jahrhunderts. Von den wie spanische Altäre gestalteten und mit kraftvollem Relief versehenen Fassaden ist die bemerkenswerteste diejenige der Kathedrale. Der Bau wurde nach dem Entwurf von Juan de Céspedes y Ledesma errichtet; zum Teil war er 1686 vollendet, aber die Arbeiten wurden zwischenzeitlich unterbrochen, und 1699 bemühte man sich um Geld für ihre Wiederaufnahme.

905 CUZCO. KATHEDRALE
*Grundriß*
*(Zeichnung Fixot nach G. Gasparini)*

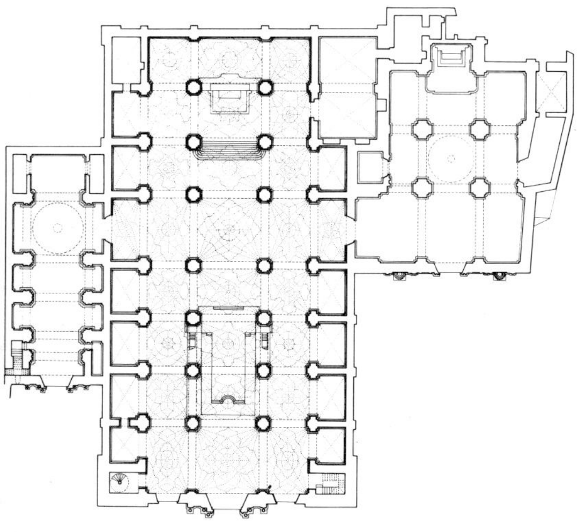

In einer Höhe von 3400 Metern liegt Cuzco, die alte Hauptstadt des Inkareichs, die noch heute die Hauptstadt der peruanischen Andenregion ist. Der Barock entwickelte sich hier im Zuge des Wiederaufbaus oder Neubaus, der nach dem Erdbeben von 1650 notwendig geworden war; er wurde durch die Großzügigkeit des Erzbischofs Mollinedo y Angulo (1673–99) begünstigt. Die Übertragung der Form eines Altarretabels in steinerne Fassaden ist in Cuzco besonders glänzend und prunkvoll gelungen. Die Kathedrale wurde im 16. und 17. Jahrhundert über einem

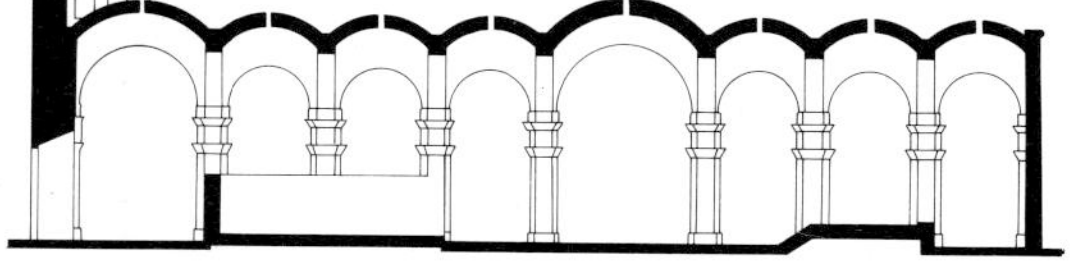

906 CUZCO. KATHEDRALE
*Längsschnitt*
*(Zeichnung von Fixot nach G. Kubler)*

907 CUZCO. LA MERCED
*Außenansicht*

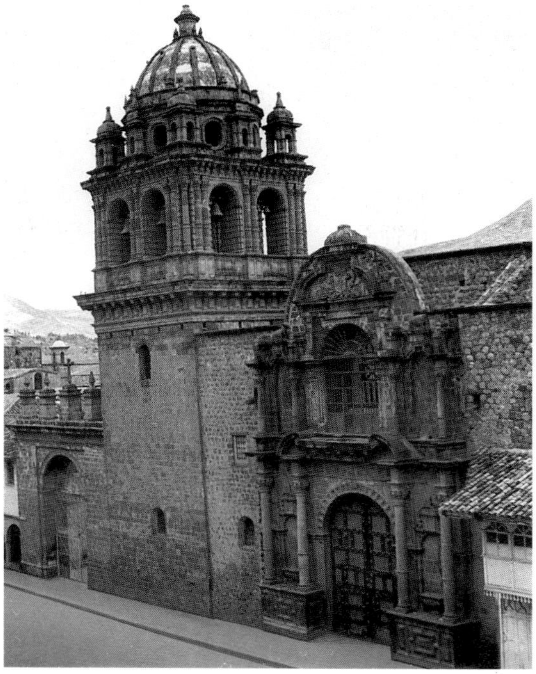

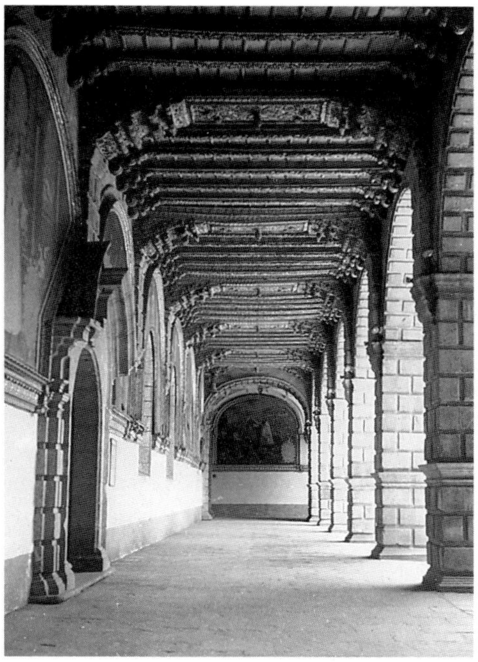

908 CUZCO. LA MERCED
*Kreuzgang*

Grundriß in Form des lateinischen Kreuzes errichtet und mit Wölbungen in mittelalterlicher Tradition versehen. Von der Puerta del Perdón an der Hauptfassade schrieb Mollinedo, sie sei, aus Stein gestaltet, „wie in Zedernholz geschnitten". Das Chorgestühl ist das bedeutendste seiner Gattung in ganz Peru (1657–78); es wurde plastisch mit Engel- und Heiligenfiguren nach dem ikonographischen Programm des Kanonikers Diego Arias de La Cerda verziert. Die Ambonen sind das Werk des Martín de Torres. Der Schöpfer der Kanzel ist unbekannt. Das Dreifaltigkeits-Retabel stammt von 1665. Mit dem Bau des Klosters La Merced muß kurz nach dem Erdbeben von 1650 begonnen worden sein, denn der Vertrag über die Portada, mit deren Errichtung Martín de Torres betraut wurde, datiert von 1651. Der Barock ist hier gemäßigter als in der Kathedrale. Der Turm stammt von um 1675. Der große Kreuzgang (1663) ist nach dem Entwurf von Diego Martínez de Oviedo gebaut; seine beiden Geschosse sind nicht nur ausgesprochen majestätisch, sondern auch an allen Flächen und an den Säulen mit üppigem plastischem Dekor versehen. Diese Arbeit ist das Werk des Indianers Gregorio Quispe. Die Kirche der Compañía ersetzte man nach dem Erdbeben von 1650 in den Jahren von 1651 bis 1658 durch einen Neubau, der trotz der allgemein herrschenden Furcht vor einer Wiederholung der Naturkatastrophe recht hoch angelegt wurde. Die Portada stammt von Diego Martínez de Oviedo (1664).

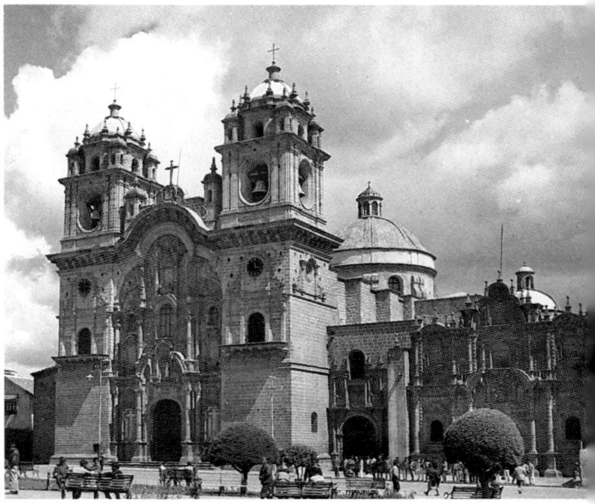

909 CUZCO. COMPAÑÍA
*Fassade*

Der künstlerische Einfluß von Cuzco wird im Collao, im Bezirk von Puno, an den Kirchen von Ayaviri (1677–96), Lampa (1678–85) und Asillo (1678–96), die die schönste von den dreien ist, spürbar.

In Arequipa, in den südlichen Anden, weist die Casa del Moral aus dem 18. Jahrhundert einen deutlichen Kontrast auf zwischen strenger Architektur und überreicher Verzierung von Türen und Fenstern. Die Portada der Compañía ist auf der Epistelseite (1654) das Werk des Simón de Barrientos; das Basrelief „Der heilige Jakobus im Kampf gegen die Mauren" mit zwei Sirenen darunter verrät archaische Züge. In ihm äußert sich der Lokalstil, der durch enge und oberflächliche Behandlung der Motive charakterisiert ist und gelegentlich „Mestizenkunst" genannt wird, noch nicht. In seiner ganzen Großartigkeit hingegen tritt er an der Hauptfassade zutage (1698), die ihren Einfluß bis zu den Ufern des Titicacasees ausüben sollte.

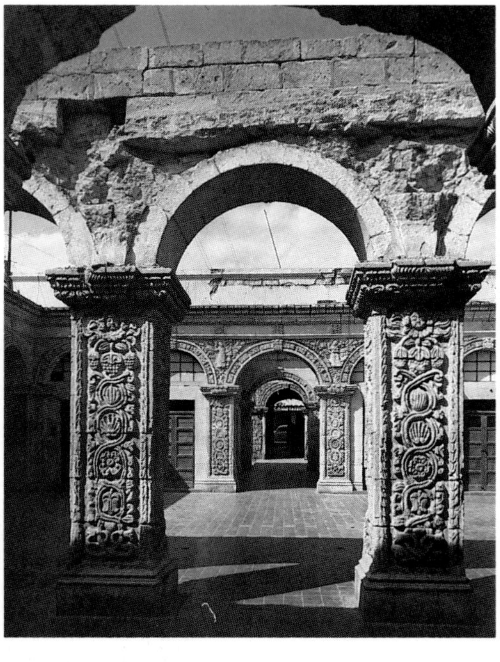

911 AREQUIPA.
RUINE DES JESUITENKOLLEGS

910 PUNO.
KATHEDRALE
*Fassade*

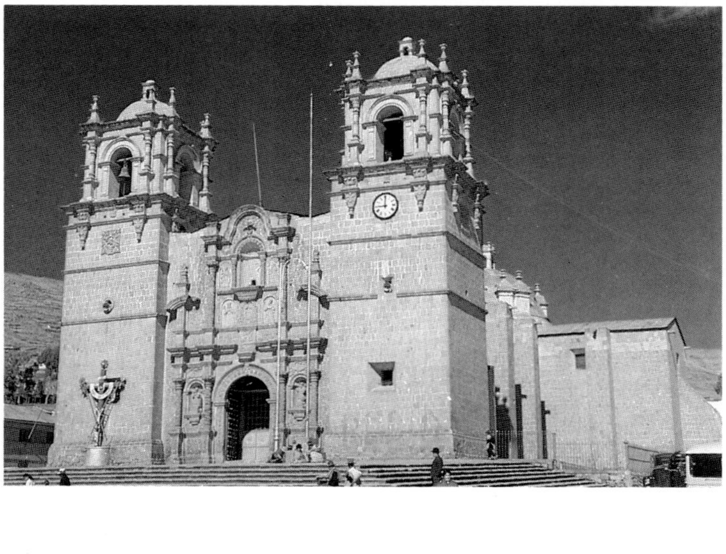

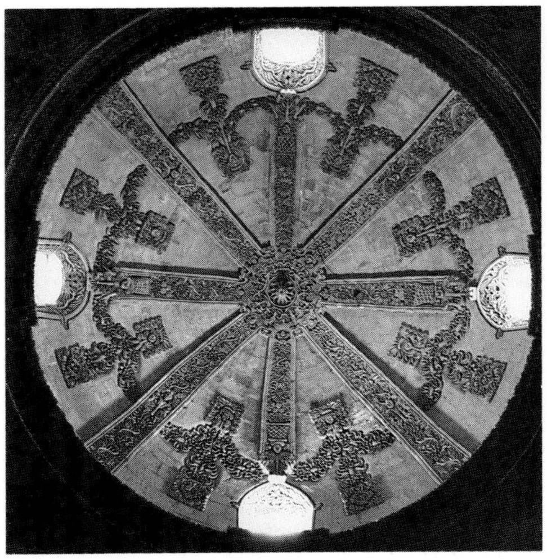

912 POMATA. KIRCHE SANTIAGO
*Kuppel*

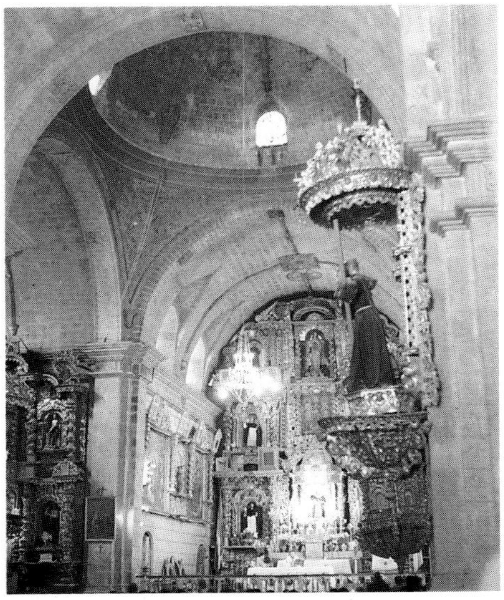

913 LA PAZ. SAN FRANCISCO
*Innenansicht*

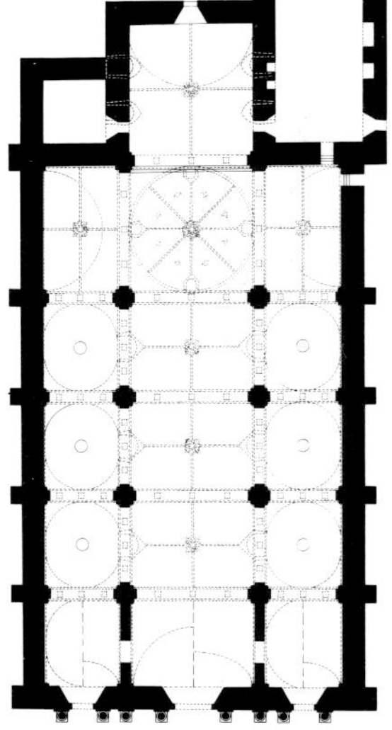

914 LA PAZ. SAN FRANCISCO
*Grundriß*
*(Zeichnung Fixot nach Y. Bottineau)*

Tatsächlich liefert die „meseta" des Collao zwischen 1680 und 1780 gerade an diesen Ufern oder doch in ihrem Umkreis die beeindruckendsten Beispiele dieser Kunst, ohne daß jedoch die spanische Struktur der klaren und geraden Raumverhältnisse davon berührt würde. Die Probleme, die dieser Skulpturstil aufwirft, sind ebenso bekannt wie die Antwort, die auf die Frage nach dem Überleben präkolumbischer Quellen gegeben werden muß: die Motive sind nur äußerst selten vorspanischen Ursprungs; die Technik macht eine Provinzialisierung deutlich; das indianische Kunstgefühl hat vermutlich in einem Entwicklungsprozeß Eingang gefunden in die Kunst, und zwar mit dem sog. Mestizenstil. Die Kathedrale von Puno ist wahrscheinlich das repräsentativste Beispiel für diesen Stil. Ihre Fassade wurde einer Inschrift zufolge am 25. Mai 1757 vollendet und stammt von Simón de Asto. Der Mestizenstil findet sich unter den Kirchen der Gegend auch in Santiago in Pomata (um 1726), in San Juan und Santa Cruz in Juli, in Santiago in Pupuja und in San Pedro in Zepita (1765). An der Kuppel von Santiago in Pomata scheint mit den Strahlen- und Tanzmotiven präkolumbianisches Kulturgut wiederaufzuleben; tatsächlich handelt es sich um die Verbindung der sog. Mestizenkunst mit einer radialen Gliederung, wie sie in Andalusien vorkam. In der gleichen Region, aber in La Paz, der Hauptstadt Boliviens, ist die Kirche des Klosters San Francisco im Dekor der Hauptfassade (1772–83) und in der Kuppel ebenfalls ein Werk des Anden-Barock.

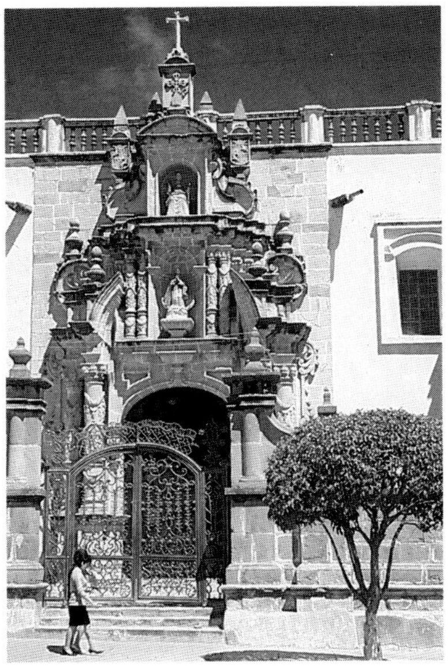

915 SUCRE. KATHEDRALE
*Portal*

Des weiteren äußert sich der Einfluß Perus in Bolivien am Portal der Kathedrale von Sucre, und zwar auf der Epistelseite (1690); in Potosí wurde die Casa de la Moneda, eine der größten der Kolonialzeit in Spanisch-Amerika, von 1759–73 nach Plänen von Salvador Villa, der 1764 starb, gebaut; die prächtige zweigeschossige Portada stammt von 1770–73.

## DAS VIZEKÖNIGREICH RÍO DE LA PLATA

In Río de la Plata machte die Architektur einen bedeutenden Entwicklungsschub nur im 18. Jahrhundert durch. Die Baukunst ist durch einen ruhigen, strengen Stil charakterisiert. Die Jesuiten vertrauten ihre Bauprojekte Ordensbrüdern aus der Lombardei, aus Bayern und Tirol an. Einer von diesen, Andrés Blanqui, ist der Schöpfer des Cabildo von Buenos Aires (1725–65), der bedauerlicherweise von elf auf fünf Arkaden reduziert wurde. Blanqui war auch an der Ende des 17. Jahrhunderts begonnenen Kathedrale von Córdoba tätig, wo er das Gewölbe und den Portikus

916 POTOSÍ. CASA DE LA MONEDA
*Teil der Fassade*

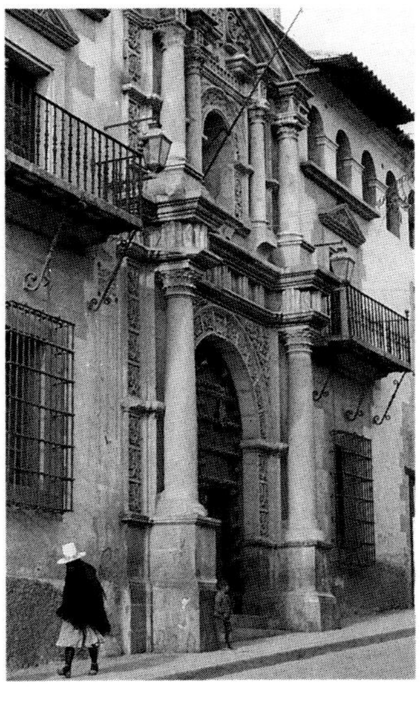

917 CÓRDOBA. KATHEDRALE
*Gesamtansicht*

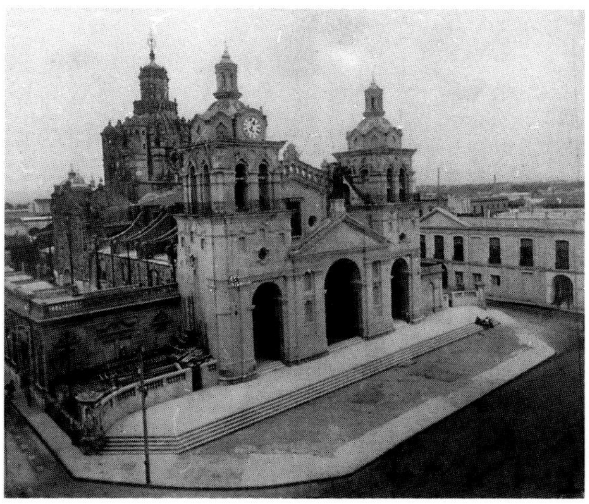

918 BUENOS AIRES. CABILDO.
*Fassade*

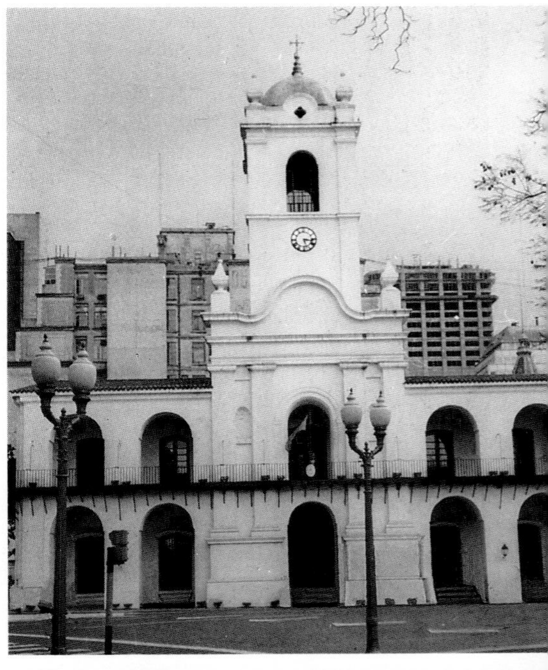

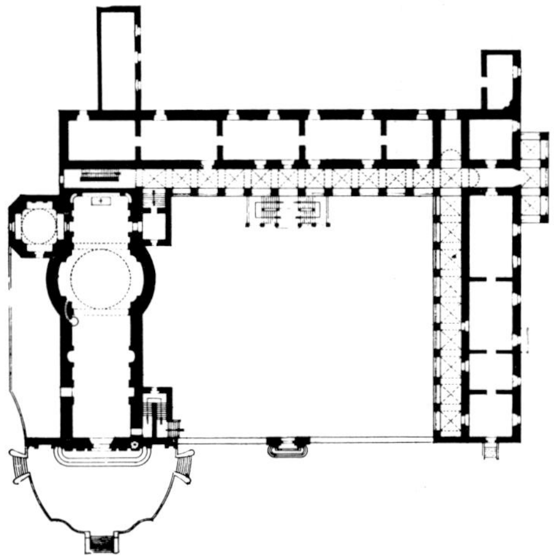

919 ALTA GRACIA. JESUITENSIEDLUNG
*Grundriß*
*(nach Angulo Iñiguez)*

baute. Schließlich muß seine Beteiligung an der Kapelle einer Jesuitenniederlassung in der Provinz, in Alta Gracia, erwähnt werden; die Seitenwände des Querschiffes haben hier eine in Argentinien außergewöhnliche konvexe Form.

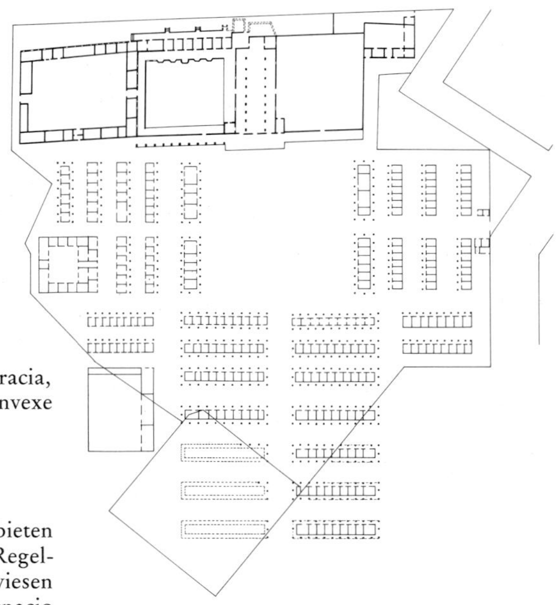

920 SAN IGNACIO MINI.
*Grundriß einer Jesuitensiedlung*
*(Zeichnung Fixot nach Oneto)*

Um die Indianer vor Sklavenjägern zu schützen, zogen die Jesuiten sie in Reduktionen zusammen, die in Gebieten lagen, die heute zu Brasilien, Argentinien und Paraguay gehören. Diese „Gottesstädte" waren aufgrund der Regelmäßigkeit des Grundrisses und der architektonischen Schlichtheit keiner barocken Prägung unterworfen, wiesen aber doch barocke Elemente im Stil und vor allem im Dekor einiger ihrer Kirchen auf. Die Reduktion San Ignacio Mini (Argentinien), eine der blühendsten, zählte zwischen 1749 und 1751 2520 bis 2771 Einwohner. Die Reduktionen fielen den Grenzziehungen zwischen den spanischen und den portugiesischen Kolonien und der Ausweisung der Jesuiten durch König Karl III. von Spanien zum Opfer. São Miguel das Missões befindet sich heute in Brasilien, in der Nähe von Santo Angelo im Bundesstaat Rio Grande do Sul. Wegen seiner Bedeutung rechnet die UNESCO São Miguel zum wichtigsten kulturellen Erbe der Menschheit. Unter den Ruinen, die heute gesichert sind, befindet sich die imposante Fassade der Kirche, die in vereinfachter Form dem Schema von Il Gesù folgt, und der sie begleitende Turm.

# DER PORTUGIESISCHE KULTURRAUM

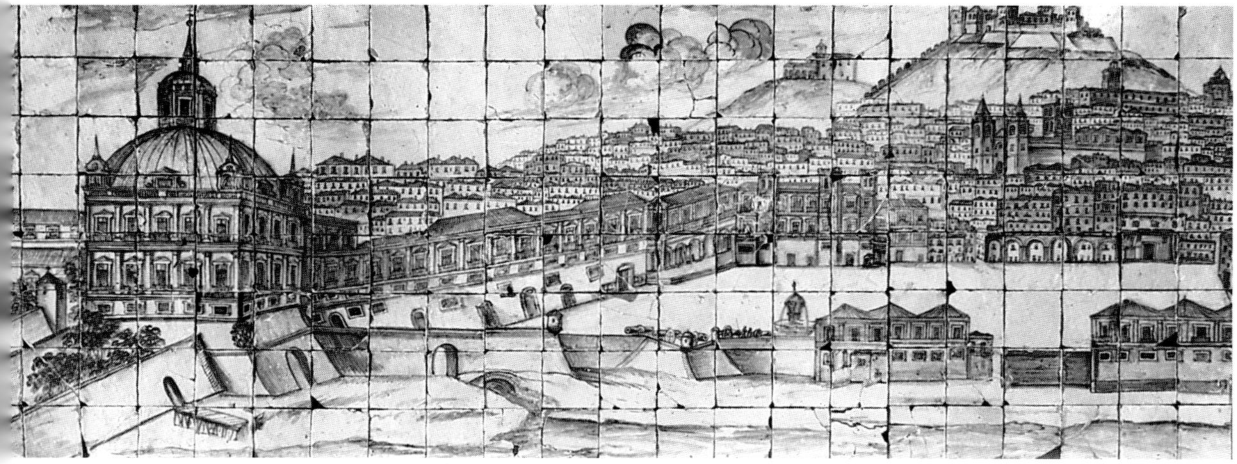

921 LISSABON
*Stadtansicht auf Kacheln*
*Vor dem Erdbeben von 1755*

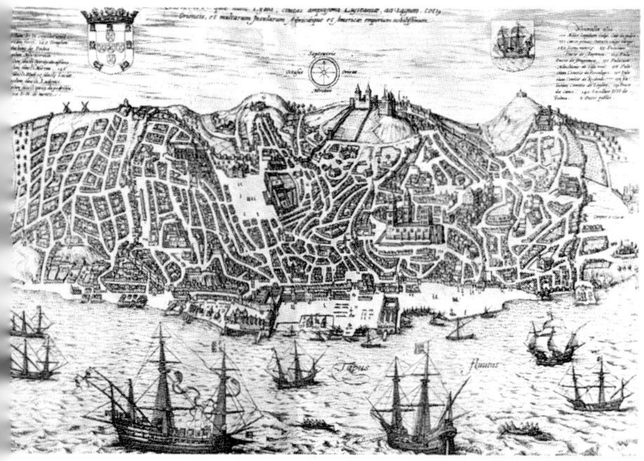

922 LISSABON
*Vor dem Erdbeben von 1755*
*Stich*

## LISSABON UND UMGEBUNG

Im Portugal des 17. Jahrhunderts wurde weiterhin der Manierismus gepflegt, und der Barock manifestierte sich vor allem im Oberflächendekor von Fassaden und „azulejos", im Prunk der „talha", in den gedrehten Säulen mancher Altäre und in einigen polygonalen Grundrissen.

In Lissabon gab es aber gleichwohl Bemühungen um eine Dynamisierung des Raumes. Sicherlich, Santa Maria della Divina Provvidenza von Guarini wurde nicht verwirklicht, aber die Kirche Santa Engrácia ist trotz ihrer komplizierten Baugeschichte ein für sich bemerkenswertes Werk und ein einzigartiger Fall innerhalb des Königreiches. Die Märtyrerin Engrácia, die unter Diokletian in Zaragoza getötet wurde, galt als portugiesische Heilige. Auch hatte die Infantin Maria (1521–77), die Tochter Emanuels des Glücklichen und seiner dritten Gemahlin, Königin Eleonores, eine Leuchte der literarischen Renaissance Lusitaniens, sie als Schutzpatronin für die Kirche, die sie in Lissabon errichten ließ, gewählt; bei ihrem Tode war der Bau bereits in Teilen vollendet. Da die Kirche am 15. Januar 1630 von einem zum Christentum bekehrten Mauren oder Juden entweiht wurde, erhielten hundert Angehörige der allerhöchsten Aristokratie, die in der Bruderschaft der „Diener des Heiligsten Sakraments" zusammengeschlossen waren, die Erlaubnis, als Ersatz eine neue „capela-mor" errichten zu lassen; aber diese stürzte bei einem Sturm im Jahre 1681 ein und beschädigte dabei den übrigen Bau beträchtlich. Im folgenden Jahr wurde der vollständige Neubau beschlossen, und zwar nach dem Entwurf von João Antunes. Nach dem Baubeginn verzögerten sich die Arbeiten und wurden in Phasen fortgeführt. Die Vollendung erfolgte erst 1960, und zwar als eine Art National-Pantheon. Das Grundkonzept stammt vom Petersdom Bramantes und Peruzzis. Damit gehört Santa Engrácia in die Reihe jener Kirchen, deren Vorbilder Bauten des 16. Jahrhunderts waren, die aber in einem späteren, anderen Geist geschaffen wurden. Außerdem sind die für die Gläubigen nicht sichtbaren Umgänge in Portugal üblich.

923 LISSABON.
KIRCHE DER PAULANER
*Hochaltar*

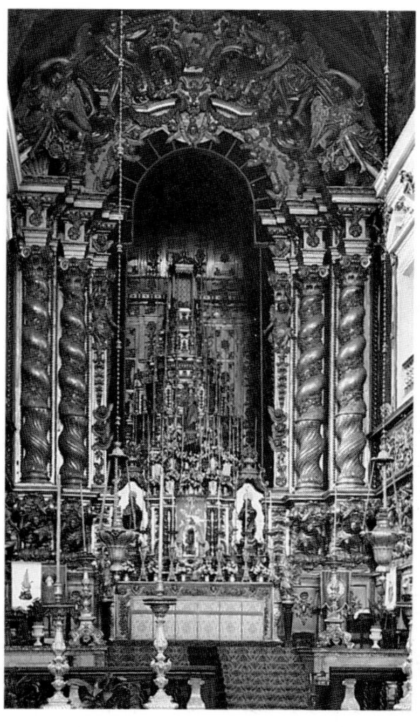

Unter Johann V. (1706–50) beherrschte der Barock Lissabon; und noch unter Joseph I. (1750–77), unter dem Pombal nach dem Erdbeben von 1755 den Neuaufbau der Stadt durchführte, war seine Kraft nicht vollends erloschen. Die Anordnung von „capela-mor" und kleineren Räumen (Nischen und Kapellen) um einen großen zentralen Raum herum (das Kirchenschiff), eine Verteilung, die der Neigung zum kompakten Grundriß entgegenkam, war ein Charakteristikum der kirchlichen Architektur, das sich großer Beliebtheit erfreute und wofür das Sanktuarium Menino Deus (1711–37) ein elegantes Beispiel bietet. Auf dieser Grundordnung wird ein reicher Innendekor ausgebreitet. Die Apsisornamentik in der Kirche der Paulaner stammt von dem Bildhauer Santos Pacheco aus den Jahren 1727–30, aber die Stuckmotive an der Decke des Kirchenschiffes sind um 1760 zu datieren und werden dem Mailän-

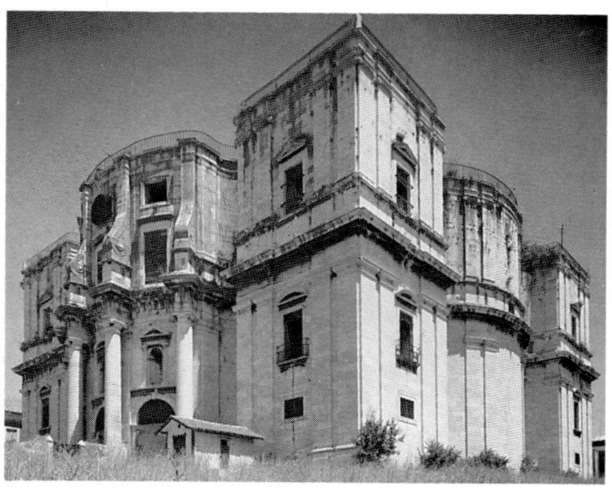

924 LISSABON. SANTA ENGRÁCIA
*vor ihrer Vollendung*

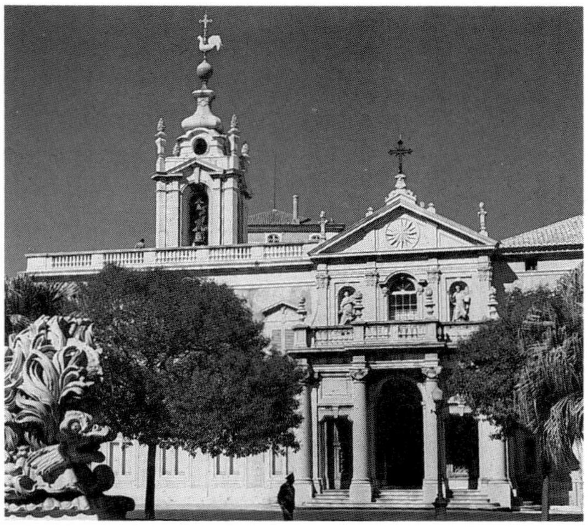

925 LISSABON PALAST VON NESSECIDADES
*Fassade*

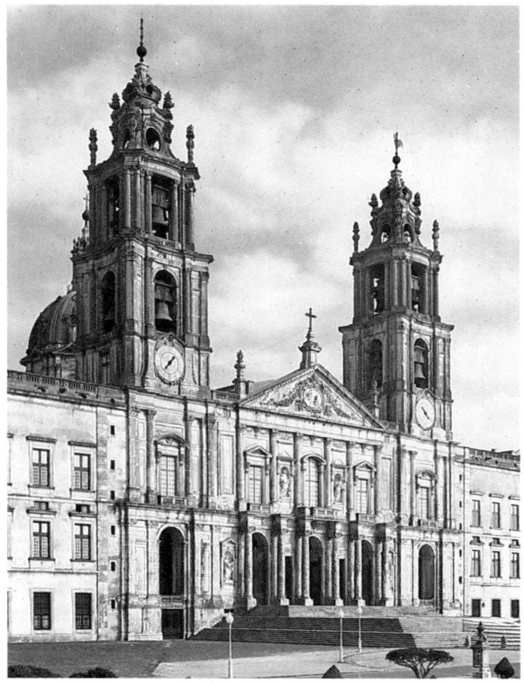

926 MAFRA. KIRCHE
*Fassade*

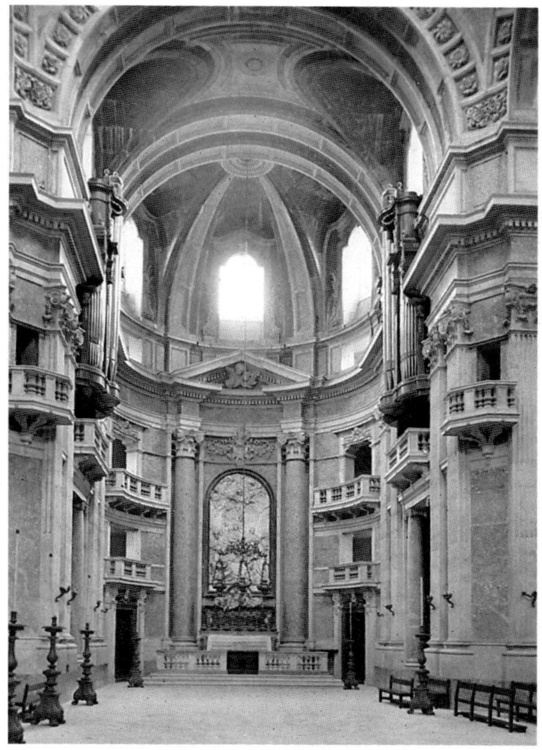

927 MAFRA. KIRCHE
*Innenansicht*

der Stukkateur Giovanni Grossi zugeschrieben. Die Arbeiten Johanns V. am königlichen Palast, besonders am Stammhaus, wurden 1755 zerstört. Ein Eindruck von ihnen wird jedoch mit dem Palast von Necessidades, dessen Fassade auf den Tejo schaut, vermittelt. Vor allem aber ist der großartige Bau von Mafra, 42 km nordwestlich der Hauptstadt, erhalten geblieben.

Als Betrachter gibt man angesichts dieser Masse zweifellos – sofern man sie kennt – der Behauptung des Naturforschers aus Neufchâtel im Dienste Johannes V., Charles-Frédéric de Merveilleux, recht, dem zufolge der König beabsichtigt hatte, „ein Bauwerk, noch prächtiger als der Escorial" zu errichten. Der portugiesische Herrscher hat hier, auf die Festigung seiner Macht bedacht, sichtbar den Wettstreit mit Philipp II. angestrebt. Aber die Ähnlichkeiten beschränken sich auf den imposanten Umfang des Baus, die Einheitlichkeit, die sich aus dem Beschluß der beiden Monarchen ergeben hatte, die die Bauten aus dem Boden stampfen ließen, und, natürlich, auf das Prinzip einer monastischen Stiftung. Ansonsten bestehen beträchtliche Unterschiede. Wollte Johann V. wirklich die Architektur Philipps II., der zu seiner Zeit in Portugal als Usurpator galt, kopieren? Es fällt schwer, das schlechterdings zu glauben. Der Escorial ist mit der Erinnerung an die Schlacht von Saint-Quentin von 1557 (Sieg der Spanier über die Franzosen) verbunden; er läßt sich als Kloster-Palast über einer Versammlung königlicher Gräber definieren; die Kirche liegt am Ende des Haupthofes und der Palast auf seiner einen Seite und nach hinten. Mafra ist von bestimmten, ganz anders gearteten Ereignissen nicht zu trennen: der Erkrankung Johanns V. im Juni 1711 (und seiner Genesung) und der Geburt der Prinzessin Barbara, des ersten Kindes des königlichen Paares am 4. Dezember des folgenden Jahres; bei diesem Bau handelt es sich um ein Palast-Kloster; der Palast bildet die Hauptfassade, die Kirche befindet sich in deren Mitte, das Kloster dahinter. Bei der Grundsteinlegung am 26. September 1711 war Mafra, den Kapuzinern von Arrábida zugedacht, als sehr bescheidener Bau vorgesehen. Dann wurden die Pläne unter verschiedenen Einflüssen, besonders dem des Marquis da Fontes (später Abrantes), beträchtlich vergrößert. Die Weihe der Kirche fand vom 18. bis zum 22. Oktober 1730 statt; die Arbeiten zogen sich indessen bis weit nach diesem Datum hin. Die Geschichte des Baus und die künstlerische Herkunft seines Schöpfers Johann Friedrich Ludwig, in Portugal Ludovice genannt, eines deutsch-italienischen Goldschmieds und Kanonengießers, der dann Architekt wurde, erklären seine Komplexität. Der Wille, mit dem Escorial zu konkurrieren, schloß nicht die Benutzung unterschiedlichster Quellen aus. Gewisse Einzelheiten, wie die Vielzahl von Galerien oder die üppigen Verkleidungen, sind portugiesisch. Eine Verwandtschaft mit der deutschen Kunst liegt wegen Ludovice oder auch der Verwandtschaft Johanns V. mit der kaiserlichen Familie in Wien nahe. Die Chorgitter in der Kirche stammen von dem Franzosen Sébastien-Antoine Slodtz (1730–33). Ludovice mußte einen von Tommaso Mattei, einem Schüler Carlo Fontanas, ausgearbeiteten Entwurf berücksichtigen. Die Kirche und ihre Vorhalle machen nachdrücklich den Einfluß Italiens sichtbar, und ihre Monumentalstatuen, zwischen 1731 und 1733 entstanden, kamen dann auch aus diesem Land. Zwei mailändische Meister, Carlo Battista Garbo und sein Sohn Antonio, spielten unter Ludovice eine bedeutende Rolle. Alessandro Giusti ersetzte die gemalten Altäre der Kirche durch Marmorreliefs. Von dieser Komplexität des Baus, in der das Italienische einen so großen Platz einnimmt, zeugen auch die Vergleiche, die einzelne Elemente der Fassade nahelegen. Die Glockentürme lassen an die von Sant'Agnese in Piazza Navona in Rom denken. Die Eckpavillons erinnern an den mächtigen Pavillon von Juan de Herrera und Filippo Terzi im königlichen Palast in Lissabon, die französischer Schlösser und Stadtpalais, die, die Juvara für den Stammsitz und den Palast in der Hauptstadt entworfen hatte, und an die Pavillons der deutschen Barockarchitektur, wie die des Klosters Banz von Balthasar Neumann (1710–18). Die Augustiner-Chorherren, Nachfolger der Kapuziner, schufen zwischen 1777 und 1791 die Rokoko-Schränke der Bibliothek, deren Entwürfe von Manuel Caetano de Souza stammen.

Lange vor dieser Bibliothek gehörte, nur wenige Kilometer westlich von Lissabon, Queluz zur Casa do Infantado, die dem Bruder Johanns V. zugeteilt wurde, ohne daß seine Nachkommenschaft erbberechtigt war. Trotz einer solchen Beschränkung ließ dieser, Dom Pedro, verheiratet mit seiner Nichte Maria, der zukünftigen Königin, und be-

928 QUELUZ
KÖNIGSSCHLOSS
*(Zeichnung Fixot)*

929 QUELUZ. KÖNIGSSCHLOSS
*Kolonnade von Robillon*

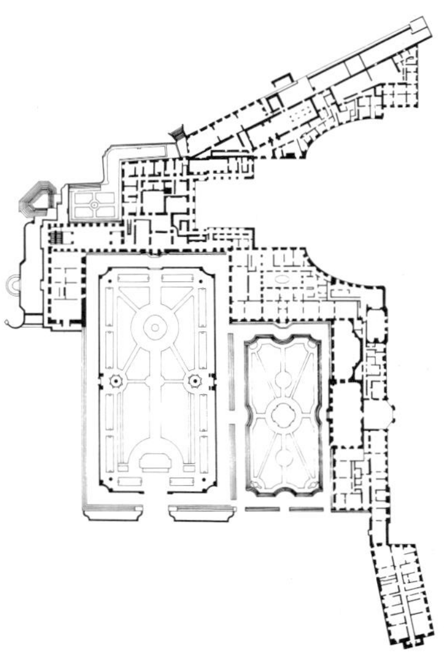

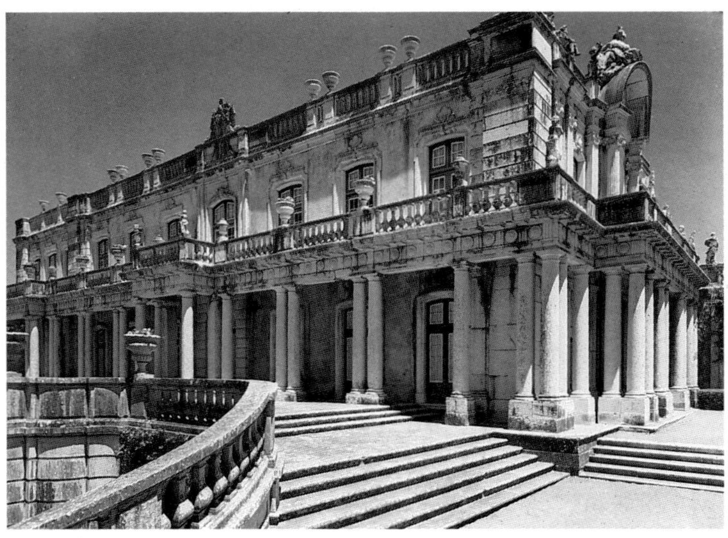

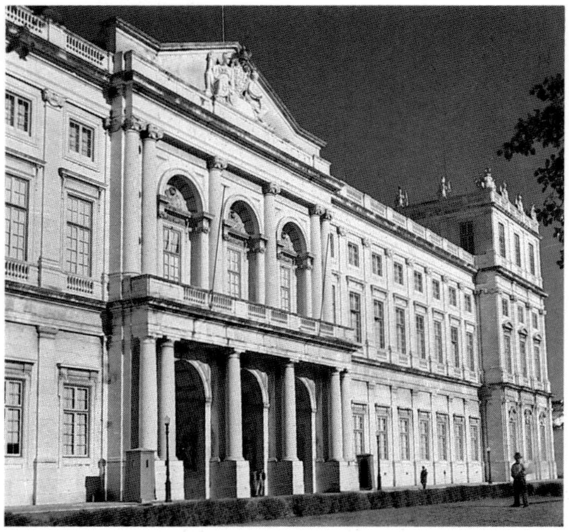

930 LISSABON.
PALACIO DE AJUDA
*Fassade*

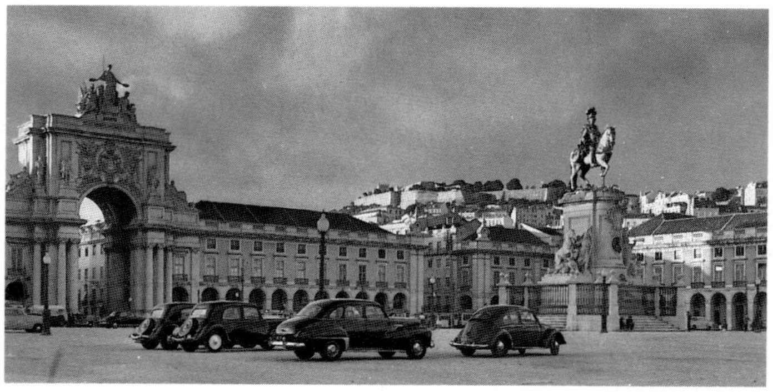

931 LISSABON.
MARKTPLATZ

kannt für seine Feindschaft mit Pombal, den heutigen Palast errichten und die Gärten anlegen. Mateus Vicente de Oliveira schuf hier, ehe er zum Wiederaufbau von Lissabon gerufen wurde, den Ehrenhof und die Prunkfassade zum Neptun-Garten (1747–1752) hin; dieser Hof erinnert vom Schema her an den Marmorhof von Versailles und an die Höfe der Pariser Hôtels. Dann baute seit 1758 Jean-Baptiste Robillon im Westen, linkerhand von der Prunkfassade, einen langen Flügel an, der 1779 vollendet war; er gleicht einen Niveauunterschied im Gelände aus und umfaßt Außentreppen, eine Kaskade und eine Kolonnade; letztere wurde der des Marmortrianons und der Orangerie von Versailles angeglichen. In dieser zweiten Arbeitsphase entstanden auch die Dekorationen mehrerer Säle, an denen portugiesische und französische Künstler tätig waren; zu erwähnen sind besonders der Thronsaal von Antoine Collin und Silvestre de Fário Lobo (um 1758–68). In den Gärten ist der Fluß Jamor mit „azulejos" kanalisiert; grundsätzlich stammen die Skulpturen aus Blei aus Großbritannien und die aus Marmor aus Italien, aber einige wurden auch in Portugal selbst ausgeführt. Die Pferde des Ruhmes-Tores erinnern an die in Marly von Coysevox. Queluz bietet ein Bild voller Delikatesse, in dem die bemalten Wände, die plastischen Tür- und Fensterrahmen und die Brunnen eine optische Einheit bilden. Es ist, als ob diese Residenz sich den Gesetzen architektonischen Schaffens entzöge, um sich dem Dekor und einer Verwandtschaft zur Rokoko-Goldschmiedekunst zuzuwenden. Dieser Eindruck verwundert nicht, wenn man die Persönlichkeit ihrer beiden Baumeister berücksichtigt: der erste arbeitete mit Ludovice zusammen, der zweite mit Thomas Germain. Und das Amphitrite-Bassin, das möglicherweise erst von etwa 1786 stammt, ähnelt einem Tafelaufsatz.

Dieser Hofgeschmack fand sogar Eingang in den aufkommenden Klassizismus, in dem Pombal nach dem Erdbeben von 1755 das neue Lissabon über der alten unregelmäßigen, in Jahrhunderten gewachsenen und von Mittelalter und Renaissance geprägten Stadt errichtete. Da Manuel de Maia schon bald starb, waren Eugénio dos Santos und Carlos Mardel die für den Wiederaufbau verantwortlichen Architekten. Letzterer, von ungarischer Herkunft, brachte in das Konzept dekorative Details ein, die geschickt so gewählt waren, daß sie die allgemein vorherrschende Monotonie unterbrachen. Einzelne Kirchenfassaden sind von unauffälliger Dynamik geprägt, so die von Nossa Senhora das Mercés (oder Jesus) von Joaquim de Oliveira (um 1760–70). Bei dem Reiterstandbild Josephs I. von Machado de Castro auf dem Handelsplatz handelt es sich noch um ein barockes Werk (1775).

Es ist erstaunlich, daß in diesem Pombalschen Lissabon der Königspalast fehlt, stand doch hier auch der alte Palast, der unlöslich mit den großen Entdeckungen verbunden war. Juan de Herrera hatte den Palast um den großen, von Filippo Terzi ausgeführten Pavillon erweitert, dann durch die Anbauten Johanns V. und den Bau, der für kurze Zeit unter Joseph I. die Oper Giancarlo Bibienas beherbergte. Als königliche Residenz wurde jetzt auf einem Hügel über Belém der Palacio de Ajuda gebaut, der 1802 nach Plänen von José da Costa e Silva und dem Italiener Francisco Xavier Fabri begonnen wurde. Er wurde von den Königen im 19. Jahrhundert zwar bewohnt, ist jedoch nie vollendet worden. Seine Eingangsfassade auf der Ostseite und seine Vorhalle erinnern an Caserta, also an ein Schloß, das mit seinem späten Barock bereits den Klassizismus ankündigt, und Ajuda ist denn auch stilistisch ein klassizistisches Werk.

## NORDPORTUGAL

### VISEU, LAMEGO, PORTO, BRAGA UND GUIMARÃES

In Viseu, im Herzen der Beira Alta, erhebt sich auf dem Platz der Kathedrale und dieser gegenüber die Fassade von Santa Casa da Misericórdia, die 1775 von António da Costa Faro begonnen wurde. Mit ihren beiden Türmen, der reichen Mittelpartie und dem großen Portal ist sie eine der typischsten Kirchen des portugiesischen Barock. Nackte Flächen und der Granit der mächtigen, geschmeidigen und lebendigen Skulpturen sind hier vollendet verteilt; Ausgewogenheit und Dynamik verbinden sich zu einer beeindruckenden Synthese.

Wenn ein Bau wie Santa Casa besonders bezeichnend für die lusitanische Architektur des 18. Jahrhunderts ist, dann sind es drei Konstruktionsmerkmale, auf die, im Norden des Landes, besonders eingegangen werden muß: das rhombische Grundschema einzelner Fassaden, eigentümliche Elemente einiger Grundrisse und die Vervollkommnung der Wallfahrtsstätten.

Für gewöhnlich ist an den Kirchenfassaden der Portalgiebel im Zentrum des Untergeschosses mit zwei seitlich im Obergeschoß liegenden Fenstern und mit dem noch eine Zone höher sich in der Mitte befindlichen Rundfenster (oder einem anderen Motiv) durch eine Rautenform verbunden. Diese Anordnung wird besonders deutlich in Porto, in Nossa Senhora do Carmo (die Kirche der Tertiarier vom Berge Karmel, 1756–60) von José de Figueiredo und in Nossa Senhora da Esperança (1746–1763) von N. Nasoni.

932 VISEU.
SANTA CASA DA MISERICÓRDIA
*Fassade*

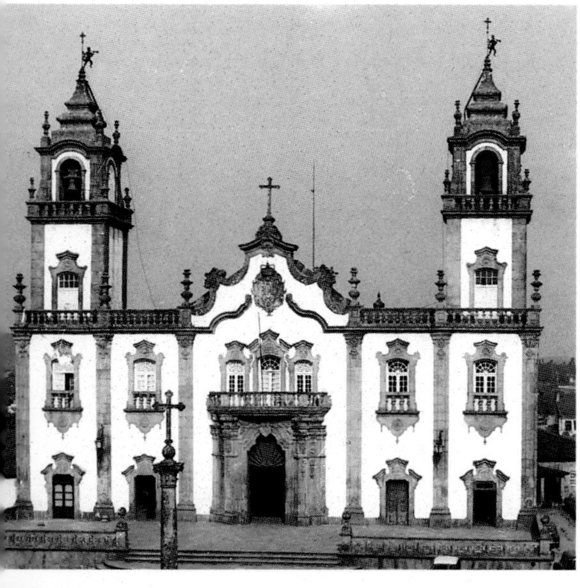

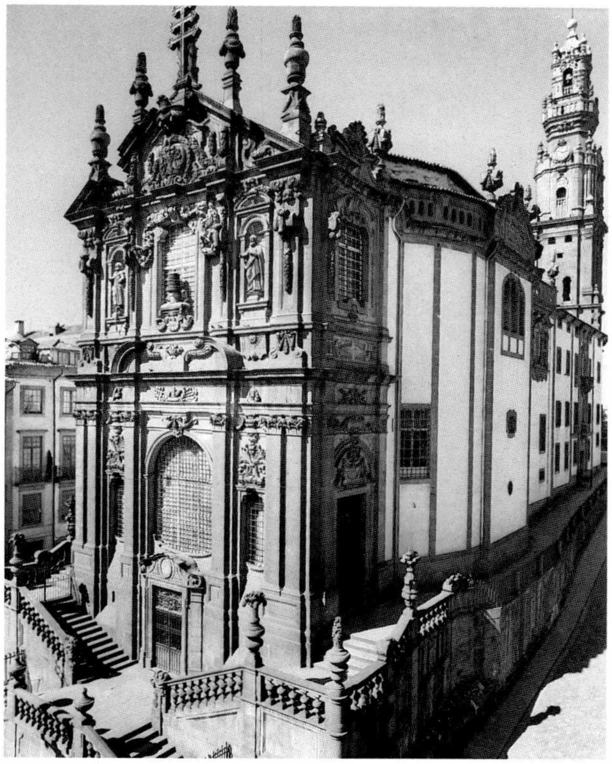

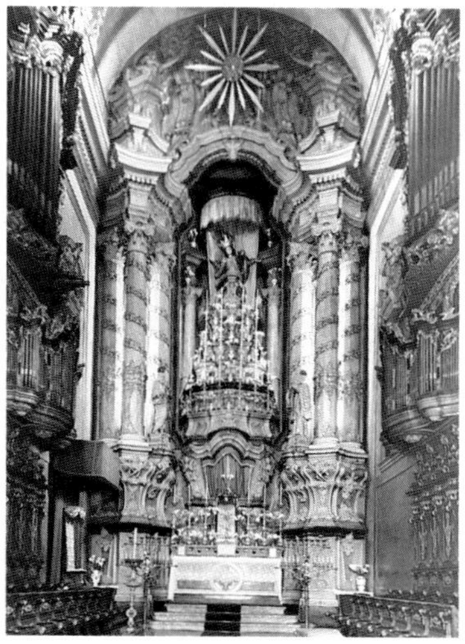

934 PORTO. SÃO PEDRO DOS CLÉRIGOS
*Hochaltar*

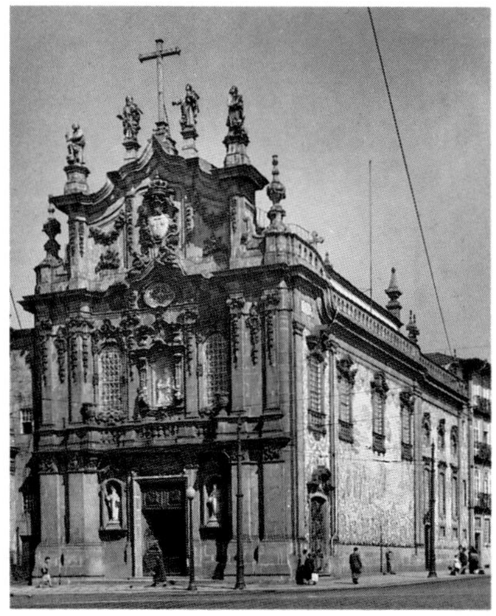

935 PORTO. SANTA TERESA
*Fassade*

933 PORTO. SÃO PEDRO DOS CLÉRIGOS
*Gesamtansicht*

Die längsgerichtete Anordnung von São Pedro dos Clérigos vom gleichen Architekten in Porto (1731–63) überrascht zunächst. Bei aufmerksamer Betrachtung jedoch zeigen sich die Sorgfalt, mit der die Gliederung und der Rhythmus der Seitenfassaden komponiert wurden, und vor allem die Durchdachtheit und Geschmeidigkeit des Grundrisses. Zu beiden Seiten der „capela-mor" verbinden Gänge, für die Gläubigen nicht sichtbar, das Schiff mit dahinter liegenden Räumen, und dieses Schiff erhebt sich über einer bemerkenswert reinen Ellipse. In der Nähe von Braga wählte André Soares für Santa Maria Madalena von Falperra (1753–55), deren Fassade mit einem plastischen Ensemble fast lyrischen Charakters geschmückt ist, als Grundriß einen Rhombus. Und in Guimarães entwarf er für die Kirche Nossa Senhora da Consolação, die 1769 entworfen wurde, eine für Portugal außergewöhnliche Fassade: zwei zurückgesetzte Seitentürme fassen eine konvexe Mittelpartie ein.

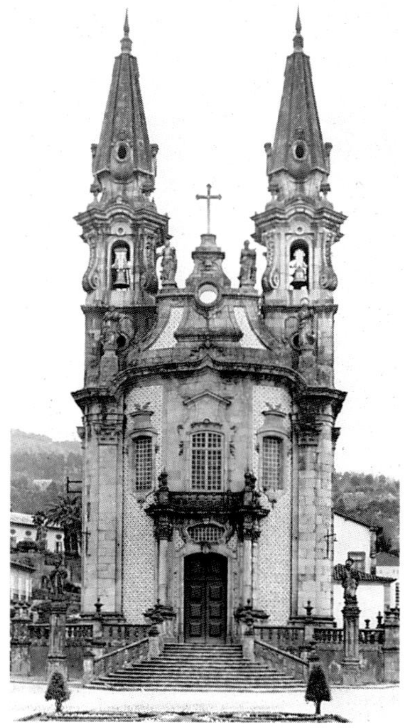

936 GUIMARÃES.
NOSSA SENHORA DA CONSOLAÇÃO
*Fassade*

In Lamego, im äußersten Südwesten der historischen Provinz Trás-os-Montes, in der Nachbarschaft der Provinzen Beira Alta und Douro, wurde zwischen 1750 und 1760 auf einer Anhöhe die Pilgerkirche Nossa Senhora dos Remédios gebaut. Vor der Kirche und um sie herum breitet sich ein Geflecht von Treppen, Terrassen, Kapellen, allegorischen Brunnen und Statuen aus. Berühmter und noch bedeutender in künstlerischer und religiöser Hinsicht ist die Kirche Bom Jesus in Braga auf dem Monte Espinho etwas außerhalb der Stadt. Auf dieser Anhöhe existierte seit dem beginnenden 14. Jahrhundert eine dem gekreuzigten Christus geweihte Kultstätte. Dom Rodrigo de Moura Telles, Erzbischof der benachbarten Stadt und „juiz" der Bruderschaft „Bom Jesus do Monte", nahm die Ausstattung des Ortes mit der „via crucis" nach einem weitgespannten Programm in Angriff, in dem die Schönheit im Dienste von Ikonographie, Symbolik und Huldigung des Kalvarienberges stand. Die Ausführung oblag wahrscheinlich einem Ingenieur-Oberst, Manuel Pinto de Vilalobos. Seit 1723 wurden der Portikus am Eingang des Geländes errichtet, die Ädikulae oder Kapellen des Kreuzweges (via crucis), ein Teil der Treppe der Fünf Sinne und einige der Brunnen. Der Saturn-Brunnen und ein weiterer Teil der Via crucis entstammen einer zweiten Bauphase (um 1740–50). Nach 1774 wurden der Jupiter-Brunnen und der Fünf-Wunden-Brunnen sowie die Sockel der Statuen im Zentrum der Treppe installiert. Diese Teile bildeten das barocke Bom Jesus. Es wurde vom Ende des 18. Jahrhunderts an umgestaltet. Der Architekt Cruz Amarante, ein Klassizist, verfeinerte das Ensemble und erbaute seit 1784 die heutige Kirche. Die Treppe der Göttlichen Tugenden stammt von 1837, und auch die meisten Kapellen sind aus dem 19. Jahrhundert. Die Kapellen der Auferstehung (um 1750), des „Noli me tangere" und der „Pilger von Emmaus" (1756–65) wurden von André Soares entworfen. Er ist auch der Schöpfer der Muschelgrotte, die aus dem Garten des Erzbischofs Dom José in Bragança nach Bom Jesus gebracht wurde (1741–56).

Die Handelsbeziehungen zwischen Porto und Brasilien und die Bedeutung der Emigration aus dem Norden des Königreiches in die große amerikanische Kolonie machten – wie oben erfolgt – es notwendig, die besonders ausgeprägten Charakteristika der Architektur Nordportugals aufzuzeigen.

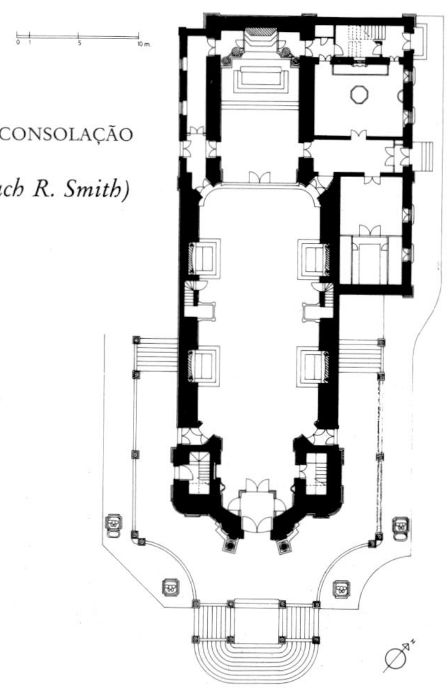

937 GUIMARÃES
NOSSA SENHORA DA CONSOLAÇÃO
*Grundriß*
*(Zeichnung Fixot nach R. Smith)*

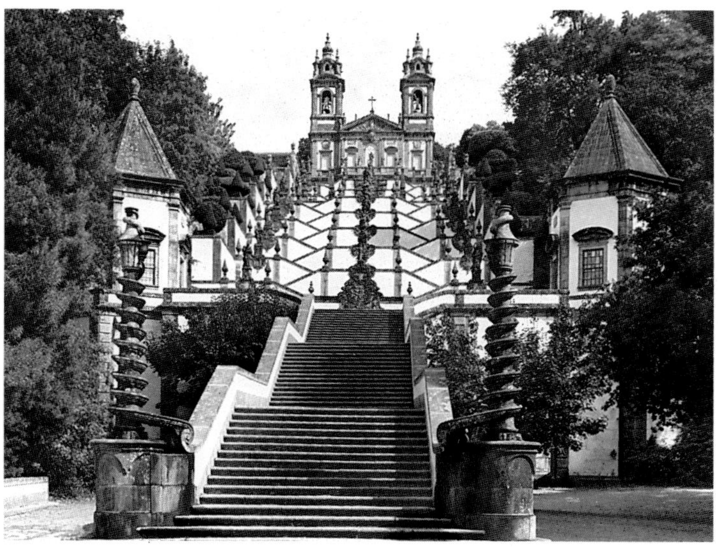

938 BRAGA. BOM JESUS DO MONTE
*Gesamtansicht*

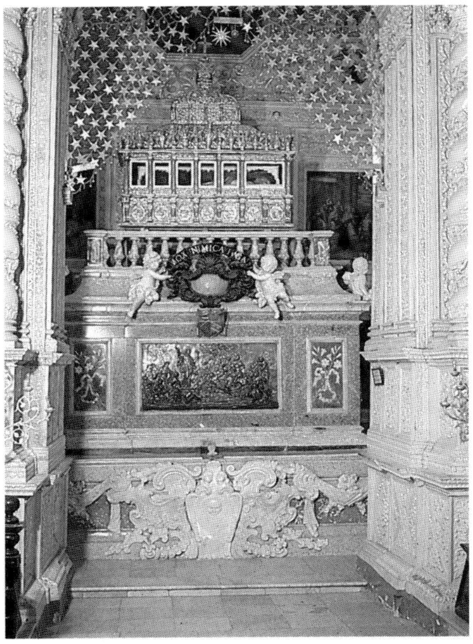

939 GOA. BOM JESUS
*Grab des hl. Franz Xaver*

# DIE PORTUGIESISCHEN KOLONIEN IM OSTEN

## GOA

Velha Goa (Alt-Goa) und Nova Goa (Neu-Goa oder Pangim, auch Pandschim) und ganz allgemein Portugiesisch-Indien, das im Dezember 1961 von seinem starken Nachbarn annektiert wurde, sind zutiefst von der lusitanischen Präsenz, die bis auf die Epoche der großen Entdeckungen zurückgeht, geprägt worden. Das künstlerische Erbe aus der Kolonialzeit, besonders das des Barock, ist beträchtlich. In ihm drückt sich vielfach eine Symbiose aus Orient und Okzident aus. Gewöhnlich, so konnte man feststellen, stammten die Beiträge aus der Hauptstadt eigentlich eher aus Mittelportugal oder aus dem Süden des Alentejo. Geschnitztes und vergoldetes Holz fanden wie im Mutterland und in Brasilien reichlich Verwendung, aber bestimmte Motive veränderten sich in indische Formen, so z. B. die Engel, die Heiligen und die Gewänder.

Die Franziskaner, die 1517 hier eintrafen, schufen zunächst eine bescheidene Kapelle. Dann, 1521, wurde eine dem Heiligen Geist geweihte Kirche gebaut. Nach ihrer Zerstörung ersetzte man sie an der gleichen Stelle im Jahre 1661 durch jene Kirche, die heute São Francisco de Assis de Velha Goa heißt und einen barocken Hochaltar besitzt. Ebenfalls in Alt-Goa wurde 1594 mit der Errichtung von Bom Jesus begonnen, einem 1605 vollendeten und im gleichen Jahr geweihten Sakralbau. Er enthält das Grabmal des hl. Franz Xaver, eine florentinische Arbeit des Bildhauers Giovanni Battista Foggini, und ist ein Geschenk des Großherzogs von Toskana, das 1698 an Ort und Stelle gebracht wurde. Die Altäre und die Kanzel bilden einen reizvollen Barockschmuck.

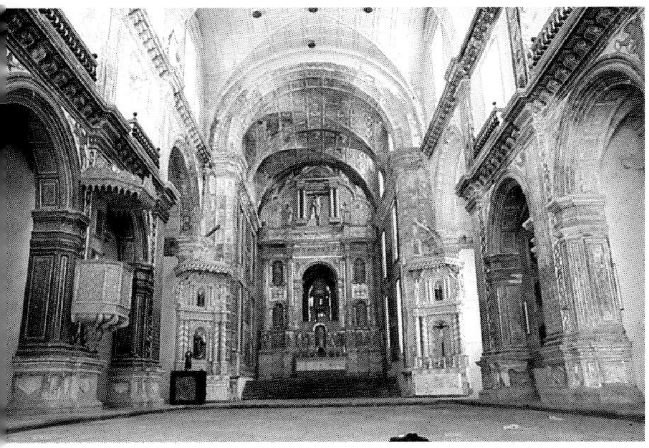

940 GOA. SÃO FRANCISCO DE ASSIS
*Innenansicht*

## MACAO

In Macao, an der Küste Südchinas, befand sich zwischen 1742 und 1758 das Seminar der Jesuiten mit einer Kirche, die dem hl. Joseph geweiht war, im Bau. Von der alten Kathedrale aus dem 17. Jahrhundert ist die Fassade mit gestaffelten Zonen und überreich geschmückt mit Nischen und Säulen noch erhalten: sie ist – im Einklang mit einer oft konstatierten Ähnlichkeit – die Übertragung eines Altarretabels ins Monumentale.

941 MACAO.
RUINEN DER EHEMALIGEN KATHEDRALE

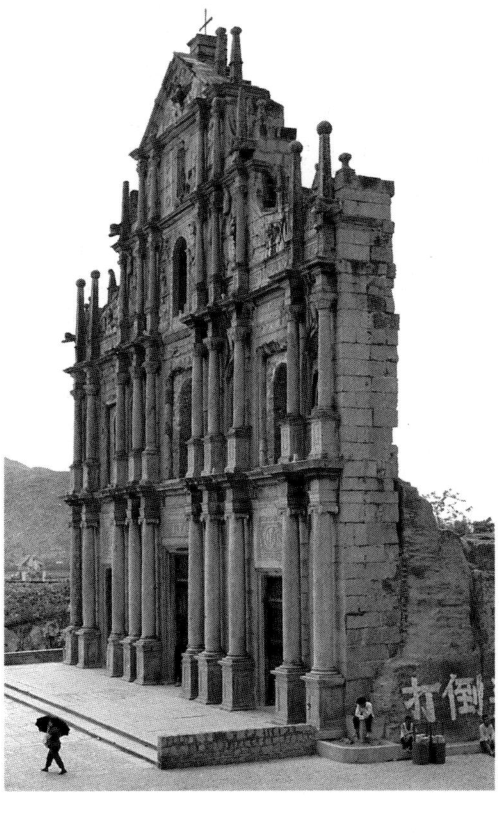

# DIE AZOREN

## PONTA DELGADA (INSEL SÃO MIGUEL) UND ANGRA DO HEROÍSMO (INSEL TERCEIRA)

Der architektonische Barock der Azoren fällt zumindest in ihren beiden Hauptstädten – Ponta Delgada auf der Insel São Miguel und Angra do Heroísmo auf der Insel Terceira – durch drei Charakteristika auf: die ganz natürliche Zugehörigkeit zur lusitanischen Kunst; die Ankündigung der kommenden brasilianischen Kunst und eigene, d. h. insuläre Züge. Die lusitanische Kunst findet sich, so stellt man bei den Kirchen sogleich fest, speziell in der Abfolge von Terrassen und Treppen wieder, die oft dem Bau vorgelagert sind oder ihn tragen, in dem Turm oder dem Turmpaar der Fassaden, in der Vorliebe für eine einheitliche Struktur über rechteckigem Grundriß unter einem Giebeldach, in der Kombination von bemalten Flächen mit steinernen Einfassungen und im Reichtum der „talha“. Die Antizipation des Brasilianischen wird zuweilen im Städtebau deutlich, der in der Regelmäßigkeit des Planes und den abfallenden Straßen von Angra do Heroísmo an Ouro Preto erinnert, und auch in der Plastizität einiger Fassaden, wie an der von São Francisco in Ribeira Grande (Insel São Miguel, Mitte des 17. Jahrhunderts). Der eigene, inselspezifische Beitrag kombiniert aus der Hauptstadt stammende Materialien mit solchen, die an Ort und Stelle vorkommen und verwendet wurden: dunkles Gestein vulkanischen Ursprungs. Die insuläre Eigentümlichkeit rührt auch von der konstanten Feuchtigkeit her, die sich mit den Bauten verband und die Skulpturen prägte, und von der sich unaufhörlich ändernden Atmosphäre, die beherrscht wird von der Allgegenwart des Meeres, von Wind, Regen und Sonne.

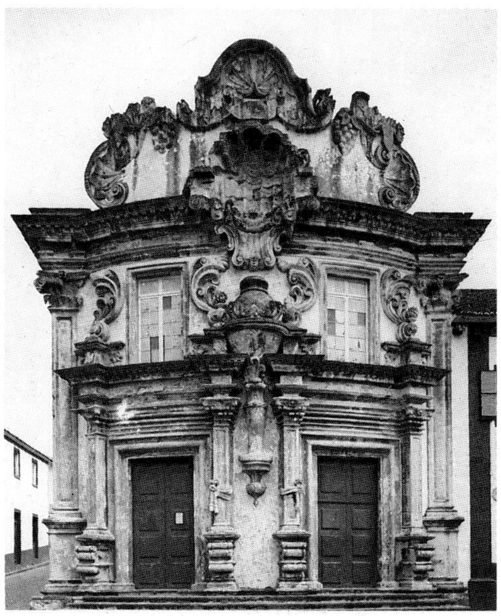

942 RIBEIRA GRANDE. SÃO FRANCISCO
*Fassade*

Die Kirche des Forts in Angra, São João Baptista, wirkt vom Stil her schwerfällig, aber die monumentale Fassade des Jesuitenkollegs erhebt sich oben auf einer Treppe, deren geschwungener Verlauf an jene Treppe erinnert, die der Nische des Belvedere von Bramante am Vatikan vorgelagert ist. Die Fassade der Pfarrkirche („matriz") von Ponta Delgada besteht aus einem emanuelischen Mittelportal in einer späteren barocken Komposition. In der gleichen Stadt befindet sich auch das vielleicht meisterhafteste Werk der Architektur dieses Stiles auf den Azoren: die Fassade, die um die Mitte des 18. Jahrhunderts der älteren Jesuitenkirche (1625–66) vorgeblendet wurde.

## BRASILIEN

Die Geburt eines Kunststils besteht notwendig in der Erarbeitung immer eigenständigerer einzelner Kunstwerke, die sich auf der Basis übernommener Vorstellungen und im Rahmen der herrschenden historischen, ethnischen und psychologischen Bedingungen vollzieht. Brasilien ist – besonders in der Architektur – das seltene Beispiel für eine besonders gelungene Entdeckung und Festigung der eigenen künstlerischen Ausdrucksweise. Im folgenden sollen einige nach Maßgabe dieses Entwicklungsprozesses ausgewählte Monumente analysiert werden.

In der Barockzeit war die Versendung bereits plastisch bearbeiteter Steinblöcke eine übliche Methode. Nachweislich wurde so in Salvador an der Kirche des Jesuitenkollegs verfahren (1655), und in Rio de Janeiro beim Medaillon für Nossa Senhora do Carmo, am Hauptportal der Kirche der Tertiarier vom Karmel (1760), und an den Portalen von Nossa Senhora da Glória do Outeiro, die man am Ende des 18. Jahrhunderts in das bereits vorhandene Bauwerk einsetzte. Man verschiffte auch bereits bearbeiteten Marmor, so für die Sakristei des Jesuitenkollegs von Salvador, das 1707 vollendet war. Die „talha" wurde über lange Zeit in Brasilien und in der Hauptstadt des Mutterlandes fast gleichartig gestaltet. Diese Übernahmen oder Gleichartigkeiten müssen erwähnt werden, größere Aufmerksamkeit erfordern jedoch die Grundrisse und die Raumkonzeption.

Daß in der Kolonie die lusitanische Kirche in völlig reiner Form übernommen wurde, geht auf die Zeit der ersten architektonischen Schöpfungen in dauerhaften Materialien zurück. Über dem rechteckigen Grundriß und unter dem Giebeldach wurden das Kirchenschiff, die „capela-mor", die sorgfältig kaschierten Verbindungsgänge, die Sakristei und die Nebenräume ineinander verschachtelt. Dieses Konzept kam in Salvador beim Neubau der Kirche des Jesuitenkollegs zur Anwendung, deren Grundsteinlegung vor dem 29. Juli 1657 stattfand und die 1672 als vollendet galt – diese Kirche wurde 1765 nach der Ausweisung der Jesuiten die Kathedrale. Die Fassade wurde 1679 dekoriert und 1694 mit zwei Türmen versehen: die Ähnlichkeit mit der Front der Jesuitenkirche in Santarém (1676) ist erstaunlich. Zu dieser Fassadenkategorie gehört auch die Fassade der Kirche São Francisco (Franz Xaver) des Sankt-Alexander-Kollegs in Belém, die zwischen dem 3. Dezember 1718 und dem 21. März 1719 geweiht wurde.

Das Werk des Antonio Giuseppe Landi (1708–1709) bietet bemerkenswerte Beispiele einer direkten Übertragung der italienischen Kunst. Landi wurde in Bologna geboren, war Schüler von Ferdinando Galli da Bibiena, lehrte dann selbst Architektur in seiner Geburtsstadt und ging 1753 nach Brasilien, um zusammen mit deutschen Gelehrten die Grenzen Amazoniens zu kartographieren. Er ließ sich im Lande nieder und schuf bis zu seinem Tode in Belém Werke des beruhigten Barocks, den Italien vertrat. Er ist der Schöpfer des Gouverneurspalastes von Grão Pará (1767–71; Entwurf in der Nationalbibliothek Lissabon, bei der Realisierung abgeändert), der Kirche Santa Ana (1761–82; Fassade im 19. Jahrhundert umgestaltet) und der Kapelle São João Baptista (1772–77); zu den beiden letztgenannten Bauten sind die Ausführungen Landis, die für den Naturforscher Rodrigues Ferreira bestimmt waren, in der Bibliothek von Rio de Janeiro aufbewahrt.

Nossa Senhora da Conceição da Praia in Salvador ist, was Architektur und Steinplastik betrifft, ein mehr oder weniger vollständiger Import der Kunst König Johanns V. Die Pläne entwarf der portugiesische Militäringenieur Manuel Cardoso de Saldanha. Sie wurden in die Hauptstadt zu Mateus Vicente weitergeleitet, der sich auf die Verschickung von bereits bearbeiteten „lioz" (ein harter Kalkstein)-Blöcken nach Brasilien für die Bauten der Kolonie spezialisiert hatte. Der ebenfalls lusitanische Maurer Eugénio da Mota begleitete die erste Verschiffung, nahm

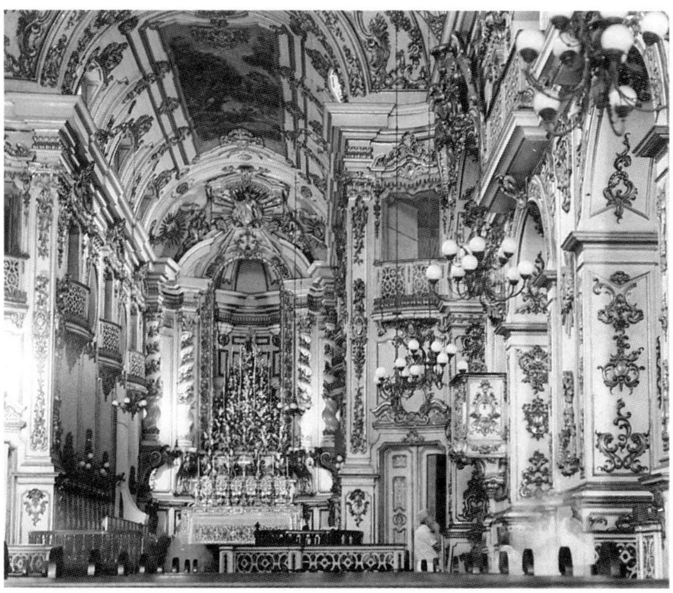

943 RIO. KATHEDRALE
*Innenansicht*

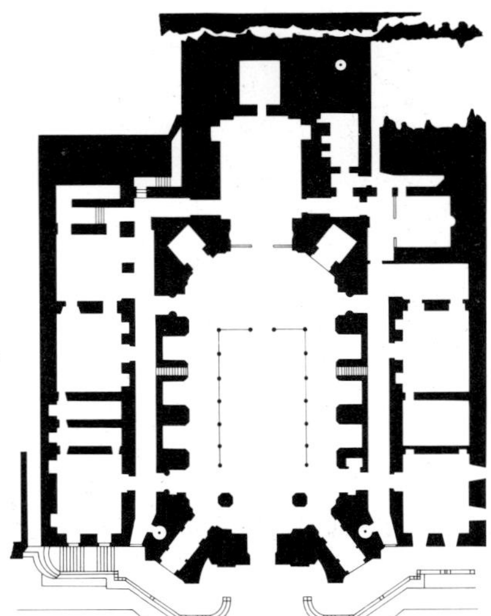

944 SALVADOR. NOSSA SENHORA DA CONCEIÇÃO DA PRAIA
*Grundriß*
*(Zeichnung Fixot nach R. C. Smith)*

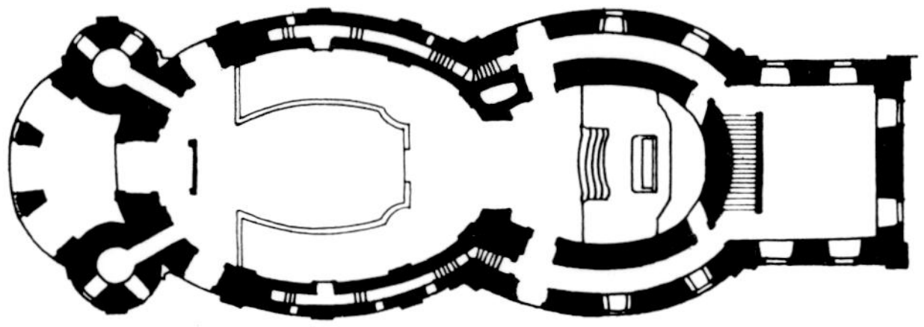

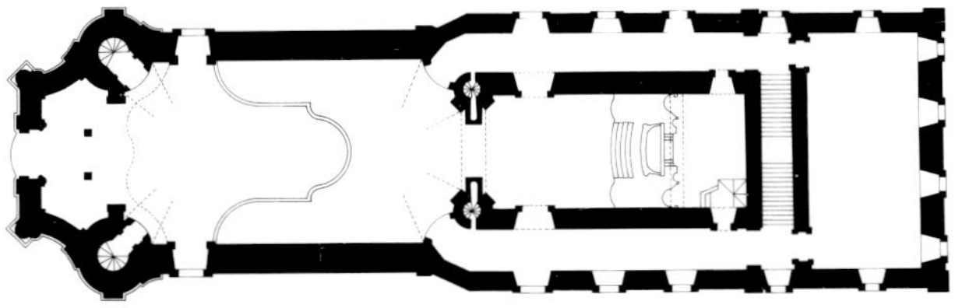

945 OURO PRETO.
NOSSA SENHORA DO ROSÁRIO
*Grundriß*
*(nach Kupler und Sonia)*

946 OURO PRETO.
SÃO FRANCISCO DE ASSIS
*Grundriß*
*(Zeichnung Fixot nach G. Kubler)*

1739 die Bauarbeiten in Angriff und überwachte ihren Verlauf bis 1769; danach kamen andere portugiesische Maurer, die seine Aufgaben übernahmen. Das Bauinnere ist im Grund- und Aufriß eine Saalkirche und eng mit Menino Deus in Lissabon, einer der ersten persönlichen Schöpfungen Johanns V., verwandt. Die Fassade erinnert an die von Mafra, weist aber zusätzlich mit dem schrägen Vorspringen der Türme einen eigenen Zug auf. Die Kirche Nossa Senhora da Praia sollte ein noch schönerer Bau werden, dank ihrer Altäre sowie der falschen Gewölbe, auf die José Joaquim da Rocha 1773 eine prächtige Komposition über das Thema der Unbefleckten Empfängnis malte.

Unter die typisch brasilianischen Kirchen sind im 18. Jahrhundert jene zu zählen, die über gekurvten Grundrissen entstanden, und die, deren Fassade vor einem kompakten Grundriß zwei Seitentürme aufweist, welche zurückgesetzt sein können und eine konvexe oder plane Mittelpartie einfassen.

Zur ersten Kategorie gehören in Rio de Janeiro zwei dem Militäringenieur José Cardoso Ramalho zugeschriebene Bauten, São Pedro dos Clérigos (1733–38; zerstört) und Nossa Senhora da Glória do Outeiro (1714 oder 1739) und, in den Minas Gerais, Nossa Senhora do Rosário dos Homens Pretos in Ouro Preto und São Pedro dos Clérigos (Fassade von 1920–22) in Mariana; die beiden letztgenannten Kirchen, deren Entwurf mit großer Wahrscheinlichkeit von José Pereira dos Santos vor der Mitte des 18. Jahrhunderts erarbeitet wurde, sind eine vollendete Ausbildung des doppelelliptischen Grundrisses, der bereits in Nossa Senhora da Glória do Outeiro verwendet worden war. Es stellt sich die Frage nach der Herkunft dieses besonders harmonischen Grundrisses. Die Beziehungen zwischen Nordportugal und Brasilien waren eng. Demnach könnte die Vorliebe für die Ellipse von São Pedro dos Clérigos in Porto von N. Nasoni stammen. Der Bau dieser Kirche dauerte aber von 1731 bis 1763, was die Ableitung bezweifelbar macht und weiter im Ungewissen läßt.

Das Meisterwerk der zweiten, reicher vertretenen Kategorie ist São Francisco de Assis in Ouro Preto von António Francisco Lisboa, gen. Aleijadinho. Die Kunsthistoriker glauben einen Vorläufer in einer Kirche von Andrea Soares in Guimarães gefunden zu haben: Nossa Senhora da Consolação. Aber die Pläne dieser Kirche trafen in der kleinen Stadt, in der Aleijadinhos Bau sich erhebt, 1769 ein, und das „risco" von São Francisco de Assis stammt von 1766–67. Somit ist eine direkte Ableitung ausgeschlossen, und es muß nach anderen Möglichkeiten geforscht werden.

Die konvex oder konkav gekurvten Fassaden folgen einem im italienischen Barock geläufigen Schema. Ebenfalls üblich ist dieser Typus mit mehr oder weniger zurückgesetzten Seitentürmen in Österreich, Deutschland und Böhmen. Johann V. war durch seine Mutter und durch seine Frau mit der kaiserlichen Familie in Wien verwandt. Kirchengrundrisse dieser Länder konnten nach Lissabon geschickt und vom Hof und seinen Militäringenieuren in die brasilianische Kolonie weitergeleitet worden sein. Zwischen der Empfindsamkeit dieses Landes und Mitteleuropas besteht im übrigen eine naturgegebene Übereinstimmung.

Die Kirche Bom Jesus de Matozinhos in Congonhas do Campo hat als direkten Vorläufer die Kirche Bom Jesus von Braga, reiht sich aber mit dieser in die Folge der „sacros montes" Portugals und Italiens ein. Die Monumentalskulpturen der Treppe entstammen einer portugiesischen Tradition, die bereits die der Rotunde von Tomar, die des alten bischöflichen Gartens in Castelo Branco und die von Nossa Senhora dos Remédios in Lamego hervorgebracht hatte. Die Gruppierung der Propheten auf der Treppe und der Terrasse von Congohas ist indessen eine eigenständige, und Aleijadinho hat seinen biblischen Gestalten Leben voll epischer Größe eingehaucht, und den besten Skulpturen der „passos" des Kreuzweges, wie denen des Abendmahles, verlieh er eindringliche, pathetische Kraft.

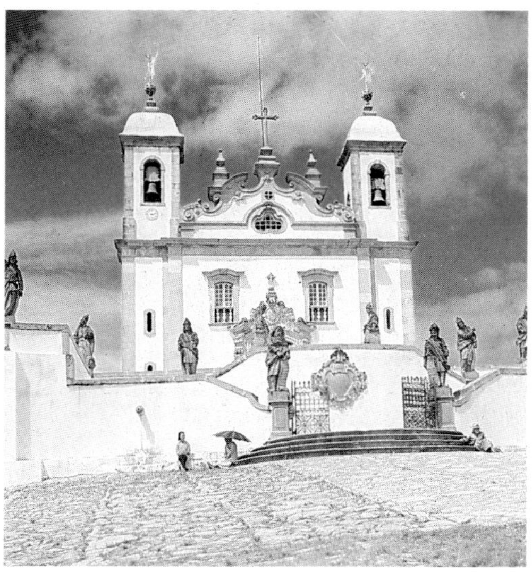

947 CONGONHAS DO CAMPO.
BOM JESUS
*Terrasse der Propheten und Kirche*

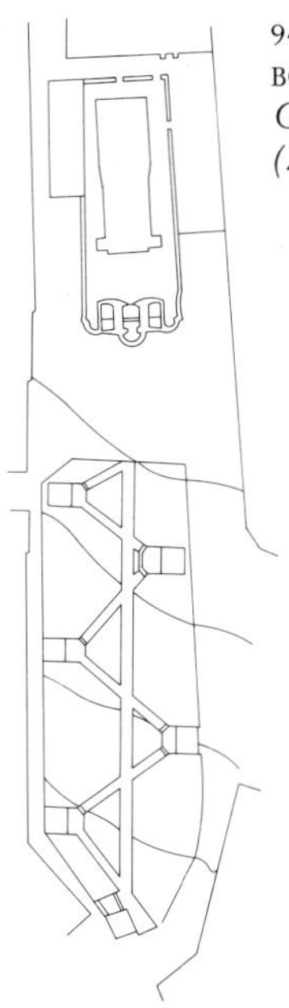

948 CONGONHAS DO CAMPO.
BOM JESUS
*Gesamtplan*
*(Zeichnung Fixot nach G. Bazin)*

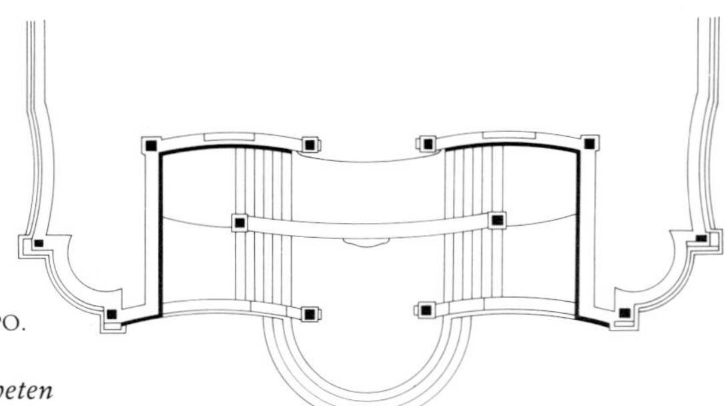

949 CONGONHAS DO CAMPO.
BOM JESUS
*Plan der Terrasse der Propheten*
*(Zeichnung Fixot nach G. Bazin)*

Die Photos für den Teil „Bedeutende Baudenkmäler" wurden eigens für dieses Werk aufgenommen von

CUCHI WHITE 520, 524, 526, 531, 533, 539, 542, 544, 549, 553, 555–557, 562, 563, 567, 568, 570–577, 579–590, 593, 595, 596

FERRENTE FERRENTI 633, 677, 863–868, 871, 873–881

DOMINIQUE GENET 738, 745, 747, 759–762, 766, 767, 770–772, 774, 776–778, 782–784, 786, 788, 790, 792, 798, 799

Die übrigen Photovorlagen stammen von:
Bibliothèque Nationale, Paris 519, 522, 527, 532, 620, 687, 711, 712, 714, 749–753, 763, 768, 769, 773, 775, 779, 780, 785, 787, 789, 791, 800 – Anderson-Alinari 529, 536 – Italienisches Verkehrsbüro 535 – Anderson-Giraudon 538 – Enzo Crea 541, 547 – Roger-Viollet 551, 652, 741, 742, 884, 886, 892, 943 – Biblioteca Reale, Turin 554 – Alinari 559 – Alinari-Giraudon 560 – Scala 591 – Bundesdenkmalamt, Wien 597–599, 606–609, 614–619, 622, 625 – Foto-Marburg 600, 604, 611–613, 621, 623, 624, 631, 639, 645, 648, 651, 653, 654, 656, 657, 663, 665, 667, 668, 672, 679, 682, 701, 719, 721, 833, 843, 845, 846, 848, 853, 857, 858, 932 – Nationalbibliothek, Wien 605, 626 – Staatliche Kunstsammlungen, Dresden 642, 660 – Bayerische Verwaltung der Staatl. Schlösser und Gärten, München 643, 644, 646 – Schweizerisches Verkehrsbüro 670 – Toni Schneiders 675 – Nationalmuseum, Warschau 683–686 – A.P.N. 688–690, 693, 695 – Alain Mahuzier 698 – Collection Viollet 699 – Nationalmuseum, Stockholm 702 – Royal Commission on Historical Monuments, London 703, 706–709 716 – A. Lloyd/Royal Commission on Historical Monuments 705 – Institut Courtauld, London 710 – G. Howard/Royal Commission on Historical Monuments, London 713 – Mauritshuis, Den Haag 717 – Rijksdienst Monumentenzorg 718, 724 – A.C.L., Brüssel 726, 727, 731–735 – Giraudon 729, 758, 781 – Arch. Phot., Paris/S.P.A.D.E.M. 736, 737, 746, 757 – Jean Feuillie/CNMHS 739 – Bulloz 740, 754–756 – Lauros-Giraudon 743, 801 – Jos le Doare 744 – Banque de France, Paris 764 – N.D.-Roger-Viollet 794 – L.L.-Roger-Viollet 796 – Spanisches Verkehrsbüro 802, 803, 805–808, 811–814, 816, 823, 825, 829, 831, 832, 837, 847, 849–851 – MAS 817, 818, 820, 821, 828, 835, 838, 839, 842, 844, 854, 856, 860, 861 – Jesse Fernandez 822 – Yan-Dieuzaide 834, 924, 929–931, 935 – Jean-Dominique Rey 862, 918 – Vautier-Decool 882, 916 – Yves Bottineau 883, 885, 888–890 – Dagli-Orti 887, 891 – Hernan Diaz 893, 894 – Graziano Gasparini 895 – Paolo Gasparini 896 – Damian Bayon 898–900, 902, 903, 907, 908, 910, 914, 915 – Guillen 901, 906 – Pestana 909, 911, 912, 949 – Nationalarchive, Buenos-Aires 917 – Santos d'Almeida 921 – Novais 923, 925–927, 933, 934, 937, 938 – Jean-Louis Nou 939, 940 – H.W. Silvester 941 – Archives Coloquio Artes 942

Die Architekturpläne entwarf eigens für dieses Werk
FRANCIS FIXOT, Architekt D.P.L.G.

Das Kartenmaterial im Teil „Bedeutende Baudenkmäler" schuf
GUY PLOMION

# DIE KUNST DES BAROCK
# IN THEMATISCHEN GEGENÜBERSTELLUNGEN
# UND NATIONALEN ÜBERSICHTEN

951 Hochaltar der Kirche Valenciana in Guanajuato.
1765–1788.
(Photo Vautier-Decool)

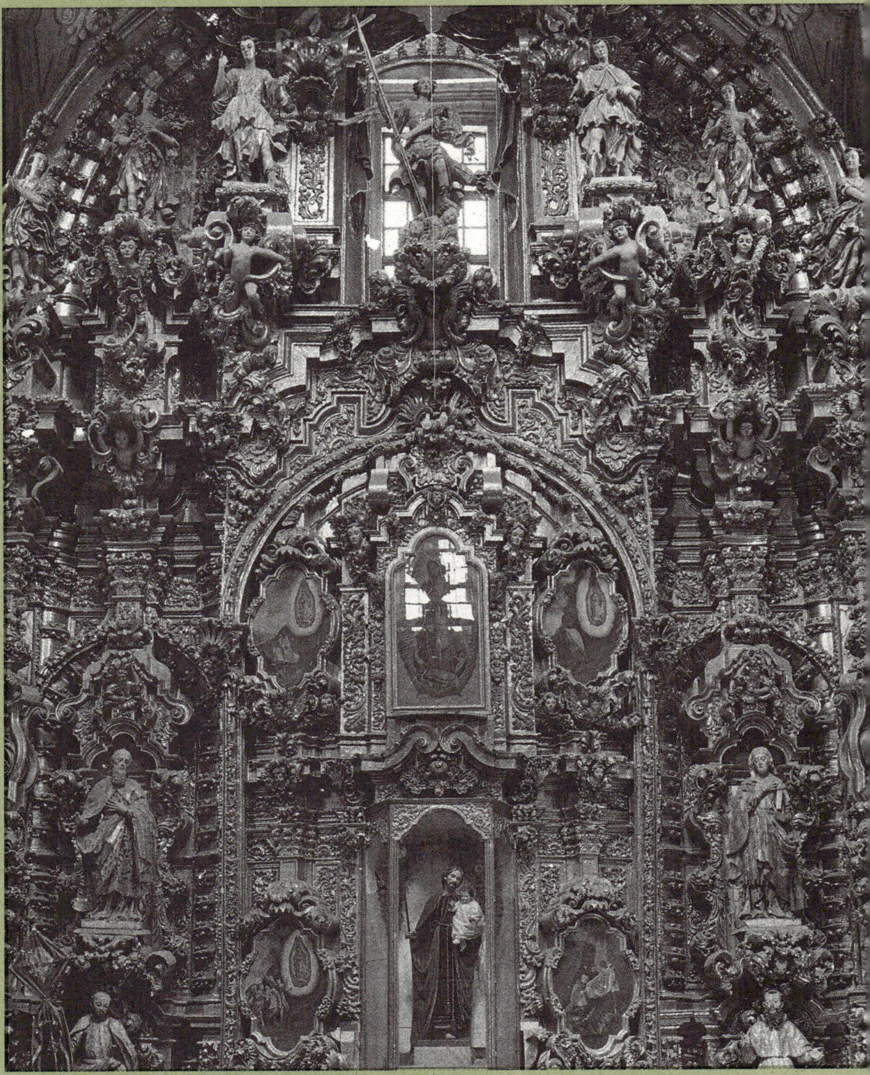

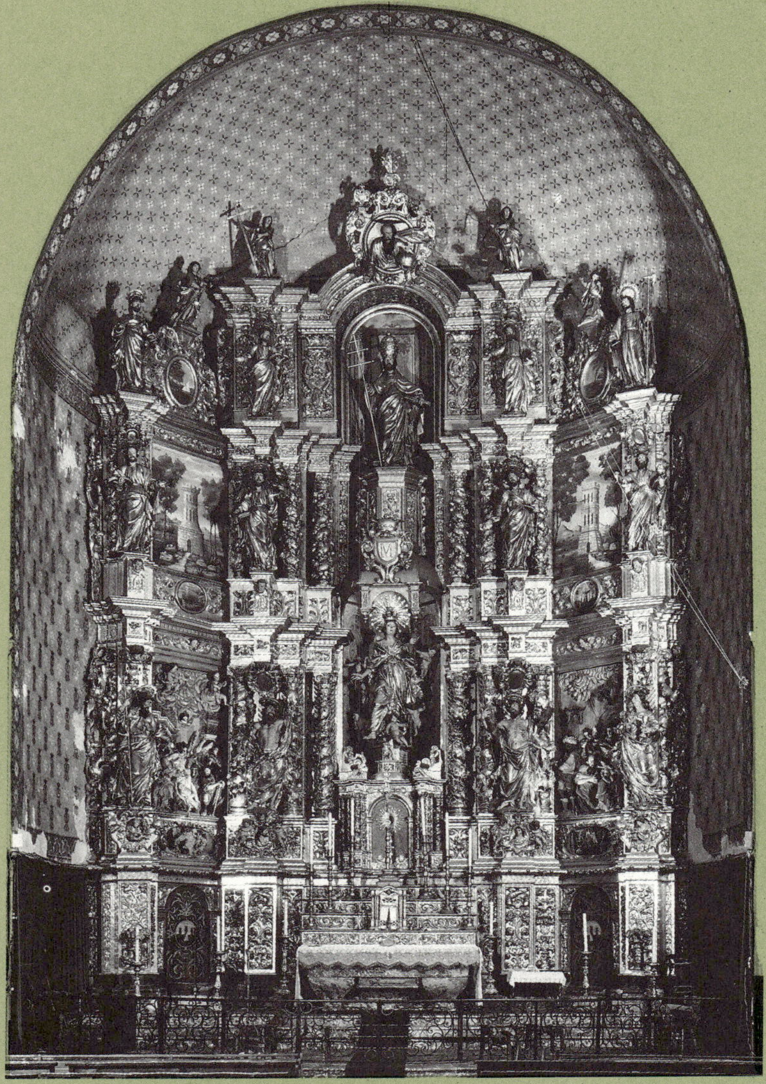

950 Altarwand in der Kirche Notre-Dame-des-Anges.
Von Joseph Sunyer. 1698.
Collioure
(Photo J. Feuillie/C.N.M.H.S./S.P.A.D.E.M.)

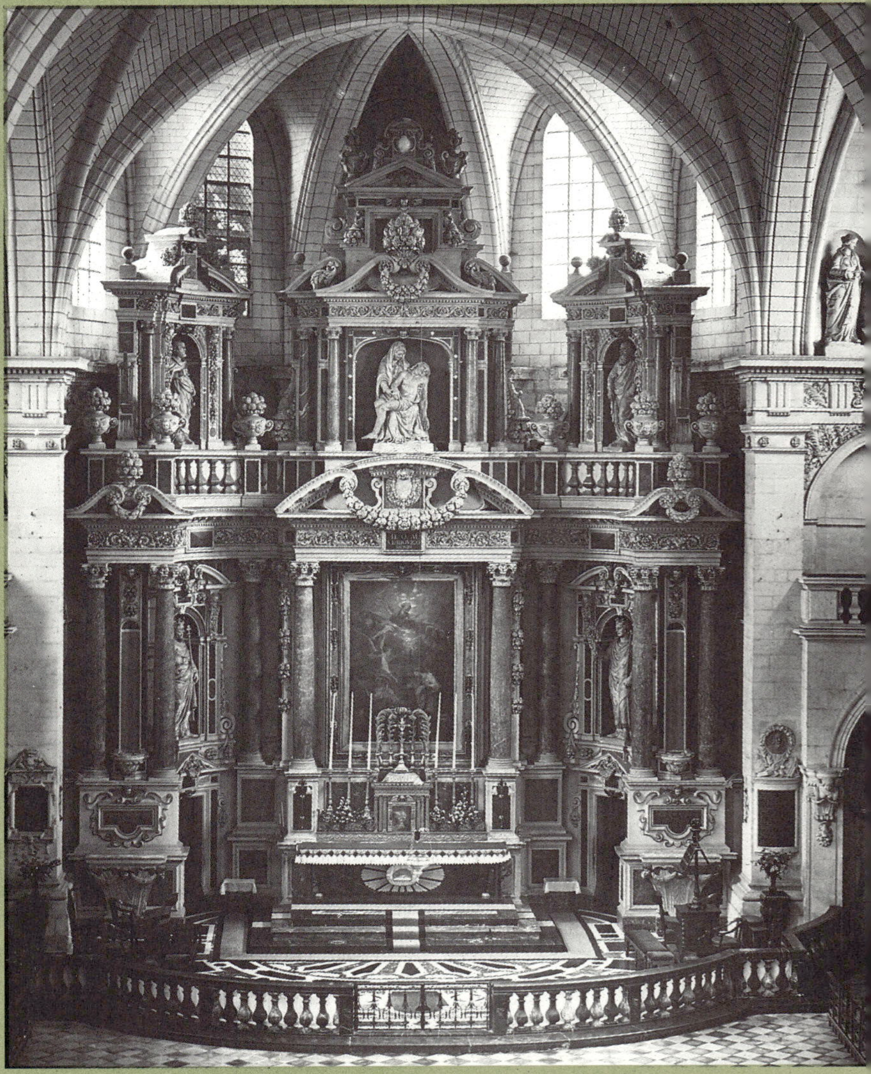

952 Hochaltar des ehemaligen Jesuitenkollegs in La Flèche.
Von Pierre Lerbineau. 1633–1637.
Über dem Altar die Verkündigung Mariä
von Jean Restout (1692–1768).
La Flèche, Kadettenanstalt.
(Photo Archiv Photo Paris/S.P.A.D.E.M.)

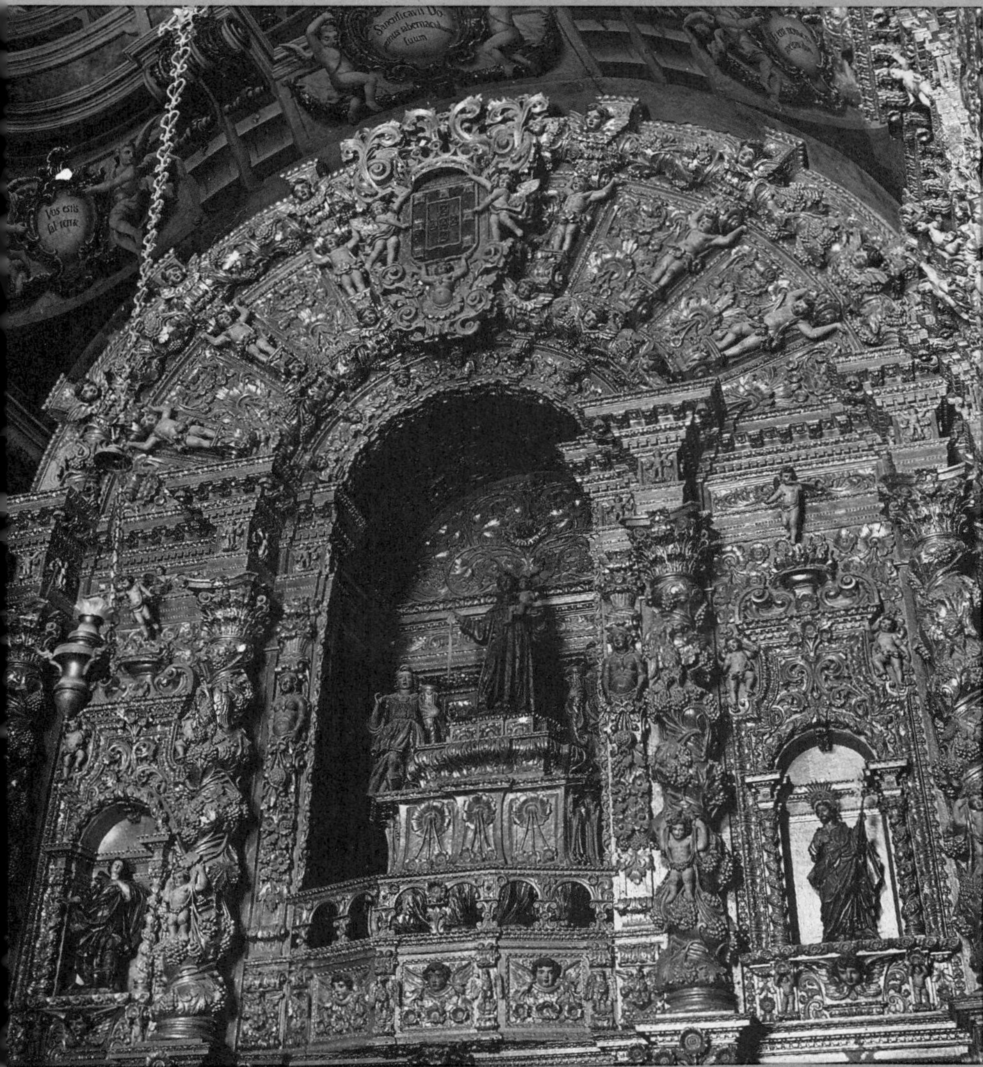

953 Altar der Kirche St. Antonius in Lagos.
Um 1710–1720.
(Photo Yan Dieuzaide)

954 Kleine Nachbildung des Reiterstandbildes Ludwigs XIV.
auf der Place Vendôme.
Von François Girardon. 1685–1692.
Vaux-le-Vicomte, Sammlung des Schlosses.
(Photo Dominique Genet)

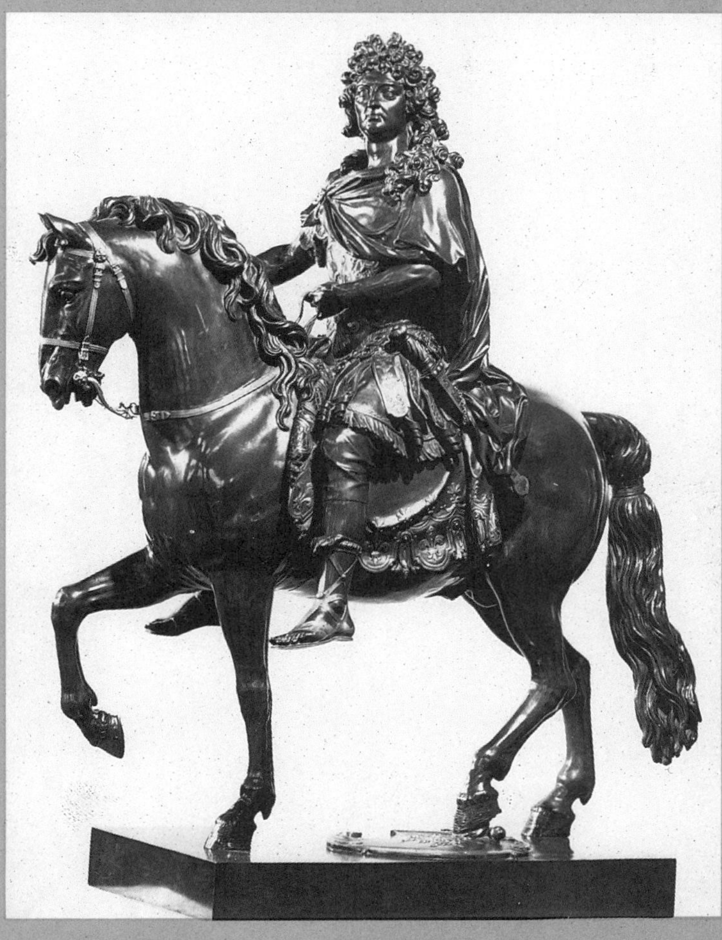

955 Pferd von Marly.
Von Guillaume Coustou.
Marmor. 1739–1745.
Paris, ehemals an den Champs-Elysées, heute im Louvre.
(Photo Dominique Genet)

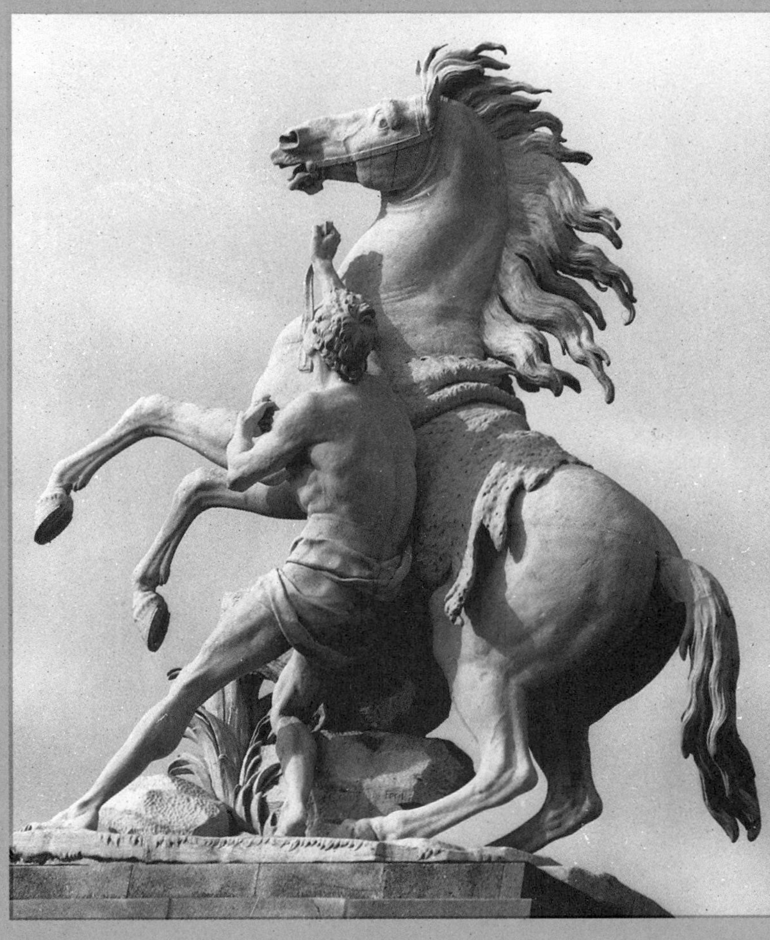

956 Joseph I.
Von Machado de Castro.
Einweihung 1775.
Lissabon, Marktplatz.
(Photo L. L. Roger-Viollet)

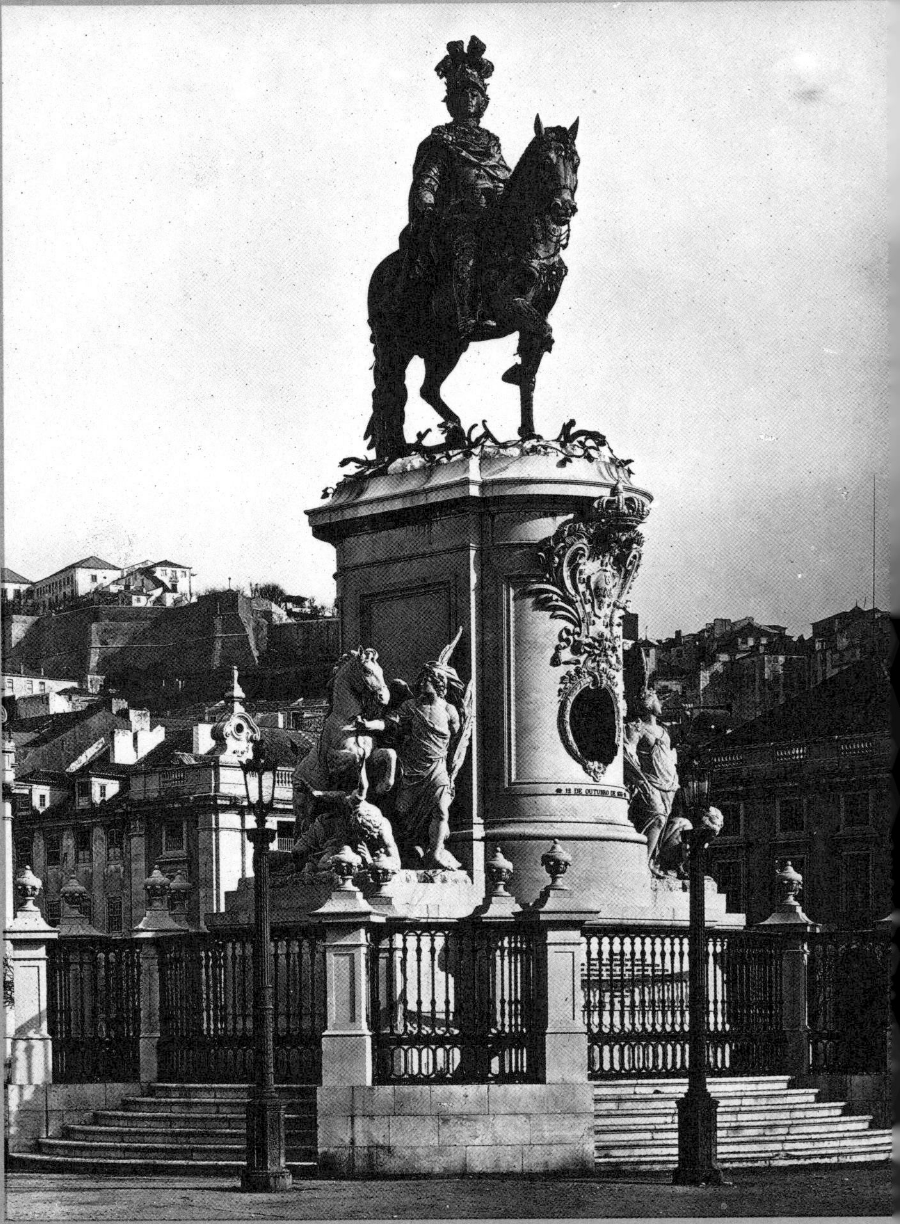

957 Tonmodell des Reiterstandbildes Ludwigs XIV.
Von Bernini.
Höhe 76 cm. 1670.
Rom, Galerie Borghese.
(Photo Anderson-Alinari)

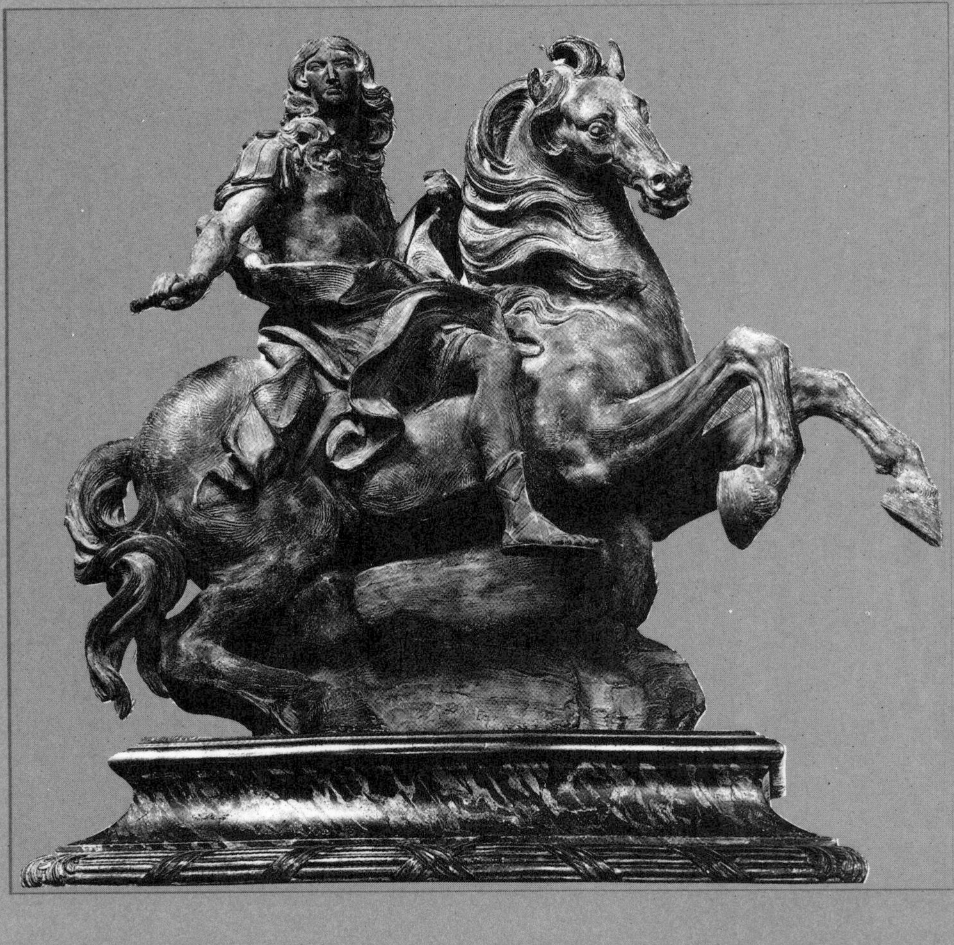

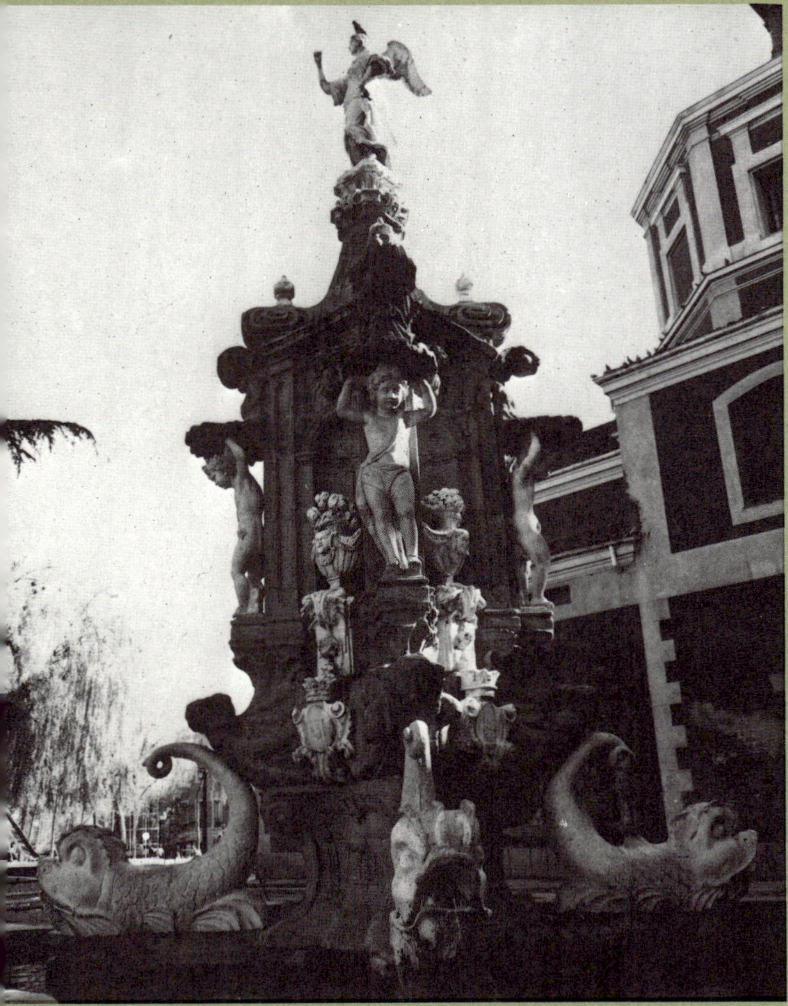

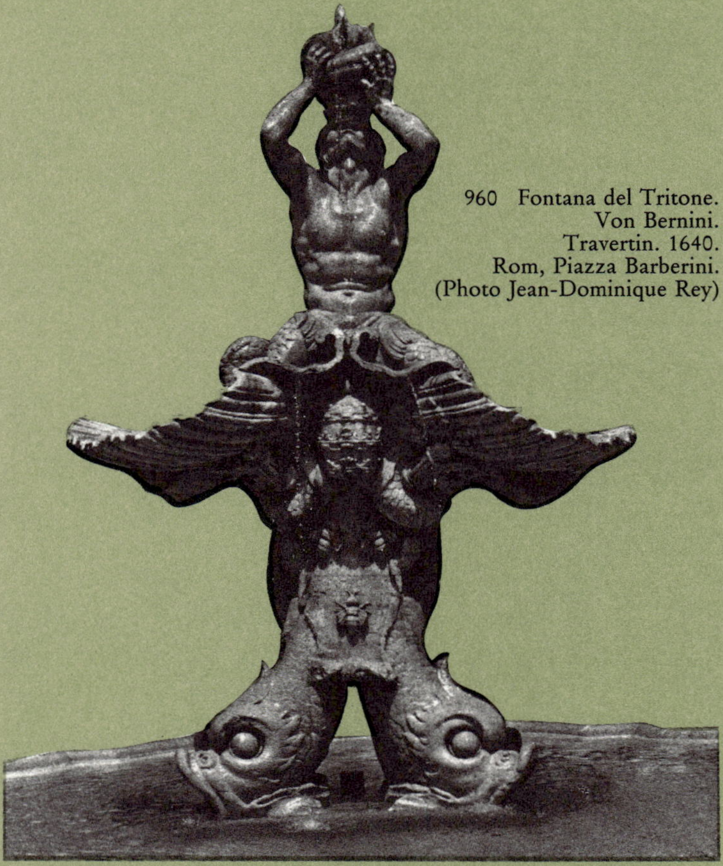

960 Fontana del Tritone.
Von Bernini.
Travertin. 1640.
Rom, Piazza Barberini.
(Photo Jean-Dominique Rey)

958 Der Renommee-Brunnen. Von Pedro de Ribera. 1731–1732.
Madrid.
(Photo Jessie Fernandez)

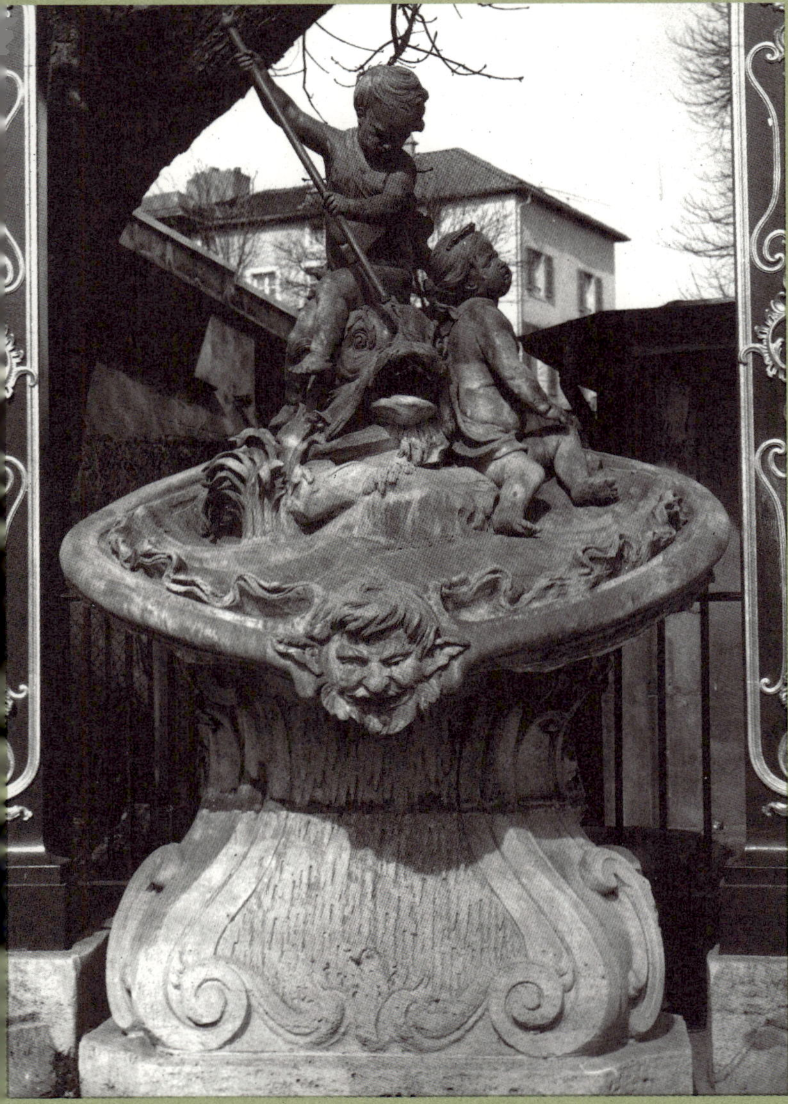

959 Neptunbrunnen. Von Barthélemy Guibal.
Detail. Mitte 18. Jahrhundert.
Nancy, Place Stanislas.
(Photo Dominique Genet)

961 Der Pyramidenbrunnen. Von François Girardon.
Blei, früher vergoldet. Höhe 3,80 m. 1668–1670.
Versailles, Schloßgarten.
(Photo Dominique Genet)

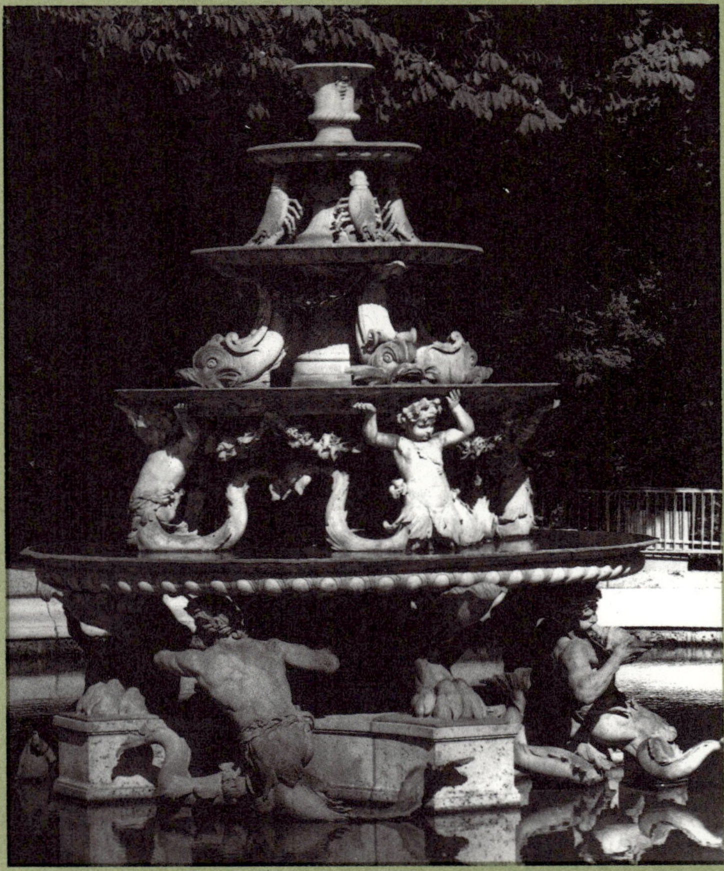

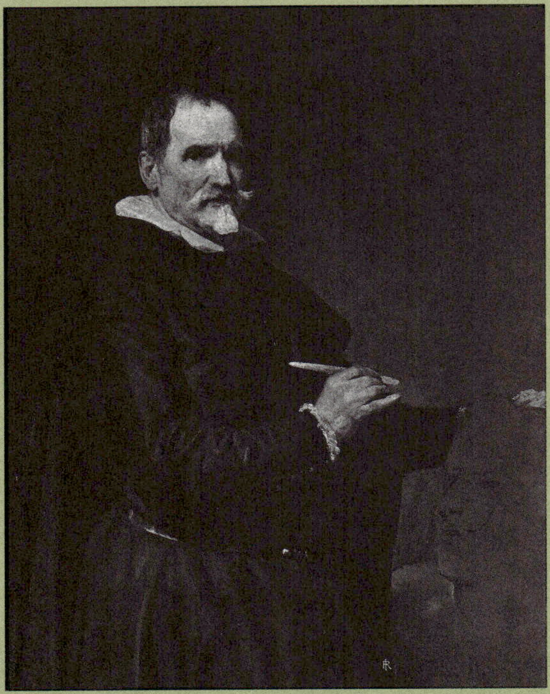

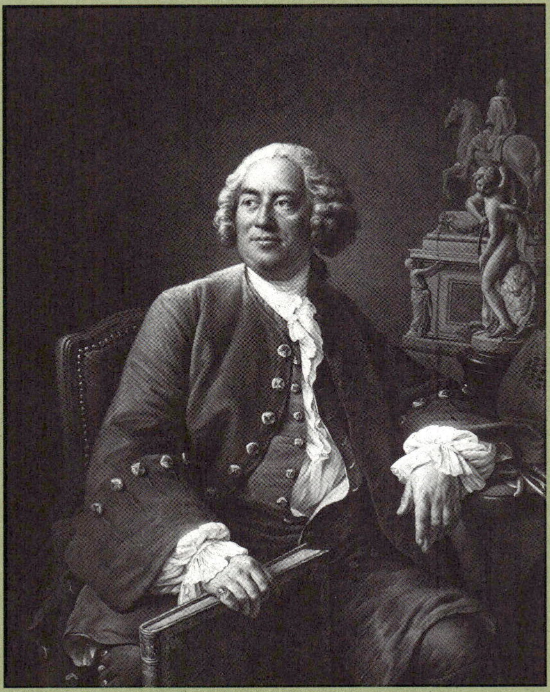

962 Der spanische Bildhauer und Architekt
Martínez Montañés.
Von Diego Velázquez.
Öl auf Leinwand. Größe 109 × 87 cm.
Um 1636.
Madrid, Prado.
(Photo Anderson)

963 Bouchardon.
Von François-Hubert Drouais d. J.
Öl auf Leinwand. Größe 130 × 97 cm.
1758.
Paris, Louvre.
(Photo Bulloz)

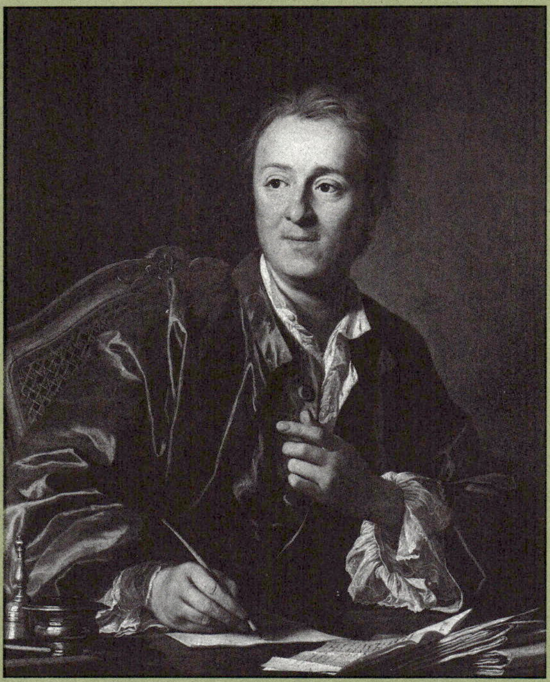

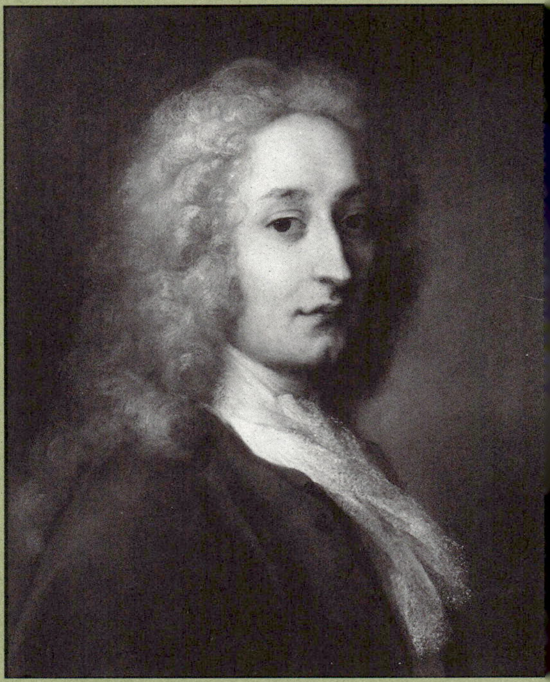

964 Denis Diderot.
Von Louis Michel Van Loo.
Öl auf Leinwand. Größe 81 × 65 cm. 1767.
Paris, Louvre.
(Photo Bulloz)

965 Jean-Antoine Watteau.
Von Rosalba Giovanna Carriera.
Pastell. Größe 55 × 43 cm.
Treviso, Stadtmuseum.
(Photo Lauros-Giraudon)

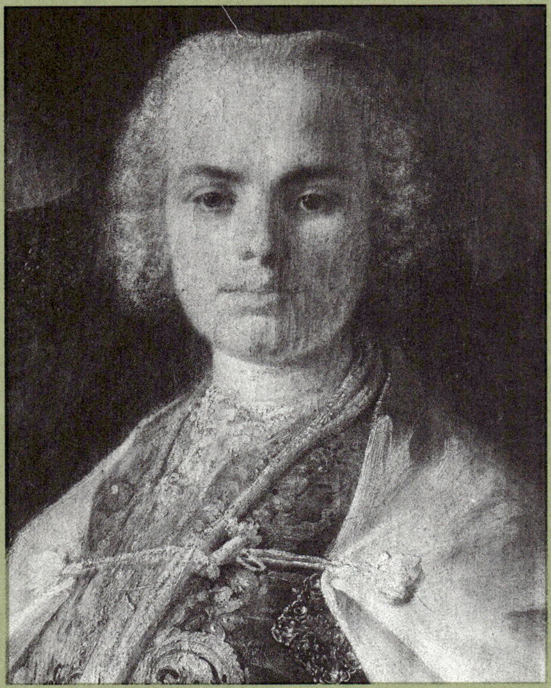

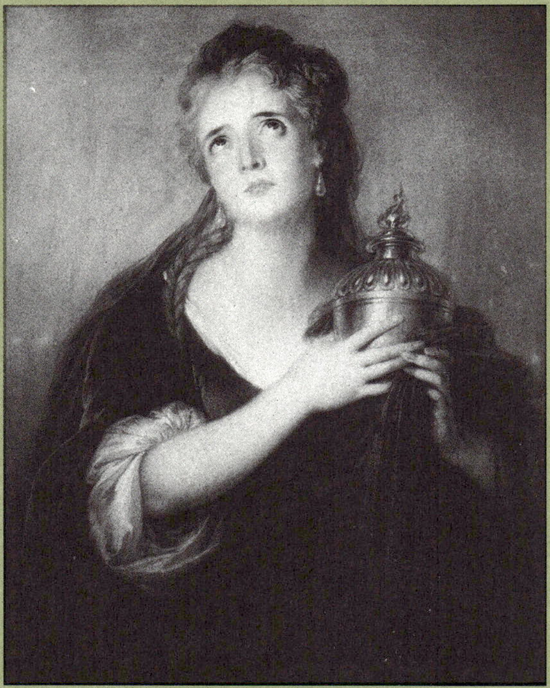

966 Der italienische Sänger
Carlo Broschi Farinelli.
Von Jacopo Amigoni.
Detail. Öl auf Leinwand.
Bologna, Museum der Musik.
(Photo Bulloz)

967 Die französische Schauspielerin
Adrienne Lecouvreur.
In der Rolle der Cornelia
in dem Stück „Pompée“ von Corneille.
Von Charles-Antoine Coypel.
Pastell. Größe 104 × 90 cm. Um 1726.
Paris, Collection de Castellane.
(Photo Bulloz)

968 Charles Le Brun.
Von Nicolas de Largillière.
Öl auf Leinwand.
Paris, Gobelin-Museum.
(Photo Bulloz)

969 Der französische Architekt
Claude Perrault,
Teil eines Porträts von zwei
Männern, vermutlich
François Mansart und
Claude Perrault.
Philippe de Champaigne
zugeschrieben.
Öl auf Leinwand.
Größe 88 × 117 cm. 1656.
Paris, Louvre.
(Photo Bulloz)

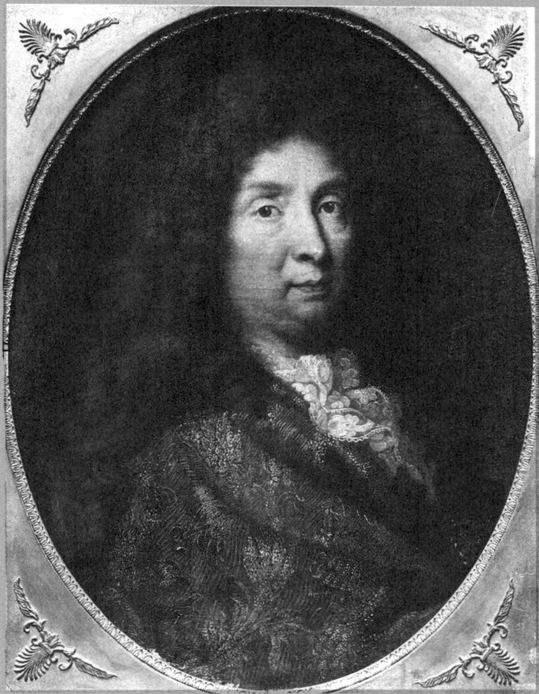

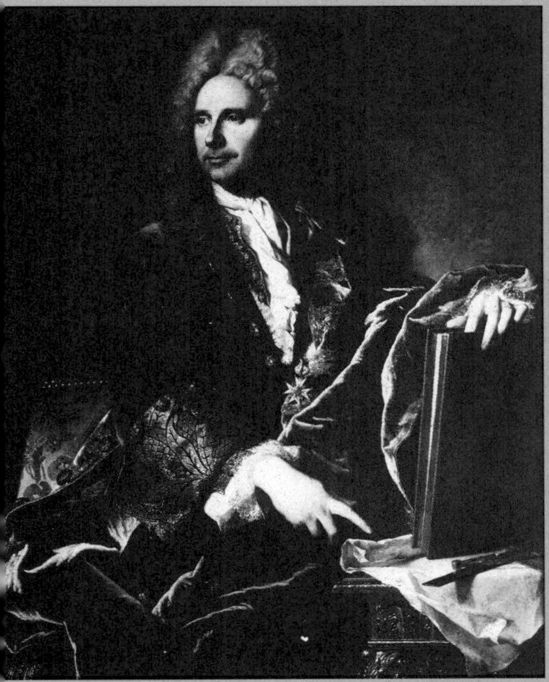

970 Der französische Architekt
Robert de Cotte.
Von Hyacinthe Rigaud.
Öl auf Leinwand.
Größe 120 × 92 cm. 1713.
Paris, Louvre.

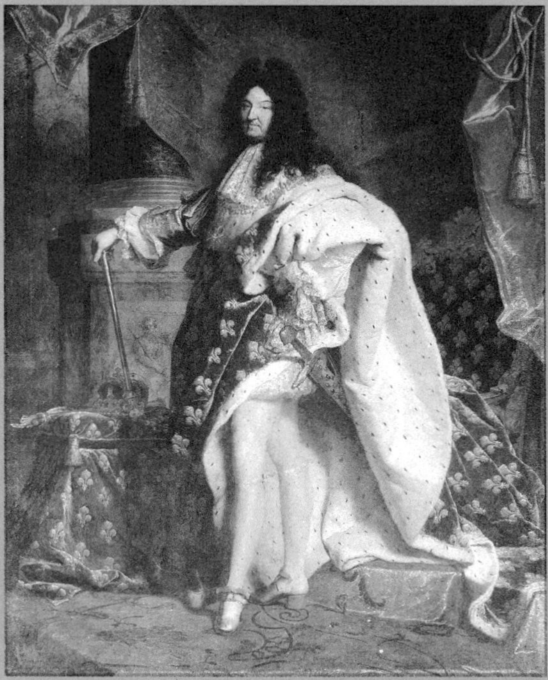

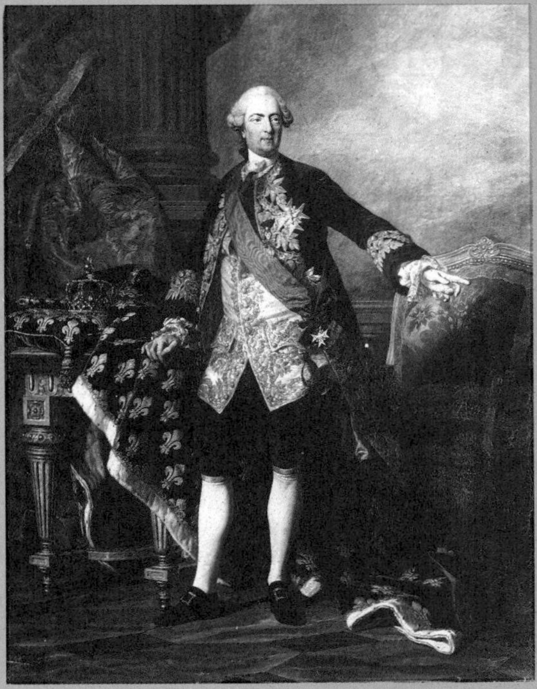

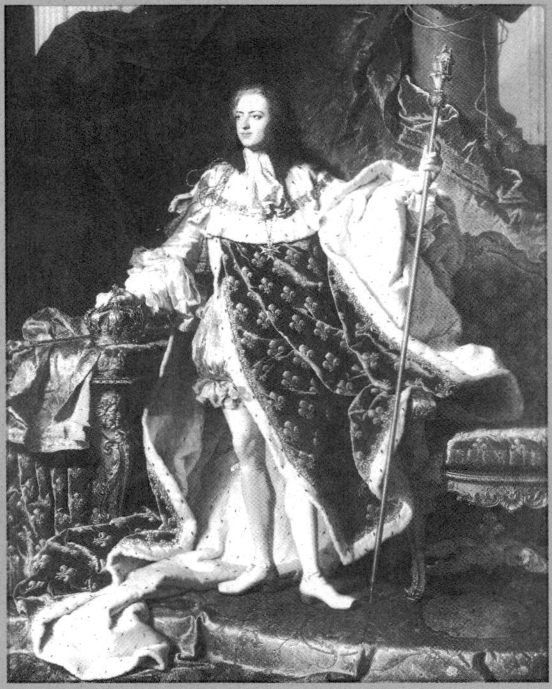

971 Ludwig XIV.
Von Hyacinthe Rigaud.
Öl auf Leinwand,
Größe 277 × 194 cm. 1701.
Versailles, Museum des Schlosses.
(Photo Dominique Genet)

972 Ludwig XV.
Von Louis-Michel van Loo.
Detail. Öl auf Leinwand.
Grenoble, Stadtmuseum.
(Photo Giraudon)

973 Ludwig XV. im Festkostüm.
Von Hyacinthe Rigaud.
Öl auf Leinwand. 1730.
Versailles, Museum des Schlosses.
(Photo Bulloz)

974 Königin Christine von Schweden.
Von Sébastien Bourdon.
Öl auf Leinwand. Größe 383 × 291 cm.
1653.
Madrid, Prado.
(Photo Mas.)

975 Johann III. Sobieski.
Von einem polnischen Hofmaler.
Öl auf Leinwand. Größe 51 × 40 cm.
Warschau, Nationalmuseum.
(Photo T. Zoltowska)

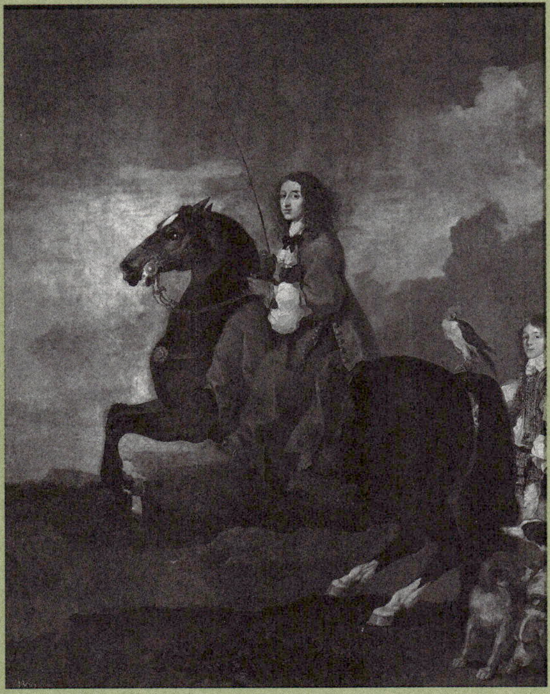

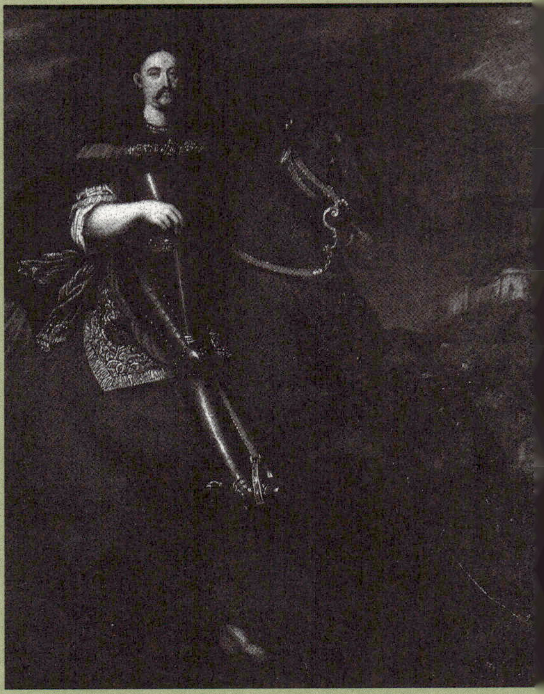

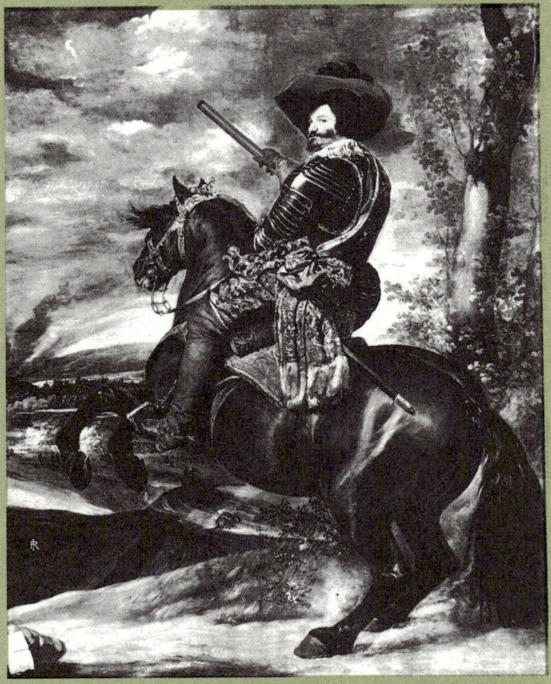

976 Don Gaspar de Guzmán,
Graf-Herzog von Olivares.
Von Diego Velázquez.
Öl auf Leinwand. Größe 313 × 239 cm.
Um 1634.
Madrid, Prado.
(Photo Anderson-Giraudon)

977 Der Kardinal Melchior von Polignac.
Von Hyacinthe Rigaud.
Öl auf Leinwand. Größe 141 × 111 cm.
1715.
Paris, Louvre.
(Photo Bulloz)

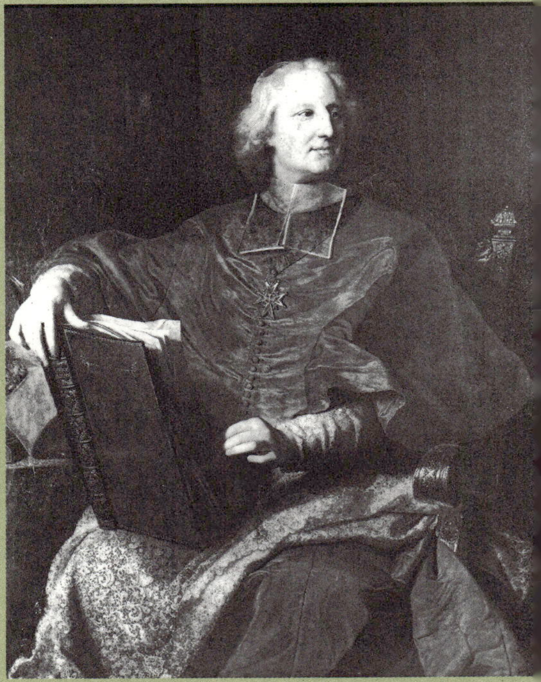

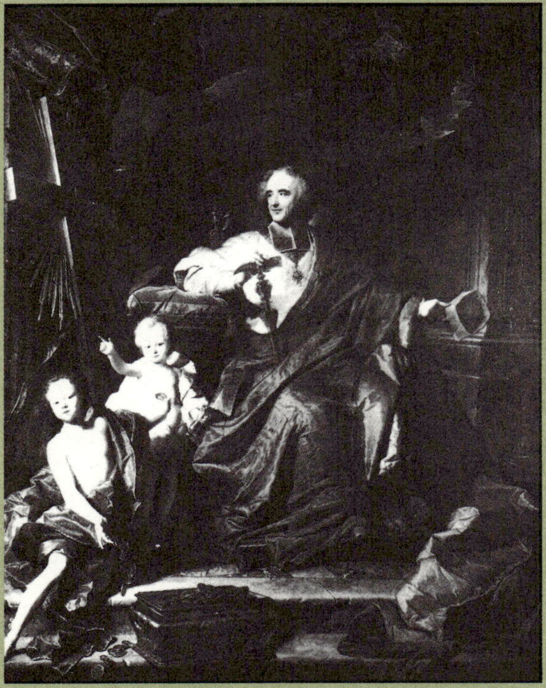

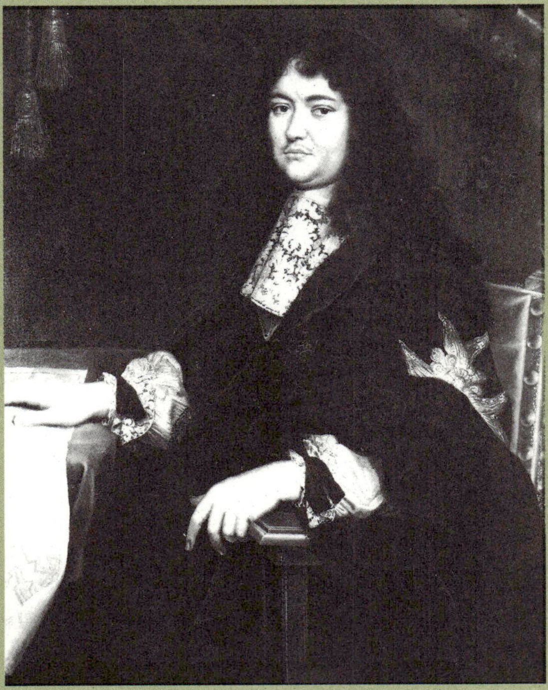

978 Der Kardinal von Bouillon öffnet die
Porta Sancta im Heiligen Jahr 1700.
Von Hyacinthe Rigaud.
Öl auf Leinwand. Größe 274 × 217 cm.
1709.
Perpignan, Musée Rigaud.
(Photo Bulloz)

979 Der französische Staatsmann
François Michel Le Tellier Louvois.
Von Pierre Mignard.
Öl auf Leinwand.
Reims, Musée des Beaux-Arts.
(Photo Giraudon)

80 Mme. Rigaud,
die Mutter des Künstlers,
Porträt in zwei Ansichten.
Von Hyacinthe Rigaud.
Öl auf Leinwand.
Größe 83 × 103 cm.
1695.
Paris, Louvre
(Photo Giraudon)

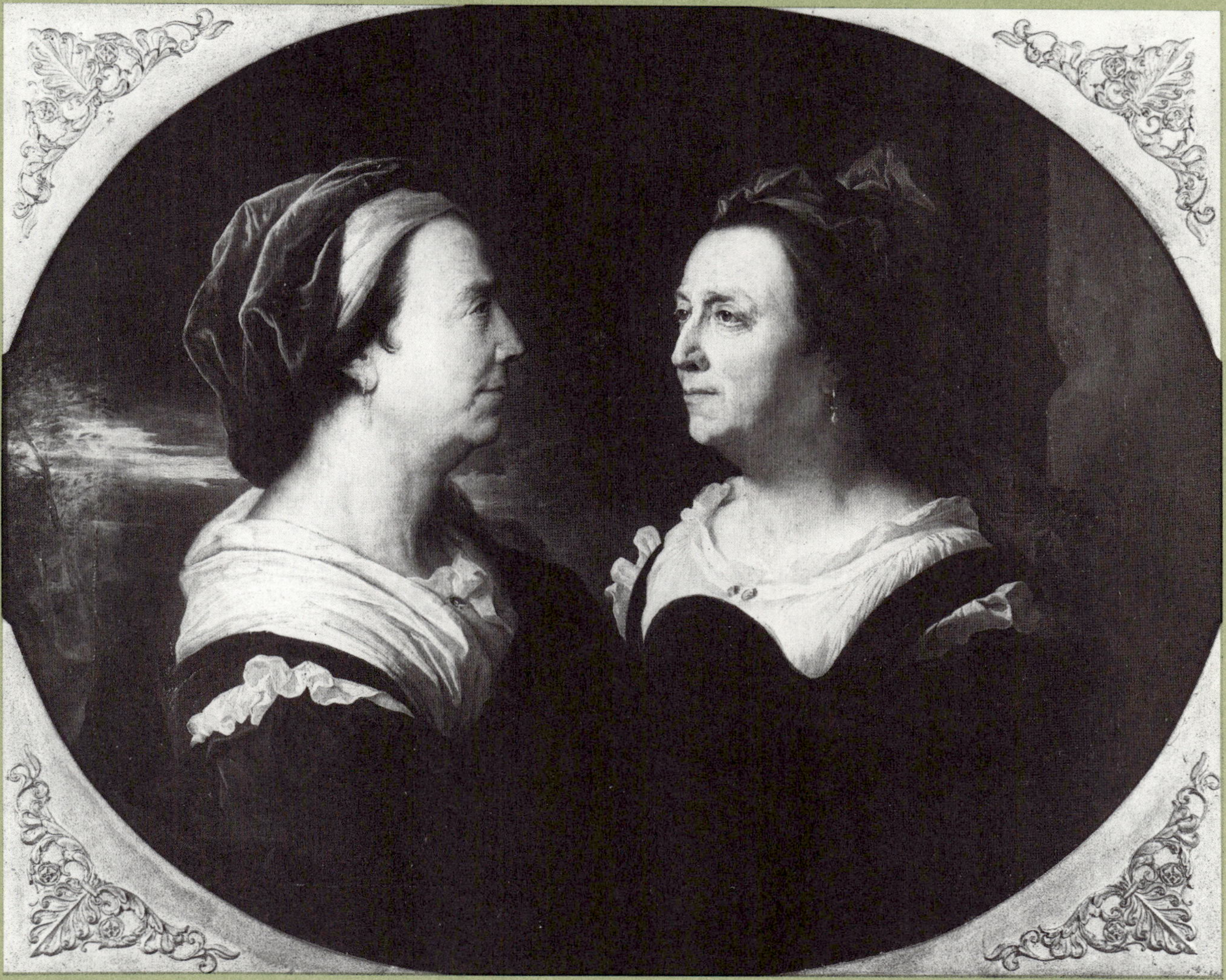

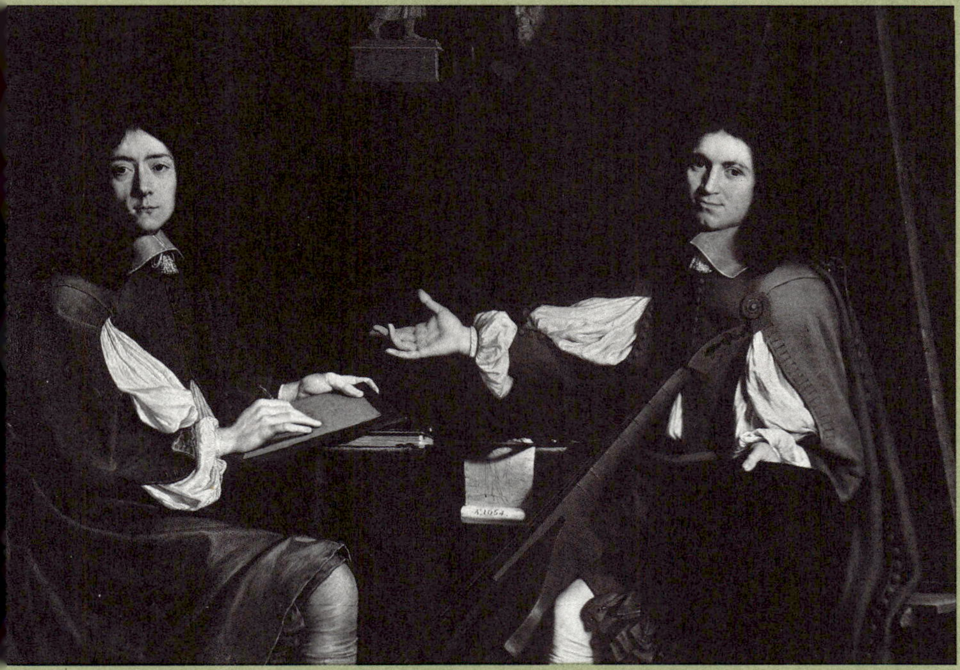

981 Doppelporträt von
J. B. de Champaigne und von N. de Platte Montagne.
Philippe de Champaigne.
Öl auf Leinwand.
Rotterdam, Museum Boymans van Beuningen.
(Archivphoto des Museums)

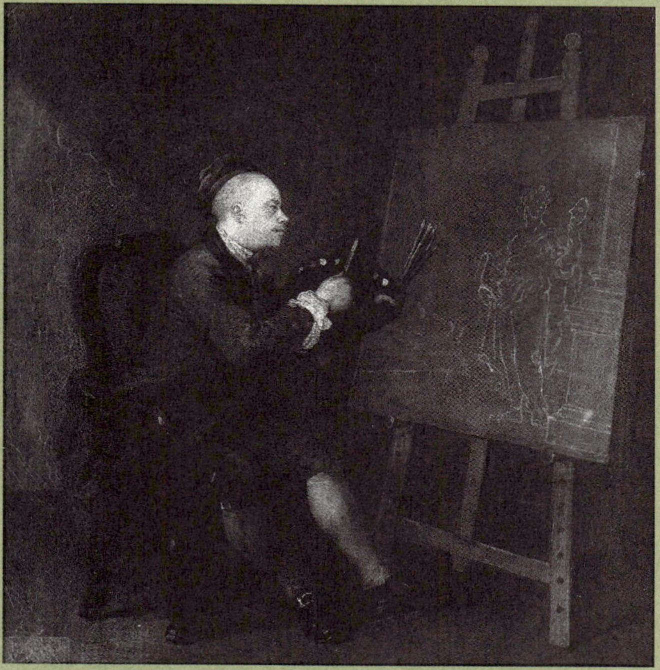

982 Selbstporträt. Von William Hogarth.
Öl auf Leinwand.
London, National Portrait Gallery.
(Photo des Museums)

983 Selbstporträt. Von Rembrandt.
Öl auf Holz. Größe 68 × 53 cm.
Um 1633/34.
Paris, Louvre.
(Photo Bulloz)

984 Selbstporträt. Von Anthonis van Dyck.
Öl auf Leinwand. Größe 81 × 69 cm.
Um 1622.
München, Alte Pinakothek.
(Photo Bulloz)

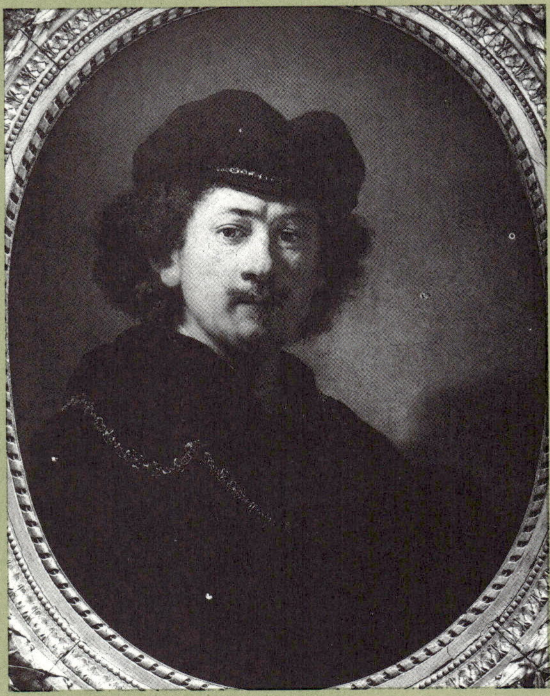

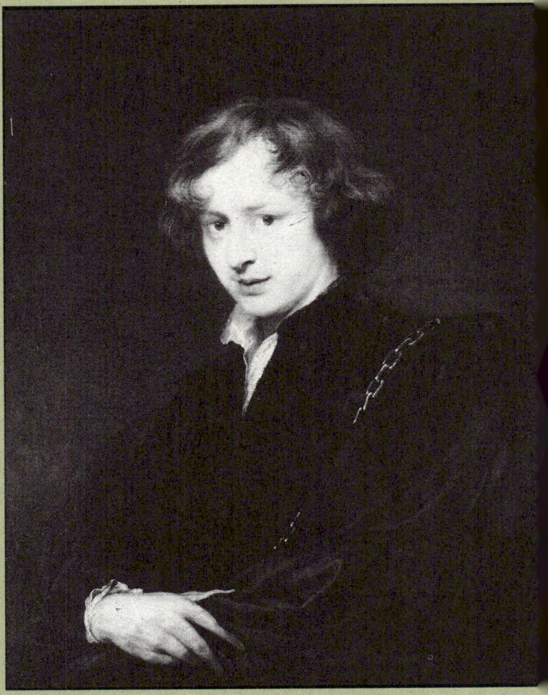

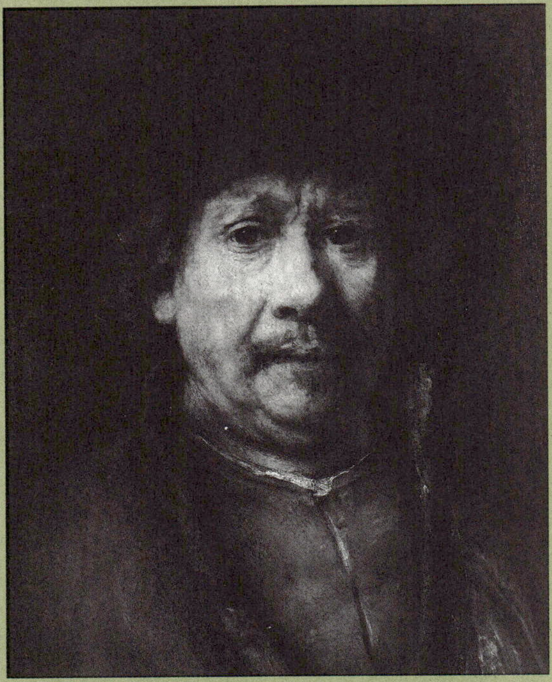

985 Selbstporträt. Von Rembrandt.
Öl auf Holz. Größe 49 × 41 cm.
Um 1657.
Wien, Kunsthistorisches Museum.
(Photo Bulloz)

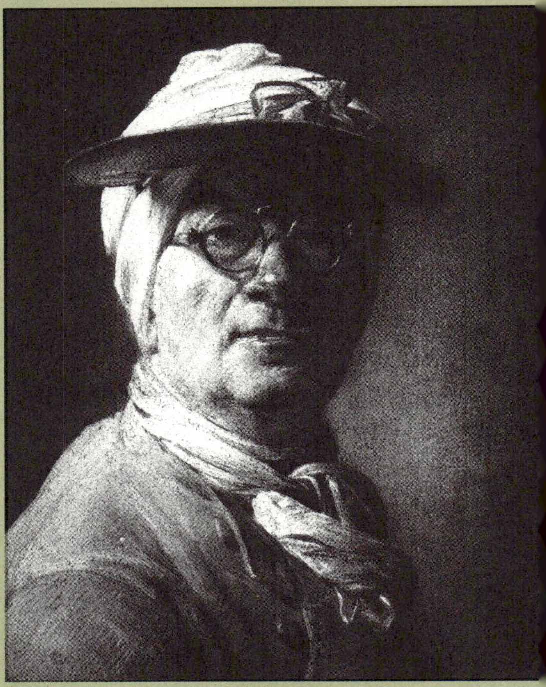

986 Selbstbildnis mit Schirmmütze.
Von Jean-Baptiste Chardin.
Größe 46 × 38 cm. 1775.
Paris, Louvre.
(Photo Bulloz)

987 Selbstporträt. Von Charles-Antoine Coypel.
Öl auf Leinwand. Größe 92 × 73 cm.
Tours, Stadtmuseum.
(Photo Bulloz)

988 Selbstbildnis mit Brille.
Von Jean-Baptiste Chardin.
Pastell. Größe 46 × 37 cm. 1771.
Paris, Louvre.
(Photo Bulloz)

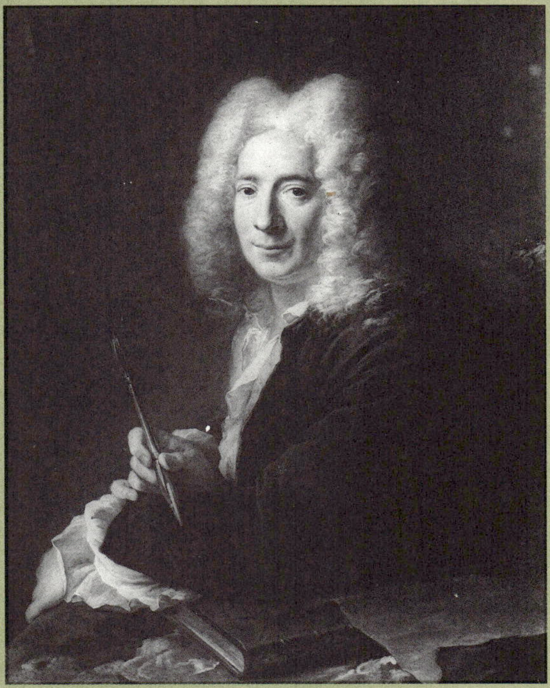

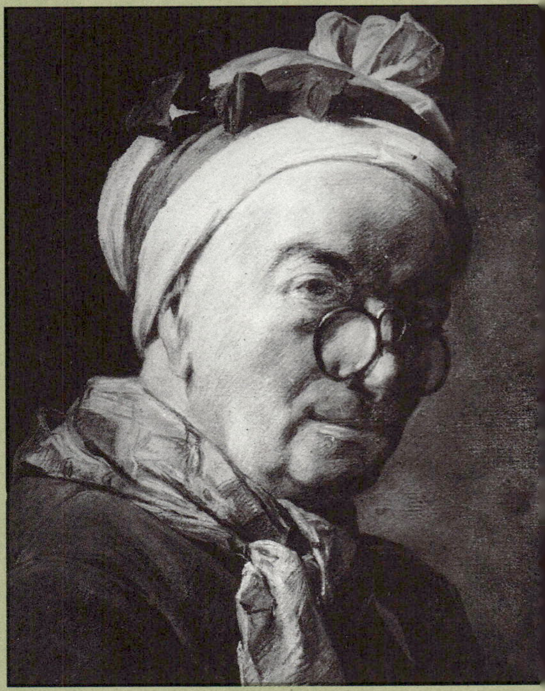

89 Selbstporträt (?). Von Pierre Puget.
Öl auf Leinwand. Größe 47 × 38 cm.
Aix-en-Provence, Musée Granet.
(Photo Braun)

90 Selbstporträt.
Von Rosalba Giovanni Carriera.
Treviso, Stadtmuseum.
(Photo Giraudon)

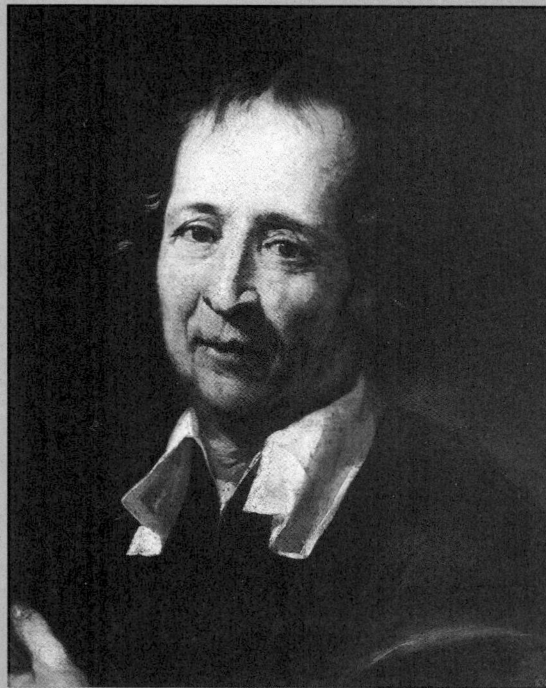

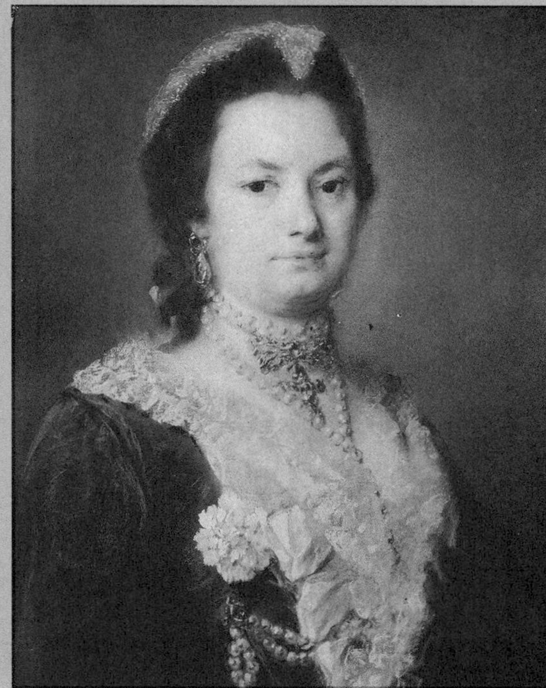

91 Selbstporträt mit Turban.
Von Hyacinthe Rigaud.
Öl auf Leinwand.
Perpignan, Musée Rigaud.
(Photo Bulloz)

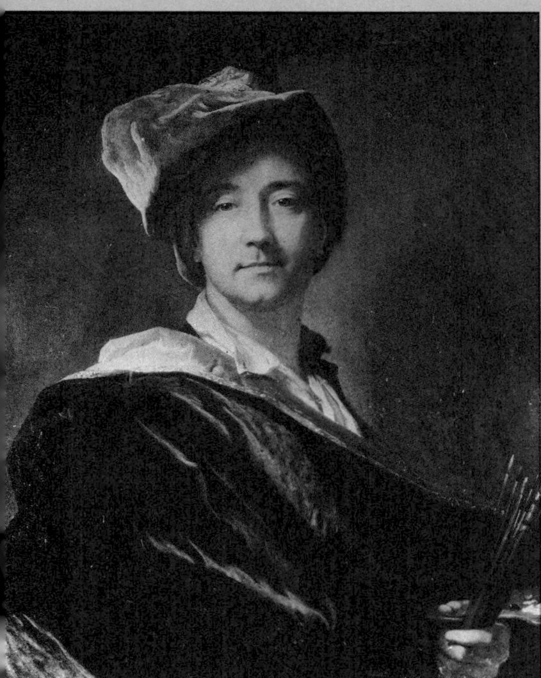

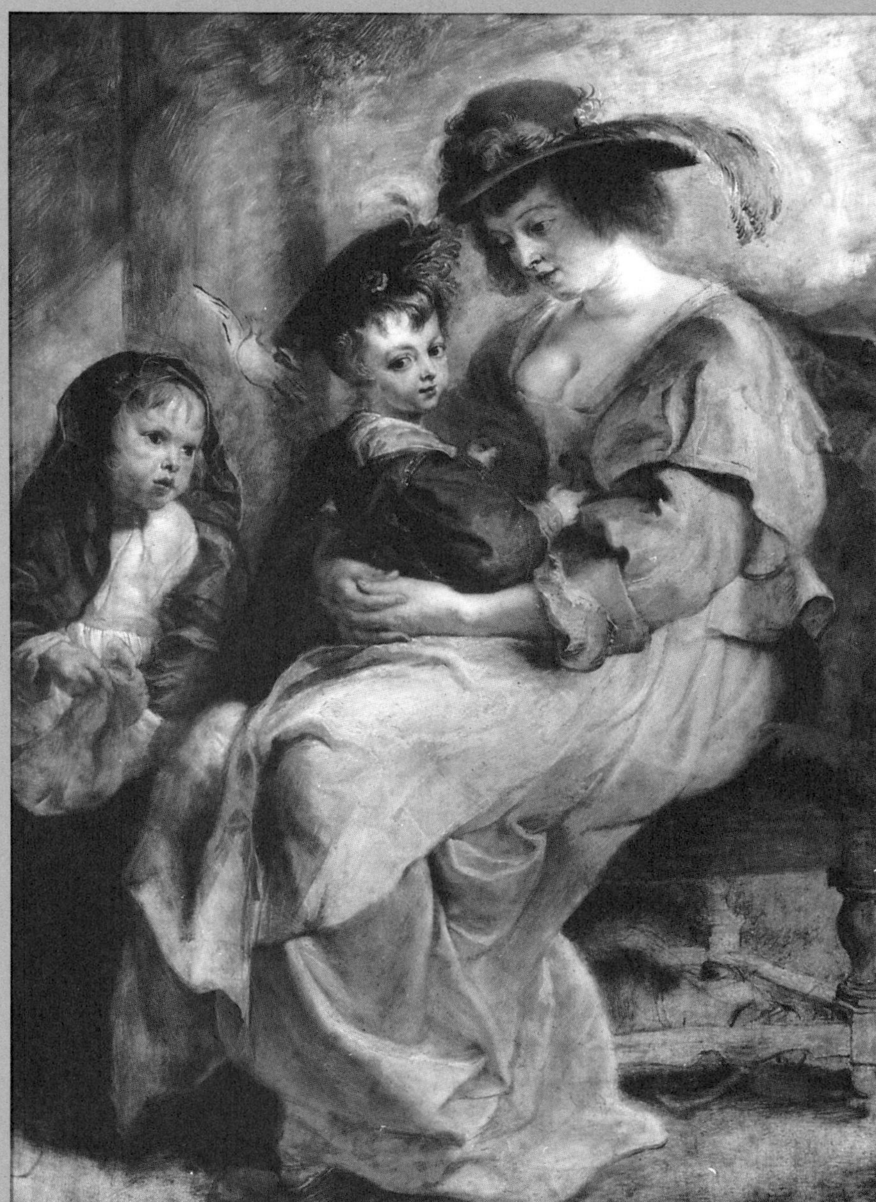

992 Hélène Fourment (1614–1673)
und ihre beiden Kinder Claire-Jeanne und François.
Von Peter Paul Rubens.
Öl auf Leinwand. 115 × 85 cm. Um 1636/37.
Paris, Louvre.
(Photo Dominique Genet)

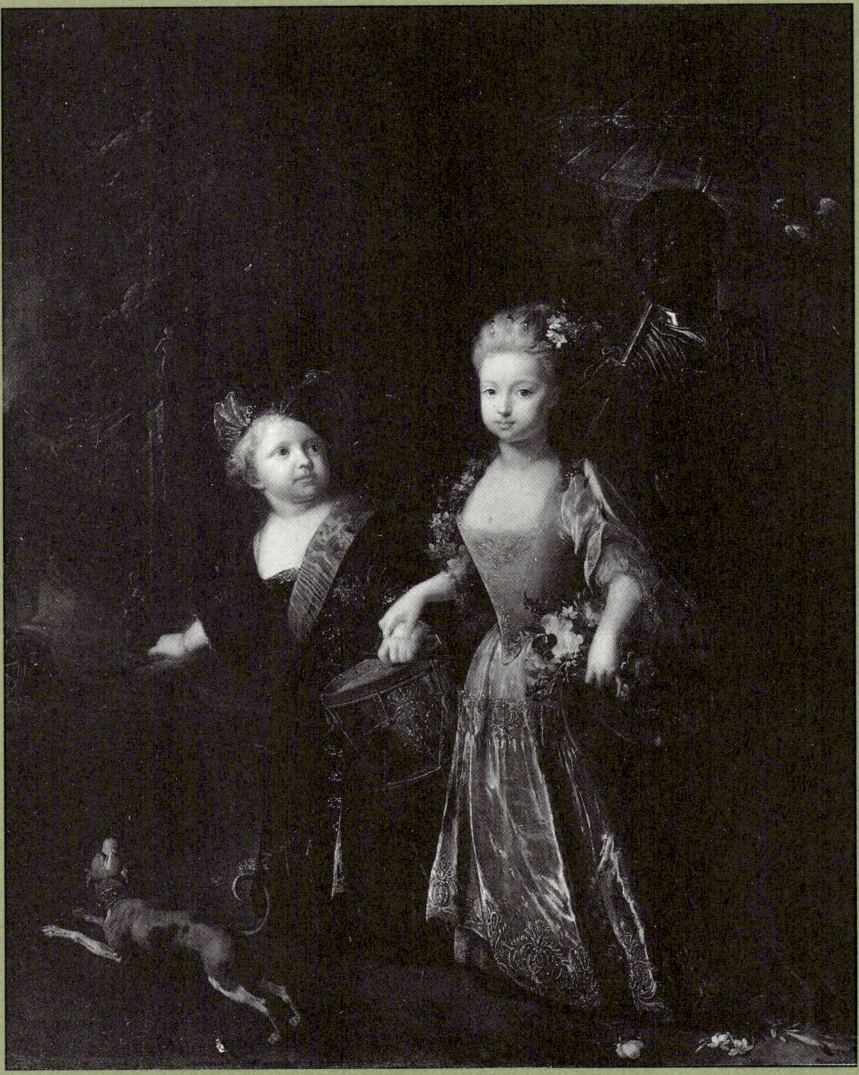

993 Der zukünftige König Friedrich II. von Preußen
und seine Schwester Wilhelmine,
die spätere Markgräfin von Bayreuth.
Von Antoine Pesne.
Öl auf Leinwand. Größe 174 × 163 cm. 1714.
Berlin, Preußischer Kulturbesitz, Schloß Charlottenburg.
(Photo Jörg P. Anders)

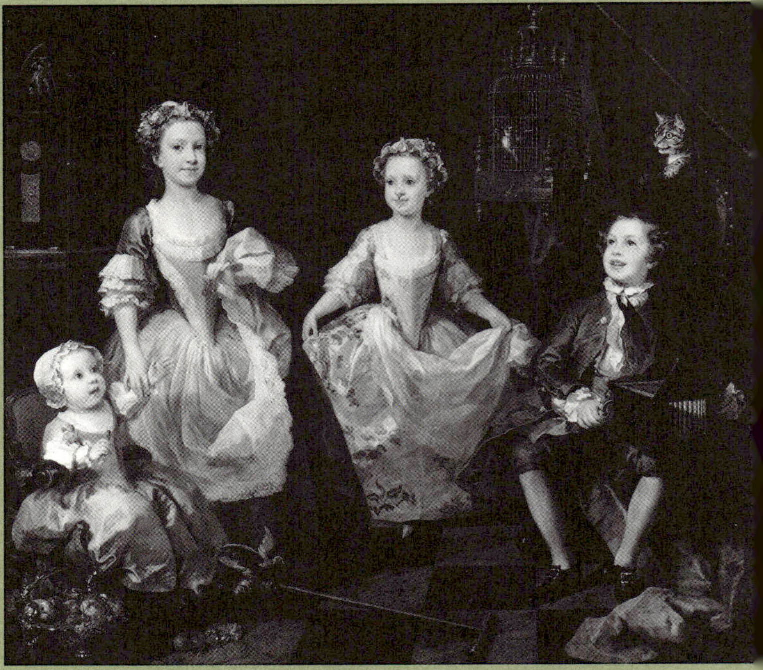

994 Die Kinder der Familie Graham.
Von William Hogarth.
Öl auf Leinwand. Größe 161 × 181 cm. 1742.
London, Tate Gallery.
(Archivphoto der Galerie)

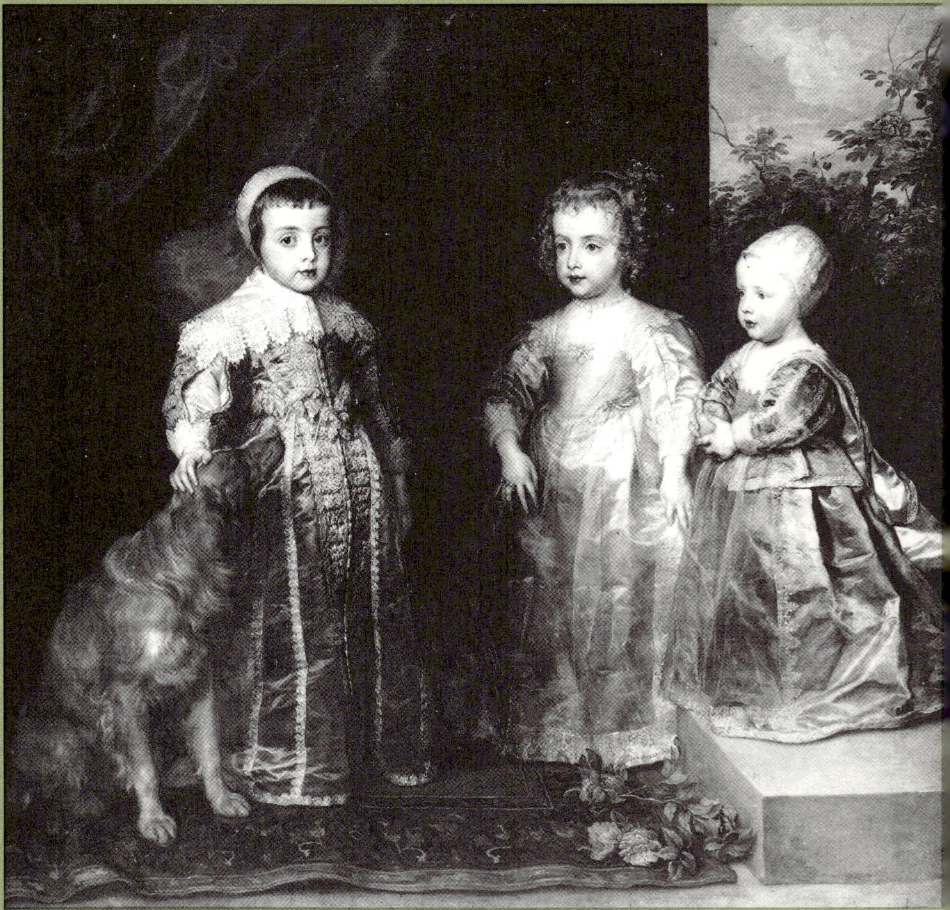

995 Die Kinder Karls I. von England.
Von Anthonis van Dyck.
Öl auf Leinwand. Größe 151 × 154 cm. Um 1635.
Turin, Galleria Sabauda.
(Photo Bulloz)

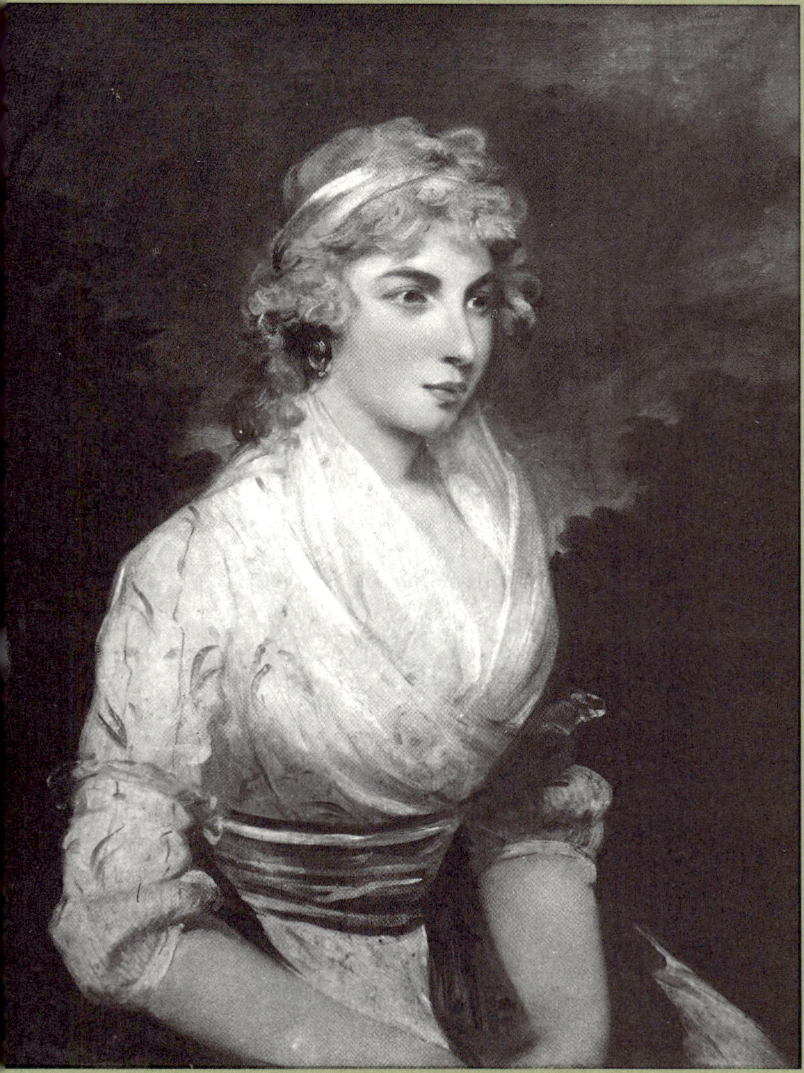

996 Bildnis einer jungen Frau.
Von John Hoppner, früher Joshua Reynolds zugeschrieben.
Öl auf Leinwand. 76 × 62 cm.
Paris, Louvre.
(Photo Bulloz)

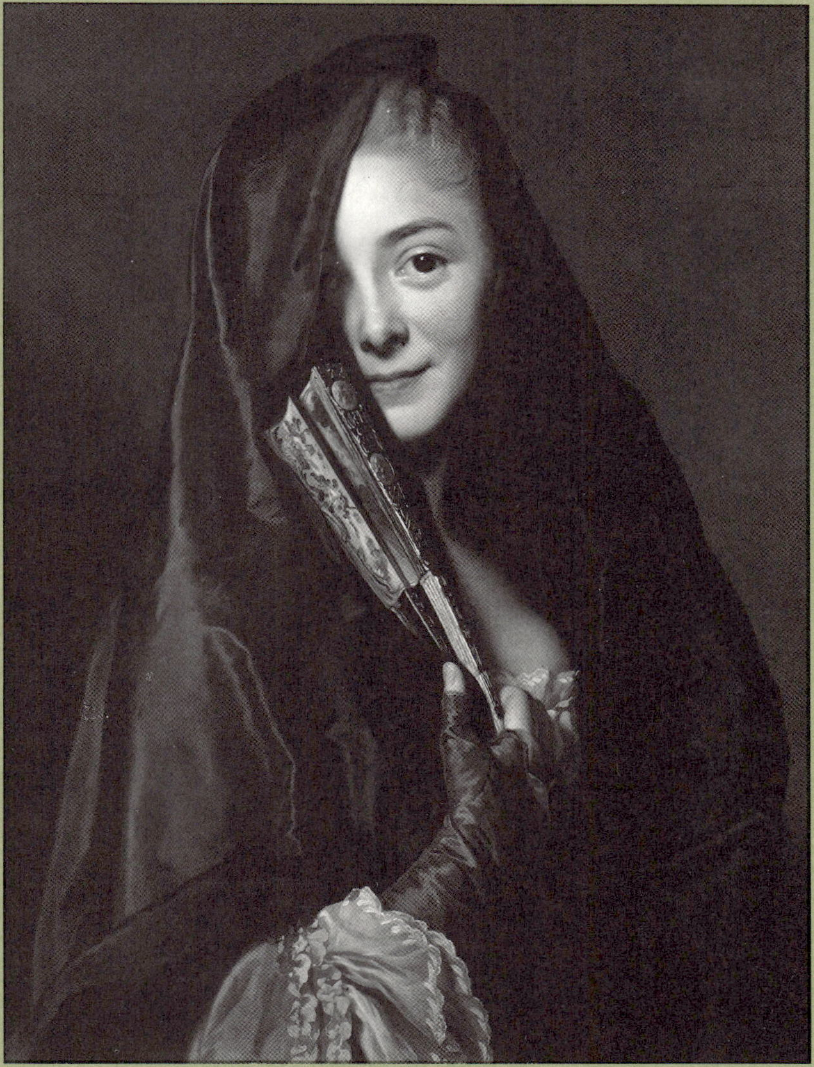

998 Dame mit Fächer (Marie Suzanne Roslin, die Frau des Künstlers).
Von Alexander Roslin.
Öl auf Leinwand. Größe 65 × 54 cm. 1768.
Stockholm, Nationalmuseum.
(Photo aus dem Archiv des Museums)

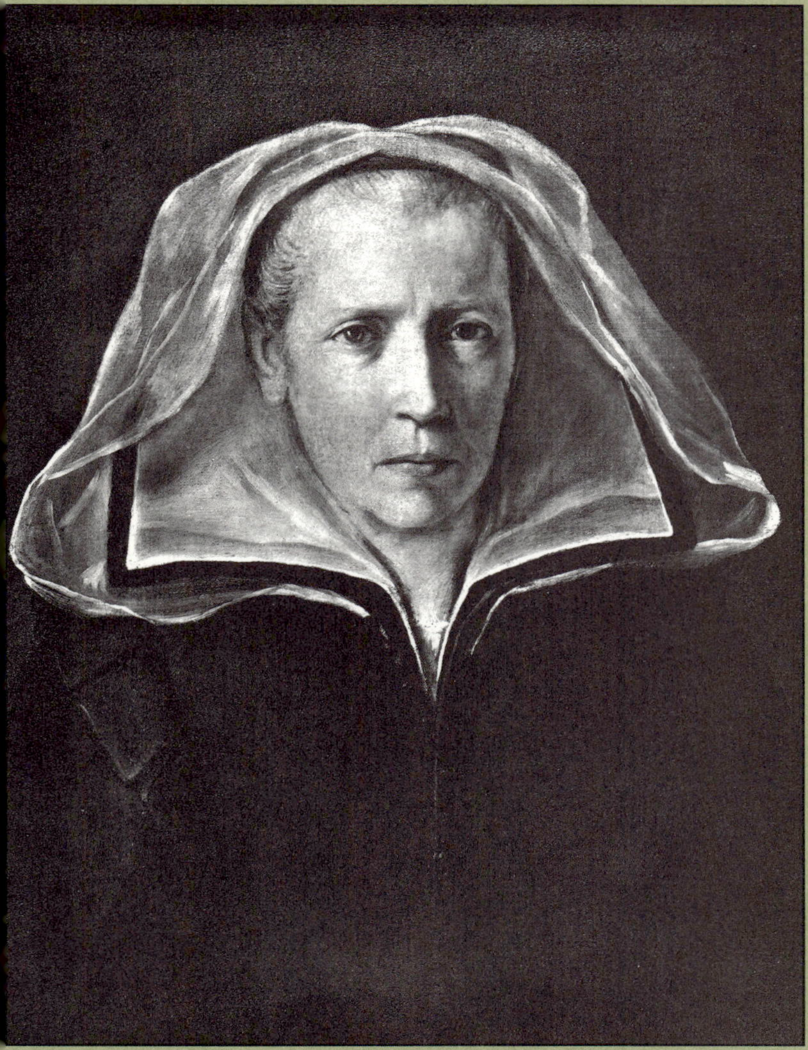

997 Bildnis der Mutter des Künstlers.
Von Guido Reni.
Öl auf Leinwand. Größe 64 × 55 cm. Um 1620–1632.
Bologna, Pinacoteca Nazionale.
(Photo Anderson-Alinari)

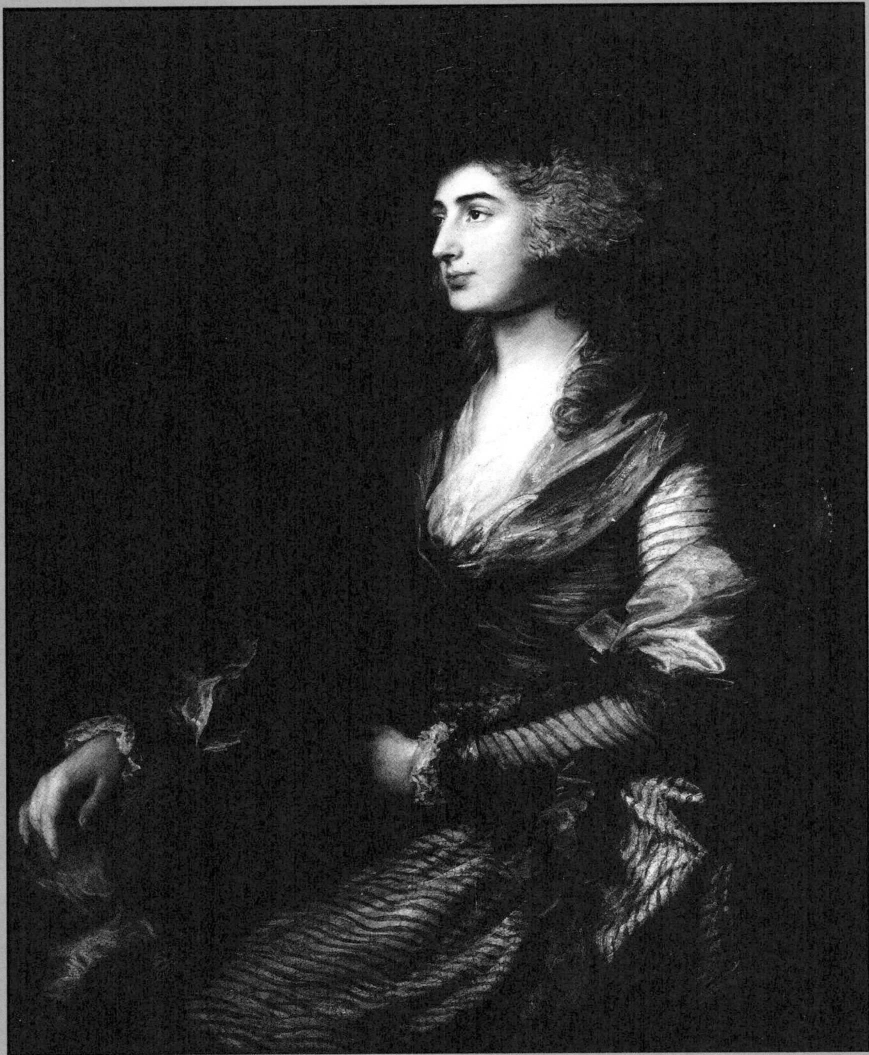

999 Mrs. Sarah Siddons.
Von Thomas Gainsborough.
Öl auf Leinwand. Größe 126 × 99 cm. 1785.
London, National Gallery.
(Photo Bulloz)

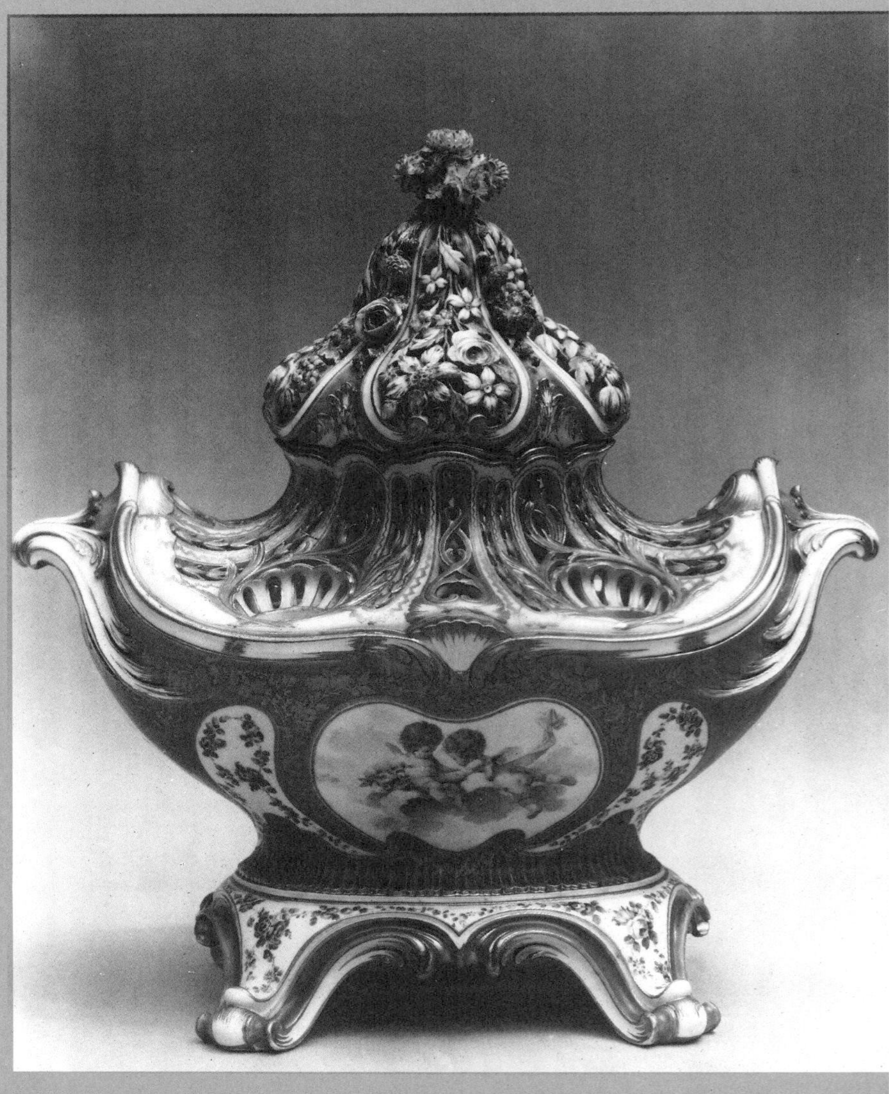

1000 Schüssel mit Deckel in Form einer Gondel.
Sèvresporzellan.
Höhe (ohne Sockel) 44 cm, Länge 36 cm, Breite 24 cm.
1757.
London, Wallace Collection.
(Photo des Museums)

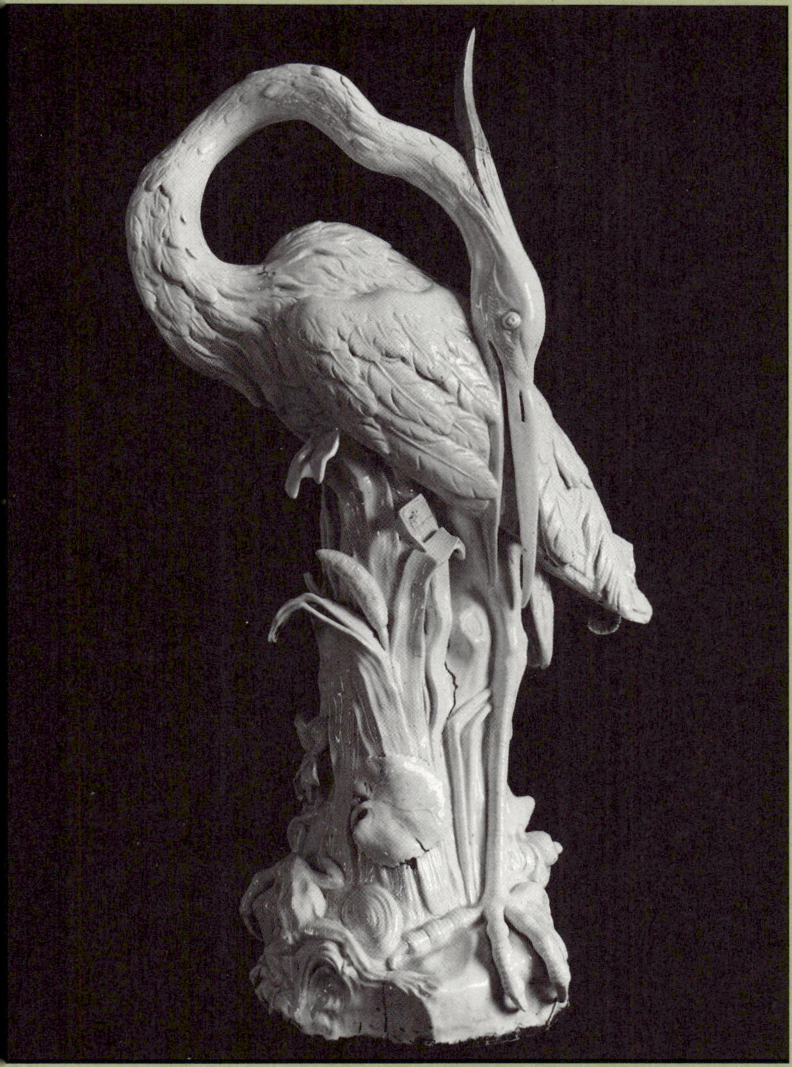

1001 Reiher. Von J. J. Kändler.
Höhe 62 cm. 1731.
Dresden, Staatliche Kunstsammlungen.
(Photo des Museums)

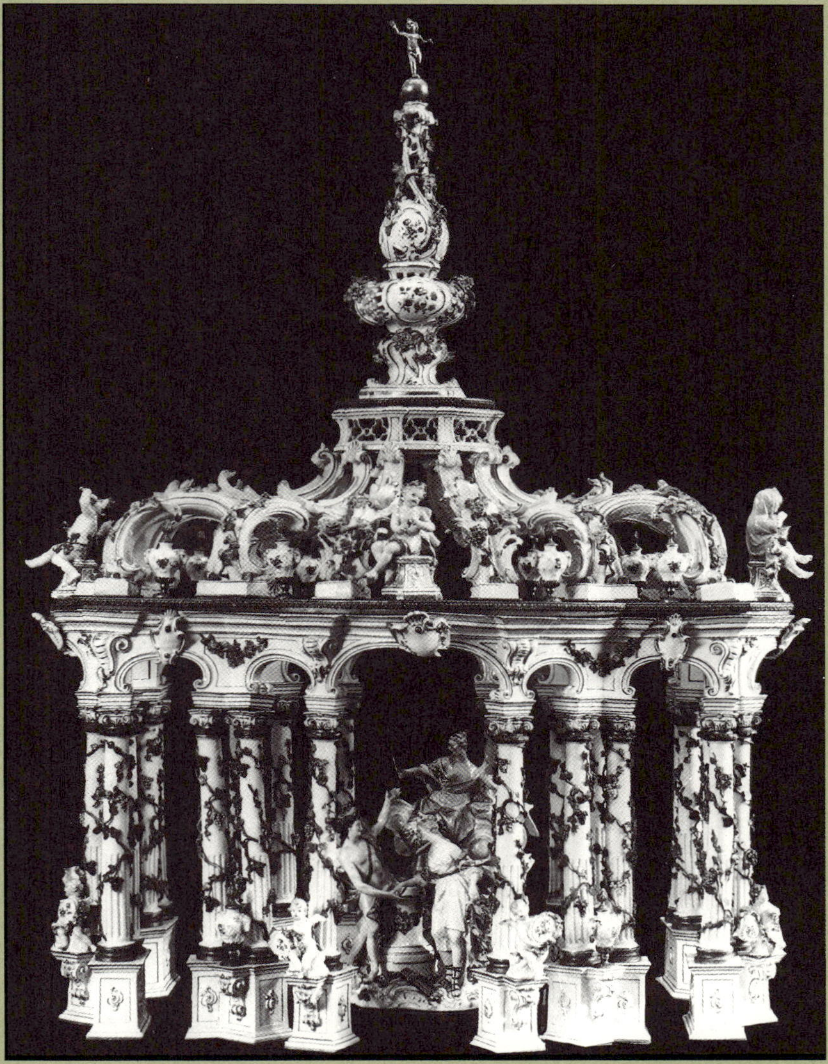

1003 Amortempel.
Größtenteils aus Meißener Porzellan.
Höhe 116 cm, Breite 85 cm, Tiefe 61 cm.
Nach einem Modell von J. J. Kändler. Um 1750.
Frankfurt, Museum für Kunsthandwerk.
(Photo des Museums)

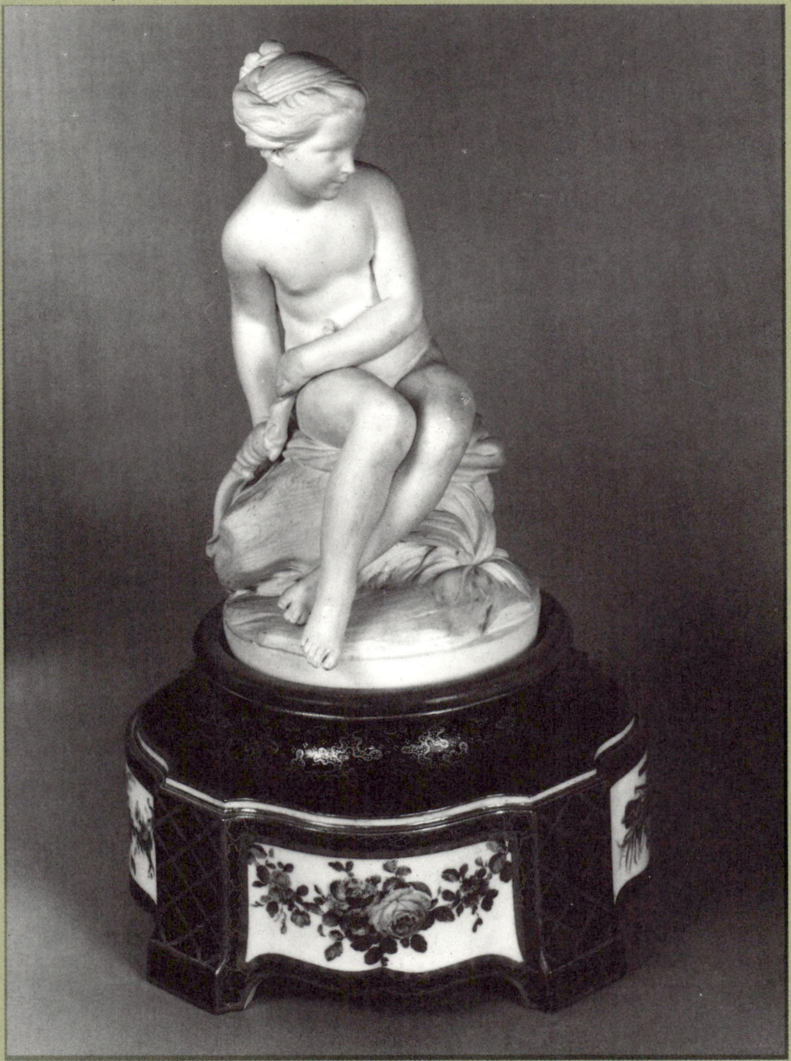

1002 Psyche mit dem Bogen Amors.
Bildet mit dem dazugehörigen Stück Amor ein Paar.
Sèvresporzellan auf emailliertem Sockel.
Größe mit Sockel 34 × 20 cm. Um 1762.
Nach Etienne Giovanni Falconet.
London, Wallace Collection.
(Photo des Museums)

| | ITALIEN | FRANKREICH | ENGLAND | DEUTSCHES REICH | |
|---|---|---|---|---|---|
| POLITIK<br>Päpste<br>Herrscher<br>Staatsmänner<br><br>aufgeführt werden nur die Regierungs-, nicht die vollständigen Lebensdaten | Klemens VII.<br>(1523–34)<br>Pius V.<br>(1566–72)<br>Sixtus V.<br>(1585–90)<br>Klemens VIII.<br>(1592–1605)<br>Paul V.<br>(1605–21)<br>Urban VIII.<br>(1623–44)<br>Innozenz X.<br>(1644–55)<br>Alexander VII.<br>(1655–67) | König Heinrich IV.<br>(1589–1610)<br>Sully,<br>Maximilien de Béthune<br>(1597–1611)<br>König Ludwig XIII.<br>(1610–43)<br>Königin Maria de' Medici<br>(1614–42)<br>Richelieu,<br>Armand Jean du Plessis,<br>Kardinal<br>(1624–42)<br>Mazarin, Jules, Kardinal<br>(1643–61)<br>Königin Anna<br>von Österreich<br>(1643–61)<br>König Ludwig XIV.<br>(1643–1715)<br>König Ludwig XV.<br>(1715–74) | König Karl I.<br>(1625–49)<br>Lord Protector<br>Oliver Cromwell<br>(1653–58)<br>König Jakob II.<br>(1685–88)<br>König Wilhelm III.<br>von Oranien<br>(1688–1702)<br>Königin Anna<br>(1702–14)<br>Walpole, Robert<br>(Premierminister)<br>(1721–42)<br>Pitt d. Ä., William<br>(Premierminister)<br>(1757–61) | Österreich<br><br>Kaiser Ferdinand II.<br>(1619–37)<br>Wallenstein, Albrecht<br>Wenzel Eusebius von<br>(Kaiserlicher Feldherr)<br>(1625–34)<br>Kaiser Ferdinand III.<br>(1637–57)<br>Kaiser Leopold I.<br>(1658–1705)<br>Eugen von Savoyen, Prinz<br>(Kaiserlicher Feldherr)<br>(1683–1736)<br>Kaiser Josef I.<br>(1705–11)<br>Kaiser Karl VI.<br>(1711–40)<br>Kaiserin Maria Theresia<br>(1740–80)<br><br>Sachsen<br><br>Kurfürst Friedrich August I.<br>(1697–1733) | Preußen<br><br>Kurfürst Friedrich Wilh<br>von Brandenburg<br>(1640–88)<br>König (ab 1701) Friedrich<br>(1688–1713)<br>König Friedrich Wilhel<br>(Soldatenkönig)<br>(1713–40)<br>König Friedrich II.<br>der Große<br>(1740–86)<br><br>Bayern<br><br>Kurfürst Maximilian I.<br>(1623–51)<br>Tilly, Johann von<br>(Feldherr der Liga)<br>(1610–32)<br>Kurfürst Maximilian II.<br>Emanuel<br>(1679–1726)<br>Kurfürst Karl Albert<br>(1726–45) |
| BILDENDE KUNST<br>Architekten | Bernini, Giovanni Lorenzo<br>(1598–1680)<br>Bibiena, Künstlerfamilie<br>Borromini, Francesco<br>(1599–1667)<br>Cortona, Pietro da<br>(1596–1669)<br>Fontana, Carlo<br>(1643–1714)<br>Guarini, Guarino<br>(1624–83)<br>Juvara, Filippo<br>(1676–1736)<br>Longhena, Baldassare<br>(1598–1682)<br>Maderna, Carlo<br>(1556–1629)<br>Piranesi, Giovanni Battista<br>(1720–78)<br>Rainaldi, Carlo<br>(1611–91)<br>Vanvitelli, Luigi<br>(1700–73) | Blondel, François<br>(1618–86)<br>Boffrand, Germain<br>(1667–1754)<br>Cotte, Robert de<br>(1656–1735)<br>Gabriel, Jacques-Ange<br>(1698–1782)<br>Hardouin-Mansart, Jules<br>(1646–1708)<br>Le Brun, Charles<br>(1619–90)<br>Lemercier, Jacques<br>(1580/85–1654)<br>Le Nôtre, André<br>(1613–1700)<br>Le Vau, Louis<br>(1612–70)<br>Mansart, François<br>(1598–1666)<br>Mignard, Pierre<br>(1612–95)<br>Perrault, Claude<br>(1613–88)<br>Soufflot, Jacques Germain<br>(1713–80) | Hawksmoor, Nicholas<br>(1661–1736)<br>Jones, Inigo<br>(1573–1652)<br>Vanbrugh, John<br>(1664–1726)<br>Wren, Christopher<br>(1632–1723) | Asam, Cosmas Damian<br>(1686–1739)<br>Beer, Franz<br>(1659–1726)<br>Beer, Johann Michael<br>(um 1696–1780)<br>Bibiena, Künstlerfamilie<br>Carlone, Carlo Antonio<br>(um 1635–1708)<br>Cuvilliés, François<br>(1695–1768)<br>Dientzenhofer, Johann<br>(1665–1726)<br>Dientzenhofer,<br>Kilian Ignaz<br>(1689–1751)<br>Dietterlin, Wendel<br>(1550/55–99)<br>Fischer, Johann Michael<br>(1692–1766) | Fischer von Erlach,<br>Johann Bernhard<br>(1656–1723)<br>Hildebrandt, Lukas von<br>(1668–1745)<br>Neumann, Balthasar<br>(1687–1753)<br>Pöppelmann,<br>Matthäus Daniel<br>(1662–1736)<br>Prandtauer, Jakob<br>(1660–1726)<br>Schlüter, Andreas<br>(1664–1714)<br>Sustris, Friedrich<br>(um 1540–99)<br>Thumb, Michael<br>(1640–90)<br>Thumb, Peter<br>(1681–1766)<br>Zimmermann, Dominiku<br>(1685–1766) |

| RDEUROPA/ OSTEUROPA | | NIEDERLANDE | SPANIEN<br>SPANISCH-AMERIKA | PORTUGAL | |
|---|---|---|---|---|---|
| g Sigismund III.<br>87–1632)<br>g Wladislaw IV.<br>32–1648)<br>g Johann II. Kasimir<br>48–68)<br>g Johann III. Sobieski<br>74–96)<br>g August II.<br>r Starke)<br>97–1733)<br><br>and<br><br>Michail III.<br>dorowitsch<br>13–45)<br>Peter der Große<br>89–1725)<br>Katharina I.<br>25–27)<br>Katharina II.<br>62–96) | Schweden<br><br>König Gustav II. Adolf<br>(1611–32)<br>Oxenstjerna, Axel (Kanzler)<br>(1612–54)<br>Königin Christine<br>(1644–54)<br>König Karl XII.<br>(1697–1718)<br><br>Dänemark<br><br>König Christian V.<br>(1670–99)<br><br>Ungarn<br><br>Fürst Franz II. Rákóczy<br>(1704–11) | Statthalter<br>Wilhelm I. von Oranien<br>(der Schweiger)<br>(1581–84)<br>Statthalter<br>Wilhelm II. von Oranien<br>(1647–50)<br>Statthalter<br>Wilhelm III. von Oranien<br>(1674–1702) | König Philipp III.<br>(1598–1621)<br>König Philipp IV.<br>(1621–65)<br>Olivares,<br>Gaspar de Guzmán<br>(1621–43)<br>König Karl II.<br>(1665–1700)<br>König Philipp V.<br>(1700–46)<br>Königin Elisabeth Farnese<br>(1714–66)<br>Alberoni, Julio, Kardinal<br>(1714–19)<br>König Ferdinand VI.<br>(1746–59)<br>König Karl III.<br>(1759–88) | König Johann IV.<br>(1640–56)<br>König Peter II.<br>(1683–1706)<br>König Johann V.<br>(1706–50)<br>König Josef I.<br>(1750–77)<br>Pombal, Marquis de<br>(Carvalho Melo,<br>Sebastian de)<br>(Premierminister)<br>(1756–77) | POLITIK<br><br>Päpste<br>Herrscher<br>Staatsmänner<br><br>aufgeführt werden nur die Regierungs-, nicht die vollständigen Lebensdaten |
| and<br><br>ond,<br>n-Baptiste-Alexandre<br>1719)<br>elli d.J., Bartolomeo<br>n 1700–1771)<br>elli, Carlo<br>75–1744)<br>zini, Domenico<br>70–1734)<br><br>eden<br><br>n d.J., Nikodemus<br>54–1728)<br>e, Jean de la<br>20–1696)<br><br>mark<br><br>ed, Nils<br>01–54) | | Campen, Jacob van<br>(1595–1657)<br>Marot, Daniel<br>(1663–1752) | Bautista, Francisco<br>(1594–1679)<br>Carbonell, Alonso<br>(tätig 1620–60)<br>Churriguera, Joaquín<br>(1674–1724)<br>Churriguera, José Benito de<br>(1665–1725)<br>Herrera, Juan de<br>(um 1530–97)<br>Hurtado Izquierdo,<br>Francisco<br>(1669–1725)<br>Mora, Juan Gómez de<br>(1586–1648)<br>Ribera, Pedro de<br>(um 1680–1742)<br>Sánchez, Pedro<br>(1569–1663) | Antunes, João<br>(um 1645–1712)<br>Braga, Jacinto Vieira de<br>(tätig ab 1723)<br>Lisboa, Antonio Francisco<br>(Aleijadinho)<br>(1738–1814)<br>Ludovice (Ludwig, Johann<br>Friedrich)<br>(1670–1752)<br>Nasoni, Nicola<br>(tätig um 1725–73)<br>Oliveira, Vicente Mateus de<br>(1706–86)<br>Robillon, Jean Baptiste<br>(† 1782)<br>São Bento Correa de Sousa,<br>Frei Bernardo<br>(tätig um 1668–93)<br>Soares, André<br>(1720–69) | BILDENDE KUNST<br><br>Architekten |

| | ITALIEN | FRANKREICH | ENGLAND |
|---|---|---|---|
| BILDENDE KUNST<br>Maler | Bibiena, Künstlerfamilie<br>Canaletto, Giovanni Antonio (1697–1768)<br>Caravaggio (Michelangelo Merisi) (1573–1610)<br>Carracci, Annibale (1560–1609)<br>Carracci, Lodovico (1555–1619)<br>Carriera, Rosalba Giovanna (1675–1757)<br>Cortona, Pietro da (1596–1669)<br>Gaulli, Giovanni Battista (gen. Baciccio) (1639–1709)<br>Giaquinto, Corrado (1703–65)<br>Giordano, Luca (1634–1705)<br>Guardi, Francesco (1699–1760)<br>Guercino, Giovanni Francesco (1591–1642)<br>Lanfranco, Giovanni (1582–1647)<br>Longhi, Pietro (1702–85)<br>Pannini, Giovanni Paolo (1691–1765)<br>Piranesi, Giovanni Battista (1720–78)<br>Pozzo, Andrea (1642–1709)<br>Reni, Guido (1575–1642)<br>Sacchi, Andrea (1599–1661)<br>Solimena, Francesco (1657–1747)<br>Tiepolo, Giovanni Battista (1696–1770)<br>Zampieri, Domenico (1581–1641) | Boucher, François (1703–70)<br>Boulogne, Valentin de (um 1594–1632)<br>Bourdon, Sébastien (1616–71)<br>Callot, Jacques (1592–1635)<br>Champaigne, Philippe de (1602–74)<br>Chardin, Jean-Baptiste Siméon (1699–1779)<br>Coypel, Antoine (1661–1722)<br>Coypel, Charles-Antoine (1694–1752)<br>Fragonard, Jean Honoré (1732–1806)<br>Gellée, Claude, gen. Le Lorrain (1600–82)<br>Jouvenet, Jean-Baptiste (1644–1717)<br>Lancret, Nicolas (um 1690–1743/45)<br>Largillière, Nicolas de (1656–1746)<br>La Tour, Georges de (1593–1652)<br>La Tour, Maurice Quentin de (1704–88)<br>Lemoyne, François (1688–1737)<br>Le Nain, Antoine (1588–1648)<br>Le Nain, Louis (1593–1648)<br>Le Nain, Mathieu (1607–77)<br>Meissonier, Justin Aurèle (1695–1750)<br>Nattier d. J., Jean-Marc (1685–1766)<br>Oudry, Jean-Baptiste (1686–1755)<br>Perronneau, Jean-Baptiste (1715–83)<br>Poussin, Nicolas (1594–1665)<br>Rigaud, Hyacinthe (1659–1743)<br>Troy, Jean-François de (1679–1752)<br>Van Loo, Künstlerfamilie<br>Vouet, Simon (1590–1649)<br>Watteau, Antoine (1684–1721) | Dyck, Anthonis van (1599–1641)<br>Lely, Peter (1618–80)<br>Thornhill, James (1675–1734) |
| BILDENDE KUNST<br>Bildhauer | Algardi, Alessandro (1598–1654)<br>Bernini, Giovanni Lorenzo (1598–1680)<br>Duquesnoy, François (1594–1643)<br>Legros d. J., Pierre (1666–1719)<br>Mochi, Francesco (1580–1654)<br>Monnot, Pierre-Étienne (1657–1733)<br>Rusconi, Camillo (1658–1728)<br>Théodon, Jean-Baptiste (1646–1713) | Boulle, André-Charles (1642–1732)<br>Coustou d. Ä., Guillaume (1677–1746)<br>Coustou d. J., Guillaume (1716–77)<br>Coysevox, Antoine (1640–1720)<br>Falconet, Etienne Maurice (1716–91)<br>Girardon, François (1628–1715)<br>Pigalle, Jean-Baptiste (1714–85)<br>Puget, Pierre (1620–94)<br>Slodtz, René Michel (1705–64)<br>Slodtz, Sébastien (1655–1726) | Roubiliac, Louis Françoi (1702/05–1762)<br>Rysbrack, Michael (1694–1770) |

| JTSCHES REICH | NORDEUROPA<br>OSTEUROPA | NIEDERLANDE | SPANIEN<br>SPANISCH-AMERIKA | PORTUGAL | |
|---|---|---|---|---|---|
| n, Cosmas Damian<br>686–1739)<br>ena, Künstlerfamilie<br>dl, Peter Johannes<br>668–1735)<br>one, Carlo<br>686–1775)<br>, Gottfried Bernhard<br>708–74)<br>n, Daniel<br>694–1757)<br>ther, Matthäus<br>705–88)<br>lpertsch, Anton<br>724–96)<br>e, Antoine<br>683–1757)<br>zo, Andrea<br>642–1709)<br>mayr, Johann Michael<br>654–1730)<br>nidt<br>remser-Schmidt),<br>artin Johannes<br>718–1801)<br>ta, Karel Sotnovsky<br>610–74)<br>ger, Paul<br>698–1762)<br>, Januarius<br>730–97) | Schweden<br><br>Roslin, Alexander<br>(1718–1793) | Claesz, Pieter<br>(1597/98–1661)<br>Dyck, Anthonis van<br>(1599–1641)<br>Fabritius, Carel<br>(um 1622–54)<br>Hals, Frans<br>(um 1580–1666)<br>Heda, Willem Claesz.<br>(1594 – um 1680)<br>Heem, Jan Davidsz. de<br>(1606–83/84)<br>Hobbema, Meindert<br>(1638–1709)<br>Hooch, Pieter de<br>(1629 – um 1684)<br>Jordaens, Jacob<br>(1593–1678)<br>Rembrandt,<br>Harmensz. van Rijn<br>(1606–69)<br>Rubens, Peter-Paul<br>(1577–1640)<br>Ruisdael, Jacob van<br>(1628/29–82)<br>Snyders, Frans (1579–1657)<br>Steen, Jan (1626–79)<br>Velde, Jan van de<br>(1593–1641)<br>Velde d.J., Willem van de<br>(1611–93)<br>Vermeer, Jan van Delft<br>(1632–75) | Cano, Alonso<br>(1601–67)<br>Carreño de Miranda, Juan<br>(1614–85)<br>Giaquinto, Corrado<br>(1703–65)<br>Goya y Lucientes,<br>Francisco José de<br>(1746–1818)<br>Murillo, Bartolomé Esteban<br>(um 1617–82)<br>Paret y Alcázar, Luis<br>(1746–99)<br>Ribalta, Francisco<br>(1564–1628)<br>Ribera, Jesupe de<br>(1591–1652)<br>Sánchez, Cotán<br>(1561–1627)<br>Valdés Leal, Juan de<br>(1622–1690)<br>Velázquez, Diego<br>Rodríguez de Silva y<br>(1599–1660)<br>Zurbarán, Francisco de<br>(1598–1664) | Ayala, Josefa de<br>(um 1630–84) | BILDENDE<br>KUNST<br>Maler |
| n, Egid Quirin<br>692–1750)<br>n, Matthias Bernhard<br>684–1738)<br>off,<br>rdinand Maximilian<br>688–1731)<br>one, Diego Francesco<br>675–1750)<br>ner, Georg Raphael<br>693–1741)<br>, Paul (1591–1752)<br>htmayr, Joseph Anton<br>696–1770)<br>ther, Ignaz<br>725–75)<br>noser, Balthasar<br>651–1732)<br>nuzer, Johann<br>642–1701)<br>, Jörg (um 1583–1637) | Rußland<br><br>Falconet, Étienne Maurice<br>(1716–91) | Duquesnoy, François<br>(1597–1643)<br>Grupello, Gabriel de<br>(1644–1730)<br>Keyser, Hendrick de<br>(1565–1621)<br>Quellinus d.Ä., Artus<br>(1609–68) | Fernández, Gregorio<br>(1568–1636)<br>Mena, Pedro de<br>(1628–88)<br>Montañés, Juan Martínez<br>(1568–1649)<br>Mora, José de<br>(1642–1724)<br>Pereira, Manuel<br>(1588–1683)<br>Salzillo, Francisco<br>(1707–83) | Santo Antonio Ferreira<br>Vilaça, José de<br>(1731–1809)<br>Sousa, Cipriano da Cruz<br>(tätig ab 1676–1716) | BILDENDE<br>KUNST<br>Bildhauer |

| | ITALIEN | FRANKREICH | ENGLAND | DEUTSCHES REIC |
|---|---|---|---|---|
| MUSIK | Corelli, Arcangelo (1653–1713)<br>Frescobaldi, Girolamo (1583–1643)<br>Monteverdi, Claudio (1567–1643)<br>Pergolesi, Giovanni Battista (1710–36)<br>Scarlatti, Alessandro (1659–1725)<br>Scarlatti, Domenico (1685–1757)<br>Tartini, Giuseppe (1692–1770)<br>Vivaldi, Antonio (um 1680–1743) | Couperin, François (1668–1733)<br>Leclair, Jean-Marie (1697–1764)<br>Lully, Jean-Baptiste (1632–87)<br>Rameau, Jean-Philippe (1683–1764) | Byrd, William (um 1543–1623)<br>Purcell, Henry (1659–95)<br>Händel, Georg Friedrich (1685–1759) | Bach, Johann Sebastian (1685–1750)<br>Buxtehude, Dietrich (1637–1706)<br>Gluck, Christoph Willil (1714–87)<br>Händel, Georg Friedric (1685–1759) |
| DICHTUNG PHILO-SOPHIE | Goldoni, Carlo (1707–93)<br>Gozzi, Carlo (1720–1806)<br>Vico, Giovanni Battista (1668–1744) | Alembert, Jean Le Rond d' (1717–83)<br>Bayle, Pierre (1647–1706)<br>Boileau-Despéaux, Nicolas (1636–1711)<br>Bossuet, Jacques Bénigne (1627–1704)<br>Corneille, Pierre (1606–84)<br>Diderot, Denis (1713–84)<br>Fénelon, François de (1651–1715)<br>La Bruyère, Jean de (1645–1696)<br>La Fontaine, Jean de (1651–1715)<br>La Rochefoucault, François IV. (1613–80)<br>Malherbe, François de (1555–1628)<br>Molière, Jean-Baptiste Poquelin (1622–73)<br>Montesquieu, Charles de (1689–1755)<br>Racine, Jean (1639–99)<br>Rousseau, Jean-Jacques (1712–78)<br>Voltaire, François Marie Arouet (1694–1778) | Defoe, Daniel (1659/60–1754)<br>Fielding, Henry (1707–54)<br>Hobbes, Thomas (1588–1679)<br>Hume, David (1711–76)<br>Jonson, Ben (1572/73–1637)<br>Locke, John (1632–1704)<br>Milton, John (1608–74)<br>Pope, Alexander (1688–1744)<br>Richardson, Samuel (1689–1761)<br>Shaftesbury, Anthony (1671–1713)<br>Sterne, Laurence (1713–68)<br>Swift, Jonathan (1667–1745) | Gellert, Christian Fürchtegott (1715–69)<br>Gottsched, Johann Christoph (1700–66)<br>Grimmelshausen, Johan Jakob Christoffel von (1622–76)<br>Gryphius, Andreas (1616–64)<br>Haller, Albrecht (1708–77)<br>Klopstock, Friedrich Gottlieb (1724–1803) |
| WISSEN-SCHAFT | Galilei, Galileo (1564–1642) | Descartes, René (1596–1650)<br>Pascal, Blaise (1623–62)<br>Papin, Denis (1647 – um 1712) | Boyle, Robert (1627–91)<br>Halley, Edmund (1656–1742)<br>Hooke, Robert (1635–1703)<br>Newton, Isaac (1643–1727) | Euler, Leonhard (1707–83)<br>Fahrenheit, Gabriel Dan (1686–1736)<br>Kepler, Johannes (1571–1630) |

| | NORDEUROPA<br>OSTEUROPA | NIEDERLANDE | SPANIEN<br>SPANISCH-AMERIKA | PORTUGAL | |
|---|---|---|---|---|---|
| n, Joseph<br>'32–1809)<br>art,<br>olfgang Amadeus<br>'56–91)<br>nann, Georg Philipp<br>581–1767) | Schweden<br><br>Agrell, Johann Joachim<br>(1701–65)<br>Roman, Johann Helmich<br>(1694–1758)<br><br>Dänemark<br><br>Pedersøn, Mogens<br>(1585–1623) | Sweelinck, Jan Pieterszoon<br>(1562–1621) | Cererols, Juan<br>(1618–76)<br>Comes, Juan Bautista<br>(1568–1643)<br>Hita,<br>Antonio Rodríguez de<br>(1724–87)<br>Terradella, Domingo<br>(1713–51) | Almeida,<br>Francisco Antonio de<br>(1. Hälfte 18. Jh.)<br>Seixas,<br>José Antonio Carlos de<br>(1704–42)<br>Sousa Carvalho, João de<br>(1745–98) | MUSIK |
| niz,<br>ottfried Wilhelm von<br>646–1716)<br>ng, Gotthold Ephraim<br>729–81)<br>z, Martin<br>597–1639)<br>ta Clara, Abraham a<br>644–1709)<br>ius, Angelus<br>624–77)<br>masius, Christian<br>655–1728)<br>ff, Christian<br>679–1754) | Rußland<br><br>Sumarokow, Alexander<br>(1718–77)<br><br>Schweden<br><br>Swedenborg, Emanuel<br>(1688–1772) | Spinoza, Baruch<br>(1632–77) | Alarcón y Mendoza, Juan<br>(um 1580–1639)<br>Calderón de la Barca, Pedro<br>(1600–81)<br>Cervantes, Miguel de<br>(1547–1616)<br>Góngora y Argote, Luis de<br>(1561–1627)<br>Lope de Vega, Félix<br>(1562–1635)<br>Tirso de Molina<br>(1571–1648) | Lobo<br>(1580–1625)<br>Melo, Francisco Manuel<br>(1608–66)<br>Verney, Luis Antonio<br>(1713–92) | DICHTUNG<br>PHILO-<br>SOPHIE |
| | Rußland<br><br>Lomonossow,<br>Michael Wassiljewitsch<br>(1711–65)<br><br>Schweden<br><br>Linné, Carl<br>(1707–78)<br><br>Dänemark<br><br>Römer, Ole<br>(1644–1710) | Huygens, Christian<br>(1629–95)<br>Moretus, Johannes<br>(1543–1610)<br>Plantin, Christophe<br>(um 1520–89) | | | WISSEN-<br>SCHAFT |

# BIBLIOGRAPHIE
# REGISTER

# BIBLIOGRAPHIE

Der Umfang des Themas gestattet hier nur eine Auswahl von Werken, die zum Thema hinführen sollen. Wir haben uns daher bewußt darauf beschränkt, außer einigen unumgänglichen Werken möglichst nur neuere Veröffentlichungen zu nennen, in denen der Leser leicht ältere Arbeiten finden kann.

## ALLGEMEINE WERKE UND THEMATISCHE STUDIEN


ARGAN, G. C. L'Europe des capitales 1600–1700, Genf 1964.

BAUER, H.: Rocaille, Berlin 1962.

BAZIN, G.: Destins du Baroque, Paris 1970.

– Les palais de la foi, 2 Bde., Fribourg 1980–1981.

BLUNT, A.: Some Uses and Misuses of the Terms Baroque and Rococo as applied to Architecture, Oxford 1973.

BLUNT, A. – SWAAN, W.: Kunst und Kultur des Barock und Rokoko, Freiburg i. Br. 1979.

BOURKE, J.: Baroque Churches of Central Europe, London 1958.

BRINCKMANN, A. E.: Die Baukunst des 17. und 18. Jahrhunderts in den romanischen Ländern (Handb. d. Kunstwiss.), Wildpark-Potsdam [5]1930.

– Die Kunst des Rokoko (Propyläen-Kunstgeschichte, Bd. 13), Berlin 1940.

CHARPENTRAT, P.: Baroque. Italie et Europe centrale (Architecture universelle), Fribourg 1964.

DICKENS, A. G.: The Courts of Europe. Politics, Patronage and Royalty 1400–1800, London 1977.

*Europäisches Rokoko. Kunst und Kultur des 18. Jahrhunderts.* Katalog der vierten Ausstellung des Europarates. München 1958.

FOERSTER, R. H.: Das Barock-Schloss. Geschichte und Architektur, Köln 1981.

GONCOURT, E. u. J. de: Die Kunst des achtzehnten Jahrhunderts, München 1921.

GRAUTOFF, O.: Die Malerei im Barockzeitalter in Frankreich und Spanien (Handb. d. Kunstwiss., Tl. 2), Wildpark-Potsdam 1928.

GURLITT, C.: Geschichte des Barockstils, des Rokoko und des Klassizismus, 3 Bde., Stuttgart 1886–1889.

HAGER, W.: Die Bauten des deutschen Barocks, 1690–1770, Jena 1942.

– Barock, Architektur, Baden-Baden 1968.

– Barock, Skulptur und Malerei, Baden-Baden 1969.

HANSMANN, W.: Baukunst des Barock. Form, Funktion, Sinngehalt, Köln 1978.

– Gartenkunst der Renaissance und des Barock, Köln 1983.

HEMPEL, E.: Baroque Art and Architecture in Central Europe (The Pelican History of Art), Harmondsworth 1965.

HENKEL, A. – SCHÖNE, A.: Emblemata. Handbuch zur Sinnbildkunst des 16. und 17. Jahrhunderts, Stuttgart 1978.

HUBALA, E.: Die Kunst des 17. Jahrhunderts (Propyläen Kunstgeschichte, Bd. 9), Berlin 1970.

KAUFMANN, E.: Architecture in the Age of Reason, New York 1968.

KELLER, H.: Die Kunst des 18. Jahrhunderts (Propyläen Kunstgeschichte, Bd. 10), Berlin 1971.

KIMBALL, F.: The Creation of the Rococo, Philadelphia, Pa. 1943; Neuaufl. New York 1964.

KITSON, M.: Barock und Rokoko. Architektur, Plastik, Malerei, Illustration, Zeichnungen (Schätze der Weltkunst, Bd. 9), Gütersloh 1967.

LAVEDAN, P.: L'urbanisme à l'époque moderne XVIe–XVIIIe siècle, Genf 1982.

LIETZ, S.: Das Fenster des Barock. Fenster und Fensterzubehör in der fürstlichen Profanarchitektur zwischen 1680 und 1780, München – Berlin 1982.

MÂLE, É.: L'art religieux du XVIIe siècle. Italie, France, Espagne, Flandres, Paris 1984.

MINGUET, J.-P.: L'Estétique du rococo, Paris 1966.

MÖBIUS, H.: Die Frau im Barock, Stuttgart 1982.

MÖSENEDER, K.: Barocke Bildphilosophie und Emblem. Ménestriers „L'Art des Emblèmes" (Nachdruck d. Ausgabe Paris 1684), München 1981.

MRAZEK, W.: Ikonologie der barocken Deckenmalerei, in: Sitzungsberichte der Österreichischen Akademie der Wissenschaften, phil.-hist. Klasse 228, 3. Abhandlung, Wien 1953.

NORBERG-SCHULZ, CHR.: Architektur des Barock (Weltgeschichte der Architektur), Stuttgart 1975.

– Architektur des Spätbarock und Rokoko (Weltgeschichte der Architektur), Stuttgart 1975.

PEVSNER, N.: An Outline of European Architecture, Harmondsworth 1960.

PIGLER, A.: Barockthemen, eine Auswahl von Verzeichnissen zur Ikonografie des 17. und 18. Jahrhunderts, 2 Bde., Budapest 1956.

RÉAU, L.: L'Europe française au siècle des Lumières, Paris 1938.

ROSE, H.: Spätbarock. Studien zur Geschichte des Profanbaues in den Jahren 1660–1760, München 1922.

SCHINDLER, A. (Hrsg.): Europäische Barockklöster, München 1972.

SCHOEPS, H.-J.: Deutsche Geistesgeschichte der Neuzeit, Bd. 2: Das Zeitalter des Barock: zwischen Reformation und Aufklärung, Mainz 1978.

SCHÖNBERGER, A. – SOEHNER, H.: Die Welt des Rokoko. Kunst und Kultur des 18. Jahrhunderts, München 1959.

SCHÜTZ, H.: Barocktheater und Illusion, Frankfurt 1984.

SEDLMAYR, H. – BAUER, H.: Rococo, in: Encyclopedia of World Art, Bd. 12, New York – Toronto – London 1966.

SIMSON, O. v.: Zur Genealogie der weltlichen Apotheose im Barock, Straßburg 1936.

STAMM, R. (Hrsg.): Die Kunstformen des Barockzeitalters (14 Vorträge), Bern 1956.

TAPIÉ, V. L.: Baroque et classicisme, Paris 1957, 1972 u. 1980.

TINTELNOT, H.: Barocktheater und barocke Kunst, Berlin 1939.

TREVOR-ROPER, H. (Hrsg.): Die Zeit des Barock. Europa und die Welt 1559–1660, München 1981.

WEISBACH, W.: Der Barock als Kunst der Gegenreformation, Berlin 1921.

– Die Kunst des Barock in Italien, Frankreich, Deutschland und Spanien (Propyläen-Kunstgeschichte, Bd. 11), Berlin 1924.

*Wie erkenne ich Barockkunst?*, Stuttgart 1979.

WOLF, R. E. – MILLER, R. – ANDERSEN, L.: Renaissance und Barock. Geburt der Neuzeit. Barock und Rokoko (Enzyklopädie der Weltkunst, Bd. 6), Baden-Baden 1979.

WÖLFFLIN, H.: Kunstgeschichtliche Grundbegriffe. Das Problem der Stilentwicklung in der neuen Kunst, München 1915; Basel [17]1984.


## 1. DEUTSCHLAND, ÖSTERREICH, BÖHMEN, SCHWEIZ


ASCHE, S.: Balthasar Permoser und die Barockskulptur des Dresdner Zwingers, Frankfurt 1966.

ASCHENBRENNER, W. – SCHWEIGHOFER, G.: Paul Troger. Leben und Werk, Salzburg 1965.

AURENHAMMER, H.: J. B. Fischer von Erlach, London 1973.

AURENHAMMER, H. u. G.: Das Belvedere in Wien, Wien – München 1971.

BACHMANN, E.: Barock in Böhmen. Architektur – Plastik – Malerei – Kunstgewerbe, München 1964.

*Balthasar Neumann in Baden-Württemberg.* Ausstellungskatalog. Bruchsal, Karlsruhe, Stuttgart, Neresheim 1975.

*Barock in Baden-Württemberg.* Ausstellungskatalog, 2 Bde., Bruchsal 1981.

*Barockplastik in Norddeutschland.* Ausstellungskatalog. Museum für Kunst und Gewerbe, Hamburg 1977.
BARTHEL, G.: Barockkirchen in Altbayern, Schwaben und der Schweiz, München [5]1971.
BAUER, H.: Der Himmel im Rokoko. Das Fresko im deutschen Kirchenraum des 18. Jahrhunderts, Regensburg 1965.
– Rokokomalerei. 6 Studien, Mittenwald 1980.
BAUER, H. – BAUER, A. – MÜLBE, W.-CHR. v. d., Johann Baptist und Dominikus Zimmermann. Entstehung und Vollendung des bayerischen Rokoko, Regensburg 1984.
BAUER, H. – RUPPRECHT, B.: Corpus der barokken Deckenmalerei in Deutschland, München 1976 ff.
BAUM, E.: Katalog des österreichischen Barockmuseums im Unteren Belvedere in Wien, 2 Bde. (Große Meister, Epochen und Themen der österreichischen Kunst, Barock) Wien o. J.
BERCKENHAGEN, E.: Barock in Deutschland. Residenzen. Ausstellungskatalog. Berlin-Charlottenburg 1966.
BIACH-SCHIFFMANN, F.: Giovanni und Ludovico Burnacini. Theater und Feste am Wiener Hofe, Wien – Berlin 1931.
BLAZICEK, O.: L'art baroque en Bohême, Prag 1968.
BRUCHER, G.: Barockarchitektur in Österreich, Köln 1983.
BUCHOWIECKI, W.: Der Barockbau der ehemaligen Hofbibliothek in Wien, ein Werk J. B. Fischers von Erlach, Wien 1957.
BUSHART, B.: Deutsche Malerei des 17. und 18. Jahrhunderts, Königstein i. T. 1967.
– Deutsche Malerei des Barock, Königstein i. T. 1967.
CHARPENTRAT, P.: Du maître d'ouvrage au maître d'œuvre. L'architecture religieuse en Allemagne du Sud de la Guerre de Trente Ans à l'Aufklärung, Paris 1974.
COLOMBIER, P. du: L'architecture française en Allemagne au XIIIe siècle, 2 Bde., Paris 1956.
DEHIO, G.: Die Neuzeit von der Reformation bis zur Auflösung des alten Reichs, Renaissance und Barock (Geschichte der dt. Kunst, Bd. 3), Berlin [2]1931.
DISCHINGER, G.: Johann und Joseph Schmuzer. Zwei Baumeister des süddeutschen Barocks, Sigmaringen 1977.
DROST, W.: Barockmalerei in den germanischen Ländern, Wildpark-Potsdam 1926.
EBHARDT, M.: Die Salzburger Barockkirchen im 17. Jahrhundert, Baden-Baden 1975.
*Europäische Barockplastik am Niederrhein. Grupello und seine Zeit.* Ausstellungskatalog. Düsseldorf 1971.
FEUCHTMÜLLER, R. – KOVÁCS, R. (Hrsg.): Welt des Barock, Wien – Freiburg – Basel 1986.
FEULNER, A.: Bayerisches Rokoko, München 1923.
FISCHER VON ERLACH (Johann Bernhard): Entwurf einer historischen Architektur, Wien 1721.
FLEISCHHAUER, W.: Barock im Herzogtum Württemberg, Stuttgart [2]1981.
FRANZ, H. G.: Bauten und Baumeister der Barockzeit in Böhmen, Leipzig 1962.
– Johann Michael Fischer und die Baukunst des Barock in Böhmen, in: Zeitschrift für Ostforschung, 1955.
*Franz Anton Maulbertsch.* Ausstellungskatalog. Wien, Halbturn, Heiligenkreuz, Gutenbrunn 1974.
FREEDEN, M. H. v.: Balthasar Neumann. Leben und Werk, München – Berlin [3]1981.
GAMER, J.: Die Benediktinerabtei Neresheim, in: Balthasar Neumann in Württemberg. Ausstellungskatalog. Staatsgalerie Stuttgart 1975.
GARAS, K.: Franz Anton Maulbertsch 1724–1796, Graz 1960.
GRIMSCHITZ, B.: Johann Lucas von Hildebrandt, Wien – München 1959.
– Wiener Barockpaläste, Wien 1947.
GRIMSCHITZ, B. – FEUCHTMÜLLER, R. – MRAZEK, W.: Barock in Österreich, Wien – Hannover – Basel 1960.
GUBLER, H.-M.: Der Vorarlberger Barockbaumeister Peter Thumb 1681–1766. Ein Beitrag zur Geschichte der süddeutschen Barockarchitektur, Sigmaringen 1972.
HAGER, L.: Nymphenburg. Schloß, Park und Burgen, München 1955.
– Markgräfliches Opernhaus Bayreuth, München 1966.
HAJOS, G.: Schönbrunn, Wien 1976.
HANFSTAENGL, E.: Die Brüder Cosmas Damian und Egid Quirin Asam, München – Berlin 1955.
HANSMANN, W.: Das Treppenhaus und das Große Neue Appartement des Brühler Schlosses, Düsseldorf 1972.
HANTSCH, H.: Jacob Prandtauer, Wien 1926.
HAUTTMANN, M.: Geschichte der kirchlichen Baukunst in Bayern, Schwaben und Franken 1550–1780, München 1921.
HECKMANN, H.: Matthäus Daniel Pöppelmann, München – Berlin 1972.
HEMPEL, E.: Der Zwinger zu Dresden (Deutscher Verein für Kunstwissenschaft), Berlin 1961.
HEYM, S.: Henrico Zuccalli 1642–1724, Kurbayerischer Hofbaumeister, München 1984.
HIMMELEIN, V. u. a.: Barock in Baden-Württemberg, Stuttgart 1981.
HITCHCOCK, H.-R.: Rococo Architecture in Southern Germany, London 1968.
– German Rococo. The Zimmermann Brothers, London 1968.
HOFFMANN, W. J.: Schloß Pommersfelden. Geschichte seiner Entstehung, Nürnberg 1968.
HOJER, G. – SCHMID, E. D. – SEELIG, L.: Residenzmuseum München, Braunschweig 1980.
ILG, A.: Die Fischer von Erlach, Wien 1895.
*Johann Conrad Schlaun.* Ausstellungskatalog, 2 Bde. Landesmuseum Münster 1973.
KADATZ, H.-J. – MURZA, G.: Georg Wenzeslaus von Knobelsdorff. Baumeister Friedrichs II., München 1983.
KNOPF, N.: Das Garten-Belvedere. Das Belvedere Liechtenstein und die Bedeutung von Ausblick und Prospektbau für die Gartenkunst, München – Berlin 1966.
KOEPF, K. H.: Joseph Dossenberger 1721–1785. Ein schwäbischer Baumeister des Rokoko, Weißenhorn 1973.
KORTH, TH.: Stift St. Florian. Die Entstehungsgeschichte der barocken Klosteranlage, Nürnberg 1975.
KUHNEL, H.: Die Hofburg zu Wien, Graz – Köln 1964.
KUNOTH, G.: Die historische Architektur Fischers von Erlach, Düsseldorf 1956.
*Kurfürst Clemens August, Landesherr und Mäzen des 18. Jahrhunderts.* Ausstellungskatalog. Brühl 1961.
*Kurfürst Max Emanuel. Bayern und Europa um 1700.* Ausstellungskatalog. Schleißheim 1976.
KURTH, W.: Sanssouci. Seine Schlösser und Gärten, Berlin 1959.
LADENDORF, H.: Der Bildhauer und Baumeister Andreas Schlüter, Berlin 1935.
LAMB, K.: Die Wies, München 1964.
LAMPL, L. – MÜLBE, W.-CHR. v. d.: Die Klosterkirche von Fürstenfeld. Ein Juwel des bayerischen Barock, München [2]1985.
LE BRUN, J. – SUTERMEISTER, P.: Barockreise um den Bodensee, Sigmaringen 1978.
LEINZ, G.: Die deutsche Malerei, Freiburg i. Br. 1985.
LIEB, N.: Ottobeuren und die Barockarchitektur Ostschwabens, Augsburg – Memmingen 1933.
– Die Vorarlberger Barockbaumeister, München [3]1976.
LIEB, N. – HIRMER, M.: Barockkirchen zwischen Donau und Alpen, München [5]1984.
LIEB, N. – MÜLBE, W.-CHR. v. d.: Johann Michael Fischer. Baumeister und Raumschöpfer im späten Barock Süddeutschlands, Regensburg 1982.
LÖFFLER, F.: Der Zwinger in Dresden, Leipzig 1976.
*Maria Theresia und ihre Zeit.* Ausstellungskatalog. Salzburg und Wien 1980.
MARKMILLER, F. (Hrsg.): Barockmaler in Niederbayern. Die Meister der Städte, Märkte und Hofmarken, Regensburg 1982.
MARX, H.: Louis de Silvestre. Die Gemälde in der Dresdner Gemäldegalerie, Dresden 1975.
MILLER, A.: Die Residenz in Würzburg, Königstein i. T. 1978.
MÜLLER, TH. – SCHÖNBERGER, A.: Deutsche Plastik. Renaissance und Barock, 2 Tle. in 1 Bd., Königstein i. T. 1963.
NEUMANN, J.: Das böhmische Barock, Prag 1970.
NORBERG-SCHULZ, CHR., Kilian Ignaz Dientzenhofer e il Barocco Boemo, Rom 1968; deutsche Übersetzung in Vorbereitung.
PASSAVANT, G.: Studien über Domenico Egidio Rossi und seine baukünstlerische Tätigkeit innerhalb des süddeutschen und österreichischen Barock, Karlsruhe 1967.
PAULUS, R.: Der Baumeister Henrico Zuccalli, Straßburg 1912.
PAVLIK, M. – UHER, V.: Barockarchitektur in Prag, Hanau 1981.
PINDER, W.: Deutscher Barock, Königstein i. T. 1912–1925.
– Deutscher Barock. Die großen Baumeister des 18. Jahrhunderts, Königstein i. T. 1952.
PRESS, V. – REINHARD, E. – SCHWARZMAIER, H. u. a.: Barock am Oberrhein, Karlsruhe 1985.
*Quellen zur Geschichte des Barocks in Franken unter dem Einfluß des Hauses Schönborn,* Würzburg 1950–1955.
REUTHER, H.: Die Kirchenbauten Balthasar Neumanns, Berlin 1960.
– Barock in Berlin. Meister und Werke der Berliner Baukunst 1640–1786, Berlin 1969.
– Balthasar Neumann. Der mainfränkische Barockbaumeister, München 1983.
RINGLER, J.: Die barocke Tafelmalerei in Tirol, Innsbruck 1973.
RUPPRECHT, B.: Die bayerische Rokokokirche, Kallmünz 1959.
RUPPRECHT, B. – MÜLBE, W.-CHR. v. d.: Die Brüder Asam. Sinn und Sinnlichkeit im bayerischen Barock, Regensburg [2]1985.
SACHSE, H. J.: Barocke Dachwerke, Decken und Gewölbe. Zur Baugeschichte und Baukonstruktion in Süddeutschland, Berlin 1975.
SALZGEBER, J.: Die Klöster Einsiedeln und St. Gallen im Barockzeitalter (Beitr. z. Gesch. d. Alten Mönchtums u. d. Benediktinertums, 28), Münster 1967.
SAUERMOST, H. J.: Der Allgäuer Barockbaumeister Johann Georg Fischer, Augsburg 1969.
SCHINDLER, H.: Barockreisen in Oberschwaben und am Bodensee, München 1971.
– Barockreisen in den Alpenländern Österreichs, München [2]1973.
– Barockreisen in Schwaben und Altbayern, München [4]1977.
– Bayerische Bildhauer – Manierismus, Barock, Rokoko, München 1985.
SCHMERBER, H.: Beiträge zur Geschichte der Dientzenhofer, Prag 1900.
SCHMID, E. D.: Schloß Schleißheim. Die barocke Residenz mit Altem Schloß und Schloß Lustheim, München 1980.
SCHMIDT, R.: Schloß Ludwigsburg, München 1954.
SCHNEIDER, E.: Die barocke Benediktinerabteikirche Münsterschwarzach, Neustadt/Aisch 1984.
SCHÜTZ, B.: Balthasar Neumann, Freiburg i. Br. 1986.
SCHWARZ, M.: Barock am Hochrhein, Konstanz 1983.
SEDLMAIER, R. – PFISTER, R.: Die fürstbischöfliche Residenz zu Würzburg, 2 Bde., München 1923.
SEDLMAYR, H.: Österreichische Barockarchitektur, Wien 1930.
– Johann Bernhard Fischer von Erlach, Wien – München 1956; Neuausg. 1976.
SEIDEL, M.: Unbekanntes Barock. Ottobeuren, Stuttgart 1976.

SEIDEL, M. – BAUR, CHR.: Süddeutsches Barock. Sakralbauten, Stuttgart 1980.
SPAHR, G.: Die Basilika Weingarten. Ein Barockjuwel in Oberschwaben, Sigmaringen 1974.
SPONSEL, J. L.: Der Zwinger, die Hoffeste und die Schloßbaupläne zu Dresden, 2 Bde., Dresden 1924.
SWOBODA, K. M. (Hrsg.): Barock in Böhmen, München 1964.
TEUFEL, R.: Vierzehnheiligen, Lichtenfels ²1957.
THON, CHR.: Johann Baptist Zimmermann als Stukkator, München 1977.
TINTELNOT, H.: Die barocke Freskomalerei in Deutschland. Ihre Entwicklung und europäische Wirkung, München 1951.
VOLLMER, E. CHR.: Der Wessobrunner Stukkator Franz Xaver Schmuzer, Sigmaringen 1978.
WAGNER, H.: Bayerische Barockkirchen und Rokokokirchen, München 1983.
WEIGMANN, O. A.: Eine Bamberger Baumeisterfamilie um die Wende des 17. Jahrhunderts. Ein Beitrag zur Geschichte der Dientzenhofer (Studien zur deutschen Kunstgeschichte), Straßburg 1902.
*Welt des Barock.* Ausstellungskatalog. Linz 1986.
WOLF, F.: François de Cuvilliés 1695–1768. Der Architekt und Dekorschöpfer (Oberbayerisches Archiv, Bd. 89), München 1967.
ZACHARIAS, T.: Joseph Emanuel Fischer von Erlach, Wien – München 1960.

## 2. ENGLAND

BAKER, C.H.C. – CONSTABLE, W. G.: Die Malerei des 16. und 17. Jahrhunderts in England, Berlin 1930.
CAMPBELL, C.: Vitruvius Britannicus, 3 Bde., 1715–1725; Neudruck in einem Band New York 1967.
CROFT-MURRAY, E.: Decorative Painting in England 1537–1837, Bd. 1, London 1962.
DOWNES, K.: Hawksmoor, London 1959.
– English Baroque Architecture, London 1966.
– Christopher Wren, London 1971.
– Vanbrugh, London 1977.
FOWLER, J. – CORNFORTH, J.: English Decoration in the 18th Century, London 1974.
GEORGHEL, P. – MANDEL, G.: Tout l'œuvre peint de Hogarth, Paris 1978.
GREEN, D.: Blenheim Palace, London 1951.
– Grinling Gibbons, London 1964.
HERRMANN, L.: British Landscape Painting of the Eighteenth Century, London 1974.
JOURDAIN, M.: The Work of William Kent, London 1948.
LANG, J.: Rebuilding of St. Paul's, Oxford 1956.
LEES-MILNE, J.: English Country Houses. Baroque 1685–1715, London 1970.
MAYOUX, J.-J.: La peinture anglaise de Hogarth aux Préraphaélites, Genf 1972.
SEKLER, E. F.: Wren and his Place in European Architecture, London 1956.
STUTCHBURY, H. E.: The Architecture of Colen Campbell, Manchester 1967.
SUMMERSON, H.: Architecture in Britain 1530–1830 (Pelican History of Art), Harmondsworth 1953–1983.
– Inigo Jones, Harmondsworth 1966.
– Sir Christopher Wren, London 1953.
WATERHOUSE, E. K.: Painting in Britain 1530–1790 (Pelican History of Art), Harmondsworth 1953.
– Reynolds, London 1973.
WHIFFEN, M.: Thomas Archer, London 1950, ²1973.
WHINNEY, M.: Sculpture in Britain 1530 to 1830 (Pelican History of Art), Harmondsworth 1964.
WITTKOWER, R.: Palladio and English Palladianism, London 1974.

## 3. FRANKREICH

### a) Allgemeine Werke

BLUNT, A.: Art and Architecture in France 1500–1700 (Pelican History of Art), Harmondsworth ²1957–1982.
DIMIER, L.: Histoire de la Peinture Française, 1627–1690, 2 Bde., Paris – Brüssel 1926–1927.
FRANCASTEL, P. u. a.: L'urbanisme de Paris et l'Europe 1600–1680, Paris 1969.
KALNEIN, W. Graf – LEVEY, M.: Art and Architecture of the Eighteenth Century in France (Pelican History of Art), Harmondsworth 1972.
MARIE, A.: Naissance de Versailles, 2 Bde., Paris 1968.
MARIE, A. u. J.: Mansart à Versailles, 2 Bde., Paris 1972.
– Versailles au temps de Louis XIV., Tl. 3: Mansart et Robert de Cotte, Paris 1976.
MOINE, M.-C.: Les fêtes à la cour du Roi-Soleil, Paris 1985.
VERLET, P.: Le Style de Louis XV, Paris 1942.
– Le château de Versailles, Paris 1985.
WEESE, A.: Skulptur und Malerei in Frankreich vom 15. bis 17. Jahrhundert (Handb. d. Kunstwiss.), Neubabelsberg – Berlin 1927.

### b) Architektur

BOTTINEAU, Y.: L'art d'Ange-Jacques Gabriel à Fontainebleau 1735–1774, Paris 1962.
BRAHAM, A. – SMITH, P.: François Mansart, 2 Bde., London 1973.
COOPE, R.: Salomon de Brosse and the Development of the Classical Style in French Architecture from 1565 to 1630, London 1972.
GALLET, M. – BOTTINEAU, Y. u. a.: Les Gabriel, Paris 1982.
HAUTECŒUR, L.: Le Louvre et les Tuileries de Louis XIV, Paris 1927.
– Histoire de l'architecture classique en France, Tl. 2, 2 Bde., Tl. 3, Paris 1948 u. 1950.
JEANNEL, B.: Le Nôtre, Paris 1985.
LAPRADE, A.: François d'Orbay, architecte de Louis XIV, Paris 1960.
PETZET, M., Soufflots Sainte Geneviève und der französische Kirchenbau des 18. Jahrhunderts, Berlin 1961.

### c) Plastik

FRANCASTEL, P.: La sculpture de Versailles. Essai sur les origines et l'évolution du goût français classique, Paris 1930.
*Puget et son temps,* in: Provence historique, Bd. 22, 1972.
RÉAU, L.: Correspondance de Falconet avec Catherine II, Paris 1921.
– Étienne-Maurice Falconet, 2 Bde., Paris 1922.
– Une dynastie de sculpteurs français au XVIII^e^ siècle. Les Lemoyne, Paris 1927.
– J. B. Pigalle, Paris 1950.
ROSEROT, A.: Edme Bouchardon, Paris 1910.
SOUCHAL, F.: Les frères Coustou, Paris 1980.

### d) Malerei

ADHEMAR, H. – HUYGHE, R.: Watteau. Sa vie – son œuvre, Paris 1950.
ANANOFF, A. – WILDENSTEIN, D.: François Boucher, 2 Bde., Lausanne 1976.
BLUNT, A.: The Paintings of Nicolas Poussin, London 1966.
BORDEAUX, J.-L.: François Le Moyne 1688–1737 and his Generation, Neuilly-sur-Seine 1984.
CONISBEE, P.: La vie et l'œuvre de Jean-Baptiste Siméon Chardin, Courbevoie 1985.
CRELLY, W.: The Painting of Simon Vouet, New Haven – London 1962.
DAMISCH, H. u. a.: Die französische Malerei, Freiburg i. Br. 1984.
DORIVAL, B.: Philippe de Champaigne. La vie, l'œuvre et le catalogue raisonné de l'œuvre, 2 Bde., Paris 1976.
FERRÉ, J.: Watteau, 4 Bde., Madrid o. J.
FRIEDLAENDER, W.: Claude Lorrain, Berlin 1921.
OPPERMAN, H. N.: Jean-Baptiste Oudry, 2 Bde., New York – London 1977.
PARISET, F.-G.: Georges de La Tour, Paris 1948–1949.
ROLAND MICHEL, M.: Watteau. Un artiste au XVIII^e^ siècle, Paris 1984.
ROSENBERG, P. – MACÉ DE L'ÉPINAY, F.: Georges de La Tour, Berlin 1974.
RÖTHLISBERGER, M.: Claude Lorrain. The Paintings, London 1961.
SCHNAPPER, A.: Jean Jouvenet 1644–1717 et la peinture d'histoire à Paris, Paris 1974.
TERNOIS, D.: L'art de Jacques Callot, Paris 1962.
THUILLIER, J.: Fragonard, Genf 1967.
– Tout l'œuvre peint de Georges de La Tour, Paris 1973.
– Tout l'œuvre peint de Poussin, Paris 1974.
– Les frères Le Nain. Ausstellungskatalog. Paris 1978.
THUILLIER, J. – CHÂTELET, A., Französische Malerei, 2 Bde., Genf 1963–1964.
WEISBACH, W.: Französische Malerei des 17. Jahrhunderts im Rahmen von Kultur und Gesellschaft, Berlin 1932.

## 4. ITALIEN

### a) Allgemeine Werke

BATTISTI, E.: Rinascimento e Barocco, Turin 1960.
CHASTEL, A.: Die Kunst Italiens, 2 Bde., München 1961, Neuausgabe 1986.
CROCE, B.: Storia dell'età barocca in Italia, Bari 1929.
GOLZO, V.: Il Seicento e il Settecento, 2 Bde., Turin 1955.
HASKELL, F.: Patrons and Painters. A Study in the Relations between Italian Art and Society in the Age of Baroque, New Haven – London 1980.
KEUTNER, H.: Kunst des Barock in der Toskana. Studien zur Kunst unter den letzten Medici, München 1976.
NOCEA, G. u. a.: Il segno barocco. Testo e metafora di una civiltà, Rom 1984.
WITTKOWER, R.: Art and Architecture in Italy 1600–1750, London 1958; Harmondsworth ³1973.
– Studies in the Italian Baroque, London – New York 1975.
WÖLFFLIN, H.: Renaissance und Barock. Eine Untersuchung über Wesen und Entstehung des Barockstils in Italien, München 1888; Basel ⁷1968.
*L'Arte a Parma dai Farnese ai Borbone.* Ausstellungskatalog. Parma – Bologna 1979.
*Civiltà del '700 a Napoli 1734–1799.* Ausstellungskatalog, 2 Bde. Neapel 1979–1980.
*Civiltà del Seicento a Napoli.* Ausstellungskatalog, 2 Bde. Neapel 1984–1985.
*Gli ultimi Medici. Il tardo barocco a Firenze 1670–1743.* Ausstellungskatalog. Florenz 1973.
*Mostra del barocco piemontese.* Ausstellungskatalog, 3 Bde. Turin 1963.

### b) Architektur


ARGAN, C. G.: L'architettura barocca in Italia, Rom 1960.

*Atti del Convegno Bernardo Vittone e la disputa fra classicismo e barocco nel Settecento,* 2 Bde., Turin 1972.

BASSI, E.: Architettura del sei- e settecento a Venezia, Neapel 1962.

BLUNT, A.: Sizilianischer Barock, Frankfurt 1972.

– Baroque and Rococo Architecture in Naples, London 1975.

– Borromini, London 1979.

BORSI, F. – PAMPALONI, G.: Monumenti d'Italia. Le piazze, Novara 1975.

– Gian Lorenzo Bernini. Architekt. Das Gesamtwerk, Stuttgart 1982.

BRAHAM, A. – HAGER, H.: The Drawings of Carlo Fontana at Windsor Castle, London 1977.

BRANDI, C.: La prima architettura barocca: Pietro da Cortona, Borromini, Bernini, Bari 1970.

BRAUER, H. – WITTKOWER, R.: Die Zeichnungen des Gianlorenzo Bernini, Berlin 1931.

CALVESI, M. – MANIERI – ELIA, M.: Architettura barocca a Lecce e in terra di Puglia, Mailand – Rom 1970.

CAMPBELL, M.: Pietro da Cortona at the Pitti Palace. A Study of the Planetary Rooms and Relates Projects, Princeton 1977.

CHARPENTRAT, P.: Baroque. Italie et Europe centrale (Architecture universelle), Fribourg 1964.

CHIERICI, G.: La Reggia di Caserta, Rom 1969–1984.

CRISTINELLI, G.: Baldassare Longhena, architetto del '600 a Venezia, Padua 1972.

FAGIOLO DELL'ARCO, M.: Bernini, Rom 1967.

FASOLO, F.: L'opere di Hieronimo e Carlo Rainaldi 1570–1655 e 1611–1691, Rom 1960.

FONSECA, D.: La Puglia tra Barocco e Rococò, Mailand 1982.

*Guarino Guarini e l'internazionalità del barocco,* 3 Bde., Turin 1970.

HEMPEL, E., Francesco Borromini, Wien 1924.

HIBBARD, H.: Bernini, Harmondsworth 1965.

– Carlo Maderno and Roman Architecture 1580–1630, London 1971.

LIPPERT, K.-L.: Giovanni Antonio Viscardi, München 1969.

PANE, R.: Bernini architetto, Venedig 1953.

– Ferdinando Fuga, con documenti a cura di Raffaele Mormone, Neapel 1954.

POMMER, R.: Eighteenth Century Architecture in Piedmont, The Open-structures of Juvara, Alfieri and Vittone, New York – London 1967.

PORTOGHESI, P.: Bernardo Vittone, Rom 1966.

– Francesco Borromini, Baumeister des römischen Barock, Stuttgart 1977.

– Roma barocca, Rom – Bari 1978.

SCUDERI, V.: Architettura e architetti barocchi del trapanese, Trapani 1973.

SEDLMAYR, H.: Die Architektur Borrominis, München 1939; Nachdruck Hildesheim 1973.

*Studi sul Borromini. Atti del Convegno promosso dell'Accademia nazionale di San Luca,* 2 Bde., Rom 1967.


### c) Plastik


CARANDENNE, G.: Giacomo Serpotta, Turin 1967.

EKSERDJAN, D.: Die Florentiner Barockskulptur, Königstein i. T. 1986.

ENGGASS, R.: Early Eighteenth Century Sculpture in Rome. An Illustrated Catalogue Raisonné, Pennsylvania State University Press 1976.

HEIMBURGER-RAVALLI, M.: Alessandro Algardi scultore, Rom 1974.

LANKHEIT, K.: Florentinische Barockplastik. Die Kunst am Hofe der letzten Medici 1670–1743 (Italienische Forschungen, Folge 3, Bd. 2), München 1962.

POPE-HENNESSY, J.: An Introduction to Italian Sculpture, III. High Renaissance and Baroque Sculpture, London 1963.

PRESSOUYRE, S.: Nicolas Cordier. Recherches sur la sculpture à Rome autour de 1600, 2 Bde., Paris 1984.

SEMENZATO, C.: La scultura veneta del Seicento e del Settecento, Venedig 1967.

THELEN, H.: Die Entstehungsgeschichte der Hochaltar-Architektur von St. Peter in Rom, Berlin 1967.

TORRITI, P.: Pietro Tacca da Carrara, Carrara – Genua 1975.

WITTKOWER, R.: Gian Lorenzo Bernini, the Sculptor of the Roman Baroque, Oxford $^{3}$1981.


### d) Malerei


BARDON, F.: Caravage ou l'expérience de la matière, Paris 1978.

BOLOGNA, F.: Francesco Solimena, Neapel 1958.

BRIGANTINI, G.: Pietro da Cortona o della pittura barocca, Florenz 1962.

– Gaspar Van Wittel e l'origine della Veduta settecentesca, Rom 1966.

– I Vedutisti, Mailand o.J.

CAMESASCA, E.: L'opera completa del Bellotto, Mailand 1974.

CHASTEL, A. – OTTINO DELLA CHIESA, A.: Tout l'œuvre peint du Caravage, Paris 1967.

ENGGASS, R.: The Paintings of Baciccio. Giovanni Battista Gaulli 1639–1709, Pennsylvania State University Press 1964.

FERRARI, O. – SCAVIZZI, G.: Luca Giordano, 3 Bde., Neapel 1966.

FOCILLON, H.: Giovanni Battista Piranesi, Bologna $^{2}$1967.

FRIEDLAENDER, W.: Caravaggio. Studies, Princeton 1955.

HIND, A. W.: Giovanni Battista Piranesi, London $^{2}$1968.

KAUFFMANN, H.: Giovanni Lorenzo Bernini. Die figürlichen Kompositionen, Berlin 1970.

KERBER, B.: Andrea Pozzo, Berlin – New York 1971.

LEINZ, G.: Die große Zeit der italienischen Malerei, Freiburg i. Br. 1979.

LEVEY, M.: Painting in XVIII$^{th}$ Century Venice, London 1959.

LONGHI, R.: Il Caravaggio, Mailand 1952.

MORASSI, A.: G. B. Tiepolo, Köln 1955.

– A Complete Catalogue of the Paintings of G. B. Tiepolo, London 1962.

– Antonio e Francesco Guardi, 2 Bde., Venedig 1973.

PALLUCHINI,, R.: L'opera completa di Piazzetta, Mailand 1983.

PEPPER, S.: Guido Reni. A Complete Catalogue of his Work with an Introduction, Oxford 1984.

POSNER, D.: Annibale Carracci. A Study in the Reform of Italian Painting around 1590, 2 Bde., London 1971.

ROLI, R.: Pittura bolognese 1650–1800 dal Cignani al Gandolfi, Bologna 1977.

ROSENBERG, P. – PUPPI, L.: Tout l'œuvre peint de Canaletto, Paris 1975.

SCOTT, J.: Piranesi, London 1975.

SJÖSTRÖM, I.: Quadratura. Studies in Italian Ceiling Painting, Stockholm 1978.

THELEN, H. (Hrsg.): Francesco Borromini. Die Handzeichnungen, Graz 1967.

THIEM, CHR.: Florentiner Zeichner des Frühbarock, München 1977.

VENTURI, L.: Caravaggio, München 1955.

VOLKMANN, H.: Giovanni Battista Piranesi, Architekt und Graphiker, Berlin 1965.

VOSS, H.: Die Malerei des Barock in Rom, Berlin 1924.

WATERHOUSE, E.: Italian Baroque Painting, London 1962.

– Roman Baroque Painters. A List of the Principal Painters and their Works in and around Rome, London 1976.

WILTON-ELY, J.: The Mind and Art of Giovanni Battista Piranesi, London 1978.


### e) Bühnenausstattung


BJURNSTRÖM, P.: Giacomo Torelli and Baroque Stage Design, Stockholm $^{2}$1962.

MAYOR, A. H.: The Bibiena Family, New York 1945.

MURARO, M. T. – POLOVEDO, E.: Disegni teatrali dei Bibiena. Ausstellungskatalog (Fondazione Giorgio Cini), Venedig 1970.

VIALE FERRERO, M.: Juvara scenografo e architetto teatrale, Turin 1970.


## 5. NIEDERLANDE UND BELGIEN


ALPERS, S.: The Art of Describing. Dutch Art in the Seventeenth Century, Berkeley 1983.

BAUCH, K.: Der frühe Rembrandt und seine Zeit, Berlin 1960.

– Rembrandt – Gemälde, Berlin 1966.

BAUDOIN, F.: Peter Paul Rubens, Königstein i. T. 1977.

BAUER, H.: Rubens, München 1977

– Niederländische Malerei des 17. Jahrhunderts, München 1982.

– Von Rubens bis Vermeer (Das neue Museum der Malerei; Barock, Tl. 2), Herrsching 1984.

BENESCH, O.: The Drawings of Rembrandt. A Critical and Chronological Catalogue, 6 Bde., London 1954–1957; 2., rev. Auflage London – New York 1973.

BERGSTROEM, I.: Dutch Still-life Painting in the Seventeenth Century, New York 1956.

BERNT, W.: Die niederländischen Maler und Zeichner des 17. Jahrhunderts, 5 Bde.; Bd. 1–3 (Die Maler) München $^{4}$1979–1980, Bd. 4–5 (Die Zeichner) München $^{2}$1979–1980.

BREDIUS, A.: Rembrandt. The Complete Edition of the Paintings, London 1969.

BURCHARD, L. – HULST, R.-A.: Rubens Drawings, 2 Bde., Brüssel 1963.

CHÂTELET, A. – MONTAGU, E. C.: Tout l'œuvre peint de Frans Hals, Paris 1976.

*Corpus Rubenianum Ludwig Burchard,* 27 Tle., Antwerpen 1968 ff.

FOUCART, J. – LECALDANO, P.: Tout l'œuvre peint de Rembrandt, Paris 1971.

FREMANTLE, K.: The Baroque Town Hall of Amsterdam, Utrecht 1959.

FROMENTIN, E.: Les Maîtres d'autrefois, Paris 1876; kommentierte Ausgabe von J. Foucart, Paris 1965.

GENAILLE, R.: La peinture hollandaise, Paris 1956.

GERSON, H. – TERKUILE, E. H.: Art and Architecture in Belgium 1600–1800 (Pelican History of Art), Harmondsworth 1960.

GOLDSCHEIDER, L.: Jan Vermeer. The Paintings, London 1958–1967.

GREINDL, E.: La peinture flamande au XVII$^{e}$ siècle, Brüssel 1964.

GURATZSCH, H.: Die große Zeit der niederländischen Malerei, Freiburg i. Br. 1980.

HADERMANN-MISGUICH, L.: Les Du Quesnoy, Gembloux 1971.

HAIRS, M.-L. – FINET, D.: Les peintres flamands de fleurs au XVII$^{e}$ siècle, Brüssel – Paris 1985.

HULST, R.-A. d': Jordaens Drawings, London 1974.

– Jacob Jordaens, London 1982.

HUYGHE, R. – BIANCONI, P.: Tout l'œuvre peint de Vermeer, Paris 1968.

JAFFÉ, M.: Jordaens, Ottawa 1968.

JANNASCH, A.: Die niederländischen Maler des 17. Jahrhunderts (Propyläen-Kunstgeschichte, Bd. 12), Berlin $^{4}$1940.

JANTZEN, H.: Niederländische Malerei des 17. Jahrhunderts, Leipzig 1912.

KITSON, M.: Rembrandt, Köln 1969.

KNUTTEL, G.: Adriaen Brouwer. The Master and his Work, Den Haag 1962.

LEGRAND, F. C., Les peintres flamands de genre au XVII$^{e}$ siècle, Brüssel 1963.

NAVA-CELLINI, A.: Francesco Duquesnoy, Mailand 1966.
PUYVELDE L. van: La peinture flamande au siècle de Rubens, Brüssel 1970.
REIFFENBERG, B. – HAUSENSTEIN, W.: Vermeer van Delft, München 1924.
ROOSES, M.: L'œuvre de P. P. Rubens, 5 Bde., Antwerpen 1886–1892.
ROSENBERG, J. – SLIVE, S. – TER KUILE, E. H.: Dutch Art and Architecture 1600–1800 (Pelican History of art), Harmondsworth 1966.
ROY, A.: L'âge baroque en Europe septentrionale, in: Histoire universelle de la peinture, Genf 1981.
*P. P. Rubens. Peintures – Esquisses à l'huile – Dessins.* Ausstellungskatalog. Musée Royal des Beaux-Arts, Antwerpen 1977.
*(La) Sculpture au siècle de Rubens dans les Pays-Bas méridionaux et la principauté de Liège.* Ausstellungskatalog. Musée d'art ancien, Brüssel 1977.
*(Le) Siècle de Rubens dans les collections publiques françaises.* Ausstellungskatalog. Paris 1977–1978.
SLIVE, S.: Frans Hals, 3 Bde., London – New York 1970–1974.
SPETH-HOLTEROFF, S.: Les peintres flamands de cabinets d'amateurs au XVII$^{e}$ siècle, Brüssel 1957.
STECHOW, W.: Dutch Landscape Painting of the Seventeenth Century, London 1967.
THIERY, Y.: Le paysage flamand au XVII$^{e}$ siècle, Brüssel 1953.
WHITE, C.: Rembrandt as an Etcher. A Study of the Artist at Work, 2 Bde., London 1969.
WHITE, C. – BOON, K. G.: Rembrandt van Rijn's Etchings. A New Critical Catalogue, Amsterdam 1970.

## 6. NORD- UND OSTEUROPA

ARKINE, D.: Rastrelli, Moskau 1933–1954.
*Bernardo Bellotto, genannt Canaletto, in Dresden und Warschau.* Ausstellungskatalog. Dresden 1963.
DENISOV: Zotchy Rastrelli, Leningrad 1963.
GRABAR, I. E. u. a.: Geschichte der russischen Kunst, Bd. 5: Barock (1970), Dresden 1957 ff.
HAMILTON, G. H.: The Art and Architecture of Russia (Pelican History of Art), Harmondsworth 1975.
HAUTECŒUR, L.: L'architecture classique à Saint-Pétersbourg à la fin du XVIII$^{e}$ siècle, Paris 1912.
HEMPEL, E.: Baroque Art and Architecture in Central Europe (Pelican History of Art), Harmondsworth 1965.
JOSEPHSON, R.: N. v. Tessin, 2 Bde., Stockholm 1930.
KENNETH, A.: Les palais de Leningrad, Fribourg 1975.
*Kunst des Barock in Polen aus dem Nationalmuseum in Warschau.* Ausstellungskatalog. Herzog Anton Ulrich-Museum, Braunschweig 1974.
REAU, L.: L'art russe, Paris 1945.

## 7. PORTUGAL

AYRES DE CARVALHO: D. João V e a arte do seu tempo, 2 Bde., Lissabon 1960–1962.
– Novas revelações para a História do Barroco em Portugal, in: Belas Artes, 2. Serie, Nr. 2, S. 29–81.
CALDEIRA PIRES, A.: História do Palácio nacional de Queluz, 2 Bde., Coimbra 1926.
DOS SANTOS SIMÕES, J. M.: Azulejaria em Portugal no século XVIII, 2 Bde., Lissabon (Fondation Calouste Gulbenkian) 1981.
KUBLER, G.: Portuguese Plain Architecture between Spices and Diamonds 1521–1706, Middletown, Conn. 1972.
KUBLER, G. – SORIA, M.: Art and Architecture in Spain and Portugal and their American Dominions 1500–1800 (Pelican History of Art), Harmondsworth 1959.
SMITH, R. C.: The Art of Portugal 1500–1800, London – New York 1968.
– André Soares, arquitecto do Minho, Livros Horizonte 1973.

## 7a. PORTUGAL – BRASILIEN

*Aleijadinho,* in: Revista do Conselho Estadual da Cultura de Minas Gerais (Sondernummer), Belo Horizonte 1983.
BAZIN, G.: Aleijadinho et la sculpture baroque au Brésil, Paris 1963.
– L'architecture religieuse baroque au Brésil, 2 Bde., Paris 1956–1958; Neubearbeitung und Übersetzung ins Portugiesische, Rio de Janeiro 1984.
COSTA, L. – FERREIRA BRETAS, R. J.: António Francisco Lisboa. O Aleijadinho, Rio de Janeiro 1951.
ETZEL, E.: O Barroco no Brasil, São Paulo 1974.
MACHADO, L. G.: Barroco mineiro, São Paulo 1969.
PIANZOLA, M.: Brésil baroque, Genf 1974.
SILVA TELLES, A. C. da: Nossa Senhora da Glória do Outeiro, Rio de Janeiro 1969.

## 8. SPANIEN

### *a) Allgemeine Werke*

BONET CORREA, A.: El Barroco en España y en México, Mexiko 1967.
– Barock in Andalusien, Herrsching 1982.
BOTTINEAU, Y.: L'art de cour dans l'Espagne de Philippe V, 1700–1746, Bordeaux 1962.
– Baroque ibérique. Espagne. Portugal. Amérique latine (Architecture universelle), Fribourg 1969.
– L'art de cour dans l'Espagne des Lumières 1746–1808, Paris 1986.
KUBLER, G. – SORIA, M.: Art and Architecture in Spain and Portugal and their American Dominions 1500–1800 (Pelican History of Art), Harmondsworth 1959.
WEISBACH, W.: Spanish Baroque Art, Cambridge 1941.

### *b) Architektur*

BONET CORREA, A.: Iglesias madrileñas del siglo XVII, Madrid 1961, ²1984.
– La arquitectura en Galicia durante el siglo XVII, Madrid 1966, ²1984.
BROWN, J. – ELLIOTT, J. H.: A Palace for a King. The Buen Retiro and the Court of Philip IV, New Haven – London 1980.
CHAMOSO LAMAS, M.: La arquitectura barroca en Galicia, Madrid 1955.
FALCÓN MÁRQUEZ, T.: La capilla del Sagrario de la Catedral de Sevilla, Sevilla 1977.
ISLA MINGORANCE, E.: José Marcelo de Bada y Navajas, arquitecto andaluz 1691–1755, Granada 1977.
KUBLER, G.: Arquitectura de los siglos XVII y XVIII (Ars Hispaniae, 14), Madrid 1957.
LA PLAZA SANTIAGO, F. J. de: Investigaciones sobre el Palacio Real de Madrid, Valladolid 1975.
MARTINELL, C.: Arquitectura i escultura barroques a Catalunya, 3 Bde., Barcelona 1959–1963.
REESE, T. F.: The Architecture of Ventura Rodríguez, 2 Bde., New York 1976.
RIVAS CARMONA, J.: Arquitectura barroca cordobesa, Córdoba 1982.
RODRÍGUEZ GUTIÉRREZ DE CEBALLOS, A.: Bartolomé de Bustamante y los orígines de la arquitectura jesuítica en España, Rom 1967.
– El Colegio Real de la Compañía de Jesús, Salamanca 1969.
– Los Churriguera. Madrid 1971.
– La Plaza mayor de Salamanca, Salamanca 1977, ²1985.
TAYLOR, R.: Francisco Hurtado and his School, in: The Art Bulletin, Bd. 32 (1950), S. 25–61.
– Arquitectura andaluza. Los hermanos Sánchez de Rueda, Salamanca 1978.
TOVAR MARTÍN, V.: Arquitectos madrileños de la segunda mitad del siglo XVII, Madrid 1975.
– Arquitectura madrileña del siglo XVII. Datos para su estudio, Madrid 1983.

### *c) Plastik*

*Centenario de Alonso Cano en Granada.* I. Estudios. II. Catálogo de la exposición, 2 Bde., Granada 1969 u. 1970.
DIGARD, J.: Les jardins de La Granja et leurs sculptures décoratives, Paris 1934.
GÓMEZ-MORENO, M. E.: Escultura del siglo XVII (Ars Hispaniae, 16), Madrid 1963.
HERNÁNDEZ DÍAZ, J.: Martínez Montañes 1568–1649 y la escultura de su tiempo. Ausstellungskatalog. Madrid 1969.
LOGA, V. v.: Spanische Plastik vom 15. bis zum 18. Jahrhundert, München 1923.
MARTÍN GONZÁLEZ, J. J.: Escultura barroca castellana. Bd. 1 Madrid 1958, Bd. 2 Valladolid 1971.
– El escultor Gregorio Fernández, Madrid 1980.
– Escultura barroca en España 1600–1770, Madrid 1983.
PARDO CANALÍS, E.: Francisco Salzillo, Madrid 1965.
SÁNCHEZ CANTÓN, F. J.: Escultura y pintura del siglo XVIII. Francisco Goya (Ars Hispaniae), Madrid 1965.

### *d) Malerei*

ÁNGULO IÑÍGUEZ, D.: Pintura del siglo XVII (Ars Hispaniae), Madrid 1971.
– Murillo, 3 Bde., Madrid 1981.
BATICLE, J.: L'âge baroque en Espagne. La peinture espagnole de la seconde moitié du XVI$^{e}$ siècle à la fin du XVII$^{e}$ siècle, in: Histoire universelle de la peinture, Genf 1981.
BROWN, J.: Jusepe de Ribera. Prints and Drawings, Princeton u. Harvard University 1973–1974.
– Murillo and his Drawings, Princeton 1976–1977.
GALLEGO, J.: Vision et symboles dans la peinture espagnole du siècle d'or, Paris 1968.
GANTNER, J.: Goya, Berlin 1974.
GASSIER, P. – WILSON, J.: Vie et œuvre de Francisco Goya, Fribourg – Paris 1970.
GERSTENBERG, K.: Velázquez, München – Berlin 1957.
GUINARD, P.: Zurbarán et les peintres espagnols de la vie monastique, Paris 1960.
GUINARD, P. – BATICLE, J.: Histoire de la peinture espagnole, Paris 1950.
HERNÁNDEZ DÍAZ, J.: Josefa de Ayalá, pintora ibérica del siglo XVII, Sevilla 1967.
JEDLICKA, G.: Velázquez, München 1957.
JUSTI, C.: Diego Velázquez und sein Jahrhundert, Bonn 1888.
KEHRER, H.: Spanische Kunst von Greco bis Goya, München 1926.
KINKEAD, D. T.: Juan de Valdés Leal 1622–1690. His Life and Work, New York 1978.
LAFUENTE FERRARI, E.: Velázquez. Complete Edition. London – New York 1943.
– Velázquez, Barcelona 1944.
– Breve historia de la pintura española, Madrid ⁴1953.

LOGA, V. v.: Die Malerei in Spanien vom 14. bis zum 18. Jahrhundert, Berlin 1923.
LÓPEZ-REY, J.: Velázquez. A Catalogue Raisonné of his Œuvre, London 1963.
MARTÍNEZ RIPOLL, A.: Francisco de Herrera el Viejo, Sevilla 1978.
MAYER, A. L.: Francisco de Goya, München 1923.
PÉREZ SÁNCHEZ, A. E. – SPINOSA, N.: L'opera completa del Ribera, Mailand 1978.
PRATER, A.: Von Caravaggio bis Velázquez (Das neue Museum der Malerei; Barock, Tl. 1), Herrsching 1984.
VOLK, M. C.: Vicencio Carducho and Seventeenth Century Castilian Painting, New York 1977.
WETHEY, H. E.: Alonso Cano, pintor, escultor y arquitecto, Madrid 1983.

### e) *Bühnenausstattung*

ALENDA Y MIRA, J.: Relaciones de solemnidades y fiestas públicas de España, 2 Bde., Madrid 1903.
MORALES BORRERO, C.: Fiestas reales en el reinado de Fernando VI. Manuscrito de Carlos Broschi Farinelli, Madrid 1972.
PEDRAZA, P.: Barroco efímero en Valencia, Valencia 1982.
SHERGOLD, N. D.: History of the Spanish Stage from Medieval Times until the End of the Seventeenth Century, Oxford 1967.

## 8a. SPANIEN – SPANISCH-AMERIKA UND PHILIPPINEN

ÁNGULO IÑÍGUEZ, D.: Planos de monumentos arquitectónicos de América y Filipinas, 7 Bde., Sevilla 1933–1939.
ÁNGULO IÑÍGUEZ, D. – BUSCHIAZZO, M. J. – MARCO DORTA, E.: Historia del arte hispanoamericano, 3 Bde., 1950–1956.
BAIRD, J. A.: The Churches of Mexico 1530–1810, Berkeley – Los Angeles 1962.
BUSANICHE, H.: La arquitectura en las misiones jesuíticas guaraníes, Santa Fé 1955.
BUSCHIAZZO, M. J.: Historia de la arquitectura colonial en Iberoamérica, Buenos Aires 1961.
CHINCHILLA AGUILAR, E.: Historia del arte en Guatemala, Guatemala 1965.
DÍAZ, M.: La arquitectura de los Jesuitas en Nueva España, Mexiko 1982.
DÍAZ-TRECHUELO SPÍNOLA, M. L.: Arquitectura española en Filipinas, Sevilla 1959.
DURLIAT, M.: L'architecture espagnole, Toulouse 1966.
FERNÁNDEZ, J.: El retablo de los Reyes, Mexiko 1959.
FURLONG, H.: Arquitectos argentinos durante la dominación hispánica, Buenos Aires 1946.
GASPARINI, G.: La arquitectura colonial en Venezuela, Caracas 1965.
– América, barroco y arquitectura, Caracas 1972.
GUSTIN, M.: El barroco en la Sierra Gorda, Mexiko 1969.
GUTIÉRREZ, R.: Arquitectura y urbanismo en Iberoamérica, Buenos Aires 1983.
KELEMEN, P.: Baroque and Rococo in Latin America, 2 Bde., New York 1967.
KUBLER, G.: The Colonial Architecture of New Mexico in the Colonial Period and since the American Occupation, Colorado Springs 1940.
LA MAZA, F. de: El arte colonial en San Luis Potosí, Mexiko 1969.
– La decoración simbólica de la capilla del Rosario de Puebla, Puebla 1971.
LUJÁN MUÑOZ, L.: El arquitecto mayor Diego de Porres 1677–1741, Guatemala 1982.
MARCO DORTA, E.: La arquitectura barroca en el Perú, Madrid 1957.
– Arte en América y Filipinas (Ars Hispaniae), Madrid 1973.
MARKMANN, S. D.: Colonial Architecture of Antigua Guatemala, Philadelphia 1966.
MESA, J. de – GISBERT, T.: Contribución al estudio de la arquitectura andina, La Paz 1966.
ROJAS, P.: Historia general del arte mexicano. Época colonial, Mexiko 1969.
TOUSSAINT, M.: Arte colonial en México, Mexiko 1962 (amerikanische Ausgabe von E. W. Weismann: Colonial Art in Mexico, Austin – London 1967).
– Pintura colonial en México, Mexiko 1965.
VARGAS LUGO, E.: Las portadas religiosas de México, Mexiko 1969.
VILLEGAS, M. V.: El gran signo formal del barroco, Ensayo histórico del apoyo estípite, Mexiko 1960.
WETHEY, H. E.: Arquitectura virreinal en Bolivia, La Paz 1961.
– Colonial Architecture and Sculpture in Peru, Cambridge, Mass. 1949–1971.

## KUNSTHANDWERK

### a) *Allgemeine Werke*

JARRY, M.: Chinoiserie. Le rayonnement du goût chinois sur les arts décoratifs des XVII^e^ et XVIII^e^ siècles, Fribourg 1981.
THORNTON, P.: Seventeenth Century Interior Decoration in England, France and Holland, New Haven – London 1981.

### b) *Wandteppiche*

GÖBEL, H.: Wandteppiche, 6 Bde., Leipzig 1923–1933.
HULST, R.-A. d': Tapisseries flamandes, Brüssel 1960.
SAMBRICIO, V. de: Tapices de Goya, Madrid 1946.

### c) *Möbel*

APRÀ, N.: Il mobile barocco e barocchetto italiano, Novara 1967.
COLERIDGE, A.: The Chippendale Period in English Furniture, London 1966.
FEULNER, A. – ALFTER, D.: Kunstgeschichte des Möbels (Propyläen Kunstgeschichte, Sonderbände, Bd. 2), Berlin 1980.
KREISEL, H.: Die Kunst des deutschen Möbels, 3 Bde. Bd. 1: Von den Anfängen bis zum Hochbarock, [3]1981; Bd. 2: Spätbarock und Rokoko, München [2]1983.
SAMOYAULT, J.-P.: André-Charles Boulle et sa famille. Nouvelles recherches. Nouveaux documents, Genf 1979.
TOMLIN, M.: English Furniture. An Illustrated Handbook, London 1972.
VERLET, P.: Les meubles français du XVIII^e^ siècle, Paris 1982.

### d) *Goldschmiedekunst*

BRAULT, S. – BOTTINEAU, Y.: L'orfèvrerie française du XVIII^e^ siècle, Paris 1959.
GRIMWADE, A.: Rococo Silver 1727–1765, Glasgow 1974.
GRUBER, A.: L'argenterie de maison du XVI^e^ au XIX^e^ siècle, Fribourg 1982.
HERNMARCK, C.: Die Kunst der europäischen Gold- und Silberschmiede 1450–1830, München 1978.
ROSENBERG, M.: Die Goldschmiede-Merkzeichen, 4 Bde., Frankfurt – Berlin 1922–1928.
SELING, H.: Die Kunst der Augsburger Goldschmiede 1529–1868, 3 Bde., München 1980.

### e) *Fayence und Porzellan*

BOSCH, H.: Die Nürnberger Hausmaler. Emailfarbendekor auf Gläsern und Fayencen der Barockzeit, München 1984.
BRUNET, M. – PRÉAUD, T.: Sèvres des origines à nos jours, Fribourg 1978.
DANCKERT, L.: Handbuch des europäischen Porzellans, München [5]1984.
DUCRET, S.: Meißner Porzellan bemalt in Augsburg, 1718–1750, 2 Bde., Braunschweig 1972.
FOUREST, H.-P.: Delfter Fayencen, Stuttgart 1981.
– Die europäische Keramik. Porzellan – Steingut – Fayence, Freiburg i. Br. 1983.
FREGNAC, C.: Europäische Fayencen, Stuttgart 1976.
FROTHINGHAM, A. W.: Capodimonte and Buen Retiro Porcelains. Period of Charles III, New York 1955.
HOFMANN, F. H. u. a.: Das Porzellan der europäischen Manufakturen im 18. Jahrhundert (Propyläen Kunstgeschichte, Sonderbände, Bd. 1), Berlin 1980.
JEDDING, H.: Meißener Porzellan des 18. Jahrhunderts, München 1979.
KLEIN, A.: Fayencen Europas, Braunschweig 1980.
LANKHEIT, K.: Die Modellsammlung der Porzellanmanufaktur Doccia. Ein Dokument italienischer Barockplastik, München 1982.
SAVAGE, G.: Eighteenth Century English Porcelain, London 1960.
WIDMANN, J.: Meißner Porzellan des achtzehnten Jahrhunderts 1710–1750, Dresden 1956.
WILLSBERGER, J. – RÜCKERT, R.: Meißen – Porzellan des 18. Jahrhunderts, Wien 1977.

# REGISTER

Die *kursiv* gedruckten Ziffern bezeichnen die Nummern der farbigen Abbildungen im ersten Teil des Buches.

D



E



F

## Q



## R

T



U



V

W



X



Y



Z